肺HRCT

原書5版

High-Resolution CT of the Lung
Fifth Edition

西村 直樹［監修］
松迫 正樹／仁多 寅彦［監訳］

W. Richard Webb
Nestor L. Müller
David P. Naidich

丸善出版

High-Resolution CT of the Lung

Fifth Edition

by

W. Richard Webb, MD
Nestor L. Müller, MD, PhD
David P. Naidich, MD, FACR, FAACP

Originally published by Lippincott Williams & Wilkins / Wolters Kluwer Health

Co-Published by arrangement with Lippincott Williams & Wilkins / Wolters Kluwer Health Inc., USA.
本書は Lippincott Williams & Wilkins / Wolters Kluwer Health Inc., USA. との取り決めにより共同出版されたものである．

Printed in Japan

監修者 序文

『HIGH-RESOLUTION CT OF THE LUNG』，本書の原題である．この王道をいく書名を名乗れる本は後にも先にも本書しかなく，原書は英文ではあるが肺のHRCT診断を志したことのあるわが国の放射線科医や呼吸器内科医も一度は手にしたことがあるのではないかと思われる．肺疾患における高分解能CT(HRCT)の創成期から現在までその中心で牽引してこられた原著者のWebb，Müller，Naidichの各先生方の放射線診断医としての心意気に満ちた名著である．高品質なHRCT画像，それに対比するカラー写真の美しい病理画像，わかりやすいイラストと表が満載である．また，原書5版では巻末のSection Ⅳに，クイック・リファレンスとして役立つ汎用されるHRCT用語と所見のレビュー一覧や，疾患別のHRCT所見一覧が載っている．いずれも画像パターンから本文の検索ができるようにユーザーの立場に立った非常に使いやすい工夫であり，まさに本書は肺HRCTの百科事典であり字引のような趣である．

我々は2010年に原書4版で本書の本邦初の翻訳を手がけ，この度2014年8月に刊行された原書5版の翻訳も担当できることになったのは，この上ない喜びである．本版の翻訳にあたっては原書4版のときと同様に短い作業期間で効率よく高品位な翻訳を行うために，あえて監修者と監訳者の直接目の届く範囲で機動力のある翻訳チームを編成した．本書の翻訳でもっとも気を使った点は訳語の統一である．本書がこの領域における用語のリファレンスになることを目指して細心の注意を払って翻訳ならびに編集した．

日本語版の書名は，原題が王道であることと「肺」の「HRCT」にこだわった原著者らの意図が伝わるものを，ということでずばり「肺HRCT」である．本書が日本においても肺HRCT診断のスタンダードとして広く長く愛用されることを望んでやまない．

最後になったが，丸善出版株式会社の小野栄美子さん，監訳をお願いした聖路加国際病院放射線科の松迫正樹先生，同呼吸器内科の仁多寅彦先生，監訳サポートをお願いした同放射線科の岡島由佳先生とは数え切れないほどのメールのやり取りをして翻訳方針や用語統一の確認を行った．編集ならびに監訳の先生方をはじめ，日々忙しい中翻訳してくださった諸先生方に感謝申し上げたい．

2016年2月22日

聖路加国際病院 呼吸器内科　西村　直樹

原書5版 序文

私に好奇心を沸き起こし，物事を理解することを教えてくれた父に…WRW
妻イザベラ，子供たちアリソン，フィリップ，ノア・ミュラーへ…NLM
常に愛とサポートをくれる最大のインスピレーション ジョスリンへ…DPN

この25年の間に，高分解能CT(HRCT)はびまん性肺疾患患者の評価に不可欠なツールとして確立した．現在，HRCTは，様々な肺の異常を発見し明らかにするために臨床でごく普通に使用されている．第4版の出版後，約5年間に，びまん性肺疾患の理解と，新たな本質，その性質，原因，および特徴の認識にかなりの進歩があった．間違いなく，HRCTはこの進歩に貢献する重要な役割を果たし，多くのびまん性疾患の診断に不可欠となっている．

この第5版は，我々3名が，独立し，一緒に，互いを励まし，支援をしあい，30年ほど前に始まったことの継続である．下記にある我々3名の写真は，若手指導者として1989年ダボスでのDiagnostic Courseへ参加のため，シュバイツァーホフに到着した日に遊歩道を散歩中に現地住民によって撮影された．Fraser，Felson，Greenspan，Milne，Flowers，Heitzman，その他，多くの重要で印象的な胸部放射線科医と一緒であることに少なからず不安があった．

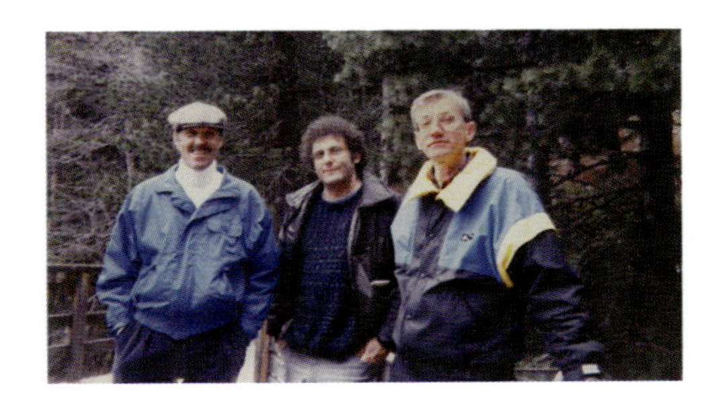

この会議で，我々はHRCTの有用性について語った．しかし，その当時はあまり知られていない技術だったため，多くの放射線科医は懐疑的であった．我々は，演者準備室でスライドを比較し，我々共有の意見で自信を得て，互いから学んだ．この会議で，我々はこの新しい手段の経験とその潜在的な用途についての考えを融合させる共同研究について考え始めた．本書の初版は総ページが159ページで，1991年後半に刊行された．4分の1インチの厚みで，我々の知る限り，HRCTについて知られているすべての論文を参照した．我々としては，いままで行ったなかで最も重要なことだった．

そのようにして本書は始まった．多分，最もよい物事の始まり方であろう．それは我々にとって，確かに楽しく，やりがいのあるものだった．そして，我々 3 名は，互いに尊敬，賞賛，友情，ユーモアを兼ね備え，長年かけて離れられなくなった．我々一人ひとりは，教えたことよりも，共同作業から多くを学んだと考えている．

本版では，びまん性肺疾患の分類と理解ならびにその HRCT 所見における見直しと非常に多くの最近の進歩による更新を行っている． HRCT における最近の技術的な改良が検討され，最も顕著なものとしてはヘリカル HRCT と線量低減技術が挙げられる．読者がこれらの変更に気づき，有益な改訂であることを願っている．

我々の習慣で，新しいセクションや章についての議論から再編成し，文献と学習から HRCT 診断で最も重要な項目を示した．HRCT の概説のために本書の最後に新しいセクションが追加されている．それはイラストつき HRCT 用語集と，臨床上遭遇するごく一般的なびまん性肺疾患の一般的かつ典型的な所見を編集した章である．これらのセクションは，本書内の他項に記載されている疾患の詳細な説明へのイラストつき索引になることを意図している．

我々の長年にわたる思考，努力，そして時間を費やした本書の第 5 版を完成させたことは大きな誇りである．胸部疾患の評価における画像診断の役割の理解に対する重要な質問を探求するために，友人や同僚とお互いに生産的な関係を生むような未来世代の胸部画像装置の開発を本書が促すことの期待を以って，この任務は達成される．

最後に，この目的のために，本書の一部を執筆してくれた 3 名の尊敬すべき同僚，我々のかつての仲間に感謝したい．彼らの努力は本版の完成のために要した相当量の作業に対して我々自身に熱意を与えてくれた．

W. RICHARD WEBB
NESTOR L. MÜLLER
DAVID P. NAIDICH

原　書　謝　辞

我々は長年にわたって洞察力とインスピレーションを提供し，本書の今版と前版に図表を使うことを許諾してくれた多くの同僚に感謝する．余りに大勢であるが，以降のページでわかるように記している．

原 著 者 一 覧

W. Richard Webb, MD

Professor Emeritus of Radiology and Biomedical Imaging
Emeritus Member, Haile Debas Academy of Medical Educators
University of California San Francisco
San Francisco, California

Nestor L. Müller, MD, PhD

Professor Emeritus of Radiology
Department of Radiology, University of British Columbia
Vancouver, British Columbia, Canada

David P. Naidich, MD, FACR, FAACP

Professor of Radiology and Medicine
New York University
Langone Medical Center
New York, New York

共 著 者

Brett M. Elicker, MD

Associate Professor of Clinical Radiology and Biomedical Imaging
Chief, Cardiac and Pulmonary Imaging
University of California San Francisco
San Francisco, California

Myrna C. B. Godoy, MD, PhD

Assistant Professor of Radiology
University of Texas
MD Anderson Cancer Center
Houston, Texas

C. Isabela S. Müller, MD, PhD

Department of Radiology
Delfin Clinic
Salvador, Bahia, Brazil

翻 訳 者 一 覧

■監修者

西　村　直　樹　　聖路加国際病院 呼吸器内科　［10・11・16・18・20・21・23・24 章］

■監訳者

松　迫　正　樹　　聖路加国際病院 放射線科　［1 ～ 4 章］
仁　多　寅　彦　　聖路加国際病院 呼吸器内科　［8・9・12 ～ 15・17・19・22 章］

■監訳サポート

岡　島　由　佳　　聖路加国際病院 放射線科　［1・5 ～ 7 章］

■翻訳者（五十音順）

赤　池　源　介　　聖路加国際病院 放射線科　［Ⅱ編扉・3 章］
石　川　源　太　　Mount Sinai Beth Israel, New York　［19 章］
石　山　光　富　　ワシントン大学 放射線科　［7 章］
内　山　　　伸　　医療法人社団康裕会 浅草クリニック　［21 章］
岡　島　由　佳　　聖路加国際病院 放射線科　［2 章］
岡　田　正　人　　聖路加国際病院 Immuno-Rheumatology Center　［10 章］
岡　藤　浩　平　　聖路加国際病院 呼吸器内科　［21 章］
荻　野　広　和　　徳島大学病院 呼吸器・膠原病内科　［21 章］
北　村　淳　史　　聖路加国際病院 呼吸器内科　［21 章］
後　藤　慎　平　　京都大学 医学部附属病院 呼吸器内科　［14・22 章］
仁　多　寅　彦　　聖路加国際病院 呼吸器内科　［Ⅲ編扉・8・12・15 章］
鈴　木　翔　二　　慶應義塾大学 医学部 呼吸器内科　［17 章］
高　杉　浩　司　　聖路加国際病院 Immuno-Rheumatology Center　［10 章］
谷　尾　宜　子　　聖路加国際病院 放射線科　［1 章］
谷　川　朋　幸　　聖路加国際病院 呼吸器内科　［20 章］
次　富　亮　輔　　聖路加国際病院 呼吸器内科　［20 章］
冨　島　　　裕　　聖路加国際病院 呼吸器内科　［8・13・18 章］
中　岡　大　士　　聖路加国際病院 呼吸器内科　［17 章］

西　村　直　樹	聖路加国際病院 呼吸器内科	［Ⅳ編扉・23・24章］
藤　井　さと子	聖路加メディローカス 内科	［19章］
堀　内　沙　矢	聖路加国際病院 放射線科	［3・4章］
堀之内　秀　仁	国立がん研究センター中央病院 呼吸器内科	［11・16章］
槇　殿　文香理	聖路加国際病院 放射線科	［4章］
松　迫　正　樹	聖路加国際病院 放射線科	［Ⅰ編扉・1章］
村　石　　　懐	聖路加国際病院 放射線科	［5章］
森　田　有　香	琉球大学 医学部附属病院 放射線科	［6章］

（2016年3月現在，［　］は担当章，敬称略）

原書4版 翻訳者一覧

［2010年刊行］

■監修者　蝶名林正彦

■監訳者　西村直樹・松迫正樹

■翻訳サポート（五十音順）　内山 伸・負門克典・仁多寅彦・冨島 裕

■翻訳者（五十音順）　石山光富・内山 伸・負門克典・岡島由佳・岡田正人・小野 宏・加茂実武・後藤慎平・仁多寅彦・須田理香・蝶名林直彦・冨島 裕・西村直樹・野間 聖・堀之内秀仁・槇殿文香理・松迫正樹・村石 懐・森 信好・山雄さやか・横田恭子

目　次

Section Ⅰ　HRCT 技術と正常解剖

1　**HRCT の技術的特徴** ………［松迫正樹・谷尾宜子］…… *2*

HRCT：基本的技術　*2*
スキャンデータ収集技術：ノンヘリカル軸位断スキャンとボリュームスキャン　*10*
線　量　*21*
呼気 HRCT　*26*
定量的 CT 法　*32*
さらなる技術的修正　*33*
画 像 表 示　*35*
HRCT のプロトコル　*38*
HRCT の空間分解能　*40*
HRCT のアーチファクト　*41*

2　**正 常 な 肺 解 剖** ………［岡島由佳］…… *49*

肺　間　質　*49*
大きな気管支と動脈　*50*
二次小葉と肺細葉　*53*
二次小葉とその構成要素の解剖　*56*
肺皮質および肺髄質の概念　*61*
胸膜下間質と胸膜面　*62*
正常な肺吸収値　*64*
正常な呼気 HRCT　*64*

Section Ⅱ　HRCT 診断へのアプローチと肺疾患の画像所見

3　**HRCT 所見：線状影と網状影** ………［赤池源介・堀内沙矢］…… *76*

小葉間隔壁肥厚　*76*
蜂巣肺（蜂窩肺）　*84*
小葉内間質肥厚（小葉内線状影）　*91*
非特異的な網状影　*94*
インターフェースサイン　*94*
牽引性気管支拡張と牽引性細気管支拡張　*94*
気管支血管周囲間質肥厚　*96*
肺実質索状影　*99*
胸膜下間質肥厚　*100*
胸膜下線状影　*100*
高齢者における正常な網状影　*102*
肺疾患の診断における線状影と網状影の分布　*102*

4　**HRCT 所見：多発結節と結節影** ………［堀内沙矢・槇殿文香理］…… *108*

結節のサイズ　*108*
結節の性状と濃度　*108*
結節の分布とパターン　*110*
　リンパ路性分布（*110*）　ランダムな分布（*114*）
　小葉中心性分布（*117*）
結節パターンに対するアルゴリズム的アプローチと診断　*131*
大結節と腫瘤　*134*

5　**HRCT 所見：肺実質影** ………［村石　懐］…… *143*

すりガラス影　*143*
コンソリデーション　*155*
石灰化および他の高吸収陰影　*161*

6　HRCT 所見：空気で満たされた嚢胞性病変……［森田有香］……168

肺嚢胞：定義　168
蜂巣肺(蜂窩肺)　169
嚢胞性肺疾患　169
偶発的な肺嚢胞　175
肺　気　腫　175
気　瘤　181
空洞性結節　181
気管支拡張症　183
嚢胞状気腔の診断アルゴリズム　185

7　HRCT 所見：肺吸収値の低下……［石山光富］……190

モザイク灌流　190
モザイクパターン：すりガラス影とモザイク灌流の鑑別　193
混合性疾患とヘッドチーズサイン　194
呼気 HRCT におけるエアトラッピング　195

Section Ⅲ　びまん性肺疾患の診断における HRCT

8　特発性間質性肺炎 パート 1：通常型間質性肺炎 / 特発性肺線維症と非特異性間質性肺炎
……［仁多寅彦］……212

特発性間質性肺炎　212
通常型間質性肺炎と特発性肺線維症　213
非特異性間質性肺炎　224

9　特発性間質性肺炎 パート 2：特発性器質化肺炎，急性間質性肺炎，呼吸細気管支炎を伴う間質性肺疾患，剝離性間質性肺炎，リンパ球性間質性肺炎，胸膜実質性線維弾性症……［冨島　裕］……236

特発性器質化肺炎　237
急性間質性肺炎　243
呼吸細気管支炎と呼吸細気管支炎を伴う間質性肺疾患　246
剝離性間質性肺炎　249
リンパ球性間質性肺炎　252
胸膜実質性線維弾性症　256

10　膠　原　病……［高杉浩司・岡田正人］……260

関節リウマチ　261
全身性硬化症(強皮症)　266
全身性エリテマトーデス　271
多発性筋炎–皮膚筋炎　273
混合性結合組織病　275
シェーグレン症候群　278
強直性脊椎炎　280

11　びまん性肺新生物と肺リンパ増殖性疾患……［堀之内秀仁］……286

癌性リンパ管症　286
血行性転移　292
浸潤性粘液性腺癌　294
カポジ肉腫　300
リンパ増殖性疾患，リンパ腫と白血病　303
限局性リンパ組織過形成(303)　濾胞性細気管支炎(304)　リンパ球性間質性肺炎(305)　血管免疫芽球性リンパ節症(306)　原発性肺リンパ腫(307)　二次性肺リンパ腫(308)　AIDS 関連リンパ腫(311)　移植後リンパ増殖性疾患(311)　リンパ腫様肉芽腫症(血管免疫性増殖病変)(313)　白血病(313)　成人 T 細胞白血病 / リンパ腫(314)

12　サルコイドーシス ［仁多寅彦］ 320

病理所見　321
胸部X線所見　321
HRCT所見　322
HRCTの有用性　341
関連症状とサルコイド反応　345
鑑別診断　347

13　じん肺，職業性肺疾患，環境性肺疾患 ［冨島　裕］ 351

石綿肺(アスベスト肺)と石綿(アスベスト)関連の疾患　351
珪　肺　症　367
炭 鉱 夫 肺　374
黒　鉛　肺　376
混合性粉塵によるじん肺　376
タルク(滑石)肺　376
アルミニウム肺　378
超硬合金肺　379
ベリリウム症(ベリリウム肺)　379
不活性な粉塵によるじん肺　380
溶接工肺(鉄沈着症)　380
インジウム曝露　381
化　繊　肺　381
化学性肺臓炎と煙の吸入　381
バイオマス燃料への曝露　382

14　過敏性肺炎と好酸球性肺疾患 ［後藤慎平］ 386

過敏性肺炎　386
好酸球性肺疾患　399
特発性好酸球性肺疾患　399
単純性肺好酸球増多症(399)　慢性好酸球性肺炎(399)　急性好酸球性肺炎(402)　好酸球増多症候群(402)　好酸球性多発血管炎性肉芽腫症(チャーグ-ストラウス症候群)(403)
特定の病因による好酸球性肺疾患　405
薬剤関連疾患(405)　寄生虫感染(405)　真菌症(405)　気管支中心性肉芽腫症(406)

15　薬剤性肺傷害と放射線による肺損傷 ［仁多寅彦］ 409

薬剤性肺傷害　409
びまん性肺胞傷害(急性呼吸窮迫症候群)(410)　過敏性肺炎(410)　器質化肺炎(閉塞性細気管支炎・器質化肺炎)(411)　好酸球性肺炎(412)　非特異性間質性肺炎(412)　特定薬剤に対する反応(413)
放射線による肺損傷　417

16　種々の浸潤性肺疾患 ［堀之内秀仁］ 424

肺胞蛋白症　424
外因性リポイド肺炎　429
アミロイドーシス　432
軽鎖沈着症　437
肺胞微石症　438

17　感　染　症 ［鈴木翔二・中岡大士］ 442

結　核　442
HIV陽性患者における結核　450
非結核性抗酸菌症　452
HIV患者における非結核性抗酸菌症　458
BCGの播種性感染症　459
マイコプラズマ肺炎　459
気管支肺炎　462
日和見感染　464
アスペルギルス属関連肺疾患　476
アスペルギルス以外の真菌感染　483
敗血症性塞栓症と梗塞　486

18　肺水腫と急性呼吸窮迫症候群 ……［冨島　裕］…… *496*

肺　水　腫　496
静水圧性肺水腫(*496*)　びまん性肺胞傷害のない透過性亢進性肺水腫(*498*)　混合性肺水腫(*499*)

急性呼吸窮迫症候群とびまん性肺胞傷害　*500*

19　嚢胞性肺疾患 ……［石川源太・藤井さと子］…… *507*

肺ランゲルハンス細胞組織球症　*507*
リンパ脈管筋腫症と結節性硬化症　*516*
リンパ球性間質性肺炎　*525*
Birt-Hogg-Dubé 症候群　*528*

20　肺気腫と慢性閉塞性肺疾患 ……［次富亮輔・谷川朋幸］…… *533*

肺　気　腫　*533*
病　因(*533*)　肺気腫の分類(*534*)　胸部 X 線所見(*534*)　HRCT 所見(*535*)［小葉中心性肺気腫(*535*)／汎小葉性肺気腫(*538*)／傍隔壁型肺気腫(*541*)／嚢胞性肺気腫(*543*)／不整形気腔拡大(*545*)］

慢性閉塞性肺疾患(COPD)　*545*
COPD の表現型(*545*)　COPD 患者を評価するための CT 画像技術(*548*)　COPD の CT 画像評価(*549*)　COPD の CT 評価：臨床有用性(*558*)

21　気　道　疾　患 ……［内山　伸・荻野広和・北村淳史・岡藤浩平］…… *570*

気管支拡張症　*571*
気管支拡張症に関連する疾患　*591*
嚢胞性線維症(*594*)　喘　息(*599*)　アレルギー性気管支肺アスペルギルス症(*602*)　原発性線毛機能不全症候群とカルタゲナー症候群(*606*)　巨大気管気管支(*607*)　家族性先天性気管支拡張症(ウィリアムス-キャンベル症候群)(*608*)　α1-アンチトリプシン欠損症(*608*)　ヤング症候群(*609*)　黄色爪とリンパ水腫(*609*)　全身性疾患による気管支拡張(*609*)

細気管支炎　*614*
細気管支炎の組織学的分類(*614*)　細気管支炎の臨床および病因分類(*615*)　細気管支炎の HRCT 分類(*616*)

22　肺高血圧症と肺血管疾患 ……［後藤慎平］…… *643*

肺血管疾患の HRCT 所見　*643*
肺高血圧症　*649*
肝肺症候群　*663*
肺　血　管　炎　*665*
大血管炎(*665*)　中血管炎(*668*)　抗好中球細胞質抗体と関連した小血管炎(*668*)

びまん性肺胞出血　*672*
グッドパスチャー症候群(*674*)　特発性肺ヘモジデローシス(*674*)　免疫複合体による小血管炎(*675*)

Section Ⅳ　HRCT レビュー

23　イラストつき HRCT 用語集 ……［西村直樹］…… *684*

24　一般疾患の所見と特徴 ……［西村直樹］…… *705*

主 な 略 語 表 …… *749*

索　　引 …… *753*

SECTION I

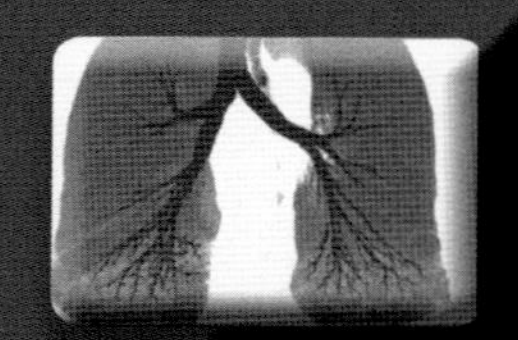

HRCT 技術と正常解剖

1 HRCTの技術的特徴

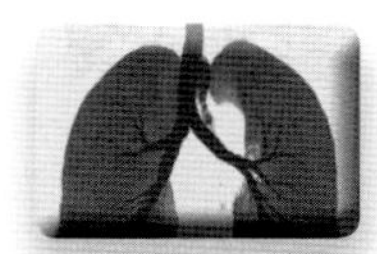

重要な項目

HRCT：基本的技術 2
スキャンデータ収集技術：ノンヘリカル軸位断スキャンとボリュームスキャン 10
線 量 21
呼気 HRCT 26
定量的 CT 法 32
さらなる技術的修正 33
画像表示 35
HRCT のプロトコル 38
HRCT の空間分解能 40
HRCT のアーチファクト 41

本章で使われる略語

ASIR (adaptive statistical iterative reconstruction) 統計的逐次近似画像再構成法
COPD (chronic obstructive pulmonary disease) 慢性閉塞性肺疾患
CTDI (CT dose index) CT 線量指標
2D (two-dimensional) 二次元
3D (three-dimensional) 三次元
DLP (dose length product) 線量長さ積
ECG (electrocardiographic) 心電図
FBP (filtered back projection) フィルタ補正逆投影法
FOV (field of view) 撮像視野
kV (kilovolt) キロボルト
kV(p) (kilovolt peak) キロボルト・ピーク
mA (milliampere) ミリアンペア
mAs (milliampere seconds) ミリアンペア秒
MBIR (model-based iterative reconstruction) モデルベース逐次近似画像再構成法
mGy (milligray) ミリグレイ
MDCT (multidetector CT) 多列検出器 CT
MD-HRCT (multidetector HRCT) 多列検出器高分解能 CT
MinIP (minimum-intensity projection) 最小値投影法
MIP (maximum-intensity projection) 最大値投影法
mSv (millisievert) ミリシーベルト
NSIP (nonspecific interstitial pneumonia) 非特異性間質性肺炎
ROI (region of interest) 関心領域
SDCT (single-detector CT) 単検出器 CT

高分解能 CT high resolution CT(HRCT)は，優れた空間分解能で肺の画像化を可能とし，肉眼病理標本や薄くスライスされた肺標本から得られるのと同様に解剖学的な詳細を評価できる[1-4]．HRCT により，正常および異常な肺間質，限局性およびびまん性の実質の異常の形態的特徴が容易に描出される．この点で，HRCT は胸部 X 線写真よりあきらかに優れている．

HRCT という用語が最初に用いられたのは，Todo らによる[5]．彼らは，1982 年に肺疾患を評価するにあたり，この技術のもつ潜在的能力について触れている．HRCT の英文による最初の報告は 1985 年になってからである．この画期的な記述は，Nakata ら，Naidich ら，Zerhouni らによってなされた[6-8]．それ以来，HRCT は呼吸器病学の重要な診断用ツールとして確立され，びまん性肺疾患の理解に大きく寄与した．当初の研究で用いられた HRCT 技術の多くは今日まだ妥当ではあるが，近年，ボリューム単位で高分解能スキャンの可能な多列検出器 CT(MDCT)が開発されたことにより，HRCT による撮像法も大きく変化してきている．

本章では，肺疾患が疑われる患者において HRCT を撮像する際に適切な CT 技術，特有の臨床設定において推奨される撮像プロトコル，HRCT と関連した空間分解能や被曝線量，一般的な HRCT のアーチファクトなどについて概説する．

HRCT：基本的技術

本節では，様々な技術的要素が HRCT の画像所見に及ぼす影響を概説し，適切な検査を行うために推奨されるポイントをあげる．各著者が HRCT を異なった方法で実施しているが，HRCT 検査を構成する基本的技術については合意が得られている．極めて簡単にいえば，これらの条件とは，(a) 薄いコリメーションを用いて撮られた軸位断像，あるいは狭い検出器幅

(0.5〜1.25 mm)をもつMDCTを用いて撮られたボリューム・データを薄いスライス厚で再構成した画像であること，(b) 高空間周波数(sharpあるいは高分解能)アルゴリズムによって再構成した画像であること，である．十分な線量(ミリアンペア秒(mAs))あるいは実効mAs(ヘリカルスキャンの場合，mAs/ピッチ)[9]とは，患者の被曝線量を適切なレベルに保つ一方で，正確な画像診断の許容できる範囲に画像ノイズを低レベルに保つものでなければならない．診断目的の撮像の場合でも，被曝線量減少技術を使用できることを考慮に入れる(表1-1)[1-4, 10-12]．標的画像再構成(FOV(field of view，撮像視野)を小さくして再構成する技術)は，ピクセルサイズを縮小させるために用いられるが，多くの場合臨床診断には必ずしも必要ではない(表1-1)[1-4, 10-12]．

表1-1 HRCT技術のまとめ

推　奨
スライス厚：利用できる最も薄い(0.5〜1.5 mm)厚さ
再構成アルゴリズム：高分解能，sharpアルゴリズム
管電圧(kV(p))：120；体の小さな患者または小児患者では100または80
管電流(mA)：250未満，(実効)mAs；100以下
スキャン(回転)時間：可能な限り短い(例えば，0.3〜0.5秒)
ピッチ(MD-HRCT)：1〜1.5
吸気レベル：最大吸気
体位：背臥位；
　間質性肺疾患が疑われる患者では，ルーチンで腹臥位；胸部X線写真上，異常が軽微あるいはわからない患者では腹臥位，あるいは背臥位スキャンにて重力効果(荷重部高吸収域)の確認
収集：ノンヘリカル軸位断像，またはMD-HRCT
呼気CT：閉塞性疾患患者において，3つ以上のレベルにおける呼気後スキャン
再構成：軸位断；全胸部
ウインドウ：少なくとも1つの一貫した肺野条件設定が必要
　ウインドウレベル/ウインドウ幅は，−700〜−600/1,000〜1,500 HUが適切
　よい組合せは，−700/1,000 HU，−600/1,500 HU
　縦隔条件 約50/350 HUも，縦隔，肺門，胸膜の観察に使用すべき
画像表示：ワークステーション(最適)，または肺野条件で1枚に12スライスのフィルム表示

任意選択
mAsの低減：追跡検査には低線量軸位断HRCT，またはMD-HRCTが最良
収集：動きによるアーチファクトを低減させるために心電図同期，またはセグメント再構成
呼気CT：ダイナミックスキャン，ボリュームスキャンまたはスパイロメトリー同期呼気CT
造影剤注入：血管疾患が疑われる患者
再構成：標的(15〜25 cmのFOV；2Dまたは3D再構成；MIPまたはMinIP再構成)
ウインドウ：ウインドウについては，カスタマイズする必要あり
　気腫の診断には，低いウインドウレベル(−900〜−800 HU)が最適
　縦隔の観察には，50/350 HUが推奨
　肺実質胸膜疾患の観察には，−600/2,000 HUが推奨

スライス厚

薄いスライス厚(0.5〜1.5 mm)を使用することは，空間分解能および肺の詳細な観察を最適化するために欠かせない要素である(表1-1)[4, 6, 8, 10]．通常では，1 mmスライス厚が，診断に適切である．これより薄いスライス厚を用いることによるはっきりとした利点は，示されていない[13]．1〜1.5 mmより厚いスライスを用いると，スライス面内の容積平均により，CTの微小構造の解像力はあきらかに低下する．2.5〜5 mmスライス厚を使用することは，HRCTの条件として適切でないと考えられる．

初期に，Murataらは，小血管，気管支，小葉間隔壁やその他の病理学的所見について，1.5 mmと3 mmのコリメーションの軸位断HRCTを用いて，その同定能を比較検討した[12]．1.5 mmスライス厚では，3 mmスライス厚を用いたときよりも，血管と周囲の肺実質とにより大きなコントラストが得られ，小血管のさらに高次の分支が観察され，小気管支はより高頻度に認識された[12]．また，(間質性肺疾患の初期像でみられるような)肺野濃度の軽微な上昇や，(肺気腫におけるような)肺野濃度の低下も，1.5 mmスライス厚のほうがより明瞭に描出された．しかし，著者は小葉間隔壁の肥厚など，一部の病理学的所見については1.5 mmスライス厚，3 mmスライス厚のいずれでもほぼ同等に描出されたと述べている[12]．

薄いスライス厚(1 mmなど)と厚いスライス厚(5 mmなど)で行われたスキャンにおいて肺構造がどのように描出されるかには，いくつかの違いがある．薄いスライス厚では，厚いスライス厚と比べて，血管あるいは気管支の走行の連続性をたどることは難しい．厚いスライス厚では，例えば，スライス面に描出される血管は血管らしく(円筒状や分岐状構造として)明瞭に同定可能である．薄いスライス厚では，血管は，スライス面上にはごく短い部分しか描出されないため，円形あるいは卵形(結節状)にみえてしまう(図1-1)．経験とともに，この難点は，容易に避けられる．

薄いスライス厚ではまた，スライス面内あるいはその近傍の血管径は，厚いスライス厚で撮像されたものと比べて，大きくみえることがある．これは，血管の丸みを帯びた縁と，近接する空気で満たされた肺との容積平均化がより小さいことによる．薄いスライス厚

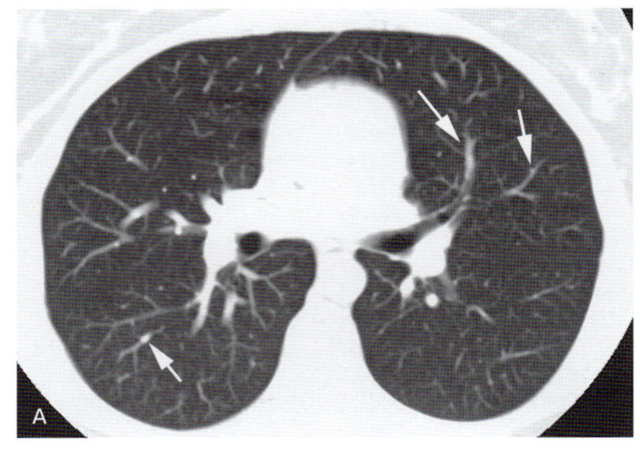

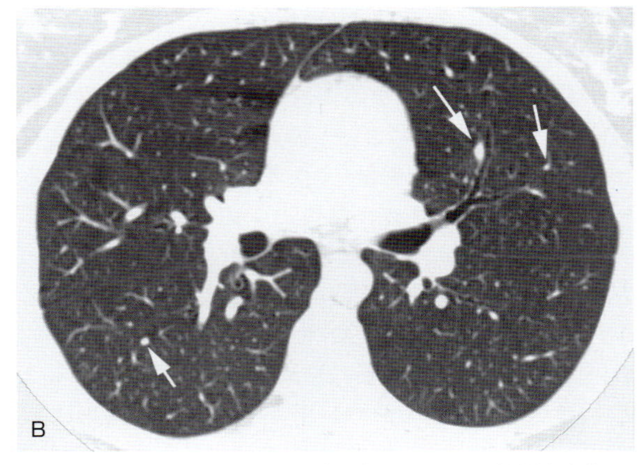

図 1-1　スライス厚の分解能に対する影響．A：5 mm スライス厚のヘリカル CT．standard アルゴリズムで再構成．健常被験者．多くの肺血管の分岐がみえる(矢印)．B：同レベルの 1.25 mm スライス厚のヘリカル CT．同一のスキャンデータとアルゴリズムで再構成．より厚いスライスでは，分岐状あるいは円筒状としてみえていた肺動脈が，1.25 mm のスライス厚では“結節状”にみえる(矢印)．解像度は，薄いスライス厚を用いることであきらかに改善される．

では，この状況では血管径をより正確に反映しており，同じように，肺結節の直径もより正確に評価される．さらに，薄いスライス厚では，スライス面に対して斜めに走行する気管支は，厚いスライス厚と比べてより明瞭に描出され，これらの壁厚や管腔径はより正確に評価される[14]．スライス面と直交する血管や気管支の直径は，スライス厚にかかわらず，同等に描出される．

再構成アルゴリズム

CT スキャナ固有の，すなわち最大の空間分解能は，データ収集システムのジオメトリーと，連続スキャンの間にデータが抽出される回数によって決定される[10]．作成される画像の空間分解能は，そのスキャン・システム固有の分解能よりは低くなり，軸位断(ノンヘリカル)スキャンとボリューム(ヘリカル)スキャンのどちらが使用されるかどうか，再構成アルゴリズムや，マトリクス・サイズ，FOV の大きさなどのピクセルサイズを決定するすべての要素に依存する．HRCT において，画像の空間分解能を向上させるために，これらの要素を最適化する．

体幹の CT では，画像を円滑にし，画像ノイズを減らし，ある程度コントラスト分解能を高めるために，通常，比較的低い空間周波数アルゴリズム(“standard”や“soft-tissue”など)を用いて，再構成される[11, 15]．低い空間周波数とは，単に最終的な画像に記録される情報の周波数が相対的に低いということを意味する．これは，アルゴリズムが高分解能ではなく，むしろ低分解能であるということにほかならない．

鮮鋭で，高い空間周波数，すなわち高分解能アルゴリズムを用いて再構成された画像は，画像のなめらかさは低減するが，空間分解能は増し，構造物をより鮮鋭に描出する(図 1-2～図 1-4)[6, 10, 12, 16]．高分解能アルゴリズムを用いることは，HRCT 実施において重要な要素である(表 1-1)[11, 15]．HRCT 技術のある研究では[10]，スキャンデータを高分解能アルゴリズムによって再構成することで，standard アルゴリズムによるものと比べて，空間分解能の定量的な改善が示された(図 1-3)．本研究で，主観的な画質も高空間分解能アルゴリズムを用いたものでより高く評価された．別の HRCT に関する研究では[12]，高分解能アルゴリズムを用いて再構成された画像のほうが，standard アルゴリズムを用いたときよりも，小血管や気管支がよりよく描出された．より厚いスライス厚で再構成されるルーチンの胸部 CT 検査においても，空間分解能を高めるために，高分解能アルゴリズムを用いることが推奨される[17]．

管電圧，管電流とスキャン時間

sharp あるいは高分解能アルゴリズムを使用することで，画像の詳密性は高まるが，CT 画像におけるノイズが増加する[11, 15]．このノイズは，通常，粒状，斑状，あるいは線状影としてみられ，解剖学的細部をみえにくくしてしまうことがある(図 1-4)[10]．このノイズのほとんどが関連する量子であるので，吸収された光子数(正確には，管電流(ミリアンペア(mA))とスキャン

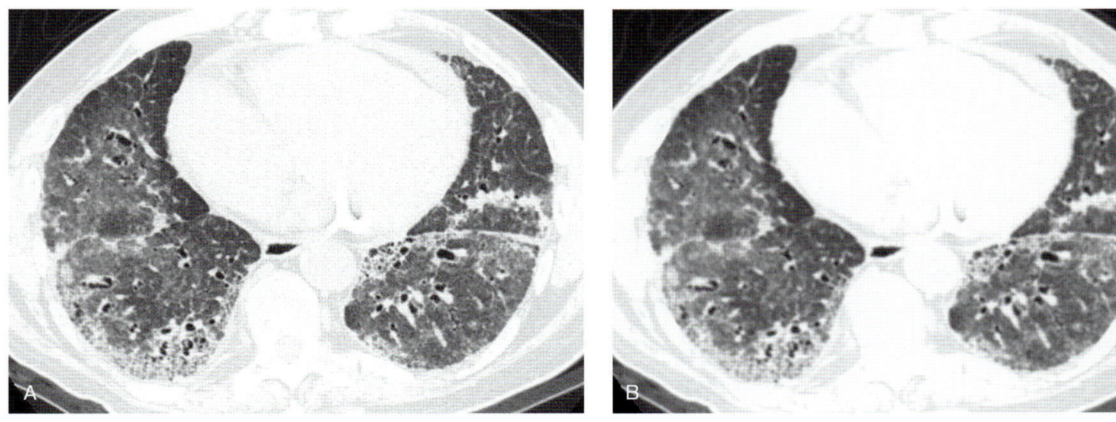

図 1-2　**再構成アルゴリズムの分解能に対する影響．** 通常型間質性肺炎の患者における 1.25 mm スライス厚で撮られた MD-HRCT．A：高分解能(sharp)アルゴリズム，B：平滑(standard)アルゴリズムで再構成．肺構造，網状影，牽引性気管支拡張は，高分解能アルゴリズムを用いたほうが，より鮮明に描出される．

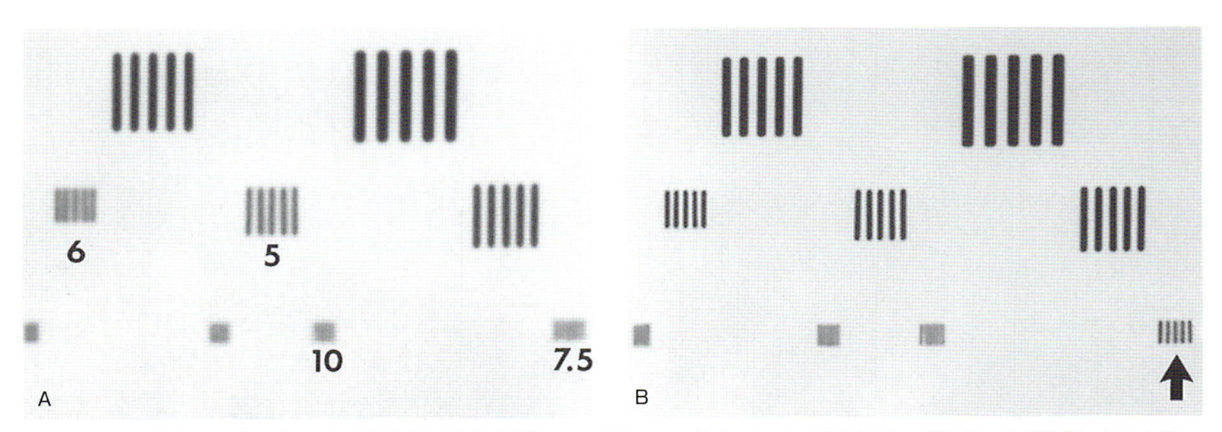

図 1-3　**再構成アルゴリズムの空間分解能に対する影響．** A：1.5 mm コリメーションで撮られた一組になった線のファントムの HRCT．standard アルゴリズムで再構成．数字は，1 cm あたりで一組になった線で，分解能を示す．この技術では，分解能は 1 cm あたり 6 本である．B：同一のスキャンが高分解能(例えば bone)アルゴリズムを用いて再構成されると，空間分解能は向上する．また，standard アルゴリズムを用いて再構成された画像と比較すると，7.5 本線の組まで容易に解像され(矢印)，辺縁はかなりより鮮鋭となる．(From Mayo JR, Webb WR, Gould R, et al. High-resolution CT of the lungs: an optimal approach. *Radiology* 1987;163:507, with permission.)

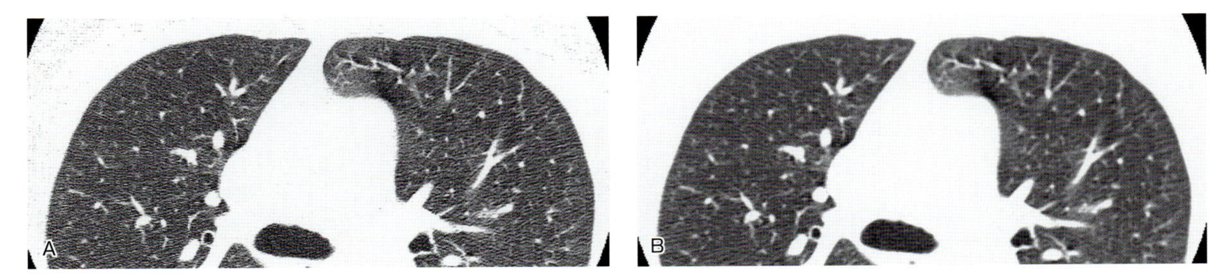

図 1-4　**再構成アルゴリズムの分解能と画像ノイズに対する影響．** 1.25 mm 厚の MD-HRCT が，高分解能アルゴリズム(A)と standard アルゴリズム(B)を用いて再構成されている．A：高分解能アルゴリズムを用いて再構成された画像は，より鮮鋭であり，より詳細まで描出するが，エイリアシングによるストリーク状アーチファクトやノイズがより目立っている．B：このアルゴリズムを用いると，分解能は低下する．画像はより滑らかにみえ，ノイズはより目立たなくなる．

時間の積の平方根)に反比例する[16]．したがって，ノイズはmAsあるいはキロボルト・ピークkV(p)を減らすと増加し，逆にこれらを増やすと減少する(図1–5)[10,16]．例えば，初期世代のスキャナを使用したある研究で[10]，kV(p)/mAsを120/200から140/340(図1–5)に増加させると，画像ノイズの程度はおよそ30％減少し，kV(p)/mAsを増加させた設定では，症例の80％においてより高画質であると評価された(図1–6)[10]．

mAsあるいはkV(p)をルーチン検査よりも増やすことで画像ノイズの低減はなされるが，適正なHRCT画像を得るために必ずしも必要とは考えられていない．むしろ，患者の被曝線量を妥当なレベルに抑えることは，もっと重要なことであると考えられている[16]．最新のスキャナと再構成アルゴリズムを用いれば，胸部CTのためのルーチンとされるmAsとkV(p)を用いても，診断に役立つ画像を得られる．体の小さな患者または小児患者(すなわち，80 kgまたは60 kg未満)で，管電圧を100 kV(p)または80 kV(p)に下げて使用される可能性はあるものの，通常，120 kV(p)によるスキャン技術が使われる[13]．

管電流は100 mAs(または実効mAs)以下の値を使用することで，現行世代のスキャナでは，ほとんどの患者でHRCTを撮像するために十分であることが立証されている[13,18]．患者の体格や胸壁の厚さの増大すると，画像ノイズの増加につながる．これは，管電流(mA)を増加させると低減される(図1–7)[10]．管電流を40 mA(すなわち，低線量CT)に下げることは撮像線量を減らすために用いられることもあるが，通常，体の小さな患者や小児患者に対して用いるべきものである．画像ノイズは，体の大きな患者(図1–8)において，低管電流の設定では強すぎる場合がある．

HRCTにとって最適となる，特定の管電流(mA)，

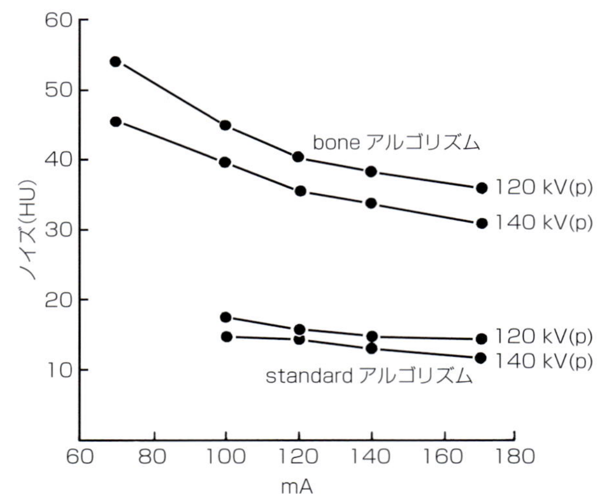

図 1–5　アルゴリズム，管電圧(kV(p))，管電流(mA)の画像ノイズに対する影響． CTファントムにおけるHRCTの画像ノイズと，再構成アルゴリズムおよびスキャン技術との関係のグラフ(HU測定値の標準偏差)．bone(高分解能)アルゴリズムをstandardアルゴリズムに代わって使用すると，ノイズは増加する．boneアルゴリズムを用いると，kV(p)とmAの設定を増加させることで，ノイズはおよそ30％減少する．(From Mayo JR, Webb WR, Gould R, et al. High-resolution CT of the lungs: an optimal approach. *Radiology* 1987;163:507, with permission.)

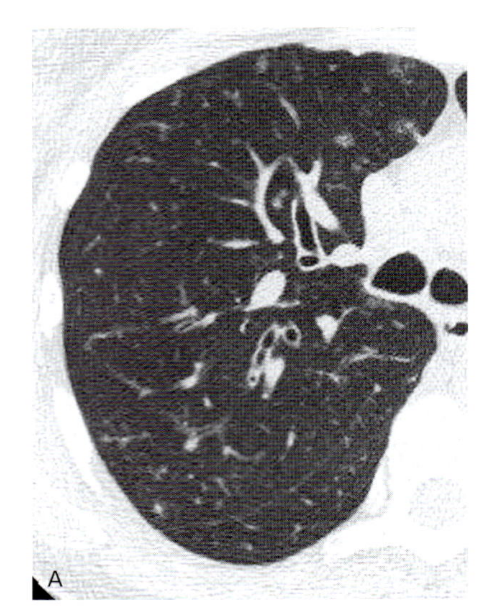

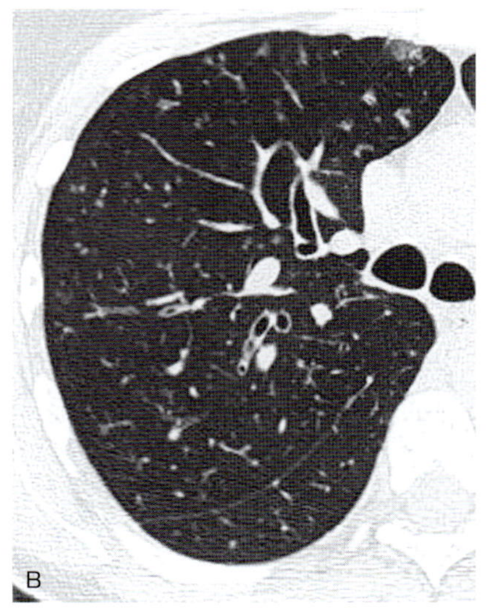

図 1–6　実効管電圧(kV(p))と管電流(mA)の画像ノイズに対する影響． A，B：HRCT軸位断像は，非結核性抗酸菌症感染患者で，それぞれ100 mA(A)と400 mA(B)の管電流を用いて撮像された．Aではノイズが相対的に増加している．これらは，軟部組織と肺の両者においてあきらかである．しかしながら，低線量スキャン(A)がまだ診断に役立つ画質を保っていることに注目．

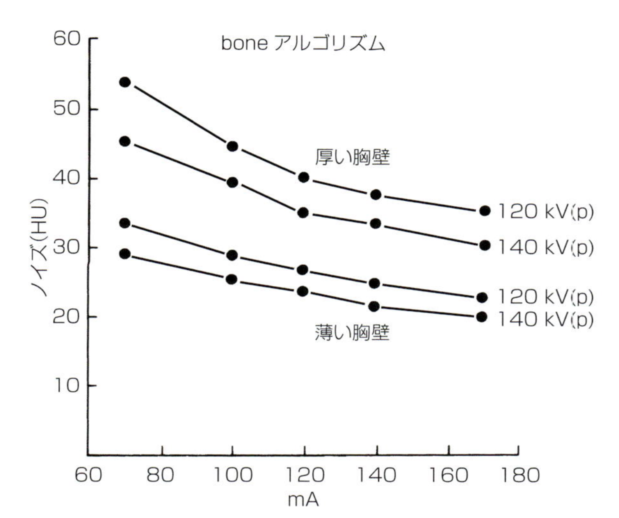

図 1-7　患者の体格とノイズとの関係． 厚いあるいは薄い胸壁を想定し胸部ファントムを用いて計測された画像ノイズのグラフ．厚い胸壁では，ノイズは有意に増加する．(From Mayo JR, Webb WR, Gould R, et al. High-resolution CT of the lungs: an optimal approach. *Radiology* 1987;163:507, with permission.)

管電圧(kV(p))，ピッチ(ヘリカルスキャンの場合)とガントリ回転時間は，スキャナの機種によって異なる．ヘリカルスキャンでHRCTを撮像する際には，ダイナミックに体厚に応じて管電流を調整する機能を使うことで，画質を低下させることなく，低線量に保つべきである[19]．体の大きな患者において，この機能を使用する場合には，不当に高い被曝線量を回避するために，最大管電流(mA)は妥当な値に設定しておかなければならない．

患者の動き，呼吸や心拍と関連したアーチファクトのため，スキャン時間やガントリ回転時間は最小にすることが望まれる．スキャン時間やガントリ回転時間は，0.5秒以下であることが，HRCTのためには最適であり，もし可能であれば推奨される(表 1-1)．現在の多くのスキャナで，ガントリ回転時間は300～500ミリ秒である．

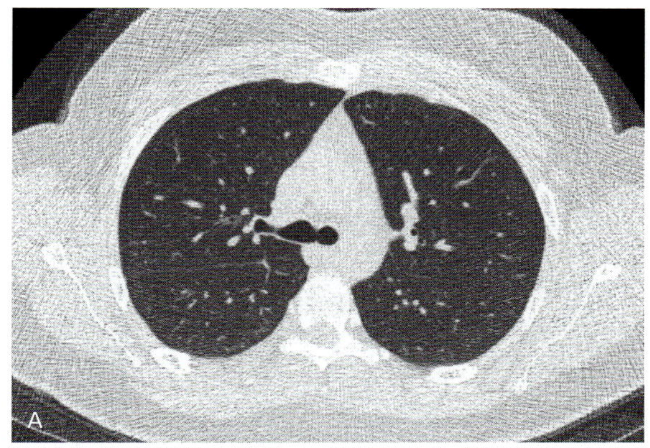

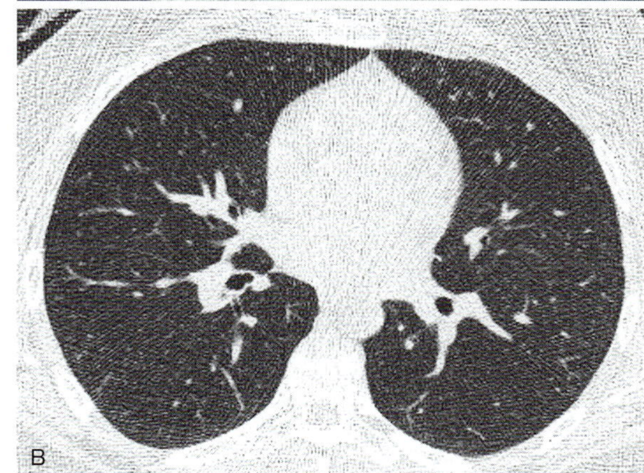

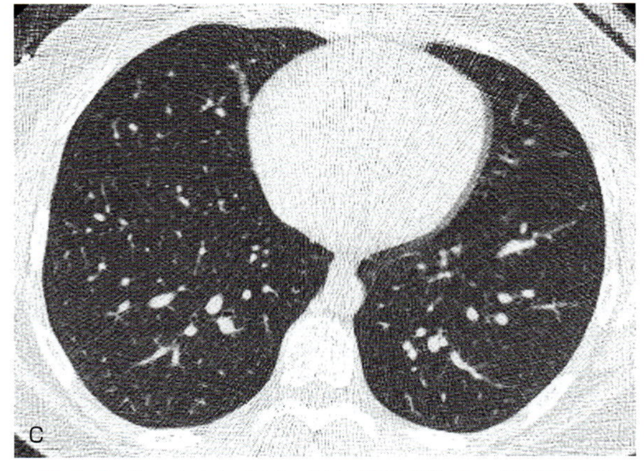

図 1-8　体の大きな患者における低線量(40 mA)HRCT 軸位断像． **A–C**：上肺(A)，中肺(B)，下肺(C)のレベルの正常HRCT像．固定管電流(40 mA)を用いて，吸気，背臥位で1 cm間隔で撮像されている．呼気像も，同一の3つのレベルで撮像された．この検査での推定実効線量は，0.2 mSvであった．しかしながら，画像ノイズが強く，軽微な異常は検出することは困難かもしれない．

FOV(撮像視野)と標的再構成 targeted reconstruction

スキャンは，患者を含む最小のFOV(例えば，35 cm)を使って行うべきであり，これによりピクセルサイズを小さくできる．検査後に，胸部全体の代わりに片肺に合わせて標的画像再構成することは，FOVとピクセルサイズを有意に縮小させ，空間分解能を向上させる(図 1-9，図 1-10)[10, 20, 21]．例えば直径40 cmの円(FOV)では，512×512マトリクスで，ピクセルサイズは0.78 mmとなる．25 cmのFOVを用いた標的画像再構成を行うと，ピクセルサイズは0.49 mmにまで縮小され，空間分解能もこれに対応して向上する(図

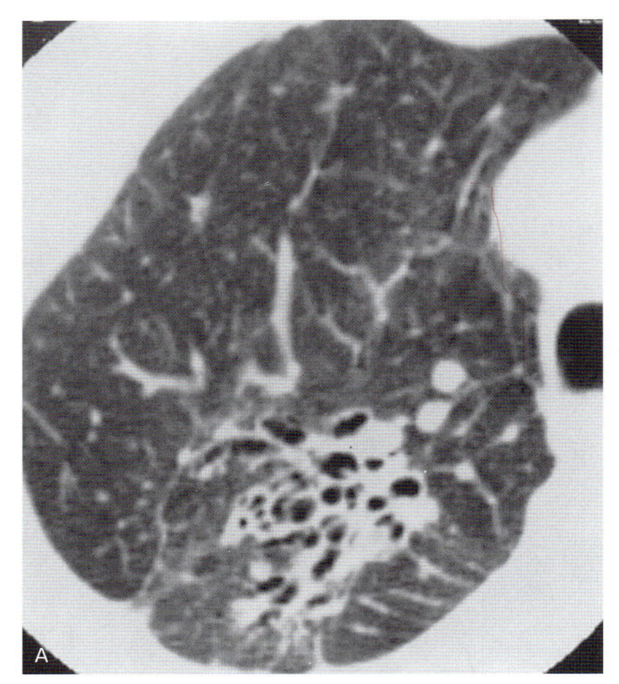
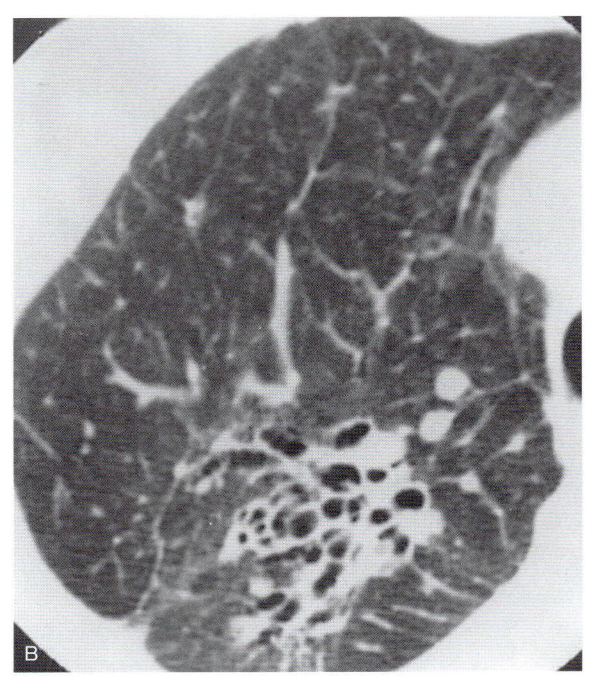

図 1-9　標的再構成の分解能に対する影響. A：終末期サルコイドーシスの患者におけるHRCT像が，38 cm FOV，1.5 mmコリメーションを用いて撮られ，高分解能アルゴリズムを用いて再構成された．B：同一のCTスキャンが，標的FOV（15 cm）を用いて再構成され，画像ピクセルサイズが縮小している．Aと比べて，画像の鮮鋭度は改善されている．

1-9)．15 cmのFOVを用いると，さらにピクセルサイズは0.29 mmにまで縮小できるが，このFOVでは肺全体を観察するには通常不十分であり，臨床的にはあまり使用されない．しかしながら，標的再構成によって得られる分解能の向上は，用いられた検出器のもつ固有の分解能によって制限されることは認識しておかなければならない．

標的再構成の使用は，しばしば個人の嗜好の問題となる．再構成のために追加の時間を要し，生のスキャンデータを再構成するまで保存しておかなければならず，また，個々の肺画像の表示がやや煩わしいために，臨床の場では，標的再構成を使用することは，まれである．標的再構成されていない画像では，両肺を同一の画像で観察することができ，対側肺との対比が容易

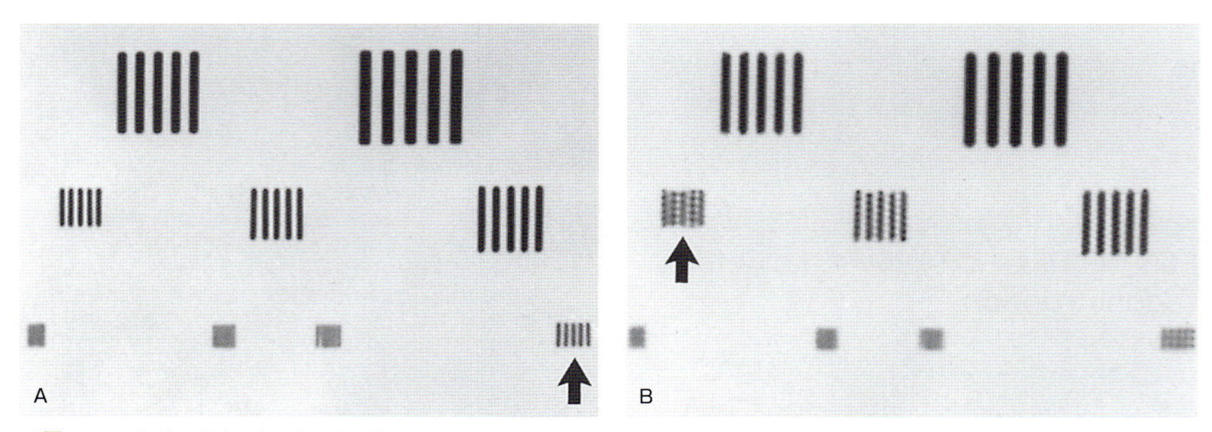

図 1-10　標的再構成の空間分解能に対する影響．A：一組になった線のファントムのHRCT．スキャンは，40 cm FOVで撮られ，25 cmの標的FOVを用いて再構成されている．この技術による分解能は，7.5本線の組である（矢印）．B：標的なしで表示された同一のスキャンはより大きなピクセルサイズによる影響を示す．6本線の組のみが解像でき（矢印），線の辺縁はギザギザあるいは波状にみえる．（From Mayo JR, Webb WR, Gould R, et al. High-resolution CT of the lungs: an optimal approach. *Radiology* 1987;163:507, with permission.）

である．このことは，診断において有用であり，標的再構成により得られる分解能のわずかな向上よりも重要と考えられる．

吸気レベル

ルーチンのHRCTは最大吸気で息止めされた状態で撮像される．これは，(a) 正常構造と様々な異常，そして正常に含気された肺実質とのコントラストを最適化する，そして，(b) 重要な異常所見にみえたり，あるいは異常所見をわかりにくくしたりする可能性のある一過性無気肺という所見を減少させる．努力呼気中あるいは呼気後に選択的にスキャンを行うことは，閉塞性肺疾患や気道異常のある患者の診断にまた重要である．呼気HRCTの利用については，本章の後半，および2章と7章で論じる．

患者体位と腹臥位スキャン法

患者を背臥位でスキャンされた画像は，多くの場合診断に適切である．しかしながら，腹臥位にしてスキャンされた画像が，時として微細な肺異常を診断する際に必要となる．無気肺は，健常者と異常患者のいずれにおいても肺の荷重領域(すなわち，背臥位スキャンにおいて背側部)によくみられ，いわゆる荷重部高吸収域あるいは胸膜下線状影として認められる(図1-11)[22,23]．これらの正常所見は，肺線維症の初期像に酷似する．そして，背臥位でスキャンされた画像だけでは，真の病変と区別することは不可能である．しかしながら，背臥位と腹臥位でのスキャンを両方撮れば，荷重部高吸収域は真の病変と容易に区別される正常である荷重部高吸収域は腹臥位で消失し(図1-11)，真の異常は，それが荷重領域であろうとなかろうと，消えずに残存する(図1-12，図1-13)．

荷重部高吸収域は，結局正常肺であるのか，微細な肺病変があるのか診断する際には，苦慮する．あきらかな異常，例えば蜂巣肺(蜂窩肺)があるか，びまん性肺疾患をもった患者においては，荷重部高吸収域は通常，診断的に問題にはならない．もし，検査されている患者が胸部X線写真上，中等度から高度の肺疾患があるようならば，腹臥位によるスキャンは必要ないと考えてよい．しかし，間質性病変の疑いのある患者で，胸部X線写真上，正常か，ほぼ正常であるか，あるいは胸部X線写真の結果が不明の場合には，腹臥位によるスキャンは役立つ可能性がある．加えて，背臥位スキャンでもあきらかな肺疾患患者においてさえ，腹臥位スキャンは，背臥位像ではっきりとしない特定の重要な診断所見(すなわち，微細な背側部の蜂巣肺)の同定に役立つ可能性がある．

Volpeらは，胸部X線写真上，正常，異常の可能性あり，あきらかに異常，とそれぞれ読影された患者について腹臥位によるスキャンの有用性について評価した[24]．全体としては，HRCTの施行された連続する100例の患者のうち17例において有用であるとみなされた[24]．腹臥位HRCTスキャンは，肺背側部の異常を確認あるいは除外するのに，胸部X線写真上正常であった患者36例中10例(28%)，胸部X線写真上異常の可能性ありとされた患者18例中5例(28%)，胸部写真上あきらかに異常とされた患者46例中2例(4%)において，有用であった．腹臥位スキャンが有

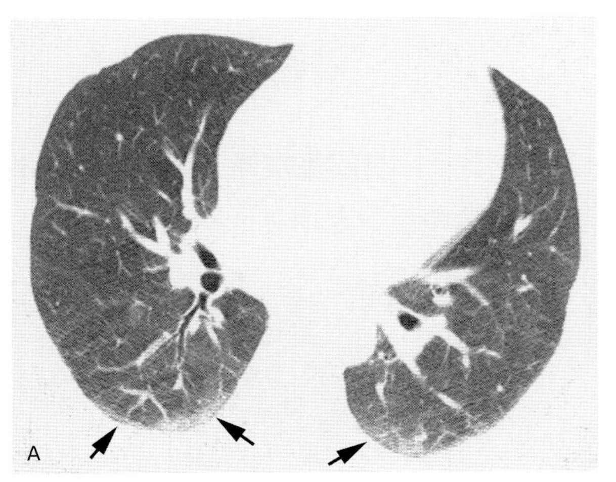

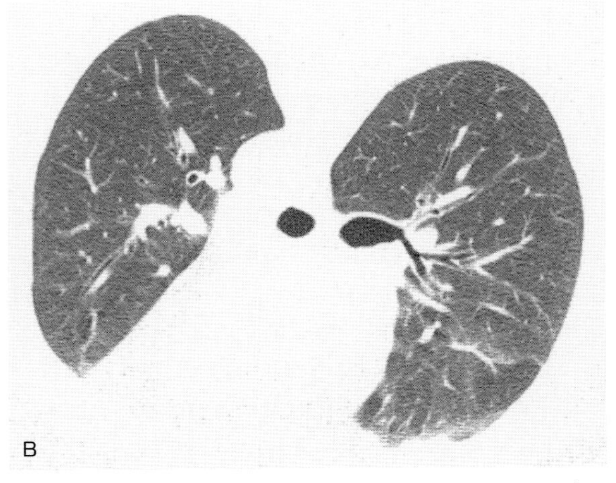

図 1-11　一過性荷重部高吸収域． A：背臥位CTでは，肺背側部に境界不明瞭な陰影が認められる(矢印)．B：腹臥位CTでは，肺背側部は正常にみえる．今度は，肺腹側部において同様の重力効果(荷重部高吸収域)がみえることに注目．

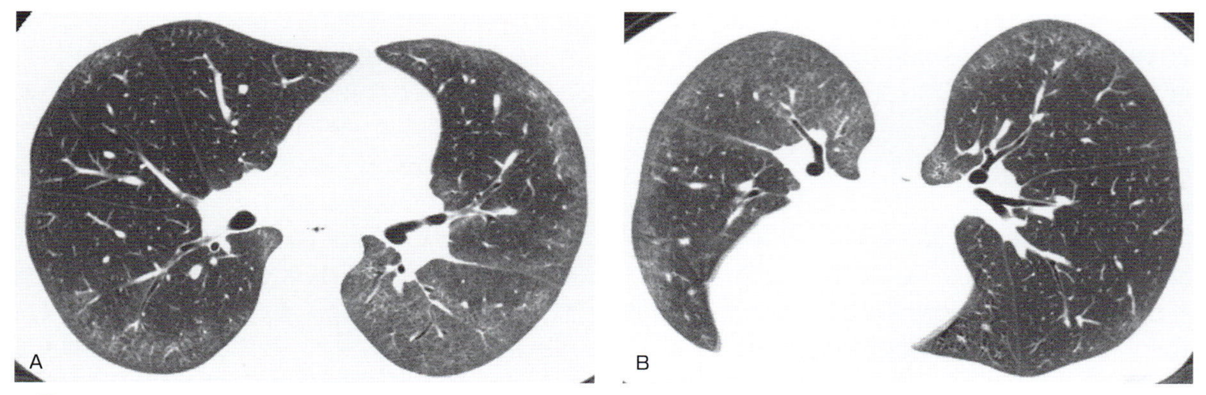

図 1-12　肺線維症の患者における肺背側部の持続性陰影．A：背臥位CTでは，肺背側部と腹側部の胸膜下に境界不明瞭な陰影が認められる．B：腹臥位CTでは，背側部の陰影について変化はなく，肺病変が示唆される．

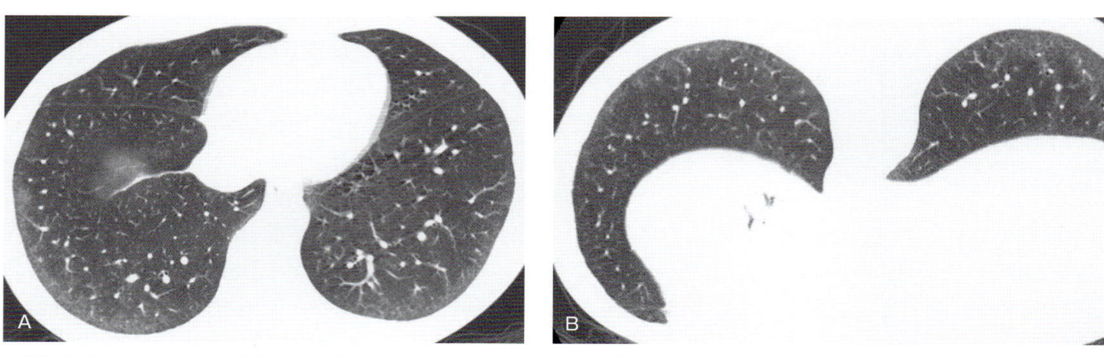

図 1-13　強皮症と非特異性間質性肺炎(NSIP)の患者における腹臥位スキャンの肺背側部の持続性陰影．A：背臥位CTでは，肺背側部に境界不明瞭な陰影が認められる．B：腹臥位CTでは，肺背側部の胸膜下陰影に変化はみられず，肺病変の存在が確かであると診断できる．

用であった患者の比率は，胸部X線写真上あきらかに異常とされた患者群と比べて，正常とされた群($p=0.008$)，異常の可能性ありとされた群($p=0.02$)のほうが有意に高かった．胸部X線写真上異常とされた2例では，腹臥位CT上ごくわずかな異常所見しかないことが判明した．

一部の研究者[21,25]は，荷重領域の肺の潰れが問題となる場合にのみ，腹臥位でのHRCTを撮っている[26]．しかし，この方法ではスキャンをその場でモニターしたり，あるいは追加スキャンのために患者を呼び戻したりすることが必要となる．ある特定の臨床背景，例えば，石綿肺や初期の肺線維症が疑われる場合に腹臥位スキャンを用いる場合もあれば，一方ルーチンに利用する場合もある[22,27]．肺気腫や，気管支拡張症のような気道疾患，あるいはその他の閉塞性肺疾患が疑われる患者では，荷重部高吸収域は通常診断的に問題とはならないので，腹臥位スキャンは通常は必要とされない．

ノンヘリカル腹臥位軸位断スキャン，肺底部近傍における腹臥位スキャン，あるいは腹臥位でのボリュームスキャンなどはいずれも利用される可能性がある．腹臥位のボリュームスキャンだけ(例えば，背臥位スキャンは撮らない)というプロトコルもある[28]．これは，石綿肺や特発性肺線維症のように，肺の背側部に病変の優位な疾患が疑われる患者において，最も有用であろう．

スキャンデータ収集技術：ノンヘリカル軸位断スキャンとボリュームスキャン

MDCTが導入される前には，HRCTはノンヘリカルスキャンによって撮られていた．この手法はいまでも利用されている．しかし，MDCTスキャナの発達により，等方性技術を用いて胸部の迅速な画像化が可能となり，HRCT検査が得られる方法もまた大きく拡大された[13]．

ノンヘリカル軸位断スキャン

HRCTは，テーブル移動なしで，通常1〜2 cmの間隔をあけた個々の軸位断スキャンを用いて撮像してもよい（図1-14，図1-15）．このように，(a) びまん性肺疾患は少なくとも抽出されたレベルのいずれかでは観察される，(b) スキャンされたレベルにおける所見が肺全体で起こっていることを代表している，という2つのことを仮定して，HRCTには肺組織構造を“抽出する”ことが意図されている．この仮定はHRCTを用いた20年以上の経験で，正しいことがわかっている[29]．

ノンヘリカルスキャンがHRCTとして選択される場合，肺尖から肺底部までの1 cm間隔スキャンを，最も適切なルーチンのスキャン・プロトコルであると考える．これによって，病変の分布にかかわらず，肺と肺疾患の十分な観察が可能である．

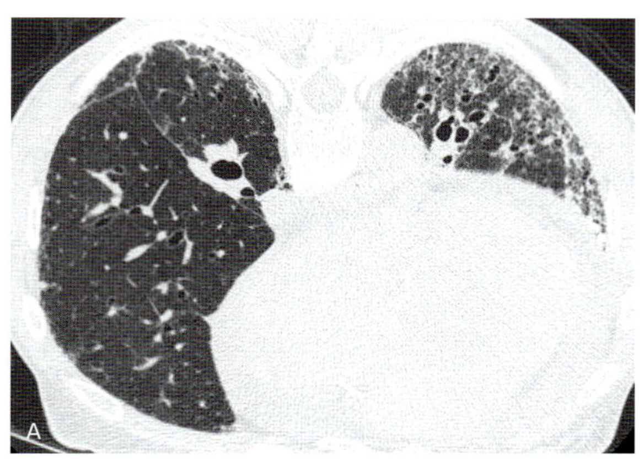

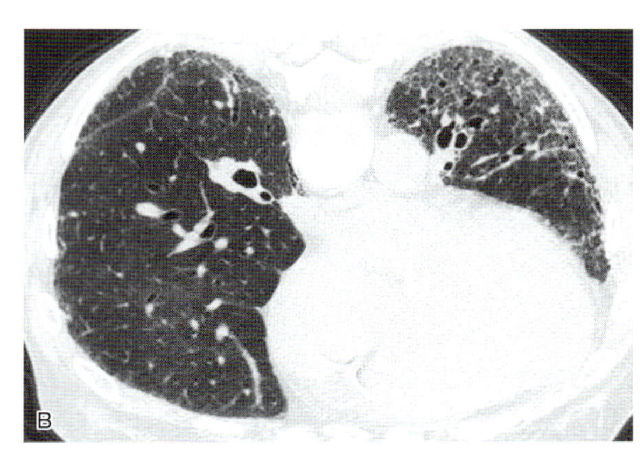

図 1-14　強皮症と fibrotic NSIP の患者の腹臥位で1.25 mm のノンヘリカル HRCT 軸位断像（A）と1.25 mm スライス厚の MD-HRCT 像（B）との比較． A，B：2 枚の腹臥位の HRCT 像は，強皮症と NSIP をもつ同じ患者の同一レベルである．同等の診断的画質を有する一方で，ノンヘリカル HRCT（A）では，ヘリカル HRCT（B）よりも，わずかにより良好な分解能を有し，構造と異常はより鮮明にみえる．

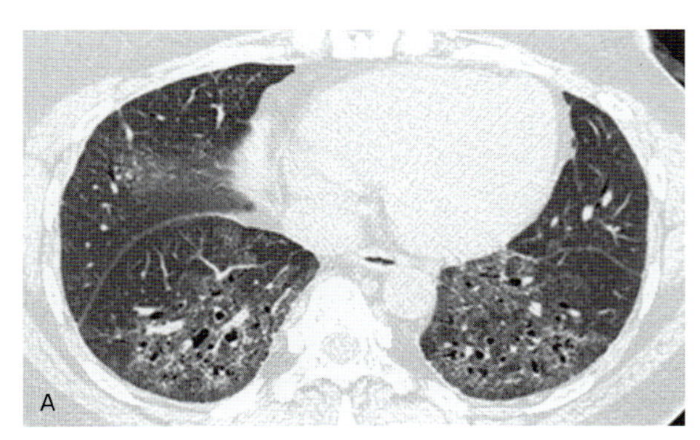

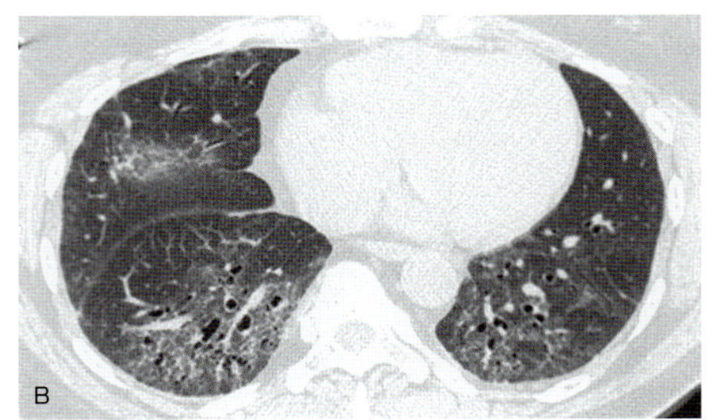

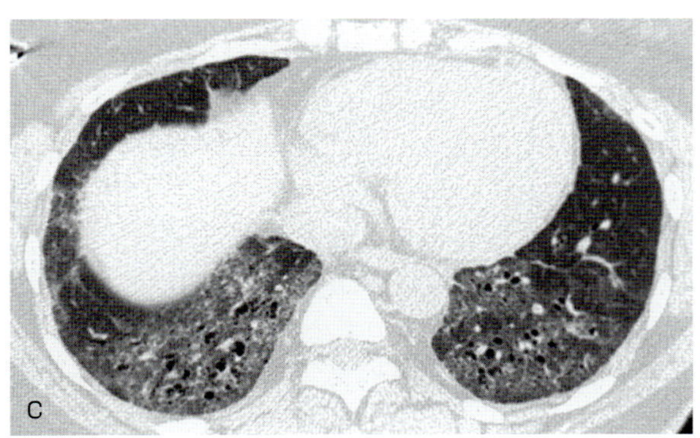

図 1-15　混合性結合組織病と NSIP の患者における，1.25 mm のノンヘリカル HRCT（A）と 1.25 mm スライス厚の MD-HRCT（B，C）の比較． A：1.25 mm のノンヘリカル HRCT では，不整形網状影，すりガラス影や下葉優位に牽引性気管支拡張を認める．胸膜下が保たれている部分がある．これらの所見は，NSIP に典型的である．MD-HRCT から再構成された 2D および 3D 像もまた図 1-16 に示す．B，C：MD-HRCT からの相当するレベルでは，同一の所見が認められる．MD-HRCT 像はやや平滑にみえるが，ノンヘリカル HRCT と MD-HRCT との間に，診断的意義に有意な差はみられない．

初期の報告では，HRCTスキャンは時に2 cm，3 cm間隔，そして4 cm間隔ですら行われていた[3,26]．あるいは，3つのあらかじめ選択されたレベルや[25]，下肺の中から1ないし2レベルで行われた[21]．このような広い間隔をあけても，一部の患者や肺疾患では評価のために十分であるのだが，多くの症例においてはこれらのプロトコルでは最初に行われる診断法として不適切であることがわかってきた．しかし，既知の疾患をもつ患者において，病変の程度を評価するのに，HRCT画像は限定された枚数で十分であることにも目を向けるべきである．例えば，ある研究では，3つの選択されたレベルから得られたHRCT(限定されたHRCT)と，10 mm間隔で得られたHRCT(完全なHRCT)とを比較して，特発性肺線維症の特徴の描出能について検討された[30]．HRCT線維化スコアは，完全なHRCT検査(r＝0.53，p＝0.0001)，限定されたHRCT検査(r＝0.50，p＝0.0001)ともに病理学的線維化スコアと強く相関した．HRCTすりガラス影スコアもまた，完全なHRCT検査(r＝0.27，p＝0.03)，限定されたHRCT検査(r＝0.26，p＝0.03)ともに組織学的炎症スコアと相関した．同様に，アスベスト曝露歴のある患者を評価する際に，ある研究者らは石綿肺の診断のためには，限られた枚数のスキャンで十分であると提案している[22,27,31–34]．石綿肺が疑われる患者では，肺底部近傍の4～5枚のスキャンを得れば，優れた感度があることがわかってきている[35]．厚いスライス厚のCTにHRCTを何枚か追加する方法はまた，びまん性肺疾患が疑われる患者に適用されてきて，臨床的にも有効であることが示されている[35]．大動脈弓，気管分岐部，右横隔膜の2 cm上方の3つのレベルで得られたHRCTスキャンにより，肺生検が最も頻繁に行われる肺領域の評価が可能となる[11]．

腹臥位スキャンが必要と考えられる患者では，1 cm間隔で撮られたルーチンの背臥位シーケンスに加えて，腹臥位スキャンを追加することも可能である．適切なプロトコルとしては，2 cm間隔の腹臥位スキャンを加えてもよいであろう．あるいはノンヘリカルスキャンを低線量で撮っているにもかかわらず，さらなる被曝線量の減少が配慮される場合，スキャンは肺尖から肺底部まで，背臥位，腹臥位ともに2 cm間隔で撮ってもよい．背臥位と腹臥位の画像は若干異なってくるので，たとえ同じレベルで正確に撮ろうと試みても，異なるレベルでスキャンされる枚数は，1 cm間隔で撮られた背臥位スキャンと同等であろう．

ノンヘリカルスキャンで使われるもう1つの線量を減少させる方法は，患者の疑われる疾患，臨床所見や胸部X線写真上の病変の部位などをもとに，スキャンする枚数や部位を適切に設定することである．例えば，検査されている肺疾患が肺のある領域において優位であることが，胸部X線写真，標準的CT検査[21]やその他の画像検査でわかっているときには，追加スキャンは最も病変の顕著な領域で撮像すべきであることは理にかなっている．石綿肺が疑われる患者では，この疾患の典型的分布が肺底部にあるので，たとえこの領域に胸部X線写真上異常がみられなくても，上葉よりは，横隔膜近傍で追加のスキャンが行われることが推奨されてきた[22,27]．

この手法は，肺疾患のどの定量的パラメータを評価するためにも，HRCT画像の適切な枚数を選択することにおいて，有用な理論的方法であると評した論文[36]によって支持されている．求められたパラメータの定量化のために必要な画像枚数を顕著に減らすことは，その病変の分布について前もって理解し，その部位を抽出することで達成される．

現行では，まず必要とはならないであろうが，ノンヘリカルHRCTスキャンは，胸部全体を画像化するボリューメトリックCT検査と，組み合わせて撮られることもあるだろう[11,21,25]．ボリュームスキャンとHRCTの画像が診断のために必要とされる場合，ボリュームスキャンのデータを薄いスライス厚と高分解能アルゴリズムで再構成することで通常は十分である．

一方，Leswickらは，ノンヘリカルHRCTとボリューメトリックMDCTの組合せと，ノンヘリカルスキャンのノイズレベルとほぼ同等のノイズレベルであるボリューメトリックHRCTとで，患者の被曝線量を比較検討した[37]．著者らは，組み合わせた検査よりも，ボリューメトリックHRCTのほうが32％被曝線量が高かったと報告している[37]．

ボリューメトリックHRCT

迅速なスキャンや薄いスライス厚のデータ収集を可能としたMDCTスキャナの使用は，HRCT技術に革新をもたらした．薄い幅(0.5～0.625 mm)の検出器を用いたボリューメトリックHRCTは，多くの施設でルーチンに用いられている．

ボリューム画像の初期の試みとして，連続した50例の間質性肺疾患あるいは気管支拡張症の患者について，ヘリカル技術を用いずに，3ヵ所(大動脈弓，気管分岐部，右横隔膜の2 cm上方)でそれぞれ連続的に4枚のHRCTを撮像した[38]．各レベルにおいて，

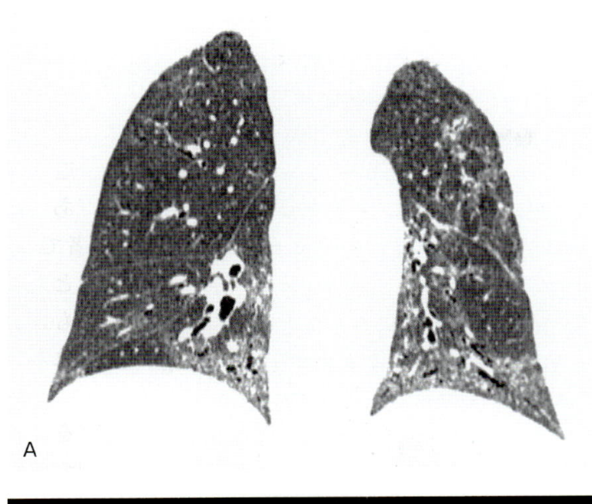

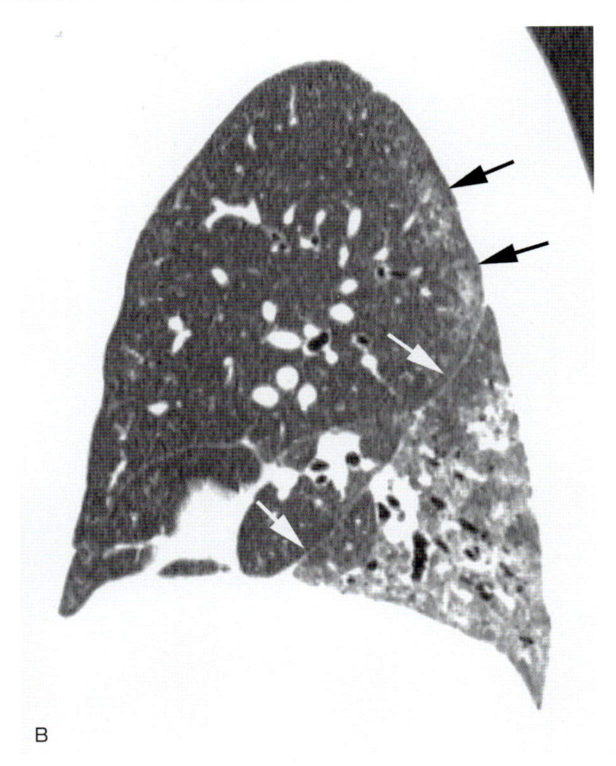

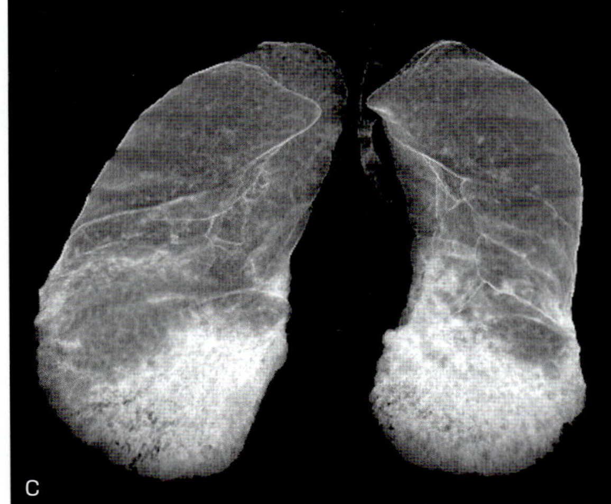

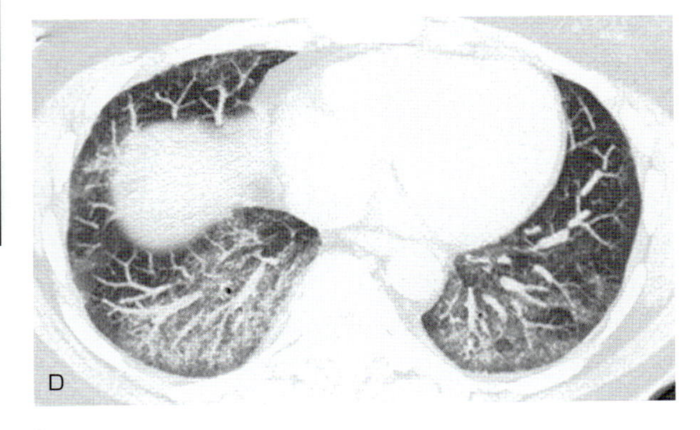

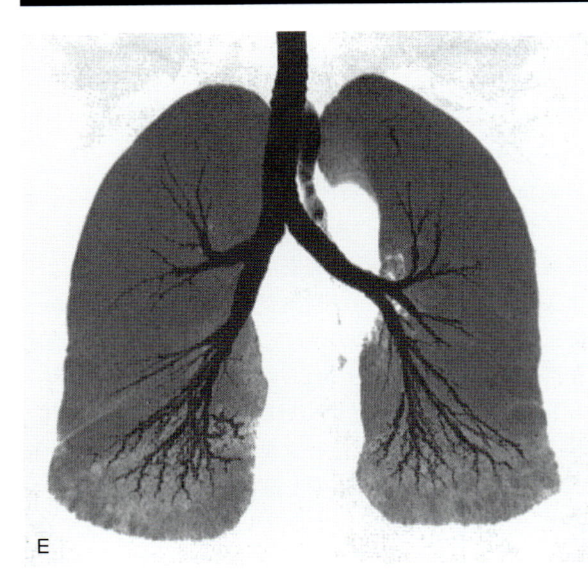

図 1-16　混合性結合組織病と NSIP の患者における MD-HRCT の再構成画像．図 1-15 と同一の患者である．A：2D 冠状断再構成像では，図 1-15 における所見とまったく同じである．病変の肺底部分布がよく描出されているが，同じ情報は軸位断像を見直すことで得られる．B：2D 矢状断再構成像では，病変の背側部や下葉に優位な分布，大葉間裂が背側に偏位していることにより証明される下葉の容積減少（白矢印）や胸膜下が保たれていること（黒矢印）などが，よく示されている．C：肺底部から透視したような 3D 表面表示法による再構成像では，肺底部優位な肺病変の分布は示されるが，その他にはあまり診断的意義はない．D：図 1-15C で示したのと同一のレベルにおける軸位断の MIP 像．この患者の MIP 像では，詳細は不明瞭であり，あまり診断的意義はない．E，F：3D MinIP の冠状断（E）と矢状断（F）再構成像では，気道や下葉の牽引性気管支拡張がもっとよく示されている．肺底部のすりガラス影は，ルーチン像よりも不明瞭である．　（つづく）

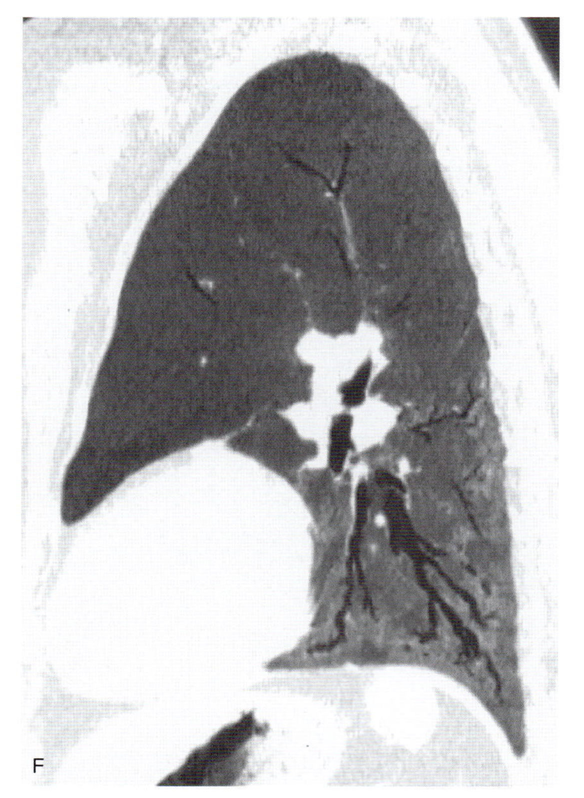

図 1-16 （つづき）

4 枚のスキャンのセット全体から得られる診断的情報と 4 枚のセット中最初の画像から得られる情報とを比較検討した．4 枚からなるセットが検討された際に，疾患のより多くの所見が同定された．4 枚からなるセットと比較して，これらの最初のスキャンのみを用いた情報による感度は，気管支拡張症の検出が 84%，すりガラス影の検出が 97%，蜂巣肺の検出が 88%，小葉間隔壁肥厚の検出が 88%，結節影の検出が 86% であった[38]．しかし，4 枚スキャンのセットを用いることでみられた感度における向上は，連続的に撮られたという事実よりも読影に用いられた画像数に反映されているようである．

ボリューメトリック HRCT 像はノンヘリカル HRCT（図 1-14，図 1-15）よりわずかに辺縁がぼけてみえるにもかかわらず，いくつかの利点がある．それは，(a) 両肺と胸郭の完全な画像化，(b) 肺病変をより明瞭にする目的のための連続したスライスの表示，(c) 任意の平面あるいは MIP や MinIP を用いたスキャンデータの再構成，(d) 病変の進行や改善の評価のために異なる時間に撮られた検査との正確な同一レベルでの比較，(e) 付加的な胸部異常の診断，などを可能とする（図 1-16〜図 1-24）．一方，ボリューメトリック・多列検出器 HRCT（MD-HRCT）の使用は，ノンヘリカル HRCT よりも被曝線量は多くなってしまう．

診断に必要な鍵となる観察結果が，ボリューメトリック HRCT 検査中の，わずか 1，2 枚のスライスだけでしかみられないこともまれではない[39-44]．例えば，特発性肺線維症が疑われる患者において，蜂巣肺（それは確定診断のために必要である）の存在が，2，3 枚の画像だけでみられる場合がある．この所見は，ノンヘリカル HRCT だけでは見落とされてしまうかもしれない．

MDCT スキャナは，同時にスキャンデータを収集する隣接する多数の検出器列を利用して，独立してあるいは組み合わせて，異なった厚さの画像を作成することが可能である[45]．現在の MDCT は，数秒で，薄くて高分解能なスライスのボリューム再構成をもって，胸部全体を画像化することができる．例えば，64 列検出器スキャナを用いれば，0.625 mm 厚の 64 個の検出器列から，ピッチ 1〜1.5 で，ガントリ回転時間は 0.5 秒以下で同時にデータが収集される．このスキャン手法によって得られたボリュームデータにより，等方性画像や肺尖から肺底部まで切れ目ない肺の形態の評価，軸位断面以外の平面または三次元（3D）再構成でのスキャンボリュームの表示（図 1-16A-C〜図 1-18），そして任意のレベルあるいは任意の平面での MIP あるいは MinIP 画像の作成が可能となる（図 1-16D〜F，図 1-19〜図 1-24）．この技術もまた，胸部のボリューメトリック CT 検査と HRCT を組み合わせることができる．

呼吸困難を伴ったびまん性肺疾患患者は，高速スキャナであっても，ボリュームデータ収集の間の息止めができない場合がある．このような患者において，最適な分解能が要求される場合，疑われる病変の分布に応じて撮像プロトコルは修正されてもよい．例えば，特発性肺線維症のように肺底部優位であり，そのような疾患では，スキャンは横隔膜近傍から頭側に向かって行うべきである．このようにすると，より重要な肺底部はスキャン・シーケンスのはじめに画像化される．もし患者がスキャン途中で呼吸をし始めたとしても，呼吸性体動により，さほど重要ではない上葉の像のみが劣化することになる．同じ理由により，上葉優位な疾患（例えば，サルコイドーシス）が疑われる患者では，肺尖からスキャンを開始するのが適切である．呼吸による肺運動は肺底部において最大であるので，代わりとなる手法としては，すべての患者において肺底部から肺尖にスキャンすることになる．スキャン中患者が

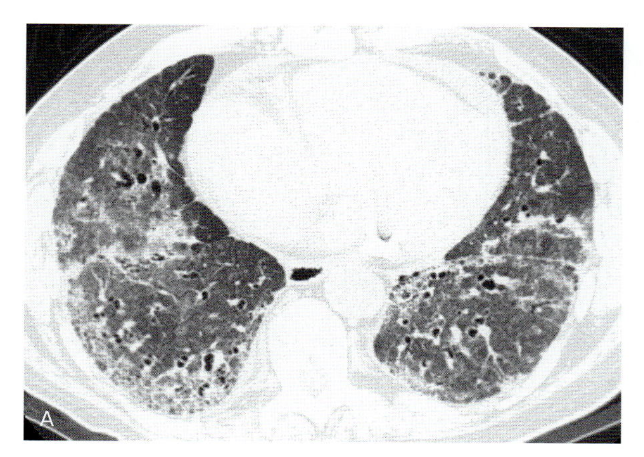
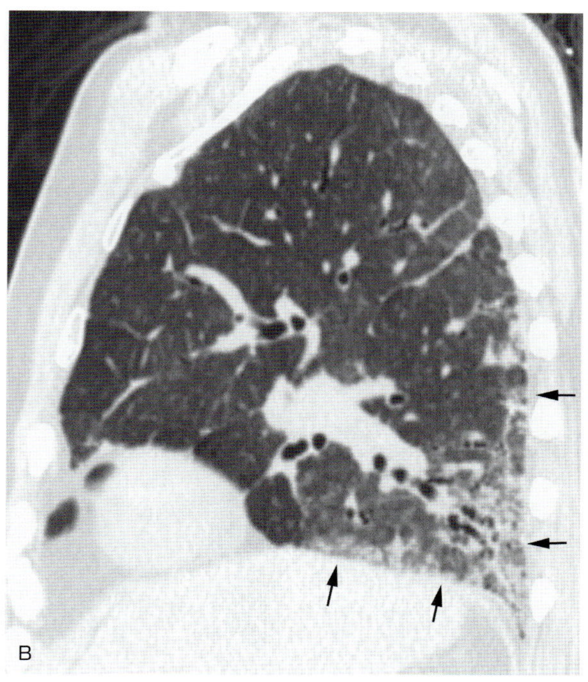
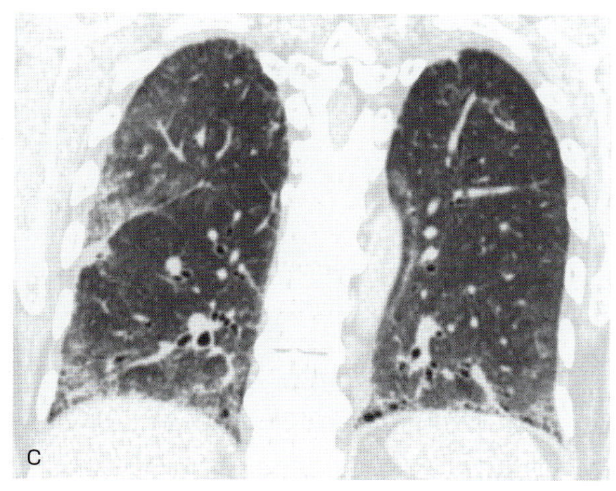

図 1-17　間質性肺炎の患者の再構成像． この症例は，図1-2で示された患者と同一である．A：1.25 mm スライス厚の軸位断MD-HRCTでは，背側部や胸膜下に分布する網状影，牽引性気管支拡張，すりガラス影が示される．上葉には病変は少なかった．B：矢状断再構成像（0.7 mm 厚）では，これらの病変が肺の背側部や肺底部に優位なことがわかる（矢印）．C：肺の背側部における冠状断再構成像（0.7 mm 厚）では，同様の分布が認められる．

呼吸しても，上葉はそれほど影響を受けないだろう．

HRCTデータのヘリカル収集により，検出器の幅に比べてスキャン・プロファイルはやや幅が広がる．低いピッチ値（例えば，1）を使用することは，この影響を最小限にするために推奨される[29]．しかし，薄い幅の検出器が使用されるとき，MD-HRCTを用いて得られる実効スライス厚は，HRCT診断にあきらかに十分である（図1-14，図1-15）．0.625 mmの検出器幅とピッチ1を用いると，実効スライス厚は1 mm以下である．事実上，大部分の状況では，薄い幅の検出器と標準ピッチを使用することで，診断には十分である．

使用される技術と様々な検出器列をどのように組み合わせるかによって，同一の検査から異なる厚さの画像を後から作成できる．前出したプロトコルを用いれば，個々の検出器によって得られたデータから作成された画像を表示することに加えて，検出器列からのデータを組み合わせて，より厚いスライス（例えば，2.5 mmや5 mm）で表示されるような画像を作成することができる．このように，この技術はHRCTと“ルーチン”すなわち厚いスライス厚の胸部画像を1回の検査に統合することが可能であり，これらの検査の差異はほぼなくなる．

MDCTを用いて，HRCTとボリューメトリックCTを統合することは，びまん性肺疾患のために，あるいはHRCTが検査の選択肢となって最初に検査される患者や，通常はより厚いスライス厚のヘリカルCTを用いて検査されていた疾患や異常のために評価される患者には，有用なものとなるだろう．例えば，喀血の患者において，スライス厚の薄い画像再構成と厚い画像の再構成は，両者ともに小さなあるいは大きな気道病変や，血管異常を描出するのに，役立つ可能性がある[46]．MDCTのもう1つの利点は，肺癌のような胸部疾患の診断のためにCTを必要としている患者においてみられる．そのような患者において，スキャンデータは，肺結節や気管支病変の検出や，縦隔および肺門リンパ節の評価のために，適切なスライス厚をもって再構成が可能である．同時に，追加スキャンなしに，結節の形態や濃度を描出する目的や，関連する癌性リンパ管

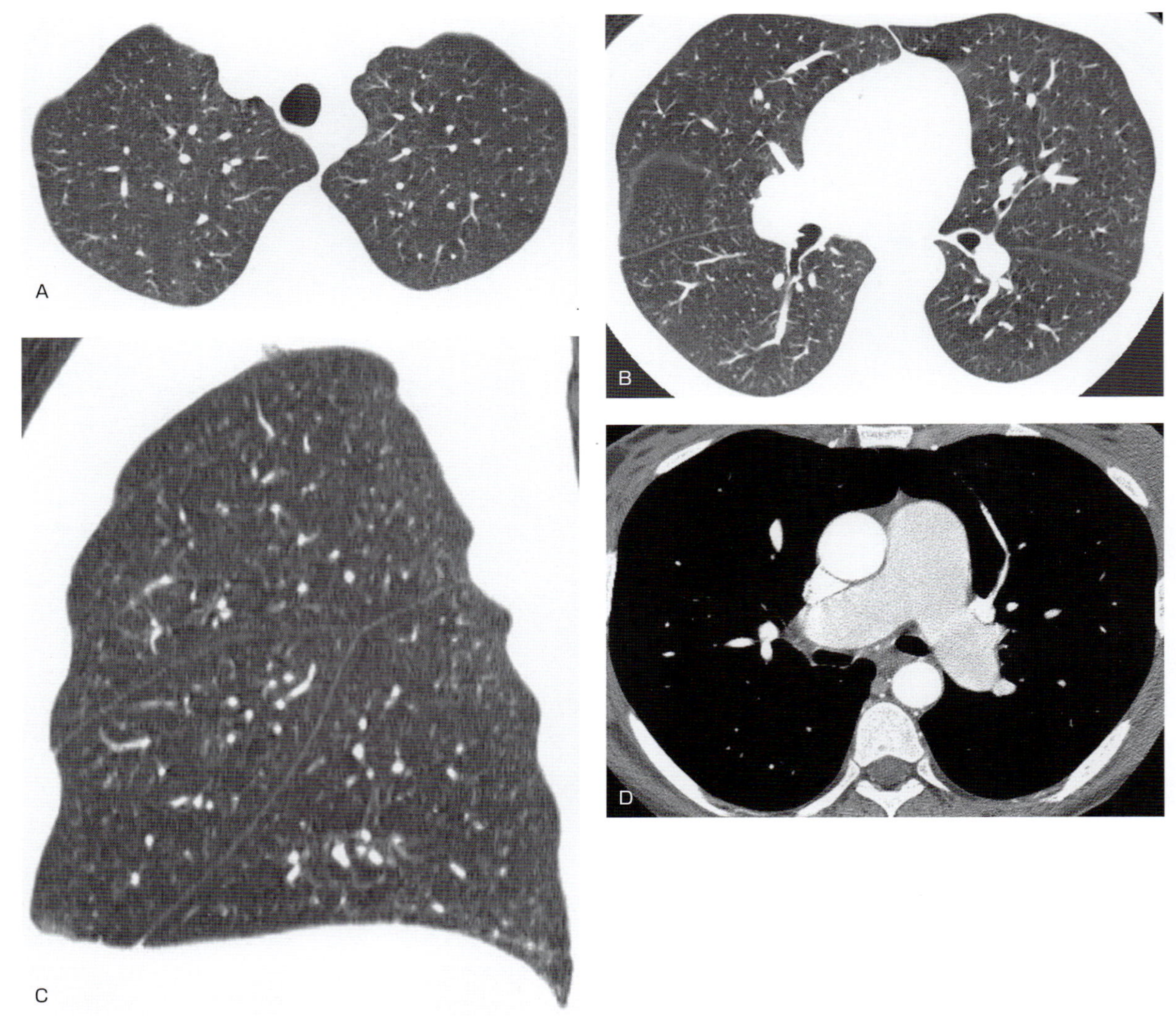

図 1-18　肺高血圧症を有するAIDS患者の1.25 mmスライス厚で撮られた造影MD-HRCT．鑑別診断として慢性肺塞栓症，血管炎やその他の肺疾患などが挙げられる．1回の息止めで撮られた軸位断(A, B)と矢状断再構成(C)HRCTでは，正常所見である．D：軸位断面像では，肺高血圧症に一致した主肺動脈の拡張がみられるが，肺塞栓症の確証はない．肺塞栓症あるいは肺疾患がみられなくて肺高血圧症がある場合，動脈の叢状病変 plexogenic arteriopathyを伴ったAIDS関連肺高血圧症が疑われる．

症の診断のために，高分解能画像を再構成することができる．

同様に，肺血管疾患が疑われる患者では，造影HRCTがMDCTを用いて撮られ，血管系と肺実質の両方の詳細な評価を可能とする(図1-18，図1-19)[46, 47]．急性あるいは慢性肺塞栓症または肺高血圧症の診断のためにヘリカルCTが撮られた患者において，スキャンデータは，類似の症候と関連の可能性のある血管異常や肺疾患を検出するために異なったアルゴリズムを用いて再構成することも可能である．

MDCTスキャナが診断に役立つヘリカルHRCT検査をつくり出すことは明白であるが，ノンヘリカルHRCTとMD-HRCTを比較した論文の結果は，色々であり，どちらの画像手法も明白な利点はもっていないようにみえる．例えば，Sumikawaらは，11の剖検肺においてMD-HRCTの画質がノンヘリカルHRCTの画質と同等であったとしている[48]．MD-HRCT(0.75 mmコリメーション，ピッチ1)の異常構造の描出と診断的有用性は，0.75 mmコリメーションのノンヘリカルスキャンのそれと同等であった．Schoepfらは，また1.25 mm幅の検出器とピッチ1.5を用いたMD-HRCTとノンヘリカルHRCT(1 mmスライス厚)を2つの患者群で比較した[49]．マルチスライスHRCTと，シングルスライスHRCTとの間には，画質，空間分解能，SN

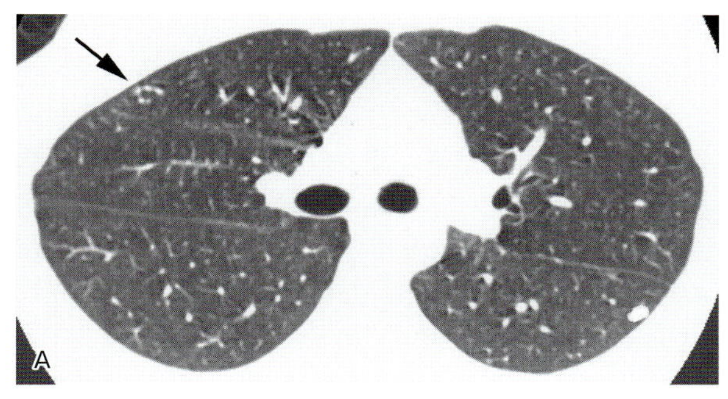

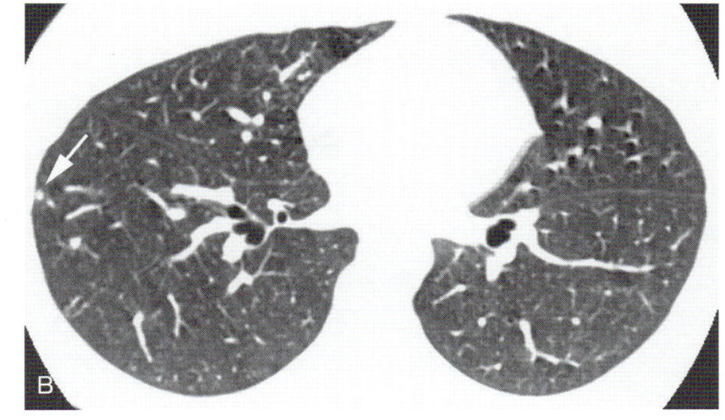

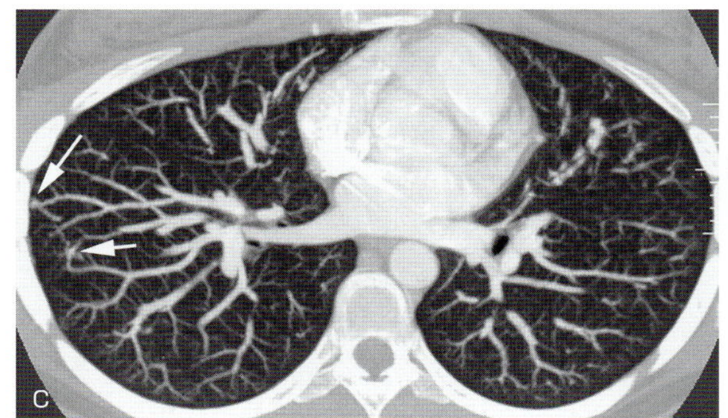

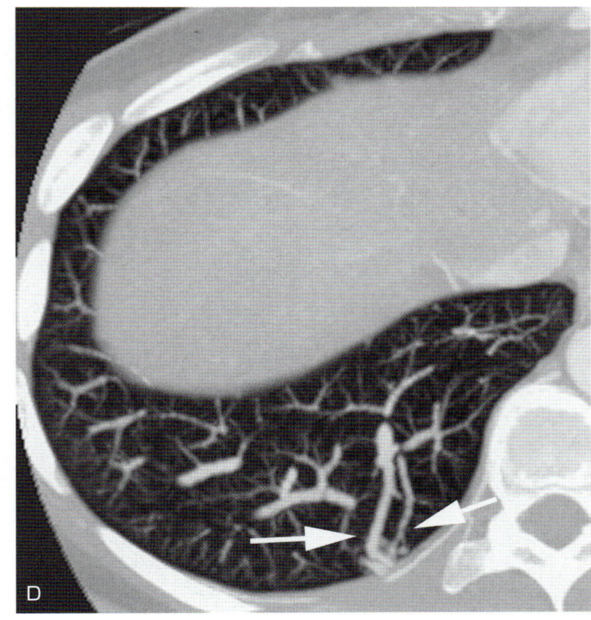

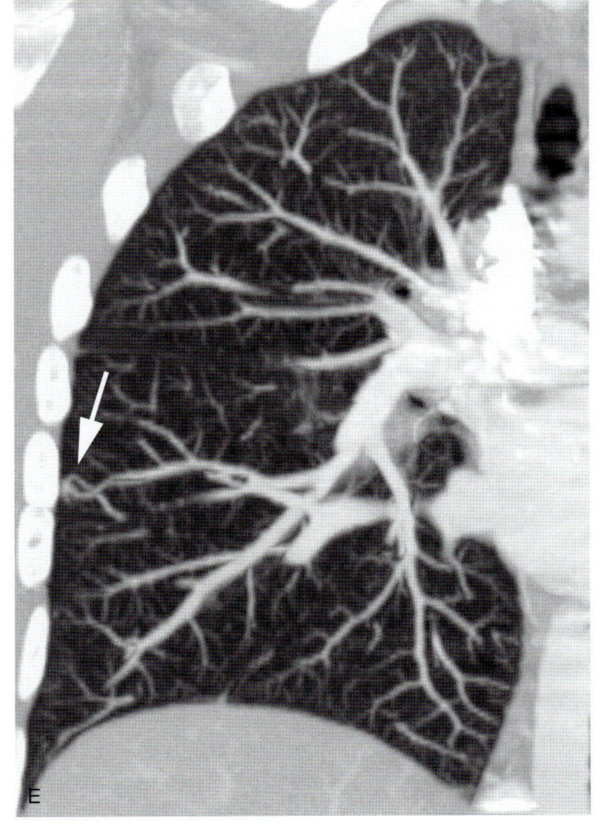

図 1-19　1.25 mm スライス厚の造影 MD-HRCT（低酸素血症のある 19 歳女性）． 軸位断（A, B）像では，胸膜下に多数の非常に小さな動静脈奇形を認める（矢印）．1 cm の厚さの軸位断（C, D）と冠状断（E）の MIP 像では，動静脈奇形（矢印）と，これらの血管支配がより明瞭に描出される．彼女は，その後 Osler-Weber-Rendu 病であることが判明した．

比，診断的価値，気管支や肺実質の描出，そしてモーションアーチファクトとストリーク状アーチファクトなどの全体的な成績において，有意な差は認められなかった($p=0.986$)[49]．その一方，Hondaらは，剖検肺を画像化してMD-HRCT(1.25 mmスライス厚)の画質と診断的有用性をノンヘリカルHRCT(1 mmスライス厚)と比較した[50]．ノンヘリカルHRCTの画質は，1.25 mm幅の検出器とピッチ0.75と1.5で得られたMD-HRCTよりも優れていると判断された．さらに，画像ノイズはノンヘリカルHRCTでより少なかった．しかし，0.75のピッチによるMD-HRCTの診断的有用性はノンヘリカルHRCTのそれと同等であった[50]．

Kellyらは，同一患者におけるノンヘリカルHRCTと比べ，MD-HRCTでは有意にモーションアーチファクトが大きな場合があることをみつけた[51]．しかしながら，MD-HRCTは4または8検出器スキャナを使用して得られていたので，スキャン時間は確実に現在のMDCTスキャナより長くかかっていた．一方，Studlerらは，MD-HRCT(1.5 mm幅の検出器，ピッチ1.25)よりも，ノンヘリカルHRCT(1 mmコリメーション)でモーションアーチファクトは有意によくみられる($p<0.001$)と指摘した[52]．しかし，彼らはすりガラス影の評価はノンヘリカルHRCTが優れていると考えた．実効線量は，MDCTの3.8ミリシーベルト(mSv)に対して，ノンヘリカルHRCTは0.9 mSvであった．ノンヘリカルHRCTとMD-HRCTの相対的有用性を考慮する際に，MD-HRCTでより大きな被曝線量が生じることは記憶しておくべきであろう．

Benaoudらは[53]，慢性呼吸器疾患の評価において，1 cm間隔で撮られた画像と，全胸部を連続的に1 mmスライス厚で作成された画像(ボリュームデータ画像)と比較した．間隔をあけて得られた画像では被曝線量が79％少なく，またボリュームデータ画像と間隔をあけて得られた画像との間には，病変の分布や所見の検出においてほぼ完全な一致率($\kappa=0.83-1$)が得られた[53]．強皮症患者のスクリーニングにおいて，Winklehnerらは[54]，ボリューメトリックMD-HRCT像と1 cm間隔で1 mmスライス厚で撮られた画像とを比較して，間質性肺疾患の検出感度において同等であることを示した．しかしながら，ある特定のHRCT所見は不均一な分布を示すことがあり，ボリューメトリックHRCTを用いることで，よりよく検出され，さらには定量化される可能性がある．例えば，肺移植レシピエントにおける閉塞性細気管支炎症候群の評価において，Doddらは[55]，ボリューメトリックMDCT像は閉塞性細気管支炎症候群の病期と相関したが，間隔をあけて撮られたHRCT像では相関しなかった．

これらの制約にもかかわらず，ボリューメトリックHRCTは，多くの患者，多くの適応，多くの施設で標準的撮像法となっている．少なくとも一部では，ボリューメトリックCTを用いての被曝線量減少の最近の進歩が反映されている．しばしば，背臥位像だけが，ボリューム撮像法を用いて撮られることがある．

ボリューメトリックHRCTによる再構成技術

矢状断および冠状断再構成

MD-HRCTにより，等方性スキャンデータが得られ，肺実質の連続的な3D描出や高品質の二次元(2D)あるいは3D再構成画像の作成が可能である(図1-16〜図1-20)[20]．Hondaらは，正常の剖検肺の検体を用いて，MDCTデータ(0.5 mmコリメーション，0.5 mm再構成間隔)から得られたMPR(多断面再構成)による冠状断像の画質とMD-HRCT(0.5 mmコリメーション)で直接冠状断スキャンした画像の画質を比較した．両者の画質は同等であるとみなされた[56]．MD-HRCTの再構成により，選ばれた症例においては，主として病変の分布について，追加情報が得られることはあきらかである[20]が，大多数の症例において，ルーチンの軸位断像は，診断のために十分である．

2D冠状断再構成画像を胸部CTの最初の読影に利用することは有用であると示唆されてきたが，現在は，軸位断像の補足として，MPRを用いることが最適のようである．Kwanらは，最初の読影の精度と効率について，冠状断像を用いた胸部MDCT(5 mmスライス厚)とルーチンの軸位断像とで比較を行った[57]．それぞれの画像セットは，肺，縦隔，胸膜，胸壁，横隔膜，腹部そして骨格などの58の異常に関して評価された．すべての病変の平均検出感度は，冠状断像のほうが(44±26％(SD))，軸位断像(51±22％)よりも有意に低かった($p=0.001$)が，平均特異性は，96±5％に対して95±6％と冠状断像のほうが有意に高かった($p=0.005$)．また，所見を報告するのに要した時間は，それぞれ平均263±56秒に対して，238±45秒と，冠状断像のほうが有意に長かった($p=0.025$)[57]．Arakawaらは，びまん性および限局性肺疾患において，軸位断HRCT(2 mmコリメーション)に対する，MD-HRCTによる冠状断再構成像(1.9 mm厚)の診断的有用性について評価を行った[58]．症例の22.1％でMD-

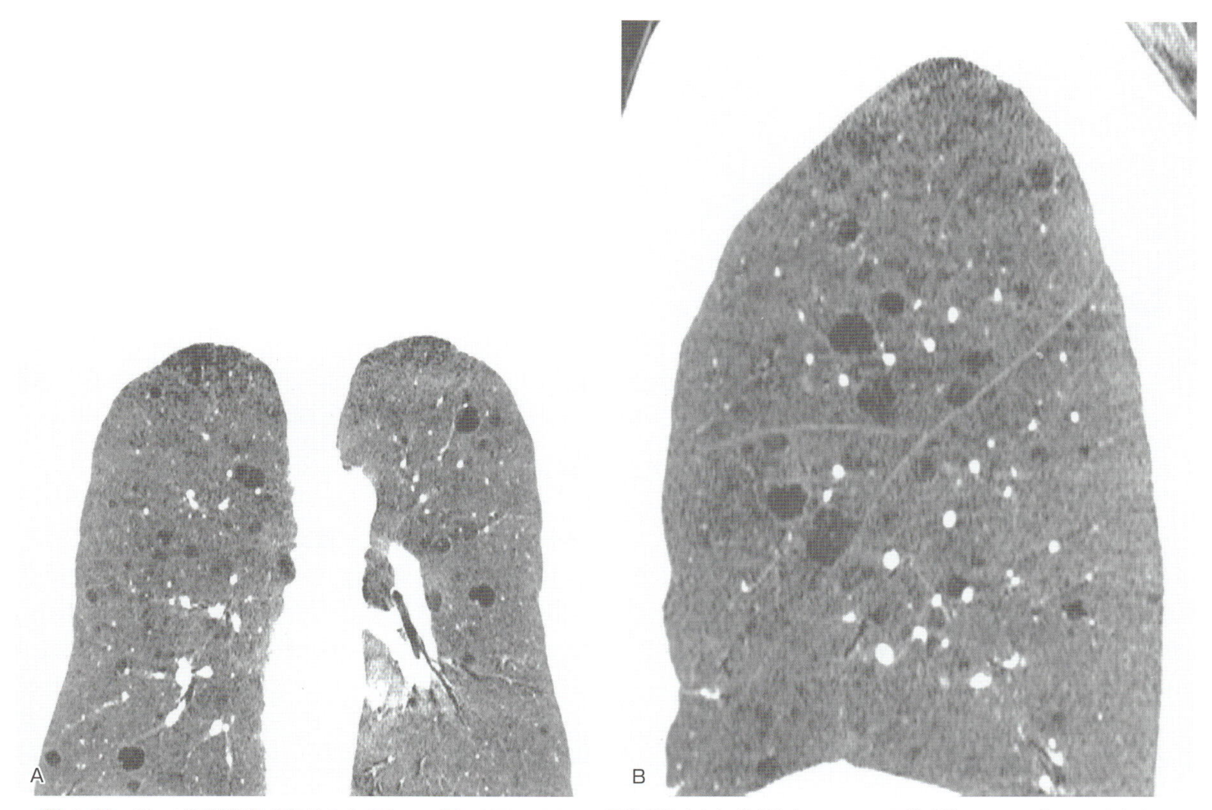

図 1-20　リンパ脈管筋腫症患者の 1.25 mm 厚の MD-HRCT の冠状断（A）と矢状断（B）の MinIP 再構成像．MinIP 像は，肺嚢胞やこれらの分布を最適に視覚化している．

HRCT による冠状断再構成像が軸位断 HRCT よりも優れているか，あるいは追加情報を得られたと考えられた．一方，72.4％で両者はほぼ同等と考えられ，5.5％では軸位断像よりも劣っているとみなされた[58]．Remy-Jardin らは，浸潤性肺疾患の診断において軸位断 MD-HRCT に代わるものとして，冠状断再構成像の診断的精度について評価した[59]．病変の特徴の識別，あるいは肺の内層，外層，腹側または背側などの分布については，軸位断像と冠状断像との間に有意差は認められなかった．しかし，広範に広がる肺疾患患者においては，肺病変の頭尾方向の分布は，冠状断再構成像にてより正確に評価された[59]．

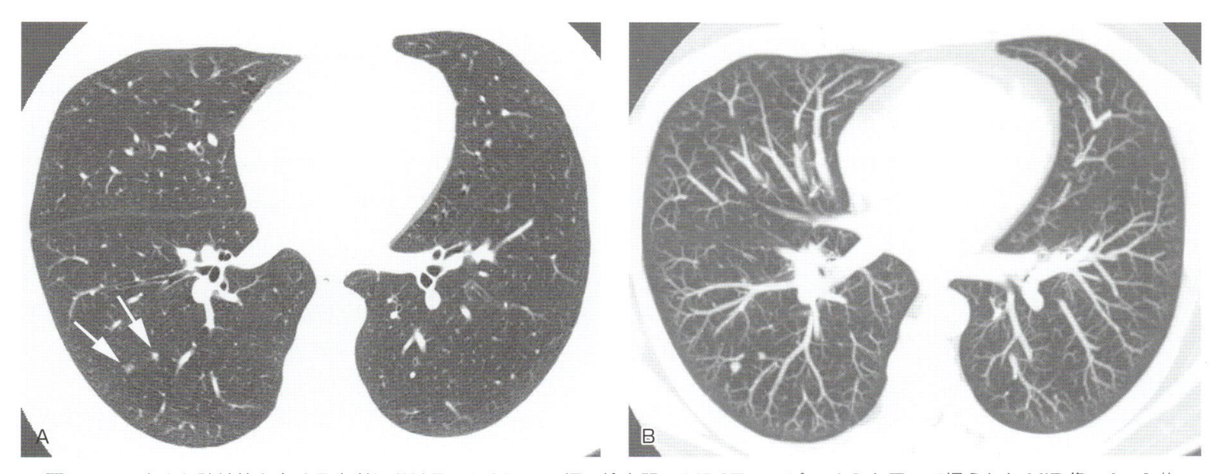

図 1-21　小さな肺結節を有する患者における，1.25 mm 幅の検出器の MDCT で，ピッチ 6 を用いて撮られた MIP 像．A：1 枚の HRCT 像では，2 個の小結節（矢印）が示されるが，血管との区別は難しい．B：A を含む連続する 8 枚の HRCT 像から構成された MIP 像．これにより，2 個の小結節は，周囲の血管とは容易に区別される．

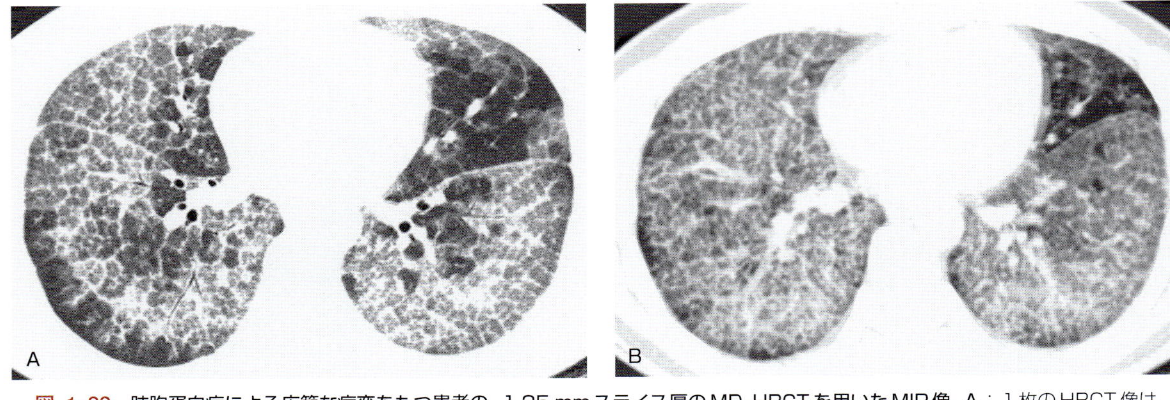

図 1-22　肺胞蛋白症による広範な病変をもつ患者の，1.25 mm スライス厚の MD-HRCT を用いた MIP 像．A：1枚の HRCT 像は，典型的な小葉間隔壁の肥厚とすりガラス影の斑状の分布(すなわち，クレジー・ペイビング)を呈しており，肺胞蛋白症に典型的である．B：A を含む連続する5枚の HRCT 像から構成された MIP 像．陰影が重ね合わさり，紛らわしくなっている．隔壁肥厚を診断するのは，かえって困難である．

Nishino らは，肺の異常を評価する際に，ボリューメトリック MD-HRCT の矢状断再構成像が，軸位断 HRCT 像と比較して，追加情報をもたらすかについて検討を行った[60]．矢状断再構成像にて診断的意義のある追加所見は，22 名の患者中 2 名に認められ，これらは主として葉間裂，胸膜あるいは心膜と関係のある結節や腫瘤と関連していた[60]．

MIP(最大値投影法)と MinIP(最小値投影法)

いくつかの研究では，ある厚みをもった肺のボリューメトリック HRCT データを収集し，表示するために，薄いコリメーションのヘリカル HRCT や MIP あるいは MinIP が利用されてきた[20, 61–63]．Bhalla らの研究では，従来型の HRCT と比較して，ボリューメトリック MIP や MinIP 像は 20 症例中 13 症例(65%)において追加所見を得られた[61]．しかし，従来型の HRCT は，例えば気道の壁や小葉間隔壁などの微細な線状構造を，MIP や MinIP のいずれよりも，より明瞭に示すことがわかった．

MIP 像は，結節性肺疾患の診断において，最も有効に利用されてきている．MIP 像は小さな肺結節をより多く検出し，これらの解剖学的分布を呈示するのに有用である(図 1-21)．Coakley らは，ヘリカル CT によって，肺結節の検出における MIP 像の効用について評価を行った[62]．この研究では，5 頭のイヌの末梢気道に 2 mm と 4 mm 大のビーズをおき，40 個の高吸収値の肺結節を作成した．MIP 像は，連続した 7 枚の 3 mm 厚スライスからなる重ね合わせのあるスラブから作成され，2 mm 間隔で再構成し，ピッチは 2 で撮像された．MIP 像では，結節を検出する確率が，ヘリカル CT 像と比べて 2 倍以上に高く，読影者の結節検出の確信度は MIP 像によって有意に高まった．

Bhalla らの研究では[61]，ヘリカル HRCT と MIP 像の効用が結節性肺疾患の患者において比較検討された．末梢肺血管の描出が顕著に改善し，空間的位置づけが向上するために，MIP 像はヘリカル CT 像と比較して，肺結節の同定や，鑑別診断において重要な所見である気管支血管周囲性や小葉中心性などのこれらの部位の特定において，より優れていると考えられた．

別の研究では，薄いスラブ厚の sliding MIP 再構成像が，小結節と関連した様々な肺疾患の患者 81 例において用いられた[63]．この研究では，1 mm と 8 mm 厚の従来型 CT と，3 mm，5 mm，8 mm 厚の MIP 再構成像を作成したヘリカル CT を用いて，比較がなされた．従来型 CT 所見が正常な場合，MIP 像で新たな異常所見が加わることはなかった．従来型 CT 所見が決定的でなかったとき，MIP 像では，肺全体の 25% 未満を侵すような(直径 7 mm 以下の)微小結節を検出することができた．従来型 CT で微小結節が示されたとき，MIP 像では，微小結節の範囲や分布，さらに関連する細気管支の異常が示された．微小結節の検出における MIP 像の感度(3 mm 厚の MIP：94 %，5 mm 厚の MIP：100 %，8 mm 厚の MIP：92 %)は，従来型 CT(8 mm 厚：57%，1 mm 厚：73%)に比べて有意に高かった($p<0.001$)．著者は，薄いスラブ厚の sliding MIP 像は，限局した範囲の微小結節性肺疾患の検出に有用であり，びまん性浸潤性肺疾患の評価のうえで有効なツールとなるだろうと結論した[63]．

Sakai らは，様々な限局性あるいはびまん性浸潤性肺疾患において，微小結節の分布の診断に MIP 像が有用であるかどうかの検討を行った．10 mm 間隔で，10 mm のスラブ厚をもった MIP 像が，MD-HRCT から作成された．画像を読影する放射線科研修医には MIP 像の利用は有意に役立ったが，放射線科専門医では，MIP 像のあるなしで，精度に差はみられなかった[64]．

肺結節や結節性肺疾患の検出や診断，あるいは血管異常の呈示においては，MIP 像は有用であるが(図 1-19)，その他の異常を伴った患者では，MIP 像は解剖学的詳細を不明瞭にする紛らわしい陰影の重なり像をもたらす可能性がある．このことは，広範囲なすりガラス影あるいは網状影を有する患者においてはとりわけあてはまる(図 1-16D，図 1-22)．

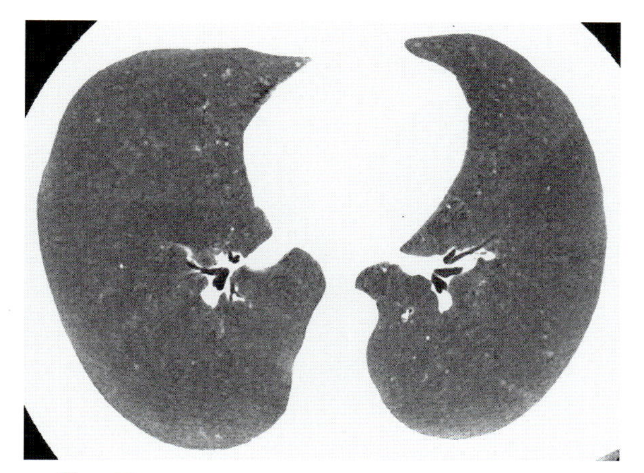

図 1-23　図 1-21A で示した同一患者の同一レベルでの MinIP 像． 正常肺実質は，比較的均一にみえる．肺血管は，MinIP 像では消失している．

MinIP 像の有用性についてもまた，すでに評価されてきている(図 1-20，図 1-23，図 1-24)．MinIP 像は，低吸収域によって特徴づけられる異常を示すのに，最も有用である(図 1-20，図 1-24)[61]．ある研究では，MinIP 像は，次の 3 つの点で，ルーチン HRCT よりも正確であった．それらの 3 点とは，(a) 中枢気道の内腔(図 1-16E, F，図 1-24B)，(b)（例えば，肺気腫やエアトラッピングのような）異常な低吸収域(図 1-20，図 1-24B)，(c) すりガラス影の同定においてである[61]．

線　量

胸部 CT に関連した線量は，近年さらに注目を増してきており，同様に CT 線量の低減の試みがなされてきている[16, 19, 45, 65–70]．同時に，ノンヘリカル軸位断 HRCT と比較すると，びまん性肺疾患の診断のための

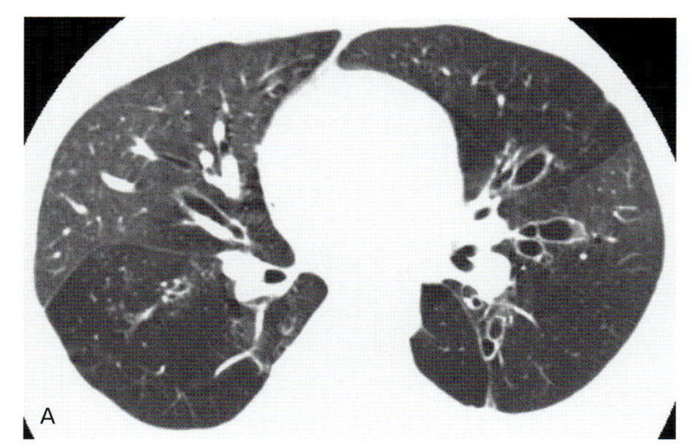

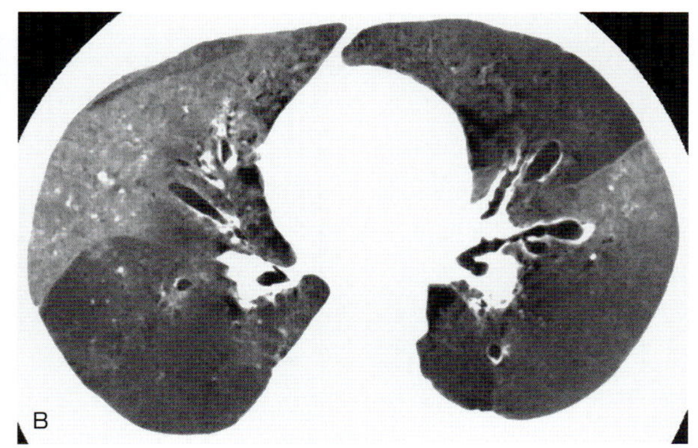

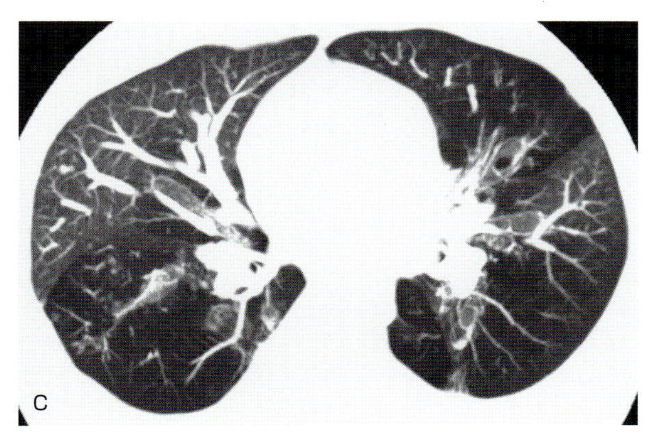

図 1-24　閉塞性細気管支炎を有し，臨床的に肺塞栓症が疑われる患者の造影 MD-HRCT 像． 肺塞栓症は認められなかった．A：1.25 mm 幅の検出器による 1 枚の HRCT 像は，気管支拡張と，エアトラッピングとモザイク灌流によって斑状に透過性が亢進した部位で肺動脈径が狭小化した所見を示している．B：A と同一レベルにおける 10 mm 厚の MinIP 像は，正常肺と透過性の亢進した部位との吸収値の違いをより強調しているが，肺動脈については評価できない．気管支拡張は，MinIP 像を使用すると，よく観察される．C：B と同一レベルの MIP 像は，透過性の亢進した肺野の血管径の狭小化を示している．不均一な肺吸収域もまたみられる．気管支拡張は，MIP 像では観察は困難である．

ボリューメトリックMD-HRCTの発達は，患者の線量の増大をもたらした．Azizらによって指摘されたように，MD-HRCTの使用で被曝線量が増大することを理解して，最小限に抑えなければならない[29]．ノンヘリカル軸位断像をやめる前に，ボリューメトリックHRCTの優位性について根拠をもつべきである[29]．

実効線量は，医用画像上の放射線被曝の基準として広く用いられている[70]．実効線量は各臓器ごとの放射線感受性の重みづけを行った吸収線量の総和として算出され，測定単位はシーベルト(Sv)またはミリシーベルト(mSv)となる．実効線量の測定のためには，被曝した人体組織の各臓器ごとの吸収線量に放射線被曝係数を乗じた数値を算出する必要があり，臨床の場面では実用的ではない．しかし，いくつかの仮定に基づき，実効線量を推定するために，より単純な計算が可能であるとされる[70]．スキャナメーカーは，CTスキャナモデルごとに重みづけを行ったCT線量指標(CTDI)を決定するために，使用し得る可能性のあるすべての管電圧(kV(p))，管電流(mA)，回転時間を想定して，ファントムによって測定された線量データを用いている．選択されたピッチ値もまた，グレイ(Gy)またはミリグレイ(mGy)で表示される$CTDI_{VOL}$とよばれるCT線量指標に組み込まれる．

$CTDI_{VOL}$は異なるスキャナとスキャンパラメータに関連した放射線量を比較できるが，スキャン範囲の長さや被曝する組織と臓器の放射線感受性は考慮されていない．DLP(dose length product)を算出するためには，$CTDI_{VOL}$にスキャン範囲の長さ(cm)を乗じる．DLPは，スキャンの間，患者が受ける全線量の基準の1つである．特定のCTスキャンによる推定実効線量は，スキャンされた部位に正規化された実効線量係数(胸部では0.014 mSv/mGy/cmまたは1.4%)を乗じることで算出される[71]．実効線量係数は，特定の臓器を考慮したものではないが，スキャンされる体の部位の放射線感受性を表しており，いくつかの仮定がなされている．組織荷重係数は，性別，年齢，患者の体格にかかわらない平均値であり．いい換えれば，平均的な患者とみなした場合の値である[70]．決して正確な基準ではないが，画像検査では一般的な対比は可能である．年間自然放射線量は，約2.5〜3 mSvである．

ノンヘリカル軸位断HRCTは，ボリュームMD-HRCTと比較して，低線量である(図1-25，表1-2)[16, 72]．例えば，Mayoらは，ノンヘリカル軸位断HRCTと連続スライスで得られた従来型CTとで，関連する胸部線量について比較した[72]．同研究では，120 kV(p)，200 mA，2秒のスキャン時間の初期世代のスキャナとスキャン法を用いて，皮膚線量は，10 mm間隔，1.5 mm

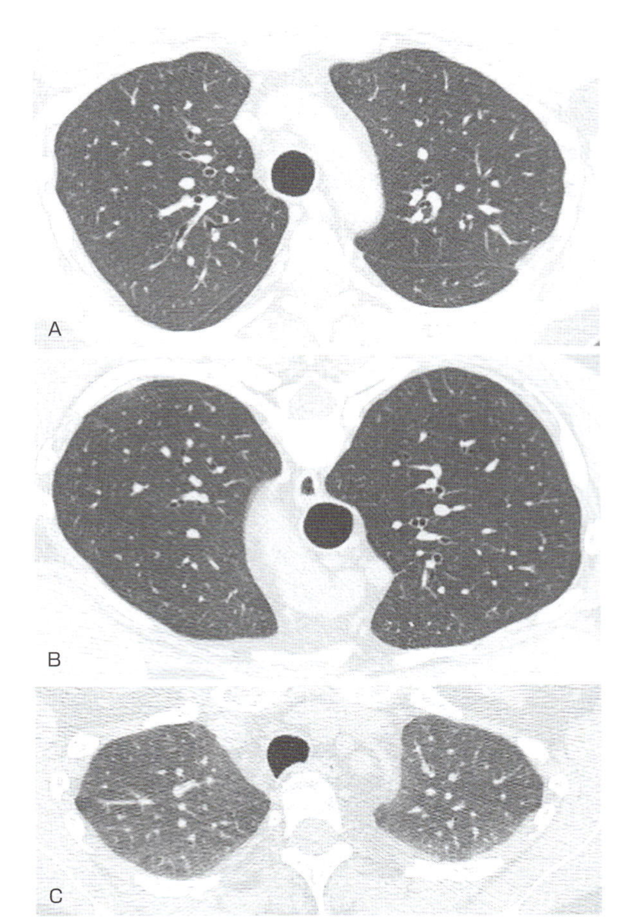

図 1-25 管電流調整 100〜150 mA による軸位断 HRCT．1 cm 間隔の背臥位(A)と腹臥位(B)画像．ダイナミック呼気像(C)は，50 mA の管電流を用いた選択した3つのレベルでも得られた．検査のための推定実効線量は，1.5 mSv であった．

表 1-2 胸部画像撮影法による線量の比較

方法	実効線量(mSv)
年間自然放射線被曝	2.5
胸部X線PA像	0.05
ノンヘリカル軸位断HRCT(10 mm間隔)	0.7
ノンヘリカル軸位断HRCT，背臥位，腹臥位(10 mm間隔)，呼気	1.5
ノンヘリカル軸位断HRCT(20 mm間隔)	0.35
低線量のノンヘリカル軸位断HRCT	0.02
MD-HRCT(標準的な技術)	4〜7
MD-HRCT(調整された約100 mA)	2〜3

Modified from Mayo JR, Aldrich J, Muller NL. Radiation exposure at chest CT: a statement of the Fleischner Society. *Radiology* 2003; 228: 15-21.

スライス厚のHRCTでは4.4 mGyであったのに対し，20 mm間隔では2.1 mGy，10 mm間隔，10 mmスライス厚の従来型CTでは36.3 mGyであった．このように，臨床画像で使用されている，10 mm間隔，あるいは20 mm間隔を用いたHRCTで被曝線量は，従来型CTでの線量のそれぞれ，12％と6％にあたる．Schoepfらは，同等の画質，空間分解能，SN比，診断的価値，気管支や肺実質の描出，そしてモーションアーチファクトやストリーク状アーチファクトをもつと考えられるノンヘリカル軸位断HRCTとMD-HRCTとを比較検討した[49]．線量は，MDCTの5.55 mSvに対して，24軸位断像からなるHRCT検査では，1.25 mSvであった[49]．Leswickらは，もし画像ノイズが同等であるならば，MD-HRCTは，ボリューム画像に十分なルーチンMDCTとノンヘリカル軸位断HRCT像との組合せに比べて，被曝線量はより高くなることを見出した[37]．

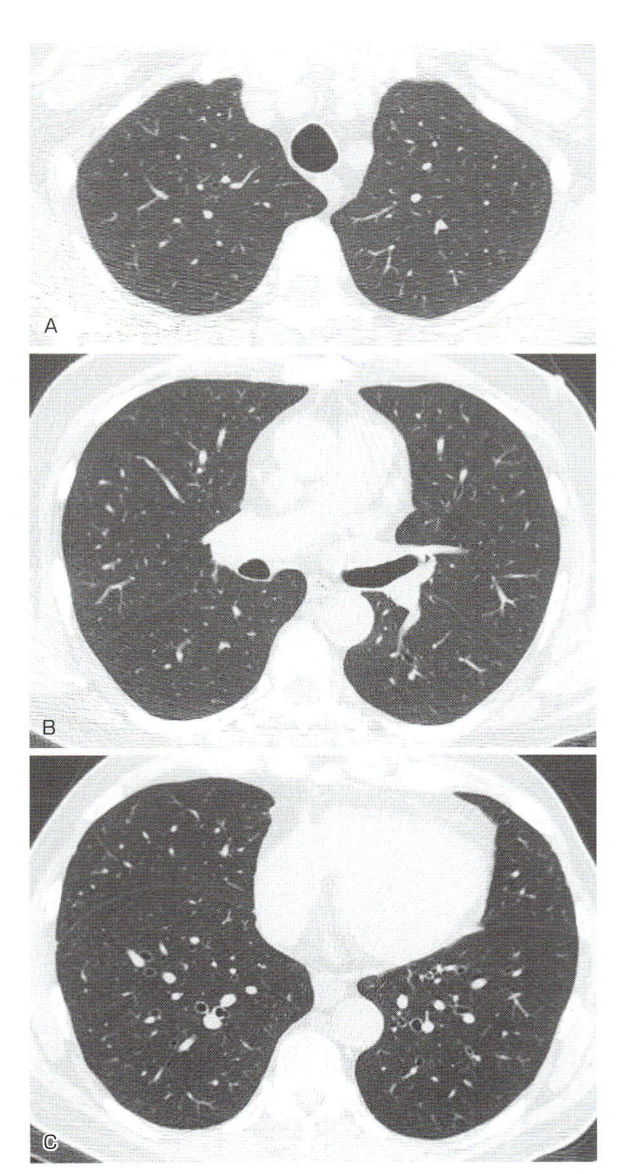

図 1-26　管電流調整約100 mAによるボリューメトリックHRCT．上葉(A)，中葉(B)，下葉(C)を通しての代表的な像は，120 kV(p)(100 mAの一定管電流)で得られ，1.25 mm厚で再構成される背臥位のボリューメトリックHRCTにより示される．ダイナミック呼気像は，選択した3つのレベルでも得られた．検査のための推定実効線量は，2 mSvであった．線量は，腹臥位像を含めることによって増加する．

MD-HRCTに伴う被曝線量の低減の試みは，通常mAsの減少によるが，これはmA値を任意で減少し，体重に基づいた方式，あるいはスキャナに基づいたダイナミックな管電流調整を選択することによって達成される可能性がある[19,70,73,74]．管電流調整は，放射線量を減少させて(図1-26)，優れたHRCT検査を供給することができる．

しかし，Mayoらが指摘しているように，線量低減は，画質と読影の面で相反する影響を生じる可能性がある[16,75]．例えば，Yiらは，気管支拡張症が疑われる患者20例について，MDCTによって発生した線量に対して，画像ノイズと個々の画質について評価を行った[76]．画像は，120 kV(p)，2.5 mmコリメーション，ピッチ1.5，2.5 mm再構成間隔，高分解能再構成アルゴリズムを用いて撮像された．画像は，6種類のmAの設定(170，100，70，40，20，10 mA)を用いて撮られ，それぞれの画質が評価された．画質は，肺野と縦隔の両方のウインドウ条件で，5段階評価(“優れている”を5，“診断に適さない”を1)を用いて行われた．また，線量は6種類のmAそれぞれの設定で，胸部ファントムを用いて測定された．170，100，70，40，20，10 mAの画質の平均スコアは，肺野条件の設定において，それぞれ3.9，3.7，3.8，3.2，2.5，1.6であった．そして，70 mAで得られた画像は，40 mA以下で得られた画像と比べて，有意に画質は良好であると評価された(p<0.01)．平均画像ノイズ(血液に合わせて測定されたピクセルSD)は，170，100，70，40，20，10 mAにおいて，それぞれ39，42.7，53.6，69.2，98.5，157.2 HUであり，線量は，それぞれ23.72，14.39，10.54，5.41，2.74，1.50 mGyであった[76]．著者は，気管支拡張症の診断において70 mAで得られるMDCTの線量(10.54 mGy)は，120 kV(p)，170 mA，1 mmコリメーション，10 mm間隔のパラメータで行われたノンヘリカル軸位断HRCTの線量(2.17 mGy)に対して5倍であったと指摘している[77]．

Dasらは，標準的なプロトコル(実効管電流

100 mAs)を用いて撮られた胸部MDCTの画質を，3つの方法により線量低減させた画像と比較した．これらの3つの方法には，ダイナミックな管電流調整，体重キログラムあたりの実効管電流を等しくする方法，およびその組合せが含まれる[19]．これらのプロトコルに対する平均実効線量は，それぞれ6.83，5.92，4.73，3.97 mSvであった．線量の低減と画像ノイズの増大には相関が認められたが，画質はすべての方法において優れていると評価された[19]．

管電流調整は頭蓋尾部(*Z*平面)および長軸断(*X*と*Y*)で，管電流(mA)のダイナミックな変化で行われる．管球出力は，解剖学的局在の減衰側面によって変化する．例として，管電流調整は減衰の少ない体の領域，例えば，胸部で肺の占める領域が大きいと低くなる．管電流調整は画質を保ったまま放射線被曝を減らし，一定の画像ノイズをすべての解剖学的レベルに維持することを試みる．Kalraら[78]は，ルーチンの胸部CTを受けている患者において，管電流調整を使用することにより，固定mAと比較して18〜26%の被曝低減が可能となった．Angelら[79]は，小柄な患者において，管流電調整により，肺の吸収線量は16%低減した．より体格の大きな患者においても，最大でも吸収線量を33%の増加にとどめた[79]．ピッチとガントリ回転速度のような他のパラメータを変えることは管電流調整を使用した際，線量に限局的に影響を及ぼす．例えば，ノイズ画像が一定のままであるようにピッチを増加させると管電流の増加をきたす．例外は，管電流がすでにその最大レベルにある(例えば，体格の大きな患者)ときである．

管電流調整と高感度検出器を備える最新技術のスキャナで，HRCT(背臥位のボリュームスキャン，腹臥位の1 cm間隔のノンヘリカルスキャン，3つのレベルのダイナミック呼気スキャン)は，300 msの回転と平均約100 mAで，推定される線量は約2〜3 mSvで優れた画質にて施行される可能性がある．背臥位および腹臥位の軸位断像(1 cmの間隔)および3つのレベルのダイナミック呼気スキャンは，約1 mSvの推定された線量で行われることができる．

もう1つの線量低減戦略は，統計的逐次近似画像再構成法(ASIR)の使用である．ASIRは，標準フィルタ補正逆投影法(FBP)を補助的に用いて後処理アルゴリズムを使用する．通常の臨床診療において，FBPとASIRの組合せは，30〜40%のASIRの混合で最終的なデータセットを生じるのに用いられる．ASIRを使用した再構成画像はFBPだけを使用している画像と比較して画像のノイズを減らした．そして，線量をより低くするパラメータを獲得することができた[70]．しかしながら，ASIRの使用は，定量的CT測定に影響を及ぼすことができる[80]．1つの研究において，画像は様々な管電流-時間積(40〜150 mAs)で得られ，FBPとASIR/FBP(の混合)を使用して再構成された[81]．40と75 mAsで，FBPで再構成される画像にはノイズが容認できないレベルであったが，ASIR/FBP像では許容されるノイズレベルであった[81]．Prakashら[82]は，びまん性肺疾患の評価において高解像度モードのASIRで再構成される画像はFBPにて撮影される画質よりも64%の症例において画質がよりよいことを示した．ASIRの欠点は，後処理時間(FBPよりも30%長い)が増加し，境界の鮮明さにかかわるアーチファクトもしくは境界が不鮮明な画像を作り出すことである．これらの不利な点は，最終的に再加工する際にASIRとFBPを混合することによって制限される．モデル・ベースの反復再構成法(MBIR)は，反復再構成法より有意に増加した後処理時間を代償にして，線量をさらに低減する高度な再構成法であるが，現在では普及していない．

放射線防護ビスマス・シールドは，乳房と甲状腺のような放射線感受性の高い臓器に特化して線量を低減する技術である．ビスマス・シールドは，標的臓器の被曝低減を行うが，代償性にアーチファクトが増加する．乳房シールドを使用すると，肺腹側でこのアーチファクトは，最も顕著である[83]．Colomboら[84]による研究において，胸部CT撮影時のビスマス遮蔽により，画質が少し低下しただけで乳房の被曝線量を34%低減できた．管電流調整とビスマスシールドを同時に使用する際に，スカウト像の前か後かで管電流の増加もしくは画像ノイズの増加するかが関係する[85,86]．Leswickら[86]は，*Z*軸自動管電流調整が甲状腺遮蔽よりも放射線被曝を低減するのに効果的であることを示した．遮蔽と自動管電流調整の組合せは，管電流調整単独と比較してわずかに甲状腺の被曝線量を減らした．しかしながら，これはアーチファクトが増加する原因となった[86]．特に自動管電流調整が使われるとき，画質と放射線被曝に関して予測不可能となるため，米国医学物理学会は，シールドの代わりに，線量低減の代替方式を使用することを勧めている[87]．

低線量軸位断HRCT

mAsを低減させたノンヘリカル軸位断HRCTは，非常に少量の被曝量でびまん性肺疾患の診断を行うことが可能である．20 mm 間隔をあけて軸位断 HRCT（40 mAs）を撮ることや，3 つのレベルで撮る（80 mAs）ことは，平均皮膚線量としては，胸部 X 線写真とほぼ同等になる[72, 88–91]．低線量 HRCT は，既知の肺病変を伴った患者の経過観察や，肺疾患のリスクのある大きな母集団の検診においては，有用ではあるが，肺疾患のある患者の最初の診断にルーチンとして用いるべきではない．最適な低線量技術は臨床設定や，検査の適応などによっておそらく変化するだろう．そして，これらはいまだに確立されていない．

低線量のノンヘリカル軸位断 HRCT の有効性は，いくつかの研究で評価されてきた[88, 89, 92, 93]．Zwirewich らの研究では，1.5 mm コリメーション，2 秒スキャン，120 kV(p）で，管電流は 20 mA（低線量 HRCT）と 200 mA（従来線量 HRCT）の両方の設定で，31 例の患者の胸部において選択されたレベルでスキャンされた[88]．観察者は，正常構造や，様々な肺実質異常，そしてアーチファクトのみえかたについて，これらの 2 つの設定を使用して評価を行った．低線量と従来線量 HRCT は，血管，葉および区域気管支，二次小葉の描出として，あるいは網状影，蜂巣肺，小葉間隔壁肥厚の範囲や分布の特性を示すことにおいて，同等であった．しかし，低線量技術では，10 症例中 2 例ですりガラス影を，9 症例中 1 例で肺気腫を示すことができなかった．これらは確実な所見ではあったが，通常線量の HRCT でも微妙であった．線状のストリーク状アーチファクトもまた低線量技術で撮られた画像においては，より顕著であるが，この 2 つの手法は症例の 97％において，診断的には同等であると判断された．著者は，20 mA で得られる HRCT 画像が，大多数の患者において，空間分解能の目立った損失や，ストリーク状アーチファクトによる画像劣化もなく，200 mA で撮られたものと同等の解剖学的情報をもたらすと結論した．

これに続く研究では，胸部 X 線写真，低線量 HRCT（80 mAs，120 kV(p)），そして従来線量 HRCT（340 mAs，120 kV(p)）の診断的精度について 50 例の慢性浸潤性肺疾患患者と 10 例の健常者対照群において，比較された[89]．それぞれの HRCT の手法では，次にあげる 3 つのレベルにおいて撮られた 3 枚だけが用いられた．これらは，大動脈弓，気管分岐部，そして右横隔膜より 1 cm 上方のレベルで撮られたものである．HRCT 手法で撮られたものでも，正しい第一選択の診断が胸部 X 線写真よりも有意に多くなされた．正しい診断は，胸部 X 線写真を用いて全症例の 65％，低線量 HRCT では 74％（$p<0.02$），従来型 HRCT では 80％（$p<0.005$）でなされた．診断をする際に，高い確信度に達したものは，胸部 X 線写真の 42％，低線量 HRCT の 61％（$p<0.01$），従来線量 HRCT の 63％（$p<0.005$）であり，それぞれ 92％，90％，96％において正しかった．従来線量 HRCT が低線量 HRCT よりも正確であったが，この差は有意ではなく，両方の手法により極めて類似の解剖学的情報が得られた（図 1–25，図 1–26）[89]．

Christie ら[94]は，薄層スライス断片 CT において従来線量（150 mAs）と低線量（40 mAs）の比較では，すりガラス影，すりガラス結節，間質影を高線量 CT がより有意に検出することをみつけた．充実結節，気腔病変，気道病変の検出は従来線量と低線量のいずれも同等に検出できた．

Majurin ら[92]は，石綿（アスベスト）関連肺疾患が疑われる 45 例の患者において様々な低線量技術について，比較を行った．肺線維症の CT 所見を有する 37 例の患者のうち，120 mAs の低線量で撮られた HRCT では，肺実質索状影，胸膜下線状影，蜂巣肺が明瞭に認められた．しかし，線状間質影やすりガラス影の領域の信頼性のある認識には，最小でも 160 mAs の技術が必要とされた．そのうえ，これらの著者は，最低の線量と思われる HRCT（60 mAs）の使用では，著明な胸膜肥厚や目立った肺線維症の領域を検出することぐらいが限界であると指摘した．

低線量 HRCT を撮影する要因は，疑わしい疾患の解剖学的分布を得ることである．有意の線量減少は，スキャンを最適な肺領域と最適な患者体位に制限することによって可能となる．例えば，石綿沈着症のスクリーニングにおいて，腹臥位と背側肺底部のスキャンは，診断の際，最も有効である（図 1–27）．

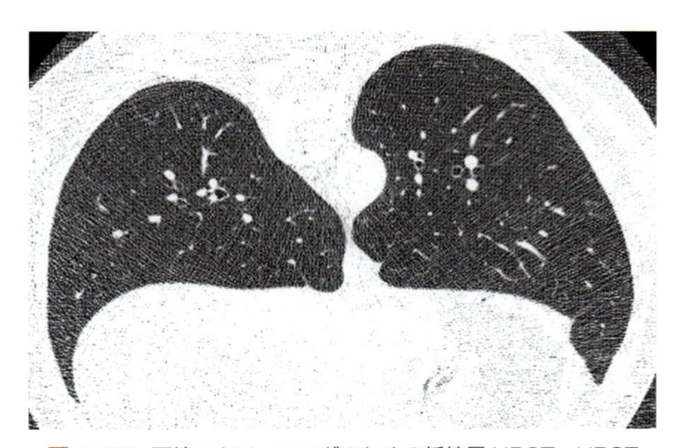

図 1–27　石綿スクリーニングのための低線量 HRCT．HRCT 像は，40 mA の一定の管電流を用いた腹臥位で，1 cm 間隔で得られた．背臥位あるいは呼気 CT は行わなかった．検査のための推定実効線量は，0.2 mSv であった．

呼気HRCT

通常の吸気CTに追加することで，呼気HRCTは，種々の閉塞性肺疾患患者の評価において有用性があきらかにされている[95, 96]．呼気撮影では，局所的あるいはびまん性のエアトラッピングがあることにより，気道閉塞あるいは気腫患者と診断される．呼気撮影でエアトラッピングの存在を認識することで，(a) 一部の肺機能検査の異常との相関[97, 98]，(b) 吸気撮影では微妙あるいは非特異的な所見を呈する患者での気道閉塞性疾患の存在の確認，(c) 吸気撮影で正常の一部の患者で有意な肺疾患の診断が可能[99]，(d) 吸気撮影でみられる不均一な肺陰影を閉塞性疾患と浸潤性疾患とに区別することの補助が可能[100]とされている．

健常被験者の大部分の肺領域では肺実質の吸収値は呼気時に均等に上昇するが[8, 101–105]，エアトラッピングが存在するときには肺実質は呼気でも吸収値が低いままで，容積変化を少ししか示さない．呼気CTあるいは呼気後CTで局所的・多巣性・びまん性のエアトラッピングは吸収値の低下域として認められる．標準の肺野条件下で，呼気撮影での正常肺と閉塞性肺障害をもつ領域との吸収値の違いは，関心領域を設定することで定量化できる．エアトラッピングを示す領域と正常肺領域との吸収値の違いは，しばしば100 HU以上を示す[106]．呼気HRCTあるいは呼気後HRCTを用いて可視化されるエアトラッピングは，肺気腫[107–110]，慢性気道疾患[98]，喘息[111–115]，嚢胞性線維症[116]，閉塞性細気管支炎および閉塞性細気管支炎症候群[99, 108, 117–127]，ランゲルハンス細胞組織球症と結節性硬化症による嚢胞性肺疾患[128]，気管支拡張症[108, 129]，AIDSに関連した気道疾患[130]，サラセミアに合併する末梢気道疾患[131]の患者で認められた．呼気HRCTは，過敏性肺炎[132, 133]，サルコイドーシス[134–137]，肺炎のような原発性浸潤性疾患患者において細気管支炎の存在を示すために有用であることも知られている．

一部の研究者はHRCTを行うすべての患者でルーチンに呼気撮影を追加しているが，その他の研究者は呼気撮影の適応を吸気撮影で異常あるいは閉塞性肺疾患が疑われる患者に制限している[95]．HRCTが実行される前には呼吸障害の機能的な原因が必ずしもわかっていないので，我々は患者の最初のHRCT評価時での呼気撮影のルーチンでの使用を推奨する．さらに，肺機能検査またはHRCT所見で肺線維症があきらかで拘束性障害がわかっている患者でも，呼気HRCTでのエアトラッピングが鑑別診断の上で潜在的価値のある所見として示される可能性がある[136]．例えば，線維化と蜂巣肺のHRCT所見をもつ患者におけるエアトラッピングの存在は，通常型間質性肺炎と特発性肺線維症の診断を除外する[138]．吸気撮影で気道異常を示す患者にのみ吸気HRCTを限定することは，時に誤った診断結果を招くことになる．呼気HRCTは，吸気検査で異常がない場合にも，エアトラッピングの所見を示す可能性がある[99]．呼気撮影の使用は，閉塞性障害の進行のリスクのある患者の経過観察に有用な場合がある．例えば，呼気撮影は肺移植で経過観察されている患者の閉塞性細気管支炎の検出に有用である[123, 125, 139–142]．

呼気HRCT撮影は，強制呼気後の呼吸停止の間に得られる呼気後CT, 強制呼気中に得られるダイナミック呼気CT[95, 104, 108, 143]，スパイロメトリーを用いて呼気中の任意の呼吸レベルを選択して行われるスパイロメトリー同期呼気CT，その他の方法を用いて行われる[126, 144–149]．通常，これらの撮影法では，呼気撮影は撮影レベルを選択して行われる．3断面，5断面，4 cm間隔撮影がそれぞれ異なった研究者により用いられた．呼気画像診断は，ヘリカルスキャンと3Dボリューム再構成を用いて行われることもある[150, 151]．

呼気後HRCT

呼気後HRCT撮影(強制呼気後の呼吸停止の間に得られる)は，どのスキャナでも容易に施行でき，ルーチン検査に最も適している(図1-28)．この技術の最大の利点は，その単純さである．呼気HRCTの際，患者は強制的に呼気を行い，その後1回撮影の間の呼吸停止を指示される．適切な呼気レベルの撮影を得るために，この撮影技術は患者と協力して行われる．呼気後撮影は，あらかじめ選択されたいくつかのレベル(例えば，大動脈弓，気管分岐部，肺底部など)，2〜4 cm間隔，吸気画像での異常所見を呈するレベルなどで施行することができる．2〜5つのレベルの撮影が，異なる研究者で用いられた[100, 111, 112, 120, 140, 152]．気道性または閉塞性肺疾患が疑われる患者に対して，吸気撮影後に3つの選択されたレベル(大動脈弓，肺門，肺下葉)での呼気撮影を追加することで有意なエアトラッピングの検出は十分可能であり，ルーチンで使用してよい．吸気撮影で異常にみえる肺領域に対して呼気後撮影を追加する方法が有利なようだが，フォロー

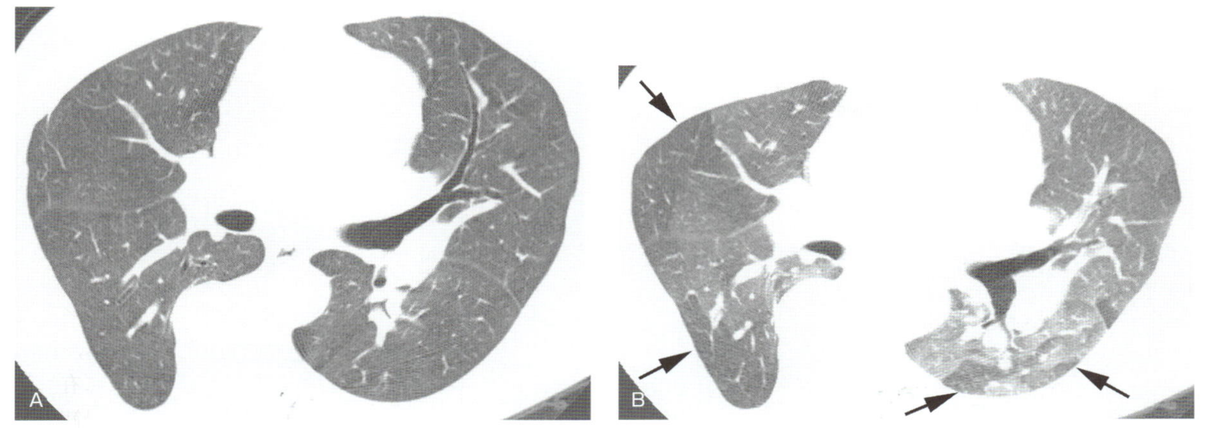

図 1-28　特発性脊椎側弯症患者の呼気後のエアトラッピングと正常の吸気撮影画像．A：吸気 CT では気道疾患を示す所見はなく，均一な肺濃度を示している．B：ルーチンで行われた呼気後 CT では，細気管支疾患を示す斑状のエアトラッピング(矢印)が認められる．

アップ検査であらかじめ選択しておいた撮影で同じ肺領域がルーチンに画像化されることで，一部の患者では吸気撮影の正常部にエアトラッピングが示されることがある．

それぞれの呼気後撮影は，エアトラッピングを検出するため，それと対応するレベルの吸気撮影と比較される．肺血管，気管支，葉間のような解剖学的ランドマークは，対応するレベルの決定に最も役立つ．呼気による横隔膜の動きのため，位置決めのためのスカウト画像を用いて同じ撮影レベルを決定することは困難であり，時に間違いの原因になる．

ダイナミック呼気 HRCT

強制呼気の間のダイナミック撮影は，電子線スキャナ(図 1-29)またはヘリカルスキャナ(図 1-30～図 1-33)を使用することで得られる．単純な呼気後 HRCT よりも，ダイナミック呼気 HRCT ではより大きな肺吸収値上昇が起こり，エアトラッピングがより容易に診断されることを示唆するいくつかのエビデンスがある(図 1-33)．

電子線スキャナを用いたダイナミック撮影は，“ダイナミック超高速 HRCT”と称される[108, 128, 153, 154]．この技術は，100 ms のスキャン時間(スキャン間隔 500 ms，1.5～3 mm スライス厚，150 kV(p)，650 mA)で1シリーズの画像を得られるスキャナを用いて行われる[108, 128, 153, 155]．通常この撮影技術を行うときは，患者がまず息を吸い，強制呼気を行う過程の6秒間に，1つのレベルを選択し，1シリーズ10枚の撮影が行われる．患者は深く息を吸って，それからできるだけ急速に息を吐くように指示される(図 1-29)．高空間分解能アルゴリズムを使用して，画像は再構成される．通常，ダイナミック呼気 CT 撮影は，肺全体からいくつか撮影レベルを選択して行われる．この撮影技術を記載している論文では，画像がごく特定の領域のみにかぎられることにより個々の症例で評価方法が変化し得るが，3つのレベル(例えば，大動脈弓，気管分岐部，肺底部のレベル)を使用している．

呼気時には，横隔膜は上昇し，肺は頭側に移動する．肺運動は，肺底部の撮影で最も大きくなる．同じレベルで得られた一連の画像で肺領域にはわずかな違いがあるものの，横隔膜の動きは肺吸収値の評価においてそれほど重要ではないと考えられている[104, 108, 153]．ダイナミック超高速 HRCT の撮影では非常に高速な撮影時間のため，動きによるアーチファクトはほとんどみられない[128, 155]．

ダイナミック撮影は1秒以下のガントリ回転時間のヘリカル CT スキャナを用いても撮影できる．ヘリカル技術によって連続撮影が可能となったことから，撮影時間中のどの時点でも再構成が可能であり，電子線スキャナによるダイナミック超高速 HRCT と同等ないし上回る時間分解能が得られる．しかし撮影時間が長くなることから，それぞれの画像で解剖学要素の質の低下がある程度予想される．ダイナミック呼気 CT を行う場合，急速呼気相の間に得られる1つ以上の画像が深刻な動きによるアーチファクトを示したとしても(図 1-30)，深吸気およびそれに近い相の画像でアーチファクトが少なければ(図 1-30～図 1-33)，肺吸収値の適切な評価が可能である[156]．

通常の吸気 CT 1回分の線量に近い照射線量にする

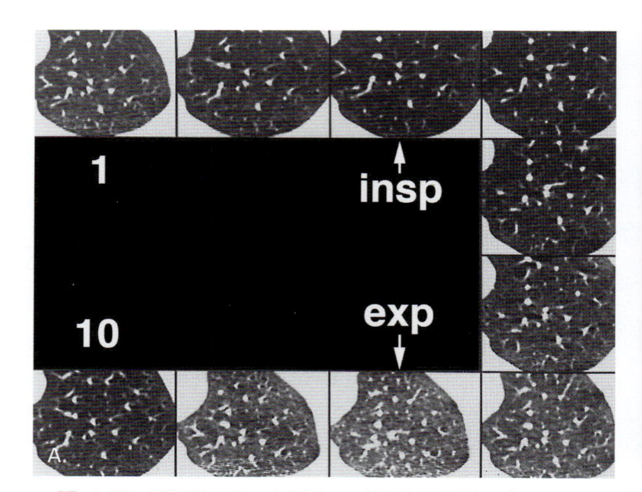

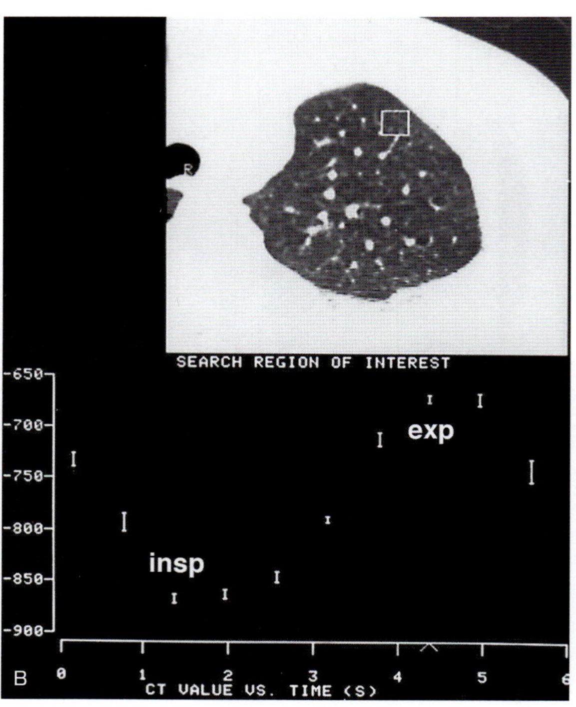

図 1-29　電子線スキャナを用いて得られた正常のダイナミック呼気 HRCT 画像． A：1 回努力肺活量呼吸の間に得られた 10 枚のダイナミック超高速 HRCT 画像が，左肺上葉に対して FOV を設定して表示されている．これらの 10 枚の 100 ms で撮影された画像は，600 ms 間隔で得られている．左上(1)から左下(10)へと時計回りに連続的に並べられている．完全吸気(insp)と完全呼気(exp)の画像がみられる．被験者の呼気につれて，肺吸収値上昇と肺容積減少が起きる点が重要である．大部分の健常被験者では肺吸収値の呼気での上昇は比較的均一である．B：時間-吸収値曲線は，特定の関心領域(ROI)を設定し，平均肺吸収値(HU)を測定することで得られる．肺腹側に ROI を設定したこの被験者では，最大吸気(insp)でのおよそ−870 HU から，最大呼気(exp)で−670 HU と吸収値がおよそ 200 HU 上昇する．時間-吸収値曲線における各点は，ダイナミック撮影された画像それぞれに対応する．(From Webb WR, Stern EJ, Kanth N, et al. Dynamic pulmonary CT: findings in normal adult men. *Radiology* 1993;186:117, with permission.)

ために，ダイナミックヘリカルスキャンを使用し，mAs 低減(例えば，40 mAs)が組み合わせられる(図 1-32，図 1-33)．そのような技術を利用して，患者が急速に息を吐き出す間の 6〜8 秒間の連続した撮影が行われる．低線量技術を用いるために画質が低下するが，エアトラッピングの診断には十分な画像が得られる(図 1-32，図 1-33)．肺移植レシピエントの一群に対して，呼気後 HRCT と低線量ダイナミック呼気ヘリカル HRCT の両方を行った研究[156]では，肺吸収値の上昇はダイナミック法で有意に高く(204 HU に対して呼気後 HRCT は 130 HU，$p=0.0007$)，1 例の患者ではダイナミック画像のみでエアトラッピングが診断された．

Lucidarme ら[157]も 49 例の気道疾患患者に対して，呼気後画像と比較して，ダイナミック呼気 CT(10 秒間の呼気動作の間に得られる)の有用性を検討している．エアトラッピングは，ダイナミック呼気 CT の 36 例，終末呼気を維持した状態の 35 例に認められた．エアトラッピングの範囲，正常肺と比較したコントラストはダイナミック呼気 CT で有意に拡大・増強した(それぞれ $p=0.001$ と 0.007)[157]．

使われる撮影技術に関係なく，ダイナミック撮影の連続画像は，強制呼気の間の局所的な肺容積と肺吸収値の変化に注意して，読影される．画像は，呼吸動作の異なる時点の肺吸収値を計測したり，時間-吸収値曲線を作成したり，連続画像あるいはシネ・モード表示で画像を続けて観察することにより，定量的あるいは定性的に評価可能である．正常で認められる肺の呼気時の吸収値の上昇がない場合，エアトラッピングがあると考えられる[108, 128, 153]．連続画像は定量的・定性的の両方で評価可能である(図 1-29，図 1-32)．肺の特定の関心領域(ROI)の平均肺吸収値はそれぞれの撮影で範囲を囲まれて計測され，1 回の呼気から吸気の間の時間-吸収値曲線がグラフで示される[128]．ダイナミック呼気 CT の利用法は，さらに 2 章と 7 章でも述べられる．

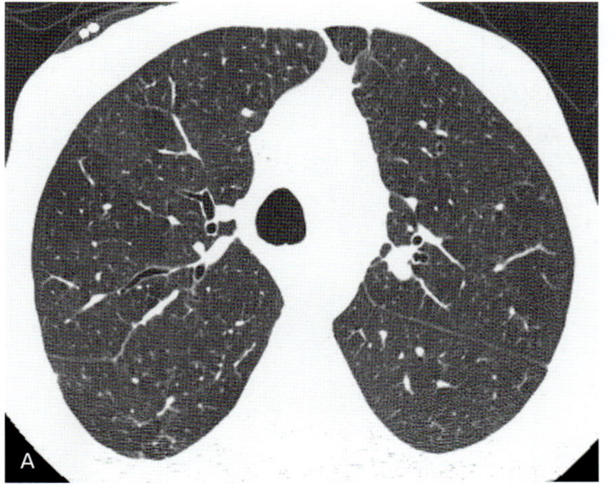

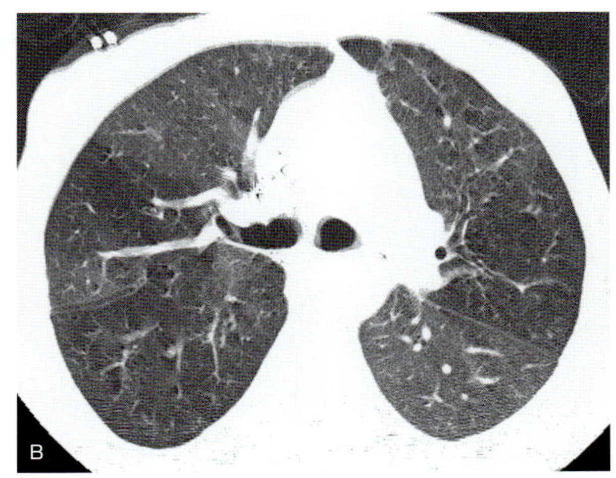

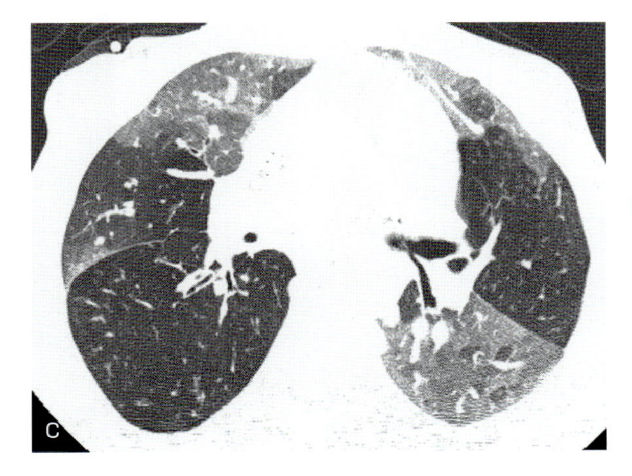

図 1-30　両肺移植を行われた患者にヘリカル撮影機器を用いて撮影されたダイナミック呼気 HRCT 画像． A：ダイナミック HRCT シーケンスの最初の撮影は，完全吸気であり，正常にみえる．呼吸による動きはみられない．B：呼気動作中央部の画像であり，画質低下とともに著明なモーションアーチファクトがみられる．肺と横隔膜がテーブルの位置に対して頭側に移動するため，この画像は A よりも尾側になることに注意すること．C：ダイナミック HRCT シーケンスの最後の撮影は，完全呼気であり，呼吸による動きはみられない．画質は良好であり，閉塞性細気管支炎による著明な斑状のエアトラッピングが認められる．

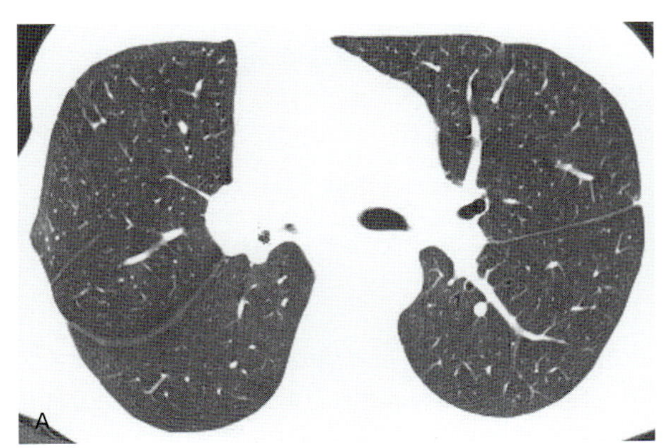

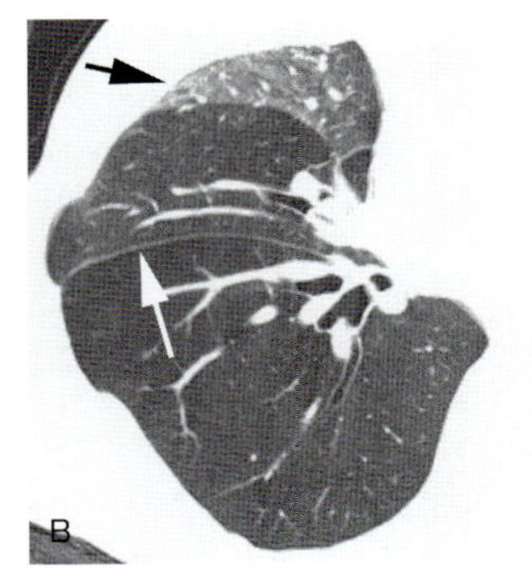

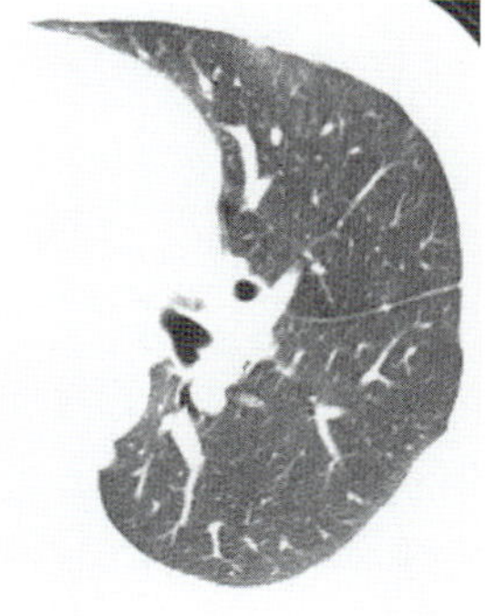

図 1-31　ヘリカルスキャナを用いて撮影されたダイナミック呼気 HRCT 画像． A：両肺移植を行った患者の吸気 HRCT では，中間幹の狭窄が認められる．肺は正常である．B：呼気相からの画像では右肺中葉と下葉の吸収値にはほとんど変化がなく，著明なエアトラッピングが示される．左大葉間裂が呼気と同じ位置にあるのに対して，右大葉間裂（白矢印）が前方に張り出している所見に注意すること．これも局所のエアトラッピングを反映する所見である．右肺上葉（黒矢印）と左肺は正常の吸収値上昇を示している．

スパイロメトリー同期呼気 HRCT

スパイロメトリー同期呼気 HRCT は，呼気撮影が特異的で，再現性が高く，任意の肺容量を選択可能な撮影技術である[126, 144–146, 149]．この方法を行う場合，CT 撮影台の患者は小さな携帯スパイロメトリーを使って呼吸する．撮影前に，肺活量はスパイロメトリーで計

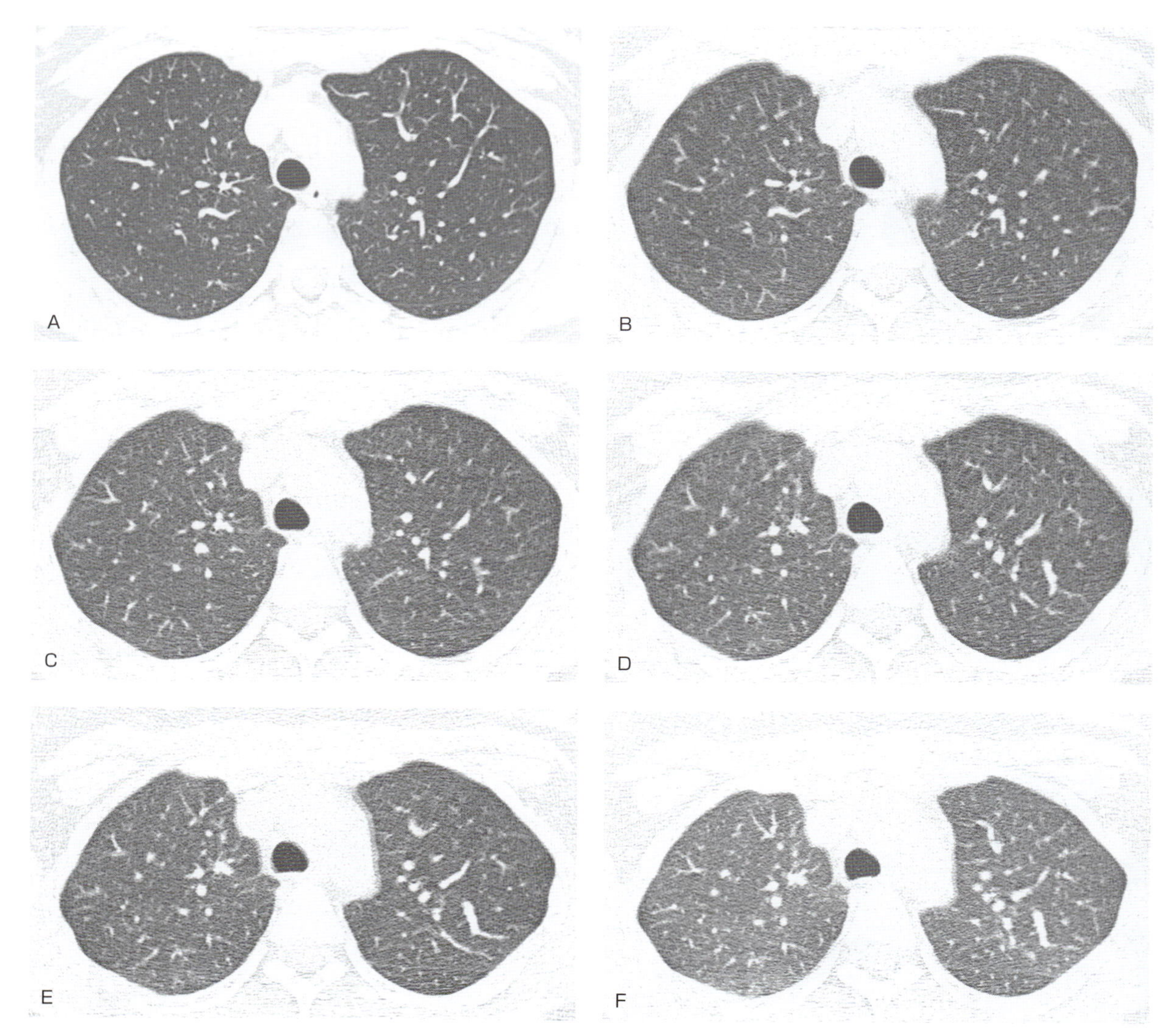

図 1-32　正常の低線量ダイナミック呼気ヘリカル HRCT 画像．A：軸位断 HRCT 画像は，120 kV(p)と 200 mAs の条件で撮影されている．B–F：ダイナミック呼気シリーズからの連続画像は，120 kV(p)と 40 mAs の条件で撮影されている．画像には呼気運動によるアーチファクトがみられ，A における軸位断像と比較して，画像ノイズが増加している．しかし画像は診断には十分な画質であり，一連の画像の中で肺吸収値の上昇と肺容積の減少が示されている．画像(B〜F)での肺吸収値を，左肺上葉に 2 cm 大の関心領域を設定して計測すると，(B) −832 HU，(C) −789 HU，(D) −770 HU，(E) −736 HU，(F) −700 HU となった．

測され，撮影開始となるレベル(例えば，肺活量の 90 %)が選択される．息を吐く間，スパイロメトリーと付属の超小型コンピュータは排出されるガス量を計測し，定められた量に達すると，CT 撮影開始の信号を出す．撮影開始信号が発生すると，空気の流れはスパイロメトリーに取りつけられた弁閉鎖にて阻害され，撮影が開始する．通常は胸部の 2 ないし 3 つの異なる撮影レベルが選択され，特定の肺容量での肺吸収値に関して評価が行われる．この方法を使用した肺吸収値に関する CT 画像の定量的評価は，優れた精度で可能である[144, 145]．この技術はヘリカルスキャナと電子線スキャナの両方で使用可能である[147]．スパイロメトリー同期あるいは制御された画像は特に小児患者に有益な可能性があり[147]，呼吸の抑制により，呼吸運動によるアーチファクトをなくすことができる．陽圧換気装置を使用して自発呼吸を制御することでも，動きのない小児患者の吸気および呼気画像を得ることができる[148]．この技術の使用例として，Camiciottoli ら[158]は，慢性閉塞性肺疾患(COPD)患者を対象に，スパイロメトリー同期吸気・呼気 HRCT と呼吸機能障害との関係について検討している．彼らは吸気および呼気計測が患者評価に重要であったと報告している．吸気時の

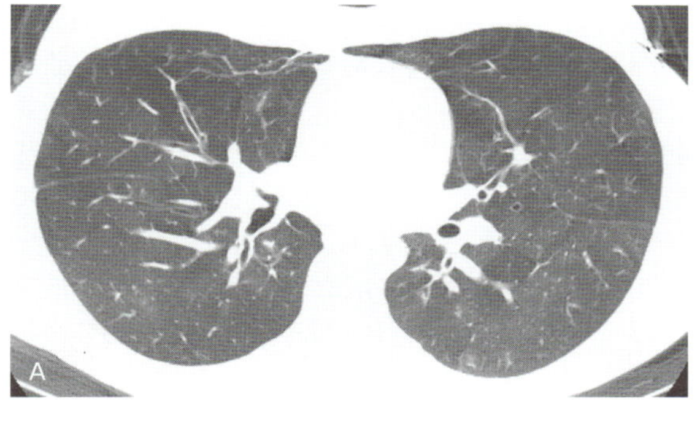

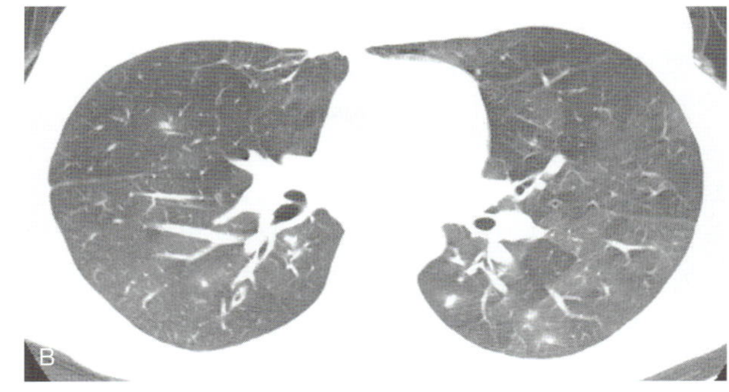

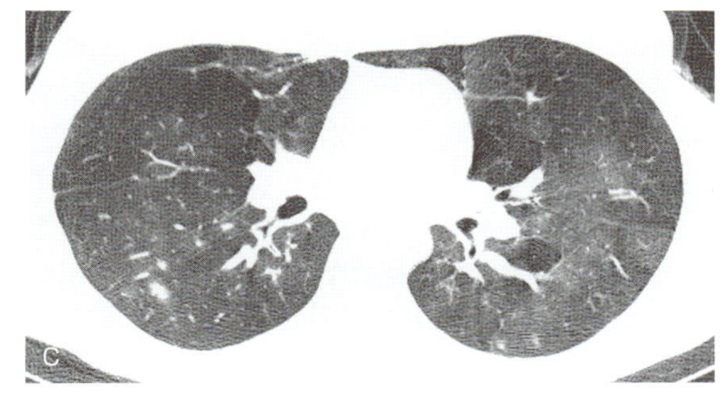

図 1-33 喫煙による閉塞性細気管支炎患者の呼気後および低線量ダイナミック呼気 HRCT 画像．A：吸気軸位断 HRCT ではモザイク灌流に伴う淡い肺野濃度不均一を示している．B：呼気後軸位断 HRCT (240 mAs)は，肺の一部が低吸収のままであり，エアトラッピングの所見を示している．C：低線量(40 mAs)ダイナミック呼気 HRCT は，エイリアシングによるストリーク状アーチファクトの増加を認める．いくつかのエアトラッピングを示す領域は，ダイナミック撮影でより明瞭にみえる．

肺吸収値計測は気腫による肺組織破壊と関連し，呼気時の計測は肺過膨張と気流制限に関連していた[158]．

ボリューメトリック呼気 CT

Kauczor ら[150]は，深吸気と深呼気の肺容積の評価のために，2D および 3D 再構成によるヘリカル CT(スライス厚 8 mm，ピッチ 2，8 mm 間隔)をはじめて用いた．2D および 3D 再構成の両方は計測された肺容積と相関することがわかった．もう 1 つの研究では，吸気と呼気における全肺容量の 3D 再構成と低吸収域の定量化(肺吸収値が吸気 CT で −896 HU 以下，呼気 CT で −790 HU 以下と計測された)は，いずれも肺機能検査と相関した[151]．この研究では，低吸収域の容積と肺機能検査で閉塞性障害を示す所見(例えば，1 秒量(FEV_1)と努力肺活量の比)との間には良好な相関がみられた．

容量的な肺吸収値の変化，エアトラッピングと関係する気道異常の同定，呼気撮影の 2D 再構成を評価するために，呼気後ボリューメトリック MD-HRCT も利用されている[60, 159–162]．この技術は，通常のボリューメトリック MD-HRCT と組み合わされる．

この技術の利用は，いくつかの研究で評価された[60, 159–162]．Nishino らはびまん性気道性異常を疑う 41 例の患者を検討した．ボリューメトリック呼気 HRCT は 83〜93％で診断が可能であり，撮影されるレベルに依存していた．ボリューム画像と一定間隔をあけた 6 枚の呼気 HRCT 画像では，エアトラッピングの検出能には有意な差がなかったが，エアトラッピングの原因となっている気管支の同定については間隔をあけた撮影よりもボリューム画像のほうが優れていた($p<0.0001$)[161]．

もう 1 つの研究では，呼気 MD-HRCT の冠状断再構成と軸位断 MD-HRCT とが比較された．エアトラッピングが軸位断と冠状断画像の両方で観察された場合，エアトラッピングの診断の確診度，大きさ，分布，広がりには特に差がなかったが，エアトラッピングの領域の境界は一部の例では冠状断でより良好に示された[162]．呼気 MD-HRCT の矢状断再構成も報告されているが[60]，エアトラッピングの診断に特に有利な点を示すことはなかった．MinIP 画像再構成は，エアトラッピングの視認性を改善するため，ボリューメトリック呼気 HRCT で使用されてもよい[163]．

ボリューメトリック呼気 HRCT の利用は，間隔をあけた軸位断画像よりもはるかに照射線量が大きくなる点は注意しておく必要がある．1 つの研究では，吸気と呼気両方を行った場合の MD-HRCT の総照射実効線量は mAs 低減を行ったにもかかわらず，11.61 mSv と計算された[161, 162]．さらに最近では，Bankier ら[164]がボリューメトリック呼気 HRCT はエアトラッピングの視覚的定量化が悪化しても，照射線量を低減して行うべきと報告している．彼らの研究では，ボリューメトリック呼気HRCTを管電圧140 kV(p)と管電流80 mAs(実効値)として，実効mAsを60，40，20と模擬的に減少した条件で施行している．mAs値を低下してもエアトラッピング・スコアの有意な変化はないが，診断の確信度と観察者間合意の両方が低下したとしている．管電圧140 kV(p)と管電流80 mAs(実効値)での平均実効線量は女性で4.7 mSv，男性で3.8 mSvと計測され，模擬的に20 mAs(実効値)とした場合の計算線量は女性で1.2 mSv，男性で1.0 mSvであった[164]．

定量的CT法

HRCTの従来の分析法は，所見とパターンの主観的な認識と解釈に依存している．定量的CT法(QCT)はその代替法を提供する．これによって，コンピュータ化された分析は疾患異常または疾患の広がりのより客観的な評価が可能となる．定量的CTは，HRCTにて異常の重症度を検出して，特徴づけて，定量化するのに用いられる可能性がある．それが，時間とともに異常の縦断研究で使われる可能性もある．

density mask法の使用から高度なコンピュータ・アルゴリズムの使用により空間的に複雑である位置と重症度のCT所見まで，HRCT像は，様々な方法で定量化される可能性がある．これらの方法は，ボリューメトリックHRCTデータセットに適用される．定量的肺画像診断のための主要な適応は，慢性閉塞性肺疾患(COPD)，気道疾患と間質性肺疾患の評価である．これらの適応に関する議論はここで手短に提示し，関連する章でより詳細な説明を行う予定である．

COPDは，定量的CT(7章と20章参照)を用いてさらに綿密に評価されてきた[165–184]．COPDは，気腫，中枢気道から末梢気道など含む多因子が関与する疾患である．定量的CTが，COPD表現型(すなわち，気腫優位であるか，気道優位であるか，もしくは両者混合したものであるか)を見極めるためや，重症度と疾患の分布を決めるため，あるいは経時的変化をみるために使用されてきた．肺気腫はCTにて吸収値の減少した肺の領域として示され，相対的な低吸収域あるいは，吸収値度数分布をパーセンタイル表示して算出することで定量化される．両方の技術は，ROI内における特定のボクセル内の吸収値を測定するdensity maskを利用する．低吸収とは，ある閾値未満，一般的には−950 HU未満のボクセルのパーセンテージを用いて判断される．吸収値度数分布によって，低吸収ボクセル濃度の占めるある特定のパーセンテージ，一般的には最も低い値から15%にある値をもって，吸収値が決定される．これらの測定は，臨床症状[185]，肺機能検査異常[186]，気腫[187]の組織学的スコアリングと相関することが示された．気腫の視覚的評価は観察者間に相当なばらつきさが生じるが[188]，定量的CTは，COPDの重症度のより客観的で信頼性が高い評価を提供するかもしれない．Bankierら[189]は，気腫の客観的な定量化において，組織学的な評価と対比して，主観的な等級づけ($r=0.439$〜0.505)よりもdensity mask法($r=0.555$〜0.623)を用いたほうがよいという合意を示した．一方で，Kimら[190]は，半定量視覚での評価が単にコンピュータ化された定量的方法と同様に実行できることを証明した．COPDの機能障害が多因子性で，気腫以外の病的異常を含むにつれて，それらを含まないときと比べて主観的な視覚評価が詳細を提供する可能性がある．COPDの設定によっては定量的CTは，CT画像の視覚的評価についていくつかの潜在的利点をもつ一方で，COPD患者においてその正確な臨床役割は明確でない．

気道の定量的CTが，独立して，あるいは気腫定量化を補うものとして使われる可能性がある．この場合，中枢気道の直接測定(気管支の直径と壁厚を含む)が行われることがある．末梢気道の測定は，呼気時CTにてエアトラッピングを定量化することによって，間接的に行われる．エアトラッピングの証明は，−850 HU，または−856 HUよりも低い閾値以下で測定される領域(ボクセル)の割合を測定することによって行われる．COPDの吸気，呼気CTの比較により，異常のパターン(気腫，気道閉塞性障害，その両者の混合)のいずれが優位かの決定が可能である．これらの測定は肺機能検査異常と相関することが示されており，吸気画像($r=-0.67$)[186]の定量化と比較して，FEV_1とよりよい相関($r=-0.077$)を示す可能性さえある．単独で使用されるより，気腫と気道異常の両方の定量化が優れている場合がある[191]．気道異常の定量化が，他の疾患(例えば，喘息[192]と閉塞性細気管支炎[193])患者で使われる可能性もある．

間質性肺疾患の定量化は，それらの形態に基づいて所見を区別することを可能とする．より複雑なテクスチャーベースのコンピュータアルゴリズムを必要とする．びまん性肺疾患を評価する際に個々の放射線科医の経験や正確さにばらつきがあるため，定量的CTには(放射線科医の経験とは関係なく)客観的な測定を提供する可能性がある．現在まで多くの研究は，これらのアルゴリズムを間質性肺疾患患者に適用することに集中されてきた．初期の研究で[194, 195]は，定量的測定と視覚的評価，もしくは肺機能検査との間に許容可能な一致が得られた[196]．

CT 定量化の不正確さは，いくつかの原因から生じる．吸気または呼気の程度の違いが，肺吸収値と気腫の測定に大きく影響する[177]．管電流，スライス厚，再構成アルゴリズム，ASIR の使用などの CT プロトコルにおける違いが，定量化に影響を与える可能性もある[73, 80, 197]．そのうえ，定量的 CT は CT 異常の原因となる複雑で，多くの複数要因が相互に作用する可能性がある．例えば，COPD の喫煙を行った患者は，定量的 CT の長期的な経時変化をみたとき，低吸収域の急速な増加を示す[198]．これらは気腫の急速な増加ではなく煙の吸入による炎症性要因が減少したことによるものであると仮定されている．この例は，定量化によって捕えられない疾患の複雑さを示す．

さらなる技術的修正

心臓によるモーションアーチファクトの減少

ルーチンの状態で撮影される HRCT は心臓の動きにより画質が劣化する．特に心臓のすぐ左側の領域ではいくつかのモーションアーチファクトがみられる（HRCT のアーチファクトの項目参照）．これらのアーチファクトを低下させるために，心電同期撮影，ガントリ回転時間の短縮，撮影データの分割再構成を利用した HRCT が行われてきた[199–203]．

心電同期 HRCT

心電同期 HRCT はモーションアーチファクト低減のために用いられたが（図 1–34），診断への効果は少なく，照射線量が増加する結果となった．ガントリ回転 0.75 秒が可能なヘリカルスキャナで 0.5 秒間（ガントリの 240° 回転）の HRCT 撮影により，R–R 間隔の 50％の時間で撮影が開始された[199]．通常よりも撮影時間が短縮されているため，画像再構成は通常の HRCT で使われるものよりも柔らかな再構成関数を使用した．Schoepf らによるこの撮影技術を用いた 35 例の患者による研究[199]では，心電同期にすることで，心臓の動きによるアーチファクト（肺血管のゆがみ，画像の二重化，心臓辺縁のぼけ）はルーチン画像よりも有意に減少した．さらに 75 拍 / 分以下の心拍数の患者では，心電同期により画質が有意に改善した．しかしながら，この技術が診断精度の改善をもたらさなかった点には注意する必要がある．

Boehm ら[201]は，HRCT を依頼された 45 名の患者に対して，ルーチンの MD–HRCT とあらかじめ心電同期した HRCT を比較研究した．心電同期は中葉と舌区のモーションアーチファクトを著しく減少したが，同期されたものと同期されなかったものとの間に診断的結果の差はなかった．著者らは心電同期薄層肺 CT はルーチンの臨床診療には推奨されないと結論している[201]．

分割再構成

撮影データの部分的あるいは分割再構成は，画像ノイズ増加を代償に，実行撮影時間の減少に役立ち，照

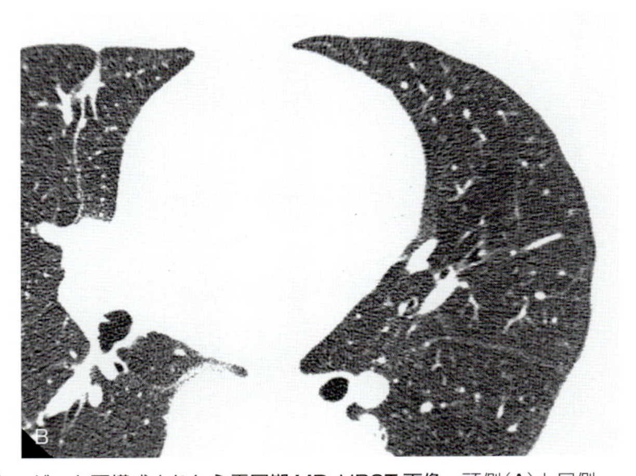

図 1–34　0.625 mm スライス厚，ビーム・ピッチ 1 の条件でターゲット再構成された心電同期 MD–HRCT 画像．頭側（A）と尾側（B）のレベルの画像は，心拍動に伴うアーチファクトがない状態で，優れた空間分解能を示している．末梢肺の小葉内細血管が明瞭にみられる．

射線量を増やすことなくモーションアーチファクトを有意に減少することができる．Arac ら[202]は，ガントリ 360° 回転および 225° 回転での分割による再構成と 1 秒回転が可能なスキャナを用いて得られた HRCT 画像を検討した．分割再構成で心臓によるモーションアーチファクトが減少した[202]．Ha ら[203]は，360° 回転（0.75 秒）を用いて得られた再構成に対して，部分的再構成（0.3 秒）の効果について評価している．部分的再構成の使用で，HRCT の心臓によるモーションアーチファクトは軽減したが，画像ノイズは増加した．例えば空気（38.0±9.2）と肺実質（86.0±23.1）の画像ノイズは，0.3 秒の画像で 0.75 秒の画像よりも有意に大きくなった（それぞれ 35.6±9.6 と 76.0±20.3，$p<0.01$）[203]．

ガントリ傾斜

HRCT は軸位断像で撮影されるが，CT ガントリ上部を 20° 背臥位患者の尾側方向へ傾ける（ガントリは足方向に傾くことになる）ことは，特に中葉・舌区が撮影面に水平になることから，同部の区域・亜区域気管支の描出能を改善する（図 1-35）[204]．この技術は気管支拡張症患者の評価に有効な場合がある[205]．しかし，気管支拡張症患者の大多数で，ガントリを傾けないままでノンヘリカル HRCT 画像では診断に十分であり，ボリューメトリック HRCT が得られる場合にはこの技術の用途はあまりないと思われる．MD-HRCT では，気管支を最もよい角度で表示するために任意断面での再構成が可能である．

造影剤の使用

限局性肺病変や孤立性結節の精査[206]や肺血管疾患に対する研究を除いて，現時点では HRCT に対する造影剤使用のルーチンの適応はない（図 1-18，図 1-19）．HRCT で通常設定される肺野条件は空気と組織のコントラストを強調することを目的にしているので，患者の経静脈造影剤注入による血管内造影効果は観察できない．縦隔条件では大部分の区域・亜区域血管の造影剤増強効果が，ノンヘリカルとボリューメトリック HRCT の両者で観察される[207]．

Dual-Energy CT kV(p)の使用

dual-energy CT は異なる 2 つの管電圧の設定，一般的には 80～100 kV(p) と 140 kV(p) を利用し，2 つの異なった X 線管球または 1 つの X 線管球の急速なスイッチングを利用する．異なるエネルギーの減衰差により，特定のボクセルで，様々な組織成分（空気，ヨード，軟部組織）の組成の決定が可能となる[208]．現在までほとんどの研究は，肺血流を反映するヨードマップを作成する dual-energy CT の能力に焦点をあててきた[209, 210]．もう 1 つの可能性のある臨床使用は，造影剤として吸入されたキセノンを使用して肺換気マップを作成し，定量化する方法である[210, 211]．これらによって，CT 画像が視覚評価と相補的である，解剖学的な情報と機能的な情報を提供できるようになる可能性がある．

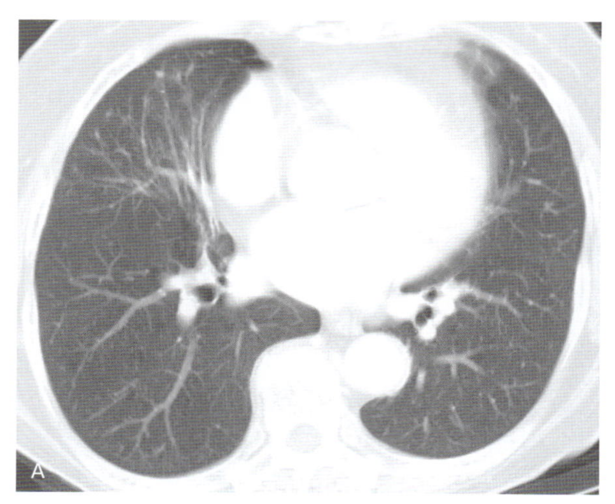

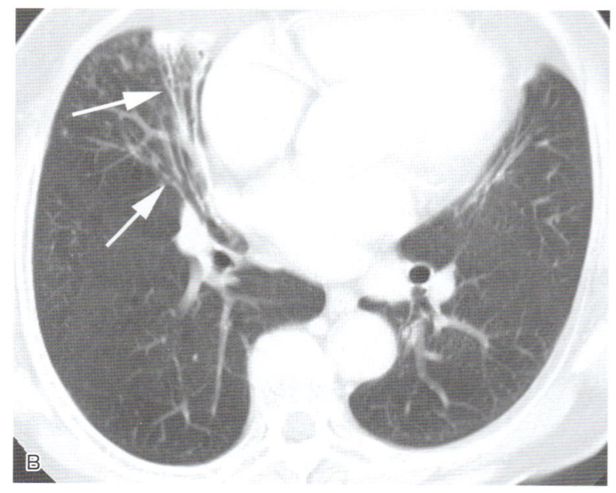

図 1-35　右肺中葉の気管支拡張症患者に対するガントリ傾斜．A：垂直のガントリで撮影された HRCT では，右肺中葉の気管支壁肥厚が認められる．B：20° 傾けたガントリで撮影された HRCT では，右肺中葉の気管支（矢印）がその長軸方向に沿った形の画像を得ることができる．

画 像 表 示

ワークステーションの使用

HRCT を観察するためのワークステーションの使用は，理想的でかつ推奨される．画像はフィルムで通常可能なものより大きなサイズで観察可能であり，小さなあるいは微妙な異常をより容易に検出できる．走査線 1,000～2,000 本の解像度を有するモニターが，画像観察には適当である．

CT 観察に使用するワークステーションにより，CT データの読影が可能となるが，撮影機器で得られたものよりも小さなピクセルサイズとなることから CT データがスムージングされることとなる．未処理の HRCT 画像を詳細に観察すると個々の CT ピクセルが明瞭にみえるにもかかわらず，ワークステーションでの検査の観察の場合にはたいてい問題にならない．実際に未処理の CT 画像(原 CT ピクセル)を観察すると，みえかたが混乱して，読影困難となる．写真撮影による CT 撮影ではシャープからスムーズの設定を用いて撮影できるカメラが利用可能である．シャープにカメラが設定された場合，個々の CT ピクセルは視認できる．スムーズに設定された場合，データは補完され，画像ピクセルのサイズは小さくなる(図 1-36)．シャープな設定が HRCT には最適であると思われるが，じつはそうではない．微細構造の分解能はスムーズな設定でより良好であり，画像読影はより容易になる．

画像圧縮技術はデジタルデータ量を小さくし，画像送信や保存を改善する．いわゆる非可逆的画像圧縮である JPEG 2000 はデジタル画像の一部と医療通信の標準規格として利用されており，圧縮比を調整できる．Ringl ら[212]は，異なった圧縮比を使った HRCT 画像の質評価を行った．著者らは 7：1 以上の圧縮比では画質劣化のため診断能低下につながるが，3：1 以下の圧縮比では圧縮画像と非圧縮画像との区別がつかないとしている[212]．

ウインドウ設定

画像表示に使用されるウインドウレベル・ウインドウ幅は，肺実質のみえかたと抽出される構造の大きさに対して，重要な影響を及ぼす(図 1-37)[14, 213]．表示技術が不適切な場合，正常構造が異常ととられたり，微妙な異常が見落とされる可能性がある．

最も重要なウインドウ設定は，いわゆる肺野条件である．強調されなければならないのは HRCT の肺解剖構造を呈示するただ 1 つの正しい設定や理想的な設定はないということであり，複数のウインドウレベル・幅の組合せが適切である[214]．その範囲内で選択されるウインドウ幅・レベルは個人の好みの問題ではあるが，ここで示された値はガイドラインとして用いられ

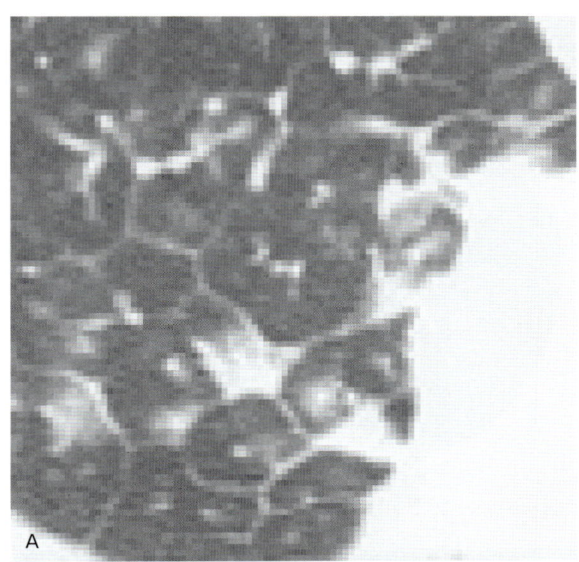

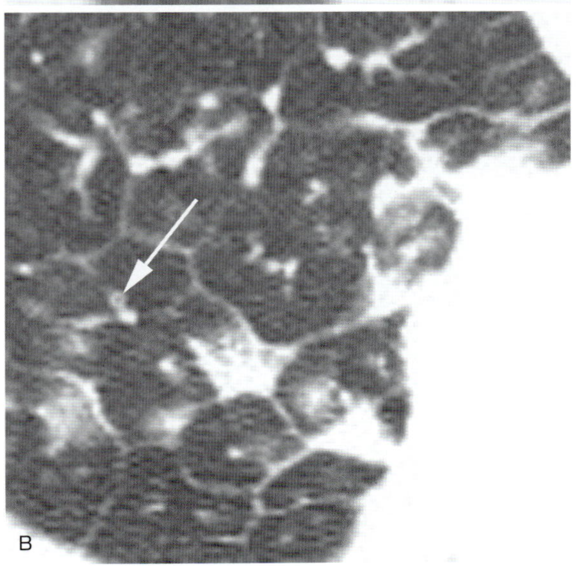

図 1-36　画像補完とピクセルサイズ． A：小葉間隔壁肥厚を呈する患者のこの HRCT 画像では実際の CT ピクセルが表示されている．肥厚した隔壁は階段状，小葉中心血管は四角形にみえる．B：補完処理によって，この画像のみえかたはかなり改善される．小さな小葉中心の細気管支がこの画像では明瞭にみられるが(矢印)，オリジナル画像(A)では認識できない点に注意すること．

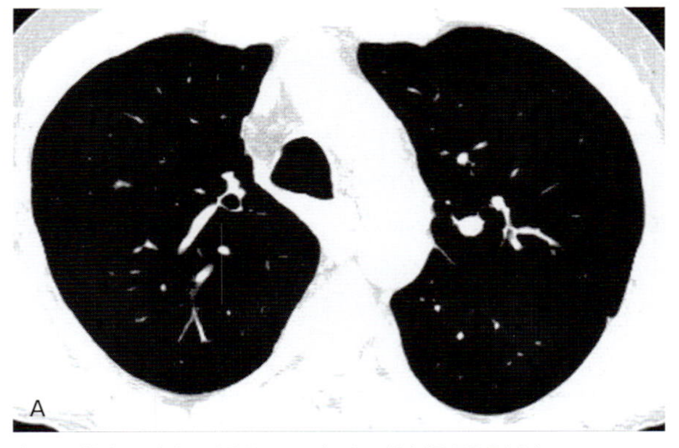

ウインドウレベル−300 HU/ ウインドウ幅 500 HU

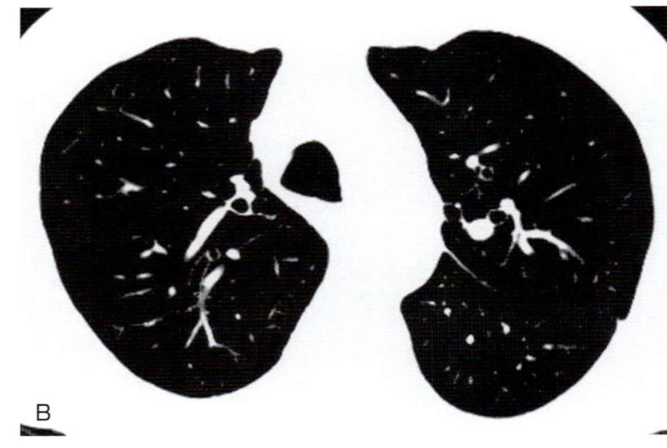

ウインドウレベル −500 HU/ ウインドウ幅 500 HU

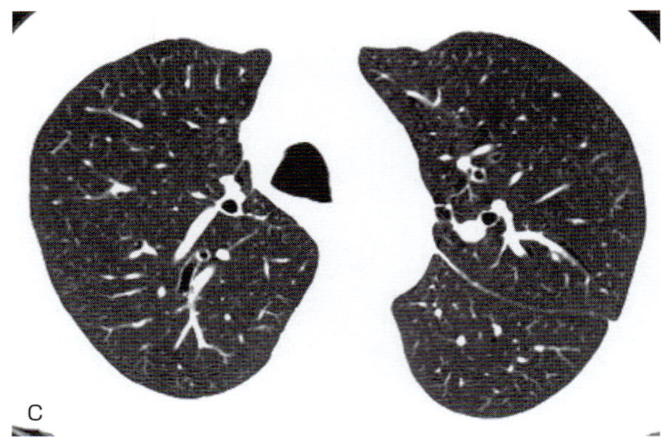

ウインドウレベル −700 HU/ ウインドウ幅 500 HU

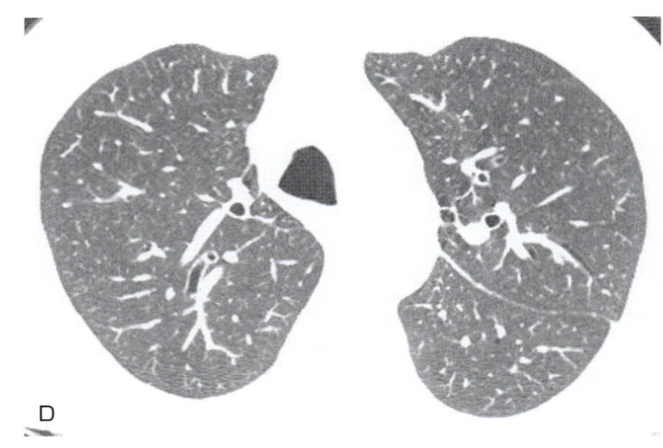

ウインドウレベル −900 HU/ ウインドウ幅 500 HU

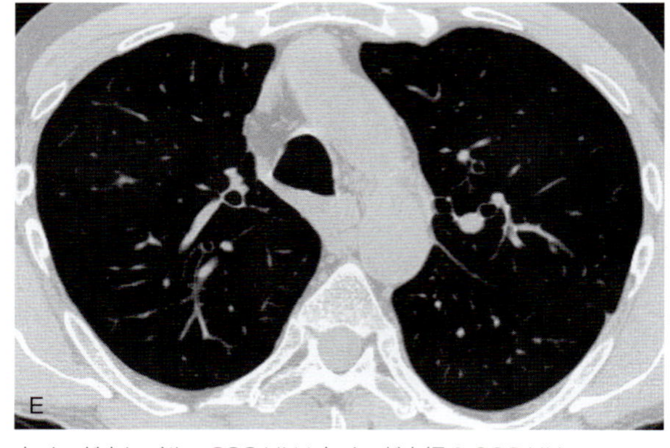

ウインドウレベル−300 HU/ ウインドウ幅 1,000 HU

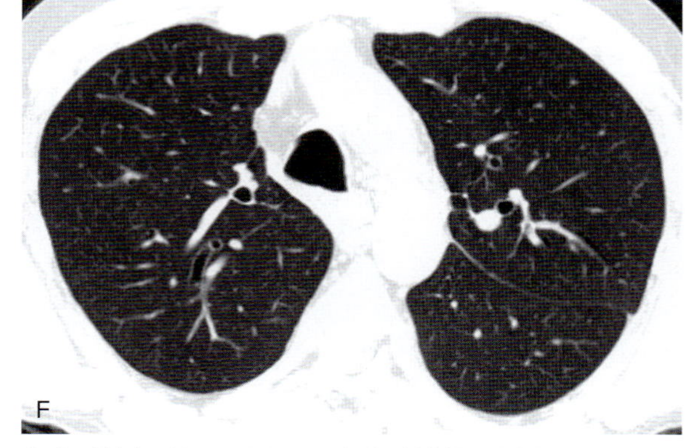

ウインドウレベル −500 HU/ ウインドウ幅 1,000 HU

図 1-37　A−L：ウインドウレベルと幅が健常被験者における気管支・血管のみえかたに与える影響を示す．狭いウインドウ幅(500 HU)を使用すると，高いウインドウレベル(例えば，−300 HU)では気管支・細気管支壁の認識が難しくなるが，低いウインドウレベル(例えば，−900 HU)では気管支壁厚と血管径がみかけ上明瞭になる．この効果は，ウインドウ幅(例えば，1,500 HU)を大きくすることで減少する(I−L)．ウインドウレベルがおよそ−450 HU，ウインドウ幅が1,000〜1,400 HUの条件が，気管支壁厚計測に最も適する．

(つづく)

なければならない．しかしながら，1つの肺野条件がすべての患者に対して一貫して使用されることは重要である．一貫して使用されていないかぎり，1つの症例をもう1つの症例と比較して，どのような所見が正常・異常ということの理解を進めたり，同じ患者の連続的検査の比較をすることが困難となる．特定症例に対しいくつかの追加ウインドウ設定は，考えられる異常によっては不適切ではないが，ウインドウ設定の変化により結果的に画像表示にどのような影響を与えるかについては理解しておかなければならない．

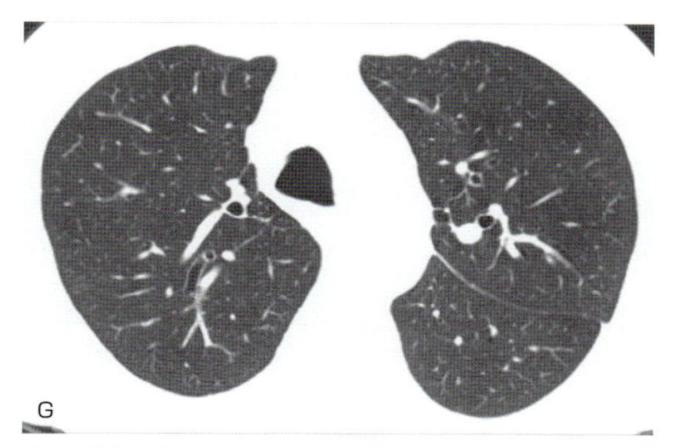

ウインドウレベル−700 HU/ ウインドウ幅 1,000 HU

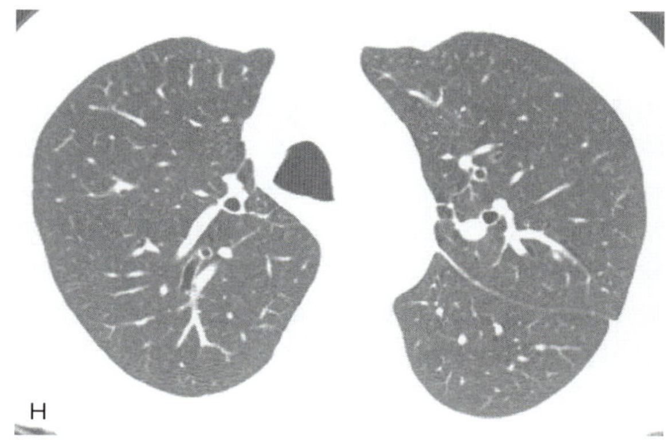

ウインドウレベル −900 HU/ ウインドウ幅 1,000 HU

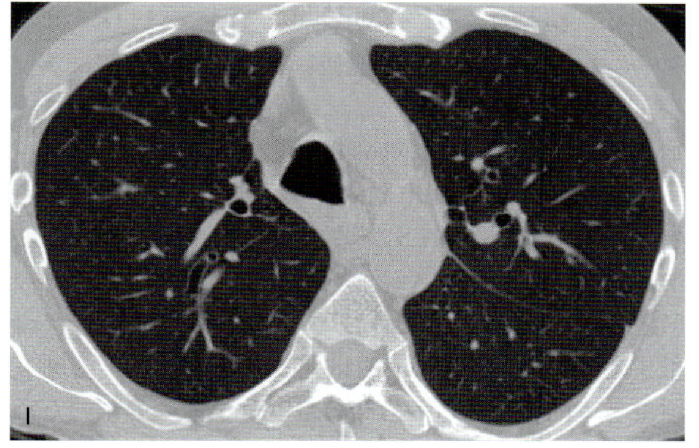

ウインドウレベル −300 HU/ ウインドウ幅 1,500 HU

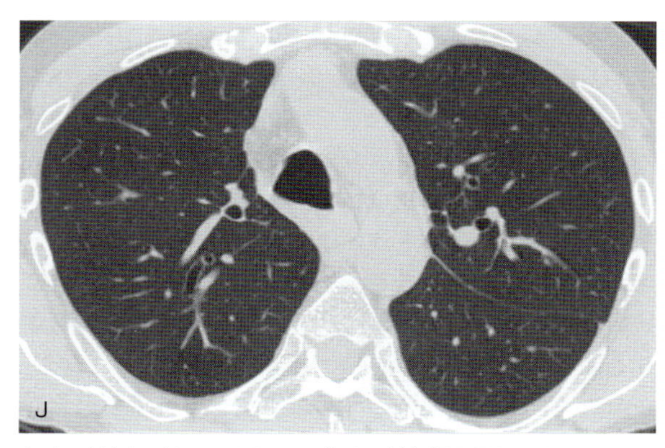

ウインドウレベル −500 HU/ ウインドウ幅 1,500 HU

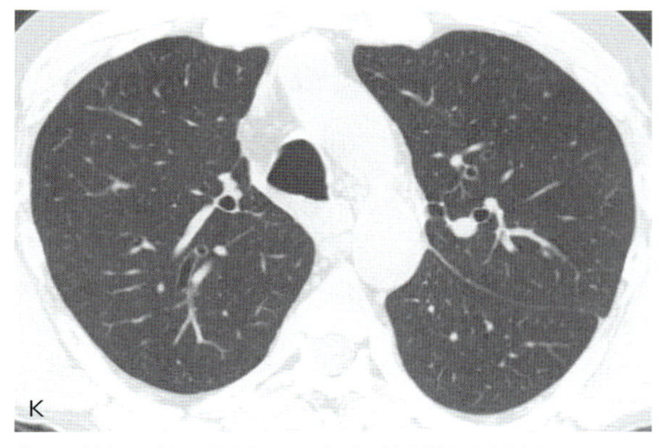

ウインドウレベル −700 HU/ ウインドウ幅 1,500 HU

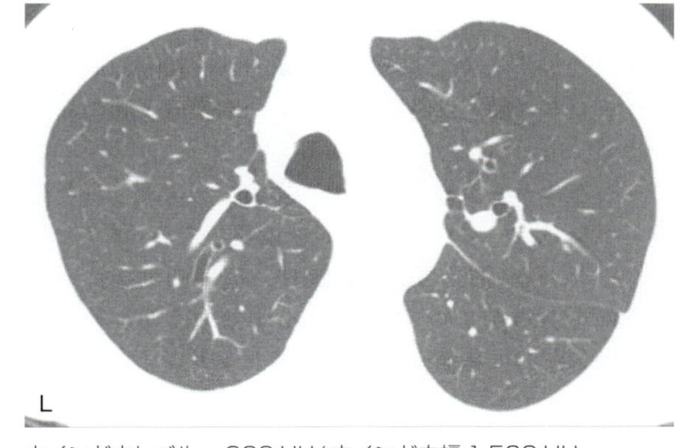

ウインドウレベル −900 HU/ ウインドウ幅 1,500 HU

図 1-37 （つづき）

ウインドウレベル−600〜−700 HU，ウインドウ幅1,000〜1,500 HU の設定は，通常の肺野条件に適切である（図 1-37）．ウインドウ幅を広くする（例えば，2,000 HU）ことは，血管や気管支といった肺実質構造と空気を含む肺胞とのコントラストを低下させ，間質性構造を実際よりも薄く，目立たなくする可能性がある．一方，広いウインドウ幅は肺全体の吸収値異常の検出に時に有用であり[215, 216]，胸膜面と肺末梢実質異常の関係の把握にも有用である．1,000 HU 以下のウインドウ幅は，不必要なコントラスト上昇により軟部組織構造のサイズをあきらかに大きくする結果となるので，肺実質の観察には通常は適切ではない．例えば，気管支壁の HRCT でのみえかたに関するウインドウレベル・幅の影響が伸展固定肺を用いて評価された[213]．この研究では，1,000 HU 以下のウインドウ幅では気管支壁厚の過剰評価となり，1,400 HU 以上のウインドウ幅では過小評価となることが示された(図1-37).

縦隔条件での観察も，HRCTの読影には重要である．40/350と50/400 HUのウインドウレベル・幅は，縦隔・肺門・胸膜の評価に最もよい．縦隔と胸膜の異常所見は時に肺HRCTの読影において重要となる．例えば，リンパ節腫大，食道拡張，石灰化，胸膜肥厚の存在が肺疾患の正しい診断の助けになることがある．HRCT検査が行われる場合，画像は通常，肺野条件と縦隔条件の両方を用いて表示される．

規定の選択された異なるウインドウレベルは，すべての所見に最適というわけではないが(図1-37)，症例それぞれに対して利点がある．ウインドウレベルを下げ(−800～−900 HU)，ウインドウ幅を狭くする(500 HU)設定は，肺気腫や空気を含む囊胞性病変と正常肺実質のコントラストを強調し，有用である．このような狭いウインドウレベルでは，正常肺実質は灰色にみえ，肺気腫の領域は黒いままにみえる．しかしながら，このウインドウによる肺間質の画像評価は不適切である．このような低いウインドウレベル，特に狭いウインドウ幅を用いた場合には，肺間質を実際よりも顕在化し，正常例を異常と間違わせることになる．このウインドウは血管のサイズ，気管支壁厚の過剰評価も起こし得る．

コントラストが有意に低下するため，2,000 HU以上のウインドウ幅は通常は肺実質を観察するのには適切ではない．しかしながら，−500～−700/2,000 HUのウインドウ設定は特に胸膜および胸膜直下肺の異常の評価に用いられ，有用である[3, 21].

ワークステーションを使用する場合，選択された撮像レベルで，ウインドウの設定を変更したり，プリセットウインドウ(例えば，肺野条件，広い肺野条件，縦隔条件をあらかじめ登録する)をすばやく切り替えることは診断的に価値がある．プリセットウインドウの設定は重要である．HRCT読影を固定されたウインドウ(−500/2,000 HU)のみで行うよりも，ウインドウ設定を変更できる状態で観察するほうが正確であるとの報告がある[215]．プリセットウインドウの設定は画像読影に要する時間を著しく改善し得る．

HRCTのプロトコル

HRCTは多くの臨床状況にあわせて用いられるもので，検査のやりかたは疑われる疾患によってある程度変化する．ノンヘリカル軸位断，MD-HRCTのどちらを使用してもよい[13]．以下に示すプロトコルはあくまでガイドとして提供されるものであり，個々の症例で変化する可能性がある．

肺気腫，気道あるいは閉塞性疾患が疑われる場合

臨床的，肺機能検査，胸部X線所見から，肺気腫，気管支拡張症のような気道疾患[217]，閉塞性肺疾患などが疑われる患者に対しては，ノンヘリカル軸位断HRCTあるいはMD-HRCTが行われる[96, 143]．

ノンヘリカル軸位断撮影は，完全吸気，肺尖から肺底部を1 cm間隔，患者は背臥位で撮影されなければならない(表1-3)．腹臥位撮影は通常必要ではない．3つ以上のレベルで撮影される呼気撮影もエアトラッピングの検出のために勧められる．

0.5～1.25 mmの検出器幅によるMD-HRCTは気道疾患や肺気腫の評価には理想的である．呼気画像は撮影断面を選択，あるいはボリューメトリック呼気後MD-HRCTを利用して作成される．肺気腫患者に合併する肺癌の発生率は5%以上とされており[218]，肺気腫患者の肺移植あるいは肺容量減量手術の評価のためのボリューメトリックMD-HRCTの撮影は合併する肺癌の検出に極めて重要である．

線維症，拘束性疾患，不明な肺疾患が疑われる場合

臨床的，肺機能検査または胸部X線所見を契機に線維症あるいは拘束性疾患を疑われた患者，あるいは，不明なタイプの呼吸障害患者に対して，背臥位で1 cmの間隔の軸位断HRCT撮影の施行は適切である．胸部X線撮影が正常あるいは微妙な肺疾患がみられる場合，あるいは胸部X線撮影が評価不能である場合，胸部X線撮影が正常あるいは微妙な肺疾患がみられる場合，あるいは胸部X線撮影が評価不能である場合，追加の腹臥位撮影が行われるか，重力効果(荷重部高

表1-3　撮影プロトコル：肺気腫，気道疾患，閉塞性肺障害が疑われる場合

完全吸気
背臥位のみ
肺尖から肺底部までを1 cm間隔の撮影，あるいはMD-HRCT
3つ以上のレベルによる呼気撮影
オプション：ダイナミック，ボリューメトリック，スパイロメトリー同期呼気CT

表 1-4 撮影プロトコル：肺線維症，拘束性疾患，不明な肺疾患が疑われる場合

胸部 X 線が異常の場合
- 完全吸気
- 背臥位
- 肺尖から肺底までを 1 cm 間隔の撮影，あるいは MD-HRCT による軸位断撮影
- 3 つ以上のレベルによる呼気撮影(初回検査のみ)

胸部 X 線が正常，わずかな異常，利用できない場合
- 完全吸気
- 背臥位
- 1～2 cm 間隔の撮影，あるいは MD-HRCT による軸位断撮影
- 2 cm 間隔またはボリューム腹臥位撮影，あるいは荷重部高吸収域の存在を確認するための撮影
- 3 つ以上のレベルによる呼気撮影(初回検査のみ)

吸収域)の存在が問題となるかどうか確認されるべきである(表 1-4)．胸部 X 線撮影で明確な異常がある場合，腹臥位撮影はまず不必要である．

背臥位撮影と組み合わせて，2 cm 間隔の腹臥位撮影を追加することは，ルーチンの腹臥位撮影が必要なときに推奨される．これにより，胸部 X 線撮影を確認する必要性がなくなる．背臥位と腹臥位の両方で 2 cm 間隔の撮影を行うことは，有効なプロトコルであることが判明しており，拘束性肺障害患者を撮影する場合に，両方の同数の画像を得て，検討することができる[24](表 1-4)．

最初の画像診断を受ける患者に対して，3 つ以上のレベルで呼気 CT を撮影することは推奨されるが，しかし必須ではない．大部分の拘束性あるいは線維性肺疾患患者では，呼気撮影は診断的価値がない．しかし，未知の肺疾患患者においては，気道閉塞がその患者の障害の原因である可能性がある．さらに拘束性あるいは線維性肺疾患患者において，呼気撮影のエアトラッピングの存在は鑑別診断の一助になる可能性がある[100, 219]．エアトラッピングはいくつかの線維性肺疾患，特に過敏性肺炎やサルコイドーシスなどで顕著にみられることがある．

背臥位撮影で 0.5～1.25 mm の検出器幅を用いて行われる MD-HRCT はこの臨床的状況でもやはり使用される．一部の研究者がこの状況でノンヘリカル腹臥位撮影あるいはボリューム腹臥位撮影を行っているが，腹臥位撮影の必要性を決定するためにこの検査を試してみることは適切と思われる[13]．ノンヘリカル軸位断あるいはボリューム呼気撮影は，必要な場合あるいは要望に応じて使用される[13]．

フォローアップの HRCT 検査を受けている拘束性肺疾患患者に対して，吸気撮影は最初の診断検査で適切であるとされるよりも少ない撮影レベルでよいと考えられ[30]，呼気撮影は通常必要ない．フォローアップ検査は照射線量を減らすため，低線量技術を用いて撮影されることがある．

喀 血

おそらく気道異常あるいは気管支内病変と関係して喀血を呈する患者に対して，中枢気道異常の検出のためにボリューム画像を得ることは適切である．ノンヘリカル軸位断 HRCT に追加で MD-HRCT あるいはボリューム画像を撮影することで行われる．どちらの場合でも，HRCT は気道疾患の可能性を評価し，すりガラス影としてみられる出血部や血管炎所見の検出のために必要である(表 1-5)[220, 221]．一部の状況では，造影剤注入が動静脈瘻，肺動脈瘤，気管支動脈拡張といった血管異常の有無を確認するために用いられる[46, 47]．理想的な検査は造影剤を使用した MD-HRCT である．

肺血管疾患が疑われる場合

一部の患者では，肺疾患(例えば，肺気腫)，肺血管疾患(例えば，慢性肺塞栓症や血管炎)あるいはこれらの組合せにより，低酸素血症や肺高血圧症といった症状を呈する[222-226]．そのような患者では，HRCT と組み合わせて造影剤投与ヘリカル CT を行うことは，診断のために必要である．HRCT 検査は肺疾患あるいは小血管疾患の検出のために用いられ，造影剤投与ヘリカル CT は大血管異常や血管閉塞の検出のために用いられる．

0.5～1.25 mm 幅の検出器による造影剤投与 MD-HRCT の利用はこういった適応には理想的で，大小血

表 1-5 撮影プロトコル：喀血

- 完全吸気
- MD-HRCT あるいは 1 cm 間隔の軸位断 HRCT を追加するボリューメトリック CT
- 必要に応じて造影剤注入
- 3 つ以上のレベルによる呼気撮影(初回検査のみ)

表 1-6 撮影プロトコル：肺血管疾患が疑われる場合

- 完全吸気
- MD-HRCT あるいは 1 cm 間隔の軸位断 HRCT を追加するボリューメトリック CT
- 造影剤注入
- 3 つ以上のレベルによる呼気撮影(初回検査のみ)

管異常や関連する肺疾患の詳細な評価が可能となる(図1-18，図1-19，表1-6)[46, 47, 227-230]．

HRCTの空間分解能

基本的には，ピクセルサイズとCTが分解できる構造のサイズの関係によって決まる．画像表示と撮影機器が可能な空間分解能を最適に合わせるためには，最小分解能構造に対して2つのピクセルが必要になる[11]．胸郭全体の画像化に十分なFOVを用いた場合のピクセルサイズはおよそ0.5 mmになる．最新の薄い検出器を備えた撮影機器では高分解能アルゴリズムを用いて1 cmあたり10～12ラインペアの分解能をもっており，Z軸方向への分解能もそれと同様のラインペア分解能を有している[10, 199, 231, 232]．

ピクセルサイズよりも小さな構造は，本来はHRCTでの分離が困難であるはずだが，時に可能になる．これはおそらく画像化される軟部組織と，軟部組織を取り囲む空気で満たされた肺胞との吸収値の大きな違いのためと，一部の辺縁を強調する高空間周波数アルゴリズムによる再構成によって起こる．微細構造を分離するHRCTの能力は，その撮影断面の方向によっても決まる(図1-38)．0.1～0.2 mm厚の構造は撮影断面に対して垂直に存在し，さらに撮影断面あるいはボクセル(例えば，1 mm)を超えて広がる場合に認識できる[4, 10, 233, 234]．例えば0.1 mm厚の小葉間隔壁，0.3 mm径の血管は，描出に適切な位置にある場合，小さなFOVを用いたHRCTで時に認識可能である．同様のサイズの構造(すなわち0.1～0.3 mm)が撮影断面に水平におかれた場合，ボクセルの厚みの大部分を占める空気で満たされた肺組織による容積内平均化のため，視認できない．直径2～3 cm以下で壁厚がおよそ0.3 mmの気管支・細気管支は，撮影断面に対しておおむね平行に走行するため，末梢肺ではたいてい認識できない．同様のサイズの気管支・細気管支は撮影断面と垂直に存在する場合には，時に視認できる．

ピクセルサイズよりも薄いあるいは小さな軟部組織構造が分離されるときがあるが，少なくとも一部はピクセルサイズとワークステーションあるいはカメラで用いられる補完アルゴリズムにより最終的にHRCTでのみかけのサイズが決定されており，実際の大きさとは異なることを忘れてはならない．このため，HRCT上でのこのような小構造の計測は困難かつ不正確になりがちである．

MD-HRCTを用いた軸位断面の分解能は，ノンヘリカル軸位断で報告されたものと同様である．矢状断あるいは冠状断での再構成画像の肺構造の分解能は，検出器幅とビーム・ピッチによって決定される．ビーム・ピッチを1，薄い幅(0.5～0.625 mm)の検出器あるいはコリメーションを使用した場合，再構成画像でも微細肺構造が分離され，データ一式はほぼ等方性と

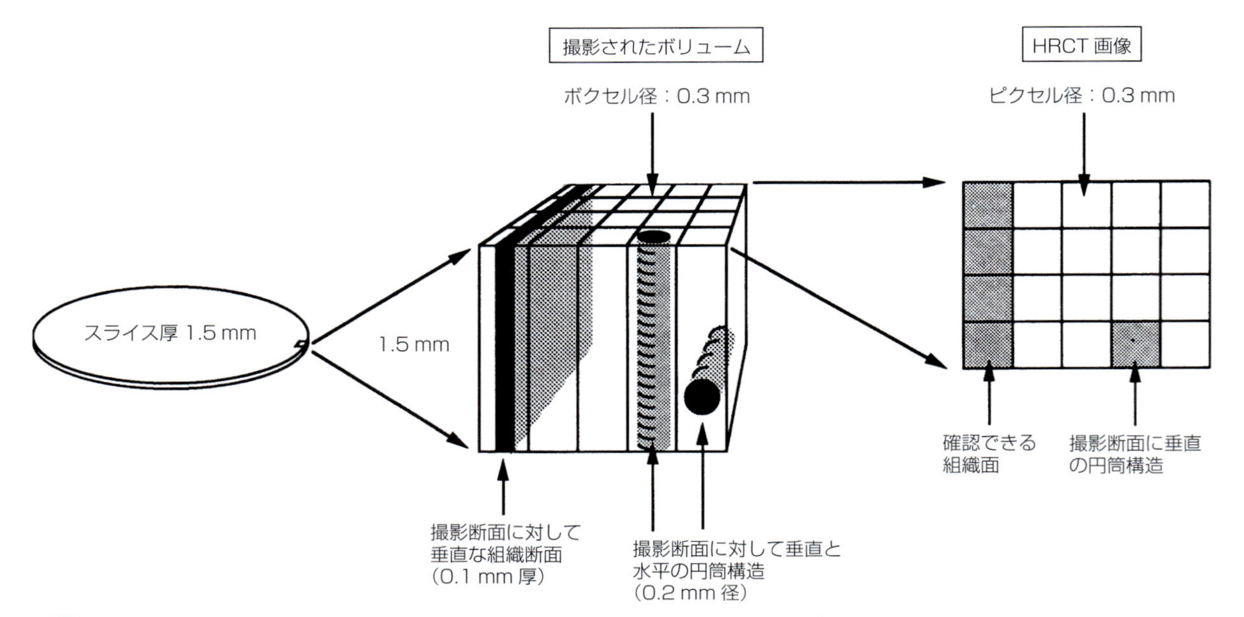

図 1-38　サイズ，形態，位置に関係する構造分解能． 撮影されたボリュームあるいはボクセルの厚み全体にわたって存在するので，0.1 mm厚の組織面と，0.2 mm径の撮影断面に対して垂直の円筒構造はHRCTで視認できる．撮影断面に対して水平の円筒構造は視認できない．

なる[20]．人体型ラインペアファントムを用いた研究では，16 列 MDCT で 0.625 mm の検出器幅とビーム・ピッチ 1.75 の条件から得られた冠状断再構成は，空間分解能が 1 cm あたりラインペア 9.8 本以上と，軸位断像とほぼ同一であり[232]，1.25 mm の検出器幅とビーム・ピッチ 1.375 の条件での冠状断再構成画像は分解能低下を示した．MD-HRCT からの矢状断再構成での葉間裂のみえかたの研究では，0.5 mm コリメーションが大葉間裂を鮮明な線として描出するために必要であることがわかった[235]．0.5 mm コリメーションが MD-HRCT 検査に用いられた場合，MD-HRCT による冠状断再構成の解剖学的構造の分解能は，直接冠状断によるものとまったく同じであることが示された[56]．1 mm コリメーションが用いられた場合には再構成された MD-HRCT の分解能は劣っていた．

HRCT のアーチファクト

HRCT ではいくつかのまぎらわしいアーチファクトがみられる．しかし，それらの所見を熟知することで，誤診の可能性を減らすことができる[3, 10, 214, 236–238]．

ストリーク状アーチファクト

鋭い辺縁をもつ，高コントラスト構造(気管支壁，肋骨，椎体)辺縁あるいはその近接部位から線状に放射するストリーク状アーチファクトは，HRCT でよくみられる．HRCT でストリーク状アーチファクトはたいていは細かな線状あるいは網状の陰影としてみられ，どの部位にも発生するが，特に後胸壁の胸膜に平行に，肺後方にかかるようにしばしばみられる[10]．ストリーク状アーチファクトは画像を劣化させるが，病的所見に類似したり，画像読影を混乱させる原因となることはまずない．ストリーク状アーチファクトが薄く濃度が低くなると，この部位でみられる正常あるいは異常間質(小葉間隔壁)が異なったみえかたになる．ストリーク状アーチファクトは，X 線のいくつかの機序(線質硬化現象，光子不足，エイリアシング)で発生する．ストリーク状アーチファクトは，低 mA で撮られた画像でより明瞭に出現する[88, 214, 238]．

光子不足は著明なストリーク状アーチファクトとなり，高吸収構造である椎体に近接した椎体傍部でより目立つ．これは CT 検出器に到達する光子が不十分であることに関係がある[11, 238]．この種のアーチファクトは照射線量と強く関係があり，kV(p) と mA を上昇することで，発生を最小限にすることができる．電流適正化あるいは自動電流調整は，この種のストリーク状アーチファクトを減らすのに役立つ可能性がある[238]．

エイリアシングは，空間情報の収集不足が原因で起こり，検出器間隔や撮影コリメーションと関係する幾何学的現象である[11, 238]．密度の高い構造の端あるいはそれから離れて放射状に広がる微細な縞としてみられる[238]．照射線量とは無関係であることから，線量を増やすような撮影技術はこの種のアーチファクト軽減には意味がない．

HRCT を得るために MDCT を利用する場合には様々なヘリカル CT アーチファクト出現の可能性があるが，狭い検出器幅とビーム・ピッチを小さくすることで(MD-HRCT 同様に)たいていは軽減できる[238]．部分容積アーチファクトは密度の高い物体が中心を外れて位置した際に，異なる方向に向かう X 線ビームがこれを不完全に走査することで起こる．これは物体近傍の明るいあるいは暗い陰影としてみられ，薄いコリメーションあるいは高いビーム・ピッチの使用により最小化される．軸位断像がヘリカルスキャナで行われる場合，物体形状のゆがみがヘリカル再構成アルゴリズムにより起こることがある．これは，物体が Z 軸に沿って急速に形態が変化する場合に顕著である．リング状アーチファクトおよび風車状アーチファクトはヘリカル CT でみられ，多くの放射線科医にはなじみ深いものである[238]．

2D あるいは 3D 再構成が行われる場合，付加的なアーチファクトが新たに発生し得る．厚い検出器あるいはコリメーションによる撮影データを用いてオーバーラップなしで再構成する場合に起こる階段状アーチファクトが含まれており，辺縁がぎざぎざになる．MD-HRCT では薄い検出器が使用されるので，このアーチファクトは目立たない．ゼブラ(縞馬)・アーチファクトは再構成画像で密度が異なる水平面の縞が存在する場合に発生し，検出器の厚さに関係があり，Z 軸方向のノイズの不均一さが原因である．

モーションアーチファクト

“拍動あるいはスター状アーチファクト”は特に左肺底部の心臓に接する部位によくみられる(図 1–39，図 1–40)．拍動によるアーチファクトは，血管やその他の認識できる構造の辺縁から放射状に薄い線状影を引き(星のようにみえる)，あきらかに透過性の高い小領域

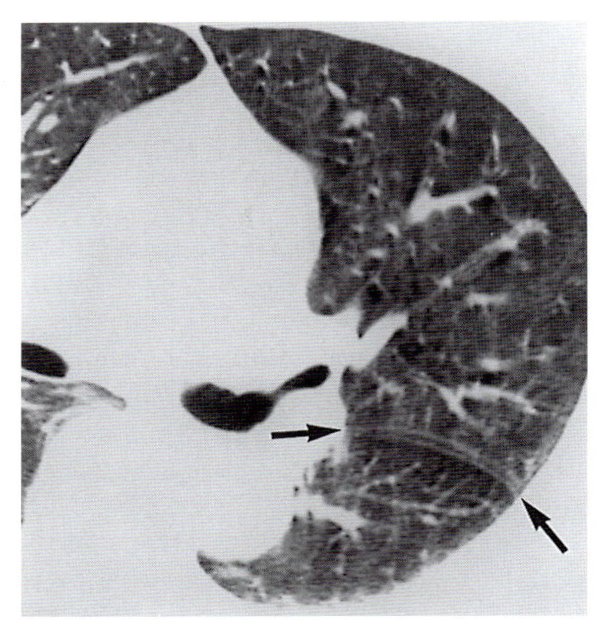

図 1-39　二重葉間裂アーチファクト．左大葉間裂（矢印）が二重にみえる．微細なストリーク状アーチファクトは後方にもみられる．拍動によるアーチファクトも左心縁に接してみられる．

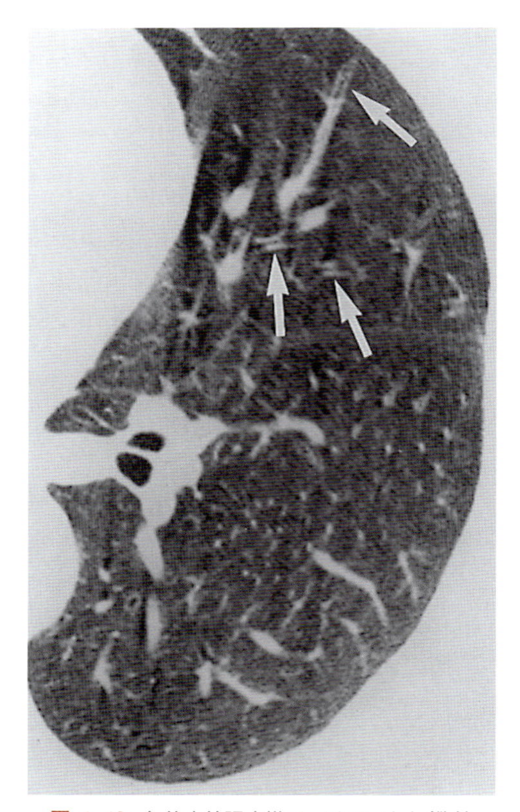

図 1-40　気管支拡張症様アーチファクト（偽性気管支拡張症）．いくつかの線状構造（矢印）が二重にみえた場合，気管支拡張症に類似する．

が線状影の間に認められることがある．このような透過性の高い領域は，アーチファクトと認識できない場合，拡張した気管支に間違えられることがある[237]．MD-HRCT の矢状断や冠状断で再構成された画像では，心拍動による階段状アーチファクトを示すことがある．

主に左側の大葉間裂（図 1-39～図 1-41），血管や気管支などの他の実質構造は，心拍動や撮影中の呼吸の動きにより二重化してみえることがある[214, 236]．この所見は"二重化アーチファクト"とよばれ，気管支拡張症に類似する（図 1-41）．ガントリが反対位置で（180°離れて）撮像するときに，葉間裂や血管などが少し移動した位置にあることで，このような線状構造が形成

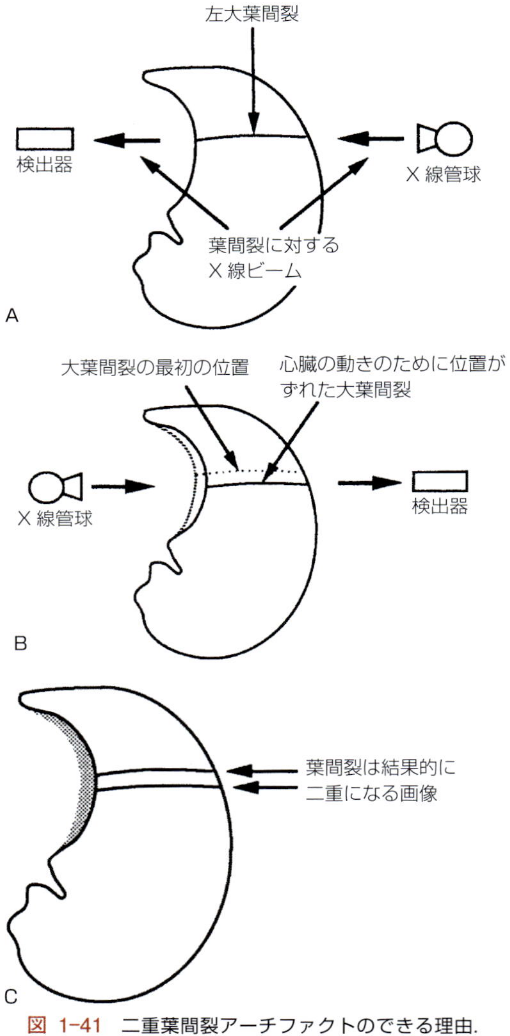

図 1-41　二重葉間裂アーチファクトのできる理由．X 線ビームが接線方向になるときにのみ，大葉間裂はスキャナに捉えられる．ガントリの 180° 回転する間に葉間裂の位置が心拍動によってわずかにずれた場合（A, B），結果的に画像では 2 つの異なる位置にあるようにみえる（C）．

される(図 1-41)．画像のノイズ同様，これらのアーチファクトは高分解能技術が使用された場合に，その鋭い分解能のため，より顕著になる．

動きに関係するアーチファクトは心電同期撮影[199]，超高速撮影(100 ms)[153]，スパイロメトリーによる撮影中の呼吸コントロール[147, 148, 238]などにより，軽減できる．

文　献

1. Müller NL, Miller RR. Computed tomography of chronic diffuse infiltrative lung disease: part 1. *Am Rev Respir Dis* 1990;142:1206–1215.
2. Müller NL, Miller RR. Computed tomography of chronic diffuse infiltrative lung disease: part 2. *Am Rev Respir Dis* 1990;142:1440–1448.
3. Webb WR. High-resolution CT of the lung parenchyma. *Radiol Clin North Am* 1989;27:1085–1097.
4. Zerhouni E. Computed tomography of the pulmonary parenchyma: an overview. *Chest* 1989;95:901–907.
5. Todo G, Itoh H, Nakano Y, et al. High-resolution CT for the evaluation of pulmonary peripheral disorders [Article in Japanese]. *Jpn J Clin Radiol* 1982;27:1319–1326.
6. Nakata H, Kimoto T, Nakayama T, et al. Diffuse peripheral lung disease: evaluation by high-resolution computed tomography. *Radiology* 1985;157:181–185.
7. Naidich DP, Zerhouni EA, Hutchins GM, et al. Computed tomography of the pulmonary parenchyma: part 1. Distal air-space disease. *J Thorac Imaging* 1985;1:39–53.
8. Zerhouni EA, Naidich DP, Stitik FP, et al. Computed tomography of the pulmonary parenchyma: part 2. Interstitial disease. *J Thorac Imaging* 1985;1:54–64.
9. Theocharopoulos N, Perisinakis K, Damilakis J, et al. Dosimetric characteristics of a 16-slice computed tomography scanner. *Eur Radiol* 2006;16:2575–2585.
10. Mayo JR, Webb WR, Gould R, et al. High-resolution CT of the lungs: an optimal approach. *Radiology* 1987;163:507–510.
11. Mayo JR. High resolution computed tomography: technical aspects. *Radiol Clin North Am* 1991;29:1043–1049.
12. Murata K, Khan A, Rojas KA, et al. Optimization of computed tomography technique to demonstrate the fine structure of the lung. *Invest Radiol* 1988;23:170–175.
13. Sundaram B, Chughtai AR, Kazerooni EA. Multidetector high-resolution computed tomography of the lungs: protocols and applications. *J Thorac Imaging* 2010;25:125–141.
14. Webb WR, Gamsu G, Wall SD, et al. CT of a bronchial phantom: factors affecting appearance and size measurements. *Invest Radiol* 1984;19:394–398.
15. Mayo JR. The high-resolution computed tomography technique. *Semin Roentgenol* 1991;26:104–109.
16. Mayo JR, Aldrich J, Muller NL. Radiation exposure at chest CT: a statement of the Fleischner society. *Radiology* 2003;228:15–21.
17. Zwirewich CV, Terriff B, Müller NL. High-spatial-frequency (bone) algorithm improves quality of standard CT of the thorax. *AJR Am J Roentgenol* 1989;153:1169–1173.
18. Remy-Jardin M, Giraud F, Remy J, et al. Pulmonary sarcoidosis: role of CT in the evaluation of disease activity and functional impairment and in prognosis assessment. *Radiology* 1994;191:675–680.
19. Das M, Mahnken AH, Muhlenbruch G, et al. Individually adapted examination protocols for reduction of radiation exposure for 16-MDCT chest examinations. *AJR Am J Roentgenol* 2005;184:1437–1443.
20. Beigelman-Aubry C, Hill C, Guibal A, et al. Multi-detector row CT and postprocessing techniques in the assessment of diffuse lung disease. *Radiographics* 2005;25:1639–1652.
21. Murata K, Khan A, Herman PG. Pulmonary parenchymal disease: evaluation with high-resolution CT. *Radiology* 1989;170:629–635.
22. Aberle DR, Gamsu G, Ray CS, et al. Asbestos-related pleural and parenchymal fibrosis: detection with high-resolution CT. *Radiology* 1988;166:729–734.
23. Lee KN, Yoon SK, Sohn CH, et al. Dependent lung opacity at thin-section CT: evaluation by spirometrically-gated CT of the influence of lung volume. *Korean J Radiol* 2002;3:24–29.
24. Volpe J, Storto ML, Lee K, et al. High-resolution CT of the lung: determination of the usefulness of CT scans obtained with the patient prone based on plain radiographic findings. *AJR Am J Roentgenol* 1997;169:369–374.
25. Mathieson JR, Mayo JR, Staples CA, et al. Chronic diffuse infiltrative lung disease: comparison of diagnostic accuracy of CT and chest radiography. *Radiology* 1989;171:111–116.
26. Swensen SJ, Aughenbaugh GL, Brown LR. High-resolution computed tomography of the lung. *Mayo Clin Proc* 1989;64:1284–1294.
27. Aberle DR, Gamsu G, Ray CS. High-resolution CT of benign asbestos-related diseases: clinical and radiographic correlation. *AJR Am J Roentgenol* 1988;151:883–891.
28. Chooi WK, Morcos SK. High resolution volume imaging of airways and lung parenchyma with multislice CT. *Br J Radiol* 2004;77(special issue 1):S98–S105.
29. Aziz ZA, Padley SP, Hansell DM. CT techniques for imaging the lung: recommendations for multislice and single slice computed tomography. *Eur J Radiol* 2004;52:119–136.
30. Kazerooni EA, Martinez FJ, Flint A, et al. Thin-section CT obtained at 10-mm increments versus limited three-level thin-section CT for idiopathic pulmonary fibrosis: correlation with pathologic scoring. *AJR Am J Roentgenol* 1997;169:977–983.
31. Gamsu G, Aberle DR, Lynch D. Computed tomography in the diagnosis of asbestos-related thoracic disease. *J Thorac Imaging* 1989;4:61–67.
32. Friedman AC, Fiel SB, Fisher MS, et al. Asbestos-related pleural disease and asbestosis: a comparison of CT and chest radiography. *AJR Am J Roentgenol* 1988;150:268–275.
33. Friedman AC, Fiel SB, Radecki PD, et al. Computed tomography of benign pleural and pulmonary parenchymal abnormalities related to asbestos exposure. *Semin Ultrasound CT MR* 1990;11:393–408.
34. Staples CA. Computed tomography in the evaluation of benign asbestos-related disorders. *Radiol Clin North Am* 1992;30:1191–1207.
35. Murray K, Gamsu G, Webb WR, et al. High-resolution CT sampling for detection of asbestos-related lung disease. *Acad Radiol* 1995;2:111–115.
36. Henschke CI. Image selection for computed tomography of the chest: a sampling approach. *Invest Radiol* 1992;27:908–911.
37. Leswick DA, Webster ST, Wilcox BA, et al. Radiation cost of helical high-resolution chest CT. *AJR Am J Roentgenol* 2005;184:742–745.
38. Engeler CE, Tashjian JH, Engeler CM, et al. Volumetric high-resolution CT in the diagnosis of interstitial lung disease and bronchiectasis: diagnostic accuracy and radiation dose. *AJR Am J Roentgenol* 1994;163:31–35.
39. Kalender WA, Seissler W, Klotz E, et al. Spiral volumetric CT with single-breath-hold technique, continuous transport, and continuous scanner rotation. *Radiology* 1990;176:181–183.
40. Vock P, Soucek M. Spiral computed tomography in the assessment of focal and diffuse lung disease. *J Thorac Imaging* 1993;8:283–290.
41. Paranjpe DV, Bergin CJ. Spiral CT of the lungs: optimal technique and resolution compared with conventional CT. *AJR Am J Roentgenol* 1994;162:561–567.
42. Heiken JP, Brink JA, Vannier MW. Spiral (helical) CT. *Radiology* 1993;189:647–656.
43. Polacin A, Kalender WA, Marchal G. Evaluation of section sensitivity profiles and image noise in spiral CT. *Radiology* 1992;185:29–35.
44. Kuriyama K, Tateishi R, Kumatani T, et al. Pleural invasion by peripheral bronchogenic carcinoma: assessment with three-dimensional helical CT. *Radiology* 1994;191:365–369.
45. Flohr TG, Schaller S, Stierstorfer K, et al. Multi-detector row CT systems and image-reconstruction techniques. *Radiology* 2005;235:756–773.
46. Bruzzi JF, Remy-Jardin M, Delhaye D, et al. Multi-detector row

CT of hemoptysis. *Radiographics* 2006;26:3–22.
47. Engelke C, Schaefer-Prokop C, Schirg E, et al. High-resolution CT and CT angiography of peripheral pulmonary vascular disorders. *Radiographics* 2002;22:739–764.
48. Sumikawa H, Johkoh T, Koyama M, et al. Image quality of high-resolution CT with 16-channel multidetector-row CT: comparison between helical scan and conventional step-shoot scan. *Radiat Med* 2005;23:539–544.
49. Schoepf UJ, Bruening RD, Hong C, et al. Multislice helical CT of focal and diffuse lung disease: comprehensive diagnosis with reconstruction of contiguous and high-resolution CT sections from a single thin-collimation scan. *AJR Am J Roentgenol* 2001;177:179–184.
50. Honda O, Johkoh T, Tomiyama N, et al. High-resolution CT using multidetector CT equipment: evaluation of image quality in 11 cadaveric lungs and a phantom. *AJR Am J Roentgenol* 2001;177:875–879.
51. Kelly DM, Hasegawa I, Borders R, et al. High-resolution CT using MDCT: comparison of degree of motion artifact between volumetric and axial methods. *AJR Am J Roentgenol* 2004;182:757–759.
52. Studler U, Gluecker T, Bongartz G, et al. Image quality from high-resolution CT of the lung: comparison of axial scans and of sections reconstructed from volumetric data acquired using MDCT. *AJR Am J Roentgenol* 2005;185:602–607.
53. Bendaoud S, Remy-Jardin M, Wallaert B, et al. Sequential versus volumetric computed tomography in the follow-up of chronic bronchopulmonary diseases: comparison of diagnostic information and radiation dose in 63 adults. *J Thorac Imaging* 2011;26:190–195. doi:10.1097/RTI.0b013e3181f3a30e
54. Winklehner A, Berger N, Maurer B, et al. Screening for interstitial lung disease in systemic sclerosis: the diagnostic accuracy of HRCT image series with high increment and reduced number of slices. *Ann Rheum Dis* 2012;71:549–552.
55. Dodd JD, de Jong PA, Levy RD, et al. Conventional high-resolution CT versus contiguous multidetector CT in the detection of bronchiolitis obliterans syndrome in lung transplant recipients. *J Thorac Imaging* 2008;23:235–243. doi:10.1097/RTI.0b013e3181783384
56. Honda O, Johkoh T, Yamamoto S, et al. Comparison of quality of multiplanar reconstructions and direct coronal multidetector CT scans of the lung. *AJR Am J Roentgenol* 2002;179:875–879.
57. Kwan SW, Partik BL, Zinck SE, et al. Primary interpretation of thoracic MDCT images using coronal reformations. *AJR Am J Roentgenol* 2005;185:1500–1508.
58. Arakawa H, Sasaka K, Lu WM, et al. Comparison of axial high-resolution CT and thin-section multiplanar reformation (MPR) for diagnosis of diseases of the pulmonary parenchyma: preliminary study in 49 patients. *J Thorac Imaging* 2004;19:24–31.
59. Remy-Jardin M, Campistron P, Amara A, et al. Usefulness of coronal reformations in the diagnostic evaluation of infiltrative lung disease. *J Comput Assist Tomogr* 2003;27:266–273.
60. Nishino M, Kuroki M, Boiselle PM, et al. Sagittal reformations of volumetric inspiratory and expiratory high-resolution CT of the lung. *Acad Radiol* 2004;11:1282–1290.
61. Bhalla M, Naidich DP, McGuinness G, et al. Diffuse lung disease: assessment with helical CT—preliminary observations of the role of maximum and minimum intensity projection images [see comments]. *Radiology* 1996;200:341–347.
62. Coakley FV, Cohen MD, Johnson MS, et al. Maximum intensity projection images in the detection of simulated pulmonary nodules by spiral CT. *Br J Radiol* 1998;71:135–140.
63. Remy-Jardin M, Remy J, Artaud D, et al. Diffuse infiltrative lung disease: clinical value of sliding-thin-slab maximum intensity projection CT scans in the detection of mild micronodular patterns [see comments]. *Radiology* 1996;200:333–339.
64. Sakai M, Murayama S, Gibo M, et al. Can maximum intensity projection images with multidetector-row computed tomography help to differentiate between the micronodular distribution of focal and diffuse infiltrative lung diseases? *J Comput Assist Tomogr* 2005;29:588–591.
65. Prasad SR, Wittram C, Shepard JA, et al. Standard-dose and 50%-reduced-dose chest CT: comparing the effect on image quality. *AJR Am J Roentgenol* 2002;179:461–465.
66. Zompatori M, Fasano L, Mazzoli M, et al. Spiral CT evaluation of pulmonary emphysema using a low-dose technique. *Radiol Med (Torino)* 2002;104:13–24.
67. Smith-Bindman R, Lipson J, Marcus R, et al. Radiation dose associated with common computed tomography examinations and the associated lifetime attributable risk of cancer. *Arch Intern Med* 2009;169:2078–2086.
68. Berrington de Gonzalez A, Mahesh M, Kim KP, et al. Projected cancer risks from computed tomographic scans performed in the united states in 2007. *Arch Intern Med* 2009;169:2071–2077.
69. Bankier AA, Tack D. Dose reduction strategies for thoracic multidetector computed tomography: background, current issues, and recommendations. *J Thorac Imaging* 2010;25:278–288. doi:10.1097/RTI.0b013e3181eebc49
70. Mayo JR. CT evaluation of diffuse infiltrative lung disease: dose considerations and optimal technique. *J Thorac Imaging* 2009;24:252–259. doi:10.1097/RTI.0b013e3181c227b2
71. Christner JA, Kofler JM, McCollough CH. Estimating effective dose for CT using dose-length product compared with using organ doses: consequences of adopting international commission on radiological protection publication 103 or dual-energy scanning. *AJR Am J Roentgenol* 2010;194:881–889.
72. Mayo JR, Jackson SA, Müller NL. High-resolution CT of the chest: radiation dose. *AJR Am J Roentgenol* 1993;160:479–481.
73. Madani A, De Maertelaer V, Zanen J, et al. Pulmonary emphysema: radiation dose and section thickness at multidetector CT quantification—comparison with macroscopic and microscopic morphometry. *Radiology* 2007;243:250–257.
74. Koyama H, Ohno Y, Yamazaki Y, et al. Reduced-dose chest CT with 3D automatic exposure control vs. standard chest CT: quantitative assessment of emphysematous changes in smokers' lung parenchyma. *Eur J Radiol* 2012;81:1330–1334.
75. Mayo JR, Kim KI, MacDonald SL, et al. Reduced radiation dose helical chest CT: effect on reader evaluation of structures and lung findings. *Radiology* 2004;232:749–756.
76. Yi CA, Lee KS, Kim TS, et al. Multidetector CT of bronchiectasis: effect of radiation dose on image quality. *AJR Am J Roentgenol* 2003;181:501–505.
77. Jung KJ, Lee KS, Kim SY, et al. Low-dose, volumetric helical CT: image quality, radiation dose, and usefulness for evaluation of bronchiectasis. *Invest Radiol* 2000;35:557–563.
78. Kalra MK, Rizzo S, Maher MM, et al. Chest CT performed with z-axis modulation: scanning protocol and radiation dose. *Radiology* 2005;237:303–308.
79. Angel E, Yaghmai N, Jude CM, et al. Dose to radiosensitive organs during routine chest CT: effects of tube current modulation. *AJR Am J Roentgenol* 2009;193:1340–1345.
80. Mets OM, Willemink MJ, de Kort FP, et al. The effect of iterative reconstruction on computed tomography assessment of emphysema, air trapping and airway dimensions. *Eur Radiol* 2012;22:2103–2109.
81. Singh S, Kalra MK, Gilman MD, et al. Adaptive statistical iterative reconstruction technique for radiation dose reduction in chest CT: a pilot study. *Radiology* 2011;259:565–573.
82. Prakash P, Kalra MK, Ackman JB, et al. Diffuse lung disease: CT of the chest with adaptive statistical iterative reconstruction technique. *Radiology* 2010;256:261–269.
83. Kim YK, Sung YM, Choi JH, et al. Reduced radiation exposure of the female breast during low-dose chest CT using organ-based tube current modulation and a bismuth shield: comparison of image quality and radiation dose. *AJR Am J Roentgenol* 2013;200:537–544.
84. Colombo P, Pedroli G, Nicoloso M, et al. Evaluation of the efficacy of a bismuth shield during CT examinations. *Radiol Med* 2004;108:560–568.
85. Coursey C, Frush DP, Yoshizumi T, et al. Pediatric chest MDCT using tube current modulation: effect on radiation dose with breast shielding. *AJR Am J Roentgenol* 2008;190:W54–W61.
86. Leswick DA, Hunt MM, Webster ST, et al. Thyroid shields versus z-axis automatic tube current modulation for dose reduction at neck CT. *Radiology* 2008;249:572–580.
87. AAPM Board of Directors. AAPM position statement on the use

of bismuth shielding for the purpose of dose reduction in CT scanning. Policy PP-26-A [serial on the Internet]. 2012. https://www.aapm.org/publicgeneral/BismuthShielding.pdf.
88. Zwirewich CV, Mayo JR, Müller NL. Low-dose high-resolution CT of lung parenchyma. *Radiology* 1991;180:413–417.
89. Lee KS, Primack SL, Staples CA, et al. Chronic infiltrative lung disease: comparison of diagnostic accuracies of radiography and low- and conventional-dose thin-section CT. *Radiology* 1994;191:669–673.
90. Reuter FG, Conway BJ, McCrohan ML, et al. Average radiation exposure values for three diagnostic radiographic examinations. *Radiology* 1990;177:341–345.
91. Müller NL. Clinical value of high-resolution CT in chronic diffuse lung disease. *AJR Am J Roentgenol* 1991;157:1163–1170.
92. Majurin ML, Varpula M, Kurki T, et al. High-resolution CT of the lung in asbestos-exposed subjects. Comparison of low-dose and high-dose HRCT. *Acta Radiol* 1994;35:473–477.
93. Majurin ML, Valavaara R, Varpula M, et al. Low-dose and conventional-dose high resolution CT of pulmonary changes in breast cancer patients treated by tangential field radiotherapy. *Eur J Radiol* 1995;20:114–119.
94. Christe A, Charimo-Torrente J, Roychoudhury K, et al. Accuracy of low-dose computed tomography (CT) for detecting and characterizing the most common CT-patterns of pulmonary disease. *Eur J Radiol* 2013;82:e142–e150.
95. Arakawa H, Webb WR. Expiratory high-resolution CT scan. *Radiol Clin North Am* 1998;36:189–209.
96. Webb WR. Radiology of obstructive pulmonary disease. *AJR Am J Roentgenol* 1997;169:637–647.
97. Chen D, Webb WR, Storto ML, et al. Assessment of air trapping using postexpiratory high-resolution computed tomography. *J Thorac Imaging* 1998;13:135–143.
98. Lucidarme O, Coche E, Cluzel P, et al. Expiratory CT scans for chronic airway disease: correlation with pulmonary function test results. *AJR Am J Roentgenol* 1998;170:301–307.
99. Arakawa H, Webb WR. Air trapping on expiratory high-resolution CT scans in the absence of inspiratory scan abnormalities: correlation with pulmonary function tests and differential diagnosis. *AJR Am J Roentgenol* 1998;170:1349–1353.
100. Arakawa H, Webb WR, McCowin M, et al. Inhomogeneous lung attenuation at thin-section CT: diagnostic value of expiratory scans. *Radiology* 1998;206:89–94.
101. Vock P, Malanowski D, Tschaeppeler H, et al. Computed tomographic lung density in children. *Invest Radiol* 1987;22:627–631.
102. Robinson PJ, Kreel L. Pulmonary tissue attenuation with computed tomography: comparison of inspiration and expiration scans. *J Comput Assist Tomogr* 1979;3:740–748.
103. Millar AB, Denison DM. Vertical gradients of lung density in healthy supine men. *Thorax* 1989;44:485–490.
104. Webb WR, Stern EJ, Kanth N, et al. Dynamic pulmonary CT: findings in normal adult men. *Radiology* 1993;186:117–124.
105. Verschakelen JA, Van Fraeyenhoven L, Laureys G, et al. Differences in CT density between dependent and nondependent portions of the lung: influence of lung volume. *AJR Am J Roentgenol* 1993;161:713–717.
106. Webb WR, Sarin M, Zerhouni EA, et al. Interobserver variability in CT and MR staging of lung cancer. *J Comput Assist Tomogr* 1993;17:841–846.
107. Knudson RJ, Standen JR, Kaltenborn WT, et al. Expiratory computed tomography for assessment of suspected pulmonary emphysema. *Chest* 1991;99:1357–1366.
108. Stern EJ, Webb WR, Gamsu G. Dynamic quantitative computed tomography: a predictor of pulmonary function in obstructive lung diseases. *Invest Radiol* 1994;29:564–569.
109. Kitahara Y, Takamoto M, Maruyama M, et al. Differential diagnosis of pulmonary emphysema using the CT index: LL%w [Article in Japanese]. *Nippon Kyobu Shikkan Gakkai Zasshi* 1989;27:689–695.
110. Kauczor HU, Hast J, Heussel CP, et al. CT attenuation of paired HRCT scans obtained at full inspiratory/expiratory position: comparison with pulmonary function tests. *Eur Radiol* 2002;12:2757–2763.
111. Newman KB, Lynch DA, Newman LS, et al. Quantitative computed tomography detects air trapping due to asthma. *Chest* 1994;106:105–109.
112. Park CS, Müller NL, Worthy SA, et al. Airway obstruction in asthmatic and healthy individuals: inspiratory and expiratory thin-section CT findings. *Radiology* 1997;203:361–367.
113. Lynch DA. Imaging of asthma and allergic bronchopulmonary mycosis. *Radiol Clin North Am* 1998;36:129–142.
114. Beigelman-Aubry C, Capderou A, Grenier PA, et al. Mild intermittent asthma: CT assessment of bronchial cross-sectional area and lung attenuation at controlled lung volume. *Radiology* 2002;223:181–187.
115. Silva CI, Colby TV, Muller NL. Asthma and associated conditions: high-resolution CT and pathologic findings. *AJR Am J Roentgenol* 2004;183:817–824.
116. Dodd JD, Barry SC, Barry RB, et al. Thin-section CT in patients with cystic fibrosis: correlation with peak exercise capacity and body mass index. *Radiology* 2006;240:236–245.
117. Garg K, Lynch DA, Newell JD, et al. Proliferative and constrictive bronchiolitis: classification and radiologic features. *AJR Am J Roentgenol* 1994;162:803–808.
118. Padley SPG, Adler BD, Hansell DM, et al. Bronchiolitis obliterans: high-resolution CT findings and correlation with pulmonary function tests. *Clin Radiol* 1993;47:236–240.
119. Moore ADA, Godwin JD, Dietrich PA, et al. Swyer-James syndrome: CT findings in eight patients. *AJR Am J Roentgenol* 1992;158:1211–1215.
120. Marti-Bonmati L, Ruiz PF, Catala F, et al. CT findings in Swyer-James syndrome. *Radiology* 1989;172:477–480.
121. Sweatman MC, Millar AB, Strickland B, et al. Computed tomography in adult obliterative bronchiolitis. *Clin Radiol* 1990;41:116–119.
122. Aquino SL, Webb WR, Golden J. Bronchiolitis obliterans associated with rheumatoid arthritis: findings on HRCT and dynamic expiratory CT. *J Comput Assist Tomogr* 1994;18:555–558.
123. Leung AN, Fisher K, Valentine V, et al. Bronchiolitis obliterans after lung transplantation: detection using expiratory HRCT. *Chest* 1998;113:365–370.
124. Yang CF, Wu MT, Chiang AA, et al. Correlation of high-resolution CT and pulmonary function in bronchiolitis obliterans: a study based on 24 patients associated with consumption of *Sauropus androgynus*. *AJR Am J Roentgenol* 1997;168:1045–1050.
125. Konen E, Gutierrez C, Chaparro C, et al. Bronchiolitis obliterans syndrome in lung transplant recipients: can thin-section CT findings predict disease before its clinical appearance? *Radiology* 2004;231:467–473.
126. Knollmann FD, Ewert R, Wundrich T, et al. Bronchiolitis obliterans syndrome in lung transplant recipients: use of spirometrically gated CT. *Radiology* 2002;225:655–662.
127. Bankier AA, Van Muylem A, Scillia P, et al. Air trapping in heart-lung transplant recipients: variability of anatomic distribution and extent at sequential expiratory thin-section CT. *Radiology* 2003;229:737–742.
128. Stern EJ, Webb WR, Golden JA, et al. Cystic lung disease associated with eosinophilic granuloma and tuberous sclerosis: air trapping at dynamic ultrafast high-resolution CT. *Radiology* 1992;182:325–329.
129. Hansell DM, Wells AU, Rubens MB, et al. Bronchiectasis: functional significance of areas of decreased attenuation at expiratory CT. *Radiology* 1994;193:369–374.
130. Gelman M, King MA, Neal DE, et al. Focal air trapping in patients with HIV infection: CT evaluation and correlation with pulmonary function test results. *AJR Am J Roentgenol* 1999;172:1033–1038.
131. Khong PL, Chan GC, Lee SL, et al. Beta-thalassemia major: thin-section CT features and correlation with pulmonary function and iron overload. *Radiology* 2003;229:507–512.
132. Hansell DM, Wells AU, Padley SP, et al. Hypersensitivity pneumonitis: correlation of individual CT patterns with functional abnormalities. *Radiology* 1996;199:123–128.
133. Small JH, Flower CD, Traill ZC, et al. Air-trapping in extrinsic allergic alveolitis on computed tomography. *Clin Radiol* 1996;51:684–688.
134. Hansell DM, Milne DG, Wilsher ML, et al. Pulmonary sarcoidosis: morphologic associations of airflow obstruction at thin-section CT. *Radiology* 1998;209:697–704.
135. Gleeson FV, Traill ZC, Hansell DM. Evidence of expiratory CT

scans of small-airway obstruction in sarcoidosis. *AJR Am J Roentgenol* 1996;166:1052–1054.
136. Silva CIS, Müller NL, Lynch DA, et al. Chronic hypersensitivity pneumonitis: differentiation from idiopathic pulmonary fibrosis and nonspecific interstitial pneumonia by using thin-section CT. *Radiology* 2008;246:288–297.
137. Silva CIS, Churg A, Müller NL. Hypersensitivity pneumonitis: spectrum of high-resolution CT and pathologic findings. *AJR Am J Roentgenol* 2007;188:334–344.
138. Raghu G, Collard HR, Egan JJ, et al. An official ATS/ERS/JRS/ALAT statement: idiopathic pulmonary fibrosis: evidence-based guidelines for diagnosis and management. *Am J Respir Crit Care Med* 2011;183:788–824.
139. Worthy SA, Park CS, Kim JS, et al. Bronchiolitis obliterans after lung transplantation: high resolution CT findings in 15 patients. *AJR Am J Roentgenol* 1997;169:673–677.
140. Lee ES, Gotway MB, Reddy GP, et al. Early bronchiolitis obliterans following lung transplantation: accuracy of expiratory thin-section CT for diagnosis. *Radiology* 2000;216:472–477.
141. Siegel MJ, Bhalla S, Gutierrez FR, et al. Post-lung transplantation bronchiolitis obliterans syndrome: usefulness of expiratory thin-section CT for diagnosis. *Radiology* 2001;220:455–462.
142. Wittram C, Rappaport DC. Bronchiolitis obliterans after lung transplantation: appearance on expiratory minimum intensity projection images. *Can Assoc Radiol J* 2000;51:103–106.
143. Arakawa H, Niimi H, Kurihara Y, et al. Expiratory high-resolution CT: diagnostic value in diffuse lung diseases. *AJR Am J Roentgenol* 2000;175:1537–1543.
144. Kalender WA, Rienmuller R, Seissler W, et al. Measurement of pulmonary parenchymal attenuation: use of spirometric gating with quantitative CT. *Radiology* 1990;175:265–268.
145. Kalender WA, Fichte H, Bautz W, et al. Semiautomatic evaluation procedures for quantitative CT of the lung. *J Comput Assist Tomogr* 1991;15:248–255.
146. Lamers RJ, Thelissen GR, Kessels AG, et al. Chronic obstructive pulmonary diseases. Evaluation with spirometrically controlled CT lung densitometry. *Radiology* 1994;193:109–113.
147. Robinson TE, Leung AN, Moss RB, et al. Standardized high-resolution CT of the lung using a spirometer-triggered electron beam CT scanner. *AJR Am J Roentgenol* 1999;172:1636–1638.
148. Long FR, Castile RG, Brody AS, et al. Lungs in infants and young children: improved thin-section CT with a noninvasive controlled-ventilation technique—initial experience. *Radiology* 1999;212:588–593.
149. Beinert T, Behr J, Mehnert F, et al. Spirometrically controlled quantitative CT for assessing diffuse parenchymal lung disease. *J Comput Assist Tomogr* 1995;19:924–931.
150. Kauczor HU, Heussel CP, Fischer B, et al. Assessment of lung volumes using helical CT at inspiration and expiration: comparison with pulmonary function tests. *AJR Am J Roentgenol* 1998;171:1091–1095.
151. Mergo PJ, Williams WF, Gonzalez-Rothi R, et al. Three-dimensional volumetric assessment of abnormally low attenuation of the lung from routine helical CT: inspiratory and expiratory quantification. *AJR Am J Roentgenol* 1998;170:1355–1360.
152. Lee KW, Chung SY, Yang I, et al. Correlation of aging and smoking with air trapping at thin-section CT of the lung in asymptomatic subjects. *Radiology* 2000;214:831–836.
153. Stern EJ, Webb WR. Dynamic imaging of lung morphology with ultrafast high-resolution computed tomography. *J Thorac Imaging* 1993;8:273–282.
154. Stern EJ, Webb WR, Warnock ML, et al. Bronchopulmonary sequestration: dynamic, ultrafast, high-resolution CT evidence of air trapping. *AJR Am J Roentgenol* 1991;157:947–949.
155. Lynch DA, Brasch RC, Hardy KA, et al. Pediatric pulmonary disease: assessment with high-resolution ultrafast CT. *Radiology* 1990;176:243–248.
156. Gotway MB, Lee ES, Reddy GP, et al. Low-dose, dynamic, expiratory thin-section CT of the lungs using a spiral CT scanner. *J Thorac Imaging* 2000;15:168–172.
157. Lucidarme O, Grenier PA, Cadi M, et al. Evaluation of air trapping at CT: comparison of continuous-versus suspended-expiration CT techniques. *Radiology* 2000;216:768–772.
158. Camiciottoli G, Bartolucci M, Maluccio NM, et al. Spirometrically gated high-resolution CT findings in COPD: lung attenuation vs lung function and dyspnea severity. *Chest* 2006;129:558–564.
159. Nishino M, Hatabu H. Volumetric expiratory HRCT imaging with MSCT. *J Thorac Imaging* 2005;20:176–185.
160. Nishino M, Hatabu H. Volumetric expiratory high-resolution CT of the lung. *Eur J Radiol* 2004;52:180–184.
161. Nishino M, Boiselle PM, Copeland JF, et al. Value of volumetric data acquisition in expiratory high-resolution computed tomography of the lung. *J Comput Assist Tomogr* 2004;28:209–214.
162. Nishino M, Kuroki M, Boiselle PM, et al. Coronal reformations of volumetric expiratory high-resolution CT of the lung. *AJR Am J Roentgenol* 2004;182:979–982.
163. Wittram C, Batt J, Rappaport DC, et al. Inspiratory and expiratory helical CT of normal adults: comparison of thin section scans and minimum intensity projection images. *J Thorac Imaging* 2002;17:47–52.
164. Bankier AA, Schaefer-Prokop C, De Maertelaer V, et al. Air trapping: comparison of standard-dose and simulated low-dose thin-section CT techniques. *Radiology* 2007;242:898–906.
165. Akira M, Toyokawa K, Inoue Y, et al. Quantitative CT in chronic obstructive pulmonary disease: inspiratory and expiratory assessment. *AJR Am J Roentgenol* 2009;192:267–272.
166. Bankier AA, Gevenois PA, Hackx M, et al. Expert opinion: quantitative computed tomography analysis of chronic obstructive pulmonary disease. *J Thorac Imaging* 2011;26:248. doi:10.1097/RTI.0b013e3182343906
167. Bastarrika G, Wisnivesky JP, Pueyo JC, et al. Low-dose volumetric computed tomography for quantification of emphysema in asymptomatic smokers participating in an early lung cancer detection trial. *J Thorac Imaging* 2009;24:206–211. doi:10.1097/RTI.0b013e3181a65263
168. Chae EJ, Seo JB, Song J-W, et al. Slope of emphysema index: an objective descriptor of regional heterogeneity of emphysema and an independent determinant of pulmonary function. *AJR Am J Roentgenol* 2010;194:W248–W255.
169. Coxson HO, Rogers RM. Quantitative computed tomography of chronic obstructive pulmonary disease. *Acad Radiol* 2005;12:1457–1463.
170. Gierada DS, Guniganti P, Newman BJ, et al. Quantitative CT assessment of emphysema and airways in relation to lung cancer risk. *Radiology* 2011;261:950–959.
171. Gierada DS, Pilgram TK, Whiting BR, et al. Comparison of standard- and low-radiation-dose CT for quantification of emphysema. *AJR Am J Roentgenol* 2007;188:42–47.
172. Gietema HA, Schilham AM, van Ginneken B, et al. Monitoring of smoking-induced emphysema with CT in a lung cancer screening setting: detection of real increase in extent of emphysema. *Radiology* 2007;244:890–897.
173. Goldin JG. Imaging the lungs in patients with pulmonary emphysema. *J Thorac Imaging* 2009;24:163–170. doi:10.1097/RTI.0b013e3181b41b53
174. Han MK, Kazerooni EA, Lynch DA, et al. Chronic obstructive pulmonary disease exacerbations in the COPD Gene study: associated radiologic phenotypes. *Radiology* 2011;261:274–282.
175. Irion KL, Marchiori E, Hochhegger B, et al. CT quantification of emphysema in young subjects with no recognizable chest disease. *AJR Am J Roentgenol* 2009;192:W90–W96.
176. Madani A, Van Muylem A, de Maertelaer V, et al. Pulmonary emphysema: size distribution of emphysematous spaces on multidetector CT images: comparison with macroscopic and microscopic morphometry. *Radiology* 2008;248:1036–1041.
177. Madani A, Van Muylem A, Gevenois PA. Pulmonary emphysema: effect of lung volume on objective quantification at thin-section CT. *Radiology* 2010;257:260–268.
178. Matsuoka S, Kurihara Y, Yagihashi K, et al. Quantitative assessment of air trapping in chronic obstructive pulmonary disease using inspiratory and expiratory volumetric MDCT. *AJR Am J Roentgenol* 2008;190:762–769.
179. Matsuoka S, Yamashiro T, Washko GR, et al. Quantitative CT as-

sessment of chronic obstructive pulmonary disease. *Radiographics* 2010;30:55–66.
180. Mets OM, Buckens CF, Zanen P, et al. Identification of chronic obstructive pulmonary disease in lung cancer screening computed tomographic scans. *JAMA* 2011;306:1775–1781.
181. Mets OM, Murphy K, Zanen P, et al. The relationship between lung function impairment and quantitative computed tomography in chronic obstructive pulmonary disease. *Eur Radiol* 2012;22:120–128.
182. Montaudon M, Berger P, Cangini-Sacher A, et al. Bronchial measurement with three-dimensional quantitative thin-section CT in patients with cystic fibrosis. *Radiology* 2007;242:573–581.
183. Montaudon M, Berger P, de Dietrich G, et al. Assessment of airways with three-dimensional quantitative thin-section CT: in vitro and in vivo validation. *Radiology* 2007;242:563–572.
184. Pilgram TK, Quirk JD, Bierhals AJ, et al. Accuracy of emphysema quantification performed with reduced numbers of CT sections. *AJR Am J Roentgenol* 2010;194:585–591.
185. Martinez CH, Chen YH, Westgate PM, et al. Relationship between quantitative CT metrics and health status and bode in chronic obstructive pulmonary disease. *Thorax* 2012;67:399–406.
186. Schroeder JD, McKenzie AS, Zach JA, et al. Relationships between airflow obstruction and quantitative CT measurements of emphysema, air trapping, and airways in subjects with and without chronic obstructive pulmonary disease. *AJR Am J Roentgenol* 2013;201:W460–W470.
187. Madani A, Zanen J, de Maertelaer V, et al. Pulmonary emphysema: objective quantification at multi-detector row CT—comparison with macroscopic and microscopic morphometry. *Radiology* 2006;238:1036–1043.
188. Barr RG, Berkowitz EA, Bigazzi F, et al. A combined pulmonary-radiology workshop for visual evaluation of COPD: study design, chest CT findings and concordance with quantitative evaluation. *COPD* 2012;9:151–159.
189. Bankier AA, De Maertelaer V, Keyzer C, et al. Pulmonary emphysema: subjective visual grading versus objective quantification with macroscopic morphometry and thin-section CT densitometry. *Radiology* 1999;211:851–858.
190. Kim SS, Seo JB, Lee HY, et al. Chronic obstructive pulmonary disease: lobe-based visual assessment of volumetric CT by using standard images—comparison with quantitative CT and pulmonary function test in the COPD Gene study. *Radiology* 2013;266:626–635.
191. Nakano Y, Muro S, Sakai H, et al. Computed tomographic measurements of airway dimensions and emphysema in smokers. Correlation with lung function. *Am J Respir Crit Care Med* 2000;162:1102–1108.
192. Montaudon M, Lederlin M, Reich S, et al. Bronchial measurements in patients with asthma: comparison of quantitative thin-section CT findings with those in healthy subjects and correlation with pathologic findings. *Radiology* 2009;253:844–853.
193. Gazourian L, Coronata AM, Rogers AJ, et al. Airway dilation in bronchiolitis obliterans after allogeneic hematopoietic stem cell transplantation. *Respir Med* 2013;107:276–283.
194. Rosas IO, Yao J, Avila NA, et al. Automated quantification of high-resolution CT scan findings in individuals at risk for pulmonary fibrosis. *Chest* 2011;140:1590–1597.
195. Yoon RG, Seo JB, Kim N, et al. Quantitative assessment of change in regional disease patterns on serial HRCT of fibrotic interstitial pneumonia with texture-based automated quantification system. *Eur Radiol* 2013;23:692–701.
196. Shin KE, Chung MJ, Jung MP, et al. Quantitative computed tomographic indexes in diffuse interstitial lung disease: correlation with physiologic tests and computed tomography visual scores. *J Comput Assist Tomogr* 2011;35:266–271.
197. Boedeker KL, McNitt-Gray MF, Rogers SR, et al. Emphysema: effect of reconstruction algorithm on CT imaging measures. *Radiology* 2004;232:295–301.
198. Ashraf H, Lo P, Shaker SB, et al. Short-term effect of changes in smoking behaviour on emphysema quantification by CT. *Thorax* 2011;66:55–60.
199. Schoepf UJ, Becker CR, Bruening RD, et al. Electrocardiographically gated thin-section CT of the lung. *Radiology* 1999;212:649–654.
200. Montaudon M, Berger P, Blachere H, et al. Thin-section CT of the lung: influence of 0.5-s gantry rotation and ECG triggering on image quality. *Eur Radiol* 2001;11:1681–1687.
201. Boehm T, Willmann JK, Hilfiker PR, et al. Thin-section CT of the lung: does electrocardiographic triggering influence diagnosis? *Radiology* 2003;229:483–491.
202. Arac M, Oner AY, Celik H, et al. Lung at thin-section CT: influence of multiple-segment reconstruction on image quality. *Radiology* 2003;229:195–199.
203. Ha HI, Goo HW, Seo JB, et al. Effects of high-resolution CT of the lung using partial versus full reconstruction on motion artifacts and image noise. *AJR Am J Roentgenol* 2006;187:618–622.
204. Remy-Jardin M, Remy J. Comparison of vertical and oblique CT in evaluation of the bronchial tree. *J Comput Assist Tomogr* 1988;12:956–962.
205. Grenier P, Cordeau MP, Beigelman C. High-resolution computed tomography of the airways. *J Thorac Imaging* 1993;8:213–229.
206. Swensen SJ, Brown LR, Colby TV, et al. Lung nodule enhancement at CT: prospective findings. *Radiology* 1996;201:447–455.
207. Ghaye B, Szapiro D, Mastora I, et al. Peripheral pulmonary arteries: how far in the lung does multi-detector row spiral CT allow analysis? *Radiology* 2001;219:629–636.
208. Ko JP, Brandman S, Stember J, et al. Dual-energy computed tomography: concepts, performance, and thoracic applications. *J Thorac Imaging* 2012;27:7–22. doi:10.1097/RTI.0b013e31823fe0e9
209. Thieme SF, Johnson TRC, Lee C, et al. Dual-energy CT for the assessment of contrast material distribution in the pulmonary parenchyma. *AJR Am J Roentgenol* 2009;193:144–149.
210. Kang M-J, Park CM, Lee C-H, et al. Dual-energy CT: clinical applications in various pulmonary diseases. *Radiographics* 2010;30:685–698.
211. Chae EJ, Seo JB, Goo HW, et al. Xenon ventilation CT with a dual-energy technique of dual-source CT: initial experience. *Radiology* 2008;248:615–624.
212. Ringl H, Schernthaner RE, Bankier AA, et al. JPEG2000 compression of thin-section CT images of the lung: effect of compression ratio on image quality. *Radiology* 2006;240:869–877.
213. Bankier AA, Fleischmann D, Mallek R, et al. Bronchial wall thickness: appropriate window settings for thin-section CT and radiologic-anatomic correlation. *Radiology* 1996;199:831–836.
214. Primack SL, Remy-Jardin M, Remy J, et al. High-resolution CT of the lung: pitfalls in the diagnosis of infiltrative lung disease. *AJR Am J Roentgenol* 1996;167:413–418.
215. Maguire WM, Herman PG, Khan A, et al. Comparison of fixed and adjustable window width and level settings in the CT evaluation of diffuse lung disease. *J Comput Assist Tomogr* 1993;17:847–852.
216. Remy-Jardin M, Remy J, Giraud F, et al. Computed tomography assessment of ground-glass opacity: semiology and significance. *J Thorac Imaging* 1993;8:249–264.
217. Grenier P, Maurice F, Musset D, et al. Bronchiectasis: assessment by thin-section CT. *Radiology* 1986;161:95–99.
218. Kazerooni EA, Chow LC, Whyte RI, et al. Preoperative examination of lung transplant candidates: value of chest CT compared with chest radiography. *AJR Am J Roentgenol* 1995;165:1343–1348.
219. Chung MH, Edinburgh KJ, Webb EM, et al. Mixed infiltrative and obstructive disease on high-resolution CT: differential diagnosis and functional correlates in a consecutive series. *J Thorac Imaging* 2001;16:69–75.
220. Naidich DP, Funt S, Ettenger NA, et al. Hemoptysis: CT-bronchoscopic correlations in 58 cases. *Radiology* 1990;177:357–362.
221. Set PA, Flower CD, Smith IE, et al. Hemoptysis: comparative study of the role of CT and fiberoptic bronchoscopy. *Radiology* 1993;189:677–680.
222. Bergin CJ, Rios G, King MA, et al. Accuracy of high-resolution CT in identifying chronic pulmonary thromboembolic disease. *AJR Am J Roentgenol* 1996;166:1371–1377.
223. King MA, Ysrael M, Bergin CJ. Chronic thromboembolic pulmonary hypertension: CT findings. *AJR Am J Roentgenol* 1998;170:955–960.
224. Lee KN, Lee HJ, Shin WW, et al. Hypoxemia and liver cirrhosis (hepatopulmonary syndrome) in eight patients: comparison of the central and peripheral pulmonary vasculature. *Radiology*

1999;211:549–553.
225. Sherrick AD, Swensen SJ, Hartman TE. Mosaic pattern of lung attenuation on CT scans: frequency among patients with pulmonary artery hypertension of different causes. *AJR Am J Roentgenol* 1997;169:79–82.
226. Connolly B, Manson D, Eberhard A, et al. CT appearance of pulmonary vasculitis in children. *AJR Am J Roentgenol* 1996;167:901–904.
227. Drucker EA, Rivitz SM, Shepard JA, et al. Acute pulmonary embolism: assessment of helical CT for diagnosis. *Radiology* 1998;209:235–241.
228. Mayo JR, Remy-Jardin M, Müller NL, et al. Pulmonary embolism: prospective comparison of spiral CT with ventilation-perfusion scintigraphy. *Radiology* 1997;205:447–452.
229. Remy-Jardin M, Remy J, Artaud D, et al. Spiral CT of pulmonary embolism: technical considerations and interpretive pitfalls. *J Thorac Imaging* 1997;12:103–117.
230. Rubin GD, Goodman LR, Lipchik RJ, et al. Helical CT for the detection of acute pulmonary embolism: experts debate. *J Thorac Imaging* 1997;12:81–102.
231. Belden CJ, Weg N, Minor LB, et al. CT evaluation of bone dehiscence of the superior semicircular canal as a cause of sound- and/or pressure-induced vertigo. *Radiology* 2003;226:337–343.
232. Jaffe TA, Nelson RC, Johnson GA, et al. Optimization of multiplanar reformations from isotropic data sets acquired with 16-detector row helical CT scanner. *Radiology* 2006;238:292–299.
233. Webb WR, Stein MG, Finkbeiner WE, et al. Normal and diseased isolated lungs: high-resolution CT. *Radiology* 1988;166:81–87.
234. Murata K, Itoh H, Todo G, et al. Centrilobular lesions of the lung: demonstration by high-resolution CT and pathologic correlation. *Radiology* 1986;161:641–645.
235. Takahashi K, Thompson B, Stanford W, et al. Visualization of normal pulmonary fissures on sagittal multiplanar reconstruction MDCT. *AJR Am J Roentgenol* 2006;187:389–397.
236. Mayo JR, Müller NL, Henkelman RM. The double-fissure sign: a motion artifact on thin-section CT scans. *Radiology* 1987;165:580–581.
237. Tarver RD, Conces DJ, Godwin JD. Motion artifacts on CT simulate bronchiectasis. *AJR Am J Roentgenol* 1988;151:1117–1119.
238. Barrett JF, Keat N. Artifacts in CT: recognition and avoidance. *Radiographics* 2004;24:1679–1691.

2 正常な肺解剖

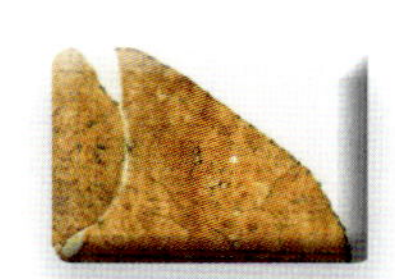

重要な項目

肺間質 49
大きな気管支と動脈 50
二次小葉と肺細葉 53
二次小葉とその構成要素の解剖 56
肺皮質および肺髄質の概念 61
胸膜下間質と胸膜面 62
正常な肺吸収値 64
正常な呼気 HRCT 64

本章で使われる略語

B/A 比 (bronchoarterial ratio) 気管支動脈比
HRCT (high-resolution CT) 高分解能 CT
HU (Hounsfield unit) ハウンスフィールド単位
MinIP (minimum-intensity projection) 最小値投影法
SD (standard deviation) 標準偏差
T/D 比 (bronchial wall thickness/diameter ratio) 気管支壁厚 / 気管支径比

高分解能 CT(HRCT)所見を正確に解釈するためには，正常肺の解剖，異常と間違え得る正常所見[1,2]，そして，疾患が存在する場合に起こる正常肺構造における病理学的な変化を詳細に理解する必要がある[1-7]．本章では，HRCT を解釈する際に重要な肺解剖の要点をレビューする．

肺間質

肺は，間質とよばれる結合組織線維のネットワークによって支持されている．正常な患者の HRCT において，肺間質は常に認められるわけではないが，間質が肥厚すると認識可能となる．HRCT を解釈し，異常所見を同定するために，間質はいくつかの構成要素に分けて考えられる(図 2-1)[8]．

気管支血管周囲間質は，気管支と肺動脈を支持する線維組織である(図 2-1)．肺門周囲において，気管支血管周囲間質は大きな気管支と動脈を囲む強靱な結合組織鞘を形成する[9]．この線維性間質はより末梢では小さな小葉中心細気管支や動脈に伴走し，小葉中心間質とよばれる(図 2-1)．気管支血管周囲間質と小葉中心間質は Weibel による“軸位線維系”に相当し，肺門から肺胞管や肺胞嚢のレベルに至る末梢まで広がっている[8]．

胸膜下間質は，臓側胸膜の直下に存在する．胸膜下間質は線維性の袋のように肺を取り囲み，ここから結合組織性隔壁が肺実質に伸びる(図 2-1)．これらの隔壁に小葉間隔壁が含まれる(小葉間隔壁については本章の後半で詳述する)．胸膜下間質と小葉間隔壁は，Weibel による“末梢線維系”に相当する[8]．

小葉内間質は細い線維性ネットワークであり，肺胞壁で微細な結合組織網を形成し，小葉中心に存在する小葉中心間質と小葉辺縁に存在する胸膜下間質との間を繋ぐ(図 2-1)．小葉内間質，気管支血管周囲間質，小葉中心間質，胸膜下間質と小葉間隔壁をあわせて，肺の連続的な線維性骨格が形成される(図 2-1)．小葉

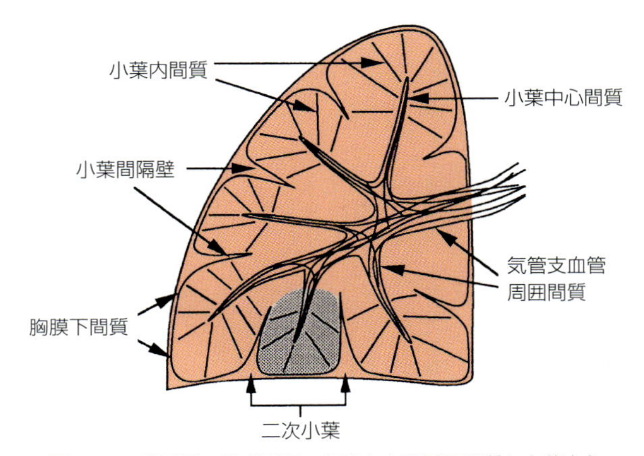

図 2-1 **肺間質の構成要素．** 気管支血管周囲間質と小葉中心間質は，Weibel による“軸位線維系”[8] に相当する．胸膜下間質と小葉間隔壁は，Weibel による“末梢線維系”に相当する．小葉内間質は，Weibel による“隔壁線維”に相当する．

内間質は，Weibelによる"隔壁線維"に相当する[8]．

大きな気管支と動脈

肺実質において，気管支と肺動脈は近接し，伴走して分岐する．HRCTでは，中心肺動脈は長軸方向に対して斜めの断面において，通常円形あるいは楕円形の陰影としてみられ，これに同程度の大きさ・形状の均一な薄い壁の気管支が伴走する(図2-2，図2-3)．長軸に沿った断面では，気管支と血管はほぼ円筒状あるいは分岐するにしたがって少し細くなってみえるが，これは描出される長さによる．血管や気管支が細くなっていく所見は，長い範囲にわたって描出される場合によくみられる．

横断面と長軸断面のいずれにおいても，肺動脈の外側壁は周囲肺との間で平滑で鋭い明瞭な境界を形成する．大きな気管支の壁は，一側を肺，反対側を気管支内腔の空気により縁どられ，平滑で均一な厚みに描出される．前項で述べたように，気管支と動脈は肺門から肺末梢まで広がる気管支血管周囲間質によって包まれている．気管支周囲間質および血管周囲間質が肥厚すると，動脈や気管支とこれらに接する肺との境界が不整になる[6, 9, 10]．

気管支径と気管支動脈比

健常被験者において，気管支と隣接する肺動脈の径はたいてい同程度である．これらの径は気管支動脈比(B/A比)，すなわち，気管支内径(内腔径)(B)/隣接する肺動脈径(A)を用いて比較される．撮像断面に対して気管支と動脈が斜めに走行することによる径の過大評価を避けるために，気管支と動脈の短径を測定に用いる．健常被験者のB/A比は一般に平均0.65〜0.70である(図2-4，図2-5)[11, 12]．気管支軸に対して垂直に気管支内腔の面積や径を正確に計測するために，三次元再構成もまた用いられる[13]．

B/A比が1を超えると気管支拡張を示唆するとされるが，健常被験者においてもみられることがある．例えば，健常被験者14名のHRCTにおいて，B/A比は平均0.65±0.16であったが，7%に気管支拡張を認めた[12]．

健常被験者では年齢が上がるとともに，B/A比>1となる気管支がみられる．Matsuokaらの検討[11]では，健常被験者85名において肺尖部や肺底部背側の区域および亜区域レベルでのB/A比が計測され，B/A比

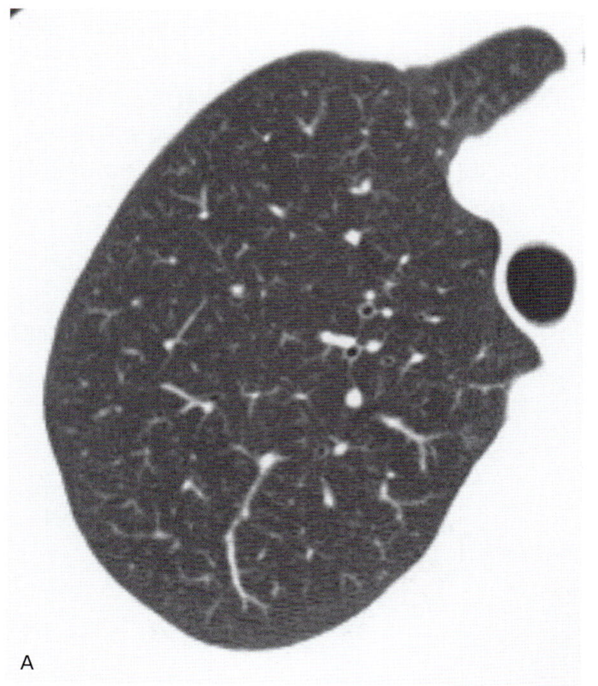

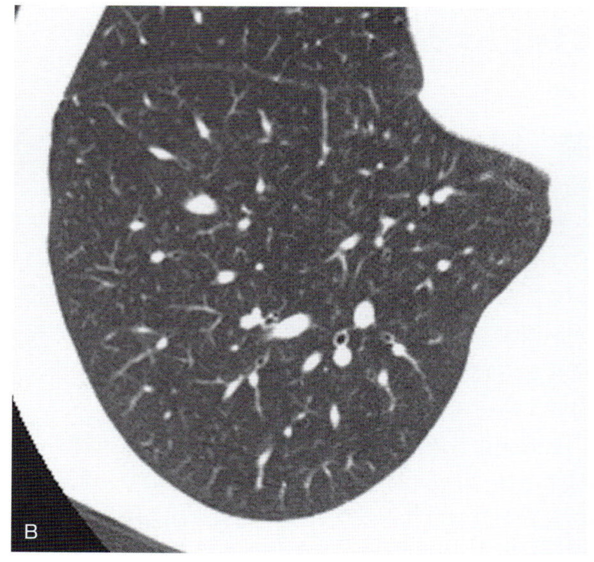

図 2-2　健常被験者における大きな気管支と動脈のHRCT所見　上葉(A)，下葉(B)(ウインドウ条件 −700/1,000 HU)．血管径と隣接する気管支径はほぼ等しい．気管支と肺血管の外側壁は平滑で，鋭い辺縁を有する．肺末梢から2 cm内側では，血管は明瞭に認められるが，気管支は通常認められない．

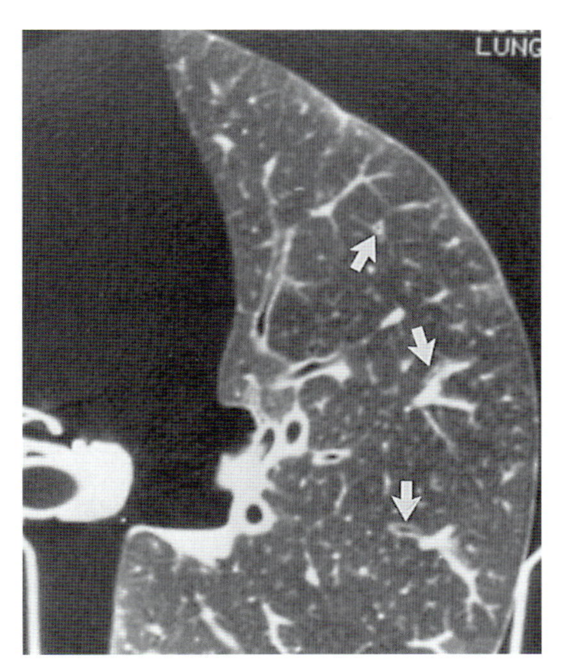

図 2-3　大きな気管支と動脈の正常所見. 摘出伸展肺においてみられる最も小さい気管支(矢印)の直径は 2〜3 mm である. この標本では, 肺末梢から 1 cm 内側に気管支や細気管支はみられないが, 肺末梢の動脈は明瞭にみられる. **注**：本書で呈示する"摘出"肺は剖検で得られた未固定肺で, 圧約 30 cm H_2O の空気で伸展させて撮像した. (From Webb WR, Stein MG, Finkbeiner WE, et al. Normal and diseased isolated lungs: high-resolution CT. *Radiology* 1988;166(1, pt 1):81-87, with permission.)

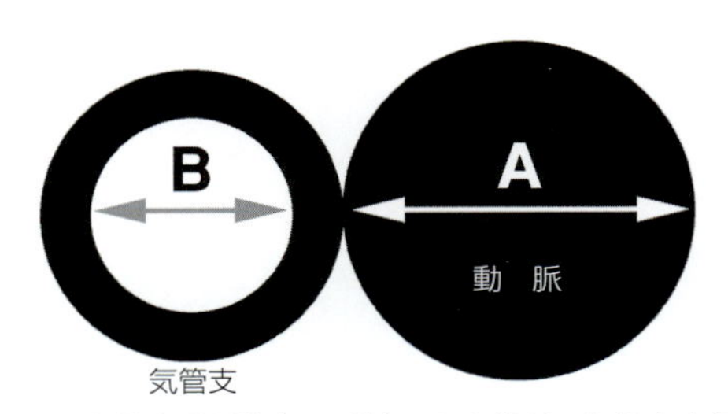

図 2-4　気管支動脈比(B/A 比). B/A 比は, 気管支内径(内腔径)(B)/ 隣接する肺動脈径(A)で得られる. その値は健常被験者で平均 0.65〜0.70 である.

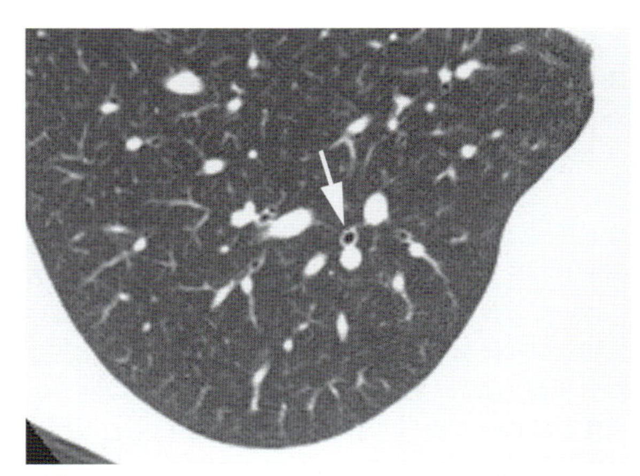

図 2-5　健常被験者における B/A 比. 右肺下葉(図 2-2と同一症例)の拡大像では, 気管支(矢印)の内径は伴走する肺動脈径よりも小さい. ほかの気管支も同程度の B/A 比である.

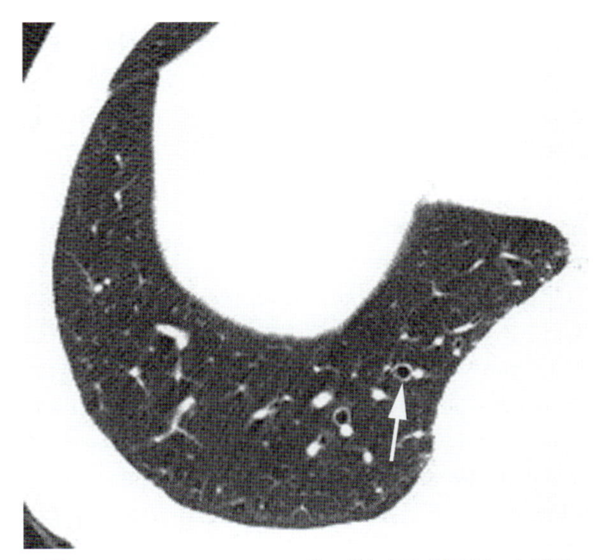

図 2-6　健常者における B/A 比の増加(78 歳男性). 右肺下葉の気管支(矢印)の内径は隣接する肺動脈径よりも大きい. B/A 比は年齢とともに増加し, 40 歳以上の健常被験者では 1 よりも大きくなることがある.

と年齢との間に有意な相関を認めた($r=0.768$, $p<0.0001$). 3 つの年齢層に分けた検討では, B/A 比の平均は 21〜40 歳で 0.609±0.05, 41〜64 歳で 0.699±0.067, 65 歳以上で 0.782±0.078 であった($p<0.0001$). 65 歳以上の群では, 41%の被験者に B/A 比>1 となる気管支が少なくとも 1 本みられ, 計測された気管支の 19%が B/A 比>1 であった(図 2-6). 41〜64 歳の群では被験者の 7%に B/A 比>1 となる気管支を少なくとも 1 本認め, これは計測された気管支の 5%であった. 21〜40 歳の群では B/A 比>1 となる気管支はみられなかった. Copley ら[2] は 75 歳以上の肺疾患のない被験者 40 名における腹臥位 HRCT を 55 歳未満の肺疾患のない被験者の HRCT と比較した. 気管支拡張は 75 歳以上の群(60%)において 55 歳未満の群(6%)よりも高頻度でみられた($p<0.001$). この所見は喫煙歴と関係なく認めた.

高地に住む健常者においても B/A 比は増加し得る[14-16]. この理由としては, 軽度の低酸素血症により気管支拡張と血管攣縮が起こるためと推測されている. Kim ら[14] は, 高度 1,600 m に住む健常被験者 17

名のうち9名(53%)に，隣接する肺動脈と同等あるいはそれ以上の大きさの気管支が少なくとも1本みられたと報告している．また，海抜0mに住む被験者では16名中2名(12.5%)にのみこの所見がみられた．この研究において，高度1,600m群のB/A比の平均は0.76であった．同様に，Lynchら[16]は，コロラド州デンバー(高度約1マイル)に住む健常被験者27名において，葉・区域・亜区域気管支およびさらに細い気管支の内径をそれぞれ隣接する肺動脈の径と比較した．評価された142本の気管支のうち37本(26%)，個体では59%においてB/A比が増加していた．

B/A比と気管支の部位との間にあきらかな相関はなかった．B/A比>1である気管支の分布について評価されたが，肺葉または前後の部位のいずれにも相関はみられなかった[14,17]．

気管支が分岐する前で，かつ伴走する動脈がすでに分岐した部分を撮像断面が通る場合にも，B/A比>1となり得る．このような場合には，“拡張した”気管支に接して2本の動脈が認められる．

気管支壁厚

正常な気道の壁厚は外径に比例する．Weibelによると，2〜4次分支(葉気管支〜区域気管支)の壁厚は約1.5mmで，外径は平均5〜8mm(気管支壁厚は外径の約20〜30%)であり，6〜8次(亜区域)分支の壁厚は約0.3mmで，外径は平均1.5〜3mm(気道の壁厚は外径の10〜20%)，11〜13次分支の壁厚は0.1〜0.15mmで，外径は0.7〜1mm(気道の壁厚は外径の約15%)とされる(表2-1)[18,19]．

気管支壁厚と外径との関係は気管支壁厚/気管支径比(T/D比)を用いて表される(図2-7)．この比はHRCTを用いて計測され，区域および亜区域気管支では平均約20%であり(図2-8)，これは前述した解剖学的な計測値ときわめて一致している．ある研究[11]では，心肺疾患のない被験者85名に対してHRCTを施行し，肺尖部および肺底区背側において，区域・亜区域レベルのT/D比が計測された．画像評価は気管支の正確な計測に最適とされるウインドウ設定(ウインドウレベル−450HU，ウインドウ幅1,500HU)で行われた[20,21]．全体では，T/D比は0.200±0.015(範囲0.171〜0.227)であった．ほかの研究では，健常被験者14名について検討され，T/D比は0.23(±0.04)であった[22]．

Matsuokaら[11]の研究では，T/D比と年齢の間に有意な相関は認めなかった．しかしながら，Copleyら[2]による健常な高齢者のHRCT所見の評価では，気管支壁肥厚を，75歳以上の群(55%)において55歳未満の群(6%)よりも高頻度に認めた($p<0.001$)．

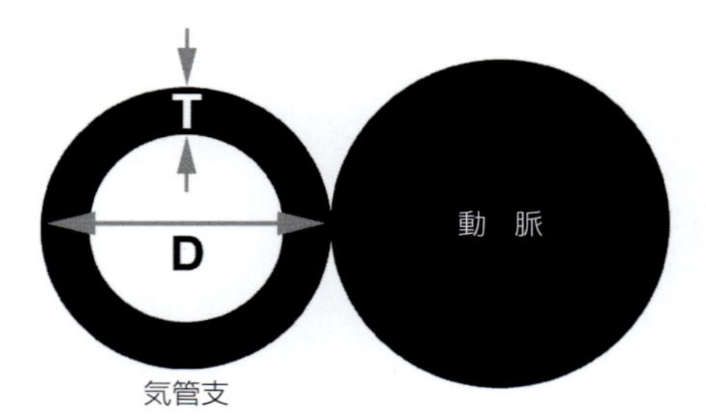

図 2-7　気管支壁厚/気管支径比(T/D比)を用いた気管支壁厚の計測. この比は，気管支の壁厚(T)/外径(D)と定義される．健常被験者では平均約0.2(20%)である．

表2-1　気道径と壁厚の関係

気　道	外径(mm)	壁厚(mm)
小葉および区域気管支	5〜8	1.5
亜区域気管支/細気管支	1.5〜3.0	0.2〜0.3
小葉細気管支	1	0.15
終末細気管支	0.7	0.1
細葉細気管支	0.5	0.05

Modified from Weibel ER. High resolution computed tomography of the pulmonary parenchyma: anatomical background. Paper presented at Fleischner Society symposium on chest disease; Scottsdale, AZ; 1990.

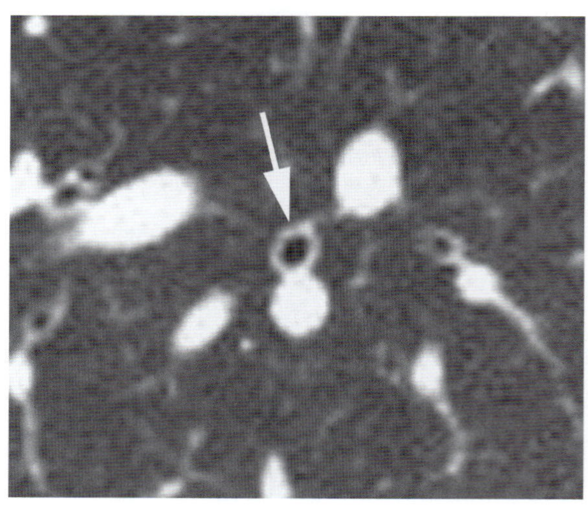

図 2-8　健常被験者におけるT/D比. 右肺下葉の拡大像(図2-2および図2-5と同一症例)．矢印で示される気管支の壁厚は外径の約5分の1である．

HRCTで通常みられる最も小さな気道の外径は約2 mmで，壁厚は0.2～0.3 mmである[23]．健常被験者において，肺の末梢から2 cm内側では，気道の壁が非常に薄いため，気道が認められることはまれである(図2–3)[24]．肺の末梢から1 cm内側では，縦隔に接する部分を除き，気道はほとんど認められないとの報告もある[15,25]．Kimらの研究では，健常被験者の40%において縦隔胸膜から1 cm内側に気道を認めた[25]．

気管支壁のみかけの厚みは，HRCTを評価する際のウインドウ設定によって大幅に変動することを認識することが重要である(1章参照)．さらに，HRCTにおいて気管支壁として認める構造には壁自体のみでなく，気管支血管周囲間質も含まれている．この間質が肥厚すると，気管支壁が肥厚しているようにみえる．“気管支周囲肥厚像 peribronchial cuffing”という用語は，単純X線写真におけるこの状態を表現するのに用いられる．

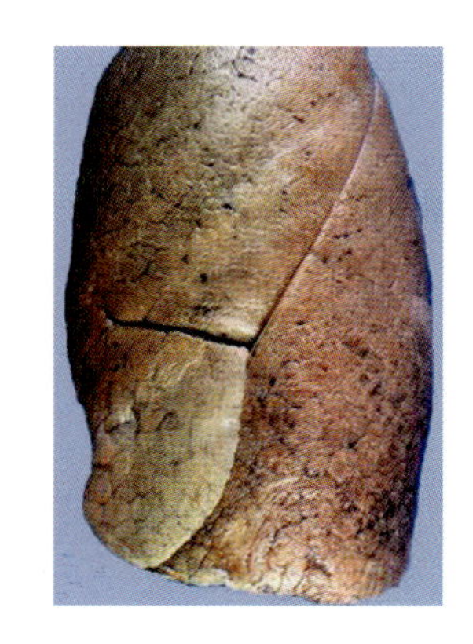

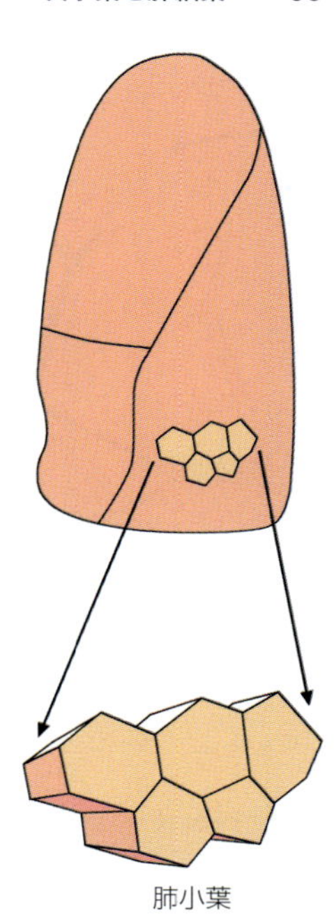

A

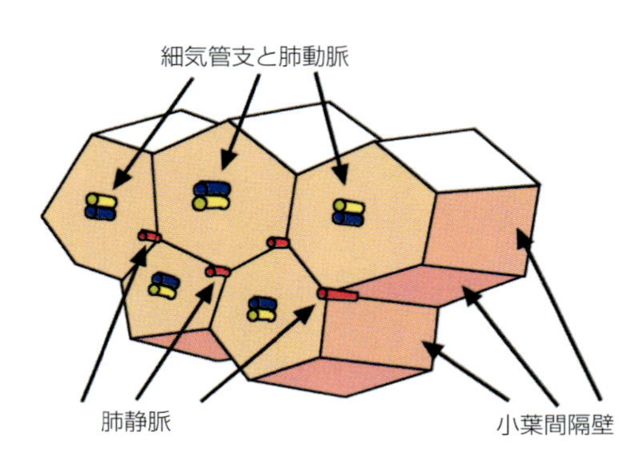

B

図 2–9 肺小葉の解剖．A，B：この図で右肺背側表面に5つの小葉が示されているように，肺小葉は不規則な多面体や円錐形で，肺表面において認められることが多い．B：小葉は小さな細気管支と肺動脈で支配され，これらは小葉の中心に位置する．小葉は肺静脈とリンパ管を含む結合組織性小葉間隔壁によって囲まれている．(Specimen photograph courtesy of Martha Warnock, MD.)

二次小葉と肺細葉

肺は，葉や区域よりも小さな無数の解剖学的単位から構成される．二次小葉と肺細葉は肺の亜区域単位の中で最も重要と考えられている[26]．

Millerの定義による二次小葉，は結合組織性隔壁によって囲まれる肺構造の最も小さい単位に相当する[19,27](図2–1，図2–9，図2–10)．二次小葉は不規則な多面体であり，大きさは様々で，肺のほとんどの部位で直径1～2.5 cmの大きさである[8,19,28–30]．ある研究で，成人数名において計測された肺小葉の直径は平均11～17 mmであった[30]．

肺小葉のレベルでは，気道，肺動静脈，リンパ管や肺間質の様々な構成要素のすべてが認められる(図2–1，図2–9，図2–10)．二次小葉は小さな細気管支と肺動脈からなり，肺静脈やリンパ管を含む結合組織性小葉間隔壁によって囲まれている[31]．肺表面では，小葉間隔壁があるため，二次小葉の解剖を容易に確認できる[19,28]．

肺細葉は二次小葉より小さい構造である．肺細葉は終末細気管支(純粋な誘導気道の最末端)の遠位に存在する肺の部分として定義され，1本あるいは数本の一次呼吸細気管支によって支配される[32,33]．呼吸細気管支は壁に肺胞を有する気道の中で最も大きく，細葉はすべての気道がガス交換に関与する最も大きな肺単位である．成人における肺細葉の大きさは直径6～10 mm，平均7～8 mmと報告されている(図2–10A，図2–11)[30,34]．

二次小葉は通常12個以下の肺細葉から構成されるが，その数は報告により様々である[18,35]．Itohらによる研究では，様々な大きさの小葉に含まれる肺細葉の数は3～24個と報告されている[36]．

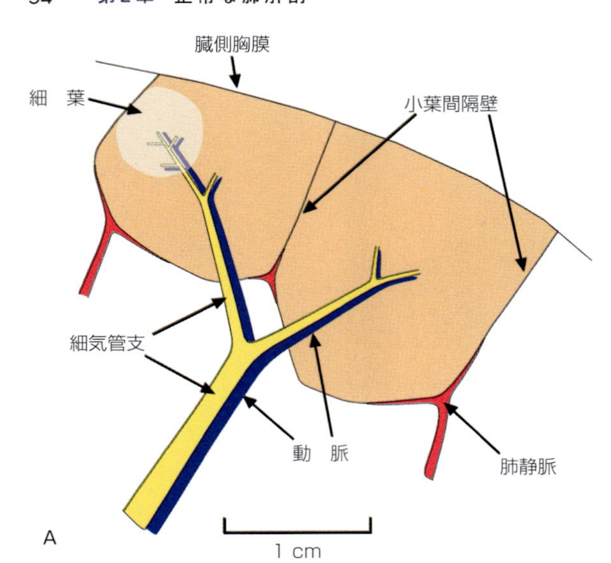

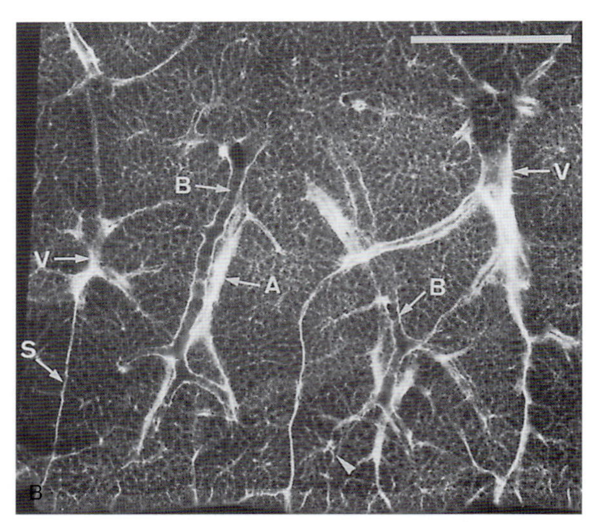

図 2-10 A：Miller により定義される二次小葉の解剖．隣接する2つの小葉がこの図に示されている．B：二次小葉のX線学的解剖．下葉から得た1mm厚肺切片のX線写真．2つの二次小葉が明瞭に認められる．小葉は，肺静脈(V)の分枝を含む薄い小葉間隔壁(S)によって囲まれている．細気管支(B)と肺動脈(A)は小葉中心にある．右上の目盛り＝1cm．(Reprinted from Itoh H, Murata K, Konishi J, et al. Diffuse lung disease: pathologic basis for the high-resolution computed tomography findings. *J Thorac Imaging* 1993;8:176, with permission.)

歴史的な考察

二次小葉や細葉，さらに小さい肺単位が重要であるという概念は，ここ300年の間に肺の解剖や病理，生理が徐々に理解されるに伴って発展した．一連の発展における卓越した概念や漸進的な発見に Miller が寄与した[37]．

二次小葉を最初に詳述したのは Thomas Willis（1676年）であり，彼は気管支や肺血管に水銀やほかの液体を注入して，肺の構造を研究した．彼は，“小さな葉”(すなわち，小葉)が気管の小さな分支から起始し，それぞれ“膜”によって境界されていることを発見した(図 2-12)．小さな葉に入る細気管支は多数の細い分支に分かれ，それらは微細な“bladders”や“vesicles”につながると記載されている．

Georg Rindfleisch（1875年）は，亜小葉肺単位を示す“細葉”という用語を初めて使用した．彼の記述によると，二次小葉は1本の細気管支により支配され，細気管支は徐々に小さな細気管支へと分岐し，最終的に樹枝状の alveolengänge（肺胞管）となり，これが集まって“肺細葉”を形成する(図 2-13)．Rindfleisch によると，大きさが様々である二次小葉に比較して，細葉はずっと均一な肺構造の単位である．しかし，彼は二次小葉のほうが肺細葉よりも病理学的に重要だとした．というのは，病気の進展が小葉を囲む結合組織性隔壁によって抑えられるからである．

1881年に，Rudolph Kolliker は，処刑された囚人の肺を用いて，気管支樹のより細かい分支について詳細な分析を行い，呼吸細気管支は壁に細気管支上皮と肺胞を有する気道と記載した．彼は呼吸細気管支を，それより中枢側にある壁に肺胞をもたない気道(終末細気管支)(図 2-14)や，末梢側にある壁に無数の肺胞を有する気道(alveolengänge，後の肺胞管)と区別し，さらにこれがもととなって，気道の解剖に対して肺細葉が定義された．

William Snow Miller は1947年に出版した本“The Lung”の中で，肺の解剖について詳細に検討している[38]．彼による二次小葉と細葉の定義は現在でも用いられている(前述の定義を参照)．しかし，彼も一次肺小葉が肺構造の基本単位と考えた．彼は一次肺小葉を終末呼吸細気管支の遠位にあるすべての肺胞管，肺胞嚢と肺胞，および，これらに伴走する血管や神経，結合組織を併せたものと定義した(図 2-15，図 2-16)．しかし，“一次肺小葉”という用語は今日あまり用いられないため，“二次肺小葉”と“二次小葉”，“小葉”という用語が同じ意味として用いられることが多く，一般に，これらの用語は同義語とみなされている[26]．本書では，これらすべてを Miller の二次小葉の意味として用いる．

1958年に，Reid は肺小葉について異なる定義を提案し，結合組織性隔壁の存在や位置ではなく，気管支造影で同定される末梢細気管支の分岐形式に基づいて

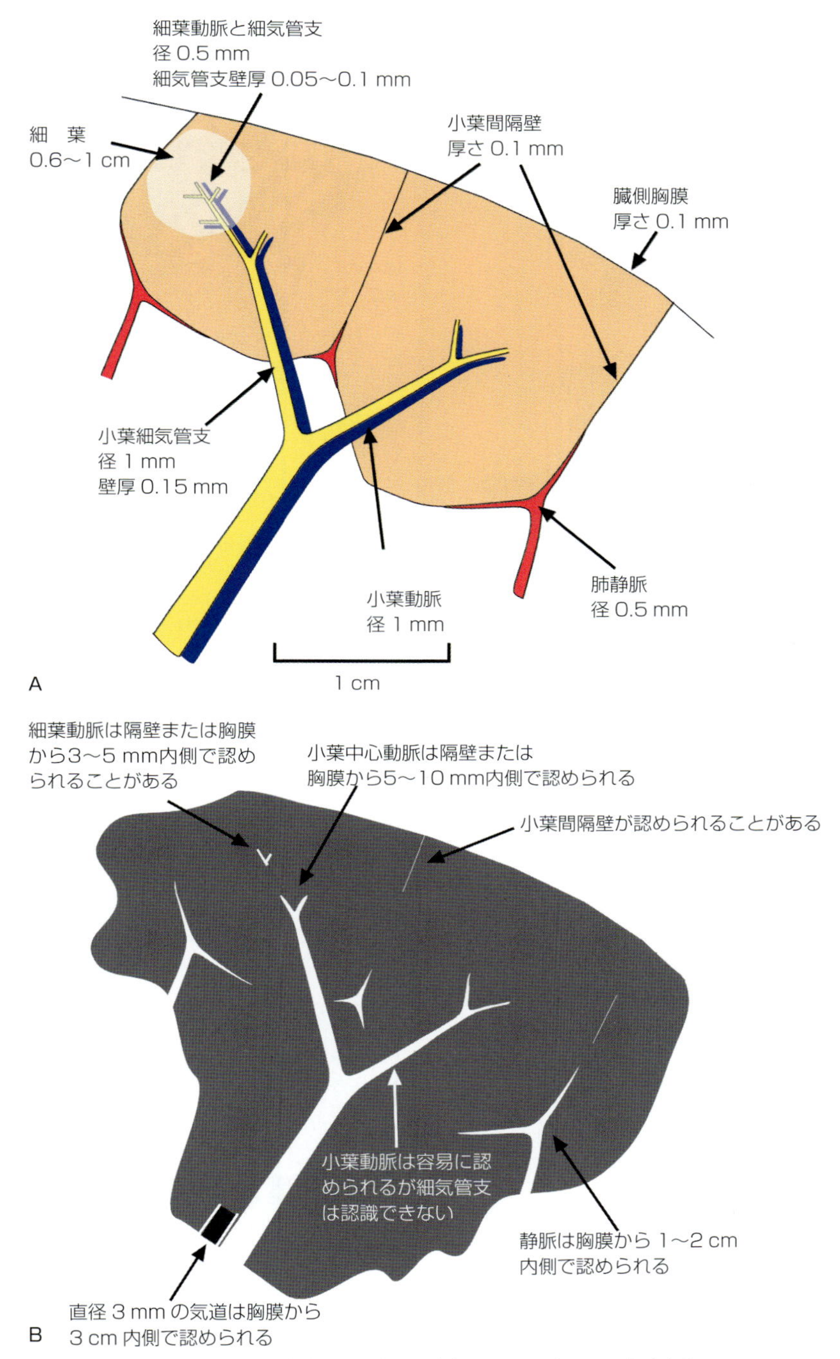

図 2-11 二次小葉構造の大きさ(A)と HRCT 上でのみえ方(B).

定義した[31,32,35]．気管支造影では，小さな細気管支がより大きな気道から 5～10 mm の間隔で分岐するのがみられる．さらに，これらの小さな細気管支は約 2 mm の間隔，いわゆる“ミリメートル・パターン”で分岐する[32]．ミリメートル・パターンを示す気道は小葉内であり，それぞれの分支は終末細気管支に相当すると Reid は考えた[35]．彼女は，小葉を 3～5 本の“ミリメートル・パターン”細気管支から構成される肺単位と考えた．Reid の定義による二次小葉は，直径約 1 cm で，3～5 個の細葉を含み，Miller の定義による二次小葉とほぼ等しい大きさの肺単位ではあるが，小葉間隔壁により囲まれる Miller の二次小葉とは必ず

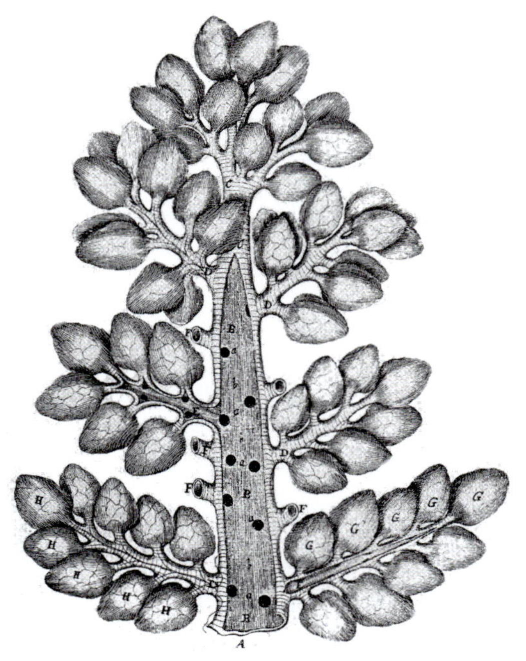

図 2-12 Willis(1676)による肺小葉．個々の小葉は小さな気管支から起始する．

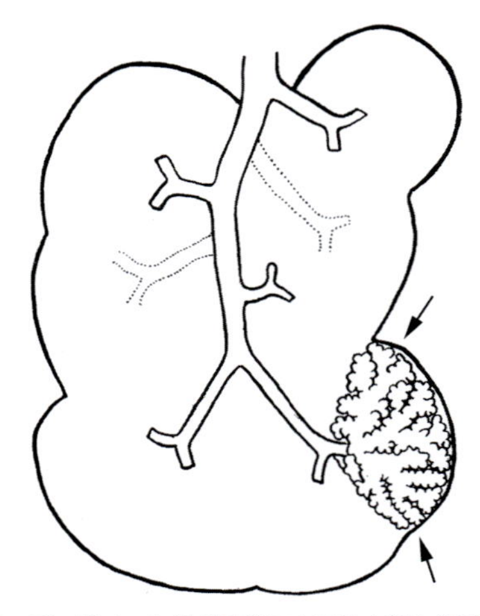

図 2-13 Rindfleisch(1875)による肺小葉と細葉．小葉は細気管支からなり，細気管支はさらに小さな分支に分かれる．細葉(矢印)は alveolengänge(すなわち，肺胞管)をあきらかにする．

しも一致しないことを理解しておく必要がある(図 2-17)[35, 36]．Miller の定義は HRCT の解釈に非常に適しており，小葉間隔壁が組織切片上で認められることから，解剖学者や病理学者にも広く受け入れられている[36]．

二次小葉の解剖について理解するための基礎や，二次小葉が X 線写真を解釈するうえで重要であることは，Heitzman らによって 1969 年に発表された 2 つの

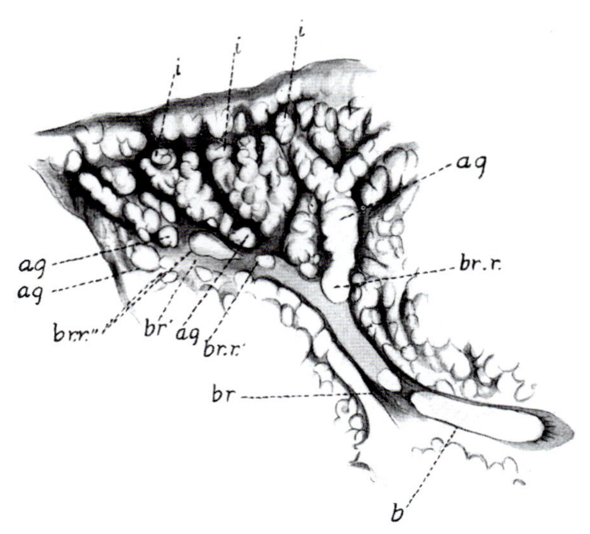

図 2-14 Kolliker(1881)による末梢気道の解剖．右下の気道(*b*)は終末細気管支である．より末梢の気道(*br* および *br.r*)は呼吸細気管支である．肺胞管(alveolengänge)は *ag* と示されている．終末細気管支よりも末梢の気道は細葉である．

論文[28, 31]，続いて，Heitzman の本"The Lung: Radiologic–Pathologic Correlations[39]"の中で詳述された．彼は様々な小葉の異常の単純 X 線所見を，伸展固定肺標本と慎重に対応させて記載した．初期の論文で，彼は線維化，あるいはリンパ管や肺静脈の異常に伴う隔壁肥厚の所見や，肺梗塞や気管支肺炎における汎小葉性陰影を記述した．後に発表されたさらに詳しい記述の中で，"小葉中心"の X 線所見をさらに強調し，細気管支周囲結節と亜小葉影の X 線所見および病理学的所見を示した．これは現在の用語では"小葉中心性"に相当する．

二次小葉とその構成要素の解剖

二次小葉の解剖と小葉構造の外観を理解することは HRCT を解釈するために重要である(図 2-10，図 2-11，図 2-18～図 2-24)．HRCT では正常肺および異常肺のいずれにおいても二次小葉の特徴が多く認められ，多くの肺疾患，特に間質性疾患では小葉構造に特徴的な変化が生じる[5, 6, 10, 23, 24, 26, 40, 41]．HRCT を解釈するためには，二次小葉を次の 3 つの主要な部分・構成要素からなるとする概念が最も適切である．

1. 小葉間隔壁とそれに連続する胸膜下間質
2. 小葉中心構造
3. 小葉実質と細葉

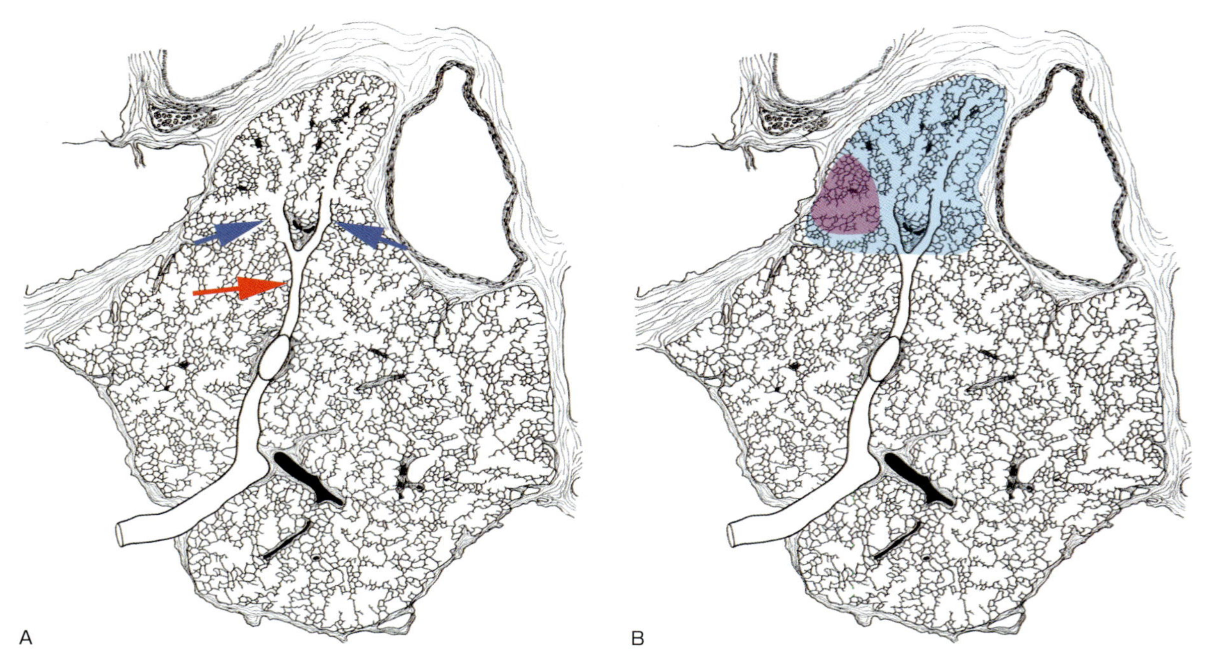

図 2-15　**二次小葉.** A：この図は肺末梢の二次小葉を表しており，二次小葉は，肺静脈を有する結合組織性隔壁によって囲まれている．小葉動脈は黒で描かれ，気道は輪郭のみが示されている．小葉細気管支は，肺末梢で肺胞につながる．赤矢印は終末細気管支である．青矢印は呼吸細気管支であり，この壁から肺胞が直接起始している．B：細葉はおおよそ青色で示される大きさであり，一次肺小葉は紫色で示される大きさである．(Adapted from Miller WS. *The lung*. Springfield, IL: Charles C Thomas; 1947: 204; arrows and shading have been added to the original illustration.)

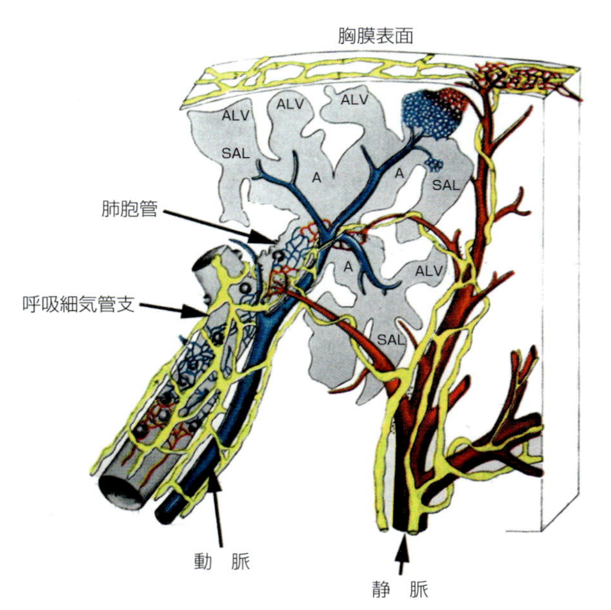

図 2-16　**一次肺小葉.** Miller は一次肺小葉を終末呼吸細気管支の遠位にあるすべての肺胞管，肺胞管入口部(A)，肺胞嚢(SAL)と肺胞(ALV)，およびこれらに伴走する血管，神経，結合組織を併せたものと定義した．(From Miller WS. *The lung*. Springfield, IL: Charles C Thomas; 1947:75.)

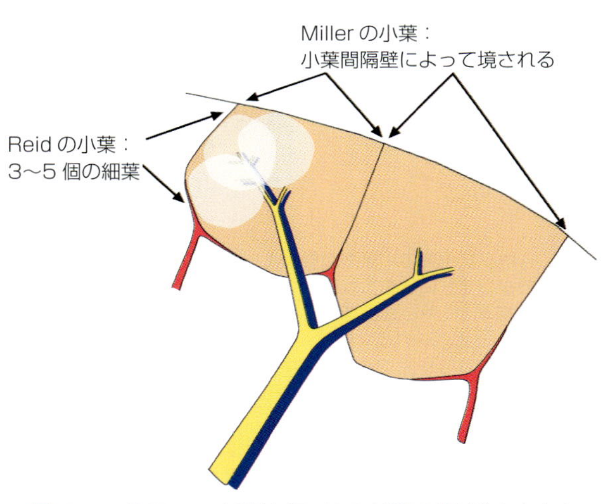

図 2-17　“Miller の小葉”と“Reid の小葉”の相対的な大きさと関係.

小葉間隔壁

解剖学的に，二次小葉は結合組織性小葉間隔壁によって囲まれており，小葉間隔壁は胸膜表面から連続している(図 2-10，図 2-11，図 2-18〜図 2-24)．小葉間隔壁は Weibel によって記された末梢性間質性線維系の一部で(図 2-1)[8]，肺静脈とリンパ管を含む．

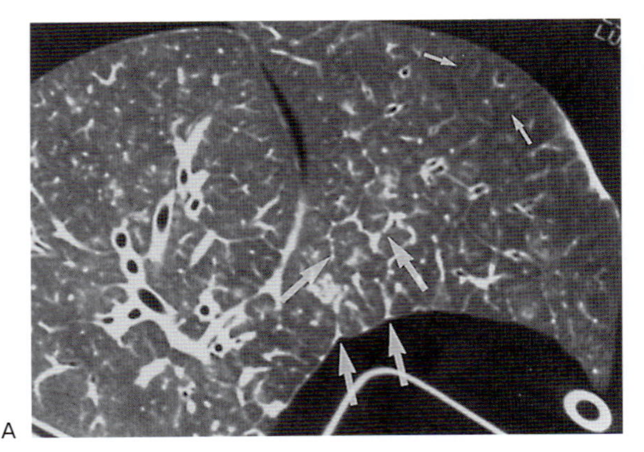

A

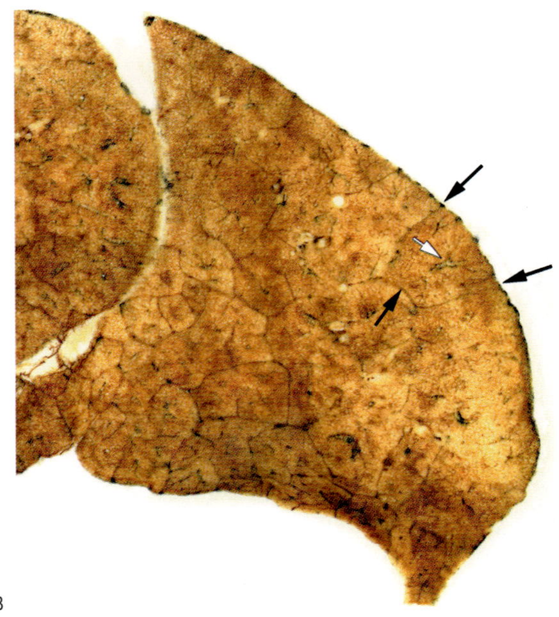

B

図 2-18　**摘出肺の小葉間隔壁**．A：肺末梢に正常の薄い小葉間隔壁がわずかに認められる(小さな矢印)．縦隔胸膜面に沿った小葉間隔壁(大きな矢印)は浮腫により軽度肥厚しており，より容易に認められる．非常に細い線が胸膜面や肺葉間裂にみられ，これは正常の小葉間隔壁と同様の形態や厚みであることに注意したい．この線は胸膜下間質と臓側胸膜に相当する．(From Webb WR, Stein MG, Finkbeiner WE, et al. Normal and diseased isolated lungs: high－resolution CT. *Radiology* 1988;166:81, with permission.)　B：Aと同じレベルの肺切片．小葉間隔壁に沿って色素が沈着しているため，上葉の肺小葉の解剖はわかりやすい．Aで認められる肺小葉と同じ肺小葉(黒矢印)が肺表面に認められる．小葉中心細気管支の分岐がみられる(白矢印)．

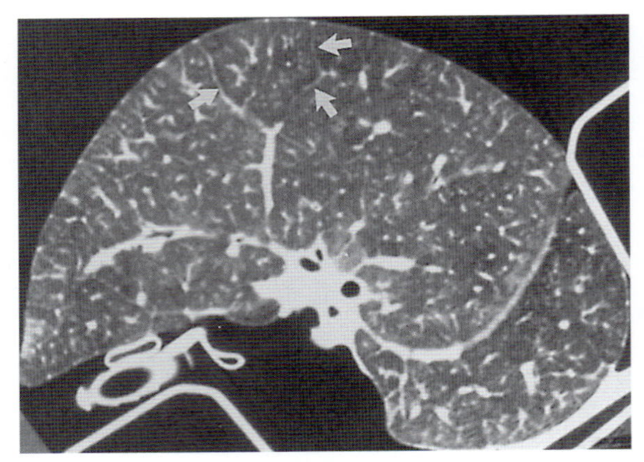

図 2-19　**摘出肺における連続する小葉間隔壁**．HRCT上，長い小葉間隔壁(矢印)が数個の二次小葉を境しているのが認められる．この肺の隔壁は液体によって軽度肥厚している．隔壁は末梢においてよく認められるが，肺中心部では隔壁および二次小葉がそれほど明瞭に認められない．(From Webb WR, Stein MG, Finkbeiner WE, et al. Normal and diseased isolated lungs: high-resolution CT. *Radiology* 1988;166:81, with permission.)

肺末梢部の肺小葉は比較的大きく，肺のほかの部分よりも厚く明瞭な小葉間隔壁によって囲まれている[31, 42]．末梢の小葉の形態は比較的均一で，立方体や錐体形であることが多い[31]．肺中心部の肺小葉は，末梢部よりも小さく，不規則な形態で，より薄く不明瞭な小葉間隔壁で囲まれる．肺中心部の小葉は，認められる場合には六角形や多角形を示す．しかし，HRCT上でみられる肺小葉の大きさや形態は撮像断面に対する方向によって著明に変化することを考慮しておかなければならない．

上葉の肺尖，前面および外側面，中葉・舌区の前面および外側面，下葉の前面および横隔膜面，そして縦隔胸膜面に沿った部分で，小葉間隔壁は最も厚く，最も多くみられる[43]．すなわち，二次小葉はこれらの領域で最も明瞭に認められる(図 2-24B)．胸膜下における小葉間隔壁の厚みは約 100 μm(0.1 mm)である[5, 8, 23, 24]．

1章で述べたように，HRCTにおいて正常な小葉構造が認められるかどうかは，その大きさや撮像断面に対する方向による．ただし，大きさが最も重要な要素である(図 2-11)．通常，HRCT上で認められる最も小さい構造は厚さ 0.3〜0.5 mm であるが，それよりも薄い 0.1〜0.2 mm の構造も時として認められることがある．このように，肺末梢の小葉間隔壁はHRCT解像度の下限である[23]が，それにもかかわらず，生体外 *in vitro* で撮像されたHRCTでは小葉間隔壁が描出されることが多い[24]．生体外 *in vitro* HRCTで，小葉間隔壁は非常に細い，均一な厚みの直線として認められることが多く，長さは通常 1〜2.5 cm で，胸膜面と直交する(図 2-11，図 2-18)．連続するいくつかの小葉間隔壁が 4 cm もの長さの線状影として認められることもある(図 2-19)[24]．

摘出肺の画像と比べると，健常被験者の画像において，小葉間隔壁が認められる頻度は少なく，またより

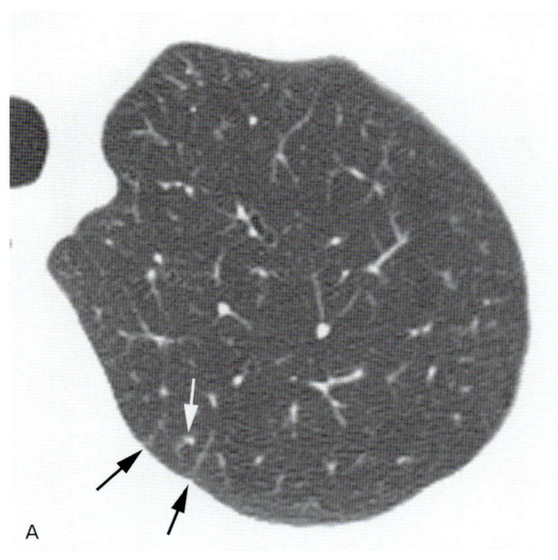

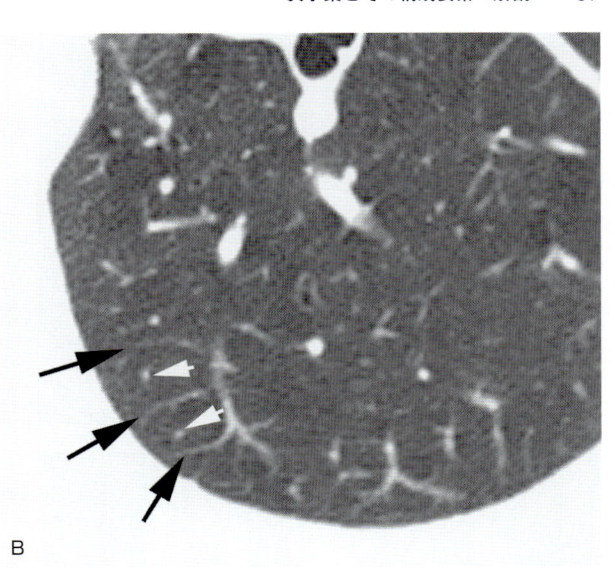

図 2-20　HRCT における正常な小葉の解剖．A：健常被験者における左上葉の HRCT 軸位断像．薄い小葉間隔壁（黒矢印）が肺背側にみられ，正常の肺小葉を囲んでいるが，他の隔壁は目立たない．小葉中心動脈（白矢印）は明瞭に認める．B：同じ被験者の左下葉の断面では，正常な肺静脈がみられ（黒矢印），肺小葉を囲んでいる．小葉中心動脈（白矢印）は，静脈の間に丸い点として認められる．

不明瞭である．健常被験者において，肺末梢部に数個の小葉間隔壁がよく認められるが，たいてい目立たない（図 2-20，図 2-21）．正常な小葉間隔壁は，最も発達している部分，すなわち，肺尖や前面，縦隔胸膜面に沿った部分にみられることが最も多い[6, 44]．小葉間隔壁がみえる場合，たいてい胸膜面に連続するのがみられる．肺中心部では，小葉間隔壁は末梢部と比べて薄く，健常被験者で認められることは少ない（図 2-19）．肺中心部で小葉間隔壁が明瞭に認められる場合は，異常な肥厚とみなされることが多い（図 2-22）．小葉間隔壁がはっきりと認められない場合には，径 0.5 mm 程度の隔壁の肺静脈の位置を参考にして小葉間隔壁の位置を推測できる．静脈は線状，弓形あるいは分岐状構造（図 2-20B，図 2-21），または，小葉中心動脈を約 5〜10 mm 離れて取り囲んで配列する点状構造として認められることがある．肺静脈は分岐パターンによっても同定することができる．一般に，小静脈は太い主軸静脈に対してほぼ直角に分岐する（図

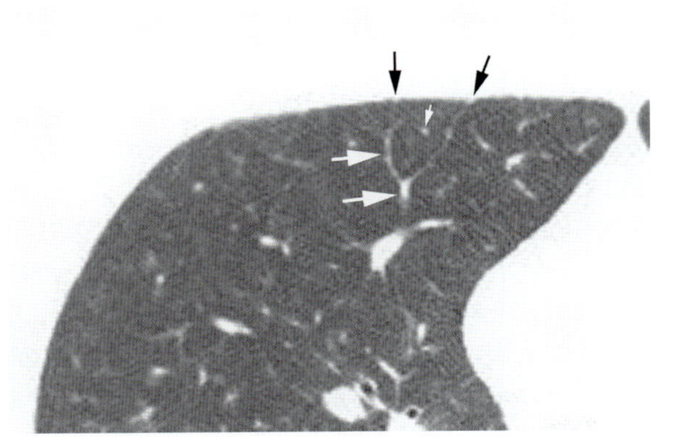

図 2-21　HRCT における正常な小葉の解剖．健常被験者の右上葉の HRCT．肺末梢において，薄い小葉間隔壁により小葉（黒矢印）が同定される．肺静脈（大きな白矢印）は，小葉周辺に沿って認められる．小葉中心動脈は白い点（小さな白矢印）として認められる．ほかの肺動脈は，胸膜面から 5〜10 mm 内側に認められる．

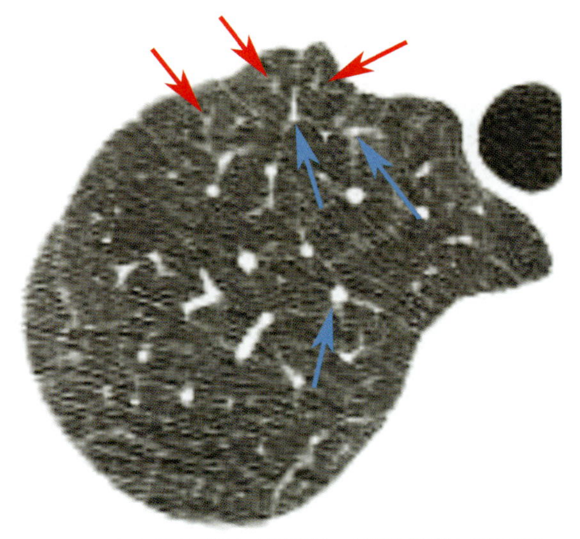

図 2-22　右上葉の正常な小葉解剖．小葉間隔壁は通常の被験者でみられるよりも明瞭であるが，おそらく正常である．小葉中心動脈（赤矢印）は胸膜面から約 1 cm 内側に分岐状影や点状影としてみられる．静脈（青矢印）は小葉間隔壁の位置に認められる．

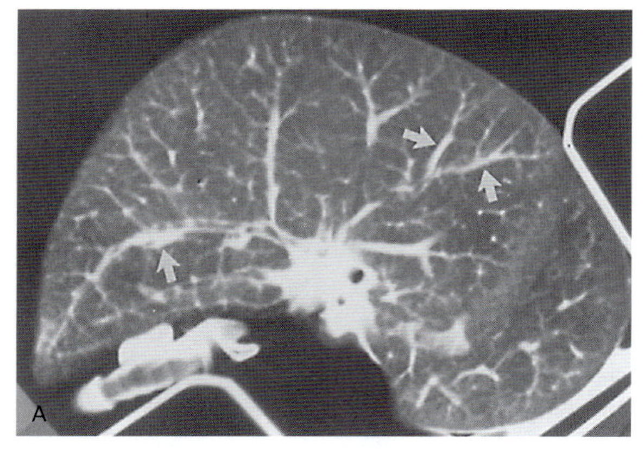

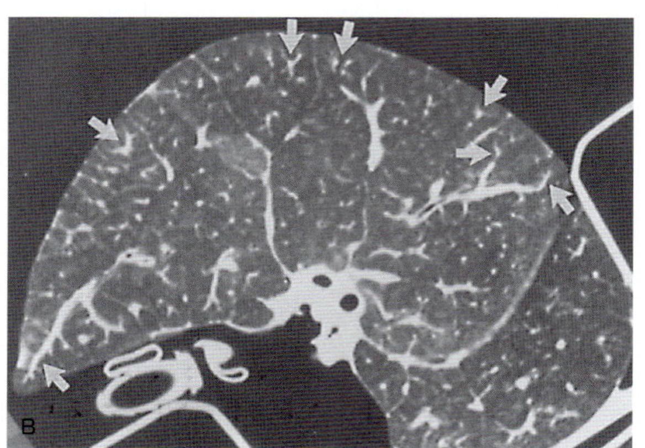

図 2-23　摘出肺の小葉中心の解剖. A：1 cmのコリメーションで撮像されたCTにおいて，肺動脈(矢印)とそれに伴走する気管支は同定可能である. B：同じレベルのHRCTで，小葉間隔壁が1つ以上の小葉を囲んでいるのが認められる. 肺動脈(矢印)が肺小葉の中心に伸びているのが認められるが，小葉内細気管支は認められない. 肺動脈の分岐部が認められる最も末梢は胸膜面から約1 cm内側である. 気管支は胸膜面から2〜3 cm内側には認められない. (From Webb WR, Stein MG, Finkbeiner WE, et al. Normal and diseased isolated lungs:high-resolution CT. *Radiology* 1988;166:81, with permission.)

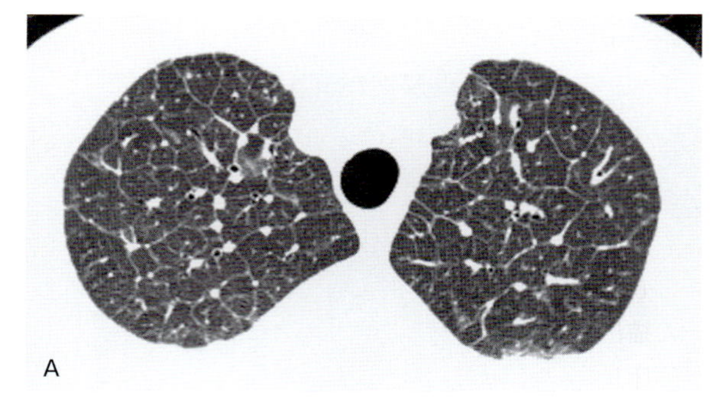

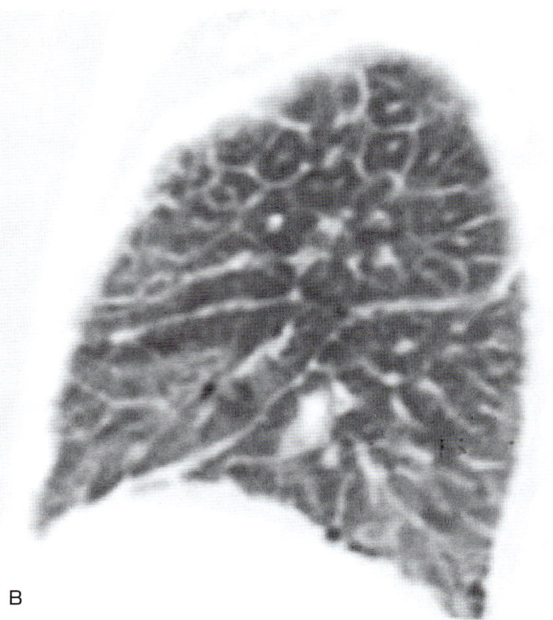

図 2-24　小葉間隔壁肥厚を伴う患者における肺小葉のHRCT所見. A：間質性肺水腫患者における小葉の解剖. 小葉間隔壁が肥厚しているため，小葉の解剖が明瞭にみられる. 小葉中心動脈は，小葉中心領域で分岐する点状影として認められる. B：片側肺静脈閉鎖症と小葉間隔壁肥厚を伴う患者における矢状断再構成画像での小葉解剖. 上葉で小葉が最も明瞭に認められる.

2-20B).

小葉間隔壁は喫煙者では若年者よりも高齢者でより高頻度に認められ，年齢とともによりみえる傾向がある[1, 2, 45]. Copleyら[2]は，肺疾患のない75歳以上の40名の被験者の腹臥位HRCTと若年群(55歳未満)のHRCTを比較した. 小葉間隔壁肥厚は高齢群の18%でみられたが，若年群では認められなかった. 隔壁肥厚は2名では1つの肺葉にのみ認め，5名では広範囲(2葉以上)に両側性にみられた.

小葉中心領域と小葉中心構造

小葉中心領域あるいは小葉中心とよばれる小葉の中心部[31]には，小葉を支配する肺動脈と細気管支，およびこれらを支持する結合組織がある[5, 8, 19, 23, 24, 33]. 小葉を気管支樹や動脈樹と結びつけて正確に定義することは難しい. 小葉は，特定の次数の分支や特定の型の細気管支や動脈から起始するわけではない[19].

小葉細気管支と動脈は不規則に二分岐する[36]. 小葉細気管支はたいてい2本に分岐する. 多くの場合，2本の分支の大きさは異なり，一方は分岐前の気管支と同程度の大きさで，他方はより小さい(図2-10B, 図2-11). このように，気管支造影，動脈造影やHRCT上，小葉中心に1本の主軸細気管支や動脈がみられることが多く，この細気管支や動脈は間隔を空けてより小さな分支を出す．

HRCT 上，小葉中心構造がみられるかどうか，あるいはどのようにみえるかは主にその大きさによる（図 2–11）．二次小葉を構成する動脈や細気管支は直径約 1 mm であるのに対して，小葉内の終末細気管支と動脈の直径は約 0.7 mm，細葉細気管支と動脈の直径は 0.3～0.5 mm である．この大きさの動脈は HRCT で容易に描出される[23, 24]．

臨床における画像で，小葉中心や胸膜から 1 cm 以内によくみられる線状影，分岐状影あるいは点状影は，通常小葉内動脈やその分枝を反映している（図 2–20～図 2–24）[5, 23, 24]．二次小葉を支配する径約 1 mm の肺動脈は平行する多数の弾性板を壁に有し，弾性動脈とよばれる[46]．直径が 0.1 mm より大きく，1 mm 未満の動脈は一般的に壁に平滑筋を有し，筋性動脈とよばれる．直径 0.1 mm 未満の小血管は，肺細動脈とよばれる[46]．HRCT で描出される最も小さい動脈は，胸膜面あるいは小葉辺縁から 3～5 mm 内側まで伸び，径は 0.2 mm 程度である[5, 23, 24]．したがって，肺細動脈は HRCT 上描出されない．HRCT 上でみられる小葉中心動脈は，無気肺がなければ胸膜面まで達することはない（図 2–20～図 2–24）．

健常被験者において細気管支がみえるかどうかはその直径よりも壁厚によるところが大きい．二次小葉を支配する 1 mm の細気管支の壁厚は約 0.15 mm であり，これは HRCT 解像度の下限に相当する．終末細気管支の壁厚はわずか 0.1 mm，細葉細気管支の壁厚 0.05 mm であり，これらは HRCT の解像度では管状構造物として描出されない（図 2–11）．ある生体外 *in vitro* 検査では，直径 2 mm 以上，あるいは壁厚が 100 µm（0.1 mm）以上でなければ細気管支は HRCT で描出されなかった[23]．臨床における検査の解像度がこれよりも低いのは確実である．臨床で撮像される HRCT では，小葉内細気管支が通常認められるわけではなく，たいていの部位において胸膜面から 1 cm 内側には気管支や細気管支がほとんど認められないということを認識しておくことは重要である（図 2–20，図 2–24）[15, 25]．

小葉（肺）実質と肺細葉

二次小葉は小葉中心領域を取り囲み，小葉間隔壁に囲まれ，機能性肺実質（すなわち，肺胞とそれに伴う肺毛細血管床）からなり，末梢気道と肺動静脈により支配される．この実質は結合組織性間質，すなわち，小葉内間質とよばれる肺胞中隔内の非常に細い線維の微細なネットワークにより支持される（図 2–1）[8, 19] が，通常この間質は描出されない．HRCT 上，小葉実質は空気よりも濃度が高いはずであるが，この濃度差はウインドウ設定によって変化する（1 章参照）．数本の小葉内血管が認められることは多い．

Weibel により記載された 3 つの間質線維系（軸性，末梢性，隔壁性）のすべてが肺小葉のレベルで描出されることは重要であり（図 2–1），これらのいずれに異常があっても HRCT 上で小葉の異常として認められる[24]．軸性（小葉中心性）線維は小葉中心で動脈と細気管支を取り囲み，末梢性線維は小葉を囲む小葉間隔壁からなり，隔壁性線維（小葉内間質）は肺胞壁に沿って小葉内に広がる．

肺細葉はそれのみで HRCT で認識されることはない．しかし，肺細葉を支配する動脈は約 0.5 mm であり，十分認識できる大きさである（図 2–11）．Murata ら[23] は，呼吸細気管支に伴走し，その領域の細葉を支配する径 0.2 mm の肺動脈が HRCT 上で認められること，そして，それらが小葉辺縁や胸膜面から 3～5 mm 内側にまで広がっていることを示した．小葉細気管支と同様に，細葉を支配する一次呼吸細気管支は小さいため，認められない．

肺皮質および肺髄質の概念

少なくとも一部では小葉解剖の違いに基づいて，肺は末梢性皮質と中心性髄質に分けられると考えられている[31, 42]．肺皮質および肺髄質の概念は一般的に用いられているわけではないが，肺の末梢域と中心域の二次小葉の違いや肺の解剖の相違を強調する際に有用である[47]．また，この概念は肺の末梢域と中心域の解剖学的（および，おそらく生理学的）な相違を強調するのに役立ち，この相違はいくつかの肺疾患では HRCT 上の分布を予測する際に有用である[48]．

肺末梢（肺皮質）

肺皮質は整然と配列する明瞭な 2～3 列（段）の二次小葉から構成されると考えられており，皮質は肺末梢や葉間裂に接する肺表面に沿って厚さ 3～4 cm の層を形成する（図 2–25）[31, 42]．肺皮質の小葉は比較的大きく，肺の他の部分と比較して厚く，はっきりとした小葉間隔壁によって囲まれている．したがって，肺皮質

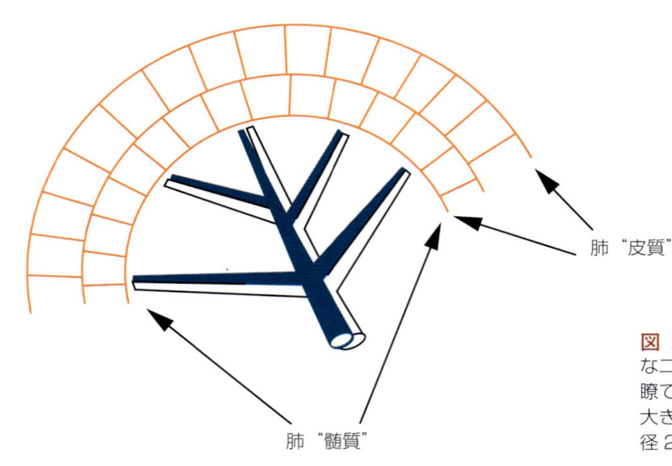

図 2-25　肺皮質と肺髄質. 肺皮質は，2〜3 列の整然とした明瞭な二次小葉からなり，厚さは 3〜4 cm である．肺皮質の小葉は明瞭で比較的大きく，半円アーチの敷石にたとえられる．すなわち，大きさと形が揃っている．皮質の気道と血管は小さく，たいてい直径 2〜3 mm 未満である．

の小葉は肺中心すなわち肺髄質と比べるとより明瞭である傾向にある．肺皮質の気管支と肺血管は比較的小さいため，HRCT において肺皮質の動静脈は認められるが，気管支と細気管支はほとんど認められない．これは肺髄質の解剖と対照的であり，肺髄質では大きな血管や気管支が認められる．

肺皮質の小葉は比較的均一な形態であり，すべて同じ大きさと形状である半円アーチの敷石にたとえられることがある(図 2-25)[42]．小葉は立方形や円錐形あるいは錐体形を示す[31]．しかし，HRCT でみられる肺小葉の大きさ，形状，外観は，小葉の中心軸や長軸に対する撮像断面の方向によって著明に変化することを認識しておく必要がある．小葉はすべて同様の大きさや形態であるが，1 枚のスライスには隣接する小葉の異なる部分の断面がみられるため，小葉は非常に多彩な形態を呈する(図 2-22)．

肺中心(肺髄質)

肺中心すなわち肺髄質の小葉は，肺皮質の小葉よりも小さく，不規則な形態であり，薄く不明瞭な小葉間隔壁によって囲まれる．肺髄質の小葉は，認められる場合には六角形や多角形であるが，健常者では明瞭な小葉構造はほとんど認められない．肺末梢と対照的に，肺髄質の肺門周囲血管や気管支は大きく，HRCT 上，容易に認められる．

胸膜下間質と胸膜面

胸膜下間質あるいは胸膜を侵すびまん性浸潤性肺疾患は，胸膜面の異常として認められる．

胸膜下間質と臓側胸膜

臓側胸膜は，線維弾性結合組織層を伴う一層の平坦な中皮細胞層からなり，厚さは 0.1〜0.2 mm である[49, 50]．臓側胸膜の結合組織成分は，一般に，HRCT で胸膜下間質とよばれ，Weibel の定義による"末梢性"間質性線維網の一部である(図 2-1)[8]．胸膜下間質には胸水を産生する小血管とリンパ管がある．間質性肺疾患は小葉間隔壁を侵し，肺線維化をきたすため，胸膜下間質の異常として認められることが多い．

胸膜下間質の異常は，肺の肋骨面で認められるが，大葉間裂の近傍において，より容易に認められる．大葉間裂では 2 層の臓側胸膜と胸膜下間質が接しているためである．HRCT では，大葉間裂は連続する平滑な非常に細い線状影として認められる．正常な葉間裂は厚さ 1 mm 未満で，辺縁平滑で，均一な厚みであり，鋭く明瞭である．健常被験者の HRCT では肺の肋骨面に沿って臓側胸膜と胸膜下間質はみられない．健常被験者において，葉間裂の近傍あるいは胸膜面に数個の小さな点が認められることがあるが，これは胸膜下静脈の一部，あるいは，小葉間隔壁と胸膜面が交差する部分に相当する．

壁　側　胸　膜

壁側胸膜は，臓側胸膜と同様に，薄い結合組織層を伴う中皮細胞膜からなる．壁側胸膜は臓側胸膜よりも少し薄く，約 0.1 mm である[49, 50]．壁側胸膜の外側には疎な輪状結合組織や胸膜外脂肪の薄い層があり，この層により，胸膜は胸腔を裏打ちする線維弾性胸内筋膜から隔てられている(図 2-26，図 2-27)．胸内筋膜

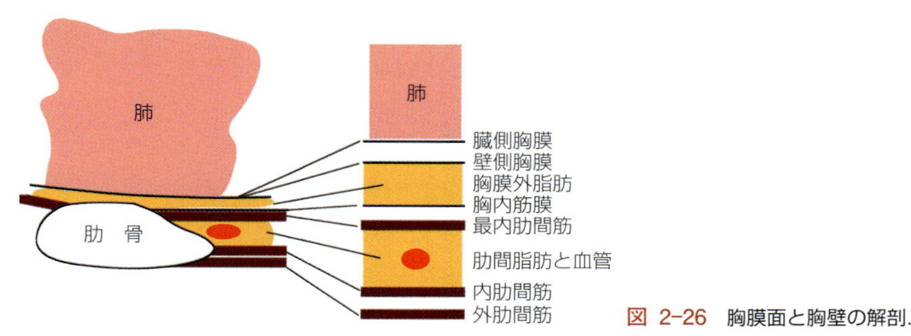

図 2-26　胸膜面と胸壁の解剖.

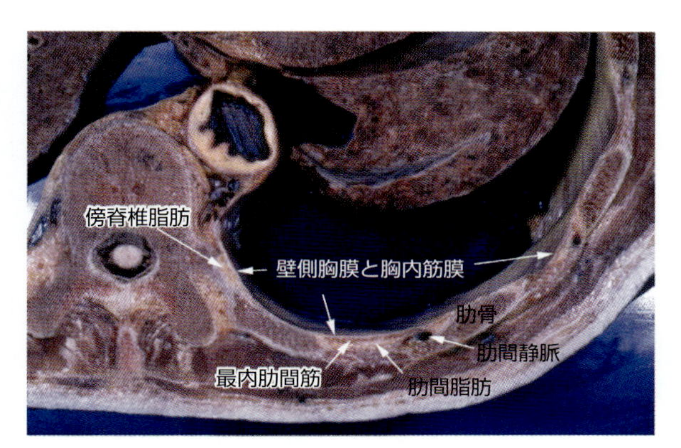

図 2-27　屍体の断面における壁側胸膜と胸壁の解剖.　壁側胸膜と胸内筋膜は薄く白い層として認められ，胸腔内側を覆っている．この症例では胸腔外脂肪はほとんどない．最内肋間筋は壁側胸膜の外側にみられ，厚さは 1～2 mm である．この外側には脂肪の層があり、肋間の血管と神経が含まれる．傍脊椎領域では，肋間筋は欠損しており，壁側胸膜，胸内筋膜と傍脊椎脂肪のみが認められる.

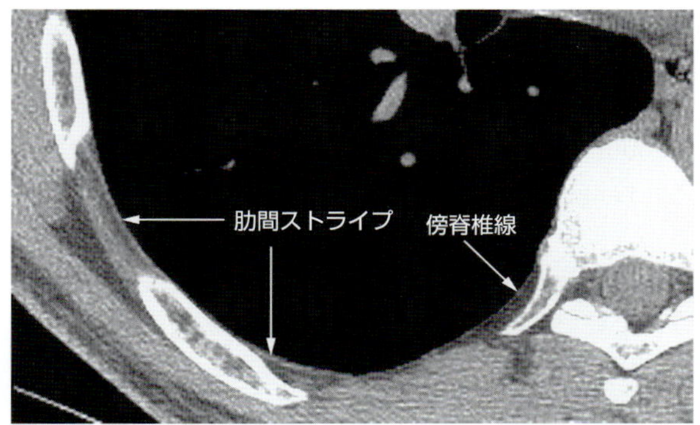

図 2-28　正常な肋間ストライプと傍脊椎線.　健常被験者の HRCT 上で，肋間ストライプは細く白い線として認められる．この線は臓側および壁側胸膜，液体で満たされた胸膜腔，胸内筋膜と最内肋間筋を併せた厚みであるが，主に最内肋間筋を反映している．肋間ストライプは，肋間脂肪層があるために，外層の内肋間筋から離れた構造として認められる．背側では，肋間ストライプは肋骨下縁の前方に認められる．傍脊椎領域では，非常に細い線（すなわち，傍脊椎線）のみが認められる.

の厚さは約 0.25 mm である[50, 51]．胸内筋膜の外側に最内肋間筋と肋骨がある．最内肋間筋は隣り合う肋骨の間を走行するが，傍脊椎領域までは達しない.

1 章で述べたように，壁側胸膜とそれに隣接する胸壁を評価するのに最も適したウインドウ条件は，ウインドウレベル 50 HU，幅 350 HU である．ウインドウレベル－600 HU，幅 2,000 HU に広げた画像は，末梢肺実質の異常と胸膜面との関係を評価するのに有用である[5, 52].

健常被験者の HRCT では，最内肋間筋は肺と胸壁が接する部分に厚さ 1～2 mm の索状の軟部組織濃度（すなわち，肋間ストライプ）として認めることが多く，胸郭の前外側，側方，後外側部分で隣接する肋骨の間を走行する（図 2-28）．壁側胸膜は非常に薄いため，HRCT 上，肋骨胸膜面に沿った部分では描出されず，さらに臓側胸膜や胸内筋膜と併せても認められることはない[53]．しかし，傍脊椎領域では最内肋間筋は解剖学的に欠損しており，肺と傍脊椎脂肪組織や肋骨との

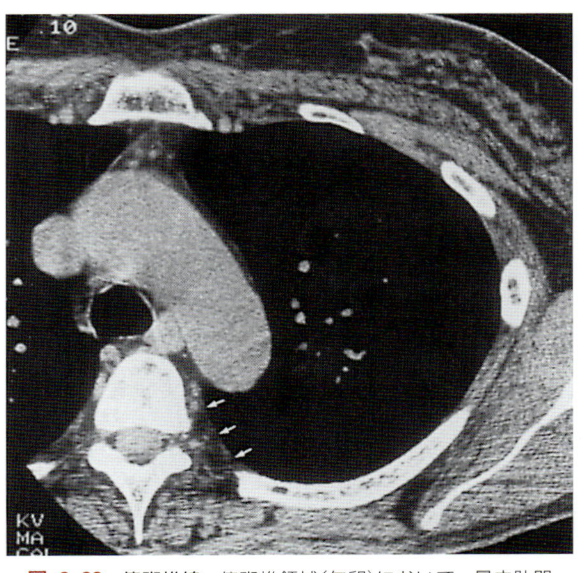

図 2-29　傍脊椎線.　傍脊椎領域（矢印）において，最内肋間筋は存在せず，肺-胸壁境界部に非常に細い線（傍脊椎線）を認める．この症例では明瞭な線は認められない.

境界部に非常に細い線(すなわち，傍脊椎線)を認めることがある(図 2-28，図 2-29)[53]．この線は正常な胸膜層と胸内筋膜を併せた厚み(0.2～0.4 mm)に相当すると考えられる．

正常な肺吸収値

完全吸気位で撮像された HRCT において，肺はたいてい均一な吸収値を呈する．健常被験者における肺吸収値は－700～－900 HU であり，この値は約 0.300～0.100 g/mL という肺密度に対応している[54,55]．ほとんどの被験者において，正常な肺吸収値の平均は－750～－860 HU であるが，肺の領域により多少異なる．Lamers らによる研究[56]では，健常被験者 20 名にスパイロメトリーを用いた肺活量制御下に HRCT を撮影したところ，肺活量の 90％での肺吸収値の平均は，上肺で－859 HU(標準偏差(SD) 39)，下肺で－847 HU(SD 34)であった．Chen らによる正常肺機能を有する患者 13 名を対象とした HRCT の検討[57]では，平均肺吸収値は，肺の横断面全体を計測した場合には－814 ± 24 HU，肺の腹側，中間，背側の 3 ヵ所を小さな関心領域で計測した場合には－829 ± 21 HU(範囲－858～－770 HU)であった．

Gevenois らによる 23～71 歳までの健常被験者 42 名(男性 21 名，女性 21 名)を対象とした研究[58]では，肺吸収値の平均は－866 ± 16 HU であった．この研究において，平均肺濃度と年齢の間に有意な相関は認められなかったが，絶対値で表した全肺気量と平均肺吸収値との間に有意な相関を認めた．

しかし，この研究では－950 HU 未満となる領域(通常，気腫と考えられる)の相対値と年齢との間に有意な相関を認めた($r = 0.328$，$p = 0.034$)．その他の研究では，肺吸収値の平均値，－910 HU 未満あるいは－950 HU 未満の領域の占める率はいずれも年齢や性別と有意に相関していた[59]．この研究では絶対値での吸収値の差は小さかったが，平均肺吸収値は 75 歳以上の非喫煙者のほうが 55 歳未満と比較して有意に低く(－901.7 ± 2.5 HU *vs.*－889.7 ± 3.4 HU，$p = 0.006$)，男性において女性よりも有意に低かった(－905.6 ± 2.7 HU *vs.* －894.3 ± 2.6 HU, $p = 0.003$)[59]．Irion ら[60]は，またあきらかな肺疾患のない若年健常非喫煙者 (年齢 19～41 歳) の吸気 HRCT において，－950 HU 未満となる肺の領域は非常に少ない(平均 0.19％)ことを報告した．呼気 CT ではこの率は 0.04％に減少した．Mets らによる正常呼吸機能を有する健常男性 70 名(ほとんどは非喫煙者)を対象とした研究では，この値は 0.97％であった[61]．

肺吸収値には通常濃度勾配があり，最も荷重のかかる領域で濃度が最も高く，最も荷重がかからない領域で濃度が最も低い．この濃度勾配は，主に局所における血液と空気の量の差によるが，これらは重力や肺の機械的ストレス，胸腔内圧によって規定される[52,54]．背臥位の患者で肺の腹側と背側の吸収値を計測すると一般にその差は 50～100 HU 程度である[54,62,63]が，200 HU 以上の差があったという報告もある[62]．前後方向での肺の濃度勾配はほぼ直線的で，背臥位でも腹臥位でも濃度勾配は存在した[62]．

Genereux は，健常被験者において 3 ヵ所のレベル(大動脈弓，気管分岐部，右横隔膜上)での前後方向の肺の濃度勾配を計測した[63]．前後方向の濃度勾配はいずれのレベルでも認められたが，上肺よりも肺底部で大きかった．前後方向の濃度勾配はそれぞれ，大動脈弓レベルで平均 36 HU，気管分岐レベルで 65 HU，肺底部で 88 HU であった．肺皮質のみで計測すると濃度勾配はさらに大きかった．肺皮質では，3 ヵ所のレベルでの吸収値の差はそれぞれ，45 HU，81 HU，113 HU であった．

Vock ら[54]は，小児の CT で肺吸収値を計測して解析した．一般に，小児における肺吸収値は成人よりも大きいが[54,62]，前後方向の濃度勾配は成人と同程度で，気管分岐下レベルで平均 56 HU であった．

ほとんどの報告では前後方向の濃度勾配は直線的に変化し，肺の前方から後方に向かうにつれて徐々に濃度が上昇するとされるが，多くの健常被験者で舌区や下葉上区は比較的透過性が亢進してみえる[64]．これらの区域で局所的な透過性亢進がみられるのは正常所見と考えられるべきである．その理由ははっきりしないが，これらの細長い区域は隣接する肺よりも換気が悪く，そのために灌流も悪いこと，また，若干のエアトラッピングが存在することなどがあげられる．

正常な呼気 HRCT

呼気 HRCT は，通常，末梢気道閉塞や肺気腫の患者においてエアトラッピングを検出するために施行される．健常被験者における呼気 HRCT では，肺吸収値は高くなり，軸位断像での肺面積は減少し[65]，気道は小さくなる[66]．局所的なエアトラッピングは，健常者においても認められる．

呼気による肺吸収値の変化

呼気時に肺容積が減少するにしたがって，肺実質のCT値は高くなる．この変化は，通常，HRCTで肺濃度の上昇として認められる(図2–30～図2–32；図1–27，図1–30)[10, 54, 62, 67–70]．RobinsonとKreel[68]は，全肺と，肺の腹側，中間，背側領域に分けて検討し，スパイロメーターで測定した肺気量と肺のCT値の間に有意な逆相関関係があることを発見した(全肺で$r=-0.680$，$p>0.0005$)．

完全吸気と呼気の間で肺吸収値の増加は平均80～300 HU以上と様々であり，最も大きな変化がみられるのは，(a) 肺荷重部位，(b) 肺底部，(c) 努力呼気中のダイナミック撮影，(d) 肺軸位断面全体ではなく，小さな関心領域(例えば，2～4 cm)で計測した場合[10, 54, 56, 64, 69–73]である．若い健常ボランティアの努力呼気ダイナミックCTを，2 cmの関心領域で計測した研究では，肺吸収値の増加は平均200±29.7 HUであったが，その増加量は被験者によって，また荷重領域と非荷重領域を分けて検討すると，84～372 HUと様々であった[64]．正常肺機能の非喫煙者10名において4 cmの関心領域で計測した研究では，呼気による吸収値の上昇は，中葉腹側で35～139 HU(平均90 HU)，舌区腹側で64～147 HU(平均122 HU)，下葉背側で100～363 HU(平均237 HU)であった[73]．Chenら[57]による正常な呼吸機能の患者における呼気HRCTの検討では，肺吸収値の増加は，肺の異なる領域に3ヵ所の関心領域をおいて計測した場合には144±47 HU(範囲85～235 HU)，軸位断面全体を計測した場合には149±54 HUであった．呼気HRCTでの肺吸収値の平均は，3ヵ所の関心領域を計測した場合に−685±51 HU(範囲−763～−580 HU)，軸位断面全体を計測した場合には−665±80 HUであった[57]．別の研究では，健常被験者や正常肺機能患者における呼気による肺吸収値の増加は平均約100～130 HUと報告されている[70, 71, 74]．MillarとDenison[67]は，肺密度がX線上の濃度と直線的に相関する(肺密度=(|1−|CT値(HU)|/1,000|)という仮説のもとに，完全吸気位と呼気位での肺密度を算出した[75]．この方法によると，肺末梢の組織密度は，完全吸気位で0.0715 g/cm^3(SD 0.017)，終末呼気位で0.272 g/cm^3(SD 0.067)と算出された．ダイナミック呼気HRCTでは，静止時と比較して肺吸収値の増加の程度が大きい．

特定の肺気量における肺吸収値を調べるのに，スパイロメトリー制御下に撮影したCTが用いられている．スパイロメトリーで同期させたCTによるKalenderらの研究[76]によると，肺活量に対して10％変化すると，肺吸収値は平均約16 HU変化し，肺活量に対して0％，および，100％吸気位での肺吸収値は，それぞれ−730 HU，−895 HUと推定された．Lamersらの健常被験者20名に対してスパイロメトリーで肺気量を制御したHRCTを用いた研究で[56]，上肺の肺吸収値の平均は肺活量の90％の吸気で−859 HU(SD 39)，10％の吸気で−786 HU(SD 39)であった．下肺の肺吸収値は，肺活量の90％で−847 HU(SD 34)，10％では−767 HU(SD 56)に増加した．スパイロメトリー同期HRCTの研究[77]では，肺活量の20％，50％，80％における肺吸収値の平均はそれぞれ−747，−816，−855 HUであった．

小児では肺実質のCT値は成人よりも高く，年齢とともに減少する[54, 62]．呼気による肺吸収値の増加は成人と同様にみられる．Ringertzら[78]は，2.5歳未満の小児に対して，超高速CTを用いて安静呼吸下にCT値を測定した．CT値の平均は，吸気で−551 HU(SD 106)，呼気で−435 HU(SD 103)であった．Vockら[54]は9～18歳の小児で肺吸収値の変化を計測した．完全吸気時の肺吸収値の平均は−804 HUで，完全呼気時では−646 HUであった．前後方向での肺吸収値の差は成人と同様であり，気管分岐下レベルで平均56 HUで，最大呼気時および呼気中に吸収値は増加した[54]．Longら[79]は3ヵ月～4.5歳の小児に対して，鎮静して換気制御下に終末吸気位および終末呼気位における正常肺の局所のCT値を計測した．この研究では，吸気位として25 cm H_2Oの陽圧をかけ，これは全肺気量の約95％の吸気に相当し，呼気位の圧は0 cm H_2Oとした．すべての小児の肺吸収値の平均は，終末吸気位で−834 HU(±44 HU)，終末呼気位で−633 HU(±102 HU)であった．肺濃度は2～3歳で直線的に減少し，その後は成人における値に近かった．

被験者の体位にかかわらず，呼気による肺吸収値の増加は通常，荷重部肺領域のほうが非荷重部領域よりも大きい[10, 62, 64, 68, 69, 80]．そのため，前後方向における肺の濃度勾配は吸気位のほうが呼気位よりも有意に大きい(図2–32)[54, 68, 69]．呼気位における前後方向の濃度勾配は様々な研究において47～130 HUと報告されている[10, 54, 64, 69]．さらに，荷重部領域における呼気による肺吸収値の増加は上中肺よりも下肺で大きい．これはおそらく下肺のほうが横隔膜の運動が大きく，血液

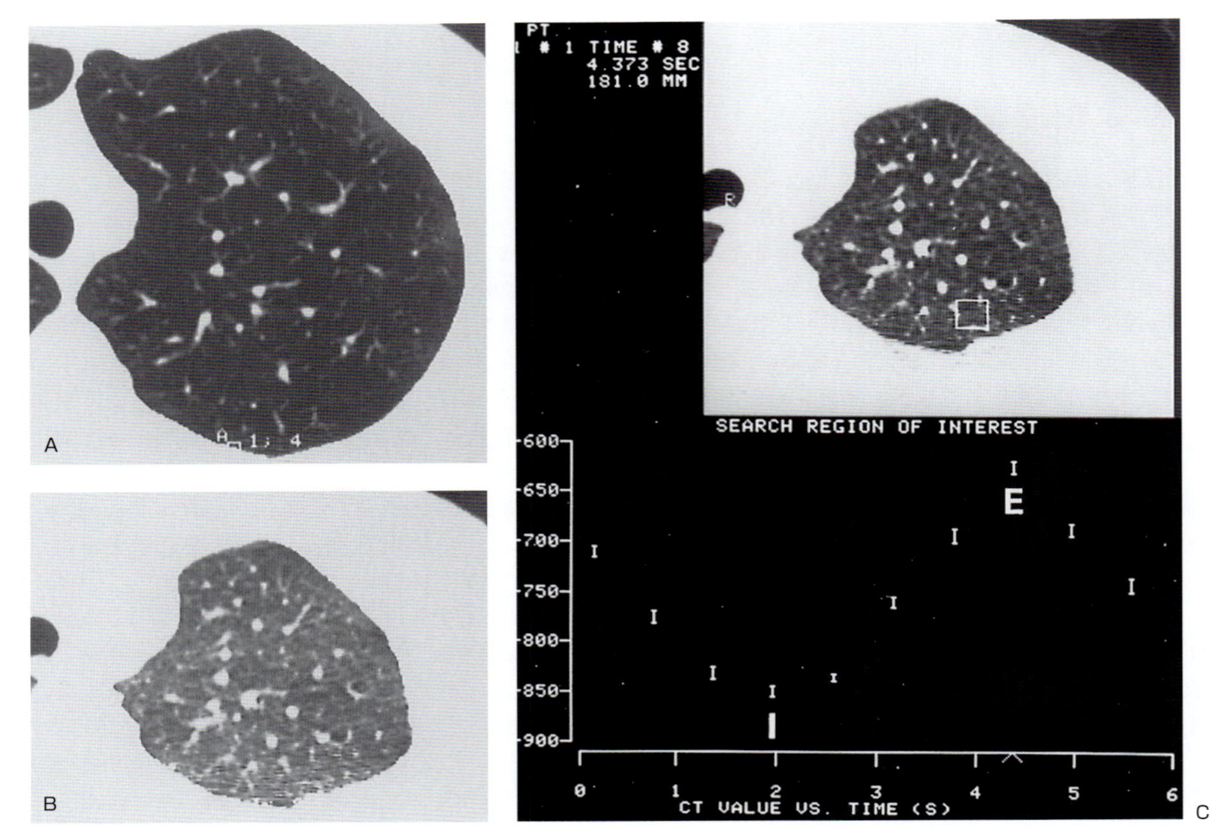

図 2-30　正常のダイナミック呼気 HRCT. 健常被験者において努力呼気下に 10 回撮像して得た吸気 CT(A)および呼気 CT(B). 呼気 CT において，肺吸収値は増加し，肺軸位断面積は減少している．**C**：関心領域を肺背側において作成した時間-吸収値曲線では，最大吸気(I)から最大呼気(E)で吸収値は－850 HU から－625 HU まで増加している．時間-吸収値曲線の各点は一連のダイナミック CT で得られたそれぞれの画像を反映している．

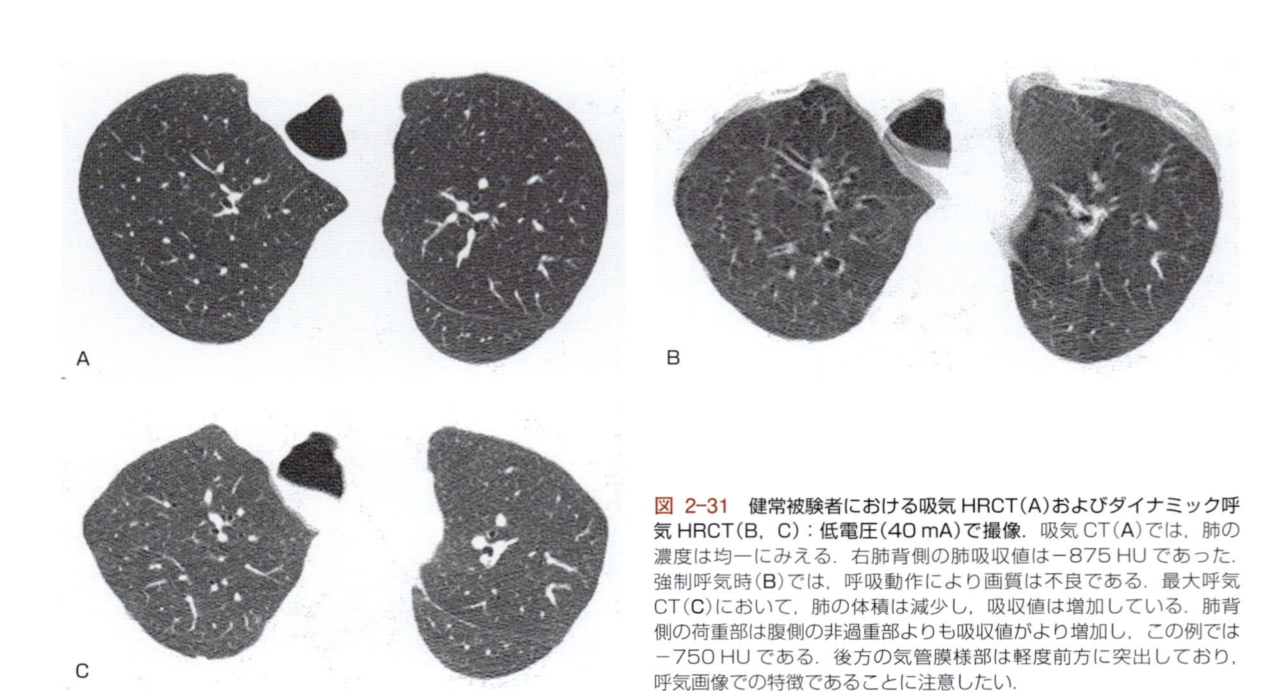

図 2-31　健常被験者における吸気 HRCT(A)およびダイナミック呼気 HRCT(B，C)：低電圧(40 mA)で撮像. 吸気 CT(A)では，肺の濃度は均一にみえる．右肺背側の肺吸収値は－875 HU であった．強制呼気時(B)では，呼吸動作により画質は不良である．最大呼気 CT(C)において，肺の体積は減少し，吸収値は増加している．肺背側の荷重部は腹側の非過重部よりも吸収値がより増加し，この例では－750 HU である．後方の気管膜様部は軽度前方に突出しており，呼気画像での特徴であることに注意したい．

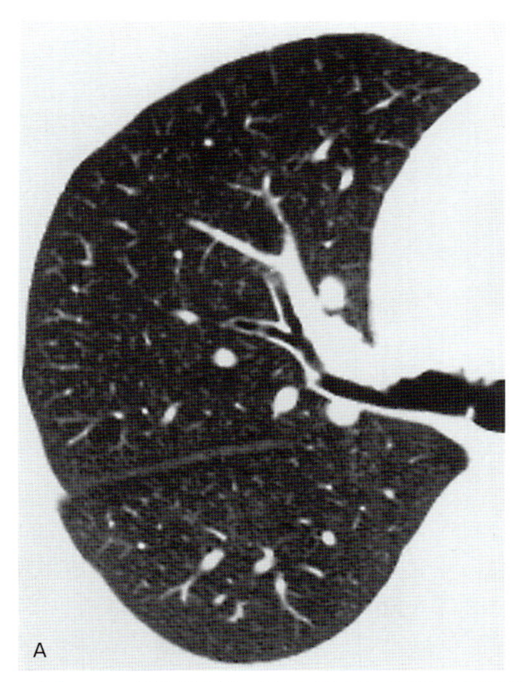

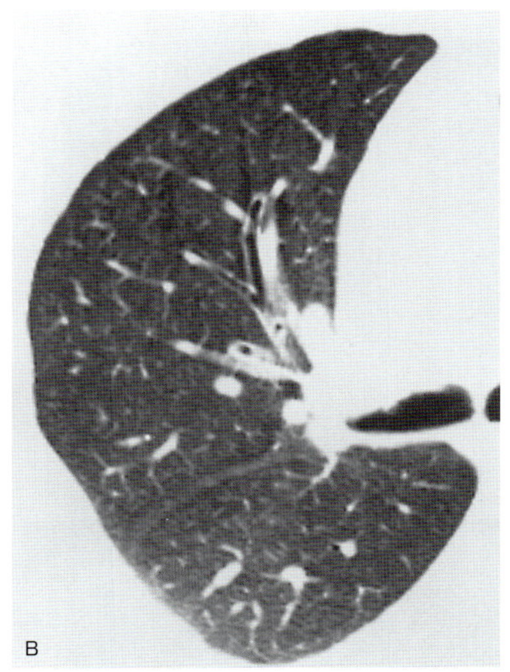

図 2–32　健常被験者における吸気 HRCT(A)と呼気 HRCT(B)．呼気 CT において，肺吸収値は増加する．肺背側の荷重部は腹側の非荷重部よりも肺吸収値が増加している．

量も多いためと考えられる[64]．Tanaka らは正常肺機能で無症状の非喫煙者を対象とした研究で，呼気による肺吸収値の増加の平均は，肺底部で 131.4±52.1 HU，上肺で 102±55.3 HU，中肺で 100±40.2 HU と報告している[72]．喫煙者や元喫煙者においても同様の差が認められた．これらの変化を併せたものが，背臥位で肺の含気量が少ない場合に，肺吸収値の上昇や荷重部濃度として認められ得る．肺疾患を診断する 1 つの方法として，吸気位と呼気位の吸収値の差を用いることが検討されてきたが[10, 67, 81]，この方法は臨床的にはまだ重要な役割を果たしていない．

呼気 HRCT におけるエアトラッピング

肺全体あるいは一部におけるガス(すなわち空気)の異常な貯留は，気道閉塞や肺コンプライアンス異常によってもたらされ，エアトラッピングとよばれる．呼気撮影で肺実質の透過性が亢進している場合や，呼気による吸収値の増加が正常よりも少ない場合，エアトラッピングが存在する．

健常被験者の約 60%に，呼気撮影で部分的なエアトラッピングを認める(図 2–33, 図 2–34)．この所見は，肺の荷重部位や肺底部，上下葉区でみられる頻度が最も高い[82]．エアトラッピングは，1 つの肺小葉あるいは小葉群にみられる[64, 72, 83, 84]．正常で認められるエアトラッピングは通常肺容積のごく一部に限られる．しかし，喫煙者が含まれた分析ではその割合は約 5〜25%と幅広い[57, 72, 73, 84]．

Tanaka ら[72]によると，正常肺機能を有する無症状の患者の 64%にエアトラッピングを認めた．Chen ら[57]による研究では，上下葉区を含めると，正常な肺機能を有する患者の 61%に局所的なエアトラッピングを認めた．上区を含めると，肺の 25%にエアトラッピングを認めた．Lee らによる研究[83]では，正常な肺機能を有する無症状の被験者 82 名のうち 52%にエアトラッピングを認めた．Lee ら[83]はまた，エアトラッピングを認める頻度は年齢とともに増加することを報告した($p<0.05$)．21〜30 歳で 23%，31〜40 歳で 41%，41〜50 歳で 50%，51〜60 歳で 65%，61 歳以上で 76%にエアトラッピングを認めた．Webb ら[64]は若い健常被験者 10 名を対象とした研究において，4 名(40%)にエアトラッピングを認めたが，それはごくわずかな限局した範囲であった．別の研究では，上区を除外し，また隣接する 2 つの肺小葉，あるいは，隣接しない 5 個の肺小葉に満たないエアトラッピングを除外すると，健常な非喫煙者 10 名の呼気 CT ではエアトラッピングを認めなかった．しかし，健常肺機能を有する慢性気道疾患が疑われる患者においては 40%にエア

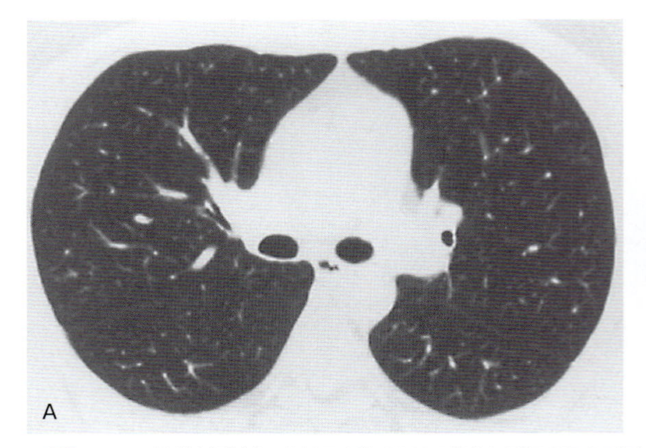

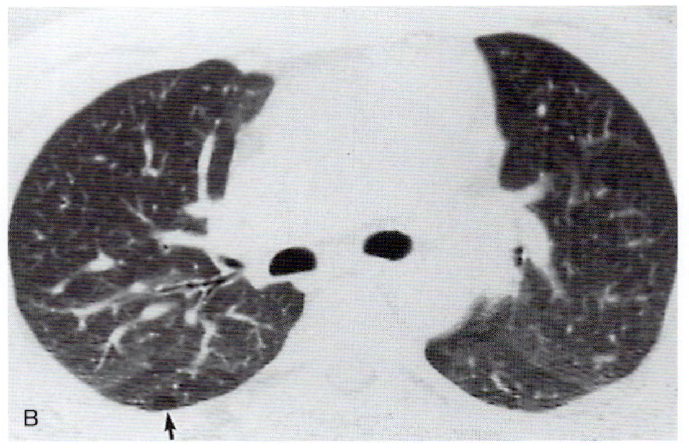

図 2-33　健常被験者における吸気 HRCT(A)と呼気 HRCT(B). 呼気 CT において，大葉間裂背側である上下葉区の透過性が比較的高い．この所見は正常である．また，局所的なエアトラッピングが右肺背側の 1 つの小葉(矢印)に認められる．右中間幹後壁が軽度前方に突出している．この所見は呼気での撮像で認められることがある．

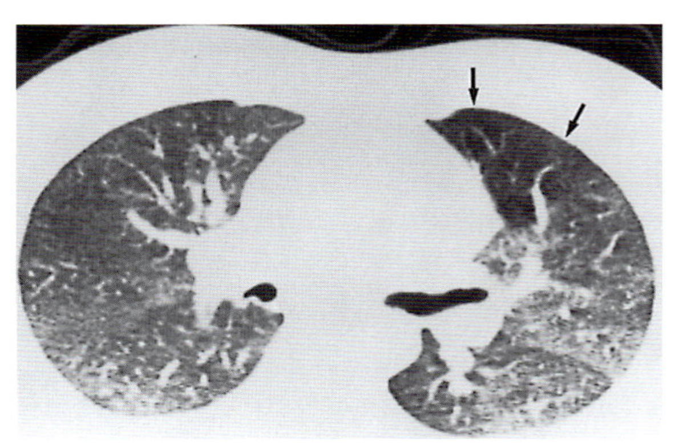

図 2-34　健常被験者におけるダイナミック呼気 HRCT. 舌区腹側(矢印)にエアトラッピング，左大葉間裂背側に透過性亢進がみられる．肺髄質の小葉は，末梢の小葉よりも小さく，不明瞭である．しかし，肺髄質の血管と気管支は大きく，HRCT上で容易に認められる．右気管支後壁が前方に突出している．

トラッピングを認めた[85]．

Mastora ら[84]はボランティア 250 名(喫煙者 144 名，元喫煙者 47 名，非喫煙者 59 名)の吸気および呼気 HRCT を評価した．被験者の 62%にエアトラッピングを認めた．小葉のエアトラッピング(隣接する 3 個未満の小葉)は 47%に認め，喫煙者，元喫煙者，非喫煙者との間に有意差はみられなかった．区域性エアトラッピング(隣接する小葉 3 個以上から区域)は 14%，肺葉性エアトラッピング(区域より広い範囲)は 1%にみられ，いずれも喫煙者と元喫煙者でより高頻度に認めた($p<0.001$)．エアトラッピングを認めた被験者の 72.5%において，エアトラッピングの領域は肺領域の 25%未満にとどまっていた．

Tanaka ら[72]は正常肺機能を有する被験者 50 名(非喫煙者 26 名，喫煙者 24 名(うち現喫煙者 14 名，元喫煙者 10 名))を対象とした．50 名の全例に対して，肺 3 ヵ所のレベルにおいて深吸気位と終末呼気位で HRCT を撮像した．エアトラッピングを視覚的に 4 段階(なし，小葉，モザイク，広範囲)に分類し，さらにエアトラッピングの広がりを計測した．肺の 3 つのレベルにおける呼気による肺吸収値の増加は平均 111.9±46.3HU であった．エアトラッピングは全体の 64%に認めた．小葉(隣接する 1〜2 個の小葉)，モザイク(3 個以上の小葉におよぶエアトラッピング)，広範囲(隣接した 3 個の小葉より広い範囲や亜区域性，区域性，肺葉性の分布)のエアトラッピングは，それぞれ 10 名(20%)，14 名(28%)，8 名(16%)に認めた．非喫煙者，喫煙者と元喫煙者の間にエアトラッピングの視覚的な分類とその広がりに有意差を認めなかった[72]．肺の横断面積に対するエアトラッピングの広がりの平均は，非喫煙者で 5.6±6.4％（範囲 0〜20.4％），喫煙者で 5.9±4.2％，元喫煙者で 6.6±4.5％（範囲 0〜13.8％）であった．

呼気最小値投影法(MinIP)像はエアトラッピングの検出に有用であり，所見がより顕著となる[73]．Wittram ら[73]は正常な肺機能を有する健常非喫煙者 10 名を対象に吸気および呼気後 HRCT(ヘリカル撮影，コリメーション 1 mm)を撮影し，厚さ 10 mm の MinIP 像を作成して評価した．HRCT と MinIP において，肺実質内に前後方向になだらかな濃度勾配を認め，それは呼気時に顕著であった．呼気 HRCT と MinIP において，被験者 10 名中 8 名，評価した 40 領域中 31 領域にエアトラッピングを認めたが，エアトラッピングの広がりは限局しており，平均すると肺領域の 7.2%であった．

肺断面積の変化

呼気によって肺の軸位断の断面積が減少することは，いくつかの研究で評価され，減少率は40〜50%である．Webb ら[64]は若い健常ボランティア10名を対象としたダイナミック呼気 HRCT で，完全吸気位から完全呼気位での肺断面積の減少率を計測した．全被験者，被験者の体位，全肺領域を合わせると，面積の変化は14.8〜61.3%であった．呼気による肺断面積の減少は上肺で最も大きかった．上肺における面積減少率の平均は背臥位で51.3%（SD 6.7），腹臥位で43.1%（SD 10.2）であった．肺の断面積の減少率は肺底部で最も小さく，背臥位で平均30.9%（SD 7.5），腹臥位で平均25.2%（SD 5）であった．中肺における面積の変化は上肺と下肺の中間の値であり，背臥位では38.9%（SD 7.4），腹臥位では36.7%（SD 5.3）であった．同様に，Lucidarme ら[85]による研究では，健常ボランティア10名における肺断面積の減少率は平均43%（範囲34〜57%）であった．Mitchell ら[65]は，健常被験者78名を対象として気管分岐部レベルにおける吸気位および終末呼気位での肺断面積を計測した．吸気から呼気にかけての面積変化率は平均55%（SD 8.7）であった．Ederle ら[71]は正常肺機能を有する患者47名において，肺面積減少率は24%であったと報告した．

呼気による肺断面積の変化は HRCT での肺吸収値の変化と相関している．単純に述べると，呼気により肺断面積が減少するとともに，吸収値が上昇する（図2–30）．例をあげると，Robinson と Kreel[68]は，CT で測定される呼気による肺断面積の変化と肺吸収値の変化との間に有意な逆相関関係があることを報告した（$r=-0.793$，$p>0.0005$）．ダイナミック呼気 HRCT を用いた研究[64]で，肺の上・中・下の3領域それぞれにおいて，肺断面積と肺吸収値との間に相関を認めた（上肺：$r=0.51$，$p=0.03$，中肺：$r=0.58$，$p=0.01$，下肺：$r=0.51$，$p=0.05$）．下肺においては，吸収値の変化のほうが肺断面積の変化よりも大きかった．この現象は，おそらく，上肺よりも肺底部のほうが横隔膜の運動による影響を大きく受けることを反映していると考えられる．

Ederle ら[71]は，正常肺機能を有する患者47名の吸気および呼気 HRCT を比較した．吸気と呼気のいずれでも平均肺吸収値は肺断面積と相関し（吸気：$r=-0.66$，$p<0.0005$，呼気：$r=-0.63$，$p<0.0005$），また，呼気による肺断面積の変化は吸収値の変化と相関していた（$r=0.82$，$p<0.0005$）．

臨床における HRCT では肺の断面積が最も容易に評価されるが，吸気から呼気における三次元での肺容積の変化はヘリカル CT のボリューム・データを用いて評価されている．Irion ら[60]によると，若年の健常非喫煙者では肺容積が呼気により，53〜63%減少した．この研究において，体表面積と，(a) 吸気位での正常な肺容積（$r=0.69$，$p=0.0001$），(b) 呼気により全肺容積の減少（$r=0.66$，$p=0.0001$），(c) 吸気位と呼気位での容積変化率（$r=0.35$，$p=0.05$）との間にそれぞれ有意な相関を認めた．

気道形態の変化

胸腔内の気管や大きな気管支では，呼気により，断面積や前後径，横径が有意に減少する（図2–31，図2–35）．気管と主気管支は前壁と側壁では軟骨によって支持されるが，後壁は膜性であり，筋肉と線維組織からなる[86]．後壁の膜様部が前方に弯曲することによる気管や気管支の前後径の減少は呼気位で最も容易に認められる．呼気 HRCT 上でこれらの変化があることとその程度を確認することは，呼気 CT が適切であるかを評価する際に有用である．呼気 CT において気管や気道の径に有意な変化がない場合，末梢気道障害のある患者においてエアトラッピングが検出される可能性は低い．

正常の気管は吸気位では円形あるいは楕円形で，終末呼気位では気管後壁の膜様部が前方に弯曲して馬蹄形となる．健常男性10名に対して超高速ダイナミック CT を施行した研究[81]では，努力肺活量の操作により気管の断面積は平均で35%減少した（範囲11〜61%，SD 18）．気管の前後径は平均19.6 mm（範囲16.1〜23.2 mm，SD 2.3）から13.3 mm（範囲8.3〜18.0 mm，SD 3.5）に減少し，減少率は平均32%であった．この変化は主に気管後壁の膜様部が陥入するために起こる（図2–35）．呼気による横径の変化はより少ない．この研究における横径の平均は19.4 mm（範囲15.2〜25.3 mm，SD 2.7）から16.9 mm（範囲12.3〜20.5 mm，SD 2.6）に減少し，減少率は平均13%であった．肺断面積の変化は，気管の前後径および横径の変化に強く相関した（前後径：$r=0.88$，$p=0.0018$，横径：$r=0.92$，$p=0.0002$）．Ederle らによる研究[71]では，正常肺機能を有する患者の呼気 CT において，気管断面積は平均17.3%減少していた．平均肺濃度の変化と気管断面積

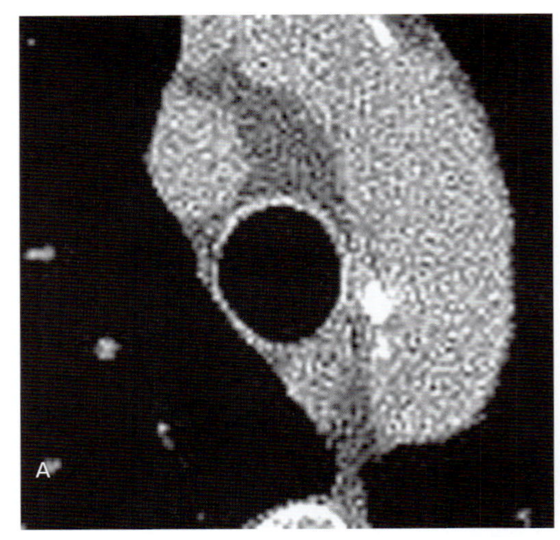

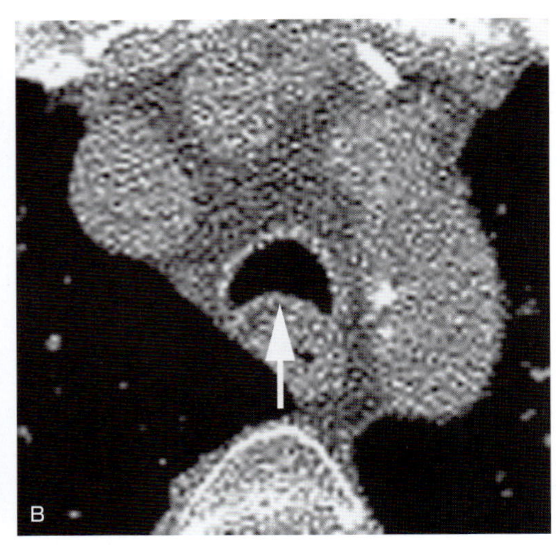

図 2-35　吸気位(A)および呼気位(B)における正常な気管のHRCT所見．A：吸気CT(軟部組織のウインドウ設定)で，気管は楕円形にみえる．B：努力呼気後，背側の気管膜様部(矢印)は前方に著明に突出しており，前後径は小さくなっている．気管横径にほとんど変化はない．

の変化に有意な相関を認めた($r=0.61$，$p<0.01$)．

Boiselle ら[87]は正常呼吸機能を有する健常ボランティア51名(年齢：範囲25〜75歳，平均50歳)に対して全肺気量の強制呼気位でのボリューメトリックHRCTを施行した．気管内腔の断面積は呼気により上部気管で平均54.34%±18.6(SD)，下部気管で平均56.14%±19.3減少した．Stern ら[81]によると，気管の前後径すなわち矢状断での直径は横径すなわち冠状断の径と比較して呼気にてより減少した．Boiselle の研究において，前後径は上部気管では平均45.48%±19.0，下部気管では平均47.95%±15.3減少した．横径は上部気管で平均29.93%±13.9，下部気管で平均28.0%±19.3減少した．

呼気とともに主気管支と葉気管支の断面積も減少し，努力呼気時に右主気管支や中間幹の後壁はたいてい軽度陥入する(図2-33，図2-34)．吸気CTと呼気CTではたいていわずかにレベルが異なるため，呼気像がボリューメトリックにて得られないかぎり，個々の気管支や特定の気管支レベルを比較することは難しいことが多い．Ederle らの呼気位で撮像した研究[71]では，正常肺機能を有する患者において左右の主気管支径はそれぞれ平均13%，9%減少していた．

Litmanovich ら[88]は Boiselle ら[87]の報告と同じ51名の患者コホートを用い，呼気による気管支径の変化を評価した．終末吸気位，努力呼気位でのCT画像を用い，右主気管支，左主気管支と中間幹の断面積を計測した．呼気による内腔の平均虚脱率は右主気管支で66.9%±19.0(SD)，左主気管支で61.4%±16.7であった．中間幹も描出された37名の被験者では，呼気での内腔の平均虚脱率は61.8%±22.8であった．

これらの気管支各々の断面積の減少は，気管に起こる現象と同様に，主に気管支後壁が陥入することに伴う矢状断での径の減少のためであった．右主気管支では，平均前後径は終末吸気位で12.6 mm±1.9，努力呼気位で5.0 mm±2.7であり，平均横径は終末吸気位で16.3 mm±2.2，努力呼気位で12.0 mm±2.6であった．左主気管支では，平均前後径は吸気時で11.6 mm±1.8，努力呼気位で5.7 mm±2.0であり，平均横径は吸気時で13.5 mm±1.6，努力呼気位で9.8 mm±2.3であった．以上より，努力呼気に伴う前後径の平均減少率は右主気管支で60.3%±19.2，左主気管支で50.9%±18.0であった．努力呼気に伴う横径の平均減少率は有意に少なく，右主気管支で26.4%±14.2，左主気管支で27.4%の±14.8であった．中間幹でも同様に断面積や直径が変化した．4名の被験者では呼気時に中間幹は完全に虚脱していた[88]．

文　献

1. Hansell DM. Thin-section CT of the lungs: the hinterland of normal. *Radiology* 2010;256:695–711.
2. Copley SJ, Wells AU, Hawtin KE, et al. Lung morphology in the elderly: comparative CT study of subjects over 75 years old versus those under 55 years old. *Radiology* 2009;251:566–573.
3. Müller NL, Miller RR. Computed tomography of chronic diffuse infiltrative lung disease: part 1. *Am Rev Respir Dis* 1990;142:1206–1215.
4. Müller NL, Miller RR. Computed tomography of chronic diffuse infiltrative lung disease: part 2. *Am Rev Respir Dis* 1990;142:1440–1448.
5. Webb WR. High-resolution CT of the lung parenchyma. *Radiol*

Clin North Am 1989;27:1085–1097.
6. Zerhouni E. Computed tomography of the pulmonary parenchyma: an overview. *Chest* 1989;95:901–907.
7. Griffin CB, Primack SL. High-resolution CT: normal anatomy, techniques, and pitfalls. *Radiol Clin North Am* 2001;39:1073–1090.
8. Weibel ER. Looking into the lung: what can it tell us? *AJR Am J Roentgenol* 1979;133:1021–1031.
9. Murata K, Takahashi M, Mori M, et al. Peribronchovascular interstitium of the pulmonary hilum: normal and abnormal findings on thin-section electron-beam CT. *AJR Am J Roentgenol* 1996;166:309–312.
10. Zerhouni EA, Naidich DP, Stitik FP, et al. Computed tomography of the pulmonary parenchyma: part 2. Interstitial disease. *J Thorac Imaging* 1985;1:54–64.
11. Matsuoka S, Uchiyama K, Shima H, et al. Bronchoarterial ratio and bronchial wall thickness on high-resolution CT in asymptomatic subjects: correlation with age and smoking. *AJR Am J Roentgenol* 2003;180:513–518.
12. Park CS, Müller NL, Worthy SA, et al. Airway obstruction in asthmatic and healthy individuals: inspiratory and expiratory thin-section CT findings. *Radiology* 1997;203:361–367.
13. Montaudon M, Berger P, de Dietrich G, et al. Assessment of airways with three-dimensional quantitative thin-section CT: in vitro and in vivo validation. *Radiology* 2007;242:563–572.
14. Kim JS, Müller NL, Park CS, et al. Bronchoarterial ratio on thin section CT: comparison between high altitude and sea level. *J Comput Assist Tomogr* 1997;21:306–311.
15. Kang EY, Miller RR, Müller NL. Bronchiectasis: comparison of preoperative thin-section CT and pathologic findings in resected specimens. *Radiology* 1995;195:649–654.
16. Lynch DA, Newell JD, Tschomper BA, et al. Uncomplicated asthma in adults: comparison of CT appearance of the lungs in asthmatic and healthy subjects. *Radiology* 1993;188:829–833.
17. Kim SJ, Im JG, Kim IO, et al. Normal bronchial and pulmonary arterial diameters measured by thin section CT. *J Comput Assist Tomogr* 1995;19:365–369.
18. Weibel ER. High resolution computed tomography of the pulmonary parenchyma: anatomical background. Presented at the Fleischner Society symposium on chest disease; Scottsdale, AZ; 1990.
19. Weibel ER, Taylor CR. Design and structure of the human lung. In: Fishman AP, ed. *Pulmonary diseases and disorders*. 2nd ed. New York, NY: McGraw-Hill; 1988:11–60.
20. Webb WR, Gamsu G, Wall SD, et al. CT of a bronchial phantom: factors affecting appearance and size measurements. *Invest Radiol* 1984;19:394–398.
21. McNamara AE, Müller NL, Okazawa M, et al. Airway narrowing in excised canine lungs measured by high-resolution computed tomography. *J Appl Physiol* 1992;73:307–316.
22. Awadh N, Müller NL, Park CS, et al. Airway wall thickness in patients with near fatal asthma and control groups: assessment with high resolution computed tomographic scanning. *Thorax* 1998;53:248–253.
23. Murata K, Itoh H, Todo G, et al. Centrilobular lesions of the lung: demonstration by high-resolution CT and pathologic correlation. *Radiology* 1986;161:641–645.
24. Webb WR, Stein MG, Finkbeiner WE, et al. Normal and diseased isolated lungs: high-resolution CT. *Radiology* 1988;166(1, pt 1):81–87.
25. Kim JS, Müller NL, Park CS, et al. Cylindrical bronchiectasis: diagnostic findings on thin-section CT. *AJR Am J Roentgenol* 1997;168:751–754.
26. Webb WR. Thin-section CT of the secondary pulmonary lobule: anatomy and the image—the 2004 Fleischner lecture. *Radiology* 2006;239:322–338.
27. Miller WS. *The lung*. Springfield, IL: Charles C. Thomas; 1947:39–42.
28. Heitzman ER, Markarian B, Berger I, et al. The secondary pulmonary lobule: a practical concept for interpretation of radiographs. II. Application of the anatomic concept to an understanding of roentgen pattern in disease states. *Radiology* 1969;93:514–520.
29. Raskin SP. The pulmonary acinus: historical notes. *Radiology* 1982;144:31–34.
30. Osborne DR, Effmann EL, Hedlund LW. Postnatal growth and size of the pulmonary acinus and secondary lobule in man. *AJR Am J Roentgenol* 1983;140:449–454.
31. Heitzman ER, Markarian B, Berger I, et al. The secondary pulmonary lobule: a practical concept for interpretation of radiographs. I. Roentgen anatomy of the normal secondary pulmonary lobule. *Radiology* 1969;93:508–513.
32. Reid L, Simon G. The peripheral pattern in the normal bronchogram and its relation to peripheral pulmonary anatomy. *Thorax* 1958;13:103–109.
33. Abbott GF, Rosado-de-Christenson ML, Rossi SE, et al. Imaging of small airways disease. *J Thorac Imaging* 2009;24:285–298.
34. Gamsu G, Thurlbeck WM, Macklem PT, et al. Peripheral bronchographic morphology in the normal human lung. *Invest Radiol* 1971;6:161–170.
35. Reid L. The secondary pulmonary lobule in the adult human lung, with special reference to its appearance in bronchograms. *Thorax* 1958;13:110–115.
36. Itoh H, Murata K, Konishi J, et al. Diffuse lung disease: pathologic basis for the high-resolution computed tomography findings. *J Thorac Imaging* 1993;8:176–188.
37. Miller WS. *The lung*. Springfield, IL: Charles C. Thomas; 1947:162–202.
38. Miller WS. *The lung*. Springfield, IL: Charles C. Thomas; 1947:203.
39. Heitzman ER. *The lung: radiologic-pathologic correlations*. 2nd ed. St Louis, MO: Mosby; 1984.
40. Bergin C, Roggli V, Coblentz C, et al. The secondary pulmonary lobule: normal and abnormal CT appearances. *AJR Am J Roentgenol* 1988;151:21–25.
41. Hruban RH, Meziane MA, Zerhouni EA, et al. High resolution computed tomography of inflation fixed lungs: pathologic-radiologic correlation of centrilobular emphysema. *Am Rev Respir Dis* 1987;136:935–940.
42. Fleischner FG. *The butterfly pattern of pulmonary edema*. In: Simon M, Potchen JE, LeMay M, eds. *Frontiers of pulmonary radiology*. New York, NY: Grune & Stratton; 1969:360–379.
43. Reid L, Rubino M. The connective tissue septa in the foetal human lung. *Thorax* 1959;14:3–13.
44. Aberle DR, Gamsu G, Ray CS, et al. Asbestos-related pleural and parenchymal fibrosis: detection with high-resolution CT. *Radiology* 1988;166:729–734.
45. Vikgren J, Boijsen M, Andelid K, et al. High-resolution computed tomography in healthy smokers and never-smokers: a 6-year follow-up study of men born in 1933. *Acta Radiol* 2004;45:44–52.
46. Hansell DM. Small-vessel diseases of the lung: CT-pathologic correlates. *Radiology* 2002;225:639–653.
47. Genereux GP. The Fleischner lecture: computed tomography of diffuse pulmonary disease. *J Thorac Imaging* 1989;4:50–87.
48. Gurney JW. Cross-sectional physiology of the lung. *Radiology* 1991;178:1–10.
49. Agostoni E, Miserocchi G, Bonanni MV. Thickness and pressure of the pleural liquid in some mammals. *Respir Phys* 1969;6:245–256.
50. Bernaudin J-F, Fleury J. Anatomy of the blood and lymphatic circulation of the pleural serosa. In: Chrétien J, Bignon J, Hirsch A, eds. *The pleura in health and disease*. New York, NY: Marcel Dekker; 1985:101–124.
51. Policard A, Galy P. *La plevre*. Paris, France: Masson; 1942.
52. Murata K, Khan A, Herman PG. Pulmonary parenchymal disease: evaluation with high-resolution CT. *Radiology* 1989;170:629–635.
53. Im JG, Webb WR, Rosen A, et al. Costal pleura: appearances at high-resolution CT. *Radiology* 1989;171:125–131.
54. Vock P, Malanowski D, Tschaeppeler H, et al. Computed tomographic lung density in children. *Invest Radiol* 1987;22:627–631.
55. Millar AB, Denison DM. Vertical gradients of lung density in supine subjects with fibrosing alveolitis or pulmonary emphysema. *Thorax* 1990;45:602–605.
56. Lamers RJ, Thelissen GR, Kessels AG, et al. Chronic obstructive pulmonary diseases. Evaluation with spirometrically controlled CT lung densitometry. *Radiology* 1994;193:109–113.
57. Chen D, Webb WR, Storto ML, et al. Assessment of air trapping using postexpiratory high-resolution computed tomography. *J Thorac Imaging* 1998;13:135–143.

58. Gevenois PA, Scillia P, de Maertelaer V, et al. The effects of age, sex, lung size, and hyperinflation on CT lung densitometry. *AJR Am J Roentgenol* 1996;167:1169–1173.
59. Copley SJ, Giannarou S, Schmid VJ, et al. Effect of aging on lung structure in vivo: assessment with densitometric and fractal analysis of high-resolution computed tomography data. *J Thorac Imaging* 2012;27:366–371.
60. Irion KL, Marchiori E, Hochhegger B, et al. CT quantification of emphysema in young subjects with no recognizable chest disease. *AJR Am J Roentgenol* 2009;192:W90–W96.
61. Mets OM, van Hulst RA, Jacobs C, et al. Normal range of emphysema and air trapping on CT in young men. *AJR Am J Roentgenol* 2012;199:336–340.
62. Rosenblum LJ, Mauceri RA, Wellenstein DE, et al. Density patterns in the normal lung as determined by computed tomography. *Radiology* 1980;137:409–416.
63. Genereux GP. Computed tomography and the lung: review of anatomic and densitometric features with their clinical application. *J Can Assoc Radiol* 1985;36:88–102.
64. Webb WR, Stern EJ, Kanth N, et al. Dynamic pulmonary CT: findings in normal adult men. *Radiology* 1993;186:117–124.
65. Mitchell AW, Wells AU, Hansell DM. Changes in cross-sectional area of the lungs on end expiratory computed tomography in normal individuals. *Clin Radiol* 1996;51:804–806.
66. Arakawa H, Webb WR. Expiratory high-resolution CT scan. *Radiol Clin N Am* 1998;36:189–209.
67. Millar AB, Denison DM. Vertical gradients of lung density in healthy supine men. *Thorax* 1989;44:485–490.
68. Robinson PJ, Kreel L. Pulmonary tissue attenuation with computed tomography: comparison of inspiration and expiration scans. *J Comput Assist Tomogr* 1979;3:740–748.
69. Verschakelen JA, Van Fraeyenhoven L, Laureys G, et al. Differences in CT density between dependent and nondependent portions of the lung: influence of lung volume. *AJR Am J Roentgenol* 1993;161:713–717.
70. Kauczor HU, Hast J, Heussel CP, et al. CT attenuation of paired HRCT scans obtained at full inspiratory/expiratory position: comparison with pulmonary function tests. *Eur Radiol* 2002;12: 2757–2763.
71. Ederle JR, Heussel CP, Hast J, et al. Evaluation of changes in central airway dimensions, lung area and mean lung density at paired inspiratory/expiratory high-resolution computed tomography. *Eur Radiol* 2003;13:2454–2461.
72. Tanaka N, Matsumoto T, Miura G, et al. Air trapping at CT: high prevalence in asymptomatic subjects with normal pulmonary function. *Radiology* 2003;227:776–785.
73. Wittram C, Batt J, Rappaport DC, et al. Inspiratory and expiratory helical CT of normal adults: comparison of thin section scans and minimum intensity projection images. *J Thorac Imaging* 2002;17:47–52.
74. Berger P, Laurent F, Begueret H, et al. Structure and function of small airways in smokers: relationship between air trapping at CT and airway inflammation. *Radiology* 2003;228:85–94.
75. Denison DM, Morgan MDL, Millar AB. Estimation of regional gas and tissue volumes of the lung in supine man using computed tomography. *Thorax* 1986;41:620–628.
76. Kalender WA, Rienmüller R, Seissler W, et al. Measurement of pulmonary parenchymal attenuation: use of spirometric gating with quantitative CT. *Radiology* 1990;175:265–268.
77. Beinert T, Behr J, Mehnert F, et al. Spirometrically controlled quantitative CT for assessing diffuse parenchymal lung disease. *J Comput Assist Tomogr* 1995;19:924–931.
78. Ringertz HG, Brasch RC, Gooding CA, et al. Quantitative density-time measurements in the lungs of children with suspected airway obstruction using ultrafast CT. *Pediatr Radiol* 1989;19:366–370.
79. Long FR, Williams RS, Castile RG. Inspiratory and expiratory CT lung density in infants and young children. *Pediatr Radiol* 2005;35:677–683.
80. Stern EJ, Webb WR. Dynamic imaging of lung morphology with ultrafast high-resolution computed tomography. *J Thorac Imaging* 1993;8:273–282.
81. Stern EJ, Graham CM, Webb WR, et al. Normal trachea during forced expiration: Dynamic CT measurements. *Radiology* 1993;187:27–31.
82. Bankier AA, Estenne M, Kienzl D, et al. Gravitational gradients in expiratory computed tomography examinations of patients with small airways disease: effect of body position on extent of air trapping. *J Thorac Imaging* 2010;25:311–319.
83. Lee KW, Chung SY, Yang I, et al. Correlation of aging and smoking with air trapping at thin-section CT of the lung in asymptomatic subjects. *Radiology* 2000;214:831–836.
84. Mastora I, Remy-Jardin M, Sobaszek A, et al. Thin-section CT finding in 250 volunteers: assessment of the relationship of CT findings with smoking history and pulmonary function test results. *Radiology* 2001;218:695–702.
85. Lucidarme O, Coche E, Cluzel P, et al. Expiratory CT scans for chronic airway disease: correlation with pulmonary function test results. *AJR Am J Roentgenol* 1998;170:301–307.
86. Webb EM, Elicker BM, Webb WR. Using CT to diagnose nonneoplastic tracheal abnormalities: appearance of the tracheal wall. *AJR Am J Roentgenol* 2000;174:1315–1321.
87. Boiselle PM, O'Donnell CR, Bankier AA, et al. Tracheal collapsibility in healthy volunteers during forced expiration: assessment with multidetector CT. *Radiology* 2009;252:255–262.
88. Litmanovich D, O'Donnell CR, Bankier AA, et al. Bronchial collapsibility at forced expiration in healthy volunteers: assessment with multidetector CT. *Radiology* 2010;257:560–567.

SECTION

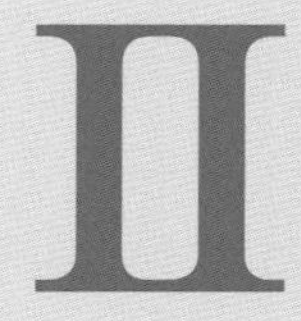

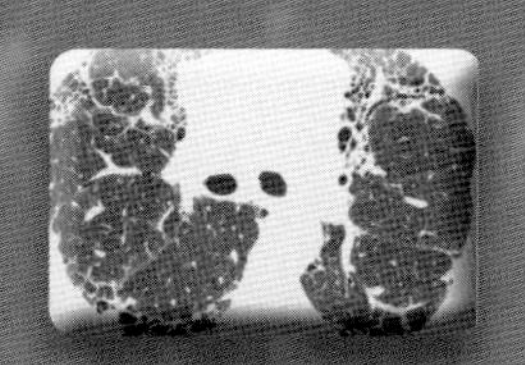

HRCT 診断へのアプローチと肺疾患の画像所見

高分解能 CT(HRCT)によるびまん性肺疾患の検出と診断は主に，(a) 特定の疾患の数少ない異常所見，(b) これらの異常所見の特異的な組合せやパターン，(c) 異常所見の特異的な分布，および，(d) 病歴や臨床情報を認識することに基づく．

肺疾患の HRCT 所見

以下の 5 章では過去 25 年間に蓄積されてきた HRCT における異常所見とこれらの鑑別疾患について概説する．異常所見は以下の用語に分類される．

1. 線状影，網状影
2. 多発結節，結節影
3. 肺実質影(コンソリデーション，すりガラス影を含む)
4. 含気嚢胞(肺嚢胞，嚢胞性肺疾患，肺気腫，気管支拡張)
5. 低吸収域(モザイク灌流，呼気 CT におけるエアトラッピング)

(つづく)

HRCT 上の異常所見の組合せ

びまん性肺疾患の診断や鑑別診断には疾患特異的な HRCT パターンの，特異的な組合せに基づくことが多い．例えば，HRCT で蜂巣肺（蜂窩肺）が認められる患者では特発性肺線維症が考えられるが，モザイク灌流やエアトラッピングを伴っている場合は過敏性肺炎が想起される．一方，気管支拡張に伴うモザイク灌流やエアトラッピングでは気道疾患が考慮される．さらに，一部の患者ではリンパ節腫大や縦隔・心臓の異常，上腹部の異常などの付随所見が有用である場合がある．

HRCT 上の異常所見の分布

HRCT を用いて肺疾患の診断や鑑別診断を行う際には，異常所見の様相や形態，存在する異常所見の組合せやパターンに加え，それらの分布を考慮する必要がある．びまん性肺疾患の異常陰影は全肺に均一に及んでいる場合もあるものの，たいていの場合特異的な１つ以上の領域への優位な分布が認識できることが多い．多数の肺疾患は特異的な分布，あるいは特異的な肺構造に関連する分布を示し，組織学的，病理学的，病態生理学的な背景を反映している．

下記に示す項目に関連して疾患ごとに異常陰影の分布は異なる．

1. 一肺．多数の肺疾患はびまん性で両肺をほぼ均等に侵す．一方で，一部の疾患で左右非対称でどちらかの肺優位に認められる，あるいは認められるものもある．片側性となる肺疾患は少ない．
2. HRCT の軸位断像で示される肺横断面．またある疾患では，異常所見は，(a) 末梢肺あるいは胸膜下領域，(b) 末梢肺であるが胸膜下は保たれる，(c) 中心性あるいは気管支血管周囲主体で胸膜下は保たれる，(d) びまん性で横断面のすべての領域を均一に侵すように認められる．
3. 上肺，中肺，下肺．この分布優位性は軸位断像あるいは再構成画像において肺を上・中・下肺に分けて，異常所見の程度を比較することによって決定される．
4. 軸位断像あるいは矢状断像における腹側・背側肺．
5. 二次小葉，小葉構造，小葉中心性，気管支周囲性，小葉辺縁，小葉間隔壁を侵すか，葉全体か．
6. 胸膜（臓側あるいは壁側）や気管支，血管構造やこれらの組合せなどの特定の肺構造．例えば，結節性肺疾患患者では気管支や気管支血管周囲や胸膜下肺，小葉間隔壁などに病変が認められた場合，この組合せはリンパ行性あるいはリンパ管周囲性の分布と定義される．これはサルコイドーシスやその他疾患に特徴的である．

重要なのは，特異的な HRCT の異常所見を同定する際に上記に示した１つ以上の領域への優位な分布はいかなる症例でもみられ得るということである．これらの所見の特異的な組合せによりある疾患あるいはその鑑別診断を想起することができる．例えば，サルコイドーシス患者では HRCT における結節のリンパ管周囲性への分布は通常上・中肺野に多く，左右対称にも非対称にもなり得る．

さらに個々の症例では肺病変の古典的なパターンに様々なバリエーションが認められる．異常所見の分布が非典型的だからといって，ある特定の疾患を除外してはならない．

臨床所見

臨床の場では病歴や臨床所見は疾患を診断するのに非常に重要な役割を果たすが，多数のHRCTは臨床情報が少ない，あるいはまったくないままに撮像され，診断されている．家庭医や呼吸器内科医にかかることなしに，あるいは診察の予約の前にHRCTを撮像される患者もいる．しかし，これらの症例においても簡単な臨床情報が有用なのである．症状が急性なのか慢性なのか，発熱があるのかないのかといった簡単な病歴が役に立つわけである．これらに関しては，特定の所見やパターンを述べる以降の章で強調したい．

例えば，HRCTにおいてすりガラス影を主体とする異常がみられた場合，症状が慢性か急性かという情報があるだけで，そうでない場合には絞りきれなかった鑑別診断を突き詰めていくことができる．すりガラス影がみられかつ急性の症状を呈する患者の場合，診断はおそらく肺水腫や肺出血，異型肺炎や誤嚥性/びまん性肺胞傷害である．慢性の症状を呈する場合の鑑別診断は多岐にわたり，過敏性肺炎や非特異性間質性肺炎(NSIP)，剝離性間質性肺炎(DIP)，呼吸細気管支炎を伴う間質性肺疾患(RB-ILD)，リンパ球性間質性肺炎(LIP)，器質化肺炎(OP)，好酸球性肺疾患，肺胞蛋白症，リポイド肺炎，浸潤性粘液性腺癌などが考えられる．

3 HRCT 所見：線状影と網状影

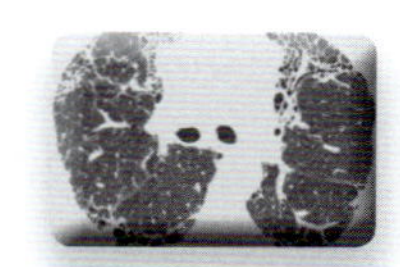

重要な項目

小葉間隔壁肥厚　76
蜂巣肺（蜂窩肺）　84
小葉内間質肥厚（小葉内線状影）　91
非特異的な網状影　94
インターフェースサイン　94
牽引性気管支拡張と牽引性細気管支拡張　94
気管支血管周囲間質肥厚　96
肺実質索状影　99
胸膜下間質肥厚　100
胸膜下線状影　100
高齢者における正常な網状影　102
肺疾患の診断における線状影と網状影の分布　102

本章で使われる略語

AIP（acute interstitial pneumonia）急性間質性肺炎
ARDS（acute respiratory distress syndrome）急性呼吸窮迫症候群
COPD（chronic obstructive pulmonary disease）慢性閉塞性肺疾患
DAD（diffuse alveolar damage）びまん性肺胞傷害
DIP（desquamative interstitial pneumonia）剝離性間質性肺炎
HP（hypersensitivity pneumonitis）過敏性肺炎
IP（interstitial pneumonia）間質性肺炎
IPF（idiopathic pulmonary fibrosis）特発性肺線維症
LIP（lymphoid interstitial pneumonia）リンパ球性間質性肺炎
NSIP（nonspecific interstitial pneumonia）非特異性間質性肺炎
OP（organizing pneumonia）器質化肺炎
RB-ILD（respiratory bronchiolitis-interstitial lung disease）呼吸細気管支炎を伴う間質性肺疾患
UIP（usual interstitial pneumonia）通常型間質性肺炎

高分解能 CT（HRCT）では，液体成分，線維組織あるいは細胞成分の浸潤による肺間質の肥厚は，通常，線状・網状影として認められる．HRCT にて認められる網状影は一般的に以下の 3 つのパターンによって認識され，これらは時折混在することもある．それは，(a) 小葉間隔壁肥厚，(b) 蜂巣肺（蜂窩肺），(c) 小葉内間質肥厚（HRCT 所見から小葉内線状影ともよばれる）である（図 3-1）．これらのうち，最初の 2 つは認識が容易で鑑別診断も限られている．3 つめの所見はやや非特異的である．

これらの網状影のパターンに関連し得る追加所見としては，牽引性気管支拡張，インターフェースサイン，気管支血管束肥厚，肺実質の索状影，胸膜下線状影などが挙げられる（図 3-1）．

小葉間隔壁肥厚

HRCT で多数の小葉間隔壁の構造が明瞭に認められる場合，常に間質性疾患の存在を考えなくてはならない．正常肺では，明瞭に認められる小葉間隔壁の数はわずかである（2 章参照）．隔壁肥厚は間質の浮腫性変化や細胞浸潤，アミロイドやリンパ路拡張・増殖，線維化などによる浸潤が存在する場合に認められる．

視認できる線状影が，その特徴的なサイズと形態から肺小葉の輪郭であろうと認識できる場合に小葉間隔壁肥厚と判断することができる．肺の外層では，小葉の一部または全部を囲んだ長さ 1〜2 cm の肥厚した隔壁が胸膜表面にまで達することがあり，その角度は胸膜にほぼ垂直である（図 3-1〜図 3-4）[1-8]．胸膜面に接した小葉の形状は多様であるが，横幅が広く，円錐形もしくは円錐台形をしている．肺の内層では，通常大きさ 1〜2.5 cm で肥厚した隔壁に覆われ多角形や六角形の外観を呈する（図 3-2）．肥厚した隔壁に囲まれた小葉には，通常，点状あるいは分岐状の小葉中心動脈がみられる．この小葉間隔壁と小葉中心動脈の特徴的な関係は，これらの構造を認識する際に有用である．

隔壁線や隔壁肥厚（図 3-1〜図 3-14）といった用語は小葉間隔壁肥厚[9, 10]を表現するのに用いられることもあり，これらは以前使用されていた peripheral line,

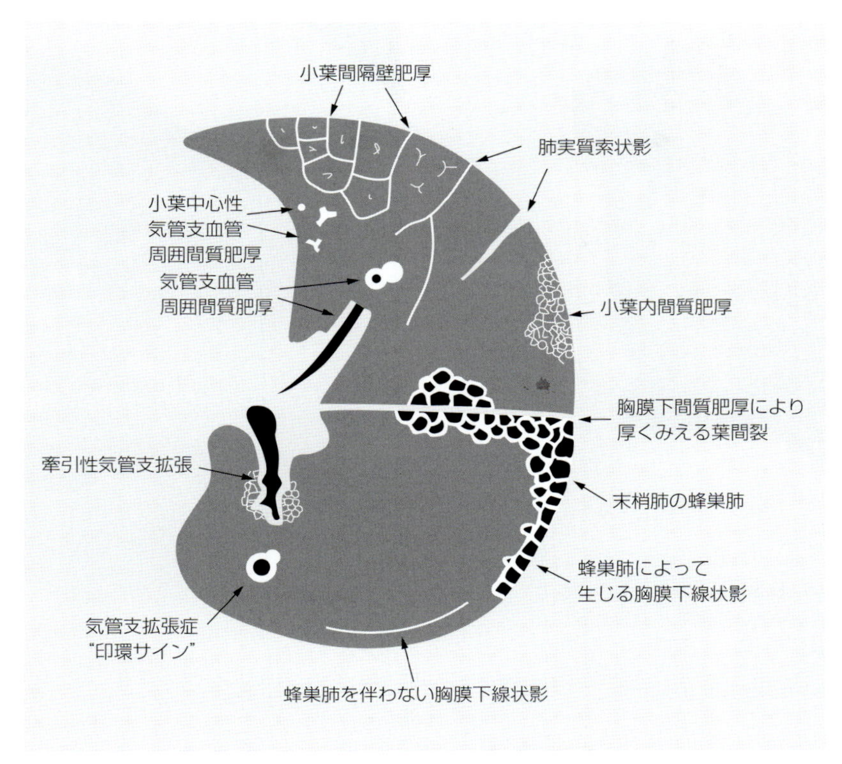

図 3-1　HRCT で認められる線状・網状影.

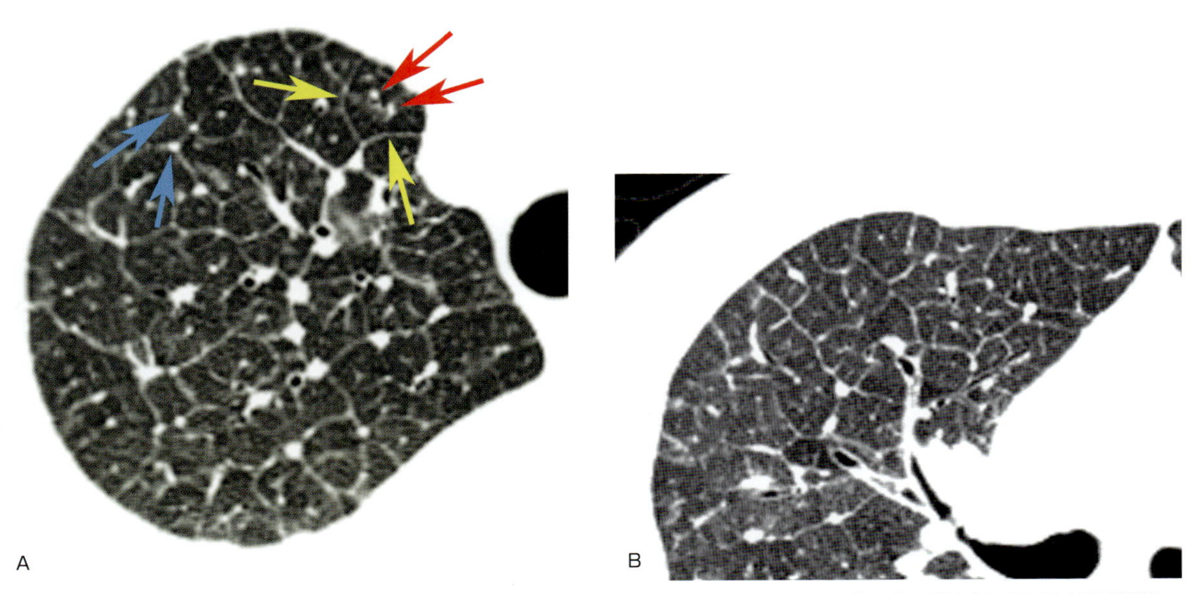

図 3-2　**2 例の肺水腫患者における平滑な小葉間隔壁肥厚.** A：網状パターンは肺小葉を取り囲むように認められるため小葉間隔壁肥厚として認められる. 小葉間隔壁(黄矢印)で囲まれた腹側肺の小葉の内側に点状の肺動脈の分枝が認められる(赤矢印). 小さな結節影(青矢印)が横断面で肺静脈分枝を表すいくつかの隔壁と関連をもって認められる. B：無数の小葉間隔壁の平滑な肥厚が上葉に認められる. 平滑な気管支血管周囲間質肥厚(peribronchial cuffing や気管支壁肥厚として認識される)も認められている. これらの所見は一般的に小葉間隔壁肥厚と関連づけられている.

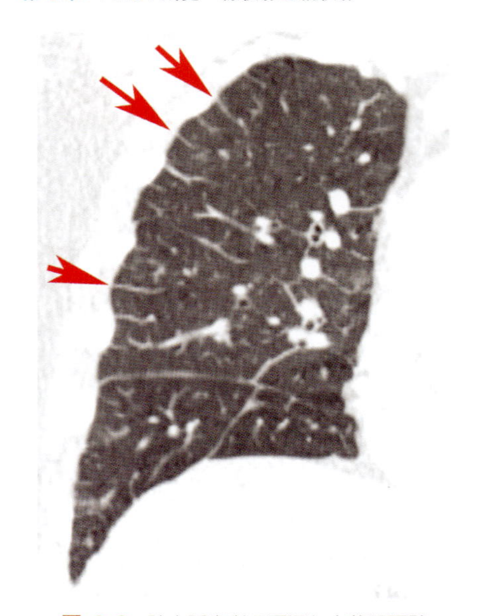

図 3-3 肺水腫患者の平滑な小葉間隔壁肥厚．冠状断像では平滑な小葉間隔壁肥厚がみられる(矢印)．これは末梢肺で特に顕著である．気管支血管周囲間質肥厚および胸膜下間質肥厚も認められる．

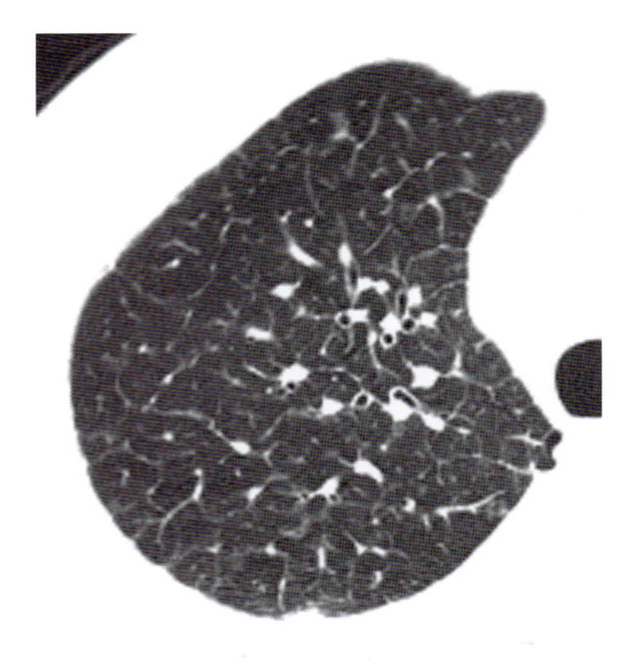

図 3-4 癌性リンパ管症患者における平滑な小葉間隔壁肥厚．これらの所見は肺水腫と区別がつかない．

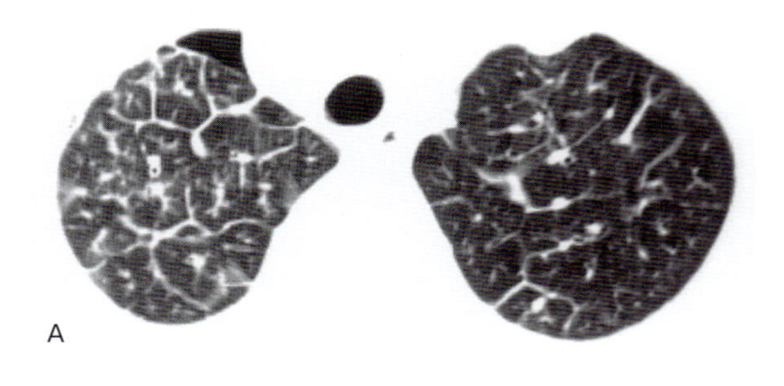

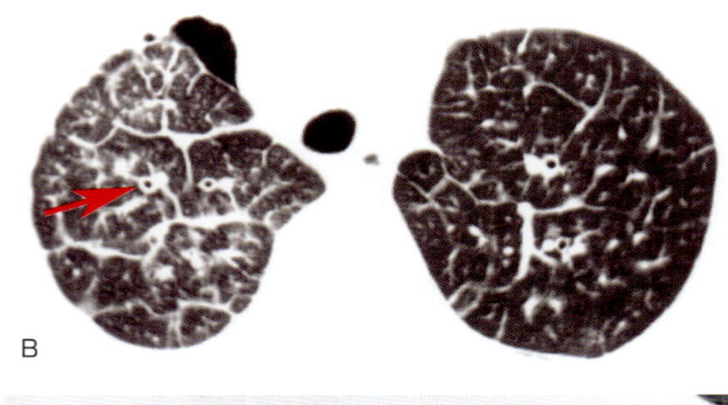

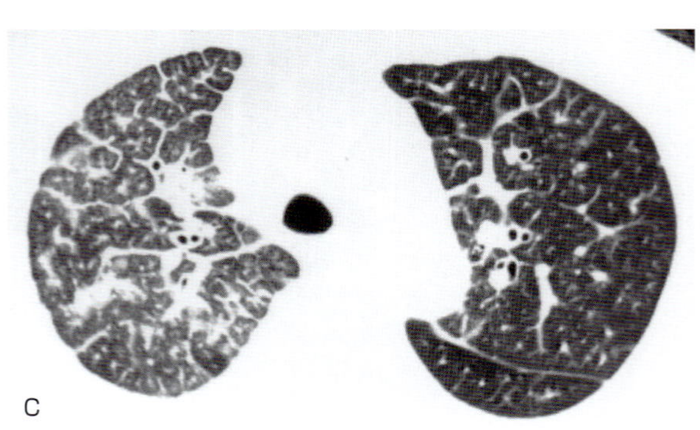

図 3-5 乳癌による癌性リンパ管症患者における小葉間隔壁肥厚．A–C：主に右肺で，びまん性に平滑な小葉間隔壁肥厚が認められる．気管支血管周囲間質も明瞭化し，気管支壁肥厚(B，矢印)がはっきりと認識できる．右側にみられる気胸は，胸腔穿刺に伴う所見．

short line，interlobular line などといった用語よりも好んで使用される[4,8,11]．同様に，隔壁肥厚が1つ以上の肺小葉を囲んでいる状態を“大きな網状パターン”[1,12]または“多角形”[13]と表現したり，胸膜面に接している場合は“末梢のアーケード”や“多角形アーケード”[4]などと表現することもあるが，小葉間隔壁肥厚，隔壁肥厚，隔壁線という用語がこの所見を記載するのにより特異的な表現であると考えられる[9,14]．

小葉間隔壁肥厚は，間質性肺疾患患者によくみられるが[15,16]，健康な高齢患者[17]もしくは喫煙者でもみられることもある．その他のHRCTの異常を伴う場合には，隔壁肥厚の存在の診断的価値は低い[15]．しかし，

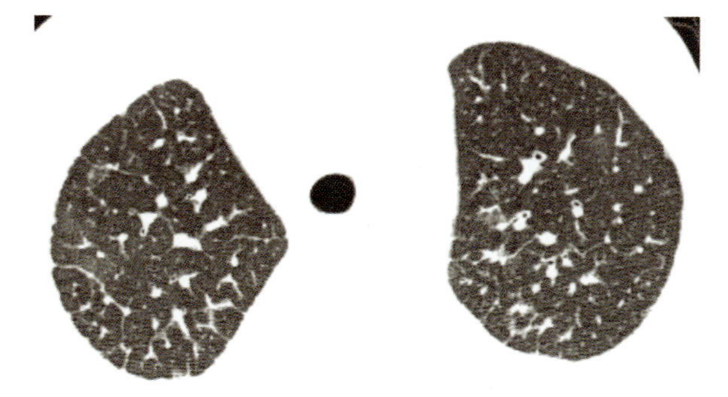

図 3-6　リンパ管腫症の小児における平滑な小葉間隔壁肥厚．縦隔の拡大も認められる．

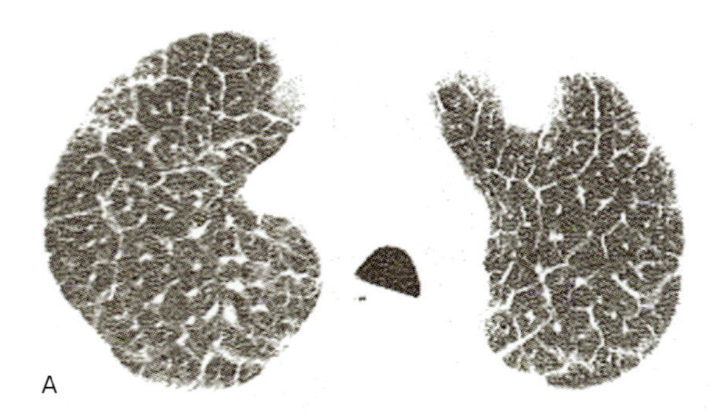

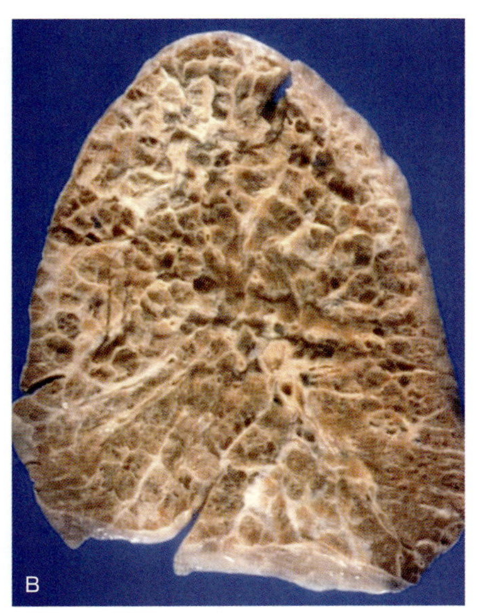

図 3-7　エルドハイム-チェスター病（リンパ浸潤や肺浸潤をきたす非ランゲルハンス組織球症）における平滑な小葉間隔壁肥厚．A：HRCT でみられる多数の小葉間隔壁肥厚．B：肺移植のために摘出された肺の矢状断面．小葉間隔壁肥厚は上葉で最も顕著にみられる．組織学的には線維化と組織球浸潤が認められる．(Courercy of Kevin O. Leslie MD, Mayo Clinic, Scottsdale)

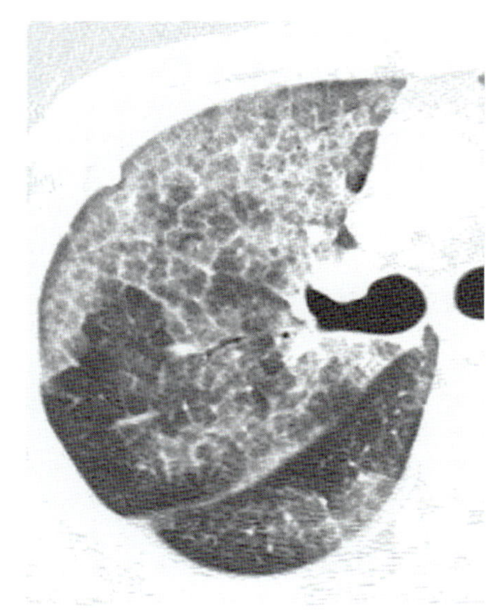

図 3-8　肺胞蛋白症における小葉間隔壁肥厚．肥厚した小葉間隔壁にすりガラス影を伴う．小葉間隔壁肥厚とすりガラス影が同時に存在する所見は，肺胞蛋白症に典型的であり，クレイジー・ペイビングと称される．

小葉間隔壁肥厚が単独でみられたり顕著に目立ったりしている場合は，鑑別診断は限られてくる（表 3-1）．隔壁肥厚は，いろいろな病理学的所見を反映して，平滑，結節状，もしくは不整な輪郭になる[2,18-21]．よって，このような認識に基づいた簡潔なアルゴリズム（図 3-15）が時として診断に役立つ．

隔壁肥厚の原因や様相にかかわらず，この所見はしばしば気管支周囲間質と胸膜下間質肥厚と関連している（後述）．

平滑な隔壁肥厚

平滑な隔壁肥厚は，通常，経静脈性，リンパ行性あるいは浸潤性の疾患において認められる[19]．特にこれは肺水腫や肺出血（図 3-2，図 3-3）[22-25]，肺静脈閉塞性疾患[22,24,26,27]，癌性リンパ管症（図 3-4，図 3-5）[4,7,28]，リンパ腫，白血病，リンパ増殖性疾患，リンパ管腫症（図 3-6）[29,30]，先天性肺リンパ管拡張症[31,32]，アミロイドーシスによる間質浸潤[33]，エルドハイム-チェスター病（図 3-7）[34] などの疾患で典型的であるが，一部の肺炎にもみられるほか[35]，肺線維症患者の数％にもみられる．平滑な小葉間隔壁肥厚は原因にかかわらず，平滑な気管支血管束や胸膜下間質肥厚を伴うことが多い．これは葉間裂の肥厚として最も容易に認識される．後述するように，器質化肺炎（OP）患者における小葉辺縁の異常は滑らかな小葉間隔壁肥厚のようにみえることがある（図 3-14）[36]．

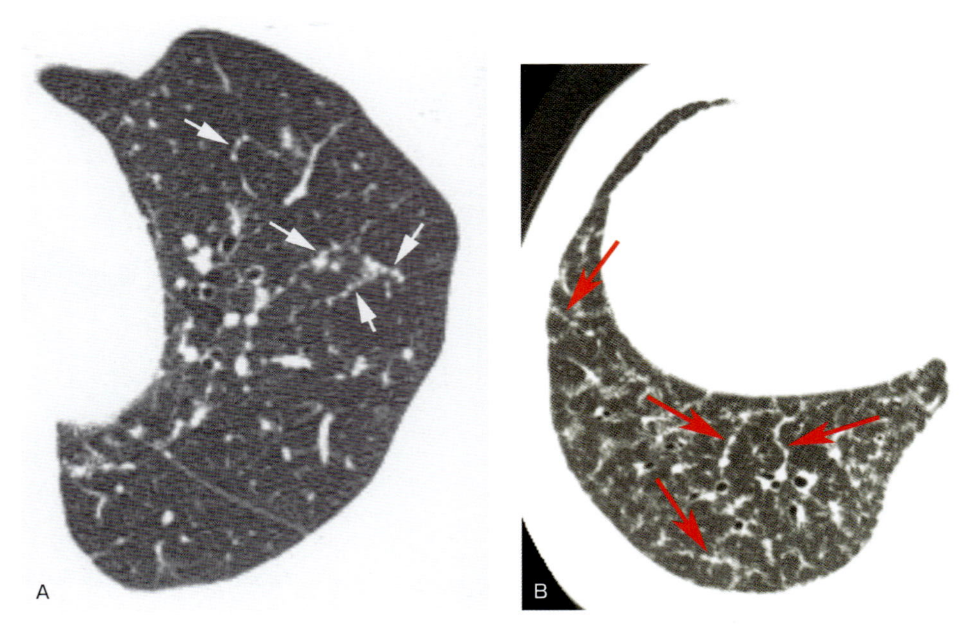

図 3-9　2例のサルコイドーシス患者の"ビーズ状"あるいは結節状の隔壁肥厚．A：上葉の小葉間隔壁は結節状を呈している(矢印)．これは数珠状隔壁サインとよばれてきた．B：小葉間隔壁内に無数の結節が認められる(矢印)．これらの結節は正常の肺静脈とするには数が多すぎる．

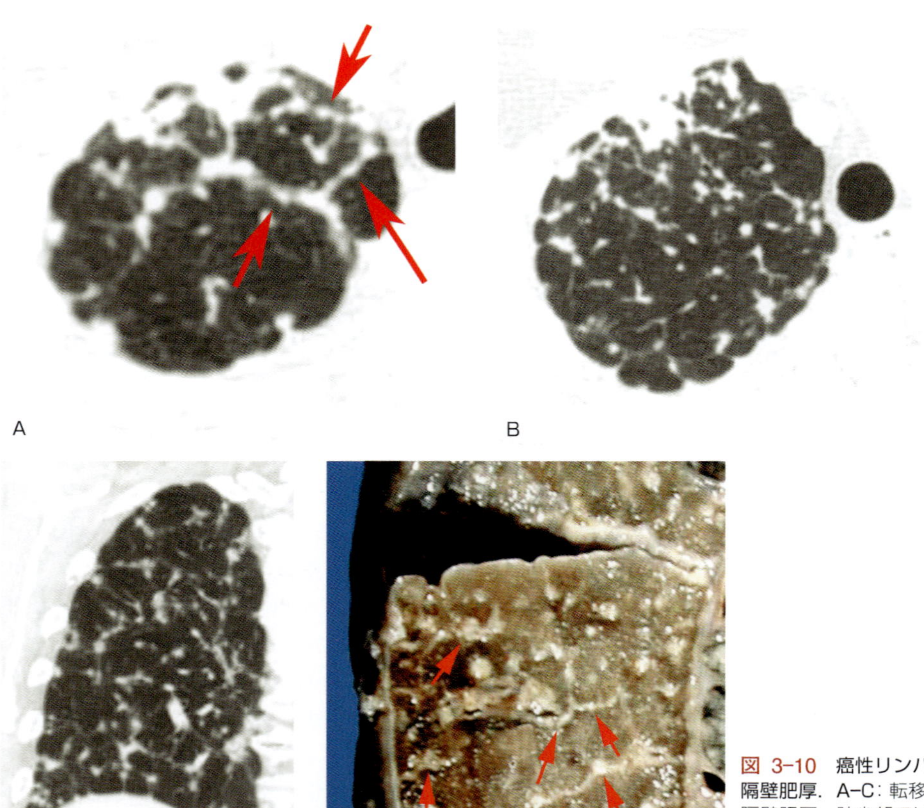

図 3-10　癌性リンパ管症における結節状の小葉間隔壁肥厚．A–C：転移性大腸癌患者の結節状小葉間隔壁肥厚．肺尖部では小葉を囲む隔壁内に結節が明瞭に認められている(矢印，A)．D：癌性リンパ管症患者の肺標本で認められる結節状の隔壁肥厚(矢印)．

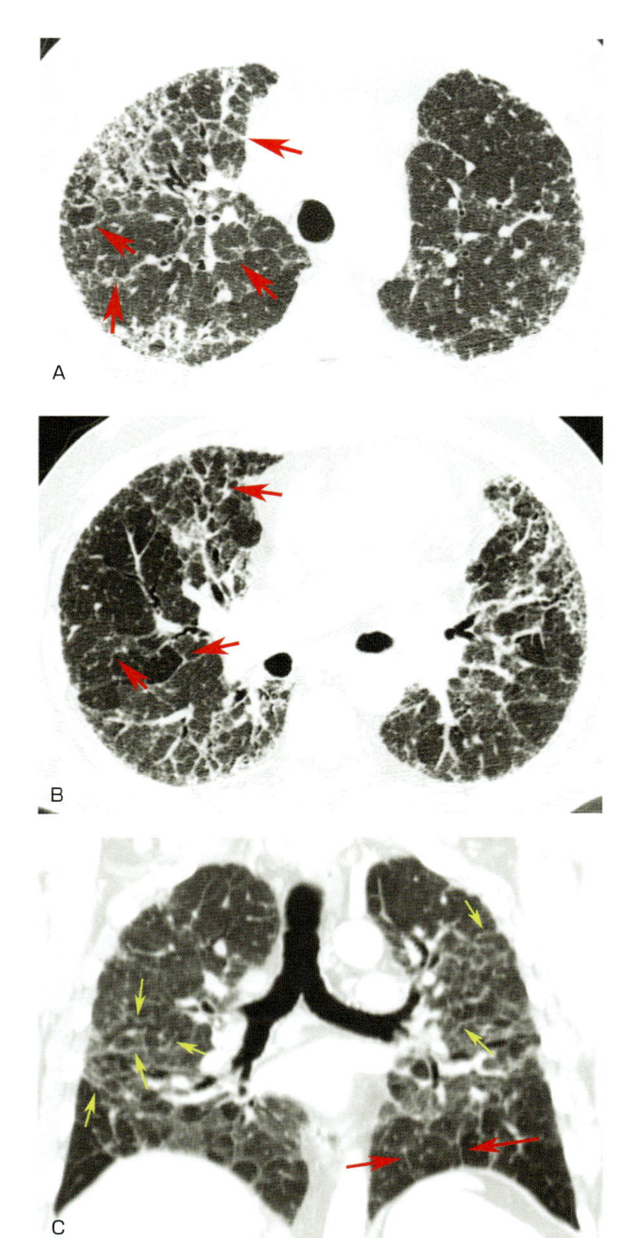

図 3-11　線維化を伴う過敏性肺炎患者における不整な小葉間隔壁肥厚. A，B：病勢の程度が軽度な領域では不整な小葉間隔壁肥厚が認められる（赤矢印）が，線維化が顕著な部位では認識が難しい．C：線維化を伴う慢性過敏性肺炎の別症例．異常が少ない肺底部領域では明瞭な隔壁がみられる（赤矢印）が，異常が顕著な領域ではより認識が困難かつ輪郭が不整になっている（黄矢印）．

平滑な隔壁肥厚を伴う疾患のほとんどで，隔壁肥厚はびまん性にみられる．主な例外は悪性疾患のリンパ行性進展である．この場合異常所見は片側性であったり両側性であったり，左右非対称，斑状，上葉／下葉優位など様々である．さらにびまん性の隔壁肥厚を呈する患者や肺底部優位の分布がみられる肺水腫患者でも，肥厚した隔壁は肺尖部や上葉で最も明瞭に認識される．これは小葉間隔壁がこの領域で最もよく発達しているからである．

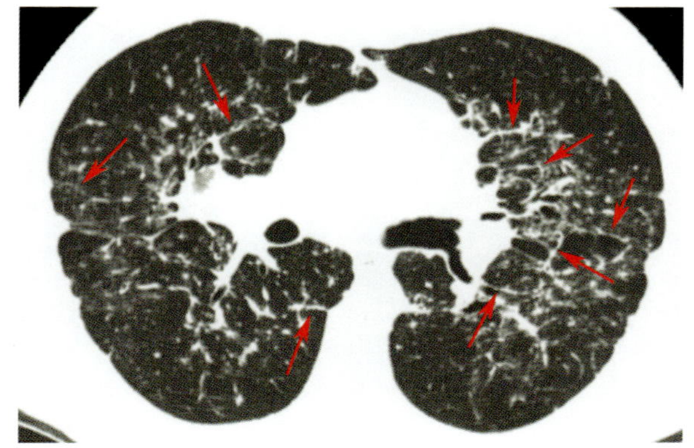

図 3-12　線維化を伴うサルコイドーシス患者の不整な小葉間隔壁肥厚. 多数の不整な小葉間隔壁肥厚（矢印）に肺線維化と肺構築の歪みを伴っている．いくつかの結節がまだ認識される．

平滑な隔壁肥厚はすりガラス影を伴ってみられることもあり，これは，クレイジー・ペイビング・パターンと表現される（5 章参照）．この所見は肺胞蛋白症に典型的だが（図 3-8），ほかにもたくさんの鑑別疾患が挙げられる（5 章）[37-42]．

結節状の隔壁肥厚

結節状あるいは“数珠状”の隔壁肥厚は，癌性リンパ管症あるいはリンパ腫[4, 7, 28]，リンパ球性間質性肺炎（LIP）のようなリンパ増殖性疾患[43-45]，サルコイドーシス[46-49]，珪肺症あるいは炭鉱夫肺（CWP）[50]，アミロイドーシスあるいは軽鎖沈着症[33, 51]などのリンパ行性・浸潤性の疾患にみられる（図 3-9，図 3-10）．

結節状の隔壁肥厚は，びまん性肺疾患の他の結節状のパターンとともに認められることが多い．結節状の隔壁肥厚はしばしば“リンパ管周囲性”あるいは“リンパ行性”の分布をとる．これらは主に肺リンパ路の異常によるものである[9, 14, 30, 47]．このリンパ管周囲性のパターンは，小葉間隔壁に加え，(a) 胸膜下領域，(b) 肺門周囲の気管支血管周囲間質，(c) 小葉中心性の気管支血管周囲間質における間質肥厚や結節状の変化を伴う．この所見は，サルコイドーシス，珪肺症，癌性リンパ管症，リンパ増殖性疾患患者に典型的である．びまん性肺疾患の結節状のパターンは，次章で詳述する．

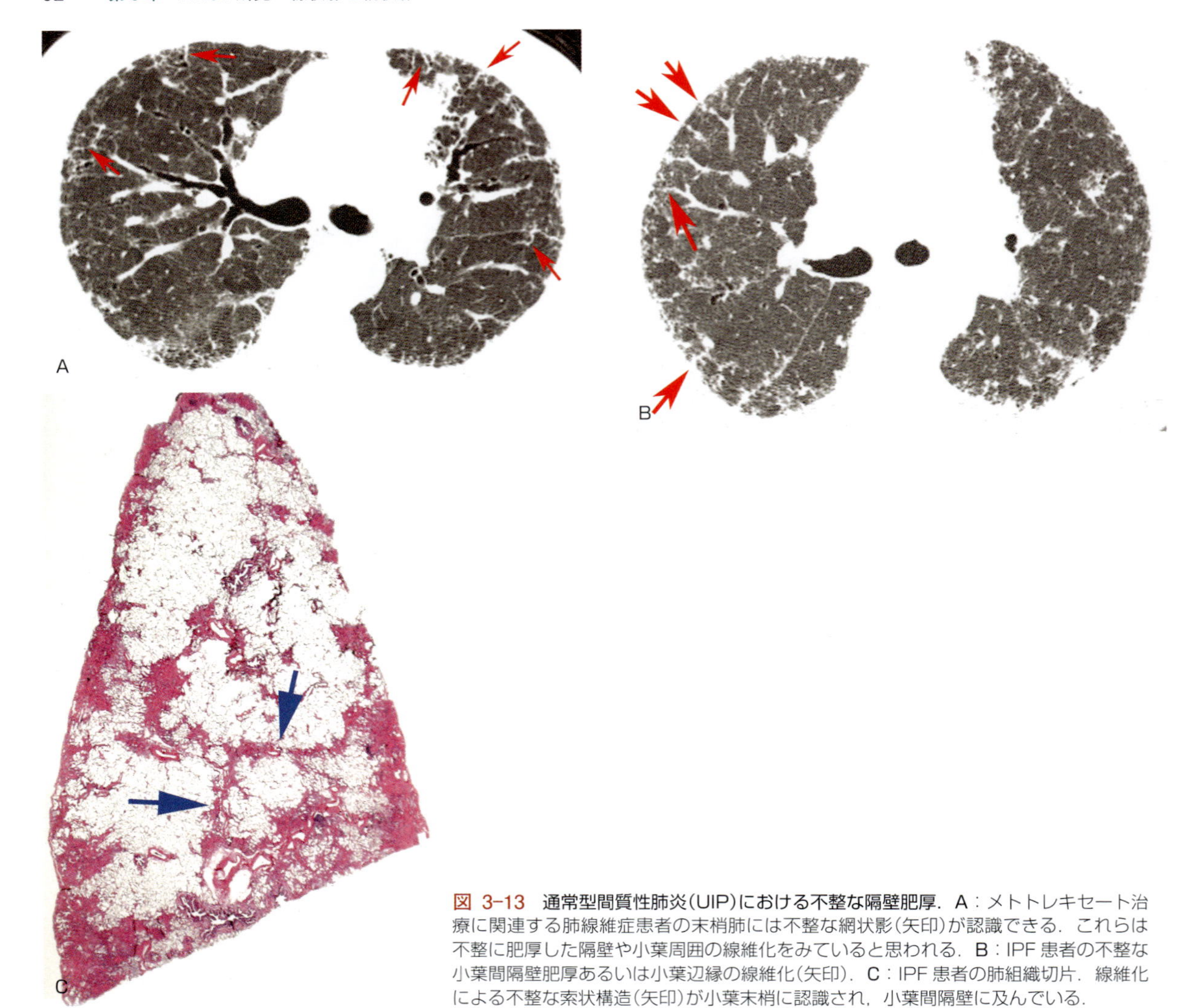

図 3-13　通常型間質性肺炎(UIP)における不整な隔壁肥厚．A：メトトレキセート治療に関連する肺線維症患者の末梢肺には不整な網状影(矢印)が認識できる．これらは不整に肥厚した隔壁や小葉周囲の線維化をみていると思われる．B：IPF 患者の不整な小葉間隔壁肥厚あるいは小葉辺縁の線維化(矢印)．C：IPF 患者の肺組織切片．線維化による不整な索状構造(矢印)が小葉末梢に認識され，小葉間隔壁に及んでいる．

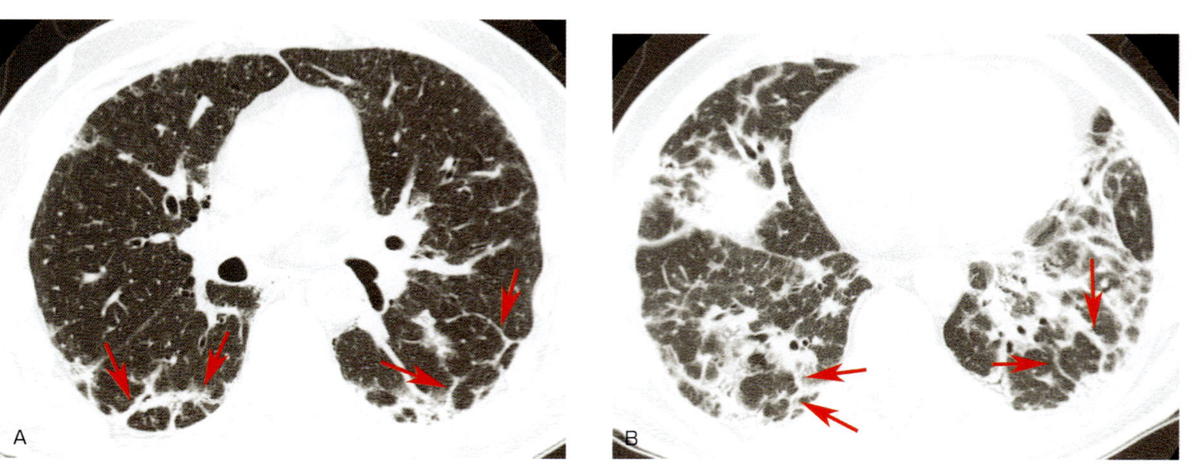

図 3-14　器質化肺炎(OP)における小葉辺縁性パターン．A，B：皮膚筋炎に関連する OP 患者．肥厚した小葉間隔壁および厚いアーケード状構造が認識される(矢印)．コンソリデーションを呈する領域もみられる．

表 3-1　小葉間隔壁肥厚の鑑別診断

診　断	コメント
癌性リンパ管症，リンパ腫，白血病	よく認められる；通常最もよく認められる；平滑；時に結節状
リンパ増殖性疾患(例えば，LIP)	平滑あるいは結節状；通常，その他の所見(結節影など)を伴う
リンパ管腫症	まれ，平滑
先天性肺リンパ管拡張症	まれ，平滑
肺水腫	よく認められる；通常，最もよく認められる
肺出血	平滑；すりガラス影を伴う
肺炎(ウイルス性，ニューモシスチス肺炎など)	平滑；すりガラス影を伴う
エルドハイム-チェスター病	まれ，平滑
サルコイドーシス	よく認められる；通常結節状あるいは不整；通常，末期には牽引性気管支拡張を伴って線維性組織の塊状影としてみられる
IPF あるいはその他 UIP をきたし得る疾患	時々認められるが，一般的ではない；不整にみえる；通常，小葉内肥厚と蜂巣肺がより顕著な所見である
NSIP	すりガラス影と網状影とともに認める
珪肺症 / 炭鉱夫肺；タルクじん肺	時にみえる；通常結節状；末期肺では不整
石綿肺	時々，みえる；不整
慢性過敏性肺炎	まれ；通常不整網状影と蜂巣肺がより顕著な所見である
アミロイドーシス	平滑あるいは結節状
器質化肺炎	小葉辺縁性パターン；厚く不明瞭な“隔壁肥厚”
高齢者	いくつかの隔壁が肥厚する(正常)

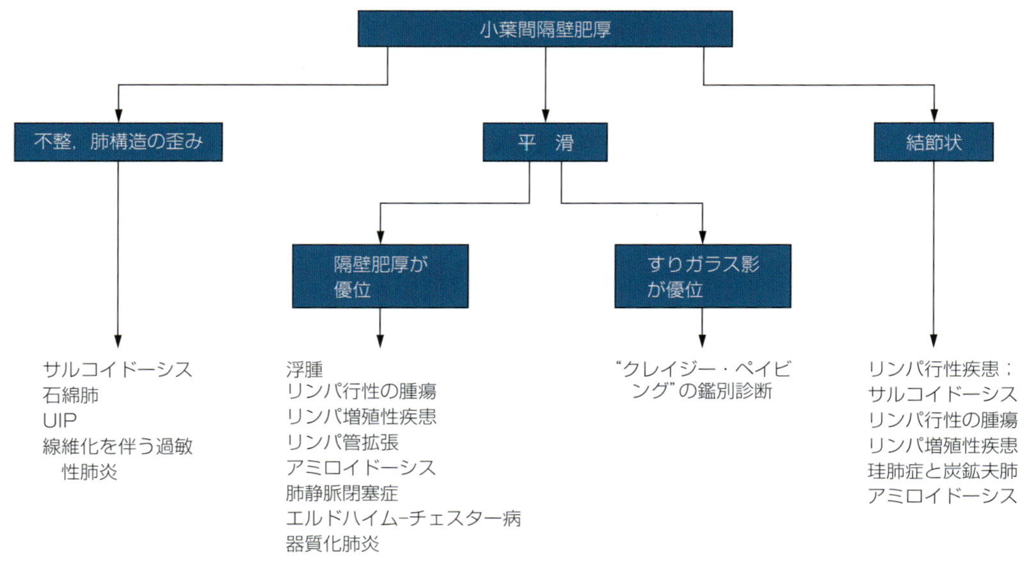

図 3-15　小葉間隔壁肥厚の診断アルゴリズム

サルコイドーシス，珪肺症や炭鉱夫肺の結節状の隔壁肥厚は，疾患の好発部位である上葉・肺門周囲優位にみられることが多いが例外もある．リンパ増殖性疾患は多くの場合びまん性かつ肺底部優位である．悪性疾患のリンパ行性進展では分布は様々で，びまん性・限局性のどちらも呈し得る．

不整な隔壁肥厚

肺線維症患者において，HRCT における隔壁肥厚は不整な形態をとり，肺構造の歪みを伴う(図 3-11～図 3-13)[52-56]．HRCT 上，線維化や蜂巣肺で小葉間隔壁肥厚がみられることはあっても[11]，それが最も顕著な所見となることは少ない[5, 57, 58]．一般には，著明な線維化および蜂巣肺が認められる場合には，既存の肺構築の歪みのため，肥厚した隔壁構造の認識は線維化の程度の軽度な肺領域を除き困難である(図 3-11)．肺線維症や末期の肺疾患患者の中でも，特に HRCT 上の小葉間隔壁肥厚が確認される頻度が高いのは，サルコイドーシス(図 3-12；患者の 56%)であるが，種々の原因による通常型間質性肺炎（UIP；図3-13），石綿肺，過敏性肺炎（HP）でもみられる（図3-11）[58]．サルコイドーシスで隔壁肥厚や線維化がよくみられるのは，活動性のサルコイド結節が小葉間隔壁に生じやすいことによる．

特発性肺線維症（IPF）あるいはその他の原因によるUIP患者で，肥厚した小葉間隔壁と思われる不整な網状影をしばしば認める．だがこれは，小葉間隔壁そのものよりもむしろ末梢の細葉や二次小葉内に及ぶ線維化を反映した所見と思われる[30,57]．しかしHRCTでみると，これらは他の不整な隔壁肥厚と類似した所見を呈する（図3-13）．

肺線維症による不整な小葉間隔壁肥厚を示す患者において，蜂巣肺や牽引性気管支拡張およびそれらの分布は通常鑑別診断に有用となる．

小葉辺縁性パターン

小葉間隔壁や小葉周辺を主体に生じる肺疾患は，小葉辺縁性と表現されてきた[10,19,36,59,60]．Johkohら[41,60]は，小葉辺縁性の分布は，小葉間隔壁の肥厚に加え，末梢性肺胞や胸膜下間質に異常が存在することによると主張した（図3-13）．末梢の小葉線維化は，小葉間隔壁肥厚に似た不整網状影として現れる．

末梢小葉性もしくは小葉辺縁性の分布を呈する異常所見は，器質化肺炎患者の半数にも報告されている[36]．これらはHRCT上円弧状あるいは多角形状の陰影を呈し，境界はやや不明瞭で肥厚した小葉間隔壁よりやや厚めに認められる．またすりガラス影あるいはコンソリデーションを伴うこともある（図3-14）．これらの陰影パターンの病理学的相関は不明であるが，おそらく末梢気腔の器質化肺炎と関連していると思われる．

蜂巣肺（蜂窩肺）

広範囲な間質の線維化によって生じる肺胞構造の破壊と細気管支拡張は，古典的な蜂巣肺 honeycombing (honeycomb lung)を示す[61]．病理学的には，蜂巣肺は含気のある嚢胞性スペースとして定義され，一般的には細気管支上皮に縁どられ，密な線維組織からなる肥厚した隔壁をもつ．蜂巣肺は肺の終末像であり，終末期の肺線維症に至る多くの疾患でみられる[58,62]．

蜂巣肺はHRCTにおいて特徴的な嚢胞性陰影を呈し，もしこの所見が認められれば肺線維症と確定診断することができる（表3-2）[5,52,61]．HRCTでは蜂巣肺の嚢胞腔は通常直径3 mmから1 cm程度である．まれに直径数cmに及ぶこともあるが，これらは厚さ1～3 mmの明瞭な隔壁をもつことが特徴的である[5,52]（図3-1，図3-16～図3-19）．嚢胞は含気があり，正常な肺実質に比べて低吸収にみえる．小さな蜂巣肺および小葉内間質肥厚にはある程度のオーバーラップが認められるが，線構造間のスペース（すなわち孔の部分）が肺実質濃度でなく空気濃度（すなわち黒色）にみえる場合は蜂巣肺が存在すると考えるべきである．蜂巣肺はZerhouniらによって“中型の網状パターン”を生じ，小葉間隔壁肥厚でみられる大型網状パターンや小葉内間質肥厚で生じる小型網状パターンと区別できるとして定義された[12]．

いかなる疾患の場合でも，蜂巣肺による嚢胞は末梢および胸膜下領域で優位であることが多く，末梢肺の障害が高度であっても肺門周囲は正常にみえることがある（図3-16）．嚢胞が胸膜直下で認められないかぎり，蜂巣肺の確定診断が下されることがないことを改めて強調したい．胸膜下領域以外の含気嚢胞は牽引性気管支拡張や肺気腫，気瘤や嚢胞性肺疾患（リンパ脈管筋腫症やランゲルハンス細胞組織球症）によるものの可能性がある．さらに，通常は肺底部優位の分布を示し，これは蜂巣肺と胸膜下嚢胞が認識される傍隔壁型肺気腫との鑑別に有用である．

蜂巣肺の初期では数個の胸膜下嚢胞がみられるにすぎないが，房状，集簇状，あるいは列をなすような境界明瞭な胸膜下嚢胞がはっきり認識できる場合には蜂巣肺である可能性も残しておいたほうがよい（図3-16～図3-18）．一般的にこの所見を述べる際には慎重になったほうがよい．なぜならこれは肺線維症が存在することを示し，UIPやIPFの重要な診断基準となっているからである[10,63]．恣意的にならざるを得ないが，合理的診断のコツは蜂巣肺は少なくとも3個の，直径

表3-2　蜂巣肺のHRCT上の特徴

厚く，容易に認識できる隔壁
含気がある（すなわち黒い）
通常直径3～10 mm
胸膜直下の分布
房状あるいは層状の構造をもち，隔壁は共有される（末期には多数の層構造がみられる）
非分岐性
他の線維化の所見が重なることがある（牽引性気管支拡張，不整な網状影，容積減少，肺構築の歪みなど）

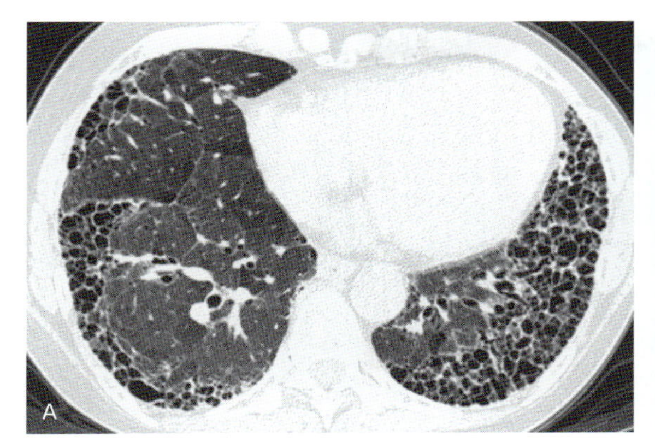

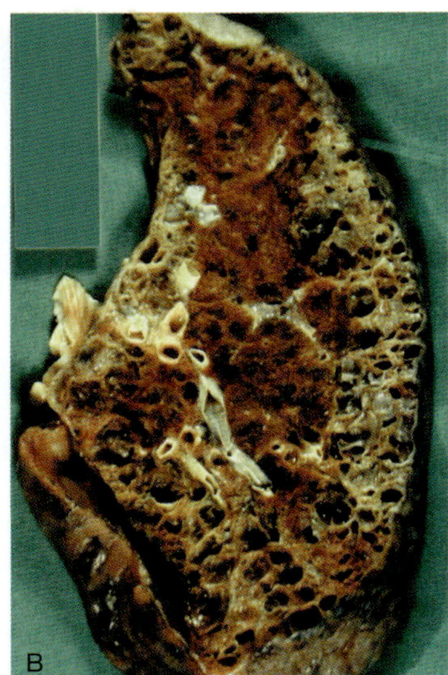

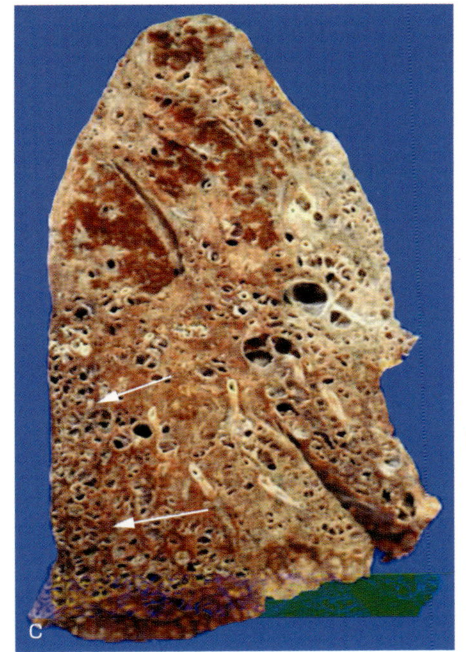

図 3-16　特発性肺線維症(IPF)における蜂巣肺．A：HRCT 上，蜂巣肺は末梢および胸膜下領域で優位にみられ，層状を呈する．これらには含気があり厚く認識しやすい隔壁をもつ．嚢胞は何層にもわたって認められ，通常直径 1cm 未満であるということに注意すべきである．B：別の IPF 患者の肺標本．蜂巣肺は背側胸膜下で最も顕著である．C：IPF 患者の肺矢状断面では背側の胸膜下領域に蜂巣肺が認められる(矢印)．(Courtesy of Martha Warnock, MD.)

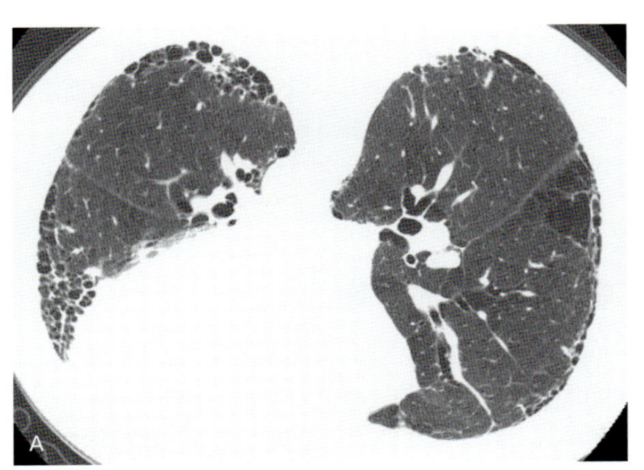

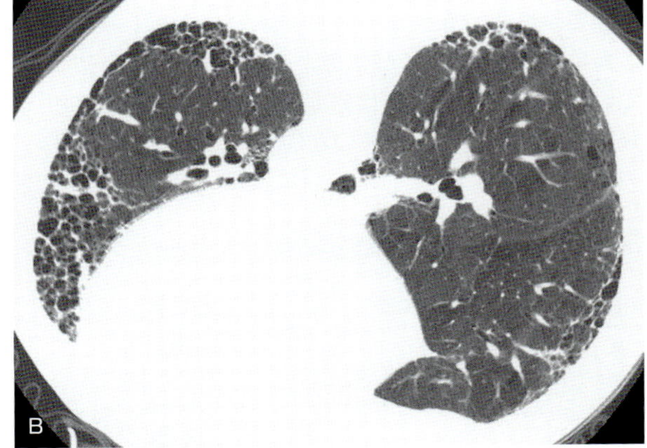

図 3-17　特発性肺線維症(IPF)患者における蜂巣肺(腹臥位撮影)．A，B：蜂巣肺の嚢胞の大きさは様々であり，末梢肺優位に分布する．嚢胞は，厚く明瞭な壁構造を有する．蜂巣肺では肺構造が破壊し，小葉の構造が認識できない．

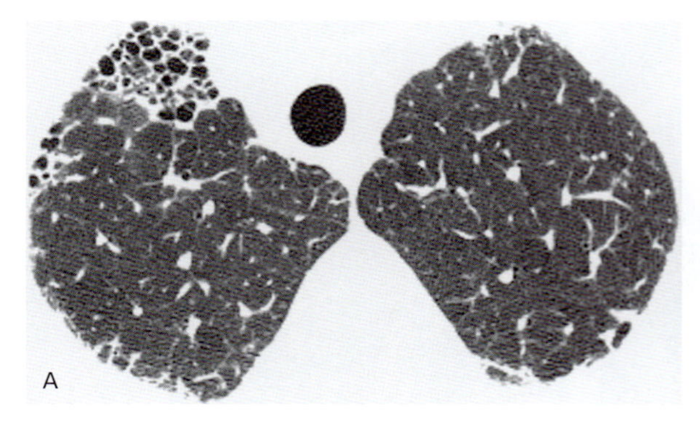

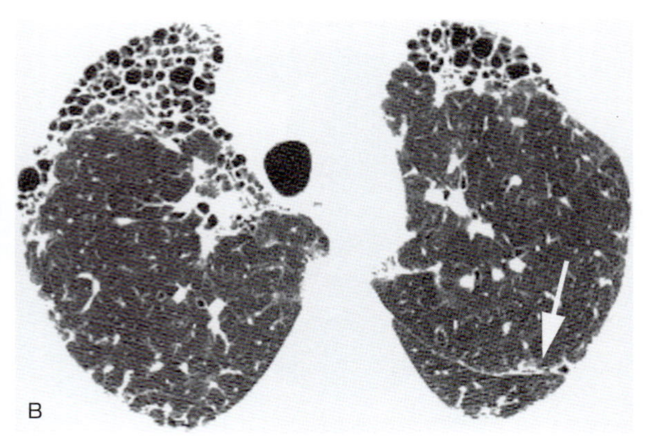

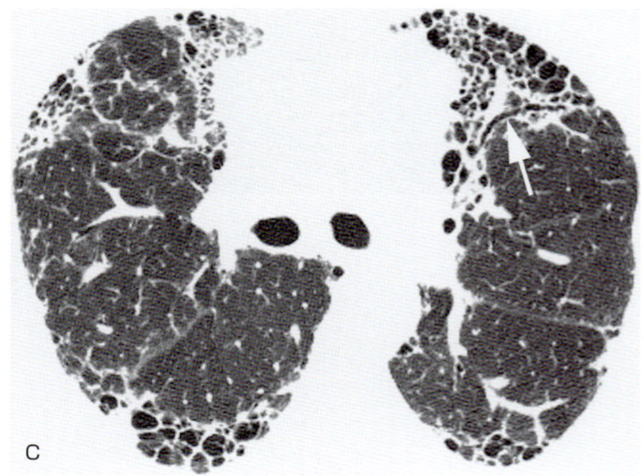

図 3-18 リウマチ肺における蜂巣肺．A–C：HRCT 上，蜂巣肺による嚢胞は胸膜下優位に分布する．通常，嚢胞は直径 1 cm 未満で，壁を共有する．その他，線維化の所見として左大葉間裂の不整肥厚（B，矢印）および牽引性気管支拡張（C，矢印）がみられる．

3～10 mm で厚く認識可能な隔壁をもつ含気嚢胞（黒色）が胸膜下に列をなして，あるいは房状に分布しているときに診断するということである（図 3-17）．

典型的には，広範な胸膜下蜂巣肺の嚢胞は壁を共有し，複数の連続した層を形成する（図 3-16～図 3-18）．これは 1 層のみで生じる胸膜下（傍隔壁型）肺気腫との鑑別のポイントとなる（表 3-3）．しかし蜂巣肺は傍隔壁型肺気腫と併存する可能性があることを認識しておく必要がある．蜂巣肺の嚢胞腔は大きくみえる可能性があるが，どの部分で肺気腫が終わり，蜂巣肺が始まっているかを判断するのは難しいことがある（図 3-19）．蜂巣肺と傍隔壁型肺気腫の鑑別に関しては 6 章でさらに述べる．肺気腫あるいは嚢胞性肺疾患患者におけるコンソリデーションや浸潤像は，蜂巣肺に類似した所見を呈する場合がある．

表 3-3 傍隔壁型肺気腫と蜂巣肺の HRCT 所見の比較

	傍隔壁型肺気腫	蜂巣肺
層	1 層	複数層
付随所見	小葉中心性肺気腫，ブラを伴うこともあり	牽引性気管支拡張，網状影
分布	上葉優位	下葉優位が多い
サイズ	1 cm 以上であることが多い	通常 1 cm 未満
肺容積	増加	減少

蜂巣肺は通常，肺線維症のその他の特徴（容積減少，構造改変，小葉内線状影，牽引性気管支 / 細気管支拡張，不整な胸膜下間質肥厚など）を伴っている．肺線維症の他の所見を伴わない胸膜下嚢胞は，肺気腫などの他の異常によることが多い．サルコイドーシス患者を除いては，顕著な小葉間隔壁肥厚が蜂巣肺に伴ってみられることはあまりない[58]．HRCT 上，小葉間隔壁肥厚のある患者では，蜂巣肺の存在の有無によって線維化と，肺水腫や癌性リンパ管症など他の原因により生じる網状影とを見分けることができる．

蜂巣肺の臨床的意義

HRCT 上蜂巣肺が認められる場合には，著明な線維化の存在が示唆され，多くの場合，UIP の診断へとつながり，最も頻度の高い原因として，IPF（図 3-16，図 3-17，図 3-20）[15, 64, 65]，膠原病[66]，特に頻度の高い関節リウマチ（図 3-18）[67] と強皮症[68]，薬剤性肺障害，

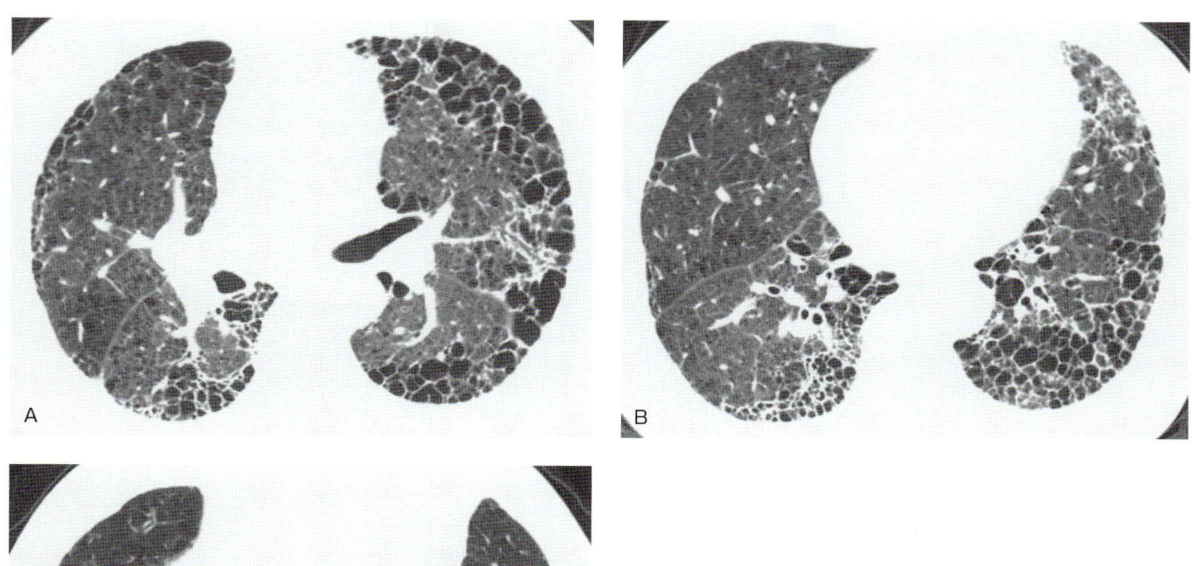
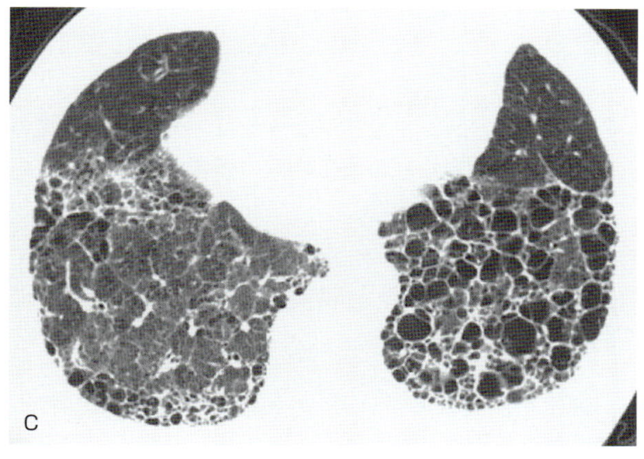

図 3-19　特発性肺線維症（IPF）患者における傍隔壁型肺気腫を伴った蜂巣肺． A：末梢肺，特に左肺での嚢胞はおそらく肺線維化でなく傍隔壁型肺気腫を反映している．これらの嚢胞は 1 cm 以上である．B，C：より典型的な蜂巣肺が右肺背側の肺底部で認められる．患者によっては気腫と蜂巣肺は混在することがあり，これらを区別することはどの断面でも困難になり得る．しかし肺気腫は上肺優位で蜂巣肺は下肺優位である．気腫が存在する場合，蜂巣肺の嚢胞は通常よりも大きい場合がある．

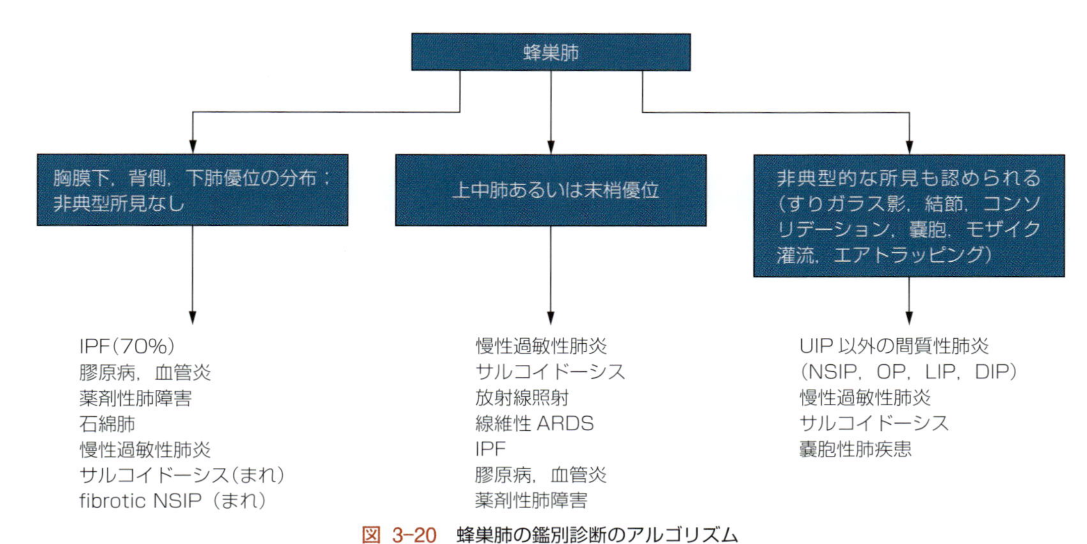

図 3-20　蜂巣肺の鑑別診断のアルゴリズム

石綿肺と他のじん肺[69, 70]，慢性の過敏性肺炎，急性呼吸窮迫症候群（ARDS）または放射線療法から生じているびまん性肺胞傷害（DAD），一部の喫煙者における線維症[71, 72]，UIP（表 3-4）以外の間質性肺炎などを考えるべきである．

例えば，129 例（生検を要した非典型例を含む）の特発性間質性肺炎患者を対象とした Johkoh らの検討では，蜂巣肺は UIP の 71%，剝離性間質性肺炎（DIP）の 30%，急性間質性肺炎（AIP）の 30%，非特異性間質性肺炎（NSIP）の 26%，器質化肺炎（OP）の 13% で

表3-4 蜂巣肺の鑑別診断

診 断	コメント
IPF	よく認められる(70%)；末梢，肺底部，胸膜下に優位
膠原病，血管炎	頻度高い．いかなる膠原病にも起こり得るが特に関節リウマチと強皮症に多い
薬剤性肺障害	あらゆる薬物で起こり得る．他の原因と鑑別困難のことが多い
石綿肺	進行例ではよく認められる；末梢，肺底部，胸膜下に優位
慢性過敏性肺炎	進行例ではよく認められる；末梢，斑状あるいはびまん性；中肺野優位に分布
ARDSにおけるDAD	蜂巣肺を伴うことあり．腹側主体であることもあり
胸膜実質性線維弾性症(PPFE)	上葉，末梢肺優位，胸膜肥厚
放射線治療	照射野に限局する
サルコイドーシス	症例の数%でみられる．末梢優位あるいはまだら状の分布．通常上葉優位．気管支血管周囲の線維化に関連する
fibrotic NSIP	まれ，軽微；その他の所見が優位
他の特発性間質性肺炎(DIP，RB-ILD，OP，AIP，LIP)	まれ，軽微；その他の所見が優位
珪肺症/炭鉱夫肺，他のじん肺	まれ

認められた[73]．肺底部優位の蜂巣肺はUIPの59%，DIPの26%，NSIPの22%，OPの4%でみられた[73]．しかし蜂巣肺はUIP以外の間質性肺炎患者で優位に軽度であった[15]．Sumikawaら[15]の報告によれば，UIPにおける蜂巣肺の範囲は平均して肺実質の4.4%であり，細胞浸潤性非特異性間質性肺炎cellular NSIPでは0.3%，線維化性非特異性間質性肺炎fibrotic NSIPでは0.6%，DIPもしくは呼吸細気管支炎を伴う間質性肺疾患(RB-ILD)では0.7%，LIPでは0.2%であった．

ある末期間質性肺炎患者の調査[58]では胸膜下蜂巣肺はIPFや関節リウマチに伴うUIP患者の96%，石綿肺患者の100%，サルコイドーシス患者の44%，慢性過敏性肺炎患者の75%に認められた[58,74]．蜂巣肺はNSIP患者では比較的まれであり，程度も軽度であることが多いが[75–77] fibrotic NSIP患者では数%にみられる[65]．

蜂巣肺の分布は，鑑別診断を行ううえで役に立つことがある(図3-20)．IPFや石綿肺にみられる蜂巣肺は，通常，胸膜下肺領域と肺底部で最も顕著である[63]．慢性過敏性肺炎の蜂巣肺は胸膜下肺領域で顕著であるが斑状の分布をし，肺底部は比較的保たれるかわりに，中肺野で最も顕著となる傾向をもつ[58,74]．サルコイドーシスの蜂巣肺は多くの場合上葉に優位である．ARDSによる線維化および蜂巣肺は[78]，フォローアップのHRCTにおいては肺腹側にあきらかに顕著であった．このような網状影と線維化の分布が他の疾患でみられることはまれである．肺腹側に限局した線維化は，典型的なARDSにおいて，急性期に背側優位に無気肺とコンソリデーションの分布を呈することによるものであろう．コンソリデーションは，背側の肺を高い換気圧や高酸素などの人工換気の影響から保護していると考えられている[78]．

通常型間質性肺炎と特発性肺線維症の診断における蜂巣肺

通常型間質性肺炎(UIP)の臨床像を呈する患者で，膠原病や血管炎の既往もしくは粉塵，有機抗原や薬物への曝露歴がない場合，HRCT上で胸膜下もしくは肺底部優位に線維化や蜂巣肺が分布していれば，生検をせずとも特発性肺線維症(IPF)との診断を下すことができる[63,79–81]．HRCT上胸膜下および肺底部に蜂巣肺を認める場合にIPFの診断を下すことは，非常に正確であることが示されている[58,63,82–90]．91例の特発性間質性肺炎患者を対象としたHunninghakeら[89]による前向き研究において，臨床的・生理学的特徴および，胸部X線写真，CT上の特徴が調べられた．そのうち54例(59%)は，UIP/IPFの病理診断を下された．多変量解析の結果，下肺の蜂巣肺(オッズ比5.36)および上肺の不整線状影(オッズ比6.28)が，UIP/IPF診断における，独立した予測因子はこれらだけであった．これらの2つの予測因子だけを用いた場合，UIP/IPFの診断は，感度74%，特異度81%，陽性適中率85%となる．

最近，米国胸部学会(ATS)，欧州呼吸器学会(ERS)，日本呼吸器学会(JRS)，中南米胸部学会(ALAT)からUIPとIPFの診断に関する共同声明が出された[63]．これによると多数の識者が肺生検がなくてもHRCTにおけるUIPパターンの存在とこれを呈し得る疾患や曝露歴(膠原病や薬剤，粉塵，有機抗原など)がないことのみでIPFと臨床診断を下すことができると結論づけている．UIPパターンの鑑別となる疾患は蜂巣肺の鑑別疾患よりも少ないということを理解しておくことは重要で，典型的にはIPFや膠原病や血管炎，石綿肺，薬剤が挙げられ，まれに過敏性肺炎がこれに含まれる．

この声明の著者らは，HRCTにおけるUIPパターンは以下の4つの基準をすべて満たす必要があると述べている(表3-5，図3-21)[63]．

1. 肺底部と胸膜下優位の分布
2. 網状影(牽引性気管支拡張は伴っても伴わなくてもよい)
3. 蜂巣肺
4. UIPパターンに合致しない非典型所見がないこと

この4つの所見の組合せによりUIPの病理診断の95～100%を予見できる．しかしUIPのすべてがこれらの基準を満たすわけではない．これらの基準は特異的であるが，感度が高いわけではない．HRCT診断の“possible UIP pattern”は同基準に基づくが，蜂巣肺がない場合になされる．

また同著者らはUIPパターンとはいえないと考えられる所見(inconsistent with UIP pattern)についても述べている[63]．以下の所見はUIP以外の間質性肺炎や他の肺疾患に典型的なものである(表3-6)．これらのいずれもが，HRCT所見がUIPパターンに非典型であるとするのに十分なものである．所見は以下のとおりである．

1. 上肺あるいは中肺優位の分布(図3-11C)
2. 気管支血管周囲優位の分布(図3-12)
3. 広範なすりガラス影(網状影の範囲よりも広い)
4. 多数の微小結節，両側性かつ上葉優位
5. 蜂巣肺によるものでない散在した囊胞
6. 両側性かつ3葉以上のモザイクあるいはエアトラッピング(図3-22)
7. 区域性あるいは大葉性のコンソリデーション

蜂巣肺の存在やその広がり，進行具合はIPF患者やその他の間質性肺炎患者の予後を決定するのに重要である[91, 92]．最近の研究[92]では線維化性間質性肺炎(特発性および膠原病・血管炎関連)のCTと生理的な検査値のベースラインおよび追跡評価による予後予測に関して検討がなされた．これによると死亡率の独立した予測因子は，ベースラインにおける蜂巣肺の程度とフォローアップ時の蜂巣肺の進行の程度(それぞれ$p=0.001, 0.002$)だけであった．生理的検査値や膠原病・血管炎の存在の有無のいずれも生存率の予測には寄与しなかった．

表3-5　UIPパターンのHRCT所見(すべてを満たす必要あり)

肺底部および胸膜下優性の分布
網状影および牽引性気管支拡張(線維化を示す所見)
蜂巣肺
非典型所見がないこと(表3-6参照)

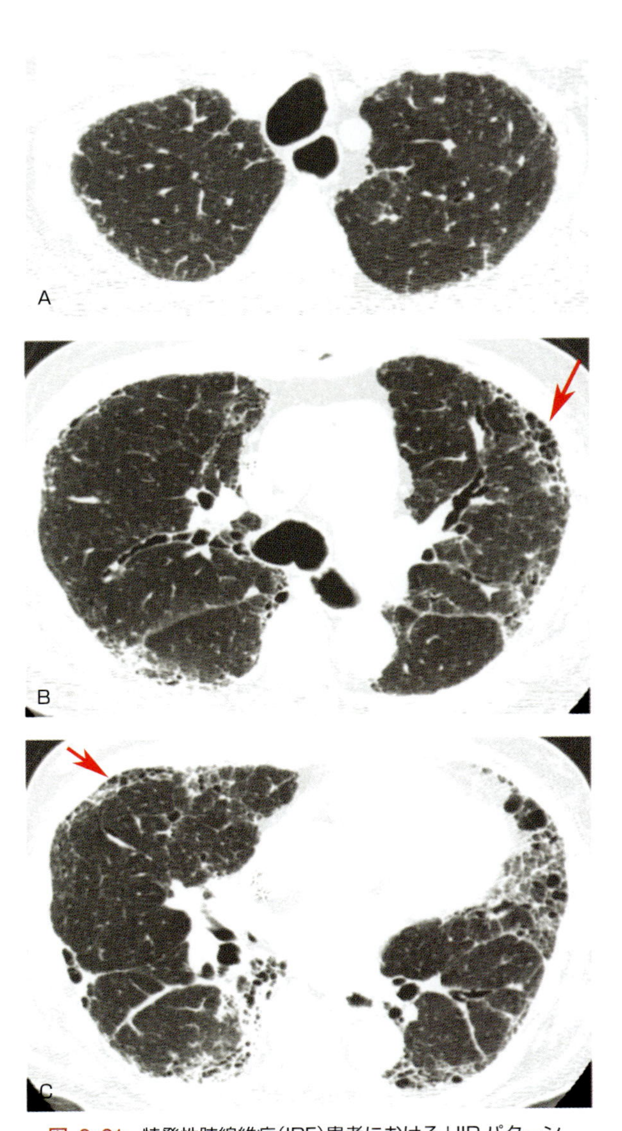

図3-21　特発性肺線維症(IPF)患者におけるUIPパターン．A–C：網状影を特徴とする線維化，牽引性気管支拡張および蜂巣肺の領域(矢印)．蜂巣肺の囊胞は列をなし，房状に認められる．線維化の所見は肺底部と胸膜下領域で目立つ．非典型的な所見は認められない．

蜂巣肺診断の多様性

蜂巣肺は，観察者間の合意がよく，簡単に診断できるようにもみえるが，必ずしもそうとはかぎらない．わずかな，あるいは初期の蜂巣肺は純粋な網状影や牽引性気管支拡張との区別が難しく，さらに傍隔壁型肺気腫や嚢胞性肺疾患などもこれらの所見と混同し得る[93]．最近の蜂巣肺の診断に関する観察者間の変動について検討した研究[93]では，5人の専門家が蜂巣肺の存在に関して80件のHRCTを5点スケール(5＝自信をもって存在するといえる～1＝自信をもって存在しないといえる)でスコア付けを行い標準的基準を作成した．その後，43名の熟練した胸部放射線科医が同じスコアリングシステムを用いてそのHRCTの評価を行った．結果，標準的基準との一致率は中等度にと

表 3-6　UIP パターンに合致しない非典型所見

HRCT 所見	考えられる別の診断
線維化領域外のすりガラス影，網状影より顕在化	NSIP，HP，その他の間質性肺炎
モザイク／エアトラッピング	HP
小葉中心性粒状影	HP
リンパ管周囲結節	サルコイドーシス，じん肺
ごくわずかな蜂巣肺を伴う末梢肺の線維化，胸膜下のスペア	NSIP
異常所見の上葉優位の分布	サルコイドーシス，じん肺，HP
肺門周囲，気管支血管周囲を主体とする分布	NSIP，HP，サルコイドーシス，じん肺
下葉主体の分布，胸膜下優位ではない	HP，NSIP

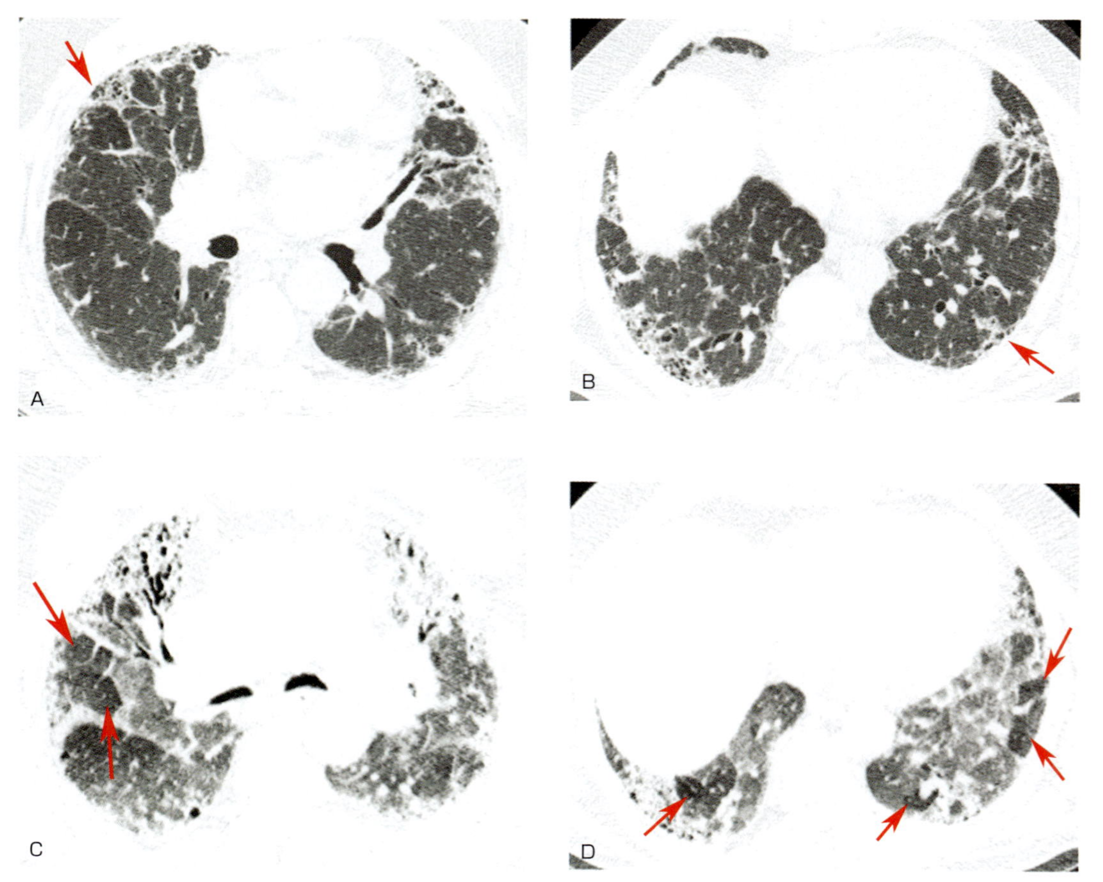

図 3-22　慢性過敏性肺炎と蜂巣肺を伴う患者のUIP，IPFに合致しないHRCT像．A，B：吸気CTでは網状影，牽引性気管支拡張と蜂巣肺(矢印)が胸膜下に認められる．C，D：呼気ダイナミックCTでの同断面では3葉にわたり複数の小葉でエアトラッピングが認められている(矢印)．これはUIPに合致しない所見である．

どまり(加重 κ 値 = 0.40〜0.58), さらに特筆すべきはその5人の専門家内での蜂巣肺診断の一致率もわずかにこれを上回る程度であった(κ 値 = 0.45〜0.67). 個々の例をみていくと, 観察者らは80症例のうち蜂巣肺が存在するということに関しての合意率は80例中21例(26%)で, 蜂巣肺が存在しないということに関しての合意率は80例中18例(22%)であった. また彼らは蜂巣肺の存在に関しては23例(29%)で不一致であった. これら症例には牽引性気管支拡張と混在する蜂巣肺や大きな嚢胞, 気腫を背景とする線維化が含まれる. 残り18例(22%)はこの3つのカテゴリーにあてはまらなかったものである.

小葉内間質肥厚(小葉内線状影)

小葉内間質肥厚はHRCT上, 数mm単位で区画される細かい網状影として認められる(図3-1)[52]. この特徴をもつ肺病変は細かいレース状あるいは網状影をとる(図3-1, 図3-23〜図3-28).

小葉内間質肥厚は非特異的であるが間質の線維化(図3-23〜図3-26)や線維化を伴わない間質浸潤や炎症に関連していると思われる(図3-27, 図3-28). 小葉内間質肥厚の存在は"小葉内線状影"として表現することもできる[10, 52]. この所見はZerhouniら[12]によって報告された"小網状影"に類似している. 小葉内線状影は単独で認められることもあるが, 小葉間隔壁肥厚や蜂巣肺と混在して認められることもある.

線維化に起因する小葉内間質肥厚においては, 小葉内細気管支が認められることがある(図3-1, 図3-23). これは正常所見ではなく, 小葉内細気管支自体の拡張(牽引性細気管支拡張)と, 小葉内細気管支を囲む細気管支周囲間質の肥厚の双方に起因する[52, 57]. 牽引性気管支拡張, あるいは線維化に伴う中枢側の気管支拡張も時に伴う(図3-25, 図3-26). 牽引性気管支拡張と牽引性細気管支拡張について詳しくは, 後述する.

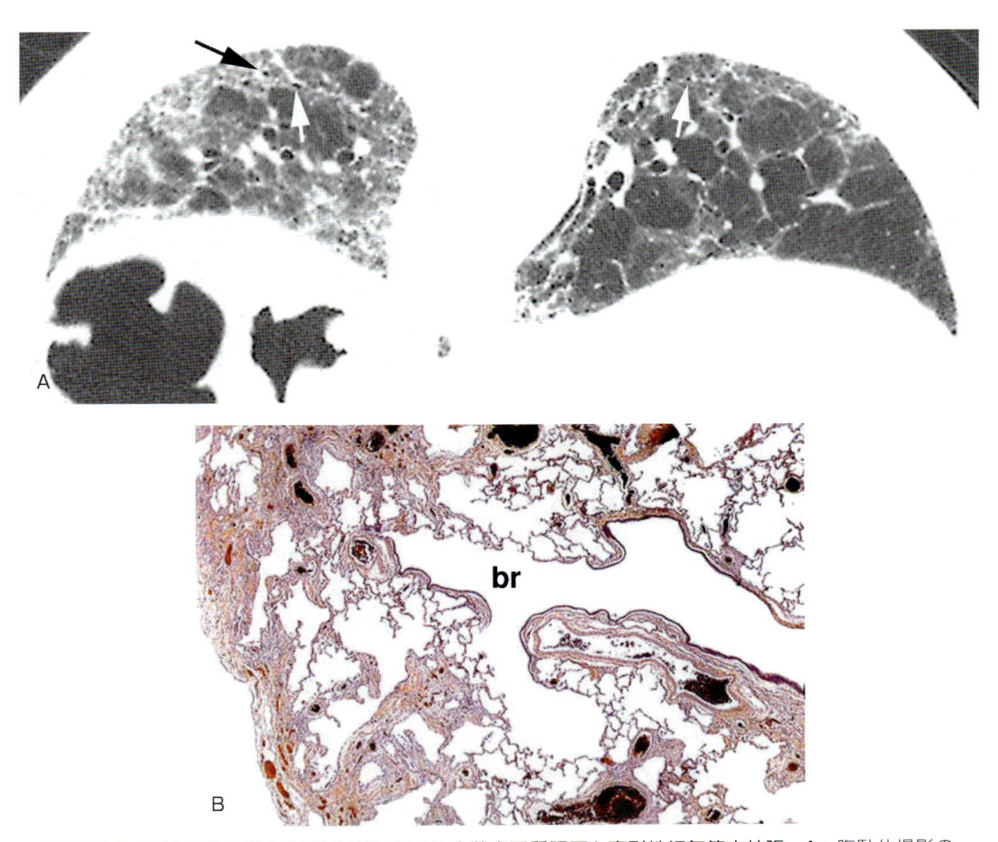

図 3-23　特発性肺線維症(IPF)患者における小葉内間質肥厚と牽引性細気管支拡張. A：腹臥位撮影のHRCTは, 末梢肺での微細網状影を示す. 小葉内細気管支(矢印)は, 線維化と牽引性細気管支拡張に伴って末梢肺全域でみえるようになる. B：IPF患者における組織標本で, 線維化, 小葉内間質肥厚, 細気管支拡張(br)が認められる. (Courtesy of Martha Warnock, MD.)

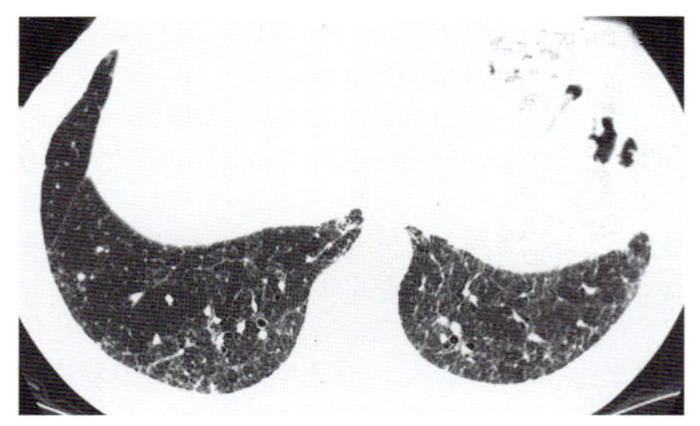

図 3-24　**初期の特発性肺線維症（IPF）患者における小葉内間質肥厚．** 背臥位撮影で，微細な網状影を背側に認め，小葉内間質肥厚を反映する．

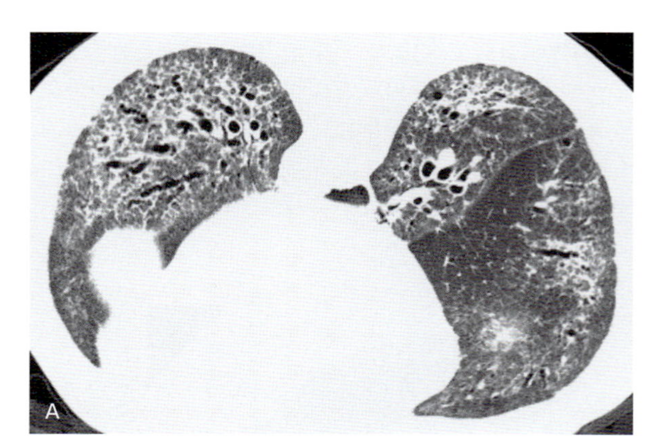

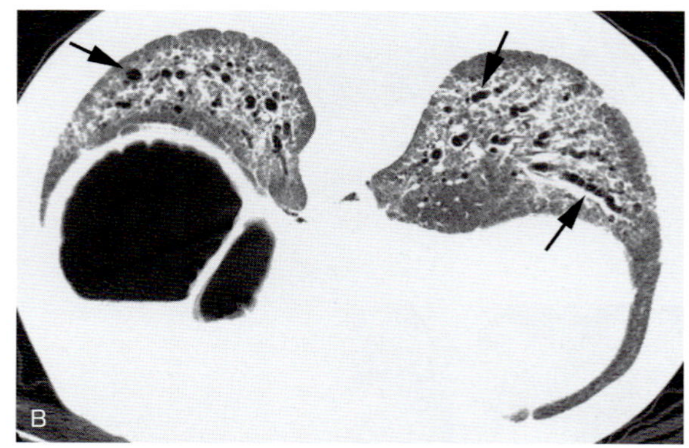

図 3-25　**fibrotic NSIP 患者の腹臥位撮影．** A，B：異常な網状影は，小葉内間質肥厚を表す．牽引性気管支拡張と細気管支拡張（矢印）がはっきりと認められる．

HRCT 上の小葉内間質肥厚は，末梢の気管支血管周囲間質と小葉内間質の肥厚に対応している．小葉内間質肥厚は肺線維症において最もよくみられる所見である（図 3-23～図 3-27）．IPF あるいはその他の原因（関節リウマチ，強皮症，その他の膠原病や血管炎など）による UIP 患者において，線維化は末梢の細葉優位の分布を呈し，結果として間質の線維化は“末梢細葉

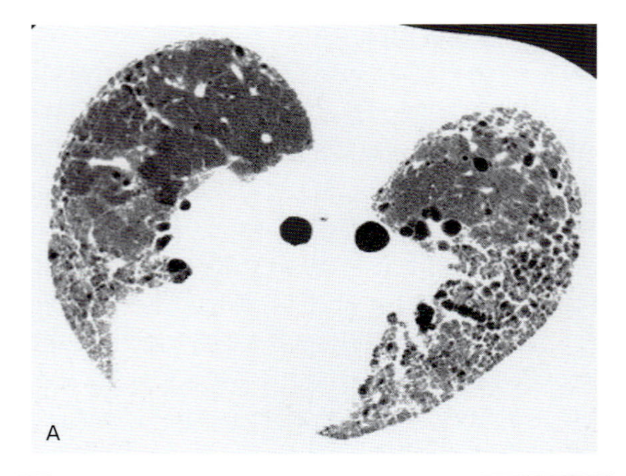

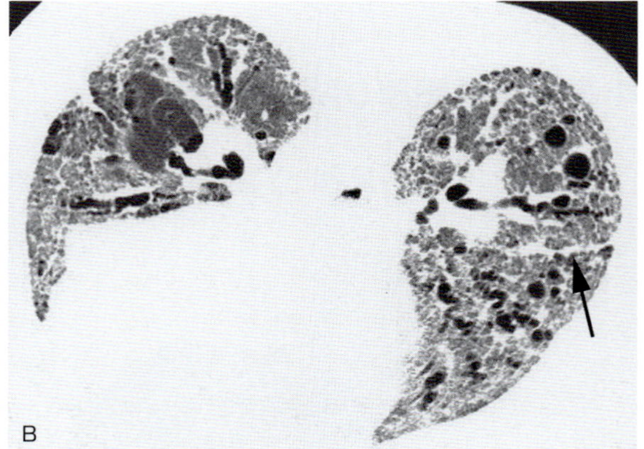

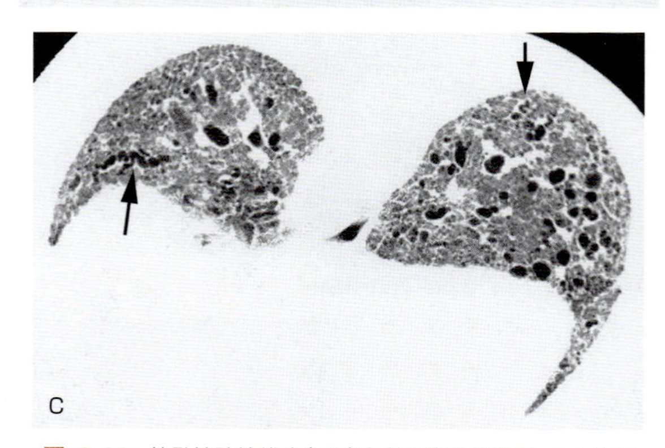

図 3-26　**特発性肺線維症（IPF）患者の腹臥位撮影．** A：小葉内間質肥厚を反映した異常網状影は，胸膜下に優位にみられる．B：肺底部では，線維化はより顕著である．牽引性気管支拡張と細気管支拡張が特徴的に認められる．大葉間裂の不整肥厚（矢印）と不整な小葉間隔壁肥厚もみられる．C：牽引性気管支拡張および細気管支拡張の典型像は，不整な，らせん状の，異常拡張である（矢印）．

中心性分布”をとる[30, 57]．この組織学的所見は HRCT 上の小葉内線状影の存在に対応する．

微細網状影を示す小葉内線状影は，NSIP やその他の間質性肺炎患者でもみられた（表 3-7，図 3-25，図

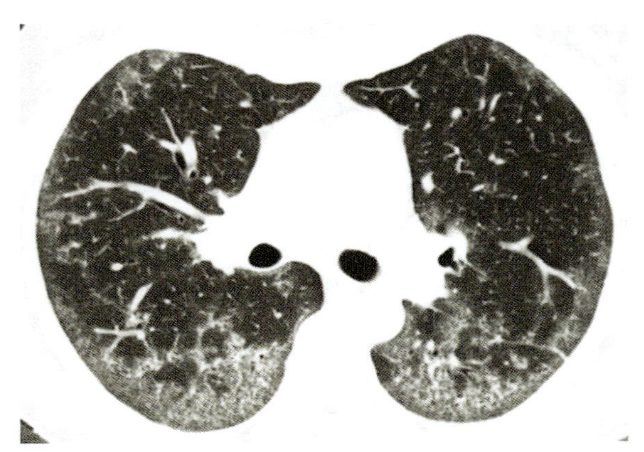

図 3-27　小葉内間質肥厚とすりガラス影を伴う cellular NSIP. NSIP に特徴的な胸膜下をスペアするすりガラス影が背側優位に認められる. すりガラス影とともにみられる微細網状影は小葉内線状影を表す.

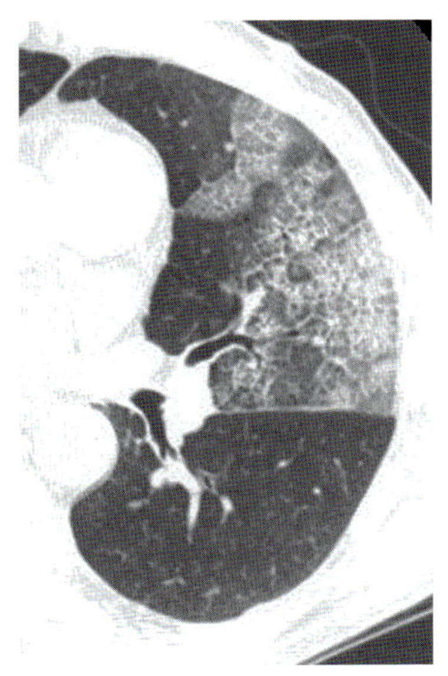

図 3-28　小葉内間質肥厚とすりガラス影を伴う肺出血. 斑状すりガラス影と小葉内線状影は, 限局的な肺出血を示す.

3-27, 図 3-29)[15, 73, 75-77, 94]. NSIP において, 小葉内線状影もしくは不整な線状影は間質の線維化に対応し, しばしば気管支もしくは細気管支レベルでの拡張(牽引性気管支拡張もしくは細気管支拡張)と関連していた[75, 95]. 各種の特発性間質性肺炎の HRCT 所見の分析において, 小葉内線状影は UIP 症例の 97%, NSIP 症例の 93%, DIP 症例の 78%, OP 症例の 71%, AIP 症例の 70%で認められた[73]. 小葉内線状影は, 石綿肺においても一般的である[96].

小葉内間質肥厚は, 線維化を伴わない種々の浸潤性肺疾患や炎症性肺疾患でもみられる(表 3-7, 図 3-27～図 3-29)[97]. その場合, 牽引性気管支拡張やその他の線維化の所見はほとんどあるいはまったくみられず, すりガラス影がその代わりに認められることがある. 小葉内間質肥厚の所見は, 肺水腫, 肺出血, 異型肺炎, 癌性リンパ管症, cellular NSIP などの浸潤性の病態などの小葉間隔壁肥厚と混在して認められることがある[7]. 牽引性気管支拡張または細気管支拡張を伴わない場合, 小葉内間質肥厚の鑑別診断は小葉間隔壁肥厚の鑑別疾患とまったく同一となる.

小葉内線状影は, 肺水腫や肺出血[25], 各種肺炎(ニューモシスチス肺炎, サイトメガロウイルス肺炎), 間質性肺炎(例えば, NSIP や OP), 過敏性肺炎, 浸潤性粘液性腺癌, 肺胞蛋白症などの疾患で, すりガラス影やクレイジー・ペイビング・パターンを伴ってみられることもある(図 3-8, 図 3-29).

表 3-7　小葉内間質肥厚の鑑別診断

診　断	コメント
IPF あるいはその他の UIP をきたし得る疾患	よく認められる(97%)；しばしば蜂巣肺を伴う
慢性過敏性肺炎	よく認められる；線維化によるその他の所見を伴う
石綿肺	よく認められる；線維化によるその他の所見を伴う
NSIP	よく認められる(93%)；すりガラス影(cellular NSIP)あるいは牽引性細気管支拡張(fibrotic NSIP)
他の特発性間質性肺炎(DIP, OP, AIP)	よく認められる(70%)；他の所見(牽引性細気管支拡張, すりガラス影, コンソリデーションを伴うこともあり)
癌性リンパ管症；リンパ腫；白血病	平滑あるいは結節状；小葉間隔壁肥厚を伴う
肺水腫	平滑；小葉間隔壁肥厚とすりガラス影を伴う
肺出血	平滑；小葉間隔壁肥厚とすりガラス影を伴う
肺炎(ウイルス性, ニューモシスチス肺炎)	平滑；小葉間隔壁肥厚とすりガラス影を伴う
肺胞蛋白症	平滑；小葉間隔壁肥厚とすりガラス影を伴う
他の隔壁肥厚, 肺線維化, 肺浸潤をきたし得る疾患	小葉間隔壁肥厚, 蜂巣肺, クレイジー・ペイビングの鑑別診断を参照

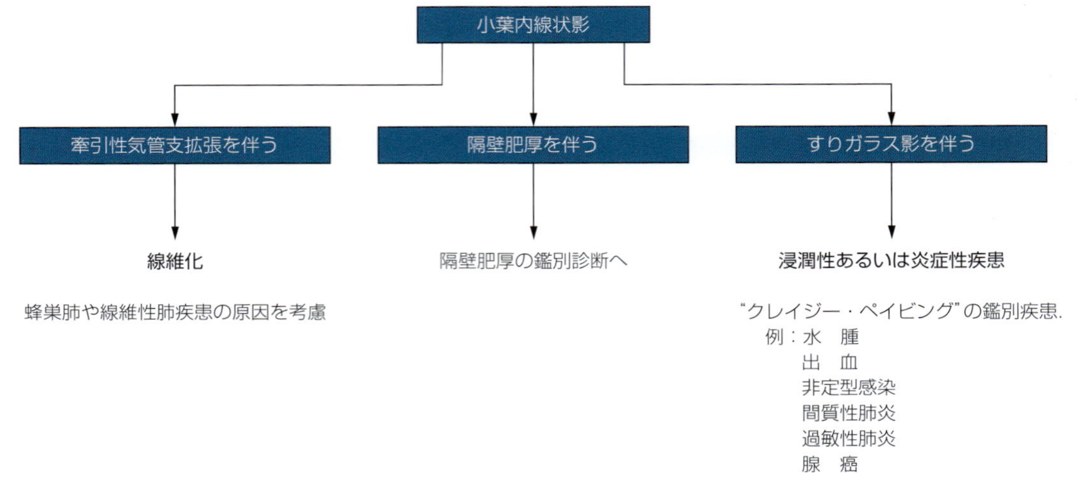

図 3-29 小葉内線状影の鑑別診断のアルゴリズム

非特異的な網状影

一般的に，HRCTでみられる網状パターンが小葉間隔壁肥厚や蜂巣肺，小葉内間質肥厚(小葉内線状影)などの用語で表現できない場合，非特異的な"網状化"，"網状パターン"，"網状影"という言葉を用いて異常を表すことができる[10]．

1～3 mm厚の，上記のパターンで表せない網状影は間質性肺炎患者によくみられ，索状線維組織やその他の間質浸潤によるとされる[9]．このような陰影は不明瞭かつ不整な小葉間隔壁肥厚や不明瞭な蜂巣肺，末梢肺の索状線維組織や中枢肺から末梢肺への小葉の架橋，線維組織による小葉内間質の肥厚や炎症，浸潤などによると考えられている．

これらの所見は非特異的でUIPやNSIPを含む炎症あるいは線維化[73, 75-77]，喫煙者の一部など様々な疾患でみられることがある[71, 72]．UIP患者では，特に病初期や病勢が軽度な領域(例えば，IPF患者の上肺領域など)において，不整な網状影が蜂巣肺に代わって認められることがある．NSIP患者において，網状影は蜂巣肺より一般的である．

インターフェースサイン

含気のある肺実質と気管支，血管もしくは臓側胸膜との間に不整な接触面がみられることをZerhouniらはインターフェースサインとよんだ[1, 12](図3-1，図3-30)．インターフェースサインは非特異的で，疾患にかかわらず間質性障害をもつ患者一般に認められる．Zerhourniらによると，インターフェースサインは間質性肺疾患を有する患者の89%にみられる[12]．

一般に，インターフェースサインは網状影の増強と関連している．気管支，血管または胸膜面と接触している細い線状影が，HRCTの上の不整陰影や棘状の陰影として認められる(図3-30)．インターフェースサインを構成する線状影は，小葉間隔壁の肥厚，小葉内線状影または不整な瘢痕影の場合がある(図3-1)．インターフェースサインは線維性肺疾患患者で最も頻繁に認められる．しかし，浸潤性疾患，炎症性疾患や肺水腫でも認められることがある．Nishimuraら[57]はIPF患者の94%に不整な胸膜面が，98%に不整な血管辺縁が認められたと報告した．インターフェースサインがみられるすべての症例において，実際にはその他のより特異的な異常所見もHRCTでは確認されるであろう．

牽引性気管支拡張と牽引性細気管支拡張

肺線維症やHRCT上で網状パターンを呈する患者において，気管支壁の線維性組織の牽引により，気管支拡張がよく出現し，牽引性気管支拡張とよばれる(図3-1，図3-31)．典型的には静脈瘤や"コルク栓抜き"のような，不整に拡張蛇行した異常な気管支拡張をき

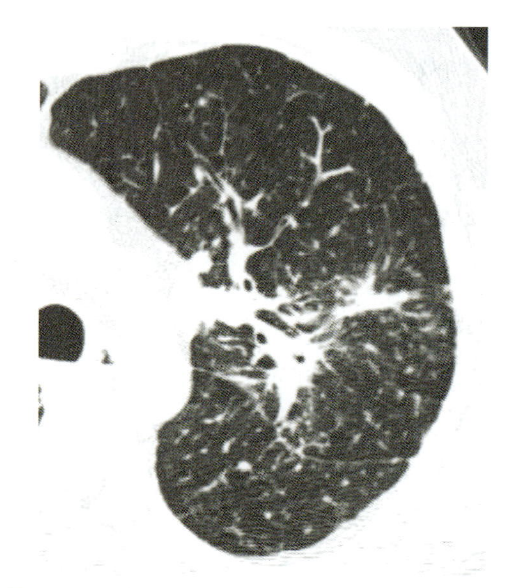

図 3-30　線維性サルコイドーシスのインターフェースサイン．葉間裂と血管辺縁が不整にみえるのは小葉内線状影や隔壁肥厚，蜂巣肺などの肺の網状影の増強による．

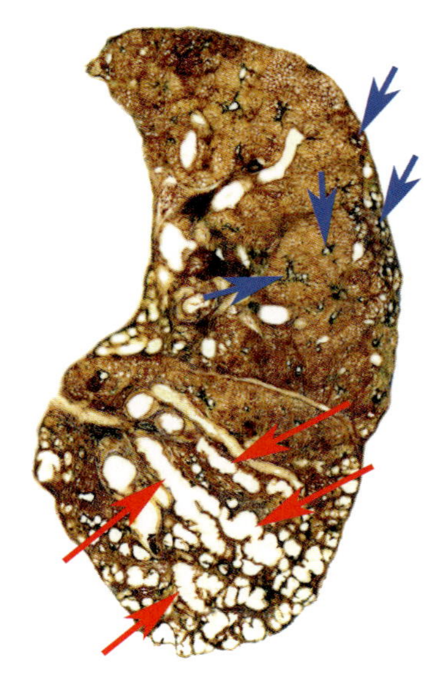

図 3-31　肺線維症における牽引性気管支拡張および牽引性細気管支拡張．IPF 患者の薄い肺切片では背側に蜂巣肺がみられる．不整な静脈瘤状あるいはらせん状の気管支の拡張(牽引性気管支拡張，赤矢印)は肺の線維化の存在を反映している．異常所見の弱い領域にみられる細気管支の拡張(牽引性細気管支拡張，青矢印)も周囲の肺の線維化を表している．

たす[52, 98]．牽引性気管支拡張は通常，肺線維症患者において，区域および亜区域気管支を侵し，肺門周囲の領域に最も多く認められる(図 3-25，図 3-26)[49, 99]．小さな末梢の気管支や細気管支を侵すことがあり(図 3-23)，牽引性細気管支拡張とよばれる．牽引性気管支拡張や牽引性細気管支拡張の不整な管腔様所見は，判別可能な場合は常に，蜂巣肺と区別されなければならない．前述のように蜂巣肺の診断は，胸膜直下の肺に，壁の厚い嚢胞が列や層，塊を呈する例にかぎられる．線維症患者において，胸膜表面から隔てられた壁の厚い嚢胞は，しばしば牽引性気管支拡張や牽引性細気管支拡張を意味する．

牽引性気管支拡張の存在は通常肺線維症が存在することを示し，鑑別診断には多くの線維性肺疾患が含まれる．線維化と牽引性気管支拡張を伴い，蜂巣肺を欠く肺疾患には，通常，fibrotic NSIP，末期サルコイドーシス，慢性過敏性肺炎が含まれるが，UIP も蜂巣肺を欠いた線維化を呈する場合があることを忘れてはならない．蜂巣肺も認められる場合は，UIP の可能性が最も高い．

cellular NSIP とその他炎症性肺疾患患者では，一過性に牽引性気管支拡張に似た気管支の拡張を示し，病勢の改善とともに消退することがある．これらの患者における気管支拡張はしばしば，不規則な蛇行というよりはむしろ円筒状であり，その領域ではすりガラス影やコンソリデーションのような炎症所見が優位にみられる．これらの例では，間質の浸潤に伴って肺コンプライアンスが減少することにより，気管支拡張をきたしていると考えられる．

肺の線維化や小葉内間質の肥厚を認める患者においては，拡張(牽引性細気管支拡張)と周囲を取り囲む線維組織により，小葉内細気管支がみえる場合がある(図 3-23)．この所見の鑑別診断は，肺線維症である．Akira ら[69]によると牽引性細気管支拡張は，石綿肺患者(20%)よりも IPF 患者(78%)においてより認められた．症例によっては，HRCT 上の小葉内線状影は，微小な蜂巣肺や周囲に線維化を伴った拡張細気管支に対応していることもある．Nishimura ら[57]が直視下生検標本もしくは剖検標本と CT 所見とを対応させて行った 46 例の IPF(UIP)症例の分析によれば，微細網状影もしくは肺吸収値上昇に伴って小葉中心性細気管支がみえる症例は 96%にのぼり，細気管支拡張や線維化，拡張細気管支もしくは直径 1 mm 程度の小嚢胞を伴う“顕微鏡的”蜂巣肺によって生じる所見であるとした[57]．

気管支血管周囲間質肥厚

“気管支血管周囲間質”とよばれる強い結合組織鞘によって囲まれた気管支と肺動脈は，肺門から末梢肺へと広がる．肺の末梢において，気管支血管周囲間質は小葉中心動脈と呼吸細気管支を囲む（図 2–1）[100]．Weibelら[101]は気管支血管周囲間質を軸性間質とよんだ．

肺門周囲の気管支血管周囲間質の肥厚は，間質性変化を伴う多くの疾患で起こる（表 3–8）[2,4,7,102]．気管支血管周囲間質の肥厚は，癌性リンパ管症[4,7,103]，リンパ腫[104]，白血病[105]，LIP[43–45]のようなリンパ増殖性疾患，間質性肺水腫[23,106]，サルコイドーシスなど結節がリンパ管周囲性に分布する疾患[49]，などでよくみられ，肺の線維化を起こす多くの疾患，特に気管支血管周囲間質優位に分布するサルコイドーシスで認められる[48,107]．気管支血管周囲間質肥厚は，NSIP患者の65％[75]と慢性過敏性肺炎患者の19％[74]でも報告された．

肥厚した気管支血管周囲間質は，気管支壁または肺動脈の陰影と見分けることができないので，この異常はHRCT上，気管支壁厚もしくは末梢肺動脈径の増大として認められる（図 3–32）[7]．このうち，気管支壁肥厚のほうがより容易に診断でき，間質性異常をもった患者において胸部X線写真上では気管支周囲肥厚像（peribronchial cuffing）の所見として認められる．間質性肺気腫の患者では，空気は気管支血管周囲間質に血管や気管支を縁どるようにみられる（図 3–32D）[108–110]．

気管支血管周囲間質の肥厚は，小葉間隔壁肥厚のある患者によくみられ，小葉間隔壁肥厚と同様に，平滑，結節状，不整の3つのパターンに分類される（図 3–2～図 3–5）[100]．平滑な気管支血管周囲間質肥厚は，癌性リンパ管症，リンパ腫（図 3–33），間質性肺水腫[23,106]に典型的であるが，線維性変化でみられることもある．結節状の気管支血管周囲間質肥厚は，特にサルコイドーシス（図 3–34）に典型的で癌性リンパ管症でもみられる．不整な気管支血管周囲間質肥厚はインターフェースサインの1例であり，隣接した肺組織に線維化を伴う症例で最も頻繁に認められる．広範な気管支血管周囲の線維化により線維性組織の塊状影もまた出現する（図 3–35）．これはサルコイドーシス，珪肺症，結核とタルク肺患者でみられ[49,107,111]，詳細は4章で後述する．

気管支血管周囲間質肥厚は，顕著な場合，診断は容易である．この場合，気管支壁厚は厚さ数mmに及び，気管支血管周囲構造はインターフェースサインや結節を示す．しかしながら，特に異常が広汎で対称性である場合，軽度の気管支血管周囲間質肥厚の診断は難しく，主観的とならざるを得ない．正常な気管支壁の厚さは気管支径の6分の1～10分の1とされており（2章参照）[112]，いくつかのHRCTでの研究によると，平均的にはだいたい気管支径の0.2倍とされている[113,114]．しかし，気管支壁と周囲の間質をあわせた厚さの正常上限を定める明確な指標はない[115]．しかも，設定された肺野条件によって測定値は変化し，ウインドウ値が低すぎると正常気管支や血管が異常にみえることがある．しかしながら，気管支血管周囲間質肥厚を有する多くの患者において，異常は片側性か斑状であって，正常領域が残る．これは特に癌性リンパ管症とサルコイドーシスの患者において顕著であるが，この場合には，正常領域と異常領域は容易に区別できる（図 3–33）．原則として，同レベルの気管支壁の厚さは左右で同等であると考えてよい．

気管支拡張症や慢性閉塞性肺疾患（COPD）における気管支壁肥厚像は，HRCTでの気管支血管周囲間質肥

表 3–8　気管支血管周囲間質肥厚の鑑別診断

診　断	コメント
癌性リンパ管症，リンパ腫，白血病	よく認められる；平滑あるいは結節状；唯一の所見の場合もある
リンパ増殖性疾患（LIPなど）	平滑あるいは結節状；通常その他の異常を伴う
肺水腫	よく認められる；平滑
サルコイドーシス	よく認められる；通常結節状あるいは不整；通常，末期には牽引性気管支拡張を伴って線維性組織の塊状影としてみられる
IPFあるいはその他のUIPをきたし得る疾患	よく認められる；しばしば不整；牽引性気管支拡張を伴う；線維化に伴うその他の所見が優位にみられる
NSIP	すりガラス影と網状影とともに認める
珪肺症／炭鉱夫肺，タルク肺	塊状影
（慢性）過敏性肺炎	時々認められる；しばしば不整；牽引性気管支拡張を伴う

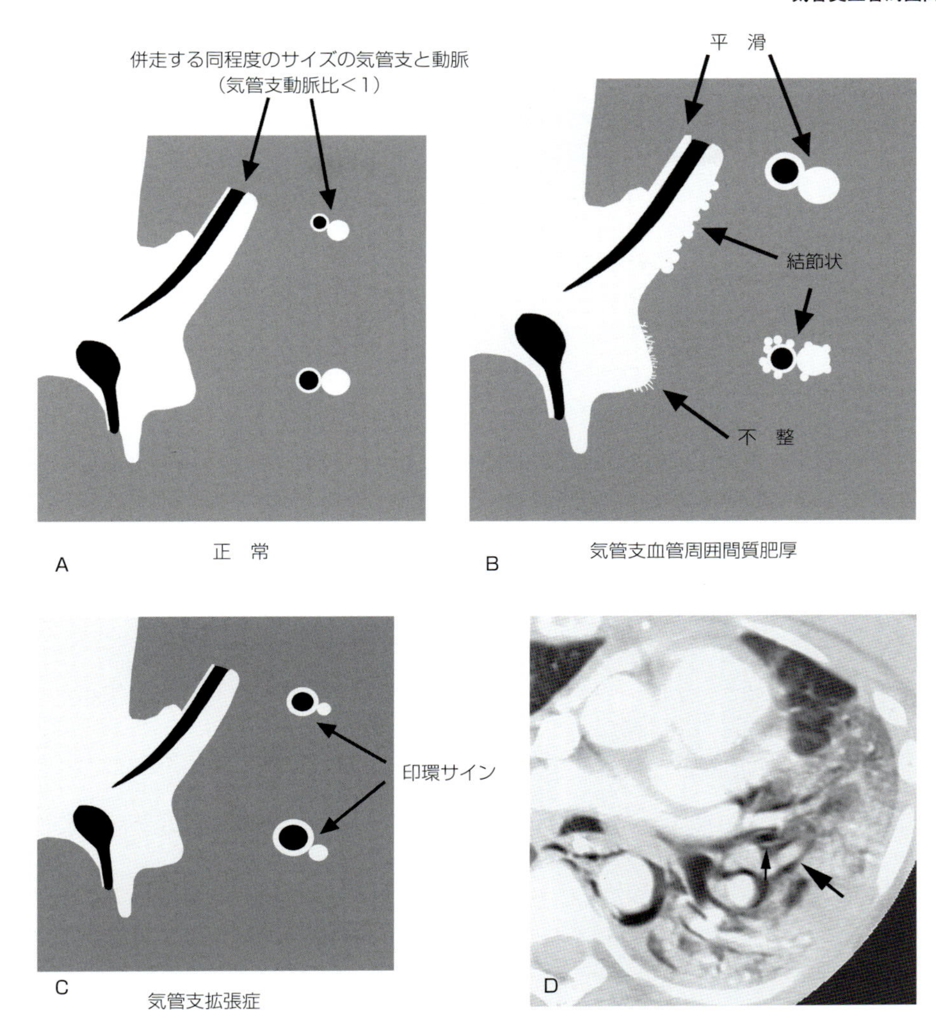

図 3-32　気管支血管周囲間質肥厚と気管支拡張症の鑑別． A：健常被験者において，気管支は一様に薄い壁を有し，隣接する肺動脈とほぼ同じ直径にみえる．B：気管支血管周囲間質肥厚が認められる場合，気管支壁厚と肺動脈径の増大がみられる．気管支と血管の輪郭は，疾患によって平滑，結節状あるいは不整な形態を呈する．C：気管支拡張症においては通常，気管支に壁肥厚を認め，隣接した肺動脈より大きくみえ，いわゆる印環サインを呈する．D：間質性肺気腫患者の CT（3 mm collimation）．空気は気管支血管周囲間質内で血管（太い矢印）や気管支（細い矢印）を縁どるようにみられ，肺静脈も囲んでいる．

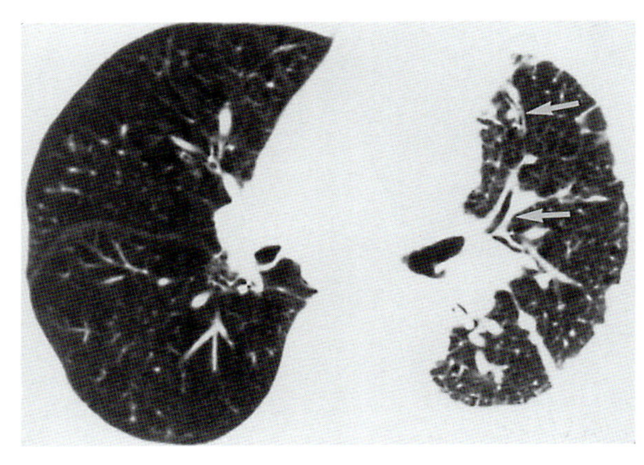

図 3-33　気管支血管周囲間質肥厚． 左肺癌性リンパ管症患者において，気管支血管周囲間質の浸潤が平滑な肥厚像として認められる（矢印）．この所見は対側の正常気管支と比較することで容易に同定できる．同領域の左肺動脈は気管支と同様の径に拡張してみられるが，これは肥厚した間質が気管支と動脈の両方を囲むことによる．気管支血管周囲間質の肥厚によって，末梢においても左肺血管は対側に比べてより顕著に認められる．また，小葉間隔壁肥厚と胸膜下結節も認められる．

厚像とよく似た所見を呈する．しかし，気道性疾患と間質性疾患は症状や肺機能障害の点から鑑別できるので，臨床診断は難しくない．また，いくつかの HRCT 所見も，これら2つの疾患の鑑別に有用である（図 3-32）．第一に，気管支血管周囲間質肥厚は，しばしばその他の間質性疾患の所見（隔壁肥厚，不規則な網状影，小葉内線状影，蜂巣肺，インターフェースサインなど）を伴うが，気管支拡張症では通常それらを伴わない．第二に，気管支拡張症の患者において，壁肥厚を伴い異常に拡張した気管支は隣接する肺動脈よりもずっと大きく，気管支動脈比は1を超える（2章参照；図 3-36）．これは小さな円形状陰影を伴った大きな輪状影として認められ，"印環サイン"とよばれる気管支拡張症の診断のポイントとなる所見である[116–120]．一方，気管支血管周囲間質肥厚においては，気管支と動脈の大きさはほぼ同じで，その比率は維持されている．気管支拡張と気管支壁肥厚の所見と診断については，6章で詳細に述べる．

気管支血管周囲間質肥厚を生じる疾患においては，通常，点状，Y 形あるいは X 形などの分岐状影を呈する小葉中心動脈がより明瞭にみられることがある．これは小葉内の気管支血管周囲間質を構成するコンポー

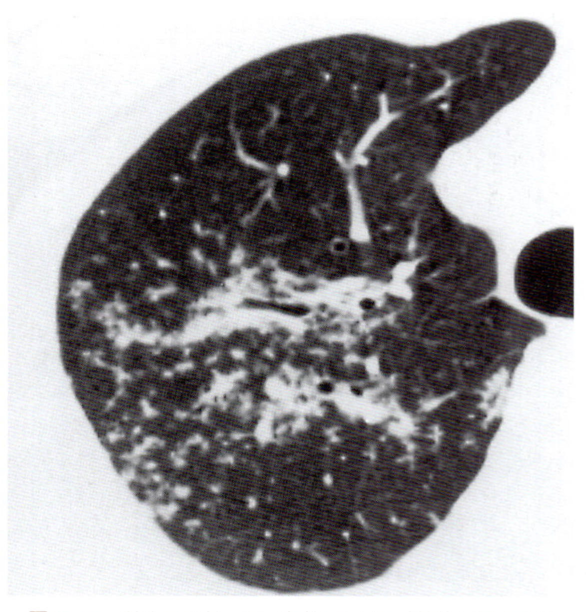

図 3-34　サルコイドーシス患者における結節状の気管支血管周囲間質肥厚．無数の小結節は，中枢気管支と血管を囲む．

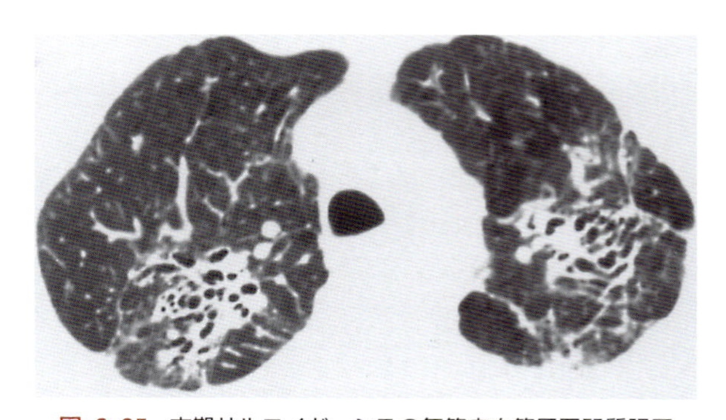

図 3-35　末期サルコイドーシスの気管支血管周囲間質肥厚では血管および気管支を囲む線維性組織が塊状影としてみられる．気管支には，線維化による壁肥厚および牽引性気管支拡張がみられる．この場合血管と気管支が同程度の径にみえることに留意したい．

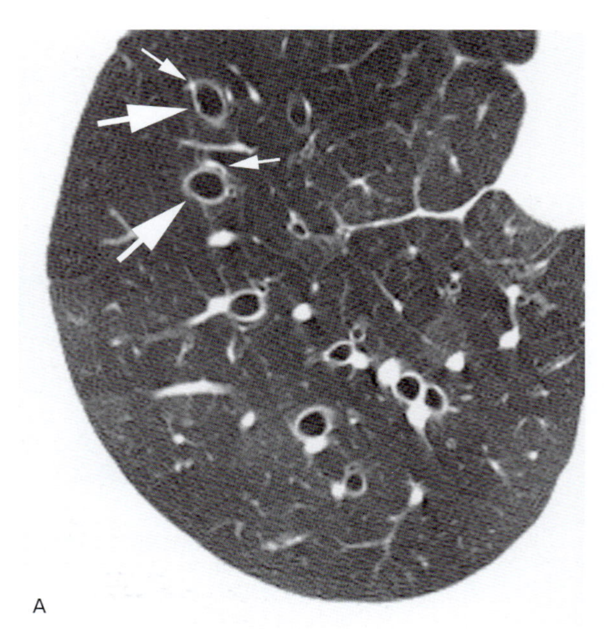

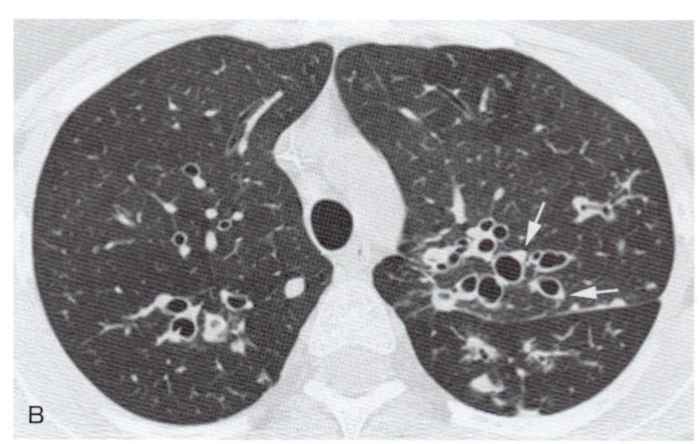

図 3-36　気管支拡張症における印環サイン．A：壁肥厚を伴い拡張した気管支（大きな矢印）は，隣接する肺動脈（小さな矢印）より大きくみえる．この所見が印環サインであり，気管支拡張症に典型的である．B：上葉に気管支拡張症を認める別の症例．同様に印環サイン（矢印）を認め，気管支動脈比が増大しているのがわかる．

ネントの肥厚を反映するもので，小葉中心間質とよばれる（図 2–1）[2, 4, 8, 12]．HRCT 上は，線状や分岐状，点状の小葉中心性陰影としてみられる（図 3–1）．

小葉中心間質の肥厚は，しばしば小葉間隔壁肥厚または小葉内間質肥厚（図 3–1）を伴うが，時にこれのみが独立して認められることもある．小葉中心間質肥厚は，癌のリンパ行性進展[4, 7]や間質性肺水腫[23, 121]によくみられる．肺線維症患者において小葉中心間質肥厚は一般的であり，ほとんどの場合蜂巣肺や牽引性細気管支拡張，小葉内線状影を伴う．小葉中心間質肥厚はUIP よりも NSIP 患者で有意により広範囲に認められる[15]．

肺実質索状影

肺実質索状影という用語は，通常厚さ 1～3 mm，長さ 2～5 cm 程度の先細りしない網状影を示す際に用いられてきた．肺実質索状影は無気肺，肺線維症，間質性肥厚の患者でみられる（図 3–1，図 3–36，図 3–37）[8–10, 122]．肺実質索状影は一般に肺の末梢にみられ，臓側胸膜面に広く接し，肥厚して肺の内方に向かって引き込まれることがある．

時にこの索状影は連続する小葉間隔壁肥厚を示し，隔壁肥厚と同じ鑑別診断，意味あいをもつ[11]．肺実質索状影が肥厚した隔壁であると同定できる場合，両者別々の用語を用いるのは不適切であり，隔壁肥厚という言葉を用いるべきである．

しかしながら，HRCT 上認められる肺実質索状影は，気管支血管周囲の線維化，陳旧性変化，浸潤性変化や胸膜面の線維化に伴う無気肺などによって生じる（図 3–37，図 3–38）[11, 123]．隔壁ではないこれらの索状影は数 mm の厚さで不整形を呈し，隣接する肺実質や気管支血管束の大きな歪みに伴うことが多い[124]．

肺実質索状影は様々な疾患で認められ，特に石綿肺と石綿（アスベスト）関連胸膜疾患（図 3–37），間質性線維化を伴うサルコイドーシス[49]，進行性塊状線維症や塊状影を伴う珪肺症，結核症，強直性脊椎炎に関連する肺疾患で頻繁にみられる[53, 125–127]（表 3–9）．石綿曝露歴がある患者においては，複数の肺実質索状影がみられることが多い．ある報告[8]によれば，石綿に曝露された患者の 66％に複数の肺実質索状影がみられた．石綿関連疾患患者において，肺実質索状影は小葉間隔壁の肥厚，あるいは線維化，臓側胸膜肥厚や胸膜プラークに伴って生じた無気肺や瘢痕形成を反映していることが多い．石綿曝露歴のある患者において，肺実質索状影は胸膜肥厚を認める領域にしばしばみられ，肺底部優位の分布を呈する[8, 123]．これらは，円形無気肺の出現に先行し得る．

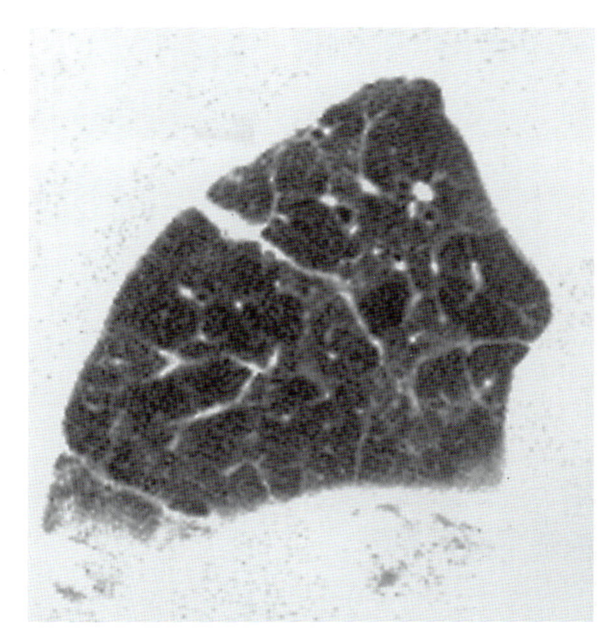

図 3–37　石綿肺患者における肺実質索状影．腹臥位撮影で，太い索状影と細い索状影の両方がみられる．これらは臓側胸膜肥厚と関連した瘢痕あるいは無気肺をみているものと思われる．

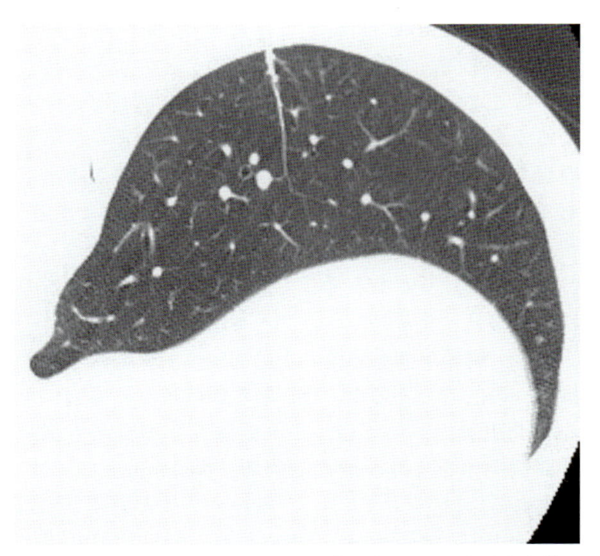

図 3–38　正常肺にみられる肺実質索状影．おそらく瘢痕性変化と思われる．

表 3-9 肺実質索状影の鑑別診断

診　断	コメント
石綿肺	平滑で胸膜肥厚を伴う肺実質多発索状影
サルコイドーシス	一般にみられ，隔壁の肥厚を伴う
珪肺症／炭鉱夫肺	進行性塊状線維症と気腫の合併
結　核	瘢痕化の合併
IPF あるいはその他の UIP をきたし得る疾患	一般にみられ，不整で，牽引性気管支拡張を伴い，他の線維化所見がより優勢となる
NSIP	すりガラス影と網状影を伴う
珪肺症／炭鉱夫肺，タルク肺	塊状影
（慢性）過敏性肺炎	時にみられ，しばしば不整で牽引性気管支拡張を合併
強直性脊椎炎	肺尖部

胸膜下間質肥厚

通常，末梢肺野の小葉間隔壁肥厚は，胸膜下間質の肥厚と関連していると考えられている[1, 2]．Weibel は隔壁も胸膜下間質も末梢の間質線維網の一部であるとした（図 2–1）[101]．胸膜下間質肥厚は，肺が胸壁や縦隔と隣接している場合には確認が難しいが，大葉間裂に隣接している領域では容易にみえる（図 3–1～図 3–3）．これは大葉間裂では，胸膜下間質の 2 枚の層が隣接していることにより，他の領域に比べて 2 倍の厚さでみえるからである．このため HRCT 上で確認できる葉間裂の肥厚は，胸膜下間質肥厚を示す．肥厚が平滑である場合，葉間の液体貯留との区別が時に困難である．インターフェースサインが存在する場合や不整もしくは結節状の肥厚がある場合，間質の異常と診断するのはより容易となる[1, 12]．

通常，胸膜下間質肥厚と小葉間隔壁肥厚の鑑別診断は同一のものであるが，IPF あるいは種々の原因による UIP 患者においては，小葉間隔壁肥厚よりも胸膜下間質肥厚をより一般に認める．Nishimura ら[57]は，不整あるいは“デコボコした”胸膜面を伴う胸膜下間質肥厚が IPF においてよく認められ，94％の IPF 患者にこの所見が存在したと報告している．これは IPF において，末梢優位に線維化が認められることと対応している．胸膜下に優位な線維化は，膠原病や血管炎，薬剤性肺障害でも認められる[30]．

胸膜下間質肥厚が結節状にみられることもあり，これは結節状の隔壁肥厚と同じ鑑別診断となる[47]．Remy-Jardin ら[47]は，HRCT 上，直径 7 mm 以下と定義された“胸膜下微小結節”が，サルコイドーシス，炭鉱夫肺，癌性リンパ管症，LIP 患者および少数の健常被験者にみられたと報告している．胸膜下結節については，次章で詳述する．

胸膜下線状影

胸膜下線状影という用語で定義される陰影は，厚さ 2～3 mm 以下で胸膜面から 1 cm 以内に存在し，胸膜面と並行してみられる曲線状影である[9, 10]．胸膜下線状影は，無気肺，線維化，炎症，さらに浮腫などでみられる非特異的所見であり，当初は石綿肺患者における所見で用いられた[128]．

胸膜下線状影はそもそも蜂巣肺での線維化を反映する所見といわれ[128]，蜂巣肺でみられる嚢胞性変化によって，やや不整な胸膜下線状影が認められることがある（図 3–39～図 3–42）．線維化を反映した胸膜下線状影は，IPF やその他の UIP パターンを呈する肺疾患よりも，石綿肺患者でよくみられる所見である[54, 83]．実際，重力効果（荷重部高吸収域）によらない胸膜下線状影が，石綿肺と診断された患者の 41％で報告された[8]．とはいえ，この所見は非特異的で，種々の肺疾患でみられるものである（図 3–1）．胸膜下線状影は，強皮症の間質性肺病変においても一般的所見であるとの報告がある（図 3–41）[129, 130]．これは，強皮症患者において NSIP が多いこと，また NSIP 患者において胸膜直下の肺領域が侵されにくいことを意味している（図 3–42）．胸膜下線状影は，強直性脊椎炎患者でもみられる[53]．

石綿肺で細気管支周囲の間質病変を伴う場合にも，肺胞の虚脱と関連した初期の線維性変化が胸膜下線状影としてみられると報告されている[11, 96]．これらの患者において，蜂巣肺は存在しなかった．また，石綿（アスベスト）曝露歴のある患者で，胸膜下線状影が限局

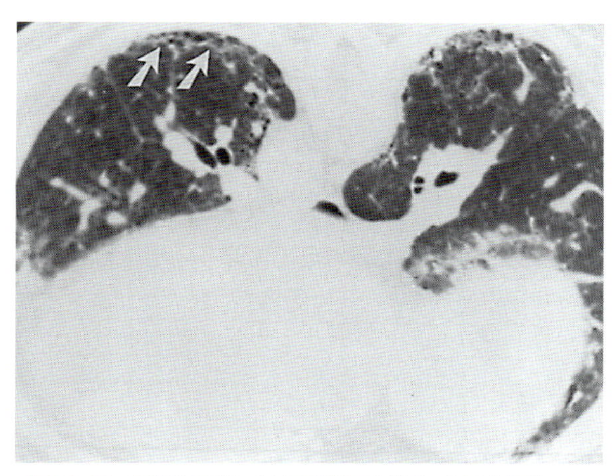

図 3-39　石綿肺患者における胸膜下線状影. 腹臥位撮影での不鮮明な胸膜下線状影(矢印)は，胸膜下の線維化と蜂巣肺を反映した所見である．線維化に伴うその他の所見も認められる．

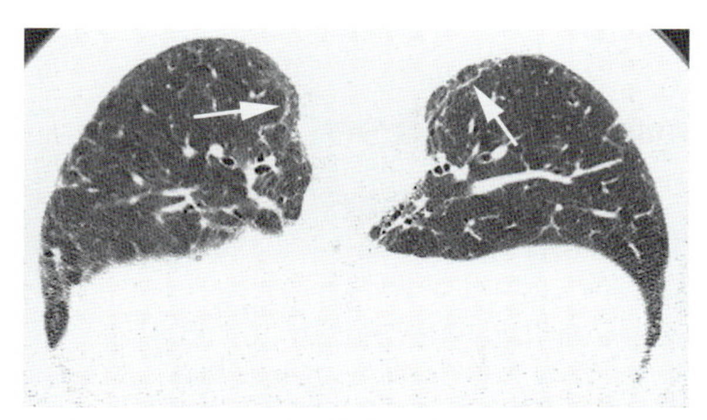

図 3-40　初期の特発性肺線維症(IPF)患者における両肺に認められる胸膜下線状影(矢印).

的な胸膜肥厚やプラークに隣接してみられることもある．これは，部分無気肺や局所的な瘢痕性変化に対応しているといわれる．

胸膜下線状影や限局的な網状影は，脊柱の骨棘部や陳旧性肋骨骨折の突出部，術後の肺ヘルニアなど胸郭変形に隣接した領域によく認められる．胸膜下線状影や網状影は，限局的な肺胞虚脱や線維化を反映している[131]．石綿曝露歴のある一部の患者においては，胸膜下線状影は胸膜プラークに隣接して認められ，部分無気肺の所見である．

胸膜下線状影は，健常者で重力によって無気肺を呈する(背臥位撮影での肺背側にみられる)ことがある．荷重部無気肺の存在は経験的に裏づけられている[132]．また，荷重部濃度[8]あるいは重力効果[133]といわれる，より厚く不明瞭な胸膜下陰影が，容積減少の結果として健常者でみられることもある．Lee ら[133]によるスパイロメトリー同期 HRCT を用いた研究では，重力

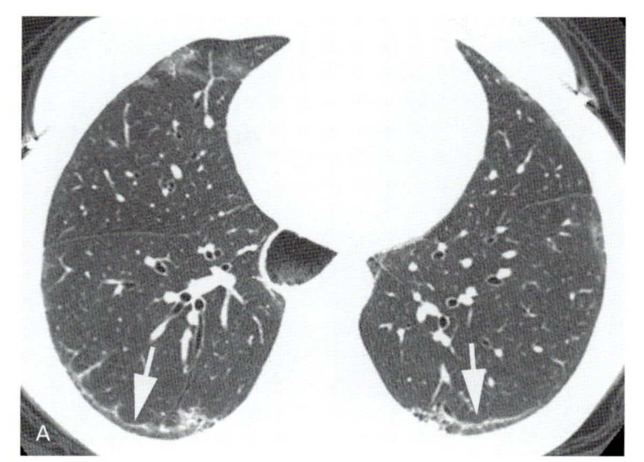

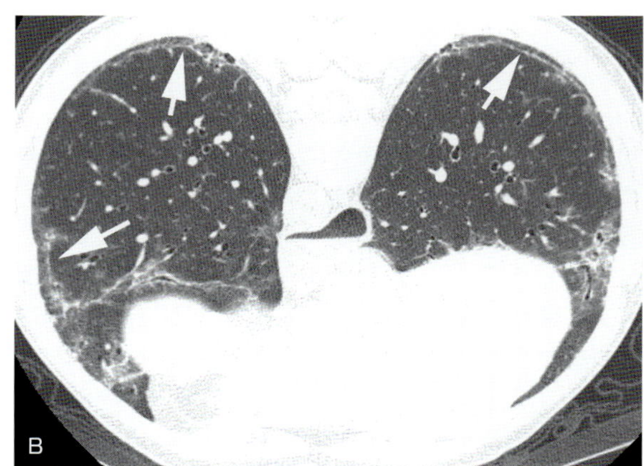

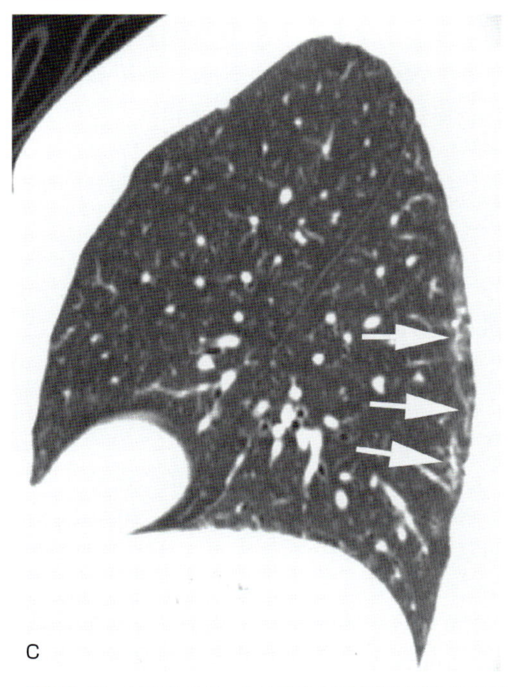

図 3-41　NSIP パターンと思われる強皮症患者における胸膜下線状影. 背臥位撮影(A)と腹臥位撮影(B)．両側に胸膜下線状影(矢印)を認める．C：矢状断像でも，背側に胸膜下線状影がみられる．

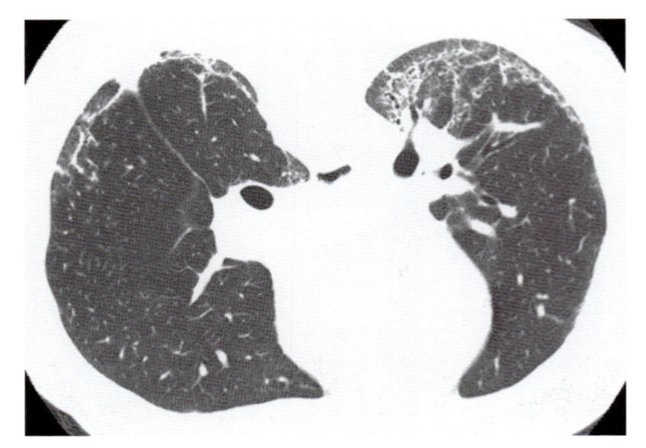

図 3-42　NSIP 患者における胸膜下線状影．腹臥位撮影の HRCT で，両肺背側に胸膜下線状影が認められる．胸膜直下の肺は保たれ，NSIP を示唆する所見である．

効果は含気量が少ない場合により多くみられた．このような背側に出現する胸膜下線状影は一時的なものであり腹臥位の撮影では消失する．Aberle ら[8] によるアスベスト曝露歴をもつ患者の研究では，こういった消失する胸膜下線状影と肺の線維化との間に相関関係は認めなかった．

初期の間質性肺疾患患者においては，無気肺が末梢でより発現しやすいため，胸膜下線状影がみられやすい．このような異常は気道閉塞時肺気量の増加（肺の虚脱傾向）に対応しており，初期の間質性肺疾患により起こることが知られている．“皮質”“髄質”接合肺領域における板状無気肺，無気肺の末梢域でのエアトラッピング，また間質性変化に伴う肺のコンプライアンス減少との関連は Kubota ら[134] によって最初に報告された．

高齢者における正常な網状影

末梢，より背側，より下方の肺葉に出現する微細な網状影を，高齢者における正常所見として認めることがある．Copley ら[17] によると，限局的な胸膜下網状影は，75 歳以上の過半数（40 例中 24 例，60%）に認められ，55 歳未満では認められなかった（$p<0.001$）[17]．網状影には微細なものや粗大なものがあり，蜂巣肺や牽引性気管支拡張とは関連がなかった．小葉間隔壁の肥厚は，一部で認められた．これらの所見は，高齢者で肺コラーゲンが増加することにより出現すると推察されている．

肺疾患の診断における線状影と網状影の分布

HRCT 画像から肺疾患の診断や鑑別診断に到達しようとする場合，形態や HRCT 所見，小葉構造と関連した病変の分布など，異常所見の全体的な分布を考慮しなければならない[3, 59, 84, 135]．多くの肺疾患は，その背景の発病機序や病態生理学と関連した，領域特異的な優位性や分布を示す[136]．

以下を読み進めるうえで常に留意すべきなのは，個々の患者においては，典型的なパターンの肺病変の中にも，著しいばらつきが認められ得るということである．ある特定の疾患が，異常所見の分布が非典型的であるからといって，除外されてはならないのである．

中枢性分布，末梢性分布

ある疾患は中枢，肺門周囲，気管支周囲優位に分布を示し[59, 100]，またある疾患は末梢，胸膜下，肺外層優位の分布を示す（表 3-10）．

中枢，肺門周囲優位の網状影を伴う疾患には，末期サルコイドーシス，珪肺症，fibrotic NSIP，慢性過敏性肺炎[137]，癌性リンパ管症[138] が挙げられる．Grenier らの報告では，サルコイドーシスの 16%，珪肺症の 31%，癌性リンパ管症の 8% で中枢優位の分布を認めた[138]．サルコイドーシスの 70%，癌性リンパ管症の 60% で気管支血管周囲に優位な病変分布がみられたという報告もある[84]．気管支血管周囲に優位に分布する線維化を認めた場合は，UIP や IPF としては矛盾しており[63]，NSIP[95] や慢性過敏性肺炎，サルコイドーシ

表 3-10　中枢性分布，末梢性分布を示す疾患

肺疾患	所　見
中枢性分布	
サルコイドーシス	気管支血管周囲結節影，牽引性気管支拡張を伴った塊状線維化
珪肺症	線維性の塊状影
タルク肺	線維性の塊状影
癌のリンパ行性進展	気管支血管周囲間質肥厚・結節
過敏性肺炎	一部で気管支血管周囲の線維化
NSIP	一部で気管支血管周囲の線維化
末梢性分布	
UIP，IPF，膠原病，石綿肺	胸膜下の線維化，蜂巣肺
NSIP の 50%	胸膜下すりガラス影，網状影，胸膜下のスペアリング

スに合致する．

末梢，外層，胸膜下優位の異常は，UIPに典型的な所見であり，ほぼすべての石綿肺[58]やIPFの81～94％[58, 84, 85]，強皮症，リウマチ性肺疾患，その他の膠原病肺の多くで認められた．NSIPなど，その他の線維性の間質性肺炎では一般に末梢優位の分布を認め，そのおよそ半数では胸膜下のスペアリングがみられる．末梢優位の異常は器質化肺炎とDIPのおよそ半数で認められ[58, 84, 138–141]，まれに網状影主体のパターンを呈する．末梢優位の病変分布は慢性過敏性肺炎，末期サルコイドーシス患者の数％～20％にも認められる．胸膜下優位の病変分布は，まれな疾患ではあるがびまん性アミロイドーシスに典型的である．

Silvaらによると，線維化を伴ったIPF，NSIP，慢性過敏性肺炎においては，IPFとNSIPで末梢優位の分布（それぞれ78％，72％；$p<0.001$）や線維化（それぞれ100％，92％）を多く認め，慢性過敏性肺炎の場合（それぞれ25％，78％；$p<0.002$）よりもその傾向は顕著であった[137]．

上肺優位，下肺優位

上肺，中肺，下肺における，病変の相対的な範囲や強さは，ボリューメトリックHRCTによる冠状断・矢状断再構成画像や，異なるレベルでの軸位断像により評価できる．ある疾患は上葉優位であり，またある疾患は中・下葉で優位である（表3–11）[142]．

上葉優位の網状影を呈し得る疾患として，サルコイドーシス，珪肺症，炭鉱夫肺，慢性過敏性肺炎と[48, 50, 84, 85, 135, 138, 143–145]，そしてランゲルハンス細胞組織球症のうち網状影を呈するごく一部のものが挙げられる．サルコイドーシス（47～50％）と珪肺症（55～69％）の約半数で上葉優位の病変分布を示す一方，これらの疾患の10％未満では下葉優位の分布を示す[85, 138]．最近の診断基準によると，上・中肺優位の線維化はUIPやIPFに矛盾する所見とみなされるが，UIPと診断された一部の患者でそのような分布を示す場合がある[63]．HRCT上線維化が認められる患者において，上・中肺優位の分布であれば，慢性過敏性肺炎やサルコイドーシスとしてより典型的である．

肺底部の病変分布は，リンパ行性転移（46％）やUIP，IPF（68％），リウマチ肺や強皮症肺などの膠原病肺（80％），石綿肺において特に典型的である[3, 5, 8, 58, 84, 85, 122, 138, 141]．肺底部優位の異常は，fibrotic NSIPに典型的である[95]．肺線維症全体の約60％で肺底部優位の分布を示す[84, 85]．過敏性肺炎では，上葉優位の分布を示す場合もあるものの，びまん性の分布や中肺[58, 74]または下肺（30％）優位の分布を示す場合のほうがより多い[138]．

表3–11　上肺優位，下肺優位に分布する疾患

肺疾患	所　見
上肺優位	
サルコイドーシス	結節，線維化，塊状影
珪肺症	結節，塊状影
タルク肺	線維化による塊状影
慢性過敏性肺炎	上・中肺優位が典型的
ランゲルハンス細胞組織球症	数％で網状影
胸膜実質性線維弾性症（PPFE）	まれにあり，網状影，牽引性気管支拡張，蜂巣肺，胸膜肥厚
下肺優位	
肺水腫	隔壁肥厚
癌性リンパ管症とリンパ増殖性疾患	隔壁肥厚
UIP，IPF，膠原病，石綿肺	胸膜下の線維化，蜂巣肺
NSIP	末梢の網状影
他の間質性肺炎	一部で線維化あり

Silvaら[137]によると，IPF，NSIP，線維化を伴った慢性過敏性肺炎のHRCT所見を比較すると，下肺優位の病変は，慢性過敏性肺炎（31％）よりもIPF（83％）とNSIP（94％）で，より多く認められた（$p<0.001$）．慢性過敏性肺炎（64％）とIPF（67％）で蜂巣肺自体の頻度には有意差は認められなかったものの，IPF（52％）では慢性過敏性肺炎（11％）よりも肺底部優位な分布の蜂巣肺の頻度が高かった（$p<0.001$）．

上葉の線維化はすべての慢性過敏性肺炎と，IPFの96％，NSIPの62％で認められた（$p<0.001$）．また典型的ではないものの，慢性過敏性肺炎（11％）において上肺優位の分布が，IPF（2％）やNSIP（0％）より高頻度に認められた（$p=0.02$）[137]．上肺・下肺で同程度の病変を認めた割合は，慢性過敏性肺炎（58％）においてIPF（15％）やNSIP（6％）より高かった（$p<0.001$）．

腹側優位，背側優位

一部の疾患では背側の肺に，より初期から，あるいはより強い異常を認める（表3–12）．HRCTでは当然腹側と背側は容易に区別できるが，腹臥位と背臥位での両方の撮影を用いた場合の診断価値は非常に高い．背臥位でのみ認められる背側肺限局的な高吸収域は，背臥位で正常に出現する容積減少を反映した所見である．よって，初期の背側肺の異常の診断において確信を得るためには，腹臥位での撮影が必須である．報告

表3-12　背側優位，腹側優位に分布する疾患

肺疾患	所　見
背側優位	
UIP，NSIP	線維化
石綿肺	線維化
膠原病	線維化
珪肺症	線維化，塊状影
サルコイドーシス	線維化，塊状影
肺水腫	隔壁肥厚
癌性リンパ管症とリンパ増殖性疾患	隔壁肥厚
過敏性肺炎	線維化
腹側優位	
ARDS後の線維化	胸膜下線維化，蜂巣肺，牽引性気管支拡張
乳癌患者などの放射線肺炎	網状影，容積減少，牽引性気管支拡張，時に蜂巣肺

により差はあるものの，背側優位な病変分布は強皮症(60%)，サルコイドーシス(32〜36%)，珪肺症(31〜38%)，慢性過敏性肺炎(23%)，IPF(9〜21%)と，その他の原因によるUIPやNSIPで一般的に認められる[50, 84, 85, 138, 145]．背側優位の病変は，石綿肺，癌性リンパ管症，肺水腫でもよく認められる[3, 8, 84, 85, 122, 138, 141, 145]．肺水腫においては，背側優位というよりはむしろ重力に依存した分布であるとされる．

腹側優位に分布する肺疾患はまれだが，ARDSの成人生存例で報告されている[78]．報告では，27例のARDS患者について急性期とその後のフォローアップでHRCTを撮影されており，フォローアップのCTにおける異常所見のうち，著しく腹側優位に分布する網状影が最も多く認められた(85%)．この所見は，人工呼吸管理期間の長さと相関し，急性期の撮影における肺陰影の範囲との逆相関を認めた．腹側肺の線維化は，乳癌に対する放射線治療を受けている患者でよく認められる．

片側性，両側性

片側優位の異常陰影は癌性リンパ管症で最も典型的な所見であり，しばしば左右非対称な分布を示す．癌性リンパ管症のある患者の約40%でこの所見が認められたと報告されている[84]．病変の非対称または片側優位の分布はサルコイドーシス患者(9〜21%)でよく認められ，珪肺症(2〜21%)やIPF(3〜14%)，過敏性肺炎(5%)でより少ない[84, 85]．薬剤性の反応でも，肺線維症やその他の疾患に加わると，左右非対称，片側優位に異常が出現することがある．

文　献

1. Zerhouni E. Computed tomography of the pulmonary parenchyma: an overview. *Chest* 1989;95:901–907.
2. Webb WR. High-resolution CT of the lung parenchyma. *Radiol Clin North Am* 1989;27:1085–1097.
3. Swensen SJ, Aughenbaugh GL, Brown LR. High-resolution computed tomography of the lung. *Mayo Clin Proc* 1989;64:1284–1294.
4. Stein MG, Mayo J, Müller N, et al. Pulmonary lymphangitic spread of carcinoma: appearance on CT scans. *Radiology* 1987;162:371–375.
5. Müller NL, Miller RR, Webb WR, et al. Fibrosing alveolitis: CT-pathologic correlation. *Radiology* 1986;160:585–588.
6. Murata K, Itoh H, Todo G, et al. Centrilobular lesions of the lung: demonstration by high-resolution CT and pathologic correlation. *Radiology* 1986;161:641–645.
7. Munk PL, Müller NL, Miller RR, et al. Pulmonary lymphangitic carcinomatosis: CT and pathologic findings. *Radiology* 1988;166:705–709.
8. Aberle DR, Gamsu G, Ray CS, et al. Asbestos-related pleural and parenchymal fibrosis: detection with high-resolution CT. *Radiology* 1988;166:729–734.
9. Austin JH, Müller NL, Friedman PJ, et al. Glossary of terms for CT of the lungs: recommendations of the nomenclature committee of the Fleischner society. *Radiology* 1996;200:327–331.
10. Hansell DM, Bankier AA, MacMahon H, et al. Fleischner society: glossary of terms for thoracic imaging. *Radiology* 2008;246:697–722.
11. Akira M, Yamamoto S, Yokoyama K, et al. Asbestosis: high-resolution CT-pathologic correlation. *Radiology* 1990;176:389–394.
12. Zerhouni EA, Naidich DP, Stitik FP, et al. Computed tomography of the pulmonary parenchyma: part 2. Interstitial disease. *J Thorac Imaging* 1985;1:54–64.
13. Bergin CJ, Coblentz CL, Chiles C, et al. Chronic lung diseases: specific diagnosis using CT. *AJR Am J Roentgenol* 1989;152:1183–1188.
14. Webb WR, Müller NL, Naidich DP. Standardized terms for high-resolution computed tomography of the lung: a proposed glossary. *J Thorac Imaging* 1993;8:167–185.
15. Sumikawa H, Johkoh T, Ichikado K, et al. Usual interstitial pneumonia and chronic idiopathic interstitial pneumonia: analysis of CT appearance in 92 patients. *Radiology* 2006;241:258–266.
16. Sibtain NA, Ujita M, Wilson R, et al. Interlobular septal thickening in idiopathic bronchiectasis: a thin-section CT study of 94 patients. *Radiology* 2005;237:1091–1096.
17. Copley SJ, Wells AU, Hawtin KE, et al. Lung morphology in the elderly: comparative CT study of subjects over 75 years old versus those under 55 years old. *Radiology* 2009;251:566–573.
18. Kang EY, Grenier P, Laurent F, et al. Interlobular septal thickening: patterns at high-resolution computed tomography. *J Thorac Imaging* 1996;11:260–264.
19. Webb WR. Thin-section CT of the secondary pulmonary lobule: anatomy and the image—the 2004 Fleischner lecture. *Radiology* 2006;239:322–338.
20. Andreu J, Hidalgo A, Pallisa E, et al. Septal thickening: HRCT findings and differential diagnosis. *Curr Probl Diagn Radiol* 2004;33:226–237.
21. Collins J. CT signs and patterns of lung disease. *Radiol Clin North Am* 2001;39:1115–1135.
22. Cassart M, Genevois PA, Kramer M, et al. Pulmonary venoocclusive disease: CT findings before and after single-lung transplantation. *AJR Am J Roentgenol* 1993;160:759–760.
23. Storto ML, Kee ST, Golden JA, et al. Hydrostatic pulmonary edema: high-resolution CT findings. *AJR Am J Roentgenol* 1995;165:817–820.
24. Swensen SJ, Tashjian JH, Myers JL, et al. Pulmonary venoocclusive disease: CT findings in eight patients. *AJR Am J Roentgenol* 1996;167:937–940.
25. Franquet T, Müller NL, Lee KS, et al. High-resolution CT and pathologic findings of noninfectious pulmonary complications after hematopoietic stem cell transplantation. *AJR Am J Roentgenol* 2005;184:629–637.

26. Dufour B, Maitre S, Humbert M, et al. High-resolution CT of the chest in four patients with pulmonary capillary hemangiomatosis or pulmonary venoocclusive disease. *AJR Am J Roentgenol* 1998;171:1321–1324.
27. Resten A, Maitre S, Humbert M, et al. Pulmonary hypertension: CT of the chest in pulmonary venoocclusive disease. *AJR Am J Roentgenol* 2004;183:65–70.
28. Ren H, Hruban RH, Kuhlman JE, et al. Computed tomography of inflation-fixed lungs: the beaded septum sign of pulmonary metastases. *J Comput Assist Tomogr* 1989;13:411–416.
29. Lynch DA, Hay T, Newell JD Jr, et al. Pediatric diffuse lung disease: diagnosis and classification using high-resolution CT. *AJR Am J Roentgenol* 1999;173:713–718.
30. Colby TV, Swensen SJ. Anatomic distribution and histopathologic patterns in diffuse lung disease: correlation with HRCT. *J Thorac Imaging* 1996;11:1–26.
31. Nobre LF, Müller NL, de Souza Junior AS, et al. Congenital pulmonary lymphangiectasia: CT and pathologic findings. *J Thorac Imaging* 2004;19:56–59.
32. Raman SP, Pipavath SNJ, Raghu G, et al. Imaging of thoracic lymphatic diseases. *AJR Am J Roentgenol* 2009;193:1504–1513.
33. Graham CM, Stern EJ, Finkbeiner WE, et al. High-resolution CT appearance of diffuse alveolar septal amyloidosis. *AJR Am J Roentgenol* 1992;158:265–267.
34. Wittenberg KH, Swensen SJ, Myers JL. Pulmonary involvement with Erdheim-Chester disease: radiographic and CT findings. *AJR Am J Roentgenol* 2000;174:1327–1331.
35. Franquet T. Imaging of pulmonary viral pneumonia. *Radiology* 2011;260:18–39.
36. Ujita M, Renzoni EA, Veeraraghavan S, et al. Organizing pneumonia: perilobular pattern at thin-section CT. *Radiology* 2004;232:757–761.
37. Murch CR, Carr DH. Computed tomography appearances of pulmonary alveolar proteinosis. *Clin Radiol* 1989;40:240–243.
38. Godwin JD, Müller NL, Takasugi JE. Pulmonary alveolar proteinosis: CT findings. *Radiology* 1988;169:609–613.
39. Lee KN, Levin DL, Webb WR, et al. Pulmonary alveolar proteinosis: high-resolution CT, chest radiographic, and functional correlations. *Chest* 1997;111:989–995.
40. Murayama S, Murakami J, Yabuuchi H, et al. "Crazy paving appearance" on high resolution CT in various diseases. *J Comput Assist Tomogr* 1999;23:749–752.
41. Johkoh T, Itoh H, Müller NL, et al. Crazy-paving appearance at thin-section CT: spectrum of disease and pathologic findings. *Radiology* 1999;211:155–160.
42. Rossi SE, Erasmus JJ, Volpacchio M, et al. "Crazy-paving" pattern at thin-section CT of the lungs: radiologic-pathologic overview. *Radiographics* 2003;23:1509–1519.
43. Johkoh T, Müller NL, Pickford HA, et al. Lymphocytic interstitial pneumonia: thin-section CT findings in 22 patients. *Radiology* 1999;212:567–572.
44. Ichikawa Y, Kinoshita M, Koga T, et al. Lung cyst formation in Lymphocytic interstitial pneumonia: CT features. *J Comput Assist Tomogr* 1994;18:745–748.
45. McGuinness G, Scholes JV, Jagirdar JS, et al. Unusual lymphoproliferative disorders in nine adults with HIV or AIDS: CT and pathologic findings. *Radiology* 1995;197:59–65.
46. Lynch DA, Webb WR, Gamsu G, et al. Computed tomography in pulmonary sarcoidosis. *J Comput Assist Tomogr* 1989;13:405–410.
47. Remy-Jardin M, Beuscart R, Sault MC, et al. Subpleural micronodules in diffuse infiltrative lung diseases: evaluation with thin-section CT scans. *Radiology* 1990;177:133–139.
48. Müller NL, Kullnig P, Miller RR. The CT findings of pulmonary sarcoidosis: analysis of 25 patients. *AJR Am J Roentgenol* 1989;152:1179–1182.
49. Traill ZC, Maskell GF, Gleeson FV. High-resolution CT findings of pulmonary sarcoidosis. *AJR Am J Roentgenol* 1997;168:1557–1560.
50. Remy-Jardin M, Degreef JM, Beuscart R, et al. Coal worker's pneumoconiosis: CT assessment in exposed workers and correlation with radiographic findings. *Radiology* 1990;177:363–371.
51. Pickford HA, Swensen SJ, Utz JP. Thoracic cross-sectional imaging of amyloidosis. *AJR Am J Roentgenol* 1997;168:351–355.
52. Webb WR, Stein MG, Finkbeiner WE, et al. Normal and diseased isolated lungs: high-resolution CT. *Radiology* 1988;166:81–87.
53. Souza AS Jr, Müller NL, Marchiori E, et al. Pulmonary abnormalities in ankylosing spondylitis: inspiratory and expiratory high-resolution CT findings in 17 patients. *J Thorac Imaging* 2004;19:259–263.
54. Remy-Jardin M, Sobaszek A, Duhamel A, et al. Asbestos-related pleuropulmonary diseases: evaluation with low-dose four-detector row spiral CT. *Radiology* 2004;233:182–190.
55. Turetschek K, Ebner W, Fleischmann D, et al. Early pulmonary involvement in ankylosing spondylitis: assessment with thin-section CT. *Clin Radiol* 2000;55:632–636.
56. Afeltra A, Zennaro D, Garzia P, et al. Prevalence of interstitial lung involvement in patients with connective tissue diseases assessed with high-resolution computed tomography. *Scand J Rheumatol* 2006;35:388–394.
57. Nishimura K, Kitaichi M, Izumi T, et al. Usual interstitial pneumonia: histologic correlation with high-resolution CT. *Radiology* 1992;182:337–342.
58. Primack SL, Hartman TE, Hansell DM, et al. End-stage lung disease: CT findings in 61 patients. *Radiology* 1993;189:681–686.
59. Murata K, Khan A, Herman PG. Pulmonary parenchymal disease: evaluation with high-resolution CT. *Radiology* 1989;170:629–635.
60. Johkoh T, Müller NL, Ichikado K, et al. Perilobular pulmonary opacities: high-resolution CT findings and pathologic correlation. *J Thorac Imaging* 1999;14:172–177.
61. Arakawa H, Honma K. Honeycomb lung: history and current concepts. *AJR Am J Roentgenol* 2011;196:773–782.
62. Genereux GP. The end-stage lung: pathogenesis, pathology, and radiology. *Radiology* 1975;116:279–289.
63. Raghu G, Collard HR, Egan JJ, et al. An official ATS/ERS/JRS/ALAT statement: idiopathic pulmonary fibrosis: evidence-based guidelines for diagnosis and management. *Am J Respir Crit Care Med* 2011;183:788–824.
64. Lynch DA, Travis WD, Müller NL, et al. Idiopathic interstitial pneumonias: CT features. *Radiology* 2005;236:10–21.
65. Johkoh T, Müller NL, Colby TV, et al. Nonspecific interstitial pneumonia: correlation between thin-section CT findings and pathologic subgroups in 55 patients. *Radiology* 2002;225:199–204.
66. Kim EA, Lee KS, Johkoh T, et al. Interstitial lung diseases associated with collagen vascular diseases: radiologic and histopathologic findings. *Radiographics* 2002;22 Spec No:S151–S165.
67. Tanaka N, Kim JS, Newell JD, et al. Rheumatoid arthritis-related lung diseases: CT findings. *Radiology* 2004;232:81–91.
68. Seely JM, Jones LT, Wallace C, et al. Systemic sclerosis: using high-resolution CT to detect lung disease in children. *AJR Am J Roentgenol* 1998;170:691–697.
69. Akira M, Yamamoto S, Inoue Y, et al. High-resolution CT of asbestosis and idiopathic pulmonary fibrosis. *AJR Am J Roentgenol* 2003;181:163–169.
70. Copley SJ, Wells AU, Sivakumaran P, et al. Asbestosis and idiopathic pulmonary fibrosis: comparison of thin-section CT features. *Radiology* 2003;229:731–736.
71. Attili AK, Kazerooni EA, Gross BH, et al. Smoking-related interstitial lung disease: radiologic-clinical-pathologic correlation. *Radiographics* 2008;28:1383–1396.
72. Galvin JR, Franks TJ. Smoking-related lung disease. *J Thorac Imaging* 2009;24:274–284.
73. Johkoh T, Müller NL, Cartier Y, et al. Idiopathic interstitial pneumonias: diagnostic accuracy of thin-section CT in 129 patients. *Radiology* 1999;211:555–560.
74. Adler BD, Padley SP, Müller NL, et al. Chronic hypersensitivity pneumonitis: high-resolution CT and radiographic features in 16 patients. *Radiology* 1992;185:91–95.
75. Kim TS, Lee KS, Chung MP, et al. Nonspecific interstitial pneumonia with fibrosis: high-resolution CT and pathologic findings. *AJR Am J Roentgenol* 1998;171:1645–1650.
76. Park JS, Lee KS, Kim JS, et al. Nonspecific interstitial pneumonia with fibrosis: radiographic and CT findings in seven patients. *Radiology* 1995;195:645–648.
77. Kim EY, Lee KS, Chung MP, et al. Nonspecific interstitial pneumonia with fibrosis: serial high-resolution CT findings with

functional correlation. *AJR Am J Roentgenol* 1999;173:949–953.
78. Desai SR, Wells AU, Rubens MB, et al. Acute respiratory distress syndrome: CT abnormalities at long-term follow-up. *Radiology* 1999;210:29–35.
79. Remy-Jardin M, Giraud F, Remy J, et al. Importance of ground-glass attenuation in chronic diffuse infiltrative lung disease: pathologic-CT correlation. *Radiology* 1993;189:693–698.
80. Wells AU, Hansell DM, Rubens MB, et al. The predictive value of appearances of thin-section computed tomography in fibrosing alveolitis. *Am Rev Respir Dis* 1993;148:1076–1082.
81. American Thoracic Society/European Respiratory Society international multidisciplinary consensus classification of the idiopathic interstitial pneumonias. *Am J Respir Crit Care Med* 2002;165:277–304.
82. Tung KT, Wells AU, Rubens MB, et al. Accuracy of the typical computed tomographic appearances of fibrosing alveolitis. *Thorax* 1993;48:334–338.
83. Al-Jarad N, Strickland B, Pearson MC, et al. High-resolution computed tomographic assessment of asbestosis and cryptogenic fibrosing alveolitis: a comparative study. *Thorax* 1992;47:645–650.
84. Mathieson JR, Mayo JR, Staples CA, et al. Chronic diffuse infiltrative lung disease: comparison of diagnostic accuracy of CT and chest radiography. *Radiology* 1989;171:111–116.
85. Grenier P, Valeyre D, Cluzel P, et al. Chronic diffuse interstitial lung disease: diagnostic value of chest radiography and high-resolution CT. *Radiology* 1991;179:123–132.
86. Padley SPG, Hansell DM, Flower CDR, et al. Comparative accuracy of high resolution computed tomography and chest radiography in the diagnosis of chronic diffuse infiltrative lung disease. *Clin Radiol* 1991;44:222–226.
87. Nishimura K, Izumi T, Kitaichi M, et al. The diagnostic accuracy of high-resolution computed tomography in diffuse infiltrative lung diseases. *Chest* 1993;104:1149–1155.
88. Swensen SJ, Aughenbaugh GL, Myers JL. Diffuse lung disease: diagnostic accuracy of CT in patients undergoing surgical biopsy of the lung. *Radiology* 1997;205:229–234.
89. Hunninghake GW, Lynch DA, Galvin JR, et al. Radiologic findings are strongly associated with a pathologic diagnosis of usual interstitial pneumonia. *Chest* 2003;124:1215–1223.
90. Hunninghake GW, Zimmerman MB, Schwartz DA, et al. Utility of a lung biopsy for the diagnosis of idiopathic pulmonary fibrosis. *Am J Respir Crit Care Med* 2001;164:193–196.
91. Iwasawa T, Asakura A, Sakai F, et al. Assessment of prognosis of patients with idiopathic pulmonary fibrosis by computer-aided analysis of CT images. *J Thorac Imaging* 2009;24:216–222.
92. Hwang J-H, Misumi S, Curran-Everett D, et al. Longitudinal follow-up of fibrosing interstitial pneumonia: relationship between physiologic testing, computed tomography changes, and survival rate. *J Thorac Imaging* 2011;26:209–217.
93. Watadani T, Sakai F, Johkoh T, et al. Interobserver variability in the CT assessment of honeycombing in the lungs. *Radiology* 2013;266:936–944.
94. Kligerman SJ, Groshong S, Brown KK, et al. Nonspecific interstitial pneumonia: radiologic, clinical, and pathologic considerations. *Radiographics* 2009;29:73–87.
95. Travis WD, Hunninghake G, King TE Jr, et al. Idiopathic nonspecific interstitial pneumonia: report of an american thoracic society project. *Am J Respir Crit Care Med* 2008;177:1338–1347.
96. Akira M. High-resolution CT in the evaluation of occupational and environmental disease. *Radiol Clin North Am* 2002;40:43–59.
97. Akira M, Ishikawa H, Yamamoto S. Drug-induced pneumonitis: thin-section CT findings in 60 patients. *Radiology* 2002;224:852–860.
98. Westcott JL, Cole SR. Traction bronchiectasis in end-stage pulmonary fibrosis. *Radiology* 1986;161:665–669.
99. Logan PM. Thoracic manifestations of external beam radiotherapy. *AJR Am J Roentgenol* 1998;171:569–577.
100. Murata K, Takahashi M, Mori M, et al. Peribronchovascular interstitium of the pulmonary hilum: normal and abnormal findings on thin-section electron-beam CT. *AJR Am J Roentgenol* 1996;166:309–312.
101. Weibel ER. Looking into the lung: what can it tell us? *AJR Am J Roentgenol* 1979;133:1021–1031.
102. Bergin CJ, Müller NL. CT in the diagnosis of interstitial lung disease. *AJR Am J Roentgenol* 1985;145:505–510.
103. Johkoh T, Ikezoe J, Tomiyama N, et al. CT findings in lymphangitic carcinomatosis of the lung: correlation with histologic findings and pulmonary function tests. *AJR Am J Roentgenol* 1992;158:1217–1222.
104. Lee KS, Kim Y, Primack SL. Imaging of pulmonary lymphomas. *AJR Am J Roentgenol* 1997;168:339–345.
105. Heyneman LE, Johkoh T, Ward S, et al. Pulmonary leukemic infiltrates: high-resolution CT findings in 10 patients. *AJR Am J Roentgenol* 2000;174:517–521.
106. Bessis L, Callard P, Gotheil C, et al. High-resolution CT of parenchymal lung disease: precise correlation with histologic findings. *Radiographics* 1992;12:45–58.
107. Criado E, Sanchez M, Ramirez J, et al. Pulmonary sarcoidosis: typical and atypical manifestations at high-resolution CT with pathologic correlation. *Radiographics* 2010;30:1567–1586.
108. Wintermark M, Wicky S, Schnyder P, et al. Blunt traumatic pneumomediastinum: using CT to reveal the Macklin effect. *AJR Am J Roentgenol* 1999;172:129–130.
109. Kemper AC, Steinberg KP, Stern EJ. Pulmonary interstitial emphysema: CT findings. *AJR Am J Roentgenol* 1999;172:1642.
110. Satoh K, Kobayashi T, Kawase Y, et al. CT appearance of interstitial pulmonary emphysema. *J Thorac Imaging* 1996;11:153–154.
111. Chong S, Lee KS, Chung MJ, et al. Pneumoconiosis: comparison of imaging and pathologic findings. *Radiographics* 2006;26:59–77.
112. Weibel ER, Taylor CR. Design and structure of the human lung. In: Fishman AP, ed. *Pulmonary diseases and disorders*. 2nd ed. New York, NY: McGraw-Hill; 1988:11–60.
113. Matsuoka S, Uchiyama K, Shima H, et al. Bronchoarterial ratio and bronchial wall thickness on high-resolution CT in asymptomatic subjects: correlation with age and smoking. *AJR Am J Roentgenol* 2003;180:513–518.
114. Awadh N, Müller NL, Park CS, et al. Airway wall thickness in patients with near fatal asthma and control groups: assessment with high resolution computed tomographic scanning. *Thorax* 1998;53:248–253.
115. Bankier AA, Fleischmann D, De Maertelaer V, et al. Subjective differentiation of normal and pathological bronchi on thin-section CT: impact of observer training. *Eur Respir J* 1999;13:781–786.
116. Naidich DP, McCauley DI, Khouri NF, et al. Computed tomography of bronchiectasis. *J Comput Assist Tomogr* 1982;6:437–444.
117. Grenier P, Maurice F, Musset D, et al. Bronchiectasis: assessment by thin-section CT. *Radiology* 1986;161:95–99.
118. Munro NC, Cooke JC, Currie DC, et al. Comparison of thin section computed tomography with bronchography for identifying bronchiectatic segments in patients with chronis sputum production. *Thorax* 1990;45:135–139.
119. Grenier P, Lenoir S, Brauner M. Computed tomographic assessment of bronchiectasis. *Semin Ultrasound CT MR* 1990;11:430–441.
120. Neeld DA, Goodman LR, Gurney JW, et al. Computerized tomography in the evaluation of allergic bronchopulmonary aspergillosis. *Am Rev Respir Dis* 1990;142:1200–1206.
121. Todo G, Herman PG. High-resolution computed tomography of the pig lung. *Invest Radiol* 1986;21:689–696.
122. Aberle DR, Gamsu G, Ray CS. High-resolution CT of benign asbestos-related diseases: clinical and radiographic correlation. *AJR Am J Roentgenol* 1988;151:883–891.
123. Lynch DA, Gamsu G, Ray CS, et al. Asbestos-related focal lung masses: manifestations on conventional and high-resolution CT scans. *Radiology* 1988;169:603–607.
124. Im JG, Itoh H, Shim YS, et al. Pulmonary tuberculosis: CT findings—early active disease and sequential change with antituberculous therapy. *Radiology* 1993;186:653–660.
125. Altin R, Ozdolap S, Savranlar A, et al. Comparison of early and late pleuropulmonary findings of ankylosing spondylitis by high-resolution computed tomography and effects on patients' daily life. *Clin Rheumatol* 2005;24:22–28.
126. Kiris A, Ozgocmen S, Kocakoc E, et al. Lung findings on high resolution CT in early ankylosing spondylitis. *Eur J Radiol* 2003;47:71–76.
127. Senocak O, Manisali M, Ozaksoy D, et al. Lung parenchyma changes in ankylosing spondylitis: demonstration with high

resolution CT and correlation with disease duration. *Eur J Radiol* 2003;45:117–122.
128. Yoshimura H, Hatakeyama M, Otsuji H, et al. Pulmonary asbestosis: CT study of subpleural curvilinear shadow. Work in progress. *Radiology* 1986;158:653–658.
129. Schurawitzki H, Stiglbauer R, Graninger W, et al. Interstitial lung disease in progressive systemic sclerosis: high-resolution CT versus radiography. *Radiology* 1990;176:755–759.
130. Swensen SJ, Aughenbaugh GL, Douglas WW, et al. High-resolution CT of the lungs: findings in various pulmonary diseases. *AJR Am J Roentgenol* 1992;158:971–979.
131. Otake S, Takahashi M, Ishigaki T. Focal pulmonary interstitial opacities adjacent to thoracic spine osteophytes. *AJR Am J Roentgenol* 2002;179:893–896.
132. Morimoto S, Takeuchi N, Imanaka H, et al. Gravity dependent atelectasis: radiologic, physiologic and pathologic correlation in rabbits on high-frequency ventilation. *Invest Radiol* 1989;24:522–530.
133. Lee KN, Yoon SK, Sohn CH, et al. Dependent lung opacity at thin-section CT: evaluation by spirometrically-gated CT of the influence of lung volume. *Korean J Radiol* 2002;3:24–29.
134. Kubota H, Hosoya T, Kato M, et al. Plate-like atelectasis at the corticomedullary junction of the lung: CT observation and hypothesis. *Radiat Med* 1983;1:305–310.
135. Bergin CJ, Müller NL. CT of interstitial lung disease: a diagnostic approach. *AJR Am J Roentgenol* 1987;148:9–15.
136. Gurney JW. Cross-sectional physiology of the lung. *Radiology* 1991;178:1–10.
137. Silva CIS, Müller NL, Lynch DA, et al. Chronic hypersensitivity pneumonitis: differentiation from idiopathic pulmonary fibrosis and nonspecific interstitial pneumonia by using thin-section CT. *Radiology* 2008;246:288–297.
138. Grenier P, Chevret S, Beigelman C, et al. Chronic diffuse infiltrative lung disease: determination of the diagnostic value of clincial data, chest radiography, and CT with bayesian analysis. *Radiology* 1994;1994:383–390.
139. Müller NL, Staples CA, Miller RR. Bronchiolitis obliterans organizing pneumonia: CT features in 14 patients. *AJR Am J Roentgenol* 1990;154:983–987.
140. Hartman TE, Primack SL, Swensen SJ, et al. Desquamative interstitial pneumonia: thin-section CT findings in 22 patients. *Radiology* 1993;187:787–790.
141. Remy-Jardin M, Remy J, Wallaert B, et al. Pulmonary involvement in progressive systemic sclerosis: sequential evaluation with CT, pulmonary function tests, and bronchoalveolar lavage. *Radiology* 1993;188:499–506.
142. Gurney JW, Schroeder BA. Upper lobe disease: physiological correlates. *Radiology* 1988;167:359–366.
143. Brauner MW, Grenier P, Mouelhi MM, et al. Pulmonary histiocytosis X: evaluation with high resolution CT. *Radiology* 1989;172:255–258.
144. Moore AD, Godwin JD, Müller NL, et al. Pulmonary histiocytosis X: comparison of radiographic and CT findings. *Radiology* 1989;172:249–254.
145. Brauner MW, Grenier P, Mompoint D, et al. Pulmonary sarcoidosis: evaluation with high-resolution CT. *Radiology* 1989;172:467–471.

4 HRCT 所見：多発結節と結節影

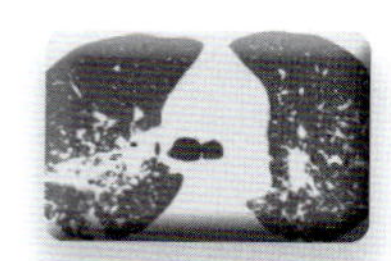

重 要 な 項 目

結節のサイズ 108
結節の性状と濃度 108
結節の分布とパターン 110
リンパ路性分布 110
ランダムな分布 114
小葉中心性分布 117
結節パターンに対するアルゴリズム的アプローチと診断 131
大結節と腫瘤 134

本章で使われる略語

ABPA (allergic bronchopulmonary aspergillosis) アレルギー性気管支肺アスペルギルス症
AIDS (acquired immunodeficiency syndrome) 後天性免疫不全症候群
CWP (coal worker's pneumoconiosis) 炭鉱夫肺
DPB (diffuse panbronchiolitis) びまん性汎細気管支炎
FB (follicular bronchiolitis) 濾胞性細気管支炎
HP (hypersensitivity pneumonitis) 過敏性肺炎
GGO (ground-glass opacity) すりガラス影
LIP (lymphoid interstitial pneumonia) リンパ球性間質性肺炎
MAC (*Mycobacterium avium-intracellulare* complex) マイコバクテリウム・アビウム-イントラセルラーレ・コンプレックス
OP (organizing pneumonia) 器質化肺炎
RB (respiratory bronchiolitis) 呼吸細気管支炎
RB-ILD (respiratory bronchiolitis-interstitial lung disease) 呼吸細気管支炎を伴う間質性肺疾患

多くの肺疾患では，特徴的な初期の異常として多発結節が認められる．通常，結節という用語は，境界明瞭あるいは不明瞭で，直径 3 cm 未満の丸い肺陰影を表現するために用いられる[1,2]．高分解能 CT(HRCT)による多発結節影の評価と鑑別診断へのアプローチは，大きさ(小さいか大きいか)，性状(境界明瞭か不明瞭か)，濃度(充実性(軟部組織濃度)かすりガラス影(GGO)か)，そして分布に基づいて行う．

結節のサイズ

本章では，直径 1 cm 未満の丸い陰影を小結節と定義し，直径 1 cm 以上のものを大結節とする．通常，直径 3 cm 以上の丸い病変を腫瘤とよぶ[1,2]．

直径 3 mm 未満[3] あるいは 5 mm 未満[4]，7 mm 未満[5,6] の結節を微小結節と表現する著者もいる．Fleischner Society の命名法委員会によると，"微小結節"は直径 3 mm 未満の結節に限定して使用されるべきである[1,2]．しかし多発結節性肺疾患はしばしば様々な大きさの結節を示し，粟粒性疾患を除いて，症例が微小結節のサイズだけによって特徴づけられることはまれである．結節のパターンとは，多数の結節(通常小さい)の分布のことである[2]．

結節サイズを考慮することは鑑別診断において重要かもしれないが，必ずしも価値があるわけではない．例えば，粟粒結核で認められる結節は，通常非常に小さく，5 mm を超えるのはまれである．一方，血行性転移による結節は，通常それより大きい．

結節の性状と濃度

境界明瞭あるいは境界不明瞭かといった肺結節の性状と，充実性(軟部組織濃度)かすりガラス影かといった結節の濃度は，鑑別診断において重要である．

主に間質に由来する結節と，主に気腔に由来する結節の性状の違いを強調する著者がいる．間質性と思われる結節は小さいにもかかわらず通常境界明瞭である(表 4-1，図 4-1，図 4-2)．粟粒結核のような間質性疾患(図 4-1)[7-10]，サルコイドーシス(図 4-2)[11-16]，ランゲルハンス細胞組織球症[17,18]，珪肺症，炭鉱夫肺(CWP)[5,19-22]，転移性腫瘍[23-25] において，HRCT で直径 1〜2 mm の小さな結節を認めることがある．間質

表 4-1　多発結節性肺疾患における結節の境界に基づいた鑑別診断

境界明瞭(通常)	境界不明瞭(通常)	境界明瞭あるいは境界不明瞭
サルコイドーシス	過敏性肺炎	ランゲルハンス細胞組織球症
転　移	RB および RB-ILD	LIP
粟粒性感染症	濾胞性細気管支炎	じん肺
アミロイドーシス	浸潤性粘液性腺癌	気管支肺炎
	器質化肺炎	
	誤　嚥	
	肺水腫	
	肺出血	
	血管炎	
	転移性石灰化	

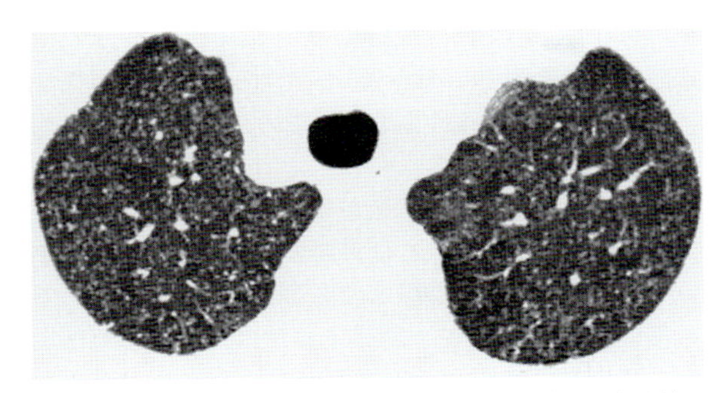

図 4-1　**粟粒結核における間質性結節**．結節は小型であるが比較的境界明瞭である．

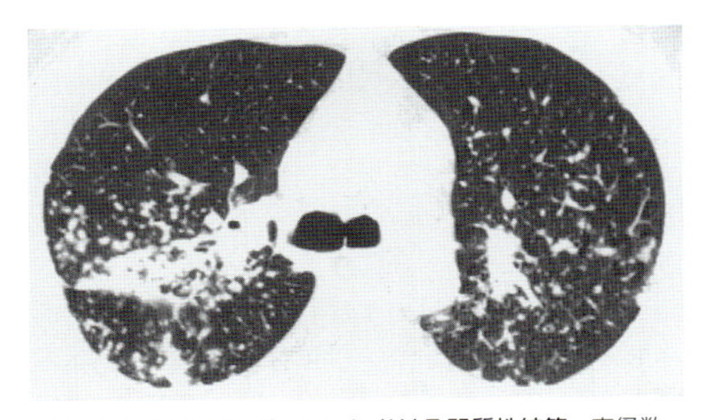

図 4-2　**サルコイドーシスにおける間質性結節**．直径数mmで，辺縁がはっきりとしており，軟部組織濃度を示す．融合した部分では，結節によって血管が不明瞭化している．

性小結節は通常軟部組織濃度(充実性)を示し，近接する血管あるいは他の構造の辺縁は不明瞭化する(図 4-2，表 4-2)[26-30]．

気腔結節(肺胞を充填する結節)は不明瞭で(表 4-1)[7, 31-34]，均一な軟部組織濃度(充実性；図 4-3，図 4-4)，あるいは隣接する血管より低吸収のぼんやりとした陰影(いわゆるすりガラス影；表 4-2，図 4-4)を示すことが多い．また，気腔性の疾患を有する患者では小結節が一塊あるいはロゼット状に配列することもあ

表 4-2　多発結節性肺疾患における結節の濃度に基づいた鑑別診断

充実性(軟部組織濃度)(通常)	すりガラス影(通常)	すりガラス影または充実性
サルコイドーシス	過敏性肺炎	LIP
転移性腫瘍	RB および RB-ILD	じん肺
粟粒性感染症	濾胞性細気管支炎	気管支肺炎
アミロイドーシス	肺水腫	浸潤性粘液性腺癌
ランゲルハンス細胞組織球症	肺出血	器質化肺炎
	血管炎	汎細気管支炎
	転移性石灰化	誤　嚥

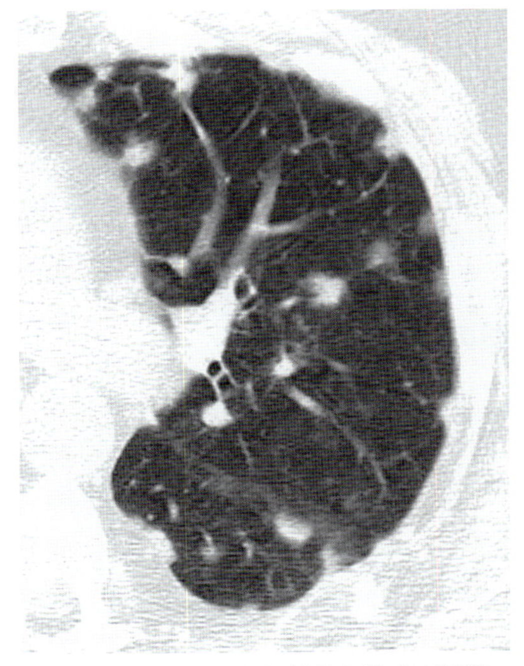

図 4-3　**気管支肺炎を伴う肺移植患者における気腔結節**．境界不明瞭なもの，軟部組織濃度を呈するもの，すりガラス影を呈するものがある．

る[32]．気腔結節は，細葉のサイズに近いことから細葉結節ともいわれてきた．しかし，これらの結節は組織学的に細葉性ではなく，小葉中心性および細気管支周囲性に存在する[33]．境界不明瞭な結節または気腔結節とよぶのがふさわしい[2]．

これらの性状の違いにもかかわらず，多発結節性疾患は組織学的に間質および肺胞をともに侵すため，HRCT に基づく間質性および気腔結節の区別は非常に困難なことがあり，実際には，読影者によってやや異なる．

結節の性状と濃度に基づいた多発結節性肺疾患の鑑別診断を，表 4-1 と表 4-2 に示す．すりガラス影から

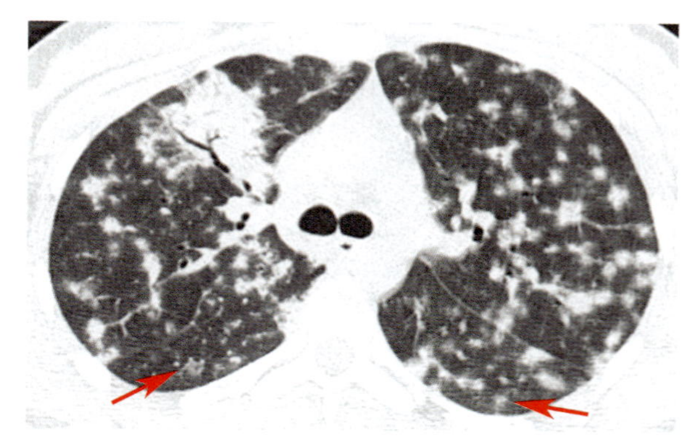

図 4-4　特発性器質化肺炎患者における気腔結節．多数の境界不明瞭な軟部組織濃度の陰影を認め，多くは小葉中心性分布を示す．結節の一部はすりガラス影である．限局的なコンソリデーションが右上葉前方にも認められる．

なる結節は，しばしば境界不明瞭である．軟部組織濃度からなる結節は境界明瞭である場合も，不明瞭な場合もある．濃度に基づいた小葉中心性結節の鑑別診断は，詳細に述べられる．

結節の分布とパターン

鑑別診断において，小結節の解剖学的分布や位置，性状はいずれも常に重要であるが，前者のほうがより有用性が高い(表 4-3)．結節のパターンはそれぞれの状態によって，リンパ路性(リンパ管性)分布，ランダムな分布，あるいは小葉中心性の分布を示す[2]．これらは時として併存することがあるが，多くの場合は HRCT 上，結節の優位な分布はあきらかである[35, 36]．結節のパターンが評価されると，次に，結節全体の分布(上葉または下葉)や左右対称性が鑑別診断において考慮される．

リンパ路性分布

結節が肺リンパ管に関係のある分布を示すのを特徴とする疾患がいくつかある．これらの疾患は，リンパ路性あるいはリンパ管性と表現される(表 4-3)[2, 5, 37]．リンパ路性分布は，サルコイドーシス，珪肺症と炭鉱夫肺，ベリリウム中毒，その他じん肺(タルクや希土酸化物に起因)，癌のリンパ行性進展やリンパ腫，リンパ球性間質性肺炎(LIP；図 4-5)などのリンパ増殖性疾患，まれにアミロイドーシスや軽鎖沈着症で特徴的である[5, 38-43]．

リンパ路性分布を示す場合，組織学的にみても HRCT 上でも，結節は，(a) 肺門周囲の気管支血管周囲間質，(b) 小葉間隔壁，(c) 胸膜下領域，(d) 小葉の気管支血管周囲間質，に分布する．リンパ管は，これらの場所で特に多い．結節はこれら特定の領域に起こるため，異常な領域と正常な領域により，肺全体の病変は通常斑状にみえる．

気管支血管周囲性結節は，中枢・肺門周囲気管支や血管との関係によって，ばらばらに，あるいは群や集簇を形成して存在する．このような分布を示す疾患のうち，サルコイドーシスが最も気管支血管周囲性結節を代表している．リンパ管は，肺門から末梢にかけて，気管支・動脈に沿って分布するので，気管支血管周囲性結節は末梢肺，小葉中心，小葉中心動脈に関連して認められる．小葉間隔壁結節は，“数珠状”隔壁または結節状の隔壁肥厚(3 章参照)を呈する．これは癌性リンパ管症で最も頻度が高いが，このパターンを示す他の疾患でも認められる．

通常，胸膜下結節は結節がリンパ路性分布を示す場合に認められる．これらは葉間裂において認識しやすい．同部位では，肺静脈との区別が容易であるためである(図 4-6～図 4-8)．胸膜下結節は珪肺症または炭鉱夫肺患者の約 80%，サルコイドーシス患者の少なくとも 50%にみられると報告されており，癌性リンパ管症患者でもよく認められる[5]．融合性の胸膜下結節は偽プラークとしてみえることがあり，厚さ数 mm の胸膜下線状影はアスベスト(石綿)関連性の胸膜プラークに似てみえる(図 4-5，図 4-8)．これらの疾患における偽プラークの存在は，胸膜下結節の数の多さを反映している[5]．

サルコイドーシス，珪肺症，炭鉱夫肺，癌性リンパ管症でみられる結節はいずれもリンパ路性の典型的な分布を示すが，通常，リンパ管周囲間質の巻き込み方は異なるパターンを示す．多くの場合，HRCT で鑑別することができる．

サルコイドーシス

サルコイドーシスのほとんど(約 95%)で，HRCT 上，結節はリンパ路性の分布を示す．ほとんどすべてのサルコイドーシス患者において，HRCT 上，直径数 mm～1 cm 以上の結節が認められる[13, 15, 42, 44]．それらの結節は，しばしば小さいにもかかわらず比較的境界明瞭であるが，境界不明瞭なこともある(図 4-2，図 4-6～図 4-8)．結節は，肺門周囲の気管支血管周囲間質と胸膜下間質に最も多くみられ，組織学的には肉芽腫の小さな集簇がこれらの部位で認められる[13, 15, 26]．

表 4-3　鑑別診断と小結節の特徴

疾　患	分　布	大きさ(mm)	所　見	コメント
サルコイドーシス	PL, 時に R	≥1	W/ID, ST ± CALC	胸膜下，気管支血管周囲；しばしば斑状および非対称性
珪肺症	PL, CL	≥1	WD, ST ± CALC	CL，胸膜下，対称性；上葉背側優位
癌性リンパ管症	PL	≥1	WD, ST	小葉間隔壁，気管支血管周囲；斑状あるいは片側性のこともある
アミロイドーシス，軽鎖沈着症	PL	≥1	WD, ST ± CALC	おもに小葉間隔壁，胸膜下
LIP	PL, CL	1～5	W/ID, ST または GGO	PL の場合はリンパ行性に，あるいは CL の場合は過敏性に似ている；嚢胞が存在することもある
粟粒性感染症	R	1～5	WD, ST	びまん性および均一な病変
血行性転移	R	≥1	WD, ST	リンパ行性進展と重複することがある
感染の気管支内進展(例えば，結核)	CL	≥3	W/ID, ST	tree-in-bud が一般的；斑状あるいはびまん性；融合性の場合もある
ウイルス性肺炎(例えば，サイトメガロウイルス)	CL	≥3	ID, GGO	同じくらいの大きさの結節が小血管を取り囲んでいる
気道疾患(例えば，嚢胞性線維症)	CL	≥3	W/ID, ST	tree-in-bud が一般的；斑状；気管支拡張が一般的
汎細気管支炎	CL	≥3	W/ID, ST	tree-in-bud が一般的；気管支拡張が一般的
ABPA	CL	≥3	W/ID, ST	tree-in-bud が一般的；気管支拡張が一般的
過敏性肺炎	CL	≥3	ID, GGO	同じくらいの大きさの結節が小血管を取り囲んでいる
ランゲルハンス細胞組織球症	CL, 時に R	≥3	WD, ST	嚢胞が存在することもある
器質化肺炎	CL	≥3	W/ID, ST または GGO	斑状あるいはびまん性；末梢優位；コンソリデーション
閉塞性細気管支炎	CL	≥3	ID, GGO	結節はあまり認められない；tree-in-bud はまれ
呼吸細気管支炎	CL	≥3	ID, GGO	斑状のすりガラス影も一般的
石綿肺	CL	2～3	W/ID, ST または GGO	早期の所見；底部，胸膜下に優位；網状影も認められる
濾胞性細気管支炎	CL	≥1	WD, ST	膠原病, AIDS の所見；分岐状構造が一般的
浸潤性粘液性腺癌	CL	≥3	WD, ST	斑状あるいはびまん性；コンソリデーションが存在することがある；tree-in-bud はまれ
肺水腫，出血	CL	≥3	ID, GGO	小葉間隔壁の肥厚
血管炎	CL	≥3	ID, GGO	タルク肺；膠原病
転移性石灰化	CL	≥3	ID, GGO または CALC	縦隔条件で石灰化が認められる；上葉優位

CALC：石灰化，CL：小葉中心性，GGO：すりガラス影，ID：境界不明瞭，PL：リンパ路性，R：ランダムな，ST：軟部組織濃度，WD：境界明瞭な，W/ID：境界明瞭あるいは不明瞭．

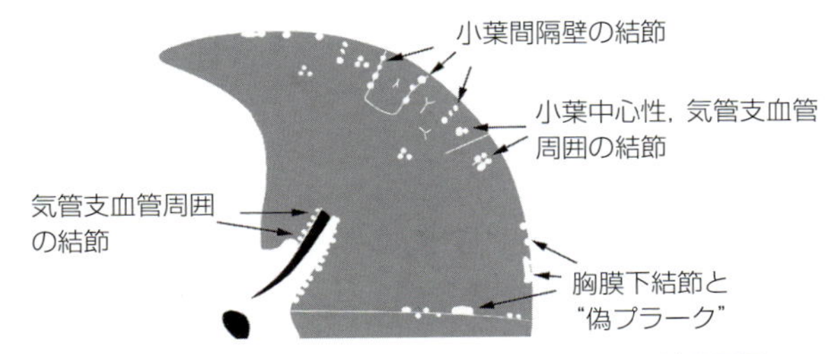

図 4-5　リンパ路性分布を示す小結節．結節は，肺門周囲の気管支血管周囲間質，小葉中心間質，小葉間隔壁，胸膜下に優位に存在する．胸膜下の融合した結節は，偽プラークとして認められることがある．

サルコイドーシスにおいて，結節が大葉間裂と中心気管支および脈管に沿って優位に存在するのは，非常に典型的である．HRCT では小葉中心性あるいは隔壁に結節が分布することは少ないが(図 4-6)[45]，組織学的異常としてはこれらもまた典型的である．

15～25％の患者で，直径 1～4 cm あるいはそれ以上の大きな結節あるいは腫瘤を認めることがあり(図 4-8，図 4-9)[15, 27, 28]，これは 0.4 mm 大の肉芽腫性病変の集簇を反映している[26]．これらの大きな結節あるいは腫瘤は不規則な辺縁を有する傾向にあり，小さな衛星結節を有することもある(図 4-8，図 4-9)[46]．サ

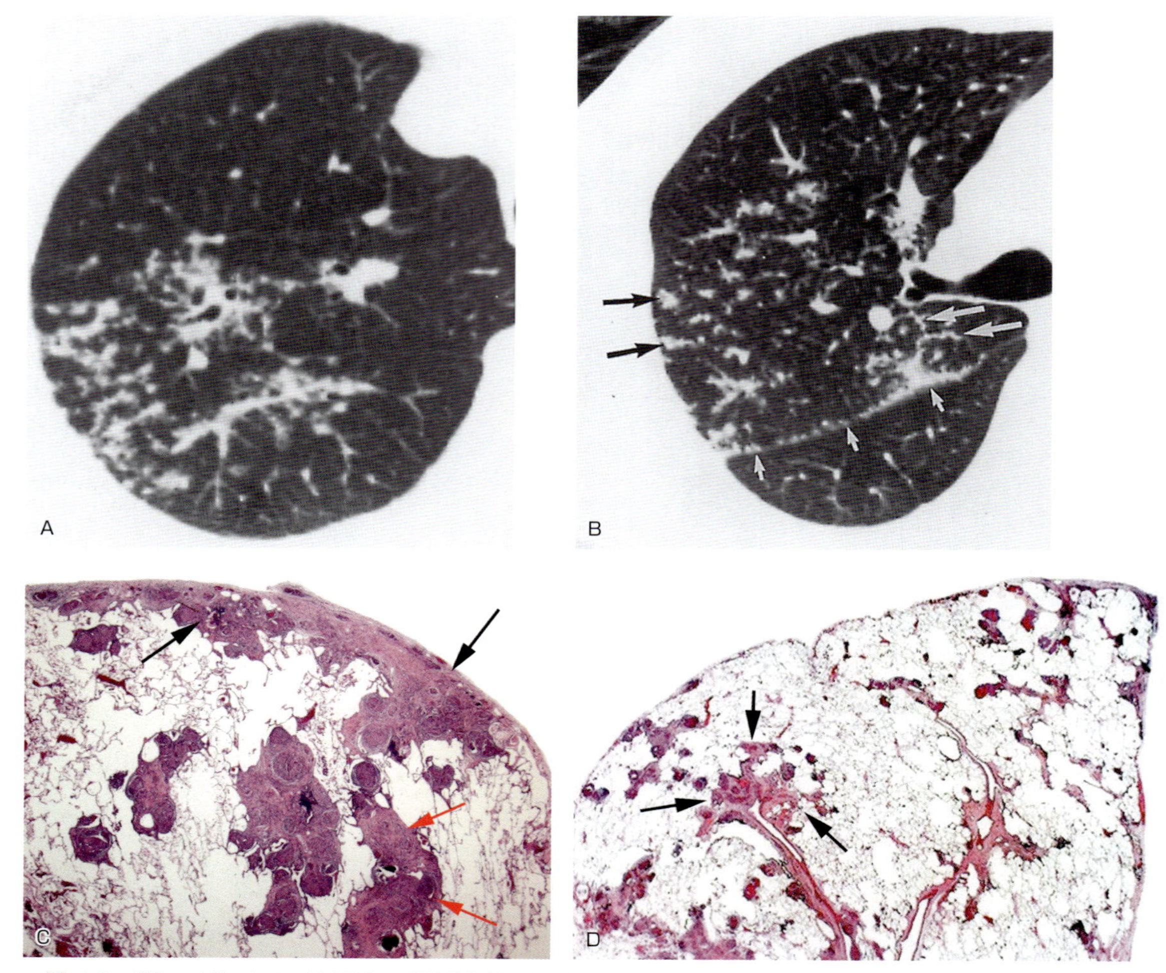

図 4-6　サルコイドーシスでは HRCT，開胸肺生検，肺組織標本において，リンパ路性分布を示す結節を認める．A：上葉の HRCT．気管支血管周囲および小血管に沿って小結節を認める．血管と気管支は，結節様にみえる．B：尾側のスライス．葉間胸膜下(小さな白矢印)，小葉中心域(黒矢印)，小葉間隔壁(長い白矢印)に小結節を認める．C，D：開胸肺生検組織標本．小結節は胸膜下(C，黒矢印)，隔壁(C，赤矢印)，小葉中心性および細気管支周囲(D，矢印)の肉芽腫の集簇に対応している．(つづく)

ルコイドーシスにおけるこの所見を“ギャラクシーサイン”という[46]．まれであるが，結節は空洞化することもある．Grenier ら[3] の報告では，彼らが調査した症例においてこの所見がみられたのはわずか3%であった．時に，HRCT でみえる結節は活動性肉芽腫よりもむしろ線維化を反映していることがある[13]．

サルコイドーシスでは，結節が上葉優位に分布することが多いが[5]，びまん性分布や下葉優位の分布も時に認められる．肺は肉芽腫の集簇によっていくつかの領域が斑状に侵され，その他の領域は正常であるのが特徴的である(図 4-8)．一般に，非対称性である．

珪肺症と炭鉱夫肺

珪肺症，炭鉱夫肺の HRCT 所見としては，直径 2～5 mm の小さく，境界明瞭な結節が小葉中心，胸膜下に優位に分布する(図 4-10)[5, 19, 21, 22, 29, 43, 47, 48]．これらは，それぞれ，小葉中心を通る呼吸細気管支を囲む線維化巣，粒子の胸膜下間質への蓄積によるものである[5, 21]．炭鉱夫肺患者において，肺実質結節を認めるのは 80%に対し，胸膜下結節は 87%でみられる[5, 22]．肺門の気管支血管周囲間質の結節や小葉間隔壁の肥厚は，サルコイドーシスや癌性リンパ管症に比べてあまりみられない．また，サルコイドーシス患者に比べて，結節はより均一な分布を示す．珪肺症患者では，結節に石灰化を伴うことがある．

結節はびまん性の場合もあるが，軽度の珪肺症または炭鉱夫肺患者では通常上葉のみに認められる．典型的には，結節は両側性かつ対称形である．結節はしば

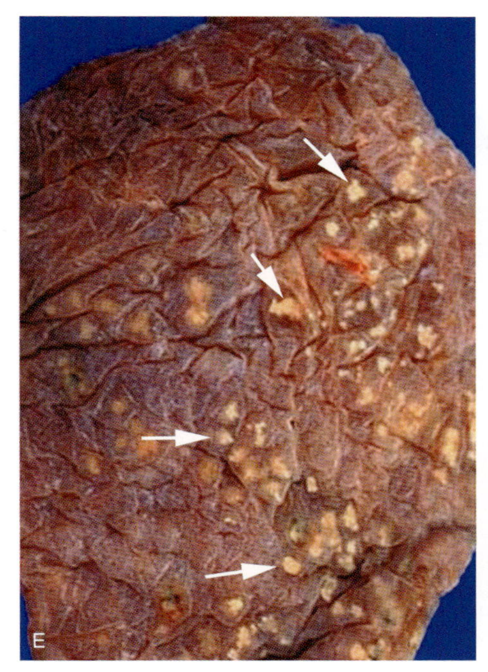

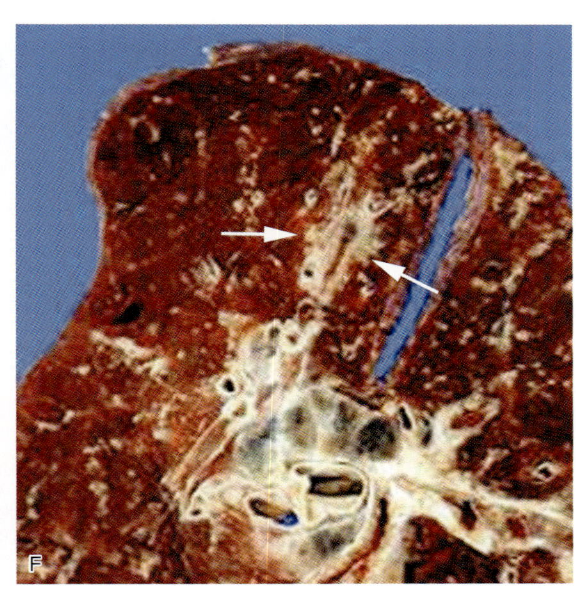

図 4-6　（つづき）E：別のサルコイドーシス患者における肺表面．臓側胸膜のすぐ直下に肉芽腫が散在している（矢印）．これらは，HRCT で認められる胸膜下結節に対応している．F：サルコイドーシス患者における肺の割面．中枢気管支に肉芽腫を認める（矢印）．（C–F: Courtesy of Martha Warnock, MD.）

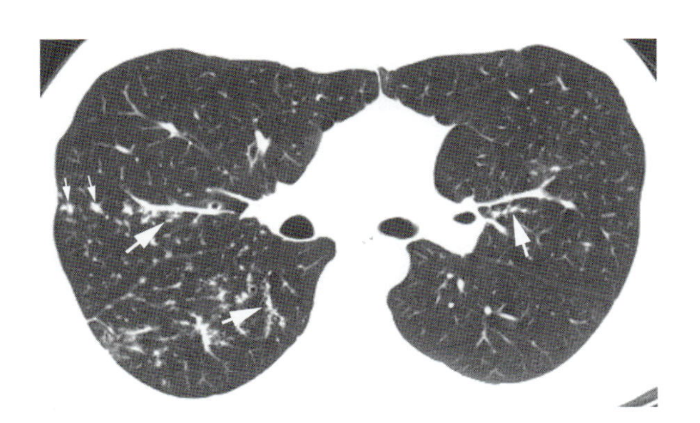

図 4-7　リンパ路性分布の結節を伴うサルコイドーシス患者．多数の小結節が，肺門周囲では血管に近接した気管支血管周囲間質に，末梢では小葉中心領域に認められる（矢印）．また，大葉間裂に沿って胸膜下にも結節を認める．

しば背側優位となる[19, 22]．

癌性リンパ管症

（癌またはリンパ細胞性腫瘍による）腫瘍性リンパ管症で結節が認められる場合，それらは多くの場合，肥厚した気管支血管周囲間質や小葉間隔壁内にみられる（図 4-11〜図 4-13）[20, 24, 49–52]．典型的には，サルコイドーシス患者ほど気管支血管周囲および胸膜下の結節は多くない．肥厚した隔壁は“数珠状”にみえる（図 4-11〜図 4-13）[11, 24, 30]．

死体の肺標本における HRCT で[11, 24, 30]，22 例の肺間質転移の症例中 19 例で，“数珠状”あるいは結節状の隔壁肥厚が認められた．数珠状の隔壁は，肺毛細血管，リンパ管，隔壁間質における腫瘍の発育に対応していた．この研究[24]において，数珠状の隔壁は，肺水腫，肺線維症，正常肺のいずれにおいてもみられなかった．しかし日常診療において，癌性リンパ管症患者における隔壁の肥厚は通常なめらかである（3 章参照）．

癌性リンパ管症患者において，異常は片側性，斑状，両側性，対称性のいずれもあり得る．上肺優位，下肺優位，びまん性分布のいずれもあり得る．腫瘍性リンパ管症ではしばしば病変は中枢や肺門周囲に優位となる．

鑑別診断

リンパ路性に分布する結節は，他疾患においても認められるが，あまり一般的ではない．びまん性アミロイドーシス患者において，血管，気管支，小葉間隔壁，胸膜下間質に沿う結節を伴った間質肥厚を認めた報告がある（図 4-14）[36, 53]．喫煙者においては，数個の小結節が胸膜下，小葉中心にみられることがあり，これはおそらく気管支周囲と小葉間隔壁の線維化，粒子沈着，

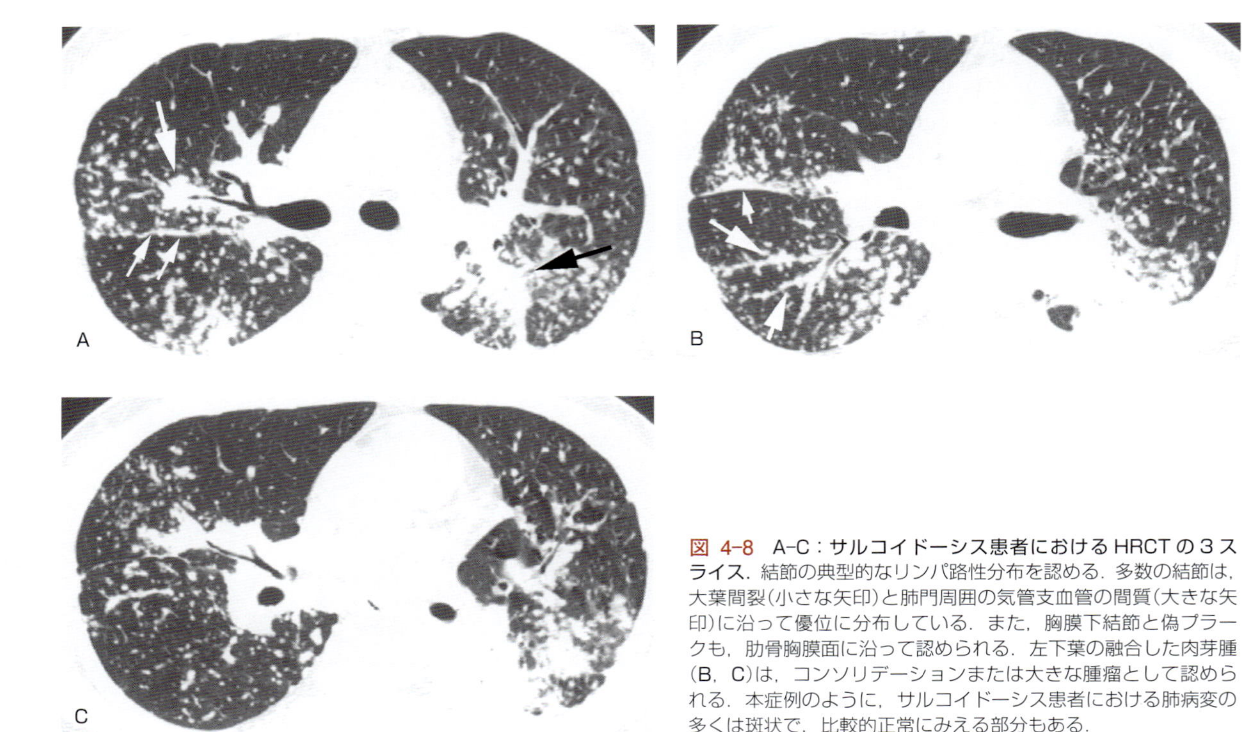

図 4-8　A–C：サルコイドーシス患者における HRCT の３スライス．結節の典型的なリンパ路性分布を認める．多数の結節は，大葉間裂（小さな矢印）と肺門周囲の気管支血管の間質（大きな矢印）に沿って優位に分布している．また，胸膜下結節と偽プラークも，肋骨胸膜面に沿って認められる．左下葉の融合した肉芽腫（B，C）は，コンソリデーションまたは大きな腫瘤として認められる．本症例のように，サルコイドーシス患者における肺病変の多くは斑状で，比較的正常にみえる部分もある．

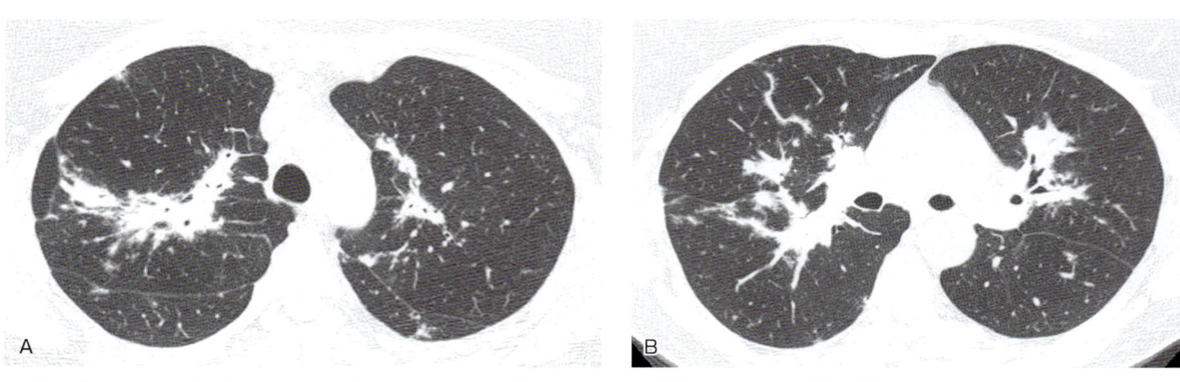

図 4-9　A，B：サルコイドーシス患者における大きな気管支血管周囲の結節．これらは肉芽腫の集簇を反映している．これらの辺縁は不整である．また，葉間に存在する小結節も認められる．

そしてリンパのドレナージ経路が関係していると考えられる[54, 55]．LIP（主に蛋白異常症，自己免疫疾患，特にシェーグレン症候群，多中心性キャッスルマン病，後天性免疫不全症候群（AIDS）患者で起こる）では，気管支血管周囲間質と小葉間隔壁，胸膜下および小葉中心へのリンパ球および形質細胞浸潤をきたし得る[56–59]．HRCT で，LIP は様々な所見を呈し得るが[39, 41, 60]，中には，胸膜下，気管支血管周囲，小葉間隔壁に結節が認められ，癌性リンパ管症と非常によく似た所見を呈することがある．特に AIDS 患者でよくみられる[61]（図 4–15）.

ランダムな分布

二次小葉および肺構造にランダムに分布する小結節は，粟粒結核（図 4–16）[9, 10, 36]，粟粒真菌感染，血行性転移で認められる[36, 37]（表 4–3）.

リンパ路性分布と同様に，結節は胸膜面，小血管，小葉間隔壁に沿って分布するが，その分布に一貫性および優位性はない．HRCT で，結節が肺全体に一様に，無構造に分布するのが最も典型的である．肺病変は両側性，対称性となる傾向にある．結節のサイズ，数に

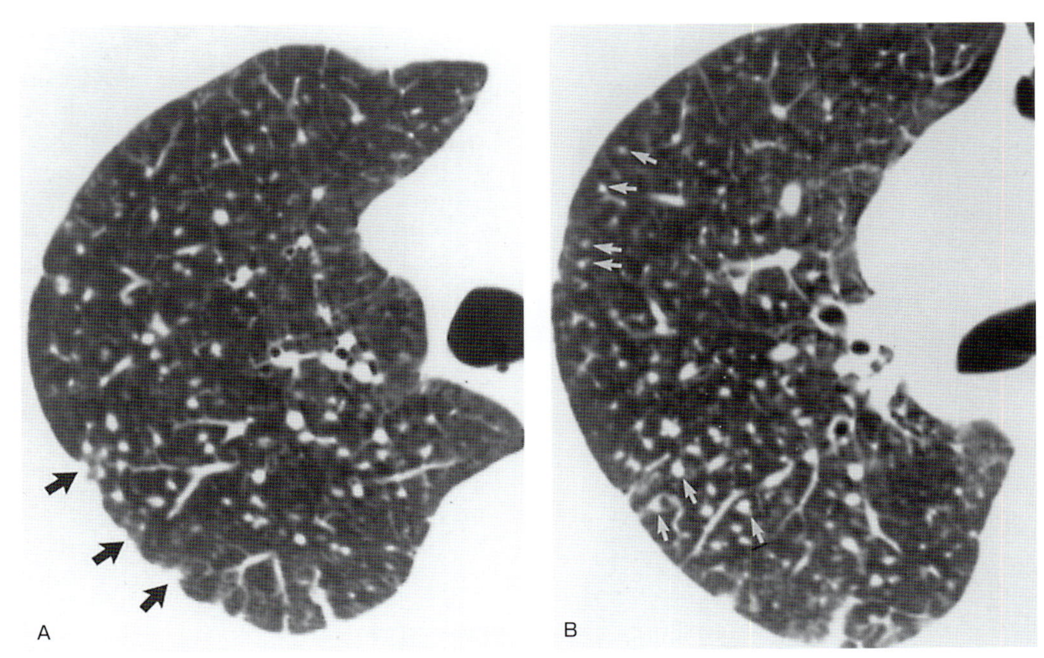

図 4-10　**A，B：珪肺症患者におけるリンパ路性結節．** 結節は，胸膜下(A，黒矢印)，小葉中心(B，白矢印)に優位に存在する．気管支血管周囲性結節は，珪肺症ではサルコイドーシスよりもまれであるが，珪肺症ではサルコイドーシスの場合より均一に分布する．多くの場合，結節は背側および上葉に優位に分布する．(Courtesy of Raymond Glyn Thomas, MD, The Rand Mutual Hospital, Johannesburg, South Africa.)

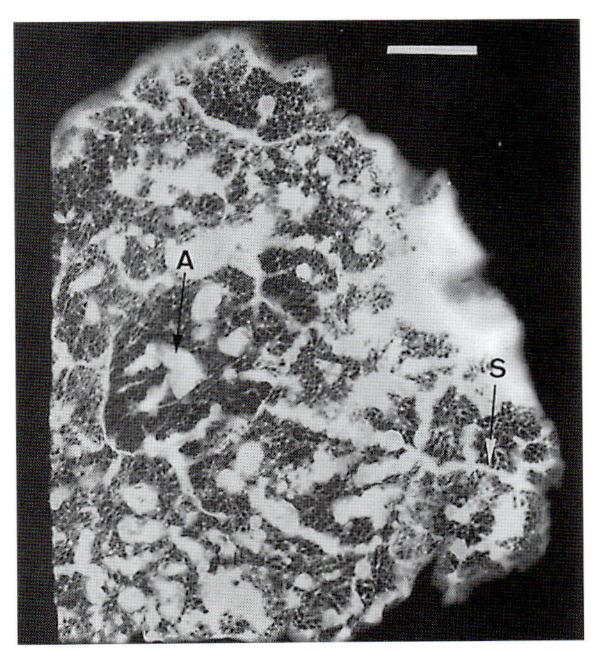

図 4-11　**腫瘍のリンパ行性の広がりを有する患者における 1 mm 厚の肺切片の X 線写真．** 小葉間隔壁(S)と動脈を囲む小葉中心間質(A)の結節状肥厚を認める．バーは 1 cm である．(Courtesy of Harumi Itoh, MD, Chest Disease Research Institute, Kyoto University, Kyoto, Japan.)

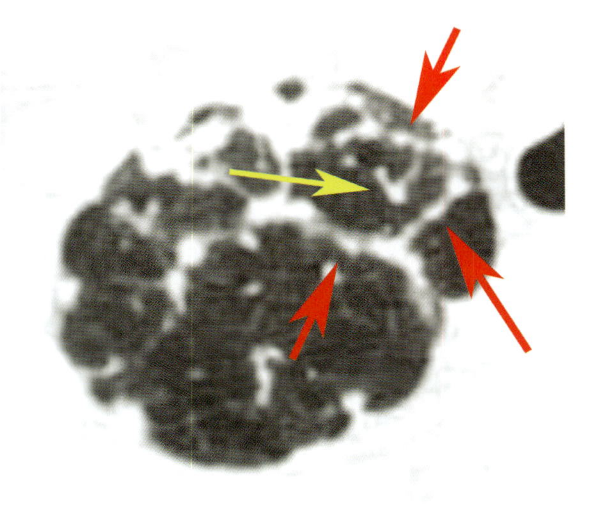

図 4-12　**癌性リンパ管症．** 右上葉に，小葉単位を囲むような小葉間隔壁の結節性の肥厚を認める(赤矢印)．腫瘍性の気管支血管周囲間質の肥厚により，小葉中心動脈(黄矢印)が異常に目立っている．

おいて，上肺優位や下肺優位を示すことがある．

粟粒性感染症

粟粒結核(図 4-16)または真菌感染(図 4-17)において，結節は境界明瞭で，直径は数 mm 以内であるこ

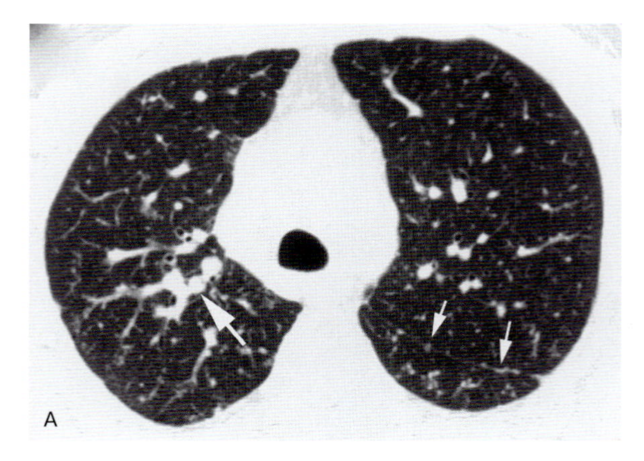

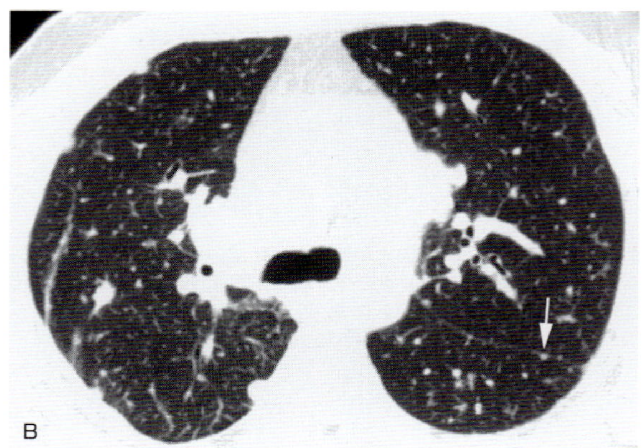

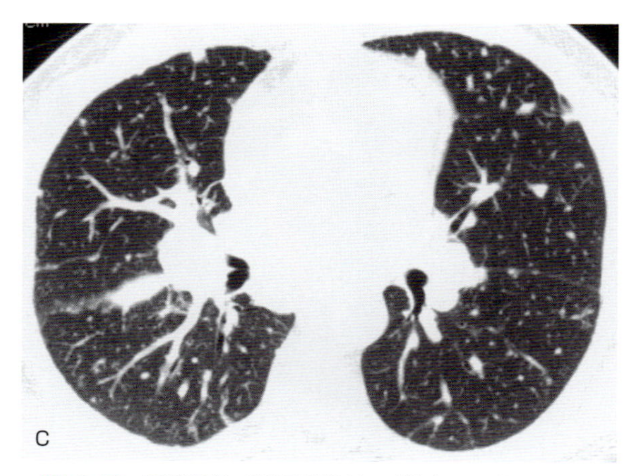

図 4-13　甲状腺癌における癌性リンパ管症. HRCT の３スライス(A–C)では，葉間に沿った胸膜下結節(小さな矢印)と気管支血管周囲性結節によって結節状にみえる肺動脈分枝(大きな矢印)が認められる．本例では，小葉間隔壁の肥厚は目立たない．肺の末梢では，胸膜下結節は容易に同定できる．右肺門リンパ節の腫大を認める．

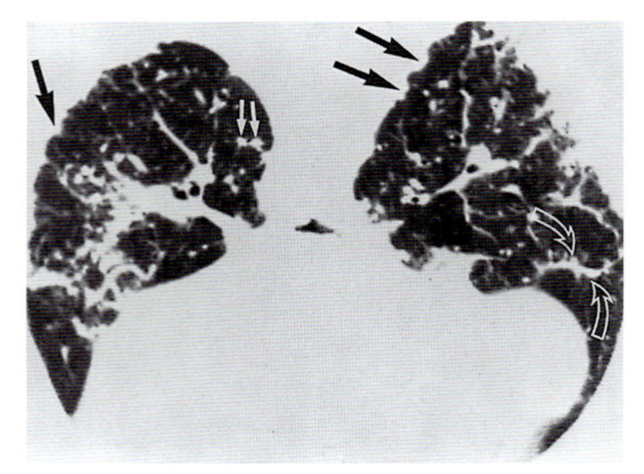

図 4-14　アミロイドーシス. リンパ路性結節を認める．小さな胸膜下結節(大きな矢印)と小葉間隔壁の結節(小さな矢印)は，生検で，小さな結節状のアミロイド沈着に対応していた．結節は，右大葉間裂(中抜き矢印)にも認められる．

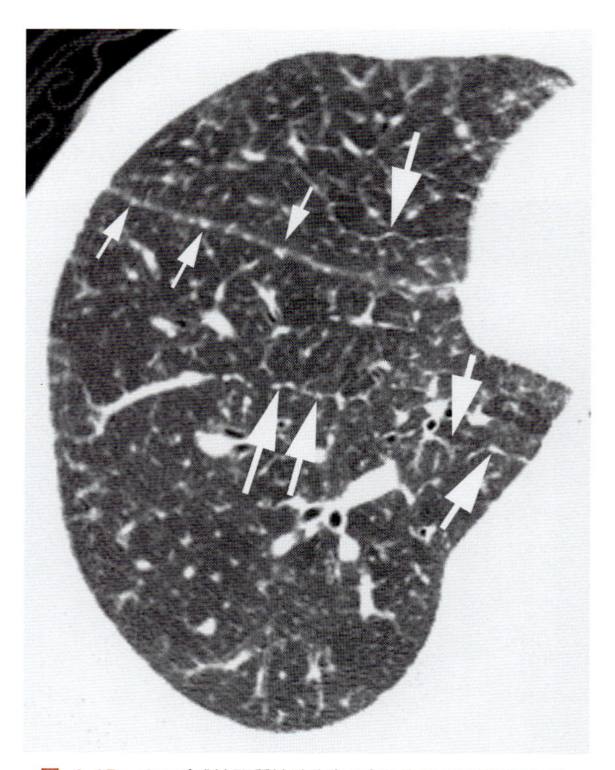

図 4-15　リンパ球性間質性肺炎(LIP)を伴う AIDS 患者にみられるリンパ路性結節. 大葉間裂に沿って小さな胸膜下結節(小さな矢印)を認める．小葉間隔壁の結節(大きな矢印)も認められる．

とが多い[10]．それらは軸位断像ではびまん性で均一であるが，葉間裂や胸膜面にもみられる．特に粟粒結核などの一部の患者では，結節は上葉優位に分布する．

転移性新生物

血行性転移も境界明瞭な軟部組織濃度を呈することが多い(図 4-18)[62]．粟粒結核と同様に，結節は小血

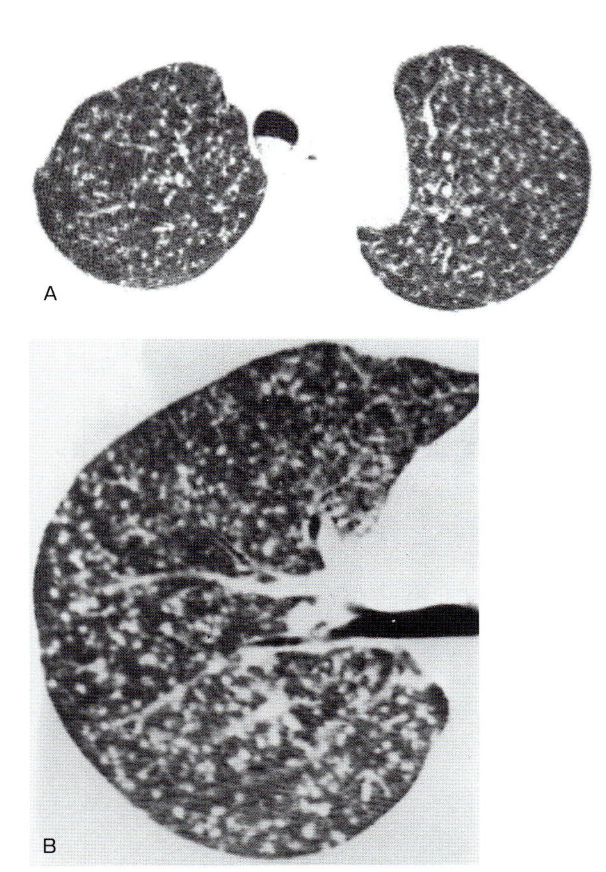

図 4-16　**A：粟粒結核でみられるランダムな分布の小結節.** 結節はいずれの構造にも優位性を示さず，びまん性に認められる．ランダムな結節においては，均一な分布を示すことが最も特徴的である．**B：粟粒結核における小結節.** 直径数 mm の結節がランダムに分布し，肺全体に広く均一に認められる．一部の結節はそれらの構造に対し特に優位な分布を示さない．(From Im JG, Itoh H, Shim YS, et al. Pulmonary tuberculosis: CT findings—early active disease and sequential change with antituberculous therapy. *Radiology* 1993;186:653, with permission.)

管に沿って認められ，播種形式を反映しているようである．分布はランダムではあるが，肺の末梢そして肺底部に優位な傾向がある[62]．転移性肺腫瘍では，発見時の結節はしばしば 2〜3 mm 大よりもっと大きい．

転移性腫瘍患者において HRCT 所見と病理所見を比較した研究で[62]，直径 3 mm 未満の結節には，小葉構造との一貫した関連性は認められなかった．結節の 11％は小葉中心肺動脈，21％は小葉間隔壁に沿って認められ，そして 68％はその間に認められた．標本 X 線写真と組織標本の検証で，同様の分布が認められた．血行性転移でみられる結節の特徴としては，境界明瞭なことである．転移性腫瘍患者においては，ランダムパターンとリンパ路性パターンで重複する場合がある．

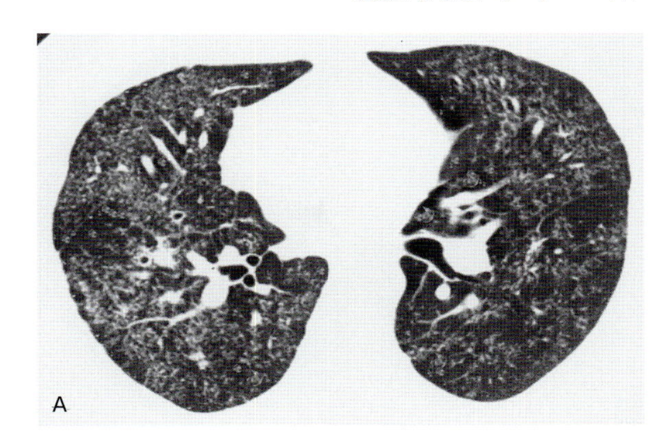

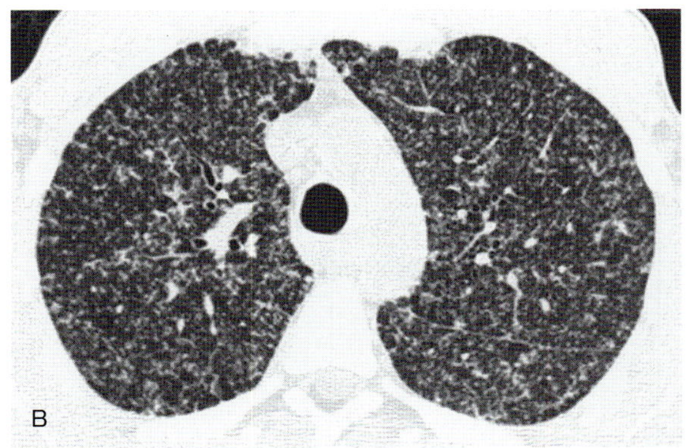

図 4-17　**粟粒コクシジオイデス真菌症におけるランダムな分布を有する多数の非常に小さな結節.** A，B：2 例の異なる粟粒コクシジオイデス真菌症患者で，結節のびまん性分布を認める．B では，大葉間裂に沿った結節が認められる．

鑑別診断

結節の数が非常に多いとき，サルコイドーシス(図 4-19)，ランゲルハンス細胞組織球症(図 4-20)，珪肺症患者において，ランダムに，そしてびまん性に分布するようにみえることがあり[37]，粟粒性感染または転移との鑑別が困難な場合がある．また，水痘-帯状疱疹肺炎では明瞭あるいは不明瞭な小結節がランダムに認められると報告されている[63]．

小葉中心性分布

小葉中心領域に限局する結節(図 4-21)は，間質性または気腔異常の存在を反映し得るが，小葉中心性結節と関連して起こるとされている組織像を比較検討すると疾患によって様々である[45]．小葉中心性結節は高吸収(充実性)であったり，均一な陰影またはすりガラス影(図 4-22，図 4-23)であったり，そして大きさは，数 mm〜約 1 cm である．1 つの小葉中心性結節ある

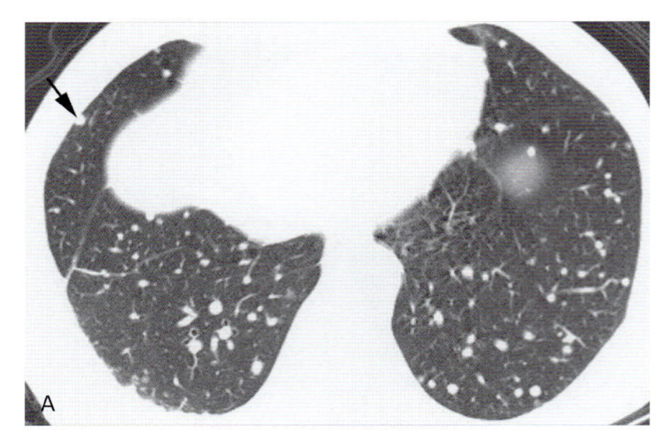

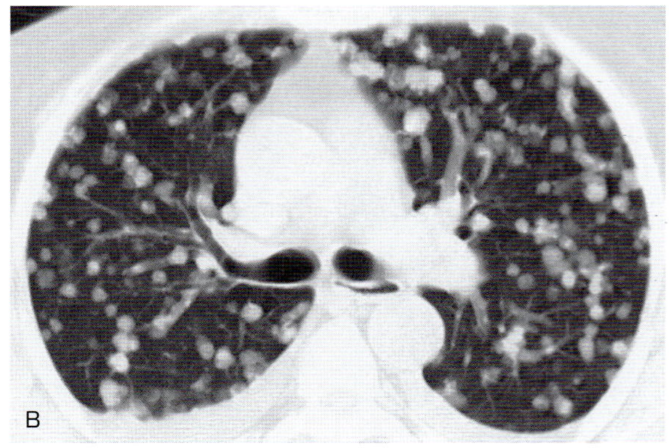

図 4-18 直腸癌の血行性転移． A：腫瘍を指摘されたことはなく，胸部Ｘ線写真の異常を指摘された患者におけるHRCT．境界明瞭で小さな結節が多発しており，胸膜面にも病変が認められる(矢印)．全体的な分布はランダムである．B：腫瘍診断後６ヵ月に撮影されたヘリカルCTでは，転移性病変の進行を認める．病変はびまん性，均一に認められ，ランダムな分布であることがよくわかる．

いは小葉中心性に存在する結節のロゼットとして認められることがある[7, 32, 33]．それらは多くの場合，不明瞭だが，常にではない．

通常，小葉中心性結節は胸膜面，葉間裂と小葉間隔壁から少なくとも数mm離れて存在する．肺末梢では，胸膜面から5〜10 mm離れて存在する．これは小葉中心由来であることを反映している(図 4-22，図 4-23)．ランダムパターン，リンパ路性パターンとは違って，常に小葉間隔壁あるいは胸膜面に沿って存在するわけでなく，また，胸膜下が保たれるのも特徴である．この違いはびまん性の小葉中心性結節をびまん性のランダムな結節と鑑別するうえで，特に有用である．小葉中心性結節が大きい場合，胸膜面と接することがあるが，胸膜面から起こっているようにはみえない．小葉中心性結節が二次小葉と同じくらいの大きさである場合，一様に占拠しているようにみえることがある．斑状あるいはびまん性分布を示す他の疾患であるように

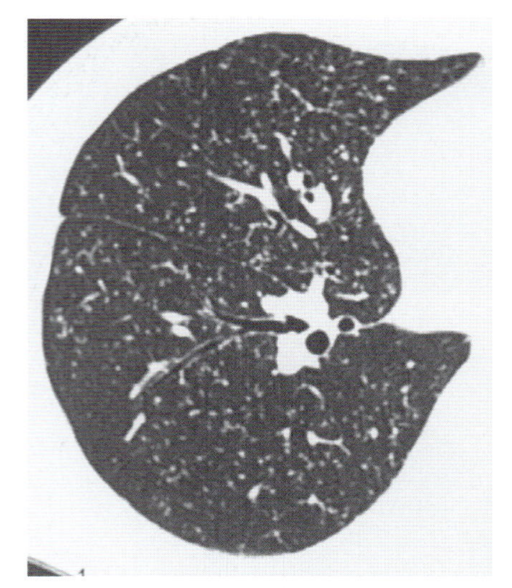

図 4-19 びまん性のサルコイドーシスにおける結節のランダム分布． 非常に小さな結節が大葉間裂に沿って認められるが，全体的な分布はびまん性で均一である．斑状の分布あるいは気管支血管周囲優位な分布といったサルコイドーシスの典型的な所見は認められない．(Courtesy of Luigia Storto, Chieti, Italy.)

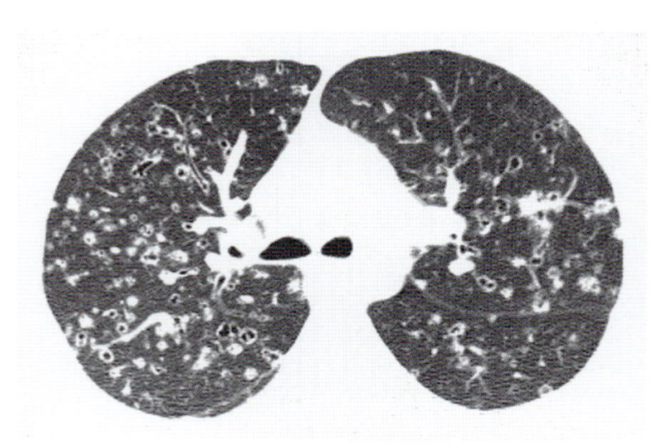

図 4-20 21 歳の喫煙者におけるランゲルハンス細胞組織球症の小結節，空洞を有する結節，嚢胞． 結節の中には胸膜面と葉間を侵しているものがあるが，多くのものは小葉中心性であるようにみえる．

みえることがある．

小葉中心性結節という用語は，結節が小血管のような小葉中心構造物に関係のある結節であるということを表しており，たとえ結節が正確に小葉中心にはない場合でも用いられる(図 4-4，図 4-22，図 4-23)．実際に，小葉中心性結節は小さい肺動脈分枝との関連をみることによって，正しく同定できることがある．典型的には，小葉中心性結節はHRCTで脈管周囲に認められ，同定できるかぎりで最も小さな肺動脈を取り囲むか，あるいはその動脈に沿って存在する．時とし

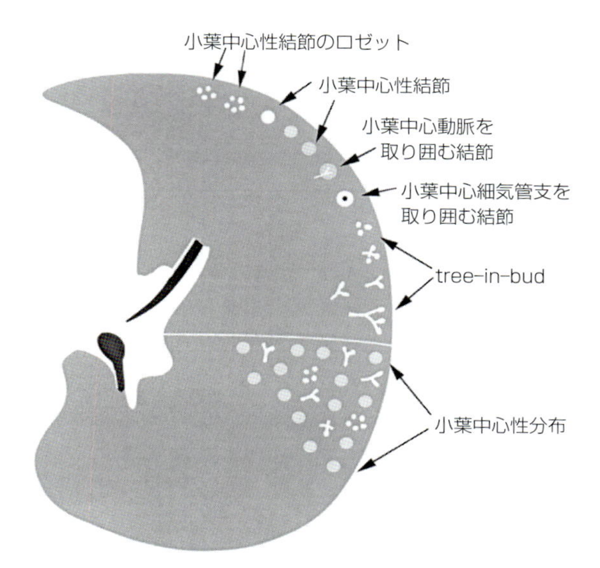

図 4-21　小葉中心性結節の HRCT 所見. 通常，小葉中心性結節は，小葉間隔壁および胸膜面から少なくとも数 mm 離れて存在する．肺末梢では，結節は胸膜面から 5～10 mm 離れていることが多い．また，小葉中心性結節は小さな肺動脈分枝に沿って認められることもある．二次小葉と同じくらいの大きさの場合，小葉中心性結節は均一にこれを占拠しているようにみえることが多い．それらは境界不明瞭なことが多いが，常にそうあるわけではない．単一の小葉中心性結節として，あるいは小葉中心性結節のロゼットとして認められることがある．時として，内部に空気を満たした小葉中心細気管支が小葉中心性に位置する丸い透亮像として認められることがある．

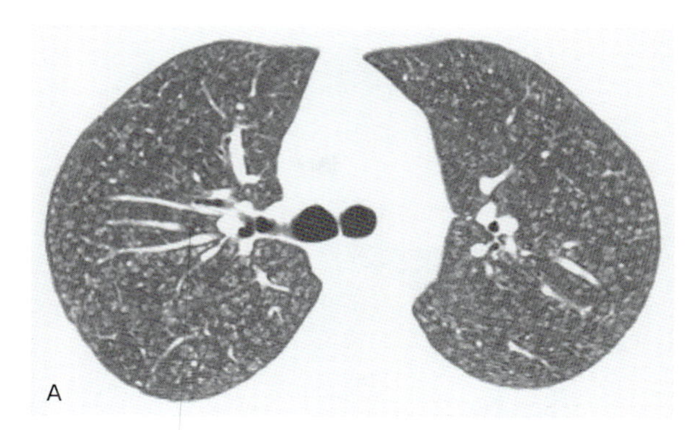

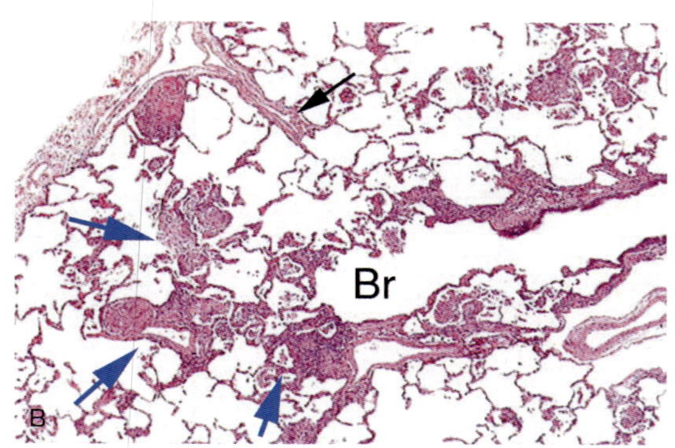

図 4-22　過敏性肺炎(HP)患者における境界不明瞭な小葉中心性結節. A：HRCT にて，胸膜面および葉間から数 mm 離れて存在するすりガラス影の結節を認める．典型的には，結節は均一に分布することが多く，本例ではびまん性に認められる．この所見は，HP でよくみられる．B：HP 患者における組織片において，小葉中心細気管支(Br)と細気管支周囲の炎症部位が認められる．(Courtesy of Martha Warnock, MD.)

て，内腔に空気を有する小葉中心細気管支が小葉中心性結節の内部に円形透亮像として認められる(図 4-24，図 4-25)．

前述のように，小葉中心性結節はリンパ路性分布を有する患者において認められることがある．肺リンパ管は小葉中心領域の気管支血管周囲間質に存在する．しかしながら，リンパ路性分布を有する患者において，結節は他の位置(すなわち，胸膜下領域または小葉間隔壁)にもみられる．サルコイド肉芽腫は，典型的には肺門周囲および小葉中心領域の気管支血管周囲間質にあるリンパ管に沿って分布する(図 4-6)[5, 13, 14]．肉芽腫が主に小葉中心に存在することもあるが，多くの場合，結節は胸膜下領域も巻き込んでいる．また，小さな小葉中心性結節は，珪肺症，炭鉱夫肺にも特徴的である[21, 22]．珪肺症患者における初期病変は小葉中心性および細気管支周囲性である．結節は直径数 mm で，層板状の結合組織よりなる．典型的には，胸膜下結節もみられる(図 4-10)．炭鉱夫肺の特徴的所見としていわゆる石炭斑があり，これは少量の線維組織に取り囲まれた石炭の粉塵の局所的な沈着からなる．小葉中心，細気管支周囲にみられる．癌性リンパ管症患者において，小葉間隔壁肥厚はよくみられる所見であるが，このほか，小葉中心気管支血管周囲間質の肥厚や結節もよくみられる(図 4-11)[45]．また，肺門周囲の気管支血管周囲間質の肥厚もみられる．AIDS 患者における LIP または濾胞性細気管支炎(FB)では，境界不明瞭な小葉中心性陰影を呈することがある．LIP は，リンパ管と関連したリンパ球および形質細胞浸潤による．小葉中心領域に優位に分布するか，あるいは癌性リンパ管症に似てみえることがある．

小葉中心領域に限局した結節(すなわち，小葉中心性分布)が最もよくみられるのは，まず小葉中心細気管支が侵され，周囲の間質と肺胞に炎症，浸潤，線維化をきたすような様々な疾患をもつ患者である(表 4-3)[37, 45, 64]．小葉中心性結節の原因として血管中心性疾患はあまり頻度は高くない[36]．この所見を呈する疾患は細気管支および細気管支周囲性，あるいは脈管および脈管周囲性に分けられる．

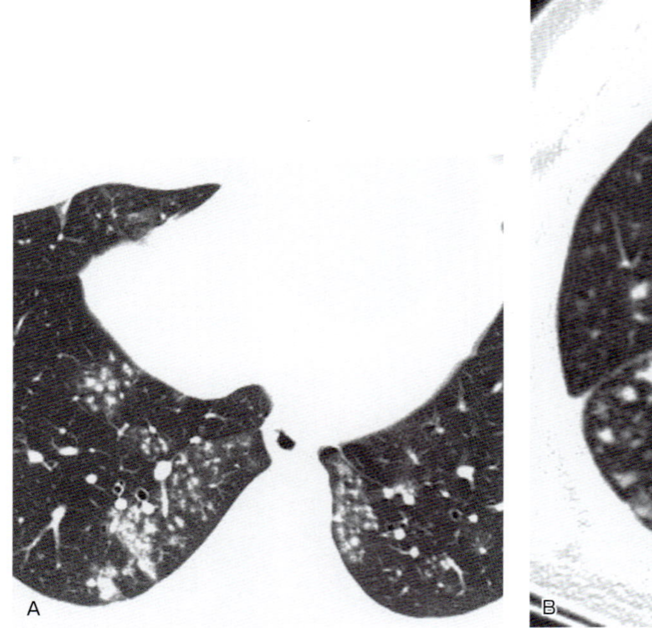

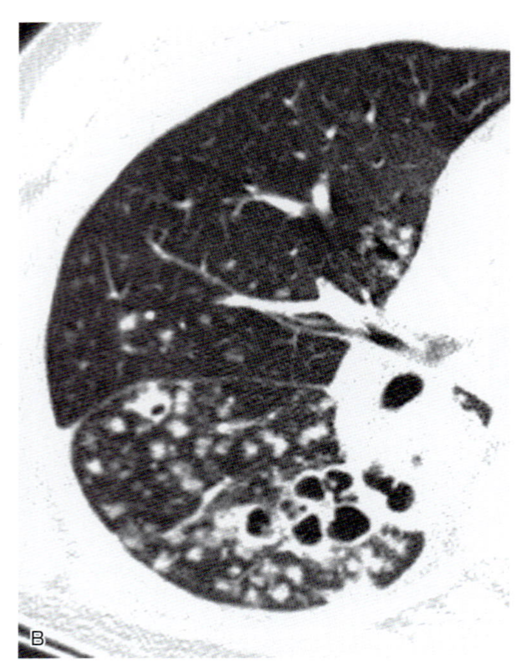

図 4-23　感染における小葉中心性結節． A：細菌性気管支肺炎患者において，下葉に小葉中心性結節の一群を認める．これらのうち，最も末梢のものは胸膜面から数 mm 離れている．B：多剤耐性結核患者における感染の気管支内進展．空洞は多発する小葉中心性結節と関連している．これらで最も大きいものは胸膜面に接しているが，約 5 mm 離れている．

小葉中心性結節の鑑別診断は多岐にわたる．小葉中心性のパターンを認めた場合，tree-in-bud の有無を探されなければならない．tree-in-bud が存在する場合，感染の可能性が高い．存在しない場合，結節の大きさ，性状と濃度(例えば，境界明瞭か不明瞭か，充実性かすりガラス影か)，分布(例えば，びまん性か斑状か，限局性か両側性か，上・中・下葉優位のいずれであるか)を考慮し，かつ，もしも手に入るのであれば，関連する病歴(例えば，急性あるいは慢性症状，発熱，曝露歴)も用い，鑑別診断を絞るべきである．

“tree-in-bud”の所見は，液体，粘液，膿による小葉中心細気管支の閉塞を反映しており，肺末梢(図 4-26，図 4-27)の樹枝状影として認められることが多い．これは小葉中心性結節を呈する患者においてみられることがある[65]．tree-in-bud は，たいてい細気管支感染の存在を示す[66]．tree-in-bud の所見とその意義の詳細は後述する．

細気管支および細気管支周囲疾患

二次的に細気管支周囲間質，肺胞，あるいは両者を侵す細気管支周囲疾患は，HRCT で小葉中心性陰影を呈する最も頻度の高い原因である[67]．これらの組織像と HRCT 所見は疾患の性質によって様々である．小葉中心性異常を伴う気道性疾患の鑑別診断としては以下のような疾患群がある．

結核，非結核性抗酸菌，および他の肉芽腫性感染症の気管支内進展　感染の気管支性播種は活動性の結核，非結核性抗酸菌症患者においてみられることがある(図 4-23B，図 4-27～図 4-30)[7,14,33,68-71]．細気管支周囲のコンソリデーションあるいは肉芽腫形成を反映する結節あるいは結節の集簇像は，97％の活動性結核患者の HRCT で認められ，また，非結核性抗酸菌症患者でもよく認められる．tree-in-bud とよく関連する[70,72]．また，細気管支が感染物質で充満され，tree-in-bud を呈することがある(図 4-27，図 4-29)[68]．真菌感染もよく似た所見を呈することがある[73]．特に，アスペルギルス細気管支炎，気管支肺炎(気道侵襲性アスペルギルス症)では，斑状のコンソリデーション，小葉中心性結節，tree-in-bud が特徴的である[74,75]．結節は多くの場合，充実性だが，すりガラス影である場合もある．それらは典型的には限局的あるいは多発斑状の分布で，片側性のことも両側性のこともある．上葉優位の分布は，結核に典型的である．非結核性抗酸菌，特にマイコバクテリウム・アビウム-イントラセルラーレ・コンプレックス(MAC)は，肺底部，中葉，

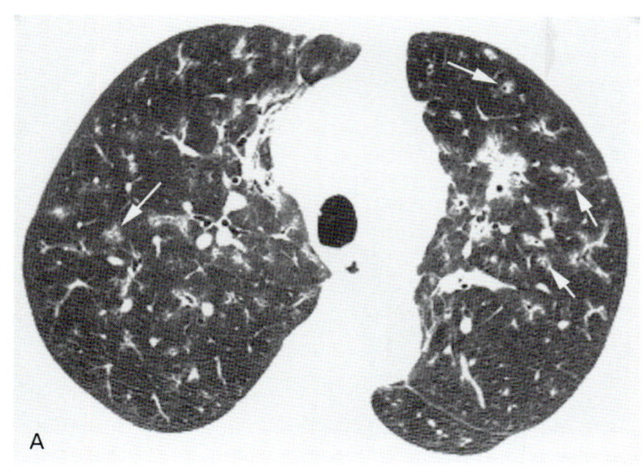

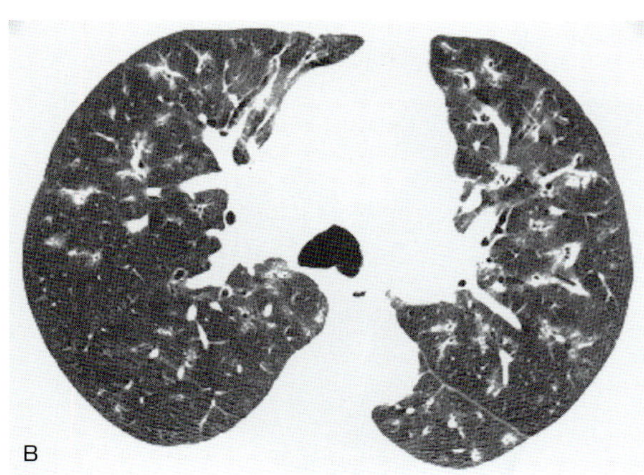

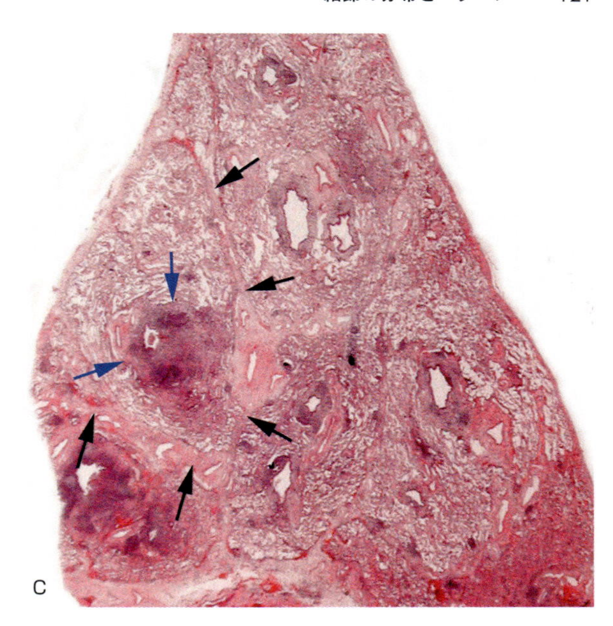

図 4-24　A，B：慢性気道疾患および気管支肺炎患者における境界不明瞭な小葉中心性結節．多数の境界不明瞭な結節が，内腔に空気を有する気管支または細気管支を取り囲んでいる（A，矢印）．C：別の患者における開胸肺生検．肺小葉（黒矢印）と小葉中心細気管支を囲んでいる炎症（青矢印）の結節状の領域を示す．この異常は，汎細気管支炎を反映している．

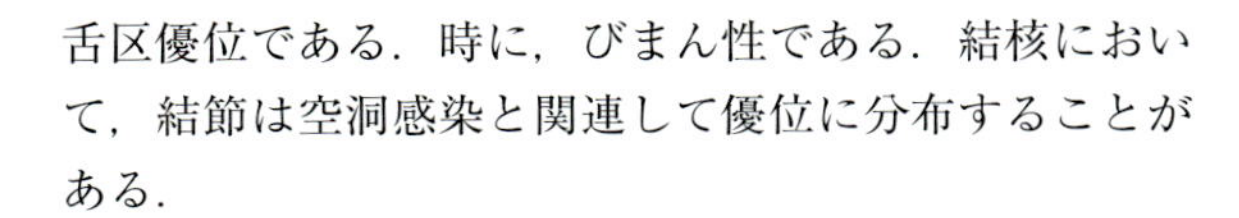
舌区優位である．時に，びまん性である．結核において，結節は空洞感染と関連して優位に分布することがある．

気管支肺炎　様々な微生物（最も多いのは細菌）による気管支肺炎は，気管支および細気管支周囲，周囲の肺胞の炎症性滲出液が関与している．HRCT 所見は結核の気管支内進展とよく似ている（図 4-23A，図 4-24，図 4-25，図 4-31）[14, 31, 32]．ウイルス感染（図 4-32）[76-80]とクラミジア肺炎，マイコプラズマ肺炎，ニューモシスチス肺炎もまた，小葉中心性結節を呈し得る[81]．結節は，多くの場合，充実性だが，特に非定型の微生物による感染で，すりガラス影のこともある．それらは典型的には限局的あるいは多発斑状の分布で，片側性のことも両側性のこともある．

感染性細気管支炎　感染性細気管支炎は小児で最も頻度が高く，熱，呼吸困難，喘鳴を伴う．原因としてはRSウイルスが多いが，他のウイルスや細菌（特にマイコプラズマ）などもある．小葉中心性結節あるいはtree-in-bud を認めることがある（図 4-32）[82, 83]．結節はすりガラス影のことが多い．

嚢胞性線維症　嚢胞性線維症患者において，壁肥厚，粘液あるいは膿の充満した細気管支が，円形あるいは分岐状の小葉中心性陰影（すなわち，tree-in-bud）として認められる．通常，中枢性気管支拡張を伴う（図 4-26A，図 4-33）[14, 84, 85]．小葉中心細気管支異常は早期病変で，斑状に分布する．通常，結節は充実性である．典型的には，それらは上葉優位である．

気管支拡張症　先天的免疫不全状態，線毛機能不全症候群，黄色爪症候群，リンパ水腫などの慢性気管支拡張症患者では，嚢胞性線維症と似た所見を呈し得る（図 4-34，図 4-35）．通常，結節は異常な気管支の領域でみられる．

汎細気管支炎　アジア性びまん性汎細気管支炎（DPB）患者においては，組織球，リンパ球，形質細胞の呼吸細気管支壁への浸潤，細気管支周囲組織への

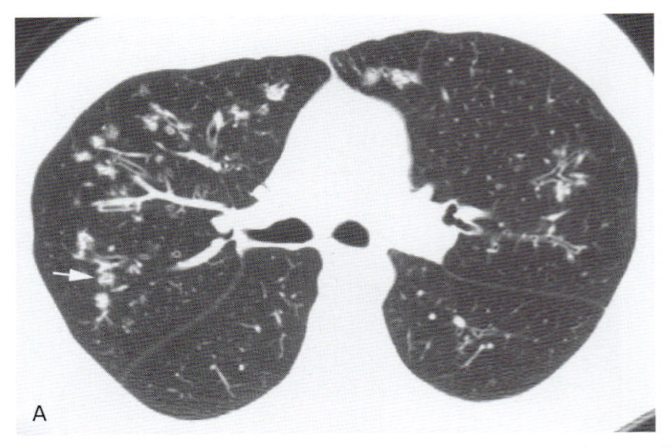
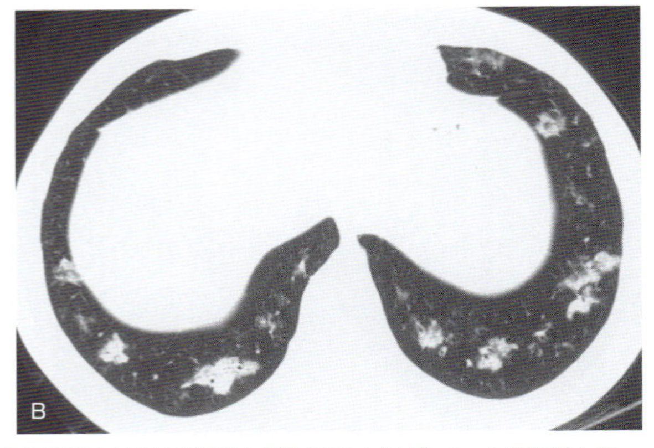

図 4-25 気管支肺炎患者における小葉中心性結節．A：散在する境界不明瞭な結節は細気管支周囲のコンソリデーションを反映しており，内部に細気管支(矢印)を認めることがある．B：肺底部では，いくつかの部位で小葉性のコンソリデーション内部に含気のある細気管支を認める．また，気管支肺炎はその画像所見から小葉性肺炎ともいわれる．

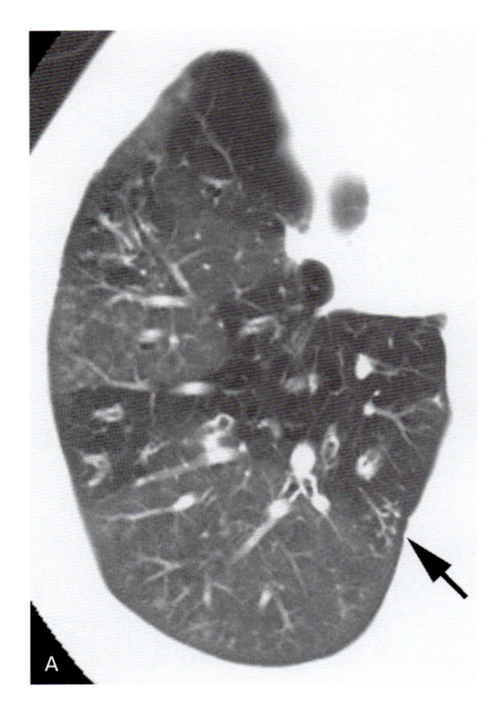
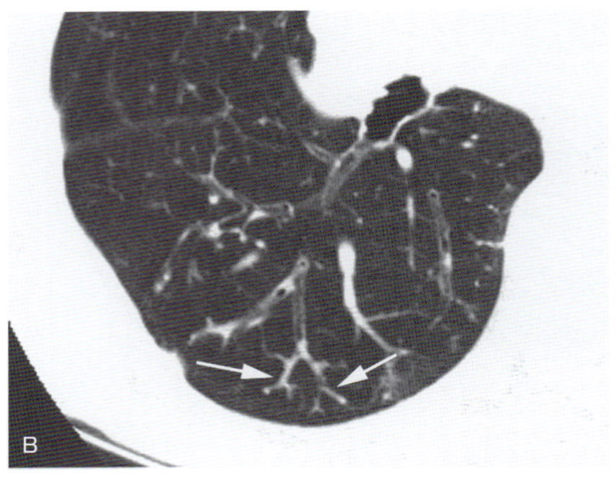

図 4-26 tree-in-bud．A：嚢胞性線維症および慢性気道感染患者において小葉中心性の tree-in-bud(矢印)が認められる．また，気管支壁の肥厚，気道閉塞による不均一な濃度，モザイク灌流によるエアトラッピングも認められる．B：慢性気道感染患者において，肥厚した壁をもつ気管支が認められ，これは末梢で鋳型状の細気管支(矢印)につながる．この所見が tree-in-bud である．

進展が認められる．HRCTでは，(a) 炎症性細気管支壁肥厚と多量の腔内分泌物を伴う拡張細気管支を反映した顕著な小葉中心性分岐状影(すなわち，tree-in-bud)，(b) 疾病経過の後期にみられる傾向にあり[36, 86-88]，典型的には細気管支周囲の結節影より近位に存在する細気管支の拡張像，(c) 細気管支および細気管支周囲の炎症と線維化を反映した小葉中心性結節(図 4-24C，図 4-36)[87] が認められる．異常はびまん性かつ両側性の分布であるが，肺末梢および肺底部に優位である．

喘息とアレルギー性気管支肺アスペルギルス症(ABPA) 喘息および ABPA 患者では，小葉中心細気管支の粘液栓が小葉中心性結節あるいは tree-in-bud として認められることがある[89]．これらは，喘息患者(28%)よりも ABPA 患者(93%)でよく認められる[89]．通常，結節は充実性である．上葉優位の分布を示すことがあるが，両側性の斑状分布はとても典型的である．肺の中枢側に優位な分布がみられることもある．

過敏性肺炎(HP) 感作された患者における種々の吸入アレルゲンに対する免疫反応としての亜急性過敏

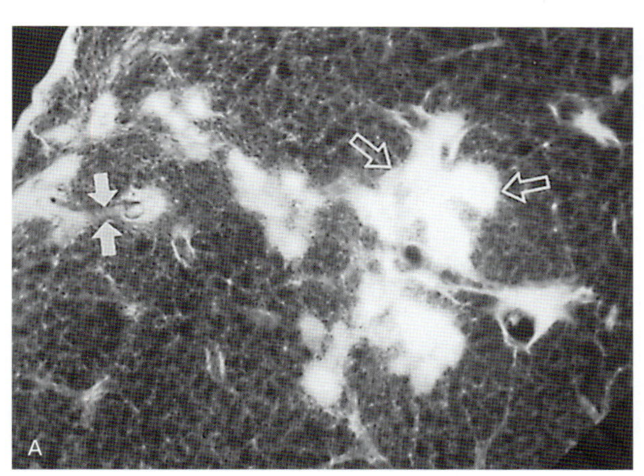

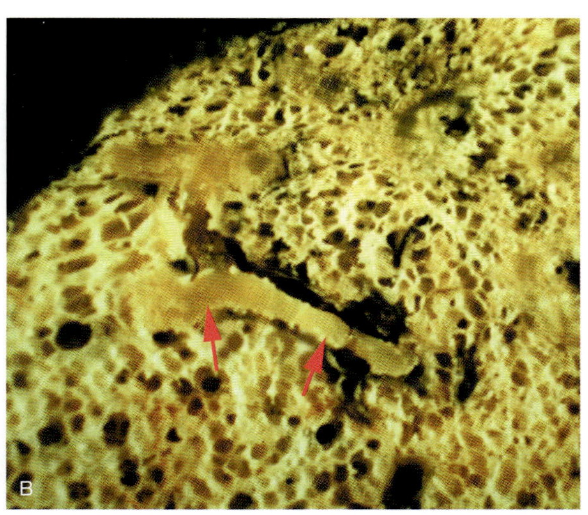

図 4-27　**結核患者における小葉中心性結節と tree-in-bud.** A：結核の気管支内進展の認められた患者における切除肺組織の X 線写真．分岐状の小葉中心性陰影(白矢印)と小結節のロゼットからなる tree-in-bud(中抜き矢印)を認める．B：病理組織標本において，分岐状の小葉中心性陰影は細気管支と肺胞管に充満した乾酪性壊死組織(赤矢印)に対応している．(From Im JG, Itoh H, Shim YS, et al. Pulmonary tuberculosis: CT findings—early active disease and sequential change with antituberculous therapy. *Radiology* 1993;186:653, with permission.)

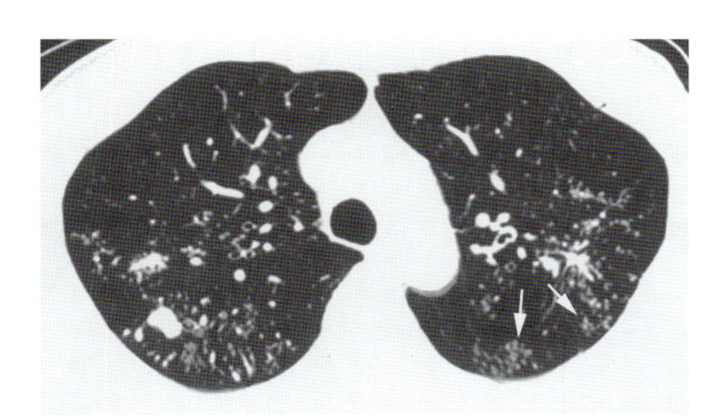

図 4-28　**結核の気管支内進展を有する患者における小葉中心性結節とロゼット.** この疾患では，多数の小結節の集簇(矢印)を認めることが多い．胸膜面は保たれる．

性肺炎は，細気管支周囲および脈管周囲へのリンパ球，形質細胞の浸潤と境界不明瞭な肉芽形成を特徴とする[90]．HRCT で認められるすりガラス影の小葉中心性結節は典型的で(図 4-22，図 4-37)，これは組織学的異常を反映している[4, 66, 90–94]．結節はびまん性および両側性である．中肺野あるいは上肺野優位のことが多い．

ランゲルハンス細胞組織球症　最初に，細気管支周囲組織とこの近くの肺胞間質に肉芽腫ができる．病初期には単核ランゲルハンス細胞が存在する．後に，細胞性免疫は弱まり，線維化が目立ってくる．HRCT での小葉中心性結節は，細気管支周囲の異常を反映して

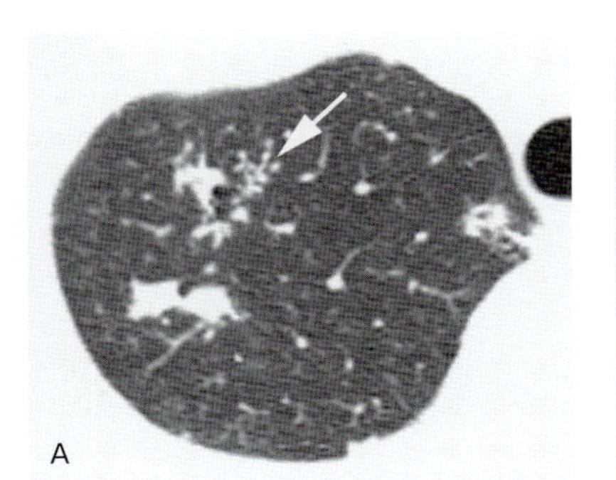

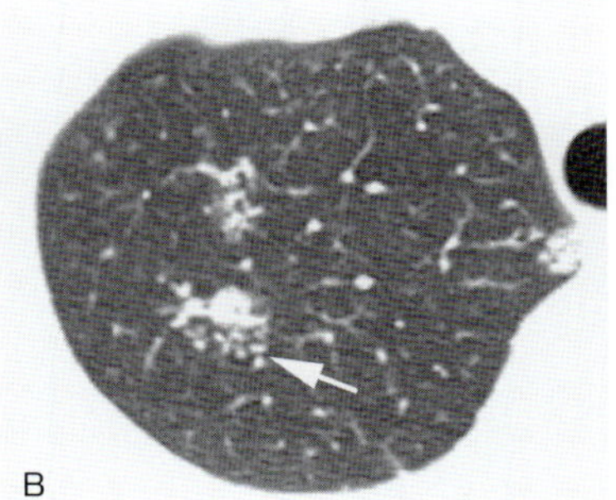

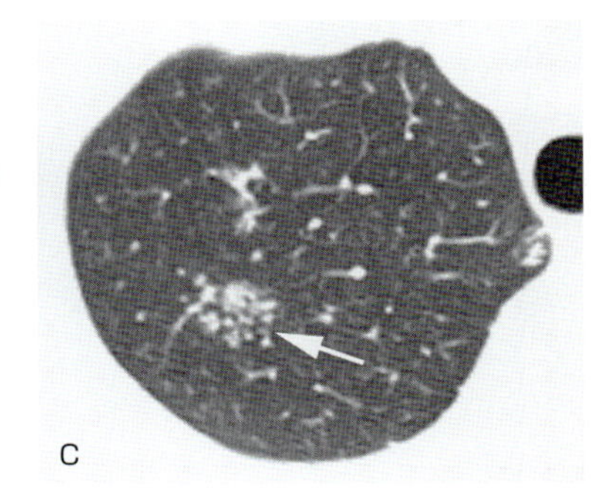

図 4-29　**A–C：結核の気管支内進展を有する患者における小葉中心性ロゼットと tree-in-bud.** 右肺尖部で，多数の小結節が集簇し，これらの数個の大きめの結節と関連して tree-in-bud(矢印)が認められる．tree-in-bud の所見は，多くの場合，感染を示唆する．この患者の喀痰からヒト型結核菌が検出された．

いる(図 4-20)[18]．結節は充実性で，上葉優位である．疾患経過の後半では，結節の空洞化，嚢胞形成，小葉中心細気管支拡張がみられる[95]．結節，空洞性結節と嚢胞の組合せが一般的である．

図 4-30　非結核性抗酸菌症感染における気管支内進展． 喀痰培養で MAC 感染を示した患者における左肺下葉の拡大像．小葉中心性結節の集簇が認められる(矢印)．

器質化肺炎(OP)　器質化肺炎または(特発性のとき)特発性器質化肺炎(COP)は，終末および呼吸細気管支の壁を裏打ちする炎症細胞と，気道および肺胞内の肉芽組織栓の存在を特徴とする[96, 97]．異常は細気管支周囲の気腔に分布するため，器質化肺炎患者では直径 1 cm までの境界不明瞭な充実性またはすりガラス影の結節が認められることがある(図 4-4)．これらは斑状あるいは両側性かつ対称性で，下葉優位の分布を示すことがある．派手なコンソリデーションあるいは大きなすりガラス影が，器質化肺炎では，よく認められる[98, 99]．tree-in-bud は，時として認められることがある[82]．器質化肺炎の類縁疾患である慢性好酸球性肺炎もまた，小葉中心性結節を認めることがある[100]．

閉塞性細気管支炎(BO)　閉塞性細気管支炎(別名狭窄性細気管支炎)は，まず細気管支および細気管支周囲に同心円状の線維化をきたし，内腔狭窄あるいは閉塞をきたすのが特徴的である．急性期には，細気管支周囲の炎症を反映して，境界不明瞭な小葉中心性結節を時々認めることがある[45, 101, 102]．晩期の閉塞をき

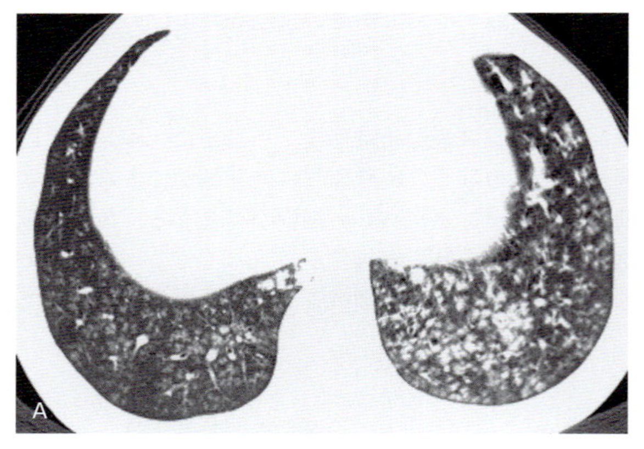

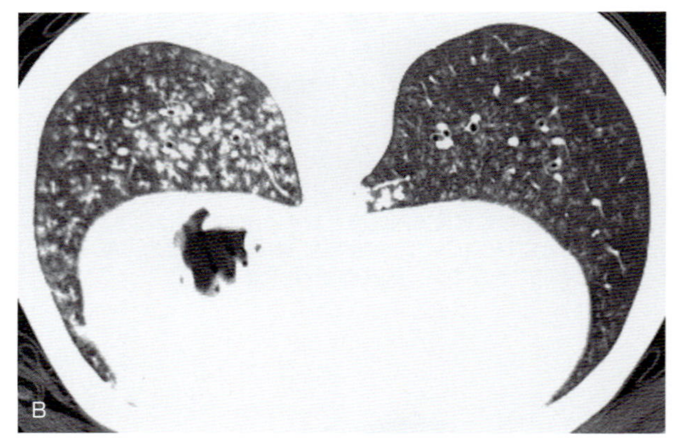

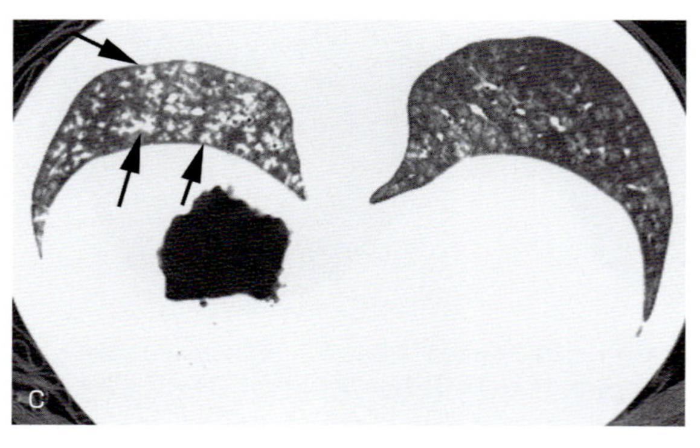

図 4-31　インフルエンザ菌による気管支肺炎患者における，背臥位(A)および腹臥位(B，C)で撮影された HRCT． 左側優位に，両側性に境界不明瞭な小葉中心性結節を認める．tree-in-bud の所見も多数認められる(C，矢印)．

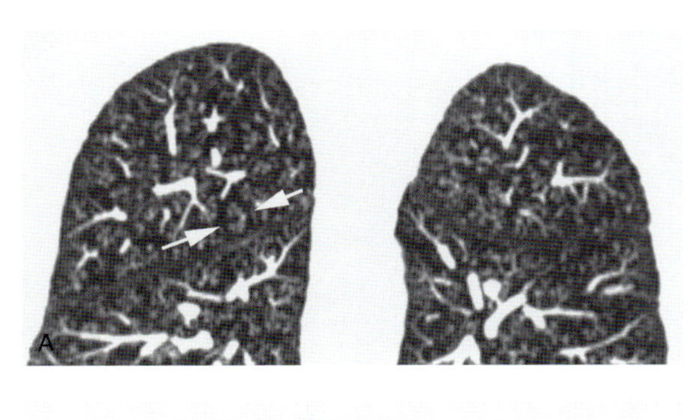

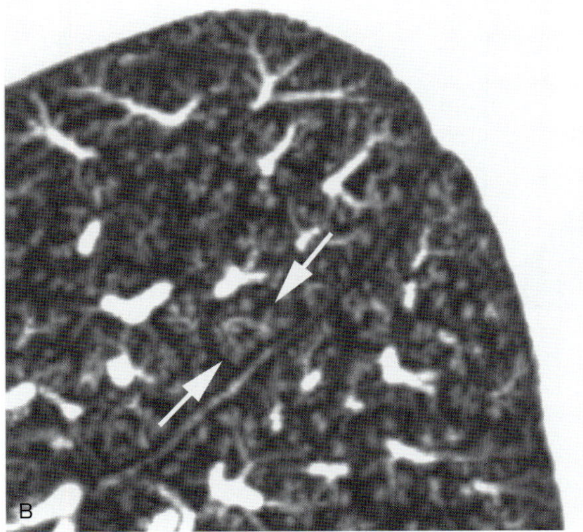

図 4-32　ウイルス性細気管支炎． 免疫抑制状態の腎移植患者における二次元 HRCT 再構成像（A：冠状断，B：矢状断）で，ウイルス性細気管支炎による境界不明瞭な小葉中心性結節が認められる．矢印で囲まれているのは，小葉中心性結節のロゼットを呈する二次小葉．

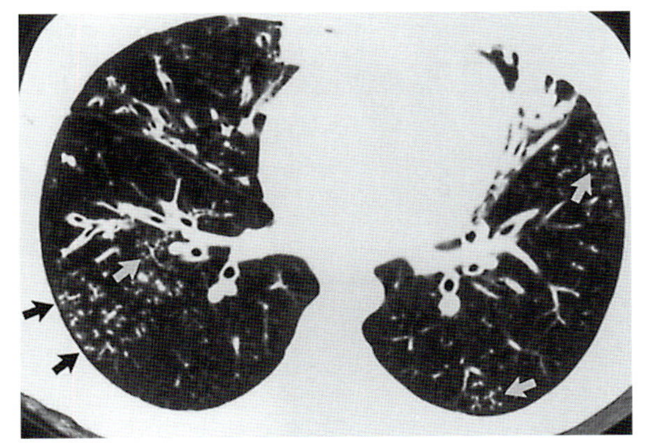

図 4-33　嚢胞性線維症患者における tree-in-bud を伴う小葉中心細気管支の異常． いくつかの部位で，液体，粘液，膿で充満した小葉中心細気管支が tree-in-bud と認められる（矢印）．これらは気管支拡張を伴う．

たした段階では，時として小葉中心性陰影を認めることがあるが，これは一般的な所見ではない[14]．気道閉

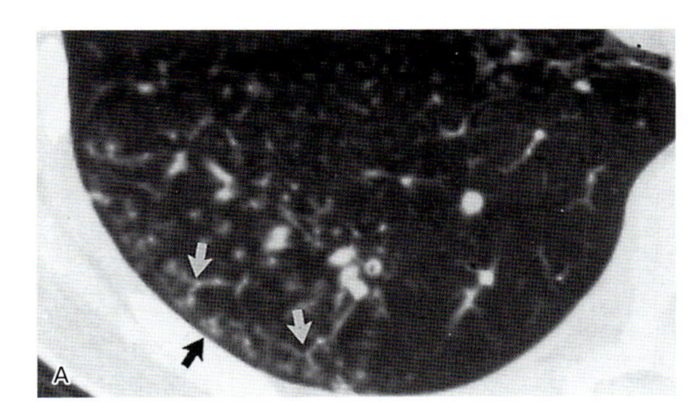

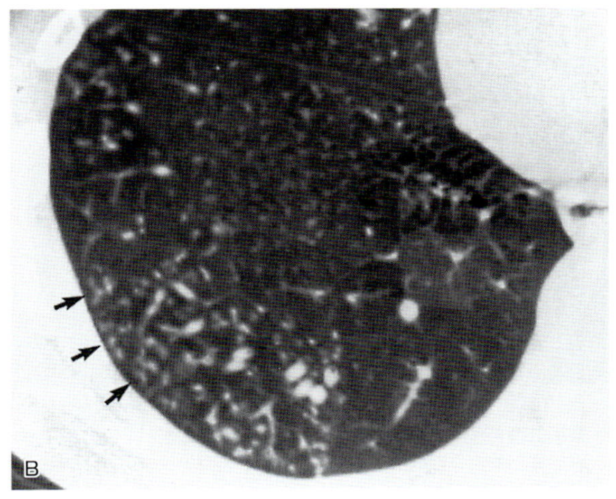

図 4-34　A，B：黄色爪，リンパ水腫症候群，慢性気管支敗血症患者における小葉中心細気管支の異常と tree-in-bud． 右下葉背側に tree-in-bud と境界明瞭な小さな小葉中心性結節（矢印）を認める．これらは，膿の充満した小葉中心細気管支の存在を反映している．この所見は，より内側の正常肺と容易に比較することができる．

塞によるエアトラッピングの所見のほうがより高頻度に認められる．

呼吸細気管支炎（RB）　呼吸細気管支炎は，吸入された刺激物（主に喫煙に関連）に対する非特異的な反応によるものだと考えられている．組織学的には，茶色の色素沈着を伴うマクロファージ，形質細胞，リンパ球が細気管支内に充満し，呼吸細気管支に炎症が存在する．有症状患者においては，マクロファージと炎症細胞が細気管支周囲の気腔と肺胞壁にまで広がっている．症状と関連がある場合，呼吸細気管支炎を伴う間質性肺疾患（RB-ILD）という用語が使われる．有症状患者における HRCT 所見としては，この疾患が細気管支周囲に起こるという性質を反映して，小葉中心性に分布する多巣性すりガラス影がある[55, 103-106]．経過観察中，小葉中心性結節は，小葉中心性肺気腫病変の内部にも進展する可能性がある[106]．上葉優位の分布

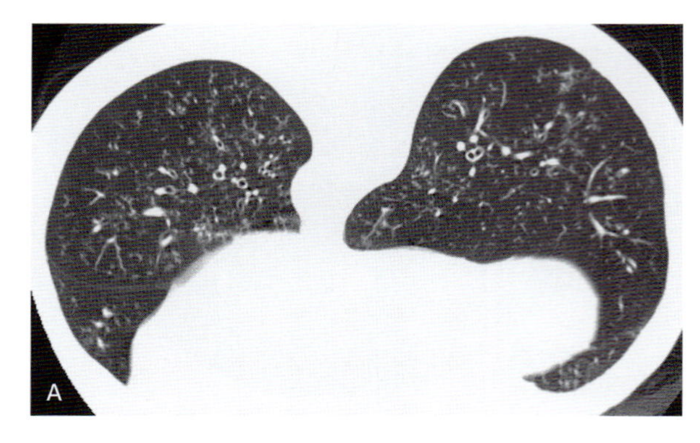

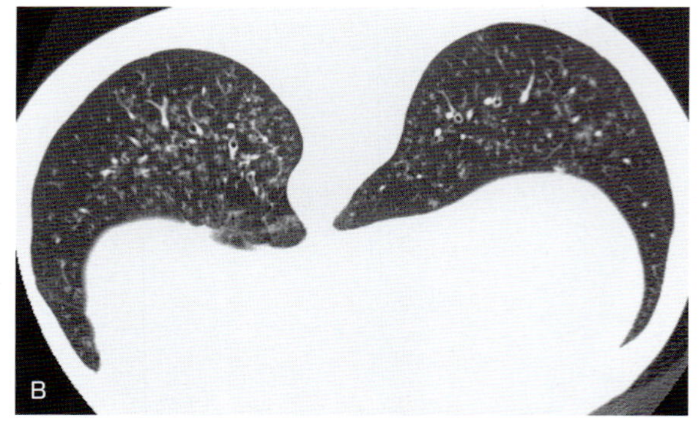

図 4-35　A，B：シュードモナス属による慢性気管支拡張と末梢気道感染を有する患者における腹臥位撮影． 下葉全体に小さな小葉中心性結節，ロゼット，tree-in-bud を認める．

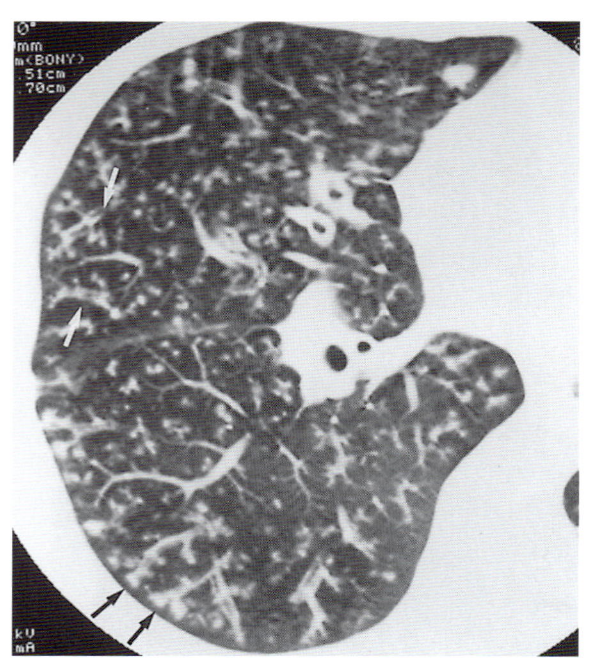

図 4-36　びまん性汎細気管支炎（DPB）における細気管支異常． tree-in-bud（黒矢印）と多数の小葉中心性結節の近くに，肥厚した壁を有する拡張細気管支（白矢印）を認める．組織学的に，これらの所見は拡張細気管支，炎症性細気管支壁肥厚，多量の分泌物，細気管支周囲の炎症の存在と対応する．（Courtesy of Harumi Itoh, MD, Chest Disease Research Institute, Kyoto University, Kyoto, Japan.）

が典型的である．また，経過とともに斑状のすりガラス影が認められるようになる[106]．吸入薬を使用する患者において，はっきりとした小葉中心性陰影（例えば，いわゆる crack lung，つまり高純度コカイン吸引による肺病変）を認めることがある．

喫　煙　喫煙者あるいは喫煙歴を有する患者において，数個の小さな胸膜下あるいは小葉中心性結節を認めることがある．HRCT を使った研究で，12～27％の喫煙者において，細気管支拡張，細気管支周囲の線維化，あるいは呼吸細気管支炎を反映した境界不明瞭な小葉中心性結節が認められたと報告されている[54, 55, 106–108]．

誤　嚥　胃内容，水，血液など種々の物質の誤嚥によって，多彩な炎症反応が起こり，境界不明瞭な小葉中心性陰影を呈する[101, 102, 109]．特に慢性的な誤嚥で，tree-in-bud はみられ得る．背側および底部優位の分布が典型的である．異常は，通常斑状である．

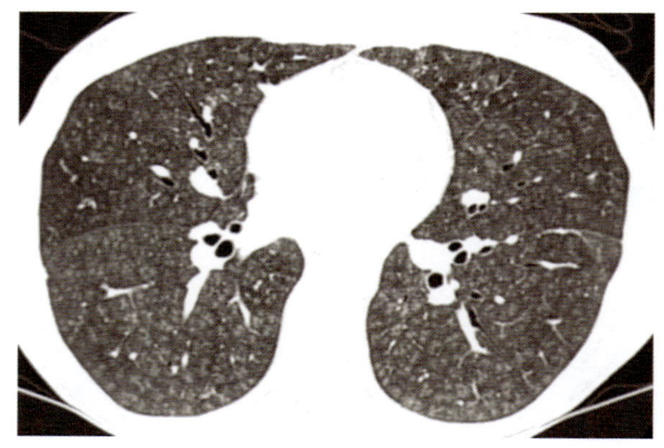

図 4-37　過敏性肺炎患者におけるすりガラス影の小葉中心性結節． 肺全体で小血管の分枝に沿って境界不明瞭な陰影が認められる．最も末梢の結節は胸膜面から約 5 mm 離れている．胸膜下の肺は保たれているようである．

石綿肺　初期の石綿肺患者における組織学的異常は，呼吸細気管支炎のそれとほぼ同じであるが，細気管支周囲組織に石綿線維が同定できる．呼吸細気管支へ線維が沈着することによって，細気管支周囲に細胞性応答と線維化が起こり，ついには隣接する気腔と肺胞間質にまで広がる．初期の石綿肺患者の半数で，HRCT 上，境界不明瞭な小葉中心性陰影が認められる

表 4-4 tree-in-bud パターンおよびその類似所見の鑑別診断

感　染	細菌感染 MAC 感染 真菌感染 ウイルス感染
感染と関連する疾患	気管支拡張症(様々な原因) 嚢胞性線維症 線毛障害 免疫不全 汎細気管支炎 ABPA
非感染性細気管支疾患	浸潤性粘液性腺癌 濾胞性細気管支炎 誤　嚥
血管異常	血管内注入によるタルクじん肺 血管内転移
リンパ路性疾患	サルコイドーシス

は，出芽あるいは結実した木[68, 86]や，玩具のびっくり箱[135]にたとえられてきた(図 4-21，図 4-26，図 4-27，図 4-29，図 4-31，図 4-33～図 4-36，図 4-40～図 4-42)．出芽する木という用語は，気管支造影における小さな気道が造影される様子を表すのにも使われてきた[139]．

HRCT での tree-in-bud の所見は容易に認められるが，単一で存在する場合と他の所見と混在する場合では若干異なる様相を呈する．肺末梢で，tree-in-bud は胸膜面から数 mm 離れた最も末梢の枝あるいは結節影を伴う典型的な分岐状構造として認められる．また，スキャン断面と細気管支との関係によっては，tree-in-bud は，ごく小さな小葉中心性結節の集簇として認められることもある．肋骨横隔膜角でみられるように，小葉中心細気管支がその軸に対して垂直に切られた場合，内腔の充満した細気管支は直径数 mm，単一の境界明瞭な小葉中心性結節であるようにみえる．

通常，tree-in-bud パターンを呈する異常細気管支は，不整な外観と先細りの欠如，小さな分枝の先端が節状にみえることから，正常の小葉中心血管からは区別される(図 4-40～図 4-42)．このような異常細気管支を有する患者においては，正常の小葉中心動脈は分岐状の細気管支より細く，ぼんやりとしている．さらに，tree-in-bud はしばしば斑状に分布し，隣接する正常肺と容易に比較することができる．

通常，tree-in-bud は，他の気道性疾患の HRCT 所見を伴う．時として，拡張細気管支の内腔に空気が存在する場合，tree-in-bud のほか，細気管支の拡張と壁肥厚が認められることもある．一方，正常細気管支

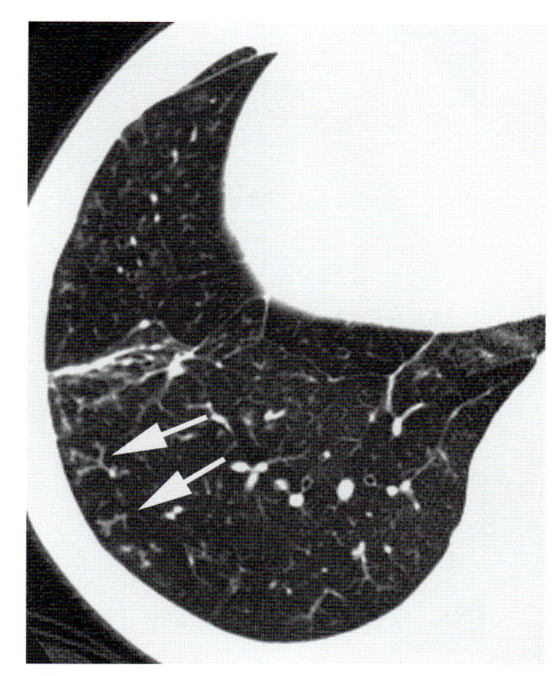

図 4-40 気道感染患者における tree-in-bud．末梢肺に膿の充満した分岐状細気管支(矢印)を認める．その腹側には限局性の無気肺を反映した肺実質索状影を認める．

は，肺の末梢部 1 cm の範囲ではみえない．また，tree-in-bud とともに，細気管支あるいは細気管支周囲の炎症を反映した境界不明瞭な小葉中心性結節を認めることもある．壁肥厚や気管支拡張を伴う太い気道の異常もしばしば認められる[45]．例えば，Aquino ら[102]の報告では，HRCT で tree-in-bud を認めた 27 例のうち 26 例(96%)で，気管支拡張または壁肥厚が認められている．

通常，tree-in-bud の所見は末梢気道疾患を示唆する．さらに，多くの場合 tree-in-bud は気道感染で認められるが，感染を伴わない小葉中心細気管支の粘液栓や，細気管支壁浸潤でも認められることがある[67, 114]．Aquino らの研究[102]で，気管支拡張を有する患者の 25% と感染性気管支炎患者の 18% で tree-in-bud が認められたが，この所見は肺気腫，呼吸細気管支炎，閉塞性細気管支炎，器質化肺炎または過敏性肺炎などの気道を侵す他の疾患を有する患者では認められなかった．同様に，活動性結核患者において，ある研究[68]では tree-in-bud が患者の 72% で認められた．これは終末および呼吸細気管支内の乾酪壊死の存在と相関していた(図 4-27)．びまん性汎細気管支炎患者において，はっきりとした分岐状の小葉中心性陰影は，細気管支の炎症性壁肥厚と多量の腔内分泌物を伴う拡

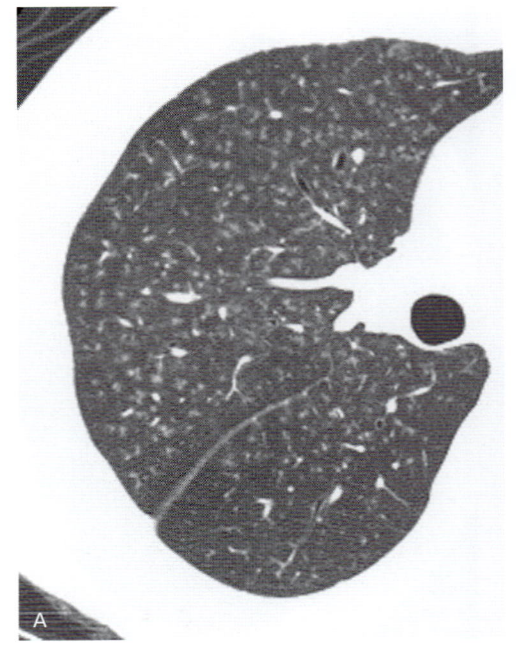

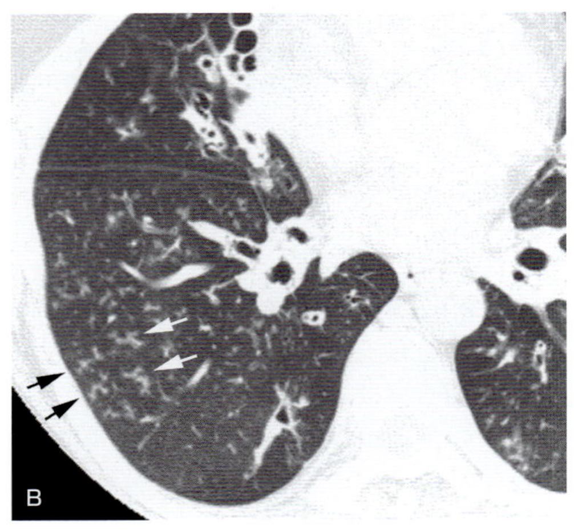

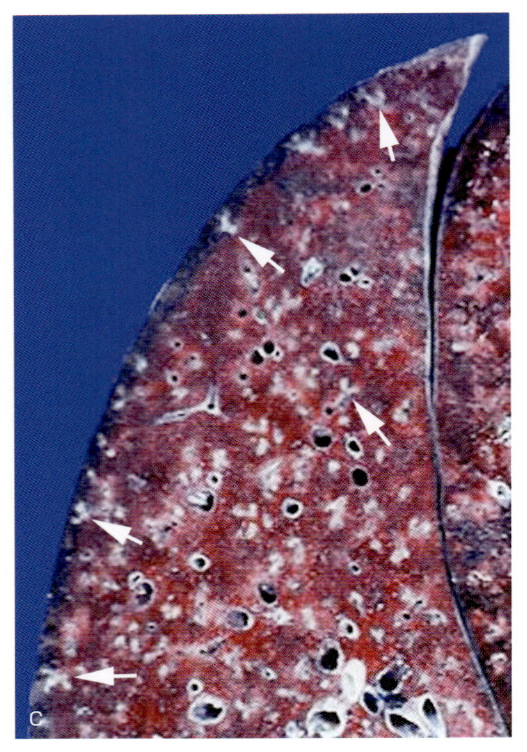

図 4-41　気管支肺炎における tree-in-bud．A：細菌性気管支肺炎は，境界不明瞭な小葉中心性結節と tree-in-bud を伴う．B：気管支拡張症と気管支肺炎を有する別の患者では，右下葉に tree-in-bud を認める（矢印）．C：気管支肺炎患者における肺組織．多数の tree-in-bud が認められる（矢印）．(Courtesy of Martha Warnock, MD.)

張細気管支を表している（図 4-36）[86, 87]．

このように，結節が小葉中心性に分布する患者において，tree-in-bud が認められた場合，鑑別診断はかぎられ，感染を強く考慮しなければならない（表 4-4）[66]．前節であげた小葉中心性結節をきたし得る多くの疾患群の中で，結核[68]または非結核性抗酸菌症[45, 71, 140, 141]の気管支内進展，あらゆる原因による気管支肺炎（細菌，真菌，ウイルスを含む）[77–80, 142–144]，感染性細気管支炎[82]，嚢胞性線維症[84]，あらゆる原因による気管支拡張症[45, 101, 102]，汎細気管支炎[86, 87]患者において tree-in-bud を認めることがある．

tree-in-bud は非感染性疾患でもみられ得るが，一般的ではない（表 4-4）．tree-in-bud は喘息や ABPA のような小気管支内に粘液が貯留するような気道性疾患で認められることがある[66, 101]．しかし，その頻度は少ない．まれに狭窄性細気管支炎患者で認められることがある（おそらく細気管支の閉塞が関与[101]）．tree-in-bud に似た所見が，濾胞性細気管支炎（小葉中心の気道に沿ってリンパ濾胞の過形成が起こる）患者において報告されている．多くの場合，濾胞性細気管支炎は膠原血管病または AIDS と関連してみられる[66, 114]．誤嚥性細気管支炎あるいは毒性のある煙やガスの吸入は tree-in-bud の所見と関係している場合がある[66, 109, 137]．時に浸潤性粘液性腺癌で tree-in-bud を認めることがあるが，結節のほうがより典型的である[119]．一部のサルコイドーシス患者で，小葉中心動

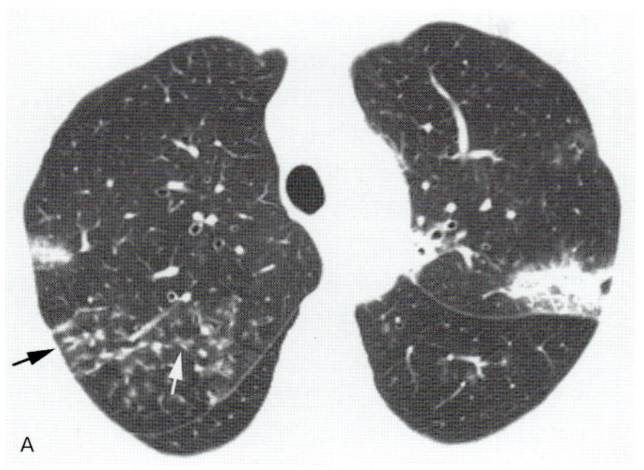

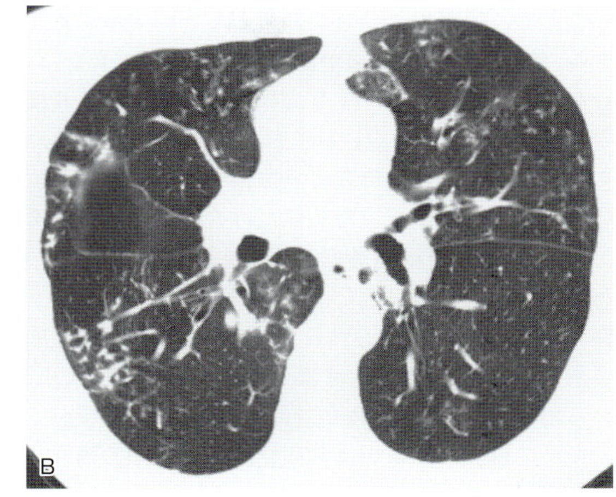

図 4-42　MAC 感染患者における tree-in-bud．A：斑状のコンソリデーションのほか，右肺に典型的な tree-in-bud の小葉中心性の分岐状構造物（矢印）を認め，これは感染の存在を強く示唆する．tree-in-bud は，不整で，先細りに欠け，節状であるため正常な動脈分枝とは鑑別することができる．B：これより尾側で，いくつかの小葉中心性結節と tree-in-bud を認める．

脈に沿って結節が認められることがあり，tree-in-bud に似てみえる．通常，他のサルコイドーシスに典型的な所見も認められる[45, 101]．血管内腫瘍塞栓症[137, 145–148]でみられるように，時に血管周囲炎または線維化と関連する血管異常でもこの所見を認めることがある[124]（例えば，タルクじん肺で起こる場合があるように）．

Okada ら[66]は，553 例の小葉中心性陰影優位すなわち小葉中心性分布の優位な疾患患者において HRCT を読影し，生検を受けた 141 例の患者において画像所見と組織像を比較した．tree-in-bud を伴う小葉中心性陰影は，感染性の原因を強く示唆した．tree-in-bud は以下の患者群において高い確率で認められた，(a) ヒト T 細胞白血病ウイルス 1 型（HTLV-1，99 例中 88 例）キャリア，または，(b) マイコプラズマ肺炎（52 例中 44 例），ヒト結核菌（MTB，52 例中 38 例），MAC（37 例中 22 例），*Mycobacterium Kansasii*（33 例中 27 例），ABPA（9 例中 6 例），DPB（12 例中全例），びまん性誤嚥性細気管支炎（DAB，13 例中 12 例），または濾胞性細気管支炎（7 例中 5 例）．特異的な組織学的相関は疾患によって多様であったが，tree-in-bud パターンは，病理学的に粘液，膿または液体による小気道の充填，拡張細気管支，肥厚した細気管支壁と相関していた．HTLV-1 キャリアの全 55 例の患者において，異常は呼吸細気管支に沿ったリンパ球浸潤と相関していた．MTB，MAC，*M. Kansasii* の患者において，tree-in-bud と関連する組織学的異常には，気道拡張，壁肥厚を伴う終末細気管支内の乾酪性物質が含まれていた．ABPA 患者において，真菌菌糸の細片，ムチン，炎症性細胞が認められた．DPB 患者において，小葉中心性の異常は，腔内粘液栓，壁肥厚を伴う拡張気道に対応していた．濾胞性細気管支炎患者において，組織学的所見は細気管支に沿って分布する反応性の胚中心を伴う過形成性リンパ濾胞と，壁肥厚を伴う拡張気道からなっていた．

tree-in-bud の分布は，若干の診断的価値があるようである．Okada らによる研究[66]では，約 70％の患者において tree-in-bud は肺末梢優位であった．ABPA 患者は例外であった．77.8％で異常所見は中枢優位だった．HTLV-1 および DPB 患者において，それぞれ 72 例（72.7％）と 10 例（83.3％）で，びまん性に分布する tree-in-bud が認められた．マイコプラズマ肺炎および DAB 患者において，それぞれ 30 例（57.7％）と 12 例（92.3％）で，下葉への分布が認められた．MTB，MAC，*M. Kansasii* 患者において，異常所見は上肺野優位に認められた（それぞれ 76.9％，51.4％，60.6％）．急性または慢性細菌感染と関連する tree-in-bud は，下葉優位に斑状の分布を示すことが多い．

結節パターンに対するアルゴリズム的アプローチと診断

小結節の分布がリンパ路性であるか，ランダムであるか，小葉中心性であるかを決め，それらを鑑別診断していくのに単純なアルゴリズムを用いる（図 4-43）[149, 150]．

最初に胸膜下結節および葉間裂近くの結節を観察す

ることで，容易にこの3つの分布を区別することができる．数個の胸膜下結節が他の結節と比べて異なる(すなわち，より小さい，より高吸収，あるいはより境界が明瞭な場合)，あるいはそれほど多くない場合，その患者の疾患とはおそらく無関係であり，無視してよい．胸膜下結節がたった数個だけの場合，分布パターンの決定および鑑別診断は，tree-in-bud(すなわち，小葉中心性の気道疾患)，斑状分布(すなわち，リンパ路性あるいは小葉中心性疾患)，気管支血管束周囲間質あるいは小葉間隔壁(すなわち，リンパ路性疾患)といった他の所見に基づいて行わなければならない．

多数の胸膜下あるいは葉間結節が存在する場合，リンパ路性あるいはランダムパターンである．この2つのパターンは，他の結節の分布をみることによって見分けることができる．斑状の分布である場合，特に，気管支血管周囲間質，小葉間隔壁，胸膜下領域にあきらかな優位性をもって分布する場合，リンパ路性パターンである．特定の構造の巻き込み，全体的な結節の分布(上葉あるいは下葉)，対称性であるか非対称であるか，といった所見によって，正しい診断が示唆される可能性がある(表4-5)．胸膜結節が存在し，全体的な結節の分布がびまん性で均一である場合，それはランダムパターンで，血行性病変が考えやすい．

胸膜下結節がない，あるいは肺の他の部分にある結節より数が少ない場合，小葉中心性パターンである．大きな小葉中心性結節は胸膜と接し得るが，それから生じているようにはみえないことを覚えておくべきである．直径数mm大の結節が胸膜と接している場合，それは小葉中心性ではない．小葉中心性分布が存在する場合，tree-in-budの所見を探さなければならない．tree-in-budが存在する場合，ほとんどすべてが感染性の気道病変を意味する(図4-43)．

tree-in-budと関連のない小葉中心性結節の鑑別診断は，以下を含むいくつかの追加所見に基づいて多岐にわたる．(a) 結節の濃度(それらがすりガラス影，表4-6，または充実性(均一な軟部組織濃度)，表4-7，であるか)，(b) それらの全体的な分布(例えば，上葉または下葉，びまん性，対称性，あるいは斑状，表4-8)，さらに(c) 利用可能なあらゆる病歴(例えば，症状の激しさ，発熱，曝露)，である．

すりガラス影の小葉中心性結節

すりガラス影(GGO)の小葉中心性結節は，細気管支あるいは血管の異常が考えられるが，細気管支疾患のほうがより有力である(表4-6)．この所見を呈する小葉中心性結節は，典型的には，肺胞の浸潤あるいは閉塞を伴わない，細気管支周囲の炎症，浸潤，あるいは線維化をもたらすプロセスを反映している．びまん性に分布するすりガラス結節と慢性症状を呈する患者において，過敏性肺炎が最も考えやすいが，喫煙歴があり，結節が上葉優位に認められる場合，RB-ILDも考慮すべきである．結合組織疾患または免疫抑制の病歴がある場合，濾胞性細気管支炎は考慮すべきである．すりガラス結節が斑状である場合，浸潤性粘液性腺癌を考慮すべきである．急性症状患者において，小葉中心性のすりガラス結節は，肺水腫，肺出血，肺炎(特に非定型肺炎)，時として過敏性肺炎を示唆する．

軟部組織濃度の小葉中心性結節

通常，均一な軟部組織濃度の小葉中心性結節は，肺胞の浸潤あるいは強い線維化を伴う，細気管支周囲の炎症あるいは浸潤によるものである(表4-7)．細気管支の充満あるいは塞栓(すなわち，tree-in-bud)が存在する場合がある．疾患が進行するにつれて，すべての肺葉が侵される可能性がある．

軟部組織濃度の小葉中心性結節の鑑別診断には，気管支肺炎(細菌または抗酸菌が最も頻度が高いが，いかなる微生物も原因となる)，誤嚥，腫瘍(浸潤性粘液性腺癌)，ランゲルハンス細胞組織球症のような，気管支内進展と関連する過程が含まれる．気管支肺炎患者において，症状は概して急性で，結節は限局性，多巣性，あるいは斑状の分布を呈する．浸潤性粘液性腺癌では，多巣性あるいは斑状の結節が認められ，時に，より広範囲のコンソリデーションやすりガラス影も認められる．複数の肺葉，両肺が侵されることがある．

血管性疾患では，肺胞性病変の重症度と融合によってはすりガラス影あるいは軟部組織濃度の小葉中心性結節が認められる．軟部組織濃度の結節を呈する血管性疾患として最も頻度が高いのは肺水腫と肺出血である．

鑑別診断における小葉中心性結節の全体的分布

小葉中心性結節の全体的分布は，診断において有用である(表4-8)．一般的に，小葉中心性結節のびまん性および対称性の分布は，過敏性肺炎，呼吸細気管支炎(RBまたはRB-ILD)，濾胞性細気管支炎，非定型

表 4-5 一般的なリンパ路性疾患の全体的な分布

疾 患	全体的な分布	典型的に巻き込まれる構造	対称性
サルコイドーシス	通常，上葉優位	気管支血管周囲 胸膜面	様々
癌性リンパ管症	様々	気管支血管周囲 小葉間隔壁 胸膜面	様々
珪肺症と炭鉱夫肺	上葉背側優位	小葉中心性 胸膜面	通常，対称性

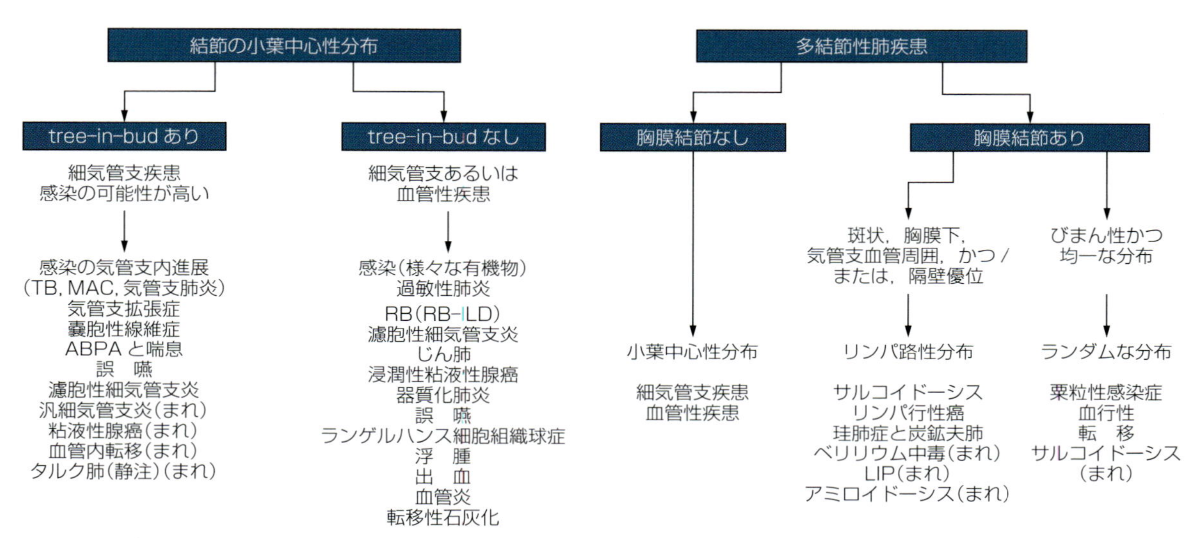

図 4-43 多結節性肺疾患の鑑別診断におけるアルゴリズム的アプローチ．

表 4-6 通常，すりガラス影の小葉中心性結節を呈する疾患

気道疾患	気管支肺炎または細気管支炎(非定型の有機物) 過敏性肺炎 呼吸細気管支炎または RB-ILD 濾胞性細気管支炎 じん肺(充実性もあり) 浸潤性粘液性腺癌(充実性もあり) 器質化肺炎(充実性もあり) 誤嚥(充実性もあり) 汎細気管支炎(充実性もあり)
血管性疾患	肺水腫 肺出血 肺動脈性肺高血圧(症) 血管炎 転移性石灰化

的感染症，じん肺，肺水腫，他の血管異常を有する患者において認められる．

結節の上肺野あるいは中肺野優位の対称性分布は，過敏性肺炎，呼吸細気管支炎，ランゲルハンス細胞組織球症，じん肺(例えば，炭鉱夫肺，珪肺症，鉄沈着症)，転移性石灰化でみられることがある．斑状あるいは多

表 4-7 通常，充実性(軟部組織濃度)の小葉中心性結節を呈する疾患

気管支肺炎(細菌，抗酸菌，真菌)
喘息と ABPA
ランゲルハンス細胞組織球症
じん肺(すりガラス影もあり)
浸潤性粘液性腺癌(すりガラス影もあり)
器質化肺炎(すりガラス影もあり)
誤嚥(すりガラス影もあり)
汎細気管支炎(すりガラス影もあり)

巣性の結節は，感染(例えば，細菌，抗酸菌，真菌)，浸潤性粘液性腺癌，誤嚥，ランゲルハンス細胞組織球症の気管支内進展で，最もよく認められる．そのような結節は，非対称であることが多い．

結節分布の決定における HRCT の精度

HRCT では，解剖に基づいた結節の分布(すなわち，リンパ路性であるか，ランダムであるか，小葉中心性であるか)を正確に知ることができ，これによって鑑

表4-8　全体的な分布に基づく小葉中心性結節の鑑別診断

びまん性分布	過敏性肺炎 RBまたはRB-ILD 濾胞性細気管支炎 非定型的/ウイルス性感染 じん肺 肺水腫 肺出血 肺動脈性肺高血圧(症)
斑状分布	気管支内感染(細菌，抗酸菌，真菌) 浸潤性粘液性腺癌 誤　嚥 ランゲルハンス細胞組織球症
上葉あるいは中葉優位	過敏性肺炎 呼吸細気管支炎(RBまたはRB-ILD) ランゲルハンス細胞組織球症 じん肺 転移性石灰化
下葉優位	気管支内感染(細菌，抗酸菌，真菌) 誤　嚥

別診断を絞っていくことができる．Grudenら[35]は，図4-43に従った場合の読影者間での違いと正確さを評価している．4人の経験豊かな胸部放射線科医が，58例の結節性肺疾患患者におけるHRCTをそれぞれ別々に読影している[35]．結節をリンパ路性，ランダム，小葉中心性に分類し，さらにtree-in-budおよび末梢気道疾患と関係しているかを評価している．58例の232個の結節のうち218個(94%)が正しく読影された．4名の読影者のうち3名は58例のうち56例(97%)で意見が一致し，そして4名全員の意見が一致したのは79% (58例のうち46例)であった．リンパ路性パターンと末梢気道病変関連の結節が混在した数少ない症例において最も間違いが多く，また読影者間での意見の相違も認められた．

また別の研究[36]では，連続したびまん性結節性肺疾患患者40例においてHRCT所見と病理組織所見との比較が行われている．結節の位置(すなわち，小葉中心性，リンパ路性，ランダム)およびゾーン分布に注目してHRCT画像を評価している．HRCTで，DPB(4例)，感染性細気管支炎(4例)，HP(3例)，結核の気管支内進展(3例)，じん肺(1例)，肺原発性リンパ腫(1例)，異物による壊死性血管炎(1例)の患者において，小葉中心性結節が認められた．じん肺(5例)，サルコイドーシス(2例)，アミロイドーシス(2例)において，リンパ路性結節が認められた．粟粒結核(9例)，肺転移(5例)では，ランダムに分布する微小結節が認められた．サルコイドーシスおよび6例中2例のじん肺患者で，上中肺野優位の分布が認められた．

大結節と腫瘤

本書では，直径1 cm以上の円形陰影に対して大結節という用語を用いる．通常，腫瘤という用語は直径3 cmより大きな結節病変に対して用いられる[1, 151]．約1 cmの結節は，多くの結節性肺疾患患者で認められるが，非特異的である．

小結節を特徴とする疾患(例えば，サルコイドーシス，珪肺症，炭鉱夫肺，タルク肺，ランゲルハンス細胞組織球症)を有する患者において，多数の小結節の集合した塊が大結節または腫瘤様影にみえることもある(表4-9)[12]．また，新生物およびいくつかの亜急性/慢性肺疾患では，疾患の初期病変として大結節または腫瘤を認めることがある．

サルコイドーシス

サルコイドーシス患者のほぼ半数で，大結節または腫瘤がみられる．これらは多数の肉芽腫の集簇または線維組織よりなる[3, 44]．我々の経験では，病変は上葉および気管支血管周囲に優位に存在する(図4-8，図4-9，図4-44)．これらの結節および腫瘤の形態は不整で，中枢気管支と血管を取り囲み，エアブロンコグラムを伴うことが多い(図4-44)．

末期サルコイドーシス患者において，上葉に塊状影を認めることはまれでない．これは気管支血管周囲の線維化による血管，気管支の集簇が関与している(図4-45)．しばしば線維組織の腫瘤内部に牽引性気管支拡張が認められ，また上葉気管支の後方偏位も一般的にみられる．気腫性変化あるいはブラが隣接して認められることがある．結核患者において，気管支拡張を伴うよく似た上葉の腫瘤が報告されており，特に治療後によく認められる[68]．

大結節の近くに小さな衛星結節がしばしば認められる．サルコイドーシス患者におけるこの所見はギャラクシーサイン[46]と称されるが，衛星結節はいくつかの肉芽腫症でも認められる[152]．結核，MAC感染[153, 154]，器質化肺炎[155]，そして珪肺症，炭鉱夫肺，その他のじん肺などである．

表 4-9　大結節と腫瘤の鑑別診断

診　断	コメント
サルコイドーシス	一般的；上葉および気管支血管周囲に優位；肉芽腫による融合性腫瘤（活動期）または線維組織（末期）
珪肺症 / 炭鉱夫肺	重症例で一般的；上葉；周囲の気腫性変化
タルク肺	線維組織による塊状影；上葉および肺門周囲に優位；高吸収が一般的
ランゲルハンス細胞組織球症	20%の大結節
転移性癌	末梢および底部に優位
浸潤性粘液性腺癌	30%の大結節；境界不明瞭；底部に優位
リンパ腫	一般的にはエアブロンコグラムを含む
リンパ増殖性疾患	大結節が一般的；エアブロンコグラム；しばしば気管支血管周囲あるいは胸膜下
器質化肺炎	まれに，アトール（環礁）サインを伴う
多発血管炎性肉芽腫症（ウェゲナー肉芽腫症）	一般的所見；空洞化が一般的
好酸球性多発血管炎性肉芽腫症	空洞化を認めることがある
アミロイドーシス	平滑あるいは分葉状；20%で空洞化
感染症	免疫抑制患者における真菌感染
円形無気肺	アスベスト胸膜疾患と関連

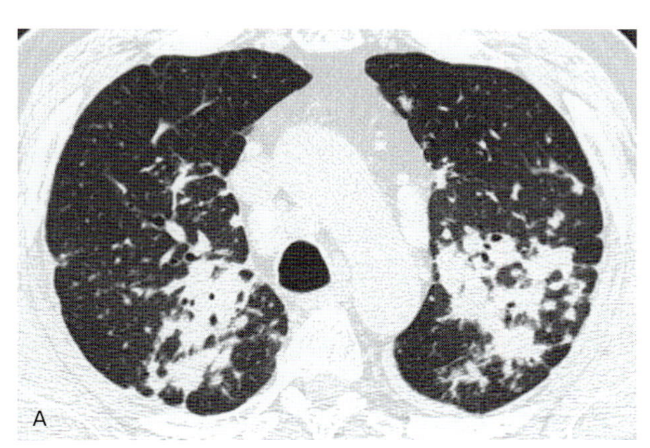

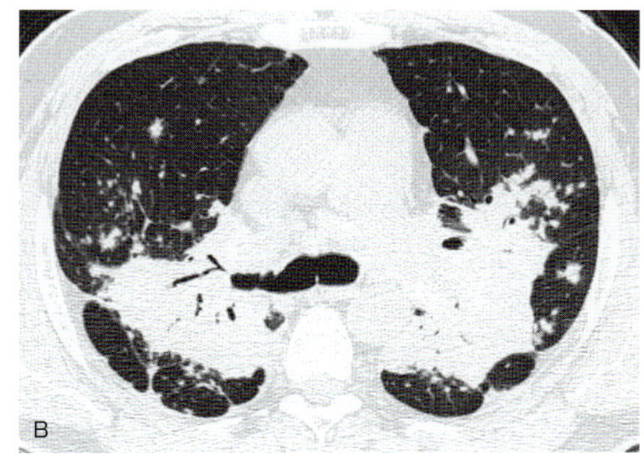

図 4-44　サルコイドーシス患者における塊状影．A，B：融合性肉芽腫を反映した大きな腫瘤の辺縁には小さなばらばらの結節が認められる．また，あまり異常のない部位ではリンパ路性に分布する散在性結節が認められる．腫瘤内部に気管支を認める．

珪肺症と炭鉱夫肺

珪肺症患者および難治性のじん肺または進行性塊状線維症を有する炭鉱労働者でもまた，上葉の塊状影瘤を呈するが，典型的には均一な濃度で，サルコイドーシスでみられるような牽引性気管支拡張とは関係がないようにみえる（図 4-46）[19, 22]．また，塊状影の辺縁には気腫性変化を認めることが多い[47, 48]．この所見は炭鉱夫肺患者の 48%で認められる[22]．

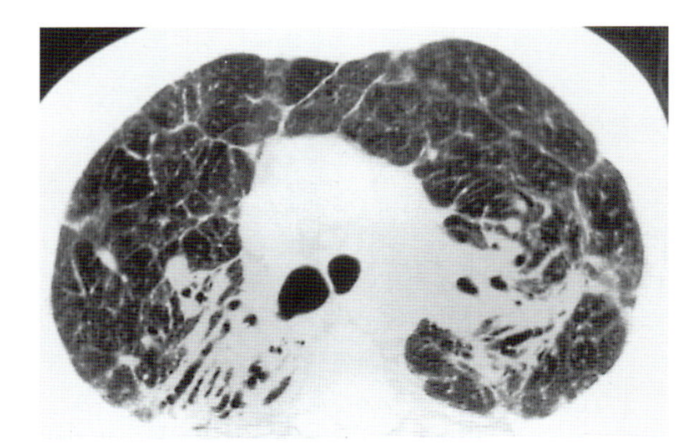

図 4-45　気管支血管周囲の線維化を伴うサルコイドーシス．牽引性気管支拡張が認められる．また，容積減少，小葉間隔壁肥厚，肺実質索状影もあきらかである．気管支の後方偏位が認められる．

タ　ル　ク　肺

タルク含有物の注射によってタルク肺をきたした薬物中毒者では，珪肺症またはサルコイドーシス患者でみられるような進行性塊状線維症と非常によく似た所

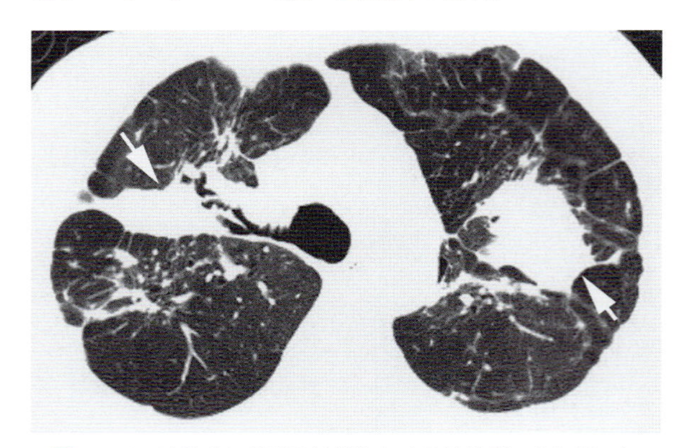

図 4-46　珪肺症における線維化による塊状影．中心部の気管支血管周囲の線維化巣(矢印)では，小結節や肺実質の牽引が認められ，これは珪肺症に典型的である．

見が認められる[123]．線維化腫瘤は縦隔条件で高吸収を示し，これはタルクの存在を示す(13章参照)．肺門周囲および上葉優位に存在すると報告されている．また，吸入性タルク肺患者でも似た所見が認められる[156]．

ランゲルハンス細胞組織球症

大結節はランゲルハンス細胞組織球症患者の24％で認められるものの，腫瘤はあまり一般的に認められない[3]．

転移性癌

一般的に，転移性癌は大結節または腫瘤として認められる[119, 157, 158]．それらは境界明瞭あるいは不明瞭で，典型的には肺末梢域と肺底部に優位に分布する．

浸潤性粘液性腺癌

浸潤性粘液性腺癌(以前はびまん性細気管支肺胞上皮癌と称された)は，多発結節または腫瘤[119, 159, 160]のパターンを示すことが多い．小結節は小葉中心性に位置することがある．結節は境界不明瞭のことが多く，すりガラス影あるいは充実性にみえることがあり，またより広範囲のすりガラス影またはコンソリデーションとしてしばしば認められる．症例の半分で，肺末梢域または下葉優位の分布が認められる．それらは斑状および多巣性，かつ，片側性または両側性のことが多いが，数例で，結節はびまん性かつランダムな分布にみえる．

リンパ腫

肺リンパ腫は，コンソリデーション(症例の66％)，大結節(症例の41％)として認められることが最も多く[60]，しばしば境界不明瞭であったり，またエアブロンコグラムを伴うこともある[161]．多くの場合，HRCTよりもむしろヘリカルCTのほうがリンパ腫の患者の評価には適している[162, 163]．

リンパ増殖性疾患

リンパ増殖性疾患(しばしばエプスタイン-バーウイルス(EBウイルス)と関連する)は，良性リンパ過形成から高悪性度のリンパ腫にまでわたり，免疫抑制患者(例えば，AIDS，先天性免疫不全，免疫抑制療法患者)で認められる．最も頻度が高いCT所見としては，主に血管周囲あるいは胸膜下に分布する直径2～4 cmの多発結節として認められる[164]．肺移植を受けた246例におけるレビューで[165]，9例(4％)が移植後リンパ増殖性疾患と診断された．最もよくみられたCTの異常所見としては，直径3 cmまでの境界不明瞭な結節の多発像であった．これらの結節が多発性の場合，肺底部および末梢部に優位であった．その他の異常所見としては，肺門部あるいは縦隔のリンパ節腫大であった．3例で，周囲をすりガラス影に取り囲まれた結節(“ハローサイン”)が認められた．

器質化肺炎

多発性の大結節または腫瘤が，器質化肺炎(OP)患者で認められることがある(図4-47)[166]．Akiraら[166]は，組織学的に器質化肺炎と証明された59の連続症例におけるHRCT像とカルテの検討を行っている．そして12例で多発性の大結節または腫瘤が認められた．12例における60病変のうち，53病変(88％)で辺縁不整，27病変(45％)でエアブロンコグラム，23病変(38％)でpleural tail，21病変(35％)で鋸歯状縁が認められた．補助的所見として，12例中5例(42％)で小葉間隔壁の限局的な肥厚，4例(33％)で胸膜肥厚，3例(25％)で肺実質索状影が認められた．

器質化肺炎における結節，腫瘤，限局的なコンソリデーションは)“逆ハローサイン”[167, 168]または“アトール(環礁)サイン”[169]と称されるような，すりガラス影の領域がより高吸収のリング状あるいは三日月状のコ

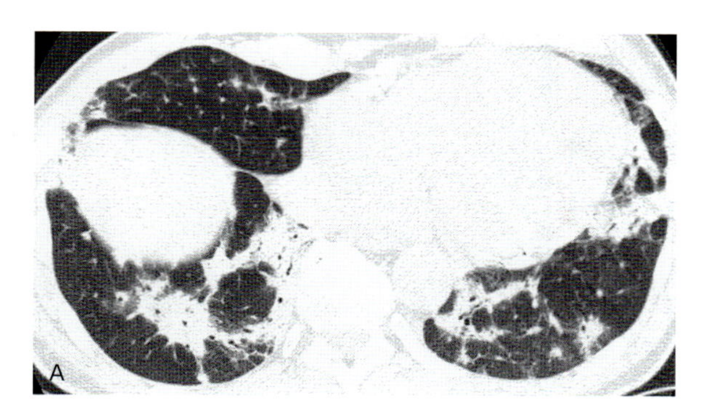

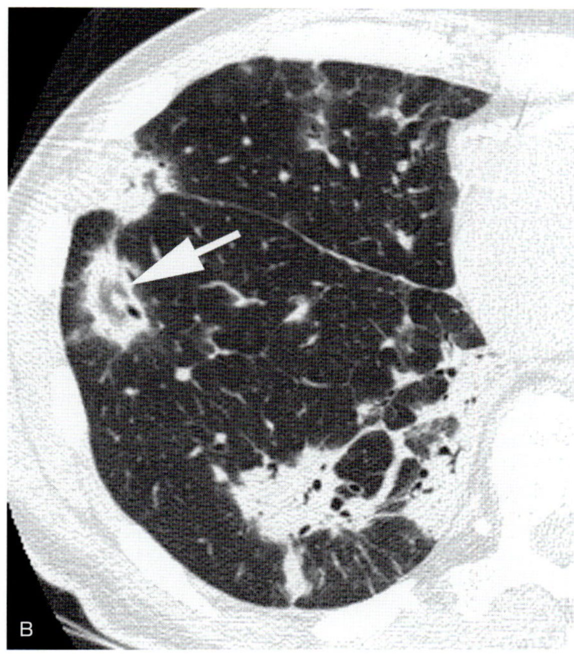

図 4-47　器質化肺炎(OP)における不整な腫瘤．A：下葉の腫瘤は，境界が非常に不整で，内部にエアブロンコグラムを有する．OPは，肺末梢と気管支周囲領域で優位な傾向がある．B：別のスライスでは，診断に有用な"アトール(環礁)サイン"または"逆ハローサイン"を示す腫瘤(矢印)を認める．

ンソリデーションに囲まれていたり辺縁を縁どられた所見を伴うことがある(これは珊瑚環礁(アトール)に似ており，そしてハローサインとは逆である；図 4-47)[170]．これは器質化肺炎を強く示唆する所見で，2つの異なる研究でも 12〜19％に認められている[167, 168]．この独特の所見に関する報告では，すりガラス影の領域は主に肺胞中隔の炎症に対応し，コンソリデーションのより高吸収の領域は肺胞内の炎症浸潤に対応していたとされている．

また逆ハローサインまたはアトール(環礁)サインは，器質化肺炎と組織学的に類似している慢性好酸球性肺炎，多発血管炎性肉芽腫症(ウェゲナー肉芽腫症)，パラコクシジオイデス症と他の感染症，サルコイドーシス，肺梗塞のような他の疾患でも報告されている[171–175]．これらの疾患は各々，生検で器質化肺炎と関連している場合がある．

多発血管炎性肉芽腫症(ウェゲナー肉芽腫症)

多発血管炎性肉芽腫症(ウェゲナー肉芽腫症ともよばれる)の典型的な所見としては，数 mm〜10 cm 大の多数だが，ある程度限られた数の結節または腫瘤が分布の優位性なく，ランダムに分布する(図 4-48)[176–178]．また，腫瘤は気管支周囲あるいは気管支血管周囲にも分布する[179]．10 例の患者の研究[178]において，CT で 7 例における多発結節と 1 例における単発結節を指摘することができた．結節の直径は 2 mm〜7 cm にわたり，多くは不規則な辺縁を有していた．血管炎の存在を反映していると思われる境界不明瞭な小葉中心性結節の報告もある[127]．結節の空洞化は一般的で，ある研究[178]によれば 2 cm を超えるすべての結節に認められたとするものもある．多くの空洞壁は厚く不整で毛羽立っているが，薄い壁を有する空洞がみられることもある．肺出血と関連して，コンソリデーション，すりガラス影あるいはクレイジー・ペイビングが認められることもある[125]．

好酸球性多発血管炎性肉芽腫症

好酸球性多発血管炎性肉芽腫症(チャーグ-ストラウス症候群)の特徴的所見として，肺実質影(コンソリデーションまたはすりガラス影)があるが，空洞化の有無を問わず結節が存在することもある[125, 180, 181]．

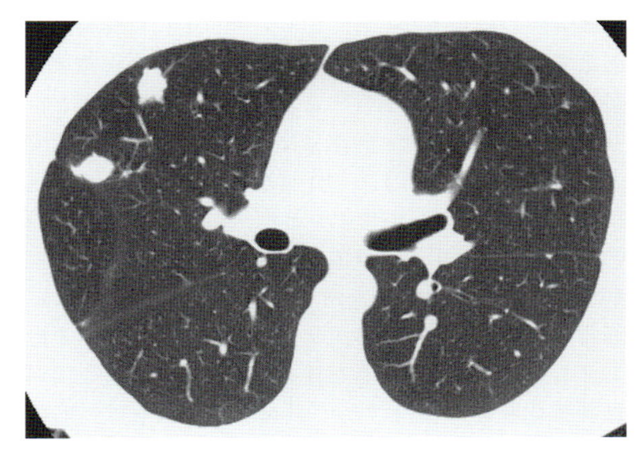

図 4-48　多発血管炎性肉芽腫症における大結節．これらは，非特異的な所見である．

アミロイドーシス

大結節は，限局性アミロイドーシス患者においてよく認められ(246症例)，その大きさは8 mm〜3 cmにわたる[182]．結節は単発性(症例の60%)あるいは多発性で，平滑あるいは分葉状の辺縁をもち，胸膜下あるいは肺末梢に存在することが多い．石灰化を伴うこともある(症例の20%)[183]．

感 染 症

感染症(特に免疫抑制患者，通常は真菌感染をさす)では，多発性の大結節または腫瘤が認められる[184]．多くの結節は境界不明瞭で，空洞やエアブロンコグラム，すりガラス影のハロー(すなわち，"ハローサイン")を伴うこともある．免疫抑制状態にある発熱患者における研究では，CTで大結節が認められた場合，真菌感染の存在が示唆された[185]．好中球減少症患者において侵襲性アスペルギルス症は最も多く，典型的には血管に沿ってハローサインを伴う結節の散在を認め，感染後期になると空洞が認められるようになる[186]．ハローサインは，好中球減少症患者における結核[187]，カンジダ症，レジオネラ属肺炎，サイトメガロウイルス，単純ヘルペス[188]など様々な感染症と関連するが，中でも侵襲性アスペルギルス症を示唆する所見である[189]．

円形無気肺

円形無気肺は，肺が限局性に虚脱し，多くは折り畳まれた状態を反映している[190-193]．たいていの場合，同側胸膜の病変と関連しており，典型的には胸膜面と接している．円形無気肺は肺の背側部，傍脊椎領域に最もよくみられ，両側性のこともある．容積減少と折り畳みのために，無気肺部分に向かって近くの気管支と動脈が屈曲，彎曲するのが特徴的である．この所見は，コメットテールサインと例えられている．腫瘤内部にエアブロンコグラムを認めることがある．胸膜病変とこれらの典型的な所見が認められた場合には，通常この状態を示唆する．アスベスト曝露歴のある患者において，胸膜の異常を伴う，末梢肺の不整な限局性線維化腫瘤が報告されている[193]．これらは，瘢痕または円形無気肺を反映している．

文　献

1. Austin JH, Müller NL, Friedman PJ, et al. Glossary of terms for CT of the lungs: recommendations of the nomenclature committee of the Fleischner society. *Radiology* 1996;200:327–331.
2. Hansell DM, Bankier AA, MacMahon H, et al. Fleischner society: glossary of terms for thoracic imaging. *Radiology* 2008;246:697–722.
3. Grenier P, Valeyre D, Cluzel P, et al. Chronic diffuse interstitial lung disease: diagnostic value of chest radiography and high-resolution CT. *Radiology* 1991;179:123–132.
4. Remy-Jardin M, Remy J, Wallaert B, et al. Subacute and chronic bird breeder hypersensitivity pneumonitis: sequential evaluation with CT and correlation with lung function tests and bronchoalveolar lavage. *Radiology* 1993;189:111–118.
5. Remy-Jardin M, Beuscart R, Sault MC, et al. Subpleural micronodules in diffuse infiltrative lung diseases: evaluation with thin-section CT scans. *Radiology* 1990;177:133–139.
6. Remy-Jardin M, Remy J, Deffontaines C, et al. Assessment of diffuse infiltrative lung disease: comparison of conventional CT and high-resolution CT. *Radiology* 1991;181:157–162.
7. Murata K, Itoh H, Todo G, et al. Centrilobular lesions of the lung: demonstration by high-resolution CT and pathologic correlation. *Radiology* 1986;161:641–645.
8. Lee KS, Im JG. CT in adults with tuberculosis of the chest: characteristic findings and role in management. *AJR Am J Roentgenol* 1995;164:1361–1367.
9. Im JG, Itoh H, Han MC. CT of pulmonary tuberculosis. *Semin Ultrasound CT MR* 1995;16:420–434.
10. Hong SH, Im JG, Lee JS, et al. High resolution CT findings of miliary tuberculosis. *J Comput Assist Tomogr* 1998;22:220–224.
11. Bergin CJ, Müller NL. CT in the diagnosis of interstitial lung disease. *AJR Am J Roentgenol* 1985;145:505–510.
12. Brauner MW, Grenier P, Mompoint D, et al. Pulmonary sarcoidosis: evaluation with high-resolution CT. *Radiology* 1989;172:467–471.
13. Lynch DA, Webb WR, Gamsu G, et al. Computed tomography in pulmonary sarcoidosis. *J Comput Assist Tomogr* 1989;13:405–410.
14. Murata K, Khan A, Herman PG. Pulmonary parenchymal disease: evaluation with high-resolution CT. *Radiology* 1989;170:629–635.
15. Müller NL, Kullnig P, Miller RR. The CT findings of pulmonary sarcoidosis: analysis of 25 patients. *AJR Am J Roentgenol* 1989;152:1179–1182.
16. Nakata H, Kimoto T, Nakayama T, et al. Diffuse peripheral lung disease: evaluation by high-resolution computed tomography. *Radiology* 1985;157:181–185.
17. Brauner MW, Grenier P, Mouelhi MM, et al. Pulmonary histiocytosis x: evaluation with high resolution CT. *Radiology* 1989;172:255–258.
18. Moore AD, Godwin JD, Müller NL, et al. Pulmonary histiocytosis x: comparison of radiographic and CT findings. *Radiology* 1989;172:249–254.
19. Bergin CJ, Müller NL, Vedal S, et al. CT in silicosis: correlation with plain films and pulmonary function tests. *AJR Am J Roentgenol* 1986;146:477–483.
20. Mathieson JR, Mayo JR, Staples CA, et al. Chronic diffuse infiltrative lung disease: comparison of diagnostic accuracy of CT and chest radiography. *Radiology* 1989;171:111–116.
21. Akira M, Higashihara T, Yokoyama K, et al. Radiographic type p pneumoconiosis: high-resolution CT. *Radiology* 1989;171:117–123.
22. Remy-Jardin M, Degreef JM, Beuscart R, et al. Coal worker's pneumoconiosis: CT assessment in exposed workers and correlation with radiographic findings. *Radiology* 1990;177:363–371.
23. Hruban RH, Meziane MA, Zerhouni EA, et al. High resolution computed tomography of inflation fixed lungs: pathologic-radiologic correlation of centrilobular emphysema. *Am Rev Respir Dis* 1987;136:935–940.
24. Ren H, Hruban RH, Kuhlman JE, et al. Computed tomography of inflation-fixed lungs: the beaded septum sign of pulmonary metastases. *J Comput Assist Tomogr* 1989;13:411–416.
25. Zerhouni E. Computed tomography of the pulmonary parenchyma: an overview. *Chest* 1989;95:901–907.
26. Nishimura K, Itoh H, Kitaichi M, et al. Pulmonary sarcoid-

osis: correlation of CT and histopathologic findings. *Radiology* 1993;189:105–109.
27. Brauner MW, Lenoir S, Grenier P, et al. Pulmonary sarcoidosis: CT assessment of lesion reversibility. *Radiology* 1992;182:349–354.
28. Bergin CJ, Bell DY, Coblentz CL, et al. Sarcoidosis: correlation of pulmonary parenchymal pattern at CT with results of pulmonary function tests. *Radiology* 1989;171:619–624.
29. Bégin R, Bergeron D, Samson L, et al. CT assessment of silicosis in exposed workers. *AJR Am J Roentgenol* 1987;148:509–514.
30. Bergin CJ, Müller NL. CT of interstitial lung disease: a diagnostic approach. *AJR Am J Roentgenol* 1987;148:9–15.
31. Webb WR. High-resolution CT of the lung parenchyma. *Radiol Clin North Am* 1989;27:1085–1097.
32. Naidich DP, Zerhouni EA, Hutchins GM, et al. Computed tomography of the pulmonary parenchyma: part 1. Distal air-space disease. *J Thorac Imaging* 1985;1:39–53.
33. Itoh H, Tokunaga S, Asamoto H, et al. Radiologic-pathologic correlations of small lung nodules with special reference to peribronchiolar nodules. *AJR Am J Roentgenol* 1978;130:223–231.
34. Murata K, Herman PG, Khan A, et al. Intralobular distribution of oleic acid-induced pulmonary edema in the pig: evaluation by high-resolution CT. *Invest Radiol* 1989;24:647–653.
35. Gruden JF, Webb WR, Naidich DP, et al. Multinodular disease: anatomic localization at thin-section CT—multireader evaluation of a simple algorithm. *Radiology* 1999;210:711–720.
36. Lee KS, Kim TS, Han J, et al. Diffuse micronodular lung disease: HRCT and pathologic findings. *J Comput Assist Tomogr* 1999;23:99–106.
37. Colby TV, Swensen SJ. Anatomic distribution and histopathologic patterns in diffuse lung disease: correlation with HRCT. *J Thorac Imaging* 1996;11:1–26.
38. Akira M. High-resolution CT in the evaluation of occupational and environmental disease. *Radiol Clin North Am* 2002;40:43–59.
39. Johkoh T, Müller NL, Pickford HA, et al. Lymphocytic interstitial pneumonia: thin-section CT findings in 22 patients. *Radiology* 1999;212:567–572.
40. Ichikawa Y, Kinoshita M, Koga T, et al. Lung cyst formation in Lymphocytic interstitial pneumonia: CT features. *J Comput Assist Tomogr* 1994;18:745–748.
41. McGuinness G, Scholes JV, Jagirdar JS, et al. Unusual lymphoproliferative disorders in nine adults with HIV or AIDS: CT and pathologic findings. *Radiology* 1995;197:59–65.
42. Traill ZC, Maskell GF, Gleeson FV. High-resolution CT findings of pulmonary sarcoidosis. *AJR Am J Roentgenol* 1997;168:1557–1560.
43. Chong S, Lee KS, Chung MJ, et al. Pneumoconiosis: comparison of imaging and pathologic findings. *Radiographics* 2006;26:59–77.
44. Criado E, Sanchez M, Ramirez J, et al. Pulmonary sarcoidosis: typical and atypical manifestations at high-resolution CT with pathologic correlation. *Radiographics* 2010;30:1567–1586.
45. Gruden JF, Webb WR, Warnock M. Centrilobular opacities in the lung on high-resolution CT: diagnostic considerations and pathologic correlation. *AJR Am J Roentgenol* 1994;162:569–574.
46. Nakatsu M, Hatabu H, Morikawa K, et al. Large coalescent parenchymal nodules in pulmonary sarcoidosis: "sarcoid galaxy" sign. *AJR Am J Roentgenol* 2002;178:1389–1393.
47. Arakawa H, Gevenois PA, Saito Y, et al. Silicosis: expiratory thin-section CT assessment of airway obstruction. *Radiology* 2005;236:1059–1066.
48. Ooi GC, Tsang KW, Cheung TF, et al. Silicosis in 76 men: qualitative and quantitative CT evaluation—clinical-radiologic correlation study. *Radiology* 2003;228:816–825.
49. Zerhouni EA, Naidich DP, Stitik FP, et al. Computed tomography of the pulmonary parenchyma: part 2. Interstitial disease. *J Thorac Imaging* 1985;1:54–64.
50. Stein MG, Mayo J, Müller N, et al. Pulmonary lymphangitic spread of carcinoma: appearance on CT scans. *Radiology* 1987;162:371–375.
51. Munk PL, Müller NL, Miller RR, et al. Pulmonary lymphangitic carcinomatosis: CT and pathologic findings. *Radiology* 1988;166:705–709.
52. Johkoh T, Ikezoe J, Tomiyama N, et al. CT findings in lymphangitic carcinomatosis of the lung: correlation with histologic findings and pulmonary function tests. *AJR Am J Roentgenol* 1992;158:1217–1222.
53. Graham CM, Stern EJ, Finkbeiner WE, et al. High-resolution CT appearance of diffuse alveolar septal amyloidosis. *AJR Am J Roentgenol* 1992;158:265–267.
54. Remy-Jardin M, Remy J, Boulenguez C, et al. Morphologic effects of cigarette smoking on airways and pulmonary parenchyma in healthy adult volunteers: CT evaluation and correlation with pulmonary function tests. *Radiology* 1993;186:107–115.
55. Remy-Jardin M, Remy J, Gosselin B, et al. Lung parenchymal changes secondary to cigarette smoking: pathologic-CT correlations. *Radiology* 1993;186:643–651.
56. Liebow AA, Carrington CB. Diffuse pulmonary lymphoreticular infiltration associated with dysproteinemia. *Med Clin North Am* 1973;57:809–843.
57. Steimlam CV, Rosenow EC, Divertie MB, et al. Pulmonary manifestations of Sjögren's syndrome. *Chest* 1976;70:354–361.
58. Joshi VV, Oleske JM, Minnefor AB, et al. Pathologic pulmonary findings in children with the acquired immunodeficiency syndrome. *Hum Pathol* 1985;16:241–246.
59. Grieco MH, Chinoy-Acharya P. Lymphocytic interstitial pneumonia associated with the acquired immune deficiency syndrome. *Am Rev Respir Dis* 1985;131:952–955.
60. Honda O, Johkoh T, Ichikado K, et al. Differential diagnosis of Lymphocytic interstitial pneumonia and malignant lymphoma on high-resolution CT. *AJR Am J Roentgenol* 1999;173:71–74.
61. Becciolini V, Gudinchet F, Cheseaux JJ, et al. Lymphocytic interstitial pneumonia in children with AIDS: high-resolution CT findings. *Eur Radiol* 2001;11:1015–1020.
62. Murata K, Takahashi M, Mori M, et al. Pulmonary metastatic nodules: CT-pathologic correlation. *Radiology* 1992;182:331–335.
63. Kim JS, Ryu CW, Lee SI, et al. High-resolution CT findings of varicella-zoster pneumonia. *AJR Am J Roentgenol* 1999;172:113–116.
64. Abbott GF, Rosado-de-Christenson ML, Rossi SE, et al. Imaging of small airways disease. *J Thorac Imaging* 2009;24:285–298.
65. Eisenhuber E. The tree-in-bud sign. *Radiology* 2002;222:771–772.
66. Okada F, Ando Y, Yoshitake S, et al. Clinical/pathologic correlations in 553 patients with primary centrilobular findings on high-resolution CT scan of the thorax. *Chest* 2007;132:1939–1948.
67. Pipavath SJ, Lynch DA, Cool C, et al. Radiologic and pathologic features of bronchiolitis. *AJR Am J Roentgenol* 2005;185:354–363.
68. Im JG, Itoh H, Shim YS, et al. Pulmonary tuberculosis: CT findings—early active disease and sequential change with antituberculous therapy. *Radiology* 1993;186:653–660.
69. Lee KS, Kim YH, Kim WS, et al. Endobronchial tuberculosis: CT features. *J Comput Assist Tomogr* 1991;15:424–428.
70. Hartman TE, Swensen SJ, Williams DE. *Mycobacterium avium-intracellulare* complex: evaluation with CT. *Radiology* 1993;187:23–26.
71. Song JW, Koh W-J, Lee KS, et al. High-resolution CT findings of *Mycobacterium avium-intracellulare* complex pulmonary disease: correlation with pulmonary function test results. *AJR Am J Roentgenol* 2008;191:W160–W166.
72. Swensen SJ, Hartman TE, Williams DE. Computed tomography in diagnosis of *Mycobacterium avium-intracellulare* complex in patients with bronchiectasis. *Chest* 1994;105:49–52.
73. McGuinness G, Gruden JF, Bhalla M, et al. AIDS-related airway disease. *AJR Am J Roentgenol* 1997;168:67–77.
74. Seely JM, Effmann EL, Müller NL. High-resolution CT of pediatric lung disease: imaging findings. *AJR Am J Roentgenol* 1997;168:1269–1275.
75. Logan PM, Primack SL, Miller RR, et al. Invasive aspergillosis of the airways: radiographic, CT, and pathologic findings. *Radiology* 1994;193:383–388.
76. Gasparetto EL, Escuissato DL, Marchiori E, et al. High-resolution CT findings of respiratory syncytial virus pneumonia after bone marrow transplantation. *AJR Am J Roentgenol* 2004;182:1133–1137.
77. Franquet T, Lee KS, Muller NL. Thin-section CT findings in 32 immunocompromised patients with cytomegalovirus pneumonia who do not have AIDS. *AJR Am J Roentgenol* 2003;181:1059–1063.
78. Oikonomou A, Muller NL, Nantel S. Radiographic and high-resolution CT findings of influenza virus pneumonia in patients with hematologic malignancies. *AJR Am J Roentgenol* 2003;181:507–511.

79. Okada F, Ando Y, Yoshitake S, et al. Pulmonary CT findings in 320 carriers of human t-lymphotropic virus type 1. *Radiology* 2006;240:559–564.
80. Franquet T. Imaging of pulmonary viral pneumonia. *Radiology* 2011;260:18–39.
81. Nambu A, Saito A, Araki T, et al. *Chlamydia pneumoniae:* comparison with findings of *Mycoplasma pneumoniae* and *Streptococcus pneumoniae* at thin-section CT. *Radiology* 2006;238:330–338.
82. Müller NL, Miller RR. Diseases of the bronchioles: CT and histopathologic findings. *Radiology* 1995;196:3–12.
83. Shiley KT, Van Deerlin VM, Miller WT Jr. Chest CT features of community-acquired respiratory viral infections in adult inpatients with lower respiratory tract infections. *J Thorac Imaging* 2010;25:68–75.
84. Lynch DA, Brasch RC, Hardy KA, et al. Pediatric pulmonary disease: assessment with high-resolution ultrafast CT. *Radiology* 1990;176:243–248.
85. Webb WR. High-resolution computed tomography of obstructive lung disease. *Radiol Clin North Am* 1994;32:745–757.
86. Akira M, Kitatani F, Lee Y-S, et al. Diffuse panbronchiolitis: evaluation with high-resolution CT. *Radiology* 1988;168:433–438.
87. Nishimura K, Kitaichi M, Izumi T, et al. Diffuse panbronchiolitis: correlation of high-resolution CT and pathologic findings. *Radiology* 1992;184:779–785.
88. Akira M, Higashihara T, Sakatani M, et al. Diffuse panbronchiolitis: follow-up CT examination. *Radiology* 1993;189:559–562.
89. Silva CI, Colby TV, Muller NL. Asthma and associated conditions: high-resolution CT and pathologic findings. *AJR Am J Roentgenol* 2004;183:817–824.
90. Silver SF, Müller NL, Miller RR, et al. Hypersensitivity pneumonitis: evaluation with CT. *Radiology* 1989;173:441–445.
91. Lynch DA, Rose CS, Way D, et al. Hypersensitivity pneumonitis: sensitivity of high-resolution CT in a population-based study. *AJR Am J Roentgenol* 1992;159:469–472.
92. Akira M, Kita N, Higashihara T, et al. Summer-type hypersensitivity pneumonitis: comparison of high-resolution CT and plain radiographic findings. *AJR Am J Roentgenol* 1992;158:1223–1228.
93. Hartman TE, Jensen E, Tazelaar HD, et al. CT findings of granulomatous pneumonitis secondary to *Mycobacterium avium-intracellulare* inhalation: "hot tub lung." *AJR Am J Roentgenol* 2007;188:1050–1053.
94. Hirschmann JV, Pipavath SNJ, Godwin JD. Hypersensitivity pneumonitis: a historical, clinical, and radiologic review. *Radiographics* 2009;29:1921–1938.
95. Abbritti M, Mazzei MA, Bargagli E, et al. Utility of spiral cat scan in the follow-up of patients with pulmonary langerhans cell histiocytosis. *Eur J Radiol* 2012;81:1907–1912.
96. American Thoracic Society/European Respiratory Society international multidisciplinary consensus classification of the idiopathic interstitial pneumonias. *Am J Respir Crit Care Med* 2002;165:277–304.
97. Fruchter O, Solomonov A, Guralnik L, et al. An unusual radiographic manifestation of bronchiolitis obliterans organizing pneumonia. *J Thorac Imaging* 2007;22:263–264. doi:10.1097/01.rti.0000213592.75214.b1
98. Müller NL, Staples CA, Miller RR. Bronchiolitis obliterans organizing pneumonia: CT features in 14 patients. *AJR Am J Roentgenol* 1990;154:983–987.
99. Leung AN, Miller RR, Müller NL. Parenchymal opacification in chronic infiltrative lung diseases: CT-pathologic correlation. *Radiology* 1993;188:209–214.
100. Souza CA, Muller NL, Johkoh T, et al. Drug-induced eosinophilic pneumonia: high-resolution CT findings in 14 patients. *AJR Am J Roentgenol* 2006;186:368–373.
101. Collins J, Blankenbaker D, Stern EJ. CT patterns of bronchiolar disease: what is "tree-in-bud"? *AJR Am J Roentgenol* 1998;171:365–370.
102. Aquino SL, Gamsu G, Webb WR, et al. Tree-in-bud pattern: frequency and significance on thin section CT. *J Comput Assist Tomogr* 1996;20:594–599.
103. Gruden JF, Webb WR. CT findings in a proved case of respiratory bronchiolitis. *AJR Am J Roentgenol* 1993;161:44–46.
104. Holt RM, Schmidt RA, Godwin JD, et al. High resolution CT in respiratory bronchiolitis-associated interstitial lung disease. *J Comput Assist Tomogr* 1993;17:46–50.
105. Heyneman LE, Ward S, Lynch DA, et al. Respiratory bronchiolitis, respiratory bronchiolitis-associated interstitial lung disease, and desquamative interstitial pneumonia: different entities or part of the spectrum of the same disease process? *AJR Am J Roentgenol* 1999;173:1617–1622.
106. Remy-Jardin M, Edme JL, Boulenguez C, et al. Longitudinal follow-up study of smoker's lung with thin-section CT in correlation with pulmonary function tests. *Radiology* 2002;222: 261–270.
107. Galvin JR, Franks TJ. Smoking-related lung disease. *J Thorac Imaging* 2009;24:274–284.
108. Attili AK, Kazerooni EA, Gross BH, et al. Smoking-related interstitial lung disease: radiologic-clinical-pathologic correlation. *Radiographics* 2008;28:1383–1396.
109. Franquet T, Gimenez A, Roson N, et al. Aspiration diseases: findings, pitfalls, and differential diagnosis. *Radiographics* 2000;20: 673–685.
110. Akira M, Yokoyama K, Yamamoto S, et al. Early asbestosis: evaluation with high-resolution CT. *Radiology* 1991;178:409–416.
111. Akira M, Yamamoto S, Inoue Y, et al. High-resolution CT of asbestosis and idiopathic pulmonary fibrosis. *AJR Am J Roentgenol* 2003;181:163–169.
112. Akira M, Yamamoto S, Yokoyama K, et al. Asbestosis: high-resolution CT-pathologic correlation. *Radiology* 1990;176: 389–394.
113. Antao VC, Pinheiro GA, Terra-Filho M, et al. High-resolution CT in silicosis: correlation with radiographic findings and functional impairment. *J Comput Assist Tomogr* 2005;29:350–356.
114. Howling SJ, Hansell DM, Wells AU, et al. Follicular bronchiolitis: thin-section CT and histologic findings. *Radiology* 1999;212:637–642.
115. Remy-Jardin M, Remy J, Wallaert B, et al. Pulmonary involvement in progressive systemic sclerosis: sequential evaluation with CT, pulmonary function tests, and bronchoalveolar lavage. *Radiology* 1993;188:499–506.
116. Remy-Jardin M, Remy J, Cortet B, et al. Lung changes in rheumatoid arthritis: CT findings. *Radiology* 1994;193:375–382.
117. Sumikawa H, Johkoh T, Ichikado K, et al. Usual interstitial pneumonia and chronic idiopathic interstitial pneumonia: analysis of CT appearance in 92 patients. *Radiology* 2006;241:258–266.
118. Gruden JF, Webb WR, Sides DM. Adult-onset disseminated tracheobronchial papillomatosis: CT features. *J Comput Assist Tomogr* 1994;18:640–642.
119. Akira M, Atagi S, Kawahara M, et al. High-resolution CT findings of diffuse bronchioloalveolar carcinoma in 38 patients. *AJR Am J Roentgenol* 1999;173:1623–1629.
120. Storto ML, Kee ST, Golden JA, et al. Hydrostatic pulmonary edema: high-resolution CT findings. *AJR Am J Roentgenol* 1995; 165:817–820.
121. Todo G, Herman PG. High-resolution computed tomography of the pig lung. *Invest Radiol* 1986;21:689–696.
122. Resten A, Maitre S, Humbert M, et al. Pulmonary hypertension: CT of the chest in pulmonary venoocclusive disease. *AJR Am J Roentgenol* 2004;183:65–70.
123. Padley SPG, Adler BD, Staples CA, et al. Pulmonary talcosis: CT findings in three cases. *Radiology* 1993;186:125–127.
124. Bendeck SE, Leung AN, Berry GJ, et al. Cellulose granulomatosis presenting as centrilobular nodules: CT and histologic findings. *AJR Am J Roentgenol* 2001;177:1151–1153.
125. Marten K, Schnyder P, Schirg E, et al. Pattern-based differential diagnosis in pulmonary vasculitis using volumetric CT. *AJR Am J Roentgenol* 2005;184:720–733.
126. Hansell DM. Small-vessel diseases of the lung: CT-pathologic correlates. *Radiology* 2002;225:639–653.
127. Connolly B, Manson D, Eberhard A, et al. CT appearance of pulmonary vasculitis in children. *AJR Am J Roentgenol* 1996;167: 901–904.
128. Primack SL, Miller RR, Müller NL. Diffuse pulmonary hemorrhage: clinical, pathologic, and imaging features. *AJR Am J Roentgenol* 1995;164:295–300.
129. Johkoh T, Ikezoe J, Nagareda T, et al. Metastatic pulmonary cal-

cification: early detection by high-resolution CT. *J Comput Assist Tomogr* 1993;17:471–473.
130. Hartman TE, Müller NL, Primack SL, et al. Metastatic pulmonary calcification in patients with hypercalcemia: findings on chest radiographs and CT scans. *AJR Am J Roentgenol* 1994;162:799–802.
131. Marchiori E, Muller NL, Souza AS Jr, et al. Unusual manifestations of metastatic pulmonary calcification: high-resolution CT and pathological findings. *J Thorac Imaging* 2005;20:66–70.
132. Dufour B, Maitre S, Humbert M, et al. High-resolution CT of the chest in four patients with pulmonary capillary hemangiomatosis or pulmonary venoocclusive disease. *AJR Am J Roentgenol* 1998;171:1321–1324.
133. Resten A, Maitre S, Humbert M, et al. Pulmonary arterial hypertension: thin-section CT predictors of epoprostenol therapy failure. *Radiology* 2002;222:782–788.
134. Nolan RL, McAdams HP, Sporn TA, et al. Pulmonary cholesterol granulomas in patients with pulmonary artery hypertension: chest radiographic and CT findings. *AJR Am J Roentgenol* 1999;172:1317–1319.
135. Gruden JF, Webb WR. Identification and evaluation of centrilobular opacities on high-resolution CT. *Semin Ultrasound CT MR* 1995;16:435–449.
136. Franquet T, Muller NL. Disorders of the small airways: high-resolution computed tomographic features. *Semin Respir Crit Care Med* 2003;24:437–444.
137. Rossi SE, Franquet T, Volpacchio M, et al. Tree-in-bud pattern at thin-section CT of the lungs: radiologic-pathologic overview. *Radiographics* 2005;25:789–801.
138. Verma N, Chung JH, Mohammed TL. "Tree-in-bud sign". *J Thorac Imaging* 2012;27:W27.
139. Reid L, Simon G. The peripheral pattern in the normal bronchogram and its relation to peripheral pulmonary anatomy. *Thorax* 1958;13:103–109.
140. Hollings NP, Wells AU, Wilson R, et al. Comparative appearances of non-tuberculous mycobacteria species: a CT study. *Eur Radiol* 2002;12:2211–2217.
141. Jeong YJ, Lee KS, Koh WJ, et al. Nontuberculous mycobacterial pulmonary infection in immunocompetent patients: comparison of thin-section CT and histopathologic findings. *Radiology* 2004;231:880–886.
142. Franquet T, Muller NL, Gimenez A, et al. Spectrum of pulmonary aspergillosis: histologic, clinical, and radiologic findings. *Radiographics* 2001;21:825–837.
143. Franquet T, Muller NL, Lee KS, et al. Pulmonary candidiasis after hematopoietic stem cell transplantation: thin-section CT findings. *Radiology* 2005;236:332–337.
144. Escuissato DL, Gasparetto EL, Marchiori E, et al. Pulmonary infections after bone marrow transplantation: high-resolution CT findings in 111 patients. *AJR Am J Roentgenol* 2005;185: 608–615.
145. Franquet T, Gimenez A, Prats R, et al. Thrombotic microangiopathy of pulmonary tumors: a vascular cause of tree-in-bud pattern on CT. *AJR Am J Roentgenol* 2002;179:897–899.
146. Tack D, Nollevaux MC, Gevenois PA. Tree-in-bud pattern in neoplastic pulmonary emboli. *AJR Am J Roentgenol* 2001;176: 1421–1422.
147. Engelke C, Schaefer-Prokop C, Schirg E, et al. High-resolution CT and CT angiography of peripheral pulmonary vascular disorders. *Radiographics* 2002;22:739–764.
148. Li Ng Y, Hwang D, Patsios D, et al. Tree-in-bud pattern on thoracic CT due to pulmonary intravascular metastases from pancreatic adenocarcinoma. *J Thorac Imaging* 2009;24:150–151.
149. Gruden JF, Huang L, Turner J, et al. High-resolution CT in the evaluation of clinically suspected *Pneumocystis carinii* pneumonia in AIDS patients with normal, equivocal, or nonspecific radiographic findings. *AJR Am J Roentgenol* 1997;169:967–975.
150. Raoof S, Amchentsev A, Vlahos I, et al. Pictorial essay: multinodular disease: a high-resolution CT scan diagnostic algorithm. *Chest* 2006;129:805–815.
151. Tuddenham WJ. Glossary of terms for thoracic radiology: recommendations of the nomenclature committee of the Fleischner society. *AJR Am J Roentgenol* 1984;143:509–517.
152. Winer-Muram HT, Beals DH, Cole FH. Blastomycosis of the lung: CT features. *Radiology* 1992;182:829–832.
153. Ferreiros J, Bustos A, Merino S, et al. Transthoracic needle aspiration biopsy: value in the diagnosis of mycobacterial lung opacities. *J Thorac Imaging* 1999;14:194–200.
154. Heo JN, Choi YW, Jeon SC, et al. Pulmonary tuberculosis: another disease showing clusters of small nodules. *AJR Am J Roentgenol* 2005;184:639–642.
155. Kohno N, Ikezoe J, Johkoh T, et al. Focal organizing pneumonia: CT appearance. *Radiology* 1993;189:119–123.
156. Akira M, Kozuka T, Yamamoto S, et al. Inhalational talc pneumoconiosis: radiographic and CT findings in 14 patients. *AJR Am J Roentgenol* 2007;188:326–333.
157. Davis SD. CT evaluation for pulmonary metastases in patients with extrathoracic malignancy. *Radiology* 1991;180:1–12.
158. Diederich S, Semik M, Lentschig MG, et al. Helical CT of pulmonary nodules in patients with extrathoracic malignancy: CT-surgical correlation. *AJR Am J Roentgenol* 1999;172:353–360.
159. Travis WD, Brambilla E, Noguchi M, et al. International Association for the Study of Lung Cancer/American Thoracic Society/ European Respiratory Society: international multidisciplinary classification of lung adenocarcinoma: executive summary. *Proc Am Thorac Soc* 2011;8:381–385.
160. Travis WD, Brambilla E, Noguchi M, et al. International Association for the Study of Lung Cancer/American Thoracic Society/European Respiratory Society international multidisciplinary classification of lung adenocarcinoma. *J Thorac Oncol* 2011;6:244–285.
161. McCulloch GL, Sinnatamby R, Stewart S, et al. High-resolution computed tomographic appearance of maltoma of the lung. *Eur Radiol* 1998;8:1669–1673.
162. Lewis ER, Caskey CI, Fishman EK. Lymphoma of the lung: CT findings in 31 patients. *AJR Am J Roentgenol* 1991;156: 711–714.
163. Lee KS, Kim Y, Primack SL. Imaging of pulmonary lymphomas. *AJR Am J Roentgenol* 1997;168:339–345.
164. Collins J, Müller NL, Leung AN, et al. Epstein-barr-virus-associated lymphoproliferative disease of the lung: CT and histologic findings. *Radiology* 1998;208:749–759.
165. Rappaport DC, Chamberlain DW, Shepherd FA, et al. Lymphoproliferative disorders after lung transplantation: imaging features. *Radiology* 1998;206:519–524.
166. Akira M, Yamamoto S, Sakatani M. Bronchiolitis obliterans organizing pneumonia manifesting as multiple large nodules or masses. *AJR Am J Roentgenol* 1998;170:291–295.
167. Bravo Soberon A, Torres Sanchez MI, Garcia Rio F, et al. High-resolution computed tomography patterns of organizing pneumonia [Article in Spanish]. *Arch Bronconeumol* 2006;42:413–416.
168. Kim SJ, Lee KS, Ryu YH, et al. Reversed halo sign on high-resolution CT of cryptogenic organizing pneumonia: diagnostic implications. *AJR Am J Roentgenol* 2003;180:1251–1254.
169. Zompatori M, Poletti V, Battista G, et al. Bronchiolitis obliterans with organizing pneumonia (boop), presenting as a ring-shaped opacity at hrct (the atoll sign). A case report. *Radiol Med (Torino)* 1999;97:308–310.
170. Voloudaki AE, Bouros DE, Froudarakis ME, et al. Crescentic and ring-shaped opacities. CT features in two cases of bronchiolitis obliterans organizing pneumonia (boop). *Acta Radiol* 1996;37: 889–892.
171. Gasparetto EL, Escuissato DL, Davaus T, et al. Reversed halo sign in pulmonary paracoccidioidomycosis. *AJR Am J Roentgenol* 2005;184:1932–1934.
172. Barreto MM, Marchiori E, Amorim VB, et al. Thoracic paracoccidioidomycosis: radiographic and CT findings. *Radiographics* 2012;32:71–84.
173. Marchiori E, Zanetti G, Irion KL, et al. Reversed halo sign in active pulmonary tuberculosis: criteria for differentiation from cryptogenic organizing pneumonia. *AJR Am J Roentgenol* 2011;197:1324–1327.
174. Marchiori E, Zanetti G, Meirelles GSP, et al. The reversed halo sign on high-resolution CT in infectious and noninfectious pulmonary diseases. *AJR Am J Roentgenol* 2011;197:W69–W75.
175. Walker CM, Mohammed T-L, Chung JH. Reversed halo sign. *J Thorac Imaging* 2011;26:W80.

176. Hoffman GS, Kerr GS, Leavitt RY, et al. Wegener granulomatosis: an analysis of 158 patients. *Ann Intern Med* 1992;116:488–498.
177. Aberle DR, Gamsu G, Lynch D. Thoracic manifestations of Wegener granulomatosis: diagnosis and course. *Radiology* 1990;174:703–709.
178. Weir IH, Müller NL, Chiles C, et al. Wegener's granulomatosis: findings from computed tomography of the chest in 10 patients. *Can Assoc Radiol J* 1992;43:31–34.
179. Foo SS, Weisbrod GL, Herman SJ, et al. Wegener granulomatosis presenting on CT with atypical bronchovasocentric distribution. *J Comput Assist Tomogr* 1990;14:1004–1006.
180. Worthy SA, Müller NL, Hansell DM, et al. Churg-Strauss syndrome: the spectrum of pulmonary CT findings in 17 patients. *AJR Am J Roentgenol* 1998;170:297–300.
181. Jeong YJ, Kim K-I, Seo IJ, et al. Eosinophilic lung diseases: a clinical, radiologic, and pathologic overview. *Radiographics* 2007;27:617–637.
182. Utz JP, Swensen SJ, Gertz MA. Pulmonary amyloidosis. The Mayo clinic experience from 1980 to 1993. *Ann Intern Med* 1996;124:407–413.
183. Pickford HA, Swensen SJ, Utz JP. Thoracic cross-sectional imaging of amyloidosis. *AJR Am J Roentgenol* 1997;168:351–355.
184. Kanne JP, Yandow DR, Mohammed T-LH, et al. CT findings of pulmonary nocardiosis. *AJR Am J Roentgenol* 2011;197:W266–W272.
185. Mori M, Galvin JR, Barloon TJ, et al. Fungal pulmonary infections after bone marrow transplantation: evaluation with radiography and CT. *Radiology* 1991;178:721–726.
186. Kuhlman JE, Fishman EK, Burch PA, et al. Invasive pulmonary aspergillosis in acute leukemia: the contribution of CT to early diagnosis and aggressive management. *Chest* 1987;92:95–99.
187. Gaeta M, Volta S, Stroscio S, et al. CT "halo sign" in pulmonary tuberculoma. *J Comput Assist Tomogr* 1992;16:827–828.
188. Primack SL, Hartman TE, Lee KS, et al. Pulmonary nodules and the CT halo sign. *Radiology* 1994;190:513–515.
189. Won HJ, Lee KS, Cheon JE, et al. Invasive pulmonary aspergillosis: prediction at thin-section CT in patients with neutropenia—a prospective study. *Radiology* 1998;208:777–782.
190. Doyle TC, Lawler GA. CT features of rounded atelectasis of the lung. *AJR Am J Roentgenol* 1984;143:225–228.
191. Ren H, Hruban RH, Kuhlman JE, et al. Computed tomography of rounded atelectasis. *J Comput Assist Tomogr* 1988;12:1031–1034.
192. McHugh K, Blaquiere RM. CT features of rounded atelectasis. *AJR Am J Roentgenol* 1989;153:257–260.
193. Lynch DA, Gamsu G, Ray CS, et al. Asbestos-related focal lung masses: manifestations on conventional and high-resolution CT scans. *Radiology* 1988;169:603–607.

5 HRCT 所見：肺実質影

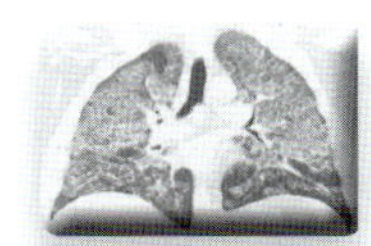

重要な項目

すりガラス影 143
コンソリデーション 155
石灰化および他の高吸収陰影 161

本章で使われる略語

AIP (acute interstitial pneumonia) 急性間質性肺炎
ARDS (acute respiratory distress syndrome) 急性呼吸窮迫症候群
COP (cryptogenic organizing pneumonia) 特発性器質化肺炎
DAD (diffuse alveolar damage) びまん性肺胞傷害
DIP (desquamative interstitial pneumonia) 剥離性間質性肺炎
GGO (ground-glass opacity) すりガラス影
HP (hypersensitivity pneumonitis) 過敏性肺炎
IPF (idiopathic pulmonary fibrosis) 特発性肺線維症
LIP (lymphoid interstitial pneumonia) リンパ球性間質性肺炎
NSIP (nonspecific interstitial pneumonia) 非特異性間質性肺炎
OP (organizing pneumonia) 器質化肺炎
PAP (pulmonary alveolar proteinosis) 肺胞蛋白症
RB-ILD (respiratory bronchiolitis-interstitial lung disease) 呼吸細気管支炎を伴う間質性肺疾患
UIP (usual interstitial pneumonia) 通常型間質性肺炎

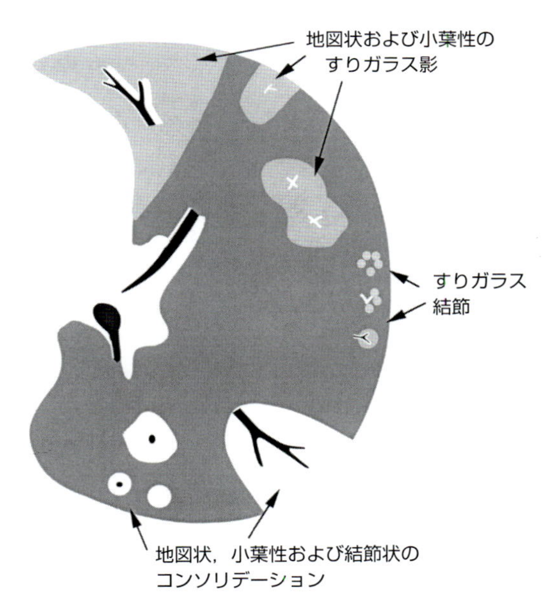

図 5-1 肺吸収値上昇の HRCT 所見． すりガラス影では背景の血管を認識できるが，コンソリデーションでは不明瞭である．一方，これらはともにエアブロンコグラムを伴うことがあり，結節状，小葉性，斑状あるいは地図状である．

肺実質影とは，限局性，びまん性あるいは多巣性の肺吸収値の上昇であり，慢性肺疾患患者における高分解能 CT(HRCT)の一般的な所見である．肺吸収値の上昇は通常，すりガラス影(GGO)またはコンソリデーションと称される[1-4](図 5-1)．肺の石灰化をきたす肺疾患もあれば，他の高吸収の肺異常をきたす肺疾患もある．これらについても本章で述べる．

すりガラス影

すりガラス影とは，背景の血管または気管支縁が認識できる程度の HRCT での淡い肺吸収値の上昇を示す非特異的な用語である(図 5-1～図 5-3)．血管が不明瞭となる場合は，通常コンソリデーションという用語が用いられる[1-4]．すりガラス影は多くの異常を反映し，気腔病変(図 5-3)，間質の肥厚(図 5-4)，部分的な肺胞虚脱(無気肺)，毛細血管血液量の増加，またはこれらの組合せを有する患者に認められる[5-12]．

すりガラス影は HRCT の空間分解能を超える非常に小さな形態学的異常の容積平均から生じる[9-12]．すりガラス影は，肺胞間質のわずかな肥厚，肺胞壁の肥厚，間質の炎症や浸潤や線維化，または肺胞腔を部分的に占拠する細胞や液体を反映する[7,13,14]．気腔を充填する疾患の初期に肺胞内に少量の液体が存在する場合，液体は肺胞壁に接して層状となる傾向があるため，HRCT では肺胞壁の肥厚と区別できない[15]．すりガラ

図 5-2　グッドパスチャー症候群に肺出血を合併した患者におけるすりガラス影（16 歳男性）.

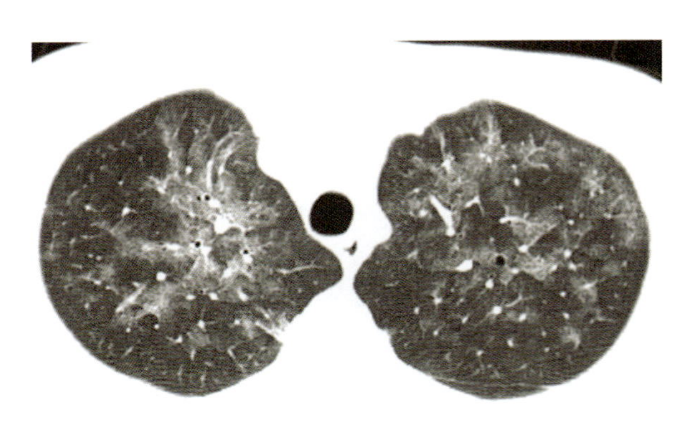

図 5-3　すりガラス影を伴うニューモシスチス肺炎患者における斑状のすりガラス影．異常な肺領域の内部に肺血管が認識される.

ス影を示す 22 例を対象に肺生検の結果を HRCT と比較した研究において，14％は主に気腔に，54％は主に間質に，32％は気腔と間質のいずれにも異常を認めた[7]．部分的な肺胞の虚脱によっても肺吸収値は上昇し[16]，すりガラス影を呈する.

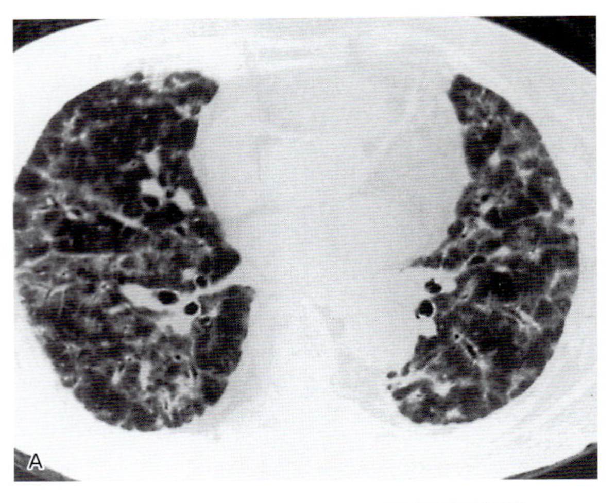

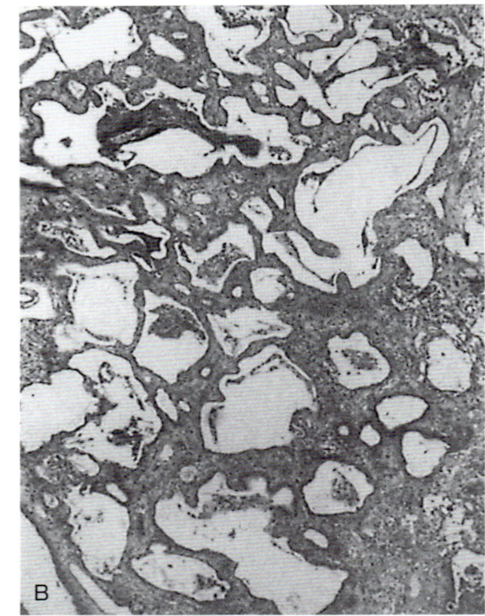

図 5-4　肺線維症に関連するすりガラス影．A：HRCT は，斑状に分布するすりガラス影を示す．B：生検標本では，肺胞壁の肥厚および線維化からなる異常であり，気腔の異常はわずかである．(From Leung AN, Miller RR, Muller NL.Parenchymal opacification in chronic infiltrative lung diseases: CT-pathologic correlation. *Radiology* 1993;188:209, with permission.)

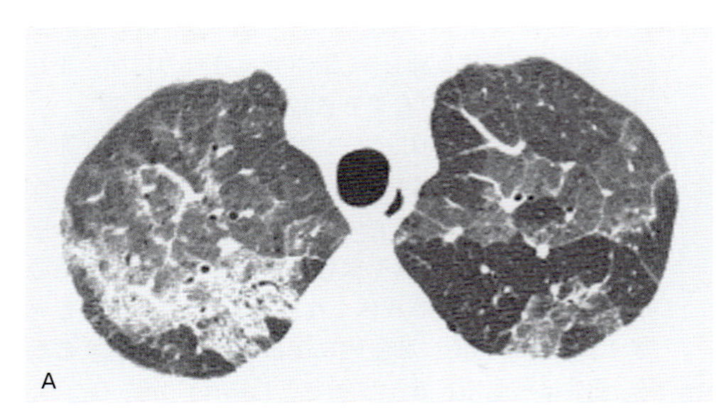

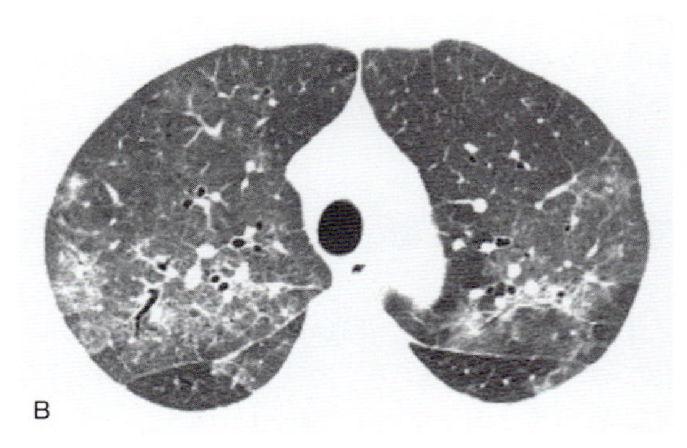

図 5-5　A，B：過敏性肺炎と関連する斑状のすりガラス影．上葉優位の分布を示す.

すりガラス影という用語は毛細血管血液量の増加に伴う肺吸収値の上昇に対して用いられることもあるが，肺吸収値の異常の原因がそのように判明もしくは疑われている場合はモザイク灌流とよぶほうが望ましい[16]．モザイク灌流の所見に関しては7章で述べる．

すりガラス影が肺全体に均等にごく淡くびまん性に分布する場合，認識することは困難である．しかしながら，ほとんどの場合，すりガラス影は斑状の分布を示し，肺の一部の領域のみを侵す．この肺実質の“地図状”の所見によって，より容易に，確信をもって検出し，診断できる(図5–3，図5–5)．ある患者では，小葉全体が異常な高吸収を示し，一方で隣接する小葉は正常にみえる[13]．ある患者では，すりガラス影は小葉中心性および細気管支周囲に分布し，境界不明瞭な小葉中心性結節の所見となる[5, 13, 15, 17–20]．すりガラス影は個々の肺葉あるいは肺区域に広がることも，非区域性であることも(図5–6)，あるいはびまん性のこともある[13](図5–7)．肺のある領域での“異常に黒い”空気を含む気管支があることもまた，すりガラス影を認識する手掛かりとなる．この暗い気管支の所見は本質的にはエアブロンコグラムである．

すりガラス影の重要性

すりガラス影は活動性の治療可能な病変を反映することが多いという点で非常に重要な所見である．急性症状を有する患者では，すりガラス影が活動性の病変と関連する頻度は非常に高い．例えば，AIDSと急性呼吸窮迫を有する患者において，HRCTでのすりガラス影はほぼ間違いなくニューモシスチス肺炎の存在を示す[21]．

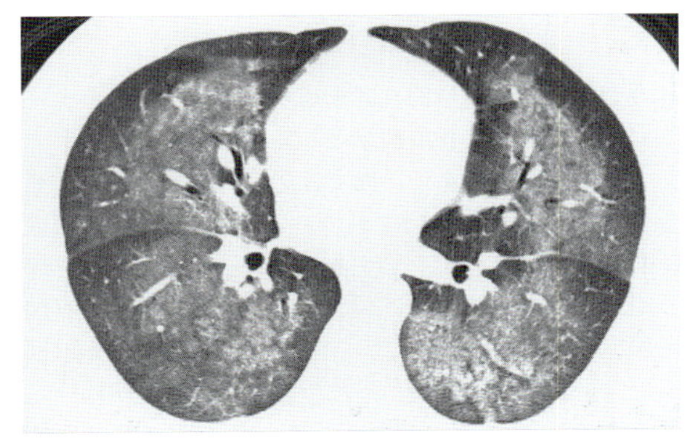

図 5–6　コカイン吸入による急性肺傷害およびびまん性肺胞傷害と関連した広範な肺門周囲のすりガラス影．この異常は一過性で2週間以内に消失した．

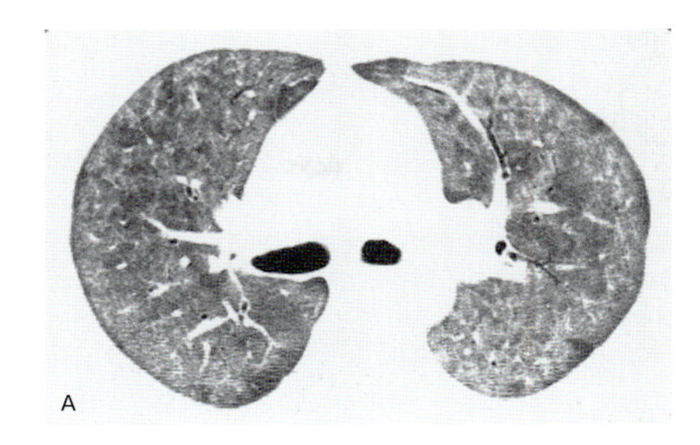

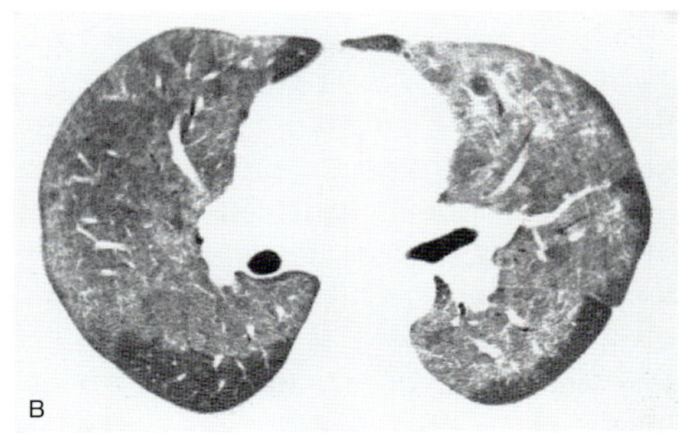

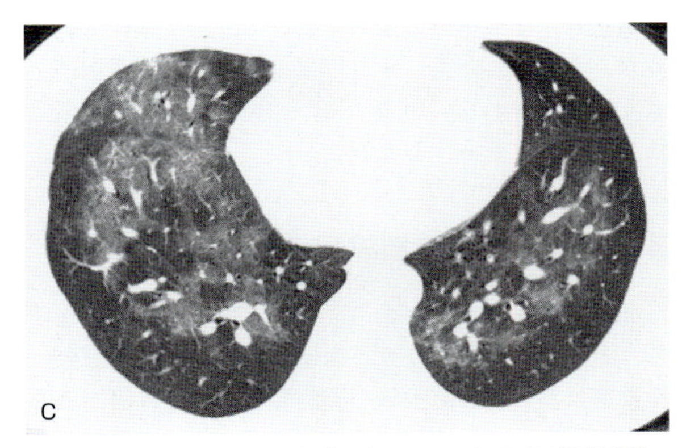

図 5–7　A–C：AIDSに関連したニューモシスチス肺炎患者の3つのレベルでのHRCT．びまん性のすりガラス影は上葉および肺門周囲に優位な分布を示す(A，B)．下葉ではすりガラス影はより斑状の分布を示す(C)．

亜急性または慢性症状を有する患者においても，すりガラス影は活動性疾患の可能性を示唆する．しかしながら，この場合は肺線維化も考慮される．Leungら[7]によるすりガラス影を有する22名の患者を対象とした研究では，18例(82％)が肺生検にて活動性あるいは可逆性の疾患を有すると考えられた．Remy-Jardinらによる同様の研究[14]では，26名の患者における計37ヵ所の生検部位でHRCT所見と組織検査との対比を行った．その結果，37ヵ所中24ヵ所(65％)ですりガラス影は線維化よりも優位もしくは同程度の炎症に相当した．また，8ヵ所(22%)では炎症が存在するものの線維化が優位であり，残りの5ヵ所(13%)においては線維化が唯一の組織学的所見であった．活動性肺疾患との関連が高いために，すりガラス影が存在する場合は，患者の臨床状態を考慮したうえで，しばしば肺生検を含む更なる精査が必要となる．また，肺生検が施行される際には，すりガラス影を示す領域を標的とすることが多い．なぜなら，その領域が最も活動性があり，診断に役立つ材料が採取できる可能性が高いからである．

すりガラス影は線維化と炎症のどちらも反映する場合があるが，すりガラス影が線維化の HRCT 所見と関連していない場合やすりガラス影が優位な場合のみ，活動性の過程を診断するように注意しなくてはならない(図 5-5～図 5-8)．牽引性気管支拡張や蜂巣肺(蜂窩肺)といった線維化の所見が存在する領域内にのみすりガラス影がみられる場合，線維化が主な組織学的異常であることが多い(図 5-4，図 5-9)．例えば Remy-Jardin らの研究[14]では，HRCT 上すりガラス影の領域に一致して牽引性の気管支拡張あるいは細気管支拡張を示すすべての患者において，肺生検にて線維化がみられた．一方，すりガラス影の領域に牽引性気管支拡張を伴わない患者では，92%が肺生検にて活動性炎症性病変を有すると判明した．

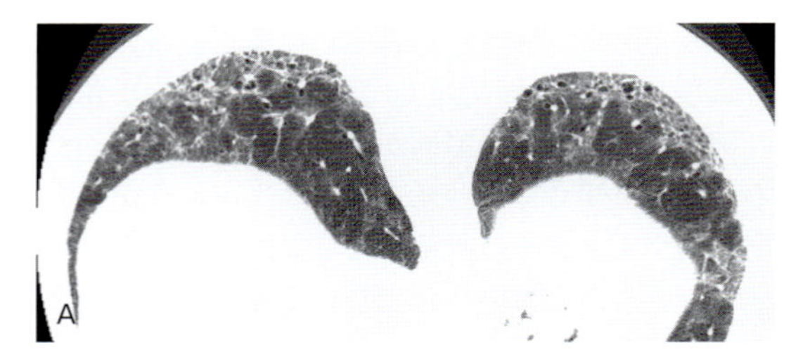

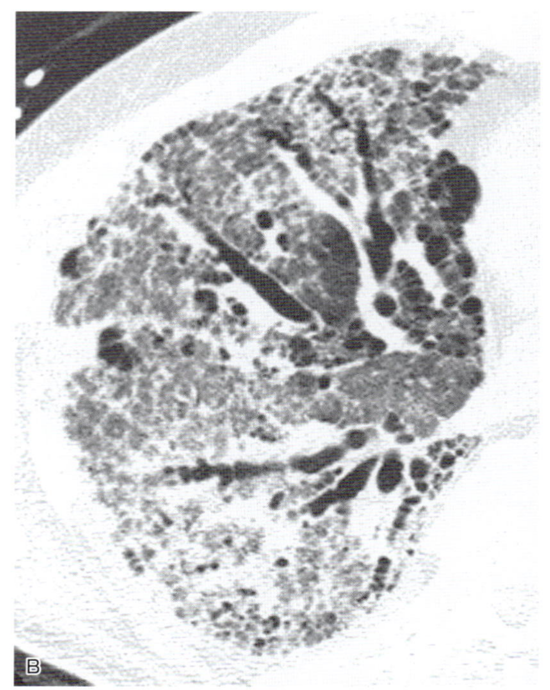

図 5-9　特発性肺線維症(IPF)患者の2例における肺線維化と関連したすりガラス影． A：初期の肺線維化を有する患者において，背側にみられるすりガラス影は網状影と牽引性気管支拡張を伴う．B：広範な肺線維化を有する患者において，網状影，蜂巣肺，牽引性気管支拡張とともにすりガラス影がみられる．すりガラス影が牽引性の気管支拡張または細気管支拡張などの線維化の所見と関係している場合は，すりガラス影自体も線維化を反映していることが多い．

すりガラス影の鑑別診断

HRCT ですりガラス影を呈する疾患は数多く存在する．多くの場合，すりガラス影は疾患の初期あるいは活動期における肺胞中隔や肺胞腔内の炎症性滲出液を伴う類似した組織学的反応を反映するが，このパターンは様々な病理過程の結果として生じ得る．

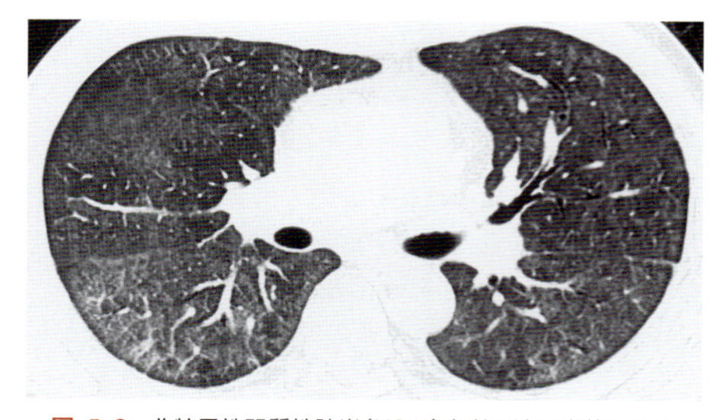

図 5-8　非特異性間質性肺炎(NSIP)患者の淡い斑状のすりガラス影． 背側および胸膜下に優位の分布を示す．牽引性気管支拡張などの肺線維化の所見はみられない．胸膜直下の肺が温存されていることに注意する．これは NSIP 患者の約半数にみられる特徴である．

すりガラス影の鑑別診断では患者の症状が急性，亜急性あるいは慢性のいずれであるかが重要である(表 5-1)．すりガラス影を呈する疾患のうち急性症状を伴うものは，様々な原因による肺水腫[22, 23]，肺出血(図 5-2)[24]，あらゆる肺炎，(特にニューモシスチス肺炎(図 5-3，図 5-7，図 5-10)[13, 21, 22, 25-31]，サイトメガロウイルスなどのウイルス性肺炎[32-40]，マイコプラズマ肺炎[41]などの異型肺炎)，急性間質性肺炎(AIP)[42, 43]，および慢性間質性肺炎の急性増悪[44]などのびまん性肺胞

表 5-1　すりガラス影の鑑別診断

診　断	症　状	コメント
AIP, DAD, ARDS	急　性	常にみられる；コンソリデーションの頻度が高い；斑状あるいはびまん性
肺水腫	急　性	びまん性あるいは小葉中心性；隔壁肥厚を伴うこともある
肺出血	急　性	斑状あるいはびまん性；隔壁肥厚を伴うこともある
肺炎(ニューモシスチス, ウイルス性, マイコプラズマ肺炎など)	急　性	高頻度；びまん性あるいは斑状；小葉中心性結節；コンソリデーションあるいは隔壁肥厚を伴うこともある
誤嚥性肺炎	急　性	斑状, 荷重側, 小葉中心性結節；コンソリデーションを伴うこともある
急性好酸球性肺炎	急　性	びまん性；呼吸不全を伴う頻度が高い
放射線肺炎	急　性	照射域に一致して分布
NSIP	亜急性, 慢性	高頻度；斑状；末梢性；50%では胸膜下を温存する；しばしば網状影と関連する；膠原病を含む複数の原因がある
UIP/IPF	亜急性, 慢性	高頻度に線維化の所見を伴う；単独の所見としてはまれ；胸膜下および肺底部優位の分布
DIP	亜急性, 慢性	常にみられる；びまん性あるいは斑状；嚢胞を伴うこともある；線維化の頻度は低い
RB-ILD	亜急性, 慢性	常にみられる；斑状および限局性；小葉中心性にみられる場合がある；線維化の頻度は低い
過敏性肺炎	亜急性, 慢性	非常に高頻度；斑状あるいは結節状；小葉中心性のこともある；コンソリデーションおよびエアトラッピングを伴うこともある；中肺優位の分布が最も高頻度
器質化肺炎	亜急性, 慢性	高頻度；コンソリデーションがたいてい存在；多くは気管支周囲および末梢優位；結節状のこともある；時に逆ハローサイン(アトールサイン)を伴う
慢性好酸球性肺炎	亜急性, 慢性	コンソリデーションの頻度がより高い；斑状あるいは結節状；末梢優位. 多くは器質化肺炎に類似
好酸球性多発血管炎性肉芽腫症	亜急性, 慢性	コンソリデーションも存在；結節状
粘液産生性および非粘液産生性腺癌	亜急性, 慢性	びまん性, 斑状あるいは小葉中心性；コンソリデーションの頻度が高い
リポイド肺炎	亜急性, 慢性	斑状あるいは小葉性；低吸収のコンソリデーションを伴うこともある
サルコイドーシス	亜急性, 慢性	まれに非常に小さな肉芽腫の融合によってみられる
LIP／濾胞性細気管支炎	亜急性, 慢性	斑状あるいは小葉中心性
肺胞蛋白症	亜急性, 慢性	非常に高頻度；斑状あるいはびまん性；隔壁肥厚を伴う(クレイジー・ペイビング)頻度が高い；線維化はまれ

傷害(DAD；図 5-6)や急性呼吸窮迫症候群(ARDS)[45]の他の原因, 急性好酸球性肺炎[46, 47], 急性過敏性肺炎, 誤嚥性肺炎および初期の放射線肺炎[20, 48, 49]である.

亜急性または慢性症状を呈する患者におけるすりガラス影の頻度の高い原因(表 5-1)には, 非特異性間質性肺炎(NSIP；図 5-8, 図 5-11), 特発性間質性肺炎あるいは強皮症や他の膠原病などの特定の疾患と関連する間質性肺炎[7, 13, 14, 50-54], 剥離性間質性肺炎(DIP；図 5-12)[55-57], 呼吸細気管支炎を伴う間質性肺疾患(RB-ILD)[56, 58-60], 過敏性肺炎(図 5-5, 図 5-13)[14, 19, 61, 62], 器質化肺炎[7, 14, 54, 63], 薬物に対する反応[13, 64], 慢性好酸球性肺炎(図 5-14)[47, 64, 65], リンパ球性間質性肺炎(LIP)[66, 67],

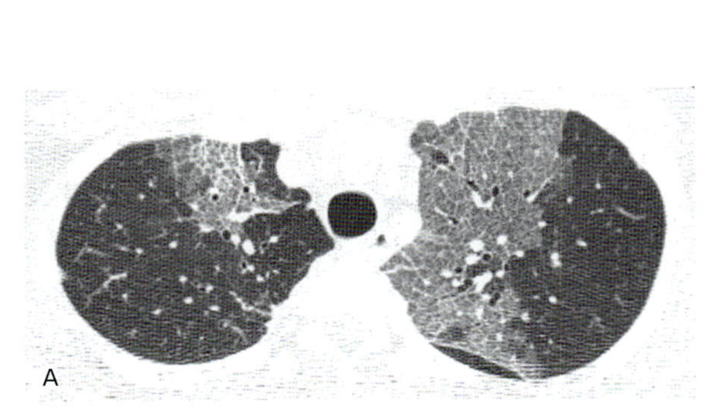

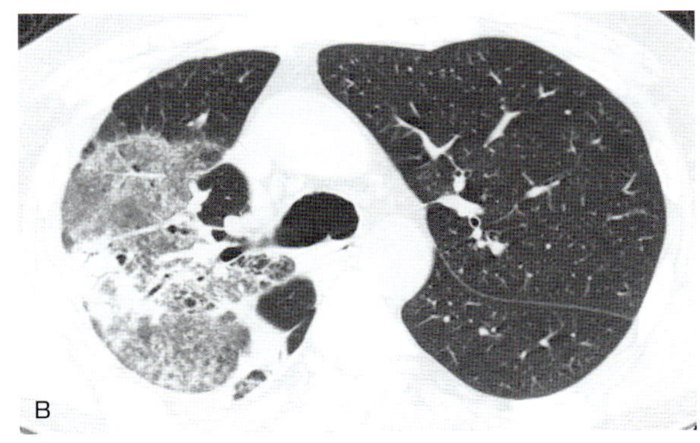

図 5-10　すりガラス影を伴う肺炎の 2 例. A：ニューモシスチス肺炎の患者において, 斑状のすりガラス影は隔壁の肥厚を伴う. この所見は"クレイジー・ペイビング"とよばれる. B：別の肺炎患者において, すりガラス影は限局性のコンソリデーションを伴う.

好酸球性多発血管炎性肉芽腫症(EGPA)[47,68]，リポイド肺炎(図5-15)と慢性的もしくは再発性の誤嚥性肺炎[69,70]，非粘液産生性および粘液産生性腺癌(図5-16)[71,72]，サルコイドーシス[7,14,73-75]，そして肺胞蛋白症(図5-17)[29,76-80]がある．

組織学的所見との相関

すりガラス影の原因となる組織学的異常は，各疾患の組織学的特徴によって様々であり，特定の組織学的異常と関連するものではない(表5-2)[7,19,60,81-83]．NSIP，強皮症あるいは他の膠原病患者を対象として，HRCTでのすりガラス影と肺生検結果，治療への反応および生存率に関して多くの研究がなされている[6,10-12,50,55,84-87]．間質性肺炎の組織学的研究において，すりガラス影はほとんどの場合で肺胞壁または肺胞内の炎症と関連することが示されている．例えば，強皮症患者を対象としたWellsらの研究[10]では，HRCTでの吸収値上昇は7例中4例で炎症主体の組織学的所見と相関したが，網状影は13例中12例で線維化と相関した．別の，HRCTですりガラス影を有する特発性肺線維症(IPF)患者14名を対象とした研究では，12例で生検にて炎症を認めた[7]．通常型間質性肺炎(UIP)においては，すりガラス影と肺線維化の関連は様々であった．DIPでは，すりガラス影は主に肺胞内のマク

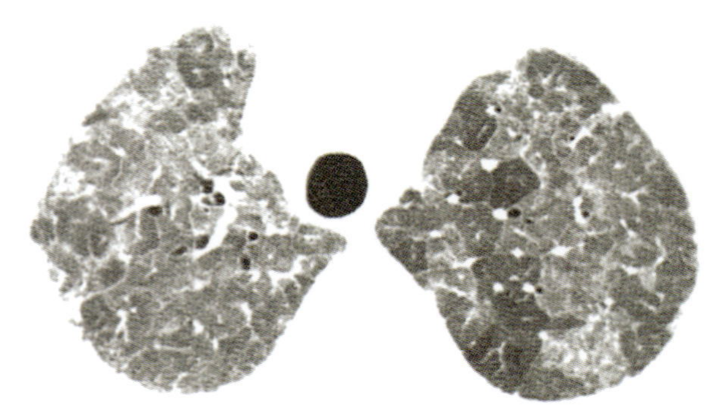

図 5-13 亜急性の過敏性肺炎．斑状で地図状のすりガラス影がみられ，いくつかの小葉が温存されている．

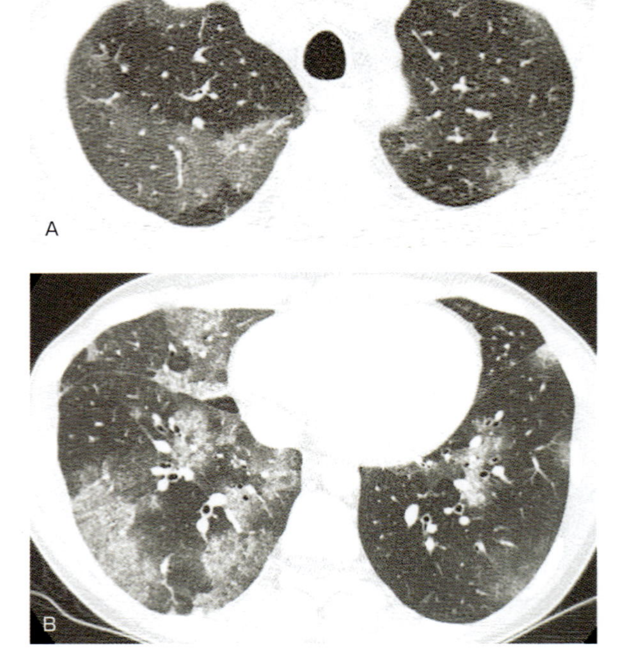

図 5-14 2例の慢性好酸球性肺炎．A：上葉に斑状および地図状のすりガラス影がみられる．B：他の患者において，斑状のすりガラス影とコンソリデーションがみられる．

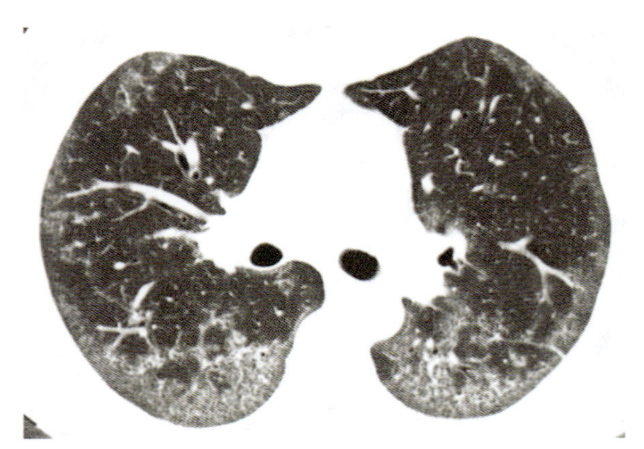

図 5-11 cellular NSIPのすりガラス影．すりガラス影は肺の背側で優位である．末梢優位であるにもかかわらず，胸膜下は温存される．この所見はNSIPを示唆する．

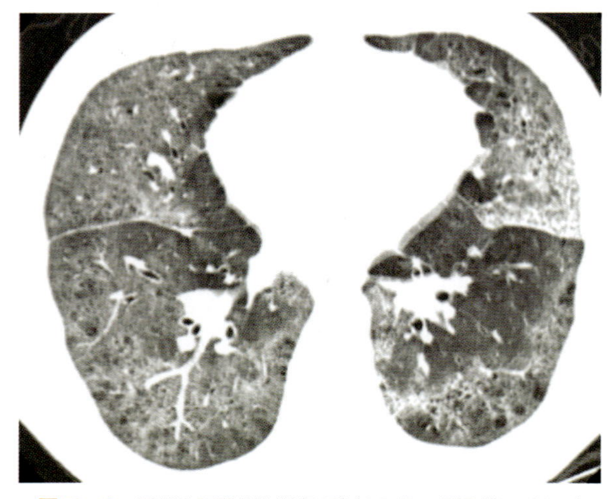

図 5-12 剥離性間質性肺炎(DIP)(39歳，喫煙者)．すりガラス影は末梢優位であり，胸膜下は温存される．嚢胞がすりガラス影の内部にみられる．嚢胞は一部のDIP患者でみられる．

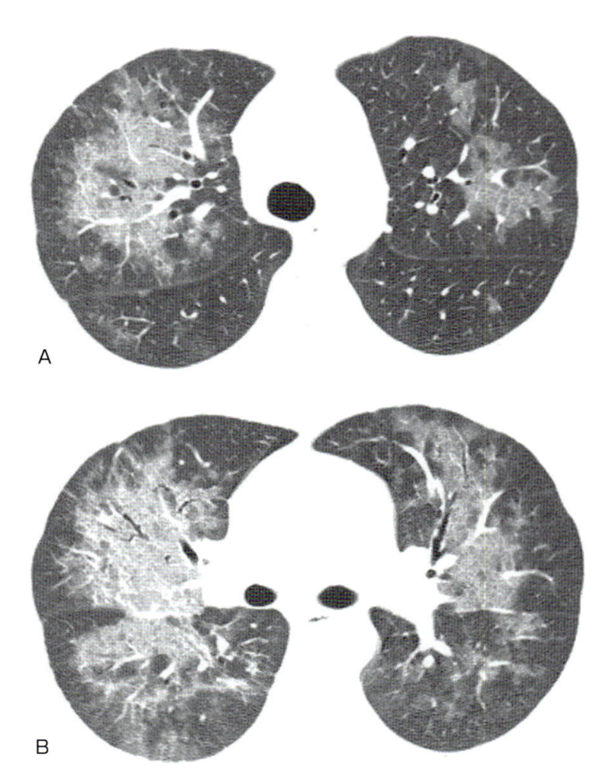

図 5-15　慢性的な鉱物油の吸入に伴うリポイド肺炎．A，B：肺門周囲にすりガラス影がみられる．

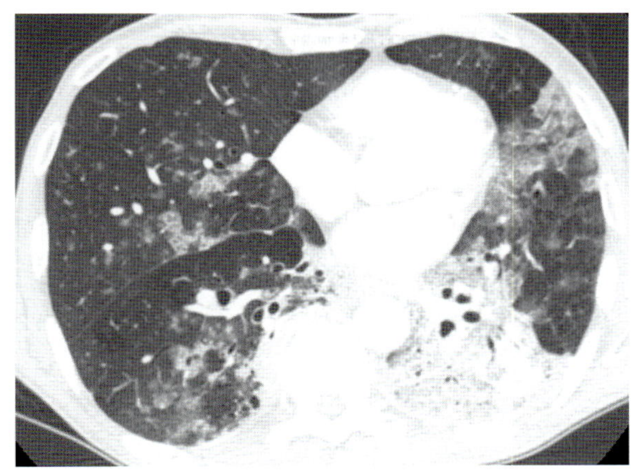

図 5-16　浸潤性粘液性腺癌．両肺に斑状および結節状のすりガラス影がみられるが，左肺がより高度に侵されている．

ロファージを反映していた[7, 10, 55, 85]．

クレイジー・ペイビング・パターン

HRCT でみられるすりガラス影と網状影の重ね合わせからなる所見を，クレイジー・ペイビングとよぶ[65, 78, 88-90]．このパターンが初めて認識されたのは肺胞蛋白症患者であり（図 5-17）[78]，肺胞蛋白症の特徴であるが，他の様々な疾患でも認められる[65, 88, 89]．クレイジー・ペイビングを有する患者において，すりガラス影は気腔あるいは間質の異常を反映する．網状影は，小葉間隔壁の肥厚，小葉内間質の肥厚，不規則な線維化の領域，あるいは小葉や細葉の辺縁に優位な気腔の充填過程を示す[65]．

クレイジー・ペイビングの鑑別診断には，気腔主体，間質主体あるいは混合性の疾患が含まれる（表 5-3）[65, 88, 89]．これらは，原発性および続発性の肺胞蛋白症（図 5-17）[78-80]，シリカ蛋白症（急性珪肺症）[91]，肺水腫[23, 92]，肺出血（図 5-18）[24, 88]，ARDS[88, 89]，AIP，DAD，肺炎（ニューモシスチス（図 5-10A，図 5-19），ウイル

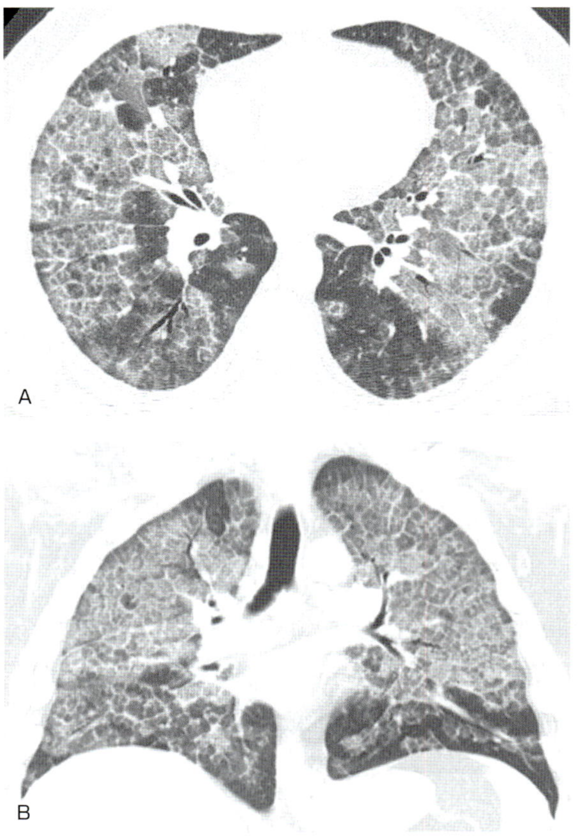

図 5-17　クレイジー・ペイビングを伴う肺胞蛋白症．A，B：地図状のすりガラス影と小葉間隔壁肥厚が同一の肺領域にみられる．このパターンは，クレイジー・ペイビングとよばれる．この所見は非特異的であるが，肺胞蛋白症に特徴的である．C：肺胞蛋白症患者の肺生検像．3つの隣接した肺小葉の一部を示す．左の小葉（PAP）は蛋白様物質で満たされた肺胞を示し，HRCT 上すりガラス影はこの領域に該当する．中央の小葉（NL）は正常であり，HRCT 上では地図状の所見として反映される．蛋白様物質による小葉間隔壁内のリンパ管拡張（矢印）は，小葉間隔壁肥厚として反映される．（Courtesy of Martha Warnock, MD.）

（つづく）

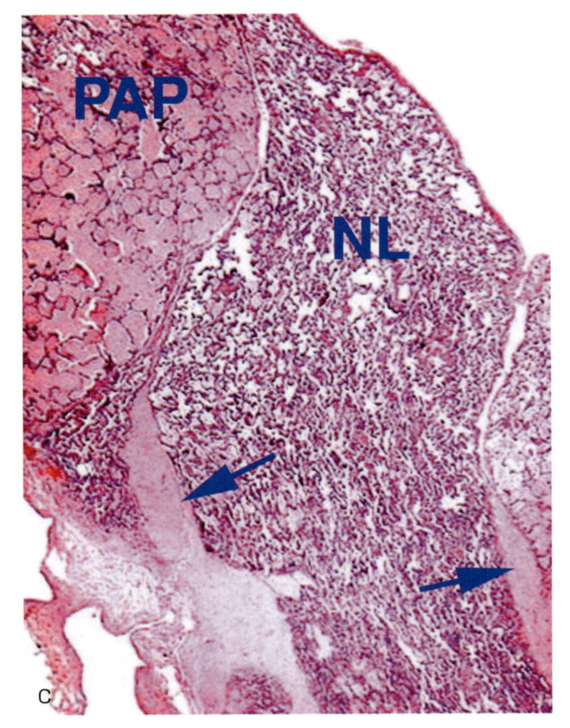

図 5-17 （つづき）

見の双方に基づいてなされなければならない（表5-3）.

Johkohら[65]による研究では，クレイジー・ペイビングパターンを呈する46例のうち，頻度の高い原因はARDS（8例），細菌性肺炎（7例），AIP（5例），そして，疾患としてはまれであるが，肺胞蛋白症（5例）であった．これらの一般的なクレイジー・ペイビングの原因のうち，肺胞蛋白症のみが亜急性または慢性の症状を呈する点は特筆に値し，また，一般的に日常診療でARDS，細菌性肺炎およびAIPの診断にHRCTが用いられることはまれである．また，本研究では，クレイジー・ペイビングの有所見率は，肺胞蛋白症（100%），DAD（67%），AIP（31%），ARDS（21%）であった[65].

クレイジー・ペイビングを示す患者を対象とした前向き研究では，様々な原因疾患が認められた[89]．これらにはニューモシスチス肺炎，肺胞蛋白症，UIP，肺出血，急性放射線肺炎，ARDSおよび薬剤性肺傷害が含まれた．これらのうち，最も頻度が高いのはニューモシスチス肺炎であった．

一般論として，クレイジー・ペイビングの鑑別診断は，関連する症状が急性か慢性かを考慮すべきという点で，すりガラス影の鑑別診断と類似している．クレイジー・ペイビングと慢性症状を有する患者では，クレイジー・ペイビングを伴わないすりガラス影を示す場合よりも肺胞蛋白症の可能性が高いと考えられる．

ス（サイトメガロウイルス，アデノウイルス，重症急性呼吸器症候群など；図5-20）[30,39,93-95]，マイコプラズマ，細菌および結核[88,96]による），NSIPあるいは器質化肺炎を含む間質性肺炎（図5-21）[88]，慢性好酸球性肺炎，急性好酸球性肺炎[46]，EGPA[68]，放射線肺炎[49]，薬剤性肺傷害[88,97]，サルコイドーシス[88]，肺腺癌（図5-22）[71,88]，カポジ肉腫[92]，リポイド肺炎[69,70]，誤嚥性肺炎およびB型ニーマン-ピック病[98]を含む．クレイジー・ペイビングパターンの鑑別診断は，HRCT所見および症状が急性か慢性かといった臨床所

すりガラス影の診断へのアプローチ

すりガラス影に著しい網状影を伴う場合，さらに網状影のパターンを分類する（図5-23）．吸収値上昇がみられる領域に蜂巣肺または牽引性気管支拡張を伴う網状影が存在する場合は，線維化がすりガラス影の原

表5-2　すりガラス影を伴う組織学的異常

診　断	組織所見
UIP	通常は線維化が存在する
NSIP	肺胞中隔の炎症；肺胞内細胞浸潤；線維化
DIP	肺胞マクロファージ；間質の炎症浸潤；軽度の線維化
呼吸細気管支炎	色素含有肺胞マクロファージ
AIP	間質の炎症性滲出液．浮腫，硝子膜形成を伴うDAD
過敏性肺炎	肺胞炎；間質の浸潤；不完全な肉芽腫；細胞性細気管支炎
器質化肺炎	肺胞中隔の炎症；肺胞細胞剥離
好酸球性肺炎	好酸性の間質浸潤；肺胞内の好酸球および組織球
ニューモシスチス肺炎	肺胞内の炎症性滲出液；肺胞中隔の肥厚
サルコイドーシス	主に多数の微小な肉芽腫を原因とする；肺胞炎はあまり重要でない
肺胞蛋白症	肺胞内のリポ蛋白様物質
粘液産生性および非粘液産生性腺癌	腫瘍のlepidic growth；肺胞虚脱；肺胞内ムチン（粘液産生性腫瘍）

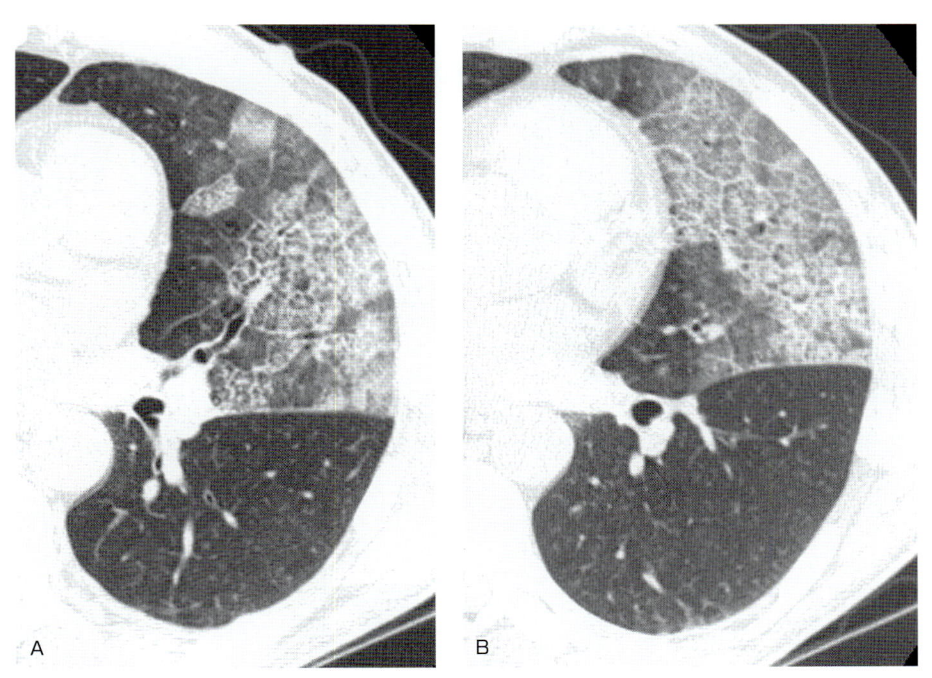

図 5-18　肺出血患者におけるすりガラス影とクレイジー・ペイビング．A，B：陰影の内部に血管および肥厚した小葉間隔壁がみられる．

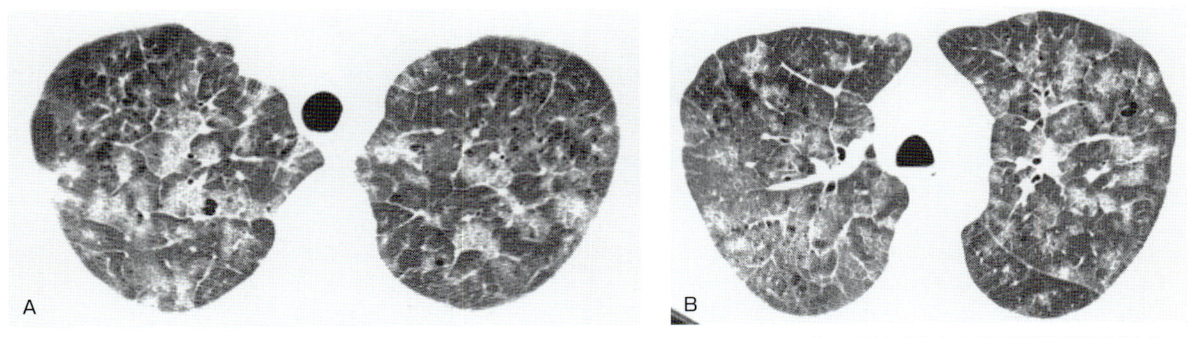

図 5-19　A，B：免疫抑制状態の白血病患者におけるニューモシスチス肺炎．斑状のすりガラス影と明瞭な小葉間隔壁の肥厚がみられる．

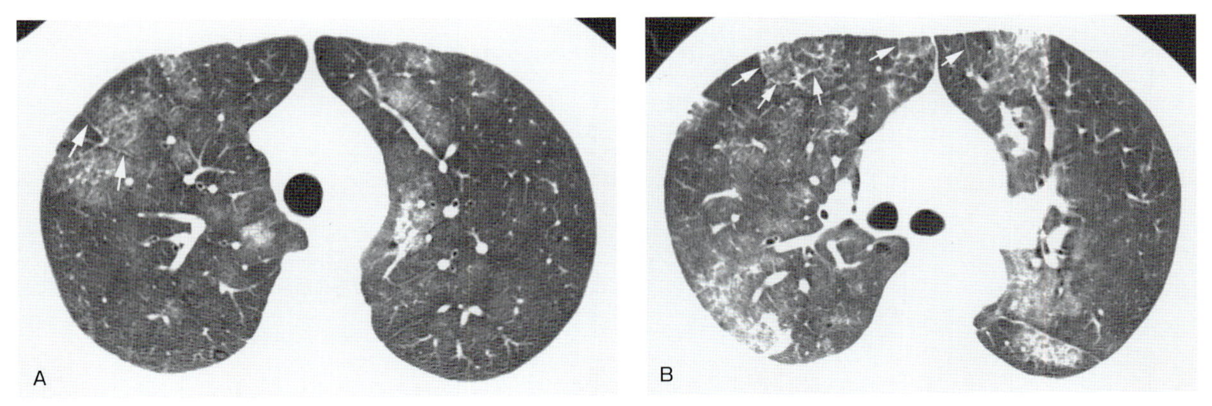

図 5-20　A，B：RS ウイルスによる肺炎．軽度の小葉間隔壁肥厚（矢印）を伴う斑状のすりガラス影がみられる．

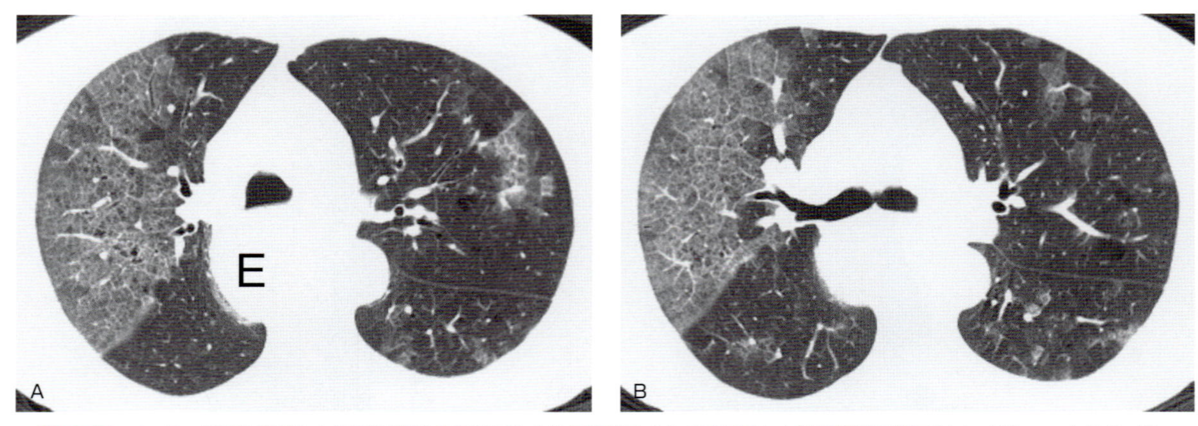

図 5-21　A，B：誤嚥と関連した器質化肺炎の患者にみられる斑状のすりガラス影と小葉間隔壁の肥厚(クレイジー・ペイビング)．液体を満たして拡張した食道(E)がみられる．

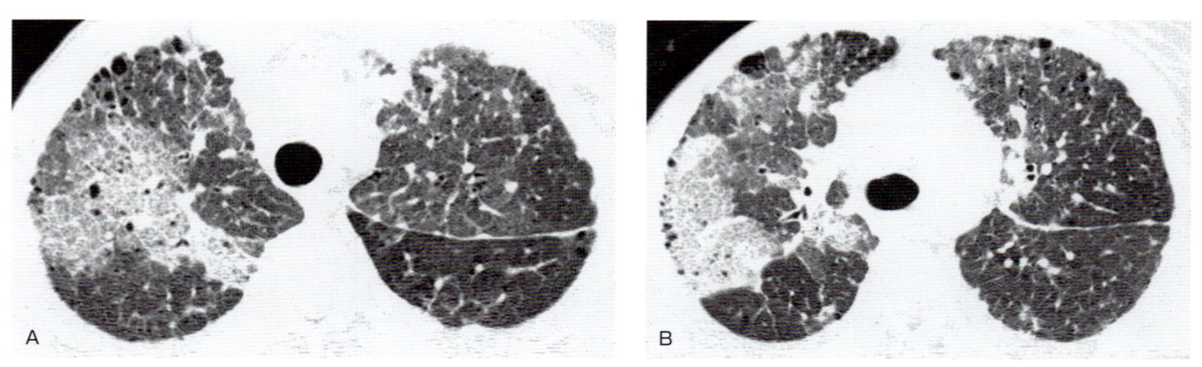

図 5-22　A，B：肺腺癌における斑状のすりガラス影と小葉間隔壁の肥厚．左肺の結節と大葉間裂に隣接する胸膜下間質の結節状の肥厚は腫瘍の広がりを反映する．上葉の限局的な透亮像は背景の肺気腫に起因する．

表 5-3　クレイジー・ペイビングの鑑別診断

診　断	症　状	コメント
AIP，ARDS	急　性	コンソリデーションの頻度が高い；斑状あるいはびまん性
肺水腫	急　性	高頻度
肺出血	急　性	斑状あるいはびまん性
肺炎(ニューモシスチス，ウイルス性，マイコプラズマ，細菌性など)	急　性	高頻度；びまん性あるいは斑状；小葉中心性結節；コンソリデーション
急性好酸球性肺炎	急　性	まれ
放射線肺炎	急　性	照射域に一致して分布
肺胞蛋白症	亜急性，慢性	常にみられる；斑状あるいはびまん性；地図状
NSIP	亜急性，慢性	斑状；胸膜下
UIP/IPF	亜急性，慢性	まれな原因；胸膜下
過敏性肺炎	亜急性，慢性	非常に高頻度；斑状あるいは結節状；小葉中心性のこともある；コンソリデーションとエアトラッピングも存在する場合がある
器質化肺炎	亜急性，慢性	高頻度；コンソリデーションも存在する場合がある；多くは末梢優位；結節状のこともある
慢性好酸球性肺炎	亜急性，慢性	コンソリデーションの頻度がより高い；斑状；末梢優位
好酸球性多発血管炎性肉芽腫症	亜急性，慢性	コンソリデーションもみられる；結節状
リポイド肺炎	亜急性，慢性	斑状あるいは小葉性；低吸収のコンソリデーションがみられる場合がある
粘液産生性および非粘液産生性腺癌	亜急性，慢性	びまん性，斑状もしくは小葉中心性；コンソリデーションの結節の頻度が高い

因の可能性が高く，鑑別診断は概ね線維性疾患の鑑別診断である．網状影が小葉間隔壁の肥厚による場合はクレイジー・ペイビングが存在する（表 5-3）．網状影が小葉内間質の肥厚（小葉内線状影）のみで牽引性の気管支拡張や細気管支拡張を伴わない場合，このパターンは非特異的で，肺浸潤，炎症あるいは軽度の線維化を反映している可能性がある．

網状影や線維化の所見と関連のないすりガラス影は，通常，活動性疾患を反映している．この HRCT 所見を有する患者が急性，亜急性あるいは，慢性症状を呈するかを知っていることが，鑑別診断の基本となる．

急性症状

急性症状を有する患者において，肺水腫，肺出血，DAD，非定型肺炎および他のすりガラス影の原因の所見にはかなりの重複があり，病変の分布についての考察の診断的価値は低い．ニューモシスチス肺炎，サイトメガロウイルス肺炎，肺水腫，肺出血，ARDS および AIP は，異なる状況で，中枢性，末梢性，小葉中心性，びまん性，斑状，上葉または下葉優位の幅広い分布を示す可能性があり，通常，臨床情報や（浮腫における）小葉間隔壁肥厚や（ニューモシスチス肺炎における）気瘤 pneumatocele などの付随的な所見のほうが診断を絞り込む際により有用である．例えば，肺水腫と DAD の HRCT での異常は末梢性あるいは中枢性で“コウモリの翼”状にみられる可能性があり，この所見は非定型肺炎でもみられることがある．多巣性で背側および重力依存性の分布は誤嚥性肺炎の可能性を示唆する．

亜急性または慢性症状

亜急性または慢性症状を有する患者において，すりガラス影の軸位断面での分布，上葉，中肺あるいは下葉での優位性，すりガラス影の外観，関連する結節，

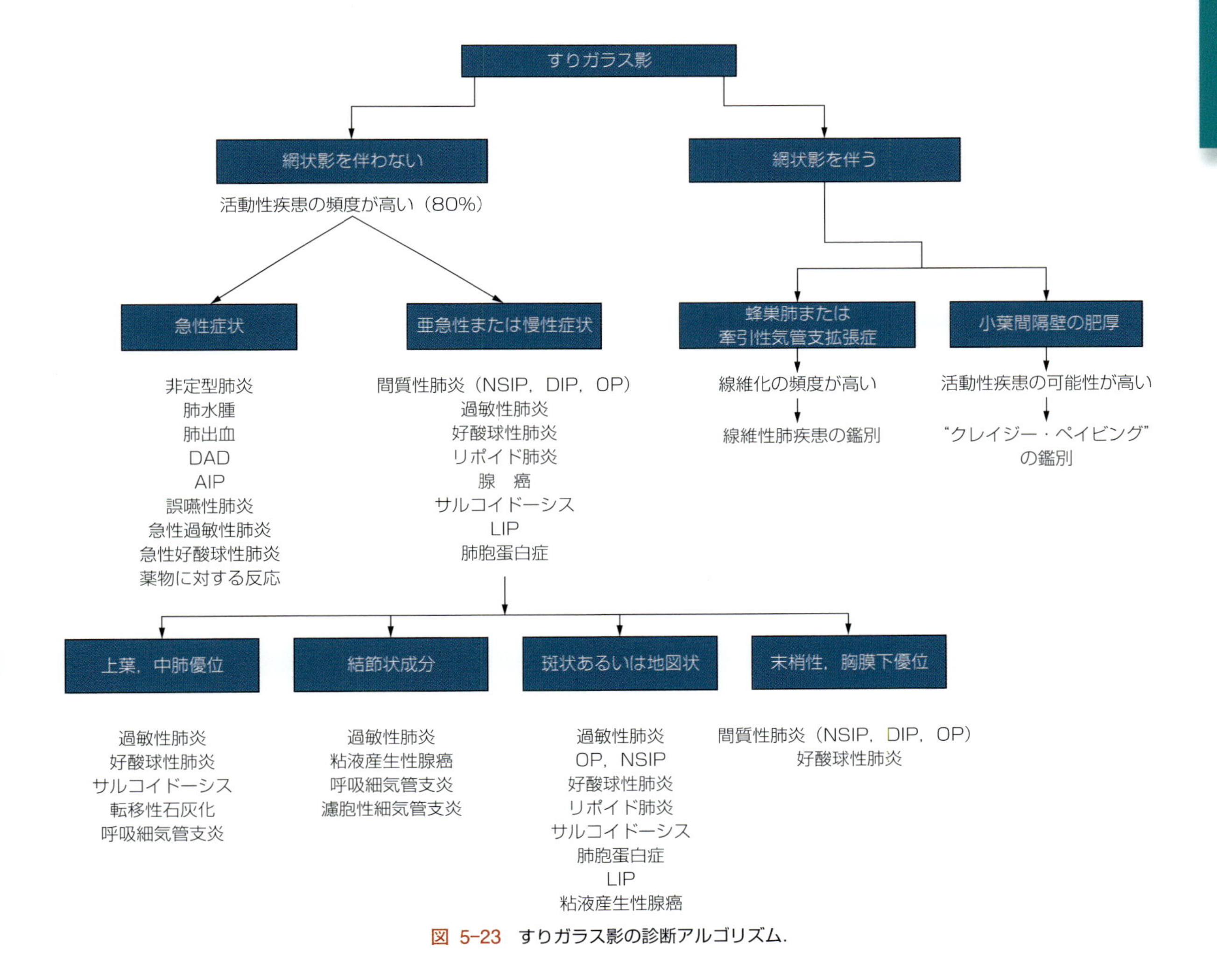

図 5-23　すりガラス影の診断アルゴリズム．

付随する所見は鑑別診断を進めるうえで役立つ(表5-4).

末梢性および胸膜下優位のすりガラス影は，間質性肺炎(NSIP，DIP または器質化肺炎)または好酸球性肺炎が原因である可能性が高い．胸膜直下の肺が温存される場合は，特に NSIP の可能性が高い．斑状および地図状のすりガラス影は過敏性肺炎，器質化肺炎，好酸球性肺炎，肺胞蛋白症，サルコイドーシス，リポイド肺炎および LIP で特徴的である．びまん性および広範囲なすりガラス影は，過敏性肺炎でみられる可能性がある．

すりガラス影が小葉中心性結節を伴う場合，小葉中心性のすりガラス結節の鑑別診断(4章参照)を考慮する必要がある．この鑑別診断は，過敏性肺炎，呼吸細気管支炎，濾胞性細気管支炎，器質化肺炎および粘液産生性腺癌を含む．斑状および小葉性の分布は非特異的であり[13]，種々の疾患でみられるが，過敏性肺炎と転移性石灰化で頻度が高い．特に病変が非対称あるいは片側性で，斑状あるいは結節状の陰影がより大きな領域のすりガラス影またはコンソリデーションと関連している場合は，粘液産生性腺癌が示唆される．サルコイドーシスの斑状のすりガラス影は一般に多数の小さな結節の存在を反映し，すりガラス影の領域を囲む衛星結節，または他の領域でみられる結節により，その診断が示唆される可能性がある．

亜急性または慢性症状を有する患者において，病変の上葉優位の分布は過敏性肺炎(多くは上-中肺優位の分布を示す)，転移性石灰化，好酸球性肺炎，RB-ILD またはサルコイドーシスを示唆する．下葉優位の分布は間質性肺炎(NSIP，DIP および器質化肺炎)，LIP，濾胞性細気管支炎および一部の過敏性肺炎の患者でみられる可能性がある．

モザイク灌流またはエアトラッピングの領域と関連したすりガラス影は過敏性肺炎の可能性を最も示唆するが，亜急性または慢性症状を有する患者においては，この組合せはサルコイドーシス，DIP，RB-ILD や LIP でもみられる可能性がある．

すりガラス影の診断におけるピットフォール

すりガラス影の認識および診断にはいくつかの潜在的なピットフォールが存在する．第一に，すりガラス影は微細な形態学的異常と容積平均を反映した所見であり，解剖学的異常の性質にかかわらず，撮影に用いるコリメーション幅が厚くなるほど容積平均はより強調されるということを念頭におくことが重要である．そのため，すりガラス影の診断には薄いコリメーション幅のスキャンを用いなければならない．

すりガラス影の診断の大部分は主観的で肺吸収値の定性的評価に基づく[9]．すりガラス影を有する患者において，定量的な肺吸収値測定を用いて肺吸収値の上昇を判断するのは困難である．なぜなら定量的な肺吸収値測定の結果は肺の重力効果，吸気状態ならびに患者の体格，位置，胸壁の厚さ，キロボルト・ピーク(kV(p))の違いにより変動するからである．HRCT の読影において，常に一定のウインドウ設定を使用することは非常に重要である．低すぎるウインドウレベルと狭すぎるウインドウ幅を使用すると，びまん性のすりガラス影を出現させてしまうことがある[9]．さらに，ウインドウレベルを変更せずに通常慣れているより広いウインドウ幅を使用すると，肺吸収値が上昇したような印象を受けることがある．肺実質の吸収値を評価する際に，気管や気管支内の空気と比較することはしばしば役立つ．気管内の空気が黒ではなく灰色にみえる場合，肺実質の吸収値の上昇すなわち“灰色さ”は有意でない場合がある．

また，前述のように，主に荷重部での肺実質の容積減少によって肺吸収値が上昇する．これは重力効果と

表5-4　慢性症状を伴うすりガラス影の鑑別診断に関連する所見

すりガラス影と関連する HRCT 所見	最も可能性の高い診断
線維化(蜂巣肺，牽引性気管支拡張症，不整な網状影)	NSIP，過敏性肺炎，UIP
末梢性の分布	NSIP，DIP
胸膜直下間質を温存した末梢性の分布	NSIP
斑状および地図状の分布	過敏性肺炎，NSIP，器質化肺炎
上-中肺優位の分布	過敏性肺炎，呼吸細気管支炎
下葉優位の分布	NSIP，DIP，器質化肺炎，UIP
著しいモザイク灌流および / またはエアトラッピング	過敏性肺炎
小葉中心性結節	過敏性肺炎，呼吸細気管支炎 / DIP，濾胞性細気管支炎 / LIP，浸潤性粘液性腺癌
小葉間隔壁肥厚	肺胞蛋白症，粘液産生性および非粘液産生性腺癌，リポイド肺炎

よばれ[16,99]，背臥位の患者で背側肺に数 cm 厚のストライプ状のすりガラス影としてみられる．腹臥位での撮影により，この一時的な異常は真の異常と鑑別できる．同様に，呼気での撮影では肺胞内の空気が減少するため，肺吸収値が上昇し，肺疾患によるすりガラス影と紛らわしい所見を呈することがある．

さらに，斑状の肺気腫あるいは気道閉塞やエアトラッピングなどの他の原因による肺の透過性亢進を伴う患者においては，正常な肺領域は相対的に高吸収にみえ，すりガラス影の所見と紛らわしい場合がある．正常な肺，吸収値の上昇した肺，および吸収値の低下した肺の所見に習熟した読影者が，常に一定のウインドウ設定を用いて読影を行えば，通常このピットフォールは回避することが可能である．また，真のすりガラス影を有する患者ではエアブロンコグラムがみられるのに対し，相対的に高吸収である正常肺領域ではエアブロンコグラムはみられない．呼気 HRCT を使用することもまた，肺吸収値の不均一性が存在する場合に，肺気腫やエアトラッピングから生じたものとすりガラス影によるものを区別するのに役立つ．これに関してはモザイクパターンに関する項でさらに述べる．

コンソリデーション

背景の血管の不明瞭化を伴う肺吸収値の上昇はコンソリデーションとよばれ（図 5-1，図 5-24～図 5-28）[1,2,4]，エアブロンコグラムが存在する場合がある（図 5-28）．胸部 X 線上あきらかなコンソリデーションを有する患者の診断においては，HRCT で追加する情報はあまりない．しかしながら，HRCT は胸部 X 線写真よりも早期にコンソリデーションを検出することができる．限局性のすりガラス影や小葉中心性結節は，コンソリデーションと関連してみられることがある（図 5-28～図 5-29）．

定義上，コンソリデーションを示す疾患は，液体，細胞，組織または他の物質による肺胞の空気の置換により特徴づけられる[1,4,15,77]．ほとんどは気腔の充填と関係するが，NSIP やサルコイドーシスといった広範な融合性の間質異常をきたす疾患でみられることもある[7,100]．微小結節などのより優勢な他のパターンと関連してコンソリデーションを呈する患者では，その他の優勢なパターンを鑑別診断に用いるべきである．そのような患者では，コンソリデーションはおそらく病変の融合によるものである．

鑑別診断

コンソリデーションの鑑別診断はすりガラス影の鑑別診断（表 5-1）とかなり重複し，実際に表 5-1 にあげた疾患の多くで双方の所見が混在している（表 5-5）．コンソリデーションの鑑別診断には様々な原因による肺炎（最も一般的なものは細菌（図 5-28）であるが，抗酸菌，真菌性肺炎（図 5-29），マイコプラズマ，ニューモシスチス肺炎，ウイルス性肺炎[15,26,38-40,101]など），器質化肺炎（図 5-24，図 5-25）[63,102,103]，好酸球性肺炎（図 5-26，図 5-27）[64,104]，NSIP や DIP のような間質性肺炎，過敏性肺炎（図 5-30）[61]，放射線肺炎[20,48,49,105,106]，浸潤性粘液性腺癌（図 5-16，図 5-31）[72]，LIP，リンパ腫（図 5-32）またはリンパ増殖性疾患[7,15,107]，肺胞蛋

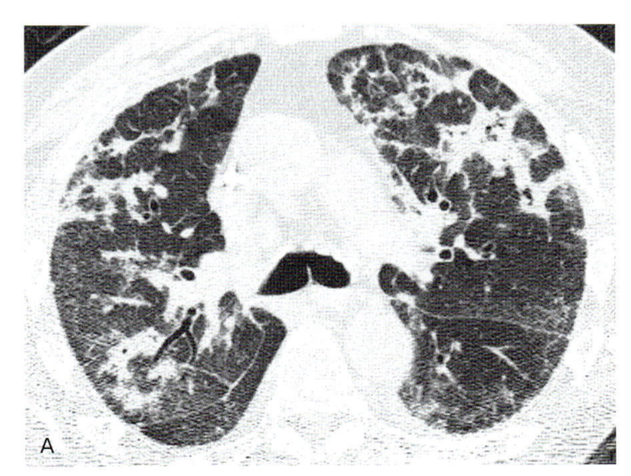

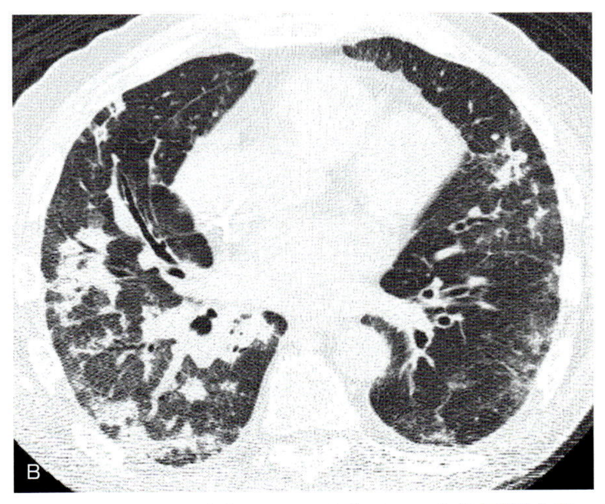

図 5-24　A，B：斑状のコンソリデーションを伴う器質化肺炎．末梢性あるいは気管支周囲の分布が典型的である．器質化肺炎におけるコンソリデーションは典型的には辺縁不整で，エアブロンコグラムを伴う．

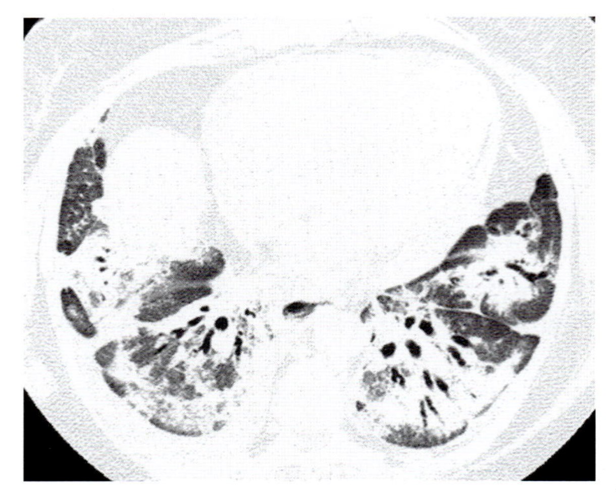

図 5-25 器質化肺炎における気管支周囲の斑状のコンソリデーションとすりガラス影．エアブロンコグラムを認める．

白症[76]，サルコイドーシス[108]，薬物に対する反応[28,109]，肺水腫あるいは肺出血，AIP[42,90]，DAD およびARDS[15]が含まれる．外因性リポイド肺炎は動物性や植物性の脂肪あるいは鉱物油の吸入と関連し，すりガラス影あるいはコンソリデーションを呈する．この際のコンソリデーションは脂肪を含有するために，低吸収を示す(図 5-33)[70]．

コンソリデーションと“ハローサイン”

限局性のコンソリデーション(肺結節)は，すりガラス影と関係する場合がある．これは非特異的な所見である．限局性のコンソリデーションすなわち肺結節がすりガラス影の”ハロー”によって囲まれる所見を“ハ

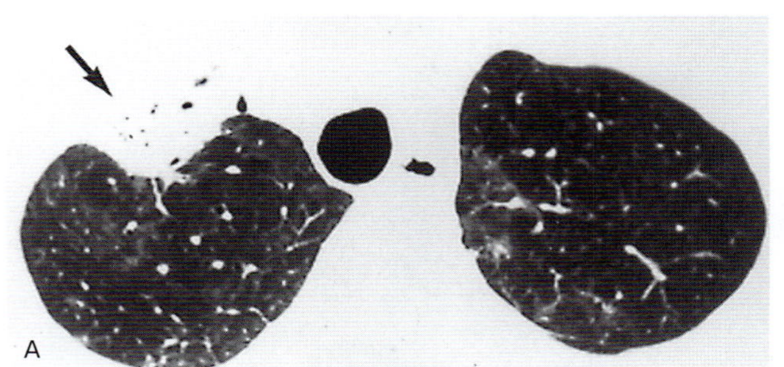

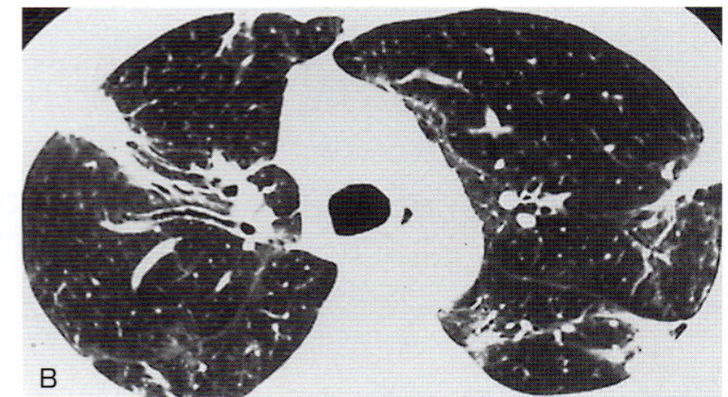

図 5-26 A，B：好酸球性肺炎における限局したコンソリデーションとすりガラス影．器質化肺炎と同様に末梢性の分布が典型的である．肺尖部の陰影内にエアブロンコグラムと血管の不明瞭化がある(矢印)．

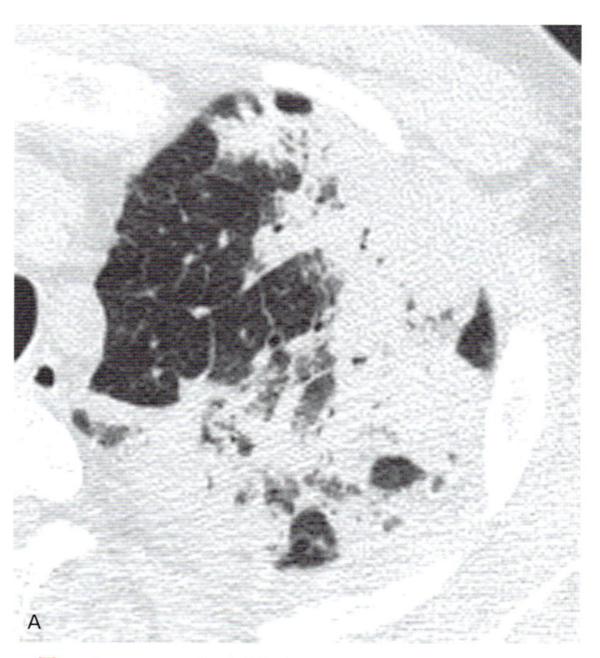

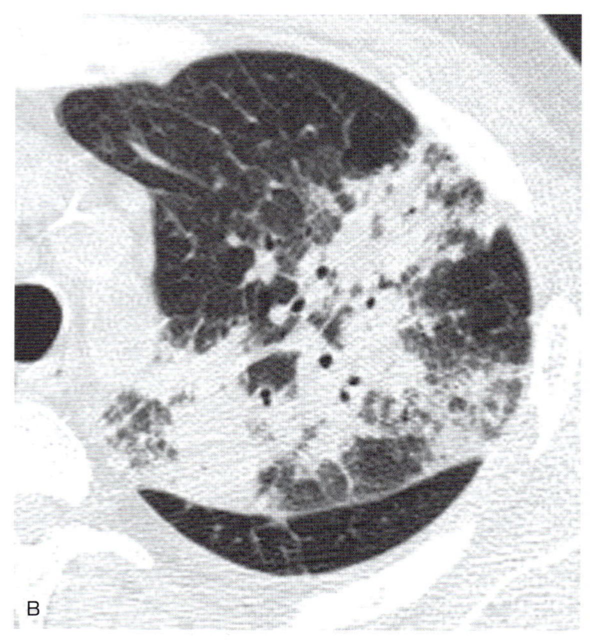

図 5-27 A，B：好酸球性肺炎における末梢および胸膜下優位の分布を示すコンソリデーション．好酸球性肺炎と器質化肺炎はしばしば鑑別困難である．

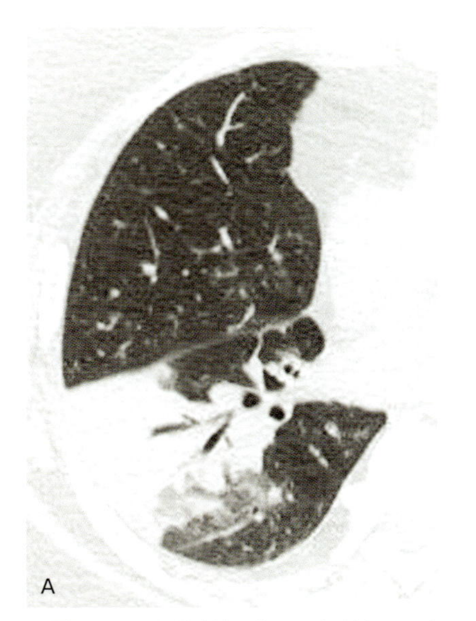

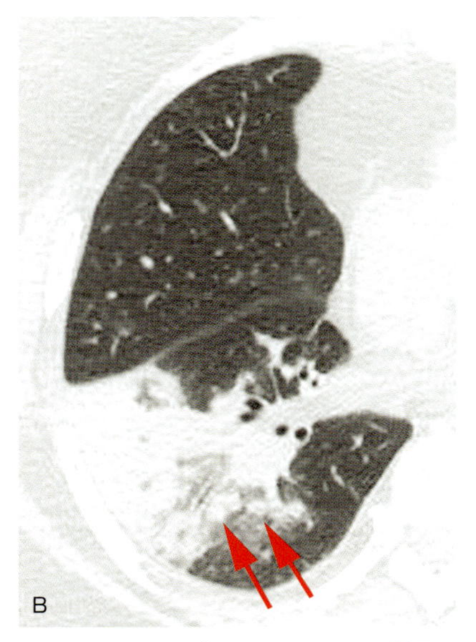

図 5-28　急性症状を有する肺移植レシピエントにおけるコンソリデーション. A, B：限局性コンソリデーションは，エアブロンコグラムと隣接した小葉中心性結節(矢印，B)を伴う.

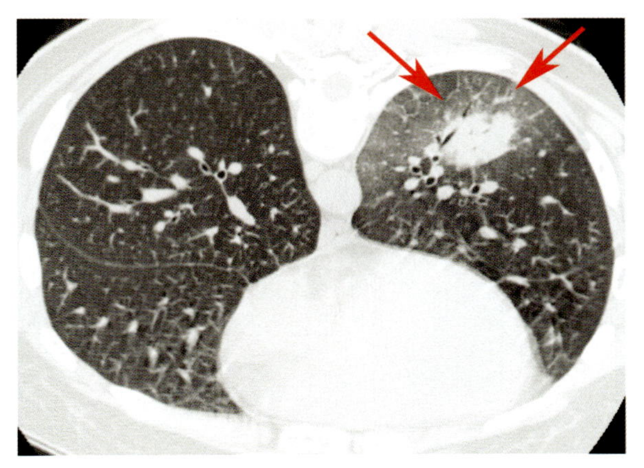

図 5-29　白血病および好中球減少症の患者(17 歳)における血管侵襲性アスペルギルス症. HRCT 上，限局性のコンソリデーションと隣接したすりガラス影(矢印)がみられる．結節または限局性のコンソリデーションを囲むすりガラス影はハローサインとよばれる．この臨床背景においては血管侵襲性アスペルギルス症を示唆する.

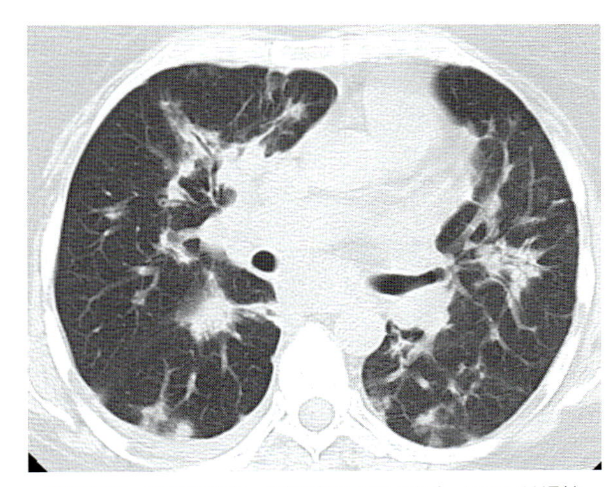

図 5-30　過敏性肺炎. 不規則なコンソリデーションは過敏性肺炎に関連して器質化肺炎が生じていることを示す.

ローサイン halo sign”とよぶ．ハローサインはそれ自体は非特異的であり，結核[110]，カンジダ症，レジオネラ肺炎，サイトメガロウイルスまたは単純ヘルペス[111]を含む種々の感染症，肺梗塞，多発血管炎性肉芽腫症(ウェゲナー肉芽腫症)および様々な腫瘍(図 5-31A)でみられる可能性がある．しかしながら，好中球減少患者においては，ハローサインは血管侵襲性アスペルギルス症に特徴的であり，この疾患を示唆する(図 5-29)[112, 113]．

コンソリデーションと“逆ハローサイン(アトールサイン)”

限局性のコンソリデーションまたはすりガラス影は，いわゆる逆ハローサイン reversed halo sign(アトールサイン)[114–117]と関係している場合がある．逆ハローサインとは，すりガラス影の領域がリング状の高吸収あるいは三日月状のコンソリデーションに囲まれる所見であり，ハローサインの逆で珊瑚環礁 coral atoll に似る(図 4-47，図 5-34，図 5-35)[118]．この所見は器質化肺炎を強く示唆し，2 つの異なる研究[115, 116]

表 5-5　コンソリデーションの鑑別診断

診　断	症　状	コメント
肺炎(細菌性，抗酸菌性，真菌性，非定型)	急　性	原因により斑状，結節状，小葉性あるいはびまん性
AIP，ARDS	急　性	斑状あるいはびまん性
肺水腫	急　性	びまん性；すりガラス影がより高頻度
肺出血	急　性	斑状あるいはびまん性；すりガラス影がより高頻度
急性好酸球性肺炎	急　性	びまん性；すりガラス影がより高頻度
放射線肺炎	急　性	照射域に一致して分布する
器質化肺炎	亜急性，慢性	高頻度；末梢性；腫瘤状になり得る；時に逆ハローサイン(アトールサイン)
慢性好酸球性肺炎	亜急性，慢性	斑状あるいは結節状；末梢性；器質化肺炎に類似
好酸球性多発血管炎性肉芽腫症	亜急性，慢性	コンソリデーションも存在；結節状
浸潤性粘液性腺癌	亜急性，慢性	びまん性，斑状あるいは結節状
リンパ腫	亜急性，慢性	びまん性，斑状あるいは結節状
NSIP	亜急性，慢性	斑状；胸膜下；すりガラス影がより高頻度
過敏性肺炎	亜急性，慢性	斑状；すりガラス影がより高頻度
リポイド肺炎	亜急性，慢性	斑状あるいは小葉性；低吸収のコンソリデーション
サルコイドーシス	亜急性，慢性	斑状あるいは腫瘤状；非常に小さな肉芽腫の集合
肺胞蛋白症	亜急性，慢性	すりガラス影がより高頻度

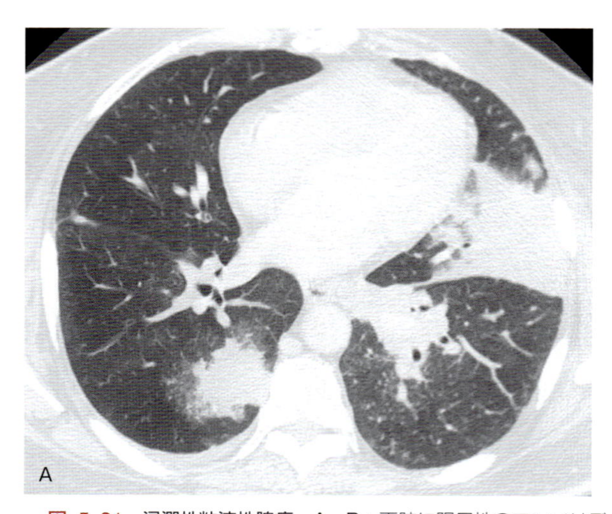

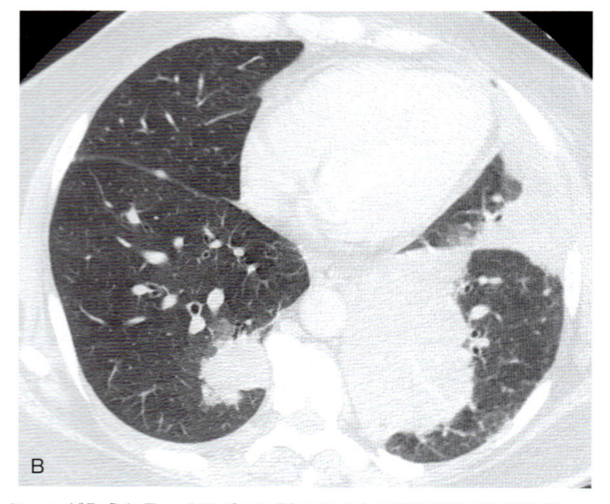

図 5-31　浸潤性粘液性腺癌. A，B：両肺に限局性のコンソリデーションがみられる．すりガラス影は B の右下葉の結節の周囲にみられる．

で 12〜19％もの症例で認められている．また器質化肺炎と密接に類似する慢性好酸球性肺炎にも高頻度にみられる．逆ハローサインは，例えば，多発血管炎性肉芽腫症，様々な感染症(特にパラコクシジオイデス症，ムコール症，アスペルギルス症，細菌感染や結核)，サルコイドーシス，新生物，リンパ腫様肉芽腫症および肺梗塞といった他の疾患でも報告されている[117, 119–122]．注意事項として，これらの各々の疾患は組織学的には器質化肺炎を伴う場合がある．このまれな所見に関するいくつかの報告では，すりガラス影の領域は主に肺胞中隔の炎症と対応し，一方，より高吸収のコンソリデーションの領域は肺胞内の炎症性滲出物を示すとされる．

逆ハローサインは器質化肺炎を示唆するが，種々の感染性および非感染性疾患とも関連することがある．逆ハローサインがあるからといって，このサインがなければ容易に至る診断を除外してはならない．付随する HRCT 所見を徹底的に解析することが鑑別診断に役立ち，組織学的評価がしばしば原因の最終的な確定診断のために必要である[122]．

最近の研究[121]において，結核に関連した逆ハローサインの形態学的な特徴と特発性器質化肺炎(COP)に起因する逆ハローサインの特徴が比較された．全 12 例の活動性結核患者における HRCT では，逆ハローに結節状の壁を伴い，さらに，ほとんどの症例(12 例中 10 例)で，ハローの内部にも結節が認められた．

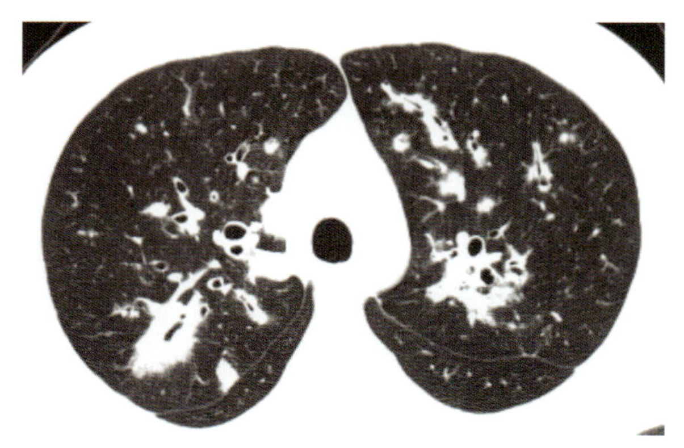

図 5-32　原発性肺非ホジキンリンパ腫. 結節状のコンソリデーションが両側性にみられる．両肺にエアブロンコグラムがみられる.

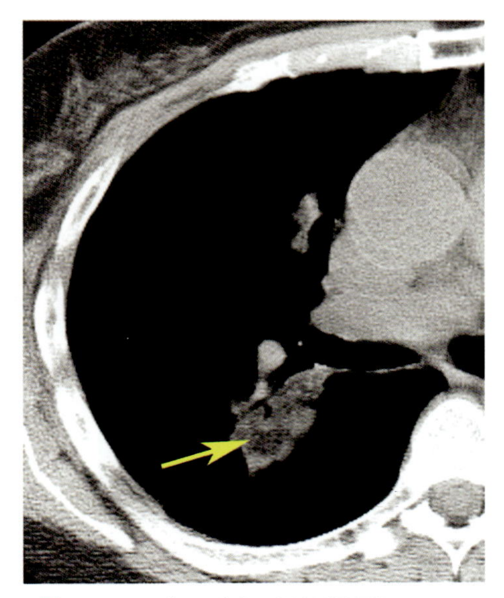

図 5-33　リポイド肺炎における低吸収のコンソリデーション. 右上葉のコンソリデーションの内部の低吸収域(矢印)は，慢性的な鉱物油の吸入を原因とする.

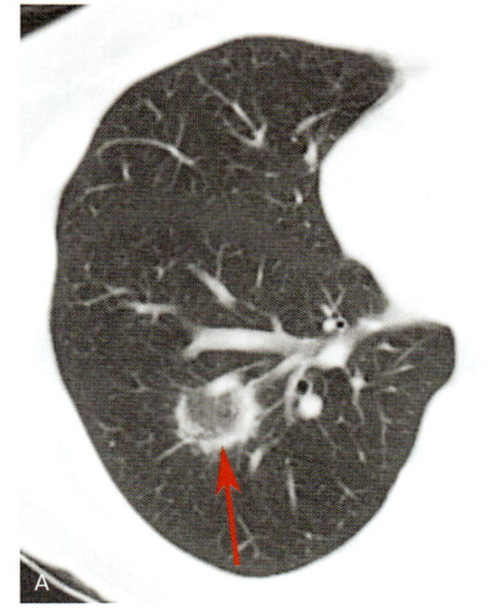

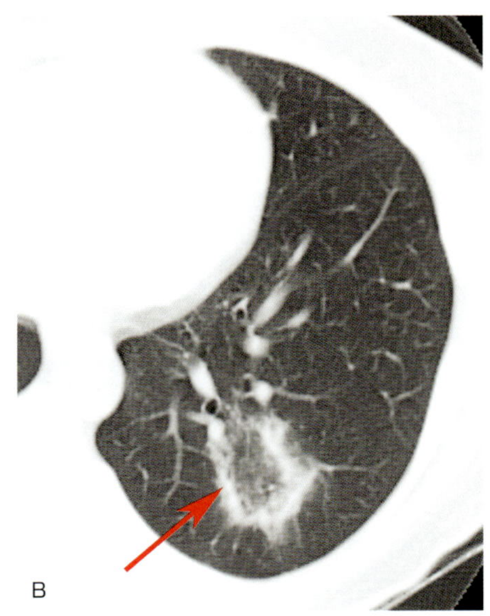

図 5-34　器質化肺炎における 逆ハローサイン(アトールサイン). A，B：皮膚筋炎の患者，器質化肺炎は逆ハローサイン(矢印)を示す．コンソリデーションの縁がすりガラス影の領域を囲む．この所見は珊瑚環礁にも似ている.

COP の 10 例のうちハローに結節状の壁あるいは付随する結節を伴うものは 1 例もなかった.

コンソリデーションの診断へのアルゴリズム的アプローチ

コンソリデーションの鑑別診断では，すりガラス影の鑑別診断と同様に症状の持続期間が重要である．急性症状を有する患者のコンソリデーションは，肺水腫，出血，（主に細菌性の）肺炎(図 5-28)，DAD，ARDS または AIP の可能性が高い．亜急性または慢性症状では一般にそれ以外の診断を示唆する(表 5-5).

コンソリデーションを生じる肺疾患は，原因となる病理学的過程の特徴に応じて，非常に多彩な所見や分布を示し得る(図 5-36)．びまん性コンソリデーションは，肺炎，器質化肺炎，浸潤性粘液性腺癌，DAD，ARDS[44]，AIP，肺水腫と肺出血で典型的である．胸膜下の分布は好酸球性肺炎と器質化肺炎を示唆するが，NSIP などの間質性肺炎でもみられる.

斑状のコンソリデーションは HRCT 上非解剖学的で

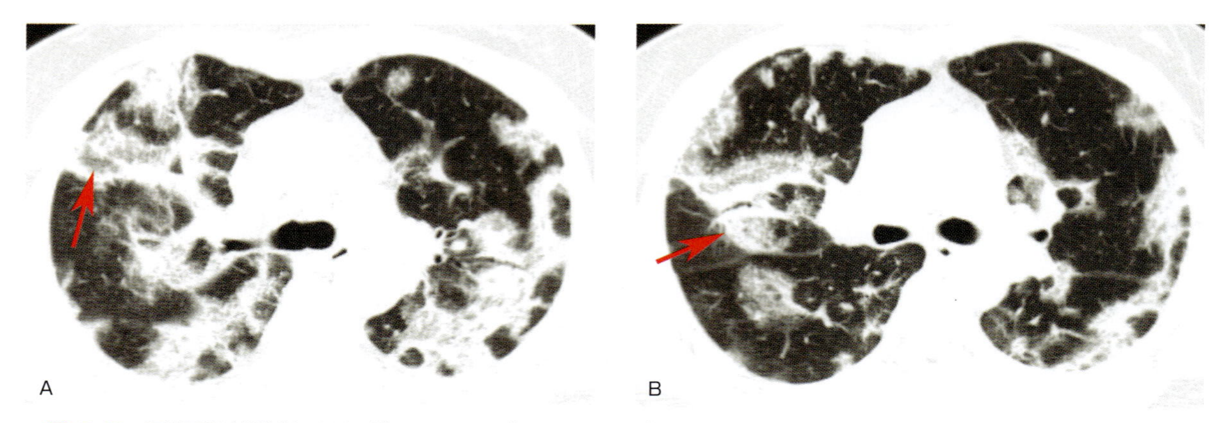

図 5-35 慢性好酸球性肺炎における逆ハローサイン（アトールサイン）．A，B：多発する斑状のすりガラス影とコンソリデーションが末梢性および気管支周囲の分布を示す．いくつかは辺縁に三日月状のコンソリデーション（矢印）を伴う．コンソリデーションは完全な輪である必要はない．

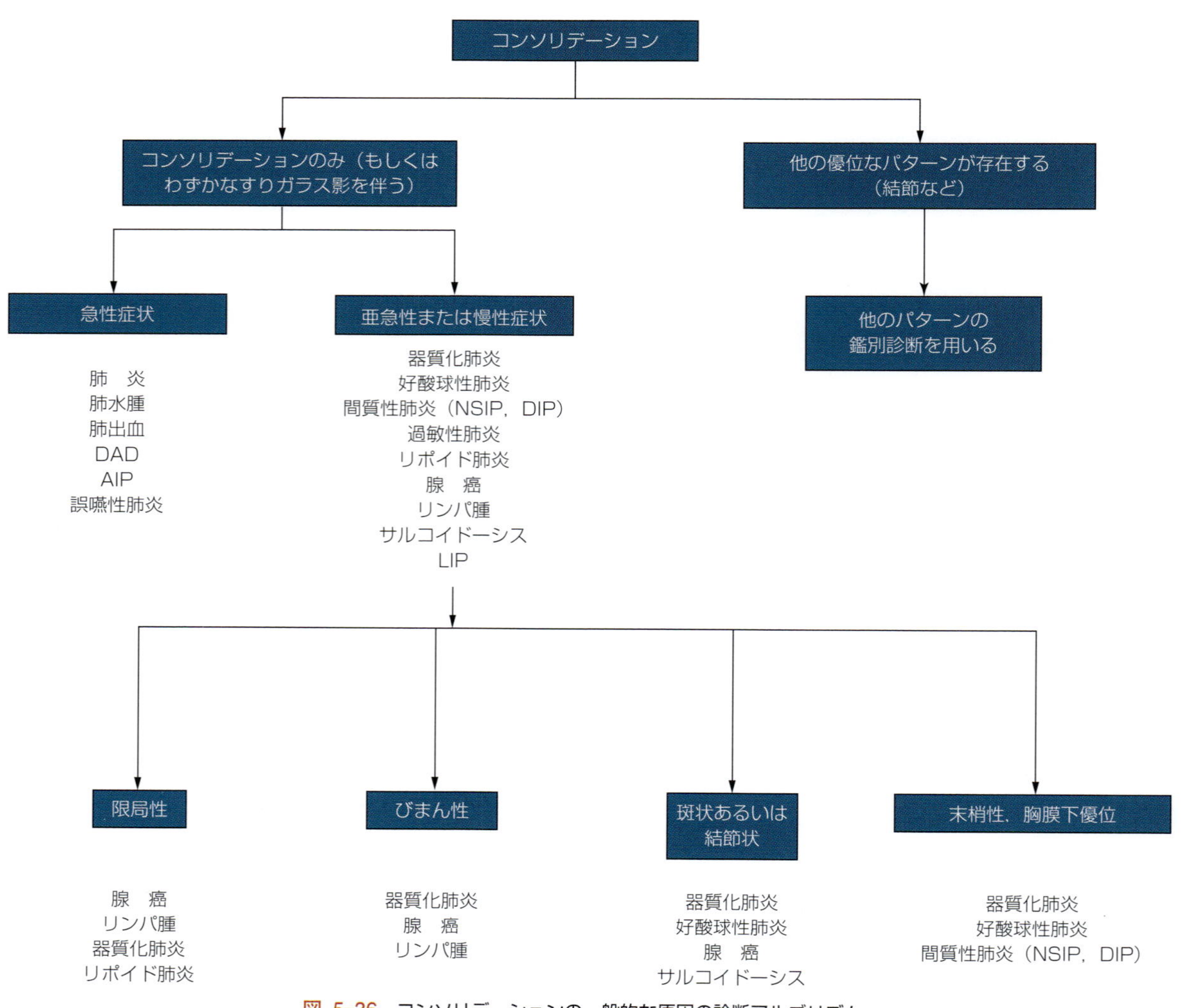

図 5-36 コンソリデーションの一般的な原因の診断アルゴリズム．

非区域性の分布を示すことが多いが，肺葉性，小葉性あるいは小葉中心性にみられることもある[5, 15, 123, 124]．斑状の異常はコンソリデーションのほとんどすべての原因でみられるが，器質化肺炎，好酸球性肺炎，浸潤性粘液性腺癌，サルコイドーシスおよび気管支肺炎で典型的である．小葉性のコンソリデーションは感染(すなわち小葉性肺炎または気管支肺炎)によることが多いが，非特異的であり，様々な疾患でみられる[123]．この所見は汎小葉性パターンとよばれる[124]．

限局性のコンソリデーションは，肺炎，粘液産生性腺癌，リンパ腫，器質化肺炎およびリポイド肺炎で典型的である．

石灰化および他の高吸収陰影

軟部組織より高吸収の肺陰影の鑑別診断は肺石灰化あるいは他の高吸収物質の肺への沈着をきたす疾患にかぎられる(表 5-6)．

多巣性の肺石灰化はしばしば肺結節と関連し，通常は結核などに伴う感染性肉芽腫[123]，ヒストプラスマ症および水痘肺炎[125]，サルコイドーシス(図 5-37)[126]，珪肺症[91, 126, 127]，アミロイドーシス[128]および ARDS に伴う脂肪塞栓症[129]と関連してみられる．

びまん性で高吸収の石灰化は，転移性石灰化，びまん性肺骨化症および肺胞微石症で認められる[125, 130, 131]．肺の高吸収陰影は線維性腫瘤を伴うタルク肺[131, 132]でみられる．また，石灰化よりも，むしろ注射された物質や，鉄，錫，バリウムといった金属の吸入を表していることもある[125]．小さな限局性の高吸収域は，水銀，ヨード化油，アクリルセメントといった放射線不透過性物質の注射や塞栓があるときにみられる[125]．石灰化を伴わないびまん性の肺吸収値上昇は，アミオダロン肺傷害や化学塞栓療法後のヨード化油の塞栓の結果としてみられることがある[125, 131]．

転移性石灰化

肺実質へのカルシウムの沈着(転移性石灰化，異所性石灰化)は，カルシウムやリン酸の代謝異常に伴う高カルシウム血症の結果として生じ，慢性腎不全や続発性副甲状腺機能亢進症の患者で高頻度にみられる(図 5-38)[130, 133–135]．転移性石灰化は典型的には間質性であり，肺胞中隔，細気管支および肺動脈と関与し，続発性肺線維症と関係することもある．胸部X線写真ではこの石灰化を検出できないことが多いが，HRCT では胸部X線写真で所見のない石灰化も検出可能である．石灰化は限局性，小葉中心性，小葉性あるいはびまん性に存在する[125](図 5-38)．小葉中心性に分布するすりガラス影は転移性石灰化と関連することが報告されている[134]．多くは，この石灰化は上葉優位に分布する(図 5-38)．

Hartman ら[135]は高カルシウム血症を有し，肺生検で転移性石灰化と診断された 7 例の胸部X線写真と CT および HRCT を検討した．胸部X線写真において，5 例では境界不明瞭な結節影と肺実質の斑状のコンソリデーションからなる非特異的な所見を認め，2 例では石灰化結節を認めた．CT および HRCT では，多数の毛羽立ち状で境界不明瞭な直径 3～10 mm の結節を認めた．結節は 3 例で上葉優位に，3 例でびまん性に，

表 5-6　高吸収陰影

	臨床所見	HRCT 所見
転移性石灰化	高カルシウム血症(例，原発性および二次性副甲状腺機能亢進症，慢性腎不全)	境界不明瞭な結節状，小葉中心性，小葉性のすりガラス影またはコンソリデーション；肺尖部優位；多くで石灰化病巣あるいは密な石灰化による陰影
肺胞微石症	特発性あるいは家族性；症状はごく軽微	複数の両側性の石灰化微小結節；びまん性あるいは小葉間隔壁および胸膜下肺優位；傍隔壁型肺気腫と関連することがある
アミオダロン肺傷害	不整脈に対する長期のアミオダロン投与	充填あるいは虚脱した肺は高吸収にみえる；器質化肺炎などの薬物に対する反応と関係している場合がある；肝臓および / または脾臓の高吸収はこの治療を反映する
タルク肺	採収，研削，包装および輸送の間にタルクに曝露された労働者；麻薬常用者における タルクを含む錠剤の溶解と静注	集塊性腫瘤，通常気管支周囲，高吸収
アミロイドーシス	進行性の呼吸困難	結節状の小葉間隔壁肥厚，胸膜下石灰化，結節状石灰化

Modified from Marchiori E, Franquet T, Gasparetto TD, et al. Consolidation with diffuse or focal high attenuation: computed tomography findings *J Thorac Imaging* 2008;23:298–304. doi:10.1097/RTI.0b013e3181788d39

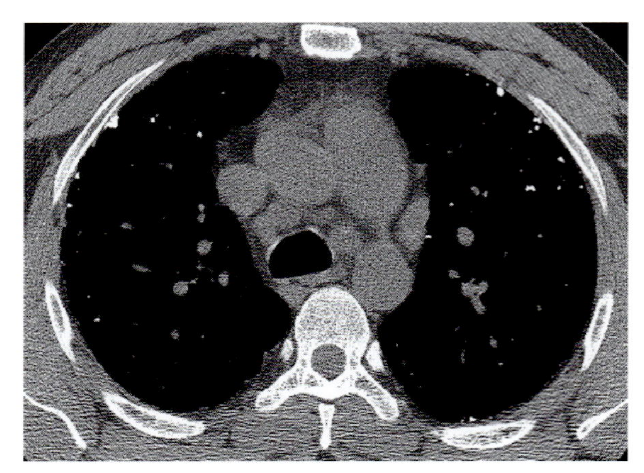

図 5-37 サルコイドーシス患者における石灰化を伴う肺結節．高吸収の石灰化結節が両側にみられる．また，縦隔リンパ節は腫大している．

1例で下葉優位に分布した．すりガラス影の領域は7例中3例で，斑状のコンソリデーションは2例でみられた．7例中4例で結節の一部もしくはすべてに石灰化がみられた．7例中6例では胸壁の血管にも石灰化を認め，1例では左心房壁に石灰化がみられた．

肺胞微石症

数例の肺胞微石症患者のHRCT所見が報告されており，病理所見と密接に一致している[136-139]．肺胞微石症は，微石とよばれる広範囲の肺胞内の石灰化によって特徴づけられる．HRCTでは，石灰化は背側かつ下葉優位の分布で，胸膜下の肺実質へ集中し，気管支や血管と関連している(図5-39)．石灰化は小葉辺縁性あるいは小葉中心性に分布し，小葉間隔壁に沿ってみられることもある．肺嚢胞や傍隔壁型肺気腫を伴うことがある[136, 137]．小児または疾患の早期の患者においては，石灰化が目立たず，すりガラス影や網状影を主な所見とすることがある[138]．

10例の肺胞微石症患者を対象とした研究では，HRCT所見は，肺実質索状影，すりガラス影および胸膜下間質肥厚(10例)，小葉間隔壁肥厚(9例)，傍隔壁型肺気腫(8例)，小葉中心性肺気腫(7例)，融合性微小結節(6例)，気管支血管周囲間質肥厚(5例)，汎細葉性肺気腫(3例)，そして胸膜石灰化(2例)であった．

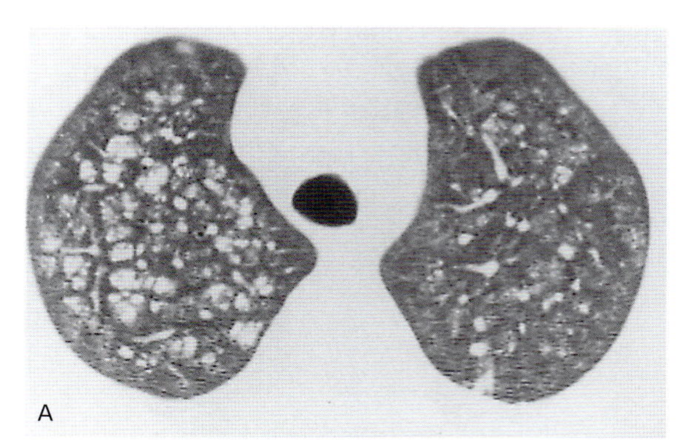

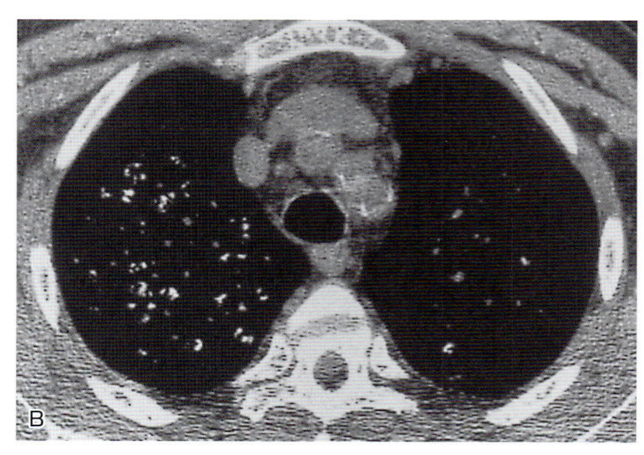

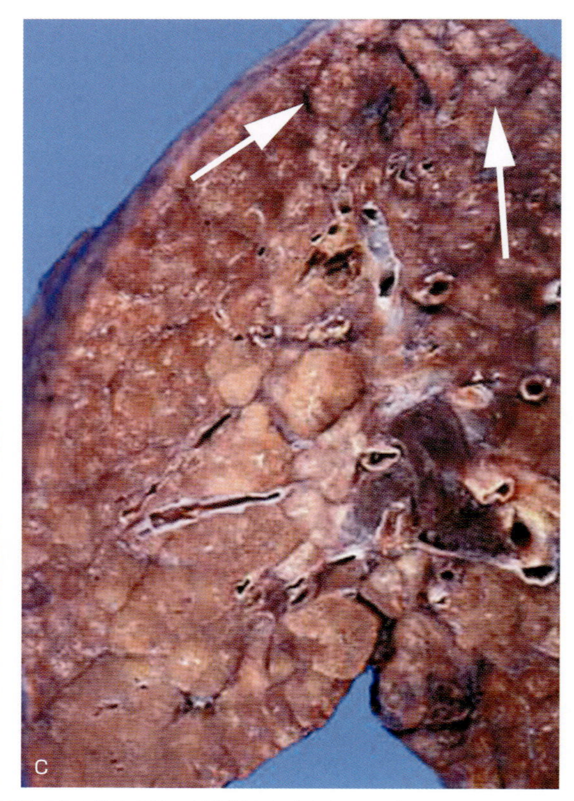

図 5-38 慢性腎不全に伴う転移性石灰化(42歳男性)．A：HRCTでは小葉中心性の結節影やわずかなすりガラス影が上葉優位にみられる．B：縦隔条件では，これらの陰影の内部に多数の石灰化がみられる．C：転移性石灰化の肺標本．石灰化は上葉優位に小葉中心性や小葉性の分布を示す(矢印)．(Courtesy of Martha Warnock, MD.)

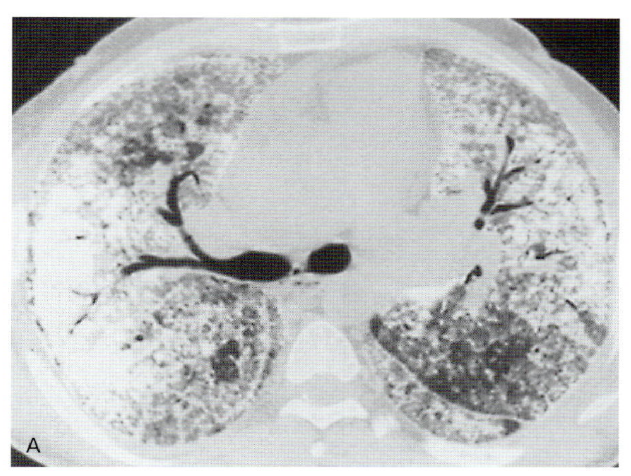

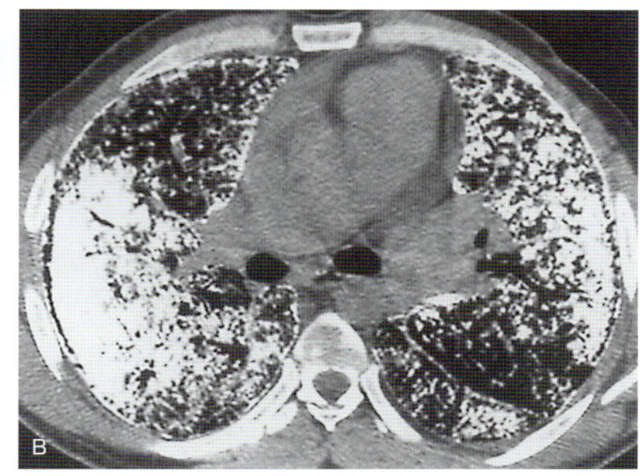

図 5-39　肺胞微石症患者のHRCT(A：肺野条件，B：縦隔条件)．非常に小さな石灰化が胸膜下優位にびまん性にみられる．(Courtesy of Joseph Cherian, MD, Al-Sabah Hospital, Kuwait.)

これらの所見によるHRCTスコアと肺機能検査の結果には有意な相関を認めた[139]．

アミオダロン肺傷害

アミオダロンは難治性頻拍性不整脈の治療に用いられるヨードを含む薬物である．大部分はマクロファージとII型肺胞上皮細胞の内部に層状封入体を形成して肺に蓄積し，半減期が非常に長い．アミオダロンの蓄積により，間質性肺炎や肺線維症の原因となり得ることが知られているが，その機序は不明である．アミオダロン肺傷害患者のHRCTは，コンソリデーションあるいは高吸収な結節や腫瘤を呈し，異常な網状影やすりガラス影と関連することもある(図 5-40)[109, 140]．ある研究では高吸収なコンソリデーションあるいは腫瘤は11例中8例でみられ[140]，間質や肺胞腔内の多数の泡沫状マクロファージの存在と関連していた．コンソリデーションのない肺実質に異常な高吸収はみられない．アミオダロンは肝臓や脾臓にも蓄積するため，これらの臓器も異常な高吸収を示す．

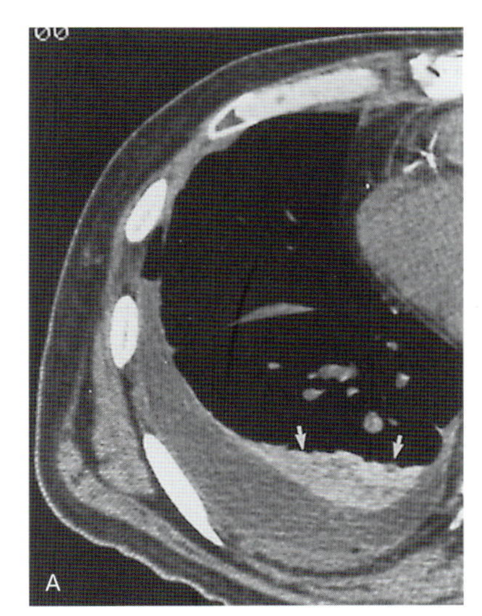

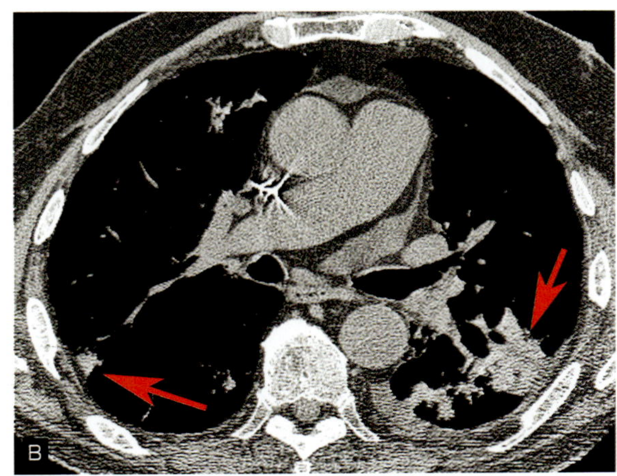

図 5-40　アミオダロン肺傷害のHRCT．A：単純CTで限局する高吸収のコンソリデーション(矢印)が肺の背側にみられる．非代償性心不全に伴う胸水貯留もみられる．B：アミオダロンの毒性のために器質化肺炎を生じた別の患者．限局性の肺のコンソリデーション(矢印)は軟部組織より高吸収を示している．

タ　ル　ク　肺

進行性塊状線維症の所見は，珪肺症またはサルコイドーシス患者にみられるものと非常に類似しており，タルク含有物質の注射によりタルク肺を呈する麻薬の静脈注射常用者でみられることがある[132]．線維性腫瘤は，タルクがあるため，縦隔条件で高吸収を示す(13章参照)．肺門周囲および上葉優位に分布することが報告されている．類似する所見が，吸入性のタルク肺患者にもみられることがある[141].

重金属によるじん肺

酸化鉄，錫，バリウムなどの放射線不透過性物質の吸入により，高吸収肺病変がみられることがある[91, 142]．溶接工における酸化鉄の吸入に起因する高吸収肺病変の HRCT 所見が報告されており，小葉中心性結節の頻度が高い[143].

びまん性肺骨化症

びまん性肺骨化症は肺に微小な成熟した骨組織が沈着するまれな病態である[144]．僧帽弁狭窄などの慢性心疾患，IPF や石綿肺などの慢性間質性線維症，あるいは薬剤に関連して生じる.

文　献

1. Tuddenham WJ. Glossary of terms for thoracic radiology: recommendations of the Nomenclature Committee of the Fleischner Society. *AJR Am J Roentgenol* 1984;143:509–517.
2. Webb WR, Müller NL, Naidich DP. Standardized terms for high-resolution computed tomography of the lung: a proposed glossary. *J Thorac Imaging* 1993;8:167–185.
3. Austin JH, Müller NL, Friedman PJ, et al. Glossary of terms for CT of the lungs: recommendations of the Nomenclature Committee of the Fleischner Society. *Radiology* 1996;200:327–331.
4. Hansell DM, Bankier AA, MacMahon H, et al. Fleischner Society: glossary of terms for thoracic imaging. *Radiology* 2008;246:697–722.
5. Webb WR. High-resolution CT of the lung parenchyma. *Radiol Clin North Am* 1989;27:1085–1097.
6. Müller NL, Staples CA, Miller RR, et al. Disease activity in idiopathic pulmonary fibrosis: CT and pathologic correlation. *Radiology* 1987;165:731–734.
7. Leung AN, Miller RR, Müller NL. Parenchymal opacification in chronic infiltrative lung diseases: CT-pathologic correlation. *Radiology* 1993;188:209–214.
8. Engeler CE, Tashjian JH, Trenkner SW, et al. Ground-glass opacity of the lung parenchyma: a guide to analysis with high-resolution CT. *AJR Am J Roentgenol* 1993;160:249–251.
9. Remy-Jardin M, Remy J, Giraud F, et al. Computed tomography assessment of ground-glass opacity: semiology and significance. *J Thorac Imaging* 1993;8:249–264.
10. Wells AU, Hansell DM, Corrin B, et al. High resolution computed tomography as a predictor of lung histology in systemic sclerosis. *Thorax* 1992;47:508–512.
11. Wells AU, Hansell DM, Rubens MB, et al. The predictive value of appearances of thin-section computed tomography in fibrosing alveolitis. *Am Rev Respir Dis* 1993;148:1076–1082.
12. Wells AU, Rubens MB, du Bois RM, et al. Serial CT in fibrosing alveolitis: prognostic significance of the initial pattern. *AJR Am J Roentgenol* 1993;161:1159–1165.
13. Shah RM, Miller W Jr. Widespread ground-glass opacity of the lung in consecutive patients undergoing CT: does lobular distribution assist diagnosis? *AJR Am J Roentgenol* 2003;180:965–968.
14. Remy-Jardin M, Giraud F, Remy J, et al. Importance of ground-glass attenuation in chronic diffuse infiltrative lung disease: pathologic-CT correlation. *Radiology* 1993;189:693–698.
15. Naidich DP, Zerhouni EA, Hutchins GM, et al. Computed tomography of the pulmonary parenchyma: part 1. Distal air-space disease. *J Thorac Imaging* 1985;1:39–53.
16. Lee KN, Yoon SK, Sohn CH, et al. Dependent lung opacity at thin-section CT: evaluation by spirometrically-gated CT of the influence of lung volume. *Korean J Radiol* 2002;3:24–29.
17. Murata K, Itoh H, Todo G, et al. Centrilobular lesions of the lung: demonstration by high-resolution CT and pathologic correlation. *Radiology* 1986;161:641–645.
18. Murata K, Herman PG, Khan A, et al. Intralobular distribution of oleic acid-induced pulmonary edema in the pig: evaluation by high-resolution CT. *Invest Radiol* 1989;24:647–653.
19. Silver SF, Müller NL, Miller RR, et al. Hypersensitivity pneumonitis: evaluation with CT. *Radiology* 1989;173:441–445.
20. Ikezoe J, Takashima S, Morimoto S, et al. CT appearance of acute radiation-induced injury in the lung. *AJR Am J Roentgenol* 1988;150:765–770.
21. Gruden JF, Huang L, Turner J, et al. High-resolution CT in the evaluation of clinically suspected *Pneumocystis carinii* pneumonia in AIDS patients with normal, equivocal, or nonspecific radiographic findings. *AJR Am J Roentgenol* 1997;169:967–975.
22. Bessis L, Callard P, Gotheil C, et al. High-resolution CT of parenchymal lung disease: precise correlation with histologic findings. *Radiographics* 1992;12:45–58.
23. Storto ML, Kee ST, Golden JA, et al. Hydrostatic pulmonary edema: high-resolution CT findings. *AJR Am J Roentgenol* 1995;165:817–820.
24. Primack SL, Miller RR, Müller NL. Diffuse pulmonary hemorrhage: clinical, pathologic, and imaging features. *AJR Am J Roentgenol* 1995;164:295–300.
25. Bergin CJ, Wirth RL, Berry GJ, et al. *Pneumocystis carinii* pneumonia: CT and HRCT observations. *J Comput Assist Tomogr* 1990;14:756–759.
26. Moskovic E, Miller R, Pearson M. High resolution computed tomography of *Pneumocystis carinii* pneumonia in AIDS. *Clin Radiol* 1990;42:239–243.
27. Graham NJ, Müller NL, Miller RR, et al. Intrathoracic complications following allogeneic bone marrow transplantation: CT findings. *Radiology* 1991;181:153–156.
28. Franquet T, Muller NL, Lee KS, et al. High-resolution CT and pathologic findings of noninfectious pulmonary complications after hematopoietic stem cell transplantation. *AJR Am J Roentgenol* 2005;184:629–637.
29. Miller WT Jr, Shah RM. Isolated diffuse ground-glass opacity in thoracic CT: causes and clinical presentations. *AJR Am J Roentgenol* 2005;184:613–622.
30. Muller NL, Ooi GC, Khong PL, et al. High-resolution CT findings of severe acute respiratory syndrome at presentation and after admission. *AJR Am J Roentgenol* 2004;182:39–44.
31. Vogel MN, Vatlach M, Weissgerber P, et al. HRCT-features of *Pneumocystis jirovecii* pneumonia and their evolution before and after treatment in non-HIV immunocompromised patients. *Eur J Radiol* 2012;81:1315–1320.
32. McGuinness G, Scholes JV, Garay SM, et al. Cytomegalovirus pneumonitis: spectrum of parenchymal CT findings with pathologic correlation in 21 AIDS patients. *Radiology* 1994;192:451–459.
33. Gasparetto EL, Escuissato DL, Marchiori E, et al. High-resolution CT findings of respiratory syncytial virus pneumonia after bone marrow transplantation. *AJR Am J Roentgenol* 2004;182:1133–1137.
34. Franquet T. High-resolution computed tomography (HRCT) of lung infections in non-AIDS immunocompromised patients. *Eur Radiol* 2006;16:707–718.
35. Franquet T, Lee KS, Muller NL. Thin-section CT findings in 32 immunocompromised patients with cytomegalovirus pneumonia who do not have AIDS. *AJR Am J Roentgenol* 2003;181:1059–1063.
36. Kim EA, Lee KS, Primack SL, et al. Viral pneumonias in adults: radiologic and pathologic findings. *Radiographics* 2002; 22(spec no): S137–S149.
37. Moon JH, Kim EA, Lee KS, et al. Cytomegalovirus pneumonia: high-resolution CT findings in ten non-AIDS immunocompromised patients. *Korean J Radiol* 2000;1:73–78.
38. Ajlan AM, Quiney B, Nicolaou S, et al. Swine-origin influenza A

(H1N1) viral infection: radiographic and CT findings. *AJR Am J Roentgenol* 2009;193:1494–1499.
39. Franquet T. Imaging of pulmonary viral pneumonia. *Radiology* 2011;260:18–39.
40. Shiley KT, Van Deerlin VM, Miller WTJ. Chest CT features of community-acquired respiratory viral infections in adult inpatients with lower respiratory tract infections. *J Thorac Imaging* 2010;25:68–75. doi:10.1097/RTI.0b013e3181b0ba8b
41. Reittner P, Müller NL, Heyneman L, et al. *Mycoplasma pneumoniae* pneumonia: radiographic and high-resolution CT features in 28 patients. *AJR Am J Roentgenol* 1999;174:37–41.
42. Primack SL, Hartman TE, Ikezoe J, et al. Acute interstitial pneumonia: radiographic and CT findings in nine patients. *Radiology* 1993;188:817–820.
43. Silva CIS, Müller NL. Idiopathic interstitial pneumonias. *J Thorac Imaging* 2009;24:260–273. doi:10.1097/RTI.0b013e3181c1a9eb
44. Silva CIS, Müller NL, Fujimoto K, et al. Acute exacerbation of chronic interstitial pneumonia: high-resolution computed tomography and pathologic findings. *J Thorac Imaging* 2007;22:221–229. doi:10.1097/01.rti.0000213588.52343.13
45. Ichikado K, Suga M, Muranaka H, et al. Prediction of prognosis for acute respiratory distress syndrome with thin-section CT: validation in 44 cases. *Radiology* 2006;238:321–329.
46. Cheon JE, Lee KS, Jung GS, et al. Acute eosinophilic pneumonia: radiographic and CT findings in six patients. *AJR Am J Roentgenol* 1996;167:1195–1199.
47. Jeong YJ, Kim K-I, Seo IJ, et al. Eosinophilic lung diseases: a clinical, radiologic, and pathologic overview. *Radiographics* 2007;27:617–637.
48. Ikezoe J, Morimoto S, Takashima S, et al. Acute radiation-induced pulmonary injury: computed tomographic evaluation. *Semin Ultrasound CT MR* 1990;11:409–416.
49. Logan PM. Thoracic manifestations of external beam radiotherapy. *AJR Am J Roentgenol* 1998;171:569–577.
50. Remy-Jardin M, Remy J, Wallaert B, et al. Pulmonary involvement in progressive systemic sclerosis: sequential evaluation with CT, pulmonary function tests, and bronchoalveolar lavage. *Radiology* 1993;188:499–506.
51. Kim EY, Lee KS, Chung MP, et al. Nonspecific interstitial pneumonia with fibrosis: serial high-resolution CT findings with functional correlation. *AJR Am J Roentgenol* 1999;173:949–953.
52. Kim TS, Lee KS, Chung MP, et al. Nonspecific interstitial pneumonia with fibrosis: high-resolution CT and pathologic findings. *AJR Am J Roentgenol* 1998;171:1645–1650.
53. Travis WD, Hunninghake G, King TE Jr, et al. Idiopathic nonspecific interstitial pneumonia: report of an American Thoracic Society project. *Am J Respir Crit Care Med* 2008;177:1338–1347.
54. Lynch DA. Lung disease related to collagen vascular disease. *J Thorac Imaging* 2009;24:299–309. doi:10.1097/RTI.0b013e3181c1acec
55. Hartman TE, Primack SL, Swensen SJ, et al. Desquamative interstitial pneumonia: thin-section CT findings in 22 patients. *Radiology* 1993;187:787–790.
56. Attili AK, Kazerooni EA, Gross BH, et al. Smoking-related interstitial lung disease: radiologic-clinical-pathologic correlation. *Radiographics* 2008;28:1383–1396.
57. Galvin JR, Franks TJ. Smoking-related lung disease. *J Thorac Imaging* 2009;24:274–284. doi:10.1097/RTI.0b013e3181c1abb7
58. Holt RM, Schmidt RA, Godwin JD, et al. High resolution CT in respiratory bronchiolitis-associated interstitial lung disease. *J Comput Assist Tomogr* 1993;17:46–50.
59. Gruden JF, Webb WR. CT findings in a proved case of respiratory bronchiolitis. *AJR Am J Roentgenol* 1993;161:44–46.
60. Remy-Jardin M, Remy J, Gosselin B, et al. Lung parenchymal changes secondary to cigarette smoking: pathologic-CT correlations. *Radiology* 1993;186:643–651.
61. Akira M, Kita N, Higashihara T, et al. Summer-type hypersensitivity pneumonitis: comparison of high-resolution CT and plain radiographic findings. *AJR Am J Roentgenol* 1992;158:1223–1228.
62. Lynch DA, Rose CS, Way D, et al. Hypersensitivity pneumonitis: sensitivity of high-resolution CT in a population-based study. *AJR Am J Roentgenol* 1992;159:469–472.
63. Lee JW, Lee KS, Lee HY, et al. Cryptogenic organizing pneumonia: serial high-resolution CT findings in 22 patients. *Am J Roentgenol* 2010;195:916–922.
64. Souza CA, Muller NL, Johkoh T, et al. Drug-induced eosinophilic pneumonia: high-resolution CT findings in 14 patients. *AJR Am J Roentgenol* 2006;186:368–373.
65. Johkoh T, Itoh H, Müller NL, et al. Crazy-paving appearance at thin-section CT: spectrum of disease and pathologic findings. *Radiology* 1999;211:155–160.
66. Mueller-Mang C, Grosse C, Schmid K, et al. What every radiologist should know about idiopathic interstitial pneumonias. *Radiographics* 2007;27:595–615.
67. Lynch DA, Travis WD, Muller NL, et al. Idiopathic interstitial pneumonias: CT features. *Radiology* 2005;236:10–21.
68. Worthy SA, Müller NL, Hansell DM, et al. Churg-strauss syndrome: the spectrum of pulmonary CT findings in 17 patients. *AJR Am J Roentgenol* 1998;170:297–300.
69. Franquet T, Giménez A, Bordes R, et al. The crazy-paving pattern in exogenous lipoid pneumonia: CT-pathologic correlation. *AJR Am J Roentgenol* 1998;170:315–317.
70. Betancourt SL, Martinez-Jimenez S, Rossi SE, et al. Lipoid pneumonia: spectrum of clinical and radiologic manifestations. *Am J Roentgenol* 2010;194:103–109.
71. Tan RT, Kuzo RS. High-resolution CT findings of mucinous bronchioloalveolar carcinoma: a case of pseudopulmonary alveolar proteinosis. *AJR Am J Roentgenol* 1997;168:99–100.
72. Travis WD, Brambilla E, Noguchi M, et al. International Association for the Study of Lung Cancer/American Thoracic Society/European Respiratory Society International Multidisciplinary classification of lung adenocarcinoma. *J Thorac Oncol* 2011;6:244–285.
73. Murdoch J, Müller NL. Pulmonary sarcoidosis: changes on follow-up CT examinations. *AJR Am J Roentgenol* 1992;159:473–477.
74. Brauner MW, Grenier P, Mompoint D, et al. Pulmonary sarcoidosis: evaluation with high-resolution CT. *Radiology* 1989;172:467–471.
75. Lynch DA, Webb WR, Gamsu G, et al. Computed tomography in pulmonary sarcoidosis. *J Comput Assist Tomogr* 1989;13:405–410.
76. Godwin JD, Müller NL, Takasugi JE. Pulmonary alveolar proteinosis: CT findings. *Radiology* 1988;169:609–613.
77. Hommeyer SH, Godwin JD, Takasugi JE. Computed tomography of air-space disease. *Radiol Clin North Am* 1991;29:1065–1084.
78. Murch CR, Carr DH. Computed tomography appearances of pulmonary alveolar proteinosis. *Clin Radiol* 1989;40:240–243.
79. Lee KN, Levin DL, Webb WR, et al. Pulmonary alveolar proteinosis: high-resolution CT, chest radiographic, and functional correlations. *Chest* 1997;111:989–995.
80. Chung JH, Pipavath SJ, Myerson DH, et al. Secondary pulmonary alveolar proteinosis: a confusing and potentially serious complication of hematologic malignancy. *J Thorac Imaging* 2009;24:115–118. doi:10.1097/RTI.0b013e3181930ed6
81. Nishimura K, Itoh H, Kitaichi M, et al. Pulmonary sarcoidosis: correlation of CT and histopathologic findings. *Radiology* 1993;189:105–109.
82. Nishimura K, Itoh H. High-resolution computed tomographic features of bronchiolitis obliterans organizing pneumonia. *Chest* 1992;102:26S–31S.
83. Müller NL, Miller RR. Ground-glass attenuation, nodules, alveolitis, and sarcoid granulomas [Editorial]. *Radiology* 1993;189:31–32.
84. Lee JS, Im JG, Ahn JM, et al. Fibrosing alveolitis: prognostic implication of ground-glass attenuation at high-resolution CT. *Radiology* 1992;184:415–454.
85. Nishimura K, Kitaichi M, Izumi T, et al. Usual interstitial pneumonia: histologic correlation with high-resolution CT. *Radiology* 1992;182:337–342.
86. Akira M, Sakatani M, Ueda E. Idiopathic pulmonary fibrosis: progression of honeycombing at thin-section CT. *Radiology* 1993;189:687–691.
87. Terriff BA, Kwan SY, Chan-Yeung MM, et al. Fibrosing alveolitis: chest radiography and CT as predictors of clinical and functional impairment at follow-up in 26 patients. *Radiology* 1992;184:445–449.

88. Rossi SE, Erasmus JJ, Volpacchio M, et al. "Crazy-paving" pattern at thin-section CT of the lungs: radiologic-pathologic overview. *Radiographics* 2003;23:1509–1519.
89. Murayama S, Murakami J, Yabuuchi H, et al. "Crazy paving appearance" on high resolution ct in various diseases. *J Comput Assist Tomogr* 1999;23:749–752.
90. Guan Y, Zeng Q, Yang H, et al. Pulmonary alveolar proteinosis: quantitative CT and pulmonary functional correlations. *Eur J Radiol* 2012;81:2430–2435.
91. Chong S, Lee KS, Chung MJ, et al. Pneumoconiosis: comparison of imaging and pathologic findings. *Radiographics* 2006;26:59–77.
92. da Silva Filho FP, Marchiori E, Valiante PM, et al. AIDS-related Kaposi sarcoma of the lung presenting with a "crazy-paving" pattern on high-resolution CT: imaging and pathologic findings. *J Thorac Imaging* 2008;23:135–137. doi:10.1097/RTI.0b013e31815a662d
93. Hui JY, Cho DH, Yang MK, et al. Severe acute respiratory syndrome: spectrum of high-resolution CT findings and temporal progression of the disease. *AJR Am J Roentgenol* 2003;181:1525–1538.
94. Wong KT, Antonio GE, Hui DS, et al. Thin-section CT of severe acute respiratory syndrome: evaluation of 73 patients exposed to or with the disease. *Radiology* 2003;228:395–400.
95. Chong S, Lee KS, Kim TS, et al. Adenovirus pneumonia in adults: radiographic and high-resolution CT findings in five patients. *AJR Am J Roentgenol* 2006;186:1288–1293.
96. Chan MS, Chan IY, Fung KH, et al. High-resolution CT findings in patients with severe acute respiratory syndrome: a pattern-based approach. *AJR Am J Roentgenol* 2004;182:49–56.
97. Akira M, Ishikawa H, Yamamoto S. Drug-induced pneumonitis: thin-section CT findings in 60 patients. *Radiology* 2002;224:852–860.
98. Mendelson DS, Wasserstein MP, Desnick RJ, et al. Type B Niemann-Pick disease: findings at chest radiography, thin-section CT, and pulmonary function testing. *Radiology* 2006;238:339–345.
99. Aberle DR, Gamsu G, Ray CS, et al. Asbestos-related pleural and parenchymal fibrosis: detection with high-resolution CT. *Radiology* 1988;166:729–734.
100. Traill ZC, Maskell GF, Gleeson FV. High-resolution CT findings of pulmonary sarcoidosis. *AJR Am J Roentgenol* 1997;168:1557–1560.
101. Godoy MCB, Silva CIS, Ellis J, et al. Organizing pneumonia as a manifestation of *Pneumocystis jirovecii* immune reconstitution syndrome in HIV-positive patients: report of 2 cases. *J Thorac Imaging* 2008;23:39–43. doi:10.1097/RTI.0b013e318149e808
102. Müller NL, Staples CA, Miller RR. Bronchiolitis obliterans organizing pneumonia: CT features in 14 patients. *AJR Am J Roentgenol* 1990;154:983–987.
103. Bouchardy LM, Kuhlman JE, Ball WC, et al. CT findings in bronchiolitis obliterans organizing pneumonia (boop) with radiographic, clinical, and histologic correlation. *J Comput Assist Tomogr* 1993;17:352–357.
104. Mayo JR, Müller NL, Road J, et al. Chronic eosinophilic pneumonia: CT findings in six cases. *AJR Am J Roentgenol* 1989;153:727–730.
105. Bourgouin P, Cousineau G, Lemire P, et al. Differentiation of radiation-induced fibrosis from recurrent pulmonary neoplasm by CT. *Can Assoc Radiol J* 1987;38:23–26.
106. Libshitz HI, Shuman LS. Radiation-induced pulmonary change: CT findings. *J Comput Assist Tomogr* 1984;8:15–19.
107. Akira M, Atagi S, Kawahara M, et al. High-resolution CT findings of diffuse bronchioloalveolar carcinoma in 38 patients. *AJR Am J Roentgenol* 1999;173:1623–1629.
108. Brauner MW, Lenoir S, Grenier P, et al. Pulmonary sarcoidosis: CT assessment of lesion reversibility. *Radiology* 1992;182:349–354.
109. Kuhlman JE. The role of chest computed tomography in the diagnosis of drug-related reactions. *J Thorac Imaging* 1991;6(1):52–61.
110. Gaeta M, Volta S, Stroscio S, et al. CT "Halo sign" in pulmonary tuberculoma. *J Comput Assist Tomogr* 1992;16:827–828.
111. Primack SL, Hartman TE, Lee KS, et al. Pulmonary nodules and the CT halo sign. *Radiology* 1994;190:513–515.
112. Kuhlman JE, Fishman EK, Burch PA, et al. Invasive pulmonary aspergillosis in acute leukemia: the contribution of CT to early diagnosis and aggressive management. *Chest* 1987;92:95–99.
113. Won HJ, Lee KS, Cheon JE, et al. Invasive pulmonary aspergillosis: prediction at thin-section CT in patients with neutropenia—a prospective study. *Radiology* 1998;208:777–782.
114. Zompatori M, Poletti V, Battista G, et al. Bronchiolitis obliterans with organizing pneumonia (BOOP), presenting as a ring-shaped opacity at HRCT (the atoll sign). A case report. *Radiol Med (Torino)* 1999;97:308–310.
115. Bravo Soberon A, Torres Sanchez MI, Garcia Rio F, et al. High-resolution computed tomography patterns of organizing pneumonia [Article in Spanish]. *Arch Bronconeumol* 2006;42:413–416.
116. Kim SJ, Lee KS, Ryu YH, et al. Reversed halo sign on high-resolution CT of cryptogenic organizing pneumonia: diagnostic implications. *AJR Am J Roentgenol* 2003;180:1251–1254.
117. Walker CM, Mohammed T-L, Chung JH. Reversed halo sign. *J Thorac Imaging* 2011;26:W80. doi:10.1097/RTI.0b013e318224cfbc
118. Voloudaki AE, Bouros DE, Froudarakis ME, et al. Crescentic and ring-shaped opacities. CT features in two cases of bronchiolitis obliterans organizing pneumonia (BOOP). *Acta Radiol* 1996;37:889–892.
119. Gasparetto EL, Escuissato DL, Davaus T, et al. Reversed halo sign in pulmonary paracoccidioidomycosis. *AJR Am J Roentgenol* 2005;184:1932–1934.
120. Barreto MM, Marchiori E, Amorim VB, et al. Thoracic paracoccidioidomycosis: radiographic and CT findings. *Radiographics* 2012;32:71–84.
121. Marchiori E, Zanetti G, Irion KL, et al. Reversed halo sign in active pulmonary tuberculosis: criteria for differentiation from cryptogenic organizing pneumonia. *Am J Roentgenol* 2011;197:1324–1327.
122. Marchiori E, Zanetti Gu, Meirelles GSP, et al. The reversed halo sign on high-resolution CT in infectious and noninfectious pulmonary diseases. *Am J Roentgenol* 2011;197:W69–W75.
123. Im JG, Itoh H, Shim YS, et al. Pulmonary tuberculosis: CT findings—early active disease and sequential change with antituberculous therapy. *Radiology* 1993;186:653–660.
124. Murata K, Khan A, Herman PG. Pulmonary parenchymal disease: evaluation with high-resolution CT. *Radiology* 1989;170:629–635.
125. Marchiori E, Souza AS Jr, Franquet T, et al. Diffuse high-attenuation pulmonary abnormalities: a pattern-oriented diagnostic approach on high-resolution CT. *AJR Am J Roentgenol* 2005;184:273–282.
126. Remy-Jardin M, Beuscart R, Sault MC, et al. Subpleural micronodules in diffuse infiltrative lung diseases: evaluation with thin-section CT scans. *Radiology* 1990;177:133–139.
127. Remy-Jardin M, Degreef JM, Beuscart R, et al. Coal worker's pneumoconiosis: CT assessment in exposed workers and correlation with radiographic findings. *Radiology* 1990;177:363–371.
128. Graham CM, Stern EJ, Finkbeiner WE, et al. High-resolution CT appearance of diffuse alveolar septal amyloidosis. *AJR Am J Roentgenol* 1992;158:265–267.
129. Hamrick-Turner J, Abbitt PL, Harrison RB, et al. Diffuse lung calcification following fat emboli and adult respiratory distress syndromes: CT findings. *J Thorac Imaging* 1994;9:47–50.
130. Marchiori E, Muller NL, Souza AS Jr, et al. Unusual manifestations of metastatic pulmonary calcification: high-resolution CT and pathological findings. *J Thorac Imaging* 2005;20:66–70.
131. Marchiori E, Franquet T, Gasparetto TD, et al. Consolidation with diffuse or focal high attenuation: computed tomography findings. *J Thorac Imaging* 2008;23:298–304. doi:10.1097/RTI.0b013e3181788d39
132. Padley SPG, Adler BD, Staples CA, et al. Pulmonary talcosis: CT findings in three cases. *Radiology* 1993;186:125–127.
133. Kuhlman JE, Ren H, Hutchins GM, et al. Fulminant pulmonary calcification complicating renal transplantation: CT demonstration. *Radiology* 1989;173:459–460.
134. Johkoh T, Ikezoe J, Nagareda T, et al. Metastatic pulmonary calcification: early detection by high-resolution CT. *J Comput Assist Tomogr* 1993;17:471–473.
135. Hartman TE, Müller NL, Primack SL, et al. Metastatic pulmonary calcification in patients with hypercalcemia: findings on chest radiographs and CT scans. *AJR Am J Roentgenol* 1994;162:799–802.
136. Cluzel P, Grenier P, Bernadac P, et al. Pulmonary alveolar microlithiasis: CT findings. *J Comput Assist Tomogr* 1991;15:938–942.
137. Korn MA, Schurawitzki H, Klepetko W, et al. Pulmonary alveolar microlithiasis: findings on high-resolution CT. *AJR Am J*

Roentgenol 1992;158:981–982.
138. Helbich TH, Wojnarovsky C, Wunderbaldinger P, et al. Pulmonary alveolar microlithiasis in children: radiographic and high-resolution CT findings. *AJR Am J Roentgenol* 1997;168:63–65.
139. Deniz O, Ors F, Tozkoparan E, et al. High resolution computed tomographic features of pulmonary alveolar microlithiasis. *Eur J Radiol* 2005;55:452–460.
140. Kuhlman JE, Teigen C, Ren H, et al. Amiodarone pulmonary toxicity: CT findings in symptomatic patients. *Radiology* 1990;177:121–125.
141. Akira M, Kozuka T, Yamamoto S, et al. Inhalational talc pneumoconiosis: radiographic and CT findings in 14 patients. *AJR Am J Roentgenol* 2007;188:326–333.
142. Akira M. High-resolution CT in the evaluation of occupational and environmental disease. *Radiol Clin North Am* 2002;40: 43–59.
143. Akira M. Uncommon pneumoconioses: CT and pathologic findings. *Radiology* 1995;197:403–409.
144. Gevenois PA, Abehsera M, Knoop C, et al. Disseminated pulmonary ossification in end-stage pulmonary fibrosis: CT demonstration. *AJR Am J Roentgenol* 1994;162:1303–1304.

6 HRCT 所見：空気で満たされた囊胞性病変

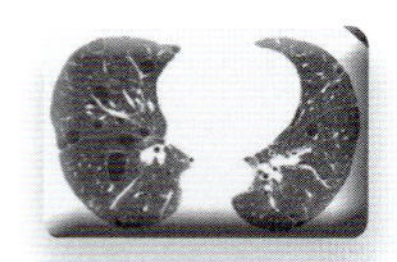

重要な項目

肺囊胞：定義 168
蜂巣肺(蜂窩肺) 169
囊胞性肺疾患 169
偶発的な肺囊胞 175
肺気腫 175
気 瘤 181
空洞性結節 181
気管支拡張症 183
囊胞状気腔の診断アルゴリズム 185

本章で使われる略語

CLE (centrilobular emphysema) 小葉中心性肺気腫
COPD (chronic obstructive pulmonary disease) 慢性閉塞性肺疾患
DIP (desquamative interstitial pneumonia) 剥離性間質性肺炎
HP (hypersensitivity pneumonitis) 過敏性肺炎
LAM (lymphangio(leio)myomatosis) リンパ脈管(平滑)筋腫症
LCH (Langerhans cell histiocytosis) ランゲルハンス細胞組織球症
LIP (lymphoid interstitial pneumonia) リンパ球性間質性肺炎
PLE (panlobular emphysema) 汎小葉性肺気腫
RB-ILD (respiratory bronchiolitis-interstitial lung disease) 呼吸細気管支炎を伴う間質性肺疾患
TSC-LAM (tuberous sclerosis complex-associated LAM) 結節性硬化症関連の LAM
UIP (usual interstitial pneumonia) 通常型間質性肺炎

様々な異常により，高分解能 CT(HRCT)では空気で満たされた囊胞性病変を呈する．囊胞性病変には，蜂巣肺(蜂窩肺)，肺囊胞，肺気腫，ブラ，気瘤，空洞性結節および気管支拡張症がある(図 6-1)．ほとんどの場合，これらは HRCT 所見から容易に判別することができる[1]．本章ではこのトピックについての導入を簡潔に示す．次章では囊胞性肺疾患，肺気腫，そして気道疾患についてより詳細に述べる．

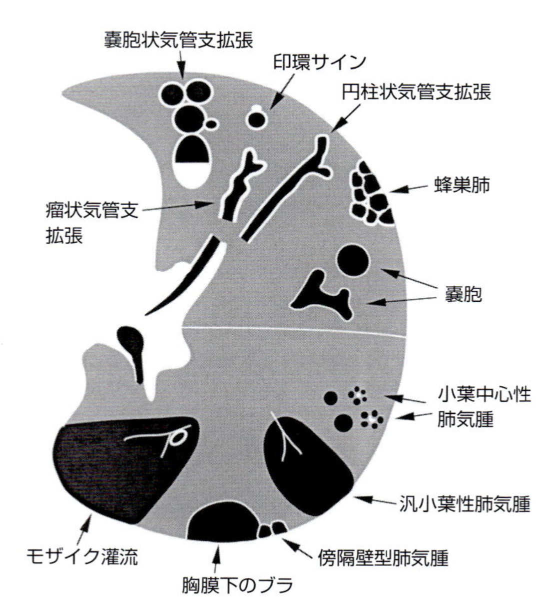

図 6-1 囊胞，気腫，気管支拡張などで空気で満たされた透亮像を伴う疾患の HRCT 所見．モザイク灌流(灌流異常により生じる肺の吸収値低下)は類似した画像所見を示すことがある．それについては 7 章で述べる．

肺囊胞：定義

肺囊胞という用語は，境界明瞭な円形あるいは不整形の病変で，均一あるいは不均一な厚みで，通常厚さ 2〜3 mm 以下の薄い壁をもつ病変を表現するのに用いる[1,2]．囊胞内容は通常空気であるが，液体や流動物，固形物を含むこともある[1-3]．

肺囊胞は様々な細胞のうちの 1 つより構成される壁をもち，通常線維性もしくは上皮性である[4]．例えば，末期の肺線維症患者の蜂巣肺の内側は細気管支上皮で覆われる．一方，リンパ脈管筋腫症(LAM)患者においては囊胞の内側は平滑筋に似た異常な紡錘細胞によって覆われる．囊胞状気腔という用語は，LAM のように薄い，あるいは蜂巣肺のように厚い，様々な厚みの壁に囲まれた空気を含む末梢性の病変を表現するのに用いられる[3]．肺気腫患者における拡張した気腔は嚢胞様の所見を呈するが，これらには通常，嚢胞という用語を用いない．

蜂巣肺(蜂窩肺)

HRCTにおける間質性線維症患者の蜂巣肺 honeycombingの特徴は直径数mm～1 cmの空気で満たされた嚢胞で，多くは末梢および胸膜下優位の分布を示し，1～3 mmほどの厚さの明瞭な線維性の壁を有する(図6-1～図6-4)[2,5,6]．蜂巣肺は，肺胞の破裂や肺胞管の拡張，細気管支拡張を反映している[7-9]．初期の蜂巣肺の症例では，胸膜下に少数の集簇した嚢胞のみを認める．進行例では多列の嚢胞が形成される．蜂巣肺を確実に診断するために強調すべき重要な点は，空気で満たされた嚢胞腔は容易にみられる厚い壁をもち，胸膜直下に存在し，かつ列を形成するか集簇していなければならないことである．LAM，ランゲルハンス細胞組織球症(LCH)，リンパ球性間質性肺炎(LIP)，その他の嚢胞性肺疾患，および小葉中心性肺気腫患者における嚢胞とは異なり，広範囲に及ぶ蜂巣肺では壁を共有する傾向がある．HRCTにおいて蜂巣肺があることは重度の肺線維症を示し，さらに，下葉，背側優位に分布している場合は，通常型間質性肺炎(UIP)を示唆する．他の線維化の所見もみられる．

直径数cmを越える大きな嚢胞も蜂巣肺と関連していることがある(図6-3，図6-4)．こうした大きな嚢胞は上葉の胸膜下優位にみられる傾向があるが，肺底部でみられることもある．大きな嚢胞は肺線維症と肺気腫を有する患者でみられることが最も多い．これらの嚢胞は，ブラまたは大きな蜂巣肺，あるいはそれら

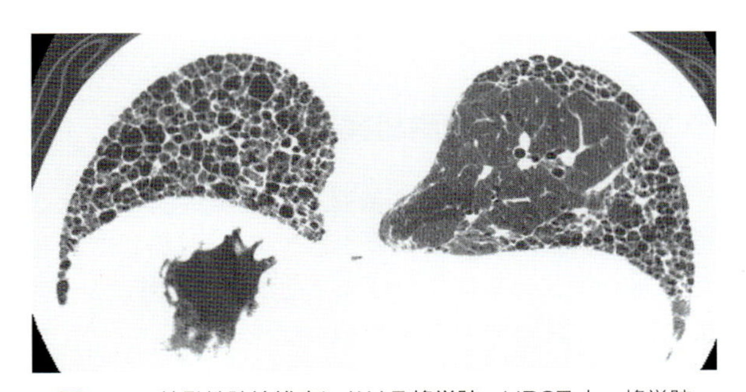

図 6-2　**特発性肺線維症における蜂巣肺．** HRCT上，蜂巣肺による嚢胞は厚さ2～3 mmの明瞭な壁を有する．多数の場合は，嚢胞は複数の層を形成し，互いに壁を共有する．

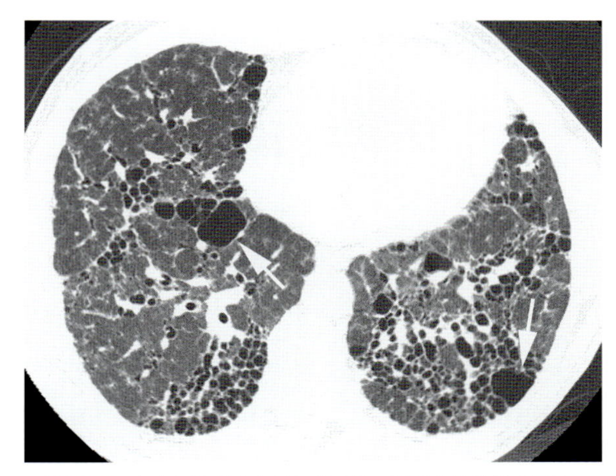

図 6-3　**大きな肺嚢胞を伴う蜂巣肺．** 特発性肺線維症では，末梢性の蜂巣肺，牽引性気管支拡張およびいくつかの大きな肺嚢胞(矢印)がみられる．

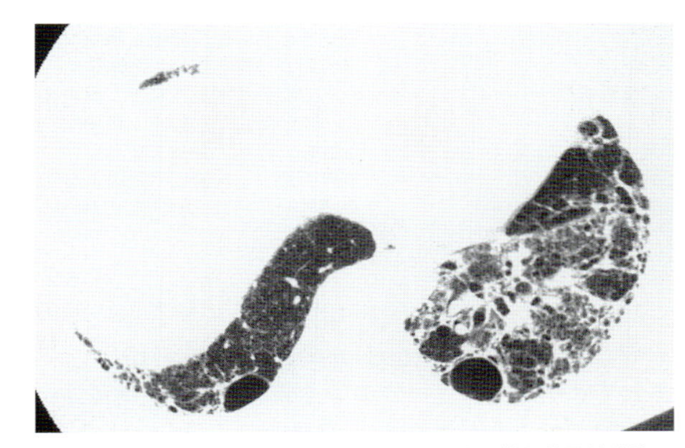

図 6-4　**非対称性の蜂巣肺と大きな肺嚢胞を伴う特発性肺線維症．** 末梢性蜂巣肺と不規則な網状影は，大きな肺嚢胞を伴う．これらは主に胸膜下に位置する．

両方の組合せを示す．肺気腫とUIPを有する患者においては，気腫は上葉優位に，蜂巣肺は下葉優位に分布するが，どこまでが気腫でどこからが蜂巣肺であるかを判別することは難しいことが多い．呼気CTを撮影すると，大きな嚢胞は縮小することがある[10-12]．

嚢胞性肺疾患

肺嚢胞は様々な疾患で生じ，それが主要所見であることも，他の異常と関連した所見であることもある(表6-1)．次の3つの疾患は，まれではあるが，肺嚢胞がHRCT上の主要な所見となる代表格である．LCH(図6-5～図6-8)，LAM(結節性硬化症に併発するLAM(TSC-LAM)を含む；図6-9～図6-11)，そして，特にシェーグレン症候群と他の膠原病に関連したLIP

表6-1　囊胞性肺疾患の鑑別診断

診　断	コメント
囊胞性肺疾患	
LAM	囊胞は通常円形で，大きさや形態が比較的均質；びまん性；ほぼ妊娠可能年齢の女性のみ；結節性硬化症を伴う
LCH	不整形の囊胞；肺尖部により大きく多い；薄いあるいは厚い壁；肋骨横隔膜角は温存；微小結節と空洞性結節がみられる；喫煙に関連
LIP	LAMやLCHよりも囊胞の数は少ない；囊胞壁に関連して血管がみられる；下葉優位；シェーグレン症候群，膠原病，免疫不全に合併
アミロイドーシスと軽鎖沈着症	LIPと区別がつかない；シェーグレン症候群に合併；結節がある
Birt-Hogg-Dubé症候群	薄い壁の囊胞で胸膜下あるいは葉間裂にみられる；レンズ状；LAM，LCH，LIPよりも大きい；顔面，頸部と上肢の線維毛包腫や腎腫瘍を合併
良性転移性平滑筋腫	空気を満たされた薄い壁の囊胞で液体を含む囊胞や充実性結節を伴う；女性
囊胞性転移	他の囊胞性疾患よりも壁は厚いことが多い
気管気管支乳頭腫症	囊胞と結節；喉頭病変や気管病変；ヒトパピロマウイルスに関連
神経線維腫症	まれ
気圧外傷	気胸を伴う
プロテウス症候群	非常にまれ
肺囊胞の他の原因	
偶発的な肺囊胞	散在する薄い壁の囊胞；高齢者に多い
DIP	すりガラス影を伴って散在する囊胞；下葉優位
過敏性肺炎	数%で囊胞が散見される；過敏性肺炎の他の所見を伴う
ブ　ラ	たいてい胸膜下に分布；胸膜面で単層；小葉中心性肺気腫がみられる
気　瘤	散在性；斑状の分布；数は少ない；ニューモシスチス肺炎の既往歴
蜂巣肺	胸膜下優位；胸膜面で多層；壁を共有；線維化の所見
囊胞状気管支拡張症	集簇性あるいは肺門側優位の分布；液面形成を伴う

(濾胞性細気管支炎；図6-12)である．肺囊胞の他の原因として，Birt-Hogg-Dubé症候群(図6-13)[13]，アミロイドーシス(シェーグレン症候群でリンパ増殖性疾患を伴う場合がある)[14, 15]，軽鎖沈着症(図6-14)[16, 17]，囊胞性の肺転移，良性転移性平滑筋腫[18]，気管気管支乳頭腫症[19]，神経線維腫症，深海やスキューバダイバーにおける気圧外傷(図6-15)，そしてプロテウス症候群(図6-16)[20]がある．そのほかにも，過敏性肺炎(HP)や剝離性間質性肺炎(DIP)，呼吸細気管支炎を伴う間質性肺疾患(RB-ILD)，蜂巣肺を伴う間質性肺炎でも囊胞がみられることがある．

LAM，LCH，LIPやその他の囊胞性肺疾患では，HRCTにて，多くは多発散在性の囊胞がみられ，間に介在する肺は正常あるいはほとんど正常にみえる(表6-1)[15, 21-32]．多くの場合，これらの囊胞は薄いが，容易に識別できる壁構造をもち，壁の厚みは数mm程度までである．通常，線維症に関連した所見はみられないか，蜂巣肺や末期肺疾患でみられるよりはるかに頻度は低い．呼気CTで，肺囊胞は縮小し得るが，傍隔壁型肺気腫やブラでは縮小しないのが特徴である[10-12]．呼気における囊胞の縮小は，蜂巣肺，LCH，LAM，囊胞状気管支拡張症と小葉中心性肺気腫の患者で認められた．

いくつかの囊胞性肺疾患では他の疾患と区別し得る特異的な所見を示すこともあるが，異なる疾患で重複するHRCT所見を呈することもある[33]．LCH，LAM，蜂巣肺を伴うUIP，LIP，肺気腫，DIPやRB-ILDなどの慢性囊胞性肺疾患患者を対象とした研究[33]において，画像診断は80%で正しかった．読影者は全読影のうち57%は自信をもって診断し，そのうち93%は正しい診断であった．UIPの100%，DIPまたはRB-ILDの81%，LIPの81%，肺気腫の77%，LAMの72%およびLCHの72%で正しく診断された．本章では特徴的所見を有する4つの囊胞性肺疾患に関して簡単に述べる．囊胞性肺疾患については19章でより詳細に概説する．

ランゲルハンス細胞組織球症

成人のランゲルハンス細胞組織球症(LCH)患者では，囊胞は不整形やいびつな形態であり，二瘤状であったり四つ葉状の形態を呈することもある(図6-5〜図6-7)[34-37]．LAMでも不整形の囊胞をがみられることもあるが，その頻度は低く，数も少ない．また，LAMに伴う囊胞は，薄い壁であることが特徴であるが，LCHの囊胞壁は厚いこと(図6-6)も薄いこともあ

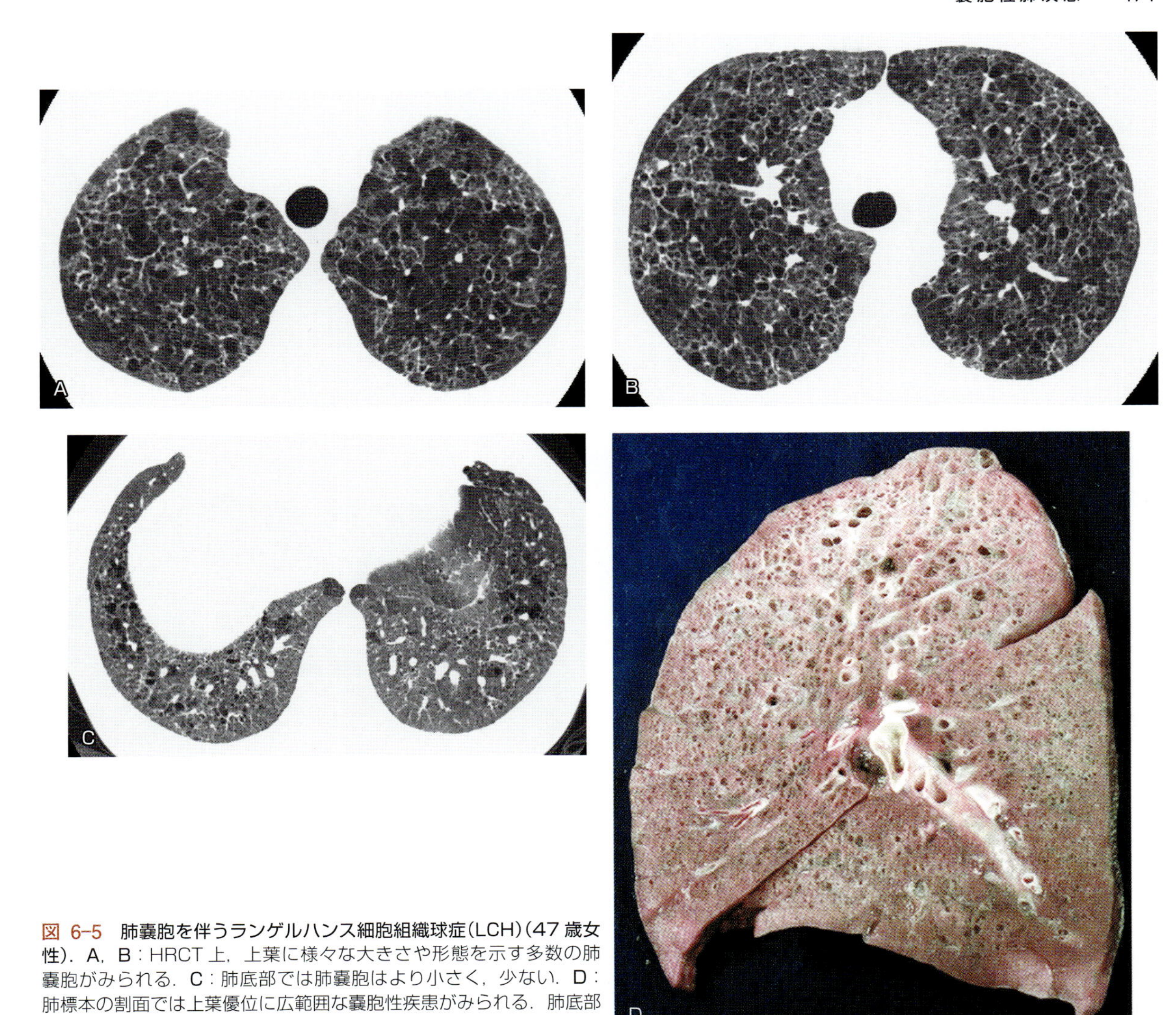

図 6–5　肺嚢胞を伴うランゲルハンス細胞組織球症（LCH）（47 歳女性）．A，B：HRCT 上，上葉に様々な大きさや形態を示す多数の肺嚢胞がみられる．C：肺底部では肺嚢胞はより小さく，少ない．D：肺標本の割面では上葉優位に広範囲な嚢胞性疾患がみられる．肺底部は比較的温存されている，この分布は LCH の特徴である．

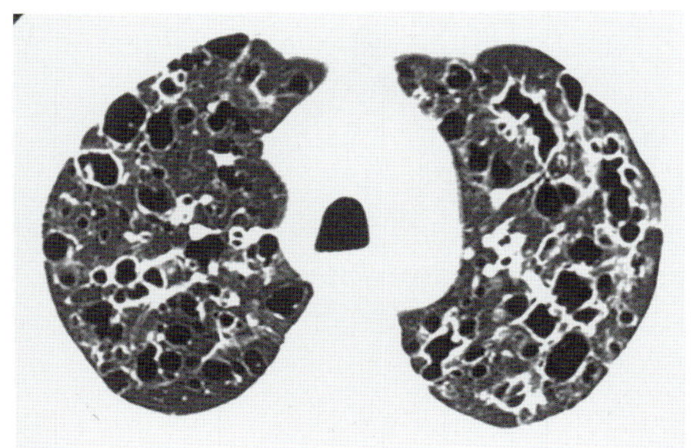

図 6–6　ランゲルハンス細胞組織球症（LCH）の男性患者の HRCT．嚢胞の大きさは様々で不規則な形態を示す．これらの所見は LCH の特徴である．(Courtesy of Marcia McCowin, San Francisco, CA.)

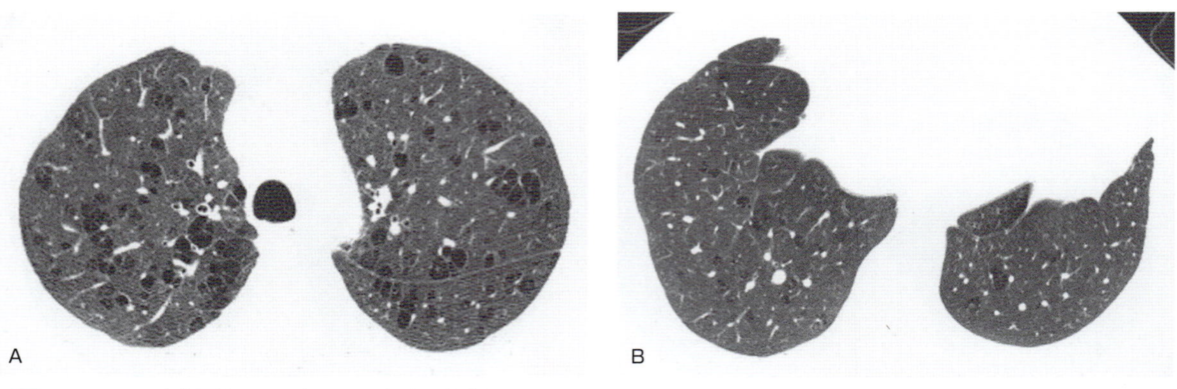

図 6-7 A, B：上葉優位のランゲルハンス細胞組織球症．A：多数の薄い壁をもつ嚢胞が上葉にみられる．肺嚢胞は融合し，クローバーの葉様の所見を呈する．B：肺底部で肺嚢胞はより小さく，少ない．

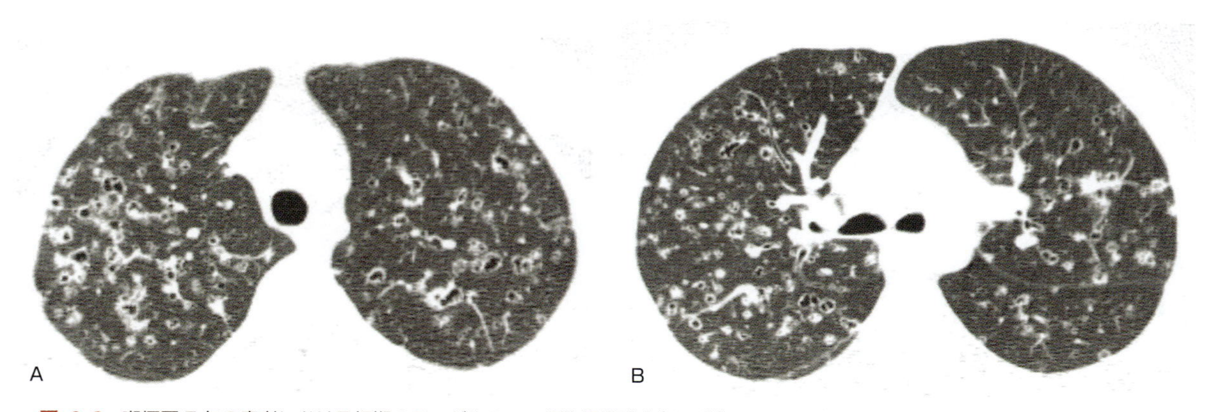

図 6-8 喫煙歴5年の患者における初期のランゲルハンス細胞組織球症(21歳)．A，B：上葉には小さな嚢胞を認める．やや不規則な形態で，境界明瞭な小結節を伴う嚢胞がある．厚い壁の嚢胞状腔は，空洞性結節を反映している可能性がある．これらの組合せは，初期に特徴的である．肺底部は正常であった．

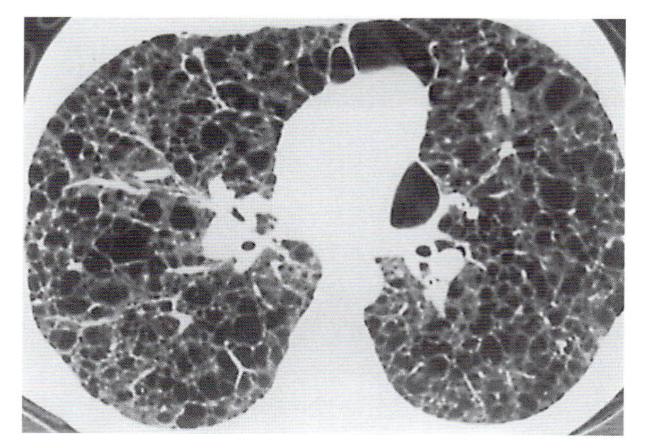

図 6-9 結節性硬化症合併リンパ脈管筋腫症患者のHRCT．嚢胞状気腔は厚さ2mmまでの明瞭な壁を有する．

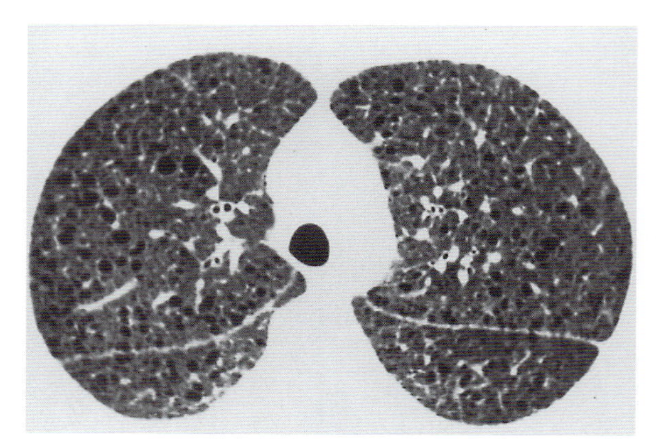

図 6-10 リンパ脈管筋腫症の女性患者のHRCT．肺嚢胞はLCHと比べ円形で大きさも均一である．

る(図6-5，図6-7)．初期のLCHでは，嚢胞は小結節を伴っており(図6-8)，経時的に結節から空洞性結節，厚い壁の嚢胞，薄い壁の嚢胞へと特徴的な進行を示す．LCHにおける嚢胞(または嚢胞と結節)は大きさも数もあきらかに上葉優位であり，成人患者において，肋骨横隔膜角は温存されることが多い[38]．

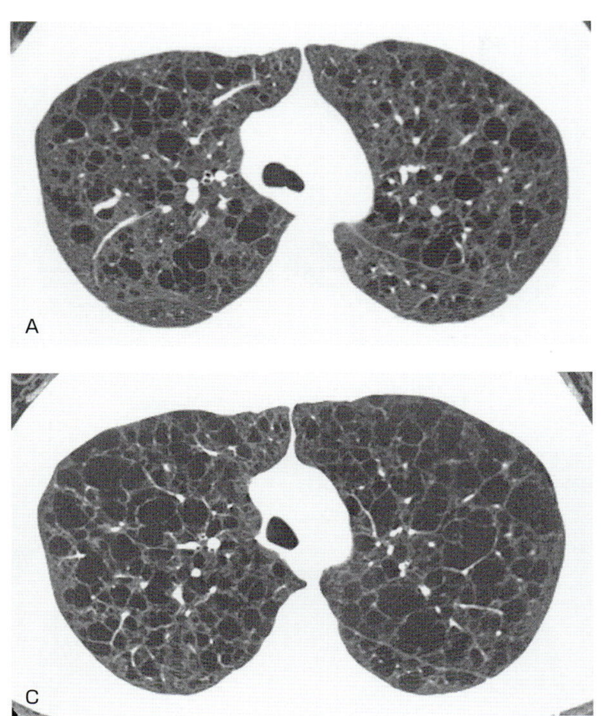

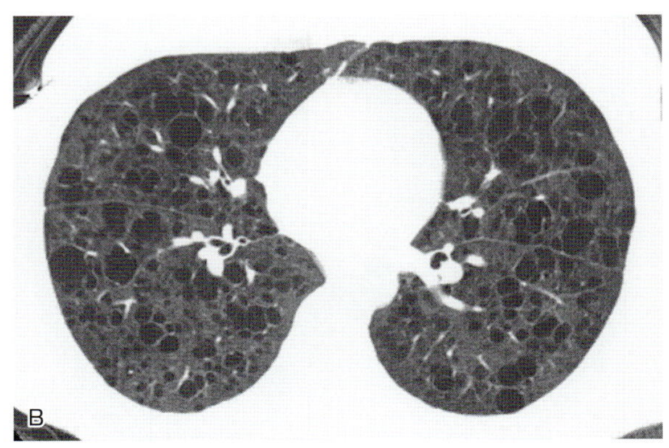

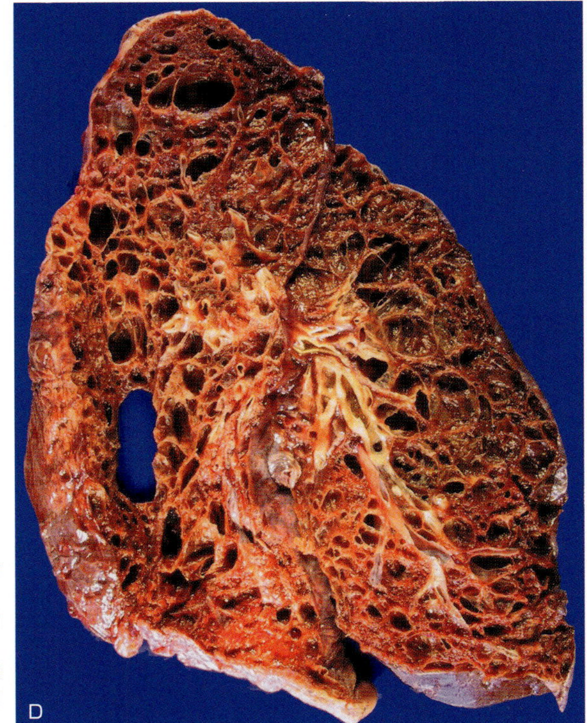

図 6-11　リンパ脈管筋腫症(LAM)の若年女性患者のHRCT．A：肺嚢胞は円形で非常に薄い壁を有する．介在する肺実質は正常である．B：病変は肺底部まで均一にみられ，LAMの特徴である．C：Aと同じレベルでの5年後のHRCTでは著明に進行しており，嚢胞はより大きく，融合している．D：移植のために摘出されたこの患者の肺標本の矢状断割面では，びまん性の嚢胞性異常は，肺底部にも上葉と同程度にみられる．

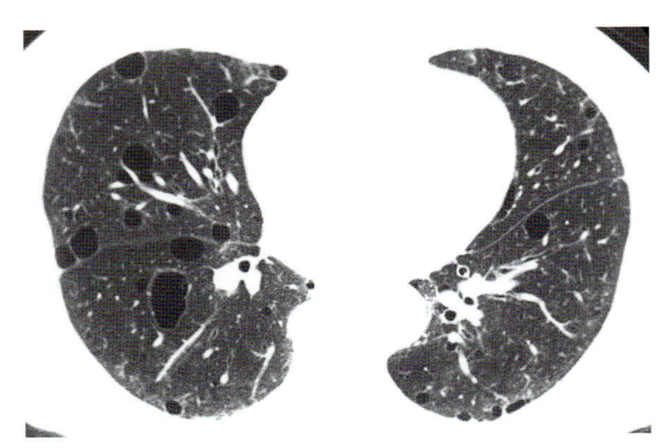

図 6-12　シェーグレン症候群とリンパ球性間質性肺炎(LIP)における肺嚢胞(72歳女性)．LIPの嚢胞は通常薄い壁をもち，LCHやLAMより少ない．多くの場合，血管は嚢胞壁に関連してみられる．

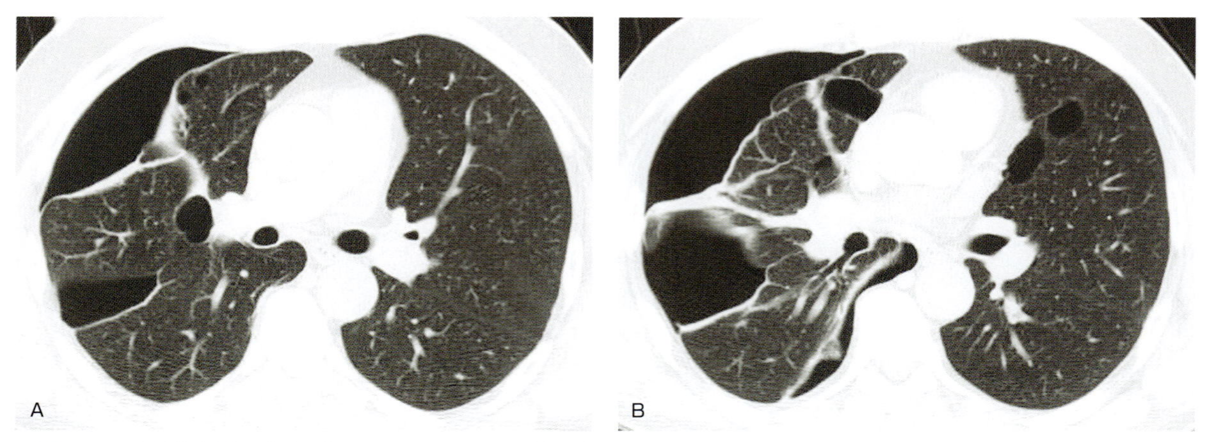

図 6-13　多発性肺囊胞と気胸を伴う Birt-Hogg-Dubé 症候群(46 歳女性). A, B：囊胞は葉間裂や胸膜面を巻き込む. 囊胞は大きく，円形あるいはレンズ状の形態を示し，特に胸膜面を巻き込む場合に顕著である．分布は下葉優位である．

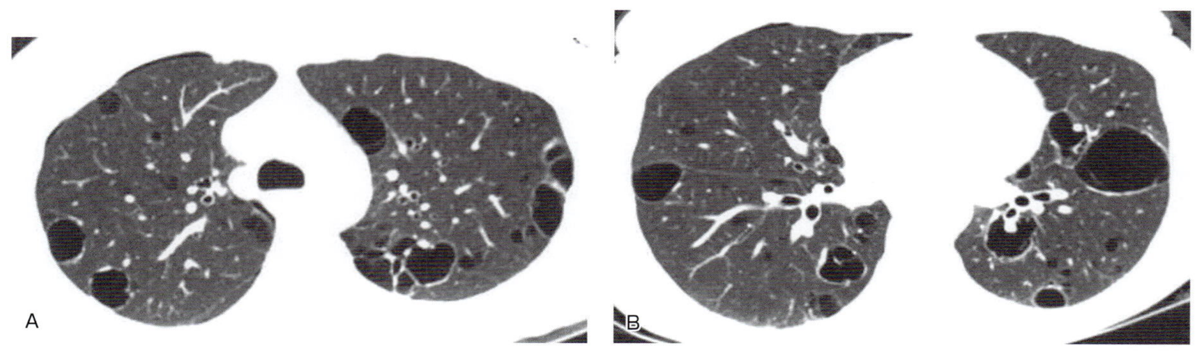

図 6-14　肺囊胞を伴う軽鎖沈着症．A，B：多数の薄い壁の囊胞を認める．LIP と同様に，血管は囊胞壁に関連してみられる．少量の右気胸がある．

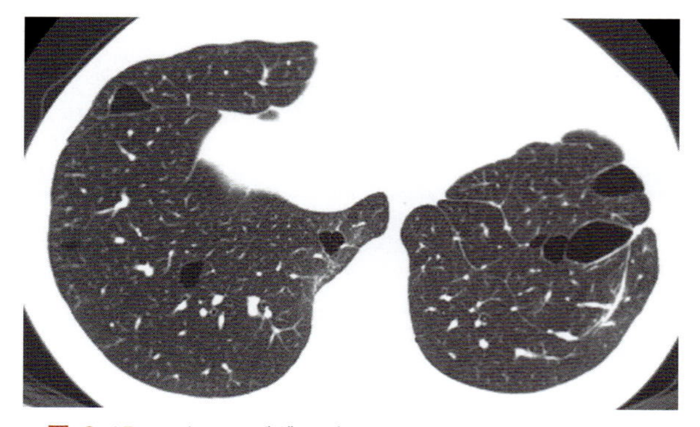

図 6-15　スキューバダイバーにおける肺囊胞(49 歳)．多数の薄い壁の囊胞を認める．一部は胸膜面および葉間裂を巻き込んでいる．

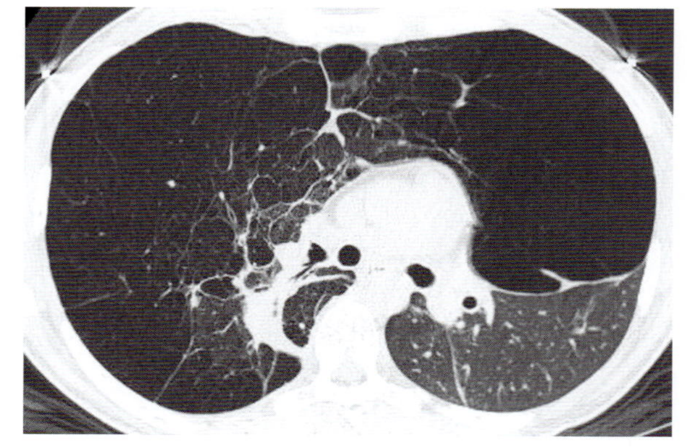

図 6-16　プロテウス症候群の広範囲な囊胞性肺疾患(20 歳)．

リンパ脈管筋腫症

リンパ脈管筋腫症(LAM)および結節性硬化症に併発する LAM(TSC-LAM)患者における HRCT 所見は，通常両側性で，壁の薄い円形の囊胞を示し，上葉および下葉，肋骨横隔膜角も含み，びまん性に分布する(図 6-9～図 6-11)[39]．ある研究[30]においては，50％で囊胞はびまん性に分布し，39％で肺尖部を，11％で肺底部が比較的温存されていた．囊胞は，一般に直径 2～

3 mm から 2 cm 大で，重症患者であるほど嚢胞は大きく，数も多い傾向がある．LAM 患者の 22%に，胸水や気胸がみられる[30]．小さな肺結節が嚢胞に合併する場合があり，また上腹部に異常（血管筋脂肪腫など）がみられることもある．LAM 患者において，CT を用いて定量化した肺の低吸収域や嚢胞の容積は，肺機能検査の結果と有意に相関していた[40]．

LAM と TSC-LAM の CT 所見は類似しているが，若干の相違点が報告されている．Avila ら[39]は，67 例の TSC-LAM 患者と 256 例の LAM 患者における胸部，腹部および骨盤 CT 所見を比較した．LAM 患者において，肺病変はより広範囲で，頻度が高く（29% *vs.* 9%，$p<0.001$），胸管の拡張（4% *vs.* 0%，$p=0.3$），胸水（12% *vs.* 6%，$p=0.2$）と腹水（10% *vs.* 6%，$p=0.3$）の頻度が高かった．一方 TSC-LAM 患者は，非石灰化肺結節（12% *vs.* 1%，$p<0.01$），肝血管筋脂肪腫（33% *vs.* 2%，$p<0.001$），腎血管筋脂肪腫（93% *vs.* 32%，$p<0.001$），腎摘出（25% *vs.* 7%，$p<0.001$）や腎動脈塞栓術（9% *vs.* 2%，$p<0.05$）の頻度が高かった[39]．別の研究では，TSC-LAM 患者で胸水と気胸がいくぶん多かった[30]．

リンパ球性間質性肺炎

リンパ球性間質性肺炎（LIP，濾胞性細気管支炎；図 6-12）の患者[15,28,29]，特にシェーグレン症候群の患者では，多発する薄壁の肺嚢胞を認めることがある．嚢胞の数は LCH や LAM の患者より少ないことが多く，たいてい 20～30 程度以下である[41]．22 例の LIP 患者を対象とした研究において，嚢胞状気腔は 15 例で認められた．その他の LIP の所見として，胸膜下の微小結節，小葉中心性結節，小葉間隔壁肥厚とすりガラス影がみられたが，これらの所見は必ずしも嚢胞と合併して生じるわけではない[28]．LIP 患者においては，嚢胞は下肺優位の傾向があり，多くの場合，嚢胞壁に沿って血管がみられ，診断に役立つ所見となり得る．

一部のシェーグレン症候群患者において，嚢胞はリンパ球浸潤やアミロイドあるいは軽鎖の沈着に合併することがある．すなわち，アミロイドあるいは軽鎖沈着症は嚢胞形成に関与する主な異常である場合がある（図 6-14）[14,15,17]．充実性結節が合併する場合もある[14]．

Birt-Hogg-Dubé 症候群

まれな常染色体優性疾患で，(a) 肺嚢胞，(b) 顔面，頸部，上肢に分布する線維毛包腫，(c) 良性のオンコサイトーマから腎細胞癌などの腎腫瘍を特徴とする[19]．肺嚢胞は多くの場合，薄壁で胸膜下に位置し，円形もしくはレンズ状の形態を示す．胸膜下嚢胞（葉間裂を含む）の頻度は，他の嚢胞性疾患より高い（図 6-13）．嚢胞はたいてい LAM と LCH の嚢胞より大きく，下肺および内層領域優位に分布する[42]．気胸を生じることがある[13,42,43]．

ある研究で，17 例の Birt-Hogg-Dubé 症候群の CT 所見がまとめられた[43]．15 例の患者は嚢胞性肺疾患を有し，嚢胞のサイズは 0.2～7.8 cm であった．典型的には嚢胞は両側性にみられた（87%）．87%で嚢胞は下葉優位であり，下葉により大きな嚢胞が認められた．嚢胞の形態は，円形のものから卵円形，レンズ状，複数の隔壁をもつものまで様々であった．大きな肺嚢胞は，多くの場合，複数の隔壁を有していた．15 例の患者のうち，5 例（33%）では 20 以上の嚢胞があった．

偶発的な肺嚢胞

HRCT 上，他の異常所見がなく，また肺疾患の既往や症状のない健常者に，数個の薄壁の肺嚢胞を認めることはまれではない．肺嚢胞は，高齢患者においては正常所見の範疇として報告されている．Copley ら[44]の研究では，75 歳以上の群では 40 例中 10 例（25%）で嚢胞がみられたが，55 歳未満の群では嚢胞はみられなかった．嚢胞は直径 5～22 mm で，すべての肺葉で認められた．この研究では，嚢胞があることと肺機能異常や喫煙歴との間に相関はなかった．

肺 気 腫

肺気腫は終末細気管支より遠位の気腔の永続的な異常な拡張として定義され，気腔の壁の破壊を伴う[1,45]．肺気腫は HRCT を用いて正確に診断することができる[6,46-51]．肺気腫は，十分に低いウインドウレベル（-600～-800 HU）を用いた場合，高吸収である周囲の正常肺実質と明瞭なコントラストを示す非常に低吸収の限局した領域として描出される．ある種の肺気腫は HRCT 上同定可能な壁をもつこともあるが，これらは通常目立たない．多くの場合，HRCT 所見に基づいて肺気腫の型を分類することができる[6,48]．

小葉中心性肺気腫

小葉中心性肺気腫（近位もしくは細葉中心性）は呼吸細気管支と関連した肺細葉および肺小葉の中心部における肺胞中隔の喪失と定義される[45]．この変化は下葉よりも上葉で，また背側よりも腹側で起こりやすい．喫煙は，小葉中心性肺気腫をきたす最も多い原因である．

HRCT上，小葉中心性肺気腫のHRCT所見の特徴は，上葉優位で，小葉中心性の分布を示す多数の小さな低吸収域である（図6-1，図6-17～図6-19）．小葉中心性の分布がわからない場合でも，斑状の分布は小葉中心性肺気腫の特徴である．ほとんどの場合，小葉中心性肺気腫における低吸収域は壁を認識することはできないが，時に非常に薄い壁がみられることもある．肺気腫を有する喫煙者の中には気腫部に線維化を伴うことがあり，そのような場合には壁を有する嚢胞がみられる[36,37]．喫煙に関連する肺気腫と肺線維症の合併は，よく認められる[36,37]．重症例では，小葉中心性肺気腫の領域は融合することがあり，ブラや汎小葉性（汎細葉性）肺気腫がみられる．

汎小葉性肺気腫

汎小葉性肺気腫は，二次小葉全体における均質な肺胞中隔の破壊と定義される[45]．汎小葉性肺気腫では，典型的には，肺吸収値の全体的な低下と肺血管の狭小化を示し，多くの場合，小葉中心性肺気腫の患者にみられるような限局性低吸収は示さない（図6-1，図6-20）．汎小葉性肺気腫は通常壁をもたない．この型の肺気腫は，肺構造の広汎な簡素化と表現される．重度すなわち融合性の小葉中心性肺気腫も同様の所見を呈する（図6-21，図6-22）．

汎小葉性肺気腫は典型的には下肺優位の分布を示し，特に非喫煙者において，上葉は比較的温存される．α1-アンチトリプシン欠損は汎小葉性肺気腫の原因として最も多い．その他，汎小葉性肺気腫は破砕したメチルフェニデート（リタリン）錠剤の静注，スワイヤージェームズ症候群，高齢，そしてまれではあるが喫煙でも生じる[45]．

傍隔壁型肺気腫

傍隔壁型（遠位細葉型）肺気腫は，胸膜下の低吸収域としてみられ，HRCT上，非常に薄い壁を共有していることが多い．これらの壁は小葉間隔壁に対応する．傍隔壁型肺気腫は孤立性の異常であるが，小葉中心性肺気腫に伴うことも多い（図6-1，図6-22～図6-24）．傍隔壁型肺気腫は細葉の最も末梢，肺胞嚢および肺胞管を侵し，呼吸細気管支を温存する．上葉，胸膜下にできることが最も多いが，下葉背側にできることもある[45]．気腫は増大することもあり，胸膜下のブラとなる．

不整形気腔拡大

不整形気腔拡大は，かつて不規則型あるいは瘢痕性肺気腫とよばれ，珪肺症や進行性塊状線維症あるいはサルコイドーシスに伴う線維症に関連してみられる[45,52,53]．

ブラと嚢胞性肺気腫

嚢胞性肺気腫は特定の組織学的所見を反映しないが，大きなブラが特徴的である（図6-1，図6-25）[54]．小葉中心性および傍隔壁型肺気腫を伴うことが多い．

ブラは，直径1 cm以上の明確に区切られた気腫性病変で，厚さ1 mm未満の壁を有する（図6-25，図6-26）[2-4]．ブラと肺嚢胞の区別は困難なこともあるが，ブラは肺尖部を除き，孤立性所見としてみられることはまれであり，通常広範囲な小葉中心性あるいは傍隔壁型肺気腫に合併している．胸膜下のブラは傍隔壁型肺気腫を合併することが多い．ブラが顕著な肺気腫は嚢胞性肺気腫と称される[54]．

HRCT上，ブラは薄いが，明瞭な壁を有する．ブラは直径20 cmを超えることもあるが，通常は直径2～8 cmである．ブラは胸膜下にも肺実質内にもみられるが，胸膜下にみられることが多い．

嚢胞性肺気腫の患者においては，ブラは左右非対称性で，一側肺により高度にみられることが多い[54]．特発性巨大気腫性ブラは，慢性進行性で，通常若い男性喫煙者に生じる．巨大な気腫性ブラが特徴であり，上葉にみられることが最も多く，胸郭の少なくとも3分の1を占める[55]．非常に巨大なブラは気胸のようにみえることがあり，典型的には左右非対称性にみられる．正常な肺実質は多くの場合，中枢，肺底部へと偏位し，著明な無気肺をきたす．

ブレブという用語は，病理学的には，臓側胸膜または胸膜下肺内の1 cm未満の気腔を示す[2,4]．画像所見

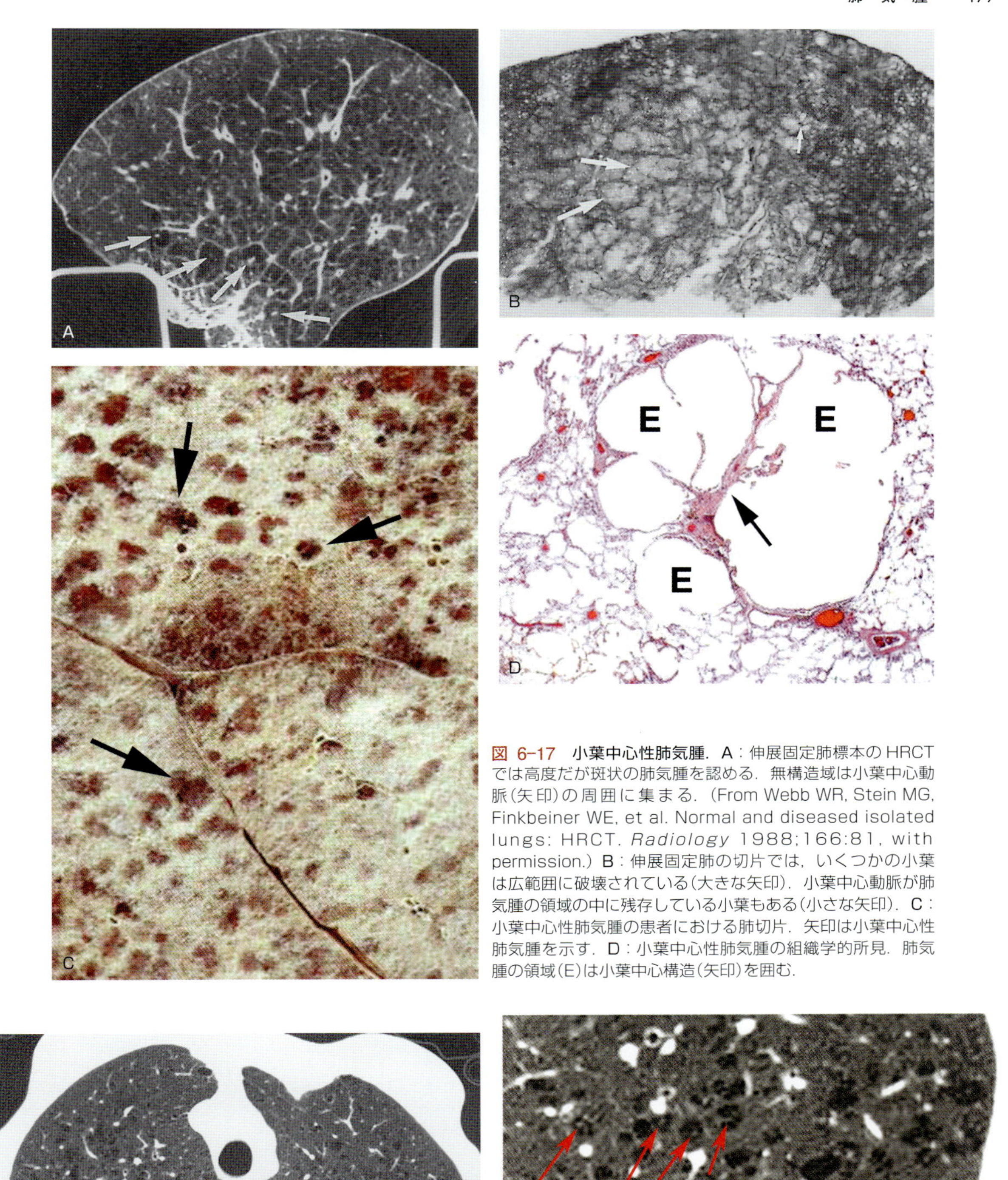

図 6–17　**小葉中心性肺気腫．** A：伸展固定肺標本の HRCT では高度だが斑状の肺気腫を認める．無構造域は小葉中心動脈（矢印）の周囲に集まる．（From Webb WR, Stein MG, Finkbeiner WE, et al. Normal and diseased isolated lungs: HRCT. *Radiology* 1988;166:81, with permission.）B：伸展固定肺の切片では，いくつかの小葉は広範囲に破壊されている（大きな矢印）．小葉中心動脈が肺気腫の領域の中に残存している小葉もある（小さな矢印）．C：小葉中心性肺気腫の患者における肺切片．矢印は小葉中心性肺気腫を示す．D：小葉中心性肺気腫の組織学的所見．肺気腫の領域（E）は小葉中心構造（矢印）を囲む．

図 6–18　**小葉中心性肺気腫．** A：斑状の低吸収域が上葉優位にみられる．この所見は典型的で診断に役立つ．B：左上葉の拡大図．小さな小葉中心性肺気腫では壁を認識できない．小葉中心動脈（矢印）は一部の低吸収域の中心にみられる．

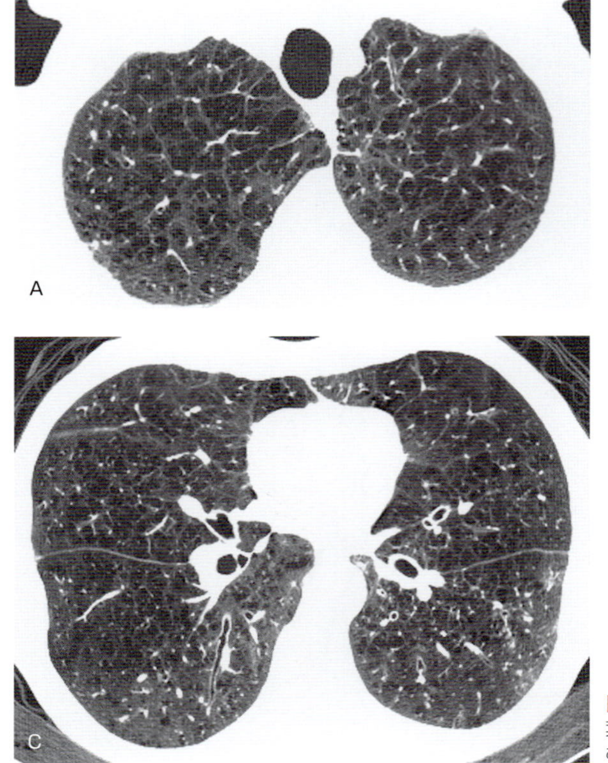

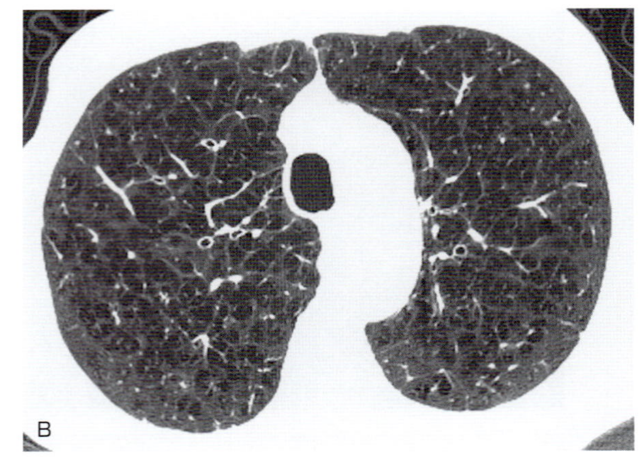

図 6-19　A-C：**上葉優位の小葉中心性肺気腫.** 斑状の低吸収域は上葉(A)で優位である．いくつかは小葉中心性に位置し小血管を取り囲む．下方(B, C)では，低吸収域はより小さく，正常な肺が多くみられる．

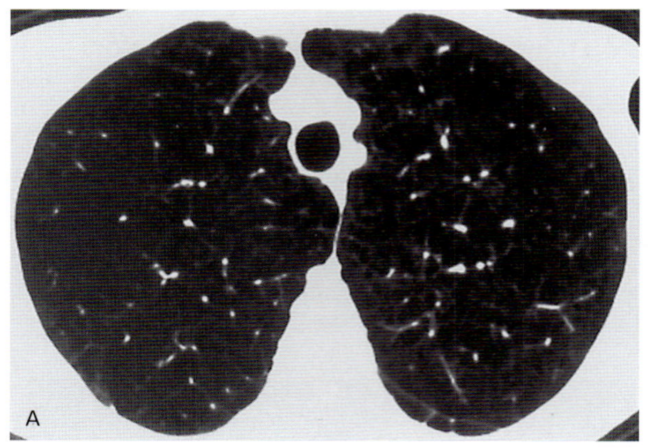

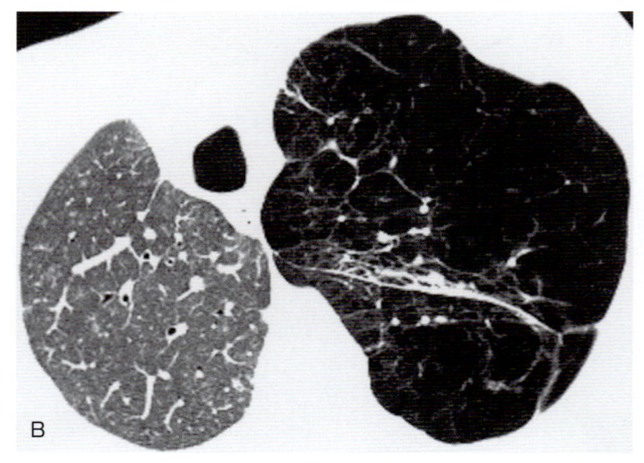

図 6-20　**汎小葉性肺気腫の2例.** A：肺容積は増加し，肺の透過性は亢進している．肺血管は狭細化している．小葉中心性肺気腫患者に認められるような限局的な透過性亢進域はみられない．B：右肺移植後の患者における汎小葉性肺気腫．右肺は正常にみえる．左側の気腫肺では異常に透過性が亢進し，容積が増加し，血管は細く，少ない．

上，この用語は肺尖部に位置する胸膜と接する，薄い壁を有する限局した低吸収域を示す．しかしながら，実際にはブレブとブラを区別することはあまり有用でない．ブラという用語を用いることが好ましい[2, 4]．

傍隔壁型肺気腫と蜂巣肺の鑑別

傍隔壁型肺気腫は時に蜂巣肺と類似する所見を呈するが，解剖学的な所見を注意深く観察することにより，通常これらは鑑別可能である[45]．傍隔壁型肺気腫では，肺構造が破壊された領域は胸膜に達する細い線状影によって縁どられる．これらの線状影は小葉間隔壁に対応し，時に微細な線維化により肥厚することもある(図6-23，図6-24)．傍隔壁型肺気腫は通常胸膜面に単層でみられ，上葉優位であり，小葉中心性肺気腫や大きなブラなど他の肺気腫を伴うが，典型的には顕著な線

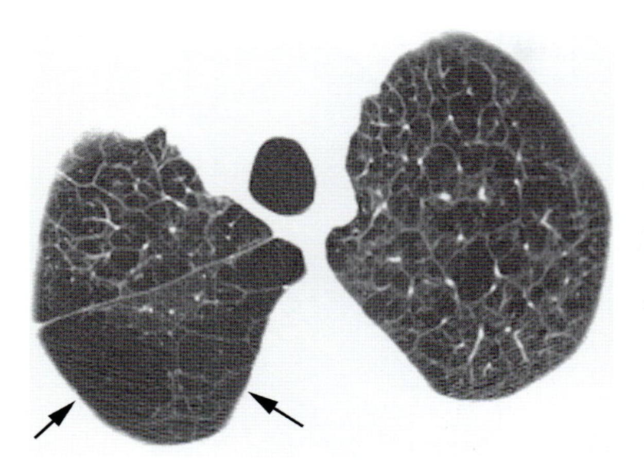

図 6-21　融合した小葉中心性肺気腫による汎小葉性肺気腫．右肺背側の小葉中心性肺気腫は癒合し(矢印)，汎小葉性肺気腫に特徴的な著名な低吸収域を呈している．軽度の小葉間隔壁肥厚を伴い，これは線維化を伴っていることを示す．

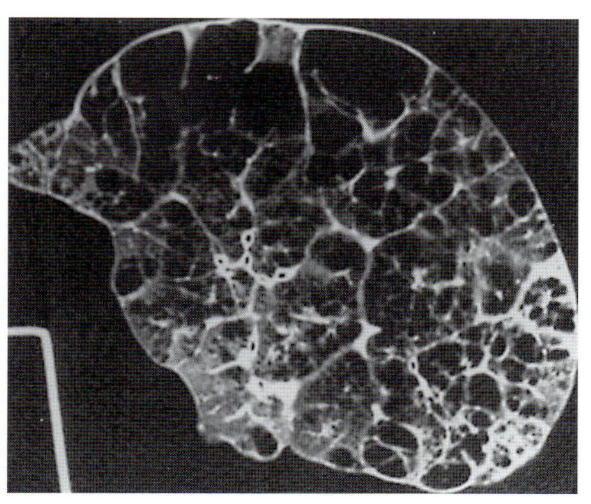

図 6-22　摘出肺における融合性小葉中心性肺気腫．HRCT 上，小葉中心性肺気腫は癒合し，末梢にブラを形成している．これらは残存する正常な隔壁により縁どられる．末梢性に分布しているために，傍隔壁型肺気腫とよばれるかもしれない．

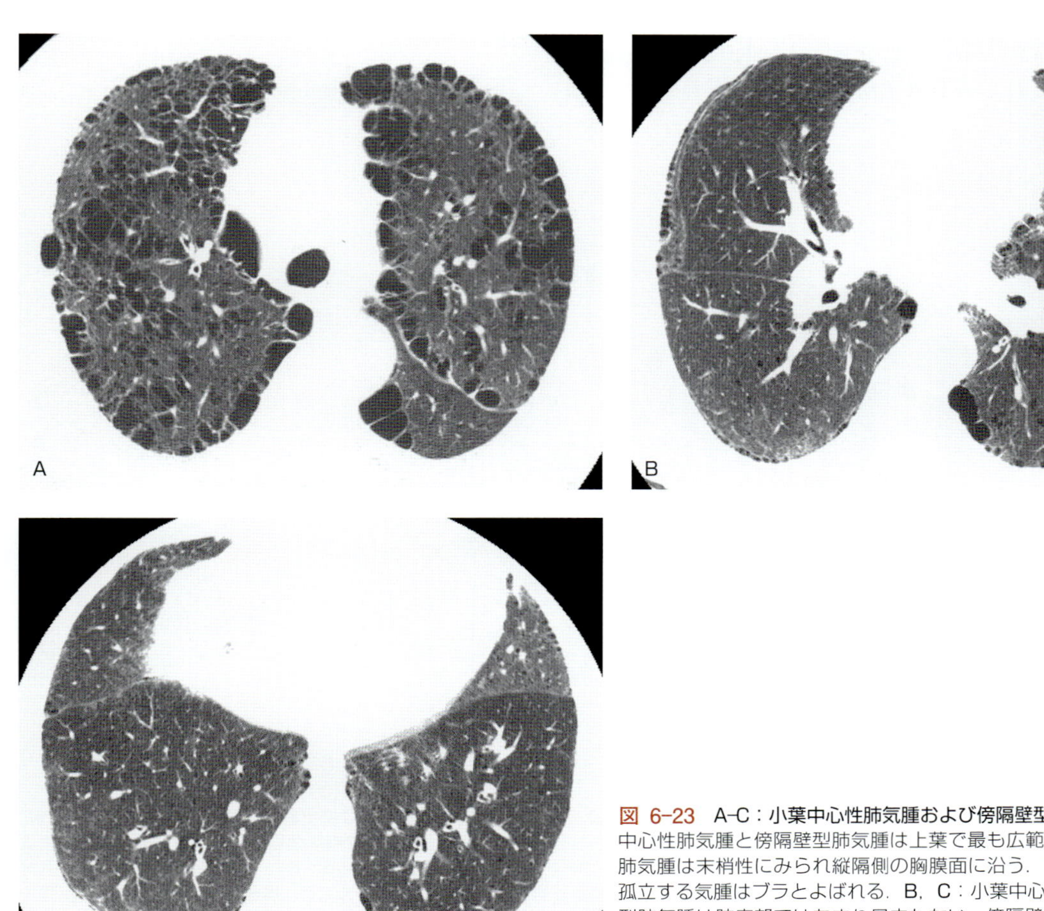

図 6-23　A–C：小葉中心性肺気腫および傍隔壁型肺気腫．A：小葉中心性肺気腫と傍隔壁型肺気腫は上葉で最も広範である．傍隔壁型肺気腫は末梢性にみられ縦隔側の胸膜面に沿う．直径 1 cm 以上の孤立する気腫はブラとよばれる．B，C：小葉中心性肺気腫と傍隔壁型肺気腫は肺底部ではあまり目立たない．傍隔壁型肺気腫は蜂巣肺と紛らわしい所見を呈することもあるが，他の線維化の所見を伴わず，また蜂巣肺は下葉優位のことが多い．

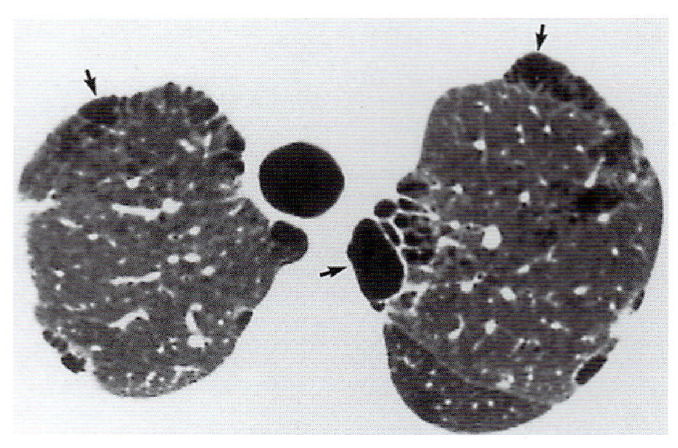

図 6-24　傍隔壁型肺気腫および小葉中心性肺気腫．大型の胸膜下肺気腫（矢印）はブラの所見を呈する．

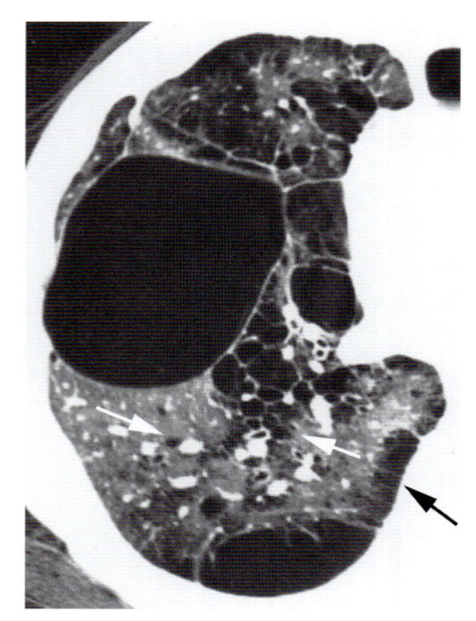

図 6-25　大きなブラを伴う傍隔壁型肺気腫および小葉中心性肺気腫．肺内層の壁をもたない小さな低吸収域（白矢印）は小葉中心性肺気腫である．胸膜下の低吸収域（黒矢印）は，付随する傍隔壁型肺気腫である．大きなブラも胸膜下にある．

維化を伴わない．一方，蜂巣肺はたいていより小さな嚢胞で，肺の胸膜下に多列の嚢胞を形成し，肺底部に優位であり，小葉構造の破壊と不規則な網状影や牽引性気管支拡張といった他の線維化の所見を伴う．肺気腫と蜂巣肺は共存することもある．その場合，肺気腫は通常上葉優位で中枢性あるいは胸膜下に分布し，蜂巣肺は肺底部優位で胸膜下に分布する（図 6-26）．しかしながら，これらの HRCT 所見は時に紛らわしいこともある．

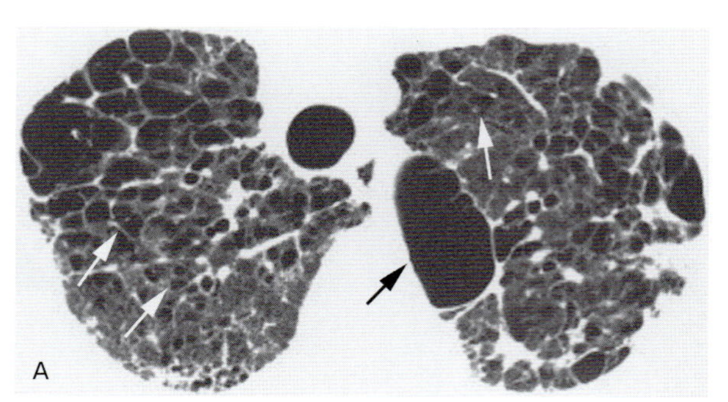

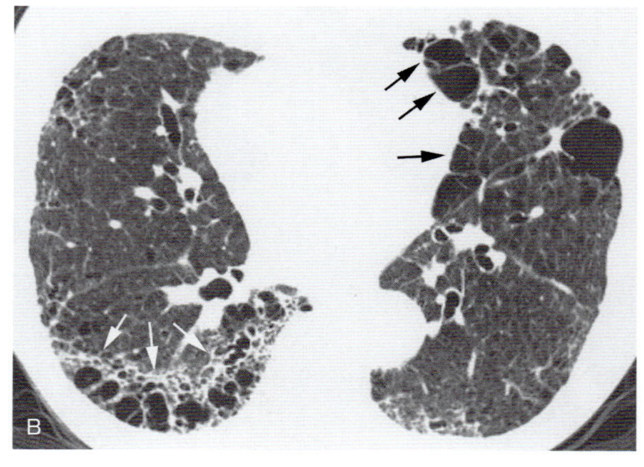

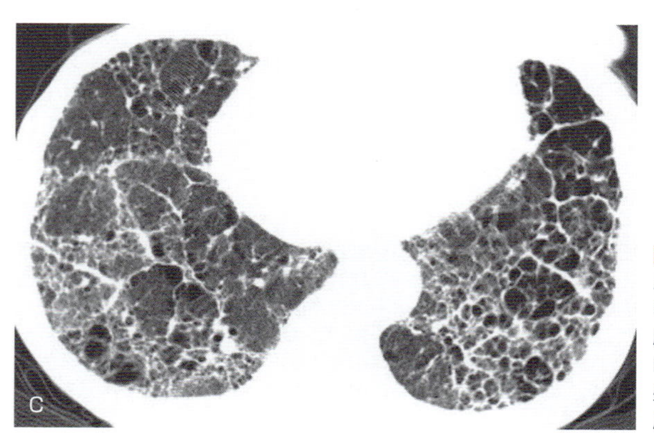

図 6-26　蜂巣肺と小葉中心性肺気腫および傍隔壁型肺気腫の合併．A：上葉では明瞭な小葉中心性肺気腫（白矢印）と傍隔壁型肺気腫による胸膜下ブラ（黒矢印）がみられる．B：その尾側のレベルでは，肺気腫と線維化の所見がともにみられる．腹側には傍隔壁型肺気腫（黒矢印）が，背側には蜂巣肺と牽引性気管支拡張（白矢印）を認める．傍隔壁型肺気腫は単層であるが，蜂巣肺は多列の嚢胞を形成する．C：肺底部では蜂巣肺と線維化の所見が優位である．

小葉中心性肺気腫と肺嚢胞の鑑別

小葉中心性肺気腫は通常壁を伴わない．一方，肺嚢胞は通常 HRCT で認識可能な壁を有する．しかしながら，一部の小葉中心性肺気腫患者では，HRCT 上，肺構造が破壊された領域に非常に薄い壁がみられ，肺嚢胞と紛らわしい所見を呈することもある．これらの壁はおそらく微細な肺線維化あるいは圧縮された肺実質を反映しており，嚢胞性肺疾患で認められる壁より不明瞭である．また，肺嚢胞は小葉中心性肺気腫より大きく，数 mm～1 cm 大となることが多い．小葉中心性肺気腫では，正常な二次小葉の一部分だけに低吸収がみられることが多い．この所見は診断に有用である．

気腫の CT 定量化

気腫の定量化や分布を評価することは，慢性閉塞性肺疾患(COPD)患者の治療方針を決定する際に重要となり得る．COPD の表現型(すなわち，気腫の相対的な比率や併存する気道疾患)を決定するために，CT は多くの研究で使用されている[51, 56–58]．

単純な半定量評価法を使用して推定された気腫の程度は，病理学的な気腫の程度と良好な相関があり(r=0.7～0.9)，観察者間一致率も良好であった[51]．

気腫の定量化に使用される CT 技術には density mask 法が含まれる．その方法はある一定の閾値よりも低い吸収値を示す肺のピクセルあるいはボクセル(つまりピクセルまたボクセル指数)の割合を算出するものである．10 mm 程度の厚いスライスを使用し，−910 HU 未満の CT 値を有する肺の容積を定量化した際に最も気腫の程度と相関することが示された[47]．1 mm 程度の薄いスライスを用いると，−950 HU 未満の CT 値での定量化が最も気腫の形態と相関する[56–60]．

気腫を定量化するためのもう 1 つのアプローチは，全肺野における画素密度測定の度数分布(ヒストグラム)を作成し，あらかじめ定めた割合のボクセルが含まれる CT 値の閾値を決めるという方法である[61]．通常，5～15%のパーセンタイル値がこの閾値決定に用いられ，15%が最も頻繁に採用される[57, 58, 61, 62]．

気　瘤

気瘤 pneumatocele は，肺内の薄い壁をもつ気腔で，通常急性肺炎や外傷，炭化水素の吸入に関連して起こり，多くは一過性である[2, 4]．肺の壊死あるいは裂傷と細気管支閉塞の合併により生じると考えられている．気瘤は肺嚢胞やブラと類似する所見を呈し，HRCT 上鑑別することができない．急性肺炎，特に *Pneumocystis jiroveci* やブドウ球菌による急性肺炎を併存している場合，気瘤の可能性が示唆される．しかしながら，それらの患者には，様々な嚢胞性異常もみられ得る(図 6–27，図 6–28)[63–65]．通常，嚢胞は急性感染症から回復した後も残る．

空洞性結節

空洞は空気で満たされた腔であり，コンソリデー

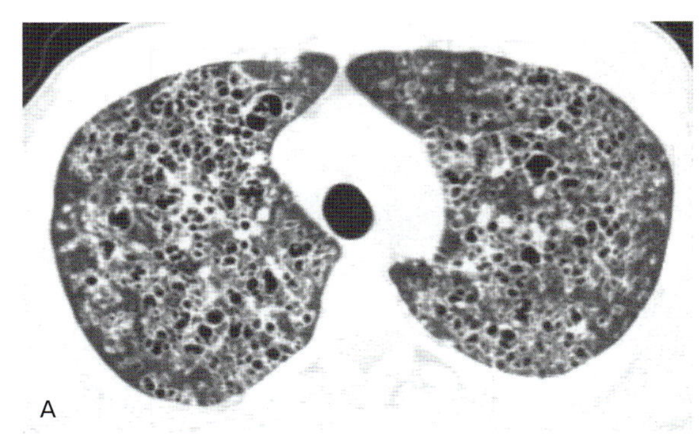

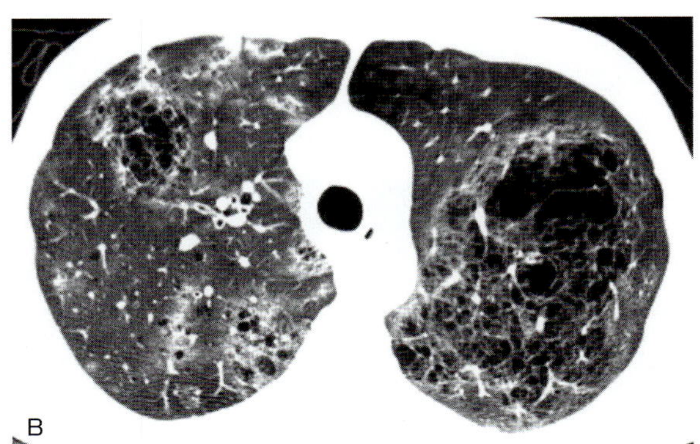

図 6–27　ニューモシスチス肺炎の 2 例． A：HRCT では急性ニューモシスチス肺炎に典型的であるすりガラス影と気瘤と考えられる限局性嚢胞を認める．B：右肺に若干のすりガラス影を認める．左肺の嚢胞腔は主に以前のニューモシスチス肺炎を反映している．

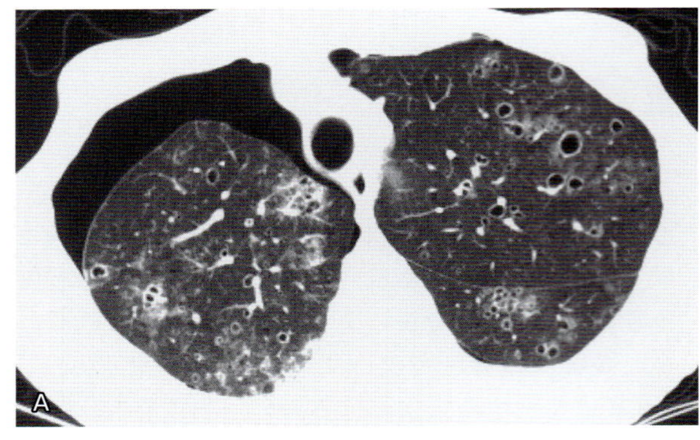

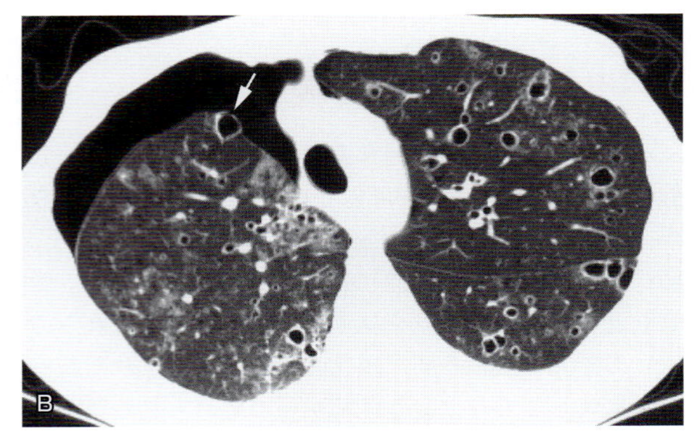

図 6-28　気瘤と気胸を合併した AIDS 患者の再発性のニューモシスチス肺炎．A：斑状すりガラス影と気瘤と考えられる多数の小さな嚢胞状気腔がみられる．右側で中等度の，左側で軽度の気胸がみられる．B：下葉よりのスライスでは右肺の嚢胞性病変の 1 つ(矢印)が気胸腔に突出してみえる．このような病変の破裂が気胸を生じると考えられる．

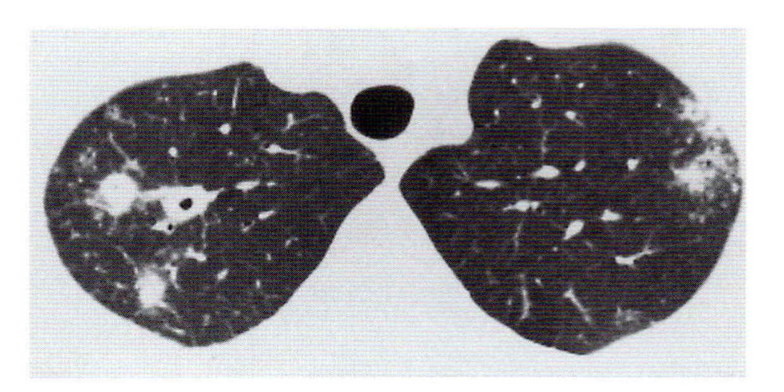

図 6-29　AIDS 患者の真菌肺炎における空洞性結節．充実性結節と空洞性結節がみられる．右上葉の空洞性結節は厚い壁を有する．

ションや腫瘤，結節の中に低吸収域としてみられる．空洞は，壊死領域が排出されることにより形成される[2]．空洞化(すなわち，壊死と壊死物質の排出)が起こったことが知られていないかぎり，薄い壁の空気で満たされた腔を通常，“空洞”とよぶべきではない．

空洞性結節は通常，肺嚢胞より厚く不整な壁をもつが，これらの所見には重複もある(図 6-8，図 6-29，図 6-30)．びまん性肺疾患では，LCH(図 6-8)[21,22]，結核[66]，真菌感染およびサルコイドーシス[67]に空洞性結節がみられることが報告されている．しかしながら，

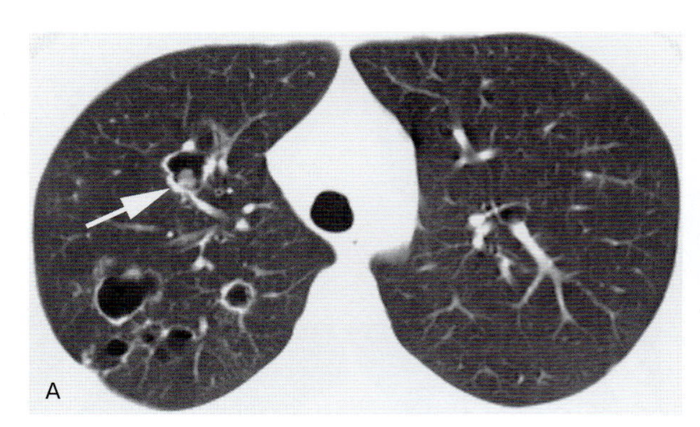

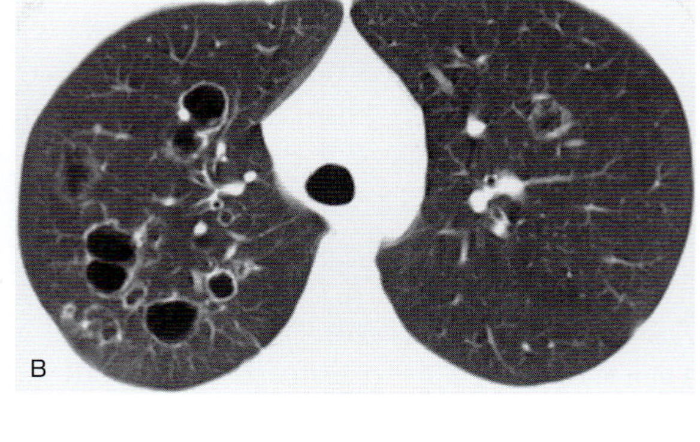

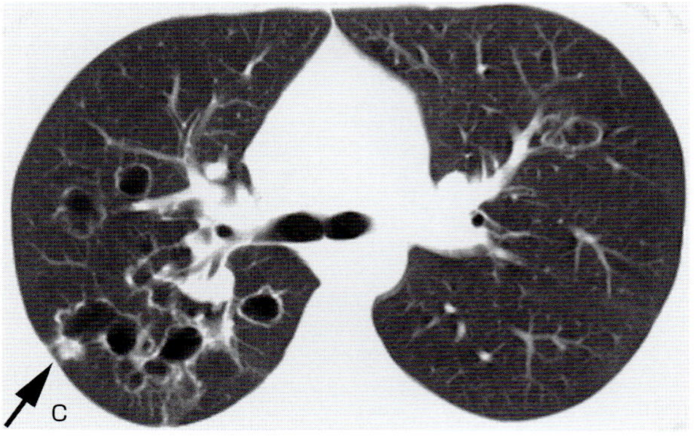

図 6-30　A-C：気管気管支乳頭腫における空洞性結節または嚢胞．薄い壁をもつ嚢胞性病変が右肺優位にみられる．結節は，嚢胞内(A，矢印)にも肺実質内(C，矢印)にもみられる．

リウマチ性肺疾患，敗血症性塞栓症，肺炎，転移性肺腫瘍，気管気管支乳頭腫(図 6-30)，良性転移性平滑筋腫や多発血管炎性肉芽腫症(ウェゲナー肉芽腫症)でもみられることがある．転移性病変の中には，非常に薄い壁を有するものがある．

気管支拡張症

気管支拡張症は限局性，不可逆性の気管支の拡張と定義され，多くは気管支壁肥厚を伴う[2,3,68]．一般的に，気管支拡張は気管支動脈比(気管支内腔の径と伴走する動脈の径の比)が1を超える状態と定義される(図 6-31)．しかしながら，この所見は高地に居住する人や高齢者では正常でもみられる(2章参照)[69,70]．また，動脈分岐部が気管支分岐部より中枢側に位置し，分岐前の気管支と分岐後の動脈が隣接している場合は，気管支拡張のようにみえることがある．この場合，2本の動脈が“拡張した”1本の気管支と隣接してみえる(図 6-31，図 6-32)．気管支径の拡大に加え，気管支壁肥厚を伴う場合，真の気管支拡張症と診断するのに役立つ．また，気管支拡張症の患者では，気管支が液体や粘液，膿で満たされ，気管支塞栓をきたすことがある．

気管支拡張症は慢性感染症を原因とすることが多いが，腫瘍による気道閉塞や，狭窄，異物の嵌頓，遺伝的異常も原因となり得る．気管支拡張症のHRCT診断については20章で詳しく述べる．

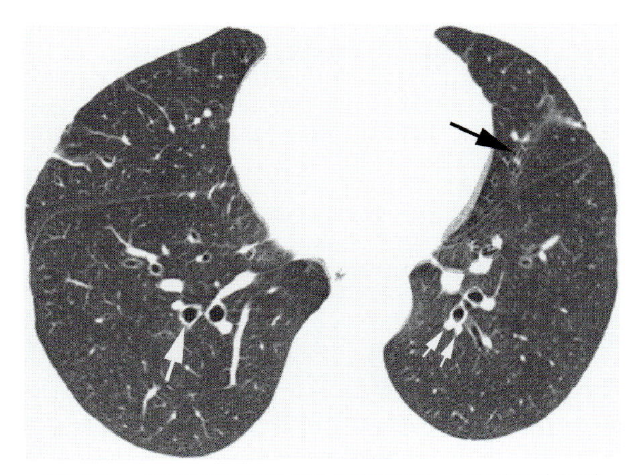

図 6-31　**気管支拡張症と偽性気管支拡張．** 気管支の内径が伴走する動脈径より大きい場合(印環サイン；大きな白矢印)，気管支拡張症と判定される．左下葉では，伴走する動脈が2本に分岐したため，気管支が拡張しているようにみえる(小さな白矢印)．左上葉では，心拍動のアーチファクトにより気管支は二重となり，拡張しているようにみえる(黒矢印)．

気管支拡張症の分類

気管支拡張症はCT所見や病理学的所見から形態学的に円柱状，瘤状，嚢胞状(嚢状)に分類される(図 6-1)．この分類は気管支の異常や気管支分岐の減少の程度と相関するが，肺機能異常や症状を予測するには他の因子のほうがより重要である[1]．気管支拡張症の患者において，気管支拡張の範囲，気管支壁肥厚の存在およびモザイク灌流のような末梢気道の異常は，増悪の頻度，痰の増加などの症状および肺機能検査における閉塞性障害と関連する[71]．多変量解析では，気管支壁肥厚は閉塞性障害の決定因子であり，末梢気道の異常は痰の増加と関係していた[71]．

円柱状気管支拡張

円柱状気管支拡張は最も軽微な形態であり，HRCT上，気管支壁肥厚を伴い，末梢領域まで及ぶ気管支拡張で，正常気管支にみられる末梢にかけての気管支径の狭小化を認めない．HRCTでは，通常，肺の末梢1 cmの領域では気管支を同定できない．しかしながら，気管支拡張症の患者では，気管支壁肥厚や気管支周囲の線維化，気管支内腔の拡張を伴い，気管支を肺末梢までみられることが多い(図 6-1，図 6-32，図 6-33)[72,73]．スライス面と気管支の走行との関係により，拡張した気管支は線路のようにみえたり，あるいは，壁の厚い拡張した気管支と伴走する肺動脈が互いに隣接してみられ，印環サインを呈したりする[74]．液体または粘液を含む拡張気管支は，管状影を呈する．円柱状気管支拡張は，慢性気道感染症を伴うことが多い．

急性感染症，炎症性肺疾患，あるいは限局的無気肺において，一過性に気管支拡張がみられることがあり，その場合は円柱状気管支拡張症の所見と類似する．急性に起きた肺の異常が改善すると，そのような所見を呈した気管支は正常に戻る．こうした所見は，“可逆性気管支拡張症”と矛盾した表現がなされる．急性あるいは亜急性に肺の異常が生じている場合には，円柱状気管支拡張と診断するには注意が必要である．

瘤状気管支拡張

瘤状気管支拡張の所見は円柱状気管支拡張と類似する．しかしながら，瘤状気管支拡張では，気管支壁はより不規則に数珠状を呈する(図 6-1，図 6-33，図 6-34)．真珠の数珠状 string of pearls という用語は瘤状気管支拡張を表すのに用いられる．瘤状気管支拡張は，

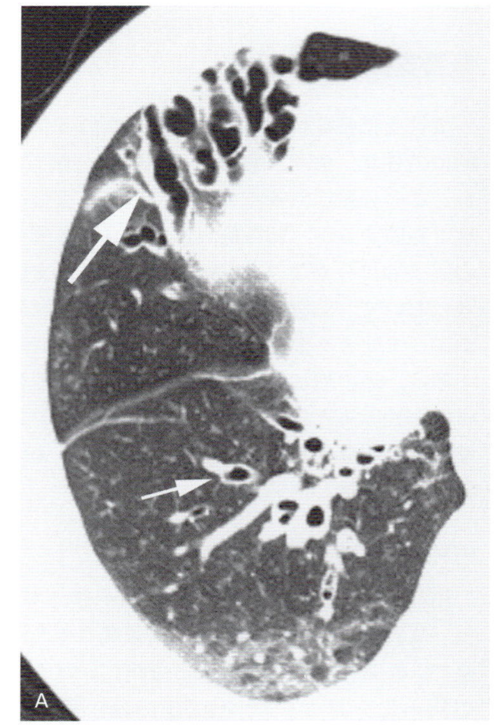

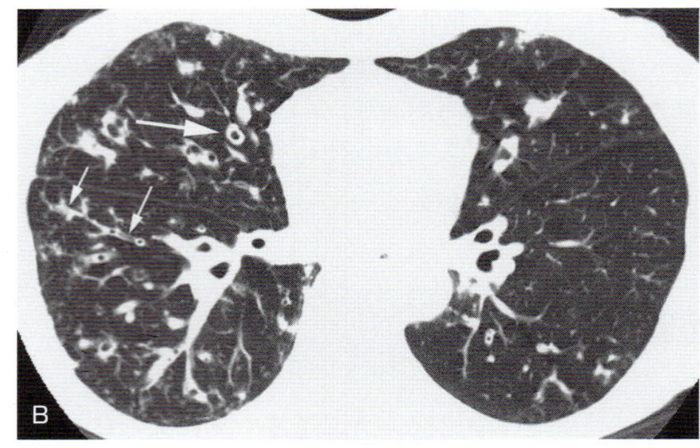

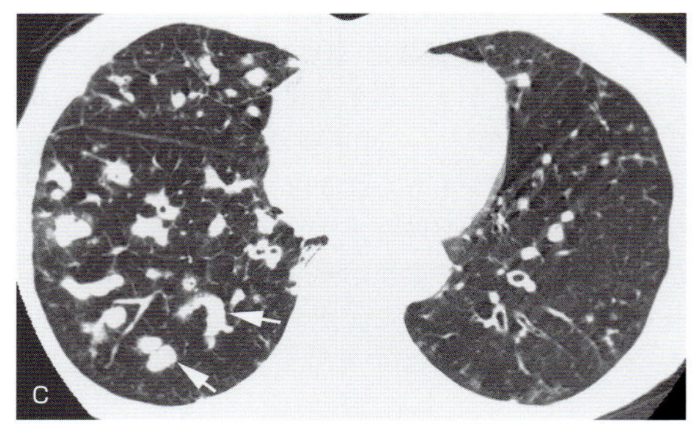

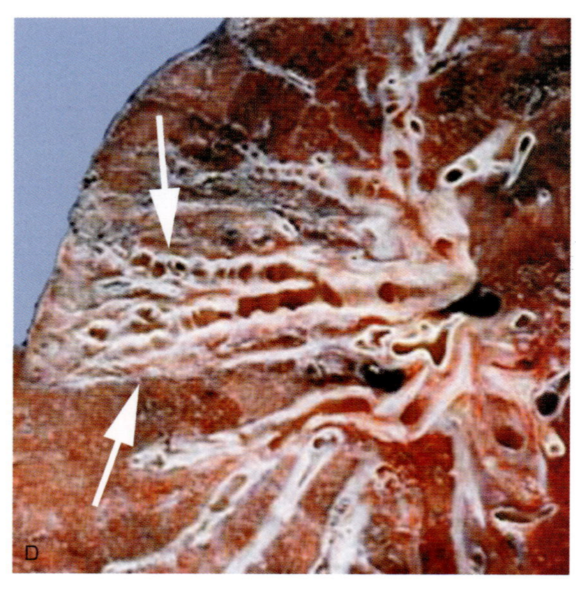

図 6-32　**気管支拡張症．** A：肺腹側の拡張気管支は胸膜面に達している．通常，気管支は肺の末梢 1 cm ではみられない．拡張気管支は主に円柱状にみえる（大きな矢印）．印環サインが背側にみられる（小さな矢印）．気管支壁が肥厚している．B：別の患者における円柱状気管支拡張症．印環サインを伴う（大きな矢印）．より細い気管支は壁が厚く，末梢肺では tree-in-bud に連続している（小さな矢印）．C：B と同一患者のより尾側のレベルでは，下葉の拡張気管支内の粘液栓が結節状にみえる（矢印）．D：肺標本における気管支拡張（矢印）．（Courtesy of Martha Warnock, MD.）

嚢胞性線維症やアレルギー性気管支肺アスペルギルス症でよくみられる．

嚢胞状気管支拡張

嚢胞状気管支拡張は，薄い壁をもつ空気で満たされた嚢胞の集簇としてみられることが多いが，液体を含むこともあり，その場合は，ブドウの房状にみえる．嚢胞状気管支拡張は斑状の分布を示すことが多く，肺葉性である場合があり，LAM などのびまん性嚢胞性肺疾患との鑑別点となる（図 6-1，図 6-34）．液面形成が嚢胞状に拡張した気管支の重力荷重部にみられることがある．多発性肺嚢胞を有する患者において，液面形成がある場合，気管支拡張症を示唆する．LAM や LCH などのびまん性嚢胞性肺疾患の患者では，通常，液面形成はみられない．嚢胞状気管支拡張は，幼少期の感染症を反映していることが多い．

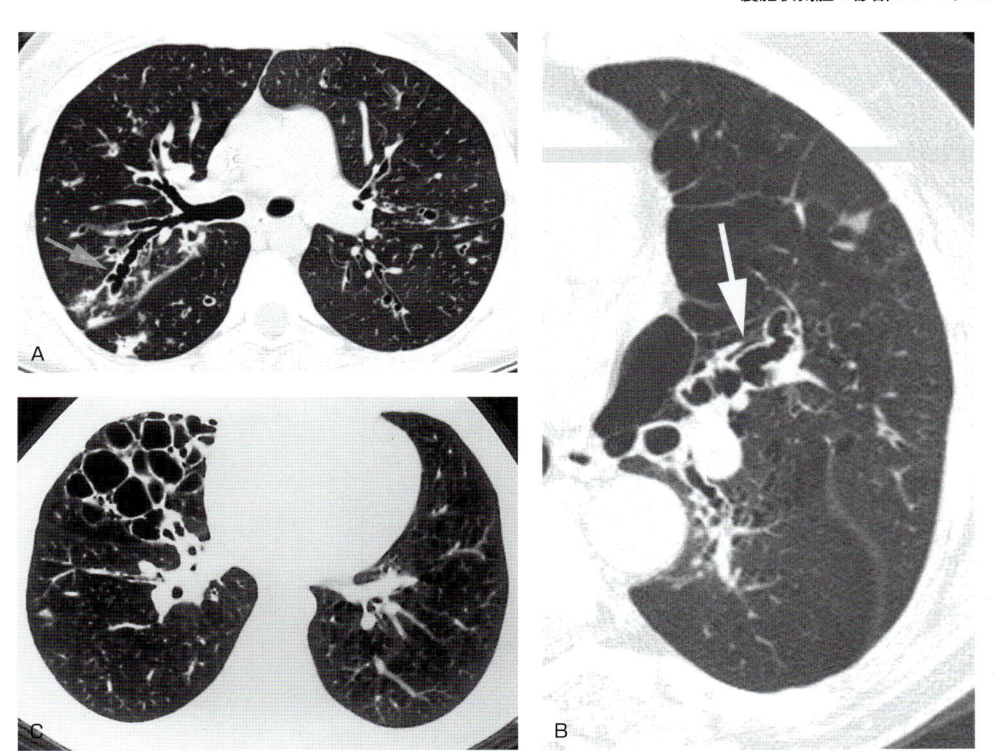

図 6-33　気管支拡張症の形態学的分類．A：嚢胞性線維症患者における円柱状気管支拡張症．右上葉の気管支(矢印)は円柱状で末梢でも細くならない．B：アレルギー性気管支肺アスペルギルス症における瘤状気管支拡張(矢印)．気管支は不規則な輪郭を呈する．C：右中葉の嚢胞状気管支拡張．限局性の分布はLAMなどの嚢胞性肺疾患とこの疾患の鑑別点となる．

牽引性気管支拡張

牽引性気管支拡張は肺の線維化や肺構造の歪みを有する患者においてよくみられる(図 3-25，図 3-26，図 6-35)．線維組織により気管支壁が牽引され，気管支は不規則に拡張し，典型的には瘤状にみえる[2, 6, 75]．牽引性気管支拡張は通常区域および亜区域の気管支に生じるが，さらに末梢の気管支や細気管支にもみられる．周囲の線維化による小葉内細気管支の拡張は牽引性細気管支拡張とよばれる．蜂巣肺を有する患者においては，細気管支拡張はHRCT上嚢胞状にみえる[7]．牽引性気管支拡張は気道疾患を反映せず，気道症状(喀痰など)あるいは典型的肺機能異常(気道閉塞など)とも関連しない．

重度の肺線維症に伴う肺胞内圧の上昇と弾性収縮力は，線維組織による気道の局所的な歪みとともに，牽引性気管支拡張における気道の瘤状拡張に関与する．気管支周囲間質の肥厚により，気管支壁は厚さ数mmまで肥厚することがある．牽引性気管支拡張は通常，肺の線維化が最も高度な領域に最も顕著にみられる．また，牽引性気管支拡張は，細気管支拡張と同様に，蜂巣肺と関連してみられる．粘液栓や液面形成はみられない．

嚢胞状気腔の診断アルゴリズム

嚢胞状気腔を伴う異常の鑑別診断には，蜂巣肺，肺気腫，肺嚢胞，気瘤，気管支拡張症があげられる．嚢胞状気腔はまず胸膜下か肺実質内かに分類される(図 6-36)．胸膜下の嚢胞状気腔の鑑別診断には傍隔壁型肺気腫または蜂巣肺があげられる．いずれも明瞭な壁を有する．傍隔壁型肺気腫の嚢胞状気腔は単層であるのに対して，蜂巣肺の嚢胞は通常多列であることから，傍隔壁型肺気腫は蜂巣肺と鑑別できる．通常，傍隔壁型肺気腫に伴う気腔(ブラ)は蜂巣肺より大きい．傍隔壁型肺気腫は上葉優位の傾向があり，小葉中心性肺気腫を伴うのに対して，蜂巣肺は通常下葉優位で線維化の所見を伴う．

肺実質内の嚢胞状気腔(つまり，胸膜表面から生じたものではない嚢胞状気腔)の鑑別診断には，小葉中

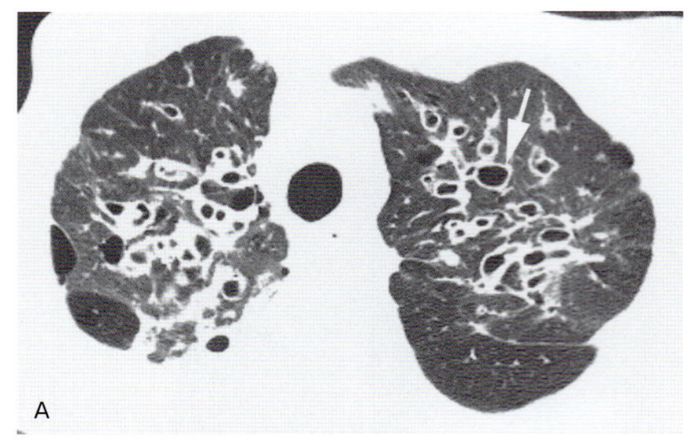

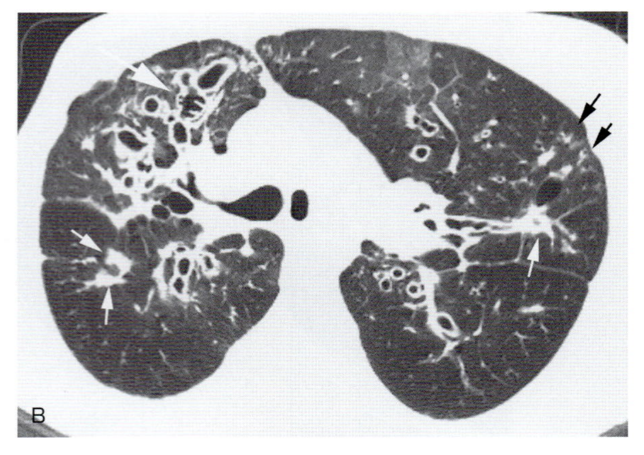

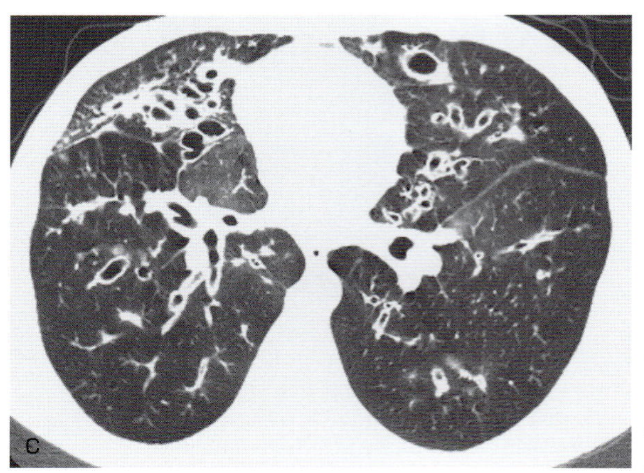

図 6-34 囊胞性線維症における気管支拡張症．A：上葉に多数の厚い壁を有する拡張した気管支がある．印環サインがみられる（矢印）．B：不瘤状の気管支拡張が右肺腹側にみえる（大きな白矢印）．気管支粘液栓（小さな白矢印）や，tree-in-bud（黒矢印）もみられる．C：肺底部では印環サインを示す複数の拡張気管支を認める．

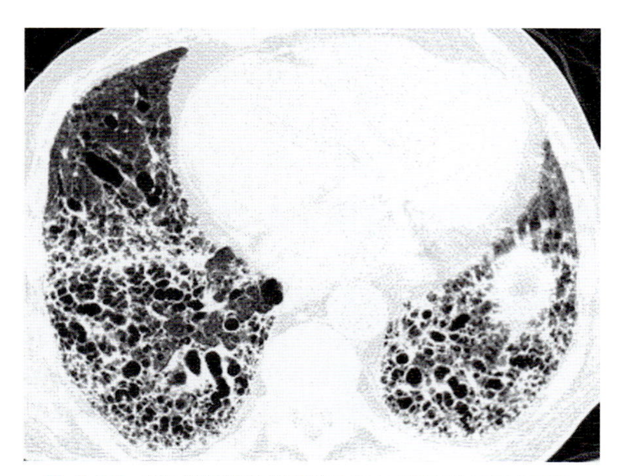

図 6-35 特発性肺線維症患者における牽引性気管支拡張．肺底部に拡張気管支が網状影を伴ってみられる．

心性肺気腫，肺囊胞，気管支拡張症，気瘤があげられる（図 6-37）．小葉中心性肺気腫は，通常認識可能な壁をもたず，たいてい上葉優位に分布し，直径 1 cm 未満と比較的小さく，斑状の分布を示し，時に小葉中心動脈をとり囲んでみられる．囊胞状気管支拡張症は，集簇性の壁の薄い囊胞状気腔を呈する．液面形成や他の気管支拡張症の所見を伴えば，診断はほぼ確実である．肺囊胞という用語は，薄い壁を有する，境界明瞭な空気で満たされた腔に用いられる．囊胞性肺疾患には多くの原因があるが，図 6-37 のアルゴリズムは最も頻繁に遭遇する疾患だけをまとめている．他の原因疾患の所見に関しては表 6-1 に記している．

LCH と LAM は多発性肺囊胞を呈する[21-27]．囊胞は厚さ 2〜3 mm の薄く容易に識別可能な壁を有する．線維化（の所見）は通常みられないか，もしくは蜂巣肺と比較して非常に軽微である．これらの疾患では肺囊胞の間には正常な肺領域が介在する．LCH では，囊胞は不規則な形態で，典型的には上葉優位に分布し，男性にみられる．LAM では，より円形で大きさのそろった囊胞が肺尖部から肺底部までびまん性にみられ，ほぼ女性のみに発症する．肺囊胞は，シェーグレン症候群に合併する LIP，AIDS や他の全身性疾患で認められることもある．LIP の囊胞状気腔は，直径 1〜30 mm で，壁が薄く，LCH や LAM よりも数が少ない[15, 28, 76]．LIP の囊胞は脈管と関係しており，またシェーグレン症候群に合併するアミロイドーシスや軽鎖沈着症における囊胞も，同様の所見を呈する．気瘤

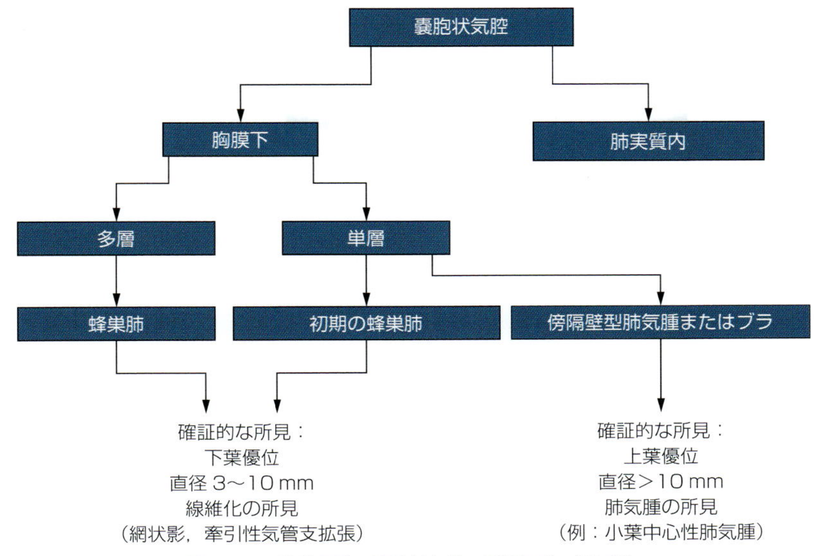

図 6-36 胸膜下肺の嚢胞状気腔の診断アルゴリズム．

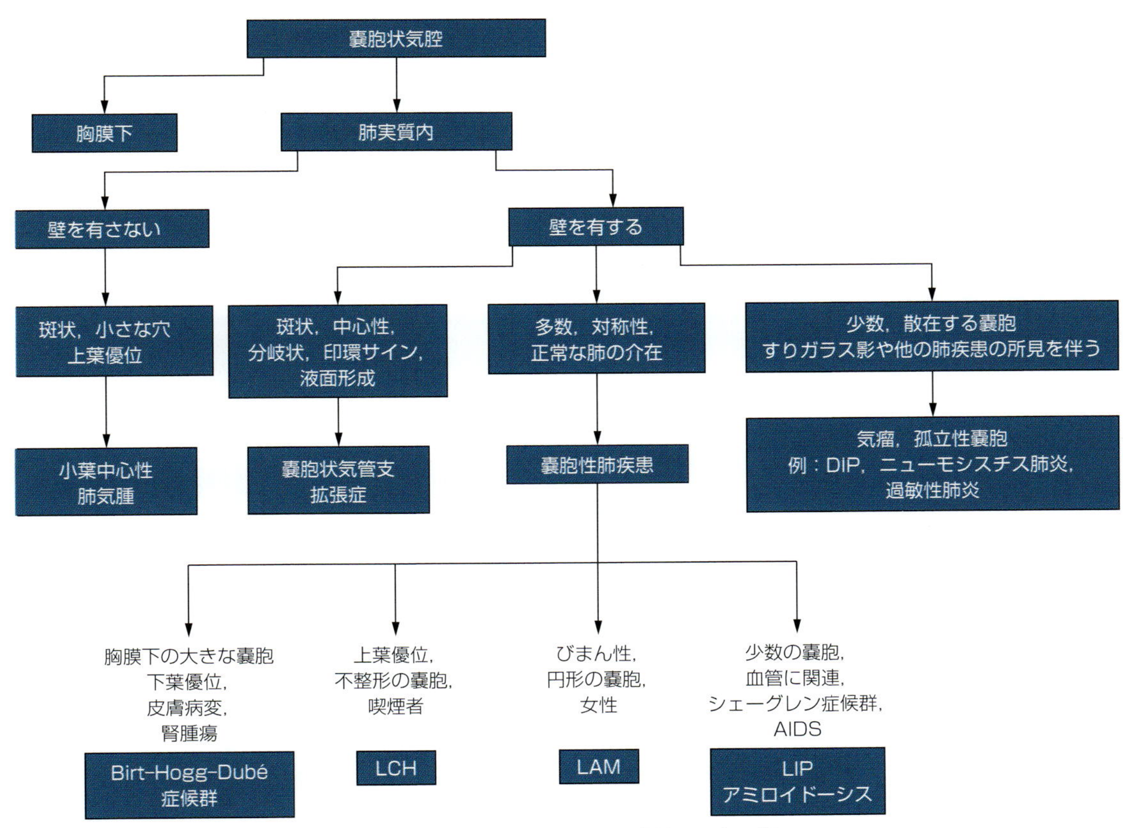

図 6-37 肺実質内の嚢胞状気腔の診断アルゴリズム．

は，感染（特にニューモシスチス肺炎）患者で認められる．気瘤は散在性で，斑状の分布を示し，数は少なく，肺炎の所見あるいは既往を有する．散在する嚢胞は，過敏性肺炎や DIP においてもみられる．Birt-Hogg-Dubé 症候群は，大きな胸膜下嚢胞，腎腫瘍と皮膚病変を伴う．

文献

1. Naidich DP. High-resolution computed tomography of cystic lung disease. *Semin Roentgenol* 1991;26:151–174.
2. Hansell DM, Bankier AA, MacMahon H, et al. Fleischner Society: glossary of terms for thoracic imaging. *Radiology* 2008;246: 697–722.
3. Austin JH, Müller NL, Friedman PJ, et al. Glossary of terms for CT of the lungs: recommendations of the Nomenclature Committee of the Fleischner Society. *Radiology* 1996;200:327–331.
4. Tuddenham WJ. Glossary of terms for thoracic radiology: recommendations of the Nomenclature Committee of the Fleischner Society. *AJR Am J Roentgenol* 1984;143:509–517.
5. Müller NL, Miller RR, Webb WR, et al. Fibrosing alveolitis: CT-pathologic correlation. *Radiology* 1986;160:585–588.
6. Webb WR, Stein MG, Finkbeiner WE, et al. Normal and diseased isolated lungs: high-resolution CT. *Radiology* 1988;166:81–87.
7. Nishimura K, Kitaichi M, Izumi T, et al. Usual interstitial pneumonia: histologic correlation with high-resolution CT. *Radiology* 1992;182:337–342.
8. Hogg JC. Benjamin Felson lecture. Chronic interstitial lung disease of unknown cause: a new classification based on pathogenesis. *AJR Am J Roentgenol* 1991;156:225–233.
9. Galvin JR, Frazier AA, Franks TJ. Collaborative radiologic and histopathologic assessment of fibrotic lung disease. *Radiology* 2010;255:692–706.
10. Aquino SL, Webb WR, Zaloudek CJ, et al. Lung cysts associated with honeycombing: change in size on expiratory CT scans. *AJR Am J Roentgenol* 1994;162:583–584.
11. Worthy SA, Brown MJ, Müller NL. Technical report: cystic air spaces in the lung: change in size on expiratory high-resolution CT in 23 patients. *Clin Radiol* 1998;53:515–519.
12. Lee KN, Yoon SK, Choi SJ, et al. Cystic lung disease: a comparison of cystic size, as seen on expiratory and inspiratory HRCT scans. *Korean J Radiol* 2000;1:84–90.
13. Souza CA, Finley R, Müller NL. Birt-Hogg-Dubé syndrome: a rare cause of pulmonary cysts. *AJR Am J Roentgenol* 2005;185: 1237–1239.
14. Jeong YJ, Lee KS, Chung MP, et al. Amyloidosis and lymphoproliferative disease in Sjögren syndrome: thin-section computed tomography findings and histopathologic comparisons. *J Comput Assist Tomogr* 2004;28:776–781.
15. Desai SR, Nicholson AG, Stewart S, et al. Benign pulmonary lymphocytic infiltration and amyloidosis: computed tomographic and pathologic features in three cases. *J Thorac Imaging* 1997;12: 215–220.
16. Colombat M, Mal H, Copie-Bergman C, et al. Primary cystic lung light chain deposition disease: a clinicopathologic entity derived from unmutated B cells with a stereotyped IGHV4-34/IGKV1 receptor. *Blood* 2008;112:2004–2012.
17. Colombat M, Stern M, Groussard O, et al. Pulmonary cystic disorder related to light chain deposition disease. *Am J Respir Crit Care Med* 2006;173:777–780.
18. Wongsripuemtet J, Ruangchira-urai R, Stern EJ, et al. Benign metastasizing leiomyoma. *J Thorac Imaging* 2012;27:W41–W43.
19. Seaman DM, Meyer CA, Gilman MD, et al. Diffuse cystic lung disease at high-resolution CT. *AJR Am J Roentgenol* 2011;196:1305–1311.
20. Irion KL, Hocchegger B, Marchiori E, et al. Proteus syndrome: high-resolution CT and CT pulmonary densitovolumetry findings. *J Thorac Imaging* 2009;24:45–48. doi:10.1097/RTI.0b013e31818b20cd
21. Moore AD, Godwin JD, Müller NL, et al. Pulmonary histiocytosis X: comparison of radiographic and CT findings. *Radiology* 1989;172:249–254.
22. Brauner MW, Grenier P, Mouelhi MM, et al. Pulmonary histiocytosis X: evaluation with high-resolution CT. *Radiology* 1989;172: 255–258.
23. Lenoir S, Grenier P, Brauner MW, et al. Pulmonary lymphangiomyomatosis and tuberous sclerosis: comparison of radiographic and thin-section CT findings. *Radiology* 1990;175:329–334.
24. Templeton PA, McLoud TC, Müller NL, et al. Pulmonary lymphangioleiomyomatosis: CT and pathologic findings. *J Comput Assist Tomogr* 1989;13:54–57.
25. Sherrier RH, Chiles C, Roggli V. Pulmonary lymphangioleiomyomatosis: CT findings. *AJR Am J Roentgenol* 1989;153:937–940.
26. Rappaport DC, Weisbrod GL, Herman SJ, et al. Pulmonary lymphangioleiomyomatosis: high-resolution CT findings in four cases. *AJR Am J Roentgenol* 1989;152:961–964.
27. Müller NL, Chiles C, Kullnig P. Pulmonary lymphangiomyomatosis: correlation of CT with radiographic and functional findings. *Radiology* 1990;175:335–339.
28. Johkoh T, Müller NL, Pickford HA, et al. Lymphocytic interstitial pneumonia: thin-section CT findings in 22 patients. *Radiology* 1999;212:567–572.
29. Ichikawa Y, Kinoshita M, Koga T, et al. Lung cyst formation in Lymphocytic interstitial pneumonia: CT features. *J Comput Assist Tomogr* 1994;18:745–748.
30. Abbott GF, Rosado-de-Christenson ML, Frazier AA, et al. From the archives of the AFIP: lymphangioleiomyomatosis: radiologic-pathologic correlation. *Radiographics* 2005;25:803–828.
31. Avila NA, Kelly JA, Dwyer AJ, et al. Lymphangioleiomyomatosis: correlation of qualitative and quantitative thin-section CT with pulmonary function tests and assessment of dependence on pleurodesis. *Radiology* 2002;223:189–197.
32. Pallisa E, Sanz P, Roman A, et al. Lymphangioleiomyomatosis: pulmonary and abdominal findings with pathologic correlation. *Radiographics* 2002;22 Spec No:S185–S198.
33. Koyama M, Johkoh T, Honda O, et al. Chronic cystic lung disease: diagnostic accuracy of high-resolution CT in 92 patients. *AJR Am J Roentgenol* 2003;180:827–835.
34. Abbott GF, Rosado-de-Christenson ML, Franks TJ, et al. From the archives of the AFIP: pulmonary Langerhans cell histiocytosis. *Radiographics* 2004;24:821–841.
35. Abbritti M, Mazzei MA, Bargagli E, et al. Utility of spiral CAT scan in the follow-up of patients with pulmonary Langerhans cell histiocytosis. *Eur J Radiol* 2012;81:1907–1912.
36. Attili AK, Kazerooni EA, Gross BH, et al. Smoking-related interstitial lung disease: radiologic-clinical-pathologic correlation. *Radiographics* 2008;28:1383–1396.
37. Galvin JR, Franks TJ. Smoking-related lung disease. *J Thorac Imaging* 2009;24:274–284. doi:10.1097/RTI.0b013e3181c1abb7
38. Seely JM, Salahudeen SS, Cadaval-Goncalves AT, et al. Pulmonary Langerhans cell histiocytosis: a comparative study of computed tomography in children and adults. *J Thorac Imaging* 2012;27: 65–70. doi:10.1097/RTI.0b013e3181f49eb6
39. Avila NA, Dwyer AJ, Rabel A, et al. Sporadic lymphangioleiomyomatosis and tuberous sclerosis complex with lymphangioleiomyomatosis: comparison of CT features. *Radiology* 2007;242: 277–285.
40. Schmithorst VJ, Altes TA, Young LR, et al. Automated algorithm for quantifying the extent of cystic change on volumetric chest CT: initial results in lymphangioleiomyomatosis. *AJR Am J Roentgenol* 2009;192:1037–1044.
41. Koyama M, Johkoh T, Honda O, et al. Pulmonary involvement in primary Sjogren's syndrome: spectrum of pulmonary abnormalities and computed tomography findings in 60 patients. *J Thorac Imaging* 2001;16:290–296.
42. Tobino K, Hirai T, Johkoh T, et al. Differentiation between Birt-Hogg-Dubé syndrome and lymphangioleiomyomatosis: quantitative analysis of pulmonary cysts on computed tomography of the chest in 66 females. *Eur J Radiol* 2012;81:1340–1346.
43. Agarwal PP, Gross BH, Holloway BJ, et al. Thoracic CT findings in Birt-Hogg-Dube syndrome. *Am J Roentgenol* 2011;196:349–352.
44. Copley SJ, Wells AU, Hawtin KE, et al. Lung morphology in the elderly: comparative CT study of subjects over 75 years old versus those under 55 years old. *Radiology* 2009;251:566–573.
45. Pipavath SNJ, Schmidt RA, Takasugi JE, et al. Chronic obstructive pulmonary disease: radiology-pathology correlation. *J Thorac Imaging* 2009;24:171–180. doi:10.1097/RTI.0b013e3181b32676
46. Sanders C, Nath PH, Bailey WC. Detection of emphysema with computed tomography: correlation with pulmonary function tests and chest radiography. *Invest Radiol* 1988;23:262–266.
47. Müller NL, Staples CA, Miller RR, et al. "Density mask": an objective method to quantitate emphysema using computed tomog-

raphy. *Chest* 1988;94:782–787.
48. Murata K, Itoh H, Todo G, et al. Centrilobular lesions of the lung: demonstration by high-resolution CT and pathologic correlation. *Radiology* 1986;161:641–645.
49. Miller RR, Müller NL, Vedal S, et al. Limitations of computed tomography in the assessment of emphysema. *Am Rev Respir Dis* 1989;139:980–983.
50. Hruban RH, Meziane MA, Zerhouni EA, et al. High resolution computed tomography of inflation fixed lungs: pathologic-radiologic correlation of centrilobular emphysema. *Am Rev Respir Dis* 1987;136:935–940.
51. Goldin JG. Imaging the lungs in patients with pulmonary emphysema. *J Thorac Imaging* 2009;24:163–170. doi:10.1097/RTI.0b013e3181b41b53
52. Kinsella N, Müller NL, Vedal S, et al. Emphysema in silicosis: a comparison of smokers with nonsmokers using pulmonary function testing and computed tomography. *Am Rev Respir Dis* 1990;141:1497–1500.
53. Akira M, Higashihara T, Yokoyama K, et al. Radiographic type p pneumoconiosis: high-resolution CT. *Radiology* 1989;171: 117–123.
54. Stern EJ, Webb WR, Weinacker A, et al. Idiopathic giant bullous emphysema (vanishing lung syndrome): imaging findings in nine patients. *AJR Am J Roentgenol* 1994;162:279–282.
55. Sharma N, Justaniah AM, Kanne JP, et al. Vanishing lung syndrome (giant bullous emphysema): CT findings in 7 patients and a literature review. *J Thorac Imaging* 2009;24:227–230. doi:10.1097/RTI.0b013e31819b9f2a
56. Matsuoka S, Yamashiro T, Washko GR, et al. Quantitative CT assessment of chronic obstructive pulmonary disease. *Radiographics* 2010;30:55–66.
57. Coxson HO, Rogers RM. Quantitative computed tomography of chronic obstructive pulmonary disease. *Acad Radiol* 2005;12:1457–1463.
58. Lynch DA, Newell JD. Quantitative imaging of COPD. *J Thorac Imaging* 2009;24:189–194. doi:10.1097/RTI.0b013e3181b31cf0
59. Gevenois PA, De Vuyst P, de Maertelaer V, et al. Comparison of computed density and microscopic morphometry in pulmonary emphysema. *Am J Respir Crit Care Med* 1996;154:187–192.
60. Gevenois PA, de Maertelaer V, De Vuyst P, et al. Comparison of computed density and macroscopic morphometry in pulmonary emphysema. *Am J Respir Crit Care Med* 1995;152:653–657.
61. Mets OM, Murphy K, Zanen P, et al. The relationship between lung function impairment and quantitative computed tomography in chronic obstructive pulmonary disease. *Eur Radiol* 2012;22: 120–128.
62. Akira M, Toyokawa K, Inoue Y, et al. Quantitative CT in chronic obstructive pulmonary disease: inspiratory and expiratory assessment. *AJR Am J Roentgenol* 2009;192:267–272.
63. Feuerstein I, Archer A, Pluda JM, et al. Thin-walled cavities, cysts, and pneumothorax in Pneumocystis carinii pneumonia: further observations with histopathologic correlation. *Radiology* 1990;174: 697–702.
64. Panicek DM. Cystic pulmonary lesions in patients with AIDS [Editorial]. *Radiology* 1989;173:12–14.
65. Gurney JW, Bates FT. Pulmonary cystic disease: comparison of Pneumocystis carinii pneumatoceles and bullous emphysema due to intravenous drug abuse. *Radiology* 1989;173:27–31.
66. Im JG, Itoh H, Shim YS, et al. Pulmonary tuberculosis: CT findings—early active disease and sequential change with antituberculous therapy. *Radiology* 1993;186:653–660.
67. Nishimura K, Itoh H, Kitaichi M, et al. Pulmonary sarcoidosis: correlation of CT and histopathologic findings. *Radiology* 1993;189: 105–109.
68. Grenier P, Cordeau MP, Beigelman C. High-resolution computed tomography of the airways. *J Thorac Imaging* 1993;8:213–229.
69. Lynch DA, Newell JD, Tschomper BA, et al. Uncomplicated asthma in adults: comparison of CT appearance of the lungs in asthmatic and healthy subjects. *Radiology* 1993;188:829–833.
70. Matsuoka S, Uchiyama K, Shima H, et al. Bronchoarterial ratio and bronchial wall thickness on high-resolution CT in asymptomatic subjects: correlation with age and smoking. *AJR Am J Roentgenol* 2003;180:513–518.
71. Ooi GC, Khong PL, Chan-Yeung M, et al. High-resolution CT quantification of bronchiectasis: clinical and functional correlation. *Radiology* 2002;225:663–672.
72. Kim JS, Müller NL, Park CS, et al. Cylindrical bronchiectasis: diagnostic findings on thin-section CT. *AJR Am J Roentgenol* 1997;168: 751–754.
73. Kang EY, Miller RR, Müller NL. Bronchiectasis: comparison of preoperative thin-section CT and pathologic findings in resected specimens. *Radiology* 1995;195:649–654.
74. Naidich DP, McCauley DI, Khouri NF, et al. Computed tomography of bronchiectasis. *J Comput Assist Tomogr* 1982;6:437–444.
75. Westcott JL, Cole SR. Traction bronchiectasis in end-stage pulmonary fibrosis. *Radiology* 1986;161:665–669.
76. Franquet T, Giménez A, Monill JM, et al. Primary Sjögren's syndrome and associated lung disease: CT findings in 50 patients. *AJR Am J Roentgenol* 1997;169:655–658.

7 HRCT所見：肺吸収値の低下

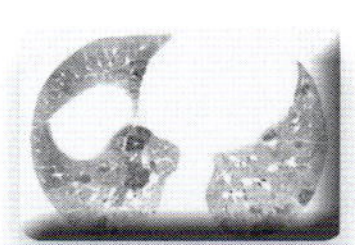

重要な項目

モザイク灌流 190
モザイクパターン：すりガラス影とモザイク灌流の鑑別 193
混合性疾患とヘッドチーズサイン 194
呼気 HRCT におけるエアトラッピング 195

本章で使われる略語

COPD (chronic obstructive pulmonary disease) 慢性閉塞性肺疾患
CPTE (chronic pulmonary thromboembolism) 慢性肺血栓塞栓症
DIP (desquamative interstitial pneumonia) 剥離性間質性肺炎
DL_{CO} (carbon monoxide diffusing capacity) (一酸化炭素)拡散能
FEF (forced expiratory flow) 努力呼気流量
FEV_1 (forced expiratory volume in 1 second) 1秒量
FVC (forced vital capacity) 努力肺活量
LIP (lymphoid interstitial pneumonia) リンパ球性間質性肺炎
PFT (pulmonary function test) 肺機能検査
PI (pixel index) ピクセルインデックス
RB-ILD (respiratory bronchiolitis-interstitial lung disease) 呼吸細気管支炎を伴う間質性肺疾患

本章では，6章で扱ったような肺の破壊や囊胞状気腔以外の肺吸収値の低下を生じるような原因，パターン，疾患について，特にモザイク灌流，モザイクパターン，ヘッドチーズサイン，そして呼気CTにおけるエアトラッピングについて述べる．

モザイク灌流

肺濃度は，部分的には肺血管内の血液量によって決定される．このため，気道疾患または肺血管疾患患者にみられる局所肺灌流の差が高分解能CT(HRCT)において不均一な肺濃度として現れる[1-5]．この局所肺灌流の差により，吸収値の異なる肺領域が散在性あるいはモザイク状に分布してみられることから，モザイク灌流[6]またはモザイク乏血[7]とよばれるが，前者のほうがより適切である[8]．

HRCTでみられる相対的に低吸収の肺領域は様々な大きさであり，小葉，区域，葉または肺全体を反映しているようにみられる(図7-1～図7-5)．ほとんどの場合，モザイク灌流は局所での肺灌流を低下させるような疾患に関連してみられる．さらに，正常あるいは正常に近い肺領域で代償性に灌流が増加することによって，HRCTにおける正常と異常な肺吸収域の差は強調される．

モザイク灌流はほとんどの場合，局所的なエアトラッピングあるいは換気低下を生じるような気道疾患を有する患者にみられる(図7-1～図7-4)[1-3]．これらの患者においては，肺の局所では低換気による反応性の血管収縮や不可逆的な肺毛細血管床の減少によって，低換気の肺領域では灌流が低下している．我々の経験では，この所見は閉塞性細気管支炎(狭窄性細気管支炎；図7-2～図7-4)のほか，囊胞性線維症，感染症，気管支拡張症，細胞性細気管支炎といった末梢気道閉塞性疾患の患者に最もよくみられるが，近位気道閉塞性疾患においてもみられることがある[9-11]．モザイク灌流は慢性肺塞栓症といった肺血管閉塞性疾患においても報告されている(図7-5)[7,12,13]．

モザイク灌流が存在する場合，原因にかかわらず，低吸収域の肺血管は，通常，相対的に高吸収の肺領域の血管よりも細くみえる[3,13](図7-1～図7-5)．この血管径の違いは局所血流量の違いを反映したものであり，画像上類似した所見を呈するモザイク灌流とすりガラス影を鑑別するのに非常に有用である．すりガラス影を呈する患者では血管径は肺の全体を通じて均一である．例えば，Imら[14]は主に気道疾患によるモザイク灌流を有する48例について，93.8%で低吸収領

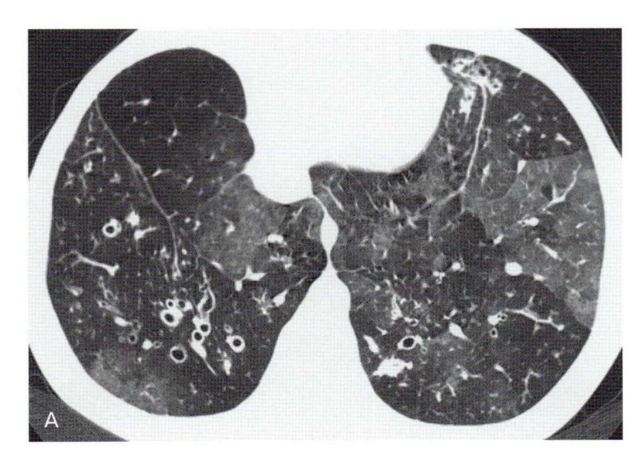

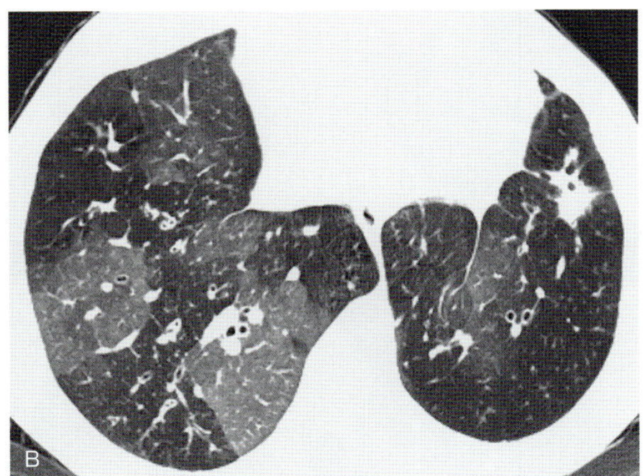

図 7-1　A，B：2例の嚢胞性線維症患者におけるモザイク灌流．各患者において相対的に高吸収の肺領域内の血管は太くみえ，モザイク灌流の診断に大変有用である．相対的に高吸収の領域は正常に灌流されているか，あるいは異常部位からのシャント血流のため過度に灌流されている．気道の異常（すなわち，気管支拡張，気管支壁肥厚，tree-in-bud）が相対的に低吸収の領域にみられている．これらの領域は換気，灌流ともに不良である．

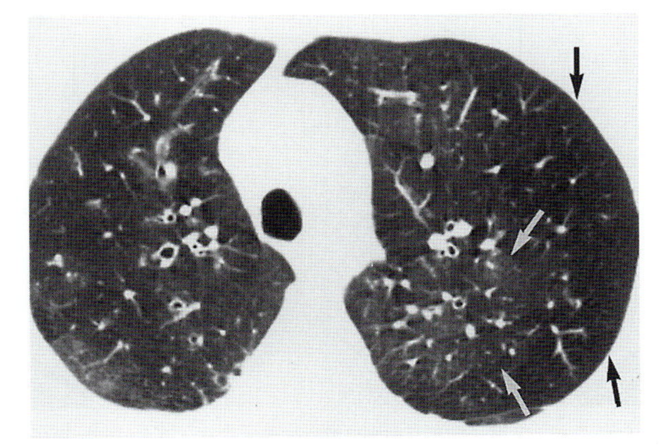

図 7-2　関節リウマチに関連した閉塞性細気管支炎患者のHRCT．斑状の肺濃度とともに気管支拡張を認め，それはモザイク灌流を反映したものである．低吸収にみえる左肺末梢の血管（黒矢印）は，より高吸収である左肺内層の血管（白矢印）よりも細い．

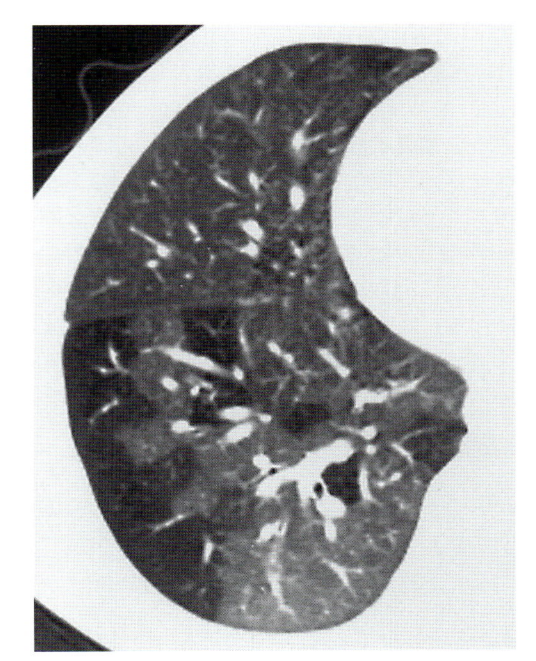

図 7-3　感染症後閉塞性気管支炎のHRCT（9歳男児）．モザイク灌流が散在しており，低吸収領域では血管が細くなっている．一部の低吸収領域は小葉性であり，これは気道病変に典型的な所見である．

域内の血管径がその他の領域よりも細かったことを報告していた．ただし，不均一な肺濃度の原因がモザイク灌流であっても，血管径の減少が軽微で，認識困難な場合もあることを認識しておく必要がある．Arakawaら[15]による，不均一な肺濃度を呈した患者に対する盲検化試験において，気道疾患あるいは血管疾患を有する患者で低吸収領域に細い血管がみられたのは68％にすぎなかった．肺濃度が不均一な患者においてモザイク灌流あるいは散在するすりガラス影について確信をもって診断できない場合，モザイクパターンというやや曖昧な用語で表現することもあるが，詳しくは後述する[4]．

肺吸収値の低下がびまん性であれば，汎小葉性肺気腫やエアトラッピングを起こすびまん性気道疾患を反映していることがある[1,2]が，これらの判別は，非常に困難である．

気道疾患によるモザイク灌流

モザイク灌流を呈する気道疾患の患者において，相対的に低吸収の肺領域に拡張あるいは肥厚した気道（気管支拡張症など）を認めることがあり，それらがみられた場合には，正確に診断できる[3,5,11,15]．ある研究では[16]，気道疾患とモザイク灌流を有する患者の70％に気道の異常所見が認められた（図 7-1，図 7-2，図 7-4）．モザイク灌流を呈する疾患としては，気管支拡張症，嚢胞性線維症，過敏性肺炎，狭窄性細気管支炎などの様々な気道疾患が挙げられる．気道疾患に続発するモザイク灌流を呈する患者においては小葉性での低吸収域がよくみられる（図 7-3）が，血管閉塞患者でみられる頻度はずっと低い．本章で後述する呼気 CT におけるエアトラッピングは，モザイク灌流を呈する疾患の鑑別にしばしば有用である．

血管疾患によるモザイク灌流

不均一な肺濃度は，急性あるいは慢性肺血栓塞栓症（CPTE）でよくみられ，相対的に低吸収の領域において血管径の減少を認めることが多い（図 7-5B, C）[17, 18]．肺実質に異常がある 75 例の CPTE 患者の研究では，58 例（77.3％）においてモザイク灌流を認め，高吸収領域に正常あるいは拡張した動脈を認めた[13]．相対的に高吸収の領域は平均 −727 HU で，低吸収領域は平均

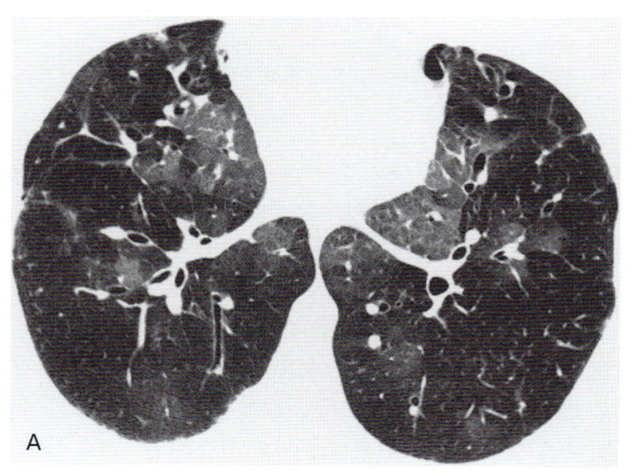
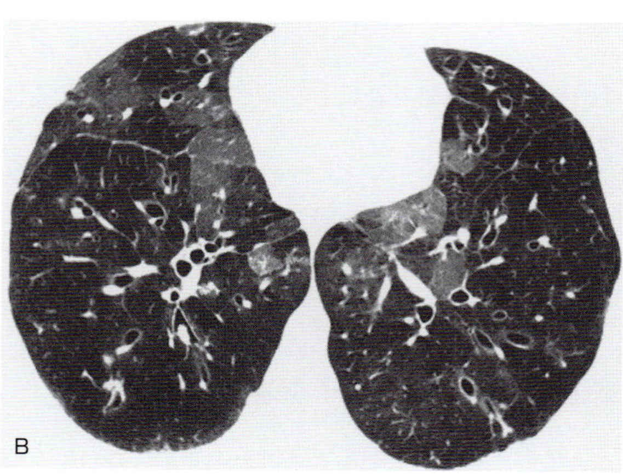

図 7-4　A，B：閉塞性気管支炎を有する骨髄移植レシピエントの HRCT．気管支拡張の所見を伴って，モザイク灌流を呈する肺領域が散在している．閉塞性細気管支炎患者では気管支拡張はよくみられる所見である．

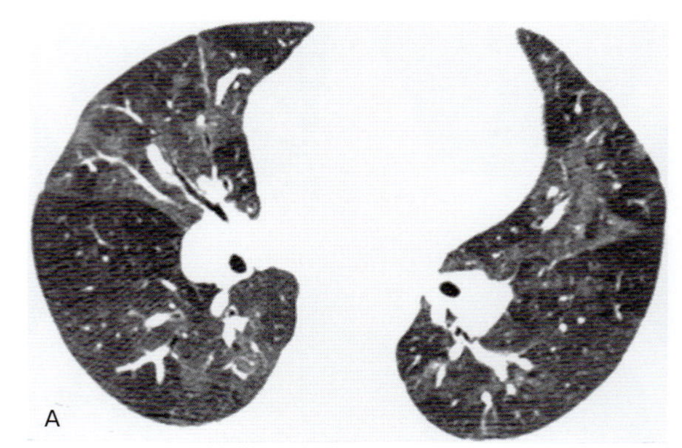
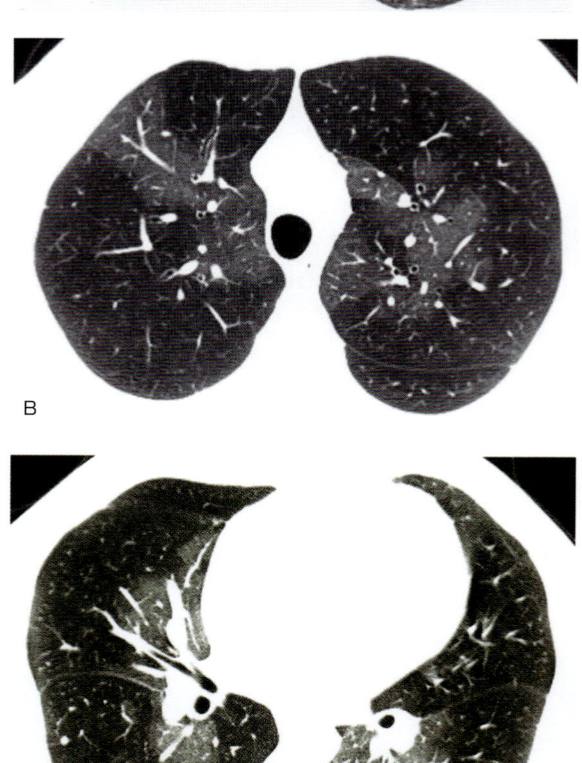

図 7-5　2 例の肺塞栓患者における斑状の肺濃度を伴ったモザイク灌流．A：広範囲急性肺塞栓症患者の MD－HRCT．散在性にモザイク灌流が認められる．肺低吸収領域で血管が細くみえる．B，C：慢性肺塞栓症患者では，肺末梢の広範囲の低吸収領域で血管がより細くみえる．広範囲の低吸収領域は CPTE において典型的な所見である．

−868 HU であった．さらに，CPTE あるいはその他の原因による肺高血圧症や様々な肺疾患を対象とした研究では，すべての CPTE 患者は HRCT でモザイク灌流を示すと考えられた[19]．この研究において，CPTE 患者では肺領域によって血管径にかなりの違いが認められ，全体としての HRCT による CPTE 診断能は感度 94〜100％，特異度 96〜98％程度であった[19]．

モザイク灌流は急性肺塞栓症患者ではあまり頻繁にはみられない（図 7–5A）[20, 21]．例えば，Arakawa ら[22]によると，肺塞栓症患者の 47％でモザイク灌流が認められたが，そのほとんどは急性肺塞栓症であった．大部分の患者ではモザイク灌流は気管支収縮やエアトラッピングに関連していると考えられた．このほか，モザイク灌流は高安動脈炎や巨細胞性動脈炎といった大血管炎によって肺動脈狭窄をきたした患者にも認められることがある[23]．

様々な要因による肺高血圧症患者が CT 上モザイク灌流を呈する頻度は Sherrick ら[24]によって報告されている．血管疾患による肺高血圧症患者 23 例のうち，17 例（74％）にモザイク灌流がみられ，そのうち 12 例は慢性肺塞栓症であった．また，21 例の肺疾患に伴う肺高血圧症患者においては 1 例（5％）に，17 例の心疾患に伴う肺高血圧症患者においては 2 例（12％）に，モザイク灌流がみられた[24]．

血管疾患によりモザイク灌流を呈する場合，低吸収域は区域，肺葉，あるいはそれよりも大きな非解剖学的肺領域（例えば，末梢肺）など，小葉よりも大きな領域にみられる（図 7–5）．また，CPTE に関連したモザイク灌流を呈する患者では，肺高血圧症のために主肺動脈の拡張が認められることがある（22 章参照）．

モザイクパターン：すりガラス影とモザイク灌流の鑑別

HRCT において不均一な肺濃度はよくみられる所見である．ある研究では，HRCT における異常所見のうち，不均一な肺濃度が最も多く，全体の 19％を占めていた[15]．不均一な肺濃度をきたす原因にはいくつかあり，診断が困難なこともある．不均一な肺濃度を呈する原因としては，(a) すりガラス影，(b) 気道閉塞と反応性血管収縮によるモザイク灌流，(c) 血管閉塞によるモザイク灌流，(d) これらの組合せ（混合性疾

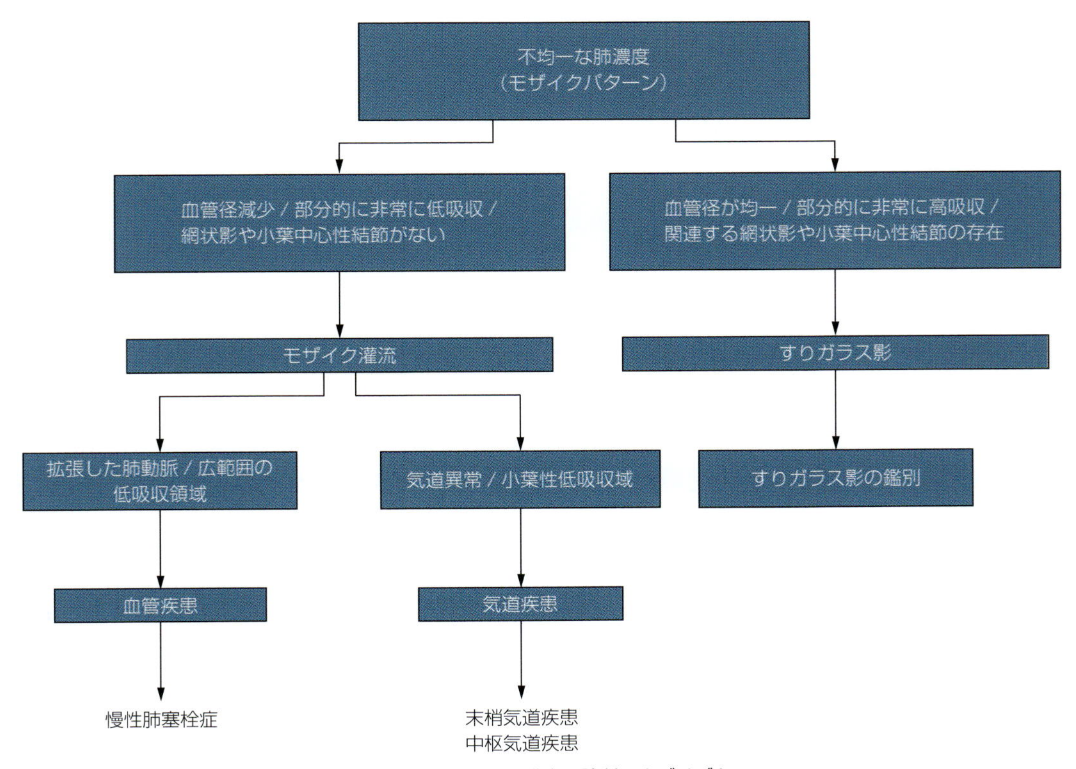

図 7–6　不均一な肺濃度の診断アルゴリズム．

患など)がある．不均一な肺濃度の原因がはっきりしない場合は，モザイクパターンと表現する[4, 25]が，不均一な肺濃度の大部分はHRCT所見に基づき，上記4つのうちのいずれかに正しく分類することが可能である[15, 16]．

呼気CTにより，多くの場合，すりガラス影と，気道病変あるいは血管病変によって生じるモザイク灌流を鑑別することができる(図7-6)．2つの研究において，HRCT所見により，80%以上の確率でこれらを正確に鑑別することが可能であったと報告されている[15, 16]．呼気CTはこれらの鑑別においてさらに有用である．呼気CTについては第Ⅲ編で述べる．

モザイク灌流の診断における最も重要なHRCT所見は，肺低吸収領域において血管が細くなっていることである．もし低吸収領域内に細くなった血管が認められたら，モザイク灌流と診断可能である．しかし，主観による誤りによって，正常よりもあきらかに低吸収にみえる肺領域があることがあり，原因として読影の際のウインドウの設定が挙げられる．

気道疾患によるモザイク灌流を呈する患者では，異常な拡張あるいは壁肥厚を伴う気道(すなわち，気管支拡張症)を相対的に低吸収の領域内に認めることがあり(図7-1～図7-3)，診断の根拠となり得る．これは約70％に認められ，診断に非常に有用である[10, 26-29]．さらに，気道疾患を有する患者では小葉性の低吸収域もよくみられる(図7-3)．ImらはHRCTで小葉領域で低吸収を示した48例の連続症例のうち，46例(95%)において湿性咳嗽(25例)や喀血(18例)といった呼吸器疾患関連症状があったと報告している[14]．また，この所見がみられた患者のうち2例のみに肺血管疾患が認められ1例はCPTE，もう1例は気管支拡張症を合併した高安動脈炎であったと報告している．

血管閉塞(CPTEなど)がモザイク灌流の原因となっている患者においては肺高血圧症の結果として肺動脈近位部の拡張がみられる場合があり，また，典型的には小葉性の低吸収域は認められず，たいてい，それよりも広い低吸収領域を認める(図7-5B, C)．

すりガラス影はコンソリデーション，網状影(すなわち，クレイジー･ペイビング･パターン)，結節といった所見が伴う場合に，不均一な肺濃度の原因として正確に診断できるであろう(5章参照)．また，より高吸収の領域が小葉中心性に分布するパターンは，ほとんどの場合，小葉中心性分布のすりガラス影である．このパターンは，気道疾患に起因するモザイク灌流では認められず，肺血管疾患によるモザイク灌流でも非常にまれである．

すりガラス影はまた，境界不明瞭な高吸収域としてみられ，モザイク灌流にみられるような境界明瞭な辺縁や地図状の分布を示さない．すりガラス影は単に肺濃度が高くみえるだけで診断されることも多いが，これは非常に主観的であり，一定したウインドウ設定を用いることや肺実質の正常所見に慣れることが重要である．

混合性疾患とヘッドチーズサイン

モザイクパターンを呈する患者において，吸気CTで様々な肺濃度が斑状にみられることがある．これらはすりガラス影(またはコンソリデーション)とモザイク灌流による肺低吸収域によって形成される所見である．モザイク灌流を含むこの混合性陰影はしばしば地図状の所見を示し，ブタやほかの動物の頭の一部からつくられる雑色のソーセージに似ていることからヘッドチーズサインとよばれる(図7-7～図7-9)[30, 31]．すりガラス影あるいはコンソリデーションと，モザイク灌流の両方が確実にみられた場合，ヘッドチーズサインとよぶことができ，呼気CTにおいてよくエアトラッピングが認められる(図7-9)．

ヘッドチーズサインは多くの場合，浸潤性疾患，気道閉塞性疾患の混合であり，細気管支炎を伴うことが多い[30, 31]．すりガラス影やコンソリデーションは肺浸潤に起因し，血管径減少を伴うモザイク灌流は末梢気道閉塞に起因している．

ヘッドチーズサイン(表7-1)を呈する最も一般的な原因には，過敏性肺炎(図7-8A，図7-9)，サルコイドーシス，細気管支炎を伴う異型感染症(ウイルスまたはマイコプラズマ)，すりガラス影と細気管支閉塞を伴う剝離性間質性肺炎(DIP；図7-8B)や呼吸細気管支炎を伴う間質性肺疾患(RB-ILD)，そして，時に濾胞性細気管支炎を伴うリンパ球性間質性肺炎(LIP)や肺水腫がある．これらの疾患はいずれも浸潤性異常をきたし，気道閉塞を伴う，気管支喘息のような浸潤性疾患と気道疾患が併存する場合など，2つの病態を同時に有する患者にもみられる場合がある．

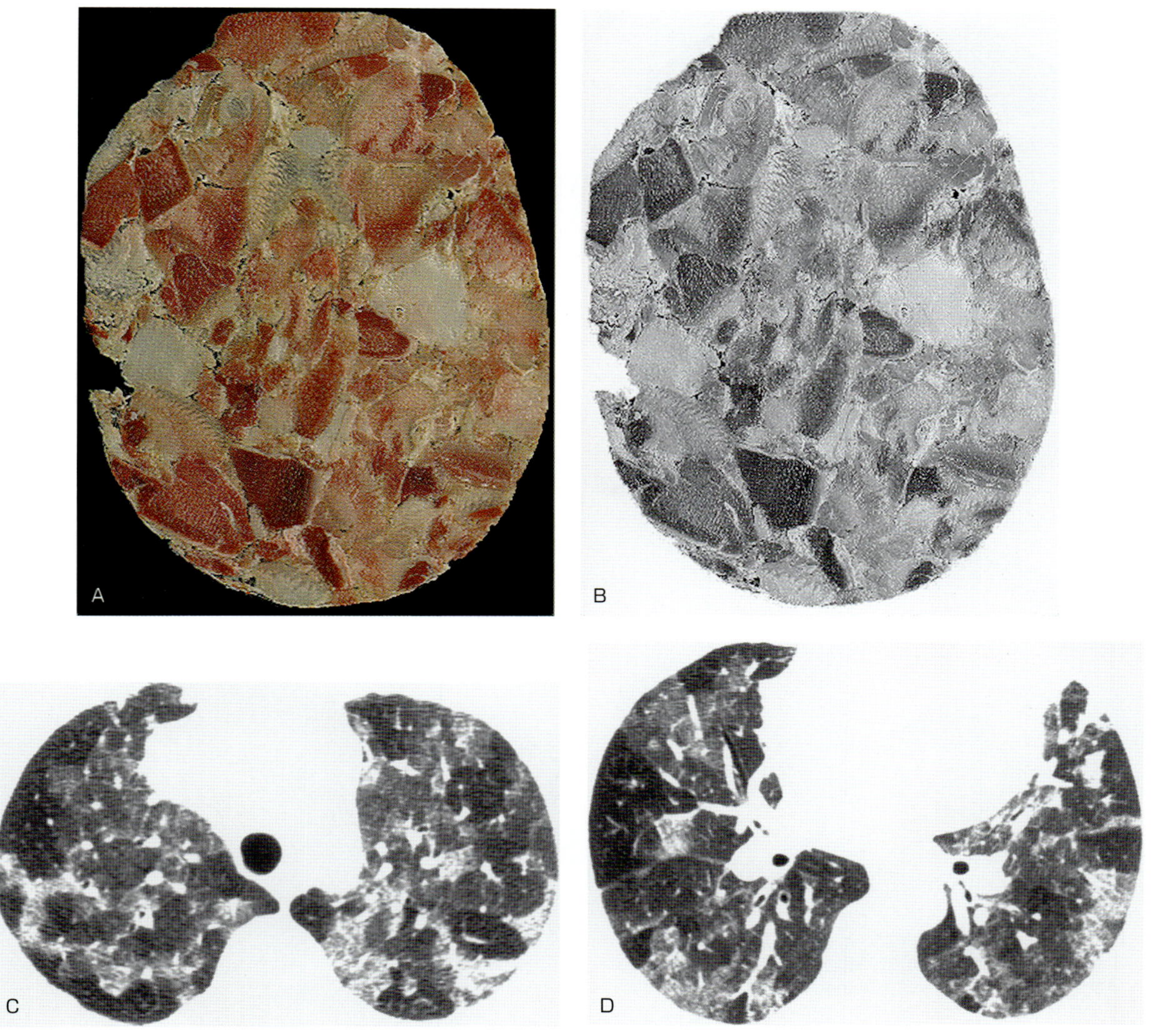

図 7-7　A–D：ヘッドチーズとヘッドチーズサイン．A，B：カラーおよび白黒表示されているヘッドチーズ．まだら模様で，ブタの頭部の様々な肉からなっている．白黒像では暗くみえる部分，明るくみえる部分，灰色の部分が認められる．C，D：ヘッドチーズサインを伴ったマイコプラズマ肺炎．吸気 CT(C)では細気管支炎に伴うすりガラス影とモザイク灌流による多発性の小葉性低吸収域によって肺濃度は不均一となっている．低吸収領域において血管影は狭細化あるいは消失している．呼気 CT(D)ではエアトラッピングを認める．

呼気 HRCT における エアトラッピング

限定したスライスで呼気 HRCT を行うことは，(a) 慢性閉塞性肺疾患(COPD)などの閉塞性肺疾患患者におけるエアトラッピングの診断[15, 28, 29, 32–34]，(b) 吸気 CT であきらかな形態的異常を示さない気道疾患の診断[35]，(c) モザイク灌流とすりガラス影の鑑別[15, 16]，(d) 浸潤性と閉塞性の混合性疾患の診断(図 7-9)[15, 36, 37]などで有用となり得る．

エアトラッピングの診断

呼気 HRCT は気道閉塞性疾患の診断に有用である[10, 11]．呼気ダイナミック HRCT や呼気 HRCT によって描出されるエアトラッピングは，肺気腫[27, 38, 39]，COPD[32–34]，喘息[40–44]，囊胞性線維症[45]，閉塞性細気管支炎と閉塞性細気管支炎症候群[2, 5, 27, 35, 46–55]，ランゲル

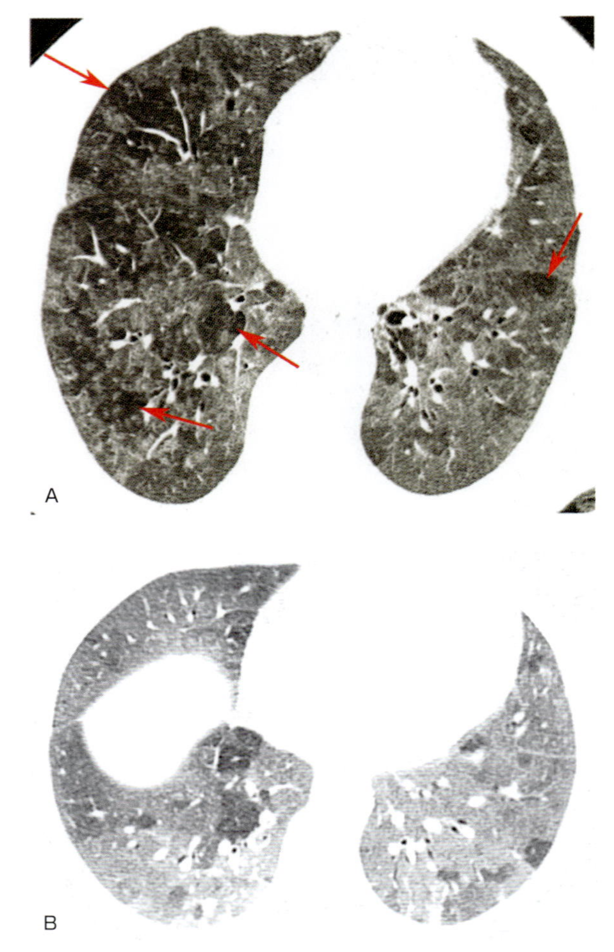

図 7-8　ヘッドチーズサイン．A：過敏性肺炎患者において，小葉性の低吸収域(赤矢印)は，細胞性細気管支炎と細気管支閉塞に関連したモザイク灌流を反映している．斑状のすりガラス影とすりガラス状小葉中心性結節を認める．B：DIP患者におけるすりガラス影と小葉性モザイク灌流．

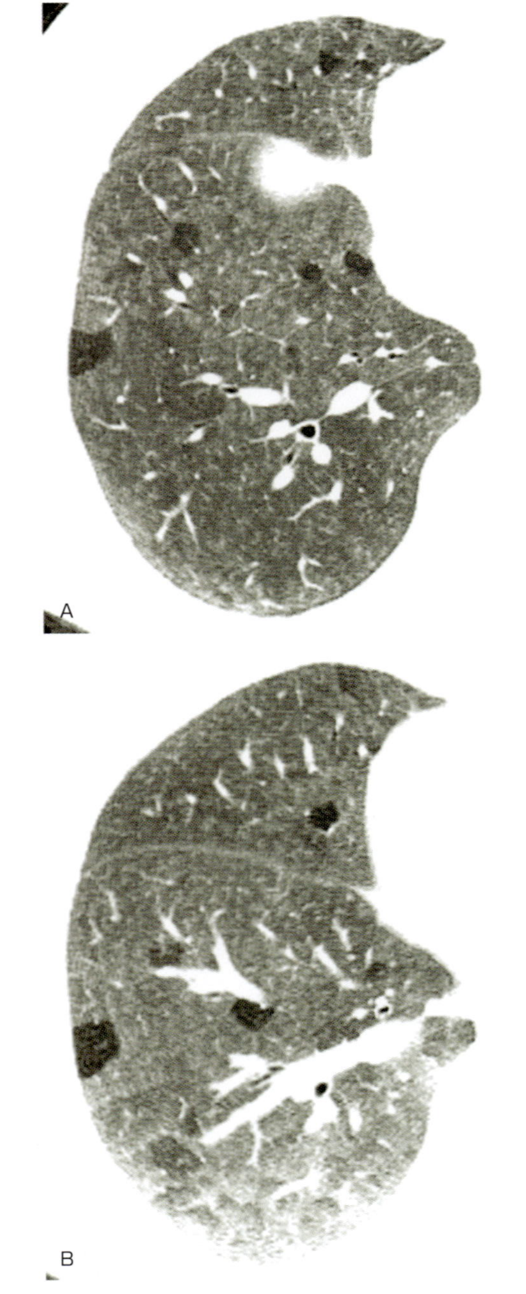

図 7-9　過敏性肺炎のヘッドチーズサインとエアトラッピング．A：小葉性の低吸収領域は細胞性細気管支炎と気管支閉塞に関連したモザイク灌流を反映している．びまん性のすりガラス影と軽度の小葉中心性結節を認める．B：呼気CTでは低吸収の小葉内にエアトラッピングを認める一方で，すりガラス影では吸収値が上昇している．

ハンス細胞組織球症と結節性硬化症に関連した嚢胞性肺疾患[56]，気管支拡張症[27, 57]，AIDSに関連した気道疾患[58]，サラセミアに関連した末梢気道疾患[59]などで認められる．呼気HRCTはまた，過敏性肺炎[37, 60–62]，サルコイドーシス[36, 63]，肺炎といった浸潤性疾患における細気管支炎の評価に有用であると示されている．このほか，エアトラッピングは急性肺塞栓症やCPTEにおいても認められる．Arakawaら[22]は肺塞栓症患者の60%でみられたと報告しており，おそらく気管支攣縮がその原因であろうと考察している．

限局的なエアトラッピングは正常肺でもみられ，特に下葉上区や一部の二次小葉，肺の荷重領域などにみられる．異常なエアトラッピングはこれとは広がりが異なる．呼気CTの技術およびその正常所見は1章，2章に記述されている．

表 7-1　混合性疾患(ヘッドチーズサイン)の鑑別診断

診　断	コメント
過敏性肺炎	最も多い原因；斑状あるいは小葉中心性のすりガラス影を伴う小葉性モザイク灌流とエアトラッピング；モザイク灌流とエアトラッピングは線維性疾患でもみられる
非定型肺炎	モザイク灌流およびエアトラッピングを伴う斑状のすりガラス影あるいはコンソリデーション；ウイルス性とマイコプラズマが最も典型的
サルコイドーシス	モザイク灌流およびエアトラッピングがよくみられる；すりガラス影はまれ
DIP と RB-ILD	エアトラッピングは数%でみられ，すりガラス影や嚢胞を伴う
LIP	斑状のすりガラス影がみられる；濾胞性細気管支炎ではモザイク灌流やエアトラッピングがみられる
肺水腫	まれ；エアトラッピングは合併する気道異常あるいは"心臓喘息"を反映する

エアトラッピングの診断における肺吸収値の異常

健常被験者においては呼気時に肺吸収値が著明に上昇する(図 2-30～図 2-32，図 7-10)．気道閉塞とエアトラッピングがある場合には，呼気 CT においても肺は低呼吸のままであり，軸位断像でほとんど変化しない．エアトラッピングのある領域は呼気 CT で相対的に低呼吸としてみられる．

呼気 HRCT では，異常な領域が散在している場合にはエアトラッピングの診断が容易であり，正常肺と対比させることができる(図 7-11～図 7-15)[3, 11]．エアトラッピングの領域は散在性で非解剖学的であり，ま

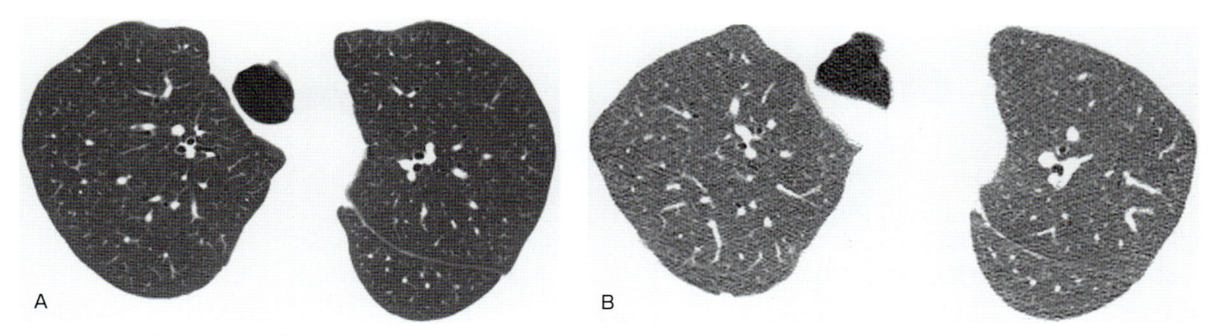

図 7-10　呼気HRCTの正常画像. 吸気CT(A)では均一な肺濃度を示す. B:呼気CTでは肺吸収値は上昇して, 肺容積は減少している. 肺濃度は均一なままである. 気管後方の膜様部は平坦化している.

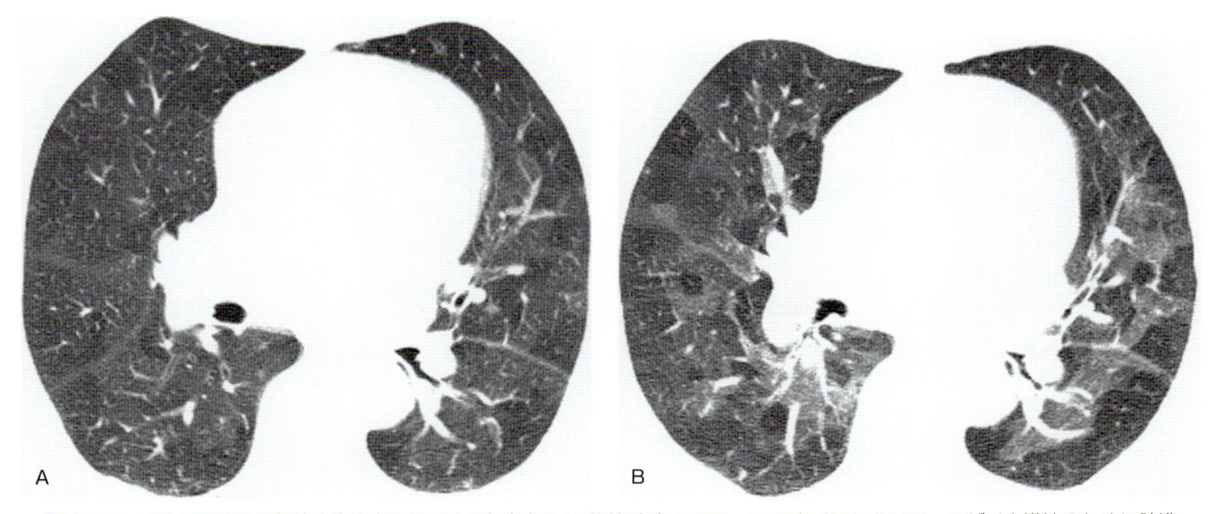

図 7-11　感染後閉塞性細気管支炎患者における吸気(A)および呼気(B)HRCT. A：吸気 CT において，モザイク灌流のために肺濃度は不均一にみえる．B：呼気 CT では肺濃度は高度に不均一となり，多巣性のエアトラッピングを認め，多くは小葉性である．

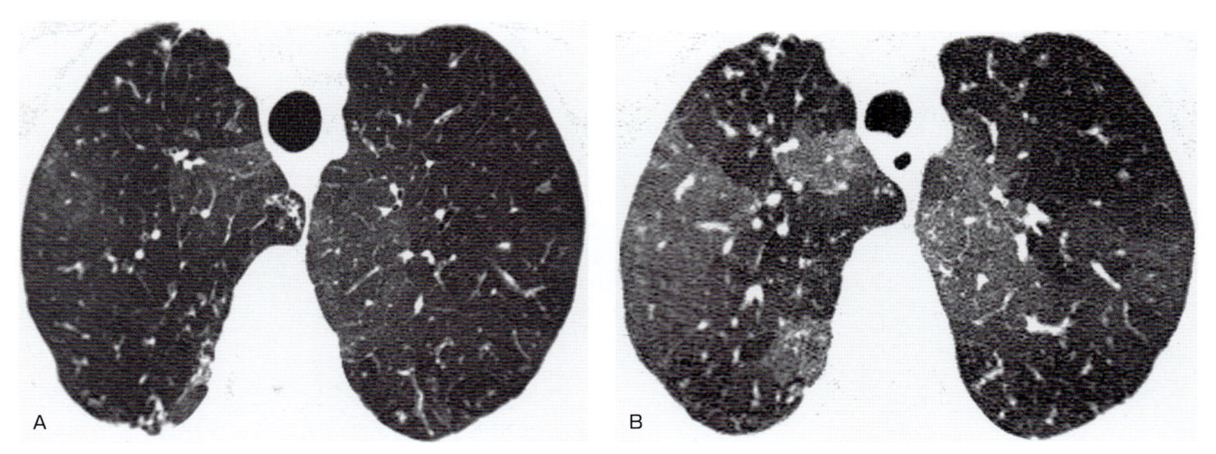

図 7-12　慢性気道感染および細気管支炎を有する患者におけるモザイク灌流とエアトラッピング． A：吸気 HRCT では上葉に広範囲のモザイク灌流領域を認める．B：低線量ダイナミック呼気 HRCT では吸気 CT で低吸収であった領域に一致してエアトラッピングを認める．呼気によって気管後方の膜様部は弯曲している．

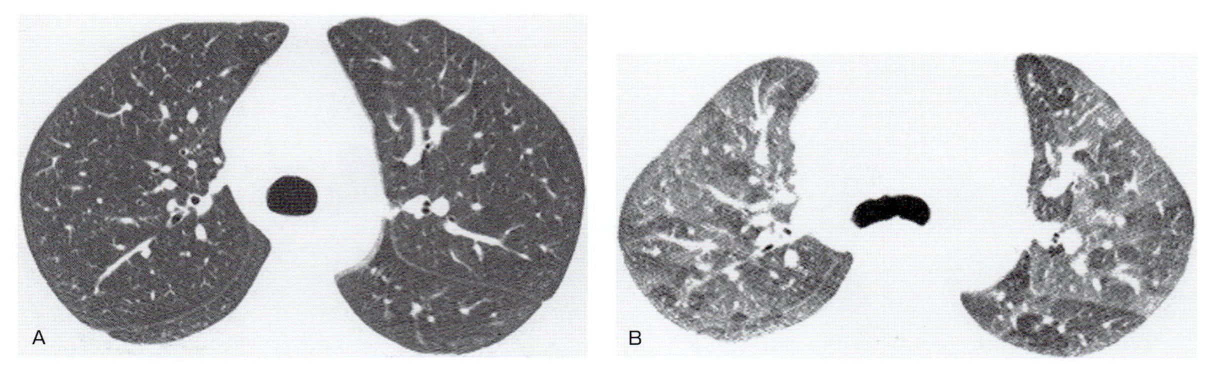

図 7-13　閉塞性細気管支炎患者にみられる呼気時のエアトラッピング． A：吸気 CT は正常である．B：呼気 CT では相対的に低吸収の領域が散在しており，エアトラッピングを示している．正常に換気されている領域では呼気時に吸収値があきらかに上昇している．

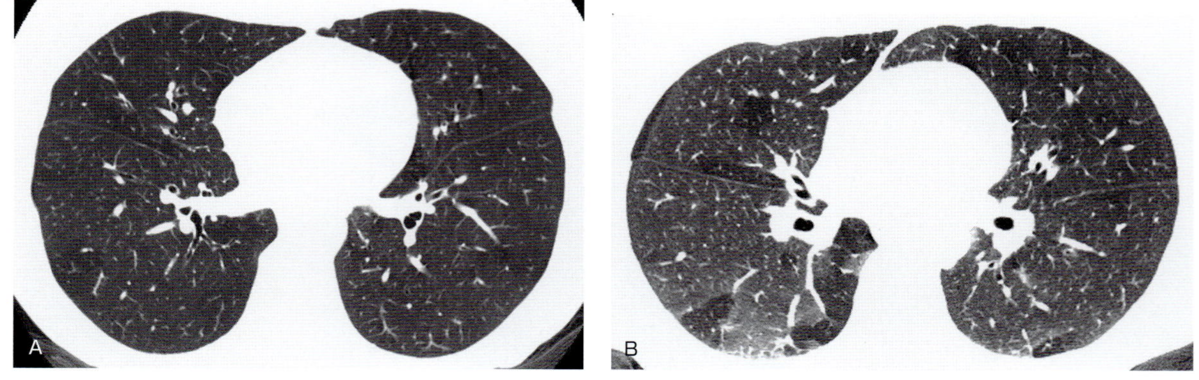

図 7-14　喘息患者にみられる呼気時のエアトラッピング． A：吸気 CT は正常である．B：強制呼気後の呼気 CT でエアトラッピングが散在していることがわかる．

た，個々の二次小葉，肺区域，肺葉に相当することや，時には肺全体に及ぶこともある[26, 64]．1つの肺葉や片側肺全体に及ぶようなエアトラッピングは通常大きな気道やびまん性の末梢気道異常に関連しており，一方，小葉性や区域性のエアトラッピングは末梢気道異常を起こすような疾患に関連している[26]．エアトラッピン

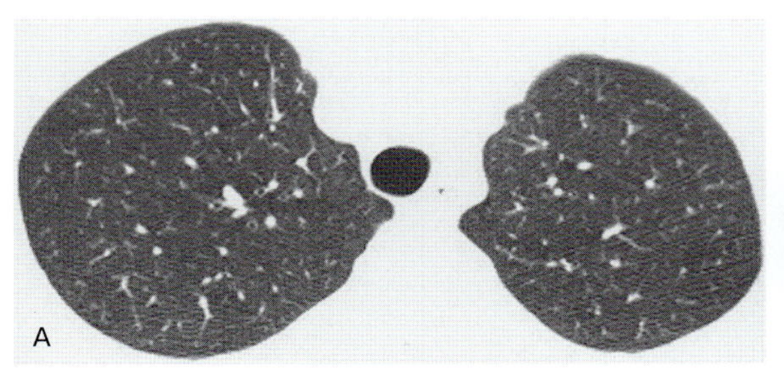

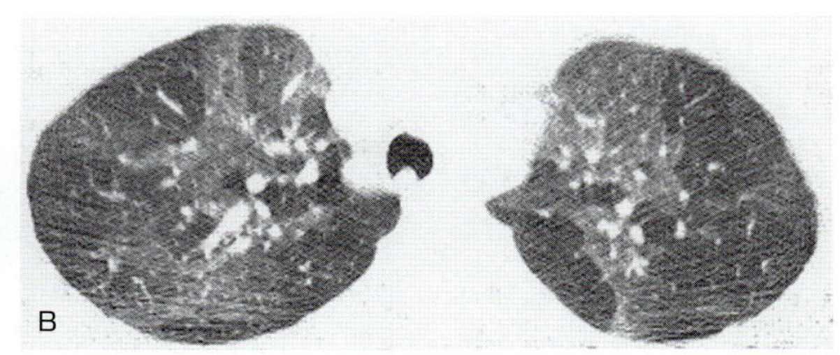

図 7-15　煙吸入による閉塞性気管支炎患者にみられる呼気時のエアトラッピング． A：吸気 CT は正常である．B：低線量ダイナミック呼気 CT ではエアトラッピングが散在している．気管後方の膜様部が前方に弯曲しており，強制呼気のよい指標である．

グのある低吸収領域の肺血管はより高吸収の正常肺領域の血管よりも細くみえることが多い[26]．

びまん性の気道疾患や肺気腫では呼気 CT で肺濃度が不均一であることをはっきり認識できないこともあるが，その際，呼気による肺吸収値の変化を測定することでエアトラッピングを検出することが可能である[10, 26–29, 54]．呼気 CT において，エアトラッピングの領域は正常肺領域と比べて吸収値の上昇が少ない[50]．深吸気時と呼気時で正常の平均肺吸収値の差は 80～300 HU 程度である．ダイナミック CT において深吸気時と呼気終末時の肺吸収値の変化が 70～80 HU 未満であれば異常と考えられる（図 7-16）．ただし，単純な呼気 CT では健常者においても肺吸収値の変化が 70 HU 未満となることもある．肺吸収値の変化は最も簡便には，吸気 CT と呼気 CT の両方で 1～2 cm 程度の小さな関心領域を用いて測定される[28]．びまん性のエアトラッピングを呈する患者では吸気 CT と呼気 CT における全肺の吸収値の変化を測定することもあるが[28]，異常部位と正常部位が混在する場合にはそのような測定法では感度は劣る．Berger ら[65] の研究では，吸気 CT と呼気 CT での肺吸収値の変化は，非喫煙者（128 HU）において元喫煙者（77 HU）や喫煙者（67 HU）よりも大きいことが示された．

第二の方法は呼気 CT において対側肺の同じ領域と比較することである．健常被験者では呼気相での左右肺の対称的な領域における呼気による吸収値の変化の違いは 36±14 HU 程度[66] であることから，呼気による左右肺の吸収値上昇の差が 78 HU 以上である場合（平均から 3SD を越える乖離）には異常とみなされる．この方法はエアトラッピングが片側のみである場合に有用である．

エアトラッピングのある領域で呼気により肺吸収値が低下することがあり，ダイナミック呼気 CT にて吸収値が 258 HU も低下した例も報告されている[27]．この現象に関する明快な説明はなされていないが，いくつかの説があり[27]，有力なものは呼気時に肺にトラップされた空気が小血管を圧排し，その領域から血液が絞り出されて，肺灌流が低下するという説である．その他では，いわゆる振子空気が考えられる．これは，呼気時において正常に換気が行われている肺領域から一部気道が閉塞した肺領域に空気が流入する結果としてその肺領域の空気量が増加するという説である[26]．

肺吸収値の測定はびまん性のエアトラッピングを示す疾患（例えば COPD，肺気腫や近位気道閉塞）以外の疾患におけるエアトラッピングの診断に用いることができるが，肺全体の吸収値よりもエアトラッピングの広がりのほうが肺機能検査の閉塞性所見の予測指標となり得る[26, 27]．

エアトラッピングの診断におけるエアトラッピングスコア

呼気 CT におけるエアトラッピングの範囲は半定量的スコアシステムによって測定することが可能であり，それぞれのスライス面での異常領域の割合を推定することができる[5, 27–29, 43, 57, 59, 66–68]．このシステムは画像解釈の際，単純で素早く，簡単に行うことができる利点がある．さらにある研究では[67]，単純な 5 段階のスコアシステムがより詳細なシステムよりも観察者間の相違が少なかったと報告されている．

エアトラッピングの分布は不均一であることから，Bankier らは[69] 閉塞性細気管支炎が疑われる患者を対象として正確にエアトラッピングを評価するのに必要な呼気 CT のスライスの数を調べた．その結果，エアトラッピングの広がりは上肺から下肺に向かって増加し，領域間で有意な差がみられた（$p<0.001$）．それぞれの患者によって結果にばらつきがあるものの，3 スライス未満の呼気 CT では全体的なエアトラッピングの広がりを表すことは困難であることがわかった[69]．

Webb ら[66] や Stern ら[27] が提案するスコアシステムではエアトラッピングの程度は 3 つのレベルで呼気

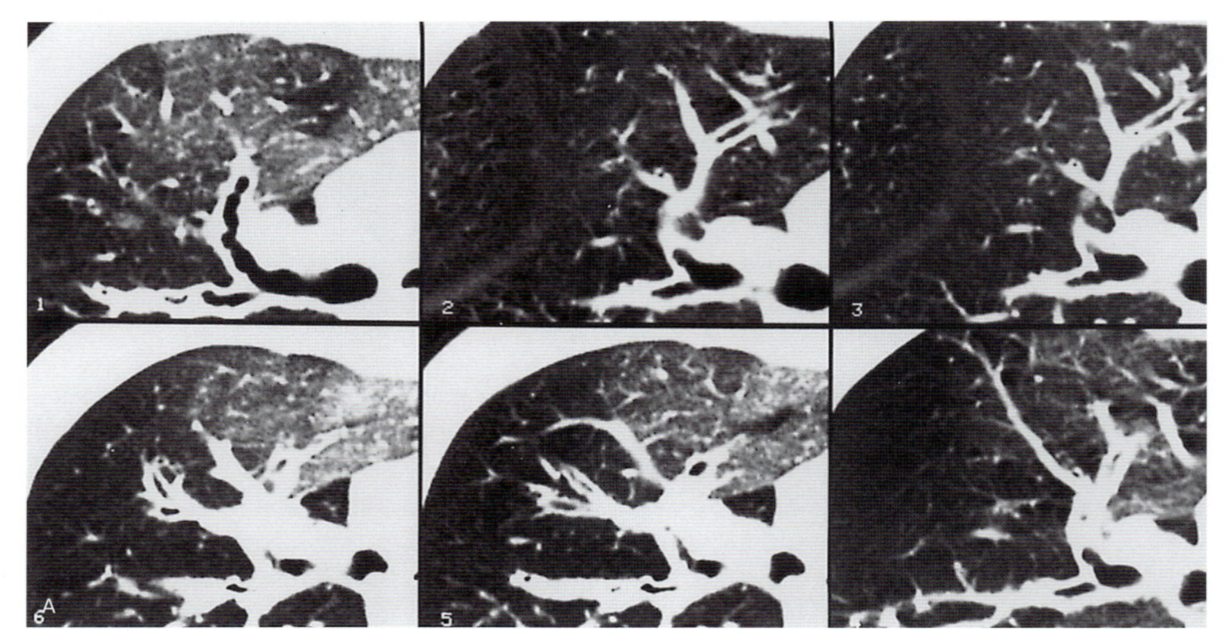

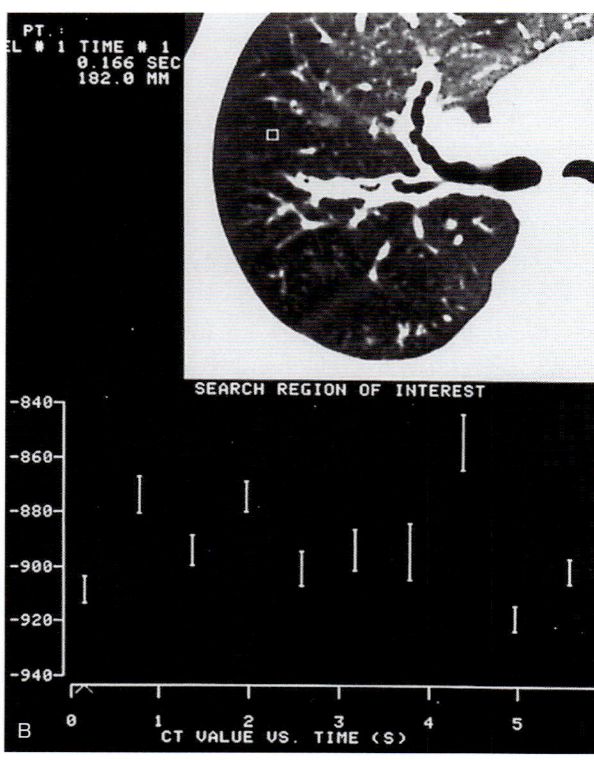

図 7-16　嚢胞性線維症患者における電子線スキャナーを用いたダイナミック呼気 HRCT. A：右上葉に対して行われた一連のダイナミック CT の 10 スキャン中 6 スキャンが，左上から左下に向かって時計回りに配置されている．吸気時(No.2)には肺濃度は均一にみえる．呼気時(No.6)において前区域の一部は正常な肺濃度上昇を示すが，そのほかは低吸収のままである．B：右上葉の低吸収領域における時間–濃度曲線では呼気による吸収値の変化はほとんどみられない．

CT をスキャンして測定される(大動脈弓，気管分岐部，気管分岐部の 5 cm 尾側)．それぞれのレベルで片肺ごとに認められるエアトラッピングの広がりを 5 段階スケールを用いて主観的に評価する．0：エアトラッピングなし，1：肺の横断面積の 1〜25％にエアトラッピングあり，2：26〜50％にエアトラッピングあり，3：51〜75％にエアトラッピングあり，4：76〜100％にエアトラッピングあり．エアトラッピングスコアは 3 スライスにおけるスコアの合計(0〜24)で示される．この方法を用いたいくつかの研究では健常被験者と気道閉塞性疾患患者でエアトラッピングの広がりに有意な差があり，またエアトラッピングの広がりは肺機能検査における気道閉塞測定値と有意に相関していた[15,27,28]．

呼気 CT でエアトラッピングの広がりを視覚的に測定する他の方法も提案されており，有効性が示されている[29,57]．Lucidarme ら[29]と Lee ら[68]は呼気 HRCT 画像に格子を重ねて，低吸収の肺および肺全体に含まれる格子の数を数えた．エアトラッピングスコアは肺全体の格子数に対するエアトラッピングを含む格子数の比で示され，異常な肺領域の割合を近似する．この方法ではすぐれた観察者間一致が認められた[29]．

呼気 HRCT を用いた研究では，エアトラッピングスコアと閉塞性障害を示す様々な肺機能検査所見との関係は相関係数 r で約 -0.4～-0.6 であった[15,28,59,68]．この相関は一般的に，健常者と気道閉塞性疾患患者を対象とし，さらに患者群に肺気腫患者が含まれる場合に良好である[28]．Chen らによる研究[28]において，閉塞性疾患患者のみを対象とした場合，エアトラッピングスコアは FEV_1($r=-0.78$)，FEV_1/FVC($r=-0.64$)，FVC($r=-0.61$)，FEF_{25-75}($r=-0.65$) と有意な相関を示した．さらに健常者と患者のいずれも対象とした場合には，r 値はそれぞれ，-0.89，-0.74，-0.77，-0.81 であり，これらの相関はより高かった．

Lucidarme らによる，慢性気道性疾患を疑われた 74 例の患者を対象とした研究において[29]，呼気時におけるエアトラッピングは，高度気道閉塞($FEV_1/FVC<80\%$)の患者 35 例中 18 例(51%)，末梢気道閉塞優位(異常な流量-容量曲線と $FEV_1/FVC<80\%$)の患者 29 例中 21 例(72%)，肺機能検査正常例の 10 例中 4 例(40%)に認められた．この研究におけるエアトラッピングスコアは，それぞれの群で 27%，12%，8% であり，FEV_1($r=-0.45$)，FEV_1/FVC($r=-0.31$)，FEF_{25}($r=-0.57$) と有意な負の相関を示していた．Lee らは[68]，47 例の無症状の被験者を対象とし，肺機能検査と呼気 HRCT を評価した．全例で肺機能検査結果は正常であったが，エアトラッピングスコアが FEV_1/FVC と相関していた($r=-0.44$)．また 70 例の慢性膿性喀痰排出患者を対象とした研究では[57]，小葉レベルで定義されるエアトラッピングスコアは，FEV_1 と FEV_1/FVC の値と有意に相関していた．造血幹細胞移植後に閉塞性細気管支炎症候群を呈した 33 例を対象とした研究において，エアトラッピングは呼気 CT における主要所見であり，その程度は肺機能検査と相関していた．この研究では HRCT を用いて，エアトラッピングの程度を視覚的に分類し，さらに気管支壁肥厚や，気管支拡張，小葉中心性陰影も評価された[5]．呼気 HRCT におけるエアトラッピングの程度は FEV_1($r=-0.52$，$p=0.002$)，FEV_1/FVC($r=-0.57$，$p<0.001$)，残気容量($r=-0.62$，$p<0.001$)と拡散能(DL_{CO})($p=0.023$)と有意に相関していた．気管支壁肥厚は 73% で認められ，下葉優位であり($p=0.007$)，その程度は軽度であった．また気管支拡張は 42.4%，小葉中心性陰影は 39.4% に認められた．

エアトラッピングの診断における肺面積の変化

呼気 CT における肺面積の減少が軽度であることはエアトラッピングがあることや肺容積の変化と相関するが，面積の変化を呼気 HRCT の読影と同時に評価することは容易ではない．

Robinson と Kreel[70]は CT を用いて計測した肺の軸位面における断面積の変化と肺容積には有意な相関があることを示した($r=0.569$)．呼気に伴う断面積の減少率も肺吸収値の上昇と相関していた[66,70]．ダイナミック超高速 HRCT を用いた研究では[66]，評価された 3 ヵ所の肺領域においてそれぞれ肺の断面積と吸収値の間に有意な相関がみられた(上肺：$r=0.51$，$p=0.03$；中肺：$r=0.58$，$p=0.01$；下肺：$r=0.51$，$p=0.05$)．

通常，エアトラッピングのある領域では呼気による容積の変化はほとんどないか，まったくないことから，これを用いてエアトラッピングの領域を特定することができる．9 例のスワイヤー-ジェームス症候群患者を対象とした研究では[2]，病的な肺領域では呼気 CT にて有意な容積変化は認められず，正常肺側への縦隔の偏位もみられたと報告されている．

Lucidarme ら[29]は慢性気道疾患を疑われる 74 例の患者と 10 例の健常被験者を対象とした研究において，吸気時から呼気時にかけての肺断面積の減少を示す指標として面積減少スコアを計測した．面積減少スコアは重度気道閉塞患者($FEV_1/FVC<80\%$)で 18%，末梢気道閉塞優位患者(流量-容量曲線が異常で $FEV_1/FVC=80\%$)で 30%，肺機能検査正常例で 35% であった．また，健常被験者では面積減少スコアは 43% であった．領域減少スコアは全肺気量以外のすべての肺機能検査の指標と有意に相関していた($r=0.35$～0.66)．

健常者におけるエアトラッピング

エアトラッピングは健常者でも認められるが，その範囲は限局的である．また，1 つ以上の二次小葉にわたるエアトラッピングはまれではない．また，健常者の，呼気CTで肺下葉上区，中葉舌区，肺底部の荷重領域で相対的低吸収の領域を局所的に認めることもある[26,66,68,71-73]．Tanakaら[71]は正常肺機能を示す無症候性患者の64％にエアトラッピングが認められたと報告しており，Chenらは[28]正常肺機能を有する患者の61％に下葉上区を含めて，局所的なエアトラッピング領域が認められたと報告している．Leeらは[68]，82例の正常肺機能を有する無症状の被験者の52％にエアトラッピングが認められたとしている．

正常肺機能を有する無症状の被験者82例を対象とした研究では[68]，エアトラッピングのみられる頻度は年齢とともに増加し($p<0.05$)，21〜30歳で23％，31〜40歳で41％，41〜50歳で50％，51〜60歳で65％，61歳以上では76％に認められた．別の研究では，下葉上区を除き，また，2つ未満の連続する肺小葉，あるいは5つ未満の非連続的な肺小葉におけるエアトラッピングを除いて検討した結果，10例の健常非禁煙者に呼気時におけるエアトラッピングは認められなかった．一方，正常肺機能であるが，慢性気道疾患を疑われる患者では40％にエアトラッピングを認めた[29]．

Mastoraらは[72]，喫煙者144例，元喫煙者47例，非喫煙者59例の計250例のボランティアを対象として吸気および呼気HRCTを評価した結果，被験者の62％にエアトラッピングを認めた．このうち小葉性エアトラッピング(3つ未満の隣接する小葉)は47％に認められ，喫煙者，元喫煙者，非喫煙者で有意な差は認められなかった．区域性エアトラッピング(3つ以上の隣接する小葉から区域)は14％に，肺葉性エアトラッピング(区域性よりも広い範囲)は1％に認められ，これらは喫煙者と元喫煙者でより多く認められた($p<0.001$)．なお，エアトラッピングのある被験者の72.5％ではエアトラッピングは肺領域の25％未満にとどまっていた．正常な肺機能を有する70例の若年男性(平均年齢36.1歳，大部分は非喫煙者)を対象とした同様の研究で，Metsら[74]は呼気HRCTにおいて56例(80％)にエアトラッピングを認め，55例で小葉性であった．エアトラッピングがみられた小葉の数の中央値は2であったが，14例では3小葉を越えて，5例では5葉を越えてエアトラッピングを認めた．3例において区域性のエアトラッピングを認めた．この研究においては小葉性のエアトラッピングと喫煙歴の頻度には有意差は認められなかった．

Tanakaら[71]は26例の非喫煙者と24例の喫煙者(14例は現喫煙者，10例は元喫煙者)の計50例の正常な肺機能を有する被験者を対象として，3ヵ所のレベルにおいて深吸気および呼気終末でHRCTを施行した．この研究ではエアトラッピングの程度を視覚的に4段階(なし，小葉性，モザイク状，広範囲)に分類し，さらにエアトラッピングの広がりも計測した．3つのレベルにおける呼気による肺吸収値の上昇の平均は111.9±46.3 HUであった．エアトラッピングは全体の64％に認められた．小葉性エアトラッピング(1小葉あるいは2つの隣接した小葉)は10例(20％)に，モザイク状エアトラッピング(3ヵ所以上の小葉性エアトラッピング)は14例(28％)に，広範囲のエアトラッピング(3つ以上の隣接する小葉，亜区域性，区域性，肺葉性)は8例(16％)にみられた．なお，非喫煙者，喫煙者，元喫煙者の間で，エアトラッピングの視覚的グレードやエアトラッピングの広がりに有意な差は認められなかった[71]．肺横断面積に対するエアトラッピングの割合は，非喫煙者で平均5.6±6.4％(範囲：0〜20.4％)，喫煙者で平均5.9±4.2％，元喫煙者で6.6±4.5％(範囲：0〜13.8％)であった．

10例の若年健常被験者を対象とした研究において，Webbらは[66]4例にエアトラッピングを認め，いずれのスライスにおいてもエアトラッピングスコアの合計は2(つまり25％)を越えないことを示した．続いて行われた正常肺機能を示す患者を対象とした研究では，下葉上区を解析に含めた場合にエアトラッピングスコアは最大で6/24(つまり25％)であった[28]．Lucidarmeらの研究では[29]10例の健常非喫煙者を対象として，下葉上区と孤立性の小葉を除いた場合にエアトラッピングは認められなかったと報告している．Leeらの研究では[68]，無症状の被験者の32％でエアトラッピングスコアは肺の5％未満の領域に相当するスコアであり，20％の被験者では5〜25％相当であったと報告されている．この研究ではすべての被験者は健常と考えられていたが，エアトラッピングの広がりが5〜25％であった例は喫煙者(33％)のほうが非喫煙者(14％)よりも多かった[68]．

区域性あるいは肺葉性のエアトラッピングは末梢気道疾患を強く示唆する所見である．Mastoraら[72]は，区域性や肺葉性のエアトラッピングは非喫煙者と比べて喫煙者や元喫煙者に有意に多く，また吸気HRCTで喫煙者肺が認められた例に多かったと報告している．さらに，区域性のエアトラッピングは軽度の喫煙者よりも重喫煙者のサブグループで多く認められ，肺葉性のエアトラッピングは特に重喫煙者で多く認められた[72]．

吸気 CT が正常な患者にみられるエアトラッピング

吸気 CT で正常であっても呼気 CT で肺濃度が不均一であることがあり，それは閉塞性疾患があることを反映している(図 7-13〜図 7-15)．ある研究では[35]，びまん性肺疾患を疑われた 273 例の連続症例を対象とし，45 例に呼気 HRCT でエアトラッピングが認められた．45 例中 36 例に吸気 HRCT で異常所見(気管支拡張症，閉塞性細気管支炎，喘息，慢性気管支炎と嚢胞性線維症)がみられた．吸気 HRCT で異常所見を示さなかった残り 9 例は，閉塞性細気管支炎(狭窄性細気管支炎)とその原因疾患(5 例)，喘息(3 例)，慢性気管支炎(1 例)であった．エアトラッピングを示すものの吸気 CT で異常を示さない患者の肺機能検査結果は，吸気 HRCT と呼気 HRCT のいずれも正常であった患者群と，エアトラッピングを示しかつ吸気 CT でも異常を示す患者群の中間であった．同様の所見は過敏性肺炎の患者にも認められる．

モザイクパターンの評価における呼気 CT の利用

前に述べたように，吸気 CT において肺濃度が不均一であることはよくみられる所見である[15]．これはすりガラス影，気道閉塞と反応性血管収縮に伴うモザイク灌流，血管閉塞に伴うモザイク灌流，あるいはこれらの混合によって生じる．

呼気 HRCT はモザイクパターンの診断に有用であり，吸気 CT で診断がつかない場合にも，たいてい，気道閉塞性疾患によるモザイク灌流とその他の疾患とを鑑別することができる．すりガラス影を示す患者においては，高吸収域と低吸収域のいずれの領域においても呼気 HRCT にて，たいてい同様の割合で吸収値が上昇する(図 7-17)．一方，気道疾患によるモザイク灌流を示す患者では呼気 CT にて吸収値の差が際立つ(図 7-18)．すなわち，比較的高吸収の領域はさらに吸収値が上昇するが，低吸収の領域は低吸収のままである(すなわち，エアトラッピングが存在する)[3, 26, 56, 66]．

Arakawa ら[15]は HRCT において不均一な肺濃度が主な異常である患者を対象とした研究において，呼気 CT を分析に加えた場合に，HRCT による疾患型の正診率はすりガラス影では 81%から 89%に，気道疾患では 84%から 100%に上昇したと報告している[15]．これは，吸気 CT ですりガラス影を示しながら呼気 CT でエアトラッピングを示す例において閉塞性疾患を正確に診断できる可能性を示唆するものである(図 7-19)．

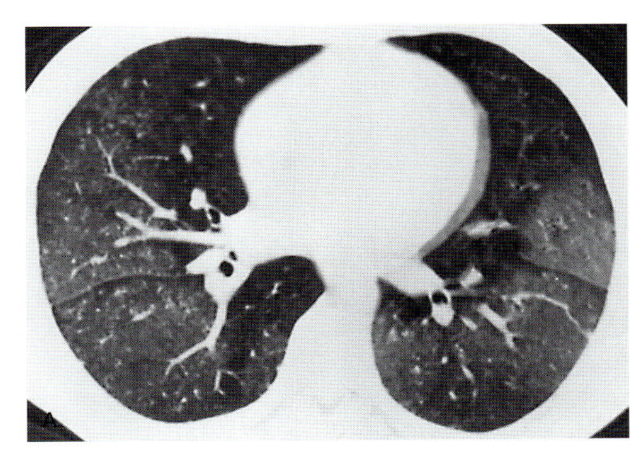

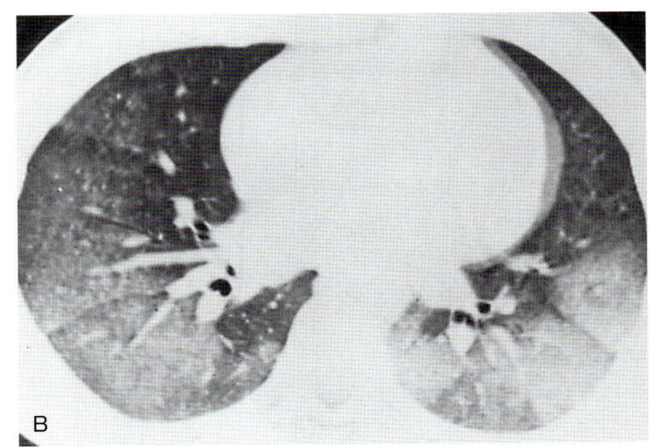

図 7-17　肺出血とすりガラス影を示す患者の吸気および呼気 HRCT．A：吸気 CT では散在性に異なる肺濃度が認められ，モザイク灌流に似た所見を呈している．B：呼気 CT では全肺にわたって濃度が上昇している．すべての肺領域において肺吸収値は 150〜200 HU 程度上昇していた．

血管疾患によってモザイク灌流が生じている患者の呼気 HRCT 所見はすりガラス影を有する患者に似ることが多い．呼気 CT において，低吸収領域と高吸収領域はいずれも吸収値が上昇する(図 7-20)．

血管疾患によってモザイク灌流を示す患者において，通常，エアトラッピングは認められない．しかし，様々な原因によって不均一な肺濃度を呈する患者を対象とした研究では[16]，診断を伏せた状態で呼気 CT を評価した場合，血管疾患の患者においてもエアトラッピングは存在したと報告された．さらに，エアトラッピングは急性肺塞栓症患者でも認められ，おそらく気道収縮による[22]．Arakawa ら[22]は肺塞栓症が疑われた患者 29 名を対象として CT 血管撮影と呼気 HRCT を

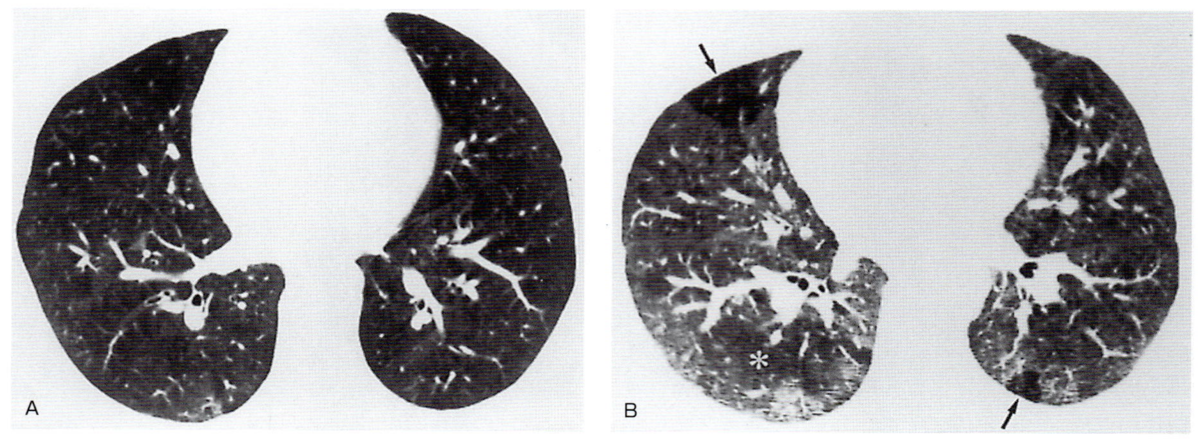

図 7-18　閉塞性細気管支炎患者における吸気および呼気 HRCT．A：吸気 HRCT では肺領域によってわずかに濃度が異なっており，モザイク灌流があることを示している．B：呼気 HRCT ではエアトラッピングによって不均一な肺濃度が強調されている．低吸収領域では，呼気時に 50 HU 程度の吸収値が上昇していた．一部のエアトラッピングは散在性で非解剖学的な分布であるが（＊印），そのほかは亜区域性あるいは小葉性にみえる．

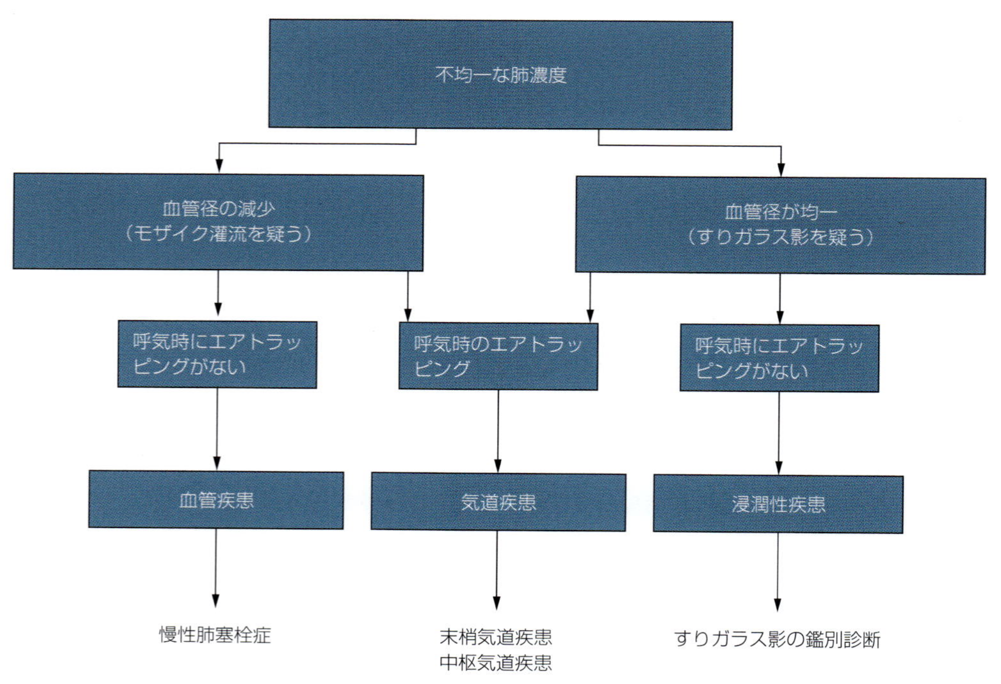

図 7-19　呼気 HRCT における不均一な肺濃度の診断アルゴリズム

用いて評価を行い，15 例の肺塞栓患者のうち，7 例（46.7%）にモザイク灌流を認め，9 例（60%）にエアトラッピングを認めた．さらに，モザイク灌流が認められた 32 領域のうち，23 領域（71.9%）において呼気 CT でエアトラッピングが認められた．呼気 CT でエアトラッピングを認めた 68 領域のうち，23 領域（33.8%）に吸気 CT でモザイク灌流を認め，44 領域（64.7%）ではその支配血管に塞栓が認められた．

混合性疾患の診断における呼気 CT

浸潤性疾患と気道疾患の混合性疾患患者では吸気 CT で様々な肺濃度が散在して分布する．それはすりガラス影（あるいはコンソリデーション），正常肺，モザイク灌流による低吸収の組合せである．混合性陰影の組合せはヘッドチーズサイン（図 7-7～図 7-9）と称

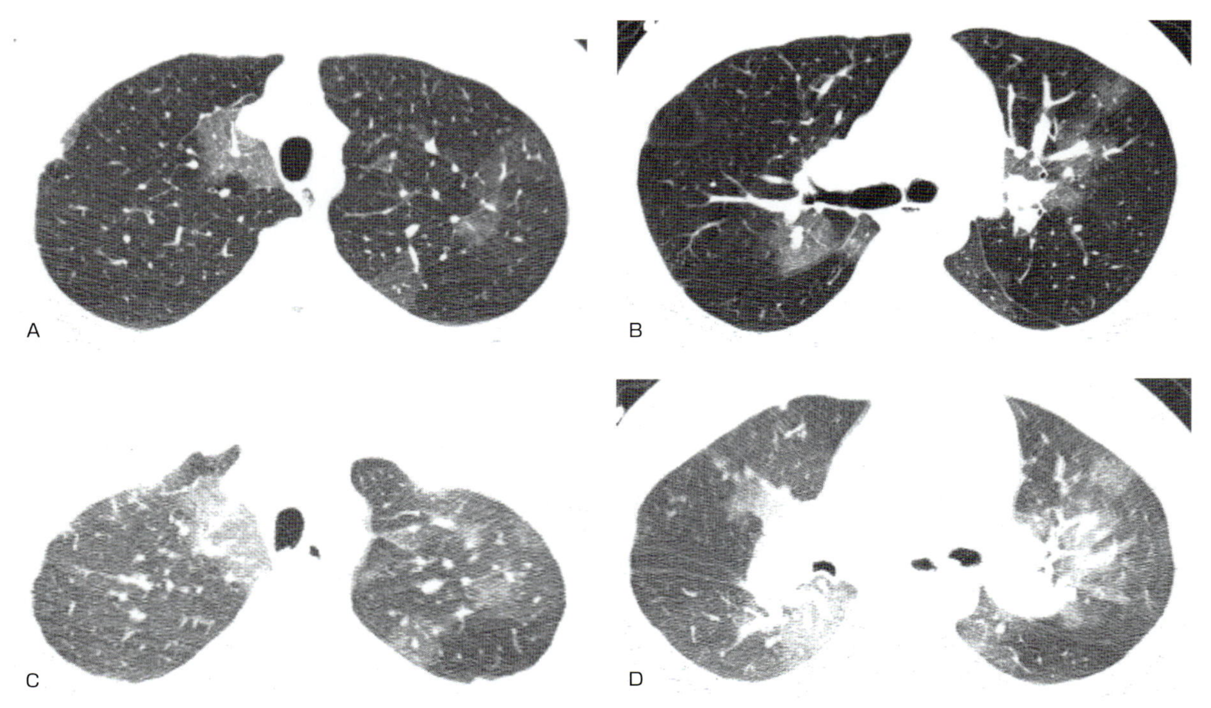

図 7-20　慢性肺塞栓症患者におけるモザイク灌流および呼気 HRCT．A，B：HRCT において，複数の肺領域に高吸収域と血管径の増大を認め，モザイク灌流を示す．C，D：A と B と同じスライスにおけるダイナミック呼気 CT では，高吸収領域，低吸収領域の両方で同程度に肺吸収値が上昇している．

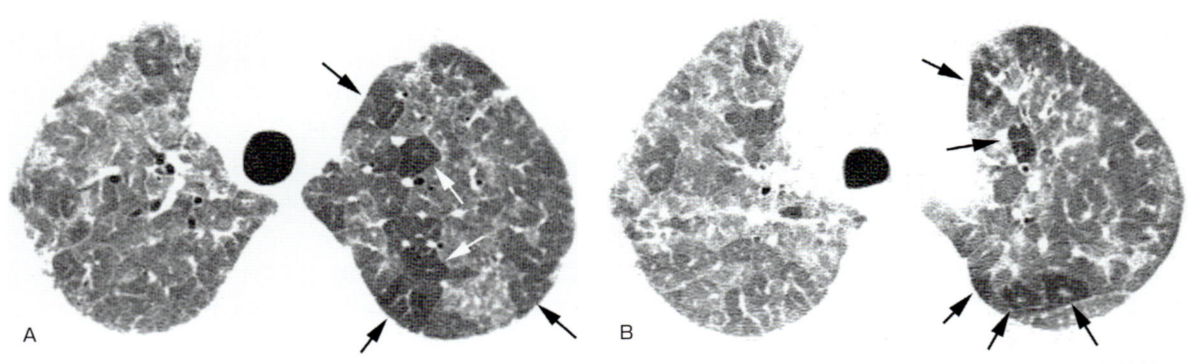

図 7-21　ヘッドチーズサインを伴った過敏性肺炎．A：吸気CTではすりガラス影およびモザイク灌流による小葉性低吸収領域(矢印)によって不均一な肺濃度を呈している．B：呼気CTでは低吸収領域にエアトラッピングを認める(矢印)．これらの領域は呼気CTではほとんどあるいはまったく吸収値の変化が認められない．

され[30]，その代表的疾患として過敏性肺炎，サルコイドーシス，DIP，呼吸細気管支炎，細気管支炎と関連する異型感染症，そして時に LIP が挙げられる．

浸潤性疾患と気道疾患の混合性疾患では吸気 CT にてあきらかなモザイク灌流がなく，すりガラス影を認めることがある．そのような場合には，呼気 CT におけるエアトラッピングは混合性疾患の正確な診断に役立つ[15]．吸気CTにおけるすりガラス影やコンソリデーション，および呼気 CT におけるエアトラッピングの組合せは混合性疾患の可能性を示唆する所見である(図 7-9～図 7-21)[15]．

Chung ら[30]の研究では，呼気撮像を含む HRCT を行った 400 例の連続症例のうち，14 例で吸気 CT にて浸潤性病変を認め，呼気 CT での著明なエアトラッピングを認めた．この 14 例の背景疾患は 6 例の過敏性肺炎，5 例のサルコイドーシス，2 例の異型感染症，1 例の肺水腫であった．14 例のうち 10 例には吸気 CT においてすりガラス影を認めたが，サルコイドーシスの患者のうち 4 例には結節が認められた．なお，モザイク灌流は 10 例に認められた．肺機能検査では 5 例に混合性パターン，4 例に閉塞性パターン，3 例に拘束性パターンが認められた．FEV_1/FVC はエアトラッピングスコア（$r=0.58$，$p=0.05$）と有意に相関し，浸潤性病変の程度は FVC（$r=-0.77$，$p=0.003$）および拡散能（DL_{CO}）（$r=-0.75$，$p=0.01$）と有意に相関していた．

すりガラス影を伴うエアトラッピングは慢性，および亜急性過敏性肺炎における HRCT の一般的な所見である[37]．22 例の過敏性肺炎患者を対象とした研究では限定したスライス数の呼気 HRCT を含む HRCT 所見が肺機能検査と相関していた[37]．この研究では 22 例中 19 例において低吸収域，モザイク灌流，エアトラッピングを認め，これらが最も頻度の高い所見であった．さらに，低吸収域の広がりは残気量の増加として示されるエアトラッピングの機能的指標の程度と相関していた（$r=0.58$，$p<0.01$）．

サルコイドーシス患者の HRCT では，浸潤性疾患の所見に加えてモザイク灌流とエアトラッピングも一般的に認められる所見である[36, 63]．Hansell ら[36]は 45 例を対象として肺サルコイドーシスの閉塞性障害と HRCT 所見の関係について評価した．最も頻繁に認められた CT 所見は呼気 CT における肺吸収値低下（40 例），網状パターン（37 例），結節パターン（36 例）であった．このうち網状パターンが，機能障害の主な決定因子であり，特に気道閉塞と関連し，FEV_1 や FEV_1/FVC と負の相関を示した．このほか，呼気 CT での吸収値低下も，気道閉塞を示す測定結果と弱いが，有意な相関を示した．Terasaki らは[75]，45 例のサルコイドーシス患者のうち 98％にエアトラッピングがみられたと報告していた．この研究では FVC とエアトラッピングの程度には有意な相関がみられたが，喫煙歴（患者の半分は喫煙者であった）も肺機能の決定因子として重要であると示された．

また，エアトラッピングは珪肺症患者でも報告されている[76]．Arakawa らの研究では[76]，34 例の珪肺症患者のうちの 33 例に呼気 CT にてエアトラッピングが認められ，エアトラッピングの程度は，FEV_1/FVC と相関していた（$r=-0.632$，$p<0.001$）．

エアトラッピングの定量的評価

エアトラッピングが疑われる患者において，COPD における肺気腫と気道病変の相対的比率の評価およびそれを用いた COPD の表現型（肺気腫優位型，気道病変優位型，混合型）の鑑別を主な目的として，正確な定量解析が試みられている[32–34]．これまでのところ，これらは研究目的でのみ用いられているが，今後の臨床応用のためには多くの技術，方法，生理検査の指標に関しての検討や工夫が必要と思われる[77–81]．様々な定量法の比較およびそれらの結果は本章でのねらいを越えるものであるため詳細に扱わないが，代表的な方法を以下に簡潔に述べる．これらの方法は COPD 患者におけるエアトラッピングの計測値と有意に相関することが示されている[34]．それらの手法は以下のとおりである．

a. density mask 法．呼気 HRCT 上における特定の閾値（－850，－856，－900，－910，－950 HU といった値が異なる研究で用いられている）よりも低い吸収値を示す肺のピクセルあるいはボクセルの割合（ピクセルまたはボクセル・インデックス）を算出[32, 82]．
b. 呼気 HRCT において－850 HU から－910 または－950 HU を示す肺ピクセルの割合の算出（－910 あるいは－950 HU 未満のピクセルは気腫を反映していると考えられ，除外される）[34]．
c. 吸気 CT，呼気 CT の 2 相撮像における－860～－950 HU を示す肺容積の変化の測定[82, 83]．
d. 呼気，吸気時における平均肺濃度比の算出[34, 74, 84]．

これらのうち density mask 法（ピクセルインデックス（PI））が最も よく用いられている方法である（図 7–22）[38, 40, 85]．これは，吸気 PI の正常値は広範囲にわたり，また，正常例の中には－950 HU 未満の吸収値のピクセルがみられることもあるのに対して（2 章参照）[74, 86, 87]，呼気 PI は比較的一定値を示す．－900 HU を閾値と設定した場合には吸気時の PI の正常値は 0.6～58.0 と幅があるが[88]，平均値は撮像レベルとコリメーションによって異なるものの 10～25 である（図 7–22）[40]．42 名の健常被験者（男性 21 名，女性 21 名，年齢 23～71 歳）において－950 HU を閾値とした場合の吸気 PI は 1.2～22.3（平均 7.8）であった[85]．一方で，呼気 CT において－900 HU を閾値とした場合には PI の正常範囲は平均 1.04 未満（SD 1.3）である[40]．このように健常被験者では完全呼気時に肺吸収値が－900 HU 未満の肺領域は通常数％未満と考えられる（図 7–22，図 7–23）．正常肺機能を有し，かつ大部分が非喫煙者である若年男性 70 例（平均年齢 36.1 歳）を対象とした研究では，呼気 CT において－850 HU あるいは－856 HU 未満の吸収値をエアトラッピングあるいは気腫を反映した所見として用い，PI 値の平均は 5.12（SD 7.98），中央値は 3.22，正常上限値は 17.2 であっ

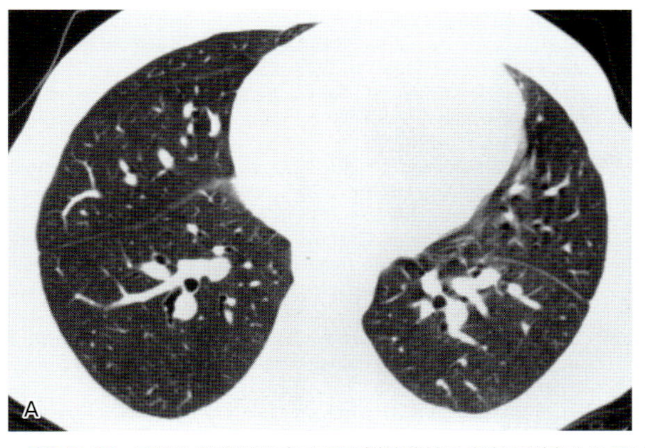

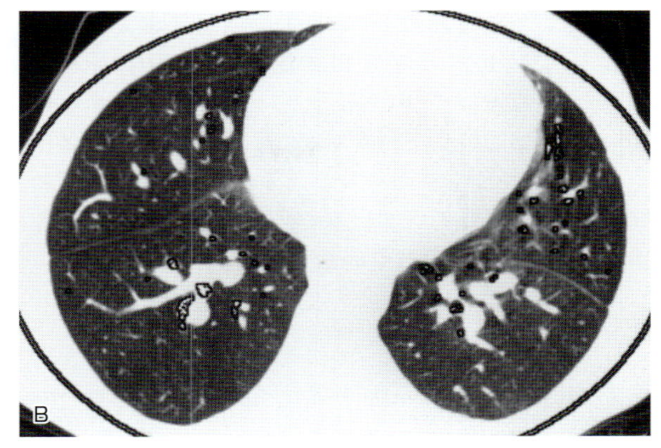

図 7-22 正常な肺機能を有する両側肺移植の患者で測定されるピクセルインデックス．呼気 CT(A)および−900 HU 未満のピクセルを強調した画像(B)．B で示される低吸収のピクセルは肺断面積の 0.6%(PI 0.6)であり，これは正常範囲内である．(From Arakawa H, Webb WR. Expiratory HRCT scan. *Radiol Clin North Am* 1998;36:189, with permission.)

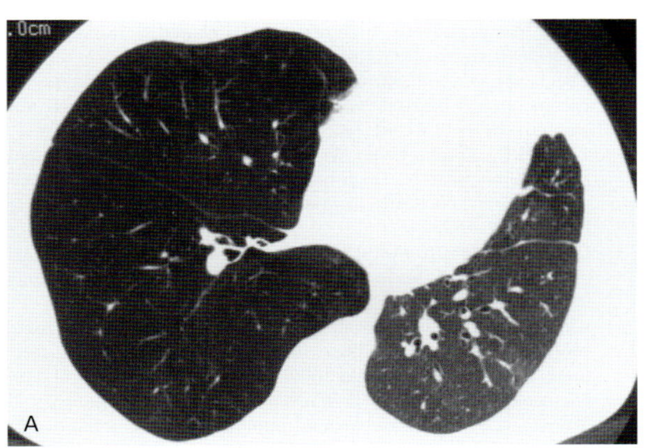

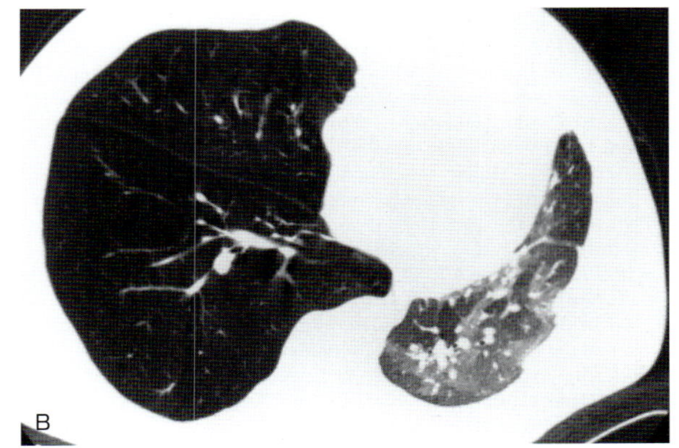

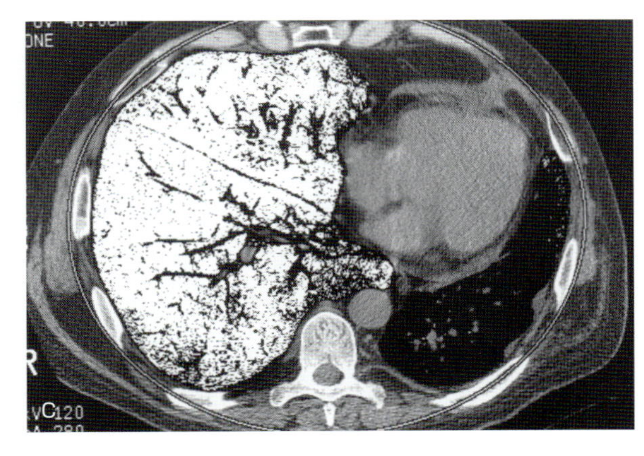

図 7-23 汎小葉性肺気腫に対して左肺移植後患者の吸気および呼気 HRCT．A：吸気 HRCT では広範な右肺気腫を認める．B：呼気 HRCT で関心領域を用いて測定すると，右肺では吸収値上昇はないか，わずかであった．吸気 CT と比較すると，左肺において散在するエアトラッピングが不均一な濃度として描出されている．これは末梢気道閉塞を示しており，狭窄性細気管支炎に合致する所見である．この診断は気管支鏡生検によって確定された．C：呼気 CT において−900 HU 未満の濃度のピクセルが強調されている．気腫性である右肺の PI は 72 であり，あきらかに異常である．一方，左肺の PI は 0.7 であり，正常範囲内である．(From Arakawa H, Webb WR. Expiratory HRCTscan. *Radiol Clin North Am* 1998;36:189, with permission.)

た[74]．

呼気 PI は，エアトラッピングまたは肺気腫(図 7-23)を有する患者で肺の低吸収領域を定量的に評価するのに用いられる．例えば，ある研究[38]では，吸気 CT と呼気 CT 検査を受けた 64 例の患者を対象として呼吸生理検査と比較された．この研究では 28 例が吸気 PI が 40 を越え，このうち 14 例では呼気 PI が 15 を越えていた．この群は肺機能検査上は高度の異常を示し，肺気腫を示唆するものであったが，他の患者は肺機能が保たれていた．また，呼気 PI が 15 を越えた場合には，肺機能検査における様々な値によって推定される肺気腫の程度を正確に反映していた．

呼気 PI は喘息患者と健常者を定量的に区別するのにも用いられている．喘息患者と健常者を対象とした研究では[40]，2ヵ所のレベル（大動脈弓部および横隔膜直上）で吸気 PI と呼気 PI が測定され，肺機能検査結果と比較された．10 mm と 1.5 mm のスライス厚を用いると，横隔膜直上レベルでの呼気 PI は喘息患者（2つのコリメーションでそれぞれ 4.45，10.03）で健常者（0.16，1.04）よりも有意に高く，この2群の鑑別に有用であったと報告されている[40]．

文　献

1. Lynch DA, Brasch RC, Hardy KA, et al. Pediatric pulmonary disease: assessment with high-resolution ultrafast CT. *Radiology* 1990;176:243–248.
2. Marti-Bonmati L, Ruiz PF, Catala F, et al. CT findings in Swyer-James syndrome. *Radiology* 1989;172:477–480.
3. Webb WR. High-resolution computed tomography of obstructive lung disease. *Radiol Clin North Am* 1994;32:745–757.
4. Hansell DM, Bankier AA, MacMahon H, et al. Fleischner Society: glossary of terms for thoracic imaging. *Radiology* 2008;246:697–722.
5. Gunn MLD, Godwin JD, Kanne JP, et al. High-resolution CT findings of bronchiolitis obliterans syndrome after hematopoietic stem cell transplantation. *J Thorac Imaging* 2008;23:244–250. doi:10.1097/RTI.0b013e3181809df0
6. Webb WR, Müller NL, Naidich DP. Standardized terms for high-resolution computed tomography of the lung: a proposed glossary. *J Thorac Imaging* 1993;8:167–185.
7. Martin KW, Sagel SS, Siegel BA. Mosaic oligemia simulating pulmonary infiltrates on CT. *AJR Am J Roentgenol* 1986;147:670–673.
8. Austin JH, Müller NL, Friedman PJ, et al. Glossary of terms for CT of the lungs: recommendations of the Nomenclature Committee of the Fleischner Society. *Radiology* 1996;200:327–331.
9. Worthy SA, Park CS, Kim JS, et al. Bronchiolitis obliterans after lung transplantation: high resolution CT findings in 15 patients. *AJR Am J Roentgenol* 1997;169:673–677.
10. Arakawa H, Webb WR. Expiratory high-resolution CT scan. *Radiol Clin North Am* 1998;36:189–209.
11. Webb WR. Radiology of obstructive pulmonary disease. *AJR Am J Roentgenol* 1997;169:637–647.
12. King MA, Bergin CJ, Yeung DWC, et al. Chronic pulmonary thromboembolism: detection of regional hypoperfusion with CT. *Radiology* 1994;191:359–363.
13. Schwickert HC, Schweden F, Schild HH, et al. Pulmonary arteries and lung parenchyma in chronic pulmonary embolism: preoperative and postoperative CT findings. *Radiology* 1994;191:351–357.
14. Im JG, Kim SH, Chung MJ, et al. Lobular low attenuation of the lung parenchyma on CT: evaluation of forty-eight patients. *J Comput Assist Tomogr* 1996;20:756–762.
15. Arakawa H, Webb WR, McCowin M, et al. Inhomogeneous lung attenuation at thin-section CT: diagnostic value of expiratory scans. *Radiology* 1998;206:89–94.
16. Worthy SA, Müller NL, Hartman TE, et al. Mosaic attenuation pattern on thin-section CT scans of the lung: differentiation among infiltrative lung, airway, and vascular diseases as a cause. *Radiology* 1997;205:465–470.
17. Engelke C, Schaefer-Prokop C, Schirg E, et al. High-resolution CT and CT angiography of peripheral pulmonary vascular disorders. *Radiographics* 2002;22:739–764.
18. Hansell DM. Small-vessel diseases of the lung: CT-pathologic correlates. *Radiology* 2002;225:639–653.
19. Bergin CJ, Rios G, King MA, et al. Accuracy of high-resolution CT in identifying chronic pulmonary thromboembolic disease. *AJR Am J Roentgenol* 1996;166:1371–1377.
20. Coche EE, Müller NL, Kim KI, et al. Acute pulmonary embolism: ancillary findings at spiral CT. *Radiology* 1998;207:753–758.
21. Matsuoka S, Kurihara Y, Yagihashi K, et al. Quantification of thin-section CT lung attenuation in acute pulmonary embolism: correlations with arterial blood gas levels and CT angiography. *AJR Am J Roentgenol* 2006;186:1272–1279.
22. Arakawa H, Kurihara Y, Sasaka K, et al. Air trapping on CT of patients with pulmonary embolism. *AJR Am J Roentgenol* 2002;178:1201–1207.
23. Marten K, Schnyder P, Schirg E, et al. Pattern-based differential diagnosis in pulmonary vasculitis using volumetric CT. *AJR Am J Roentgenol* 2005;184:720–733.
24. Sherrick AD, Swensen SJ, Hartman TE. Mosaic pattern of lung attenuation on CT scans: frequency among patients with pulmonary artery hypertension of different causes. *AJR Am J Roentgenol* 1997;169:79–82.
25. Stern EJ, Swensen SJ, Hartman TE, et al. CT mosaic pattern of lung attenuation: distinguishing different causes. *AJR Am J Roentgenol* 1995;165:813–816.
26. Stern EJ, Webb WR. Dynamic imaging of lung morphology with ultrafast high-resolution computed tomography. *J Thorac Imaging* 1993;8:273–282.
27. Stern EJ, Webb WR, Gamsu G. Dynamic quantitative computed tomography: a predictor of pulmonary function in obstructive lung diseases. *Invest Radiol* 1994;29:564–569.
28. Chen D, Webb WR, Storto ML, et al. Assessment of air trapping using postexpiratory high-resolution computed tomography. *J Thorac Imaging* 1998;13:135–143.
29. Lucidarme O, Coche E, Cluzel P, et al. Expiratory CT scans for chronic airway disease: correlation with pulmonary function test results. *AJR Am J Roentgenol* 1998;170:301–307.
30. Chung MH, Edinburgh KJ, Webb EM, et al. Mixed infiltrative and obstructive disease on high-resolution CT: differential diagnosis and functional correlates in a consecutive series. *J Thorac Imaging* 2001;16:69–75.
31. Webb WR. Thin-section CT of the secondary pulmonary lobule: anatomy and the image—the 2004 Fleischner lecture. *Radiology* 2006;239:322–338.
32. Akira M, Toyokawa K, Inoue Y, et al. Quantitative CT in chronic obstructive pulmonary disease: inspiratory and expiratory assessment. *AJR Am J Roentgenol* 2009;192:267–272.
33. Matsuoka S, Yamashiro T, Washko GR, et al. Quantitative CT assessment of chronic obstructive pulmonary disease. *Radiographics* 2010;30:55–66.
34. Mets OM, Murphy K, Zanen P, et al. The relationship between lung function impairment and quantitative computed tomography in chronic obstructive pulmonary disease. *Eur Radiol* 2012;22:120–128.
35. Arakawa H, Webb WR. Air trapping on expiratory high-resolution CT scans in the absence of inspiratory scan abnormalities: correlation with pulmonary function tests and differential diagnosis. *AJR Am J Roentgenol* 1998;170:1349–1353.
36. Hansell DM, Milne DG, Wilsher ML, et al. Pulmonary sarcoidosis: morphologic associations of airflow obstruction at thin-section CT. *Radiology* 1998;209:697–704.
37. Hansell DM, Wells AU, Padley SP, et al. Hypersensitivity pneumonitis: correlation of individual CT patterns with functional abnormalities. *Radiology* 1996;199:123–128.
38. Knudson RJ, Standen JR, Kaltenborn WT, et al. Expiratory computed tomography for assessment of suspected pulmonary emphysema. *Chest* 1991;99:1357–1366.
39. Kitahara Y, Takamoto M, Maruyama M, et al. Differential diagnosis of pulmonary emphysema using the CT index: LL%w [Article in Japanese]. *Nippon Kyobu Shikkan Gakkai Zasshi* 1989;27:689–695.
40. Newman KB, Lynch DA, Newman LS, et al. Quantitative computed tomography detects air trapping due to asthma. *Chest* 1994;106:105–109.
41. Park CS, Müller NL, Worthy SA, et al. Airway obstruction in asthmatic and healthy individuals: inspiratory and expiratory thin-section CT findings. *Radiology* 1997;203:361–367.
42. Lynch DA. Imaging of asthma and allergic bronchopulmonary mycosis. *Radiol Clin North Am* 1998;36:129–142.
43. Beigelman-Aubry C, Capderou A, Grenier PA, et al. Mild intermittent asthma: CT assessment of bronchial cross-sectional area and lung

attenuation at controlled lung volume. *Radiology* 2002;223:181–187.
44. Silva CI, Colby TV, Müller NL. Asthma and associated conditions: high-resolution CT and pathologic findings. *AJR Am J Roentgenol* 2004;183:817–824.
45. Dodd JD, Barry SC, Barry RB, et al. Thin-section CT in patients with cystic fibrosis: correlation with peak exercise capacity and body mass index. *Radiology* 2006;240:236–245.
46. Garg K, Lynch DA, Newell JD, et al. Proliferative and constrictive bronchiolitis: classification and radiologic features. *AJR Am J Roentgenol* 1994;162:803–808.
47. Padley SPG, Adler BD, Hansell DM, et al. Bronchiolitis obliterans: high-resolution CT findings and correlation with pulmonary function tests. *Clin Radiol* 1993;47:236–240.
48. Moore ADA, Godwin JD, Dietrich PA, et al. Swyer-James syndrome: CT findings in eight patients. *AJR Am J Roentgenol* 1992;158:1211–1215.
49. Sweatman MC, Millar AB, Strickland B, et al. Computed tomography in adult obliterative bronchiolitis. *Clin Radiol* 1990;41:116–119.
50. Aquino SL, Webb WR, Golden J. Bronchiolitis obliterans associated with rheumatoid arthritis: findings on HRCT and dynamic expiratory CT. *J Comput Assist Tomogr* 1994;18:555–558.
51. Leung AN, Fisher K, Valentine V, et al. Bronchiolitis obliterans after lung transplantation: detection using expiratory HRCT. *Chest* 1998;113:365–370.
52. Yang CF, Wu MT, Chiang AA, et al. Correlation of high-resolution CT and pulmonary function in bronchiolitis obliterans: a study based on 24 patients associated with consumption of Sauropus androgynus. *AJR Am J Roentgenol* 1997;168:1045–1050.
53. Konen E, Gutierrez C, Chaparro C, et al. Bronchiolitis obliterans syndrome in lung transplant recipients: can thin-section CT findings predict disease before its clinical appearance? *Radiology* 2004;231:467–473.
54. Knollmann FD, Ewert R, Wundrich T, et al. Bronchiolitis obliterans syndrome in lung transplant recipients: use of spirometrically gated CT. *Radiology* 2002;225:655–662.
55. Bankier AA, Van Muylem A, Scillia P, et al. Air trapping in heart-lung transplant recipients: variability of anatomic distribution and extent at sequential expiratory thin-section CT. *Radiology* 2003;229:737–742.
56. Stern EJ, Webb WR, Golden JA, et al. Cystic lung disease associated with eosinophilic granuloma and tuberous sclerosis: air trapping at dynamic ultrafast high-resolution CT. *Radiology* 1992;182:325–329.
57. Hansell DM, Wells AU, Rubens MB, et al. Bronchiectasis: functional significance of areas of decreased attenuation at expiratory CT. *Radiology* 1994;193:369–374.
58. Gelman M, King MA, Neal DE, et al. Focal air trapping in patients with HIV infection: CT evaluation and correlation with pulmonary function test results. *AJR Am J Roentgenol* 1999;172:1033–1038.
59. Khong PL, Chan GC, Lee SL, et al. Beta-thalassemia major: thin-section CT features and correlation with pulmonary function and iron overload. *Radiology* 2003;229:507–512.
60. Small JH, Flower CD, Traill ZC, et al. Air-trapping in extrinsic allergic alveolitis on computed tomography. *Clin Radiol* 1996;51:684–688.
61. Hartman TE, Jensen E, Tazelaar HD, et al. CT findings of granulomatous pneumonitis secondary to *Mycobacterium avium-intracellulare* inhalation: "hot tub lung." *AJR Am J Roentgenol* 2007;188:1050–1053.
62. Hirschmann JV, Pipavath SNJ, Godwin JD. Hypersensitivity pneumonitis: a historical, clinical, and radiologic review. *Radiographics* 2009;29:1921–1938.
63. Gleeson FV, Traill ZC, Hansell DM. Evidence of expiratory CT scans of small-airway obstruction in sarcoidosis. *AJR Am J Roentgenol* 1996;166:1052–1054.
64. Ringertz HG, Brasch RC, Gooding CA, et al. Quantitative density-time measurements in the lungs of children with suspected airway obstruction using ultrafast CT. *Pediatr Radiol* 1989;19:366–370.
65. Berger P, Laurent F, Begueret H, et al. Structure and function of small airways in smokers: relationship between air trapping at CT and airway inflammation. *Radiology* 2003;228:85–94.
66. Webb WR, Stern EJ, Kanth N, et al. Dynamic pulmonary CT: findings in normal adult men. *Radiology* 1993;186:117–124.
67. Ng CS, Desai SR, Rubens MB, et al. Visual quantitation and observer variation of signs of small airways disease at inspiratory and expiratory CT. *J Thorac Imaging* 1999;14:279–285.
68. Lee KW, Chung SY, Yang I, et al. Correlation of aging and smoking with air trapping at thin-section CT of the lung in asymptomatic subjects. *Radiology* 2000;214:831–836.
69. Bankier AA, Mehrain S, Kienzl D, et al. Regional heterogeneity of air trapping at expiratory thin-section CT of patients with bronchiolitis: potential implications for dose reduction and CT protocol planning. *Radiology* 2008;247:862–870.
70. Robinson PJ, Kreel L. Pulmonary tissue attenuation with computed tomography: comparison of inspiration and expiration scans. *J Comput Assist Tomogr* 1979;3:740–748.
71. Tanaka N, Matsumoto T, Miura G, et al. Air trapping at CT: high prevalence in asymptomatic subjects with normal pulmonary function. *Radiology* 2003;227:776–785.
72. Mastora I, Remy-Jardin M, Sobaszek A, et al. Thin-section CT finding in 250 volunteers: assessment of the relationship of CT findings with smoking history and pulmonary function test results. *Radiology* 2001;218:695–702.
73. Bankier AA, Estenne M, Kienzl D, et al. Gravitational gradients in expiratory computed tomography examinations of patients with small airways disease: effect of body position on extent of air trapping. *J Thorac Imaging* 2010;25:311–319. doi:10.1097/RTI.0b013e3181cbc28b
74. Mets OM, van Hulst RA, Jacobs C, et al. Normal range of emphysema and air trapping on CT in young men. *AJR Am J Roentgenol* 2012;199:336–340.
75. Terasaki H, Fujimoto K, Müller NL, et al. Pulmonary sarcoidosis: comparison of findings of inspiratory and expiratory high-resolution CT and pulmonary function tests between smokers and nonsmokers. *AJR Am J Roentgenol* 2005;185:333–338.
76. Arakawa H, Gevenois PA, Saito Y, et al. Silicosis: expiratory thin-section CT assessment of airway obstruction. *Radiology* 2005;236:1059–1066.
77. Bankier AA, Gevenois PA, Hackx M, et al. Expert opinion: quantitative computed tomography analysis of chronic obstructive pulmonary disease. *J Thorac Imaging* 2011;26:248. doi:10.1097/RTI.0b013e3182343906
78. Lynch DA, Newell JD. Quantitative imaging of COPD. *J Thorac Imaging* 2009;24:189–194. doi:10.1097/RTI.0b013e3181b31cf0
79. Mets OM, Isgum I, Mol CP, et al. Variation in quantitative CT air trapping in heavy smokers on repeat CT examinations. *Eur Radiol* 2012;22:2710–2717.
80. Mets OM, Willemink MJ, de Kort FP, et al. The effect of iterative reconstruction on computed tomography assessment of emphysema, air trapping and airway dimensions. *Eur Radiol* 2012;22:2103–2109.
81. Trotta BM, Stolin AV, Williams MB, et al. Characterization of the relation between CT technical parameters and accuracy of quantification of lung attenuation on quantitative chest CT. *AJR Am J Roentgenol* 2007;188:1683–1690.
82. Mets OM, Zanen P, Lammers JW, et al. Early identification of small airways disease on lung cancer screening CT: comparison of current air trapping measures. *Lung* 2012;190:629–633.
83. Matsuoka S, Kurihara Y, Yagihashi K, et al. Quantitative assessment of air trapping in chronic obstructive pulmonary disease using inspiratory and expiratory volumetric MDCT. *AJR Am J Roentgenol* 2008;190:762–769.
84. Yamashiro T, Matsuoka S, Bartholmai BJ, et al. Collapsibility of lung volume by paired inspiratory and expiratory CT scans: correlations with lung function and mean lung density. *Acad Radiol* 2010;17:489–495.
85. Gevenois PA, Scillia P, de Maertelaer V, et al. The effects of age, sex, lung size, and hyperinflation on CT lung densitometry. *AJR Am J Roentgenol* 1996;167:1169–1173.
86. Irion KL, Marchiori E, Hochhegger B, et al. CT quantification of emphysema in young subjects with no recognizable chest disease. *AJR Am J Roentgenol* 2009;192:W90–W96.

87. Copley SJ, Giannarou S, Schmid VJ, et al. Effect of aging on lung structure in vivo: assessment with densitometric and fractal analysis of high-resolution computed tomography data. *J Thorac Imaging* 2012;27:366–371.

88. Adams H, Bernard MS, McConnochie K. An appraisal of CT pulmonary density mapping in normal subjects. *Clin Radiol* 1991;43:238–242.

SECTION

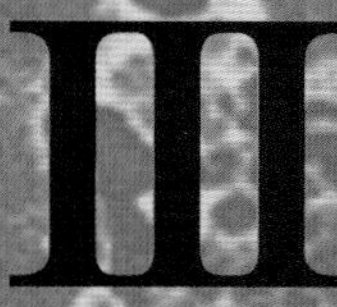

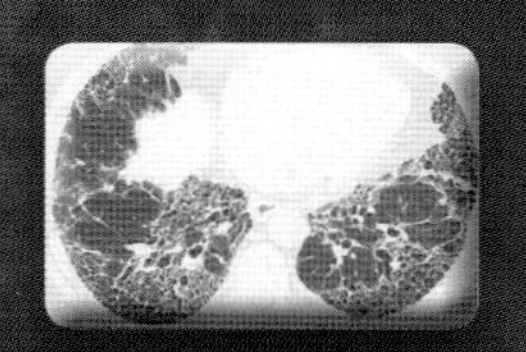

びまん性肺疾患の診断におけるHRCT

本編では，高分解能(HRCT)により一般的に描出される様々な疾患や疾患群の所見とHRCTの有用性を概説する．

8 特発性間質性肺炎 パート1：通常型間質性肺炎/特発性肺線維症と非特異性間質性肺炎

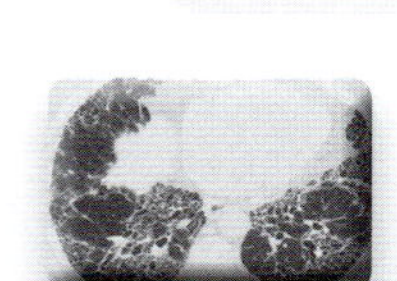

重要な項目

特発性間質性肺炎 212
通常型間質性肺炎と特発性肺線維症 213
非特異性間質性肺炎 224

本章で使われる略語

AIP (acute interstitial pneumonia) 急性間質性肺炎
ALAT (Latin American Thoracic Association) 中南米胸部学会
ATS (American Thoracic Society) 米国胸部学会
BOOP (bronchiolitis obliterans organizing pneumonia) 閉塞性細気管支炎・器質化肺炎
COP (cryptogenic organizing pneumonia) 特発性器質化肺炎
DAD (diffuse alveolar damage) びまん性肺胞傷害
DIP (desquamative interstitial pneumonia) 剥離性間質性肺炎
DL_{CO} (carbon monoxide diffusing capacity) (一酸化炭素)拡散能
ERS (European Respiratory Society) 欧州呼吸器学会
FVC (forced vital capacity) 努力肺活量
IIP (idiopathic interstitial pneumonia) 特発性間質性肺炎
IPF (idiopathic pulmonary fibrosis) 特発性肺線維症
JRS (Japanese Respiratory Society) 日本呼吸器学会
LIP (lymphoid interstitial pneumonia) リンパ球性間質性肺炎
NSIP (nonspecific interstitial pneumonia) 非特異性間質性肺炎
OP (organizing pneumonia) 器質化肺炎
PCP (*Pneumocystis jirovecii* pneumonia) ニューモシスチス肺炎
PPFE (pleuroparenchymal fibroelastosis) 胸膜実質性線維弾性症
RB-ILD (respiratory bronchiolitis-interstitial lung disease) 呼吸細気管支炎を伴う間質性肺疾患
TLC (total lung capacity) 全肺気量
UIP (usual interstitial pneumonia) 通常型間質性肺炎

特発性間質性肺炎

特発性間質性肺炎(IIPs)は，肺実質に様々な程度の炎症と線維化を伴う病因不明のびまん性肺疾患である[1]．IIPsはいくつかの分類がなされてきたが，現在最も広く認知されているのは2002年の米国胸部学会/欧州呼吸器学会(ATS/ERS)コンセンサスの分類[1]であり2013年に増補された最新版が出版された[2]．分類の最新版ではIIPsは4つのグループに分けられている．慢性的な線維化のみられる間質性肺炎(IPF, NSIP)，急性または亜急性の間質性肺炎(AIP, COP)，喫煙関連間質性肺炎(RB-ILD, DIP)，まれな間質性肺炎(LIP, PPFE)である(表8-1)[2]．分類の最新版では，上葉の主として胸膜に接する肺実質の線維化と胸膜肥厚を示し，肺胞の弾性線維の肥厚をきたしていくことを特徴とする特発性PPFEを新しいIIPsとしてまれな特発性間質性肺炎の項目に記載している[2,3]．この分類では病理組織学的パターンに基づいて分類しているが，最終診断は病理所見でなく臨床医，放射線科医，病理医の間で活発な議論による多角的な検討が必要であることを強調している[1,2]．通常型間質性肺炎(UIP)は名前の意味するとおり，間質性肺炎で最も多く認められ，50〜60%を占める[4]．そのUIPを例にとって説明すると，UIPは肺の損傷に対する反応パターンの1つである．粉塵(例えば，アスベスト)や薬剤(例えば，ブレオマイシン)への曝露に続発して起こる間質性肺炎や，過敏性肺炎や膠原病に関連する間質性肺炎でもみられる場合がある[1]．注意深く臨床的に評価を行っても間質性肺炎の原因がみつからない場合はIIPと分類され，そのような状況ではUIPはIPFと同義とみなされる[1,5]．本書では，UIPは組織学的所見を述べる際に使用し，UIPによるIIPについて述べる際にIPFを使用する．

NSIPは，間質の炎症や線維化によって比較的均一な肺胞中隔の肥厚を認める慢性間質性肺炎であり[1,6,7]，生検を行った間質性肺炎の14〜35%を占める[8]．NSIP

表 8-1　特発性間質性肺炎の臨床的および病理的特徴

	UIP	NSIP	COP	AIP	RB-ILD，DIP	LIP	PPFE
臨床所見							
年齢中央値(歳)	50～70	40～50	50～60	40～60	30～50	50～60	40～60
発症様式	潜在性	亜急性，潜在性	亜急性	急性	潜在性	潜在性	潜在性
5 年死亡率	70%	10%	<5%	60%	DIP：<5% RB-ILD：0%	30～50%	40～60%
ステロイドに対する反応性	不良	良好	良好	不良	良好	良好	不良
病理所見							
時　相	不均一	均一	均一	均一	均一	均一	均一
間質性の炎症	わずか	顕著	軽度	わずか	わずか	わずか	わずか
線維化	あり，斑状	様々，びまん性	なし，または軽度	なし	様々	わずか	あり
線維芽細胞巣	顕著	時々	なし	びまん性	なし	なし	時々
顕微鏡的蜂巣肺	あり	まれ	なし	なし	なし	まれ	まれ
肺胞内マクロファージ	時々	時々	時々	なし	びまん性	なし	なし
器質化	なし	時々	あり	なし	なし	なし	なし
HRCT 所見			9 章参照	9 章参照	9 章参照	9 章参照	9 章参照
蜂巣肺	典型的	まれ	なし	後期	まれ	まれ	まれ
網状影	通常は優位	多い；軽度から中等度	まれ；存在する場合は軽度	後期に多い	まれ；存在する場合は軽度	まれ	多い
すりガラス影	軽度	通常は優位	多い，コンソリデーションに伴う	多い	通常は優位	通常は優位	軽度
コンソリデーション	まれ	多い；通常は軽度	典型的には優位	しばしば優位	なし	時々	時々

Based on American Thoracic Society/European Respiratory Society. American Thoracic Society/European Respiratory Society International Multidisciplinary Consensus Classification of the Idiopathic Interstitial Pneumonias. *Am J Respir Crit Care Med* 2002;165:277-304; Travis WD, Costabel U, Hansell DM, et al. An official American Thoracic Society/European Respiratory Society statement: update of the international multidisciplinary consensus classification of the idiopathic interstitial pneumonias. *Am J Respir Crit Care Med* 2013;188(6):733-748; Reddy TL, Tominaga M, Hansell DM, et al. Pleuroparenchymal fibroelastosis: a spectrum of histopathological and imaging phenotypes. *Eur Respir J* 2012;40(2):377-385; Kim DS, Collard HR, King TE Jr. Classification and natural history of the idiopathic interstitial pneumonias. *Proc Am Thorac Soc* 2006;3(4):285-292; Raghu G, Collard HR, Egan JJ, et al. An official ATS/ERS/JRS/ALAT statement: idiopathic pulmonary fibrosis: evidence-based guidelines for diagnosis and management. *Am J Respir Crit Care Med* 2011;183(6):788-824; Travis WD, Hunninghake G, King TE Jr, et al. Idiopathic nonspecific interstitial pneumonia: report of an American Thoracic Society project. *Am J Respir Crit Care Med* 2008;177(12):1338-1347; Lynch DA, Travis WD, Muller NL, et al. Idiopathic interstitial pneumonias: CT features. *Radiology* 2005;236(1):10-21.

は特発性に発症することもあるが，膠原病による肺障害，薬剤性間質性肺炎，過敏性肺炎で認めることも多い[1,6,9]．特発性 NSIP は，NSIP を示す既知の原因をすべて臨床的に除外したときにのみ，診断すべきである．

本章では，2 つの最も頻度の高い IIPs である IPF と NSIP を重点的に取り上げ，残りの IIPs は 9 章で述べる．

通常型間質性肺炎と特発性肺線維症

2011 年の米国胸部学会(ATS)/欧州呼吸器学会(ERS)/日本呼吸器学会(JRS)/中南米胸部学会(ALAT)の公式合同声明では，特発性肺線維症(IPF)は原因不明の慢性的に進行する線維化を伴う間質性肺炎で主に高齢者に発症し，病変は肺に限局し，組織病理学所見や放射線画像的には UIP パターンをとるとされている[5]．IPF 患者は，55 歳以上(診断時の年齢中央値は 66 歳)に多く[10]，50 歳未満の患者はまれであり[5]，女性よりも男性に多く，非喫煙者よりも喫煙者と元喫煙者に多い[5]．IPF 患者では，通常，進行性の呼吸困難，咳嗽，両側下肺野の吸気終末の乾性ラ音の聴取，ばち指を認める[5]．肺機能検査では，肺気量の減少とガス交換障害を伴う拘束性障害を示す[11]．診断からの生存期間の中央値は 2.5～3.5 年と予後は不良である[1,10]．

IPF の発症機序は確立はされておらず，現在のところ，影響を受けやすい肺に対する小さな傷害の反復，続いて起こる I 型肺胞上皮細胞の破壊と基底膜の途絶，線維芽細胞の遊走を促す因子の放出，線維芽細胞

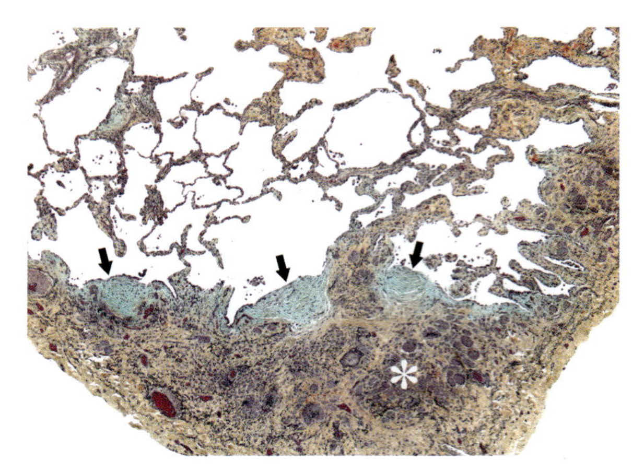

図 8-1 **通常型間質性肺炎(UIP).** 肺標本の低倍率顕微鏡写真では，異常部位は斑状の分布であり，末梢領域には密度の高い線維化(＊印)を伴っている．線維芽細胞巣(矢印)は，線維化の辺縁で認められる．線維芽細胞巣は線維芽細胞と筋線維芽細胞から構成されており，すべてのUIP患者でみられる．(Courtesy of Dr. John English, Department of Pathology, Vancouver General Hospital, Vancouver, British Columbia, Canada.)

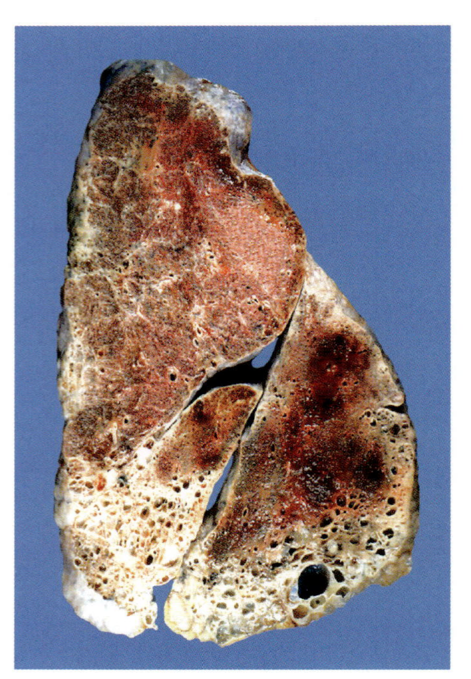

図 8-2 **通常型間質性肺炎(UIP).** 右肺の矢状断では，重篤な線維化と下葉と中葉の肺底部の蜂巣肺が認められる．上下葉の胸膜下領域では病勢は軽い．(From Müller NL, Fraser RS, Lee KS, et al. *Diseases of the lung: radiologic and pathological correlations*. Philadelphia: Lippincott Williams & Wilkins; 2003.)

巣による細胞外膠原線維の産生の増大を含む，いくつかの混合的な因子により，肺実質の破壊が起こる[10, 12]とされている．以前は肺胞炎を初期の組織学的異常として発症し，この炎症の進行過程から線維化を起こすと考えられていたが[13–15]，今はこの理論は受け入れられていない．IPFは双子だけでなく家族や親族で発症することがあり，遺伝的素因の可能性があることも示唆されている[16]．

病理学的なUIPの特徴は，線維化や蜂巣肺の領域と，影響をほとんど受けていないもしくは正常な肺組織の領域とが斑状で不均一にみえることであり，その不均一さは弱拡大で最もよくみることができる[5, 17]．炎症は，通常軽度である[5, 17]．他の組織学的特徴としては，線維芽細胞巣(慢性的な線維化のある領域に起こった急性肺損傷の顕微鏡的所見で，増殖した線維芽細胞と筋線維芽細胞の集合)の存在があげられる(図 8-1)[8, 17]．したがって，組織学的な異常所見は，線維化の進行の異なった段階，つまり時間の経過した病変と活動性の高い病変とが混在していることが反映されている．これは多彩な時相と表現されUIPに特徴的な所見である[1, 5, 8]．線維化や蜂巣肺は主に胸膜下，傍胸壁，肺底部でみられる(図 8-2)[5, 18]．UIPの病理組織学的診断のためには次の4つの基準すべてを認める必要がある．それは，蜂巣肺が存在する場合とない場合があるが，胸膜下や傍胸壁優位に分布する著明な線維化と構造改変の存在，線維化による肺実質の斑状病変の存在，線維芽細胞巣の存在，他の疾患を示唆する特徴的所見のないことである．

2011年に発行されたIPFに関するATS/ERS/JRS/ALATの国際的な合同声明では[5]，UIPの診断は，肺生検をせずにHRCTでもしばしば行えることを定着させた．HRCTや肺生検でUIPに特徴的な所見のある患者は，IPFの診断をする際に家庭内や職業における環境曝露，膠原病，薬剤などの間質性肺炎の原因として知られている要因を除外する必要がある[5]．

IPFで最も多い胸部X線所見は，両側の不規則な線状影からなる網状パターンであり，生検で確認されたIPF患者の約80%で認められる[19–21]．これらの陰影は両肺にびまん性に認められることもあるが，60～80%の症例では，下肺野優位に認める[22, 23]．線維化が進行するにつれて，微細な網状パターンが認められるようになる．初期にはまず下肺野で認められ，下肺野でより重症であり，びまん性に認められることもある．線維化が進行するにつれて，網状パターンはより粗くなり，含気量が進行性に減少し，末期には，びまん性に蜂巣肺を認める．しかし，IPFの胸部X線所見は非特異性であり，病理組織学的所見や，解剖学的分布，疾患の重症度との相関に乏しいこともよく知られている[4]．さらに，約10％では胸部X線写真は正常である[24,25]．

HRCT所見

IPFのHRCTの特徴は小葉内間質の肥厚である．これは不規則な線維化の部分に相当しており（図8-3，図8-4），UIPの典型的病理学的特徴が現れている（表8-2）[26-28]．小葉内間質肥厚は，網状パターンとなり（図8-5，図8-6）[29,30]，患者の70～95％では，網状影は主に胸膜下と下肺野に認められる[30-32]．網状影の内部には拡張し変形した小葉中心性細気管支（牽引性の細気管支の拡張）をしばしば認め（図8-3，図8-4）[1,27,33]，さらに線維化が進行すると，区域支および亜区域支の気管支の拡張・蛇行もみられる．これが牽引性気管支拡張とよばれる所見である（図8-7）[34]．小葉内間質の肥厚も，肺と肺静脈，気管支胸膜面の間の不規則な境界になる（図8-8）[27]．胸膜下の線状影を認めることもあり，通常線維化を示唆する所見である（図8-5）．

蜂巣肺は，HRCTで確定診断をする際に，一般的で重要な所見である[5]．IPFでは，蜂巣肺の所見が優勢であることが多いが[26,29]，そのような場合，肺構造の著しい変形があり，個々の小葉を認識することは難し

表8-2　特発性肺線維症のHRCT所見

線維化の所見（すなわち，蜂巣肺[b]，牽引性気管支拡張，細気管支拡張，小葉内間質肥厚[b]，不規則な小葉間隔壁肥厚[b]，不規則な境界）[a]
すりガラス影（通常，線維化の領域で）[a]
末梢および胸膜下優位の分布[a,b]
下肺野と背側優位の分布[a,b]

[a] 最も頻度が高い所見．
[b] 鑑別診断に最も有用な所見．

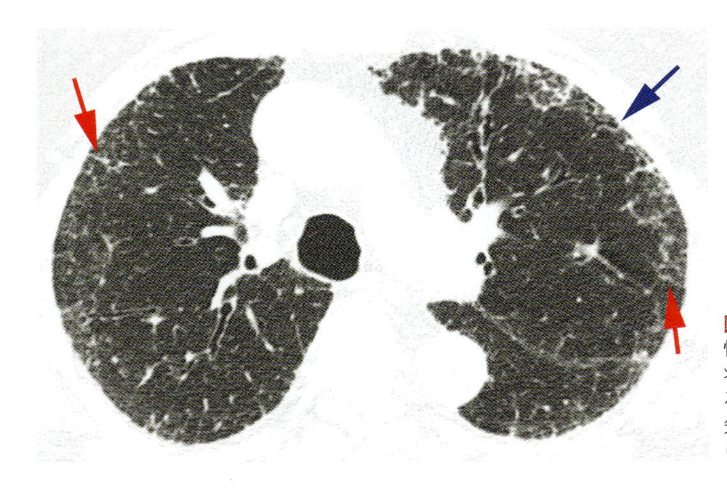

図8-3　軽度の特発性肺腺維症（IPF）の網状影（83歳男性）． 気管下部のレベルのHRCTでは，両側性の小葉内線状影が認められ，これが胸膜下領域で網状パターンにみえる．不規則な隔壁肥厚（赤矢印）と牽引性細気管支拡張（青矢印）も顕著である．縦隔表面に沿って不規則な境界がみられる．

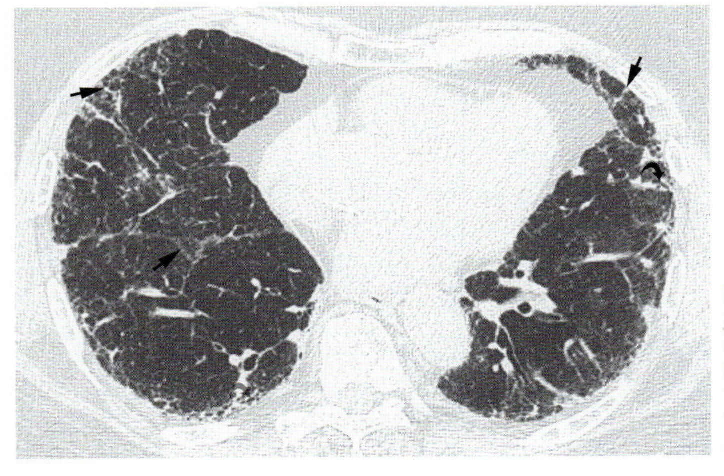

図8-4　特発性肺腺維症（IPF）の網状影（74歳男性）． 肺底部のレベルのHRCTでは，胸膜下肺領域に両側性の不規則な網状影がみえる．いくつかの領域で，不規則な隔壁肥厚（小さな矢印）と牽引性細気管支拡張（曲がった矢印）が認められる．縦隔および肋骨肺面に沿って不規則な境界が存在し，胸膜下に軽度の蜂巣肺も認められる．

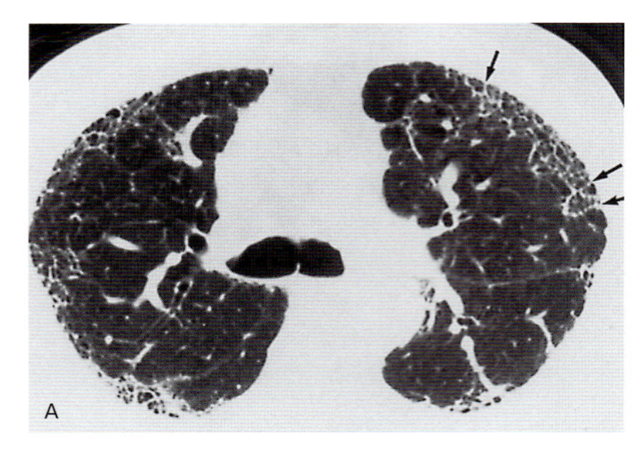

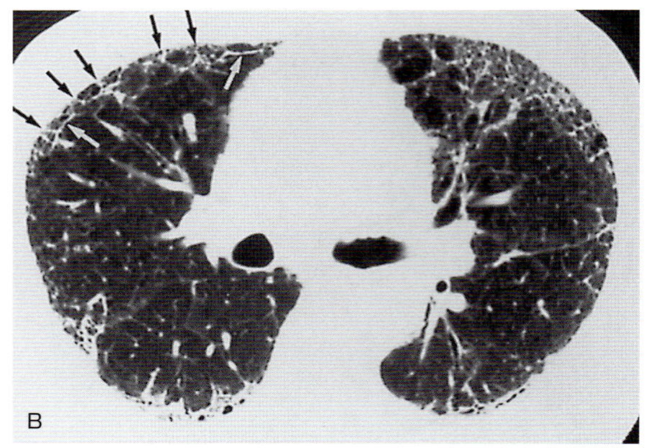

図 8-5　特発性肺線維症(IPF)患者における網状影．2つのレベル(A，B)の画像では，不規則な小葉間隔壁肥厚(黒矢印)と胸膜下線状影(白矢印)などの線維化を示唆する末梢優位の異常陰影が認められる．しかし，最も目立つ陰影パターンは，蜂巣肺を伴う小葉内間質肥厚である．

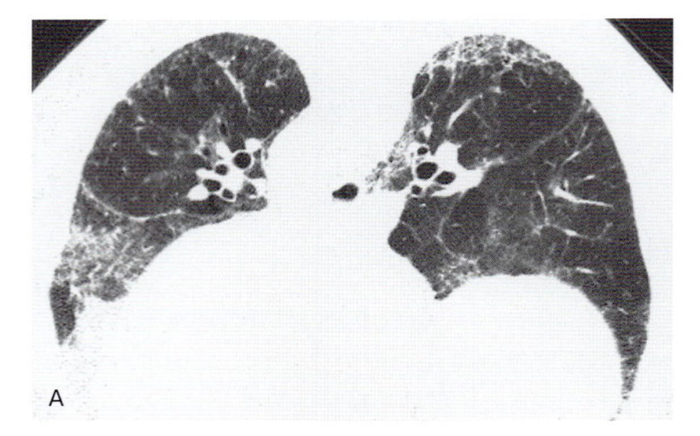

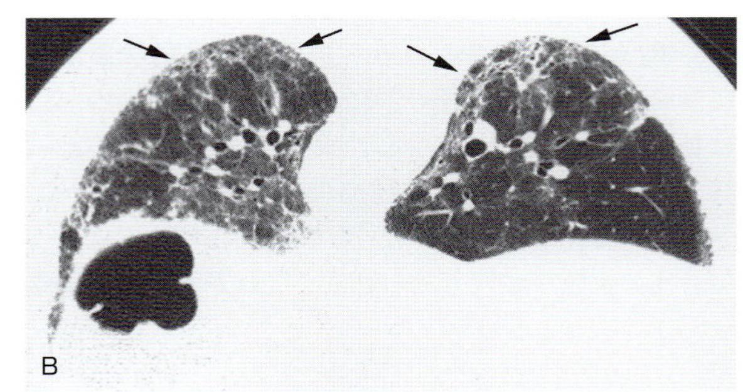

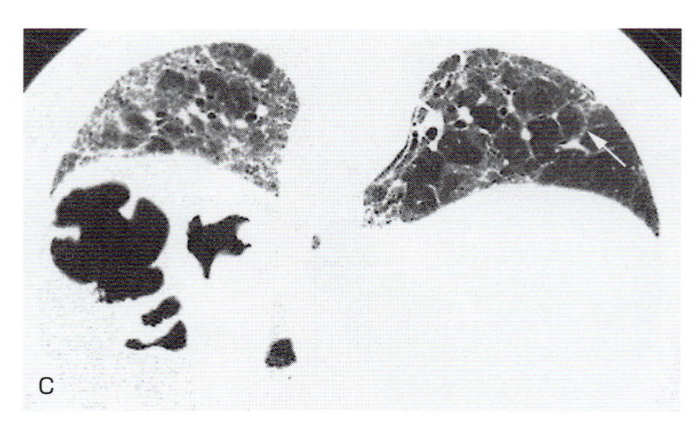

図 8-6　A-C：特発性肺線維症(IPF)で進行性呼吸困難を示した患者の腹臥位HRCT(71歳男性)．異常陰影は下葉の背側，胸膜下で優位であり，小葉内間質肥厚(B，矢印)と小葉間隔壁肥厚(C，白矢印)が特徴である．すりガラス影が異常な網状影に併発しているにもかかわらず，生検では末期の進行した線維化の所見であった．

い(図 8-9〜図 8-11)．蜂巣肺は直径 3〜10 mm のことが多いが，それより大きい 2.5 cm ほどのものもある(図 8-9〜図 8-11)[5, 26, 29]．典型的な HRCT では，囊胞の壁は共有されており，胸膜下に数層認められることが多い．蜂巣肺は，IPF 患者の 24〜91％の HRCT で認められるという報告があり[27, 30, 35]，頻度は疾患の重症度や進行度によって異なる．蜂巣肺と線維化の所見は左右対称であることが多いが，非対称なことやまったく認めないこともある[36]．

小葉間隔壁肥厚も時折認めることがあるが，小葉内間質肥厚や蜂巣肺よりは目立たない所見である(図 8-3〜図 8-6)．蜂巣肺のある患者では，小葉間隔壁肥厚は変化が軽度の肺領域でのみ認められることが多い．隔壁の肥厚は輪郭が不規則であることが特徴であり(図 8-3〜図 8-6)[29, 37]，肺小葉の辺縁は不規則であるか変形してみえる．小葉中心の血管は通常小葉の中心に点状影または Y 字形の陰影としてみえる．小葉間隔壁肥厚を示す患者ではこの血管影が顕著であることが多いが，大部分の患者では目立つ所見ではない[29]．さらに，正常ではみえない小葉中心性細気管支が，拡張(牽引性細気管支拡張)，細気管支周囲間質の肥厚，周囲の肺の陰影の増強などにより顕在化することがある(図 8-4，図 8-7)[29]．

HRCT ですりガラス影を認めることはあるが，網状影よりは広範囲でないことが多い[5, 31]．すりガラス影は，活動性炎症性変化の存在を示唆することがあるが，IPF 患者では HRCT の解像度以下の線維化(図 8-12)[38]や蜂巣肺の領域の分泌物[39]などを反映していることがより一般的である．すりガラス影は，HRCT で線維

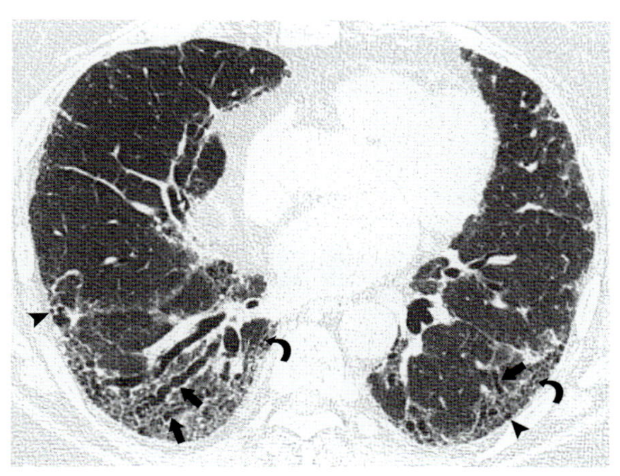

図 8-7　特発性肺腺維症(IPF)における牽引性気管支拡張と細気管支拡張(75 歳男性). HRCT では, 下葉の背側領域を中心に末梢性網状影がみられる. 網状影の領域の中の気管支は, 拡張し変形している(牽引性気管支拡張)(矢印). 拡張細気管支(牽引性細気管支拡張)は, 胸膜から 2〜3 mm 離れている(曲がった矢印). 胸膜に隣接した数個の蜂巣肺(矢頭)も認められる. すりガラス影もあるが, 網状影, 牽引性気管支拡張, 細気管支拡張の領域内のみであり, CT の解像度以下の顕微鏡的線維化の所見と考えられる.

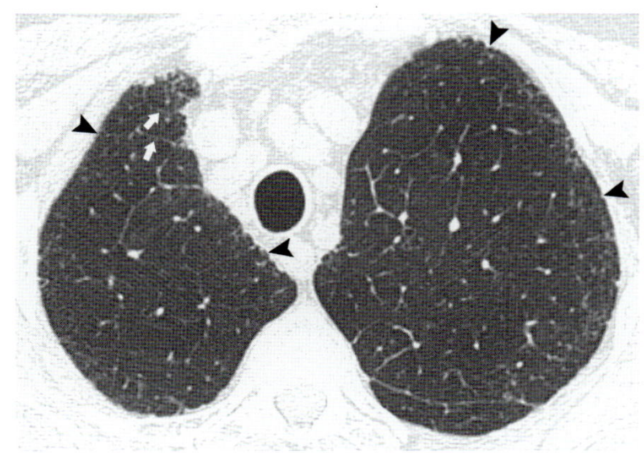

図 8-8　軽度の特発性肺腺維症(IPF)の不規則な境界(73 歳女性). HRCT では, 小さい小葉内線状影が不規則な胸膜の境界(矢頭)として認められる. 軽度の小葉間隔壁の不規則な肥厚(白矢印)もみられる.

化の所見がないときにのみ, 活動性の進行を表していると考えなければならない. すりガラス影に関連した線維化の所見には, 小葉内間質肥厚, 蜂巣肺, 牽引性気管支拡張, 細気管支拡張などがある(図 8-5, 図 8-6, 図 8-12)[38]. 線維化の領域と離れたすりガラス影は, IPF 患者の約 25%で存在し, 典型的には網状影よりも狭い範囲である[30].

IPF の HRCT 所見のもう 1 つの特徴は, その斑状分布である(図 8-13, 図 8-14). 同じ患者の同じ肺葉の中でも, 軽度の線維化と重篤な線維化と正常な肺の領

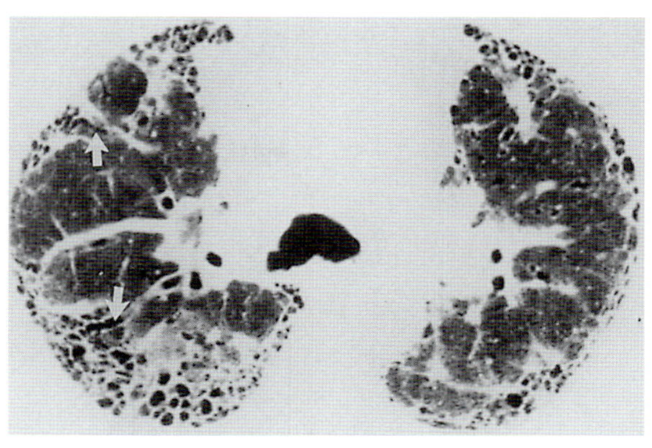

図 8-9　特発性肺腺維症(IPF)の蜂巣肺. 典型的な蜂巣肺は主に胸膜下に存在する. 牽引性気管支拡張(白矢印)も認められる.

域がしばしば混在して認められ, 末梢領域, 胸膜下領域(図 8-3〜図 8-14), そして肺底部(図 8-10, 図 8-11, 図 8-14)に強い所見があることが多く, 診断に最も重要である[5, 26]. 同心性の胸膜下の蜂巣肺は, IPF に特徴的であり(図 8-9〜図 8-11, 図 8-14), この胸膜下優位の分布は, 80〜95%の患者の HRCT で認められる[26, 27, 40]. 線維化は, 約 70%の患者では, 下肺野で最も重症であり, 約 20%の患者では, 全肺野で同程度であり, 約 10%の患者では, 主に中肺野または上肺野で最も認められる[40, 41].

HRCT での IPF の確定診断では, 臨床的に UIP の原因となり得る疾患を除外し, 4 つの基準(網状影があること, 蜂巣肺があること, 胸膜下で肺底部優位であること, 非典型的所見のないこと)がすべて認められることが必要である[5]. IPF として非典型的な所見とは, 上肺野または中肺野優位の分布, 気管支血管束周囲に優位に陰影が分布, コンソリデーション, 広範囲なすりガラス影, 多くの小結節影, 融合しない嚢胞(多発性, 両側性, 蜂巣肺の領域から離れて分布), びまん性のモザイクパターン / エアトラッピング(両側性, 3 つもしくはそれ以上の肺葉)である[5]. UIP と IPF の診断についてのこれらの基準と HRCT の有用性については 3 章(表 3-5, 表 3-6 を参照)で解説している.

IPF 患者の他の所見には, 約 30%でみられる肺気腫, 4〜43%でみられる濃度と血流の低下した領域, 3%でみられる小さなコンソリデーションの領域, 2〜15%でみられる数個の小葉中心性結節などがある[30, 42, 43]. 上葉優位の気腫性病変と下葉優位に UIP の陰影のある患者は, 気腫合併肺線維症として考慮される[10, 44]. 気腫合併肺線維症の予後は, 気腫のない IPF と比較して同等か良好という報告[45, 46]や, 予後不良であると

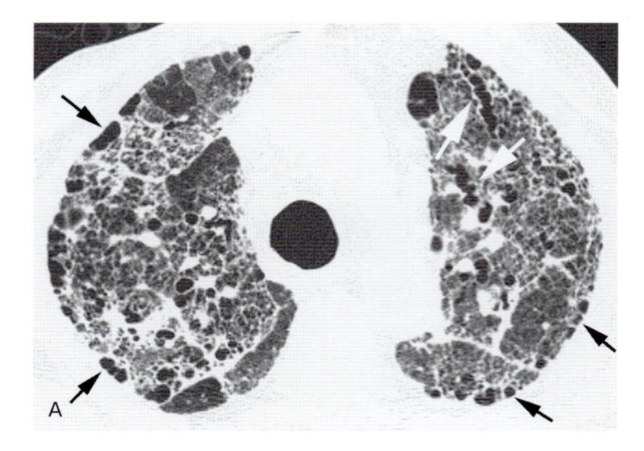

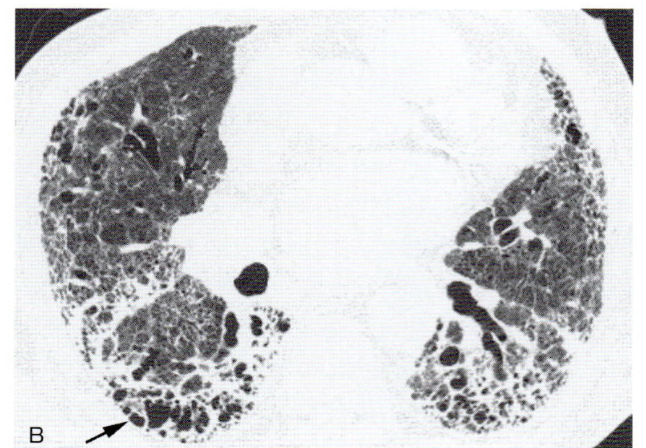

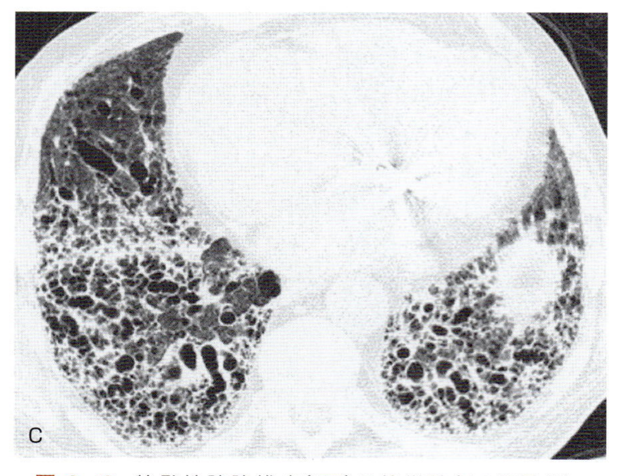

図 8-10　特発性肺腺維症(IPF)の蜂巣肺(54歳男性). A-C：3つのレベルのHRCT. 小葉内間質肥厚と牽引性気管支拡張(A, 白矢印)などの異常が認められる. 胸膜下の嚢胞による透過性の亢進によって特徴づけられる蜂巣肺もみられる(A, B, 黒矢印). 肺底部(C)では, 蜂巣肺と牽引性細気管支拡張が併発しているのがわかる.

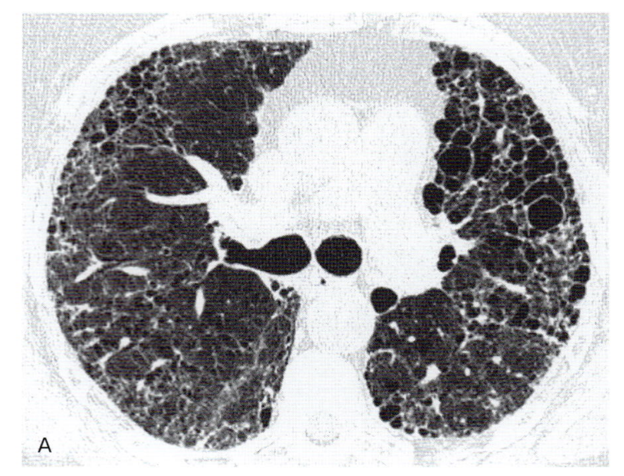

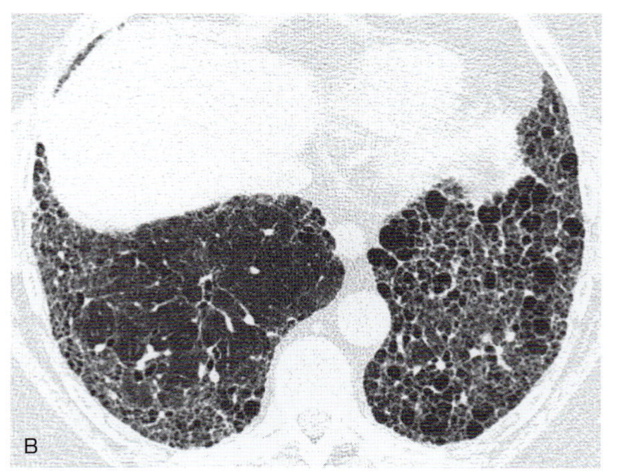

図 8-11　末期の特発性肺腺維症(IPF)の広範囲な蜂巣肺(73歳男性). A：右上葉支のレベルのHRCT. 主に末梢性肺領域に, 両側性の網状影と蜂巣肺がみられる. B：肺底部のレベルのHRCT. 左下葉にびまん性の網状影と蜂巣肺が, 右下葉に胸膜下の網状影と蜂巣肺がみられる.

いう報告[10, 44]があり, 論争が続いている. 時に線維化の領域に, 石灰化による微細な線状影や小結節影の集塊がみられる(図 8-15)[47, 48]. Kim ら[48]の報告では, 75 例の IPF 患者のうちの 5 例(6.7%)で, HRCT で散在性に樹状肺骨形成が認められたが, 44 例の NSIP 患者では 1 例も認められなかった.

IPF 患者では, 肺癌と肺結核の危険が増加する. コルチコステロイドによる治療を受けている患者では, 日和見感染症, 特にニューモシスチス肺炎(PCP)のリスクが増加する[49]. 英国の大規模な長期間にわたる研究では, 一般集団と比較して IPF の患者では肺癌の発症率がおよそ 5 倍に増加することが判明した[50]. IPF 患者の肺癌のほとんどは, 線維化や蜂巣肺の領域の内部にあるかあるいはそれらから離れて分布している辺縁明瞭な結節影や腫瘤影である(図 8-16)[51-53]. IPF 患者では肺結核の有病率は増加しており, それらの患者の結核の放射線学的徴候はしばしば, 非典型的である[49, 54]. IPF と活動性肺結核の 9 例についての研究では, HRCT 所見は, 末梢の結節影や腫瘤のような

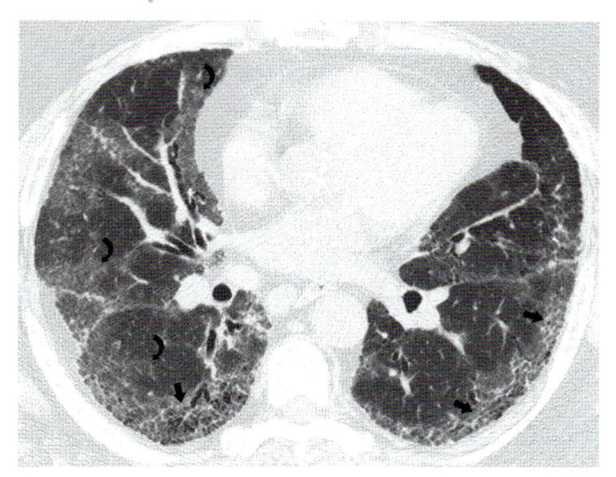

図 8-12　特発性肺線維症(IPF)のすりガラス影(55 歳男性). HRCT では末梢の網状影，牽引性気管支拡張，細気管支拡張，広範囲なすりガラス影が認められる．すりガラス影の領域のいくつかは，網状影に付随して認められ(まっすぐな矢印)，したがって顕微鏡的な線維化の存在を反映していると推測される．しかし，線維化に付随しないすりガラス影の領域(曲がった矢印)は，活動性炎症に一致した所見である．

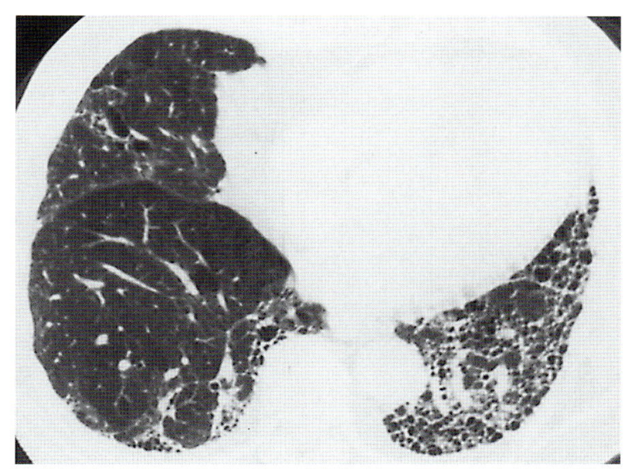

図 8-13　特発性肺線維症(IPF)（73 歳男性)．肺底部の HRCT では右下葉の軽度の蜂巣肺と左下葉の広範囲な蜂巣肺と含気の著明な低下が認められ，これらの異常陰影は斑状分布を示す．

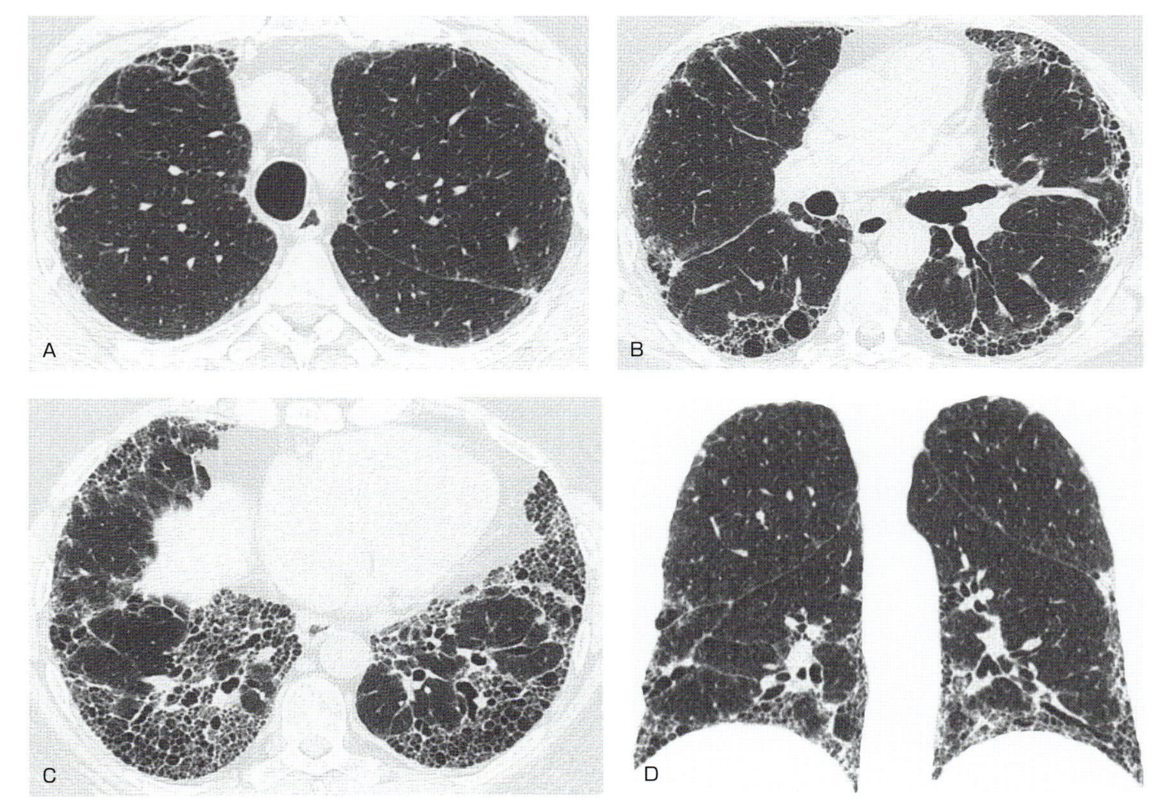

図 8-14　特発性肺線維症(IPF)の特徴的な斑状の末梢性および肺底部の分布(59 歳男性)．A：上葉のレベルの HRCT では，斑状の胸膜下網状影と軽度の蜂巣肺が認められる．胸膜下領域は正常な部分もある．B：中間幹のレベルの HRCT では，より広範囲な胸膜下網状影と蜂巣肺がみられる．C：肺底部のレベルの HRCT では，広範囲な両側性の網状影と蜂巣肺がみられる．D：冠状断の再構成画像では，線維化の斑状の分布と胸膜下および肺底部優位な病巣がよりはっきりとわかる．

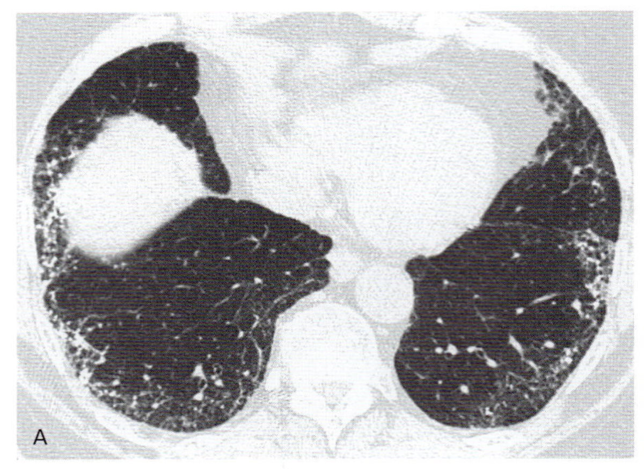

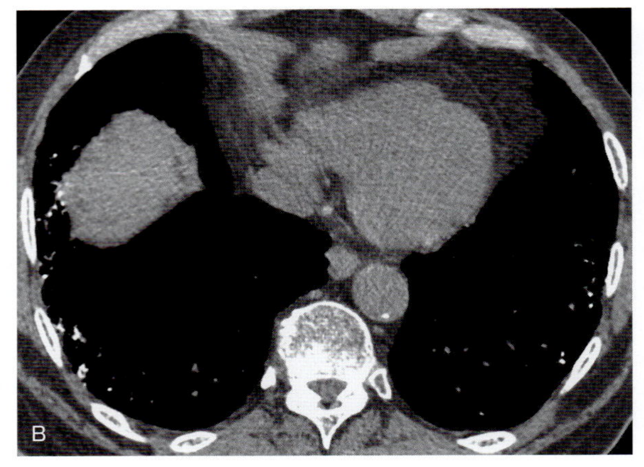

図 8-15　特発性肺腺維症(IPF)の肺骨形成(74 歳男性). A：右横隔膜のレベルの HRCT では両側性の胸膜下網状影が認められる. B：A と同じレベルの縦隔条件の HRCT では，網状影の領域の中に両側性の小さい石灰化結節が認められ，肺骨形成の所見である.

病変は 6 例(67%)で，空洞を伴わない区域性もしくは肺葉性のコンソリデーションは 3 例(33%)であった[54]．斑状の多発するコンソリデーション，tree-in-bud，小葉中心性の結節影などを含む活動性の肺結核の所見は，一般的ではない[54]．

縦隔リンパ節腫大は, IPF 患者の約 70%の CT で[55–57]通常 1～2 個のリンパ節領域に認められ，リンパ節の短軸直径は通常 15 mm 未満である[56, 57]．リンパ節腫大は，実質病変が広範囲であるほど出現しやすく，ステロイド療法を近日に施行していると減少する．Franquet らの研究では[58]，リンパ節腫大の有病率は，調査時の直近に経口ステロイドを投与されていた患者では 14%であり，調査前 6 ヵ月以上の間ステロイドを服薬していなかった患者では 71%あった．

IPF の追跡調査では，診断後 6 ヵ月の HRCT 所見はわずかな変化だけであるが[59]，1 年以上の経過では網状影と蜂巣肺の範囲は増加傾向であった(図 8-17，図 8-18)[60–62]．この進行は，通常数ヵ月から数年の間に緩徐に起こり，肺機能は緩徐に低下していく．しかしながら，IPF では経過中に年間 5～10%の患者で急激に呼吸状態が悪化する[5, 63]．肺炎，肺塞栓症，気胸や心不全などにより二次性に呼吸状態が悪化することもある[5, 63]．急激に呼吸状態が増悪する原因が特定されないときは，IPF の急性増悪とよばれる[5, 64, 65]．急性増悪のリスクは手術時，特に肺の手術時に多く 2～7%の頻度で発症する[66]．IPF の急性増悪の病理組織学的所見は，びまん性肺胞傷害(DAD)パターンやまれだが UIP パターンに併発して高度な器質化肺炎(OP)の所見を呈する(図 8-19)[5, 67, 68]．IPF の急性増悪の HRCT 所見は，網状影と蜂巣肺に広範囲な両側性のすりガラス影が併発し，コンソリデーションが加わることもある(図 8-19，図 8-20)[67, 69, 70]．すりガラス影とコンソリデーションは，びまん性のことも，多病巣性のことも，末梢性のこともあるが[67, 69]，コンソリデーションは主に背側に認められる傾向がある．

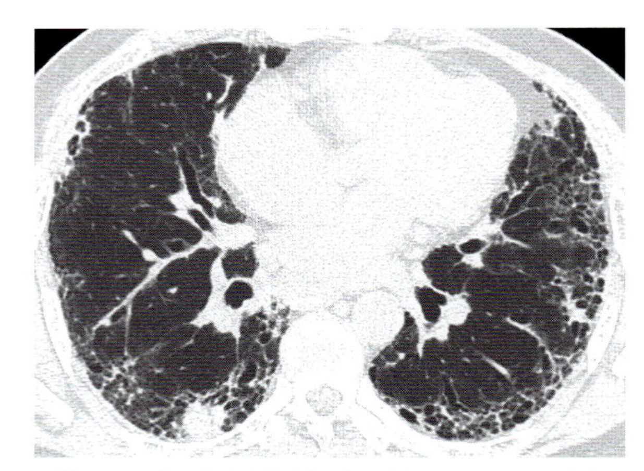

図 8-16　特発性肺腺維症(IPF)の肺癌. HRCT では，広範囲な両側性末梢の蜂巣肺の広がりと右下葉の結節影を認める. 結節影は針生検で腺癌と診断された.

急性増悪患者の予後は不良で死亡率は 60%を上回る[10, 65]．末梢性のすりガラス影を呈する場合は，多病巣性陰影やびまん性陰影を呈する場合よりも予後がよいと当初は報告されていた[67]．しかしながらこのことは，その後の研究では確認されていない[69–71]．IPF の急性増悪患者 60 名についての Fujimoto らの最近の研究[70]では，すりガラス影や牽引性気管支拡張や細気管支拡張を含むこともあるコンソリデーションや蜂巣肺の領域といった，HRCT での異常陰影の広がりが最も強い予後予測因子であった．臨床的に急激に悪化している

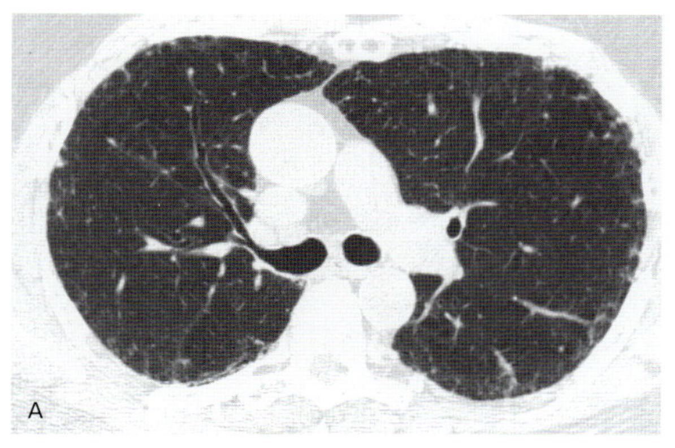

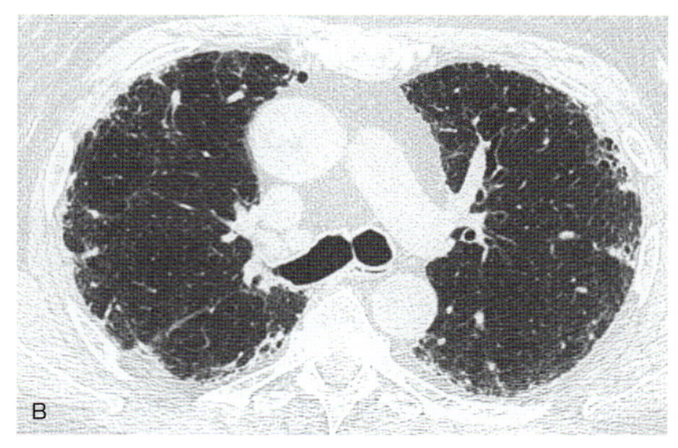

図 8-17　特発性肺腺維症(IPF)の３年間の経過. A：最初のHRCTでは，軽度の網状パターンが主に胸膜下肺領域に認められる．また，牽引性気管支拡張もわずかにみられる．B：３年後のHRCTでは，より広範囲な網状変化，牽引性気管支拡張と軽度の胸膜下の蜂巣肺が認められる．

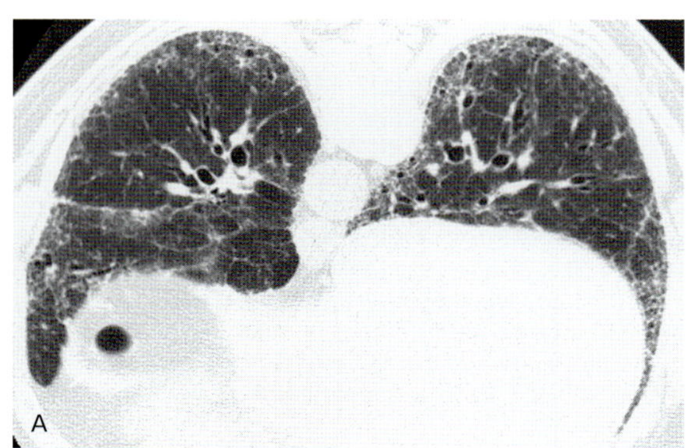

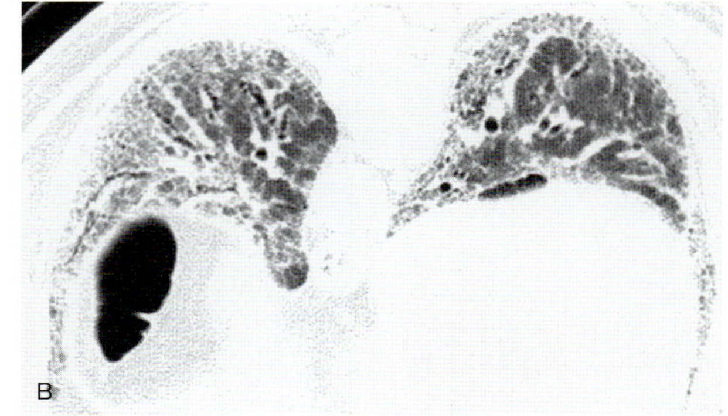

図 8-18　特発性肺腺維症(IPF)の進行. A：最初のHRCTでは，胸膜下の網状影がみられる．B：治療にもかかわらず５ヵ月後には，小葉内間質肥厚，牽引性気管支拡張，より広範囲な病巣など線維化の進行が認められた．網状影の上に併発するすりガラス影の存在は，線維化または急性増悪に続発するびまん性肺胞傷害を意味する可能性がある．

IPF患者では，HRCTで急性増悪以外に日和見感染，特にPCPが主要な鑑別疾患となる．IPFと関連している状況では，PCPのHRCT所見はIPFの急性増悪の所見と区別できないことがある[49]．

HRCTの有用性

IPF患者の評価において，胸部X線写真よりもCTとHRCTが優れていることはいくつかの研究で示されており，例えば，蜂巣肺はCTでは最大90%の症例でみられるのに対し，胸部X線写真では30%である[35]．HRCT所見は，IPF患者の症状と肺機能異常と相関することが示されている．Staplesら[35]は，IPF患者23例のCT所見と臨床所見，肺機能検査結果，胸部X線所見を比較し，CT画像は胸部X線写真よりもより広範囲の蜂巣肺を認め，線維化のパターン，分布と範囲をより良好に評価できた．この研究では，CTの線維化の範囲の割合と呼吸困難の重症度とが良好な相関を示すことが報告された($r=0.64$, $p<0.001$)[72]．未治療のIPF患者39例を対象とした研究では，HRCTにおける病変全体の範囲は，拡散能(DL_{CO})と努力肺活量(FVC)と最もよく相関し，HRCTにおける時間経過による病変の全範囲の変化も，その間のDL_{CO}と肺活量の減少と相関していた[72]．Lynchらは[30]，HRCTでの蜂巣肺と全体の線維化の広がりが%DL_{CO}と強い逆相関関係にあることを示した．この研究では努力肺活量は全体の線維化の広がりとのみ，有意に逆相関していた[30]．

いくつかの研究では，HRCTでの線維化と蜂巣肺の広がりはIPF患者の予後不良の指標となることを示している[73–75]．Flahertyら[76]はIPF患者を対象とした研究でHRCTでIPFに特徴的な蜂巣肺のある患者は，蜂巣肺がないというNSIPをより示唆する所見のある患者よりも予後が悪く(生存期間の中央値2.08年 *vs.*

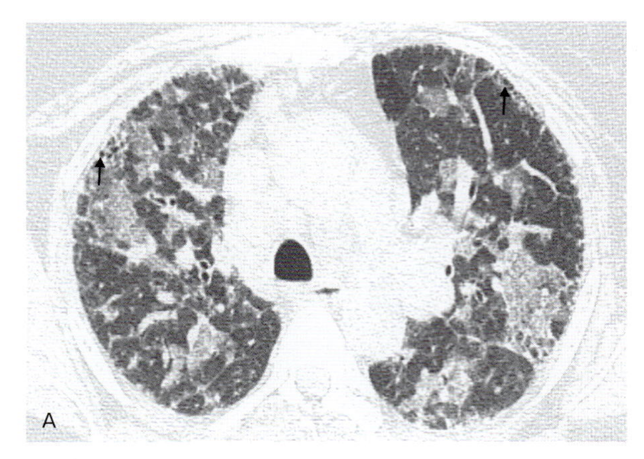

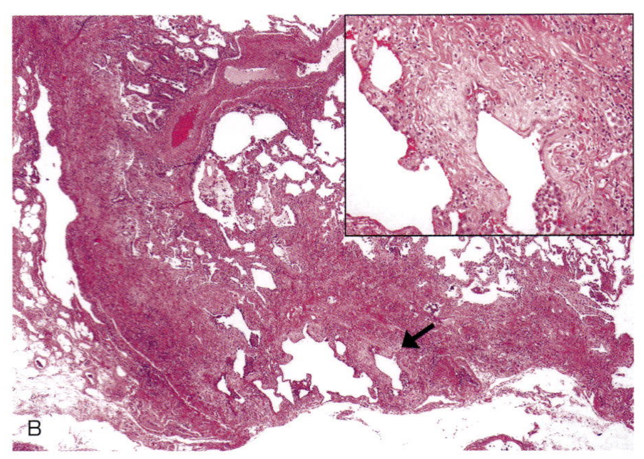

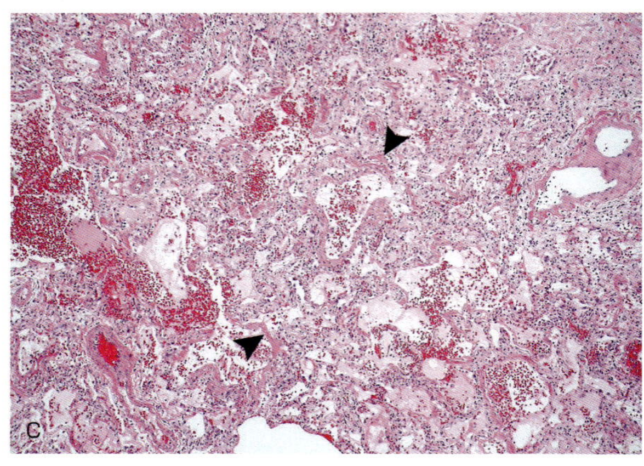

図 8-19 A–C：特発性肺腺維症(IPF)の急性増悪(56歳女性). A：HRCTでは，微細な末梢性網状パターンの上に併発する多病巣性すりガラス影が認められる．微細な牽引性細気管支拡張が両側の上葉にみられる(矢印)．B：弱拡大では，通常型間質性肺炎(UIP)に特徴的な線維芽細胞巣(矢印)を伴う不規則な末梢性の線維化が認められる．挿入画像は線維芽細胞巣の強拡大像である．C：異なる領域の強拡大画像では，びまん性肺胞傷害と硝子膜が認められる(矢頭)．(From Silva CIS, Müller NL, Fujimoto K, et al. Acute exacerbation of chronic interstitial pneumonia: high-resolu-tion computed tomography and pathologic findings. *J Thorac Imaging* 2007;22:221–229, with permission.)

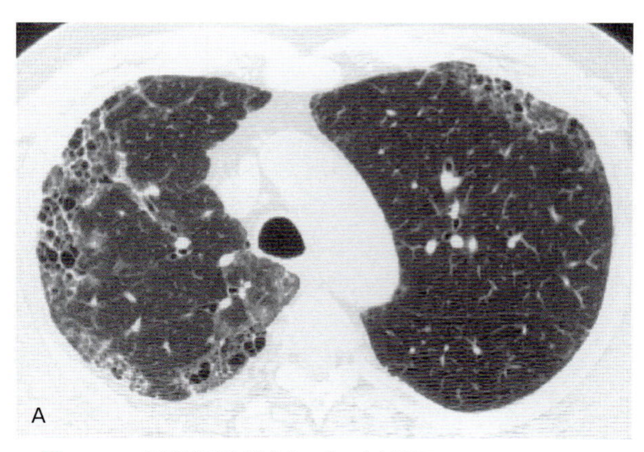

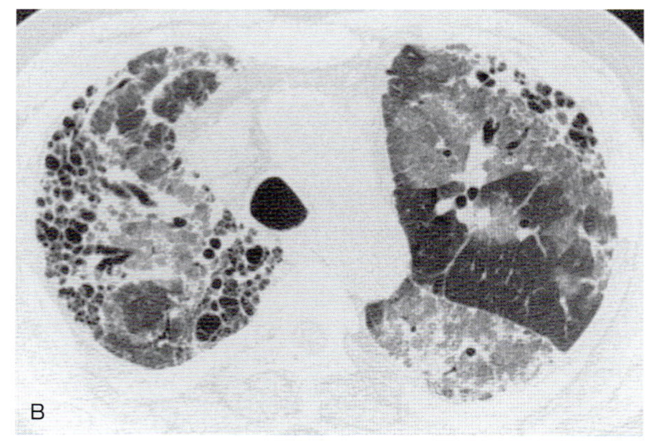

図 8-20 特発性肺腺維症(IPF)の急性増悪. A：HRCTでは不規則な線状影，すりガラス影の小さい巣状影と胸膜下優位の斑状分布の蜂巣肺が認められる．B：臨床症状の急激な増悪と重篤な低酸素血症の進行を呈した際に撮影したHRCTでは，広範囲で両側性のすりガラス影が認められる．蜂巣肺もわずかに進行している．

5.76年)，NSIPの組織学的診断を有する患者と比較しても予後が悪い(生存期間の中央値9年)ことを示した[76]．Jeongら[73]は，IPF患者でHRCTの蜂巣肺がごくわずか(肺実質の5%未満)，もしくは認めない患者では，死亡率がNSIP患者と同等であり，UIPで蜂巣肺がある患者より有意に低いことを報告した．Sumikawaら[75]は，UIPと組織学的に診断され臨床的にIPFと診断された98例についてのHRCT所見の予後因子を評価した．多変量解析では，線維化の広がりと牽引性気管支拡張の広がりだけが，有意な予後予測因子であった．Shinら[74]はUIP患者79例，fibrotic NSIP患者29例を用いて，臨床所見，HRCTの所見，組織学的所見について予後予測因子としての有用性を評価した．5年生存率はUIP患者で46％，fibrotic NSIP患者で76％だった．多変量解析では，線維化の指標（網状影の範囲と蜂巣肺の範囲の合計）の高さと診断時のDL_{CO}の低さが，死亡率の増加と関連があることが同定された．全体的に，これらの様々な研究では，IPFの予後はNSIPよりも悪く，IPFの予後は線維化の広がりと重症度に影響されていることが示されている．

IPF患者のHRCTでの線維化の広がりと肺機能検査結果，予後との関連を調べた多くの研究の大部分は，CTでの肺の線維化の視覚的な広がりによる半定量的な指標に基づいている．この視覚的な評価は読影者内の変動，読影者間の変動と関連し，研究の限界点とされることが多い．客観的に定量化された評価はこの変動をなくすことができる可能性があり，検査時に予後予測を提供できる可能性があるため，治療の選択を決定する臨床医の助けになる[77]．Bestら[78]は，歪み，尖度，平均的な肺野濃度，すなわちコンピュータがHRCTに記載する形と肺機能検査の棒グラフとを144例のIPF患者で相関を測定した．

尖度は生理学的な異常と高い程度で相関があることが示された（$r=0.53$，$p<0.01$）．そして尖度は単独で肺機能の予後を示唆しており，すべての棒グラフの特徴とほぼ同等であった[78]．その後の研究でBestら[77]は，167例のIPF患者での予後予測因子としての基準時の定量的なCT指標，視覚的なCTスコア，肺機能検査の価値を評価した．単変量解析では，基準時の歪み，尖度，視覚的な線維化の広がり，全肺気量（TLC）が予後予測因子であった．多変量解析では，視覚的な線維化の広がりと努力性肺活量だけが短期間での死亡率の予測因子であった[77]．12ヵ月後に基準時と連続してCTを施行した95例では，歪みと尖度と平均的な肺野濃度と視覚的な線維化の広がりが病状の進行していく変化を示していた．この研究の著者は，定量的なCT測定による評価はIPF患者の病気の進行を示すことができると結論している[77]．

IPF患者の評価には外科的肺生検がゴールドスタンダードであると最近まで考えられていたが，それには限界がある．最も重要な限界は，侵襲的であることと，異なる肺葉では異なる病理像を示す可能性があるにもかかわらず通常は肺のごく一部分だけしか採取できないため，採取された検体の所見と評価が肺全体を反映していない場合があること，炎症の存在が見逃される可能性があることである．臨床的にIPFと診断され，2つ以上の肺葉から外科的肺生検を行い，UIPまたはNSIPの組織像であった109例の患者の報告では，51例の患者で採取したすべての葉で組織学的にUIPで，33例の患者で採取したすべての葉でNSIPであったが，28例（26％）ではNSIPとUIPの両方の組織像を認めた[79]．IPFが疑われる64例の患者に対し複数の肺葉で外科的肺生検を行った報告でも，39％は採取したすべての肺葉でUIPであり，48％はNSIPであったが，13％はUIPとNSIPの両方の組織像であった[80]．CTと病理所見を総合することによってのみ疾患全体のパターンと範囲を適切に評価することができる．

肺生検が必要である場合に，CTは最適部位を決定するのに有効である．外科的肺生検時に，外科医は広範囲な蜂巣肺の領域を回避して診断に適した組織を得るように試みなければならないが[19]，IPFでは，蜂巣肺が胸膜下にあることが多いため，難しい場合がある．CT所見から蜂巣肺の領域を回避し，異常が少ない領域やすりガラス影の領域を探すことができるため，外科医が生検のために最善の領域を選ぶ際にCTは重要である[81]．

診 断 の 精 度

UIPとIPFの診断においてHRCTの所見が非常に有用であることは，いくつかの報告で示されている[40, 82–86]．IPF患者34例と他の慢性間質性疾患を有した患者84例における特異的診断の予測の正確さを，CTと胸部X線写真で比較したMathiesonら[40]の報告では，臨床情報や病理学的情報のないまま胸部X線写真とCTを，3人の読影者がそれぞれ評価し，CTでは73％の患者がIPFまたはIPFでないと判断され，この診断は95％で正しかったが，胸部X線写真でIPFまたはIPFでないと判断されたのはわずか30％であった（この診断は87％で正しかった）[40]．Tungら[82]の86例のびまん性肺疾患患者（IPFを41例含む）のHRCT所見の検討では，IPFのCTによる診断は感度60％，特異度98％であった．Swensenら[87]は，85例の患者（IPF患者で生検を受けた18例を含む）のCT所見を検討し，HRCTによるIPFの診断は，感度60％，特異度93％であったと報告した．Nishimuraら[88]によるIPF 24例を含むびまん性肺疾患患者134例を対象とした研究では，HRCTによるIPFの診断は，感度77％，特異度93％であった．最近の研究では，Aaløkkenら[86]は，臨床的に間質性肺疾患が疑われ，正確なHRCTと組織学的所見でIPFと関連のあるUIPと診断された91例を後ろ向きに評価した．すべての患者で外科的生検とHRCTが行われた．多方面からの専門的な検討に基づくと，41例の最終診断がIPFであった．CTのIPF診断における，感度は63％，特異度は96％，陽性的中率は96％であった．UIPの組織診断のIPF診断における，感度は73％，特異度は74％，陽性的中率は83％であった．

疾患が重篤であると，HRCT所見に基づく診断精度は上昇する．Primackら[83]は，蜂巣肺，広範囲な嚢胞性変化，集塊性の線維化の所見を有する61例の患者を連続登録し，HRCT所見を検討し，比較的病変の少ない領域，または末期に進行する前に採取した生検標本で診断されたIPF患者26例中の23例(88％)がCTでIPFと判断され，読影者がその診断に根拠があったとき(主に胸膜下および下肺野優位の蜂巣肺の存在に基づく)，診断は100％正しかったことを報告した．

研究の多くは，HRCTによる所見と臨床所見または組織学的所見により診断された，様々な間質性肺炎患者を対象とした後ろ向き研究であった．HRCT診断の高い特異度は，以下の2つの前向き研究で確認された．いずれの研究でも確定診断は生検により行われており，ゴールドスタンダードである組織学的に診断されている患者のみを対象としていた[84, 85]．Raghuら[85]は，新規発症の間質性肺疾患の評価の依頼があった59例の患者で，IPFとIPF以外の間質性肺疾患の臨床診断の精度を評価した．特異臨床診断は，間質性肺疾患の専門家である臨床医によって，HRCT所見の評価を含んだ完全な臨床評価の後に個々に行われた．胸部X線写真とCTは胸部放射線科医によって別々に再検討され，独立して放射線学的診断がされた．臨床専門医によるIPF診断の感度と特異度はそれぞれ，62％と97％であった．IPFの放射線学的第一選択診断の感度と特異度はそれぞれ，78％と90％であった[85]．Hunninghakeら[84]は，生検で確認された54例のIPF患者を含む91例の患者の前向き多施設調査を行い，経験豊富な胸部放射線科医によるIPFの診断におけるHRCTの感度は48％，特異度は95％，陽性適中率は96％であると報告した[84]．これらの研究結果から，現在では，適切な臨床状況で特徴的なHRCT所見があれば，肺生検を行わずにIPFの非侵襲的な確定診断は行えると考えられている[1, 5, 10]．

先に述べたように，HRCTにてIPFを診断するには，(a) UIPの既知の原因の臨床的除外ができていることと，(b) 網状影と蜂巣肺が両方存在すること，(c) 胸膜下と末梢側に優位な陰影の分布，(d) 非典型的な特徴のないこと，のすべてを満たす必要がある[5]．非典型的な所見とは，上肺野や中肺野優位の陰影の分布，気管支血管束周囲優位の陰影の分布，浸潤影，すりガラス影の広がり，多くの小結節影，孤立性の嚢胞(多発性，両側性，蜂巣肺の領域から離れたところにある)，びまん性のモザイク状の肺野濃度の減衰やエアトラッピング(両側性や3つ以上の肺葉に分布)などである[5]．(a)と(c)と(d)の項目のみを認める場合，すなわち蜂巣肺がない場合は，“IPFの見込み(possible IPF)”と判断する[5]．HRCTにおけるIPFの最も強い予測因子は，下肺野の蜂巣肺(オッズ比5.36)と上肺野の網状影(オッズ比6.28)であり[32]，肺底部や末梢領域の蜂巣肺についての判断はIPFの強い予測因子だが，蜂巣肺の診断には読影者間でかなりの不一致がある[30, 89]．胸膜に接する境界明瞭な壁をもった直径2 mm～1 cmの嚢胞の集塊した気腔は蜂巣肺の確定的な所見である．胸膜から2～3 mm以上離れて認められることが典型的で，蜂巣肺と類似した所見である牽引性細気管支拡張とは区別する必要がある．

HRCTによるIPFの診断的所見だが患者の50～70％にしかみられないことに留意する必要がある[5, 84]．残りの患者では，外科的肺生検が確定診断のために必要となる．組織学的所見がUIPに特徴的であり，HRCTの所見がUIPに合致しているとき，最終診断はUIPとなる．しかしながら，組織学的所見がUIPに特異的なものでない，またはHRCTのパターンと組織学的パターンが一致しないときは，臨床，放射線，病理組織に関係するそれぞれの専門分野における経験豊富な専門家による学術的な議論が正確な診断には必要である[5, 90]．正しい臨床設定ではIPFの診断は，他の疾患をより示唆するHRCT所見によっては除外されないことに注意することが重要である．Sverzellatiら[91]による研究では，生検を行ってIPFと確認された55例の患者のHRCT所見のうち33例(62％)の患者で，3人の読影者のうち2人以上がIPFの可能性が低い(30％)と判断していた．これらの非典型的なIPF患者では，HRCTではNSIP，過敏性肺炎，サルコイドーシスと診断されることが多かった[91]．

非特異性間質性肺炎

非特異性間質性肺炎(NSIP)は，様々な量の間質の炎症や線維化によって肺胞壁が均一に肥厚することを特徴とする慢性間質性肺疾患である[6, 7]．慢性間質性肺炎の診断目的に行われる生検の14～35％を占める[8]．NSIPは特発性の場合もあるが，膠原病，過敏性肺炎，薬剤性肺疾患や緩徐に回復したDADによる慢性間質性肺疾患の徴候として認められることのほうがより一般的である[8, 9, 92]．NSIPの組織学的な特徴は，相対的な時間的および空間的均一性であり，これは疾患の進行が同じ段階であることを示唆する所見であり(図8-21，表8-1)[6, 8, 17]，UIPで認められる不均一性とは異なる．組織学的な所見は，炎症性の過程に最小限の線維化を伴うもの(すなわち，細胞浸潤性非特異性間質性肺炎cellular NSIP)から，線維化が優位なもの(すなわち，線維化性非特異性間質性肺炎fibrotic NSIP)まで幅広い所見がある．cellular NSIPでは，肺胞中隔はリンパ球と形質細胞の浸潤によって肥厚し，fibrotic NSIPでは，様々な程度の細胞性炎症による時相のそろった均一な線維化によって肥厚している[6, 8]．fibrotic NSIPはcellular NSIPよりも多くみられ，間質の線維化の範囲は可変的であり[6, 79]，肺胞中隔，細気管支周囲間質，小葉間隔壁，臓側胸膜に及ぶこともある[8]．蜂巣肺を認めることは一般的ではない．熟達した病理組織学者による委員会でNSIPと確定診断もしくはNSIPと思われると診断された67名の肺病変では，蜂巣肺を認めなかった[6]．明確に定義された組織学的特徴のあるNSIPでもそれらの患者の肺生検組織には，広範囲なOPの病巣，細気管支中心性，DIPの病巣，線維芽細胞巣などの他の特徴も認めることが一般的であることに注意すべきである[6]．したがって，NSIPの診断と，OP，HP，DIP，UIPなどの間質性肺炎と違い自信をもってNSIPに特徴的と診断するのが難しいNSIPとでは，病理医の間でも大きな観察者間変動

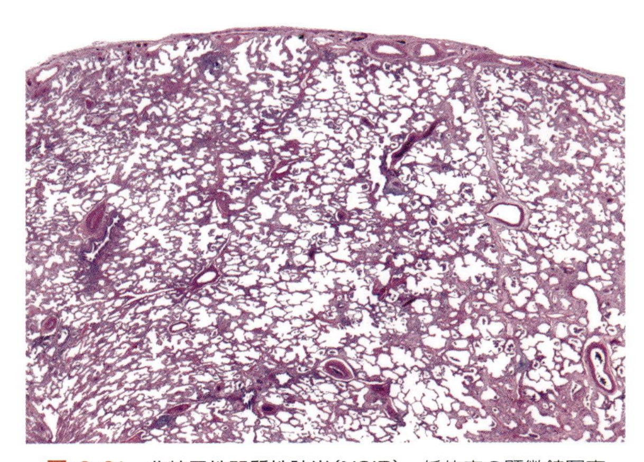

図 8-21　非特異性間質性肺炎(NSIP)．低倍率の顕微鏡写真では，炎症細胞による肺胞中隔のびまん性肥厚が認められる．UIPに認められる不均一な所見とは異なる時間的および空間的均一性が特徴である．(Courtesy of Dr. John English, Depart-ment of Pathology, Vancouver General Hospital, Vancouver, British Columbia, Canada.)

がある[6]．そういうことから，確定診断は多くの専門分野からの取り組みと注意深い臨床-放射線-組織学的な検討が必要である[6]．

cellular NSIPでもfibrotic NSIPでも，NSIPの予後はIPFの予後(生存期間の中央値，2.5〜3.5年)より良好だが，線維化を認めるNSIPは認めないNSIPと比較して予後は悪く[1, 10]，炎症性要素のみの患者(つまりcellular NSIP)の予後は良好で死亡例の報告はほとんどないが，fibrotic NSIP患者の生存期間の中央値は約6〜14年という報告もある[4]．

NSIPの発症年齢は9歳から78歳にわたって報告されているが，大部分の報告では症状の発症年齢の中央値は40〜50歳であり，IPF患者より10歳以上若い[1, 92]．NSIPは男性よりも女性に多く，喫煙者や元喫煙者に比べて非喫煙者で発症しやすい[1, 92]．呼吸器症状はUIPの呼吸器症状と類似しており，主に労作時の呼吸困難と乾性咳嗽である[1, 92]．

胸部X線写真の所見は主に，下肺野優位に認められるすりガラス影またはコンソリデーションであり[93]，ほかには，網状影または間質性陰影と肺胞性陰影の組合せがある[7, 93]．その一方で，症例の約10〜15%では，胸部X線写真は正常である[93, 94]．

HRCT所見

NSIPのHRCT所見は，下肺野優位のすりガラス影，不規則な線状(網状)影，牽引性気管支拡張である(図8-22〜図8-24，表8-3)[9, 31, 95]．すりガラス影は76〜100%の患者に認められ，ほとんどすべての研究において最も一般的で優位な所見である[31, 95-97]．しかしながら，専門医の会議による大規模な多施設での検討ではすりガラス影はわずか44%しかみられなかったことは重要である[6]．網状影は患者の50〜100%でみられる[31, 95, 96]．様々な研究での，すりガラス影と網状影の有病率の違いはcellular NSIPとfibrotic NSIPの有病率の違いやCTを施行した時期の違いによると思われる．Silvaらは，診断後3年以上CTで経過観察をした23名のNSIP患者の検討で，有意にすりガラス影の範囲の減少と網状影の範囲の増加を認めたことを示した[98]．網状影を有する患者のほとんどとすりガラス影のみを有する患者の一部には，牽引性気管支拡張と細気管支拡張も認める(図8-23〜図8-25)．蜂巣肺は患者の0〜44%で認められた[9, 95, 96, 98]．蜂巣肺の有病率の幅広さは，おそらく，UIPからNSIPを区別する困難さとCTを施行する時期によると思われる．先ほど

の，ほとんどの患者で網状影が有意な所見であることをみつけた大規模な多施設での検討では，蜂巣肺の有病率は5%であった[6]．Silvaらは，蜂巣肺の有病率は診断時から3年以上のHRCTでの経過観察で増加することを示した[98]．蜂巣肺は存在しても軽度のことが多く，実質にまで及ぶのはそのうちの5%未満である(図8-26)．コンソリデーションと小葉中心性結節の領域は，少数の患者に認めたという報告もあるが[6, 95, 96]，認めなかったという大規模な報告もある[31]．NSIPの異常所見はびまん性であるが，60〜90%の患者では下肺野優位である(図8-27)[31, 95, 96]．fibrotic NSIPの患者で下肺野優位であることは容積減少を伴

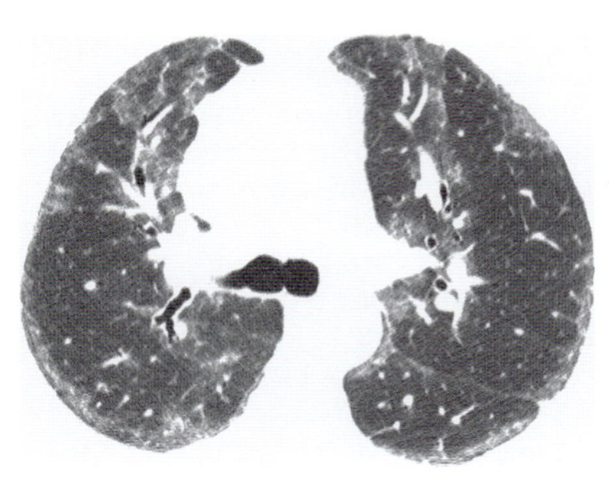

図 8-22　非特異性間質性肺炎(NSIP)(48歳女性)．HRCTでは広範囲な両側性のすりガラス影が認められる．cellular NSIPの所見である．

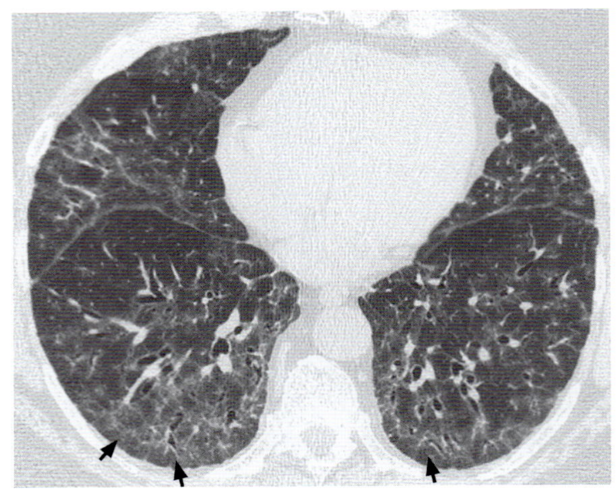

図 8-23　非特異性間質性肺炎(NSIP)(74歳男性)．HRCTでは，びまん性両側性にすりガラス影が認められ，相対的に胸膜に隣接した肺には病変がない(相対的な胸膜下の病変の欠如，矢印)．軽度の網状影と牽引性気管支拡張も認められる．所見はcellular NSIPとfibrotic NSIPの混合パターンであ

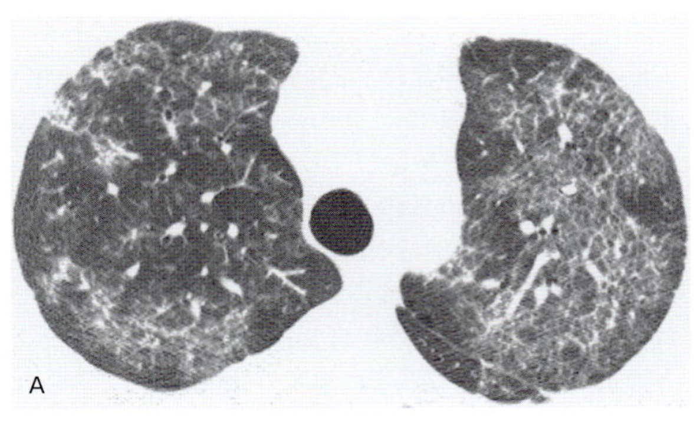

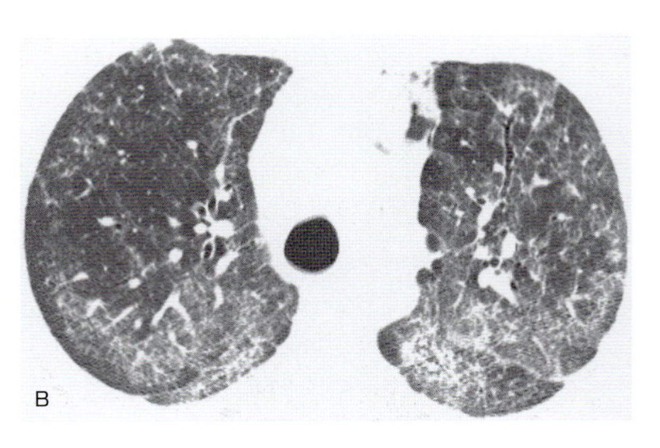

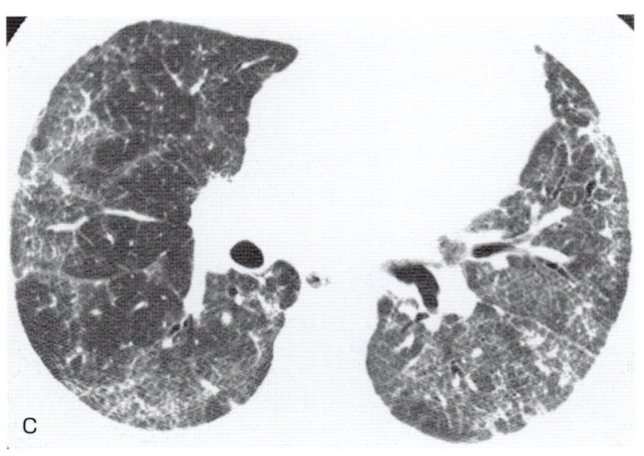

図 8-24　A–C：呼吸困難を呈した非特異性間質性肺炎(NSIP)(60歳男性)．HRCT所見は，不規則な網状影を伴うすりガラス影からなる．肺病巣はびまん性で斑状の分布であり，特に末梢または肺底部優位ではなかった．cellular NSIPとfibrotic NSIPの混合パターンである．

表 8-3　非特異性間質性肺炎(NSIP)の HRCT 所見

すりガラス影[a]
線維化の所見(すなわち，牽引性気管支拡張，細気管支拡張，小葉内間質肥厚，不規則な小葉間隔壁肥厚，不規則な境界)．多いが軽度[a]
蜂巣肺．まれ，軽度[b]
下肺野優位のすりガラス影と網状影[a, b]
肺底部と末梢優位のすりガラス影と網状影[a, b]
下葉の背側領域での相対的な胸膜下の陰影欠如[a, b]

[a] 最も頻度が高い所見.
[b] 鑑別診断で最も有用な所見.

うとき，特にあきらかになる[6, 9, 95]．NSIP では陰影が上葉優位であることは一般的ではなく，そのような場合はサルコイドーシスや慢性過敏性肺炎などの他の疾患を考えるべきである[9]．末梢優位な陰影の分布は下葉優位の分布よりも一般的ではなく，患者の 38〜74％にみられる[31, 95–97]．さらに，Silva ら[43, 98]は NSIP の特徴的な所見として患者で下葉の背側領域の胸膜直下では相対的に陰影が欠如していることを示した(図 8-23，図 8-25，図 8-26)．典型的な UIP の所見は胸膜下領域で最も重篤であるため，胸膜下の陰影が相対的に欠如している所見は，fibrotic NSIP と UIP の鑑別に有効であると報告している[43]．様々な研究で，NSIP で胸膜直下で相対的に陰影が欠如している所見がある患者は 20〜64％といわれている[6, 43, 98]．

NSIP 患者の HRCT で，すりガラス影のみ認められる場合は，cellular NSIP である可能性が高い(図 8-22)[9, 99]．しかしながら，cellular NSIP ですりガラス影のみを認める患者は少ない．すりガラス影のある患者の大多数は，網状影，牽引性気管支拡張を認め，cellular NSIP のこともあるが，fibrotic NSIP であることがより一般的である(図 8-23〜図 8-26)[31, 42, 100]．いくつかの研究では fibrotic NSIP 患者ではより広範囲な網状影の広がりがある傾向があるが，cellular NSIP 患者でも高頻度に網状影を認めた[31, 42, 100]．さらにこれらの研究ではすりガラス影の範囲は cellular NSIP と fibrotic NSIP の間に大きな差はなかった[31, 42, 100]．まとめると，cellular NSIP と fibrotic NSIP の HRCT の所見はしばしば重複し，2 つのサブタイプを区別する信頼性の高い方法はない[9]．

NSIP 患者を CT にて経過観察した結果からは，最初の CT ですりガラス影が優位な患者は，線維化が優位

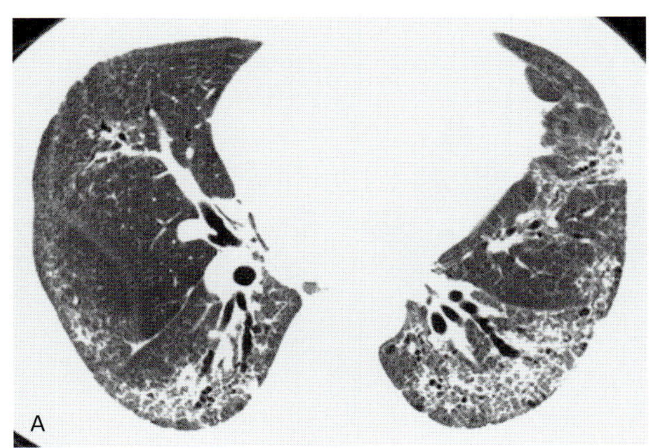

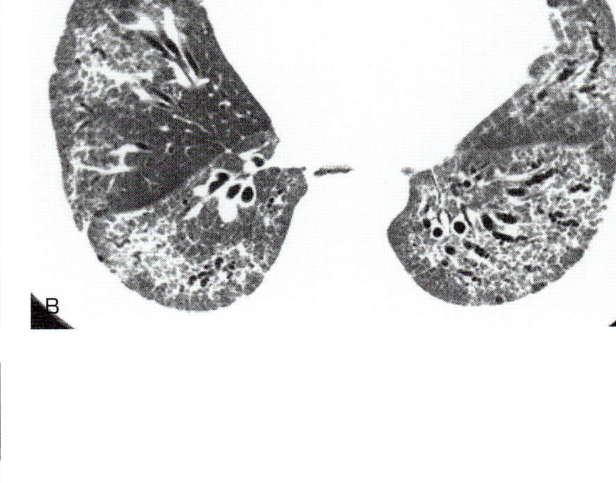

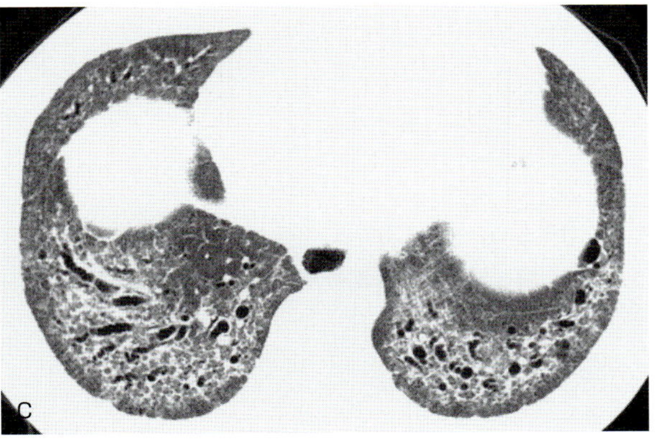

図 8-25　A–C：非特異性間質性肺炎(NSIP)(34 歳男性)． HRCT では，広範囲な両側性小葉内間質肥厚と牽引性気管支拡張が認められ，すりガラス影は網状影の領域にのみ存在する．下葉の背側領域で胸膜下の陰影が相対的に欠如している．これは NSIP に特徴的である．fibrotic NSIP の所見である．

な患者と比べて治療反応性がよく，予後もよい傾向にあることが示されている（図 8-28，図 8-29）．生検で確認された NSIP 患者 13 例を対象とした研究では，最初の CT ではすりガラス影とより狭い範囲で網状影が認められ，その後の HRCT ではすりガラス影の範囲は有意に減少し，すりガラス影の減少と相関して FVC の改善があったことが報告されている[101]．Screaton らは組織学的に診断された NSIP 患者 38 例（cellular NSIP

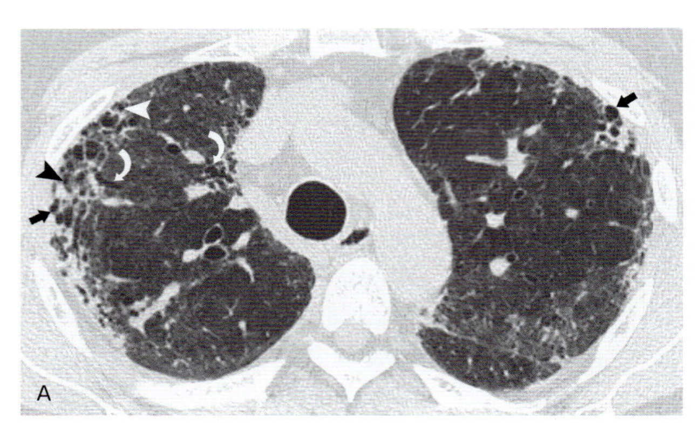

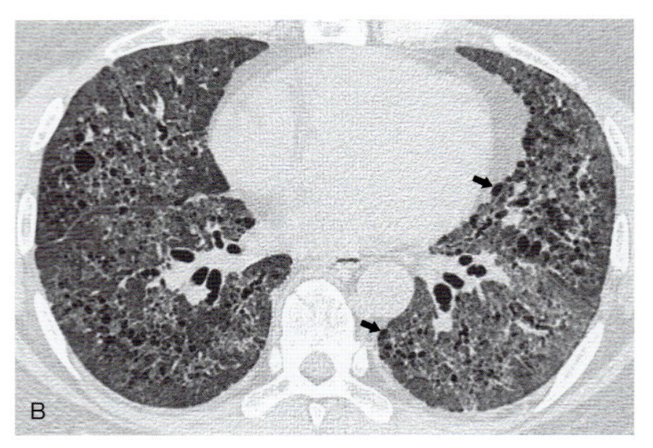

図 8-26　非特異性間質性肺炎（NSIP）の蜂巣肺（60 歳女性）． A：上葉のレベルの HRCT では，広範囲な両側性のすりガラス影，軽度の網状影，牽引性気管支拡張（曲がった矢印），牽引性細気管支拡張（矢頭）と数個の胸膜下の蜂巣肺（まっすぐな矢印）が認められた．B：下肺静脈のレベルの HRCT では，より重篤な網状影と牽引性気管支拡張が認められる．数個の胸膜下の蜂巣肺がみられる（矢印）．下葉の背側領域では，胸膜に隣接する肺の陰影は相対的に欠如している（相対的胸膜下陰影欠如）ことに留意が必要である．この特徴的な所見は fibrotic NSIP 患者の最高 65％でみられる．

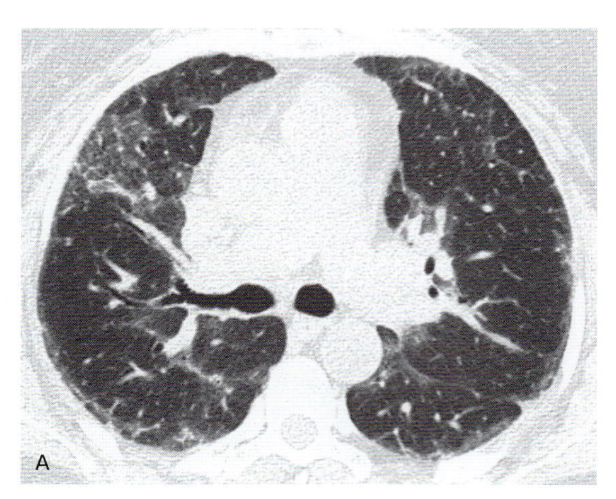

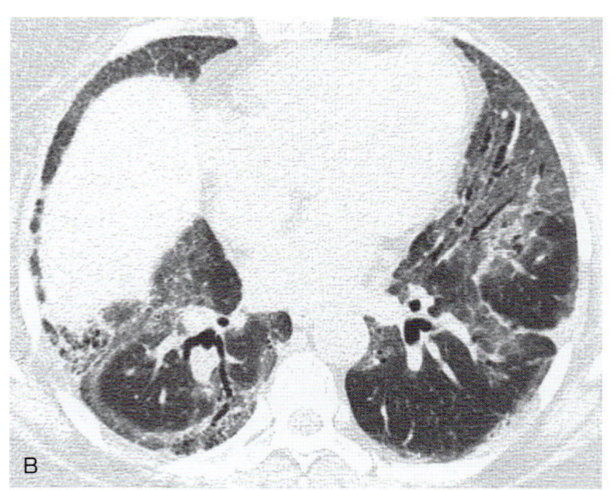

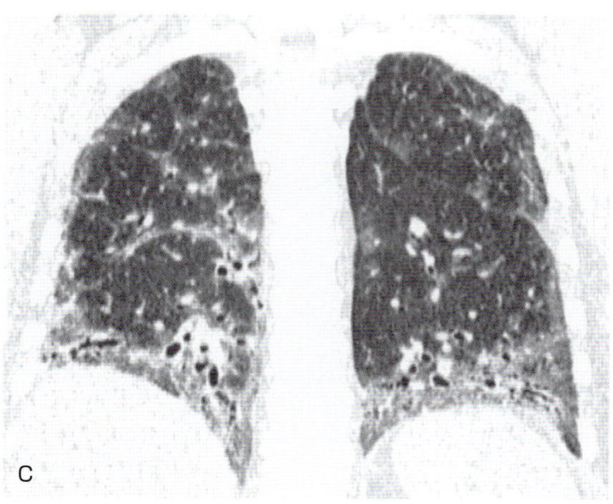

図 8-27　肺底部に優位な陰影分布の非特異性間質性肺炎（NSIP）（52 歳女性）． A：右上葉支のレベルの HRCT では，両側性の斑状のすりガラス影が認められる．B：肺底部のレベルの HRCT では，広範囲な両側性のすりガラス影，軽度の網状影，牽引性気管支拡張がみられる．C：冠状断の再構成画像では，肺底部と末梢優位な病変の分布がよくわかる．

患者が4例，cellular NSIPとfibrotic NSIPの混合パターンが13例，fibrotic NSIPが21例）をCTで経過観察し報告した[102]．最初のCTでは，6例（16%）が炎症性パターン（すりガラス影とコンソリデーション），32例（84%）が線維化パターン（網状影）であり，約1年の平均追跡期間で，最初のCTで炎症性パターンであった患者は全例改善したが，線維化パターンであった32例の患者は7例（22%）は改善し，6例（19%）は悪化し，19例（59%）は変化がなかった．経過中のCTの改善と組織学的所見には有意な相関はなく，最初のHRCTのパターンは，経過中のCT所見における実質の異常範囲の変化と有意に相関していた[102]．Hozumiらは，生検で診断されたNSIP患者59例（特発性NSIP 25例，膠原病に伴う間質性肺炎34例）のHRCT所見の予後予測因子を評価した[103]．牽引性気管支拡張や細気管支拡張のないすりガラス影の広がりとコンソリデーションの広がりは良好な予後と関連していたが，網状影の広がりは増悪する経過と関連していた[103]．

線維化が進行するNSIP患者の大部分は，経過中もNSIPを示唆するCTパターンを保つが（図8-29），UIPパターンへと進行する患者も少数ながらたしかに存在する（図8-30）[98,104]．Silvaらは，診断時と34〜155ヵ月後にHRCTを施行した生検で診断されたNSIP（23例）とIPF（25例）について，HRCTの所見を検討した[98]．NSIPの患者は経過観察のCTで，すりガラス影の範囲の著明な減少，網状影の増加，陰影の末梢性分布の傾向がより強まっていた．23例のNSIPの患者のうち，診断時に2人の放射線科医が個別に判定して，NSIPと判断した患者は18例で，不確定もしくはIPFと思われると判断した患者は5例であった．診断時の所見がNSIPと判断された18例の患者のうち5例（28%）は経過観察のCTでよりIPFと思われると判定された．経過観察中もNSIPの傾向を保つNSIP患者とIPFパ

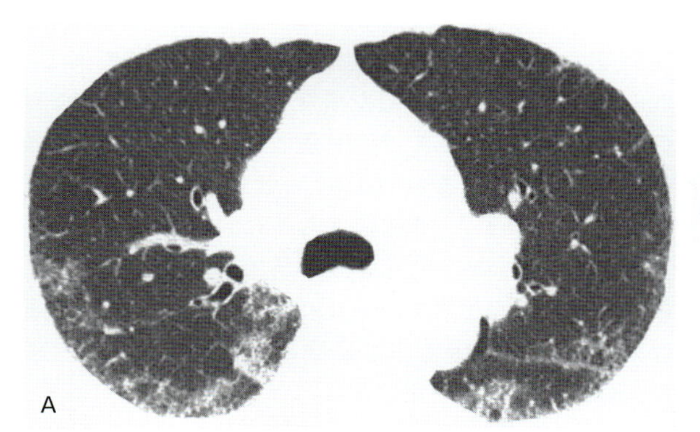

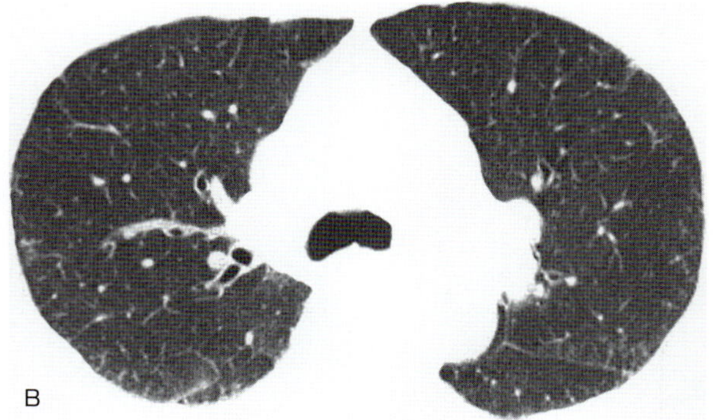

図 8-28　治療で改善した非特異性間質性肺炎（NSIP）．A：HRCTでは斑状の両側性すりガラス影と軽度の網状影が主に末梢優位に認められる．B：7ヵ月後のHRCTでは，すりガラス影はほぼ完全に消失し，軽度の末梢性網状影が残っている．

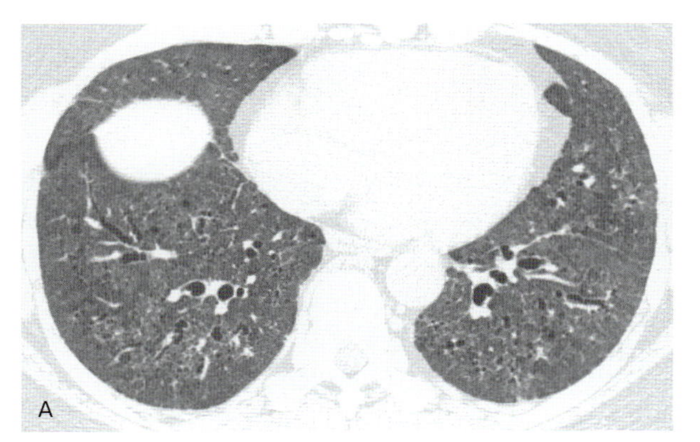

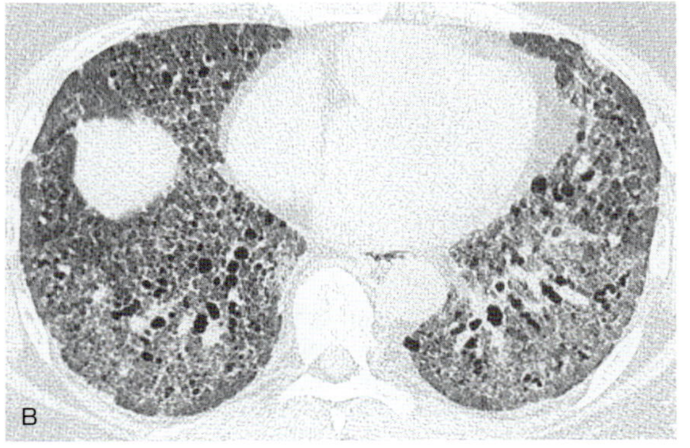

図 8-29　非特異性間質性肺炎（NSIP）：4年の経過による線維化の進行．A：NSIPのHRCT（60歳女性）．広範囲な両側性のすりガラス影が認められる．軽度の網状影と牽引性気管支拡張といった線維化の所見も認められる．B：Aと同じレベルの4年後のHRCTでは，網状影と牽引性気管支拡張が著しく増悪しており，線維化が進行している．背側領域の相対的な胸膜下の陰影欠如に留意が必要である．

ターンに進行する患者を区別する，診断時のCT所見の特徴はなかった[98]．Kimら[104]は，少なくとも1～3年間の間隔（中央値は38ヵ月）でHRCTによる経過観察を行ったfibrotic NSIP患者61例のHRCT所見の変化について後ろ向き検討を行った．経過観察のHRCTにおいて，22例（36%）は改善，14例（23%）は不変，8例（13%）は当初改善した後に再燃，17例（28%）は継続的に増悪しておりそのうち3例はdifinite UIPパターンに変化していた[104]．Kimらの研究[104]でのUIPパターンへ進行した患者の割合（5%）は，Silvaらの研究[98]では28%で認めたことと比べると少ないが，これは経過観察期間の短さと関係していると推測される（経過観察期間の最小値が，Kimらの研究では1年，Silvaらの研究では34ヵ月）．Schneiderら[105]は，臨床的にも放射線画像的にも進行し，再度外科的生検を行ったり肺移植を行った，fibrotic NSIPが証明されていた5例の患者の組織学的所見を報告した．29～115ヵ月後の検体の形態学的特徴はUIPであったが，診断時の組織学的検討はfibrotic NSIPの診断であることが確認された[105]．これらの結果は，HRCTと組織学的所見でNSIPの特徴をもつ患者の中にはUIPへと進行することがあることを示唆している．

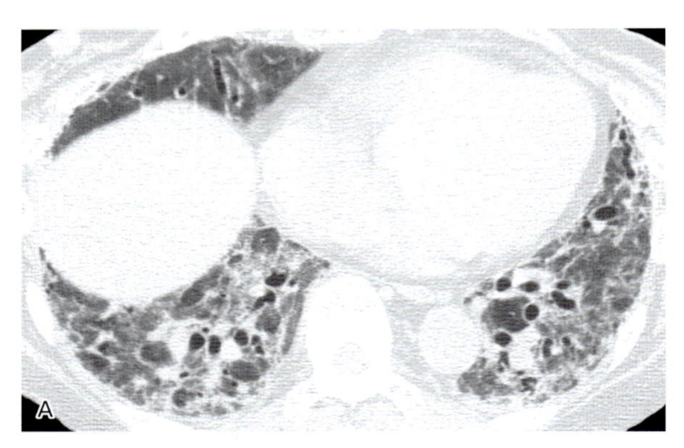

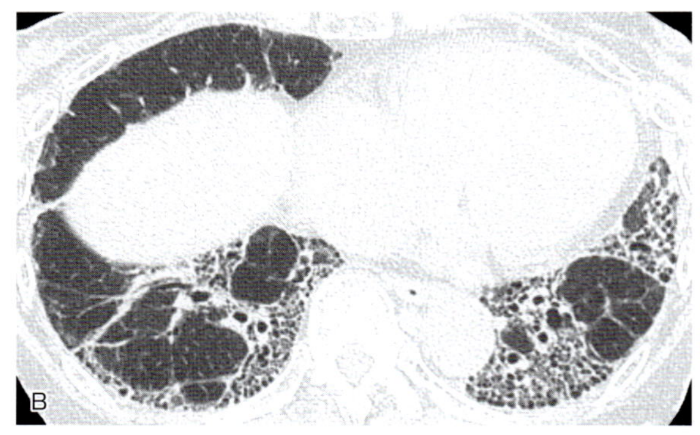

図 8-30　4年間の経過で非特異性間質性肺炎（NSIP）は通常型間質性肺炎（UIP）パターンへと進行した．A：fibrotic NSIPのHRCT（78歳女性）．両側性のすりガラス影，軽度の網状影，広範囲な線維化による牽引性気管支拡張を示している．外科的肺生検でfibrotic NSIPと確定診断した．B：4年後のAと同じレベルのHRCTでは斑状の胸膜下の網状影と蜂巣肺を示している．診断時のHRCTがfibrotic NSIPに合致している一方で，経過観察後のHRCTの異常陰影のパターンと分布はUIPに特徴的である．

IPF患者と同様に，NSIP患者は感染や肺塞栓症，気胸，心不全により症状が突然に悪化し，急激に増悪することがある．しかし，あきらかな原因を認めずに急激に増悪することがあり，これらの経過はNSIPの“急性増悪”とよばれている[68, 69, 106]．急性増悪時の組織学的所見はDADまたは，まれであるがNSIPを背景として発症したOPからなり（図8-31）[68, 107]，HRCTでは，網状影に重なる広範囲なすりガラス影やコンソリデーションを認める（図8-31）[69]．

NSIPでのリンパ節腫大は通常軽度であり，最も一般的には，右下傍気管リンパ節領域か気管支分岐部下領域の1つか2つのリンパ節領域のみに，短径10～15 mmのリンパ節腫大を認める．約80%の患者のCTで確認でき[56, 57]，その頻度はIPFとほぼ同じである．206例の患者を対象にした研究では，IPF患者136例のうちの90例（66%），NSIP患者47例のうちの38例（81%），RB-ILDまたはDIP患者7例のうちの5例（71%），COP患者16例のうちの6例（38%）で縦隔リンパ節腫大を認めた[57]．すりガラス影が優位な患者と網状影が優位な患者で，リンパ節腫大の有病率の差はなかったが，NSIP患者では陰影の広がりとリンパ節腫大には正の相関関係があった．

NSIPと他の間質性肺炎のHRCT所見には共通点が多いことに留意する必要がある（表8-1）．NSIP患者のHRCTでみられる異常所見は，UIP（下葉の網状影優位），HP，RB-LID/DIP（主にすりガラス影），BOOP（広範囲なコンソリデーションがある場合）の所見と類似することがある[31, 96, 108]．ATSでの多くの分野の専門家の集まりではこれらの制限事項はHRCTに限ったことだけでなく，臨床的な評価や組織学的にもあてはまることを示している[6]．この研究会ではNSIPはUIP/IPF，HP，BOOP，RB-ILDと臨床的にも放射線画像的にも病理組織学的にも，最も重なると指摘している[6]．たとえ外科的肺生検の結果が病理組織学的にNSIPであったとしても，HRCTが典型的なUIP（特に蜂巣肺），HPやBOOPに特徴的な所見であった場合は特発性NSIPよりもそれらの診断をすることを強調している[6]．MacDonaldら[31]は，臨床経過がIPFと合致しており，肺生検を受けた53例を連続登録し，

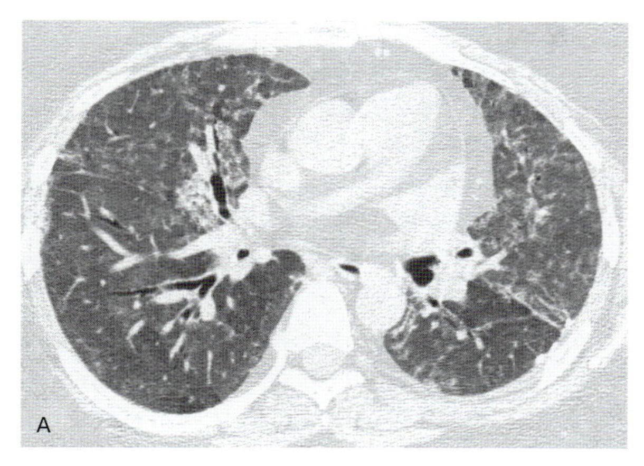

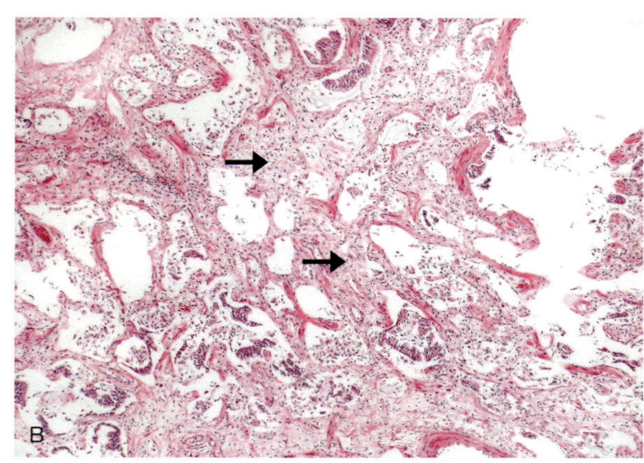

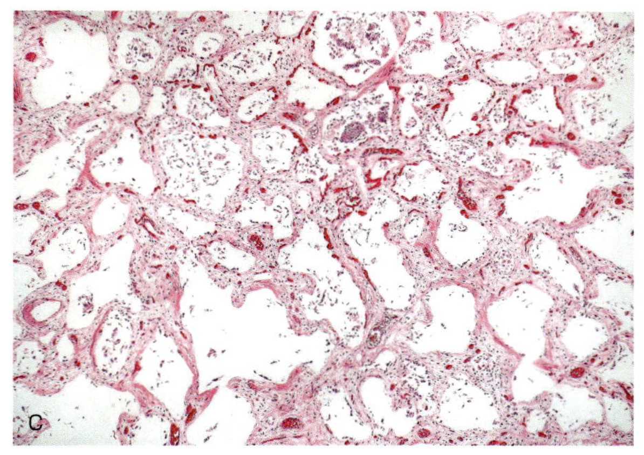

図 8-31　急速に呼吸困難を呈した生検で確認された非特異性間質性肺炎（NSIP）の急性増悪（48 歳女性）． A：HRCT では，びまん性すりガラス影と軽度の網状影が認められる．B：弱拡大の顕微鏡所見．びまん性肺胞傷害の器質化期（矢印）である．C：弱拡大の顕微鏡所見．広範囲に細胞浸潤の少ない肺胞壁の線維化を認め，fibrotic NSIP に特徴的な所見である（HE 染色，100 倍）．（From Silva CIS, Müller NL, Fujimoto K, et al. Acute exacerbation of chronic interstitial pneumonia: high-resolution computed tomography and pathologic findings. *J Thorac Imaging* 2007;22:221-229, with permission.）

UIP と NSIP の HRCT の調査結果を比較したところ，最終診断は，32 例で IPF，21 例で NSIP であり，HRCT での診断では，UIP では感度 63％，特異度 70％であり，NSIP では感度 70％，特異度 63％であり，NSIP と UIP を区別する最も有効な所見は，すりガラス影の範囲の大きさであった（オッズ比：すりガラス影の比率の 1％の増加ごとに 1.04）[28]．Elliot ら[97]は，生検で確認された IPF 患者 22 例と NSIP 患者 25 例の計 47 例の患者の HRCT を検討したところ，IPF では 88％，NSIP では 73％が CT での診断と一致した．蜂巣肺が優位な特徴である場合，IPF の特異度は 96％，感度は 41％，陽性予測値は 90％であった．fibrotic NSIP で蜂巣肺が優位な患者は 1 例のみであった．すりガラス影や網状影が優位であり，蜂巣肺はわずかであるかまったくないパターンは，NSIP 患者 50 例中 48 例（96％），UIP 患者 44 例中 26 例（59％）であり，NSIP の診断における感度は 96％，特異度は 41％であった[97]．Sumikawa ら[42]は，生検により診断された 92 例の IIPs 患者の HRCT 所見を比較した．2 人の独立した読影者の正診率は 79％であった．蜂巣肺の平均範囲は，IPF で肺実質の 4.4％，cellular NSIP で 0.3％，fibrotic NSIP で 0.6％であり，多変量ロジスティック回帰分析から，IPF と NSIP の鑑別に最も有用な所見は蜂巣肺の程度であることがわかった[42]．Akira ら[109]は，54 例の NSIP と 42 例の UIP を含む研究で，NSIP と IPF を HRCT で区別する正確さは，気腫が合併する場合は減少することを示している．全体として，HRCT での NSIP または IPF の診断は 192 例中 136 例（71％）で正しかった．気腫が合併している場合は，診断が正しかったのは 68 例中 30 例（44％）であった[109]．Silva ら[43]は 66 例の患者で，NSIP，IPF，慢性過敏性肺炎を HRCT で区別する正確さについて報告した．確定的な診断は 132 例中 70 例（53％）で行われ，この診断は 94％（70 例中 66 例）で正しく，この中で NSIP は 94％（31 例中 29 例）で正しく診断されていた．最もよく NSIP を区別できる特徴は，胸膜直下の陰影の欠如，肺野濃度の低下した小葉のないこと，蜂巣肺のないことであった（p<0.002）．最もよく IPF を区別できる特徴は，肺底部優位の蜂巣肺，胸膜直下の陰影の欠如がないこと，小葉中心性の結節影のないことで

あった($p<0.004$)．最もよく慢性過敏性肺炎を区別できる特徴は，肺野濃度と血管分布の減少した小葉，小葉中心性の結節影，下肺野優位の異常陰影の分布のないことであった($p<0.008$)[43]．要約すると，これらの様々な研究から，多くの患者ではHRCTによりIPFと慢性過敏性肺炎からNSIPを区別することができることがわかった．しかし，適切な臨床状況では，HRCTでは主に末梢性もしくは肺底部の蜂巣肺により，IPFの診断ができるが[5]，NSIPの診断を行うには外科的生検と臨床医，放射線科医，病理医による学術的な検討が必要である[6]．NSIPは，薬剤性肺炎として認められることや，膠原病(特に強皮症)に合併することや，過敏性肺炎の組織学的所見として認められることもあるため[1,8]，NSIPは組織学的診断だけでは確定診断にはならないことに留意しなければならない．特発性NSIPの診断をする前に，慎重に臨床評価を行ってこれらの状態を除外する必要がある．

HRCTの有用性

HRCTでは必ずしも間質性肺炎の正確な診断ができるわけではないが，HRCT所見からより詳しい評価を行うことはしばしばある．IIPが疑われる患者の，HRCTで斑状影または胸膜下のすりガラス影を認める場合は，網状影の有無にかかわらず，UIPよりもNSIPを考え，通常，このような状況では肺生検が推奨される．しかし，蜂巣肺が優位に認められる場合は，NSIPよりUIPが疑われ，肺生検は行わないことが多い．

HRCTは，疾患の追跡調査においても重要である．NSIP患者において，すりガラス影は追跡調査のHRCTで減少し，減少の範囲と肺機能の改善は有意に相関する．Parkら[93]は7例のNSIP患者をHRCTで経過観察し，最初のHRCTでは，5例(71%)でコンソリデーション，2例(29%)で不規則な線状影を伴う両側性のすりガラス影を認めていたが，経過観察時のCTでは，最初に認められた肺実質の異常は3例で完全に消失しており，3例では改善し，1例では変化なかったことを報告している．Kimら[101]は，13例のNSIP患者でHRCTと肺機能検査の追跡調査(追跡調査期間の中央値：11ヵ月)を行い，最初のHRCTでは，すべての患者ですりガラス影と不規則な線状影を認めており，追跡調査のCTではすりガラス影は有意に減少したが不整形線状影の減少はわずかであり，FVCは調査の前後で有意に改善した(69%→84%)ことを報告した($p=0.003$)．

Nishiyamaら[110]は，確定診断がついているNSIP 15例を検討し，最初のHRCTで認められた所見は，すりガラス影とコンソリデーションの混合パターン(11例)，気管支血管周囲間質肥厚(6例)，肺実質索状影(8例)，小葉内間質肥厚(12例)，牽引性気管支拡張(14例)であり，15例中14例の追跡調査のHRCTでは，3例で異常陰影が完全に消失し，9例で改善し，1例で変化なく，1例で悪化したことを報告している．Screatonら[102]は組織学的にNSIPと診断された38例(cellular NSIP 4例，cellular NSIPとfibrotic NSIPの混合パターン13例，fibrotic NSIP 21例)でCTの追跡調査を行ったところ，最初のCTでは，6例(16%)が炎症性パターン(すりガラス影とコンソリデーション)，32例(84%)が線維化パターン(網状影と蜂巣肺)であり，この最初のHRCTで優位なパターンは，追跡調査のCTにおける実質異常の範囲の変化と有意に相関があった．約1年後の追跡調査のCTでは，炎症性パターンであった全例で改善が認められたが，線維化パターンの32例では7例(22%)で改善し，6例(19%)で増悪し，19例(59%)が不変であったことを報告した[102]．

NSIPの確定診断には外科的生検が必要だが，臨床現場では十分には行われておらず，慢性間質性肺疾患患者のうち，外科的肺生検が行われるのは15%未満である[111,112]．また，肺生検を行ったとしても，間質性肺疾患，特にNSIPの診断では，病理医間で相当な意見の相違がある[113]．さらに，ChurgとMüller[114]が指摘しているように，過敏性肺炎，膠原病，薬剤誘発性肺疾患による間質性肺炎の可能性もあり，NSIPの組織学的診断は最終診断にならないことも多い．実際に，膠原病による肺疾患や薬剤誘発性肺疾患はUIPまたはCOPのようにみえることもある．さらに多くの場合，臨床医，病理学者，放射線科医の間で，診断に関する見解が一致しないこともある．このためChurgとMüller[114]は，過敏性肺炎，膠原病，薬剤誘発性肺疾患による間質性肺炎のようにIIPsと形態学的，放射線学的に類似する状態に対する他の診断方法を次のように提案した．この方法では，放射線学的所見または病理学的所見を3つの型に分類する．(a) OPの有無にかかわらず，純粋な細胞性の経過を示す所見，(b) fibrotic NSIP，慢性過敏性肺炎，薬剤性肺炎の一部で認めるような構造改変は伴わず，細胞性の要素の有無にはかかわらない線状の線維化の経過(肺胞壁に起こる線維化)，(c) UIPで認められる線維化による構造改変，いわゆる蜂巣肺の経過を示す所見，の3つの型である[114]．純粋な細胞性の経過をとるものには，RB-ILD，DIP，cellular NSIP，COP，亜急性過敏性肺炎(線維化のないもの)などがあり，特異的診断や疾患分類に関係なく，経過が純粋に細胞性である場合は，通常ステロイド治療に反応する．構造改変のない線状の線維化は，NSIP患者[115]と慢性過敏性肺炎で線維化のある患者[116]などであり，純粋な細胞性病変の患者よりあきらかに予後が悪い．しかし，そのようなNSIPの線状の線維化がある患者の予後は，UIP患者よりは良好である．ChurgとMüllerはHRCTでも同様の分類を提案した[114]．網状影のない(既存の線維化のない)肺胞領域の透過性低下(すりガラス影やコンソリデーション)によって特徴づけられる慢性間質性疾患には，COP，cellular NSIP，DIPと亜急性の過敏性肺炎などがある．これらの患者は，通常治療に反応して，予後は良好である[62,102,117]．広範囲なすりガラス影と比較的軽度の網状影(実質異常の25％を占める網状影)は，fibrotic NSIPとcellular NSIPの混合パターン，DIPの一部，慢性過敏性肺炎の一部の患者で認め，純粋なすりガラス影の患者よりも予後は悪いが，これらの患者は，fibrotic NSIP，慢性過敏性肺炎，UIPで認められる網状影が優位な患者よりも，予後は良好である[100,115,117]．この分類は実践的で有用であり，特に臨床的な特徴，組織学的特徴，放射線学的特徴が，IIPsのATS/ERS分類にも，過敏性肺炎の診断にも当てはまらない例で役に立つ[114]．

文　献

1. American Thoracic Society/European Respiratory Society. American Thoracic Society/European Respiratory Society International Multidisciplinary Consensus Classification of the Idiopathic Interstitial Pneumonias. *Am J Respir Crit Care Med* 2002;165:277–304.
2. Travis WD, Costabel U, Hansell DM, et al. An official American Thoracic Society/European Respiratory Society statement: update of the international multidisciplinary consensus classification of the idiopathic interstitial pneumonias. *Am J Respir Crit Care Med* 2013;188(6):733–748.
3. Reddy TL, Tominaga M, Hansell DM, et al. Pleuroparenchymal fibroelastosis: a spectrum of histopathological and imaging phenotypes. *Eur Respir J* 2012;40(2):377–385.
4. Kim DS, Collard HR, King TE Jr. Classification and natural history of the idiopathic interstitial pneumonias. *Proc Am Thorac Soc* 2006;3(4):285–292.
5. Raghu G, Collard HR, Egan JJ, et al. An official ATS/ERS/JRS/ALAT statement: idiopathic pulmonary fibrosis: evidence-based guidelines for diagnosis and management. *Am J Respir Crit Care Med* 2011;183(6):788–824.
6. Travis WD, Hunninghake G, King TE Jr, et al. Idiopathic nonspecific interstitial pneumonia: report of an American Thoracic Society project. *Am J Respir Crit Care Med* 2008;177(12):1338–1347.
7. Katzenstein AL, Fiorelli RF. Nonspecific interstitial pneumonia/fibrosis. Histologic features and clinical significance. *Am J Surg Pathol* 1994;18(2):136–147.
8. Visscher DW, Myers JL. Histologic spectrum of idiopathic interstitial pneumonias. *Proc Am Thorac Soc* 2006;3(4):322–329.
9. Kligerman SJ, Groshong S, Brown KK, et al. Nonspecific interstitial pneumonia: radiologic, clinical, and pathologic considerations. *Radiographics* 2009;29(1):73–87.
10. King TE Jr, Pardo A, Selman M. Idiopathic pulmonary fibrosis. *Lancet* 2011;378(9807):1949–1961.
11. Martinez FJ, Flaherty K. Pulmonary function testing in idiopathic interstitial pneumonias. *Proc Am Thorac Soc* 2006;3(4):315–321.
12. Galvin JR, Frazier AA, Franks TJ. Collaborative radiologic and histopathologic assessment of fibrotic lung disease. *Radiology* 2010;255(3):692–706.
13. Watters LC, King TE, Schwarz MI, et al. A clinical, radiographic and physiologic scoring system for the longitudinal assessment of patients with idiopathic pulmonary fibrosis. *Am Rev Respir Dis* 1986;133:97–103.
14. Müller NL, Staples CA, Miller RR, et al. Disease activity in idiopathic pulmonary fibrosis: CT and pathologic correlation. *Radiology* 1987;165:731–734.
15. Hansell DM, Wells AU. CT evaluation of fibrosing alveolitis—applications and insights. *J Thorac Imaging* 1996;11(4):231–249.
16. Leslie KO, Cool CD, Sporn TA, et al. Familial idiopathic interstitial pneumonia: histopathology and survival in 30 patients. *Arch Pathol Lab Med* 2012;136(11):1366–1376.
17. Larsen BT, Colby TV. Update for pathologists on idiopathic interstitial pneumonias. *Arch Pathol Lab Med* 2012;136(10):1234–1241.
18. Müller NL, Miller RR. Computed tomography of chronic diffuse infiltrative lung disease. Part 1. *Am Rev Respir Dis* 1990;142:1206–1215.
19. Carrington CB, Gaensler EA, Coute RE, et al. Natural history and treated course of usual and desquamative interstitial pneumonia. *N Engl J Med* 1978;298:801–809.
20. McLoud TC, Carrington CB, Gaensler EA. Diffuse infiltrative lung disease: a new scheme for description. *Radiology* 1983;149:353–363.
21. Grenier P, Chevret S, Beigelman C, et al. Chronic diffuse infiltrative lung disease: determination of the diagnostic value of clinical data, chest radiography, and CT with Bayesian analysis. *Radiology* 1994;191:383–390.
22. Müller NL, Guerry-Force ML, Staples CA, et al. Differential diagnosis of bronchiolitis obliterans with organizing pneumonia and usual interstitial pneumonia: clinical, functional, and radiologic findings. *Radiology* 1987;162:151–156.
23. Grenier P, Valeyre D, Cluzel P, et al. Chronic diffuse interstitial lung disease: diagnostic value of chest radiography and high-resolution CT. *Radiology* 1991;179:123–132.
24. Gaensler EA, Carrington CB, Coutu RE, et al. Pathological, physiological, and radiological correlations in the pneumoconioses. *Ann NY Acad Sci* 1972;200:574–607.
25. Epler GR, McLoud TC, Gaensler EA, et al. Normal chest roentgenograms in chronic diffuse infiltrative lung disease. *N Engl J Med* 1978;298(17):934–939.
26. Müller NL, Miller RR, Webb WR, et al. Fibrosing alveolitis: CT-pathologic correlation. *Radiology* 1986;160:585–588.
27. Nishimura K, Kitaichi M, Izumi T, et al. Usual interstitial pneumonia: histologic correlation with high-resolution CT. *Radiology* 1992;182:337–342.
28. Müller NL, Colby TV. Idiopathic interstitial pneumonias: high-resolution CT and histologic findings. *Radiographics* 1997;17:1016–1022.
29. Webb WR, Stein MG, Finkbeiner WE, et al. Normal and diseased isolated lungs: high-resolution CT. *Radiology* 1988;166:81–87.
30. Lynch DA, Godwin JD, Safrin S, et al. High-resolution computed tomography in idiopathic pulmonary fibrosis: diagnosis and prognosis. *Am J Respir Crit Care Med* 2005;172(4):488–493.
31. MacDonald SL, Rubens MB, Hansell DM, et al. Nonspecific interstitial pneumonia and usual interstitial pneumonia: comparative appearances at and diagnostic accuracy of thin-section CT. *Radiology* 2001;221(3):600–605.
32. Hunninghake GW, Lynch DA, Galvin JR, et al. Radiologic findings are strongly associated with a pathologic diagnosis of usual interstitial pneumonia. *Chest* 2003;124(4):1215–1223.
33. Lynch DA, Travis WD, Muller NL, et al. Idiopathic interstitial pneumonias: CT features. *Radiology* 2005;236(1):10–21.
34. Westcott JL, Cole SR. Traction bronchiectasis in end-stage pulmonary fibrosis. *Radiology* 1986;161:665–659.

35. Staples CA, Müller NL, Vedal S, et al. Usual interstitial pneumonia: correlation of CT with clinical, functional, and radiologic findings. *Radiology* 1987;162:377–381.
36. Tcherakian C, Cottin V, Brillet PY, et al. Progression of idiopathic pulmonary fibrosis: lessons from asymmetrical disease. *Thorax* 2011;66(3):226–231.
37. Kang EY, Grenier P, Laurent F, et al. Interlobular septal thickening: patterns at high-resolution computed tomography. *J Thorac Imaging* 1996;11(4):260–264.
38. Remy-Jardin M, Giraud F, Remy J, et al. Importance of ground-glass attenuation in chronic diffuse infiltrative lung disease: pathologic-CT correlation. *Radiology* 1993;189:693–698.
39. Souza CA, Müller NL, Flint JD, et al. Idiopathic pulmonary fibrosis: spectrum of high-resolution CT findings. *AJR Am J Roentgenol* 2005;185(6):1531–1539.
40. Mathieson JR, Mayo JR, Staples CA, et al. Chronic diffuse infiltrative lung disease: comparison of diagnostic accuracy of CT and chest radiography. *Radiology* 1989;171:111–116.
41. Wells AU, Rubens MB, du Bois RM, et al. Serial CT in fibrosing alveolitis: prognostic significance of the initial pattern. *AJR Am J Roentgenol* 1993;161:1159–1165.
42. Sumikawa H, Johkoh T, Ichikado K, et al. Usual interstitial pneumonia and chronic idiopathic interstitial pneumonia: analysis of CT appearance in 92 patients. *Radiology* 2006;241(1):258–266.
43. Silva CI, Muller NL, Lynch DA, et al. Chronic hypersensitivity pneumonitis: differentiation from idiopathic pulmonary fibrosis and nonspecific interstitial pneumonia by using thin-section CT. *Radiology* 2008;246(1):288–297.
44. Cottin V, Le Pavec J, Prevot G, et al. Pulmonary hypertension in patients with combined pulmonary fibrosis and emphysema syndrome. *Eur Respir J* 2010;35(1):105–111.
45. Jankowich MD, Rounds S. Combined pulmonary fibrosis and emphysema alters physiology but has similar mortality to pulmonary fibrosis without emphysema. *Lung* 2010;188(5):365–373.
46. Kurashima K, Takayanagi N, Tsuchiya N, et al. The effect of emphysema on lung function and survival in patients with idiopathic pulmonary fibrosis. *Respirology* 2010;15(5):843–848.
47. Marchiori E, Souza AS Jr, Franquet T, et al. Diffuse high-attenuation pulmonary abnormalities: a pattern-oriented diagnostic approach on high-resolution CT. *AJR Am J Roentgenol* 2005;184(1):273–282.
48. Kim TS, Han J, Chung MP, et al. Disseminated dendriform pulmonary ossification associated with usual interstitial pneumonia: incidence and thin-section CT-pathologic correlation. *Eur Radiol* 2005;15(8):1581–1585.
49. Lloyd CR, Walsh SL, Hansell DM. High-resolution CT of complications of idiopathic fibrotic lung disease. *Br J Radiol* 2011;84(1003):581–592.
50. Hubbard R, Venn A, Lewis S, et al. Lung cancer and cryptogenic fibrosing alveolitis. A population-based cohort study. *Am J Respir Crit Care Med* 2000;161(1):5–8.
51. Park J, Kim DS, Shim TS, et al. Lung cancer in patients with idiopathic pulmonary fibrosis. *Eur Respir J* 2001;17(6):1216–1219.
52. Sakai S, Ono M, Nishio T, et al. Lung cancer associated with diffuse pulmonary fibrosis: CT-pathologic correlation. *J Thorac Imaging* 2003;18(2):67–71.
53. Kishi K, Homma S, Kurosaki A, et al. High-resolution computed tomography findings of lung cancer associated with idiopathic pulmonary fibrosis. *J Comput Assist Tomogr* 2006;30(1):95–99.
54. Chung MJ, Goo JM, Im JG. Pulmonary tuberculosis in patients with idiopathic pulmonary fibrosis. *Eur J Radiol* 2004;52(2):175–179.
55. Bergin C, Castellino RA. Mediastinal lymph node enlargement on CT scans in patients with usual interstitial pneumonitis. *AJR Am J Roentgenol* 1990;154:251–254.
56. Niimi H, Kang EY, Kwong JS, et al. CT of chronic infiltrative lung disease: prevalence of mediastinal lymphadenopathy. *J Comput Assist Tomogr* 1996;20(2):305–308.
57. Souza CA, Muller NL, Lee KS, et al. Idiopathic interstitial pneumonias: prevalence of mediastinal lymph node enlargement in 206 patients. *AJR Am J Roentgenol* 2006;186(4):995–999.
58. Franquet T, Gimenez A, Alegret X, et al. Mediastinal lymphadenopathy in cryptogenic fibrosing alveolitis: the effect of steroid therapy on the prevalence of nodal enlargement. *Clin Radiol* 1998;53(6):435–438.
59. Flaherty KR, Mumford JA, Murray S, et al. Prognostic implications of physiologic and radiographic changes in idiopathic interstitial pneumonia. *Am J Respir Crit Care Med* 2003;168(5):543–548.
60. Terriff BA, Kwan SY, Chan-Yeung MM, et al. Fibrosing alveolitis: chest radiography and CT as predictors of clinical and functional impairment at follow-up in 26 patients. *Radiology* 1992;184:445–449.
61. Akira M, Sakatani M, Ueda E. Idiopathic pulmonary fibrosis: progression of honeycombing at thin-section CT. *Radiology* 1993;189:687–691.
62. Hartman TE, Primack SL, Kang EY, et al. Disease progression in usual interstitial pneumonia compared with desquamative interstitial pneumonia. Assessment with serial CT [see comments]. *Chest* 1996;110(2):378–382.
63. Martinez FJ, Safrin S, Weycker D, et al. The clinical course of patients with idiopathic pulmonary fibrosis. *Ann Intern Med* 2005;142(12, pt 1):963–967.
64. Kim DS, Park JH, Park BK, et al. Acute exacerbation of idiopathic pulmonary fibrosis: frequency and clinical features. *Eur Respir J* 2006;27(1):143–150.
65. Collard HR, Moore BB, Flaherty KR, et al. Acute exacerbations of idiopathic pulmonary fibrosis. *Am J Respir Crit Care Med* 2007;176(7):636–643.
66. Ghatol A, Ruhl AP, Danoff SK. Exacerbations in idiopathic pulmonary fibrosis triggered by pulmonary and nonpulmonary surgery: a case series and comprehensive review of the literature. *Lung* 2012;190(4):373–380.
67. Akira M, Hamada H, Sakatani M, et al. CT findings during phase of accelerated deterioration in patients with idiopathic pulmonary fibrosis. *AJR Am J Roentgenol* 1997;168(1):79–83.
68. Churg A, Muller NL, Silva CI, et al. Acute exacerbation (acute lung injury of unknown cause) in UIP and other forms of fibrotic interstitial pneumonias. *Am J Surg Pathol* 2007;31(2):277–284.
69. Silva CI, Muller NL, Fujimoto K, et al. Acute exacerbation of chronic interstitial pneumonia: high-resolution computed tomography and pathologic findings. *J Thorac Imaging* 2007;22(3):221–229.
70. Fujimoto K, Taniguchi H, Johkoh T, et al. Acute exacerbation of idiopathic pulmonary fibrosis: high-resolution CT scores predict mortality. *Eur Radiol* 2012;22(1):83–92.
71. Akira M, Kozuka T, Yamamoto S, et al. Computed tomography findings in acute exacerbation of idiopathic pulmonary fibrosis. *Am J Respir Crit Care Med* 2008;178(4):372–378.
72. Xaubet A, Agusti C, Luburich P, et al. Pulmonary function tests and CT scan in the management of idiopathic pulmonary fibrosis. *Am J Respir Crit Care Med* 1998;158(2):431–436.
73. Jeong YJ, Lee KS, Muller NL, et al. Usual interstitial pneumonia and non-specific interstitial pneumonia: serial thin-section CT findings correlated with pulmonary function. *Korean J Radiol* 2005;6(3):143–152.
74. Shin KM, Lee KS, Chung MP, et al. Prognostic determinants among clinical, thin-section CT, and histopathologic findings for fibrotic idiopathic interstitial pneumonias: tertiary hospital study. *Radiology* 2008;249(1):328–337.
75. Sumikawa H, Johkoh T, Colby TV, et al. Computed tomography findings in pathological usual interstitial pneumonia: relationship to survival. *Am J Respir Crit Care Med* 2008;177(4):433–439.
76. Flaherty KR, Thwaite EL, Kazerooni EA, et al. Radiological versus histological diagnosis in UIP and NSIP: survival implications. *Thorax* 2003;58(2):143–148.
77. Best AC, Meng J, Lynch AM, et al. Idiopathic pulmonary fibrosis: physiologic tests, quantitative CT indexes, and CT visual scores as predictors of mortality. *Radiology* 2008;246(3):935–940.
78. Best AC, Lynch AM, Bozic CM, et al. Quantitative CT indexes in idiopathic pulmonary fibrosis: relationship with physiologic impairment. *Radiology* 2003;228(2):407–414.
79. Flaherty KR, Travis WD, Colby TV, et al. Histopathologic variability in usual and nonspecific interstitial pneumonias. *Am J Respir Crit Care Med* 2001;164(9):1722–1727.
80. Monaghan H, Wells AU, Colby TV, et al. Prognostic implications of histologic patterns in multiple surgical lung biopsies from patients with idiopathic interstitial pneumonias. *Chest* 2004;125(2):522–526.

81. Miller RR, Nelems B, Müller NL, et al. Lingular and right middle lobe biopsy in the assessment of diffuse lung disease. *Ann Thorac Surg* 1987;44:269–273.
82. Tung KT, Wells AU, Rubens MB, et al. Accuracy of the typical computed tomographic appearances of fibrosing alveolitis. *Thorax* 1993;48:334–338.
83. Primack SL, Hartman TE, Hansell DM, et al. End-stage lung disease: CT findings in 61 patients. *Radiology* 1993;189:681–686.
84. Hunninghake GW, Zimmerman MB, Schwartz DA, et al. Utility of a lung biopsy for the diagnosis of idiopathic pulmonary fibrosis. *Am J Respir Crit Care Med* 2001;164(2):193–196.
85. Raghu G, Mageto YN, Lockhart D, et al. The accuracy of the clinical diagnosis of new-onset idiopathic pulmonary fibrosis and other interstitial lung disease: a prospective study. *Chest* 1999;116(5):1168–1174.
86. Aaløkken TM, Naalsund A, Mynarek G, et al. Diagnostic accuracy of computed tomography and histopathology in the diagnosis of usual interstitial pneumonia. *Acta Radiol* 2012;53(3):296–302.
87. Swensen SJ, Aughenbaugh GL, Myers JL. Diffuse lung disease: diagnostic accuracy of CT in patients undergoing surgical biopsy of the lung. *Radiology* 1997;205(1):229–234.
88. Nishimura K, Izumi T, Kitaichi M, et al. The diagnostic accuracy of high-resolution computed tomography in diffuse infiltrative lung diseases. *Chest* 1993;104:1149–1155.
89. Watadani T, Sakai F, Johkoh T, et al. Interobserver variability in the CT assessment of honeycombing in the lungs. *Radiology* 2013;266(3):936–944.
90. Flaherty KR, King TE Jr, Raghu G, et al. Idiopathic interstitial pneumonia: what is the effect of a multidisciplinary approach to diagnosis? *Am J Respir Crit Care Med* 2004;170(8):904–910.
91. Sverzellati N, Wells AU, Tomassetti S, et al. Biopsy-proved idiopathic pulmonary fibrosis: spectrum of nondiagnostic thin-section CT diagnoses. *Radiology* 2010;254(3):957–964.
92. Kinder BW. Nonspecific interstitial pneumonia. *Clin Chest Med* 2012;33(1):111–121.
93. Park JS, Lee KS, Kim JS, et al. Nonspecific interstitial pneumonia with fibrosis: radiographic and CT findings in seven patients. *Radiology* 1995;195(3):645–648.
94. Katzenstein AL, Myers JL. Idiopathic pulmonary fibrosis: clinical relevance of pathologic classification. *Am J Respir Crit Care Med* 1998;157(4, pt 1):1301–1315.
95. Johkoh T, Muller NL, Colby TV, et al. Nonspecific interstitial pneumonia: correlation between thin-section CT findings and pathologic subgroups in 55 patients. *Radiology* 2002;225(1):199–204.
96. Hartman TE, Swensen SJ, Hansell DM, et al. Nonspecific interstitial pneumonia: variable appearance at high-resolution chest CT. *Radiology* 2000;217(3):701–705.
97. Elliot TL, Lynch DA, Newell JD Jr, et al. High-resolution computed tomography features of nonspecific interstitial pneumonia and usual interstitial pneumonia. *J Comput Assist Tomogr* 2005;29(3):339–345.
98. Silva CI, Muller NL, Hansell DM, et al. Nonspecific interstitial pneumonia and idiopathic pulmonary fibrosis: changes in pattern and distribution of disease over time. *Radiology* 2008;247(1):251–259.
99. Kim TS, Lee KS, Chung MP, et al. Nonspecific interstitial pneumonia with fibrosis: high-resolution CT and pathologic findings. *AJR Am J Roentgenol* 1998;171(6):1645–1650.
100. Tsubamoto M, Muller NL, Johkoh T, et al. Pathologic subgroups of nonspecific interstitial pneumonia: differential diagnosis from other idiopathic interstitial pneumonias on high-resolution computed tomography. *J Comput Assist Tomogr* 2005;29(6):793–800.
101. Kim EY, Lee KS, Chung MP, et al. Nonspecific interstitial pneumonia with fibrosis: serial high-resolution CT findings with functional correlation. *AJR Am J Roentgenol* 1999;173(4):949–953.
102. Screaton NJ, Hiorns MP, Lee KS, et al. Serial high resolution CT in non-specific interstitial pneumonia: prognostic value of the initial pattern. *Clin Radiol* 2005;60(1):96–104.
103. Hozumi H, Nakamura Y, Johkoh T, et al. Nonspecific interstitial pneumonia: prognostic significance of high-resolution computed tomography in 59 patients. *J Comput Assist Tomogr* 2011;35(5):583–589.
104. Kim MY, Song JW, Do KH, et al. Idiopathic nonspecific interstitial pneumonia: changes in high-resolution computed tomography on long-term follow-up. *J Comput Assist Tomogr* 2012;36(2):170–174.
105. Schneider F, Hwang DM, Gibson K, et al. Nonspecific interstitial pneumonia: a study of 6 patients with progressive disease. *Am J Surg Pathol* 2012;36(1):89–93.
106. Park IN, Kim DS, Shim TS, et al. Acute exacerbation of interstitial pneumonia other than idiopathic pulmonary fibrosis. *Chest* 2007;132(1):214–220.
107. Churg A, Wright JL, Tazelaar HD. Acute exacerbations of fibrotic interstitial lung disease. *Histopathology* 2011;58(4):525–530.
108. Johkoh T, Müller NL, Cartier Y, et al. Idiopathic interstitial pneumonias: diagnostic accuracy of thin-section CT in 129 patients. *Radiology* 1999;211(2):555–560.
109. Akira M, Inoue Y, Kitaichi M, et al. Usual interstitial pneumonia and nonspecific interstitial pneumonia with and without concurrent emphysema: thin-section CT findings. *Radiology* 2009;251(1):271–279.
110. Nishiyama O, Kondoh Y, Taniguchi H, et al. Serial high resolution CT findings in nonspecific interstitial pneumonia/fibrosis. *J Comput Assist Tomogr* 2000;24(1):41–46.
111. King TE Jr. Clinical advances in the diagnosis and therapy of the interstitial lung diseases. *Am J Respir Crit Care Med* 2005;172(3):268–279.
112. The diagnosis, assessment and treatment of diffuse parenchymal lung disease in adults. Introduction. *Thorax* 1999;54(suppl 1):S1–S14.
113. Nicholson AG, Addis BJ, Bharucha H, et al. Inter-observer variation between pathologists in diffuse parenchymal lung disease. *Thorax* 2004;59(6):500–505.
114. Churg A, Müller NL. Cellular vs fibrosing interstitial pneumonias and prognosis: a practical classification of the idiopathic interstitial pneumonias and pathologically/radiologically similar conditions. *Chest* 2006;130(5):1566–1570.
115. Nicholson AG, Colby TV, du Bois RM, et al. The prognostic significance of the histologic pattern of interstitial pneumonia in patients presenting with the clinical entity of cryptogenic fibrosing alveolitis. *Am J Respir Crit Care Med* 2000;162(6):2213–2217.
116. Vourlekis JS, Schwarz MI, Cherniack RM, et al. The effect of pulmonary fibrosis on survival in patients with hypersensitivity pneumonitis. *Am J Med* 2004;116(10):662–668.
117. Remy-Jardin M, Remy J, Wallaert B, et al. Subacute and chronic bird breeder hypersensitivity pneumonitis: sequential evaluation with CT and correlation with lung function tests and bronchoalveolar lavage. *Radiology* 1993;198:111–118.

9 特発性間質性肺炎 パート2：特発性器質化肺炎，急性間質性肺炎，呼吸細気管支炎を伴う間質性肺疾患，剥離性間質性肺炎，リンパ球性間質性肺炎，胸膜実質性線維弾性症

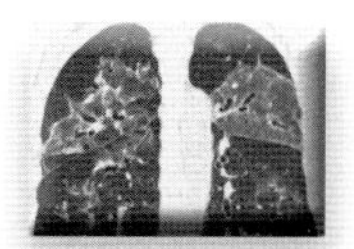

重要な項目

特発性器質化肺炎 237
急性間質性肺炎 243
呼吸細気管支炎と呼吸細気管支炎を伴う間質性肺疾患 246
剥離性間質性肺炎 249
リンパ球性間質性肺炎 252
胸膜実質性線維弾性症 256

本章で使われる略語

AIP (acute interstitial pneumonia) 急性間質性肺炎
ATS (American Thoracic Society) 米国胸部学会
BOOP (bronchiolitis obliterans organizing pneumonia) 閉塞性細気管支炎・器質化肺炎
CEP (chronic eosinophilic pneumonia) 慢性好酸球性肺炎
COP (cryptogenic organizing pneumonia) 特発性器質化肺炎
DAD (diffuse alveolar damage) びまん性肺胞傷害
DIP (desquamative interstitial pneumonia) 剥離性間質性肺炎
DL_{CO} (carbon monoxide diffusing capacity) (一酸化炭素)拡散能
ERS (European Respiratory Society) 欧州呼吸器学会
IIP (idiopathic interstitial pneumonia) 特発性間質性肺炎
LIP (lymphoid interstitial pneumonia) リンパ球性間質性肺炎
NSIP (nonspecific interstitial pneumonia) 非特異性間質性肺炎
OP (organizing pneumonia) 器質化肺炎
PFT (pulmonary function test) 肺機能検査
PPFE (pleuroparenchymal fibroelastosis) 胸膜実質性線維弾性症
RB (respiratory bronchiolitis) 呼吸細気管支炎
RB-ILD (respiratory bronchiolitis-interstitial lung disease) 呼吸細気管支炎を伴う間質性肺疾患
UIP (usual interstitial pneumonia) 通常型間質性肺炎

本章では，2013年に改訂された米国胸部学会/欧州呼吸器学会(ATS/ERS)による特発性間質性肺炎(IIPs)の分類(表8-1)[1]に従い，亜急性と急性のIIPs(特発性器質化肺炎(COP)と急性間質性肺炎(AIP))，喫煙関連のIIPs(呼吸細気管支炎を伴う間質性肺疾患(RB-ILD)と剥離性間質性肺炎(DIP))，およびまれなIIPs(特発性リンパ球性間質性肺炎(LIP)と特発性胸膜実質性線維弾性症(PPFE))について概説する．この最新の分類は，2002年のATS/ERSの合同声明によるIIPs分類[2]を補足したものである．主な変更点としては，(a) RB-ILDとDIPを喫煙関連のIIPsとして分類したこと，(b) 上葉優位に胸膜や肺実質の線維化，弾性線維の増殖が特徴的な特発性PPFEを新たなIIPsの1つに加えたこと，(c) 特発性LIPと特発性PPFEを含むまれなIIPsというカテゴリーを作成したこと，が挙げられる[1]．膠原病などの様々な疾病や，薬物への曝露で認める肺病変の組織像は，おのおののIIPsの組織像と同じことがあり，その事実を認識することが重要である．さらに，LIPは肺の非腫瘍性リンパ増殖性疾患の範疇に通常は分類される(11章参照)[3,4]．免疫疾患に合併することが多く，シェーグレン症候群が最も多い[1,5]．しかしながら，特発性のLIPも存在する．LIPの臨床像や画像所見はびまん性肺疾患の鑑別に含まれ，組織学的には間質性肺炎のパターンに入る[1,2]．そのため，LIPは2002年，2013年のIIPsコンセンサス分類に含まれており[1,2]，本章でも解説する．

特発性器質化肺炎

肺胞道やその周囲の肺胞腔内に肉芽組織が充満し，周囲の肺実質に慢性炎症を認めることが，器質化肺炎(OP)の特徴的な組織パターンである(図 9–1)[1,2]．ポリープ状の肉芽組織が，呼吸細気管支にも存在することがあるため，閉塞性細気管支炎・器質化肺炎(BOOP)という呼称でも知られているが[6,7]，この名称は使用されなくなってきている．器質化肺炎は，肺感染症，膠原病，炎症性腸疾患，吸入性肺傷害，過敏性肺炎，薬剤性肺傷害，悪性腫瘍，放射線治療，誤嚥などに伴って起きる肺の反応的な病態として，しばしば認められる[2,8,9]．器質化肺炎のほとんどが二次性なので，2013年のATS/ERS分類では，“器質化肺炎”という反応的病態に対する総称には，多発性筋炎に伴う器質化肺炎のごとく，適切な修飾語をつけることを推奨している[1]．しかし一部の患者では，基礎疾患が同定されず，特発性器質化肺炎(COP)[10] または特発性BOOP[6] と称される．器質化肺炎の臨床，機能，画像，および高分解能CT(HRCT)の所見は閉塞性細気管支炎でなく，ほとんど器質化肺炎によるものであるため，2002年，2013年のATS/ERS合同委員会では，BOOPでなくCOPとよぶことを推奨している[1,2]．

COPの患者は，典型的には2〜4ヵ月にわたる乾性咳嗽で受診し[2,8,11]，しばしば微熱，倦怠感および息切れを呈する[8,12]．肺機能検査(PFT)では，特徴的な拘束性パターンを示す[8,12]．平均罹患年齢は，約50〜60歳である[8,12]．臨床所見や肺機能が特発性肺線維症(IPF)と類似することがあるが，COPの患者では症状がより急性に出現して全身症状を伴うことが多く，ばち指は呈さない[2,11,12]．コルチコステロイドによる治療に通常よく反応するが，再発も多い[1,8,12]．

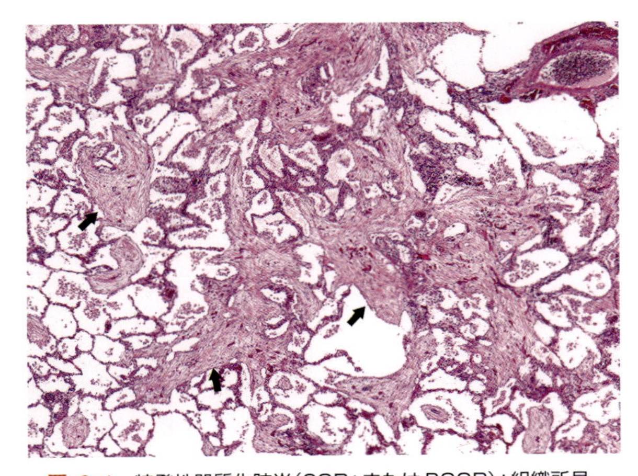

図 9–1 特発性器質化肺炎(COP；またはBOOP)：組織所見．弱拡大の顕微鏡写真では，肺胞道と隣接した気腔に特徴的なポリープ状肉芽組織(矢印)を認め，また軽度の間質性炎症も認められる．(Courtesy of Dr. John English, Department of pathology, Vancouver General Hospital, Vancouver, British Columbia, Canada.)

COPの放射線学的な特徴は，斑状で，非区域性の片側性あるいは両側性のコンソリデーションである[6,10,13,14]．多くの患者では，複数の限局したコンソリデーションが，数週間の単位で移動する[9]．コンソリデーションは肺の末梢に出現することがある[13,15]．不規則な網状影が存在する場合があるが，あまり主要な所見ではない．小結節影が唯一の所見であることもあるが，コンソリデーションに伴うことが多い．

COPの画像所見は非特異的であるが，コンソリデーションがあり，網状影がないか乏しければ，ほとんどの症例ではCOPと通常型間質性肺炎(UIP)の区別は容易である[13,14]．コンソリデーションが末梢に分布することは，慢性好酸球性肺炎(CEP)と似ている．COPでは，コンソリデーションが移動したり，自然軽快することがあり，二次性器質化肺炎，好酸球性肺炎，肺出血，肺血管炎との鑑別に役立つ[9]．

HRCT所見

COPの患者におけるCTとHRCTの所見は多くの研究者[16-20]によって報告され，それらの記述はきわめて類似している．この疾患の典型的なHRCT所見の特徴は以下の5つである．(a) 斑状のコンソリデーションが症例の80〜90%で認められ，その60〜80%は胸膜下または気管支周囲に分布している(図 9–2〜図 9–6)．(b) 小葉辺縁パターンが症例の60%でみられる(図 9–7)．(c) 症例の30〜50%で気管支周囲や細気管支周囲に小さな境界不明瞭な小結節を認める(図 9–8，図 9–9)．(d) 大きな結節，もしくは腫瘤を認める(図 9–10)．(e) 病変がある領域の気管支の壁肥厚または拡張を認める(図 9–5, 表 9–1)．小葉辺縁パターンとは，小葉間隔壁の肥厚よりも厚い不明瞭な線状影をさし，アーケード様あるいは多角形所見を呈するものである(図 9–7)[20]．約20%の患者で，器質化肺炎はすりガラス影を囲む三日月状もしくは環状の陰影を呈し，逆ハローサインまたはアトール(環礁)サイン[21] とよばれる(図 9–7，図 9–11)[22]．

約60%の患者で，コンソリデーションのそばにすりガラス影がみられる(図 9–4，図 9–7，図 9–11)[18]．

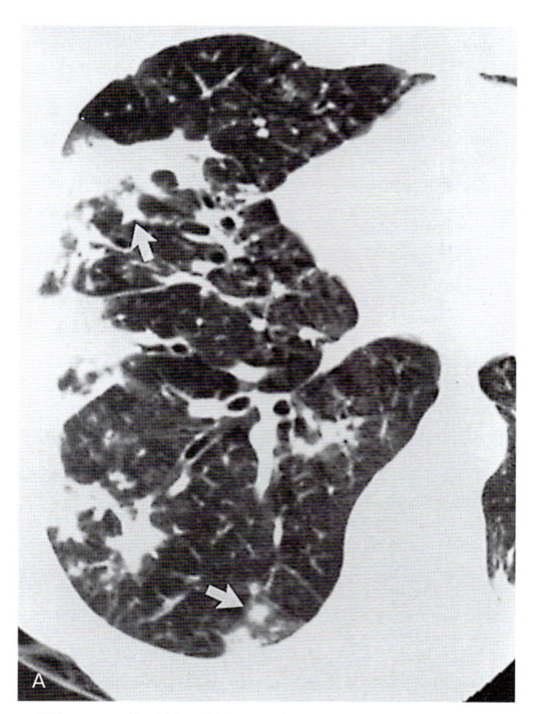

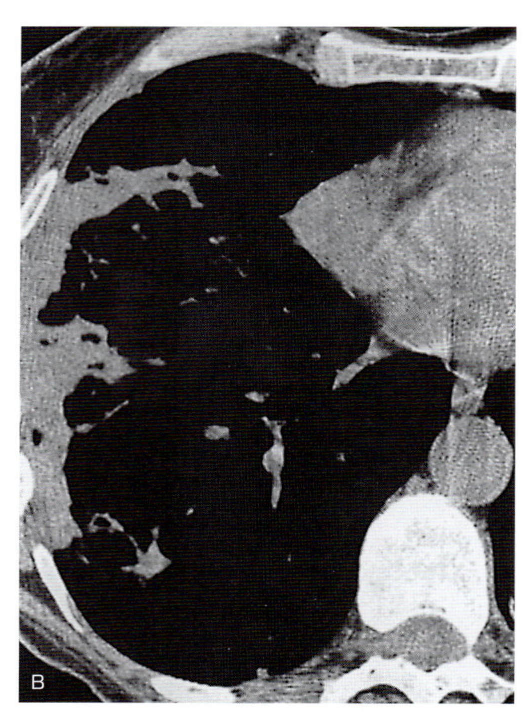

図 9–2 特発性器質化肺炎(COP；特発性BOOP)(64歳女性). A：右下肺野のHRCTでは，主に胸膜下にコンソリデーションを認める．小葉中心性の濃い小結節影も認める(矢印)．B：縦隔条件では，胸膜下に濃度の高いコンソリデーションがより明瞭にみえる．

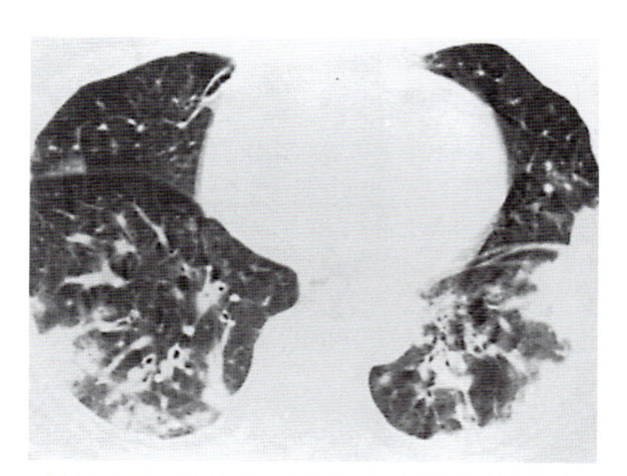

図 9–3 特発性器質化肺炎(COP；またはBOOP)(68歳女性). 下肺野のHRCTでは，胸膜下および気管支周囲にコンソリデーションが認められる．いくつかのコンソリデーションは，結節状である．

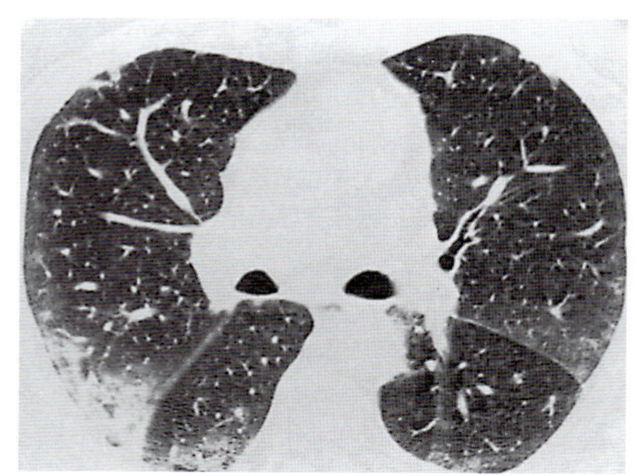

図 9–4 特発性器質化肺炎(COP；または特発性BOOP)(55歳男性). HRCTでは，主に胸膜下に斑状の両側性すりガラス影とコンソリデーションを認める．

時にCOPのHRCT所見として，すりガラス影が主であったり，すりガラス影のみであったりする(図9–12)．すりガラス影は，通常両側性でランダムな分布をとる．すりガラス影や小葉間隔壁肥厚と重なったクレイジー・ペイビングが認められることもある[23]．COPは，上肺よりも下肺に出やすい．

COP患者のコンソリデーションがある場所には，まさに器質化肺炎があり，末梢気道を分岐した肉芽組織が充満している[24]．胞隔炎があり，末梢気道に肉芽組織が乏しいとすりガラス影となることが示されている[24]．小葉辺縁パターンは，組織学的な小葉間隔壁肥厚の有無にかかわらず，小葉周囲の肺胞に器質化した滲出液が蓄積した結果生じる[25]．逆ハローサインでみられる中心部のすりガラス影は胞隔炎であり，三日月

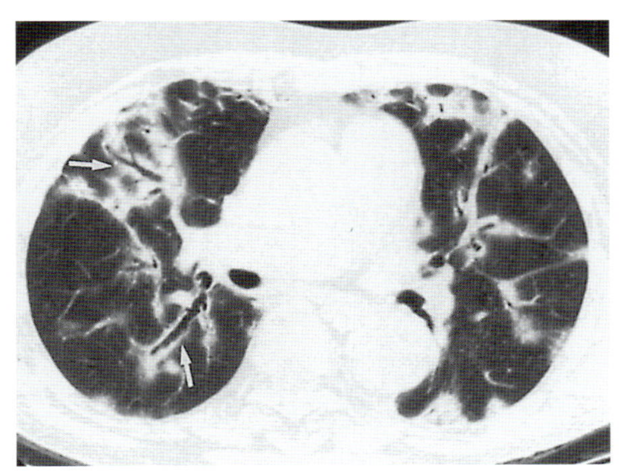

図 9-5　特発性器質化肺炎(COP；または BOOP)(81 歳女性)．HRCT にて，両側性の気管支周囲優位に分布するコンソリデーションを認める．コンソリデーション(矢印)内に気管支拡張がみられる．

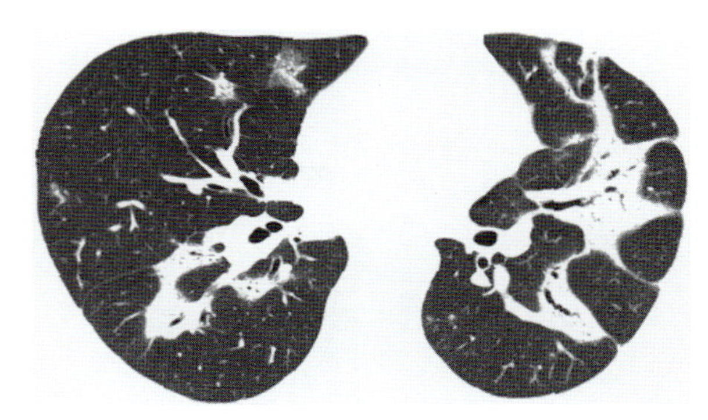

図 9-6　特発性器質化肺炎(COP；または BOOP)(31 歳男性)．HRCT にて，両側性の気管支周囲のコンソリデーション，すりガラス影，数個の小結節が認められる．

様もしくは環状の縁は主に肺胞道内の器質化肺炎に一致するとされている[22]．小結節は通常小葉中心にみられ，細気管支を中心とした限局した器質化肺炎によるものである(図 9-13)[16]．

Müller ら[16]は，生検で COP とされた患者 14 例の胸部 X 線写真および CT の特徴を概説した．14 例のうちの 10 例(71%)の患者では，片側性あるいは両側性の斑状なコンソリデーションを呈し，4 例で径 1～10 mm の結節を複数認めた．CT ではコンソリデーションのある 10 例のうち 6 例(60%)の患者で，コンソリデーションが胸膜下優位に分布することがあきらかだが(図 9-2～図 9-4)，この特徴は胸部 X 線写真だと，2 例(20%)でしか認めなかった．これらの患者の 3 例は，ほぼ胸膜下および気管支周囲にコンソリデーションが限られており，他の 2 例ではコンソリデーションは主に気管支周囲にあった(図 9-5，図 9-6)．すりガラス影も認められた(図 9-8，図 9-12)．その後の

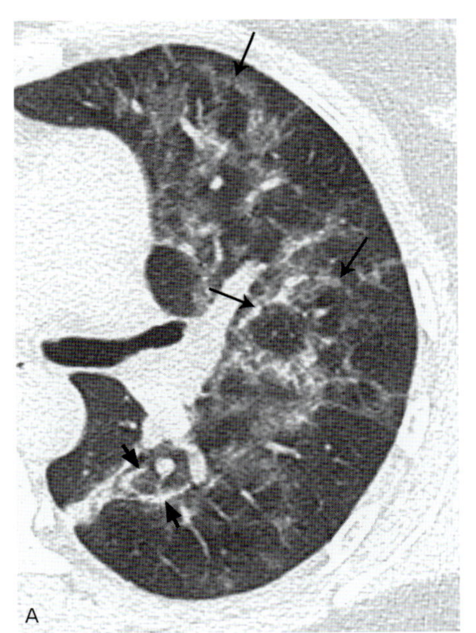

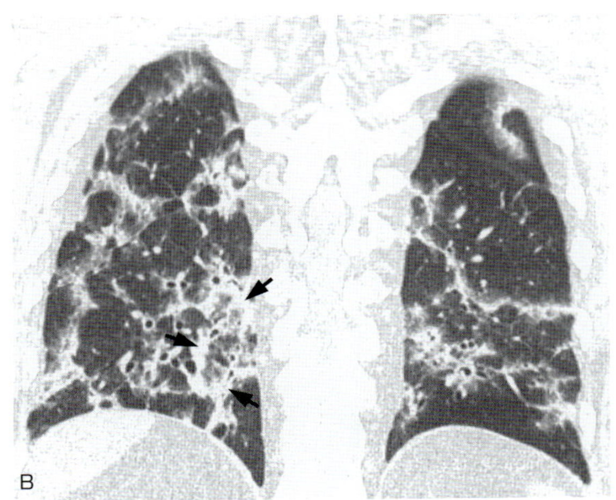

図 9-7　小葉辺縁パターンを伴う特発性器質化肺炎(COP；または BOOP)．A：左肺の HRCT では，肺小葉の辺縁に不明瞭な線状影(長い矢印)がみられる．これらの陰影は，小葉間隔壁肥厚に比べ，ずっと厚く，アーケード様または多角形にみえ，小葉辺縁パターンとよばれる．左下葉では，コンソリデーション(短い矢印)がすりガラス影を囲み末梢性の環をつくっている(逆ハローサイン)．B：別の患者における冠状断では，右下葉で両側性の小葉辺縁パターンと逆ハローサインがはっきりとみられる(短い矢印)．

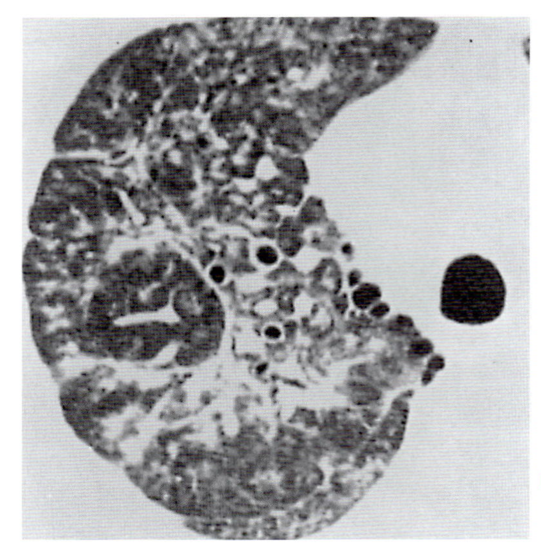

図 9-8　特発性器質化肺炎(COP；または BOOP). 右上葉の HRCT では, すりガラス影, 気管支壁肥厚と小結節がみられ, 結節の多くは小葉中心性である.

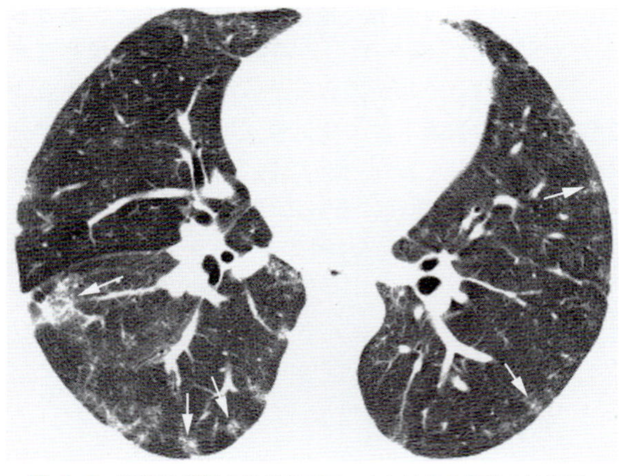

図 9-9　特発性器質化肺炎(COP；または BOOP)の結節影. すりガラス状の不明瞭な結節影や結節状のコンソリデーションは, 主に小葉中心にみられる.

表 9-1　特発性器質化肺炎(COP；または BOOP)の HRCT 所見

斑状の両側性コンソリデーション(80～90%)[a]
すりガラス影(60%)またはクレイジー・ペイビング[a]
胸膜下および / または気管支血管周囲の分布(60～80%)[b]
小葉辺縁性陰影(60%)[b]
上記４つの所見の組合せ[a,b]
気管支壁肥厚, 病変での気管支拡張[a]
小結節影(しばしば小葉中心性)
大結節
逆ハローサイン(20%)
部分的な軽度の不規則な線状影(10～30%)
胸水(10～30%)
縦隔リンパ節腫脹(20～40%)

[a] 最も頻度が高い所見.
[b] 鑑別診断で最も有効な所見.

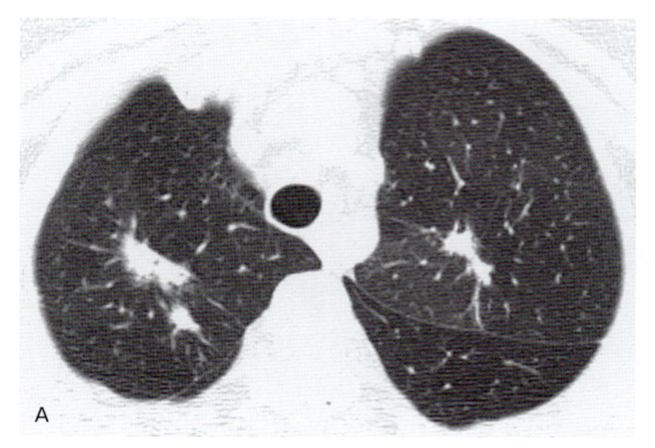

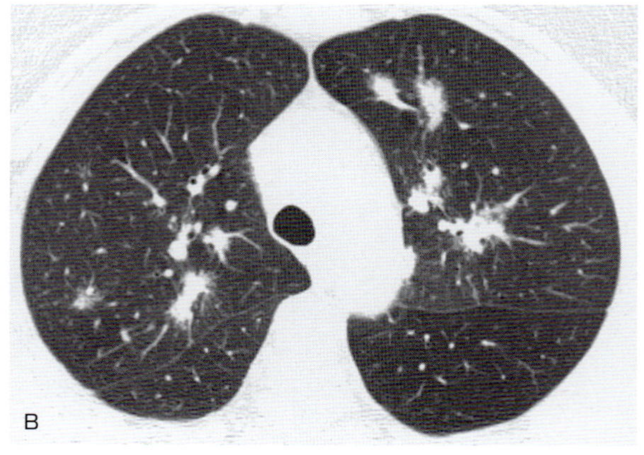

図 9-10　特発性器質化肺炎(COP；または BOOP)の結節影. A, B：結節性の不整なコンソリデーションは, 主に気管支周囲に位置している.

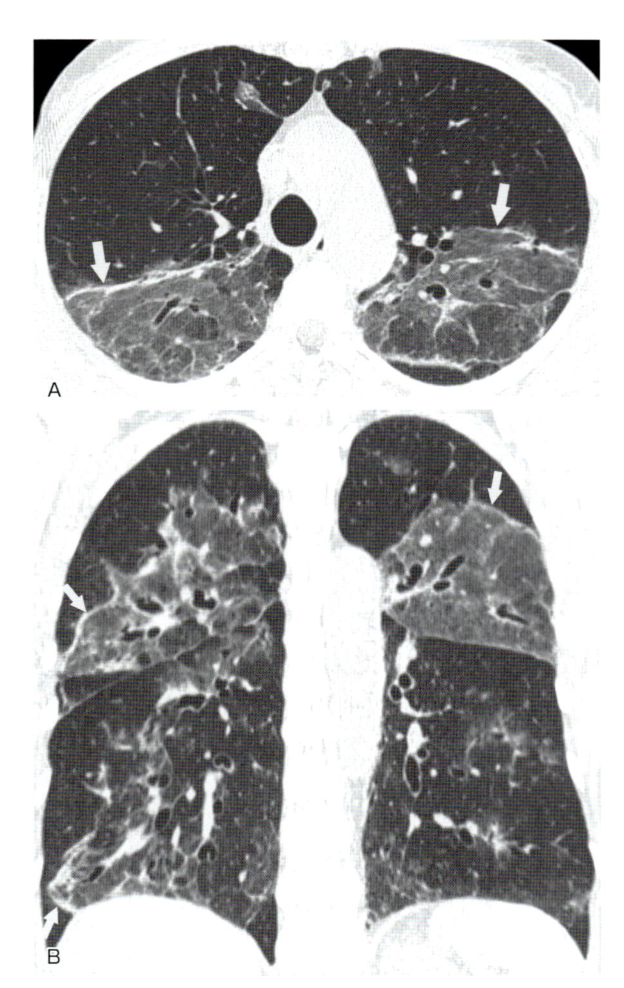

図 9–11　逆ハローサインを伴う特発性器質化肺炎（COP；または BOOP）． A：軸位断の HRCT 像では，両肺野に一部コンソリデーションの縁（矢印）に囲まれたすりガラス影があり，逆ハローサインを呈している．B：冠状断に再構成すると，すりガラス影の範囲とコンソリデーションの端（矢印）をよりよく示している．

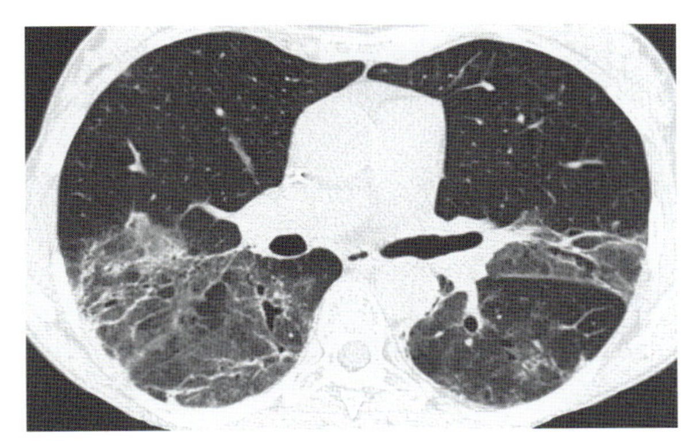

図 9–12　すりガラス影が優位な特発性器質化肺炎（COP；または BOOP）． 気管支中間幹のレベルの HRCT で，広範囲な両側性すりガラス影と気管支拡張を認める．

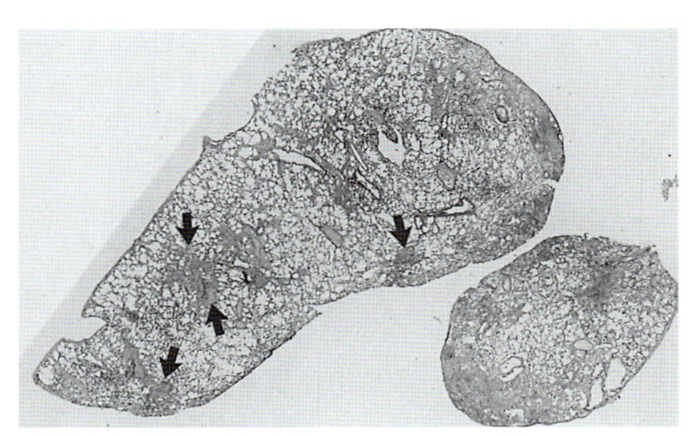

図 9–13　特発性器質化肺炎（COP；または BOOP）の開胸肺生検標本の低倍率像． この患者では，HRCT 上，境界不明瞭な結節影を認めた．病理標本では，HRCT で結節影としてみられた部位が，細気管支病変を囲む器質化肺炎（矢印）に起因することを示している．

より患者数の多い研究で，Lee ら[18]，Kim ら[22]，および Ujita ら[20]は，COP 患者の 80〜95％にコンソリデーションがみられ，その 60〜80％は主に胸膜下および気管支周囲に分布していると報告した．コンソリデーションは片側性のこともあるが，多くは両側性である．

Lee ら[18]は，COP の CT 所見の特徴が患者の免疫状態によって影響されることを示した．その研究は，32 例の免疫正常患者と 11 例の免疫不全患者を含んでおり，コンソリデーションは，免疫不全患者の 11 例中 5 例（45％）でみられたのに対して，免疫正常患者 32 例のうちの 29 例（91％）でみられた（$p<0.01$）．コンソリデーションが 7 症例で胸膜下優位に認められ，10 症例では気管支血管束周囲優位に分布し，7 症例では胸膜下と気管支血管束周囲の両方に認めた．このように，43 例中 27 例（63％）が主に胸膜下，もしくは気管支血管束周囲，もしくは双方にコンソリデーションを認めている．コンソリデーションは，上下あるいは前後での優位性はなかった．Lee ら[18]の研究では，43 例のうち 26 例（60％）ですりガラス影を認めた．2 例を除いたすべてにおいて，すりガラス影は，混合パターンの一部としてみられ，両側性でランダムに分布していた．また，すりガラス影は，免疫正常患者では 32 例のうち 18 例（56％）でみられたのに対し，免疫不全患者では 11 例のうち 8 例（73％）でみられた（$p<0.25$）．

Müller らの研究[16]では，直径 1〜10 mm の結節影は 50％の患者でみられ，境界が不明瞭なものが典型的で（図 9–8，図 9–9），2 例の患者で，気管支血管束に沿ってより多く認めた．病理検査では肺実質の結節は，細気管支周囲を中心とした，あるいは細気管支内の限局性の器質化肺炎を示すことがわかった（図 9–

13)[16]．個々の病変は，比較的正常な実質により他の病変と隔てられていた．Lee ら[18]の報告では，結節は 43 例中 13 例（30％）に存在しており，4 例では，結節が唯一の所見であり，9 例では混合パターンの一部をなしていた．10 例は両側性であり，3 例は片側性であった．結節は直径 5 mm 未満が 5 例，直径 5 mm より大きいものが 8 例であり，大部分は，境界が明瞭で，滑らかであった．結節は，免疫正常患者の 32 例中 7 例（22％）に比較して，免疫不全患者では 11 例中 6 例（55％）とより多く認められた（$p<0.025$）．COP の結節は，時に小葉中心で優位に認められ[26]，大きいこともあった．

大きな結節や腫瘤が HRCT での主な所見であることがある[27]．Akira ら[27]は，組織学的に COP と診断された 59 例の患者の HRCT とカルテを検討したところ，12 例の患者で，直径 8 mm～5 cm の多発する結節や腫瘤が最大の特徴であった（図 9–10）．大きな結節の数は，一患者あたり 2～8 個であった．12 例の患者の 60 病変のうち，53 病変（88％）は辺縁が不整で，27 病変（45％）はエアブロンコグラムを認め，23 病変（38％）は胸膜のひきこみを伴っていた．そして，21 病変（35％）は縁に刺状突起を認めた．補助的所見として，12 例のうち 5 例（42％）は部分的な肺小葉間隔壁の肥厚があり，4 例（33％）は胸膜肥厚，3 例（25％）は肺実質索状影を認めた．Kim らは，COP を有する 31 例の患者のうち，13 例（42％）に直径 3 cm の結節または腫瘤を認めた[22]．結節は全患者で両側性であり，冠状断で上下に偏りを示さず，軸位断ではランダムな分布を示していた．

広範囲なコンソリデーションを呈する患者では，通常 HRCT でこれらの領域に気管支の壁肥厚や拡張がみられる（図 9–5）[16]．COP 患者 43 例の研究において，気管支拡張は，24 例でコンソリデーションを伴う領域に認め，またすりガラス影や結節を伴う領域でそれぞれ 2 例に認めた[18]．COP を有する患者の追跡調査では，気管支拡張が通常可逆性であり，コルチコステロイドが奏功した患者では，治療後肺実質の異常とともに気管支拡張が完全に消失していた．

不規則な線状影は，Müllerら[16]によると 14 例のうち 2 例（14％）に，Leeら[18]によると 43 例のうちの 3 例（7％）に，Kimら[22]では 31 例のうち 9 例（29％）の患者でみられた．それらは通常コンソリデーションに伴い，胸膜下あるいは肺下部の気管支周囲にあった．時に，網状影が HRCT での主要所見である[19]．Lee らの報告によると，肺下部の胸膜下の軽度な蜂巣肺（蜂窩肺）は 43 例のうちの 2 例で存在した[18]．ある研究では，CT で不整な線状影，網状影を認めると，予後は不良であった．Lee らは，治療後中央値 44 週間にわたって放射線画像で経過を追跡できた，COP 26 例の患者の HRCT 所見をまとめた[19]．26 例の患者のうち，17 例は異常所見が一部あるいは完全に消失していたが，9 例では改善がないか増悪していた．追跡調査で改善を認めた 17 例の患者のうち 14 例（82％）は，最初の CT でコンソリデーションを認めたが，改善がないか増悪した 9 例の患者では，わずか 2 例でしかコンソリデーションを認めなかった（$p=0.009$）．最初の HRCT で不規則な線状影が主要所見であった患者 6 例では，画像の再検査で異常所見が完全に消失した例はなかった（$p=0.02$）．より最近の研究では，初期評価の HRCT で網状影を有する 4 例の患者は，再検の HRCT でも全員の陰影が残存した．3 例は異常陰影の改善を認めたが，1 例は不変であった[28]．観察期間の平均値は 15 ヵ月で，5～55 ヵ月にわたっていた．しかしながら，ほとんどの患者では初期評価の CT 所見にかかわらず，再検の CT で異常陰影が残る．Lee ら[28]は 22 例の COP 患者で，CT 画像の経過を振り返った．観察期間の中央値は 8 ヵ月で，5～135 ヵ月にわたっていた．すりガラス影（86％）とコンソリデーション（77％）が，HRCT による初期評価で肺野異常陰影としてよく認めるものであり，59％の患者では気管支血管束に沿うか胸膜下に分布していた．CT で経過観察をすると，6 例（27％）の患者では異常陰影は完全に消失し，15 例（68％）ではある程度陰影は改善し，1 例（5％）ではまったく変化を認めなかった．陰影が残っている 16 例の患者のうち，10 例（63％）では線維化性非特異性間質性肺炎 fibrotic NSIP を想起させる陰影を CT で認めた．初期の CT 所見を単変量解析，多変量解析したが，予後にかかわる所見はなかった[28]．この検討では，生検で COP と診断された当初の 32 例の患者のうち，10 例は経過観察の CT を行っていないため，22 例しか解析していない．解析していない 10 例には異常陰影が消失しているかもしれず，そのことが大きなバイアスをもたらしているかもしれないと，著者らは指摘している[28]．

COP の他の所見としては，胸水，右傍気管や気管分岐下リンパ節の軽度腫大などがあり，それぞれ 10～30％[16,18,22]，および 20～40％の患者で認められた[22,29]．胸水は少量で，片側性のことも両側性のこともあった[18]．

HRCT の有用性

COP の CT および胸部 X 線所見は，非特異的で，種々の感染症や悪性新生物疾患でみられる可能性がある[30]．しかしながら通常，COP は HRCT で他の慢性の間質性肺疾患や肺実質の肺疾患と容易に区別できる．Johkoh ら[31] は，24 例の COP を含む様々な IIPs 129 例の患者における HRCT 所見を概説した．HRCT 上での異常パターンと分布において，2 人の異なる読影者間で，平均して COP 24 例の 79%，UIP 35 例の 71%，DIP 23 例の 63%，AIP 20 例の 65%，NSIP 27 例の 9%で最初から正確な診断を下した[31]．

COP の胸膜下優位の分布は，慢性好酸球性肺炎(CEP)と類似している．Arakawa ら[32] は，COP を有する 38 例の患者と CEP を有する 43 例の患者の HRCT 所見を比較した．コンソリデーションは COP (87%)，CEP(74%)で最もよく認められる HRCT の所見であり，COP では 66%，CEP では 56%で肺の末梢を主に分布していた．コンソリデーションの気管支周囲への分布は，CEP より COP で高頻度に認められた(29% *vs.* 9%)．COP と CEP でのコンソリデーションの上下分布にこれといった差はなかった．CT 上最も役立つ特徴は結節の存在であり，COP を有する患者の 32%に認め，CEP 患者ではわずか 5%で認められた．2 人の胸部放射線科医が HRCT 所見に基づいて最初に COP と CEP と診断した症例は，それぞれ 67%と 72%の症例で正確であった[32]．臨床診療において，鑑別診断は病歴と臨床検査に基づいて行われる．CEP 患者の約 50%は喘息を有し，大多数は末梢血の好酸球増加がある[33]．

CT は胸部 X 線に比べ疾患パターンと分布の評価でより良好な情報を提供し，最適な生検部位を決定する際に優れている．HRCT は，外科的肺生検を受ける全患者において生検の最適部位を検討するために推奨される．

急性間質性肺炎

急性間質性肺炎(AIP)は，原因不明の激烈な疾患であり，通常は健常な人に発症し，組織像ではびまん性肺胞傷害(DAD)を呈する[1,2,34]．呼吸器症状が急性に発症し，(a) 重篤な低酸素血症に至り，(b) 胸部 X 線画像では両側に肺陰影が出現し，(c) 組織像では DAD を認め，(d) 原因や誘因が特定できないといったことが，診断に欠かせない要素である[2,34,35]．発症年齢は，平均 50〜60 歳(7〜83 歳)で[2,36]，性別に優位差はなく，喫煙との関連はない．しばしばウイルス性上気道感染に似た前駆症状がある．臨床症状は，乾性咳嗽と急速に進行する重篤な呼吸困難からなる．大多数の患者は症状出現から診断まで 1 週間かからず，通常人工呼吸器を必要とするような呼吸不全を呈する[36,37]．予後不良であり，多くの研究では死亡率を 50〜100%と報告している[35]．組織所見は，肺傷害が起きてから生検までの時間や，肺傷害の程度や局在によって，DAD や様々に変化する[2,34,38]．急性期の滲出期には，浮腫，硝子膜と急性の間質の炎症を示す．亜急性期，増殖期もしくは器質化期では，線維芽細胞の増殖が顕著となり，間質だけでなく気腔にも認める．典型的には肺傷害から 2 週以上経った慢性期の線維化期には，コラーゲン沈着を伴い進行性に線維化が進む．急性発症で，組織学的特徴が ARDS のそれと同様であるため，AIP は特発性 ARDS ともよばれていた[38]．

画像的な所見は DAD と同じであり，両側肺野にコンソリデーションとエアブロンコグラムを認める[39,40]．コンソリデーションは，上肺野あるいは下肺野優位にかかわらず，最初はしばしば斑状であるが，急速に融合し広まる傾向がある[39,40]．肺気量は，通常減少する．

HRCT 所見

AIP の初期の HRCT 所見は，主に斑状あるいは広汎性の両側性すりガラス影とコンソリデーションからなる(図 9-14，図 9-15，表 9-2)[30,39,41]．肺小葉に限局した病変にならず，しばしば地図状にみえることがある(図 9-16)[30,42]．平滑な隔壁肥厚と小葉内線状影が，すりガラス影の上にしばしば重なってみられ，いわゆるクレイジー・ペイビング・パターンを呈する(図 9-16)[43]．コンソリデーションは散在したり広範に融合したりするが，主に肺の重力荷部に認める．時に末梢性優位である場合も(図 9-15)，中心性である場合もある(図 9-17)．

Primack ら[39] の報告では，HRCT のすりガラス影が全 9 例で両側性に左右対称に広がっていた(図 9-16)．すりガラス影は，7 例(78%)の患者で全肺領域に同程度に広がり，残りの 2 例では上肺野優位であった．6 例(67%)の患者では，すりガラス影が限局した正常組織を除いて斑状に分布して地図状の外観を呈し，3 例

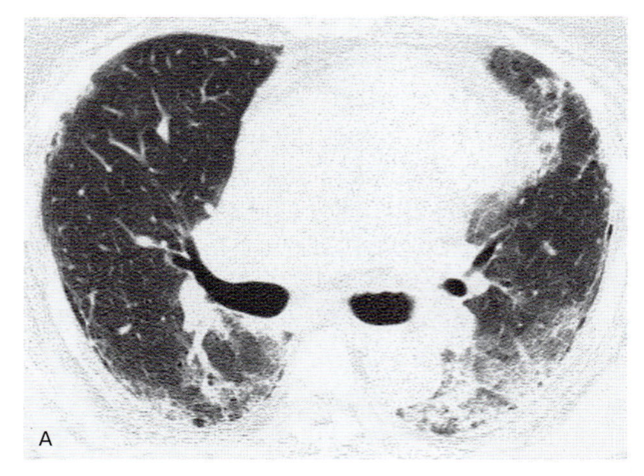

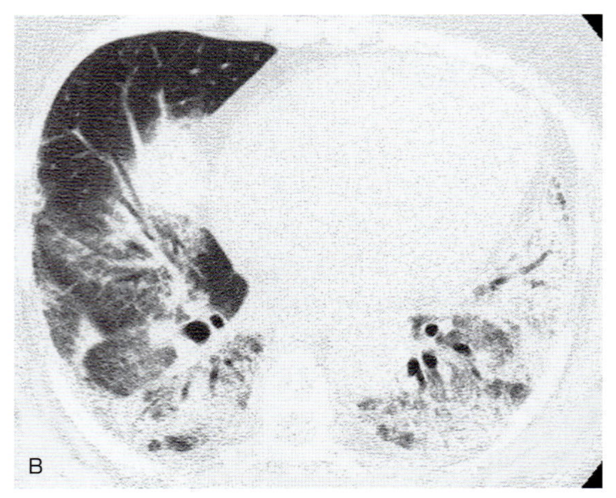

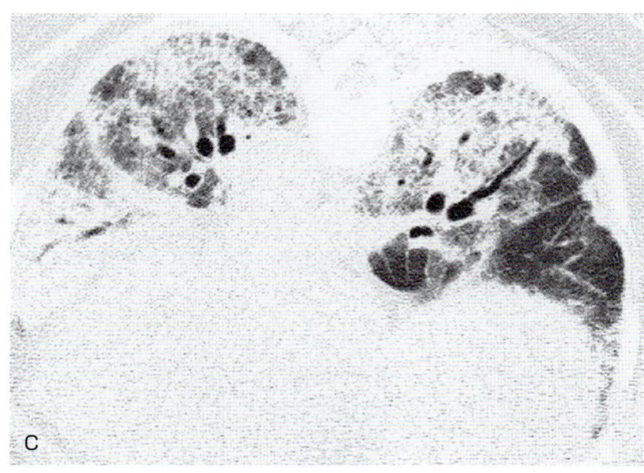

図 9-14　後に死亡した急性間質性肺炎（AIP）（70 歳女性）．A-C： HRCT 所見は肺底部の胸膜下に優位な斑状のコンソリデーションとすりガラス影を認めるが，非特異的である．

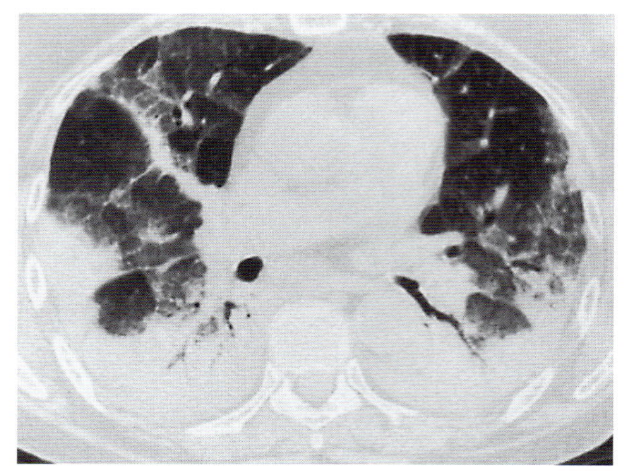

図 9-15　急性間質性肺炎（AIP）（83 歳女性）． 中間幹のレベルのHRCTでは，下葉を含む広範囲な両側性コンソリデーションを認める．腹側にすりガラス影が斑状に認められる．

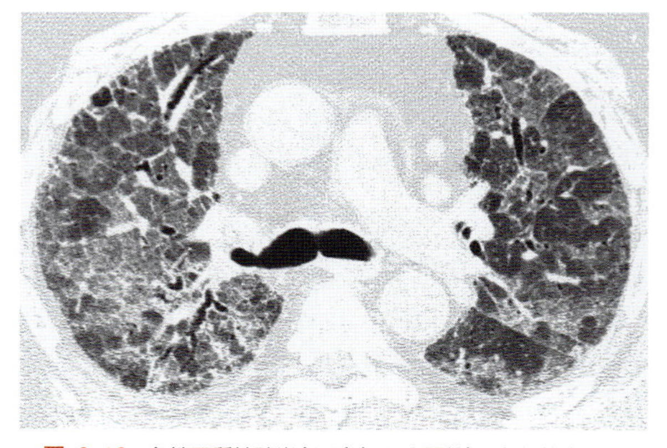

図 9-16　急性間質性肺炎（AIP）（80 歳男性）． 主気管支のレベルの HRCT では，両側性すりガラス影を認める．二次小葉をいくつか残す形で，地図状に分布している．小葉間隔壁の肥厚や小葉内線状影が主に右肺にみられ，クレイジー・ペイビング・パターンを呈している．

の患者はびまん性病変を呈した．症例のいずれにおいても，すりガラス影が肺の中心あるいは胸膜下に偏ることはなかった．両側肺野のコンソリデーションは，HRCT 上で 9 例中 6 例に認められた（図 9-14，図 9-15，図 9-17）[39]．2 例はびまん性に分布，1 例は上肺野優位に分布していた．胸膜下に主にコンソリデーションが分布していたのは 2 例で，残りの 4 例はランダムに分布していた．

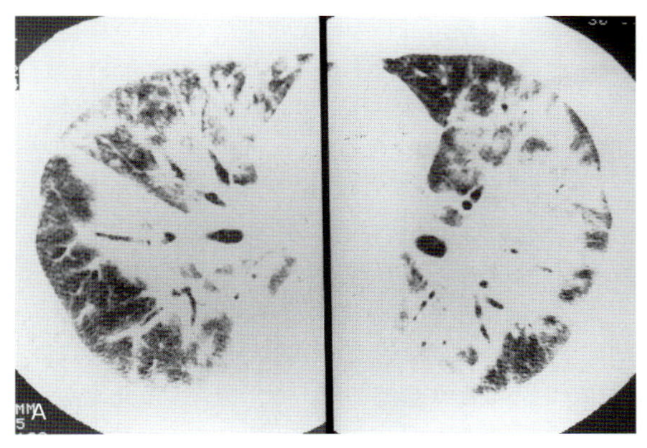

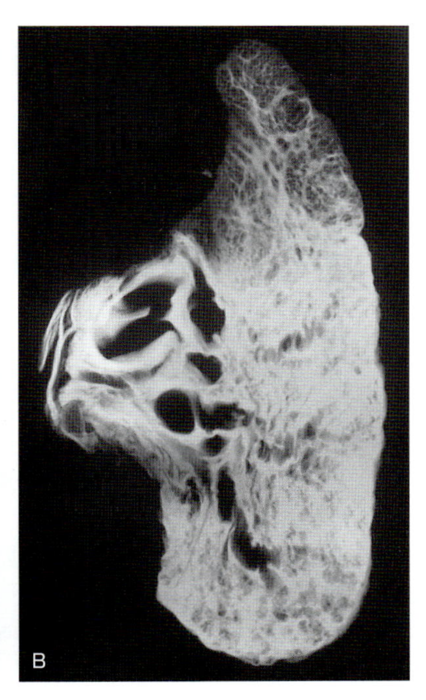

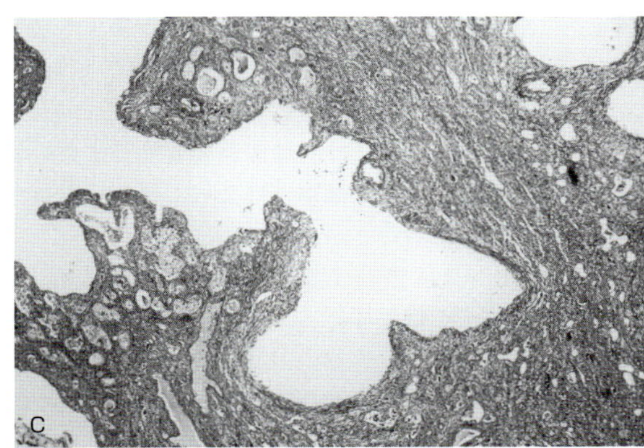

図 9-17　急性間質性肺炎(AIP)(47歳男性). A：HRCTでは，気管支血管束周囲にコンソリデーションが分布している．B：死後の膨張させた肺組織の固定標本の低電圧X線写真で，広範囲なコンソリデーションがみられる．C：組織標本は，拡張した肺胞道とそれに沿った硝子膜，著明な間質の線維化(EVG 染色，25倍)を示す．(From Akira M. computed tomography and pathologic findings in fulminant forms of idiopathic interstitial pneumonia. *J Thorac Imaging* 1999;14:76-84, with permission.)

疾患が進展し線維化が進むにつれ，構造改変と牽引性気管支拡張がみられることがある．Akira ら[41]の研究によると，これらの所見は，症状発現から7日以上経ってCTでのみ認められた．Primack ら(図 9-18)[39]の報告では，胸膜下の蜂巣肺は，HRCT上9例の患者のうちの3例でみられ，その領域は肺実質の10%未満であった．

また9例の患者のうちの8例は，3ヵ月以内に死亡した[39]．生存した患者は，最初のHRCTから2ヵ月後のHRCTで，軽度に末梢性の網状影のみが残存していた．この症例で経過観察のCTと同じ時期に行った外科生検では，非活動性の線維化を認めた．

Johkoh ら[43]は，AIPを呈した36例の患者でHRCT所見を概説した．主要な異常所見は全患者で認められた広範囲なすりガラス影と，33例(92%)の患者で認められたコンソリデーションであった(表 9-2)．他のよくある所見として，構造改変，牽引性気管支拡張，気管支血管束の肥厚と小葉間隔壁の肥厚がみられた．

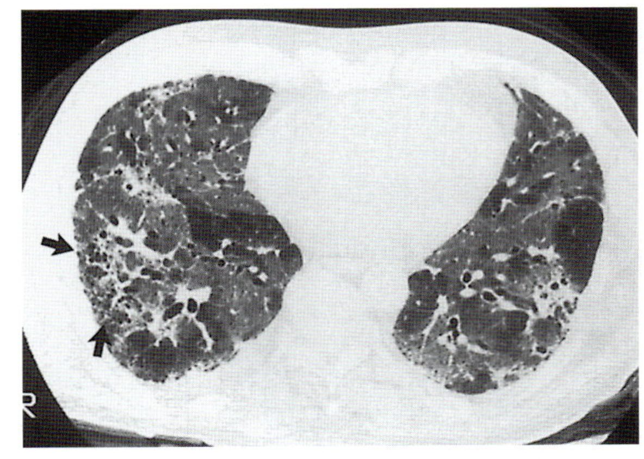

図 9-18　急性間質性肺炎(AIP)(74歳男性). 肺底部のHRCTでは，広範囲に両側性すりガラス影を認める．また，主に右下葉(矢印)の胸膜下に網状パターンと微細蜂巣肺がみられる．

病変の広がりは，13例(36%)の患者で主に下肺に，5例(14%)の患者で主に上肺で認められ，残りの患者は

表 9-2 急性間質性肺炎(AIP)の HRCT 所見

広範囲な両側性すりガラス影[a]
コンソリデーション[a]
構造改変[a]
上記3つの所見の組合せ[a]
主に肺底部に優位なコンソリデーション

[a] 最も頻度が高い所見.

全肺に等しく分布していた. 9例(25%)の患者では荷重部を主体に分布し, 3例(8%)の患者では末梢性に分布した[43].

Ichikado ら[42]は, AIP を呈した14例の患者で, HRCT 所見と肺病理所見を比較した. 牽引性気管支拡張のないすりガラス影やコンソリデーションは, AIP の滲出期あるいは増殖期初期にみられ, 牽引性気管支拡張は, AIP の増殖期および線維化期後期にみられた[42]. AIP 患者の少数でみられる蜂巣肺は, 間質の強い線維化と末梢気道の再構築に相関している[39, 42].

HRCT 所見は, 治療に対する反応の可能性を予測するのに有効となり得る. Ichikado ら[44]は, AIP の生存者10例と非生存者21例の HRCT 所見を比較した. 牽引性の細気管支拡張や気管支拡張を伴わないすりガラス影やコンソリデーションは, 死亡者よりも生存者で広く認められ, 逆に死亡者では牽引性の細気管支拡張か気管支拡張を伴うすりガラス影かコンソリデーションがより多く認められた.

AIP と ARDS の HRCT 所見は DAD を反映するため, 両者は重なる部分があるが, Tomiyama ら[45]は AIP で対称的な下葉の病変や蜂巣肺の頻度が高いことを示した(26% *vs.* 8%).

呼吸細気管支炎と呼吸細気管支炎を伴う間質性肺疾患

喫煙者の細気管支炎として知られる呼吸細気管支炎(RB)は, 紙巻きタバコ喫煙者でよくみられる組織所見である[46–48]. RB には, 通常特異的な症状はないが[47, 49], 喫煙者の少数は, 間質性肺疾患と似た症状や臨床所見を呈し, 呼吸細気管支炎を伴う間質性肺疾患(RB–ILD)とよばれる[2, 50, 51].

呼吸細気管支とその隣接する肺胞道や肺胞が, 多数のマクロファージで充満していることが RB の組織学的特徴である(図 9–19)[48, 51, 52]. これらのマクロファージは, PAS 染色陽性の茶色の色素を含む. 色素は, タバコ煙に独特の粒子状物質であり, 細胞質のファゴリソソームに含まれる. 症状を有する RB–ILD 患者では, 無症状の RB–ILD 患者と比べて, 細気管支周囲や肺胞壁の炎症がより目立つ傾向がある[50]. しかしながら, 組織像のみでは RB と RB–ILD の区別は十分できない[47]. RB–ILD は, 外科生検で RB 像があるほかに, 肺の症状, 肺機能の異常, 画像的な所見など, 臨床, 画像, 病理をあわせて総合的に診断される[47]. RB–ILD は細気管支を中心とし, 肺実質には斑状に分布することが典型的であり, 隣接する小葉が正常であったり進行した病変であったりするため, びまん性の分布をとる DIP とははっきりと異なる. しかしながら, 1つの標本においても多くの個所で RB, RB–ILD, および DIP の所見が, 重複していることがよくある. RB–ILD と DIP は喫煙関連間質性肺疾患の範疇であるため, その区別は場合によって難しいだけでなく, 恣意的であることがある[47, 53].

RB–ILD を有する患者は, 典型的には30〜40歳代と若く, 慢性咳嗽や, しばしば1〜2年で進行する息切れがある. 患者の大多数は, 診断時も喫煙を継続しており, 平均喫煙指数30箱/日・年以上の喫煙歴をもつ[2, 51]. 時に RB–ILD は, 元喫煙者や間接喫煙者, またはフューム曝露により発症することがある[54, 55]. 肺機能検査では, 軽度か中等度のガス交換能低下, つまり拡散能(DL_{CO})の低下を示すことが多い. 広範な病変を認める患者では, RB–ILD と小葉中心性肺気腫の

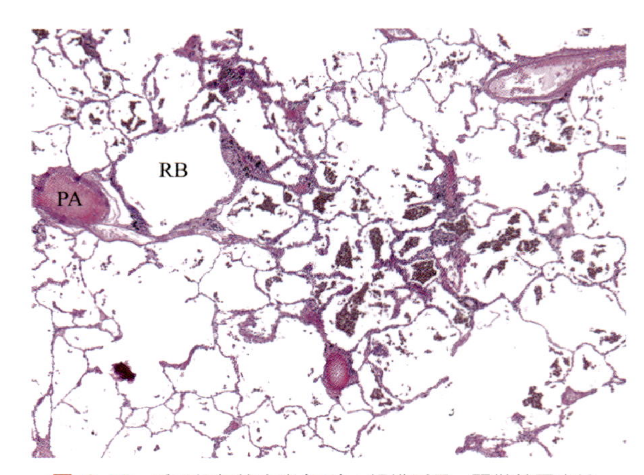

図 9–19 呼吸細気管支炎(RB):組織所見. 顕微鏡写真は, 呼吸細気管支(RB)と随伴する肺動脈(PA)に隣接して肺胞腔内に色素貪食マクロファージが認められる. これらの細胞が細気管支周囲に分布し, 気腔を部分的に充満するため, RB 患者の多くに不明瞭な小葉中心性のすりガラス影がみられる. 多くの患者において, 所見はあまりに軽度で, CT ではみられない. (Courtesy of Dr. John English, Department of Pathology, Vancouver General Hospital, Vancouver, British Columbia, Canada.)

両方を反映して，閉塞性と拘束性障害をきたす可能性がある[2]．

胸部X線写真では正常であったり，気道の壁肥厚，びまん性すりガラス影，または，びまん性や下肺野優位の境界不明瞭な網状結節影を認めることがある[50,56,57]．RB-ILDの予後は良好で，ほとんどの患者は改善するか，安定している[57,58]．2010年以前の報告では，RB-ILDとして経過観察された78例の患者のうち，同疾患に関連して死亡したのは1例のみである[59,60]．禁煙をすれば，通常症状や肺機能検査は改善し，HRCT上のすりガラス影や小葉中心性結節は減少する[61]が，喫煙を続ける患者でも臨床的に改善する可能性はある．症状が持続する患者では経口コルチコステロイドによる治療で，改善が得られるかもしれないが，組織学的変化は完全には正常化しないことがある[54]．

呼吸細気管支炎：HRCT所見

大多数のRB患者は，組織学的異常はあまりに軽度なため，HRCTでは検出されない[49,62,63]．検出されるときは，境界不明瞭な小葉中心性結節と多くの局所的なすりガラス影がHRCTで認められる[62-64]．これらの所見はびまん性のこともあるが，上肺優位であることが多い[62,63]．Remy-Jardinら[62]は，孤立結節影のために切除された肺組織でRBを認めた重度喫煙者(平均喫煙指数41箱/日・年の喫煙指数を有する)39例のHRCT所見を概説した．11例(28%)にすりガラス影を認め，4例(10%)で境界不明瞭な小葉中心性結節を認めた[62]．組織所見と比較すると，すりガラス影は，肺胞内マクロファージ，炎症や線維化による肺胞壁の肥厚，もしくは器質化した胞隔炎に起因していることがわかった[62]．

Heynemanらの報告では[63]，16例のRB患者で主にみられた異常は，小葉中心性結節12例(75%)とすりガラス影が6例(38%)であった(図9-20)．結節は通常境界が不明瞭で，直径が3～5 mmであった．結節は全肺野にびまん性にあることもあれば，上肺野や中肺野に優位に，もしくは限局して分布していることもあった．すりガラス影は，通常全肺野に斑状に分布していた．小葉中心性肺気腫は，RB患者のうちHRCTにて9例(56%)でみられた[63]．

呼吸細気管支炎を伴う間質性肺疾患：HRCT所見

RB-ILD患者のすべてに，HRCTで異常を認めるわけではない．最も頻度の高いHRCT所見は，(a) 小葉中心性結節，(b) すりガラス影，(c) 気管支壁の肥厚である(図9-21，図9-22，表9-3)[56,63,65]．小葉中心性結節とすりガラス影は，びまん性であったり，上葉や下葉優位であることがある．喫煙による上葉の肺気腫はよく認めるが，通常は軽度である．少数の患者は，線維化による網状影を有する[56,63,65]．RB-ILDにおける線維化は，軽度で，主に下肺野にある(図9-23)．

Holtら[65]は，5例のRB-ILD患者におけるHRCT

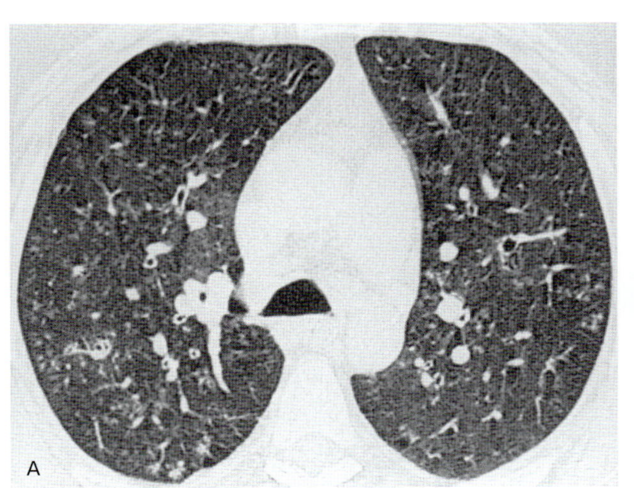

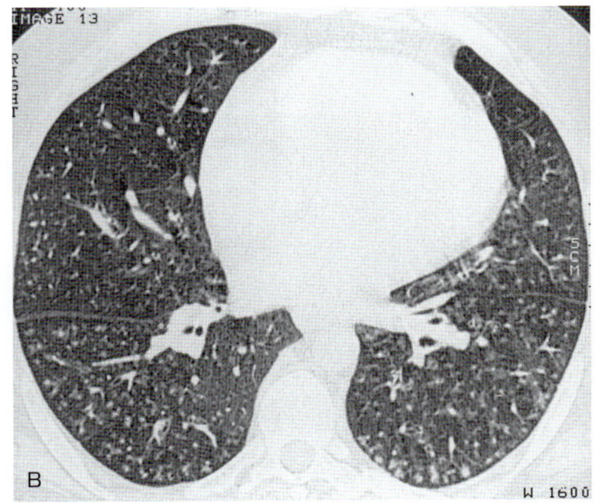

図 9-20 呼吸細気管支炎(RB)．A：大動脈弓のレベルのHRCTでは，斑状の両側性すりガラス影がみられる．また，数個の小葉中心性結節と気管支壁の肥厚もみられる．B：下肺静脈のレベルのHRCTでは小葉中心性結節と分岐状線状影がみられ，tree-in-budもみられる．(Courtesy of Dr. Martine Remy-Jardin, Hopital Calmette, Universitaire de Lille, Lille, France.)

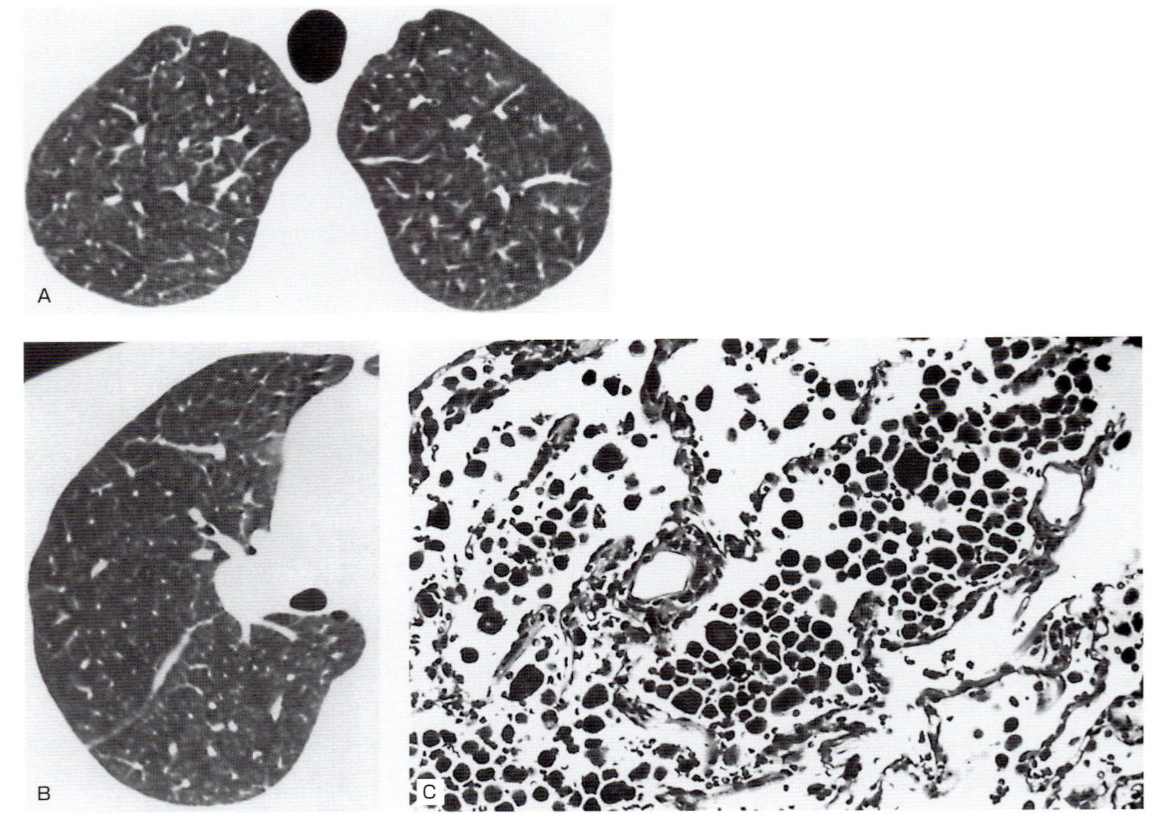

図 9-21　呼吸細気管支炎を伴う間質性肺疾患(RB-ILD)．A：上葉のHRCTでは斑状に分布したすりガラス影がみられ，多くは小葉中心性で小脈管分岐を囲むようにみえる．(From Gruden JF, Webb WR. CT findings in a proved case of respiratory bronchiolitis. *AJR Am J Roentgenol* 1993;161:44-46, with permission.) B：より低いレベルのHRCTにおいても，小さな境界不明瞭なすりガラス影がみられる．C：外科生検標本は，RBに特徴的な，多数の褐色色素貪食マクロファージが肺胞腔を満たす所見を示す．

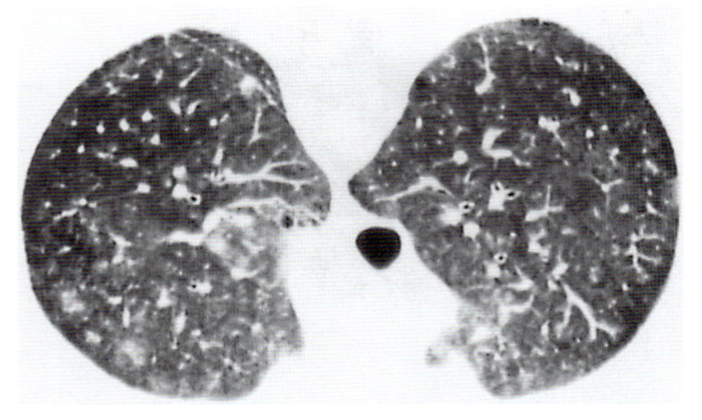

図 9-22　進行する呼吸困難と咳嗽を6ヵ月呈した喫煙関連呼吸細気管支炎を伴う間質性肺疾患(RB-ILD)(29歳女性)．腹臥位のHRCTでは，すりガラス影が斑状に分布し，そのいくつかは結節状である．

所見を記載した．所見は様々で，異常が検出されないものから，無気肺，すりガラス影，肺気腫，網状間質性陰影にわたっていた[65]．Heyneman ら[63]は，RB-ILD

表 9-3　呼吸細気管支炎を伴う間質性肺疾患(RB-ILD)のHRCT所見

あきらかな異常はない
小葉中心性結節影[a]
斑状のすりガラス影[a]
気管支壁の肥厚[a]
上葉優位[a, b]
線維化所見は通常ない
小葉中心性肺気腫を伴う

[a] 最も頻度が高い所見．
[b] 鑑別診断で最も有効な所見．

患者8例のHRCT所見を概説した．8例の患者のうち，4例(50%)ですりガラス影があり，3例(38%)で小葉中心性結節影を認めた．2例(25%)でのみ線維化の所見があり，小葉内の線状影や両側下葉の蜂巣肺を認めた．肺気腫は，HRCTにて50%の症例で認められた．

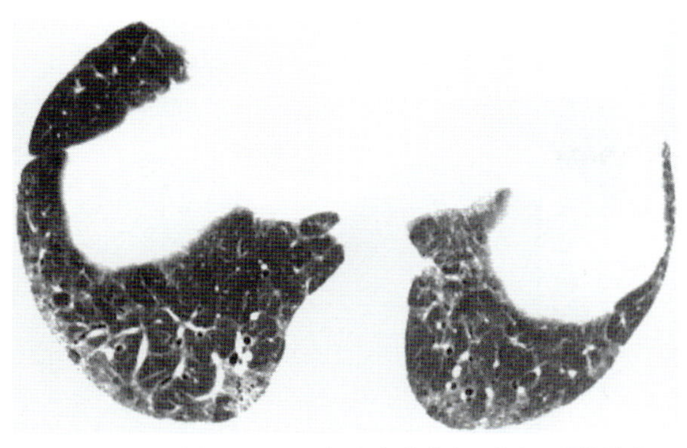

図 9-23　重喫煙歴のある呼吸細気管支炎を伴う間質性肺疾患(RB-ILD)(60歳男性). HRCTは, 斑状の両側性すりガラス影と軽度の胸膜下網状影を示す.

Parkら[56]は, RB-ILD患者21例で, HRCT所見と病理所見を比較した. すべての患者は, 現喫煙者あるいは元喫煙者であった. 最も多いHRCT所見は, 気管支壁の肥厚(患者の90%), 小葉中心性結節(71%), およびすりガラス影(67%)であった. 小葉中心性結節は, 8例(53%)の患者で上肺野, 3例(20%)の患者で中下肺野に多く, 4例(27%)の患者で均一に分布していた. すりガラス影の分布に優位な偏りはなかった. 上肺優位の小葉中心性肺気腫(57%)と, 下肺優位の斑状の低吸収域(38%)が他の所見としてあげられる. 小葉中心性結節の程度は呼吸細気管支に集簇したマクロファージと呼吸細気管支の慢性炎症と相関し, すりガラス影の程度は肺胞と肺胞道におけるマクロファージの集簇と相関していた. ステロイド療法と禁煙後に行ったCTでは, 気管支壁の肥厚, 小葉中心性結節とすりガラス影の範囲は減少していたが, 低吸収域の範囲は増加していた[56].

Nakanishiら[61]は生検で診断されたRB-ILD患者5例で, 禁煙前と禁煙後15～62ヵ月のHRCTを評価した. はじめのHRCTによる評価では, 5例すべてで小葉中心性のすりガラスの結節影とすりガラス影が, 肺全体びまん性に同じ程度で認められた. ほかには, 5例で気管支壁の肥厚があり, 3例で軽度の肺気腫と軽微な小葉内の線状影が主に下葉で認められた. 禁煙後のHRCTでは, 小葉中心性の結節影とすりガラス影は程度が改善していたが, 他の所見は変化していなかった. これらの患者は症状とDL_{CO}も禁煙後に改善した[61].

剝離性間質性肺炎

剝離性間質性肺炎(DIP)は, 組織学的に肺胞が多数のマクロファージで充満し, 軽度の胞隔炎と微小な線維化によって特徴づけられるまれな病態である(図9-24)[1,2,66]. DIP患者の60～90%は喫煙者である[58,66,67]. 受動喫煙, マリファナの吸入, ベリリウム, 銅, 消火粉などへの職業性曝露, 薬物反応, 膠原病, 白血病, 感染, サーファクタント遺伝子の変異などでもDIPを発症することがある[2,66,67].

DIPでもRB-ILDのように細気管支周囲優位にマクロファージが集簇することがあるが, RB-ILDとの違いは, DIPではより広範に気腔内でもマクロファージの集簇を認めることである[53,57]. しかしながら気腔へのマクロファージの集簇は, RB-ILDとDIPとの間に連続性があり, 区別をすることが難しいことがある. したがって, 両者は高度に関連性があり, 喫煙に対する気道や肺実質での反応の程度が異なる[53,63]. それでもHRCTの所見, 治療への反応, そして最も重要なことに予後が異なる[1]. DIPの死亡率は6～30%であるが, RB-ILDでは約1%である[60,66]. そのため, 2013年のATS/ERS分類ではRB-ILDとDIPは異なる喫煙関連ILDとして分類された[1]. DIPはきわめてまれな疾患であり, おそらく疾患頻度は間質性肺疾患の3%未満である[68]. 過去にDIPといわれていた症例のほとんどは, RB-ILDとして再分類された[68].

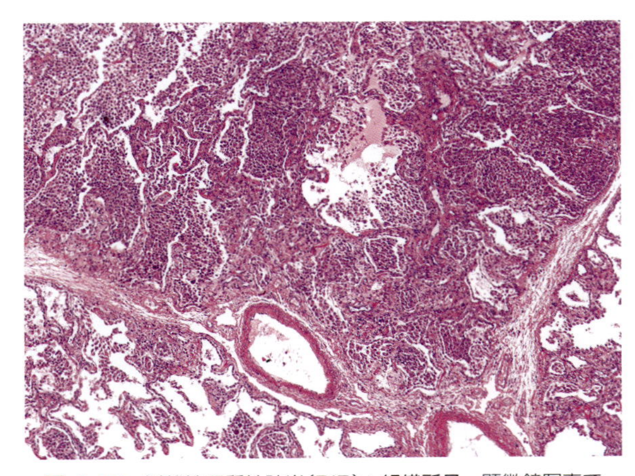

図 9-24　剝離性間質性肺炎(DIP)：組織所見. 顕微鏡写真では, 広範囲に均一にマクロファージが肺胞腔を充満し, 軽度の間質性炎症がみられる. (Courtesy of Dr. John English, Department of Pathology, Vancouver General Hospital, Vancouver, British Columbia, Canada.)

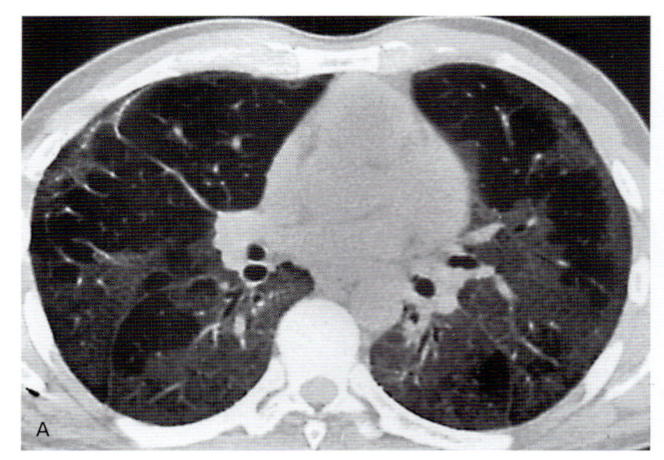

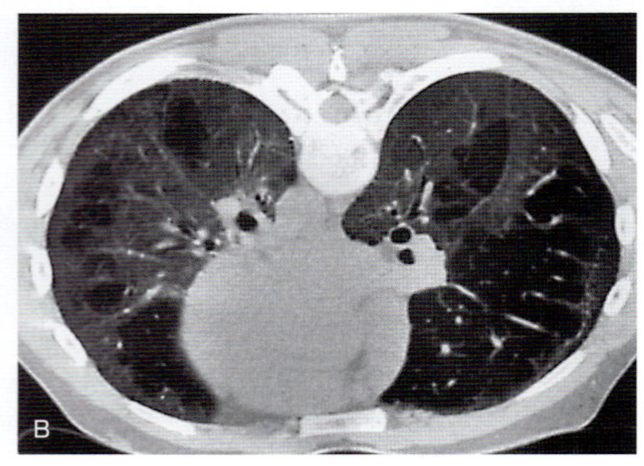

図 9-25　剥離性間質性肺炎(DIP)(39歳男性). A：上区域気管支のレベルのHRCTでは、主に胸膜下にすりガラス影が分布している. B：腹臥位で撮影したAと同じレベルのHRCTでは，すりガラス影が無気肺でないことを示している. (From Hartman TE, Primack SL, Swensen SJ, et al. Desquamative interstitial pneumonia: thin-section CT findings in 22 patients. *Radiology* 1993;187:787-790, with permission.)

DIPは35～55歳の間，平均値と中央値は約45歳頃に発症することが多い[58, 69]．臨床症状は，通常ゆっくり進行する労作時呼吸困難と乾性咳嗽[2, 70]である．DIPの胸部X線写真で最も多い所見は，下肺野のすりガラス影である[70, 71]．しかしながら，生検でDIPが確認された患者の3～22%で，胸部X線写真は正常であった[70, 71]．

HRCT所見

DIP患者におけるHRCTの主要な異常所見は，すりガラス影(図9-25～図9-27，表9-4)[63, 69]である．これは，DIPでは背景の肺組織が比較的保たれ，線維化も少なく，肺胞腔がマクロファージにより充満されることが主な組織所見であることを考慮すると，驚くことではない．胸膜下および肺底部に優位なことがしばしばであり，通常網状影はすりガラス影を伴うが，蜂巣肺はまれである．DIPは喫煙と関連しているため，小葉中心性肺気腫もみられる場合がある．すりガラス影の中に嚢胞がみえることもある．透過性の亢進した領域が時折限局的にあり，おそらく細気管支炎や気道閉塞に関連したモザイク灌流を示している．

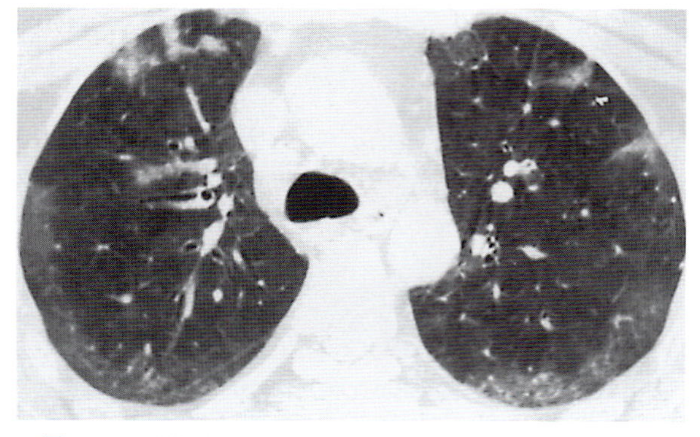

図 9-26　剥離性間質性肺炎(DIP)(45歳患者). 気管分岐部のレベルのHRCTでは，両側性すりガラス影を示す．すりガラス影の多くは胸膜下でみられる．

Hartmanら[69]は，生検でDIPが確認された22例の患者でHRCT所見を概説した．これらの患者では，すりガラス影が主要な所見であった．すりガラス影の領域は，16例(73%)の患者で下肺野，3例(14%)の患者で中肺野，3例(14%)の患者で上肺野に主にみられた．またすりガラス影は，13例(59%)の患者では主に末梢に分布し，5例(23%)の患者では斑状に，4例(18%)の患者でびまん性に分布していた(図9-25～図9-27)．22例患者のうち13例(59%)で不規則な線状影がみられた．これらは，11例は下肺野で，1例は中肺野で，1例で上肺野でより目立っていた．不規則な線状影を有する13例の患者のうちの11例において，線維化の存在を示すような構造改変がみられた．7例の患者で蜂巣肺がみられたが，蜂巣肺は下肺野だけに存在し，末梢性で肺底部の10%に満たなかった[69]．

Heynemanら[63]は, RB患者16例, RB-ILD患者8例, およびDIP患者6例のHRCT所見を概説した．RB患者における主要な異常所見は，患者の75%でみられる境界不明瞭な小葉中心性結節と，患者の38%でみられるすりガラス影であった．RB-ILDでは50%の患者ですりガラス影，38%で小葉中心性結節影，25%で軽度の線維化を認め，これらが主な所見である．DIP

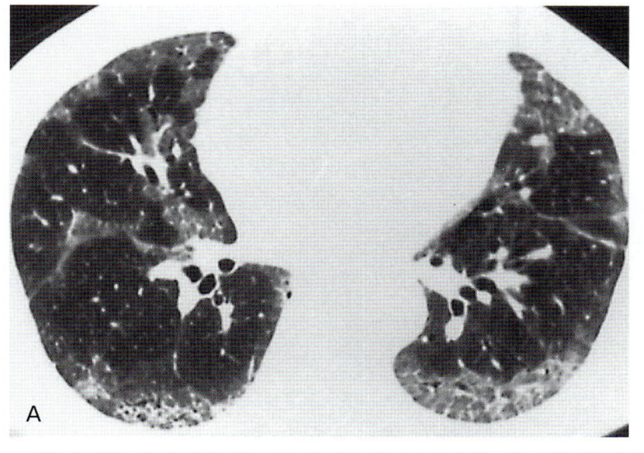
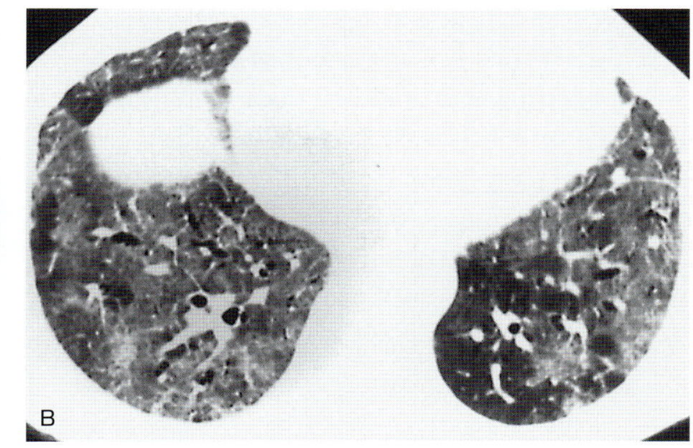

図 9-27　剥離性間質性肺炎(DIP)(71 歳男性). A：下肺静脈のレベルの HRCT では，主に胸膜下に両側性すりガラス影がみられる. B：肺底部の HRCT は，より広範囲な両側性の病変を示す．網状影の軽度増加がある.

表 9-4　剥離性間質性肺炎(DIP)の HRCT 所見

両側性の斑状のすりガラス影[a]
胸膜下および肺底部に優位[a]
上記 2 つの所見の重複[b]
網状影
蜂巣肺(まれ)
小葉中心性肺気腫を伴う

[a] 最も頻度が高い所見.
[b] 鑑別診断で最も有効な所見.

患者の全員は，広範囲なすりガラス影を呈し，63％に軽度の線維化を認めた．RB と RB-ILD 患者のすべてと，DIP 患者の 85％は，喫煙歴を有していた．RB, RB-ILD，および DIP は，喫煙に対する反応の程度が異なるものの，同じ疾病の範疇に含まれるという考えがあり，これら 3 疾患の HRCT の所見がかなり重複することは驚くことではない[63].

Sumikawa ら[72]は，DIP または RB-ILD の 26 例を含んだ IIPs 患者 92 例の HRCT 所見を概説した．DIP と RB-ILD 患者における主要所見は，肺実質の平均 27％の範囲を占める両側性すりガラス影と，平均 9％を占める境界不明瞭な小葉中心性結節と，平均 7％の軽度網状影であった．牽引性気管支拡張，嚢胞と肺気腫をほかに多く認めた[72].

Johkoh ら[31]は，23 例の DIP を含む様々な IIPs 129 例について，HRCT の精度を評価した．DIP の症例では，2 人の独立した読影者は平均して 63％の確率で最初から正しく診断した．DIP 患者における最も多い所見は，すりガラス影(100％)，小葉内網状影(78％)と境界が不明瞭な小葉中心性結節(44％)であった．異常所見は，83％の患者で下肺野に優位であり，43％で末梢性に分布していた[31].

DIP 患者を追跡すると，多くは治療により所見が改善した．Hartman ら[73]による DIP 患者 11 例の研究では，

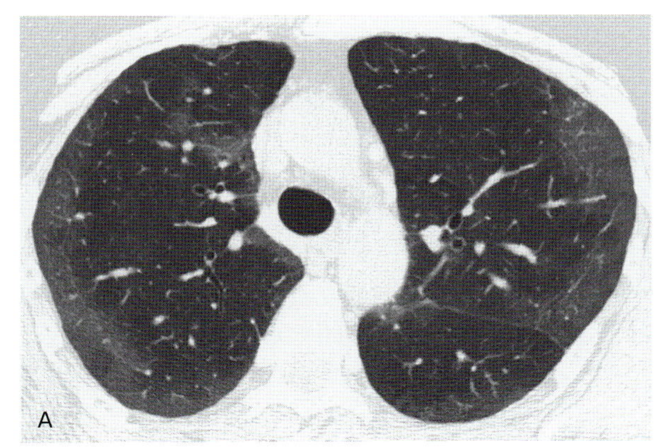
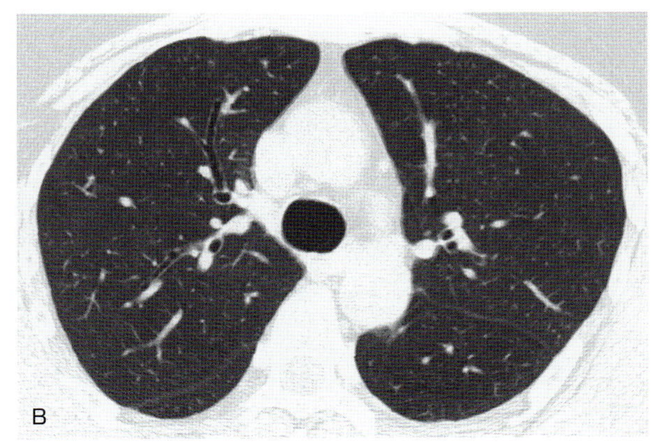

図 9-28　剥離性間質性肺炎(DIP)：治療による改善．A：遠位気管のレベルの HRCT では，両側性の末梢性すりガラス影を認める. B：コルチコステロイドで治療 6 ヵ月後の HRCT では，著しい改善がみられる.

最初のCTで全11例にすりガラス影が認められ，不規則な線状影が5例と軽度な蜂巣肺が一例にみられた．中央値10ヵ月後に再検したHRCTでは，6例の患者においてすりガラス影が減少あるいは消失しており，3例では変化がなく，2例の患者で軽微な線維化の進行が認められた(図9-28)[73]．

Akiraら[74]は，DIP患者8例をHRCTを用いて，平均3年間の経過観察を行った．最初のCTでは，すりガラス影，線状影，および小さな嚢胞がよく認められた．嚢胞性病変のあるDIP患者で外科的肺生検を行うと，多数のマクロファージで充満した気腔や軽度の線維化のみでなく，肺胞道や細気管支の拡張，もしくは肺嚢胞が認められたが，典型的な蜂巣肺はみられなかった．コルチコステロイドでの治療後にCTを撮影すると，すべての患者ですりガラス影の程度が軽減していたが，3例はコルチコステロイドを低用量にすると，すりガラス影が再び拡大した．最初のCTで小さい嚢胞を認めた6例の患者のうち5例は，その後変化がないかもしくは改善したが，1例の患者では肺嚢胞が増えた[74]．

リンパ球性間質性肺炎

リンパ球性間質性肺炎(LIP)はまれな疾患であり，主に多クローン性のリンパ球と様々な数の形質細胞からなるリンパ系細胞が，肺間質へびまん性に浸潤し，特徴的な組織学的所見をもつ(図9-29)[2,3,75]．また，良性の気道中心性細胞集簇であるリンパ過形成から悪性リンパ腫にまでわたる，肺リンパ増殖性疾患の一部と考えられている[2,3,75]．しかしながら，LIPは時に特発性の炎症や非悪性疾患の一過程として発症する[2,75,76]．さらに，その臨床や放射線学的な徴候は，しばしば他の間質性肺炎と類似し，組織像はNSIPに似た間質性肺炎を呈する[1,2]．実際，以前LIPと判断された多くの症例は，現在ではcellular NSIP[1,75,76]と診断されるであろう．そのため，LIPは2002年[2]と2013年[1]のATS/ERSによるIIPsの国際的学術コンセンサス分類に含まれてきた．大多数のLIP患者は，始めはコルチコステロイドに反応するが，5年生存率は33〜50%である[3,4]．

LIPは，通常シェーグレン症候群，自己免疫不全，蛋白異常症やAIDSなどといった他の病態と関連して起こり[2,5,76]，同種骨髄移植，無ガンマグロブリン血症，薬物への反応でも認められることもある[4]．特発性

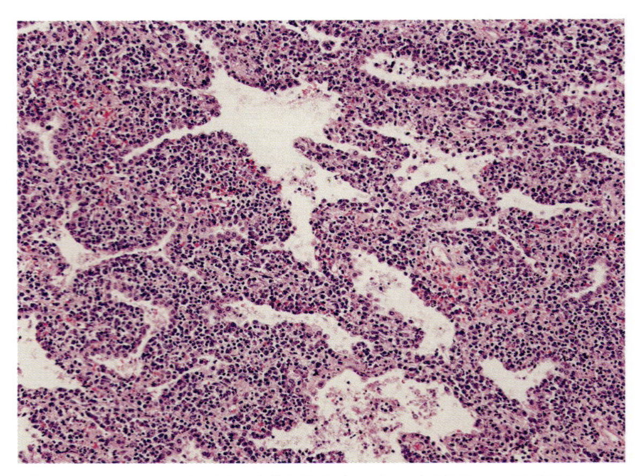

図 9-29　リンパ球性間質性肺炎(LIP)：病理所見．組織標本では，肺間質へのびまん性のリンパ球浸潤を認める．(Courtesy Dr. W. D. Travis, Department of Pathology, Memorial Sloan-Kettering Cancer Center, New York, NY.)

LIPはほとんどない[75]．

小児でLIPを発症することの多いAIDSの患者を除いて，LIPの大多数の患者は成人であり，平均年齢は50〜60歳，女性は男性の2倍の頻度である[3,76]．典型的には数年以上の潜伏期間の後に発症する[2]．咳嗽や緩徐に進行する呼吸困難が主な臨床症状である[2,75]．胸部X線写真では網状影，または網状結節影を主に下肺野で認める[77-79]．多数の結節影，すりガラス影，およびコンソリデーションをまれに認める．

HRCT所見

広範囲な両側性すりガラス影と境界不明瞭な小葉中心性結節がHRCTの主要な所見であり(図9-30，図9-31，表9-5)，胸膜下の結節，気管支血管束の肥厚(図9-32，図9-33)，嚢胞性気腔(図9-34)，および斑状のすりガラス影(図9-35，図11-26〜図11-28)がほかによくみる所見である[80-82]．LIPの所見が，癌性リンパ管症と類似していることがある(図9-33)．

Johkohら[80]は，LIP患者22例のHRCT所見を概説した．すべての患者で，すりガラス影と不明瞭な小葉中心性結節が認められた．胸膜下の小結節は19例(86%)でみられ，気管支血管周囲間質の肥厚は19例(86%)，18例(82%)で軽度の小葉間隔壁肥厚と，15例(68%)で嚢胞性気腔(図9-30〜図9-35)が認められた[80]．嚢胞性の気腔は直径1〜30 mmの薄壁をもち，肺実質の10%未満を占めていた(図9-36)．頻度は少なくなるが，直径1〜2 cmの結節，コンソリデーション，気管支拡張，そしてまれに蜂巣肺が認められ

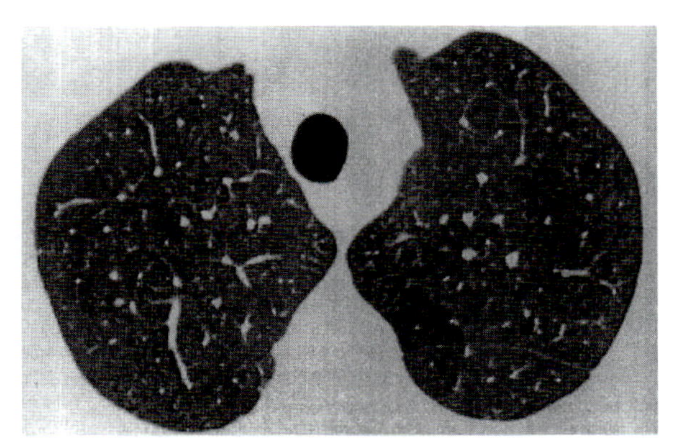

図 9-30　AIDS におけるリンパ球性間質性肺炎(LIP)(75 歳男性)．HRCT はすりガラス影と境界不明瞭な結節が，一部小葉中心性に，広範囲に両側性に認められる．

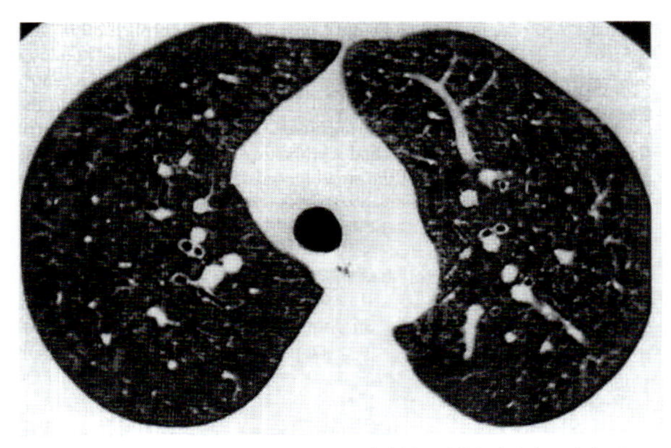

図 9-31　AIDS におけるリンパ球性間質性肺炎(LIP)(38 歳女性)．境界不明瞭な小葉中心性結節が，びまん性にみられる．

表 9-5　リンパ球性間質性肺炎(LIP)の HRCT 所見

すりガラス影[a]
不明瞭な小葉中心性結節[a]
胸膜下の結節[a]
小葉間隔壁肥厚[a]
気管支血管周囲間質の肥厚[a]
嚢胞[a,b]
リンパ節腫脹[a]

a　最も頻度が高い所見．
b　鑑別診断で最も有効な所見．

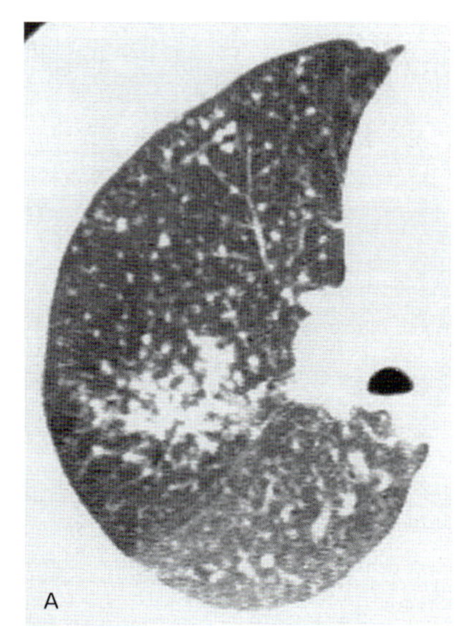

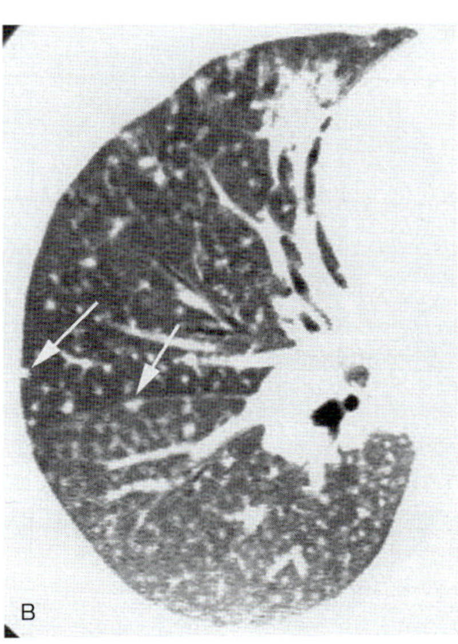

図 9-32　AIDS におけるリンパ球性間質性肺炎(LIP)(11 歳男児)．A：気管支血管周囲に広範囲に結節がみられる．B：より低いレベルでは，胸膜面と大葉間裂(矢印)に小結節がみられ，また大結節もみられる．

た[80,83]．Johkoh ら[80]の報告によると，胸部 X 線写真でリンパ節腫脹があきらかでなくても，CT では 22 例の患者のうちの 15 例(68%)で縦隔リンパ節腫脹がみられた．

時に肺嚢胞が広範にわたり，LIP の主要な所見であることがある．Silva ら[84]は，特発性 LIP の患者で，大きさが 0.5〜10 cm の嚢胞がびまん性にあり，片肺移植を受けた患者の所見を報告した(図 9-37)．非移植肺の嚢胞は，4 年後の HRCT の再検査で不変であった．

病理所見に HRCT を対照させると，LIP の小葉中心性結節はリンパ球や形質細胞の細気管支周囲への浸潤であり，すりガラス影は同リンパ系細胞のびまん性浸潤を反映していた．嚢胞病変は，細気管支周囲の細胞浸潤による部分的な気道閉塞により形成されると推測されてきた[81]．ある肺移植患者で，摘出された肺組織を調べると，著明に拡張した細気管支や，大きな嚢胞性の気腔に直接通じる小さな末梢性気管支を数ヵ所に

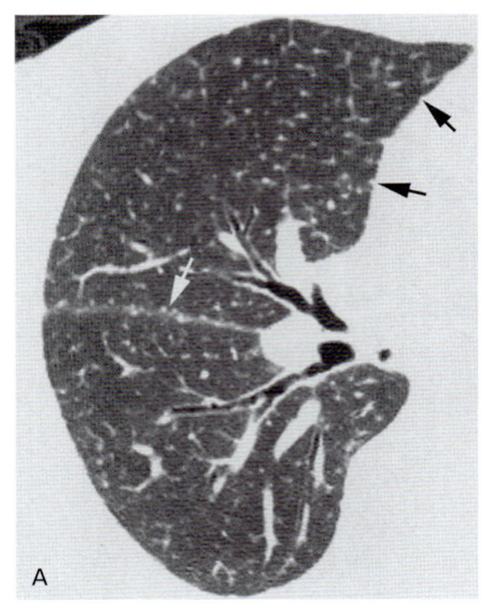

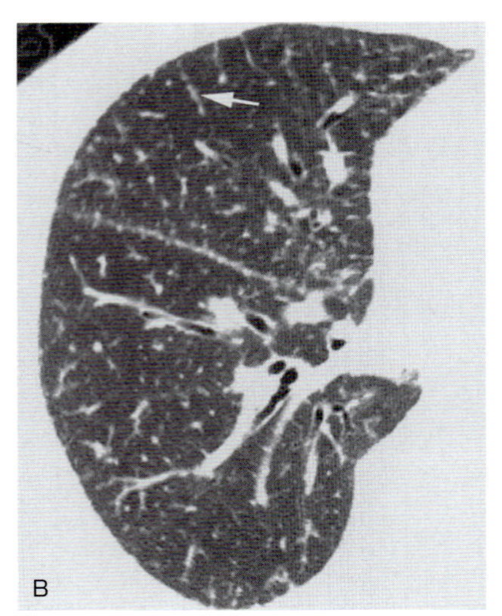

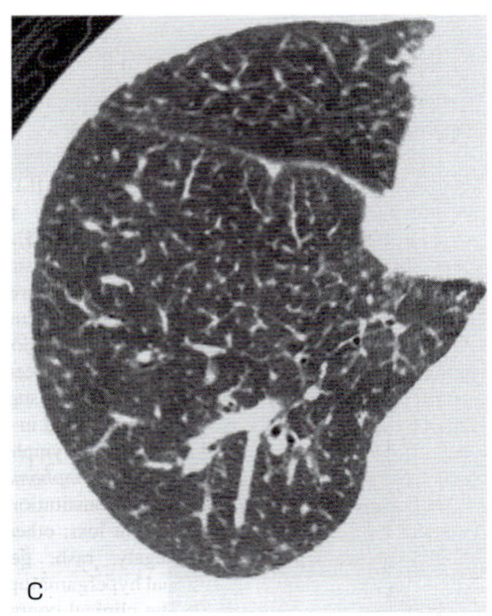

図 9–33　AIDS で発熱を認めるリンパ球性間質性肺炎（LIP）（44 歳女性）． A：境界の明瞭な小結節が，胸膜面（矢印）でみられる．B：小葉間隔壁の結節状の肥厚もみられ（矢印），これらはリンパ管周囲の分布に典型的である．C：小葉間隔壁の結節状の肥厚は，肺底部の近くでもみられる．これらの所見は，癌のリンパ行性転移と類似している．

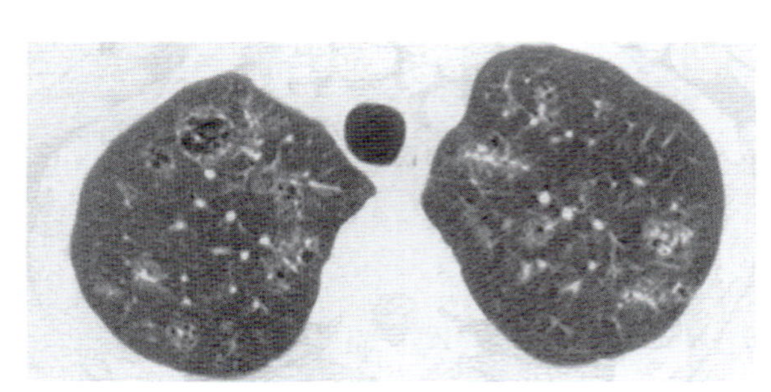

図 9–34　リンパ球性間質性肺炎（LIP）． HRCT では，両側上葉に斑状のすりガラス影と嚢胞を認める．

認めた（図 9–37）．嚢胞は，主にリンパ球浸潤を伴う肺実質に認められた．LIP 患者で嚢胞に伴うときにみられる結節は，アミロイド沈着を呈し，石灰化していることもある（図 9–38）[83]．

HRCT にて嚢胞が存在したり，胸水がないことは，リンパ腫と LIP の鑑別に有用な所見である．Honda ら[85] は悪性リンパ腫の患者と LIP の患者の HRCT 所見を比較した．嚢胞は悪性リンパ腫の患者（2%）に比べて LIP 患者（82%）で多かったが，コンソリデーションと直径 11〜30 mm の大きな結節は，LIP の患者（それぞれ 18% と 6%）より悪性リンパ腫の患者（それぞれ 66% と 41%）で多く認めた（$p<0.001$）．胸水（25%）は，悪性リンパ腫の患者にだけ認められた．

LIP 患者を経過観察すると，通常改善を認める．Johkoh ら[86] は，14 例の LIP 患者において 4〜82 ヵ月（中央値，13 ヵ月）の間隔をあけて HRCT を施行した．最初の CT では，すりガラス影が 100%，隔壁の肥厚が 93%，小葉中心性結節が 86%，嚢胞が 71% とコンソリデーションが 29% で認められた．再検した CT

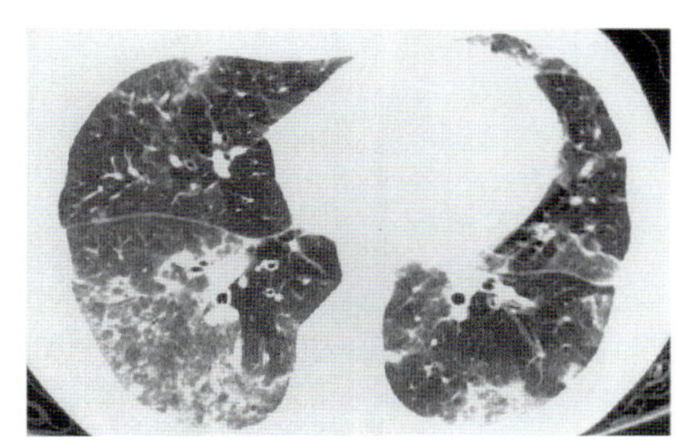

図 9-35 リンパ球性間質性肺炎(LIP)(26歳女性). HRCTは，斑状の両側性すりガラス影と数個の境界不明瞭な小葉中心性および胸膜下結節が，右下葉で最もよくみられる.

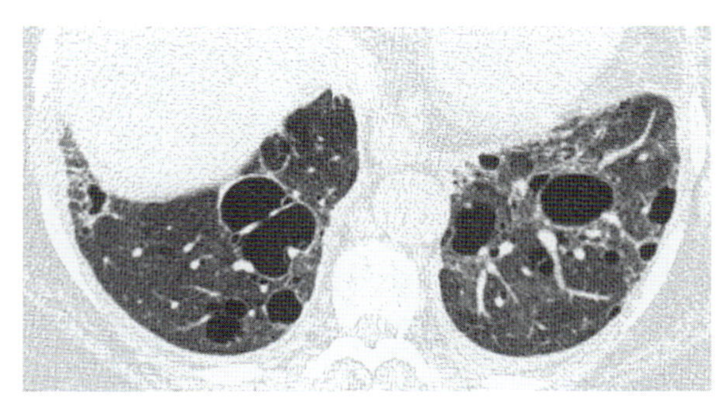

図 9-36 リンパ球性間質性肺炎(LIP)(63歳女性). HRCTは，様々な大きさの薄壁嚢胞と，斑状の両側性すりガラス影，軽度の胸膜下網状影を示す.

では，9例の患者は改善し，1例は変化がなく，残りの4例で疾患の増悪を示した．嚢胞を除いては，肺実質影は可逆性であった．再検のCTで，3例の患者に新たな嚢胞が認められ，これらは，最初のCTで小葉中心性結節のあった領域に主に出現した．CTを再検すると，4例の患者に蜂巣肺が認められた．蜂巣肺が出現した場所は，3例では以前にコンソリデーションがあり，1例では以前にすりガラス影があった[86)].

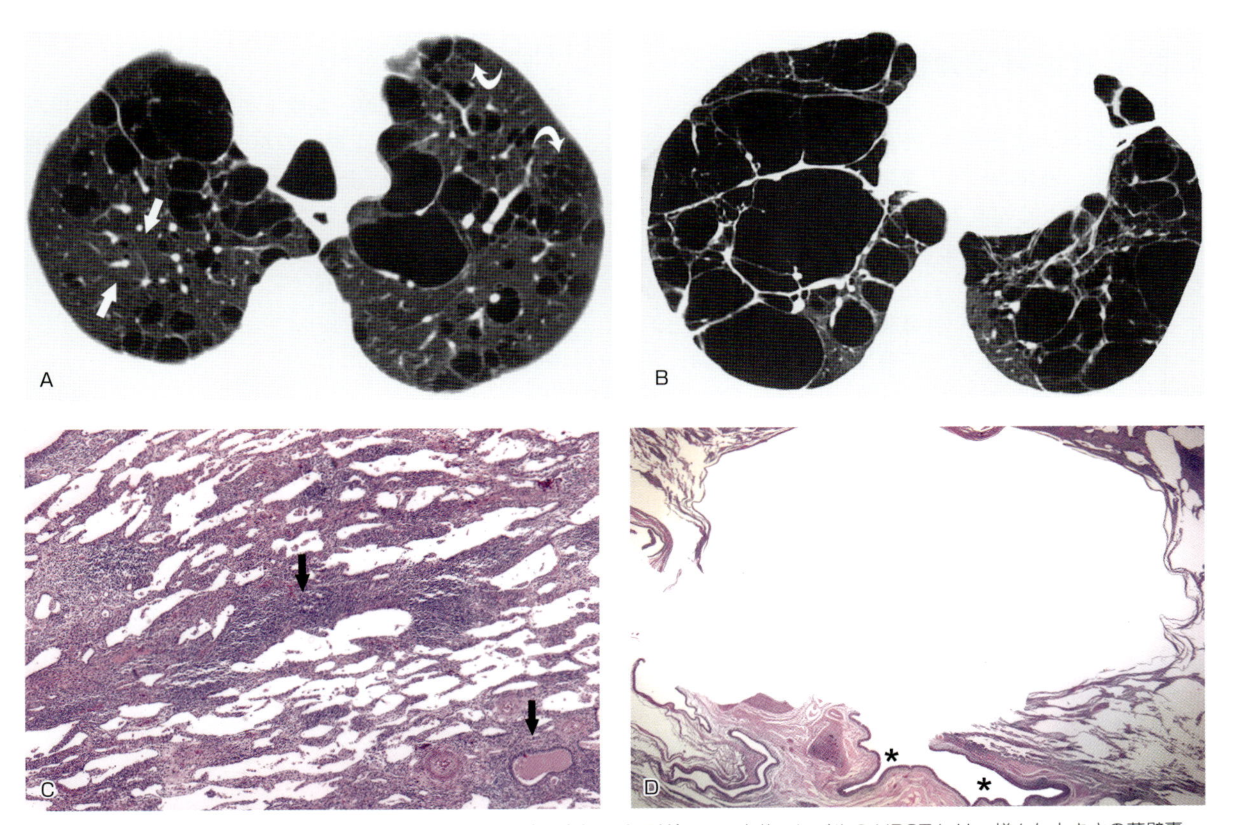

図 9-37 肺移植を受けた患者のリンパ球性間質性肺炎(LIP)(64歳男性). A：上葉のレベルのHRCTには，様々な大きさの薄壁嚢胞と軽度の小葉中心性肺気腫(曲がった矢印)を認める．また，右上葉(まっすぐな矢印)に部分的なすりガラス影が認められる．B：下葉のレベルのHRCTには，肺実質にさらに多数の大きな嚢胞を認める．C：弱拡大では，成熟分化した小型リンパ球と形質細胞が広範囲に間質に浸潤している．拡張した細気管支周囲への浸潤も目立つ(HE染色，4倍)．D：異なる領域の顕微鏡写真には，拡張した末梢の小気管支(星印)が大きな嚢胞に繋がる所見を認める(HE染色，2倍)．(From Silva CI, Flint JD, Levy RD, et al. Diffuse lung cysts in lymphoid interstitial pneumonia: high-resolution CT and pathologic findings. *J Thorac Imaging* 2006;21:241-244, with permission.)

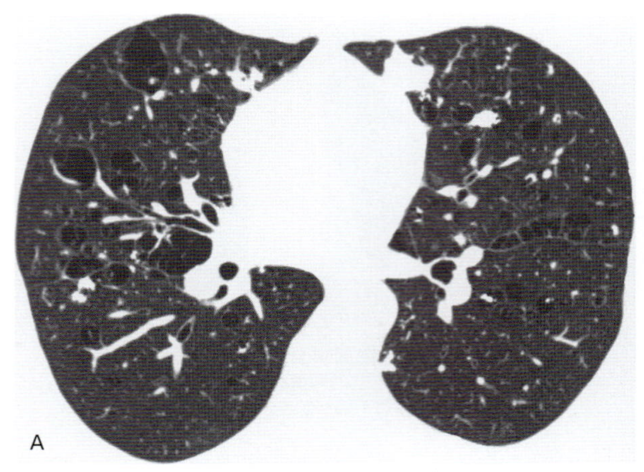

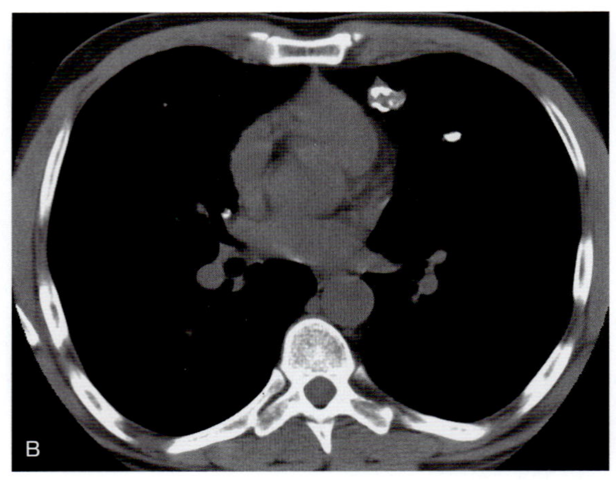

図 9-38 リンパ球性間質性肺炎(LIP)とアミロイド(40歳男性). A：下肺静脈のレベルのHRCTには，多発する嚢胞と数個の不整な結節を認める．嚢胞のいくつかは葉間に沿って胸膜下分布を示している．B：縦隔条件でCT画像をみると，結節のいくつかは石灰化している．患者は，シェーグレン症候群とLIPを有していた．結節の生検のうちの1つに，アミロイドが沈着していた．(Courtesy of Dr. Neil Colman, McGill University Health Centre, Montreal General Hospital, Montreal, Quebec, Canada.)

胸膜実質性線維弾性症

胸膜実質性線維弾性症(PPFE)は最近報告されたまれな疾患で，画像的には上葉優位に病変があり，病理学的には胸膜とその直下の肺実質に弾性線維の増殖を伴う線維化を呈することが特徴である[1, 87, 88]．多くの症例は特発性であるが，自己抗体が非特異的に陽性なこともある[88]．家族性や骨髄移植後の発症も報告されている[88-90]．PPFEは23～85歳で報告されており，中央値は50，60歳代である．性差はない[1, 88]．診断される数ヵ月～数年前から，乾性咳嗽や息切れを認めることがよくある[88]．約50％の患者は，下気道感染症を繰り返している[1, 88]．典型的な胸部X線写真では，肺尖部に著しい胸膜肥厚があり，それによって肺門部が頭側に挙上している像を認める[87, 88, 91]．腔内の線維化と，それに接する胞隔での弾性線維の増生が均一に折り畳められることにより，臓側胸膜下は著しく肥厚していることが，特徴的な病理像である[87, 88, 91]．線維芽細胞巣はまれにしか認めない[87, 91, 92]．組織像は不均一なUIPとは異なり，均一である[92]．胸膜下の線維弾性症と正常な肺実質の境界は比較的急峻である[87, 92]．PPFEは，時にほかの間質性肺炎，特にUIPと合併することがある[88]．ステロイドや免疫抑制薬による治療を行っても，60％の患者では臨床経過は進行性であり，約40％の患者がPPFEにより死亡する[1, 88]．

HRCT所見

肺の上部の胸膜肥厚，胸膜下の網状影，それに伴う上葉の縮小と肺門の上部への挙上が，PPFEの特徴的なHRCT所見である(表9-6，図9-39，図9-40)[87, 88, 91]．Frankelらは，4例の特発性PPFE患者のHRCT所見

表9-6 PPFEのHRCT所見

胸膜下の網状影[a]
胸膜肥厚[a]
上葉優位[a]
上記の3つの所見の重複[b]
肺門の挙上[a]
蜂巣肺[a]

[a] 最も頻度が高い所見.
[b] 鑑別診断で最も有効な所見.

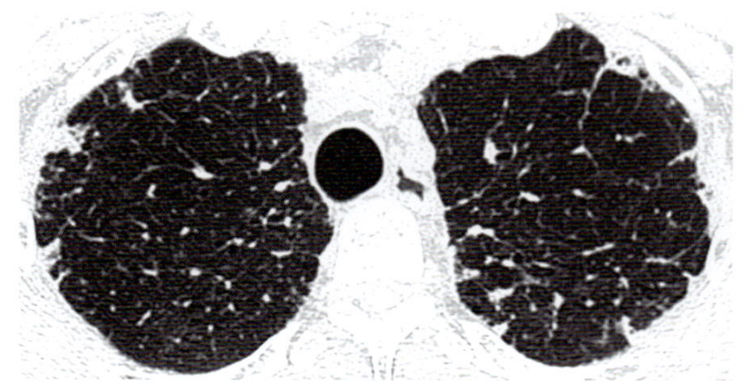

図 9-39 特発性PPFE. 肺尖部でのHRCTでは，両側胸膜下の網状影と不整な隔壁肥厚を示す．(Courtesy of Dr. David Hansell, Royal Brompton Hospital, London, England.)

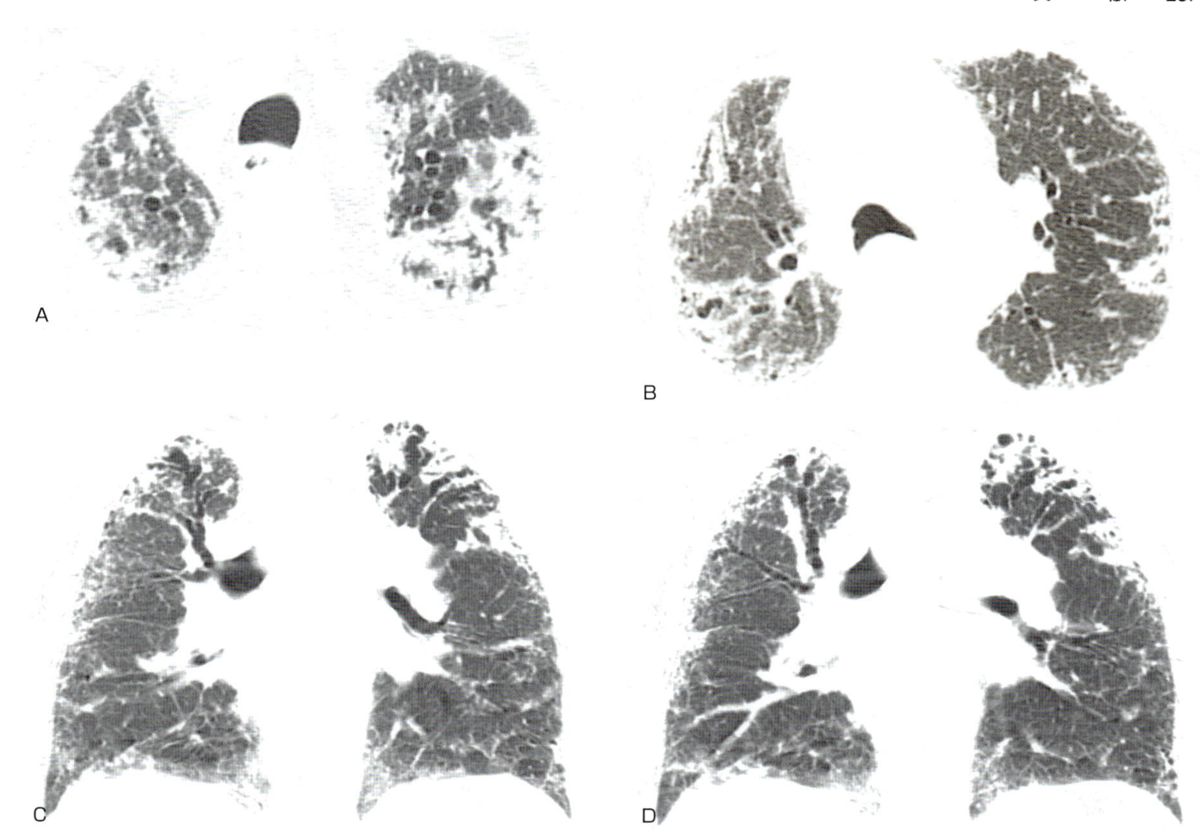

図 9-40　病理学的に証明された PPFE．A，B：HRCT では，上葉の末梢優位に粗い線維化を認める．牽引性気管支拡張症がみられる．C，D：冠状断では，肺尖部の線維化，牽引性気管支拡張症，および肺門の挙上を認める．

を報告している[87]．主な異常所見は，胸膜の著しい肥厚と胸膜下の線維化であった．それに伴い，上葉の収縮，肺構造の歪み，牽引性気管支拡張，網状影，および蜂巣肺などの所見を認めた．これらの所見は，主に上葉にあり，下葉ではないか，ほとんど目立たなかった．Reddy らは，特発性 PPFE 患者 10 例と間質性肺炎の家族歴のある PPFE 患者 2 例からなる PPFE 患者 12 例の HRCT 所見を報告した[88]．12 例全例で，両側肺の上肺野や中肺野に不整な胸膜肺実質の肥厚が目立ち，胸膜下の網状影を伴っていた．12 例中 5 例では，胸膜肺実質の変化から離れた主に下葉に線維化の所見があり，HRCT では NSIP や UIP のパターンであった．12 例中 6 例では CT で経過観察がされており，8～51 ヵ月（中央値 14 ヵ月）の間に胸膜肺実質の変化は不変であるか，軽度進行していた[88]．Kusagaya らは，5 例の特発性 PPFE の HRCT 所見をまとめた[91]．主に上葉で線維化を伴う顕著な胸膜肥厚，肺の容積縮小を認めた．特発性 PPFE の 2 例を報告したものでは，主に上葉で両側の胸膜肥厚，胸膜下の網状影，葉間隔壁の肥厚が HRCT で指摘され，1 例では軽度の蜂巣肺も認めた[93]．骨髄移植後に PPFE を発症した 4 例の報告では，全例繰り返す気胸を合併していた[89]．HRCT では，肺上部の胸膜肥厚，胸膜下の線維化のほかに，気胸や閉塞性細気管支炎に一致するびまん性の異常陰影を 4 例全例で認めていた[89]．

文　献

1. Travis WD, Costabel U, Hansell DM, et al. An official American Thoracic Society/European Respiratory Society statement: update of the international multidisciplinary consensus classification of the idiopathic interstitial pneumonias. *Am J Respir Crit Care Med* 2013;188:733–748.
2. American Thoracic Society/European Respiratory Society. American Thoracic Society/European Respiratory Society international multidisciplinary consensus classification of the idiopathic interstitial pneumonias. *Am J Respir Crit Care Med* 2002;165:277–304.
3. Swigris JJ, Berry GJ, Raffin TA, et al. Lymphoid interstitial pneumonia: a narrative review. *Chest* 2002;122(6):2150–2164.
4. Guinee DG Jr. Update on nonneoplastic pulmonary lymphoproliferative disorders and related entities. *Arch Pathol Lab Med* 2010;134(5):691–701.
5. Cha SI, Fessler MB, Cool CD, et al. Lymphoid interstitial pneumonia: clinical features, associations and prognosis. *Eur*

Respir J 2006;28(2):364–369.
6. Epler GR, Colby TV, McLoud TC, et al. Bronchiolitis obliterans organizing pneumonia. *N Engl J Med* 1985;312:152–158.
7. Epler GR. Bronchiolitis obliterans organizing pneumonia, 25 years: a variety of causes, but what are the treatment options? *Expert Rev Respir Med* 2011;5(3):353–361.
8. Drakopanagiotakis F, Paschalaki K, Abu-Hijleh M, et al. Cryptogenic and secondary organizing pneumonia: clinical presentation, radiographic findings, treatment response, and prognosis. *Chest* 2011;139(4):893–900.
9. Roberton BJ, Hansell DM. Organizing pneumonia: a kaleidoscope of concepts and morphologies. *Eur Radiol* 2011;21(11):2244–2254.
10. Davison AG, Heard BE, McAllister WC, et al. Cryptogenic organizing pneumonitis. *Q J Med* 1983;52:382–393.
11. Cordier JF. Cryptogenic organising pneumonia. *Eur Respir J* 2006;28(2):422–446.
12. Cottin V, Cordier JF. Cryptogenic organizing pneumonia. *Semin Respir Crit Care Med* 2012;33(5):462–475.
13. Müller NL, Guerry-Force ML, Staples CA, et al. Differential diagnosis of bronchiolitis obliterans with organizing pneumonia and usual interstitial pneumonia: clinical, functional, and radiologic findings. *Radiology* 1987;162:151–156.
14. Chandler PW, Shin MS, Friedman SE, et al. Radiographic manifestations of bronchiolitis obliterans with organizing pneumonia vs usual interstitial pneumonia. *AJR Am J Roentgenol* 1986;147:899–906.
15. Bartter T, Irwin RS, Nash G, et al. Idiopathic bronchiolitis obliterans organizing pneumonia with peripheral infiltrates on chest roentgenogram. *Arch Intern Med* 1989;149:273–279.
16. Müller NL, Staples CA, Miller RR. Bronchiolitis obliterans organizing pneumonia: CT features in 14 patients. *AJR Am J Roentgenol* 1990;154:983–987.
17. Bouchardy LM, Kuhlman JE, Ball WC, et al. CT findings in bronchiolitis obliterans organizing pneumonia (BOOP) with radiographic, clinical, and histologic correlation. *J Comput Assist Tomogr* 1993;17:352–357.
18. Lee KS, Kullnig P, Hartman TE, et al. Cryptogenic organizing pneumonia: CT findings in 43 patients. *AJR Am J Roentgenol* 1994;162:543–546.
19. Lee JS, Lynch DA, Sharma S, et al. Organizing pneumonia: prognostic implication of high-resolution computed tomography features. *J Comput Assist Tomogr* 2003;27(2):260–265.
20. Ujita M, Renzoni EA, Veeraraghavan S, et al. Organizing pneumonia: perilobular pattern at thin-section CT. *Radiology* 2004;232(3):757–761.
21. Zompatori M, Poletti V, Battista G, et al. Bronchiolitis obliterans with organizing pneumonia (BOOP), presenting as a ring-shaped opacity at HRCT (the atoll sign). A case report. *Radiol Med (Torino)* 1999;97(4):308–310.
22. Kim SJ, Lee KS, Ryu YH, et al. Reversed halo sign on high-resolution CT of cryptogenic organizing pneumonia: diagnostic implications. *AJR Am J Roentgenol* 2003;180(5):1251–1254.
23. Rossi SE, Erasmus JJ, Volpacchio M, et al. "Crazy-paving" pattern at thin-section CT of the lungs: radiologic-pathologic overview. *Radiographics* 2003;23(6):1509–1519.
24. Nishimura K, Itoh H. High-resolution computed tomographic features of bronchiolitis obliterans organizing pneumonia. *Chest* 1992;102:26S–31S.
25. Johkoh T, Müller NL, Ichikado K, et al. Perilobular pulmonary opacities: high-resolution CT findings and pathologic correlation. *J Thorac Imaging* 1999;14(3):172–177.
26. Gruden JF, Webb WR, Warnock M. Centrilobular opacities in the lung on high-resolution CT: diagnostic considerations and pathologic correlation. *AJR Am J Roentgenol* 1994;162:569–574.
27. Akira M, Yamamoto S, Sakatani M. Bronchiolitis obliterans organizing pneumonia manifesting as multiple large nodules or masses. *AJR Am J Roentgenol* 1998;170(2):291–295.
28. Lee JW, Lee KS, Lee HY, et al. Cryptogenic organizing pneumonia: serial high-resolution CT findings in 22 patients. *AJR Am J Roentgenol* 2010;195(4):916–922.
29. Souza CA, Müller NL, Lee KS, et al. Idiopathic interstitial pneumonias: prevalence of mediastinal lymph node enlargement in 206 patients. *AJR Am J Roentgenol* 2006;186(4):995–999.
30. Lynch DA, Travis WD, Müller NL, et al. Idiopathic interstitial pneumonias: CT features. *Radiology* 2005;236(1):10–21.
31. Johkoh T, Müller NL, Cartier Y, et al. Idiopathic interstitial pneumonias: diagnostic accuracy of thin-section CT in 129 patients. *Radiology* 1999;211(2):555–560.
32. Arakawa H, Kurihara Y, Niimi H, et al. Bronchiolitis obliterans with organizing pneumonia versus chronic eosinophilic pneumonia: high-resolution CT findings in 81 patients. *AJR Am J Roentgenol* 2001;176(4):1053–1058.
33. Alam M, Burki NK. Chronic eosinophilic pneumonia: a review. *South Med J* 2007;100(1):49–53.
34. Katzenstein AL, Myers JL, Mazur MT. Acute interstitial pneumonia. A clinicopathologic, ultrastructural, and cell kinetic study. *Am J Surg Pathol* 1986;10(4):256–267.
35. Mukhopadhyay S, Parambil JG. Acute interstitial pneumonia (AIP): relationship to Hamman-Rich syndrome, diffuse alveolar damage (DAD), and acute respiratory distress syndrome (ARDS). *Semin Respir Crit Care Med* 2012;33(5):476–485.
36. Swigris JJ, Brown KK. Acute interstitial pneumonia and acute exacerbations of idiopathic pulmonary fibrosis. *Semin Respir Crit Care Med* 2006;27(6):659–667.
37. Avnon LS, Pikovsky O, Sion-Vardy N, et al. Acute interstitial pneumonia-Hamman-Rich syndrome: clinical characteristics and diagnostic and therapeutic considerations. *Anesth Analg* 2009;108(1):232–237.
38. Olson J, Colby TV, Elliott CG. Hamman-Rich syndrome revisited. *Mayo Clin Proc* 1990;65:1538–1548.
39. Primack SL, Hartman TE, Ikezoe J, et al. Acute interstitial pneumonia: radiographic and CT findings in nine patients. *Radiology* 1993;188:817–820.
40. Vourlekis JS, Brown KK, Cool CD, et al. Acute interstitial pneumonitis. Case series and review of the literature. *Medicine* 2000;79(6):369–378.
41. Akira M. Computed tomography and pathologic findings in fulminant forms of idiopathic interstitial pneumonia. *J Thorac Imaging* 1999;14(2):76–84.
42. Ichikado K, Johkoh T, Ikezoe J, et al. Acute interstitial pneumonia: high-resolution CT findings correlated with pathology. *AJR Am J Roentgenol* 1997;168(2):333–338.
43. Johkoh T, Müller NL, Taniguchi H, et al. Acute interstitial pneumonia: thin-section CT findings in 36 patients. *Radiology* 1999;211(3):859–863.
44. Ichikado K, Suga M, Müller NL, et al. Acute interstitial pneumonia: comparison of high-resolution computed tomography findings between survivors and nonsurvivors. *Am J Respir Crit Care Med* 2002;165(11):1551–1556.
45. Tomiyama N, Müller NL, Johkoh T, et al. Acute respiratory distress syndrome and acute interstitial pneumonia: comparison of thin-section CT findings. *J Comput Assist Tomogr* 2001;25(1):28–33.
46. Müller NL, Miller RR. Diseases of the bronchioles: CT and histopathologic findings. *Radiology* 1995;196:3–12.
47. Galvin JR, Franks TJ. Smoking-related lung disease. *J Thorac Imaging* 2009;24(4):274–284.
48. Beasley MB. Smoking-related small airway disease—a review and update. *Adv Anat Pathol* 2010;17(4):270–276.
49. Remy-Jardin M, Remy J, Gosselin B, et al. Lung parenchymal changes secondary to cigarette smoking: pathologic-CT correlations. *Radiology* 1993;186:643–651.
50. Myers JL, Veal CF, Shin MS, et al. Respiratory bronchiolitis causing interstitial lung disease: a clinicopathologic study of six cases. *Am Rev Respir Dis* 1987;135:880–884.
51. Attili AK, Kazerooni EA, Gross BH, et al. Smoking-related interstitial lung disease: radiologic-clinical-pathologic correlation. *Radiographics* 2008;28(5):1383–1396; discussion 1396–1398.
52. Ryu JH, Myers JL, Swensen SJ. Bronchiolar disorders. *Am J Respir Crit Care Med* 2003;168(11):1277–1292.
53. Visscher DW, Myers JL. Histologic spectrum of idiopathic interstitial pneumonias. *Proc Am Thorac Soc* 2006;3(4):322–329.
54. Fraig M, Shreesha U, Savici D, et al. Respiratory bronchiolitis: a clinicopathologic study in current smokers, ex-smokers, and never-smokers. *Am J Surg Pathol* 2002;26(5):647–653.

55. Woo OH, Yong HS, Oh YW, et al. Respiratory bronchiolitis-associated interstitial lung disease in a nonsmoker: radiologic and pathologic findings. *AJR Am J Roentgenol* 2007;188(5):W412–W414.
56. Park JS, Brown KK, Tuder RM, et al. Respiratory bronchiolitis-associated interstitial lung disease: radiologic features with clinical and pathologic correlation. *J Comput Assist Tomogr* 2002;26(1):13–20.
57. Yousem SA, Colby TV, Gaensler EA. Respiratory bronchiolitis-associated interstitial lung disease and its relationship to desquamative interstitial pneumonia. *Mayo Clin Proc* 1989;64:1373–1380.
58. Ryu JH, Myers JL, Capizzi SA, et al. Desquamative interstitial pneumonia and respiratory bronchiolitis-associated interstitial lung disease. *Chest* 2005;127(1):178–184.
59. Churg A, Müller NL, Wright JL. Respiratory bronchiolitis/interstitial lung disease: fibrosis, pulmonary function, and evolving concepts. *Arch Pathol Lab Med* 2010;134(1):27–32.
60. Portnoy J, Veraldi KL, Schwarz MI, et al. Respiratory bronchiolitis-interstitial lung disease: long-term outcome. *Chest* 2007;131(3):664–671.
61. Nakanishi M, Demura Y, Mizuno S, et al. Changes in HRCT findings in patients with respiratory bronchiolitis-associated interstitial lung disease after smoking cessation. *Eur Respir J* 2007;29(3):453–461.
62. Remy-Jardin M, Remy J, Boulenguez C, et al. Morphologic effects of cigarette smoking on airways and pulmonary parenchyma in healthy adult volunteers: CT evaluation and correlation with pulmonary function tests. *Radiology* 1993;186:107–115.
63. Heyneman LE, Ward S, Lynch DA, et al. Respiratory bronchiolitis, respiratory bronchiolitis-associated interstitial lung disease, and desquamative interstitial pneumonia: different entities or part of the spectrum of the same disease process? *AJR Am J Roentgenol* 1999;173:1617–1622.
64. Gruden JF, Webb WR. CT findings in a proved case of respiratory bronchiolitis. *AJR Am J Roentgenol* 1993;161:44–46.
65. Holt RM, Schmidt RA, Godwin JD, et al. High resolution CT in respiratory bronchiolitis-associated interstitial lung disease. *J Comput Assist Tomogr* 1993;17:46–50.
66. Tazelaar HD, Wright JL, Churg A. Desquamative interstitial pneumonia. *Histopathology* 2011;58(4):509–516.
67. Craig PJ, Wells AU, Doffman S, et al. Desquamative interstitial pneumonia, respiratory bronchiolitis and their relationship to smoking. *Histopathology* 2004;45(3):275–282.
68. King TE Jr. Idiopathic interstitial pneumonias: progress in classification, diagnosis, pathogenesis and management. *Trans Am Clin Climatol Assoc* 2004;115:43–76.
69. Hartman TE, Primack SL, Swensen SJ, et al. Desquamative interstitial pneumonia: thin-section CT findings in 22 patients. *Radiology* 1993;187:787–790.
70. Carrington CB, Gaensler EA, Coute RE, et al. Natural history and treated course of usual and desquamative interstitial pneumonia. *N Engl J Med* 1978;298:801–809.
71. Feigin DS, Friedman PJ. Chest radiography in DIP: a review of 37 patients. *AJR Am J Roentgenol* 1980;134:91–99.
72. Sumikawa H, Johkoh T, Ichikado K, et al. Usual interstitial pneumonia and chronic idiopathic interstitial pneumonia: analysis of CT appearance in 92 patients. *Radiology* 2006;241(1):258–266.
73. Hartman TE, Primack SL, Kang EY, et al. Disease progression in usual interstitial pneumonia compared with desquamative interstitial pneumonia. Assessment with serial CT [see comments]. *Chest* 1996;110(2):378–382.
74. Akira M, Yamamoto S, Hara H, et al. Serial computed tomographic evaluation in desquamative interstitial pneumonia. *Thorax* 1997;52(4):333–337.
75. Tian X, Yi ES, Ryu JH. Lymphocytic interstitial pneumonia and other benign lymphoid disorders. *Semin Respir Crit Care Med* 2012;33(5):450–461.
76. Travis WD, Galvin JR. Non-neoplastic pulmonary lymphoid lesions. *Thorax* 2001;56(12):964–971.
77. Julsrud PR, Brown LR, Li CY, et al. Pulmonary processes of mature-appearing lymphocytes: pseudolymphoma, well-differentiated lymphocytic lymphoma, and lymphocytic interstitial pneumonitis. *Radiology* 1978;127(2):289–296.
78. Glickstein M, Kornstein MJ, Pietra GG, et al. Nonlymphomatous lymphoid disorders of the lung. *AJR Am J Roentgenol* 1986;147(2):227–237.
79. Koss MN, Hochholzer L, Langloss JM, et al. Lymphoid interstitial pneumonia: clinicopathological and immunopathological findings in 18 cases. *Pathology* 1987;19(2):178–185.
80. Johkoh T, Müller NL, Pickford HA, et al. Lymphocytic interstitial pneumonia: thin-section CT findings in 22 patients. *Radiology* 1999;212(2):567–572.
81. Ichikawa Y, Kinoshita M, Koga T, et al. Lung cyst formation in lymphocytic interstitial pneumonia: CT features. *J Comput Assist Tomogr* 1994;18(5):745–748.
82. McGuinness G, Scholes JV, Jagirdar JS, et al. Unusual lymphoproliferative disorders in nine adults with HIV or AIDS: CT and pathologic findings. *Radiology* 1995;197(1):59–65.
83. Desai SR, Nicholson AG, Stewart S, et al. Benign pulmonary lymphocytic infiltration and amyloidosis: computed tomographic and pathologic features in three cases. *J Thorac Imaging* 1997;12(3):215–220.
84. Silva CI, Flint JD, Levy RD, et al. Diffuse lung cysts in lymphoid interstitial pneumonia: high-resolution CT and pathologic findings. *J Thorac Imaging* 2006;21(3):241–244.
85. Honda O, Johkoh T, Ichikado K, et al. Differential diagnosis of lymphocytic interstitial pneumonia and malignant lymphoma on high-resolution CT. *AJR Am J Roentgenol* 1999;173(1):71–74.
86. Johkoh T, Ichikado K, Akira M, et al. Lymphocytic interstitial pneumonia: follow-up CT findings in 14 patients. *J Thorac Imaging* 2000;15(3):162–167.
87. Frankel SK, Cool CD, Lynch DA, et al. Idiopathic pleuroparenchymal fibroelastosis: description of a novel clinicopathologic entity. *Chest* 2004;126(6):2007–2013.
88. Reddy TL, Tominaga M, Hansell DM, et al. Pleuroparenchymal fibroelastosis: a spectrum of histopathological and imaging phenotypes. *Eur Respir J* 2012;40(2):377–385.
89. von der Thusen JH, Hansell DM, Tominaga M, et al. Pleuroparenchymal fibroelastosis in patients with pulmonary disease secondary to bone marrow transplantation. *Mod Pathol* 2011;24(12):1633–1639.
90. Azoulay E, Paugam B, Heymann MF, et al. Familial extensive idiopathic bilateral pleural fibrosis. *Eur Respir J* 1999;14(4):971–973.
91. Kusagaya H, Nakamura Y, Kono M, et al. Idiopathic pleuroparenchymal fibroelastosis: consideration of a clinicopathological entity in a series of Japanese patients. *BMC Pulm Med* 2012;12:72.
92. Becker CD, Gil J, Padilla ML. Idiopathic pleuroparenchymal fibroelastosis: an unrecognized or misdiagnosed entity? *Mod Pathol* 2008;21(6):784–787.
93. Piciucchi S, Tomassetti S, Casoni G, et al. High resolution CT and histological findings in idiopathic PPFE: features and differential diagnosis. *Respir Res* 2011;12:111.

10 膠原病

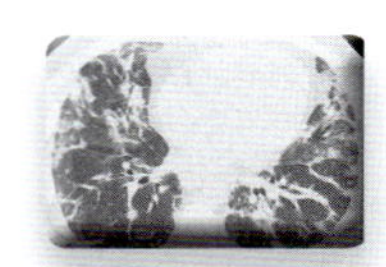

重要な項目

関節リウマチ 261
全身性硬化症(強皮症) 266
全身性エリテマトーデス 271
多発性筋炎–皮膚筋炎 273
混合性結合組織病 275
シェーグレン症候群 278
強直性脊椎炎 280

本章で使われる略語

ATS (American Thoracic Society) 米国胸部学会
BOOP (bronchiolitis obliterans organizing pneumonia) 閉塞性細気管支炎・器質化肺炎
CVD (collagen–vascular disease) 膠原病
DAD (diffuse alveolar damage) びまん性肺胞傷害
DL_{CO} (carbon monoxide diffusing capacity) (一酸化炭素)拡散能
ERS (European Respiratory Society) 欧州呼吸器学会
FVC (forced vital capacity) 努力肺活量
IIP (idiopathic interstitial pneumonia) 特発性間質性肺炎
IPF (idiopathic pulmonary fibrosis) 特発性肺線維症
LIP (lymphoid interstitial pneumonia) リンパ球性間質性肺炎
MALT (mucosa–associated lymphoid tissue) 粘膜関連リンパ組織
MCTD (mixed connective tissue disease) 混合性結合組織病
NSIP (nonspecific interstitial pneumonia) 非特異性間質性肺炎
OP (organizing pneumonia) 器質化肺炎
PFT (pulmonary function test) 肺機能検査
PM–DM (polymyositis-dermatomyositis) 多発性筋炎–皮膚筋炎
RA (rheumatoid arthritis) 関節リウマチ
SLE (systemic lupus erythematosus) 全身性エリテマトーデス
SSc (systemic sclerosis) 全身性硬化症(強皮症)
UIP (usual interstitial pneumonia) 通常型間質性肺炎

膠原病(CVD)は後天性の免疫学的機序をもつ炎症性疾患であり，多くの器官に影響を及ぼす[1-3]．肺を障害する膠原病として一般的なものは，関節リウマチ(RA)，全身性硬化症(SSc；強皮症)，全身性エリテマトーデス(SLE)，多発性筋炎–皮膚筋炎(PM–DM)，混合性結合組織病(MCTD)，とシェーグレン症候群である[1-3]．膠原病では，間質，気道，胸膜と肺血管を含む肺のすべての構成要素に障害を起こし得る[4]．最も重要な徴候はびまん性間質性肺炎と肺高血圧症であり，これらの患者では死因の大部分を占める[1,2]．

膠原病は種々の間質性肺炎を合併し，その組織学的所見は特発性間質性肺炎(IIPs)と同一であり，非特異性間質性肺炎(NSIP)，通常型間質性肺炎(UIP)，器質化肺炎(OP)とリンパ球性間質性肺炎(LIP)を含む(表10–1)[5-7]．膠原病に伴う間質性肺炎は，膠原病の臨床像や検査所見に数年間先行することもあり，膠原病の診断時にともに現れることもある．しかし多くは疾患経過中に現れる[2,8,9]．慢性間質性肺炎を呈する患者の最高20％で，潜在性な膠原病があるか，その後臨床的に膠原病があきらかになると推定されている[9,10]．膠原病で最も多くみられる間質性変化はNSIPである[6,7,11]．よって，特発性肺線維症(IPF)の典型例と比べ，より細かい網状影を呈することが多く，蜂巣肺(蜂窩肺)の頻度は少なく，画像上すりガラス影が主要な異常としてみられることが多い．さらに，膠原病では胸膜肥厚や胸水の貯留が認められることがあるが，これは特発性肺線維症では通常みられない所見である．その他に特発性肺線維症とは異なる所見としては，膠原病では気管支拡張症，閉塞性細気管支炎，濾胞性細気管支炎などの所見をみることがあり，高分解能CT(HRCT)上，特発性肺線維症とはあきらかに異なることがある．これらの患者における肺の異常所見は，膠原病それ自体による可能性と，治療に伴う日和見感染や薬剤性の合併症から生じる場合がある[2,12]．メトトレキセートは関節リウマチの治療薬として使用され，種々の間質性肺炎を起こす(最も一般的にはNSIP)[13]．近年，膠原病に対する治療として，生物学

表 10-1　膠原病における異常パターンの相対頻度

肺疾患	関節リウマチ	全身性硬化症	全身性エリテマトーデス	多発性筋炎-皮膚筋炎	混合性結合組織病	シェーグレン症候群	強直性脊椎炎
非特異性間質性肺炎	＋＋	＋＋＋	＋	＋＋＋	＋＋	＋＋＋	
通常型間質性肺炎	＋＋＋	＋	＋	＋	＋	＋	
器質化肺炎	＋		＋	＋＋＋	＋	＋	
リンパ球性間質性肺炎			まれ		＋	＋＋	
びまん性肺胞傷害	＋	＋	＋＋	＋			
出　血			＋＋＋				
モザイク灌流とエアトラッピング	＋＋＋					＋＋	＋
胸水または肥厚化	＋＋		＋＋＋				

＋：一般的ではない，＋＋：一般的，＋＋＋：最も頻度が高いパターン．

的製剤の使用が大きく増加している[14,15]．これらの薬物で，特にTNF-α阻害剤（エタネルセプトやインフリキシマブなど）は，間質性肺炎，サルコイド様疾患と血管炎に帰着する場合がある[14]（15章参照）．

関節リウマチ

関節リウマチ（RA）においてよくみられる所見としては，間質の線維化，器質化肺炎（閉塞性細気管支炎・器質化肺炎（BOOP）），気管支拡張，閉塞性細気管支炎，リウマチ結節，胸水そして胸膜肥厚がある[2,3,16]．ほかのよくみられる合併症には，感染症と薬剤性がある[12,17]．関節リウマチをもつ患者における間質性肺炎の有病率の報告は非常にばらつきがある．少ない報告では4%，多い報告としては68%とされている[18,19]．この有病率のばらつきは，検出の方法（例えば，肺機能検査（PFT），胸部X線写真，HRCT）と，選択される集団（無症候性，症候性，剖検例など）に依存する．しかしながら，観察研究では臨床的に重要な間質性肺炎が関節リウマチ患者の5〜10%で起こることを示され[20,21]，そして，呼吸不全で死亡した例は10%未満であった[20,22]．間質性肺炎の存在は，患者の約10%で，胸部X線写真で検出可能である[23-25]．関節リウマチ患者におけるHRCTで検出された間質性肺炎の有病率の報告は，19〜56%である[26-29]．これらの症例の多数において，間質性肺炎は肺症状を伴わなかった．無症候性の間質性肺炎は関節リウマチ患者では一般的である，そして，その重要性と治療の有意性はあきらかではない[12]．関節リウマチの症候性の間質性肺炎は，通常関節症状が出現した後に起こり，長ければ数年経過した後に起こる．しかしながら，それは時に関節症状に先行することもある[12]．

関節リウマチにおける外科的肺生検でのUIPとNSIPの相対頻度に関しては論文上でも意見の一致をみていない．UIPのほうが頻度が高いとするもの[18,30]，同程度とするもの[31,32]，NSIPのほうが頻度が高いとするもの[6]，の異なる報告が存在する．Leeら[30]は，米国胸部学会/欧州呼吸器学会（ATS/ERS）分類に基づいて18例の関節リウマチ患者の外科的肺生検を検討した[15]．それによれば，10例（55%）はUIPパターンであり，6例（33%）はNSIPパターン，そして残りの2例（11%）がOPパターンであった．12例の患者においては関節リウマチの関節症状が間質性肺炎の発症前から認められていたが，3例においては間質性肺炎が関節症状よりも先行し，残りの3例においては同時に診断されていた[30]．Yoshinouchiら[31]は，間質性肺炎を伴った関節リウマチ患者16例に関してHRCTの所見と組織所見を報告した．7例がUIP，7例がNSIP，そして2例がUIPとNSIPの両方であった[31]．Tanseyら[6]による研究においては，15例の間質性肺炎を伴った関節リウマチ患者のうち，7例がNSIP，6例が濾胞性細気管支炎と一部NSIPの混在，2例がUIPであった．議論の余地は残るが，HRCTではUIPパターンの有病率が高く，臨床的にUIPの特徴をもつ患者が外科的肺生検を行う機会は少ないため，ごく最近のレビューと研究はUIPが関節リウマチの患者における間質性肺炎の最も頻度が高いパターンであると考えられている[1-4,18]．

HRCT所見

関節リウマチ患者においてみられる間質性肺炎のHRCT所見で最も頻度が高いのはUIPであり（図10-

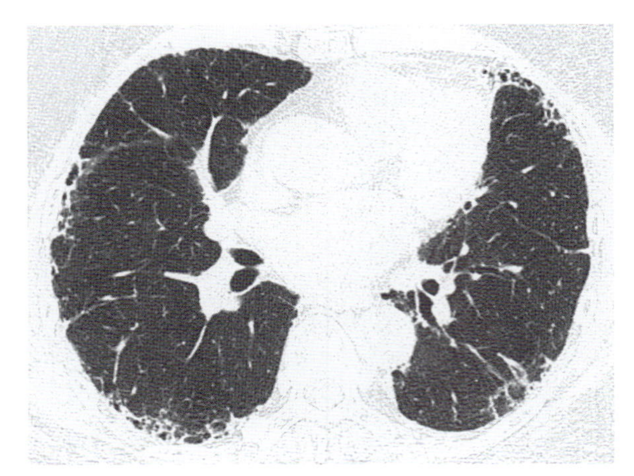

図 10-1　関節リウマチにおける通常型間質性肺炎(UIP).
胸膜下肺領域に網状影と軽度の蜂巣肺が認められる.

1～図10-3，表10-2)，それに続きNSIP(図10-4)もしくはOPが続く[27, 33, 34]．Tanakaら[33]は，間質性肺炎外来における63例の関節リウマチ患者のHRCT所見をまとめた．それによれば，最も多く認められたものは網状影(98%)とすりガラス影(90%)であった．主要なパターンとしては，UIP(41%)，NSIP(30%)，細気管支炎(17%)，そしてOP(8%)であった．UIPパターンは不整な線状影(100%)と，肺底部と胸膜下に軽度のすりガラス影(92%)を伴ってみられる蜂巣肺(96%)によって特徴づけられた(図10-1～図10-3)．牽引性気管支拡張と構造改変が認められる際には，常に網状影と蜂巣肺が併存して認められた．NSIPは両側性のすりガラス影(100%)が特徴で，胸膜下と肺底部に多く，微細な網状影(100%)と軽度の蜂巣肺(53%)を伴っていた(図10-4)．OPは，複数の斑状もしくは区域性のコンソリデーション(80%)とすりガラス影(100%)が特徴で，通常胸膜下もしくは気管支周囲に分布している[33]．肺生検を行った16例のうち2例を除いては，CT所見と病理所見が一致した[33]．Biedererら[34]は関節リウマチによる間質性肺炎を疑われた53例の患者においてHRCTと肺機能検査を行った結果，最も頻度の高かった所見は網状影であり，53例中40例(75%)で認められ，その40例のうち15例ではすりガラス影も混在していた．純粋な網状影は，長期の間質性肺炎患者において最も頻度が高く認められた．間質性変化の度合いは軽度のものから重度のものまであり，拡散能(DL_{CO})の低下と相関が認められた[34]．HRCTであきらかなUIPパターンをもつ患者は肺生検をあまり受けない，しかし，関節リウマチとNSIPパターンをも

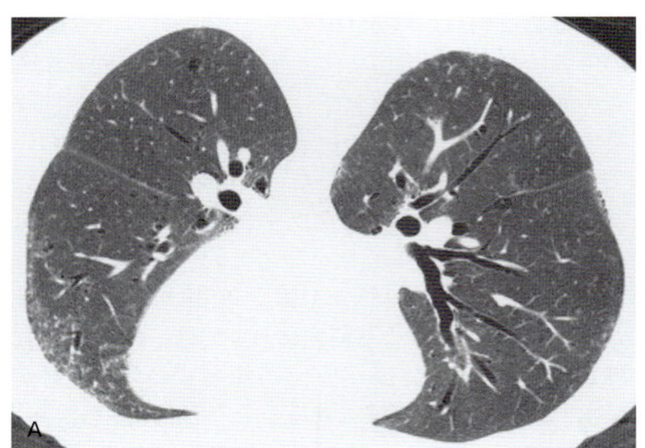

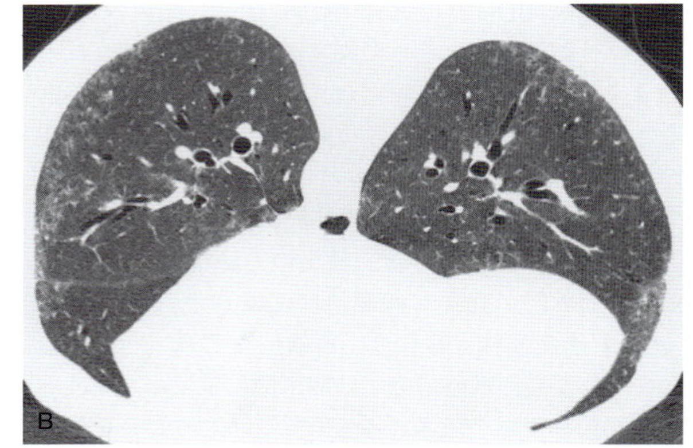

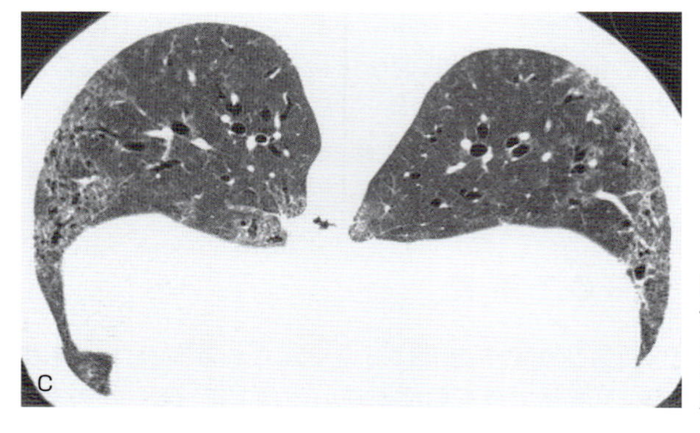

図 10-2　間質性肺炎を呈す関節リウマチ患者における腹臥位のHRCT．A–C：中肺野(A，B)の胸膜下には小結節状および分岐状影があり，濾胞性細気管支炎に一致する所見である．下肺野(C)には，小葉内間質肥厚と牽引性気管支拡張の所見があり，典型的な線維化像を呈している．

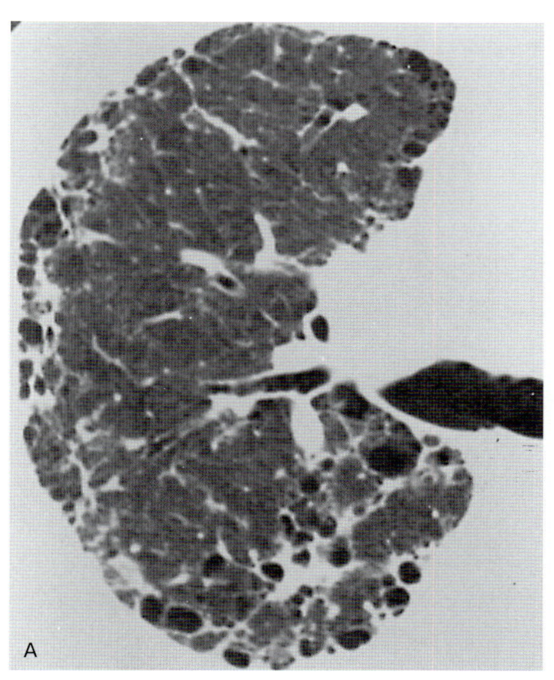
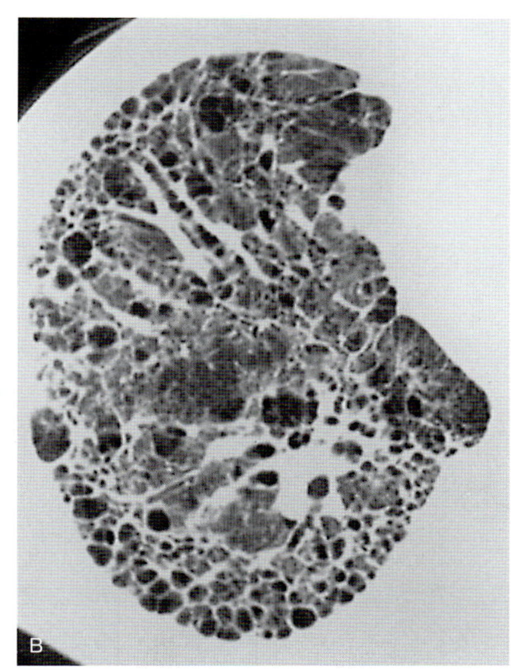

図 10–3　関節リウマチにおける蜂巣肺を伴った末期の通常型間質性肺炎(UIP)．A：気管分岐部のレベルにおいて，特発性肺線維症(IPF)と同様な胸膜下蜂巣肺と小葉間隔壁の肥厚が認められる．B：右肺底部には，びまん性蜂巣肺と隔壁肥厚が認められる．

表 10–2　関節リウマチの HRCT 所見

線維化を伴わない気管支拡張[a]
線維化(牽引性気管支拡張と細気管支拡張，小葉内間質肥厚，不整な小葉間隔壁肥厚，不規則なインターフェース)[a]
蜂巣肺
すりガラス影[a]
末梢性および胸膜下に優位な線維化とすりガラス影[a,b]
下肺野と背側に優位な変化[a,b]
胸膜肥厚および胸水[a,b]
小葉中心性小結節(濾胞性細気管支炎)
大きなリウマチ結節
閉塞性細気管支炎(エアトラッピング，モザイク灌流)

[a] 最も頻度が高い所見．
[b] 鑑別診断で最も有用な所見．

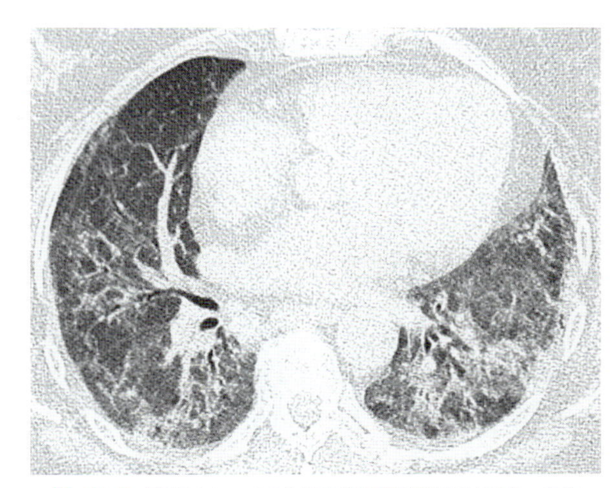

図 10–4　関節リウマチの非特異性間質性肺炎(NSIP)．広範囲な両側性すりガラス影と軽度の網状影が認められる．

つ患者または HRCT で不確定の所見の場合は，外科的肺生検で UIP または NSIP をもっている可能性がある．Kim らは[35]，間質性肺炎をもった関節リウマチ患者 82 例の HRCT 所見をまとめ報告した．HRCT で 20 例(24％)は definite UIP と診断され，19 例(23％)は likely NSIP と考えられ，43 例(52％)ははっきりと確定できなかった．肺底部優位の網状影，牽引性気管支拡張を，蜂巣肺があり，すりガラス影があっても限局している場合を definite UIP と判断した．両側肺底部優位のすりガラス影で，牽引性気管支拡張がない(あるいは限局している)，かつ蜂巣肺がないものが，likely NSIP と解釈された．19 例の likely NSIP 患者のうち 6 例で外科的肺生検が施行され，4 例が UIP で 2 例が NSIP だった．43 例の確定できない間質性肺炎のうち，6 例で外科的肺生検を行ったところ，5 例が UIP を示し 1 例が NSIP を示した[35]．

全体として，膠原病関連の間質性肺炎(関節リウマチ関連の間質性肺炎患者を含む)患者の予後は，特発

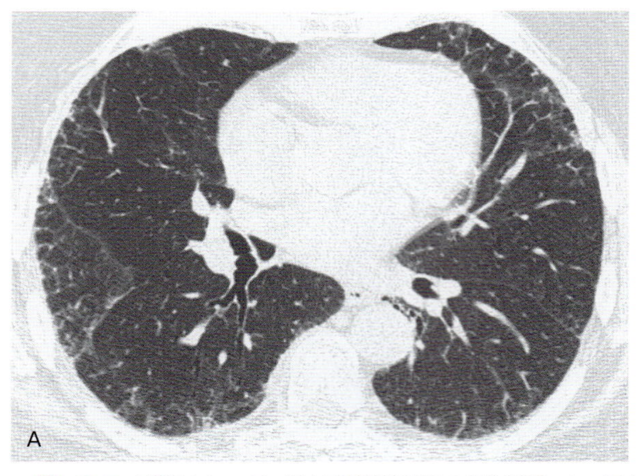

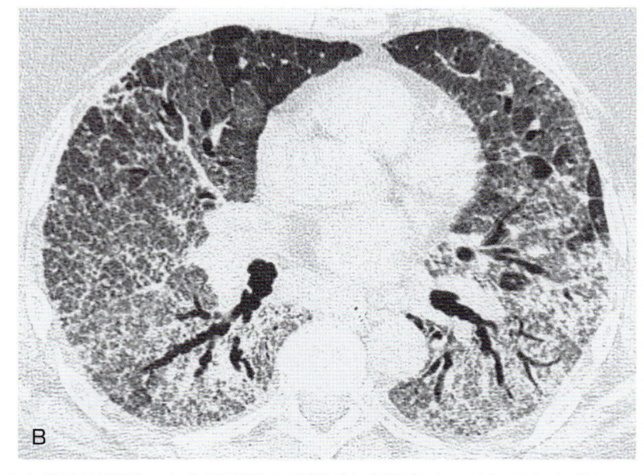

図 10–5　関節リウマチにおける間質性肺炎の急性増悪． A：軽度の末梢性網状影，小葉間隔壁の不規則な肥厚化とごくわずかなすりガラス影が認められる．UIP に一致した所見である．B：6 ヵ月後の急性呼吸不全発症時の HRCT では，広範囲な両側性すりガラス影が線状影（クレイジー・ペイビング・パターン）と牽引性気管支拡張を伴って認められ，これはびまん性肺胞傷害（DAD）に一致する所見である．UIP の急性増悪という診断は，DAD の考えられる他の原因を除外した後になされた．

性肺線維症の患者よりも良好である[4, 36, 37]．しかし，関節リウマチ患者と HRCT で definite UIP パターンは，特発性肺線維症患者にみられる予後と類似している[35, 37]．269 例の特発性間質性肺炎と 93 例の膠原病関連間質性肺炎の患者を含む 362 症例の検討においては，膠原病関連の間質性肺炎患者の生存期間（平均 177 ヵ月）は特発性間質性肺炎の患者（平均 66.9 ± 6.5 ヵ月，$p = 0.001$）よりも長かった[36]．多変量解析は，低年齢，より良好な肺機能，膠原病由来であることが独立した予後因子であることを示した．膠原病関連の NSIP と特発性 NSIP の間では生存率，臨床的特徴または肺機能で有意差はみられなかった．膠原病による UIP 患者の平均生存率は 177 ヵ月であり，特発性肺線維症患者の 70 ヵ月と比較し良好であった[36]．しかし，本研究は，UIP パターンの関節リウマチ患者では，NSIP パターンの関節リウマチ患者と比較して，生存率悪化の傾向を示した（$p = 0.08$）[36]．Kim ら[35]は，51 例の特発性肺線維症患者と，82 例の関節リウマチ関連の間質性肺炎患者で，予後を比較した．関節リウマチをもつ 82 例の患者のうちの 20 例（24%）は，HRCT 所見上 definite UIP と判断された．definite UIP と判断された関節リウマチ患者は，それ以外の関節リウマチ患者と比較し生存率が不良であった（生存期間の中央値，3.2 年 *vs.* 6.6 年）．そして，definite UIP の関節リウマチ患者の生存率は特発性肺線維症患者と類似していた．HRCT 所見の解析を行うと，牽引性気管支拡張と蜂巣肺で予後が悪いと報告した．女性と，より高いベースラインの拡散能（DL_{CO}）の患者では，生存率の高さと関係していた[35]．

関節リウマチに関連した UIP あるいは NSIP は，患者が時に急性増悪を起こす可能性がある．原因不明の呼吸器症状の急速な悪化や新しい肺実質影は，間質性肺炎にびまん性肺胞傷害（DAD），または，一般的ではないが OP が加わり生じることがある（図 10–5）[38–41]．急性増悪の HRCT 所見は，広範囲な両側性すりガラス影がもともとの UIP もしくは NSIP に加えて認められ，背側部のコンソリデーションを伴うこともある[38, 42]．UIP を含む関節リウマチに関連した間質性肺炎の患者の予後は，特発性肺線維症の患者よりも良好である[43]．15 例の膠原病関連の間質性肺炎（関節リウマチによる 6 例を含む）患者における急性増悪の 90 日の死亡率は 33% であり，特発性肺線維症[43]の急性増悪を呈した 13 例の患者における 69% と比較し良好であったという報告がある[43]．まれには，DAD が関節リウマチの最初の肺徴候として起こることもある[44]．

関節リウマチ患者において認められる最も頻度の高い HRCT 異常は，気管支拡張と細気管支炎に一致する所見である（図 10–6，表 10–2）．気管支拡張症は，関節リウマチ患者の約 30%（HRCT）で認められる[45, 46]．関節リウマチ 84 例の研究においては，38 例（49%）において HRCT により異常が認められた[45]．その所見は，(a) 気管支拡張もしくは気管支拡張と細気管支拡張の並存（30%），(b) 肺内結節（22%），(c) 偽プラークを伴ったものも含めた胸膜下微小結節（17%），(d) 非隔壁性線状影（18%），(e) すりガラス影（14%），(f) 蜂巣肺（10%）であった[45]．関節リウマチにおいて認められる気管支拡張や気道病変はリウマチ患者において頻度が上昇する慢性感染症や閉塞性

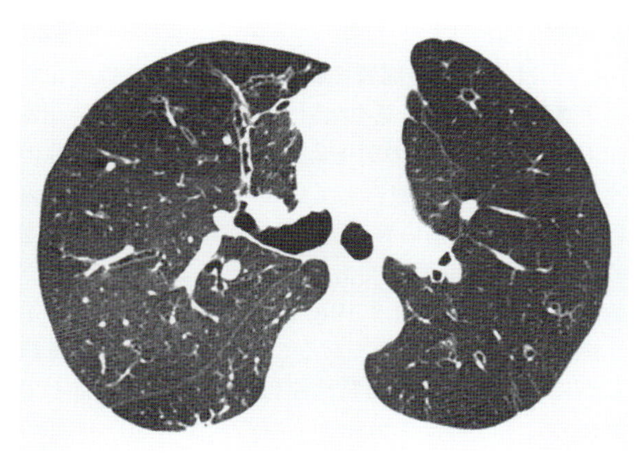

図 10-6　関節リウマチにおける気管支拡張症と閉塞性細気管支炎．左肺優位に，広範囲な両側性気管支拡張と血管影の減少したモザイク灌流の領域が認められる．

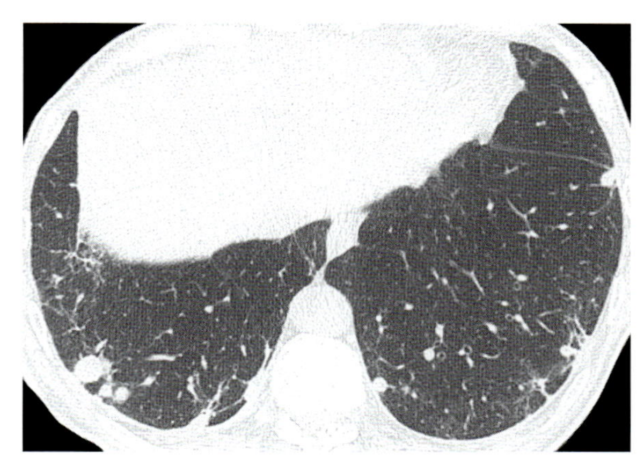

図 10-7　関節リウマチの肺内リウマチ結節．HRCT は，両側胸膜下結節を示す．また，軽度の間質性線維症と整合したいくつかの不規則な線状影が示される．

細気管支炎と関連している可能性がある[46,47]．例えば，20 例の非喫煙者である関節リウマチ患者において胸部 X 線写真は正常であったが，HRCT においては 5 例(25%)であきらかな肺底部の気管支拡張を伴っていた[48]．Perez ら[46] は，間質性肺炎を伴わない関節リウマチ患者 50 例において，気道病変の頻度とその特徴をまとめた．HRCT は肺機能検査よりも気道病変の検出において感度が高く，HRCT により気管支もしくは肺の病変が 35 例(70%)において認められ，16 例(32%)においてエアトラッピング，15 例(30%)で円柱状気管支拡張，10 例(20%)において軽度の不均質な肺濃度(モザイク灌流)が認められた．一方，肺機能検査では 9 例(18%)において閉塞性変化(すなわち，1 秒率の低下)と 4 例(8%)において末梢気道性変化が認められたのみであった．肺機能検査における閉塞性障害と末梢気道病変の所見は，気管支拡張と気管支壁肥厚との相関が認められた($p=0.003$)[46]．関節リウマチは，気管支拡張症の一般的な原因である．106 例の HRCT によって確認された気管支拡張症患者の最近の研究において，関節リウマチはアフリカ系アメリカ人患者の 29% とヨーロッパ系アメリカ人患者の 6% の気管支拡張症の原因疾患だった[49]．関節リウマチ患者においてみられる閉塞性細気管支炎に関しては 20 章に記載する．

それほど頻度は高くないが，関節リウマチもしくはその他の膠原病患者において認められる異常所見として，濾胞性細気管支炎がある[50,51]．これは良性の所見であり，リンパ濾胞の顕著な過形成が細気管支の周囲および，より軽度に気管支周囲に認められるものである[51]．濾胞性細気管支炎の HRCT 所見は多発性小結節であり，小葉中心性，胸膜下および気管支周囲に分布する(図 11-23 参照)[51,52]．結節の直径は通常 1〜4 mm であるが，時には 1 cm 以上になることもある[52]．濾胞性細気管支炎は，LIP にみられるような肺嚢胞を合併することもある(図 11-24 参照)．

単発性もしくは多発性の結節が関節リウマチ患者において認められることがあるが，このような場合はリウマチ結節の可能性がある．リウマチ結節は 2〜3 mm から数 cm にわたる可能性があり，胸膜下に出現することが多く，通常複数で，無症候性である(図 10-7)[53-55]．空洞化は約 50% で生じ，石灰化はまれである[55]．リウマチ結節は気管支胸腔瘻により気胸に至ることがある[54,56]．

胸膜肥厚は，関節リウマチ患者の 20〜33% で生じる[20,57]．Fujii ら[57] によれば，91 例の関節リウマチ患者の HRCT において 33% には胸膜肥厚，44% で間質性肺炎が認められた．胸水は，3〜5% でみられる[20,58]．胸水は通常少なく，自然に改善する[54]．HRCT 上，間質性肺炎を伴った患者の 46% において中心肺動脈の拡張が認められ，20% において縦隔リンパ節腫脹がみられた．

HRCT の有用性

HRCT は，胸部 X 線写真よりも関節リウマチ患者における肺疾患の診断において感度が高い．Fujii ら[57] は，関節リウマチ患者 91 例において胸部 X 線写真と HRCT の所見をまとめた．HRCT においては，43 例において肺の線維化を伴った UIP，5 例で閉塞性細気管支炎を認め，43 例では正常であった．この 91 例のうち，約半数では胸部X線写真の所見はHRCTと同様であった．46例中17例(37%)の患者において胸部X線写真は正常であったが，HRCTによってリウマチ肺の所見が得られた．さらに，43例中14例(33%)では胸部X線写真は異常と考えられたが，HRCTにおいては異常所見は認められなかった[57]．また，胸部X線写真が正常であるが肺機能検査で異常が認められる関節リウマチ患者においても，HRCTは肺病変を特定するのに役立つと考えられる[59,60]．蜂巣肺，気管支拡張，結節影，すりガラス影などは症状を伴ったリウマチ肺の患者においてより多く認められる所見である[45]．

全身性硬化症(強皮症)

全身性硬化症(SSc；強皮症)では，他の膠原病と比べ肺病変が高率に認められる．最も多い病変であり，死亡の原因となるのは間質の線維化と肺動脈性肺高血圧症であり，間質の線維化は最終的には約75%以上の患者において出現する[61,62]．間質性肺炎は，びまん皮膚硬化型の全身性硬化症で最も多く生じるが，限局皮膚硬化型の全身性硬化症でも生じ，また皮膚病変のない全身性硬化症でも生じることがある[20,61]．心エコー検査法を用いた最初の研究では，全身性硬化症の最高49%で肺動脈高血圧を合併していると報告があるが，最近のゴールドスタンダードである心臓のカテーテル法を使用した前向き研究では，8〜12%の有病率を示した[61,63,64]．全身性硬化症の間質性肺炎の約80%が，病理組織上NSIPパターンである[11,65]．Bourosら[11]は，80例の間質性肺炎を伴った全身性硬化症の患者の組織学的所見を検討し，約78%はNSIP，8%がUIP，7%は末期の肺傷害であり，それ以外は他のパターンであると報告している．胸部X線写真における最も頻度が高い異常所見は，対称性に肺底部に認められる網状結節影である．しかしながら，胸部X線写真は肺機能検査やHRCTにおいて異常所見を示す患者においても正常であることがある[66]．胸部X線写真にて検出できる間質性変化はおよそ25%ほどで認められると考えられるが，報告により10〜80%の幅がある[67]．

HRCT所見

全身性硬化症における間質線維化のHRCT所見は，通常，特発性NSIPと類似し，主にすりガラス影であり，頻繁に微細な網状影と牽引性気管支拡張を伴い(図10-8，図10-9，表10-3)[5,65]，症例によっては局所的なコンソリデーションも併存することがある(図10-10)[68]．Desaiら[65]は，225例の全身性硬化症による間質性肺炎のHRCT所見と，40例の連続症例の特発性肺線維症および27例の特発性NSIPの患者のHRCT所見を比較した．全身性硬化症の約3分の2はすりガラス影もしくはすりガラス影と網状影の混合パターンを示し，3分の1は網状影が優位であり，これは特発性NSIPと類似した所見であった．唯一の相違点は全身性硬化症患者に認められる異常陰影の範囲が狭いことであり，全身性硬化症においては全体の13%の肺

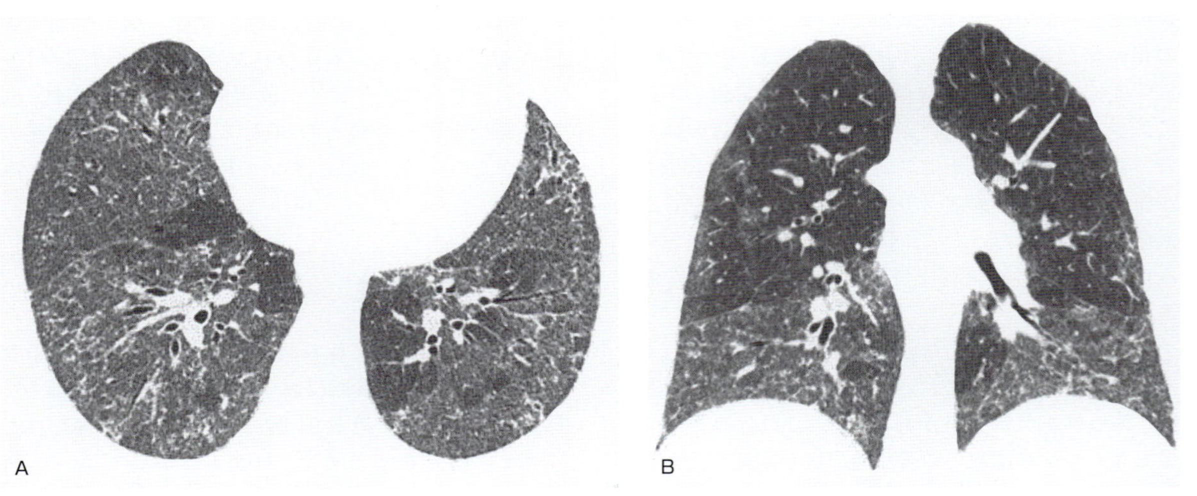

図 10-8 全身性硬化症における非特異性間質性肺炎(NSIP)．A：広範囲な両側性すりガラス影と軽度の網状影が重なってみられる．B：冠状断再構成像は，すりガラス影と網状影が末梢部と下肺野に優位にみられる．

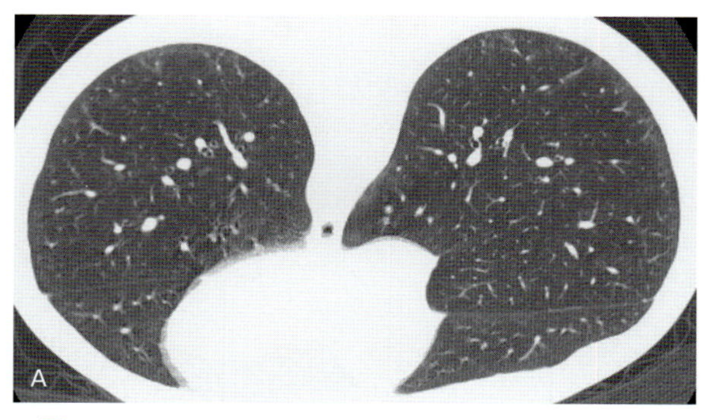

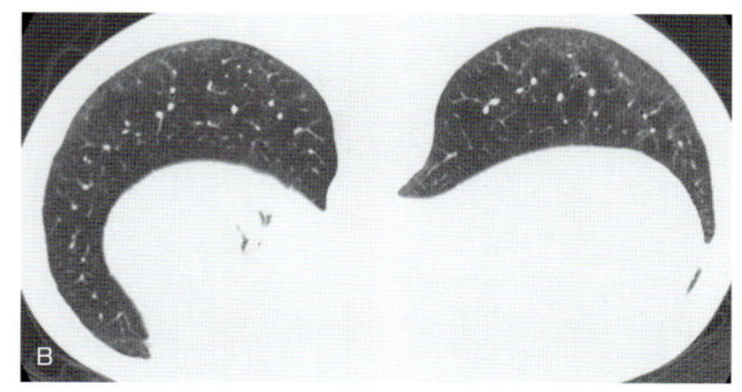

図 10-9　若年強皮症患者における胸膜下すりガラス影．A，B：腹臥位の HRCT において，わずかではあるがはっきりとした陰影が認められる．

表 10-3　全身性硬化症(強皮症)の HRCT 所見

すりガラス影[a]
線維化(蜂巣肺，牽引性気管支拡張，細気管支拡張，小葉内間質肥厚，不整な小葉間隔壁肥厚，不規則なインターフェース)[a]
末梢性および胸膜下に優位な線維化およびすりガラス影[a,b]
下肺野と背側に優位な変化[a,b]
胸膜肥厚および胸水[a,b]
小葉中心性小結節(濾胞性細気管支炎)
食道拡張[a,b]

[a] 最も頻度が高い所見．
[b] 鑑別診断で最も有用な所見．

の間質が侵されているのに対し，特発性 NSIP では 30%に及んでいた．NSIP が全身性硬化症患者において最も頻度の高い異常パターンであるが，HRCT においては網状影が優位となることが時にあり，特発性肺線維症の HRCT 所見にみかけ上類似することがある(図 10-11，図 10-12)．

Remy-Jardin ら[69]は，全身性硬化症 53 例の HRCT，肺機能検査，気管支肺胞洗浄の結果を検討し，すりガラス影と蜂巣肺の頻度が高いことを強調した．HRCT 上異常所見を示した 32 例のうち，26 例(81%)がすりガラス影であり，19 例(59%)が蜂巣肺を示した．全身性硬化症において認められる蜂巣肺の分布はかぎられており，すりガラス影の領域と関連している．この研究によれば，蜂巣肺を伴った患者すべてにおいてすりガラス影も認められ，あきらかに肺底部および背部と末梢部に優位に分布していた[69]．Goldin ら[70]は，162 例の症候性の全身性硬化症関連の間質性肺炎患者における，HRCT を概説した．主要な所見は，すりガラス影(90%；うち線維化を伴っていないすりガラス影(49%))，線維化病変(93%)，蜂巣肺(37%)であった．すべての所見は，主に下肺野に分布していた．著者によれば，大多数のケースでは所見が NSIP と整合していたが，HRCT で 37%の蜂巣肺が存在しており，一部の患者が NSIP と UIP の混成または重なりを起こしている可能性があると結論した[70]．HRCT でみられる肺の線維化の範囲は，努力肺活量(FVC)と全肺気量(TLC)と有意な負の相関を示し，すなわち，拘束性の肺障害と関連していた．またガス転送の機能障害と関連する拡散能(DL_{CO})と負の相関をしていた[70]．HRCT の線維化の範囲と重症度は，肺動脈圧と相関しており，全身性硬化症患者で肺高血圧を検査するのに有効である場合がある[71]．

小結節に関しても全身性硬化症患者において報告があり，蜂巣肺と併存していることもあった．これは限局的なリンパ組織の過形成(濾胞性細気管支炎)によるものと考えられ，全身性硬化症においてはよくみられる所見である[69,72]．しかしながら，結節は顕著な HRCT 所見ではない．

その他に CT 上認められる所見としては，約 3 分の 1 の症例でびまん性胸膜肥厚が認められ[69]，40～80%の症例において無症候性の食道拡張(図 10-12)[73,74]，約 60%において縦隔リンパ節腫脹がある[73]．全身性硬化症における食道の内径は CT 上 12～40 mm(平均 23 mm)と拡張しており，これは他の様々な間質性もしくは気道病変をもつ患者 13 例においては認められない所見であった[73]．

Seely ら[75]は，小児全身性硬化症 11 例(平均 11 歳)の HRCT 所見について検討し，胸部 X 線写真上 2 例，HRCT では 8 例において間質性肺炎が認められた．HRCT 所見としては全 8 例にすりガラス影があり，6 例で線状影，5 例で蜂巣肺，7 例で胸膜下小結節が認められた．全身性硬化症の罹病期間と間質性肺炎の重症度には相関が認められなかった．全体として，HRCT 上のパターンと分布は成人患者と類似していた．しかしながら，成人患者においては蜂巣肺は下肺

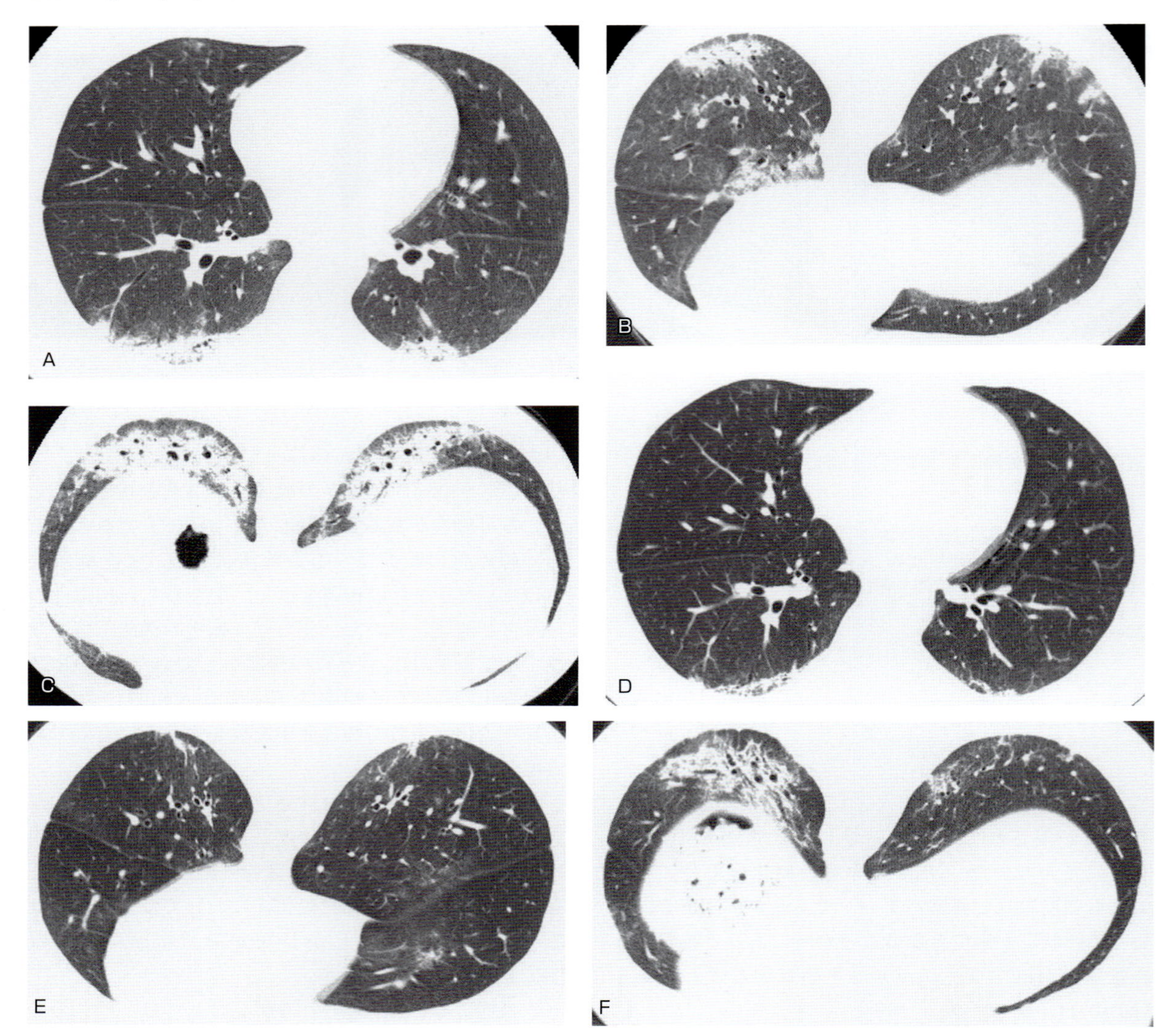

図 10-10　強皮症患者における胸膜下すりガラス影とコンソリデーション．治療前(A-C)では，胸膜下の陰影が優位な異常となっている．後肋骨横隔膜陥凹における陰影の中に牽引性気管支拡張 (C) が認められる．治療後の同レベルの CT においては(D-F)，陰影がかなり改善している．肺の後方や肺底部には不整な網状影と牽引性気管支拡張が鮮鋭して認められるが，これは線維化によるものである可能性が高い．

野に優位であったが，小児においては上肺野で最も重症であった[75]．

この小児患者の経過においては初期に改善が認められたが(図 10-10)，長期的には線維化の進行が過半数の患者において認められた(図 10-13)．Kimら[68]は，平均 39 ヵ月観察した全身性硬化症に伴った間質性肺炎をもつ 40 例の患者の HRCT 所見に関して検討した．初期の HRCT においては，全員がすりガラス影(平均分布域 18%)，90%にあたる 36 例においては不整な線状影(平均分布域 4%)，33%にあたる 13 例においてはコンソリデーション(平均分布域 1.9%)，30%にあたる 12 例において蜂巣肺(平均分布域 2%)が認められた．その後の HRCT において 24 例で進行が認められ，16 例では変化がなかった．悪化所見としては，主にすりガラス影と蜂巣肺の進展がみられた．CT 上蜂巣肺の分布が増大することは DL_{CO} の低下と有意に相関した[68]．間質性病変の悪化のみられた患者と変化のなかった患者において初期の HRCT 上はすりガラス影，線状影，蜂巣肺の分布範囲に有意な差は認められなかった．

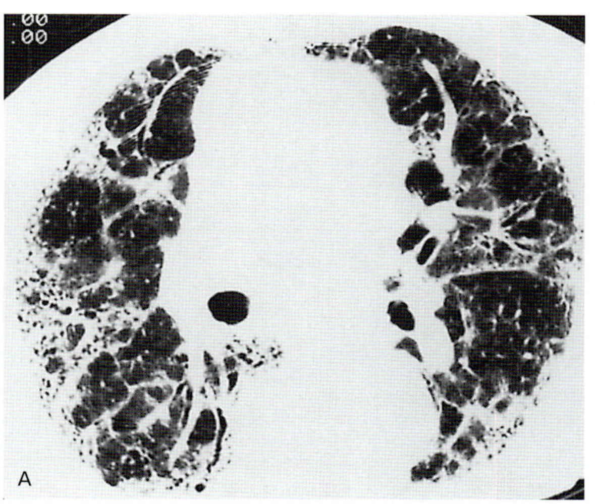

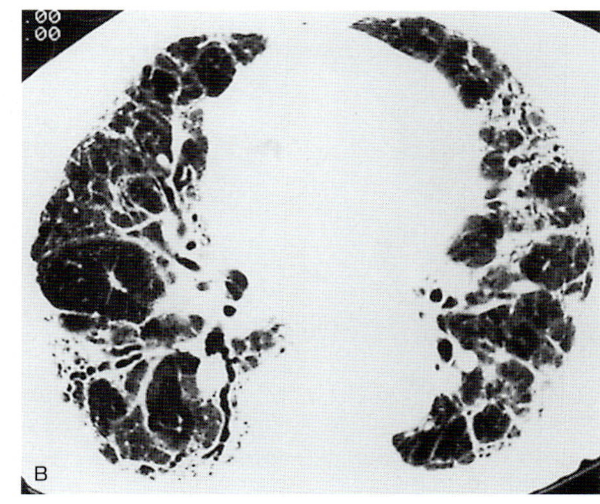

図 10-11　強皮症患者における肺線維化の所見．A，B：胸膜下蜂巣肺，牽引性気管支拡張，および不整な小葉間隔壁の肥厚が優位な所見である．これらの異常所見は，特発性肺線維症と非常に類似している．

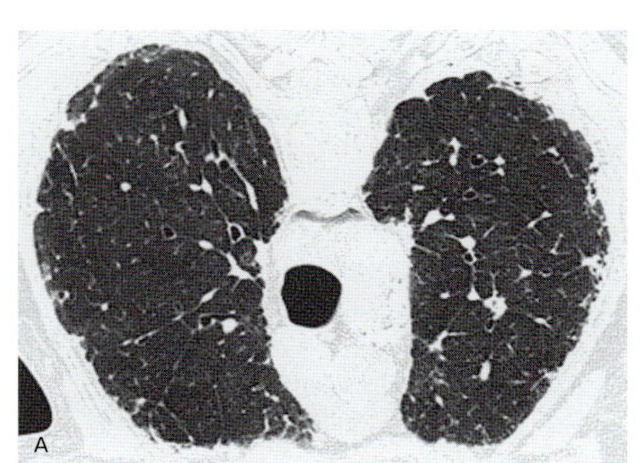

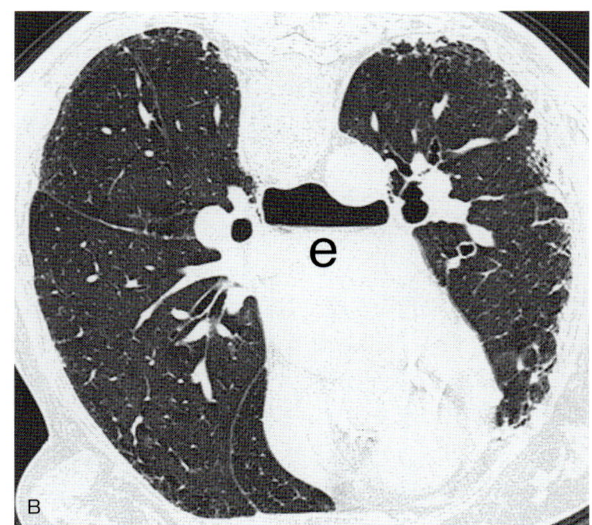

図 10-12　軽度な間質の線維化と食道拡張のある強皮症患者における腹臥位の HRCT．A，B：肺の末消部に線維化と一致する不整な網状影が認められる．食道 (e) は拡張しており，液面形成がみられる．

HRCT の有用性

HRCT は，全身性硬化症患者の肺障害の検出と特徴描写で重要な役割を果たす[70,76]．HRCT は全身性硬化症患者における間質性肺炎の存在を同定するために一般に行われる．臨床症状や肺機能検査は非特異性であり，胸部 X 線所見はしばしばはっきりしないことや偽陰性である場合があるからである[76]．呼吸困難は間質性肺炎，肺血管疾患または心臓の機能障害からでも生じる場合がある．肺機能検査は正常値の基準が幅広く，病変の同定の用途に対しては制限がある（概して正常値は通常値の 80～120%）[76]．Schurawitzki ら[66]は，23 例の全身性硬化症において胸部 X 線写真と HRCT を検討し，胸部 X 線写真は 65% にあたる 15 例で異常所見を認めたのみであったが，HRCT においては 91% にあたる 21 例で間質性肺炎の所見が得られたと報告し，軽度の肺障害を検出するのに HRCT はあきらかに胸部 X 線写真よりも優れていると結論づけている．

Wells ら[77]は，全身性硬化症における外科的開胸肺生検の病理所見を HRCT で予測できるかに関して検

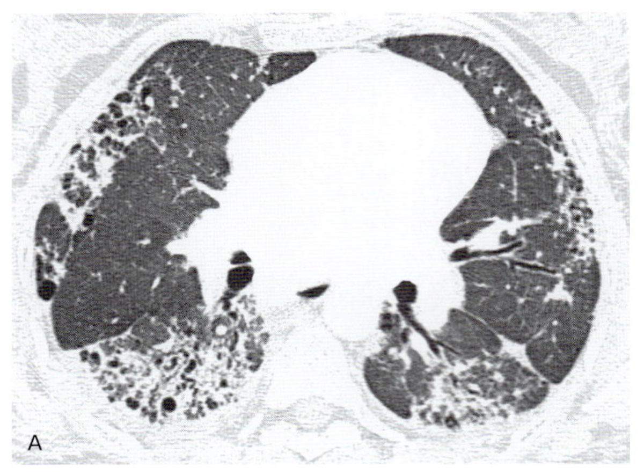
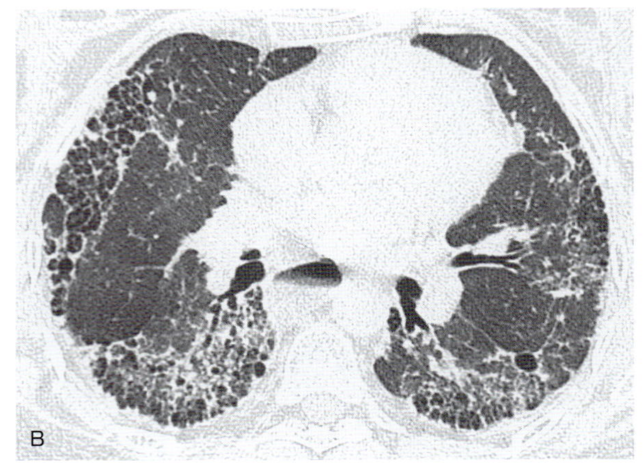

図 10-13 全身性硬化症における間質性肺炎の進行．A：両側性すりガラス影，網状影，牽引性気管支拡張およびわずかな蜂巣肺がみられる．B：2 年後にはより広範囲な網状影と蜂巣肺が進行して認められる．また，拡張した食道内には液面形成がみられる．

討し，80％にあたる 20 例中 16 例において病理組織上の炎症性変化と線維性変化を CT において正しく見分けることができたと報告した．CT においてすりガラス影が優位である場合は組織上炎症が認められることが多く，HRCT における網状影は病理学的線維化と密接に相関していた[77]．しかし，間質性肺炎患者における HRCT でのすりガラス影は，特に網状影または牽引性気管支拡張が混在しているとき，線維化を意味する可能性がある[76-78]．文献における現在のエビデンスでは，全身性硬化症関連の NSIP 患者におけるすりガラス影が，最も不可逆性な病変とされている[79,80]．Shah ら[79] は，全身性硬化症をもつ 41 例の患者における経時的な HRCT を行い，平均追跡調査期間 27 ヵ月（範囲，6～60 ヵ月）の間追跡した．すりガラス影が最もよくみられ（66％），非線維性間質陰影（27％）と線維性間質陰影（32％）などの間質性疾患の他の徴候もみられた．改善例は，2 例のみで認められ（5％），その 2 例はすりガラス影と非線維性間質陰影のみられた患者だった[79]．

全身性硬化症に伴う NSIP の予後は特発性 NSIP と類似しており，特発性肺線維症と比べかなり良好である[36]．全身性硬化症の間質性肺炎の予後は，肺実質の障害パターンより肺障害の重症度に影響される．Bouros ら[11] は，80 例の全身性硬化症関連の間質性肺炎患者で，組織学的所見を検討し，予後との関連を評価した．組織学的所見は，細胞浸潤性非特異性間質性肺炎 cellular NSIP（15 例），線維化性非特異性間質性肺炎 fibrotic NSIP（47 例），UIP（6 例），末期の肺障害（6 例）と他のパターン（6 例）だった．5 年生存率は NSIP（91％）と UIP / 末期の肺障害（82％）であった．死亡率は最初の DL_{CO} と FVC レベルの低さ（$p=0.004$ と $p=0.007$，それぞれ）と関係していた．生存および FVC と DL_{CO} の経過は cellular NSIP と fibrotic NSIP の間で異ならなかった．死亡率は，最初の DL_{CO}（$p=0.04$）と，3 年間での DL_{CO}（$p<0.005$）の低下レベルと関係していた．著者らは，全身性硬化症関連の間質性肺炎の予後は，病理組織所見よりも，診断時と経過中の DL_{CO} に強く相関すると結論した[11]．Goldin ら[70] は，HRCT で同定した全身性硬化症関連の間質性肺炎患者 162 例を対象に，前向きランダム化比較試験を行い，その中で純粋なすりガラス影と肺線維化と蜂巣肺の広がりと分布を評価した．ここでの純粋なすりガラス影とは，網状の間質肥厚または構造改変がない吸収値の上昇をさし，肺線維化は，網状の小葉内間質肥厚，牽引性気管支拡張と細気管支拡張所見をさした．HRCT 所見は，肺線維化（患者の 93％）の所見，純粋なすりガラス影（49％）の領域と蜂巣肺（37％）の領域を含んでいた．試験開始時の HRCT による肺線維化の範囲は，免疫抑制療法を行わない場合でもシクロホスファミド治療を行った場合でも，ともに進行率の予測に有用であった．進行率は，試験開始時の HRCT で最も広範囲な肺線維化をもつ例で最も大きかった[70]．純粋なすりガラス影と蜂巣肺の範囲は，12 ヵ月の FVC に大きな影響を与えなかった[70]．

肺野濃度測定は，HRCT 上の肺変化を再評価するうえで，視覚の評価より再現性があり，全身性硬化症患者でより機能障害と相関している可能性がある．Camiciottoli ら[81] は，48 例の全身性硬化症患者で，視覚評価と濃度測定での，評価者内信頼性と評価者間信頼性を評価した．平均肺吸収値の評価者内信頼性と評価者間信頼性は，濃度測定群で評価者内信頼性の加重 $\kappa=0.97$，評価者間信頼性の加重 $\kappa=0.96$ であり，視覚による評価の再現性は，視覚の評価の評価者内信頼性の加重 $\kappa=0.71$，評価者間信頼性の加重 $\kappa=0.69$ と比較して，優れていた．単変量解析において，濃度測定だけは，運動と生活の質の評価項目と相関した．肺の吸収値，歪度と尖度の多変量解析では，有意に機能的残気量(FRC)，努力肺活量(FVC)，拡散能(DL_{CO})，運動テストと生活の質の評価項目と相関した．視覚の評価では機能的残気量(FRC)と努力肺活量(FVC)との関連しかみられなかった[81]．

全身性硬化症関連の間質性肺炎の予後評価におそらく最適なのは，CTで半定量的に肺野病変の広がりを評価し，必要に応じて，肺機能検査の結果を統合して評価することだろう．Gohら[82]は，215例の全身性硬化症関連の間質性肺炎患者で，ベースラインのHRCTと肺機能検査の予後的価値を評価した．HRCT上，広範囲な広がりは，死亡率上昇の強力な予測因子であった($p<0.0005$)．病変の広がりは20%が最適閾値だった．HRCT上の10%以下の病変範囲の患者はlimited diseaseとされ，30%以上の病変範囲をもつ患者はextentsive diseaseと分類された．10～30%のHRCT範囲患者(不確定群)においては，初期の努力肺活量(FVC)70%を閾値とすると十分な予後因子となると考えられた．これらの観察に基づき，全身性硬化症関連の間質性肺疾患は，limited disease(HRCT上の広がりが10%以下または，10～30%でFVC≧70%)，extent disease(HRCT上の広がりが30%以上または，10～30%で，FVC<70%)として分類された．このシステム(危険比率(HR)：3.46，95%信頼区間(CI)：2.19～5.46，$p<0.0005$)は，診断時のHRCTで病変の広がりが20%（HR：2.48，95%CI：1.57～3.92，$p<0.0005$)または努力肺活量(FVC)70%（HR：2.11，95%CI：1.34～3.32，$p=0.001$)を基準とするより識別力で優れていた．このシステムの評価として，4人の訓練生と4人の開業医により，全身性硬化症で，それぞれ，HRCTの病変の広がりがあきらかに20%より多い(重度群)，あきらかに20%未満(ごく軽度群)，判断が難しい群では，FVC≧70%を用いて分類した．病期分類システムは，すべてのスコアラーにおいて死亡率を予期していた．著者らは，全身性硬化症関連の間質性肺炎の予後の識別は，HRCTと肺機能検査の組合せに基づく病期分類システムで予測できると結論した[82]．

全身性エリテマトーデス

全身性エリテマトーデス(SLE)は，自己免疫性多臓器を傷害する膠原病である．典型的には若年女性に多く(男女比は1：9)[83,84]，診断時の年齢は，通常15～45歳である[84]．SLEにおいては，胸膜と肺病変が大きく認められる．98%で胸膜肺関係があきらかになった90例のSLE患者の剖検研究論文では，最も頻度が高いのは胸膜炎(78%)であり，細菌感染症(58%)，一次および二次性肺胞出血(26%)，末梢部の気道変更(21%)，日和見感染(14%)と肺血栓塞栓症(両方の急性および慢性(8%))が続いた[85]．敗血症は，主な死因と考えられた[85]．胸水は，疾患の経過中に，患者の30～50%に胸部X線でみられる[3,84]．胸水は片側性のことも，両側性のこともあり，通常，量は少量から中等量である．胸膜の病変はSLEの最初の徴候である場合があって，心膜炎を伴うことが多い[86]．

SLE患者の50%以上において，経過中に何らかの肺病変が生じる[87]．SLEの肺実質性合併症は，肺炎，急性ループス肺臓炎，びまん性肺出血と間質性肺炎を含む[86]．最も多い肺合併症は肺炎である[86,87]．SLE患者は細菌性肺炎や日和見感染症にかかりやすい．SLEの免疫低下は，副腎皮質ステロイドまたは他の薬剤で免疫抑制療法のためと，SLEそれ自体による免疫機能低下により起こる[86]．急性ループス肺臓炎はSLE患者の1～4%で生じて，通常突然の発熱，咳と呼吸困難として現れる[86]．それは組織学上，DAD，肺水腫，肺胞出血の組合せによって特徴づけられる[5,86]．びまん性肺胞出血は，SLEでのまれであるが，重篤な症状である．有病率は0.5～6%である[86]．

臨床的に重要な慢性間質性肺炎は，疾患期間により有病率は上昇していき，SLE患者の3～8%で認められる[86,88,89]．軽度の間質性異常は，肺症状のないSLE患者の最高38%で，HRCTに認められたという報告がある[4,90]．重篤な症状のあるSLEによる間質性肺炎はまれであるため，病理組織学的パターンに関するデータは限られている．しかしながら，他の膠原病と同様に，最も頻度が高いパターンは，NSIPで，UIPが続く[4,6,86]．器質化肺炎/閉塞性細気管支炎(OP/BOOP)もSLEにおいて頻度は増加し[86,91]，リンパ球性間質性肺炎(LIP)も少数の患者で報告がある[86]．

HRCT所見

SLE患者に認められるHRCT所見としては，(a)線維化(関節リウマチ，強皮症よりは頻度が少ない)，(b)すりガラス影，(c)小結節，(d)気管支壁肥厚および気管支拡張，(e)胸膜肥厚および胸水貯留がある(表10-4)．

表10-4　全身性エリテマトーデスのHRCT所見

すりガラス影[a]
線維化(小葉内間質肥厚，不整な小葉間隔壁肥厚，不規則なインターフェース，気管支拡張，細気管支拡張)[a]
蜂巣肺(特発性肺線維症でより少ない)
末梢性および胸膜下に優位な線維化およびすりガラス影[a,b]
下肺野と背側に優位な変化[a,b]
気管支拡張
胸膜肥厚および胸水[a,b]

[a] 最も頻度が高い所見.
[b] 鑑別診断で最も有用な所見.

SLEに最も一般的に認められるHRCT上の間質の線維化には，小葉間隔壁肥厚，小葉内間質肥厚，すりガラス影，構造改変がある(図10-14，図10-15)[90,92,93]．これらの所見は，軽傷で，肺実質障害を起こしている確率は低く，通常臨床症状や肺機能低下と関係していない[4,90,92]．NSIPまたはUIPパターンによるびまん性間質性疾患は注意が必要だが，患者の約4%程度と頻度は低い(図10-14，図10-15)[94]．

SLEにおけるすりガラス影とコンソリデーションは，肺炎，ループス肺臓炎(図10-16)もしくは肺出血(図10-17)と関連することがあり，時に器質化肺炎(BOOP)にも関連する[5,94]．肺の感染症，急性ループス肺臓炎とびまん性肺胞出血により，ARDSの臨床および画像所見となることがある[84,95]．時に，霞のかかったような，もしくは毛羽立ったような小葉中心性の血管周囲陰影も認めることがあり，これは血管炎と関連していることが多い[96]．

気管支壁肥厚や気管支拡張のような気道病変もSLEの18～20%に認められ[90,92]，胸膜および心外膜の異常も15～17%の症例で認められている[92,93]．

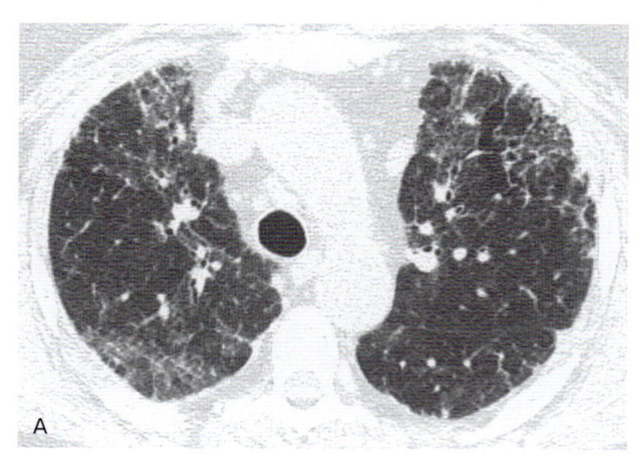

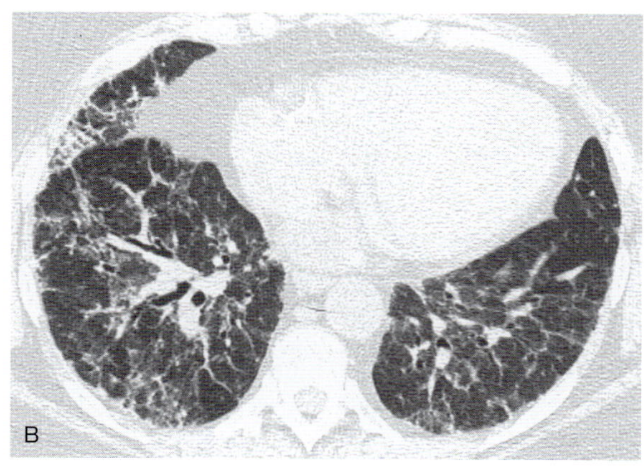

図10-14　全身性エリテマトーデス(SLE)における非特異性間質性肺炎(NSIP)．A：大動脈弓のレベルにおいて，斑状に両側性すりガラス影と軽度の網状影が認められる．B：肺底部においてはより広範な変化がみられる．

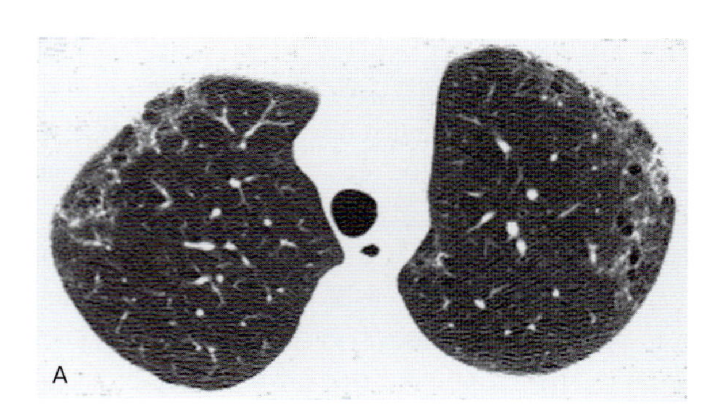

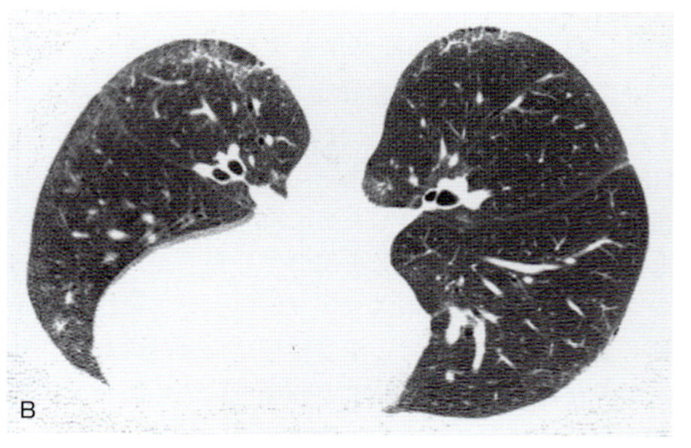

図10-15　間質性肺炎と進行性の肺機能検査異常を呈するSLE患者における背臥位(A)と腹臥位(B)のHRCT(34歳女性)．肺末梢部の網状影は線維化と考えられる．

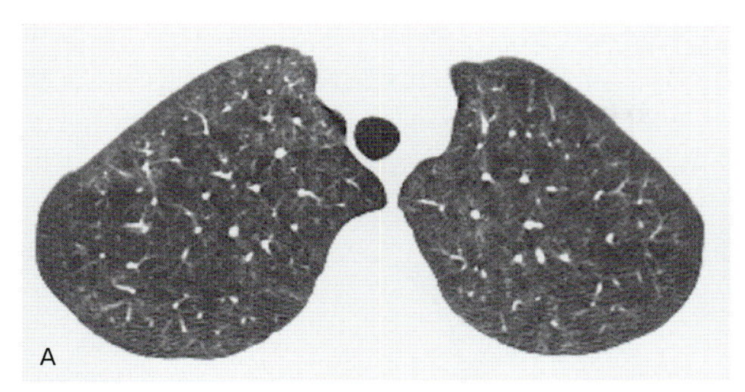

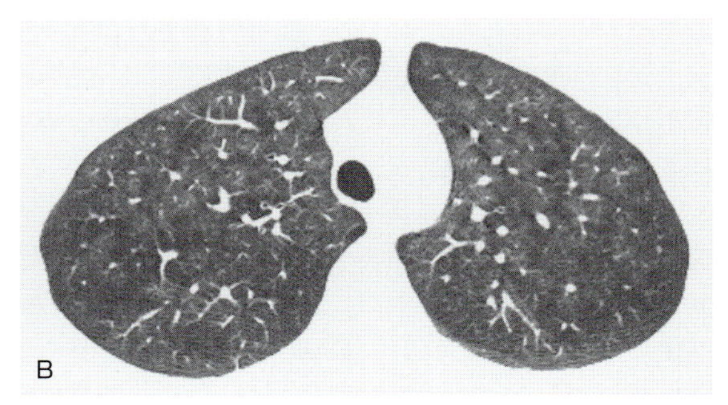

図 10–16　呼吸苦を伴う SLE の HRCT（29 歳女性）．A：斑状すりガラス影．B：4 ヵ月後には陰影の進行がみられ，肺生検により，ループス肺臓炎の所見がみられた．

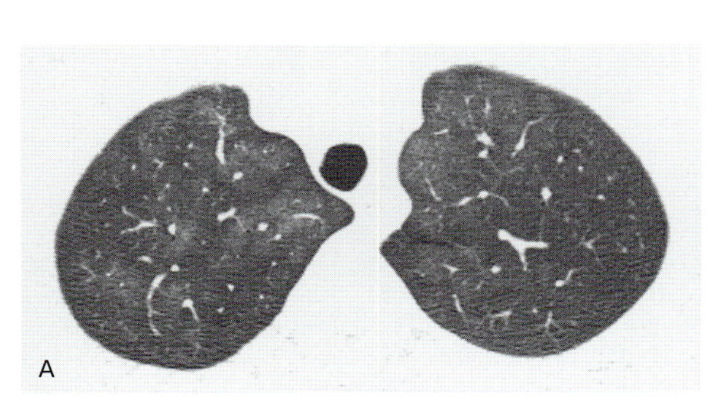

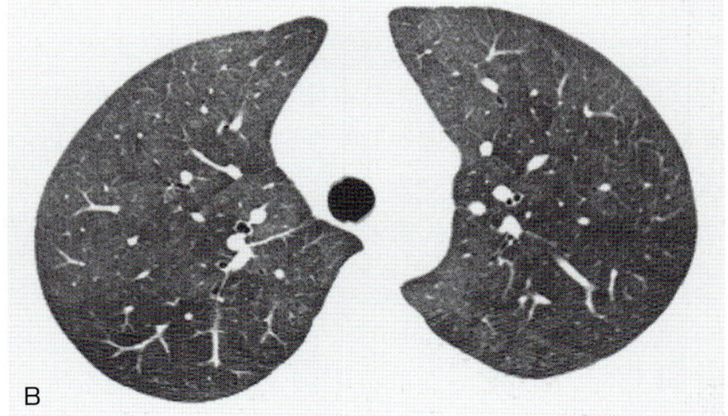

図 10–17　新たに SLE の診断がつき肺出血を伴った患者の HRCT（19 歳女性）．A，B：斑状のすりガラス影が小葉中心性および小葉性に認められる．

HRCT の有用性

いくつかの研究において，HRCT は胸部 X 線写真よりも間質線維化の検出率が高いとされている[90, 92, 93, 97]．Bankier ら[90]は，それまでに臨床的に肺合併症が認められていなかった 48 例の SLE において前向きの研究を行い，6% にあたる 3 例において胸部 X 線写真で線維化を認め，胸部 X 線写真が正常であった 45 症例のうち，38% にあたる 17 症例において HRCT 上異常を認めたと報告している．これらの異常は，15 例（33%）で小葉間隔壁肥厚，15 例（33%）で小葉内間質肥厚，10 例（22%）で構造改変，10 例（22%）で小結節，9 例（20%）気管支壁肥厚，8 例（18%）で気管支拡張，6 例（13%）ですりガラス影，3 例（7%）でコンソリデーションであった[90]．

Fenlon ら[92]は，34 例の SLE において胸部 X 線写真と HRCT の評価を行い，8 例（24%）で胸部 X 線写真上異常を認め，24 例（70%）で HRCT 上異常を認めた．HRCT 所見として多かったものとしては，11 例（32%）で間質の線維化，7 例（20%）で気管支拡張，6 例（18%）で縦隔および腋窩リンパ節腫脹，5 例（15%）で胸膜および心外膜の異常であった[92]．29 例の SLE に関する他の報告では，10 例（34%）で胸部 X 線写真が異常で，20 例（72%）で HRCT 上異常所見が認められたと報告されている．この報告では HRCT 上，最も多く認められた異常所見として間質性肺炎があげられ，11 例（38%）で認められた．臨床的な診察，肺機能検査および胸部 X 線写真すべてが正常であった 15 例において，HRCT では 4 例（26%）で間質性肺炎が認められたとされている[93]．

多発性筋炎–皮膚筋炎

多発性筋炎–皮膚筋炎（PM–DM）は慢性自己免疫不全であり，近位筋の筋力低下が特徴である[98, 99]．約 50% の患者において典型的な皮疹が認められ，これによって多発性筋炎と皮膚筋炎が鑑別される．多発性筋炎–皮膚筋炎は 100 万人のうち年あたり 2 人から 10 人ほどの頻度の少ない疾患である[99]．肺合併症は患者の 40% 以上で生じ，有意に罹患率と死亡率と関係している[99]．よくみられる合併症に，間質性肺炎，誤嚥，肺炎，薬物性肺疾患がある[99]．特に皮膚筋炎で，悪性腫瘍のリスクが上昇し，一般人口と比較し，肺癌の場合は多発性筋炎で2.8倍，皮膚筋炎で5.9倍である[100]．

35～40％の多発性筋炎-皮膚筋炎患者が，それらの疾患の経過中に間質性肺炎を呈すると推定される[101]．最も頻度の高いパターンは，NSIPであるが，他の組織像としては，OP，UIP，DADのパターンをとることもある[6, 101–103]．LIPは，まれである[99, 101]．多発性筋炎-皮膚筋炎患者は肺生検時に複数の異常パターンをもつ可能性がある．そして，最も頻度が高い組合せがNSIPとOPである[6]．多発性筋炎-皮膚筋炎関連の間質性肺炎の胸部X線所見は，通常網状影および/またはコンソリデーションの領域からなる．57例の多発性筋炎-皮膚筋炎関連の間質性肺炎患者の研究では，網状影は95％の患者でみられ，コンソリデーションは25％でみられた[102]．患者の90％以上において，下肺葉に主な所見がみられた[102]．

HRCT所見

多発性筋炎-皮膚筋炎のHRCT所見としては，(a) すりガラス影，(b) 線維化(蜂巣肺は通常みられない)，(c) コンソリデーション，がある(図10-18～図10-20，表10-5)．これらの所見は，最も頻度が高い組織像であるNSIP，それに続き，OP，UIP，DADと整合していた．Ikezoeら[104]は多発性筋炎-皮膚筋炎の25症例におけるHRCT所見を報告し，そのうち23例で異常が認められた．最も多いものとしてはすりガラス影(92％)，線状影(92％)，不整な界面(インターフェース)(88％)，コンソリデーション(52％)，肺実質微小結節(28％)，蜂巣肺(16％)であった．コンソリデーションが52％と比較的頻度が高いのに対し，蜂巣肺は16％と頻度が低かった．HRCTと組織学的所見の相関に関しては，広範囲なコンソリデーションの

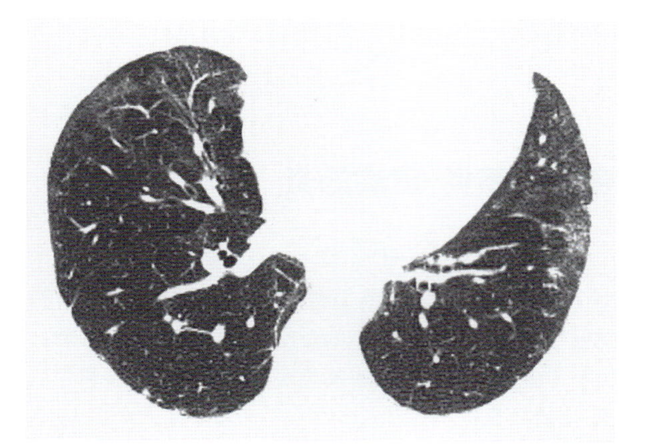

図10-18　多発性筋炎にみられる非特異性間質性肺炎(NSIP)．斑状の両側性すりガラス影とわずかな網状影が認められる．

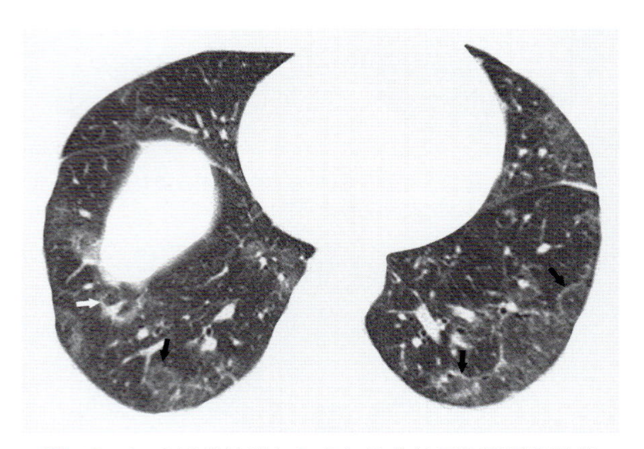

図10-19　多発性筋炎にみられる非特異性間質性肺炎(NSIP)と器質化肺炎(OP)．斑状の両側性すりガラス影が認められNSIPと一致する．また，小葉周囲の陰影(白矢印)とリング状の陰影に囲まれたすりガラス影(逆ハローサイン)(黒矢印)が認められ，OPに合致する像である．外科的肺生検は，NSIPとOPの特徴的な所見を示した．

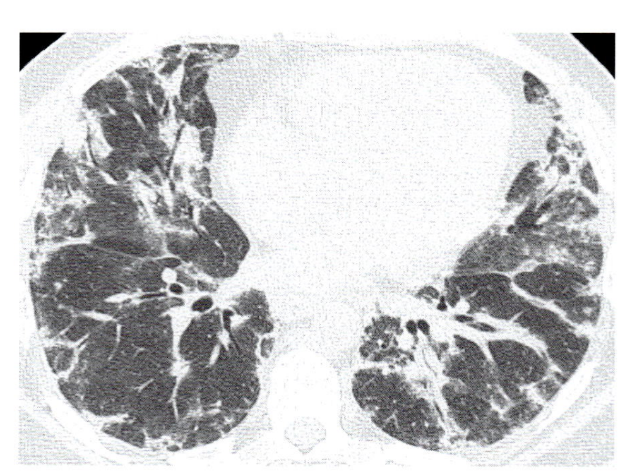

図10-20　多発性筋炎の器質化肺炎(OP)パターン．HRCTでは，両側性の気管支周囲および胸膜下のコンソリデーションと斑状すりガラス影を認める．

表10-5　多発性筋炎-皮膚筋炎のHRCT所見
すりガラス影[a]
線維化(牽引性気管支拡張，細気管支拡張，小葉内間質肥厚，不整な小葉間隔壁肥厚，不規則なインターフェース)[a]
蜂巣肺(特発性肺線維症でより少ない)
コンソリデーション(器質化肺炎に起因する)[a, b]
末梢性および胸膜下に優位な線維化およびすりガラス影[a, b]
下肺野と背側に優位な変化[a, b]

[a] 最も頻度が高い所見．
[b] 鑑別診断で最も有用な所見．

得られた2症例は組織上DADであり，胸膜下の帯状影およびコンソリデーションもしくはその両方が認められた8例においては組織学上OPであり，HRCT上で蜂巣肺の認められた4例は組織学上UIPであった[104]．Cottinら[103]は，多発性筋炎–皮膚筋炎17症例においてHRCTと組織学的所見をまとめ，HRCTにおいて最も多く認められたのは網状影とすりガラス影であった．組織学的パターンとしては11例(65%)がNSIPであり，UIP 2例，OP(BOOP)2例，LIP 1例，分類不能間質性肺炎1例と報告している[103]．5年生存率は50%であった．Douglasら[102]は，30例の多発性筋炎–皮膚筋炎関連の間質性肺炎患者で，HRCT所見を概説した．所見は，30例の患者のうちの19例(63%)で不規則な線状影が，30例のうちの16例(53%)でコンソリデーションが，13例(43%)ですりガラス影がみられた．大多数の患者において，所見は下肺優位であった．蜂巣肺の患者はいなかった[102]．22例の患者で外科的肺生検が確認でき，18例でNSIP，2例でDAD，1例でBOOPと1例でUIPを認めた．

Minoら[105]は，多発性筋炎–皮膚筋炎19症例におけるコルチコステロイドと免疫抑制剤による治療の前後でHRCT所見を評価した．治療前のHRCT所見としては，胸膜不整と小葉間隔壁肥厚(19例)，すりガラス影(19例)，斑状コンソリデーション(19例)，肺実質索状影(15例)，不整な気管支血管周囲肥厚(15例)，胸膜下線状影(7例)であった．これらの所見は肺底部および胸膜下においてよりあきらかであった．また，初期のCTにおいては蜂巣肺が認められたものはなかった．その後フォローアップのCT検査を受けた17例中16例において，コンソリデーションや肺実質索状影は不整な気管支血管周囲肥厚と同様に改善し，胸膜不整および顕著な小葉間隔壁，すりガラス影および胸膜下線状影へとCT上変化していた[105]．

Akiraら[106]は，多発性筋炎–皮膚筋炎患者7例において継続的にHRCTを行い，そのうち5例において組織学的所見も報告している．これによれば，4例の患者においては初期のCTにおいて胸膜下のコンソリデーションが優位な所見として認められ，組織学的にはOP(BOOP)であることが示された．両側性に斑状のすりガラス影とコンソリデーションを認めた1例においては，組織学上DADであることが示された．ほとんどの症例において，コルチコステロイドもしくは免疫抑制剤，あるいは両剤の併用による治療においてコンソリデーションは改善したが，2症例においてはコンソリデーションは蜂巣肺へと進展した．胸膜下の線状影を示した1例においては肺実質の病変が緩徐に進行し，8年間の経過観察の間に線状影は蜂巣肺へと変化した．

Bonnefoyら[107]は平均38ヵ月経過を観察した多発性筋炎–皮膚筋炎患者20例のHRCTにおいて，間質性肺炎のパターン，分布およびその広がりを評価した．患者は初期のHRCTにおける優位な異常所見により4つに分類され，すりガラス影と網状影(45%)，コンソリデーション(20%)，蜂巣肺(20%)，正常もしくはほぼ正常(15%)とされた．薬物療法によってすりガラス影とコンソリデーションは改善することが最も多かったが，蜂巣肺の領域は通常拡大した．何人かの患者においては初期のHRCT所見にかかわらず顕著な臨床的増悪を示し，HRCT上は広範なコンソリデーションを発現し，組織学的にはDADであった[107]．ほかの19例の患者(多発性筋炎–皮膚筋炎患者でHRCT所見がある患者)の追跡調査において，最初のHRCTでは11例の患者で炎症主体の病変を，2例で炎症と線維化の混在所見を，2例で線維化の所見を，4例で正常所見を認めた[108]．すべての患者は高用量グルココルチコイドと他の免疫抑制剤で治療された．追跡検査は，初回検査の12～238週後に，15例の患者で行われた．最初のHRCTで間質性肺炎と考えられる変化をもつ患者では，その後の調査で1例も完全寛解を経験しなかった．主に炎症性の所見がはじめにみられた11例の患者では，3例は線維化を起こし，2例で炎症性と線維化の混在を認め，そして，4例は最後の検査でも不変のままだった．1例の患者は死亡し，そして，1例は追跡検査を受けなかった．4例の正常画像であった群で，3例は引き続いての調査を経験した．1例で線維症変化を，1例は炎症性変化を，そして，1例は線状影へと変化した．著者らは，多発性筋炎–皮膚筋炎患者における間質性肺炎の予後を初回の検査で予測することはできないと結論した[108]．

混合性結合組織病

混合性結合組織病(MCTD)は，臨床上および検査上，全身性硬化症，SLEおよび多発性筋炎–皮膚筋炎がオーバーラップした所見を特徴とする[109]．診断には富ウリジン核内低分子RNAに対する自己抗体(抗U1 RNP抗体)が高力価で認められることが必要である[4, 109]．MCTDは，女性に多く男女比は1：9である[110]．MCTDの肺の異常は，疾患の経過中に，25～

85%で生じる[111,112]．最も頻度の高い肺合併症は間質性肺炎で，患者の21〜67%で報告されている[3,112]．最も多い間質性肺炎のパターンはNSIPであり，ついでUIP，LIP，OPである[3,94]．HRCTは，MCTDの間質性肺炎の描出において，また他の実質性異常を区別する際，胸部X線より優れている[112]．MCTDのほかのよくみられる合併症は，肺高血圧と胸水である．肺動脈性肺高血圧は患者の10〜45%で起こり，予後不良な因子である[3]．胸水(多くは一過性で自然に消失)は，患者の約50%にみられる[109,113]．MCTDの肺合併症として，頻度は低いが，食道運動障害による誤嚥や，びまん性肺出血と肺血栓塞栓症がみられることがある[3,109]．

HRCT所見

MCTDにおけるHRCT所見としては，(a) すりガラス影，(b) 胸膜下微小結節，(c) 網状影，(d) 隔壁肥厚，(e) 蜂巣肺がある(図10-21〜図10-23，表10-6)．Kozukaら[114]は，MCTDに関連した間質性肺炎の41症例においてHRCT所見をまとめた．それによれば，優位な異常としてすりガラス影がすべての患者において認められ，胸膜下微小結節は98%，隔壁肥厚でない線状影が80%において認められた．その他の異常所見としては，小葉内網状影(61%)，構造改変(49%)，牽引性気管支拡張(44%)が認められ，より頻度の低いものとしては，小葉間隔壁の肥厚，不明瞭な小葉中心性結節および蜂巣肺が認められた．これらの異常は通常，肺の末梢部に分布し下葉優位であった[114]．Saitoら[115]は，間質性肺炎を伴ったMCTD 35例におけるHRCT所見をまとめ，それによれば隔壁肥厚は100%の患者において認められ，胸膜下微小結節が94%，蜂巣肺51%，胸膜下線状影37%，すりガラス影11%という頻度であった．HRCTパターンの中で優位なものとしては，小葉間隔壁の肥厚は83%の患者で認められ，蜂巣肺11%，胸膜下微小結節3%，コンソリデーション3%であった[115]．Saitoら[115]とKozukaら[114]の報告の結果が異なるのは，患者群が異なるということと，発症からHRCT所見を得るまでの期間が異なっていることによると考えられている．Kozukaら[114]が報告した症例は，MCTDの診断から1年以内(平均4.5ヵ月)でHRCTを受けており，Saitoら[115]の患者においては診断後平均49.5ヵ月が経っていた．以前はMCTDの10%未満においてのみ胸水貯留もしくは胸膜肥厚が認められると考えられていたが[67]，Saitoら[115]の報告によればHRCTにおいては66%の患者で胸膜肥厚が認められたとされている．

Bodolayら[112]は，MCTDで144例の患者で臨床所見，肺機能検査とHRCTを評価した．144例の患者のうちの96例(67%)では，活発性の間質性肺炎があった．

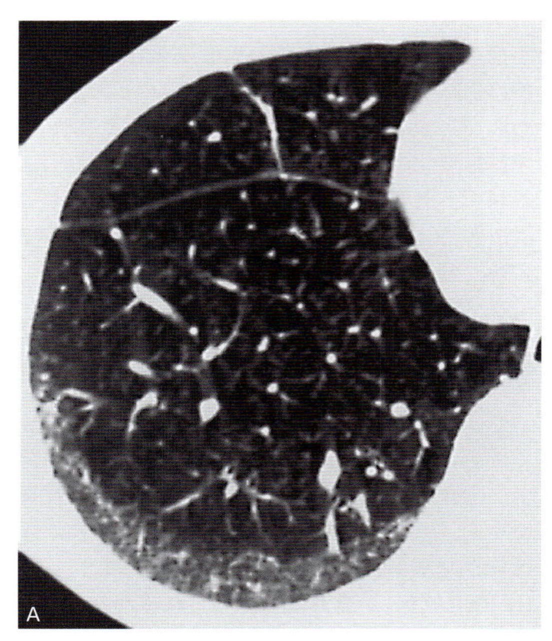

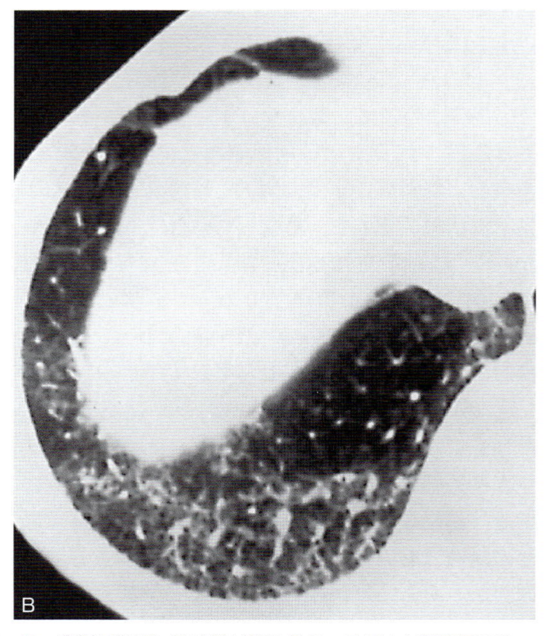

図 10-21　肺線維化を伴った混合性結合組織病(MCTD)．A，B：背側に微細な網状影が認められ，これは小葉間隔壁の肥厚と小葉内間質の線維化を示している．

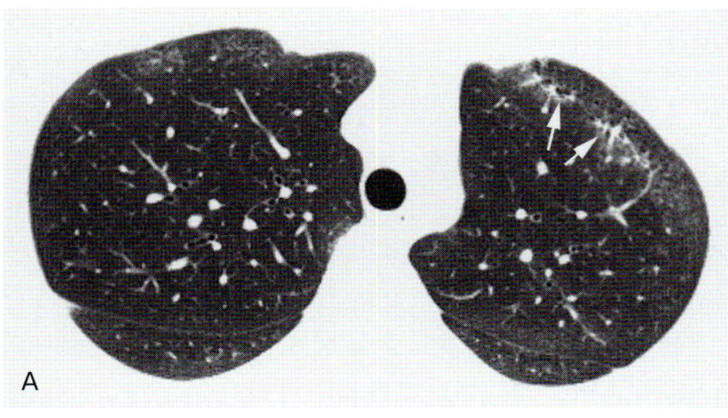

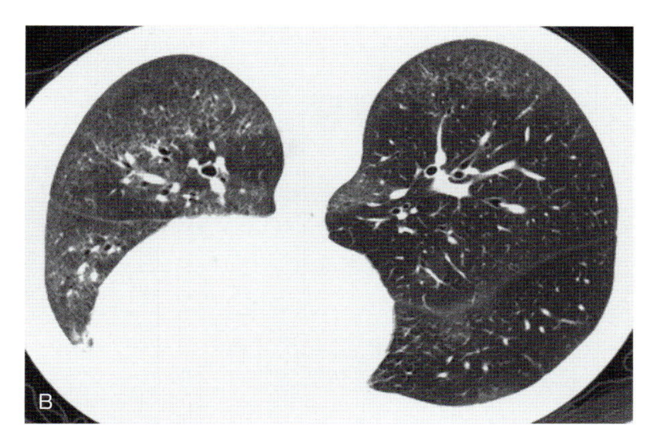

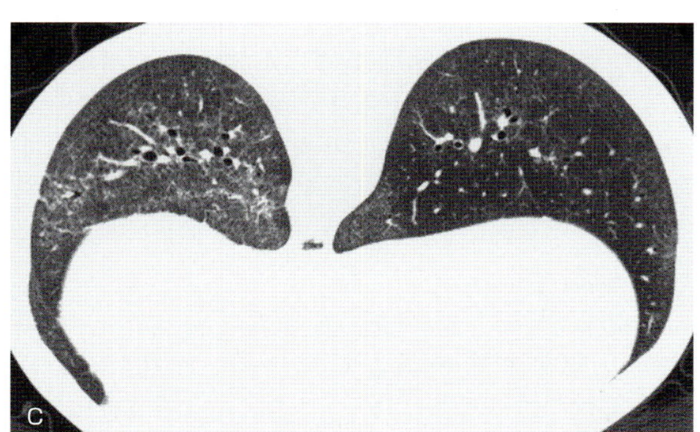

図 10-22　両側肺底部に聴診上クラックルが聴取され，肺機能検査により拘束性変化が認められた混合性結合組織病(MCTD)(26 歳女性)． A–C：小葉内間質肥厚により，胸膜下と下葉に非常に微細な網状パターンが認められる．牽引性気管支拡張(A，矢印)も認められる．

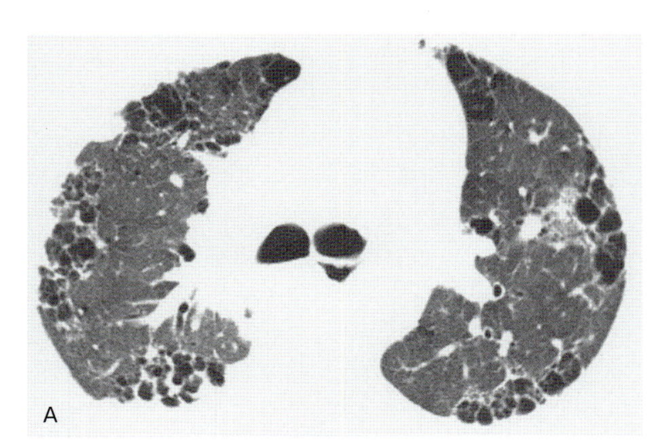

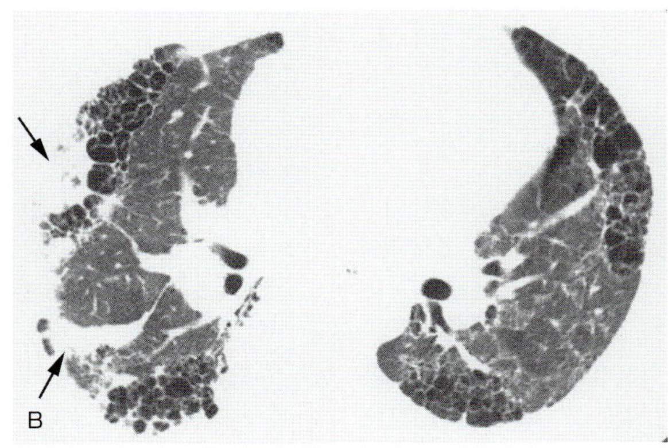

図 10-23　間質の線維化(構造改変，蜂巣肺と網状影)と肺癌の所見の認められる混合性結合組織病(MCTD)の患者． A：肺の末消部においては間質の線維化が優位な所見として認められる(A，B)．胸膜浸潤を伴う肺末梢部の腺癌(B，矢印)も認められる．

表 10-6　混合性結合組織病の HRCT 所見

- すりガラス影[a]
- 線維化(蜂巣肺，牽引性気管支拡張，細気管支拡張，小葉内間質肥厚，不整な小葉間隔壁肥厚，不規則なインターフェース)[a]
- 末梢性および胸膜下に優位な線維化およびすりガラス影[a, b]
- 下肺野と背側に優位な変化[a, b]
- 胸膜肥厚および胸水[a, b]
- 胸膜下微小結節[a]
- 小葉間隔壁肥厚[a]

[a] 最も頻度が高い所見．
[b] 鑑別診断で最も有用な所見．

HRCT では，すりガラス影を 96 例中 75 例(78%)で認め，すりガラス影に軽度の線維化(小葉間隔壁肥厚および小葉内線状影)を伴っているものを 96 例中 21 例(22%)に認めた．活動性の間質性肺炎があった患者は，ステロイドもしくはステロイド＋シクロホスファミドによる治療を受けた．6 ヵ月の治療の後，75 例のすりガラス影患者のうちの 67 例(89%)における HRCT 所見は，正常となっていた．しかしながら，軽度の線維化を伴ったすりガラス影が 96 例のうち 15 例(16%)の患者でみられ，13 例(13.5%)で軽度の線維化がみられ，そして，1 つの症例(1%)で胸膜下蜂巣肺を示した[112]．

シェーグレン症候群

シェーグレン症候群は，臨床的三徴候として乾燥性角結膜炎，口腔内乾燥，および外分泌腺のリンパ球浸潤に起因する再発性耳下腺腫脹によって特徴づけられる自己免疫疾患である[116]．原発性シェーグレン症候群の有病率(年間発生率)は北米では人口10万人あたり320人であり[117]，SLEの有病率より高い．男女比は0：9とされる．二次性シェーグレン症候群は，他の自己免疫疾患と関連して起こり，最も多いものとしては関節リウマチ(RA)に伴うものである[116,118]．患者の半分以上は，呼吸器症状，最も一般的には嗄声(乾燥した喉頭から)と咳(乾燥気管から)がある[4]．しかしながら，臨床的に重要な呼吸器疾患は，1,010例のスペインの原発性シェーグレン症候群患者の研究で，患者のわずか11％でみられたのみであった[119]．間質性肺炎の多くは組織学的にはNSIPパターンをとる[4,120,121]．より頻度の少ないものとしてはLIP，UIP，OP(BOOP)がある[4,121]．時に，肺の間質病変は原発性肺リンパ腫もしくはびまん性間質性アミロイドーシスのことがある[121]．気道病変としては，気管支拡張症，慢性細気管支炎，濾胞性細気管支炎が認められる[6,52,94]．シェーグレン症候群において比較的頻度が高く認められる所見としてはリンパ腫の発生で，一般人口の40倍以上の罹患率とされる[116]．原発性肺リンパ腫の罹患率は，シェーグレン症候群患者における1〜2％と推定される[118]．最も一般的な型は，非ホジキンリンパ腫，最も頻繁にみられる病理組織型は粘膜関連リンパ組織(MALT)リンパ腫である[118]．

胸部X線写真上の異常は2〜34％の患者で認められるとされており[122]，通常肺底部優位の網状影もしくは網状粒状影である[122,123]．この陰影は，LIP，間質の線維化もしくは，時にリンパ腫に起因する場合がある[123,124]．

HRCT所見

シェーグレン症候群において認められる頻度の高いHRCT所見としては，(a) すりガラス影，(b) 線維化，(c) 小葉中心性結節影，(d) 肺嚢胞がある(図10-24，図10-25，表10-7)．Franquetら[122]は，発症から平均12年(2〜37年)のシェーグレン症候群の患者50例におけるHRCT所見を報告している．胸部X線写真においては14％にあたる7例において異常所見が認められるのみであったが，HRCTにおいては34％にあたる17例で異常が認められた．最も頻度の高かった所見は，細気管支拡張，境界不明瞭な小葉中心性結節および分岐線状影(11例)，すりガラス影(7例)，蜂巣肺(4例)であった．蜂巣肺は両側性，非対称性であり，ほぼ下葉の末梢のみに認められた[122]．感染症もしくは濾胞性細気管支炎に関連して認められるtree-in-bud所見は3例において認められた．

Uffmannら[125]は，原発性シェーグレン症候群の患者で，胸部X線検査が正常だった37例の患者を対象に，HRCTを行った．HRCTの異常所見は37例中24例(65％)でみられて，主に小葉間隔壁肥厚(9例)，小結節(9例)，肺嚢胞(5例)とすりガラス影(4例)からなった．小葉内陰影，蜂巣肺と気管支拡張の頻度は少なかった．

Lohrmannら[126]は24例の原発性シェーグレン症候群のHRCT所見を報告している．19例(79％)がHRCTにて異常所見を示し，これには気管支拡張に伴う壁の薄い嚢胞と肺内小結節(46％)，すりガラス影と肺気腫(38％)，小葉間隔壁肥厚(29％)，蜂巣肺(25％)，tree-in-bud(21％)，モザイク灌流(17％)が認められた[126]．

Itoら[120]は，原発性シェーグレン症候群33例においてHRCT所見と組織学的所見の相関について報告している．最も頻度の高い組織学的パターンはNSIPであり，61％において認められ，より頻度の低いものとしては細気管支炎，LIP，MALT型リンパ腫およびアミロイドーシスがあげられている．ATS/ERS間質性肺炎分類により定義されたNSIPパターンが特徴的とされ，これはすりガラス影が優位であり，主に辺縁と

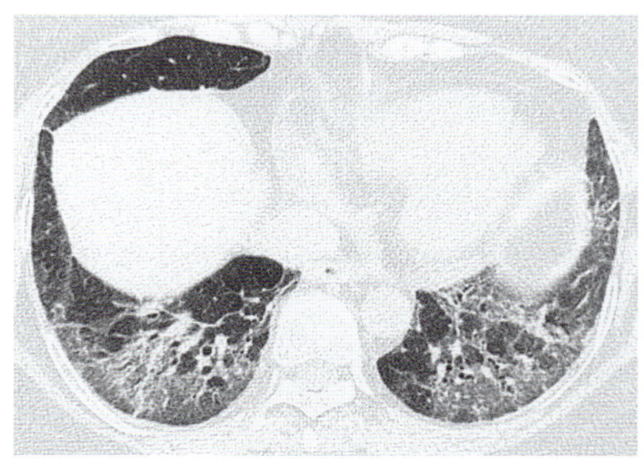

図 10-24　シェーグレン症候群における非特異性間質性肺炎(NSIP)．両側性すりガラス影と軽度の網状影が認められる．

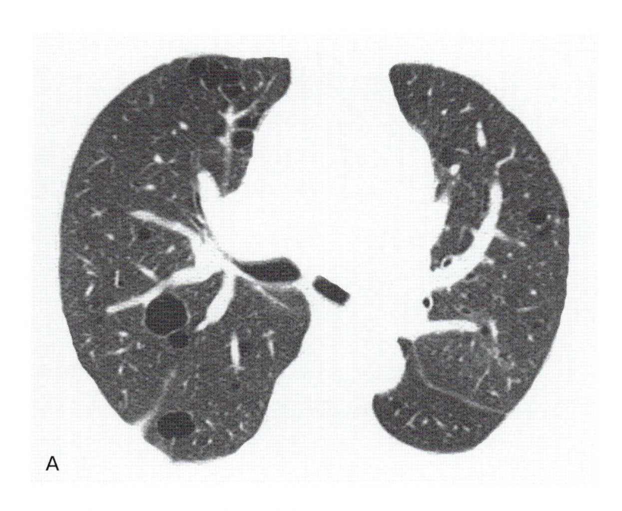

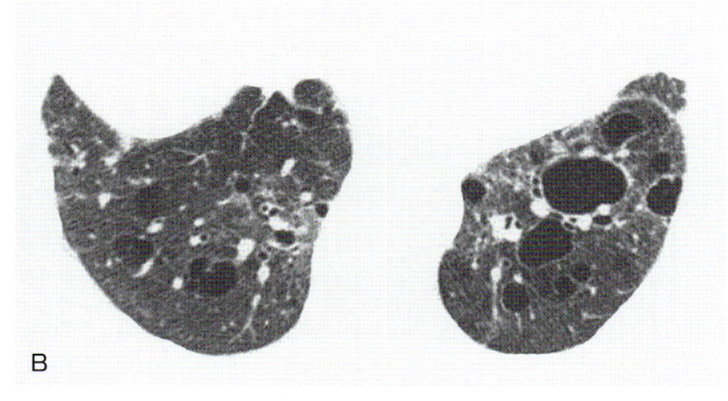

図 10-25 シェーグレン症候群におけるリンパ球性間質性肺炎(LIP). A：右上葉気管支のレベルにおいて両側性の壁の薄い嚢胞性病変が不規則に分布している. 左肺には小さなすりガラス影がいくつか認められる. B：肺底部には数個の壁の薄い嚢胞と斑状の両側性すりガラス影が認められる.

表 10-7 シェーグレン症候群の HRCT 所見

すりガラス影[a]
線維化(牽引性気管支拡張, 細気管支拡張, 小葉内間質肥厚, 不整な小葉間隔壁肥厚, 不規則なインターフェース)[a]
蜂巣肺
末梢性および胸膜下に優位な線維化およびすりガラス影[a, b]
下肺野と背側に優位な変化
小葉中心性小結節(濾胞性細気管支炎)
嚢胞または胸膜下小結節(LIP)[a, b]

[a] 最も頻度が高い所見.
[b] 鑑別診断で最も有用な所見.

肺底部に分布する不整な線状影を伴っていた[120, 127]. HRCT と組織学的相関については, HRCT において NSIP とされた症例の 94% は組織学的にも NSIP を示した. しかしながら, NSIP パターン以外の HRCT 所見の診断一致率は 15% と低かった[120].

Parambil ら[121] は, 間質性肺炎を伴った原発性シェーグレン症候群 18 例において組織学的パターンと胸部X線写真および HRCT 所見の相関を報告している. 組織学的に NSIP と診断された患者における主要な HRCT 所見は, すりガラス影と網状影が両側下肺野の辺縁に分布するというものであった. OP(BOOP)における HRCT 所見は, 主に胸膜下と気管血管周囲領域に認められる両側性の斑状コンソリデーションと斑状のすりガラス影であった. UIP においては網状影と牽引性気管支拡張が肺底部と辺縁部に優位に認められ, 胸膜下の蜂巣肺と関連することが多かった. 組織学的に LIP や原発性肺リンパ腫においてみられた主な HRCT 所見は, 斑状に分布するコンソリデーションおよびすりガラス影と結節であった. 多発性嚢胞は LIP の患者全 3 例で認められ, 原発性肺リンパ腫の 2 例中 1 例においても認められた. びまん性間質性アミロイドーシスの 1 例においては顕著な小葉間隔壁の肥厚がランダムに分布する小結節とともに認められた[121].

シェーグレン症候群における LIP の HRCT 所見は, 他の疾患における LIP によるものと類似している(9 章参照)[128, 129]. 優位な所見としては, 広範囲なすりガラス影とランダムに分布する壁の薄い嚢胞である(図 10-25)[128, 129]. 嚢胞性病変と呼気 HRCT におけるエアトラッピングの層状領域は, この疾患において濾胞性細気管支炎に関連するものである[130]. ほかに LIP によくみられる所見としては, 小葉間隔壁の肥厚, 小葉内線状影, コンソリデーション, 小葉中心性結節および胸膜下結節がある[129]. シェーグレン症候群に関連してみられるアミロイドーシスにおいては, 多発結節および嚢胞性病変として認められるものと, ランダムに分布する結節が隔壁肥厚とともに認められるものがある[131]. この結節は石灰化することがある(図 9-38 参照)[121].

シェーグレン症候群におけるリンパ腫では, 斑状のコンソリデーションおよびすりガラス影もしくは多発結節が HRCT 上認められることがある(図 10-26)[118, 121].

気管支拡張症の罹患率を, 507 例の原発性シェーグレン症候群患者のコホート研究調査したところ[132], 41 例(8%)の患者で, 気管支拡張があると分類された(40 例は女性で, 平均年齢 64 歳). 気管支拡張は円筒状(cylindical type)で, 29 例(71%)で下肺葉に位置した. 追跡調査の間, 気管支拡張症患者では, より高い呼吸器感染症発症率(56% *vs.* 3%, $p<0.001$)と肺炎発症率(29% *vs.* 3%, $p=0.002$)が認められた[132].

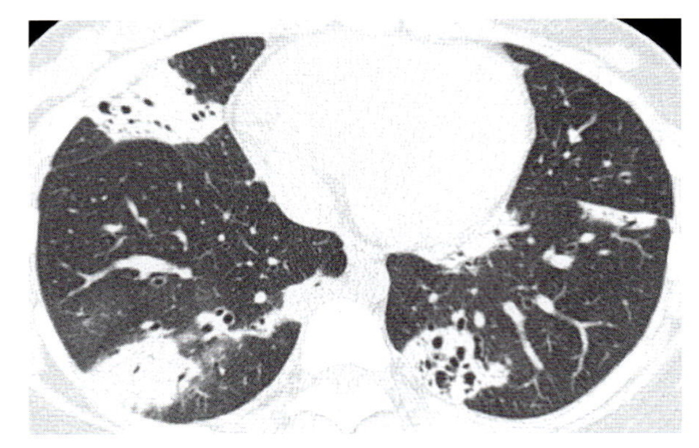

図 10–26　シェーグレン症候群におけるMALTリンパ腫．HRCTで，両側性のコンソリデーションと斑状すりガラス影が認められる．気管支の拡張はコンソリデーションの領域の中で存在する．この所見はMALTリンパ腫で認められやすい所見である．

強直性脊椎炎

強直性脊椎炎は，仙腸関節炎，脊椎のこわばりと可動域制限を特徴とする脊椎関節症である[133]．有病率は人口の約0.1%に出ると推定されており，男女比は10：1から15：1と推定される[134]．最も特徴的な肺合併症は上肺野の線維化である．そして，それは通常関節炎症状発症から15年以上後に現れる[134]．しかしながら，肺障害は筋骨格筋症状の前にも起こることがあり，また，初期の強直性脊椎炎で無症候性の人でも起こる場合がある[134, 135]．2,080例の強直性脊椎炎の患者調査で，28例(1.3%)で胸膜肺症状があり，そのうち肺尖部の線維嚢胞変化が25例，胸水が2例，肺尖部線維化と胸水の混在1例がみられたことを報告した[136]．10年間フォローした1,028例の強直性脊椎炎患者の研究では，胸部X線検査で，肺尖部線維化が22例(2.1%)で検出されるのを発見した[137]．胸部X線画像上は肺尖部の胸膜病変として始まり，肺尖部の浸潤影そして嚢胞形成へと進展していく．一般に片側から始まり，やがて両側性となる．胸部X線画像上は結核に非常に類似することがある．空洞に二次性の感染を起こさなければ，通常は無症状である．組織学的変化は，非特異性の炎症と線維化からなる．上葉の嚢胞と空洞へ，抗酸菌や真菌が重複感染を起こす場合，最も多いものは *Aspergillus fumigatus* によるもので，真菌球を形成し，報告により最高3分の1の患者で報告された[134]．そのような感染症は，再発し，しばしば大量の喀血につながる可能性がある[134]．HRCTの出現から，いくつかの調査で，上葉の線維化はそれまで胸部X線写真でみられていたよりも多いことが報告され，肺尖部線維化というこの間質性肺炎が，強直性脊椎炎の特徴でもあることを示した[138]．強直性脊椎炎の間質性肺炎の原因は不明であり，組織学的所見の報告は少ない．

HRCT所見

強直性脊椎炎において認められる頻度の高いHRCT所見としては，(a) 肺尖部線維化，(b) 小葉間隔壁肥厚，(c) 気管支拡張，(d) 胸膜肥厚がある(図10–27，表10–8)．強直性脊椎炎にみられる肺尖部線維化は頻繁に肺尖部のブラおよび空洞を伴い，アスペルギローマ形成もしくは壊死性アスペルギルス肺炎を合併することがある(図10–27)[139–141]．Fenlonら[142]は，前向きに強直性脊椎炎患者26例において胸部X線写真とHRCT所見を評価した．胸部X線写真においては，4例(15%)において異常があきらかであったが，HRCTにおいては18例(69%)において異常が認められた．HRCT所見として頻度の高かったものとしては，間質性肺炎が4例，気管支拡張が6例，縦隔リンパ節腫脹が3例，傍隔壁型肺気腫が3例，気管拡張が2例，そして，肺尖部線維化が2例であった[87]．HRCTにおいて間質性肺炎が認められたどの患者においても胸部X線写真では間質病変は同定されなかった．

Turetschekら[143]は，喫煙歴がなく胸部X線所見が正常の21例の強直性脊椎炎患者のHRCT所見を報告した．21例中15例(71%)で異常が認められ，それは小葉間隔壁肥厚(33%)，軽度の気管支壁肥厚(29%)，胸膜肥厚(29%)，胸膜肺不整(29%)であった．CTにおいて異常所見のあった15例中8例(53%)とCTが正常であった6例中4例(67%)において肺機能検査上軽度の拘束性肺機能障害が認められた．Senocakら[144]は，強直性脊椎炎患者18例においてHRCT所見をまとめた．非喫煙者において最も頻度の高いものは隔壁肥厚と胸膜肥厚で40%の患者において認められた．肺尖部の線維化は15%で認められ，全例で一側性であり右肺に認められた．そして非喫煙者においても肺気腫を伴っていた．Souzaら[140]は，17例の強直性脊椎炎患者において胸部X線写真と吸気および呼気HRCT所見を評価し，そのうちの8例は喫煙者であった．胸部X線写真においては2例(12%)で異常所見が認められたが，CTにおいては15例(88%)で何らかの病変が検出された．CT上の異常としては，14例

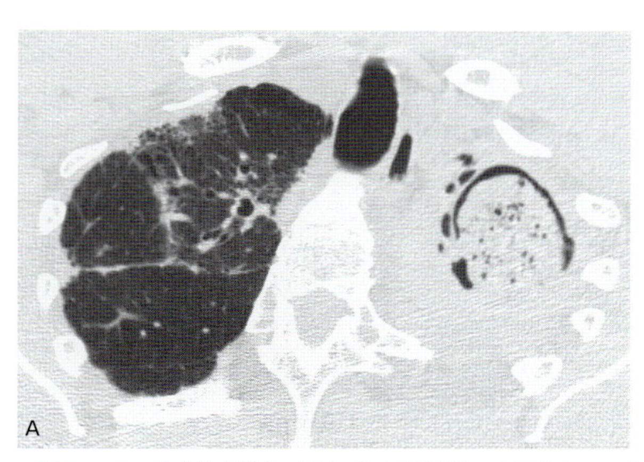

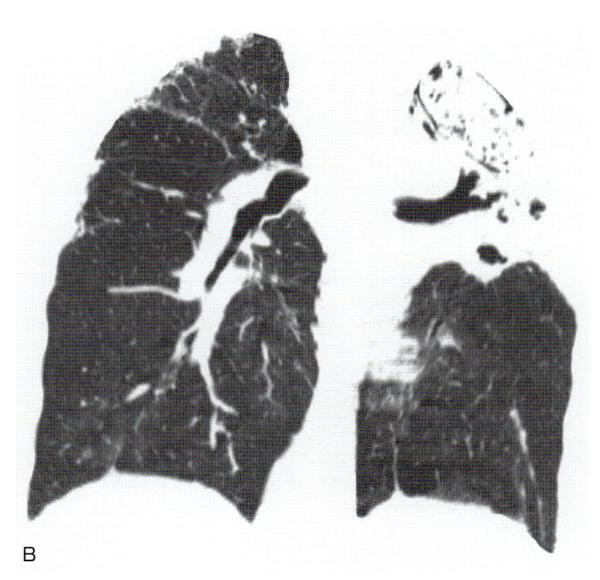

図 10-27　強直性脊椎炎における肺尖部線維化，空洞病変およびアスペルギローマ．A：左上葉の空洞病変には大きなアスペルギローマと三日月状の気体(エアクレセント・サイン)が認められる．また，右上葉には斑状の網状影，限局性のすりガラス影および軽度の肺気腫が認められる．B：冠状断再構成像においては左上葉に空洞病変とアスペルギローマ，そして右上葉には肺門部が上方に牽引された線維化が認められる．残りの領域においては軽度の網状影と限局性のすりガラス影が認められる．

表 10-8　強直性脊椎炎の HRCT 所見

肺尖部線維化[a, b]
小葉間隔壁肥厚
気管支拡張
モザイク灌流とエアトラッピング[a]

[a] 最も頻度が高い所見．
[b] 鑑別診断で最も有用な所見．

(82％)において気道病変，11 例(65％)において間質性病変，6 例(35％)において肺気腫があったとされている．気道病変の内訳は，7 例(41％)が気管支壁肥厚，3 例(18％)がモザイク灌流パターン，3 例(18％)が小葉中心性結節，2 例(12％)が細気管支拡張，7 例(41％)が呼気におけるエアトラッピングであった．間質性病変は，7 例(41％)が肺実質索状影，2 例(12％)が小葉内線状影，そして小葉間隔壁の不整の肥厚，胸膜下線状影，蜂巣肺が 1 例ずつ認められた．2 例(12％)においては粗い不整な線状影が上葉優位に認められ，ブラもしくは壁の薄い空洞病変に一致する限局性の透過性陰影と合併していた．1 例においてはアスペルギローマに一致する空洞内軟部腫瘤を認めた．肺気腫の認められた 6 例中 2 例は生涯非喫煙者であった[140]．

Sampaio-Barros ら[145]は，胸部 X 線写真，肺機能検査と HRCT を用いて 52 例の無症候性の強直性脊椎炎患者の前向き調査を行った．52 例の患者のうち，33 例(63％)は喫煙歴はなく，14 例(27％)は現在喫煙者であった，そして，5 例(10％)は元喫煙者であった．胸部 X 線は 4 例(8％)の患者で肺異常を示し，肺機能検査は患者の 52％で拘束性のパターンを示した．HRCT は 21 例(40％)の患者で異常を示した．線状実質影(19％)，リンパ節腫脹(12％)，肺気腫(10％)，気管支拡張(8％)と胸膜病変(8％)からなった．著者は，非特異性の無症状の肺障害が強直性脊椎炎で頻度が高いと結論した．

20 例の強直性脊椎炎患者に対し，HRCT と肺機能検査を行った研究では，10 例は発症後 10 年未満の罹病期間で，10 例は 10 年以上の罹病期間であった．HRCT で，14 例(70％)の患者で，異常がみられた[146]．最も多くみられた所見は，肺尖部線維化(45％)と気腫(25％)であった．HRCT 所見は，発症後時間の経過した強直性脊椎炎患者(疾患期間≧10 年，$p=0.015$)で，より顕著だった．肺機能検査は，4 例(20％)の患者で異常であると思われた．これらの患者のうちの 3 例は，付随する HRCT 異常を呈した．一方では，肺機能検査で正常であった 10 例で，HRCT 上で異常所見がみられた．著者らは，強直性脊椎炎患者に肺異常を同定するために，HRCT が肺機能検査より優れていると結論した．

文 献

1. Woodhead F, Wells AU, Desai SR. Pulmonary complications of connective tissue diseases. *Clin Chest Med* 2008;29(1):149–164, vii.
2. Silva CI, Muller NL. Interstitial lung disease in the setting of collagen vascular disease. *Semin Roentgenol* 2010;45(1):22–28.
3. Capobianco J, Grimberg A, Thompson BM, et al. Thoracic manifestations of collagen vascular diseases. *Radiographics* 2012;32(1):33–50.
4. de Lauretis A, Veeraraghavan S, Renzoni E. Review series: aspects of interstitial lung disease: connective tissue disease-associated interstitial lung disease: how does it differ from IPF? How should the clinical approach differ? *Chron Respir Dis* 2011;8(1):53–82.
5. Tanaka N, Newell JD, Brown KK, et al. Collagen vascular disease-related lung disease: high-resolution computed tomography findings based on the pathologic classification. *J Comput Assist Tomogr* 2004;28(3):351–360.
6. Tansey D, Wells AU, Colby TV, et al. Variations in histological patterns of interstitial pneumonia between connective tissue disorders and their relationship to prognosis. *Histopathology* 2004;44(6):585–596.
7. Hwang JH, Misumi S, Sahin H, et al. Computed tomographic features of idiopathic fibrosing interstitial pneumonia: comparison with pulmonary fibrosis related to collagen vascular disease. *J Comput Assist Tomogr* 2009;33(3):410–415.
8. Sato T, Fujita J, Yamadori I, et al. Non-specific interstitial pneumonia; as the first clinical presentation of various collagen vascular disorders. *Rheumatol Int* 2006;26(6):551–555.
9. Tzelepis GE, Toya SP, Moutsopoulos HM. Occult connective tissue diseases mimicking idiopathic interstitial pneumonias. *Eur Respir J* 2008;31(1):11–20.
10. Strange C, Highland KB. Interstitial lung disease in the patient who has connective tissue disease. *Clin Chest Med* 2004;25(3):549–559, vii.
11. Bouros D, Wells AU, Nicholson AG, et al. Histopathologic subsets of fibrosing alveolitis in patients with systemic sclerosis and their relationship to outcome. *Am J Respir Crit Care Med* 2002;165(12):1581–1586.
12. Amital A, Shitrit D, Adir Y. The lung in rheumatoid arthritis. *Presse Med* 2011;40(1, pt 2):e31–e48.
13. Myers JL, Limper AH, Swensen SJ. Drug-induced lung disease: a pragmatic classification incorporating HRCT appearances. *Semin Respir Crit Care Med* 2003;24(4):445–454.
14. Ramos-Casals M, Perez-Alvarez R, Perez-de-Lis M, et al. Pulmonary disorders induced by monoclonal antibodies in patients with rheumatologic autoimmune diseases. *Am J Med* 2011;124(5):386–394.
15. Hadjinicolaou AV, Nisar MK, Bhagat S, et al. Non-infectious pulmonary complications of newer biological agents for rheumatic diseases—a systematic literature review. *Rheumatology (Oxford)* 2011;50(12):2297–2305.
16. Lynch DA. Lung disease related to collagen vascular disease. *J Thorac Imaging* 2009;24(4):299–309.
17. Nakajima R, Sakai F, Mimura T, et al. Acute- or subacute-onset lung complications in treating patients with rheumatoid arthritis. *Can Assoc Radiol J* 2013;64(3):200–207.
18. Kim EJ, Collard HR, King TE Jr. Rheumatoid arthritis-associated interstitial lung disease: the relevance of histopathologic and radiographic pattern. *Chest* 2009;136(5):1397–1405.
19. Kim DS. Interstitial lung disease in rheumatoid arthritis: recent advances. *Curr Opin Pulm Med* 2006;12(5):346–353.
20. Antin-Ozerkis D, Evans J, Rubinowitz A, et al. Pulmonary manifestations of rheumatoid arthritis. *Clin Chest Med* 2010;31(3):451–478.
21. Myasoedova E, Crowson CS, Turesson C, et al. Incidence of extraarticular rheumatoid arthritis in Olmsted County, Minnesota, in 1995–2007 versus 1985–1994: a population-based study. *J Rheumatol* 2011;38(6):983–989.
22. Suzuki A, Ohosone Y, Obana M, et al. Cause of death in 81 autopsied patients with rheumatoid arthritis. *J Rheumatol* 1994;21(1):33–36.
23. Frank ST, Weg JG, Harkleroad LE, et al. Pulmonary dysfunction in rheumatoid disease. *Chest* 1973;63:27–34.
24. Laitinen O, Nissila M, Salorinne Y, et al. Pulmonary involvement in patients with rheumatoid arthritis. *Scand J Respir Dis* 1975;56:297.
25. Shannon TM, Gale ME. Noncardiac manifestations of rheumatoid arthritis in the thorax. *J Thorac Imaging* 1992;7(2):19–29.
26. Gabbay E, Tarala R, Will R, et al. Interstitial lung disease in recent onset rheumatoid arthritis. *Am J Respir Crit Care Med* 1997;156(2, pt 1):528–535.
27. Dawson JK, Fewins HE, Desmond J, et al. Fibrosing alveolitis in patients with rheumatoid arthritis as assessed by high resolution computed tomography, chest radiography, and pulmonary function tests. *Thorax* 2001;56(8):622–627.
28. Bilgici A, Ulusoy H, Kuru O, et al. Pulmonary involvement in rheumatoid arthritis. *Rheumatol Int* 2005;25(6):429–435.
29. Gochuico BR, Avila NA, Chow CK, et al. Progressive preclinical interstitial lung disease in rheumatoid arthritis. *Arch Intern Med* 2008;168(2):159–166.
30. Lee HK, Kim DS, Yoo B, et al. Histopathologic pattern and clinical features of rheumatoid arthritis-associated interstitial lung disease. *Chest* 2005;127(6):2019–2027.
31. Yoshinouchi T, Ohtsuki Y, Fujita J, et al. Nonspecific interstitial pneumonia pattern as pulmonary involvement of rheumatoid arthritis. *Rheumatol Int* 2005;26(2):121–125.
32. Nakamura Y, Suda T, Kaida Y, et al. Rheumatoid lung disease: prognostic analysis of 54 biopsy-proven cases. *Respir Med* 2012;106(8):1164–1169.
33. Tanaka N, Kim JS, Newell JD, et al. Rheumatoid arthritis-related lung diseases: CT findings. *Radiology* 2004;232(1):81–91.
34. Biederer J, Schnabel A, Muhle C, et al. Correlation between HRCT findings, pulmonary function tests and bronchoalveolar lavage cytology in interstitial lung disease associated with rheumatoid arthritis. *Eur Radiol* 2004;14(2):272–280.
35. Kim EJ, Elicker BM, Maldonado F, et al. Usual interstitial pneumonia in rheumatoid arthritis-associated interstitial lung disease. *Eur Respir J* 2010;35(6):1322–1328.
36. Park JH, Kim DS, Park IN, et al. Prognosis of fibrotic interstitial pneumonia: idiopathic versus collagen vascular disease-related subtypes. *Am J Respir Crit Care Med* 2007;175(7):705–711.
37. Fischer A, du Bois R. Interstitial lung disease in connective tissue disorders. *Lancet* 2012;380(9842):689–698.
38. Silva CI, Muller NL, Fujimoto K, et al. Acute exacerbation of chronic interstitial pneumonia: high-resolution computed tomography and pathologic findings. *J Thorac Imaging* 2007;22(3):221–229.
39. Park IN, Kim DS, Shim TS, et al. Acute exacerbation of interstitial pneumonia other than idiopathic pulmonary fibrosis. *Chest* 2007;132(1):214–220.
40. Suda T, Kaida Y, Nakamura Y, et al. Acute exacerbation of interstitial pneumonia associated with collagen vascular diseases. *Respir Med* 2009;103(6):846–853.
41. Churg A, Wright JL, Tazelaar HD. Acute exacerbations of fibrotic interstitial lung disease. *Histopathology* 2011;58(4):525–530.
42. Horoupian N, English J, Muller NL. Accelerated deterioration of usual interstitial pneumonia with acute development of honeycomb cysts in rheumatoid arthritis. *J Thorac Imaging* 2004;19(2):127–130.
43. Tachikawa R, Tomii K, Ueda H, et al. Clinical features and outcome of acute exacerbation of interstitial pneumonia: collagen vascular diseases-related versus idiopathic. *Respiration* 2012;83(1):20–27.
44. Parambil JG, Myers JL, Ryu JH. Diffuse alveolar damage: uncommon manifestation of pulmonary involvement in patients with connective tissue diseases. *Chest* 2006;130(2):553–558.
45. Remy-Jardin M, Remy J, Cortet B, et al. Lung changes in rheumatoid arthritis: CT findings. *Radiology* 1994;193:375–382.
46. Perez T, Remy-Jardin M, Cortet B. Airways involvement in rheumatoid arthritis: clinical, functional, and HRCT findings. *Am J Respir Crit Care Med* 1998;157(5, pt 1):1658–1665.
47. Aquino SL, Webb WR, Golden J. Bronchiolitis obliterans associated with rheumatoid arthritis: findings on HRCT and dynamic expiratory CT. *J Comput Assist Tomogr* 1994;18:555–558.
48. Hassan WU, Keaney NP, Holland CD, et al. High resolution com-

puted tomography of the lung in lifelong non-smoking patients with rheumatoid arthritis. *Ann Rheum Dis* 1995;54(4):308–310.
49. McShane PJ, Naureckas ET, Strek ME. Bronchiectasis in a diverse US population: effects of ethnicity on etiology and sputum culture. *Chest* 2012;142(1):159–167.
50. Kinoshita M, Higashi T, Tanaka C, et al. Follicular bronchiolitis associated with rheumatoid arthritis. *Intern Med* 1992;31(5):674–677.
51. Hayakawa H, Sato A, Imokawa S, et al. Bronchiolar disease in rheumatoid arthritis. *Am J Respir Crit Care Med* 1996;154(5):1531–1536.
52. Howling SJ, Hansell DM, Wells AU, et al. Follicular bronchiolitis: thin-section CT and histologic findings. *Radiology* 1999;212(3):637–642.
53. Brown KK. Rheumatoid lung disease. *Proc Am Thorac Soc* 2007;4(5):443–448.
54. Manjunatha YC, Seith A, Kandpal H, et al. Rheumatoid arthritis: spectrum of computed tomographic findings in pulmonary diseases. *Curr Probl Diagn Radiol* 2010;39(6):235–246.
55. Sidhu HS, Bhatnagar G, Bhogal P, et al. Imaging features of the pleuropulmonary manifestations of rheumatoid arthritis: pearls and pitfalls. *J Clin Imaging Sci* 2011;1:32.
56. Kobayashi T, Satoh K, Ohkawa M, et al. Multiple rheumatoid nodules with rapid thin-walled cavity formation producing pneumothorax. *J Thorac Imaging* 2005;20(1):47–49.
57. Fujii M, Adachi S, Shimizu T, et al. Interstitial lung disease in rheumatoid arthritis: assessment with high-resolution computed tomography. *J Thorac Imaging* 1993;8:54–62.
58. Avnon LS, Abu-Shakra M, Flusser D, et al. Pleural effusion associated with rheumatoid arthritis: what cell predominance to anticipate? *Rheumatol Int* 2007;27(10):919–925.
59. Gamsu G. Radiographic manifestations of thoracic involvement by collagen vascular diseases. *J Thorac Imaging* 1992;7(3):1–12.
60. Meziane MA. High-resolution computed tomography scanning in the assessment of interstitial lung diseases. *J Thorac Imaging* 1992;7(3):13–25.
61. Hassoun PM. Lung involvement in systemic sclerosis. *Presse Med* 2011;40(1, pt 2):e3–e17.
62. Bussone G, Mouthon L. Interstitial lung disease in systemic sclerosis. *Autoimmun Rev* 2011;10(5):248–255.
63. Mukerjee D, St George D, Coleiro B, et al. Prevalence and outcome in systemic sclerosis associated pulmonary arterial hypertension: application of a registry approach. *Ann Rheum Dis* 2003;62(11):1088–1093.
64. Hachulla E, Gressin V, Guillevin L, et al. Early detection of pulmonary arterial hypertension in systemic sclerosis: a French nationwide prospective multicenter study. *Arthritis Rheum* 2005;52(12):3792–3800.
65. Desai SR, Veeraraghavan S, Hansell DM, et al. CT features of lung disease in patients with systemic sclerosis: comparison with idiopathic pulmonary fibrosis and nonspecific interstitial pneumonia. *Radiology* 2004;232(2):560–567.
66. Schurawitzki H, Stiglbauer R, Graninger W, et al. Interstitial lung disease in progressive systemic sclerosis: high-resolution CT versus radiography. *Radiology* 1990;176:755–759.
67. Taorimina VJ, Miller WT, Gefter WB, et al. Progressive systemic sclerosis subgroups: variable pulmonary features. *AJR Am J Roentgenol* 1981;137:277–285.
68. Kim EA, Johkoh T, Lee KS, et al. Interstitial pneumonia in progressive systemic sclerosis: serial high-resolution CT findings with functional correlation. *J Comput Assist Tomogr* 2001;25(5):757–763.
69. Remy-Jardin M, Remy J, Wallaert B, et al. Pulmonary involvement in progressive systemic sclerosis: sequential evaluation with CT, pulmonary function tests, and bronchoalveolar lavage. *Radiology* 1993;188:499–506.
70. Goldin JG, Lynch DA, Strollo DC, et al. High-resolution CT scan findings in patients with symptomatic scleroderma-related interstitial lung disease. *Chest* 2008;134(2):358–367.
71. Pandey AK, Wilcox P, Mayo JR, et al. Predictors of pulmonary hypertension on high-resolution computed tomography of the chest in systemic sclerosis: a retrospective analysis. *Can Assoc Radiol J* 2010;61(5):291–296.
72. Harrison NK, Myers AR, Corrin B, et al. Structural features of interstitial lung disease in systemic sclerosis. *Am Rev Respir Dis* 1991;144:706–713.
73. Bhalla M, Silver RM, Shepard JO, et al. Chest CT in patients with scleroderma: prevalence of asymptomatic esophageal dilatation and mediastinal lymphadenopathy. *AJR Am J Roentgenol* 1993;161:269–272.
74. Grenier P, Chevret S, Beigelman C, et al. Chronic diffuse infiltrative lung disease: determination of the diagnostic value of clinical data, chest radiography, and CT with Bayesian analysis. *Radiology* 1994;191:383–390.
75. Seely JM, Jones LT, Wallace C, et al. Systemic sclerosis: using high-resolution CT to detect lung disease in children. *AJR Am J Roentgenol* 1998;170(3):691–697.
76. Wells AU. High-resolution computed tomography and scleroderma lung disease. *Rheumatology (Oxford)* 2008;47(suppl 5):v59–v61.
77. Wells AU, Hansell DM, Corrin B, et al. High resolution computed tomography as a predictor of lung histology in systemic sclerosis. *Thorax* 1992;47:508–512.
78. Remy-Jardin M, Giraud F, Remy J, et al. Importance of ground-glass attenuation in chronic diffuse infiltrative lung disease: pathologic-CT correlation. *Radiology* 1993;189:693–698.
79. Shah RM, Jimenez S, Wechsler R. Significance of ground-glass opacity on HRCT in long-term follow-up of patients with systemic sclerosis. *J Thorac Imaging* 2007;22(2):120–124.
80. Strollo D, Goldin J. Imaging lung disease in systemic sclerosis. *Curr Rheumatol Rep* 2010;12(2):156–161.
81. Camiciottoli G, Orlandi I, Bartolucci M, et al. Lung CT densitometry in systemic sclerosis: correlation with lung function, exercise testing, and quality of life. *Chest* 2007;131(3):672–681.
82. Goh NS, Desai SR, Veeraraghavan S, et al. Interstitial lung disease in systemic sclerosis: a simple staging system. *Am J Respir Crit Care Med* 2008;177(11):1248–1254.
83. D'Cruz DP, Khamashta MA, Hughes GR. Systemic lupus erythematosus. *Lancet* 2007;369(9561):587–596.
84. Kamen DL, Strange C. Pulmonary manifestations of systemic lupus erythematosus. *Clin Chest Med* 2010;31(3):479–488.
85. Quadrelli SA, Alvarez C, Arce SC, et al. Pulmonary involvement of systemic lupus erythematosus: analysis of 90 necropsies. *Lupus* 2009;18(12):1053–1060.
86. Torre O, Harari S. Pleural and pulmonary involvement in systemic lupus erythematosus. *Presse Med* 2011;40(1, pt 2):e19–e29.
87. Kim JS, Lee KS, Koh EM, et al. Thoracic involvement of systemic lupus erythematosus: clinical, pathologic, and radiologic findings. *J Comput Assist Tomogr* 2000;24:9–18.
88. Haupt HM, Moore GW, Hutchins GM. The lung in systemic lupus erythematosus. Analysis of the pathologic changes in 120 patients. *Am J Med* 1981;71(5):791–798.
89. Jacobsen S, Petersen J, Ullman S, et al. A multicentre study of 513 Danish patients with systemic lupus erythematosus. I. Disease manifestations and analyses of clinical subsets. *Clin Rheumatol* 1998;17(6):468–477.
90. Bankier AA, Kiener HP, Wiesmayr MN, et al. Discrete lung involvement in systemic lupus erythematosus: CT assessment. *Radiology* 1995;196(3):835–840.
91. Gammon RB, Bridges TA, al-Nezir H, et al. Bronchiolitis obliterans organizing pneumonia associated with systemic lupus erythematosus. *Chest* 1992;102(4):1171–1174.
92. Fenlon HM, Doran M, Sant SM, et al. High-resolution chest CT in systemic lupus erythematosus. *AJR Am J Roentgenol* 1996;166(2):301–307.
93. Sant SM, Doran M, Fenelon HM, et al. Pleuropulmonary abnormalities in patients with systemic lupus erythematosus: assessment with high resolution computed tomography, chest radiography and pulmonary function tests. *Clin Exp Rheumatol* 1997;15(5):507–513.
94. Kim EA, Lee KS, Johkoh T, et al. Interstitial lung diseases associated with collagen vascular diseases: radiologic and histopathologic findings. *Radiographics* 2002;22(spec no):S151–S165.
95. Kim WU, Kim SI, Yoo WH, et al. Adult respiratory distress syndrome in systemic lupus erythematosus: causes and prognostic factors: a single center, retrospective study. *Lupus* 1999;8(7):552–557.

96. Connolly B, Manson D, Eberhard A, et al. CT appearance of pulmonary vasculitis in children. *AJR Am J Roentgenol* 1996;167(4):901–904.
97. Ooi GC, Ngan H, Peh WC, et al. Systemic lupus erythematosus patients with respiratory symptoms: the value of HRCT. *Clin Radiol* 1997;52(10):775–781.
98. Dalakas MC, Hohlfeld R. Polymyositis and dermatomyositis. *Lancet* 2003;362(9388):971–982.
99. Kalluri M, Oddis CV. Pulmonary manifestations of the idiopathic inflammatory myopathies. *Clin Chest Med* 2010;31(3):501–512.
100. Hill CL, Zhang Y, Sigurgeirsson B, et al. Frequency of specific cancer types in dermatomyositis and polymyositis: a population-based study. *Lancet* 2001;357(9250):96–100.
101. Connors GR, Christopher-Stine L, Oddis CV, et al. Interstitial lung disease associated with the idiopathic inflammatory myopathies: what progress has been made in the past 35 years? *Chest* 2010;138(6):1464–1474.
102. Douglas WW, Tazelaar HD, Hartman TE, et al. Polymyositis-dermatomyositis-associated interstitial lung disease. *Am J Respir Crit Care Med* 2001;164(7):1182–1185.
103. Cottin V, Thivolet-Bejui F, Reynaud-Gaubert M, et al. Interstitial lung disease in amyopathic dermatomyositis, dermatomyositis and polymyositis. *Eur Respir J* 2003;22(2):245–250.
104. Ikezoe J, Johkoh T, Kohno N, et al. High-resolution CT findings of lung disease in patients with polymyositis and dermatomyositis. *J Thorac Imaging* 1996;11(4):250–259.
105. Mino M, Noma S, Taguchi Y, et al. Pulmonary involvement in polymyositis and dermatomyositis: sequential evaluation with CT. *AJR Am J Roentgenol* 1997;169(1):83–87.
106. Akira M, Hara H, Sakatani M. Interstitial lung disease in association with polymyositis-dermatomyositis: long-term follow-up CT evaluation in seven patients. *Radiology* 1999;210(2):333–338.
107. Bonnefoy O, Ferretti G, Calaque O, et al. Serial chest CT findings in interstitial lung disease associated with polymyositis-dermatomyositis. *Eur J Radiol* 2004;49(3):235–244.
108. Fathi M, Vikgren J, Boijsen M, et al. Interstitial lung disease in polymyositis and dermatomyositis: longitudinal evaluation by pulmonary function and radiology. *Arthritis Rheum* 2008;59(5):677–685.
109. Hant FN, Herpel LB, Silver RM. Pulmonary manifestations of scleroderma and mixed connective tissue disease. *Clin Chest Med* 2010;31(3):433–449.
110. Venables PJ. Mixed connective tissue disease. *Lupus* 2006;15(3):132–137.
111. Prakash UB, Luthra HS, Divertie MB. Intrathoracic manifestations in mixed connective tissue disease. *Mayo Clin Proc* 1985;60(12):813–821.
112. Bodolay E, Szekanecz Z, Devenyi K, et al. Evaluation of interstitial lung disease in mixed connective tissue disease (MCTD). *Rheumatology (Oxford)* 2005;44(5):656–661.
113. Bull TM, Fagan KA, Badesch DB. Pulmonary vascular manifestations of mixed connective tissue disease. *Rheum Dis Clin North Am* 2005;31(3):451–464, vi.
114. Kozuka T, Johkoh T, Honda O, et al. Pulmonary involvement in mixed connective tissue disease: high-resolution CT findings in 41 patients. *J Thorac Imaging* 2001;16(2):94–98.
115. Saito Y, Terada M, Takada T, et al. Pulmonary involvement in mixed connective tissue disease: comparison with other collagen vascular diseases using high resolution CT. *J Comput Assist Tomogr* 2002;26(3):349–357.
116. Fox RI. Sjögren's syndrome. *Lancet* 2005;366(9482):321–331.
117. Shapira Y, Agmon-Levin N, Shoenfeld Y. Geoepidemiology of autoimmune rheumatic diseases. *Nat Rev Rheumatol* 2010;6(8):468–476.
118. Kokosi M, Riemer EC, Highland KB. Pulmonary involvement in Sjögren syndrome. *Clin Chest Med* 2010;31(3):489–500.
119. Ramos-Casals M, Solans R, Rosas J, et al. Primary Sjögren syndrome in Spain: clinical and immunologic expression in 1010 patients. *Medicine (Baltimore)* 2008;87(4):210–219.
120. Ito I, Nagai S, Kitaichi M, et al. Pulmonary manifestations of primary Sjögren's syndrome: a clinical, radiologic, and pathologic study. *Am J Respir Crit Care Med* 2005;171(6):632–638.
121. Parambil JG, Myers JL, Lindell RM, et al. Interstitial lung disease in primary Sjögren syndrome. *Chest* 2006;130(5):1489–1495.
122. Franquet T, Giménez A, Monill JM, et al. Primary Sjögren's syndrome and associated lung disease: CT findings in 50 patients. *AJR Am J Roentgenol* 1997;169(3):655–658.
123. Kadota J, Kusano S, Kawakami K, et al. Usual interstitial pneumonia associated with primary Sjögren's syndrome. *Chest* 1995;108(6):1756–1758.
124. Tanoue LT. Pulmonary involvement in collagen vascular disease: a review of the pulmonary manifestations of the Marfan syndrome, ankylosing spondylitis, Sjögren's syndrome, and relapsing polychondritis. *J Thorac Imaging* 1992;7(2):62–77.
125. Uffmann M, Kiener HP, Bankier AA, et al. Lung manifestation in asymptomatic patients with primary Sjögren syndrome: assessment with high resolution CT and pulmonary function tests. *J Thorac Imaging* 2001;16(4):282–289.
126. Lohrmann C, Uhl M, Warnatz K, et al. High-resolution CT imaging of the lung for patients with primary Sjögren's syndrome. *Eur J Radiol* 2004;52(2):137–143.
127. American Thoracic Society/European Respiratory Society. American Thoracic Society/European Respiratory Society international multidisciplinary consensus classification of the idiopathic interstitial pneumonias. *Am J Respir Crit Care Med* 2002; 165:277–304.
128. Carignan S, Staples CA, Müller NL. Intrathoracic lymphoproliferative disorders in the immunocompromised patient: CT findings. *Radiology* 1995;197(1):53–58.
129. Johkoh T, Müller NL, Pickford HA, et al. Lymphocytic interstitial pneumonia: thin-section CT findings in 22 patients. *Radiology* 1999;212(2):567–572.
130. Meyer CA, Pina JS, Taillon D, et al. Inspiratory and expiratory high-resolution CT findings in a patient with Sjögren's syndrome and cystic lung disease. *AJR Am J Roentgenol* 1997;168(1):101–103.
131. Desai SR, Nicholson AG, Stewart S, et al. Benign pulmonary lymphocytic infiltration and amyloidosis: computed tomographic and pathologic features in three cases. *J Thorac Imaging* 1997;12(3):215–220.
132. Soto-Cardenas MJ, Perez-De-Lis M, Bove A, et al. Bronchiectasis in primary Sjögren's syndrome: prevalence and clinical significance. *Clin Exp Rheumatol* 2010;28(5):647–653.
133. Braun J, Sieper J. Ankylosing spondylitis. *Lancet* 2007;369(9570): 1379–1390.
134. Kanathur N, Lee-Chiong T. Pulmonary manifestations of ankylosing spondylitis. *Clin Chest Med* 2010;31(3):547–554.
135. Ferdoutsis M, Bouros D, Meletis G, et al. Diffuse interstitial lung disease as an early manifestation of ankylosing spondylitis. *Respiration* 1995;62(5):286–289.
136. Rosenow EC, Strimlan CV, Muhm JR, et al. Pleuropulmonary manifestations of ankylosing spondylitis. *Mayo Clin Proc* 1977;52:641–649.
137. Lee CC, Lee SH, Chang IJ, et al. Spontaneous pneumothorax associated with ankylosing spondylitis. *Rheumatology (Oxford)* 2005;44(12):1538–1541.
138. Momeni M, Taylor N, Tehrani M. Cardiopulmonary manifestations of ankylosing spondylitis. *Int J Rheumatol* 2011;2011:728471.
139. Franquet T, Muller NL, Flint JD. A patient with ankylosing spondylitis and recurrent haemoptysis. *Eur Respir J* 2004;23(3):488–491.
140. Souza AS Jr, Muller NL, Marchiori E, et al. Pulmonary abnormalities in ankylosing spondylitis: inspiratory and expiratory high-resolution CT findings in 17 patients. *J Thorac Imaging* 2004;19(4):259–263.
141. Pamuk ON, Harmandar O, Tosun B, et al. A patient with ankylosing spondylitis who presented with chronic necrotising aspergillosis: report on one case and review of the literature. *Clin Rheumatol* 2005;24(4):415–419.
142. Fenlon HM, Casserly I, Sant SM, et al. Plain radiographs and thoracic high-resolution CT in patients with ankylosing spondylitis. *AJR Am J Roentgenol* 1997;168(4):1067–1072.
143. Turetschek K, Ebner W, Fleischmann D, et al. Early pulmonary involvement in ankylosing spondylitis: assessment with thin-section CT. *Clin Radiol* 2000;55(8):632–636.
144. Senocak O, Manisali M, Ozaksoy D, et al. Lung parenchyma

changes in ankylosing spondylitis: demonstration with high resolution CT and correlation with disease duration. *Eur J Radiol* 2003;45(2):117–122.
145. Sampaio-Barros PD, Cerqueira EM, Rezende SM, et al. Pulmonary involvement in ankylosing spondylitis. *Clin Rheumatol* 2007;26(2):225–230.
146. Ozdemir O, Gulsun Akpinar M, Inanici F, et al. Pulmonary abnormalities on high-resolution computed tomography in ankylosing spondylitis: relationship to disease duration and pulmonary function testing. *Rheumatol Int* 2012;32(7):2031–2036.

11 びまん性肺新生物と肺リンパ増殖性疾患

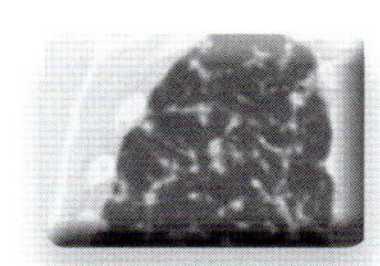

重要な項目

癌性リンパ管症　286
血行性転移　292
浸潤性粘液性腺癌　294
カポジ肉腫　300
リンパ増殖性疾患，リンパ腫と白血病　303
　限局性リンパ組織過形成　303
　濾胞性細気管支炎　304
　リンパ球性間質性肺炎　305
　血管免疫芽球性リンパ節症　306
原発性肺リンパ腫　307
二次性肺リンパ腫　308
AIDS 関連リンパ腫　311
移植後リンパ増殖性疾患　311
リンパ腫様肉芽腫症(血管免疫性増殖病変)　313
白血病　313
成人 T 細胞白血病 / リンパ腫　314

本章で使われる略語

AIDS (acquired immunodeficiency syndrome) 後天性免疫不全症候群
AILD (angioimmunoblastic lymphadenopathy) 血管免疫芽球性リンパ節症
ARL (AIDS-related lymphoma) AIDS 関連リンパ腫
ATLL (adult T-cell leukemia/lymphoma) 成人 T 細胞白血病/リンパ腫
BAC (bronchioloalveolar carcinoma) 細気管支肺胞上皮癌
BALT (bronchus-associated lymphoid tissue) 気管支関連リンパ組織
CMV (cytomegalovirus) サイトメガロウイルス
CWP (coal worker' s pneumoconiosis) 炭鉱夫肺
EBV (Epstein-Barr virus) エプスタイン-バーウイルス(EB ウイルス)
HAART (highly active antiretroviral therapy) HAART 療法
HIV (human immunodeficiency virus) ヒト免疫不全ウイルス
HL (Hodgkin lymphoma) ホジキンリンパ腫
HTLV-1 (human T-lymphotropic virus, type 1) 成人 T 細胞白血病ウイルス 1 型
IMA (invasive mucinous adenocarcinoma) 浸潤性粘液性腺癌
KS (Kaposi sarcoma) カポジ肉腫
LIP (lymphoid interstitial pneumonia) リンパ球性間質性肺炎
MALT (mucosa-associated lymphoid tissue) 粘膜関連リンパ組織
NHL (non-Hodgkin lymphoma) 非ホジキンリンパ腫
PTLD (posttransplantation lymphoproliferative disorder) 移植後リンパ増殖性疾患
REAL (revised European-American lymphoma) REAL
TB (tuberculosis) 結核
WHO (World Health Organization) 世界保健機関

原発性および転移性新生物とリンパ増殖性疾患は，非特異的な症状と高分解能 CT(HRCT)上の多発性もしくはびまん性肺異常陰影を呈することがある．これらは，肺異常陰影をきたす他の疾患(例えば，膠原病)と関連することがあり，また，感染などの肺疾患を合併しやすい免疫抑制状態の患者(例えば，後天性免疫不全症候群(AIDS)，移植または化学療法)でも起こり得ることから，正確な診断のためには画像診断の知識が必須である[1]．

癌性リンパ管症

癌性リンパ管症は，肺のリンパ組織の中で腫瘍が成長することをさしている．乳腺，肺，胃，膵臓，前立腺，子宮頸，甲状腺の癌，そして原発不明転移性腺癌に罹患した患者に多くみられる[2,3]．癌性リンパ管症はまず血行性肺転移が起こり，間質，リンパ組織への浸潤が続くことが多いが，縦隔・肺門リンパ節からリンパ組織へ直接浸潤することもある[3]．症状としては息切れが多く，画像診断上の異常に先行することもある．

癌性リンパ管症の画像診断上の特徴としては，網状影・網状結節影，小葉間隔壁肥厚，肺門および縦隔リンパ節腫大や胸水などがある[4,5]．しかしながら，これらの所見はいずれも非特異的である．ある研究によれば，癌性リンパ管症患者のうち正確な画像診断がされたのは 87 名中 20 名(23%)にすぎなかった[5]．さらに，病理学的に診断された癌性リンパ管症患者の約50%では胸部X線は正常であった[5,6]．

癌性リンパ管症患者において障害される肺リンパ組織は，中枢部の間質(気管支血管周囲と小葉中心の間質)および末梢部の間質(小葉間隔壁と胸膜下領域)である[7]．これらの部位のリンパ組織への腫瘍増殖により浮腫が起こり，癌性リンパ管症の特徴的なHRCT所見をつくり出す[8,9]．この異常所見の分布はリンパ性もしくはリンパ管周囲性とよばれる[10,11]．

HRCT所見

HRCTでの癌性リンパ管症は網状影を特徴とし，時に結節影を伴う(図11-1～図11-3)．特徴的な所見としては，(a) 血管や気管支を囲む気管支血管周囲間質

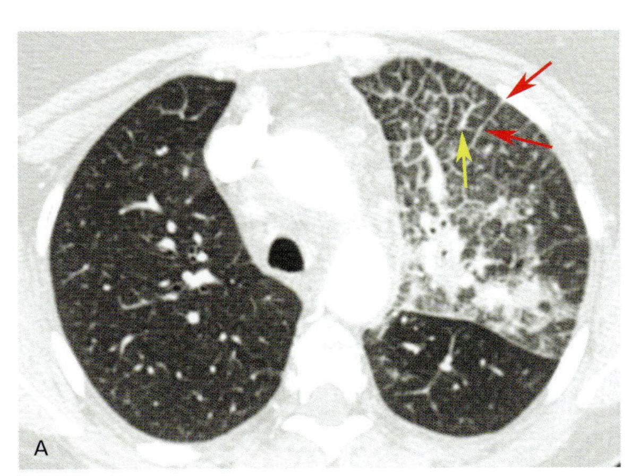

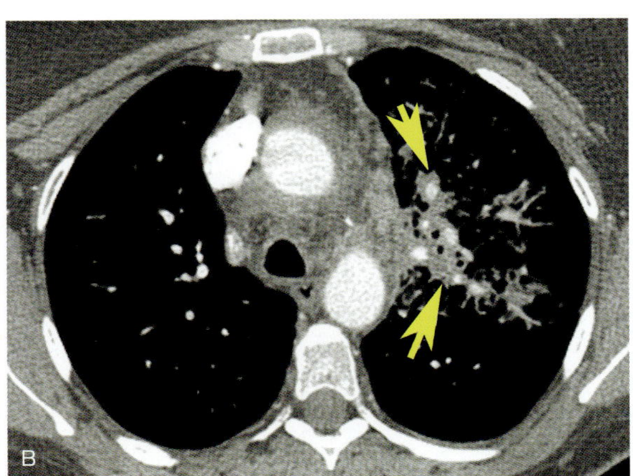

図 11-1　**癌性リンパ管症．**リンパ管性に広がった乳癌．A：ボリュームスキャンの造影HRCT(肺野条件)において，左上葉で広範囲な滑らかな小葉間隔壁肥厚(赤矢印)と気管支血管周囲肥厚を示す．また，小葉中心の気管支血管周囲の腫瘍浸潤により，小葉中心の血管がはっきりと描出されていることに留意したい(黄矢印)．B：縦隔条件では気管支血管周囲の腫瘍(矢印)が鮮明になり，肺動脈ははっきりしなくなった．

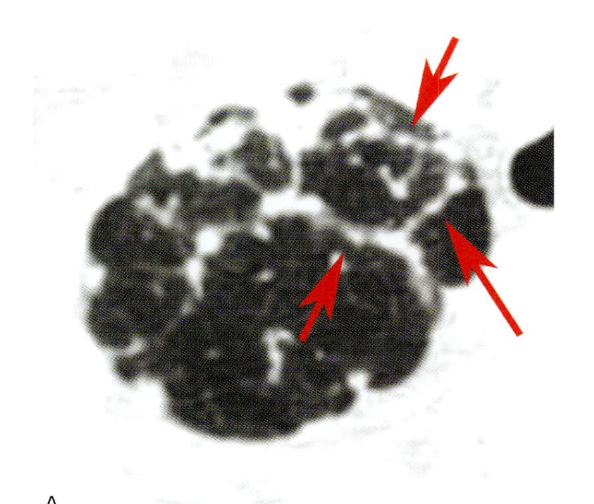

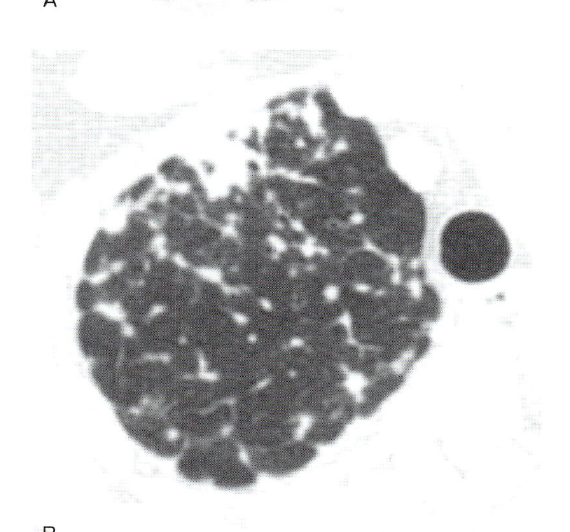

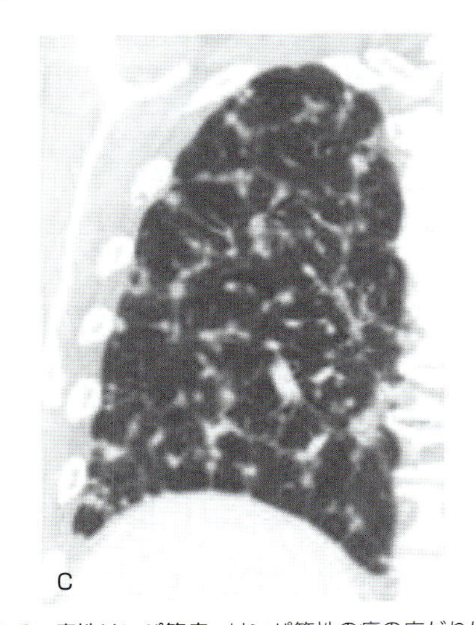

図 11-2　**癌性リンパ管症．**リンパ管性の癌の広がりに伴う，結節状の小葉間隔壁肥厚．A–C：大腸癌の転移における結節状の小葉間隔壁肥厚．結節は，肺尖部で，小葉隔壁の部分に確認できる(矢印，A)．結節は，胸膜面にも確認できる．

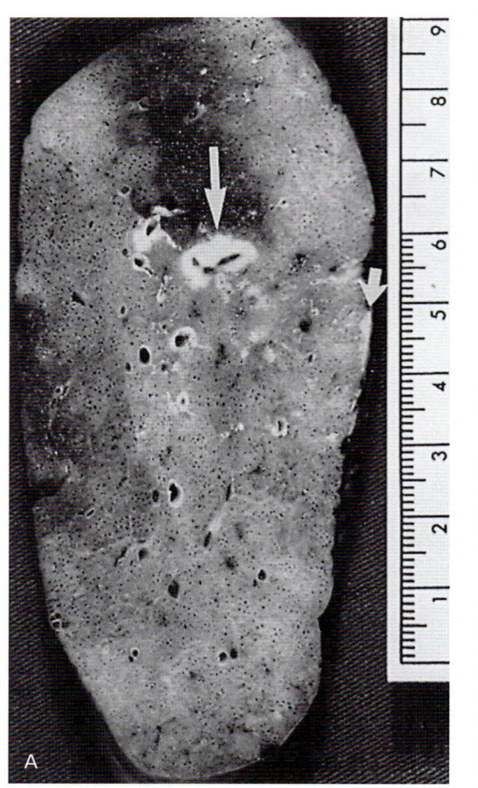

図 11-3　癌性リンパ管症の肉眼的病理所見と顕微鏡所見．A：限局性の癌性リンパ管症に罹患していた患者の病理標本．気管支血管周囲間質（長い矢印），胸膜下間質（短い矢印）の肥厚が癌性リンパ管症により起こっている．（From Munk PL, Müller NL, Miller RR, et al. Pulmonary lymphangitic carcinomatosis: CT and pathological findings. *Radiology* 1988; 166: 705, with permission.）B：開胸肺生検標本の走査顕微鏡写真では，線維化や浮腫というよりは主に腫瘍の浸潤により，小葉間隔壁（矢印），気管支血管周囲間質（曲がった矢印）の肥厚が認められる．（From Munk PL, Müller NL, Miller RR, et al. Pulmonary lymphangitic carcinomatosis: CT and pathological findings. *Radiology* 1988; 166: 705, with permission.）C：肺切片上に示される癌性リンパ管症．小葉間隔壁（白矢印）が腫瘍により肥厚している．大葉間裂に近接する胸膜下間質（黄矢印）の肥厚，気管支血管周囲間質（赤矢印）の肥厚も同様の癌浸潤を反映している．（Courtesy of Martha Warnock, MD.）D：癌性リンパ管症の組織所見．肺末梢の小葉を取り囲む胸膜下間質や小葉間隔壁に，腫瘍の結節（黒矢印）がみられる．小葉中心部（赤矢印）にも腫瘍の結節があり，それ以外にも気道や脈管のそばに腫瘍の結節がみられる．（Courtesy of Kirk Jones, MD.）

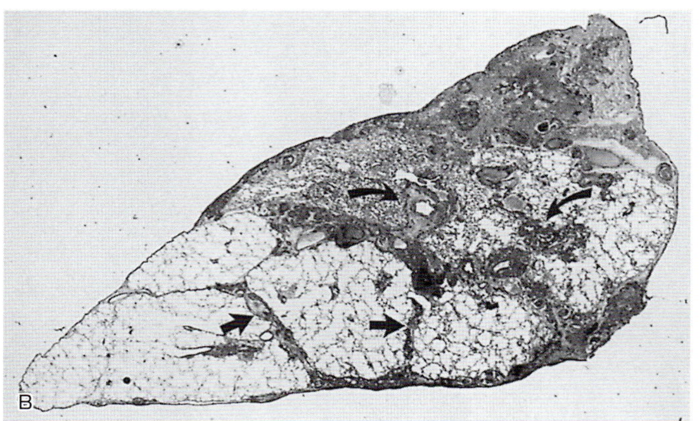

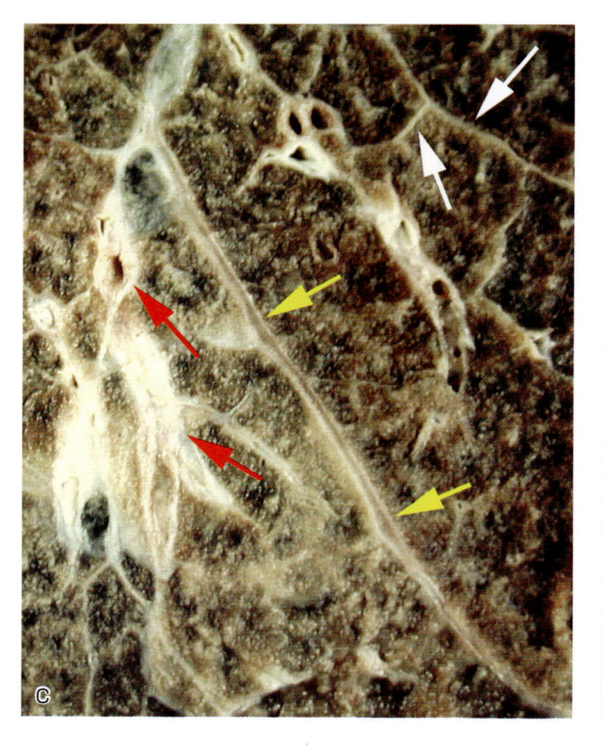

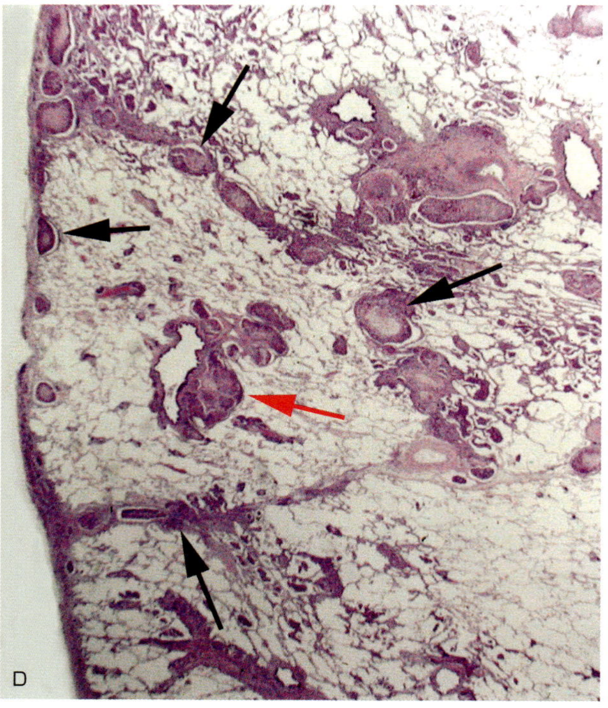

表 11-1　癌のリンパ行性転移の HRCT 所見

均一もしくは結節状の気管支血管周囲間質の肥厚(気管支周囲肥厚)[a, b]
均一もしくは結節状の小葉間隔壁の肥厚[a, b]
均一もしくは結節状の葉間胸膜の肥厚[a]
肺の既存構造温存(構造改変がない)[a, b]
小葉中心部構造の明瞭化
びまん性，斑状，あるいは片側性の分布
リンパ節腫大
胸　水[b]

[a] 最も一般的な所見.
[b] 鑑別診断に有用な所見.

の均一なまたは結節状の肥厚，(b) 小葉間隔壁の均一なまたは結節状の肥厚，(c) 胸膜下間質の均一なまたは結節状の肥厚，(d) 小葉中心領域の気管支血管周囲間質の肥厚，(e) これらの所見の存在にもかかわらず小葉レベルでは正常構造が維持されている，などを含む[8, 9, 12–14](表 11-1)．これらの所見は，癌性リンパ管症の病理学的な所見と分布に密接に関連する(図 11-3)．

気管支血管周囲間質の肥厚や気管支周囲間質浸潤は，HRCT では主に肺門周囲部分にみえるが，びまん性，限局性，さらには非対称性に広がる場合もある(図 11-1，図 11-3～図 11-5)[8, 15, 16]．気管支血管周囲間質は，均一に肥厚した場合は気管支壁の肥厚に似た外観を呈することがあり，結節状に肥厚する場合もある[8)]．そのどちらの場合も，肥厚した間質はその周囲の含気のある肺と明確な境界をもつ．癌性リンパ管症により気管支血管周囲間質の肥厚が存在する患者では，気管支に接する肺動脈の枝も通常より拡張し結節状にみえる[8)]．つまり，壁肥厚した気管支と隣接する血管の大きさの関係は維持されている．

Stein ら[13)] の検討によれば，癌性リンパ管症患者において限局性もしくはびまん性に，網状影や小葉間隔壁肥厚の数と厚みの増大が起こっていることを指摘した(図 11-1～図 11-5)．癌性リンパ管症患者において，小葉間隔壁肥厚は肺の末梢領域に最も多く出現する．Stein ら[13)] の検討によれば，肥厚した小葉間隔壁の長さは 1～2 cm で，胸膜面に接することが多く，健常者でみられる同様の所見よりも数・厚みともに大きかった．癌のリンパ行性転移においては，通常隔壁肥厚は均一な輪郭を呈する．しかしながら，肺線維症の患者にみられる不規則な隔壁肥厚と類比されるような，数珠状の隔壁肥厚所見を癌のリンパ行性転移においても認めることがある[8, 9)]．剖検肺標本の HRCT による検討では，間質への転移が指摘された 22 名中 19

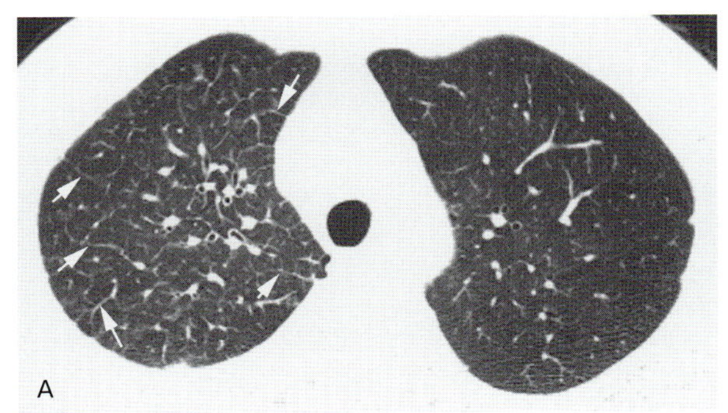

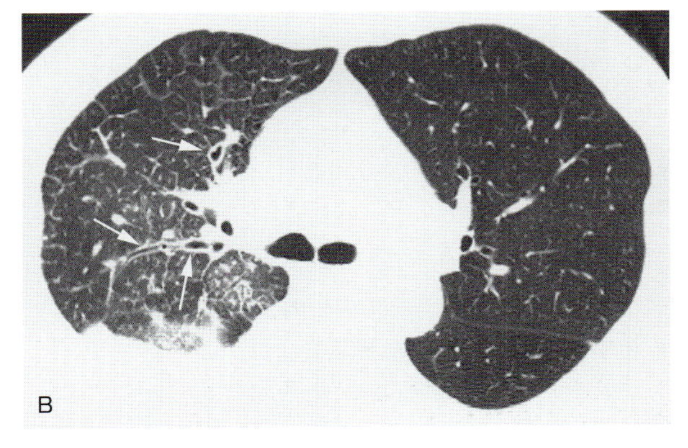

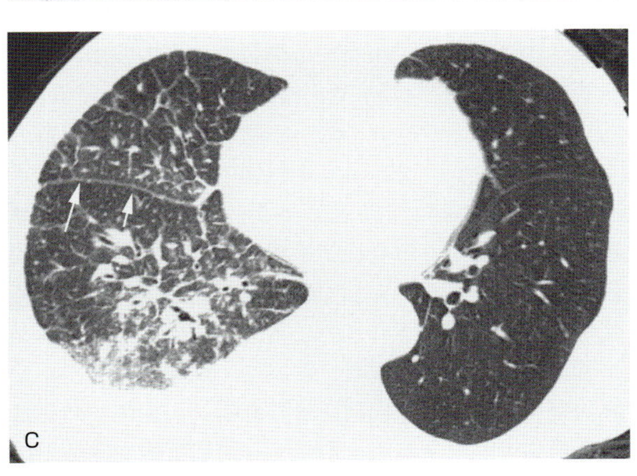

図 11-4　咳と息切れを訴える患者の HRCT(73 歳男性)．A–C：癌性リンパ管症に典型的な，小葉間隔壁肥厚がみられる(A，矢印)．気管支血管周囲間質の肥厚(B，矢印)，右大葉間裂の肥厚(C，矢印)がみられる．右胸水が存在している．気管支鏡検査にて肺癌と診断された．

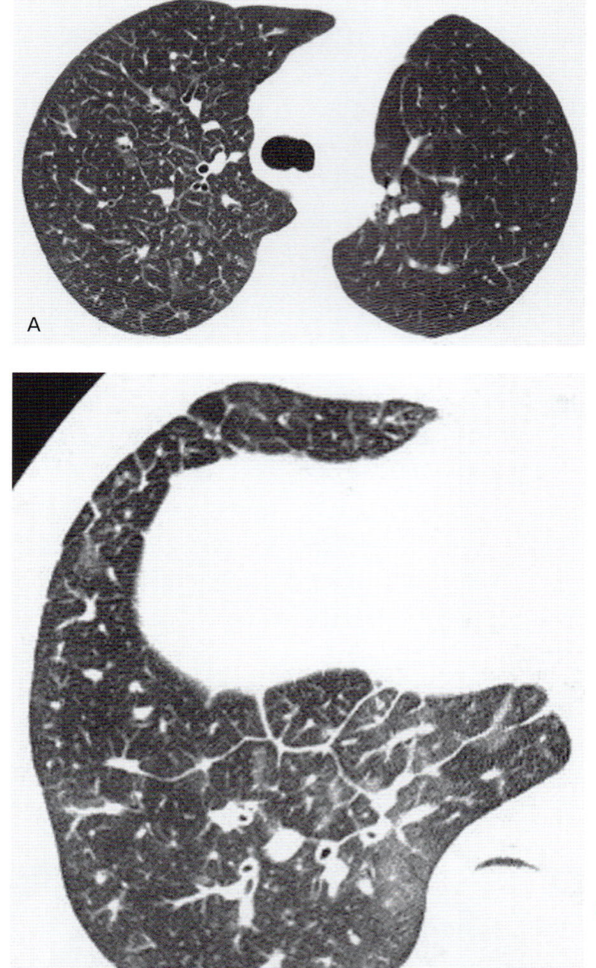

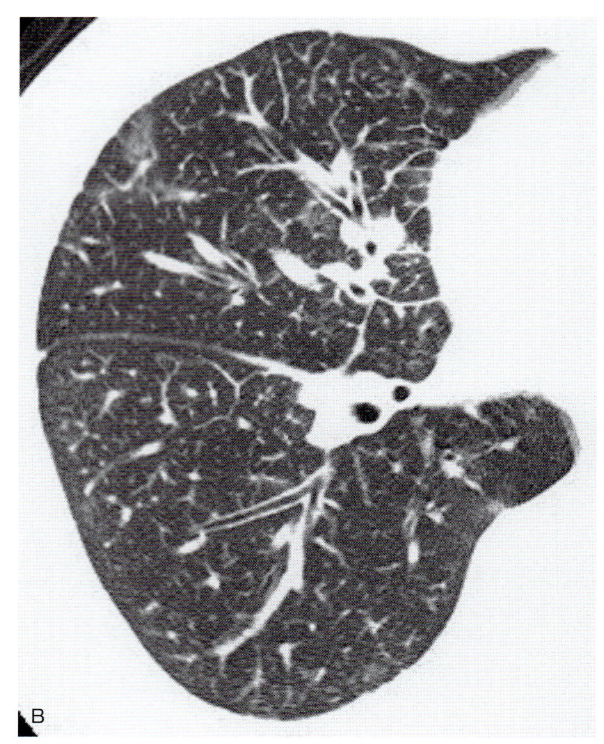

図 11-5　A–C：肺癌で左肺部分切除術歴のある患者の３レベルのHRCT．A：右上葉には，均一な小葉間隔壁の肥厚，気管支血管周囲間質の肥厚がみられる．右肺の構造改変はなく，小葉の大きさや形状も正常である．左肺は外科切除により縮小している．B, C：右下肺野の画像も同様の所見がみられる．気管支鏡検査の結果，癌のリンパ管浸潤が確認された．

名で数珠状もしくは結節状の隔壁肥厚所見が HRCT で指摘された．隔壁の数珠状変化は，肺毛細血管，リンパ管そして隔壁間質に癌が転移増生していることを示している[9]．胸膜下間質の均一もしくは結節状の肥厚もよくみられる所見であり，葉間に隣接する部分に多い．

Stein ら[13]は，癌性リンパ管症患者の 50％で，肺小葉の境界において小葉間隔壁の肥厚を認めたと報告している．これらの肺小葉には中央部に分岐状影がみえるが，これは小葉中心動脈の分枝とそれを取り囲む気管支血管周囲間質を反映した構造である（図 11-1A）．この所見は，癌性リンパ管症の最も特徴的な HRCT 所見といえる[13]．小葉中心動脈の陰影増強は，小葉間隔壁の肥厚した領域に一致してみられることが多い．一部の癌性リンパ管症患者群では，小葉中心部の気管支血管周囲間質の肥厚のみが目立つ場合もある[17]．

癌性リンパ管症患者の HRCT で，気管支血管周囲間質，小葉間隔壁，小葉中心間質の陰影増強がみられる要因として，5 つの事柄が指摘されている．それは，(a) 肺血管およびリンパ管への腫瘍浸潤，(b) 間質の中の腫瘍の存在，(c) より中枢側の血管もしくはリンパ管の腫瘍塞栓による脈管拡張，(d) リンパ管の腫瘍浸潤に続発する間質性肺水腫，(e) 間質に腫瘍が浸潤したことによる，もしくは長期の間質性肺水腫に続発する線維化，の 5 つである[4, 7–9]．HRCT で癌性リンパ管症の所見がある患者において，画像所見上の小葉間隔壁や気管支血管周囲間質の肥厚は，病理学的には腫瘍増生を反映することが多く，血管拡張や浮腫，線維化などの病理所見は存在するものの主たる変化ではない[8,9].

50%の患者では，癌性リンパ管症の所見はびまん性ではなく，限局性，片側性である(図 11-1，図 11-2，図 11-4，図 11-5)．限局性の病変は，中枢部の間質を主体とした場合には気管支血管周囲束の肥厚という形態をとり，末梢部の間質を主体とした場合には小葉間隔壁の肥厚という形態をとる[16].

異常な網状影があるにもかかわらず一見正常な肺構造にみえることは癌性リンパ管症の特徴である．つまり，肥厚した小葉間隔壁に囲まれた肺小葉は，一見正常な大きさと形状にみえる(図 11-4，図 11-5)．肺線維化のある患者に典型的にみられるような肺小葉の大きさや構造の変化は，癌性リンパ管症ではみられない．しかしこういった所見の解釈を強調しすぎることは危険であり，癌性リンパ管症に典型的とされる所見があった場合も，他の鑑別診断を常に念頭におかなければならない．化学療法を受けている患者ですら，これらの所見は進行性であることが多いものの，一部の患者では進行が緩徐であったり，場合によっては進行しないこともある[18].

肺門リンパ節腫大は癌性リンパ管症患者の HRCT において 50%でしか認められず，これは癌性リンパ管症の病態が中枢部のリンパ管の腫瘍閉塞とその末梢の腫瘍増生や浮腫というよりは，腫瘍が血行性に間質へ転移を起こした結果であることを反映している[13]．Grenier らの報告[19]でも，癌性リンパ管症患者でのリンパ節腫大の出現頻度は 38～54%とされている．縦隔リンパ節腫大もみられることがある．リンパ節腫大は対称性の場合も非対称性の場合もある．胸水の合併がみられることもある．

HRCT の有用性

癌性リンパ管症患者において，胸部 X 線写真が正常であっても，HRCT で異常所見が指摘されることがある．そのような場合，胸部 X 線写真では描出されにくい限局性の所見や末梢肺野の HRCT 所見が主体であることが多い[13]．さらに，従来の CT は癌性リンパ管症における肺実質の評価には向いておらず，例えば小葉間隔壁の肥厚など癌性リンパ管症に特徴的な所見は，厚切りの画像では指摘できないことが多い[8,13].

Mathieson ら[20]は，様々な慢性間質性肺疾患をもつ 118 名の患者を連続登録し，HRCT と胸部 X 線写真での診断精度を比較した．CT と胸部 X 線写真，臨床・病理情報を知らない 3 人の読影者によって独立して評価された．18 名の癌性リンパ管症患者のうち，胸部 X 線写真で癌性リンパ管症を指摘された患者は 20%であり，そのうち正診率は 64%であった．一方，CT で癌性リンパ管症を指摘された患者は 54%であり，正診率は 93%であった．Grenier ら[19]は，CT と胸部 X 線写真の慢性間質性肺疾患での診断精度を評価するために，13 名の病理学的に癌性リンパ管症と診断された患者を含む 208 名を連続登録し検討した．臨床情報と胸部 X 線写真の組合せで癌性リンパ管症を指摘された患者のうち 54%を検出でき正診率は 92%であったのに対して，CT 所見を加えると，92%を検出でき，正診率は 100%であった．

息切れを訴える担癌患者において，癌性リンパ管症の診断には特徴的な HRCT 所見があれば十分であり，肺生検までは通常実施されない．新生物を指摘されていない患者においては，癌性リンパ管症は通常限局的なので，最も所見の強いところを選択的に生検するために，HRCT は効力を発揮する[8]．また，経気管支生検でも癌性リンパ管症所見を証明できることが多く，典型的な HRCT 所見が随伴すればさらにその意義は高まる．

癌性リンパ管症の鑑別診断

気管支血管周囲間質や小葉間隔壁の肥厚は癌性リンパ管症によくみられる所見だが，同時に肺水腫とも関連した所見であり，これらの鑑別は臨床的な背景により判断される．一方，数珠状もしくは結節状の間質肥厚の所見は癌性リンパ管症に特徴的で，肺水腫ではみられない．Ren らの検討[9]では，肺水腫，線維化，正常肺いずれの病理標本でも結節状の小葉間隔壁肥厚の所見はみられなかったと報告されている．

しかしながら，この結節状の小葉間隔壁肥厚所見は，リンパ管周囲を障害する疾患，特にサルコイドーシス[8,9]では頻繁にみられ，炭鉱夫肺(CWP)，珪肺症，リンパ球性間質性肺炎(LIP)，アミロイドーシスでもやや頻度は少ないが認められるので，必ずしも特異的な所見とはいえない[21]．サルコイドーシスや炭鉱夫肺では，小葉間隔壁の結節状の所見はみられるものの，隔壁そのものの肥厚所見は癌性リンパ管症の患者に比べれば軽度であることが多い．つまり，サルコイドーシス患者で結節状でなおかつ肥厚した小葉間隔壁がみられることは，それほど多くないといえる．さらに，サルコイドーシスや炭鉱夫肺で小葉間隔壁の肥厚が存在する場合には，肺の二次小葉などの解剖学的な構造改変がみられることが多いが，癌性リンパ管症ではこのような構造改変を伴わない[22]．胸水が存在することも，サルコイドーシスや珪肺症よりは，癌性リンパ管症を示唆する所見である．

肺線維症においては，結節状の小葉間隔壁肥厚はまれであり，肥厚がみられたとしても小葉間隔壁は不規則に肥厚することが多い．また，肺の構造改変（蜂巣肺）も，肺線維症の患者ではよくみかける所見である[14,23]．

血行性転移

血行性肺転移においては，癌性リンパ管症に特徴的な間質への浸潤所見とは異なり，辺縁明瞭な結節影を呈することが多い．血行性肺転移は，典型的には多発性の，辺縁明瞭な結節病変を呈し，担癌患者では胸部X線でこの所見があれば肺転移の診断は容易である．しかしながら，原発腫瘍の存在がはっきりしない段階で，広範囲な血行性転移が先行してみつかり，胸部X線もしくはCTでの多発小結節影を呈することも時にみられる．そのような患者においては，HRCTを撮影すれば，確定診断の重要なヒントになる．また，すでに担癌状態と診断されている患者においても，HRCTを撮影すれば感染症などの肺病変と，肺転移を鑑別することができる可能性がある．

HRCT所見

血行性転移が存在する患者では，HRCTでは典型的には肺底部優位の辺縁明瞭な多発小結節影を認める．数が少ない場合は，一般に結節影は肺末梢にみられることが多いが[3]，無数の肺転移がある場合には，一様もしくはランダムな分布を示すことが多い（図11-6〜図11-9，表11-2）[10,24,25]．

血行性転移の病巣は，癌性リンパ管症とは異なり，肺の小葉構造や小葉間隔壁に関係なく分布することが一般的である．結節影は，均一もしくはランダムに肺小葉に分布することが多いが，胸膜面や葉間に接して存在することも頻繁にみられる[24-26]．例えば，HRCTでびまん性の微小結節（<5 mm）を指摘された40名の患者のうち，血行性転移の患者5人は全員，ランダム分布，"葉間の鋲打ち像 studded fissure"，"胸膜下の点状影 subpleural dots"の所見があった[25]．肺動脈の小分枝に関連して結節がみられることもまれではなく，栄養血管徴候ともよばれ，血行性異常を示唆する所見である[12]．血行性転移（図11-6〜図11-9）の患者においては，癌性リンパ管症に一般的な小葉間隔壁や気管支血管周囲間質の肥厚所見はみられないことが多いが，癌性リンパ管症と血行性転移の間にも共通部分がないわけではない．この所見の共通性は，他の疾患ではみられず，鑑別に有用である可能性がある．

Murataらは，転移性肺結節のHRCT上の特徴を明確にするため，5名の肺転移患者の剖検標本を用いて，HRCT所見と病理所見を対比する検討を行った[26]．転移性結節と肺小葉構造との関連について，HRCT，標本のX線写真，ステレオ顕微鏡のそれぞれを用いて評価した．HRCT所見と同じく，転移性結節は肺小葉にびまん性に分布し，小葉構造との特定の関連性はみられなかった．小結節（<3 mm）のうち11%は小葉中心に，68%は小葉内部に，21%が小葉間隔壁に隣接して存在した．Hirakataらも同様の結果を報告してい

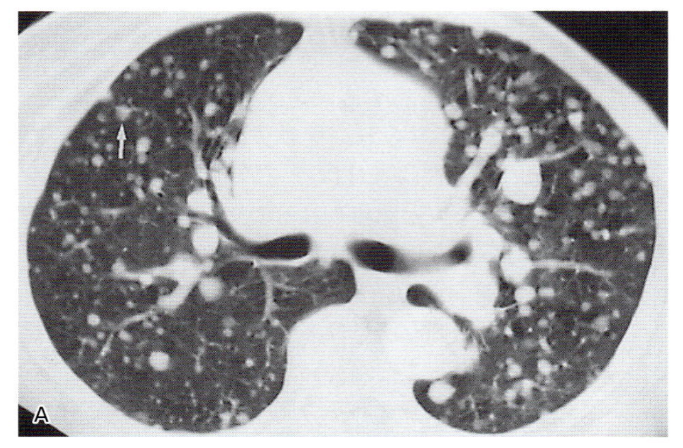

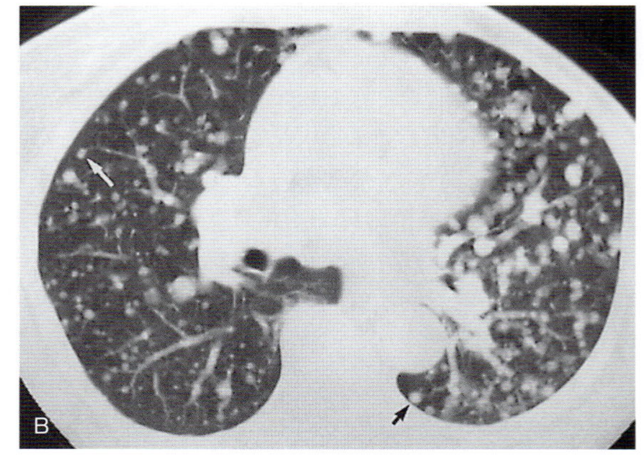

図11-6　血行性転移．A，B：結節はいずれも辺縁明瞭である．小血管枝に関連して存在する結節影（矢印）も存在するが，多くの結節影は小葉構造などとの特定の関連を欠き，ランダムに分布している．胸膜下の結節影が存在するが，小葉間隔壁の肥厚は認めない．

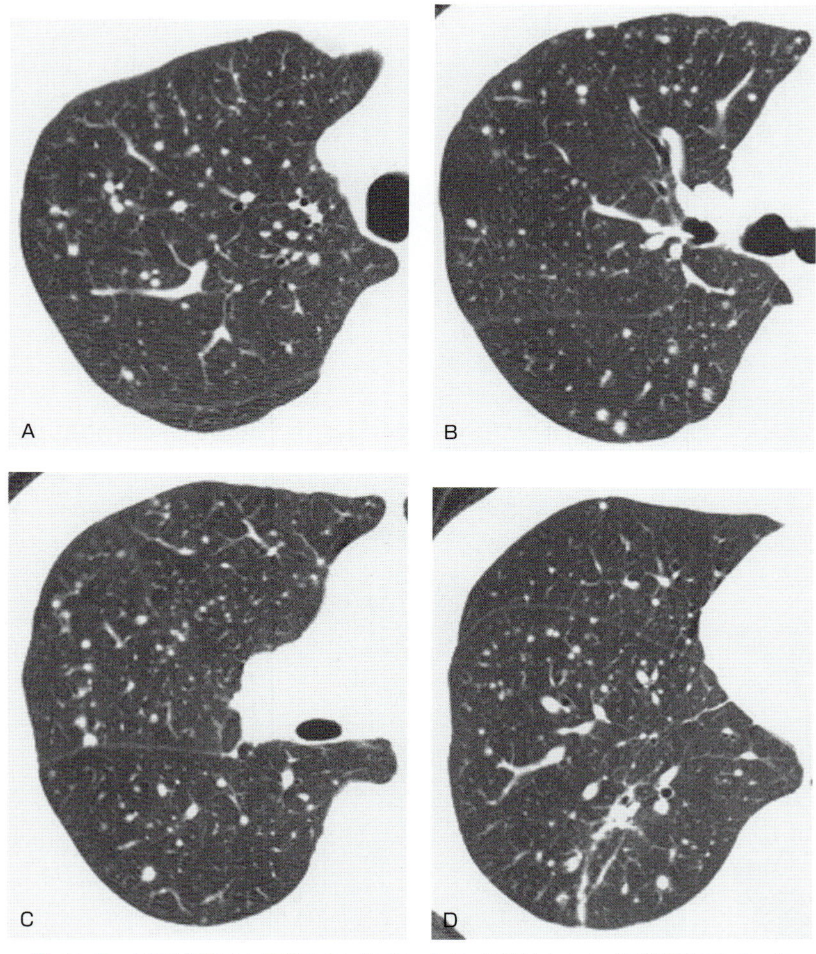

図 11-7　血行性転移のある患者の右肺 CT．A–D：結節は小さく，辺縁明瞭である．胸膜面にも結節が存在しているが，それ以外にもびまん性に存在している．ランダムパターンとよばれる．隔壁の肥厚は存在しない．

る[24, 27]．時に，血管内腫瘍塞栓により，末梢肺動脈の数珠状もしくは結節状の肥厚がみられることがある(21 章参照)[28]．この所見は，tree-in-bud に類似することもある[29, 30]．

肺内の結節の検出と，その肺脈管構造との関連性の評価を向上させたものに，sliding thin-slab MIP 法がある(図 11-9)[31, 32]．Napel ら[31] は，1～3 mm 厚のヘリカル CT を用いて，薄いスライス厚の肺の重複 MIP もしくは MinIP 画像を高速でコンピュータ処理し，もともとの解剖学的な上下関係もしくは軸方向の位置関係を保った撮影法を開発した．この技術と，特に MIP 再構成法を用いることによって，末梢の血管系を強調して撮像する，高コントラストかつ高解像度の撮影法が可能となった．同じ技術は，びまん性浸潤性肺疾患の患者における微小結節の指摘にも役立つことが判明している[32]．

HRCT の有用性

肺転移の発見においては，胸部 X 線写真に比べ CT があきらかに感度が高い[3]．ある報告によれば[33]，すでに肺外の悪性腫瘍を指摘された 84 名の患者の 100 肺検体を用いて，胸部 X 線写真，CT，切除標本のそれぞれで転移性肺結節の発見頻度を比較したところ，切除標本で指摘された 237 の結節のうち，173 結節(73%)は CT で指摘されていた．切除標本で指摘された結節すべてを指摘し得た頻度は，胸部 X 線写真では 44%であったのに対して，CT では 78%であった．切除標本で指摘されたうち，207 結節(87%)は転移性であり，21 結節(9%)は良性，9 結節(4%)は気管支肺

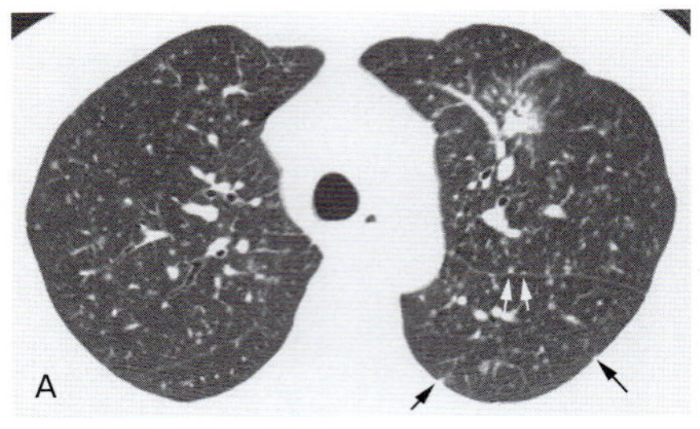

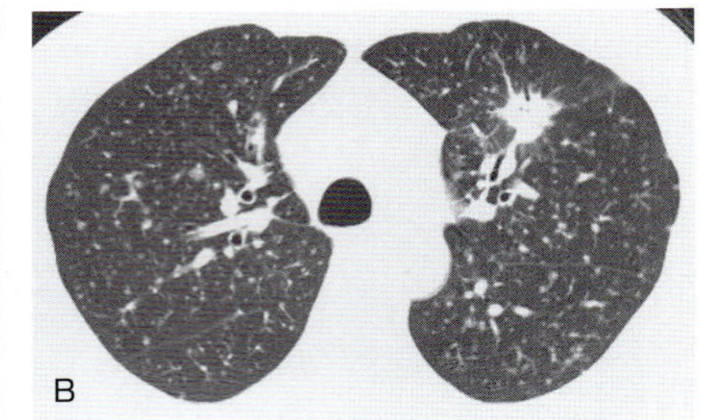

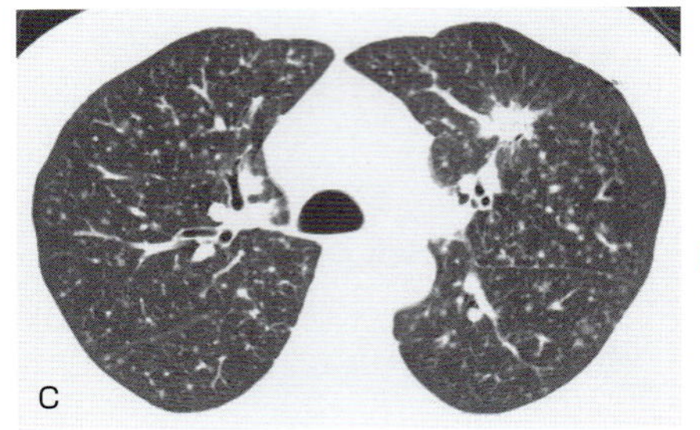

図 11-8 左上葉腺癌からの血行性転移. A-C：結節は小さく，辺縁明瞭である．胸膜下結節が肋骨に面した胸膜(黒矢印)，大葉間裂(白矢印)の近くに存在する．肺内転移はびまん性に存在する．

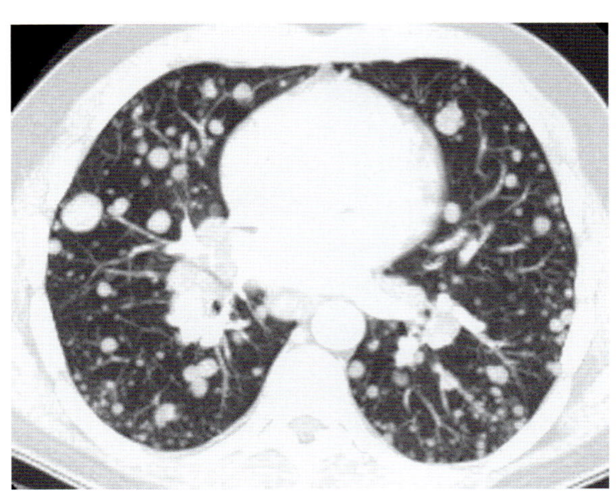

図 11-9 前立腺癌からの血行性転移患者のMIP画像(10 mm厚)．ランダムに分布する結節影がみられる．結節と末梢肺動脈との関連をみるためにはこの撮像法が最も優れている．

表 11-2 血行性転移のHRCT所見

均一，辺縁明瞭な結節影がランダムかつ一様に分布する[a,b]
結節はしばしば血管または胸膜面のそばにみられる[a,b]
リンパ行性の癌の進展所見を呈することもある[a,b]

[a] 最も一般的な所見.
[b] 鑑別診断に有用な所見.

癌であった．胸部X線写真では指摘し得ず，CTで指摘し得た結節の84%は転移性結節であった．

血行性肺転移をもつ患者での肺結節の分布，形態の特徴を評価するにはアキシャルスキャンのHRCTが有用であるものの，肺転移を疑う患者の日常的な評価にはヘリカルMDCTやボリュームスキャンのHRCTのほうがあきらかに向いている[3)]．MDCTは，細かい検出器(0.625～1.25 mm)を用いて，薄切片(1.25 mm)からより厚い切片(5 mm)までの撮像が可能である．しかしながら，5 mmスライスの撮像では，小さな結節は見逃されてしまうということにも留意が必要である．例えば，5つの剖検肺を用いた検討では，1,013個の病理学的に指摘された転移性結節(0.5～3.0 mm)が1 mmスライスのMDCTで検出可能であった．その後，検体肺を5 mmスライスで，4種類のピッチとテーブルスピードの組合せを用いて評価した．その結果，5 mmスライスにより検出された結節の数は，654個(全体の65%)から678個(67%)であった[34)]．Diederichらは13名の外科的切除を受けた患者の90個の結節について，ヘリカルCTの感度を評価する検討を行った[35)]．5 mmのコリメーションを用いて，3もしくは5 mm間隔で画像を再構成し，2人の読影者が独立して評価するという方法をとった．少なくとも片方の読影者が指摘可能な確率は，6 mmより小さな結節では69%であり，6 mm以上の結節では95%であった．10 mm以下の結節では，5 mmより3 mmの間隔の再構成画像のほうで検出率が高かった[35)]．

浸潤性粘液性腺癌

肺癌で最も頻度の高い組織型は腺癌である．2011年に，腫瘍学，分子生物学，病理学，放射線学と手術の進歩に対応するために，肺腺癌の新しい分類が，

IASLC（International Association for the Study of Lung Cancer），米国胸部学会（ATS）と欧州呼吸器学会（ERS）が後援する国際専門委員会によって発表された[36-39]．その世界保健機構（WHO）の新しい分類において，普遍的な用語や診断基準を提供する必要があると定められた．特に，間質，血管，胸膜への浸潤を示さず，lepidic 増殖（肺胞壁に沿った腫瘍の増殖）のみを示すタイプの腫瘍は（図 11-10），2004 年の旧 WHO 分類[40]では細気管支肺胞上皮癌（BAC）と称されていたが，この腫瘍について新しい基準が定められた．国際的専門家委員会は，腫瘍学者 / 呼吸器科医，病理学者，放射線科医，分子生物学者，胸部外科医から構成され，系統的レビューは米国胸部学会の案内にしたがって行われた[36-39]．

部分充実性（少なくとも部分的にすりガラス影）結節の CT 評価のための 2013 年 Fleischner Society 勧告に反映されたように[41]，この新しい分類は肺腺癌の診断時の HRCT の放射線学的解釈に影響を及ぼす[42, 43]．非粘液産生性腺癌はしばしば，単一のすりガラス影または部分充実性結節を呈するが，複数出現する可能性も存在する（図 11-11）．粘液産生性腺癌（通常ある程度浸潤している）は，単一の充実性結節またはより大きなコンソリデーションやすりガラス影，または，多肺葉にわたるコンソリデーション，すりガラス影，小葉中心性陰影などの複数の病変の組合せとして出現する可能性がある．

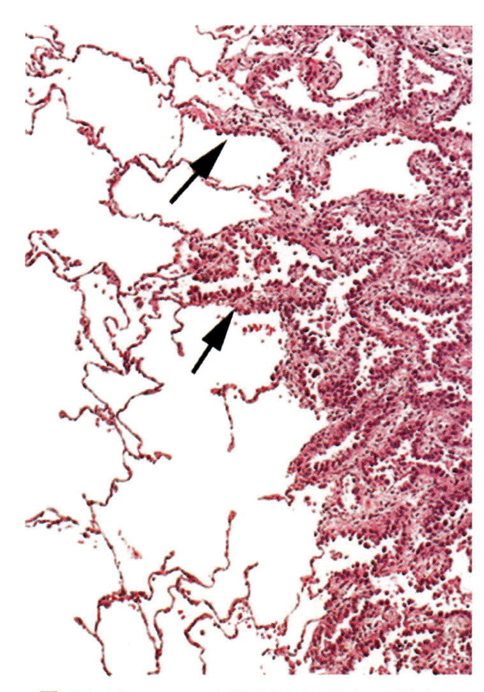

図 11-10 lepidic な増殖を示す腺癌．肺胞を足場にして，壁に沿った癌の増殖がみられる（矢印）．肺胞腔は保たれており，癌の浸潤はみられない．現在の分類において，これは adenocarcinoma *in situ*（上皮内腺癌）と分類される．(Courtesy of Martha Warnock, MD.)

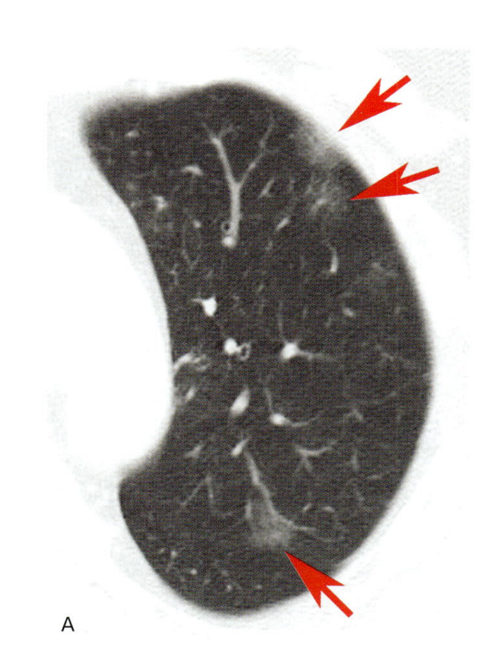

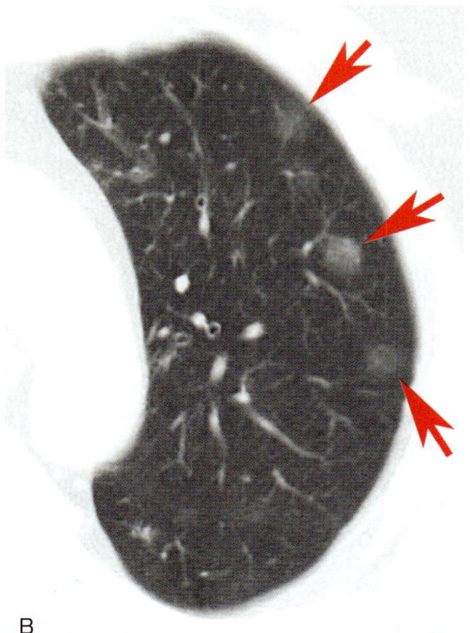

図 11-11 右肺上葉腺癌切除後の患者に出現した，多発性肺腺癌．A，B：すりガラス状（矢印）の多発結節は，多発性の adenocarcinoma *in situ*（上皮内腺癌）と考えられる．そのような病変（Fleischner Society 勧告に基づく）は，経過観察が選択される可能性がある．ほかにもはっきりしない病変が多数存在している可能性がある．

Fleischner Society 勧告の中では，肺腺癌が最大22%で多発しており，HRCT 上散在するすりガラス結節，部分充実性結節または充実性結節(図 11-11)として出現する可能性があると認められる[38, 41]．すべてのそのような腫瘍が粘液産生型であるかは現時点で不明ではあるものの，粘液産生性腺癌がびまん性に存在する状態(以前はびまん性もしくは多中心性 BAC と称されていた)は“浸潤性粘液性腺癌(IMA)”として再分類された[38, 42, 43]．

lepidic パターンも IMA の患者にも一般的に存在し，いずれの腫瘍もしばしば浸潤性である．それらは多発性，多肺葉に分布することが一般的である．この疾患群の HRCT 所見は幅広く，コンソリデーションまたはすりガラス影，多発性の充実性・部分充実性(すなわち，充実性の部分とすりガラス影が混在したり，純粋にすりガラス影の)結節または腫瘤性の所見を呈する．そして，それは小葉中心性であるか気道中心性の傾向がある．一般的に下肺葉に多く存在する．これらの所見は斑状すりガラス影またはコンソリデーションなどを呈する他の肺疾患と類似し，これらの疾患の鑑別診断として考慮する必要がある．これらの患者での多発性の病巣はおそらく，多源性，原発巣からの腫瘍の気管支内転移，血行性転移またはこれらの組合せの結果であろう．

すりガラス影または部分充実性結節を呈する孤立結節の分類や，CT での評価とフォローアップの方法に関する推奨は本章の範囲を超えている．読者は以前に引用された，優れた体系的な文献を参照されたい[38, 41–43]．本章では，“びまん性 BAC”(現在，IMA と分類される)と称される画像所見について概説する．本章で取り上げた報告は，“びまん性 BAC”患者における HRCT 所見についてのものである点を強調しておきたい．このような研究で報告されている大多数の症例が IMA について検討していると推定可能である．

HRCT 所見

浸潤性粘液性腺癌(IMA)によるびまん性病変をもつ患者では，陰影は，(a) エアブロンコグラムや嚢胞性病変を伴う斑状のコンソリデーション(図 11-12，図 11-13)[44]，(b) 小葉間隔壁肥厚を伴ったり伴わなかったりする斑状もしくは多発性のすりガラス影(クレイジー・ペイビング；図 11-13～図 11-15)[45, 46]，(c) 広範囲にわたる小葉中心性の気腔結節(図 11-12，図 11-15，図 11-16)，あるいは，(d) 血行性転移に類似したびまん性の小結節影(図 11-17，図 11-18，表 11-

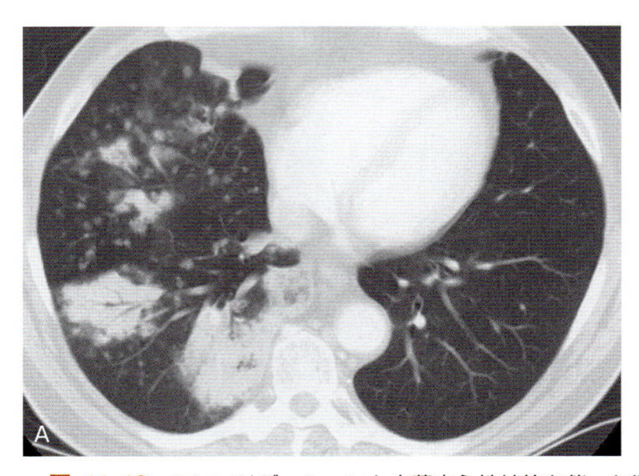

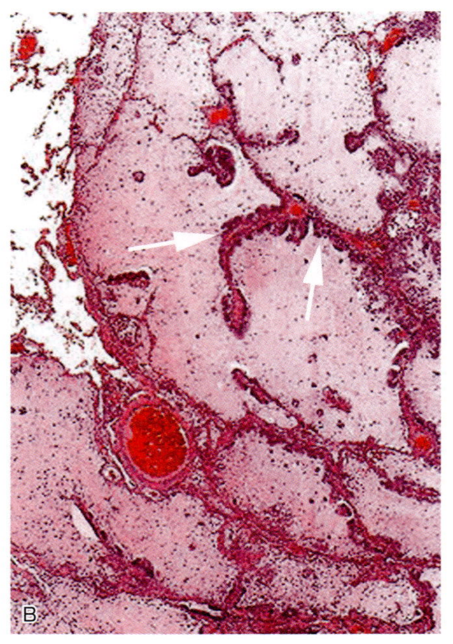

図 11-12　コンソリデーションと小葉中心性結節を伴った浸潤性粘液性腺癌(IMA)． A：5 mm スライスの CT で右肺に斑状のコンソリデーションがみられる．エアブロンコグラムを指摘でき，無数の小葉中心性結節が存在している．B：別の患者の IMA での組織像．lepidic な増殖像がみられる(矢印)．癌細胞から産生された粘液が肺胞を埋め尽くしている．このような発生を示す粘液産生性腺癌は，HRCT ではコンソリデーションもしくはすりガラス影を呈する．

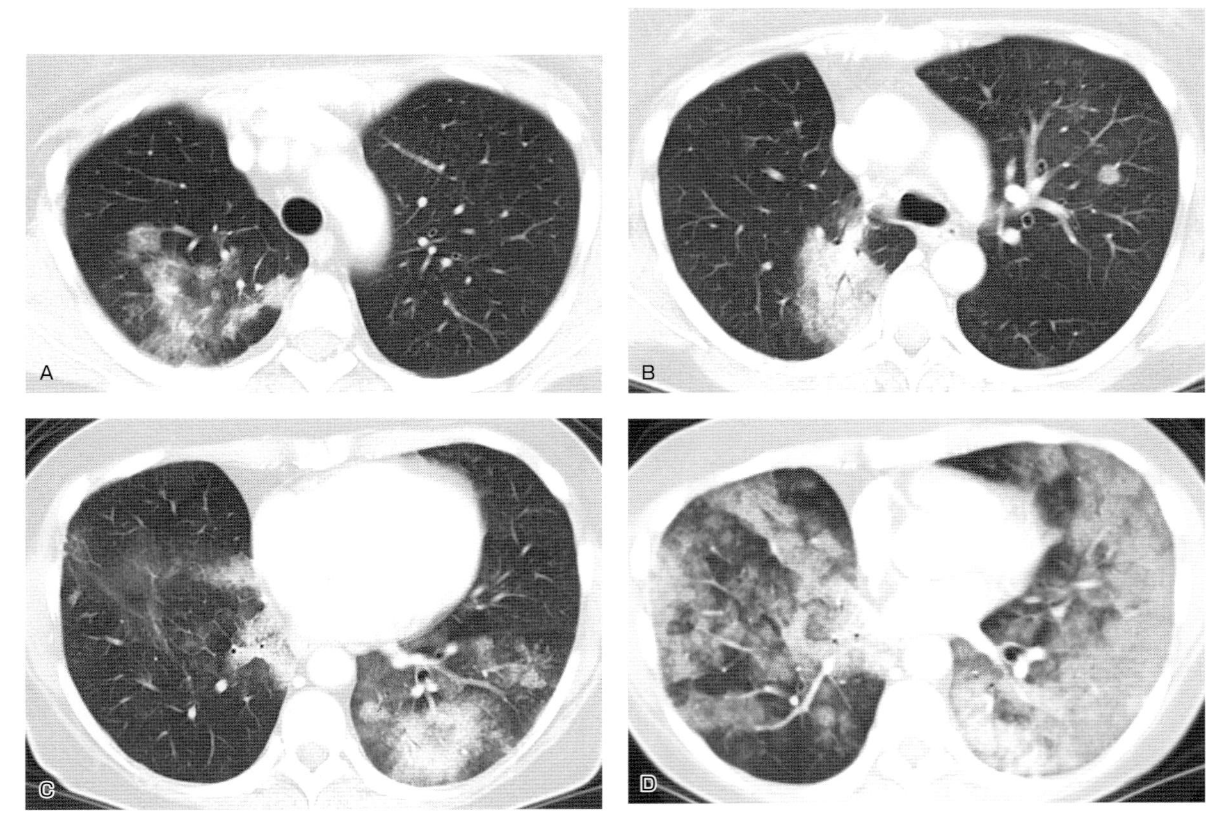

図 11-13　コンソリデーション，すりガラス影と小葉中心性結節を呈する浸潤性粘液性腺癌（IMA）． A−C：エアブロンコグラム（B）を伴った，コンソリデーションとすりガラス影が，両側に斑状，結節状に存在する．D：6ヵ月後には著明に進行していることが確認された．

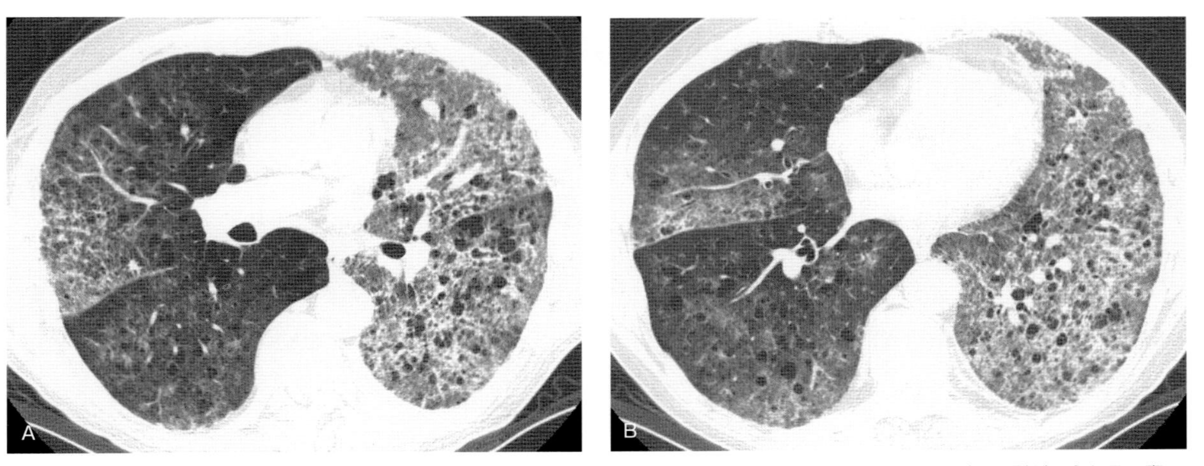

図 11-14　広範囲のすりガラス影を呈した浸潤性粘液性腺癌（IMA）． A，B：HRCTで両肺に広範囲のすりガラス影がみられる．嚢胞状の低吸収域はおそらく背景の肺気腫を反映するが，癌そのものが同様の嚢胞性変化を示すこともある．

3）[47-51]，などのパターンを呈する．Akiraらが肺でびまん性病変と診断された38名の患者について検討した結果，患者のHRCT所見としては，コンソリデーション主体22名（58%），多発結節主体12名（32%），すりガラス影主体4名（10%）であったが，多くの患者ではこれらの3つのパターンをあわせもっていた[48]．同じ報告で，HRCTでの画像パターンからの分類では，コンソリデーション（76%），すりガラス影（76%），結節

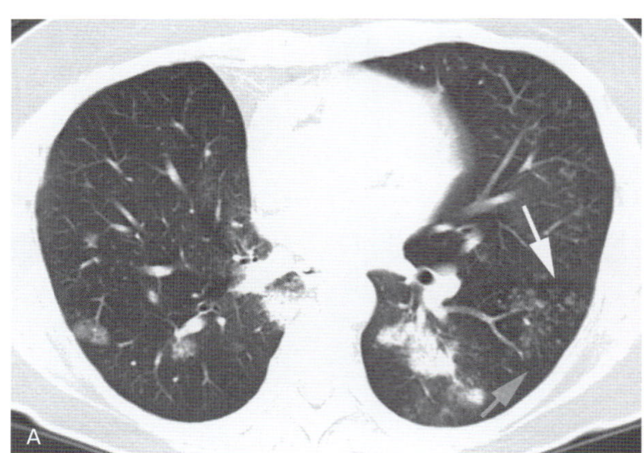

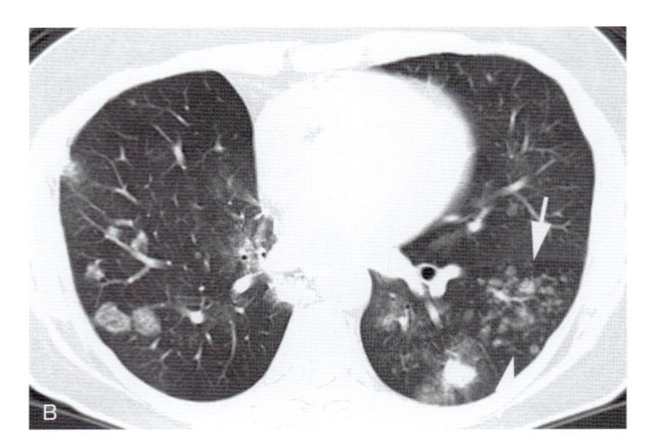

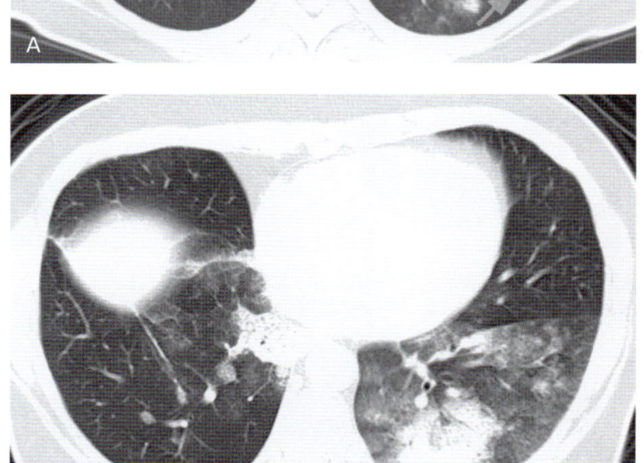

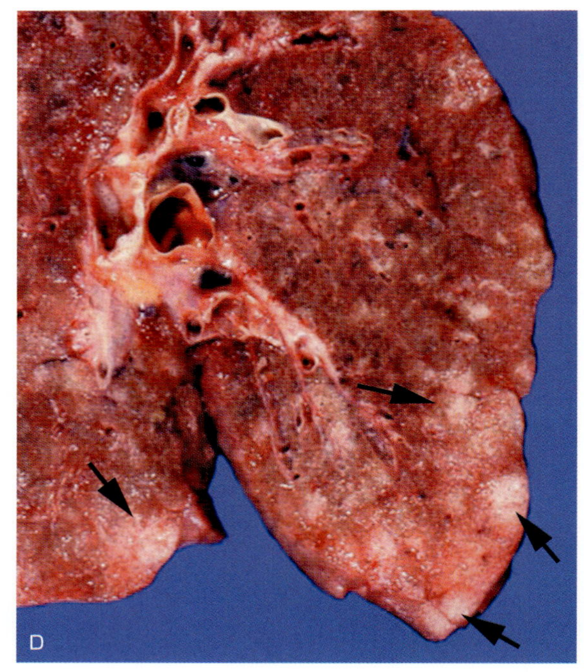

図 11-15　小葉中心性結節，すりガラス影，斑状のコンソリデーションを伴った浸潤性粘液性腺癌（IMA）．A–C：小葉性およびそれより広範囲のすりガラス影やコンソリデーションが認められる．左下葉のすりガラス影内の小葉中心性結節の一群は（矢印），癌の進展によるものと考えられる．D：びまん性 IMA の肺組織では，肺の末梢側に辺縁不明瞭な小葉中心性結節（矢印）がみられる．（Courtesy of Martha Warnock, MD.）

影（74%），小葉中心性結節影（68%），エアブロンコグラム（47%），胸水（13%），そしてリンパ節腫大（8%）が出現していたと報告されている[48]．50%では末梢主体の陰影分布であり，48%では下葉主体の陰影分布であった．この末梢主体の陰影分布が多い傾向については，他の報告でも同様に指摘されている[51]．

多発結節影を主体とする患者では，結節の大きさは 1 mm～3 cm にわたっていた．結節の辺縁は多くの場合，不明瞭か，ハローサインを示していたが，辺縁明瞭な結節も存在していた．結節はたいてい小葉中心性の分布を主体とし，これはすなわち経気管的な腫瘍散布を反映していると思われる．経気管支的な分布を示す結節も一般的であり，リンパ行性転移を反映している可能性がある[48]．より頻度は少ないもののランダムな分布を示す結節も存在し，これらは血行性転移を反映している可能性がある．結節内に空洞を伴うことも時折みられる所見である．

BAC のうちコンソリデーションやすりガラス影を示す部分は，肺胞内への腫瘍増生，粘液産生，液体産生などと関連しており，エアブロンコグラムや嚢胞状の透過性病変や偽空洞形成もよくみられる所見である[47, 51, 52]．コンソリデーションを呈する患者において

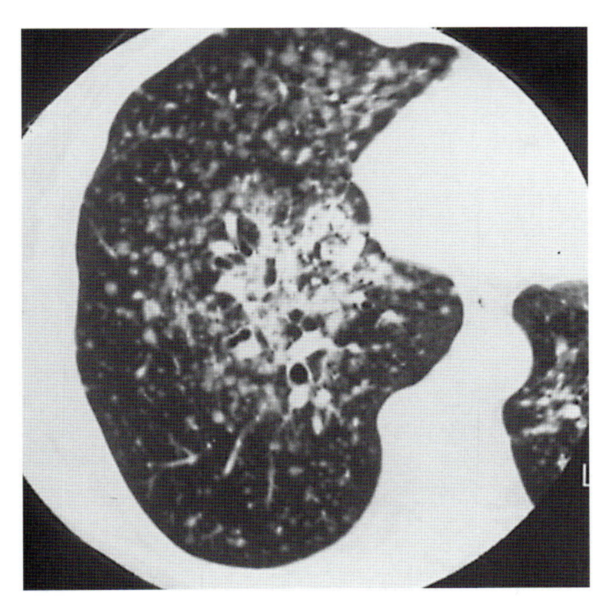

図 11-16　浸潤性粘液性腺癌(IMA)．右肺の HRCT 像．辺縁不明瞭な結節影がびまん性にみられ，多くが小葉中心性の局在を示す．

は，葉間がごつごつと隆起するような陰影を呈することもある[50, 51]．小葉中心性結節はコンソリデーションと関連して出現することが多く，ある報告によれば 73％の患者にみられた[48]．また，腫瘍により産生された粘液や液体は低吸収で，造影 CT において CT アンギオグラムサインを指摘できる場合がある[50, 51]．CT アンギオグラムサインは，造影された肺血管が周囲の肺陰影よりも高吸収にみえることをさしている．Im ら[53]は小葉もしくは区域性の IMA と診断された 12 名の患者について検討し，CT アンギオグラムサインが，ほぼすべての患者にみられると報告している．しかしながら，この所見は造影剤の量と濃度に影響され，細菌性肺炎，リポイド肺炎，肺リンパ腫，肺梗塞，肺水腫でも指摘されている[54]．そのため，CT アンギオグラムサインは鑑別診断にはそれほど有用ではない．

HRCT の有用性

コンソリデーションや結節影を呈する患者群において，HRCT 所見で IMA とその他の疾患を鑑別することができる．Aquino ら[55]の研究では，コンソリデーションを呈する IMA の CT 所見を，肺炎の CT 所見と比較検討し，両者を鑑別することが可能であると報告している．粘液産生性腺癌の患者の CT により多く存在する所見は，結節影の併存($p=0.001$)，末梢性のコンソリデーションの分布($p=0.001$)の 2 つであった[55]．しかしながら，報告によって結論が異なることも示されている．21 名の肺炎様 IMA と肺炎の患者を対象にした研究では，2 つの疾患を鑑別するために様々な CT 所見が検討された(表 11-4)[56]．IMA に有意に多い所見としては，拡張もしくは狭窄したエアブロンコグラム，分岐部での分岐角の広いエアブロンコグラム，広範囲のエアブロンコグラム，葉間部のごつごつした隆起様変化，などが指摘されている．

Akira ら[48]は同様にびまん性 IMA と他のびまん性

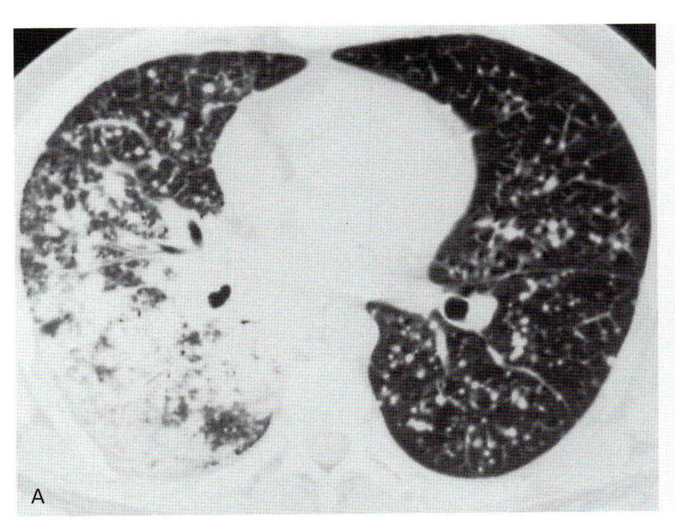

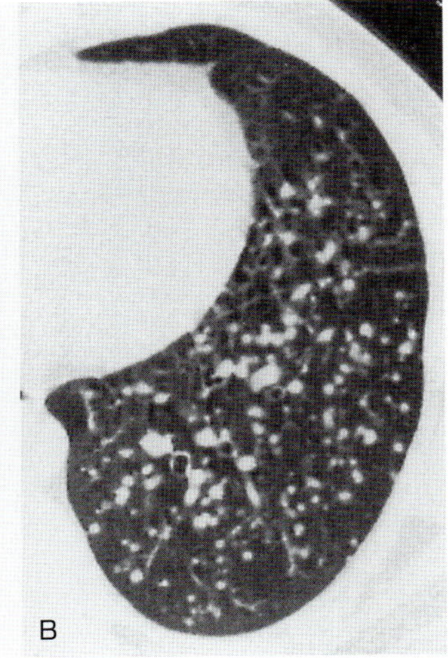

図 11-17　浸潤性粘液性腺癌(IMA)(34歳男性)．A：HRCT では右下葉にコンソリデーション，辺縁不明瞭な結節影(一部は小葉中心性分布)，辺縁明瞭な結節影，などが認められる．B：左肺の画像では，特に左肺下葉に無数の小結節が認められる．少なくとも一部はランダム分布を示し，血行性転移と類似している．特記すべきは胸膜下結節も指摘可能なことである．

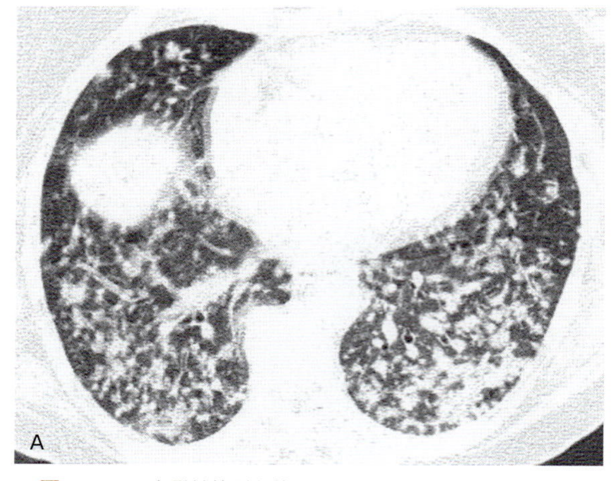

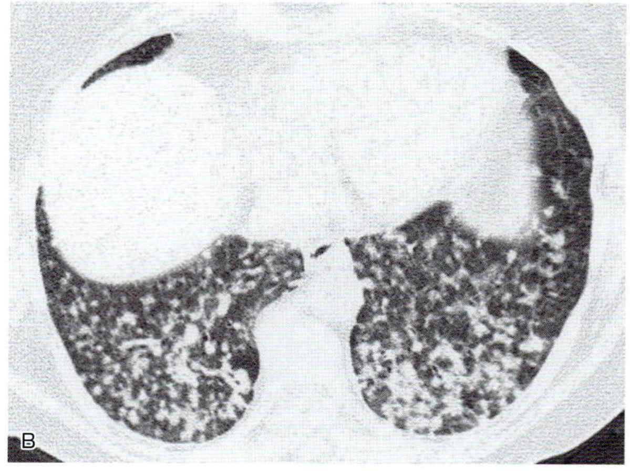

図 11-18　多発結節影を伴った浸潤性粘液性腺癌(IMA). A, B：両側性に多発性の小結節がみられる. 一部は小葉中心性の分布を示すが, 血行性転移のようなパターンを示すものもある.

表 11-3　浸潤性粘液性腺癌(IMA)の HRCT 所見

辺縁不明瞭な小葉中心性結節[a, b]
病変の末梢性分布[a, b]
牽引伸展されたエアブロンコグラム[a, b]
クレイジー・ペイビング・パターンの画像所見
嚢胞性変化
造影での CT アンギオグラムサイン[a]
血行性転移に類似した所見[a]

[a] 最も一般的な所見.
[b] 鑑別診断に有用な所見.

肺疾患の画像所見を比較検討している. 結節影を主体としたIMAでは, 粟粒結核(TB)や肺転移の患者に比べて, 有意に小葉中心性の陰影分布が多いことがわかった. コンソリデーションを主体としたIMAにおいては, 好酸球性肺炎や肺結核の経気管支的散布影に比べ, 下葉優位の陰影分布が多いことが判明した. また, 気管支の狭窄, 空洞化, 色々なパターンのコンソリデーション, 葉間部のごつごつした隆起様変化, 結節影の併存が, 好酸球性肺炎よりもIMAに有意に多いことも判明している.

胸部X線写真において, 腺癌が限局性で切除の可能性がある場合において, CTによる評価はその初期評価に大変重要な役割を担う. CTを撮影してはじめて, 胸部X線写真ではっきりしなかったびまん性陰影が指摘され, 切除不能という判断を下すことができる場合もある[57]. しかしながら, Zwirewichらの指摘によれば, CTでは多発性肺腺癌の65%しか検出できなかったとも報告されている[58].

表 11-4　コンソリデーションを伴った浸潤性粘液性腺癌(IMA)と肺炎の CT での鑑別

CT 所見	IMA 患者(%)(21 名中)	肺炎患者(%)(30 名中)
CT アンギオグラムサイン	6(29)	9(30)
エアブロンコグラム	18(86)	28(93)
拡　張	2(11)	13(46)*
牽引伸展	16(89)*	14(50)
広範囲	8(44)*	2(7)
分岐角開大	8(44)*	0(0)
狭　窄	12(67)*	9(32)
密　集	0(0)	6(21)*
粘液が詰まった気管支	0(0)	7(23)*
分　布		
中枢性	2(10)	1(3)
末梢性	5(24)	5(17)
両　方	14(67)	24(80)
造影効果(20 HU より増加)	19(90)	30(100)
胸　水	5(24)	13(43)
偽腔形成	13(62)	18(60)
液面形成を伴う空洞	1(5)	6(20)*
衛星結節	10(48)	21(70)
葉間の不整陰影	11(52)*	3(10)

* $p<0.05$.
From Jung JI, Kim H, Park SH, et al. CT differentiation of pneumonic-type bronchioloalveolar cell carcinoma and infectious pneumonia. *Br J Radiol* 2001;74:490-494.

カポジ肉腫

HAART療法が導入される以前, 10～25%のAIDS患者がカポジ肉腫(KS)を併発していた[59]. この治療法の導入以降, ヒト免疫不全ウイルス(HIV)陽性患者におけるカポジ肉腫の発生頻度は30件/1,000人/年から0.03件/1,000人/年に減少した[60]．しかしながら，カポジ肉腫は依然としてHIV/AIDS患者の中で最も頻度の多い悪性腫瘍である[61]．

カポジ肉腫は性交渉によりAIDSとなった患者で圧倒的に多い．カポジ肉腫は同性愛者もしくは両性愛者の男性でヘルペスウイルス-8の感染とともに発生することがほとんどであり，静脈注射薬物濫用，その他の経路でのHIV感染患者ではより少ない傾向にある[59, 62]．

カポジ肉腫を合併したAIDS患者のうち20～50%で肺病変が指摘されると報告されており，必ずとまではいわないまでも一般には皮膚や消化管病変よりもあとに出現する[63]．気管支鏡で気管支内の病変が指摘された場合には，肺病変がある可能性が高い[64]．胸部X線写真では，両側性もしくはびまん性の異常所見が指摘されることが多く，気管支血管周囲を中心とした間質性陰影，辺縁不明瞭な直径数cmの結節影，辺縁不明瞭なコンソリデーションなどが特徴的な所見である(図11-19)[59, 62, 64]．胸水は一般に両側性であり30%の患者にみられる．肺門部や縦隔のリンパ節腫大は，おおよそ10%の患者の胸部X線写真で指摘可能である．

HRCT所見

病理学的には，カポジ肉腫の肺病変は斑状に分布するが肺門周囲の脈管や気管支とあきらかな関係性がある[59, 63, 65]．CTでの初期像としては，特に肺底部を中心とした気管支血管周囲間質の肥厚像を伴い，これはAIDS関連の気道感染症と類似する所見である[63]．さらに進行したカポジ肉腫症例でのCT所見としては，気管支血管周囲領域を主体とした不整で辺縁不明瞭(炎のような形状)な結節影，気管支血管周囲間質の肥厚，小葉間隔壁肥厚，胸水，そしてリンパ節腫大などが典型的である(図11-19～図11-21，表11-5)[59, 66]．結節の存在は，カポジ肉腫をAIDS関連の気道感染症と鑑別するのに有用な所見である[63]．

24名のカポジ肉腫患者の胸部X線写真とCTの検討によれば，24名中22名(92%)が，胸部X線写真で両側肺門周囲の異常所見を認めた[62]．CTを撮影した16名のうち14名(88%)で肺門周囲の陰影が確認され，それらは気管支血管周囲間質に沿って肺実質に進展していた(図11-19～図11-21)．13名のカポジ肉腫患者で行われたCTによる検討では，すべての患者で辺縁不明瞭な炎のような形状の陰影や結節影が多発していることが確認され，その多くは左右対称性(13名中11

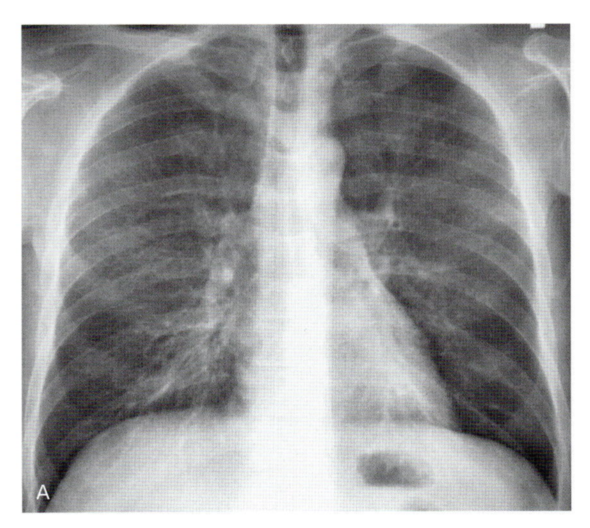

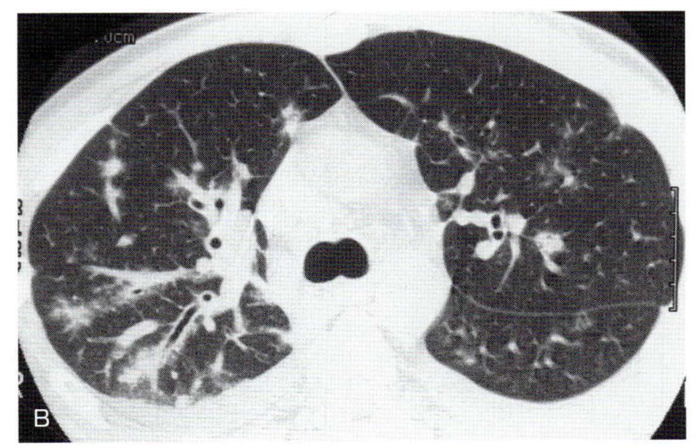

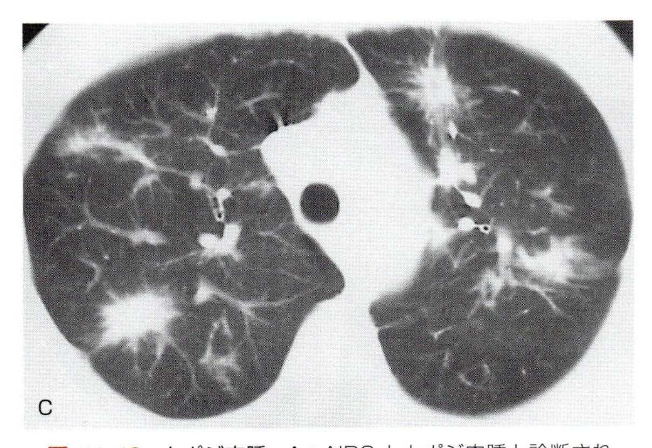

図 11-19　カポジ肉腫． A：AIDSとカポジ肉腫と診断された患者の胸部X線写真で，間質性陰影の増強を，特に右肺底部に認める．B：HRCTでは，カポジ肉腫の特徴である不規則な気管支血管周囲への浸潤影がみられる．背側では浸潤影は炎のような形状を示している．左に比べ，右の異常陰影が目立つ．C, D：別のAIDSおよびカポジ肉腫と診断された患者のCT所見では，肺門および気管支血管周囲領域を主体とした，辺縁不明瞭で不規則もしくは炎のような形状の結節が出現している．気管支血管周囲間質の肥厚所見もみられている．E：カポジ肉腫患者の肺生検では腫瘍(矢印)が気管支血管周囲領域にみられる．(Courtesy of Martha Warnock, MD.)

(つづく)

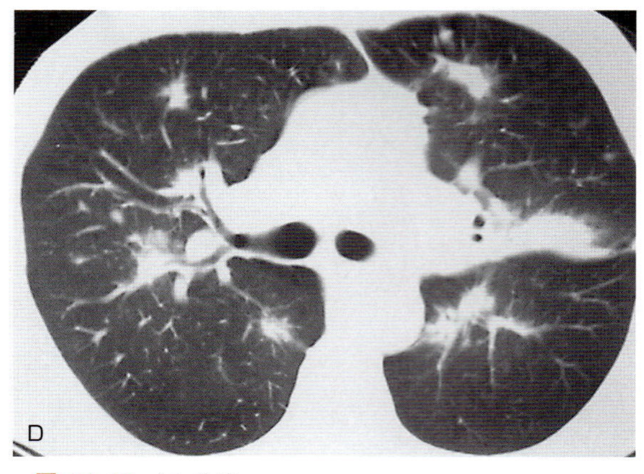

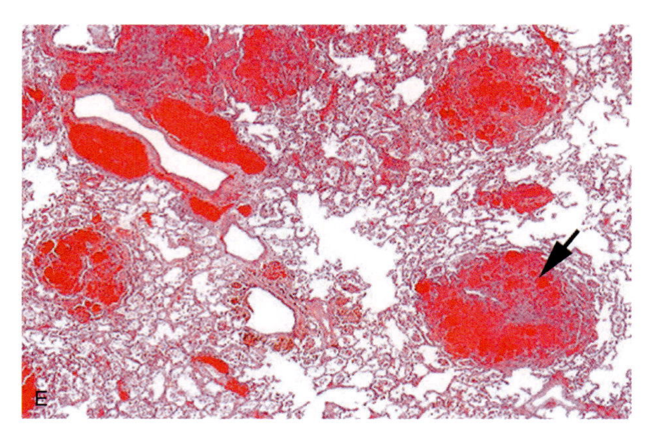

図 11-19 (つづき)

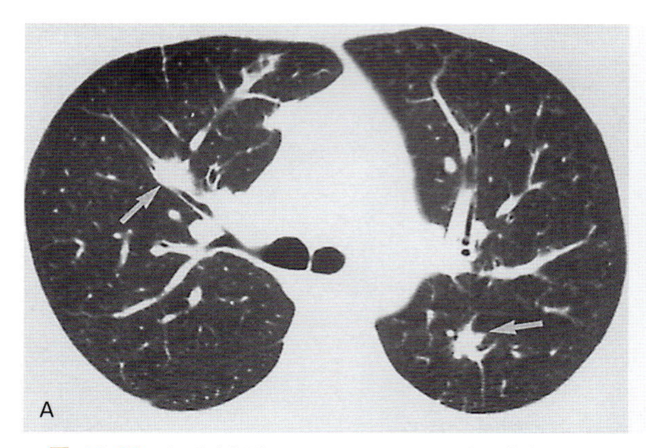

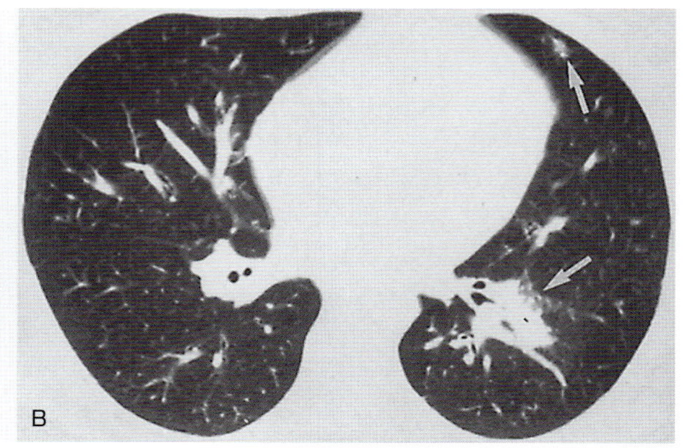

図 11-20 **カポジ肉腫.** A，B：AIDS およびカポジ肉腫と診断された患者の HRCT で，辺縁不明瞭な結節(矢印)が，肺門と気管支血管周囲領域にみられる．この所見と分布はカポジ肉腫に典型的である．

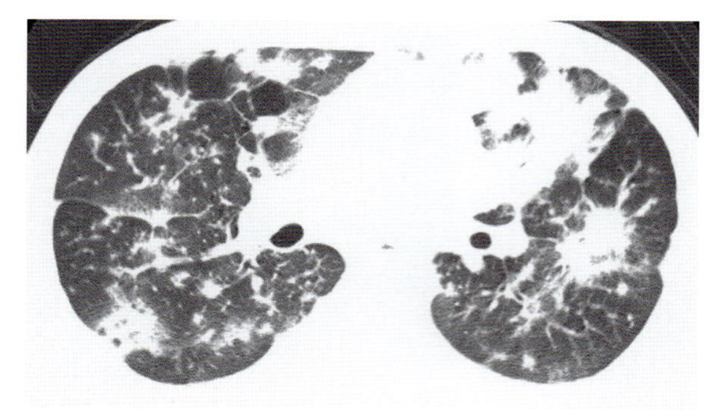

図 11-21 **AIDS 患者での広範囲なカポジ肉腫.** 不規則な腫瘤が気管支血管周囲領域主体に存在する．小葉間隔壁の肥厚を認める．

名)，また気管支血管周囲間質や肺門周囲に分布していた(13名中9名)[67]．10名に胸水が合併し，そのうち9名は両側性であった．5名で縦隔リンパ節腫大が，2名で肺門リンパ節腫大がみられた．Hartman らが，26名のカポジ肉腫患者について検討した結果，結節影(85%)，陰影の気管支血管周囲への分布(81%)，リンパ節腫大(50%)，小葉間隔壁肥厚(38%)，コンソリデーション(35%)，すりガラス影(23%)，胸水(35%)が最も一般的な CT 所見であった[66]．"クレイジー・ペイビング"，つまり，病理学的には気管血管周囲の間質，小葉間結合組織，肺胞壁(肺水腫と出血を伴う)への腫瘍浸潤と関連する画像所見も確認された[68]．

表 11-5 カポジ肉腫の HRCT 所見

不規則で辺縁不明瞭な気管支血管周囲領域の結節影[a, b]
気管支血管周囲間質肥厚[a, b]
小葉間隔壁肥厚[a]
胸　水[a]
リンパ節腫大

[a] 最も一般的な所見.
[b] 鑑別診断に有用な所見.

HRCT の有用性

多くの患者では，CT で典型的な結節影が存在し，病変が肺門周囲主体の分布を示していれば，他のAIDS関連肺病変ではなくカポジ肉腫と診断可能である[63]．Hartmanらは102名のAIDS関連肺病変をもつ患者を対象に，盲検形式でCTの診断精度を評価した[66]．カポジ肉腫を実際に有する患者で，CT所見でカポジ肉腫という診断名がトップにあげられたのは83%，トップ3に入っていたのは92%であった[66]．Kangらも，139名のAIDS患者においてCT診断の正確性を評価した[69]．その中で，CTは独立した2人の読影者によって評価された．読影者が自信をもってカポジ肉腫と診断した場合，その診断が実際正しい確率は91%（34名中31名）であった．

しかしながら，AIDS患者に合併する他の様々な疾患において肺結節影が出現する可能性があり，その場合の所見はカポジ肉腫と類似することがある．このような可能性を有する疾患としては，リンパ腫，肺癌，ニューモシスチス肺炎，肺結核，非結核性抗酸菌症，そして細菌性，真菌性，ウイルス性感染症が含まれる[66,70]．にもかかわらず，カポジ肉腫と他の感染性疾患との鑑別はしばしば正確に行われる．Edinburghらの報告では，60名のHIV感染患者において，多発肺結節影の結節の大きさ，分布，形態的な特徴が評価されている[71]．日和見感染と診断された43名のうち36名(84%)では1 cm未満の結節が多く，新生物と診断された17名中14名(82%)では1 cm以上の結節が有意に多かった($p<0.00001$)．日和見感染と診断された43名のうち28名(65%)は小葉中心性の結節影であったのに対して，新生物と診断された17名中小葉中心性の陰影分布を示したのは1名にすぎなかった($p<0.00001$)．気管支血管周囲を主体とした結節分布を呈した8名のうち7名(88%)はカポジ肉腫と診断された($p<0.00001$)．この1 cmより大きいサイズの結節の所見が存在する場合，カポジ肉腫が強く疑われる．

リンパ増殖性疾患，リンパ腫と白血病

肺リンパ増殖性疾患は，リンパ球様細胞が，固有のリンパ細胞系や肺浸潤影において異常に激増する特徴をもつ．疾患の複雑なグループからなり，限局性からびまん性まで，様々な肺病変として出現する．そして，それらの病変は，細胞の形態やクロナリティ，臨床経過が良性か悪性か，などに基づいて反応性もしくは腫瘍性と分類される[72-77]．これらの疾患の多くは，遠位気管支や細気管支に沿って分布する粘膜下リンパ小胞，いわゆる粘膜関連リンパ組織(MALT)や気管支関連リンパ組織(BALT)の，異常増殖と関連している[73,74]．BALTは，Tリンパ球も含まれるが，主にはBリンパ球から構成される．

BALTでのリンパ球増殖は過形成，腫瘍性いずれの場合もあるが，両者の鑑別は細胞集団を免疫組織化学的に評価しないかぎりは困難である．一般に，多クローン性の増殖は過形成や良性を示唆し，単クローン性の増殖は悪性を示唆する所見である[72]．しかしながら，時に，過形成と腫瘍性病変が混在したり，以前に良性と判断された病変がのちに悪性要素をもったり，悪性のポテンシャルをもったりすることもある．AIDSその他の免疫抑制患者におけるびまん性リンパ球過形成やリンパ腫の多くが，エプスタイン–バーウイルス(EBV)と関連しているようである[78]．また，膠原病とリンパ増殖性疾患との関連も一般的である．

リンパ過形成を呈する患者において，病変の程度は，(a) 限局性もしくは結節性（限局性あるいは結節性リンパ組織過形成），(b) 主に気道壁に限局した多発性増殖（濾胞性細気管支炎あるいは濾胞過形成），(c) 間質への進展を伴うびまん性リンパ組織過形成（リンパ球性間質性肺炎），といったパターンを示す[73,74]．

悪性のリンパ増殖性疾患や境界悪性病変としては，(a) 血管免疫芽球性リンパ節症(AILD)，(b) MALT由来(MALTリンパ腫)の節外性辺縁リンパ腫，びまん性大細胞型B細胞リンパ腫や高悪性度リンパ腫を含む原発性肺リンパ腫，(c) 二次性肺リンパ腫，(d) AIDS関連リンパ腫(ARL)，(e) 移植後リンパ増殖性疾患(PTLD)，(f) リンパ腫様肉芽腫症，(g) 白血病，などが含まれる[77]．

限局性リンパ組織過形成

限局性リンパ組織過形成はまれな良性疾患で，多クローンリンパ球，形質細胞，組織球などを含む良性単核細胞の，限局的で多形の増殖が組織学的な特徴である[74]．限局性リンパ組織過形成という用語は，偽リンパ腫という用語と同様に用いられることもある[72,74]．しかしながら，以前偽リンパ腫とよばれた病変の多くは，現在の分類ではMALTリンパ腫と診断されるようなものであり[73,79]，現在では偽リンパ腫という用語の使用自体が推奨されていない．

限局性リンパ組織過形成の画像所見としては，孤立結節や限局性のコンソリデーションが最も一般的である[72,80]．結節やコンソリデーションの大きさは2〜

5 cm で，エアブロンコグラムを伴うことが多い[80]．多発性の結節やコンソリデーションを呈することもある（図 11-22）[81]．リンパ節腫大は伴わない．

濾胞性細気管支炎

BALT の過形成と定義される濾胞性細気管支炎は，気管支・細気管支に隣接した間質組織に反応胚中心をもつリンパ濾胞のびまん性増殖がその組織学的な特徴である[73, 76, 82]．濾胞性細気管支炎は，慢性気管支炎（例：気管支拡張症）をもつ患者に多く，肺生検でたまたまみつかることが多く，これらは二次性濾胞性細気管支炎と称される．一次性濾胞性細気管支炎はよりまれであり，AIDS を含む免疫抑制，膠原病（特にシェーグレン症候群や関節リウマチ），過敏症，好酸球増多などの病歴をもつ患者によくみられる[73, 76, 82–84]．一次性濾胞性細気管支炎患者は，呼吸困難を症状としてもつことが多い．年齢が予後因子であり，若年患者ではより進行性の病状を呈することが多い[82]．ステロイドへの反応性は様々である[82]．

濾胞性細気管支炎をもつ患者の胸部X線画像は，びまん性の網状影または網状粒状影を特徴とする[82]．HRCT では，小葉中心性，気管支血管周囲に沿った結節影や囊胞性変化を示すことが多い（図 11-23，図 11-24）[76, 83, 85, 86]．大多数の症例では，結節の直径は 1～3 mm 程度であるが，時に 1 cm 大のものも存在する[83]．囊胞性病変については LIP で存在するものと同様である．

Howling ら[83]は，生検で濾胞性細気管支炎と診断された 12 名の患者の HRCT を検討している．主な異常陰影としては，小結節とすりガラス影が含まれていた．12 名全員で，結節は小葉中心性の分布を示し，細気管支の位置と関連していた．患者によっては，小葉中心性の陰影が分岐状にみえることがあり，これは末梢気道病変であることを反映している．それ以外に，気管支周囲の結節は 5 名（42%）でみられ，胸膜下の結節は 3 名（25%）でみられた．結節はびまん性に分布し，主に下肺野を中心に分布していた．9 名（75%）の患者では，両側肺に斑状のすりガラス影がみられた．少数の患者では，小葉間隔壁の軽度の肥厚や，気管支壁肥厚，気管支周囲のコンソリデーションなどの所見がみられた[76, 83]．呼気 HRCT でのびまん性のエアトラッピングの所見も，濾胞性細気管支炎に関連して報告されている（図 11-25）[87]．

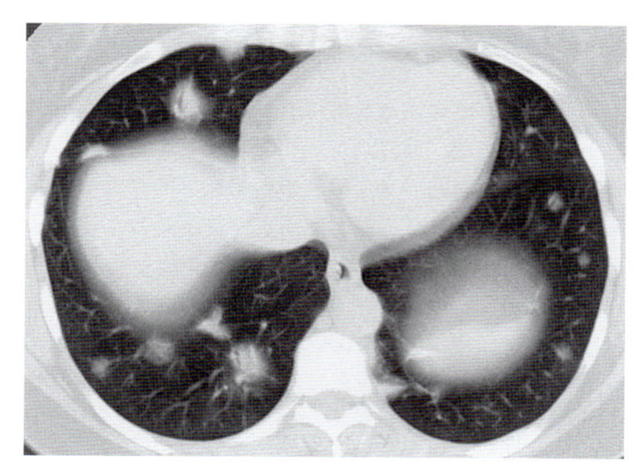

図 11-22 生検で診断された限局性リンパ組織過形成．シェーグレン症候群患者の CT で，エアブロンコグラムを伴う多発結節影がみられる．

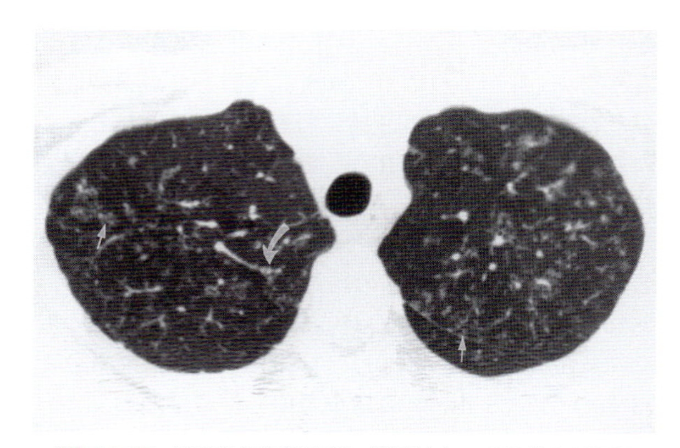

図 11-23 濾胞性細気管支炎．関節リウマチ患者の HRCT で，小葉中心性（右側のまっすぐな矢印），気管支血管周囲（曲がった矢印），それぞれに沿って小結節が指摘できる．胸膜下結節や小葉間隔壁に隣接した結節も存在する（左側のまっすぐな矢印）．

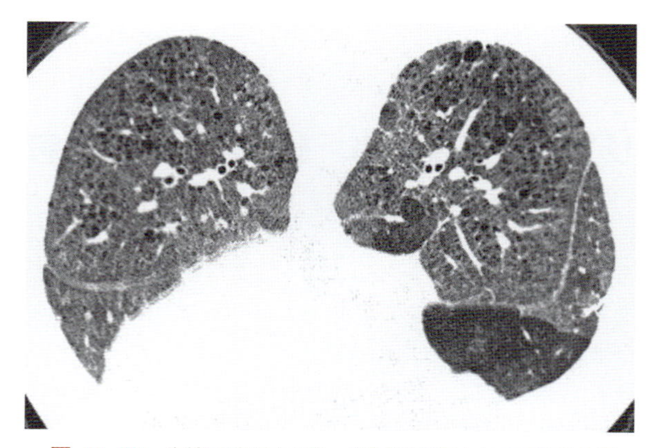

図 11-24 生検で診断された，若年性関節リウマチ患者の濾胞性細気管支炎．広範囲な囊胞性病変がみられ，LIP の画像所見となる．

リンパ球性間質性肺炎

リンパ球性間質性肺炎(LIP)は良性のリンパ増殖性疾患であり，リンパ球と形質細胞を主体とした単核細胞が，びまん性に間質へ広がる組織像を特徴とする[73, 76, 88, 89]．濾胞性細気管支炎とは，病変が気道だけにかぎられないことで区別される．LIPは他の条件，つまり，最も一般的にはシェーグレン症候群[90–92]と他の膠原病[93]，先天性もしくは後天性免疫不全症候群(例えばAIDS)[94]，原発性胆汁性肝硬変，多発性キャッスルマン病[88, 95, 96]に関連してしばしば起こる．小児例が主体のAIDSを除けば，LIPの患者の多くは成人であり，発症年齢は約50歳である．主たる臨床症状は，咳と呼吸困難である．LIPについてはさらに詳細に9章で説明されている．

画像所見上，下肺野主体の網状影もしくは網状粒状影を特徴とする[88, 97, 98]．より一般でない異常陰影としては，結節影，すりガラス影とコンソリデーションが含まれる．

LIPのHRCT像は，多少なりとも基礎疾患により左右される．HRCTでは，辺縁不明瞭な小葉中心性結節を伴った両側びまん性のすりガラス影や，胸膜下結節，気管支血管周囲束の肥厚，嚢胞，そして斑状のすりガラス影などが特徴的な所見である(図11–26～図11–28，表11–6)[76, 86, 96, 99, 100]．患者によっては，LIPが癌のリンパ行性播種に非常に類似した画像所見を呈することがある．シェーグレン症候群の患者では，少数，円形，壁の薄い嚢胞を伴うLIPが特徴的である(図11–26)[90, 91]．先天性免疫不全症候群の患者に発症したLIPでは，斑状のすりガラス影がよくみられる(図11–27)．AIDS患者にLIPを合併すると，小葉中心性もしくはリンパ管周囲性に病変が認められることが多い(図11–28)[94]．

Johkohら[96]は，22名のLIP患者でHRCT所見を検討した．すべての患者ですりガラス影と辺縁不明瞭な小葉中心性の結節影が認められた．胸膜下の小結節が19名(86％)，気管支血管周囲間質の肥厚が19名(86％)，軽度の小葉間隔壁肥厚が18名(82％)，嚢胞性病変が15名(68％)に認められた[90]．肺嚢胞は通常壁が薄く，30 mm以下の大きさで，肺実質の10％以下にとどまっていた(図11–26)．小結節，コンソリデーション，気管支拡張や，時として蜂巣肺(蜂窩肺)などの変化が，より低頻度だが指摘されている[96, 101]．CTでリンパ節腫大が指摘されることもある[96]．

HRCTでみられる小葉中心性の結節影は，組織学的には，リンパ球や形質細胞の細気管支周囲への浸潤と関連する所見だが，すりガラス影はびまん性の間質浸潤を示す所見である．LIPにおける気腔の嚢胞性変化は，細気管支周囲の細胞浸潤による気道閉塞により，エアトラッピングが起こったためと考えられている[99]．この概念を裏づけるように，BALTの過形成を伴った患者において，重篤なエアトラッピングが発生することが報告されている[87]．

Hondaら[102]は，LIPのHRCT所見と，悪性リンパ腫のHRCT所見を比較検討している．その結果，いくつかのあきらかな画像所見の違いが判明した．嚢胞は悪性リンパ腫(2％)よりもLIP(82％)に多い傾向があるものの，コンソリデーションや直径11～30 mmの大結節についてはLIP(それぞれ18％と6％)よりも

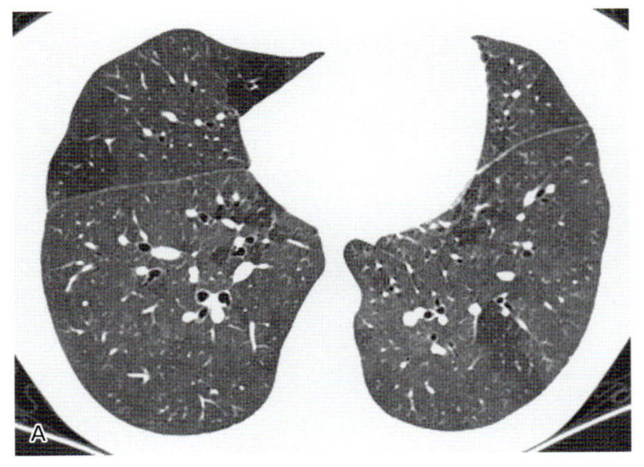

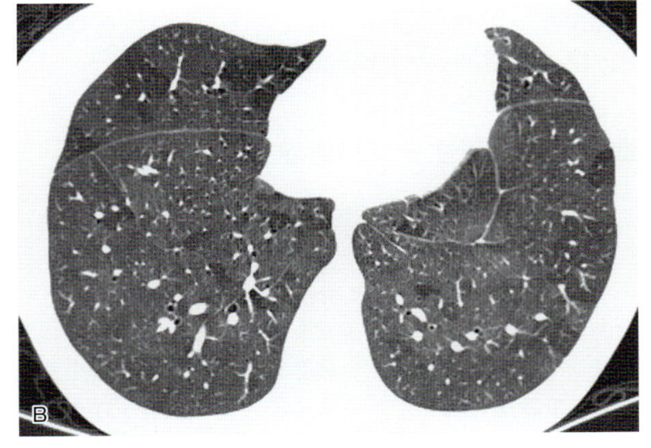

図 11–25　生検で診断されたシェーグレン症候群患者の濾胞性細気管支炎．A，B：低吸収域が下葉に斑状に存在し，モザイク灌流を示す．これらの所見は呼気CTでのエアトラッピングと関連している．

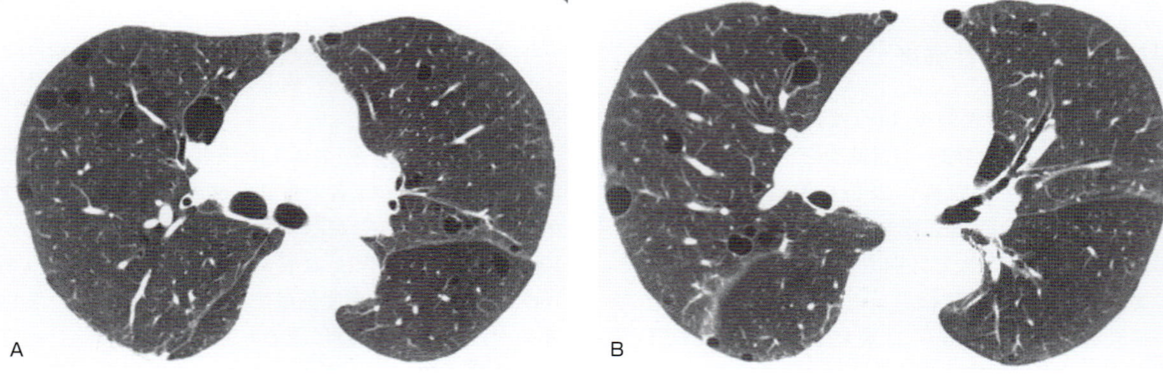

図 11-26　シェーグレン症候群でのリンパ球性間質性肺炎（LIP）．A, B：両側性に多発性の壁の薄い嚢胞性病変がみられる．シェーグレン症候群の LIP に特徴的な所見である．

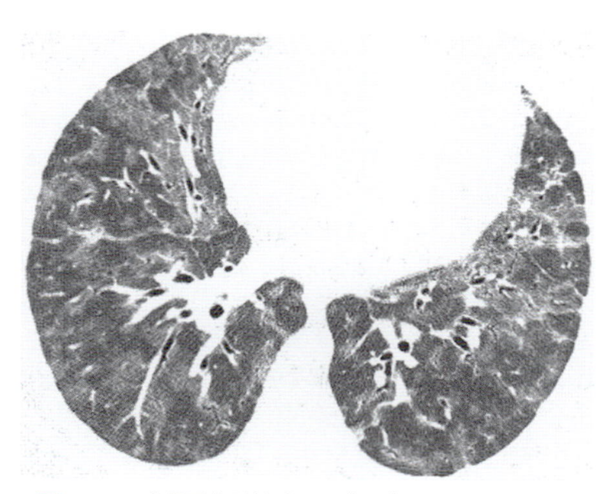

図 11-27　分類不能型低ガンマグロブリン血症 common variable immunodeficiency（CVID）患者でのリンパ球性間質性肺炎（LIP）．両側性に斑状すりガラス影がみられる．

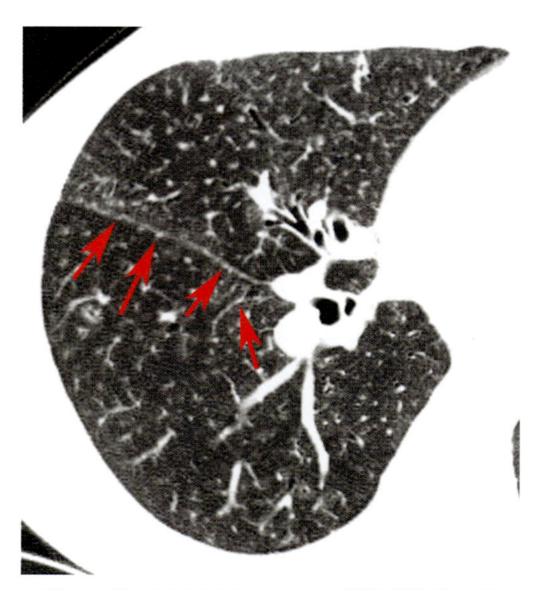

図 11-28　AIDS 患者でのリンパ球性間質性肺炎（LIP）．右大葉間裂に沿って，辺縁明瞭な小結節影がみられる（矢印）．小葉間隔壁に隣接した結節や小葉中心性結節もみられる．

悪性リンパ腫（それぞれ 66％と 41％）に有意に多かった（$p<0.001$）．胸水は悪性リンパ腫患者にのみみられ，その頻度は 25％であった．それにもかかわらず，MALT リンパ腫が合併することや，LIP の典型的 HRCT に MALT リンパ腫が関連することがある[77, 103]．

表 11-6　リンパ球性間質性肺炎（LIP）の HRCT 所見

すりガラス影[a]
辺縁不明瞭な小葉中心性結節[a]
胸膜下結節[a]
小葉間隔壁の肥厚やそこに隣接した結節[a]
気管支血管周囲間質の肥厚[a]
嚢胞性病変[a,b]
リンパ節腫大[a]

[a] 最も一般的な所見．
[b] 鑑別診断に有用な所見．

血管免疫芽球性リンパ節症

血管免疫芽球性リンパ節症（AILD）はまれな全身性疾患で，胸郭内のリンパ節腫大を伴うことが多い[72, 73, 75]．時として，肺と胸膜に病変が出現することもある．組織学的には，異常なリンパ節内には，多様なリンパ球，形質細胞，免疫芽球の浸潤と血管増生を伴う．T 細胞の増殖が最も多く，多くの場合 EB ウイルスのゲノムが検出される．薬物治療に関連して発症することもあることから，AILD の発生には何らかの過敏反応が関連している可能性も示唆されている．悪性リンパ腫への進展も起こる可能性があり，AILD 様 T 細胞リンパ腫とよばれる．

AILD は 50 歳以上の患者に多い．典型的な全身症状は発熱や体重減少，それ以外の症状としては，肝脾腫，皮疹，全身性リンパ節腫脹，多クローン性高ガンマグロブリン血症，そしてクームス反応陽性の貧血なども出現する[75]．臨床経過は多様であるが 3 つの異なったパターンが同定されている．患者の 50％は急速に進行し死に至る，25％はステロイドと抗癌剤治療で長期生存し，25％は無治療でも長期生存する．

AILD の画像所見は，リンパ腫のそれと類似している[72, 73, 104]．約 55％の症例で広範囲な縦隔および肺門リンパ節の腫大を伴う．肺病変をきたすのは 3 分の 1 である．小葉間隔壁の肥厚や斑状のコンソリデーションを伴った下葉の間質浸潤が典型的な所見である(図 11–29)[104, 105]．胸水もみられることがある[72]．腫大したリンパ節は，造影効果を示すことがある[106]．

原発性肺リンパ腫

原発性肺リンパ腫と診断するためには，リンパ腫の既往がなく，胸部 X 線写真で縦隔リンパ節腫大があり，胸郭外の病変との関連がなく，少なくとも診断から 3 ヵ月以内に胸郭外に播種性病変がみられないことが条件となる[75, 107]．原発性肺リンパ腫はまれな新生物であり，1,269 名のリンパ腫患者を集めた検討でも，その頻度は 1％未満であった[108]．

低悪性度 B 細胞リンパ腫が原発性肺リンパ腫の 80％を占め，ほとんどは低悪性度 MALT リンパ腫，REAL/WHO 分類で MALT 型節外性辺縁帯 B 細胞リンパ腫とよばれているものである[74, 109–113]．びまん性大細胞型 B 細胞リンパ腫も肺リンパ腫で多いもう 1 つの組織型であり，MALT に関連して発生する[112, 114]．非 MALT リンパ腫は一般的に中～高悪性度と考えられている．原発性 T 細胞リンパ腫は時にみられるが B 細胞リンパ腫に比べれば少なく，未分化大細胞リンパ腫や末梢性 T 細胞リンパ腫，その他の細胞型を含んでいる[112, 114]．原発性肺ホジキンリンパ腫(HL)はほとんど存在しない．

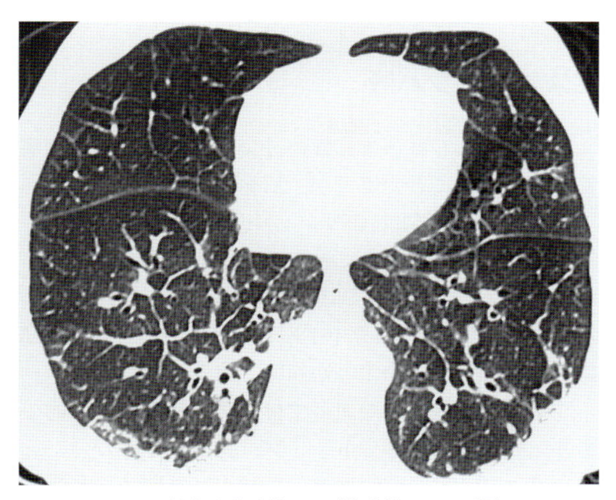

図 11–29　血管免疫芽球性リンパ節症様のリンパ腫．HRCT では小葉間隔壁の肥厚が広範囲にみられる．癌のリンパ行性転移に類似した所見である．

低悪性度 MALT リンパ腫
(MALT 型節外性辺縁帯 B 細胞リンパ腫)

原発性肺リンパ腫は，MALT 型節外性辺縁帯 B 細胞リンパ腫(MALT リンパ腫，MALToma)による場合が最も多い[74, 109–111, 113]．最近の 2 つの総説によれば，低悪性度 MALT リンパ腫が原発性肺リンパ腫の 54～58％を占めるとされている[112, 114]．肺においては，これらの腫瘍は BALT(気管支関連リンパ組織)に存在する細胞から発生すると考えられており，BALT リンパ腫もしくは BALToma ともよばれる[111]．この腫瘍は長期間にわたって肺に限局する傾向があり，低悪性度の経過で，良好な臨床経過をたどる傾向がある[111]．例えば，43 名を対象とした検討によれば，5 年生存率が 84％と指摘されている[115]．これらの腫瘍は，慢性の抗原刺激，例えば，喫煙，限局性の慢性炎症，自己免疫性疾患に基づいて発症すると考えられている[110, 111, 116]．一部は以前偽リンパ腫とされていたが，現在は真の新生物と考えられている[73, 79, 80]．

限局しているかぎりは MALT リンパ腫は無症状な場合がある．びまん性の肺の病変となった場合には，咳，息切れ，胸痛などの症状が出現する場合がある[116]．低悪性度 MALT リンパ腫では，全身症状，例えば，発熱，寝汗，体重減少などは比較的まれである[110, 112]．

原発性低悪性度 B 細胞リンパ腫の画像所見としては，孤発結節あるいは 2～8 cm の限局性のコンソリデーションなどが一般的である(図 11–30)[117–120]．エアブロンコグラムは 50％の症例で確認できる[107]．肺病変の他のパターンとしては，小さな亜区域から全肺葉に及ぶ限局性のコンソリデーションや，頻度は少ないが多発結節影や多発性のコンソリデーションもみられる[121, 122]．肺実質の病変は低悪性度の経過を示すことが多く，月単位もしくは年単位で進行する[107, 123]．

CT や HRCT では，多発性や孤立性の結節影や腫瘤，もしくはコンソリデーションが最も多くみられる所見である[76, 111, 116, 124, 125]（表 11-7）．それらの所見は，気管支周囲にみられることが多く，エアブロンコグラムをしばしば伴っている．病変がある肺実質内の気管支は拡張している場合もあれば，逆にやや狭窄してみえることもある[116, 118, 122, 126]．肺内の結節や腫瘤陰影は，ハローサインを伴うことがある[116]．結節や腫瘤の中に造影された血管（CT アンギオグラムサイン）がみえることがある[116]．

病変がリンパ管周囲に分布することが多く，気管支血管周囲間質や小葉間隔壁への腫瘍進展を伴っている[76, 116]．まれに，気道病変により気管支壁の肥厚や内腔の著明な狭窄がみられる場合もある[127]．HRCT でみられる他の所見としては，小葉中心性結節，小葉間隔壁肥厚，すりガラス影，嚢胞もしくは泡状の病変が存在する[119, 126]．小気道病変の閉塞によるモザイクパターンも，BALT リンパ腫で報告がみられる[128]．

半数から 3 分の 2 の患者で，病変は両側性に広がりをみせる[111, 116]．MALT リンパ腫と診断された 22 名の患者を対象とした検討によると，肺病変としては，孤発結節（23%），多発結節（32%），腫瘤もしくはコンソリデーション（45%），エアブロンコグラムを伴ったコンソリデーション（18%），そして斑状の気腔もしくは間質へのコンソリデーション（23%）などであった[111]．MALT リンパ腫の 24 名の患者を対象とした同様の検討では，1 ヵ所以上，3 cm 以上の腫瘤状にみえるコンソリデーションが 87% で指摘される一方で，3 cm 以下の結節も 75% の症例で存在した[116]．多発腫瘤，結節，コンソリデーションは 79% で存在し，孤発病変は 17% にとどまった．88% の患者においては，結節や腫瘤の中にエアブロンコグラムがみられ，58% の患者では気管支拡張像がみられた．

胸水は 10〜33% にみられ，肺実質の病変の存在と関連していた[107, 111, 117]．30% の患者でリンパ節腫大がみられた[111, 116]．

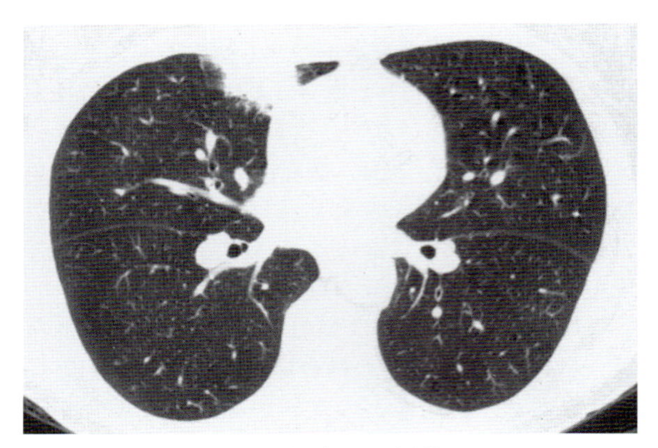

図 11-30　MALT リンパ腫（69 歳女性）．HRCT では，右中葉に限局性のコンソリデーションを認める．6 ヵ月フォローしたが変化はなく，外科切除により診断された．

表 11-7　低悪性度 B 細胞リンパ腫（MALT リンパ腫や BALT リンパ腫）の HRCT 所見

所見
多発性もしくは孤発性の結節影[a, b]
ハローサイン
多発性もしくは限局性のコンソリデーション[a]
エアブロンコグラム[a]
気管支に沿った分布[a, b]
小葉間隔壁肥厚
緩徐進行[a, b]
胸　水

[a] 最も一般的な所見．
[b] 鑑別診断に有用な所見．

高悪性度のリンパ腫

高悪性度の肺リンパ腫は B 細胞性のことが多いものの，一部は MALT 由来である[110]．それらは，低悪性度の MALT リンパ腫から形質転換を起こしたり，AIDS や移植後（移植後リンパ増殖性疾患，後述）などから発生する．これらは，本章で後述する．時折，未分化大細胞リンパ腫や末梢性 T 細胞リンパ腫が発生したという報告も散見される[110, 129]．

一般に，高悪性度リンパ腫の画像所見も，低悪性度の MALT リンパ腫に類似している[116]．画像所見では，エアブロンコグラムを伴う孤発性もしくは多発性の結節，腫瘤，コンソリデーションなどを含むことが多い（図 11-31，図 11-32）[118, 123]．リンパ節腫大も合併することがある．

二次性肺リンパ腫

胸郭外もしくはびまん性のリンパ腫に関連して肺病変が出現することのほうが，原発性肺リンパ腫に比べ一般的である．651 名のリンパ腫患者を検討した結果，54 名（8%）に組織学的にあきらかな肺病変を伴っていたと報告されている[130]．54 名中 21 名（39%）が肺原発と診断されたが，33 名（61%）では他の様々な遠隔部位から転移してきたことが判明した[130]．

リンパ腫に罹患した患者では胸郭内病変は一般的であり，その割合はホジキンリンパ腫（HL）の 67〜87%，非ホジキンリンパ腫（NHL）の 43〜45% である[131–133]．大多数の患者では，胸郭内病変はリンパ節に限局している．画像診断であきらかな肺病変をもつ患者は，

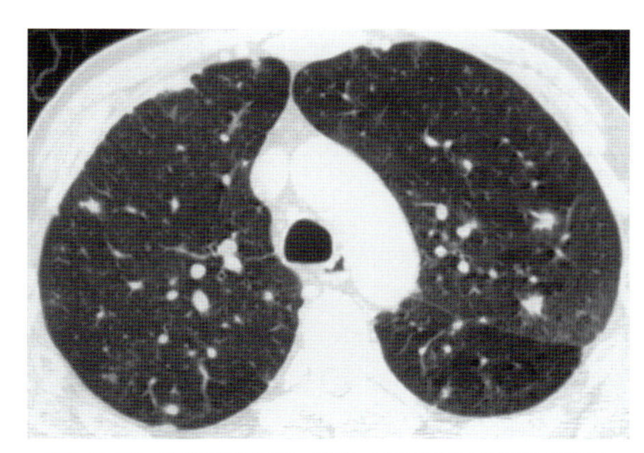

図 11-31　**高悪性度のリンパ腫.** HRCT では両側性の辺縁不整な結節，胸膜下肥厚所見などがみられる.

NHL で 5〜10%，HL で 10〜15% である[131-135]．HL 患者においては，肺病変は縦隔もしくは肺門のリンパ節腫大と関連していることがほとんどであるが[135]，NHL ではそうではない．しかしながら，肺病変を伴った場合には HL，NHL の胸部 X 線，CT 画像所見は大変類似している[123, 130, 136]．

二次性肺リンパ腫の CT もしくは HRCT 所見としては，一般に 0.5〜8 cm 大で辺縁不明瞭，時に空洞を伴う，孤発性もしくは多発性の結節や腫瘤，腫瘤状コンソリデーションからなる（図 11-33）[130, 132-134, 136-138]．ある検討によれば，エアブロンコグラムが認められたのは NHL の 47%，HL の 32% であった[136]．

小葉間隔壁の肥厚を伴ったびまん性の網状影をとることもあり，癌性リンパ管症に大変よく似ている（図 11-34）[118, 123]．この画像パターンは，間質への腫瘍浸潤や，縦隔・肺門リンパ節の腫瘍によりリンパ管や静脈が閉塞されたことによって出現している可能性がある．気管支血管周囲間質の肥厚は 55% の患者でみられ，他の所見に随伴することが多い[136]．エアブロンコグラムを伴う斑状のコンソリデーションがみられることもあり[118, 123, 130]，予後不良因子とされている[130]．

Lewis ら[136] は，31 名（HL 15 名，NHL 16 名）の二次性肺リンパ腫患者の CT について検討を行い（表 11-8），多くの患者で，肺病変は再発病巣として出現したことを報告している[136]．肺実質病変のうち最も多いのは，1 cm 以上の結節・腫瘤病変や腫瘤状のコンソリデーション（68%），1 cm 以下の結節（61%）などであった[136]．1 cm 以上の大きさの結節や腫瘤はエアブ

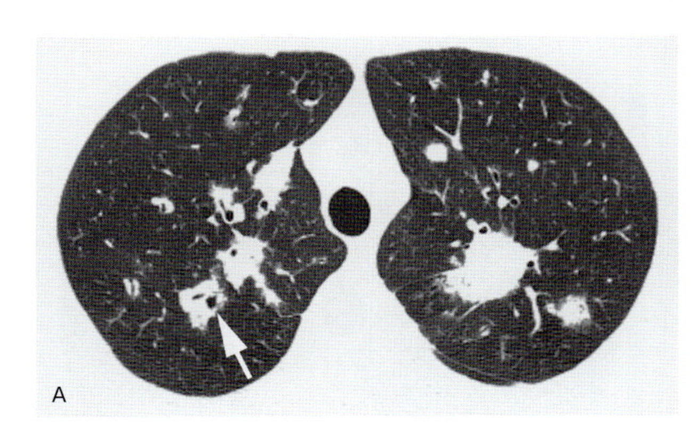

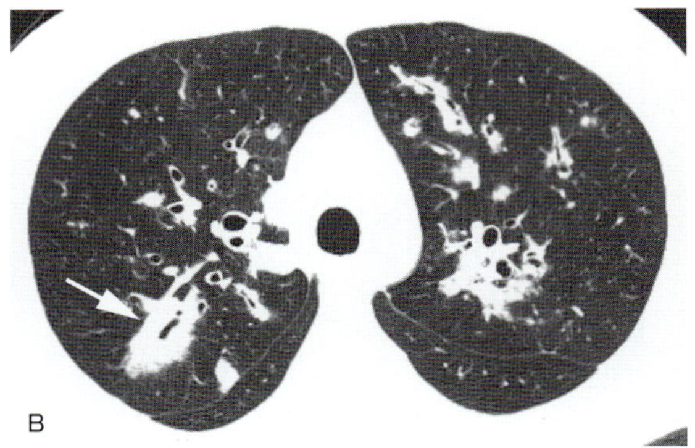

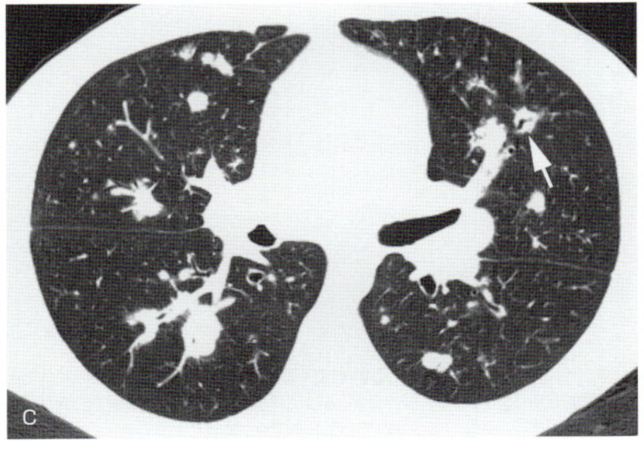

図 11-32　**高悪性度 T 細胞リンパ腫（33 歳男性）．** A–C：HRCT では気管支に隣接した，もしくはエアブロンコグラムを伴う辺縁明瞭な結節影がみられる（矢印）．

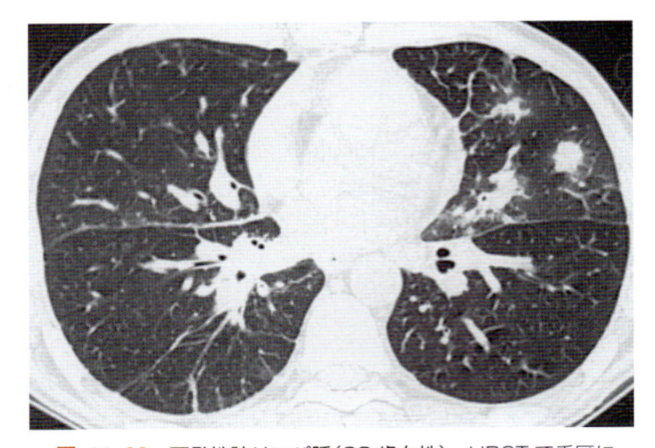

図 11-33　再発性肺リンパ腫(38 歳女性). HRCT で舌区に結節影がみられる. 同時に舌区と右下葉に小葉間隔壁肥厚を認める. 患者は再発性の NHL に罹患していた.

ロンコグラムを伴うことが多いのに対して, 1 cm 以下のものでは伴っていなかった. 結節, 腫瘤ともに, 辺縁は不明瞭であった. 確かに HL と NHL での肺病変の画像所見は類似しているものの, HL に最も多いのは腫瘤や腫瘤状のコンソリデーション(80%)であるのに対して, NHL に一般的なのは気管支血管周囲間質の肥厚所見である(69%). 42%の患者で胸水を伴っていた. リンパ節腫大は NHL(19%)よりも HL(53%)で一般的であった[136].

表 11-8　肺のホジキンリンパ腫(HL), 非ホジキンリンパ腫(NHL)の CT 所見

所　見	HL(%)	NHL(%)
結節(<1 cm)	67	56
腫瘤(>1 cm)	80	56
胸膜腫瘤	33	33
気管支血管周囲間質肥厚	40	69
間質あるいは肺胞浸潤	40	31
胸　水	40	44
リンパ節腫大	53	19

From Lewis ER, Caskey CI, Fishman EK. Lymphoma of the lung: CT findings in 31 patients. *AJR Am J Roentgenol* 1991;156:711-714.

Diederich ら[138] は, HL による二次性肺リンパ腫の 33 例について CT 画像所見を検討している. 肺結節病変が指摘されたのは, 全 CT 検査の 88%にのぼった. 結節が, 多発性のケースが 86%で, 両側性のケースは 66%であった. 結節の大きさは 2 mm〜10 cm まで様々であった. 結節は, 83%のケースで 30 mm 以下であり, 21%のケースでは 1 cm 以下であった. 83%のケースで, 結節の辺縁は不整であった. 空洞化がみられたのは 1%以下に限られていた. 27%ではびまん性の肺浸潤影が認められ, 半数以上で結節病変を伴っ

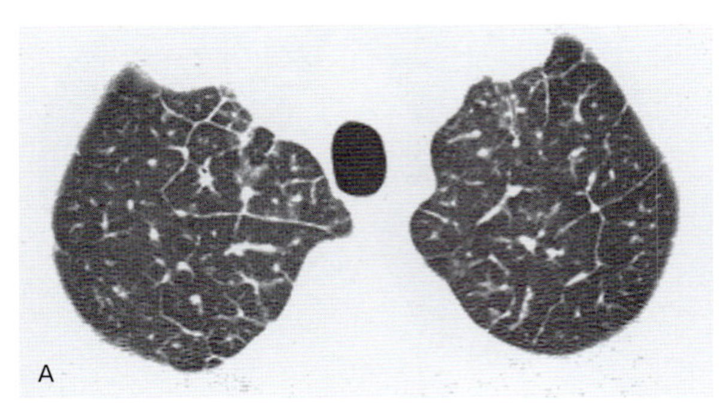

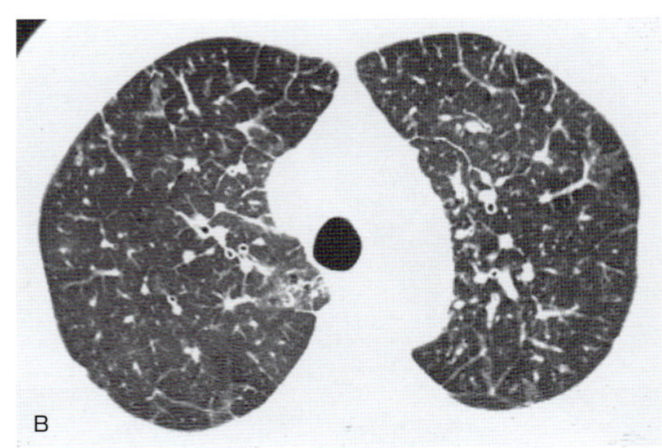

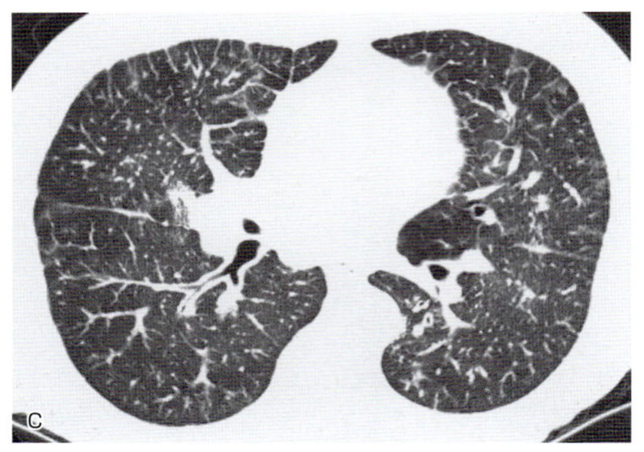

図 11-34　リンパ腫に伴う肺病変(79 歳男性). A-C：HRCT では, 広範囲の小葉間隔壁肥厚, 葉間胸膜の肥厚, 気管支血管周囲間質の肥厚がみられ, 癌性リンパ管症の画像所見と類似している.

ていた．びまん性の病変は気管支血管周囲に沿ったものが56％を占め，33％では結節状で，11％では肺胞性陰影であった．病変の広がりは全肺野の25％以下であることが多かった．肺門部や縦隔のリンパ節腫大は，肺病変初診時に必ず認められていた．もっともなことだが，CTのほうが胸部X線写真よりも病変をみつける能力が高かった[138]．

臨床像と画像所見が肺炎に類似した，菌状息肉腫によるびまん性の肺病変についての症例報告がある[139]．HRCT所見では，多発性で高吸収の気管支血管周囲に沿った結節影と，その周囲のすりガラス影・楔状の末梢性浸潤影を指摘することが可能であった．剖検所見において，菌状息肉腫による，肺血管および気管支血管周囲に沿った浸潤と，腫瘍塞栓によるそれより遠位での肺梗塞の所見が確認された．

AIDS関連リンパ腫

HAARTが使用されるようになる以前，AIDS患者の5％でリンパ腫が発生すると報告されていた[140,141]．HAARTによりAIDS関連リンパ腫は減少し化学療法後の予後も改善してはいるものの[61]，その頻度はカポジ肉腫(KS)ほどには低下しなかった[142]．

AIDS関連リンパ腫は高悪性度のB細胞NHLであることが最も多い[141,143,144]．Ioachimら[143]は，111名のAIDS関連リンパ腫患者について検討したところ，100名がNHLで，11名がHLであったと報告した．AIDS関連のNHLとHLの少なくとも一部のケースで，EBウイルスの関連が示唆されている[143,144]．

AIDS関連リンパ腫は進行した臨床病期と高悪性度の組織学的な特徴をもっていることが多い[141]．AIDS患者におけるNHLは節外性病変として発症することが一般的で，骨髄，中枢神経系，肺，肝臓，腸管などに多発することが多い[143]．AIDS関連リンパ腫は進行AIDS，低いCD4陽性細胞数と関連している[145]．HAARTが導入される前，高度に進行性で，治療後も頻繁に再発し，生存期間も短いことで特徴づけられていた[143,144]．ある報告によれば，生存期間中央値は4ヵ月であり，死因として肺リンパ腫の増悪が最も多いと報告されている[144]．

AIDS関連リンパ腫患者において，胸郭病変の合併は高頻度であり，剖検例での報告によれば70％にのぼるとされている[145]．116名のAIDS関連リンパ腫患者を検討した報告によれば，20名(17％)で胸郭病変があり，そのうち15名で全病変の中で胸郭が病像の首座であった[146]．もう1つの報告によれば，35名のAIDS関連リンパ腫患者のうち11名(31％)に生検で証明された胸郭病変が存在していた[147]．肺原発のAIDS関連リンパ腫は頻度が低く，全AIDS関連リンパ腫の8～15％を占めるにすぎない[118,144]．

AIDS関連リンパ腫の肺病変は胸部X線写真やCTにおいて結節や腫瘤として指摘されることが多く，典型的にはその大きさは0.5～5 cmの範囲で，1 cm以上の病変のことが多い(図11-35)[65,71,118,141,144,146,147]．結節は通常多発性で辺縁明瞭であることが多いが，スピキュラがあったり，空洞を伴っていることもある[144]．限局性のコンソリデーションや網状影もみられる可能性がある．胸水は通常みられ，多発結節とともに存在することが多く，AIDS関連リンパ腫には典型的な所見と考えてよい[147]．

縦隔リンパ節腫大は，肺原発の限局性肺AIDS関連リンパ腫患者よりは，播種性のAIDS関連リンパ腫患者に肺病変を合併した場合に起こりやすい．胸郭内AIDS関連リンパ腫におけるリンパ節腫大は，Siderら[147]によれば11名中3名，Eisnerら[145]によれば54％にみられていたが，最近の肺原発AIDS関連リンパ腫での検討ではみられないと報告されている[141,144]．

Eisnerらは，AIDS関連NHLで肺病変を伴った38例の剖検例について，臨床，画像，病理所見を検討している[145]．多くの患者は呼吸器症状(87％)や徴候(84％)を示し，全身症状を伴うことも少なくない[144]．多くのAIDS関連リンパ腫患者は，CD4陽性細胞数67(±65)程度まで低下した，進行HIV感染患者である．胸郭のCT検査によって検出される肺実質病変として最も多いのは，結節影(50％)，小葉コンソリデーション(27％)，肺腫瘤(19％)である．胸水は68％の症例で合併する．

移植後リンパ増殖性疾患

移植後リンパ増殖性疾患(PTLD)と総称されるいくつかの組織学的パターンのリンパ球増殖を示す病態が，骨髄もしくは臓器移植の後に起こることがある[148-150]．組織学的には，良性の過形成性リンパ球増殖から，悪性リンパ腫まで様々である[150]．

PTLDの多くはEBウイルス感染と関連しているとされてきており，多くのケースで感染が発症の重要なステップである可能性がある[148,150-152]．PLTDは移植レシピエントの約2％に発生する[153]．その頻度は肺移植において最も高く，およそ6～9％の肺移植に合併

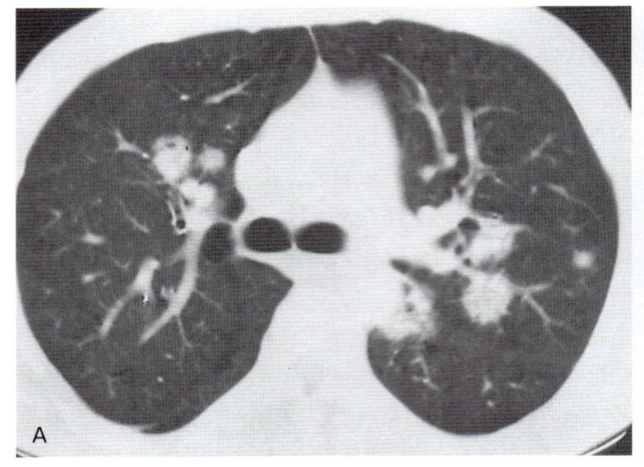

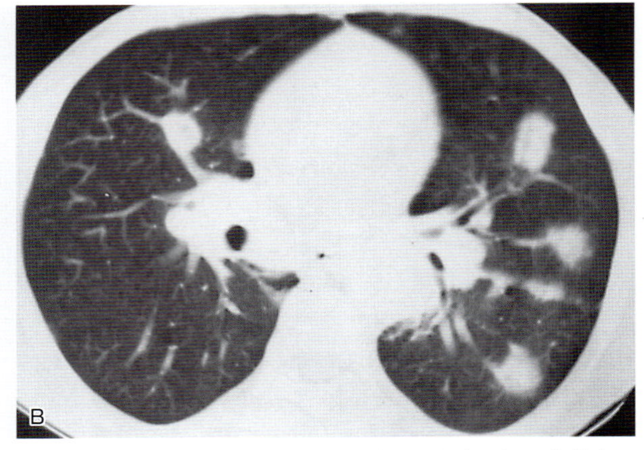

図 11-35 非ホジキンリンパ腫．A, B：AIDS と非ホジキリンパ腫と診断された患者の CT で，辺縁不明瞭な結節が，肺門・気管支血管周囲に多く存在し，エアブロンコグラムを伴っている．カポジ肉腫の画像所見と類似している

する[78, 154]．大多数の患者は移植後1年以内に発症する．PTLD は限局性の場合もあれば，節外病変を伴う播種性の場合もある[78]．肺病変は，多臓器病変の1つとしても，唯一の病変としても，起こることがある．

胸郭内 PTLD は，移植レシピエントであれば誰でも発症する可能性があり，かつ潜在的には致命的な合併症と考えられなければならない．治療のために免疫抑制を緩めたことに伴う移植拒絶のため，心肺同種移植レシピエントに発症した場合，最も予後が悪い[150]．

3,085 名の臓器移植患者と 1,662 名の骨髄移植患者の中で，胸郭内 PTLD を発症したのは 11 名(肺移植 3 名，腎移植 3 名，膵腎移植 2 名，同種異系骨髄移植 2 名，心臓移植 1 名)であった[150]．移植から発症までの期間中央値は 8 ヵ月であった(範囲 1〜97 ヵ月)．CT を用いた評価では，縦隔リンパ節腫大もしくは腫瘤形成，肺内腫瘤や結節などをあわせた肺病変が 55％にみられ，55％が胸郭外病変を伴っていた．病理組織型は 7 名の患者でびまん性 B 細胞性リンパ腫，2 名の患者で多形 PTLD，未分化大細胞リンパ腫と HL がそれぞれ 1 名ずつであった．評価された患者のうち 84％に EB ウイルス感染が証明された．すべての患者でまずは免疫抑制剤の減量が試みられ，6 名(55％)の患者では補助化学療法を実施された．死亡率は 64％であった．死亡者のうち，4 名は PTLD の合併症(腎臓 2 名，心臓 1 名，骨髄 1 名)，3 名(全員肺移植患者)は拒絶反応もしくは感染症で亡くなった．診断から死亡までの生存期間中央値は 13 ヵ月(範囲 1〜42 ヵ月)であった[150]．

一般的な CT 所見としては，(a) 単発もしくは多発する色々なサイズ，辺縁は明瞭，不明瞭，もしくは，ハローサインを伴った肺結節(図 11-36)，(b) 斑状もしくは局所性のコンソリデーションやすりガラス影，(c) 気管支血管周囲や胸膜下を主体とした，もしくはびまん性の肺実質性障害，(d) 肺門もしくは縦隔リンパ節腫大，であった(表 11-9)[118, 149, 150, 155, 156]．Dodd らは 28 名の患者の画像所見を評価し，結節病変が胸部 X 線もしくは CT により 16 名(57％)の患者に指摘し得たと報告している[155]．結節病変は辺縁明瞭で，直径 0.3〜5 cm，そして全肺野にわたってランダムに多発することが多い．エアブロンコグラムを伴う斑状の，主に気管支周囲のコンソリデーションは 3 名の患者に認められ，そのうちの 2 名は，肺小結節も伴っていた．縦隔もしくは肺門リンパ節腫大は 28 名中 17 名(60％)にみられ，2 名で胸腺浸潤，2 名で心膜肥厚・心嚢液貯留，4 名で胸水貯留を伴っていた．

Carignan らは 4 名の PTLD 患者で HRCT 所見を評

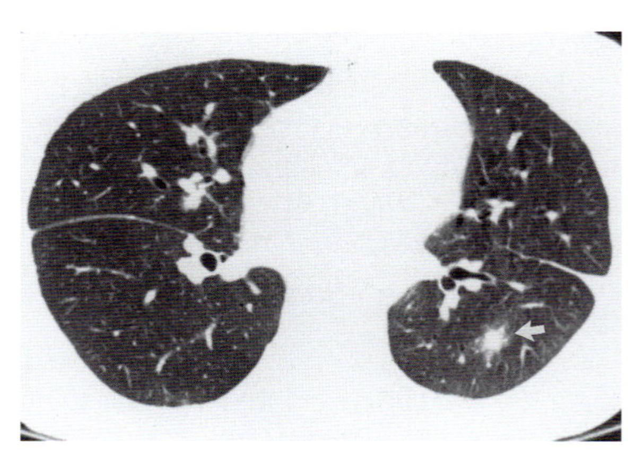

図 11-36 両肺移植後の移植後リンパ増殖性疾患．HRCT では，左下葉に辺縁不整ですりガラス影のハローを伴った結節がみられる(矢印)．同時に左少量胸水貯留がある．

表 11-9　移植後リンパ増殖性疾患の HRCT 所見

単発性もしくは多発性の，辺縁明瞭・不明瞭な結節[a]
ハローサイン
斑状もしくは限局性のコンソリデーションもしくはすりガラス影[b]
末梢性，胸膜下，ランダム分布[b]
リンパ節腫大

[a] 鑑別診断に有用な所見.
[b] 最も一般的な所見.

価し報告している[156]．4 名の患者全員が HRCT で結節病変を指摘され，2 名が肺門および縦隔リンパ節腫大，1 名が胸水を指摘された．4 名の結節病変を指摘された患者のうち 3 名で，結節周囲にハローサインやすりガラス影が指摘され，これらの所見は他の報告でも指摘されており，ハローの部分はリンパ球が周囲の肺実質に浸潤する病理像を反映していた(図 11-36)[149]．PTLD の患者 17 名についての別の検討によれば，15 名(88%)が多発結節を，6 名(35%)が小葉間隔壁肥厚を，5 名(29%)がすりガラス影を，4 名(23%)がコンソリデーションを，5 名が肺門もしくは縦隔リンパ節腫大を示した[78]．結節病変は気管支血管周囲や胸膜下に主に分布していた.

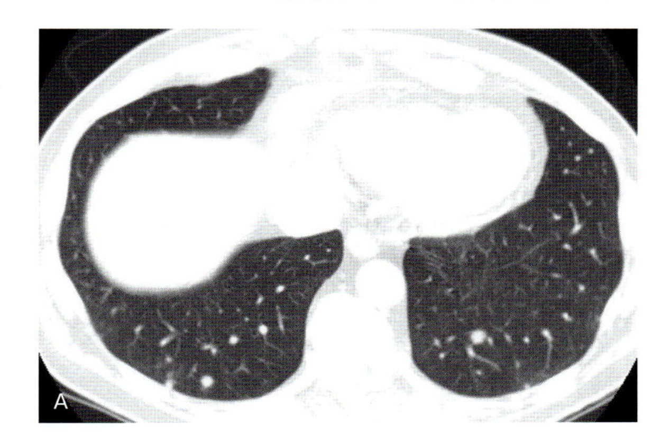

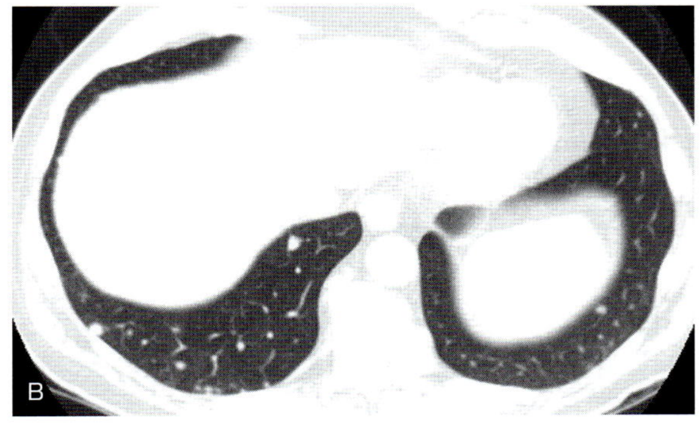

図 11-37　リンパ腫様肉芽腫症．A，B：HRCT では，非特異的な辺縁明瞭な小結節が下葉に存在している.

リンパ腫様肉芽腫症(血管免疫性増殖病変)

リンパ腫様肉芽腫症(血管免疫性増殖病変，血管中心免疫増殖性病変ともよばれる)という用語は，様々な程度の細胞異型を伴うリンパ球増殖が，血管中心性，血管破壊性の病変を示すものをさしている[72, 74–76]．細胞学的異常，壊死の程度と，治療反応性により，3 つのグレードに分けて考えられている[72]．組織学的にあきらかなリンパ腫へ進行する症例が，最大で 47% 存在すると指摘されている[157]．リンパ腫様肉芽腫症を呈する患者では，T 細胞の反応もみられるものの，B 細胞による腫瘍性病変が主体のようである[74, 158]．検索された場合，ほとんどのケースで EB ウイルスが検出されている[72, 158]．肺が原発巣となるものの，皮膚，脳，腎臓，心臓などの臓器に病変が及ぶこともある.

胸部 X 線および CT では，大きさ 0.5〜8 cm で両側性(肺底部主体)の，辺縁明瞭もしくは不明瞭な結節病変を呈することが多い(図 11-37)[72, 98, 157, 159]．結節病変はリンパ管系に沿って存在することが多く，気管支血管周囲間質や小葉間隔壁と関連して分布することが多い[157]．5 名の患者での検討によれば，結節病変の数は 5 個から 60 個以上までみられた[157]．急速に進行する病変は空洞性病変を呈し，多発血管炎性肉芽腫症(ウェゲナー肉芽腫症)様の画像所見を示す．壊死性胸水による壁の薄い嚢胞性病変が指摘されることもあり，縦隔リンパ節腫大が指摘されることもある[157].

白　血　病

白血病患者の剖検例では，20〜66% で胸膜肺浸潤がみられる[1, 160, 161]．しかしながら，これらの患者の胸部 X 線上の異常陰影が，白血病の胸膜肺浸潤のみによることはごくまれである．大多数の患者では，肺炎，出血，薬剤性肺傷害，肺水腫などによる肺実質障害が胸部 X 線に出現する[1, 162, 163]．急性もしくは慢性，骨髄性もしくはリンパ球性白血病で死亡した 60 名の剖検例を検討した報告によれば，胸部 X 線での病変は，出血が 74%，感染が 67%，浮腫やうっ血が 57%，そして白血病の浸潤と判断されたのは 26% であり，異常所見なしと判断されたのはわずかに 5% のみであった[162]．胸部の合併症をもつ白血病患者 80 名(そのうち 29 名は骨髄移植を受けている)を対象とした HRCT での検討によれば，肺病変には，細菌性肺炎 31.3%，白血病浸潤 16.3%，サイトメガロウイルス(CMV)感染 12.5%，ニューモシスチス肺炎 10%，真菌性肺炎 7.5%，閉塞性細気管支炎 5%，器質化肺炎 3.8%が含まれた[1]．閉塞性細気管支炎と器質化肺炎は，骨髄移植患者にのみ認められた．CMV 肺炎も骨髄移植患者に多い傾向がみられたが，白血病浸潤は骨髄移植を受けていない患者でより頻度が高かった[1]．

他の肺合併症がない患者での白血病浸潤の画像所見は，両側性の癌性リンパ管症に似た網状影を呈する．気管支血管周囲間質の肥厚，小葉間隔壁の肥厚，リンパ管系に沿った結節影などが，一般的な所見である[1, 164, 165]．

Heyneman らは，病理組織学的に証明され他の肺合併症のない 10 名の患者で，白血病の肺浸潤について HRCT で検討した結果を報告している[164]．主な所見としては，小葉間隔壁の肥厚が全例にみられ，気管支血管周囲束の肥厚が 9 名にみられた．小葉間隔壁の肥厚は，6 名で均一であり，4 名で結節状であった．5〜10 mm の結節が，8 名の患者で認められた(図 11-38)．限局性のすりガラス影やコンソリデーションも，より頻度は低いものの認められている[164]．

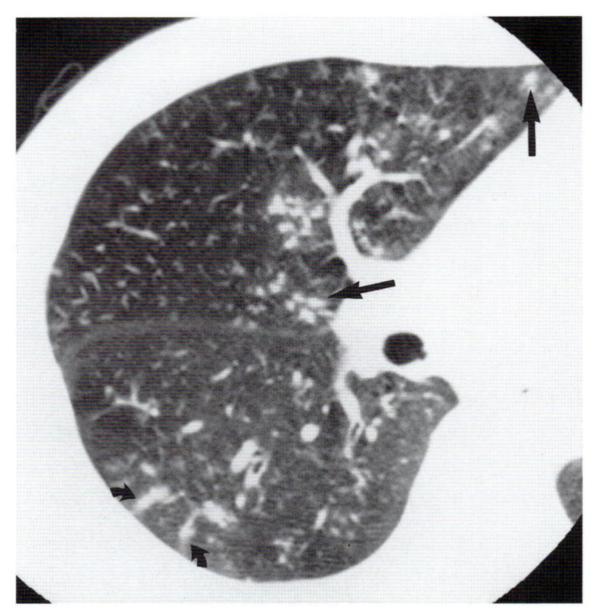

図 11-38　白血病．右肺の HRCT では，結節影(まっすぐな矢印)，結節状の小葉間隔壁の肥厚(曲がった矢印)などがみられる．(Case courtesy of Dr. Takeshi Johkoh, Osaka University Medical School, Osaka, Japan.)

Tanaka らは，11 名の白血病肺浸潤をもつ白血病患者と，22 名の様々な肺病変(肺炎，出血，肺梗塞，浮腫，薬剤性肺傷害などを含む)をもつ白血病患者について，CT と HRCT を用いた比較検討を行った[165]．白血病肺浸潤をもつ患者における HRCT 所見としては，気管支血管周囲束の肥厚(81.8%)，末梢肺動脈の陰影増強(81.8%)，小葉間隔壁肥厚(54.5%)，非結節状・非区域性のすりガラス影(90.9%)，コンソリデーション(45.5%)，ランダム(27.3%)もしくは気管支血管周囲に沿った結節(18.2%)が挙げられる．結節病変は 1 cm より小さいものとより大きいもののいずれもほぼ同等の数が存在した．

白血病の肺浸潤に有意に高頻度にみられる所見としては，気管支血管周囲束の肥厚($p<0.001$)，末梢肺動脈の陰影増強($p=0.004$)の 2 つであった．これらの 2 つの所見は，白血病細胞の肺動脈周囲，気管支周囲，細気管支周囲への浸潤を病理学的には反映している．小葉中心性結節影は，白血病浸潤以外の肺合併症の患者において 54.5%でみられ，白血病の肺浸潤と診断された患者(9%)よりも有意に多かった($p=0.01$)．この所見は，白血病患者では，一般に感染症を示唆する所見である[1]．非特異的な HRCT 所見としては，小葉間隔壁の肥厚，すりガラス影，コンソリデーション，結節影が含まれる．白血病肺浸潤患者における病理学的な検査によれば，これらの病変は，一部の患者では白血病細胞の浸潤を反映し，その他の患者では線維化，出血，DAD，肺水腫，梗塞などの病変を反映している．

成人 T 細胞白血病 / リンパ腫

成人 T 細胞白血病 / リンパ腫(ATLL)は，REAL/WHO 分類によって，成人 T 細胞白血病ウイルス 1 型(HTLV-1)の感染に関連した成熟もしくは末梢 T 細胞の新生物と定義されている[166]．HTLV-1 感染は米国ではまれで，静脈注射濫用者に例外的にみられる程度である．しかしながら，このウイルスは南日本，カリブ海，南米およびアフリカで流行している．

ATLL を発症する患者は，HTLV-1 感染者の中で大多数というわけではない．ATLL の発症率は，HTLV-1 キャリアの中で，1 人/2,000 人/1 年の頻度と推定されている．例えば，HTLV-1 の抗体は日本人 100 万人以上で検出されているが，ATLL 発症者は毎年 500 人にとどまっている[167, 168]．全感染者の ATLL 発症累積リスクは，0.5〜5%である[167]．

ウイルスの伝播は，授乳や輸血によって起こる．HTLV-1 感染から，ATLL 発症までの潜伏期間は 10〜30 年程度と考えられている[167]．ATLL の特徴としては，末梢血への悪性 T 細胞出現，皮膚病変，肺への浸潤，リンパ節腫大，肝脾腫，高カルシウム血症，溶骨性変化，中枢神経浸潤，CMV，*P. jiroveci*，*Aspergillis*，*Candida*，細菌感染などの易感染性が挙げられる[168, 169]．ATLL は予後不良な疾患であり，その程度は疾患のサブタイプによって異なる．急性型は全患者の55％を占め，生存期間中央値 6 ヵ月である[170]．

ATLL 患者での肺合併症は高頻度であり，白血病細胞の浸潤，肺出血，肺炎などが含まれる．ある研究では，29 名の ATLL 患者のうち 93％が肺病変をもち，最も頻度が高かったのは腫瘍浸潤や感染によるものであった．腫瘍浸潤は 45％に認められた[169]．

Okada ら[168]は，87 名の ATLL 患者の CT と HRCT 所見について検討を行っている．60 名(69％)に異常所見がみられ，45 名が肺実質病変であった．HRCT 所見としては，すりガラス影(37 名，肺異常所見を有する患者の 61.7％)，小葉中心性結節(25 名，41.7％)，気管支血管周囲束の肥厚(22 名，36.7％)，小葉間隔壁肥厚(17 名，28.3％)，コンソリデーション(13 名，21.7％)，気管支拡張(13 名，21.7％)，が認められた．結節病変は，3 mm 以下が 28 名(46.7％)，3〜10 mm が 7 名(11.7％)，10 mm 以上が 13 名(21.7％)であった．これらの所見は，肺野の末梢に主にみられた(26 名，57.8％)．胸水がみられた患者は 22 名であった．縦隔および肺門部リンパ節腫大(11〜82 mm)は，27 名(45％)の患者で指摘された．

外科的生検もしくは剖検を実施された 46 名の患者での検討によれば，HRCT での異常所見は，間質性もしくは肺胞性の異型リンパ球浸潤を反映していた．特に，小葉中心性結節は呼吸細気管支に沿った浸潤を，すりガラス影は間質浸潤を，小葉間隔壁の肥厚は同部位への異型リンパ球の浸潤を反映していた．HRCT 所見は，化学療法後に有意な改善を示した[168]．

リンパ球性肺胞炎もしくは細気管支炎を含む肺病変は，HTLV-1 感染者において，呼吸器症状がなくとも存在する可能性がある．これらの異常所見は，ATLL 患者においても認められることがあるが，頻度はより低い．ある研究では，320 名の ATLL を発症していない HTLV-1 キャリアにおいて HRCT 所見を検討している[167]．異常所見は 98 名(30.1％)にみられた．異常所見には，小葉中心性結節(多くは 5 mm 以下，95 名，異常所見のある患者の 97％)，気管支血管周囲間質の肥厚(55 名，56％)，すりガラス影(51 名，52％)，気管支拡張(50 名，51％)，小葉間隔壁の肥厚(28 名，29％)，コンソリデーション(5 名，5％)が含まれていた．これらの異常所見は，肺野の末梢に主に分布していた(70 名，71％)．生検を受けた 58 名の患者において，異常所見は呼吸細気管支や気管支血管周囲束に沿ったリンパ球浸潤を反映する所見であった．胸水や腫大したリンパ節は，それぞれ 2 名，5 名で認められた[167]．ATLL 患者と比較して，コンソリデーション，1 cm 以上の結節病変，胸水，リンパ節腫大は HTLV-1 キャリアには低頻度であった．興味深いことに，臨床および病理所見の類似性から，びまん性汎細気管支炎と HTLV-1 感染の慢性肺病変の間に何らかの関連性があることが示唆されている[171]．

文　献

1. Tanaka N, Matsumoto T, Miura G, et al. HRCT findings of chest complications in patients with leukemia. *Eur Radiol* 2002;12:1512–1522.
2. Fraser RS, Müller NL, Colman N, et al. *Diagnosis of diseases of the chest*. Philadelphia, PA: WB Saunders; 1999:1381–1417.
3. Davis SD. CT evaluation for pulmonary metastases in patients with extrathoracic malignancy. *Radiology* 1991;180:1–12.
4. Heitzman ER. *The lung: radiologic-pathologic correlations*. 2nd ed. St Louis, MO: Mosby; 1984.
5. Janower ML, Blennerhasset JB. Lymphangitic spread of metastatic tumor to lung. *Radiology* 1971;101:267–273.
6. Goldsmith SH, Bailey HD, Callahan EL, et al. Pulmonary metastases from breast carcinoma. *Arch Surg* 1967;94:483–488.
7. Trapnell DH. The radiological appearance of lymphangitic carcinomatosis of the lung. *Thorax* 1964;19:251–260.
8. Munk PL, Müller NL, Miller RR, et al. Pulmonary lymphangitic carcinomatosis: CT and pathologic findings. *Radiology* 1988;166:705–709.
9. Ren H, Hruban RH, Kuhlman JE, et al. Computed tomography of inflation-fixed lungs: the beaded septum sign of pulmonary metastases. *J Comput Assist Tomogr* 1989;13:411–416.
10. Colby TV, Swensen SJ. Anatomic distribution and histopathologic patterns in diffuse lung disease: correlation with HRCT. *J Thorac Imaging* 1996;11:1–26.
11. Remy-Jardin M, Beuscart R, Sault MC, et al. Subpleural micronodules in diffuse infiltrative lung diseases: evaluation with thin-section CT scans. *Radiology* 1990;177:133–139.
12. Zerhouni EA, Naidich DP, Stitik FP, et al. Computed tomography of the pulmonary parenchyma: part 2. Interstitial disease. *J Thorac Imaging* 1985;1:54–64.
13. Stein MG, Mayo J, Müller N, et al. Pulmonary lymphangitic spread of carcinoma: appearance on CT scans. *Radiology* 1987;162:371–375.
14. Meziane MA, Hruban RH, Zerhouni EA, et al. High resolution CT of the lung parenchyma with pathologic correlation. *Radiographics* 1988;8:27–54.
15. Webb WR. High-resolution CT of the lung parenchyma. *Radiol Clin North Am* 1989;27:1085–1097.
16. Johkoh T, Ikezoe J, Tomiyama N, et al. CT findings in lymphangitic carcinomatosis of the lung: correlation with histologic findings and pulmonary function tests. *AJR Am J Roentgenol* 1992;158:1217–1222.
17. Gruden JF, Webb WR, Warnock M. Centrilobular opacities in the lung on high-resolution CT: diagnostic considerations and pathologic correlation. *AJR Am J Roentgenol* 1994;162:569–574.
18. Ikezoe J, Godwin JD, Hunt KJ, et al. Pulmonary lymphangitic carcinomatosis: chronicity of radiographic findings in long-term survivors. *AJR Am J Roentgenol* 1995;165:49–52.
19. Grenier P, Chevret S, Beigelman C, et al. Chronic diffuse infiltrative lung disease: determination of the diagnostic value of clincial data, chest radiography, and CT with Bayesian analysis. *Radiology*

1994;191:383–390.
20. Mathieson JR, Mayo JR, Staples CA, et al. Chronic diffuse infiltrative lung disease: comparison of diagnostic accuracy of CT and chest radiography. *Radiology* 1989;171:111–116.
21. Remy-Jardin M, Degreef JM, Beuscart R, et al. Coal worker's pneumoconiosis: CT assessment in exposed workers and correlation with radiographic findings. *Radiology* 1990;177:363–371.
22. Brauner MW, Grenier P, Mompoint D, et al. Pulmonary sarcoidosis: evaluation with high-resolution CT. *Radiology* 1989;172:467–471.
23. Webb WR, Stein MG, Finkbeiner WE, et al. Normal and diseased isolated lungs: high-resolution CT. *Radiology* 1988;166:81–87.
24. Hirakata K, Nakata H, Nakagawa T. CT of pulmonary metastases with pathological correlation. *Semin Ultrasound CT MR* 1995;16:379–394.
25. Lee KS, Kim TS, Han J, et al. Diffuse micronodular lung disease: HRCT and pathologic findings. *J Comput Assist Tomogr* 1999;23:99–106.
26. Murata K, Takahashi M, Mori M, et al. Pulmonary metastatic nodules: CT-pathologic correlation. *Radiology* 1992;182:331–335.
27. Hirakata K, Nakata H, Haratake J. Appearance of pulmonary metastases on high-resolution CT scans: comparison with histopathologic findings from autopsy specimens. *AJR Am J Roentgenol* 1993;161:37–43.
28. Shepard JA, Moore EH, Templeton PA, et al. Pulmonary intravascular tumor emboli: dilated and beaded peripheral pulmonary arteries at CT. *Radiology* 1993;187:797–801.
29. Li Ng Y, Hwang D, Patsios D, et al. Tree-in-bud pattern on thoracic CT due to pulmonary intravascular metastases from pancreatic adenocarcinoma. *J Thorac Imaging* 2009;24:150–151.
30. Rossi SE, Franquet T, Volpacchio M, et al. Tree-in-bud pattern at thin-section CT of the lungs: radiologic-pathologic overview. *Radiographics* 2005;25:789–801.
31. Napel S, Rubin GD, Jeffrey RB Jr. STS-MIP: a new reconstruction technique for CT of the chest. *J Comput Assist Tomogr* 1993;17:832–838.
32. Remy-Jardin M, Remy J, Artaud D, et al. Diffuse infiltrative lung disease: clinical value of sliding-thin-slab maximum intensity projection CT scans in the detection of mild micronodular patterns. *Radiology* 1996;200:333–339.
33. Peuchot M, Libshitz HI. Pulmonary metastatic disease: radiologic-surgical correlation. *Radiology* 1987;164:719–722.
34. Kozuka T, Johkoh T, Hamada S, et al. Detection of pulmonary metastases with multi-detector row CT scans of 5-mm nominal section thickness: autopsy lung study. *Radiology* 2003;226:231–234.
35. Diederich S, Semik M, Lentschig MG, et al. Helical CT of pulmonary nodules in patients with extrathoracic malignancy: CT-surgical correlation. *AJR Am J Roentgenol* 1999;172:353–360.
36. Travis WD, Brambilla E, Noguchi M, et al. Diagnosis of lung adenocarcinoma in resected specimens: implications of the 2011 International Association for the Study of Lung Cancer/American Thoracic Society/European Respiratory Society classification. *Arch Pathol Lab Med* 2013;137:685–705.
37. Travis WD, Brambilla E, Noguchi M, et al. International Association for the Study of Lung Cancer/American Thoracic Society/European Respiratory Society: international multidisciplinary classification of lung adenocarcinoma: executive summary. *Proc Am Thorac Soc* 2011;8:381–385.
38. Travis WD, Brambilla E, Noguchi M, et al. International Association for the Study of Lung Cancer/American Thoracic Society/European Respiratory Society international multidisciplinary classification of lung adenocarcinoma. *J Thorac Oncol* 2011;6:244–285.
39. Travis WD, Brambilla E, Van Schil P, et al. Paradigm shifts in lung cancer as defined in the new IASLC/ATS/ERS lung adenocarcinoma classification. *Eur Respir J* 2011;38:239–243.
40. Travis WD, Garg K, Franklin WA, et al. Evolving concepts in the pathology and computed tomography imaging of lung adenocarcinoma and bronchioloalveolar carcinoma. *J Clin Oncol* 2005;23:3279–3287.
41. Naidich DP, Bankier AA, MacMahon H, et al. Recommendations for the management of subsolid pulmonary nodules detected at CT: a statement from the Fleischner Society. *Radiology* 2013;266:304–317.
42. Lee HJ, Lee CH, Jeong YJ, et al. IASLC/ATS/ERS international multidisciplinary classification of lung adenocarcinoma: novel concepts and radiologic implications. *J Thorac Imaging* 2012;27:340–353.
43. Austin JH, Garg K, Aberle D, et al. Radiologic implications of the 2011 classification of adenocarcinoma of the lung. *Radiology* 2013;266:62–71.
44. Naidich DP, Zerhouni EA, Hutchins GM, et al. Computed tomography of the pulmonary parenchyma: part 1. Distal air-space disease. *J Thorac Imaging* 1985;1:39–53.
45. Tan RT, Kuzo RS. High-resolution CT findings of mucinous bronchioloalveolar carcinoma: a case of pseudopulmonary alveolar proteinosis. *AJR Am J Roentgenol* 1997;168:99–100.
46. Rossi SE, Erasmus JJ, Volpacchio M, et al. "Crazy-paving" pattern at thin-section CT of the lungs: radiologic-pathologic overview. *Radiographics* 2003;23:1509–1519.
47. Adler B, Padley S, Miller RR, et al. High-resolution CT of bronchioloalveolar carcinoma. *AJR Am J Roentgenol* 1992;159:275–277.
48. Akira M, Atagi S, Kawahara M, et al. High-resolution CT findings of diffuse bronchioloalveolar carcinoma in 38 patients. *AJR Am J Roentgenol* 1999;173:1623–1629.
49. Lee KS, Kim Y, Han J, et al. Bronchioloalveolar carcinoma: clinical, histopathologic, and radiologic findings. *Radiographics* 1997;17:1345–1357.
50. Akata S, Fukushima A, Kakizaki D, et al. CT scanning of bronchioloalveolar carcinoma: specific appearances. *Lung Cancer (Amsterdam, Netherlands)* 1995;12:221–230.
51. Trigaux JP, Gevenois PA, Goncette L, et al. Bronchioloalveolar carcinoma: computed tomography findings. *Eur Respir J* 1996;9:11–16.
52. Hommeyer SH, Godwin JD, Takasugi JE. Computed tomography of air-space disease. *Radiol Clin North Am* 1991;29:1065–1084.
53. Im JG, Han MC, Yu EJ, et al. Lobar bronchioloalveolar carcinoma: "angiogram sign" on CT scans. *Radiology* 1990;176:749–753.
54. Gaeta M, Caruso R, Barone M, et al. Ground-glass attenuation in nodular bronchioloalveolar carcinoma: CT patterns and prognostic value. *J Comput Assist Tomogr* 1998;22:215–219.
55. Aquino SL, Chiles C, Halford P. Distinction of consolidative bronchioloalveolar carcinoma from pneumonia: do CT criteria work? *AJR Am J Roentgenol* 1998;171:359–363.
56. Jung JI, Kim H, Park SH, et al. CT differentiation of pneumonic-type bronchioloalveolar cell carcinoma and infectious pneumonia. *Br J Radiol* 2001;74:490–494.
57. Metzger RA, Multhern CB, Arger PH, et al. CT differentiation of solitary from diffuse bronchioloalveolar carcinoma. *J Comput Assist Tomogr* 1981;5:830–833.
58. Zwirewich CV, Miller RR, Müller NL. Multicentric adenocarcinoma of the lung: CT-pathologic correlation. *Radiology* 1990;176:185–190.
59. Aboulafia DM. The epidemiologic, pathologic, and clinical features of AIDS-associated pulmonary Kaposi's sarcoma. *Chest* 2000;117:1128–1145.
60. Portsmouth S, Stebbing J, Gill J, et al. A comparison of regimens based on non-nucleoside reverse transcriptase inhibitors or protease inhibitors in preventing Kaposi's sarcoma. *AIDS (London, England)* 2003;17:F17–F22.
61. Kanmogne GD. Noninfectious pulmonary complications of HIV/AIDS. *Curr Opin Pulm Med* 2005;11:208–212.
62. Naidich DP, Tarras M, Garay SM, et al. Kaposi sarcoma: CT-radiographic correlation. *Chest* 1989;96:723–728.
63. McGuinness G, Gruden JF, Bhalla M, et al. AIDS-related airway disease. *AJR Am J Roentgenol* 1997;168:67–77.
64. Gruden JF, Huang L, Webb WR, et al. AIDS-related Kaposi sarcoma of the lung: radiographic findings and staging system with bronchoscopic correlation. *Radiology* 1995;195:545–552.
65. Naidich DP, McGuinness G. Pulmonary manifestations of AIDS: CT and radiographic correlations. *Radiol Clin North Am* 1991;29:999–1017.

66. Hartman TE, Primack SL, Müller NL, et al. Diagnosis of thoracic complications in AIDS: accuracy of CT. *AJR Am J Roentgenol* 1994;162:547–553.
67. Wolff SD, Kuhlman JE, Fishman EK. Thoracic Kaposi sarcoma in AIDS: CT findings. *J Comput Assist Tomogr* 1993;17:60–62.
68. da Silva Filho FP, Marchiori E, Valiante PM, et al. AIDS-related Kaposi sarcoma of the lung presenting with a "crazy-paving" pattern on high-resolution CT: imaging and pathologic findings. *J Thorac Imaging* 2008;23:135–137.
69. Kang EY, Staples CA, McGuinness G, et al. Detection and differential diagnosis of pulmonary infections and tumors in patients with AIDS: value of chest radiography versus CT. *AJR Am J Roentgenol* 1996;166:15–19.
70. Gruden JF, Klein JS, Webb WR. Percutaneous transthoracic needle biopsy in AIDS: analysis in 32 patients. *Radiology* 1993;189:567–571.
71. Edinburgh KJ, Jasmer RM, Huang L, et al. Multiple pulmonary nodules in aids: usefulness of CT in distinguishing among potential causes. *Radiology* 2000;214:427–432.
72. Bragg DG, Chor PJ, Murray KA, et al. Lymphoproliferative disorders of the lung: histopathology, clinical manifestations, and imaging features. *AJR Am J Roentgenol* 1994;163:273–281.
73. Gibson M, Hansell DM. Lymphocytic disorders of the chest: pathology and imaging. *Clin Radiol* 1998;53:469–480.
74. Koss MN. Pulmonary lymphoid disorders. *Semin Diagn Pathol* 1995;12:158–171.
75. Thompson GP, Utz JP, Rosenow EC, et al. Pulmonary lymphoproliferative disorders. *Mayo Clin Proc* 1993;68:804–817.
76. Do KH, Lee JS, Seo JB, et al. Pulmonary parenchymal involvement of low-grade lymphoproliferative disorders. *J Comput Assist Tomogr* 2005;29:825–830.
77. Hare SS, Souza CA, Bain G, et al. The radiological spectrum of pulmonary lymphoproliferative disease. *Br J Radiol* 2012;85:848–864.
78. Collins J, Müller NL, Leung AN, et al. Epstein-Barr-virus-associated lymphoproliferative disease of the lung: CT and histologic findings. *Radiology* 1998;208:749–759.
79. Bolton-Maggs PH, Colman A, Dixon GR, et al. Mucosa associated lymphoma of the lung. *Thorax* 1993;48:670–672.
80. Holland EA, Ghahremani GG, Fry WA, et al. Evolution of pulmonary pseudolymphomas: clinical and radiologic manifestations. *J Thorac Imaging* 1991;6:74–80.
81. Kajiwara S, Sakai S, Soeda H, et al. Multifocal nodular lymphoid hyperplasia of the lung. *J Thorac Imaging* 2005;20:239–241.
82. Yousem SA, Colby TV, Carrington CB. Follicular bronchitis/bronchiolitis. *Hum Pathol* 1985;16:700–706.
83. Howling SJ, Hansell DM, Wells AU, et al. Follicular bronchiolitis: thin-section CT and histologic findings. *Radiology* 1999;212:637–642.
84. Tanaka N, Newell JD, Brown KK, et al. Collagen vascular disease-related lung disease: high-resolution computed tomography findings based on the pathologic classification. *J Comput Assist Tomogr* 2004;28:351–360.
85. Kinoshita M, Higashi T, Tanaka C, et al. Follicular bronchiolitis associated with rheumatoid arthritis. *Intern Med* 1992;31:674–677.
86. Silva CI, Flint JD, Levy RD, et al. Diffuse lung cysts in lymphoid interstitial pneumonia: high-resolution CT and pathologic findings. *J Thorac Imaging* 2006;21:241–244.
87. Oh YW, Effmann EL, Redding GJ, et al. Follicular hyperplasia of bronchus-associated lymphoid tissue causing severe air trapping. *AJR Am J Roentgenol* 1999;172:745–747.
88. Koss MN, Hochholzer L, Langloss JM, et al. Lymphoid interstitial pneumonia: clinicopathological and immunopathological findings in 18 cases. *Pathology* 1987;19:178–185.
89. Fishback N, Koss M. Update on lymphoid interstitial pneumonitis. *Curr Opin Pulm Med* 1996;2:429–433.
90. Taouli B, Brauner MW, Mourey I, et al. Thin-section chest CT findings of primary Sjogren's syndrome: correlation with pulmonary function. *Eur Radiol* 2002;12:1504–1511.
91. Lohrmann C, Uhl M, Warnatz K, et al. High-resolution CT imaging of the lung for patients with primary Sjogren's syndrome. *Eur J Radiol* 2004;52:137–143.
92. Uffmann M, Kiener HP, Bankier AA, et al. Lung manifestation in asymptomatic patients with primary Sjogren syndrome: assessment with high resolution CT and pulmonary function tests. *J Thorac Imaging* 2001;16:282–289.
93. Filipek MS, Thompson ME, Wang PL, et al. Lymphocytic interstitial pneumonitis in a patient with systemic lupus erythematosus: radiographic and high-resolution CT findings. *J Thorac Imaging* 2004;19:200–203.
94. Becciolini V, Gudinchet F, Cheseaux JJ, et al. Lymphocytic interstitial pneumonia in children with AIDS: high-resolution CT findings. *Eur Radiol* 2001;11:1015–1020.
95. Travis WD, Fox CH, Devaney KO, et al. Lymphoid pneumonitis in 50 adult patients infected with the human immunodeficiency virus: lymphocytic interstitial pneumonitis versus nonspecific interstitial pneumonitis. *Hum Pathol* 1992;23:529–541.
96. Johkoh T, Müller NL, Pickford HA, et al. Lymphocytic interstitial pneumonia: thin-section CT findings in 22 patients. *Radiology* 1999;212:567–572.
97. Julsrud PR, Brown LR, Li CY, et al. Pulmonary processes of mature-appearing lymphocytes: pseudolymphoma, well-differentiated lymphocytic lymphoma, and lymphocytic interstitial pneumonitis. *Radiology* 1978;127:289–296.
98. Glickstein M, Kornstein MJ, Pietra GG, et al. Nonlymphomatous lymphoid disorders of the lung. *AJR Am J Roentgenol* 1986;147:227–237.
99. Ichikawa Y, Kinoshita M, Koga T, et al. Lung cyst formation in Lymphocytic interstitial pneumonia: CT features. *J Comput Assist Tomogr* 1994;18:745–748.
100. McGuinness G, Scholes JV, Jagirdar JS, et al. Unusual lymphoproliferative disorders in nine adults with HIV or AIDS: CT and pathologic findings. *Radiology* 1995;197:59–65.
101. Desai SR, Nicholson AG, Stewart S, et al. Benign pulmonary lymphocytic infiltration and amyloidosis: computed tomographic and pathologic features in three cases. *J Thorac Imaging* 1997;12:215–220.
102. Honda O, Johkoh T, Ichikado K, et al. Differential diagnosis of Lymphocytic interstitial pneumonia and malignant lymphoma on high-resolution CT. *AJR Am J Roentgenol* 1999;173:71–74.
103. Watanabe Y, Koyama S, Miwa C, et al. Pulmonary mucosa-associated lymphoid tissue (MALT) lymphoma in Sjogren's syndrome showing only the lip pattern radiologically. *Intern Med* 2012;51:491–495.
104. Limpert J, MacMahon H, Variakojis D. Angioimmunoblastic lymphadenopathy: clinical and radiological features. *Radiology* 1984;152:27–30.
105. Zylak CJ, Banerjee R, Galbraith PA, et al. Lung involvement in angioimmunoblastic lymphadenopathy (AIL). *Radiology* 1976;121:513–519.
106. Locksmith JP, Brannon MH. Diffuse CT contrast enhancement of cervical lymph nodes in angioimmunoblastic lymphadenopathy. *J Comput Assist Tomogr* 1991;15:703–704.
107. Cordier JF, Chailleux E, Lauque D, et al. Primary pulmonary lymphomas. A clinical study of 70 cases in nonimmunocompromised patients. *Chest* 1993;103:201–208.
108. Rosenberg SA, Diamond HD, Jaslowitz B, et al. Lymphosarcoma: a review of 1269 cases. *Medicine* 1961;40:31–84.
109. Harris NL. Low-grade B-cell lymphoma of mucosa-associated lymphoid tissue and monocytoid B-cell lymphoma. Related entities that are distinct from other low-grade B-cell lymphomas [editorial, comment]. *Arch Pathol Lab Med* 1993;117:771–775.
110. Kim JH, Lee SH, Park J, et al. Primary pulmonary non-Hodgkin's lymphoma. *Jpn J Clin Oncol* 2004;34:510–514.
111. Ahmed S, Kussick SJ, Siddiqui AK, et al. Bronchial-associated lymphoid tissue lymphoma: a clinical study of a rare disease. *Eur J Cancer* 2004;40:1320–1326.
112. Ferraro P, Trastek VF, Adlakha H, et al. Primary non-Hodgkin's lymphoma of the lung. *Ann Thorac Surg* 2000;69:993–997.
113. Cadranel J, Wislez M, Antoine M. Primary pulmonary lymphoma. *Eur Respir J* 2002;20:750–762.
114. Kim EA, Lee KS, Johkoh T, et al. Interstitial lung diseases associated with collagen vascular diseases: radiologic and histopathologic findings. *Radiographics* 2002;22:S151–S165.
115. Li G, Hansmann ML, Zwingers T, et al. Primary lymphomas of the lung: morphological, immunohistochemical and clinical features.

Histopathology 1990;16:519–531.
116. King LJ, Padley SP, Wotherspoon AC, et al. Pulmonary MALT lymphoma: imaging findings in 24 cases. *Eur Radiol* 2000;10:1932–1938.
117. Koss MN, Hochholzer L, Nichols PW, et al. Primary non-Hodgkin's lymphoma and pseudolymphoma of lung: a study of 161 patients. *Hum Pathol* 1983;14:1024–1038.
118. Lee KS, Kim Y, Primack SL. Imaging of pulmonary lymphomas. *AJR Am J Roentgenol* 1997;168:339–345.
119. McCulloch GL, Sinnatamby R, Stewart S, et al. High-resolution computed tomographic appearance of maltoma of the lung. *Eur Radiol* 1998;8:1669–1673.
120. Knisely BL, Mastey LA, Mergo PJ, et al. Pulmonary mucosa-associated lymphoid tissue lymphoma: CT and pathologic findings. *AJR Am J Roentgenol* 1999;172:1321–1326.
121. Bosanko CM, Korobkin M, Fantone JC, et al. Lobar primary pulmonary lymphoma: CT findings. *J Comput Assist Tomogr* 1991;15:679–682.
122. O'Donnell PG, Jackson SA, Tung KT, et al. Radiological appearances of lymphomas arising from mucosa-associated lymphoid tissue (MALT) in the lung. *Clin Radiol* 1998;53:258–263.
123. Au V, Leung AN. Radiologic manifestations of lymphoma in the thorax. *AJR Am J Roentgenol* 1997;168:93–98.
124. Ooi GC, Chim CS, Lie AK, et al. Computed tomography features of primary pulmonary non-Hodgkin's lymphoma. *Clin Radiol* 1999;54:438–443.
125. Cardinale L, Allasia M, Cataldi A, et al. CT findings in primary pulmonary lymphomas. *Radiol Med (Torino)* 2005;110: 554–560.
126. Lee DK, Im JG, Lee KS, et al. B-cell lymphoma of bronchus-associated lymphoid tissue (BALT): CT features in 10 patients. *J Comput Assist Tomogr* 2000;24:30–34.
127. Gollub MJ, Castellino RA. Diffuse endobronchial non-Hodgkin's lymphoma: CT demonstration [see comments]. *AJR Am J Roentgenol* 1995;164:1093–1094.
128. Lee IJ, Kim SH, Koo SH, et al. Bronchus-associated lymphoid tissue (BALT) lymphoma of the lung showing mosaic pattern of inhomogeneous attenuation on thin-section CT: a case report. *Korean J Radiol* 2000;1:159–161.
129. Close PM, Macrae MB, Hammond JM, et al. Anaplastic large-cell Ki-1 lymphoma. Pulmonary presentation mimicking miliary tuberculosis. *Am J Clin Pathol* 1993;99:631–636.
130. Mentzer SJ, Reilly JJ, Skarin AT, et al. Patterns of lung involvement by malignant lymphoma. *Surgery* 1993;113:507–514.
131. Castellino RA, Blank N, Hoppe RT, et al. Hodgkin's disease: contributions of chest CT in the initial staging evaluation. *Radiology* 1986;160:603–605.
132. Filly R, Blank N, Castellino R. Radiographic distribution of intrathoracic disease in previously untreated patients with Hodgkin's disease and non-Hodgkin's lymphoma. *Radiology* 1976;120:277.
133. Castellino RA, Hilton S, O'Brien JP, et al. Non-Hodgkin lymphoma: contribution of chest CT in the initial staging evaluation. *Radiology* 1996;199:129–132.
134. Castellino RA. The non-Hodgkin lymphomas: practical concepts for the diagnostic radiologist. *Radiology* 1991;178:315–321.
135. Castellino RA. Hodgkin's disease: practical concepts for the diagnostic radiologist. *Radiology* 1986;157:305–310.
136. Lewis ER, Caskey CI, Fishman EK. Lymphoma of the lung: CT findings in 31 patients. *AJR Am J Roentgenol* 1991;156: 711–714.
137. Cobby M, Whipp E, Bullimore J, et al. CT appearances of relapse of lymphoma in the lung. *Clin Radiol* 1990;41:232–238.
138. Diederich S, Link TM, Zuhlsdorf H, et al. Pulmonary manifestations of Hodgkin's disease: radiographic and CT findings. *Eur Radiol* 2001;11:2295–2305.
139. Ueda T, Hosoki N, Isobe K, et al. Diffuse pulmonary involvement by mycosis fungoides: high-resolution computed tomography and pathologic findings. *J Thorac Imaging* 2002;17:157–159.
140. Polish LB, Cohn DL, Ryder JW, et al. Pulmonary non-Hodgkin's lymphoma in AIDS. *Chest* 1989;96:1321–1326.
141. Bazot M, Cadranel J, Benayoun S, et al. Primary pulmonary AIDS-related lymphoma: radiographic and CT findings. *Chest* 1999;116:1282–1286.
142. Wolff AJ, O'Donnell AE. Pulmonary manifestations of HIV infection in the era of highly active antiretroviral therapy. *Chest* 2001;120:1888–1893.
143. Ioachim HL, Dorsett B, Cronin W, et al. Acquired immunodeficiency syndrome-associated lymphomas: clinical, pathologic, immunologic, and viral characteristics of 111 cases. *Hum Pathol* 1991;22: 659–673.
144. Ray P, Antoine M, Mary-Krause M, et al. AIDS-related primary pulmonary lymphoma. *Am J Respir Crit Care Med* 1998;158:1221–1229.
145. Eisner MD, Kaplan LD, Herndier B, et al. The pulmonary manifestations of AIDS-related non-Hodgkin's lymphoma. *Chest* 1996;110:729–736.
146. Blunt DM, Padley SP. Radiographic manifestations of AIDS related lymphoma in the thorax. *Clin Radiol* 1995;50:607–612.
147. Sider L, Weiss AJ, Smith MD, et al. Varied appearance of AIDS-related lymphoma in the chest. *Radiology* 1989;171:629–632.
148. Craig FE, Gulley ML, Banks PM. Posttransplantation lymphoproliferative disorders. *Am J Clin Pathol* 1993;99:265–276.
149. Rappaport DC, Chamberlain DW, Shepherd FA, et al. Lymphoproliferative disorders after lung transplantation: imaging features. *Radiology* 1998;206:519–524.
150. Halkos ME, Miller JI, Mann KP, et al. Thoracic presentations of posttransplant lymphoproliferative disorders. *Chest* 2004;126:2013–2020.
151. Schenkein DP, Schwartz RS. Neoplasms and transplantation-trading swords for plowshares [editorial, comment]. *N Engl J Med* 1997;336:949–950.
152. Donnelly LF, Frush DP, Marshall KW, et al. Lymphoproliferative disorders: CT findings in immunocompromised children. *AJR Am J Roentgenol* 1998;171:725–731.
153. Nalesnik MA, Makowka L, Starzl TE. The diagnosis and treatment of posttransplant lymphoproliferative disorders. *Curr Probl Surg* 1988;25:367–472.
154. Aris RM, Maia DM, Neuringer IP, et al. Post-transplantation lymphoproliferative disorder in the Epstein-Barr virus-naive lung transplant recipient. *Am J Respir Crit Care Med* 1996;154:1712–1717.
155. Dodd GD, Ledesma-Medina J, Baron RL, et al. Posttransplant lymphoproliferative disorder: intrathoracic manifestations. *Radiology* 1992;184:65–69.
156. Carignan S, Staples CA, Müller NL. Intrathoracic lymphoproliferative disorders in the immunocompromised patient: CT findings. *Radiology* 1995;197:53–58.
157. Lee JS, Tuder R, Lynch DA. Lymphomatoid granulomatosis: radiologic features and pathologic correlations. *AJR Am J Roentgenol* 2000;175:1335–1339.
158. Myers JL, Kurtin PJ, Katzenstein AL, et al. Lymphomatoid granulomatosis. Evidence of immunophenotypic diversity and relationship to Epstein-Barr virus infection. *Am J Surg Pathol* 1995;19:1300–1312.
159. Prenovault JM, Weisbrod GL, Herman SJ. Lymphomatoid granulomatosis: a review of 12 cases. *Can Assoc Radiol J* 1988; 39:263–266.
160. Doran HM, Sheppard MN, Collins PW, et al. Pathology of the lung in leukaemia and lymphoma: a study of 87 autopsies. *Histopathology* 1991;18:211–219.
161. Rollins SD, Colby TV. Lung biopsy in chronic lymphocytic leukemia. *Arch Pathol Lab Med* 1988;112:607–611.
162. Maile CW, Moore AV, Ulreich S, et al. Chest radiographic-pathologic correlation in adult leukemia patients. *Invest Radiol* 1983;18:495–499.
163. Tenholder MF, Hooper RG. Pulmonary infiltrates in leukemia. *Chest* 1980;78:468–473.
164. Heyneman LE, Johkoh T, Ward S, et al. Pulmonary leukemic infiltrates: high-resolution CT findings in 10 patients. *AJR Am J Roentgenol* 2000;174:517–521.
165. Tanaka N, Matsumoto T, Miura G, et al. CT findings of leukemic pulmonary infiltration with pathologic correlation. *Eur Radiol* 2002;12:166–174.
166. Harris NL, Jaffe ES, Diebold J, et al. World Health Organization

classification of neoplastic diseases of the hematopoietic and lymphoid tissues. Report of the Clinical Advisory Committee meeting, Airlie House, Virginia, November 1997. *J Clin Oncol* 1999; 17:3835–3849.
167. Okada F, Ando Y, Yoshitake S, et al. Pulmonary CT findings in 320 carriers of human T-lymphotropic virus type 1. *Radiology* 2006;240:559–564.
168. Okada F, Ando Y, Kondo Y, et al. Thoracic CT findings of adult T-cell leukemia or lymphoma. *AJR Am J Roentgenol* 2004; 182:761–767.
169. Yoshioka R, Yamaguchi K, Yoshinaga T, et al. Pulmonary complications in patients with adult T-cell leukemia. *Cancer* 1985; 55:2491–2494.
170. Shimoyama M. Diagnostic criteria and classification of clinical subtypes of adult T-cell leukaemia-lymphoma. A report from the Lymphoma Study Group (1984–1987). *Br J Haematol* 1991; 79:428–437.
171. Kadota J, Mukae H, Fujii T, et al. Clinical similarities and differences between human T-cell lymphotropic virus type 1-associated bronchiolitis and diffuse panbronchiolitis. *Chest* 2004;125:1239–1247.

12 サルコイドーシス

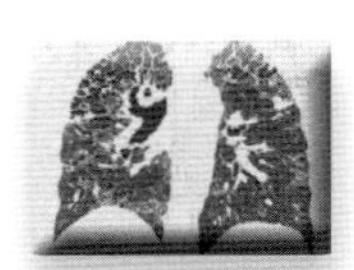

重要な項目

病理所見 321
胸部X線所見 321
HRCT所見 322
HRCTの有用性 341
関連症状とサルコイド反応 345
鑑別診断 347

本章で使われる略語

CWP (coal worker's pneumoconiosis) 炭鉱夫肺
DL_{CO} (carbon monoxide diffusing capacity) (一酸化炭素)拡散能
EBUS (endobronchial ultrasound) 気管支内超音波
$FEV_{1.0}$ (forced expiratory volume in 1 second) 1秒量
FVC (forced vital capacity) 努力肺活量
^{67}GA (gallium-67-citrate) ガリウム-67-クエン酸塩
^{18}FDG-PET (18-fluoro-deoxy-glucose positron emission tomography) ^{18}FDG-PET
HAART (highly active antiretroviral therapy) HAART療法
HLA (human leukocyte antigen) ヒト白血球抗原
IFN (interferon) インターフェロン
IL (interleukin) インターロイキン
IPF (idiopathic pulmonary fibrosis) 特発性肺線維症
PFT (pulmonary function test) 肺機能検査
PH (pulmonary hypertension) 肺高血圧(症)
SLR (sarcoidlike reaction) サルコイド反応
TBNA (transbronchial needle aspiration) 経気管支針生検
TLC (total lung capacity) 全肺気量
WTC (World Trade Center) 世界貿易センター

サルコイドーシスは1877年にJonathan Hutchinsonによって最初に報告された，非乾酪性肉芽腫[1-4]病変形成を主徴とする原因不明の全身性疾患である．自然寛解例もあるが線維化病変へ進展することもある[5]．サルコイドーシスはあらゆる臓器に起こり得るが，罹病率と死亡率は肺病変の経過によることが多い[6]．肺病変はサルコイドーシス患者の90％に認められる．肺サルコイドーシスの30～60％は無症状で，胸部X線写真にて異常を指摘されて診断される．一方で，肺サルコイドーシスの患者の20～25％は最終的に不可逆的な肺機能障害に至る[3,4,7,8]．

サルコイドーシスの胸郭外の病変は，25～50％で認められ，胸郭内の病変を伴うことが多い．胸郭外の病変は肝臓，脾臓，末梢のリンパ節，結節性紅斑やループス様皮疹などの皮膚病変である[8]．結節性紅斑は約10％でみられ，典型的には，経過観察のみで1ヵ月以内に回復する．胸郭内のリンパ節腫大，結節性紅斑，関節痛(典型的には足首)の三徴候はLöfgren症候群といわれ，急性のサルコイドーシスで特徴的と考えられている[9]．ループス様皮疹は，鼻，唇，耳を侵すサルコイドーシスにみられ，非常に悪性で進行性であり，しばしば軟骨や骨の侵食を伴う[3]．サルコイドーシスの皮膚病変は男性よりも女性に多くみられる．

サルコイドーシスは世界中でみられる疾患だが，北欧やアフリカ系アメリカ人で発症率が高い[3,7,10]．日本と欧州の調査では，患者のほぼ70％は25～45歳で発症し，50歳以降に発症する患者群と二峰性分布を示す[11]．現在まで，サルコイドーシスはシリカなどの無機粉塵だけでなく，薪ストーブからの塵，花粉などの有機粉塵を含む多くの空気中の抗原に関連して起こることが報告されてきた[3]．また，サルコイドーシスは，医療従事者，金属工場の作業員，自動車工場の勤務者，消防士などでも報告されてきた[8,12,13]．サルコイドーシスの原因は依然として不明であるが，以前より感染の関与が推測されており，*Mycobacterium tuberculosis*や*Propionibacterium acnes*の感染が原因として疑われている[14]．

サルコイドーシスは，世界の地域・人種によって発生率と有病率が大きく異なる．特にアフリカ系アメリカ人の発生率は高く，皮膚病変，眼病変，肝病変，リンパ病変の合併が多いことが知られている[3,7,10]．遺伝や職業，環境因子の相互作用などの影響はあるが[3,7,10]，世界的には，サルコイドーシスは10万人あたり4.7〜64人の有病率で発生率は1年間に10万人あたり1〜35.5人である[11]．同様に，Löfgren症候群は白人の約30%で報告されているが，アジア人ではわずか10%であり，アフリカ系アメリカ人での報告はまれである[7]．病気の進行に遺伝的な影響が関係していることもあきらかとなっている．ヒト白血球抗原(HLA)パターンには予後良好なものや重篤となるものもあり，中でもHLA-IIは最も予後との関連での研究が進んでいる[3, 15]．

病理所見

サルコイドーシスで最も特徴的な病理学的所見は，リンパ行性，もしくはリンパ管周囲性に分布する非乾酪性肉芽腫の存在である(4章参照．図4-6，図12-1)[16]．これらの肉芽腫の形成には，活性化マクロファージやTリンパ球から放出される，インターフェロン(IFN)-γやインターロイキン(IL)-12，IL-18などのサイトカインが重要な役割をしている，特異的な抗原刺激による細胞性の反応による，慢性の免疫応答を表している[3, 7, 8]．肉芽腫はよくまとまっており，組織球を中心として，リンパ球と単核細胞に取り囲まれている[17, 18]．サルコイドーシスでは，肉芽腫の間の肺実質は通常，正常である．そして，肉芽腫のすぐ近くでは単核球浸潤が肺胞壁に起こっていると思われるが，びまん性の肺胞の炎症を示唆する所見は通常みられない[19]．

サルコイドーシスの肉芽腫は，特徴的所見であり，主に，間質の気管支血管周囲組織(肺門部から肺葉にかけて)にリンパ行性に認め，やや少ないが，胸膜直下や小葉間隔壁にも認める(図4-6，図12-1)．このサルコイドーシスの肉芽腫の特徴的なリンパ管周囲性の分布は，胸部X線写真で判断することは困難であるが，高分解能CT(HRCT)では病理検体の肉眼像に近い所見を確認することができる(図12-1)[20-23]．肉芽腫のリンパ管周囲性分布は，サルコイドーシスの病理診断に最も有効であり，この所見によりサルコイドーシスは経気管支肺生検によって，高い確率で診断することができる[5, 24]．サルコイドーシスの肉芽腫は顕微鏡的な大きさだが，融合すると直径数mmになることもある．

胸部X線所見

サルコイドーシス患者の約60〜70%では，胸部X線写真で異常所見を認め[5, 6, 25-29]，慣例としてScaddingによって最初に提案された次の4つの段階の分類がしばしば使用される．(a) I期(肺門/縦隔リンパ節腫大)，(b) II期(肺門/縦隔リンパ節腫大と肺野病変)，(c) III期(肺野病変)，(d) IV期(肺線維化病変)[30]．これらの段階はサルコイドーシスの疾病期間や肺機能障害の程度[3]とは相関しないが，診断時の胸部X線写真の所見は予後には影響することがあきらかになっている．病期が上がると，予後も悪化し，I期の患者は90%は無治療で軽快するが，II期の患者が無治療で軽快するのは70%であり，III期になるとわずか20%しか無治療で軽快しない[7, 30-32]．胸部X線写真で異常所見のある患者のうち，両側肺門/縦隔リンパ節腫大の所見のあるI期の患者は約85%である[33]．肺野病変は20%の患者にみられる．

国際労働機関によるじん肺の胸部X線所見の評価方法を修正したものをもとにした他の評価方法も提案されている[34]．この方法では，異常所見は4つの亜型に以下のアルファベットで分類される(R：網状粒状影，M：肺の腫瘤影，C：融合性の陰影，F：線維化)．それぞれの異常を示すアルファベットは，広がりと重症度に基づいて，それぞれの肺を4つに分割した領域ごとにスコア化して記録される．標準的なScaddingの分類と比較して，このやり方は初診時の評価と経過観察時の評価の両方で，読影者間の変動が少ないという利点がある[35, 36]．

胸部X線写真での非特異的な所見や非典型的な所見は25〜50%にみられ，そのほとんどは50歳以上である[26]．症例の5〜10%では，胸部X線写真は正常である．まれだが，エアブロンコグラムを伴う，限局性の結節影や腫瘤影を認めることもある("肺胞サルコイドーシス"といわれる)．嚢胞性の変化は，進行した線維化を伴うことが多く，たいていは嚢胞性の気管支拡張や大きなブラによるものである．空洞性結節影は極めてまれだが，壊死性サルコイドーシス[37]の徴候としてみられる．胸膜病変は軽微であり，自然軽快することもある，胸水や限局性の胸膜肥厚で，症例の5%未満で生じることが報告されている．肺機能との相関はない[7, 38-40]．

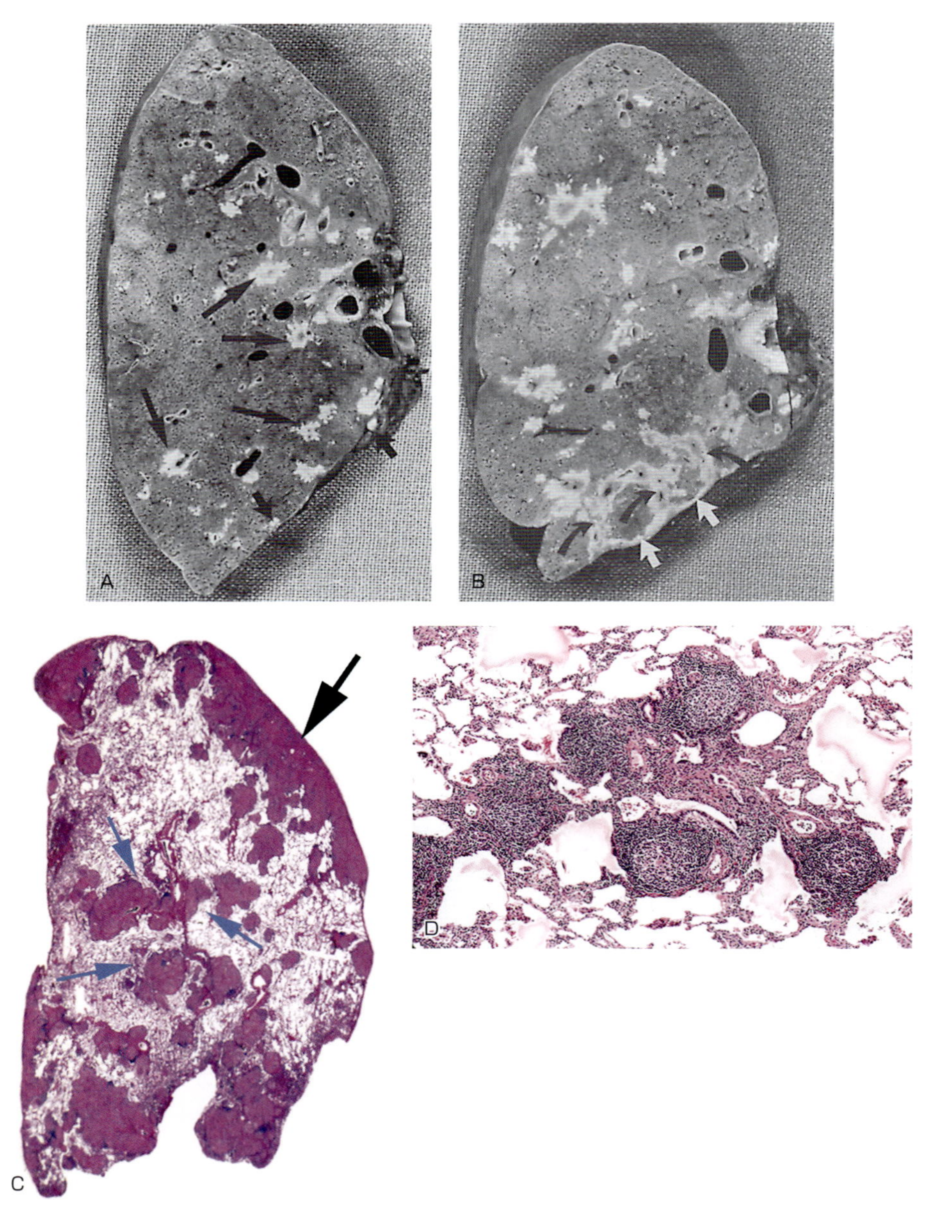

図 12-1 サルコイドーシスのリンパ管周囲に分布する結節．A，B：サルコイドーシス（55歳女性）．右上葉の肉眼的病理標本の2つの横断面．サルコイドーシスの非乾酪性肉芽腫を，気管支血管周囲の間質（長い矢印），胸膜下領域（短い矢印），そして，範囲は少ないが静脈を含む小葉間隔壁（曲がった矢印）に認める．（From Müller NL, Kullnig P, Miller RR. The CT findings of pulmonary sarcoidosis: analysis of 25 patients. *AJR Am J Roentgenol* 1989;152:1179; Müller NL, Miller RR. Computed tomography of chronic diffuse infiltrative lung disease: part 2. *Am Rev Respir Dis* 1990;142:1440, with permission.）C，D：AとBの標本とは別の患者の肉眼的標本（C）と顕微鏡所見（D）でも，典型的な非乾酪性肉芽腫がリンパ管周囲性に分布している所見を認める．肉眼的標本では，肉芽腫を，胸膜下（黒矢印）と気管支と動脈のある小葉中心（青矢印）に認める．顕微鏡所見（D）では，細気管支と動脈周囲に非乾酪性肉芽腫の集塊を認める．

HRCT所見

HRCTにおけるサルコイドーシスの所見は，詳細が記述されている[41–46]．HRCTは胸部X線写真に比べて肺病変を検出し特徴づけることに関してはるかに優れている．サルコイドーシスのHRCTでの典型的な所見は，リンパ管周囲性に分布する結節影，やや大きな融合した結節や腫瘤影，空洞性病変（まれ），局所的なすりガラス影，呼気時のモザイク灌流とエアトラッピング，気管支の変形，牽引性気管支拡張などの肺実質の変化，既存の肺胞の構造改変の有無にかかわらない線状影や網状影，蜂巣肺(蜂窩肺)や嚢胞性変化である[47]．

リンパ管周囲の結節

サルコイドーシスで最も特徴的な所見はリンパ管周囲性に分布する小結節影である．それらは以下の部分に認められる．(a) 小葉中心の気管支血管束周囲や周囲の脈管の周囲(図 12-2～図 12-5)，(b) 葉間(図 12-2～図 12-6)，(c) 胸膜直下(図 12-2，図 12-6)，(d) 小葉間隔壁(図 12-6)，(e) 小葉中心性領域(図 12-3，図 12-6，表 12-1)[22, 40-46, 48]．これらの陰影の程度は，患者により，大きく異なる(図 12-7～図 12-9)．概して，結節影は気管支血管周囲間質，葉間のような胸膜面や小葉中心性領域で優位にみられる．

HRCT では，直径 1～2 mm 程度の小結節影を確認でき，これらは，珪肺などの結節影ほどは境界が明瞭でないが，たいていは明瞭である．HRCT で確認できる結節影は，進行した患者では線維化の部分を表していることもあるが[48]，ほとんどの場合，これらの結節影は微細な肉芽腫の融合したものを表している[33, 48, 49]．結節は非常に多く両肺野全体に分布することがあるが，患者の 50% では小結節影はわずかであり，片方または両肺の限局した部位に局在している(図 12-6，図 12-9)．両側の結節影が上葉優位に分布することが一般的であるが，そうでないこともある(図 12-10，図 12-11)．

サルコイドーシスの肉芽腫は HRCT での肺門や気管支血管周囲間質の結節状の肥厚の原因となり，広汎に分布する気管支血管束周囲の結節影はこの疾患に特徴的であり，サルコイドーシスを強く示唆する所見である(図 12-2)．葉間または肋骨面の胸膜下に隣接する胸膜下の結節は，サルコイドーシスに典型的であ

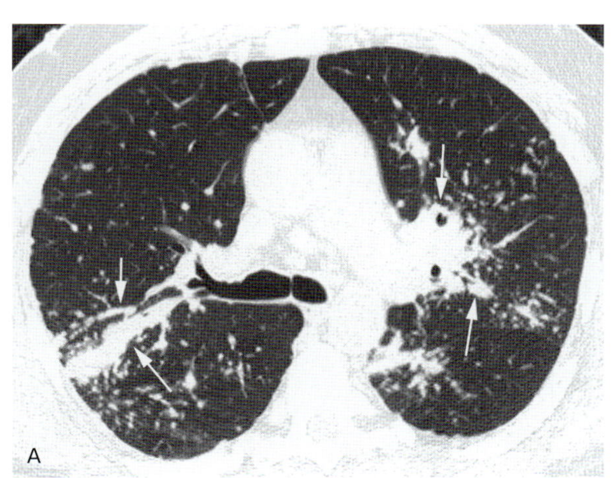

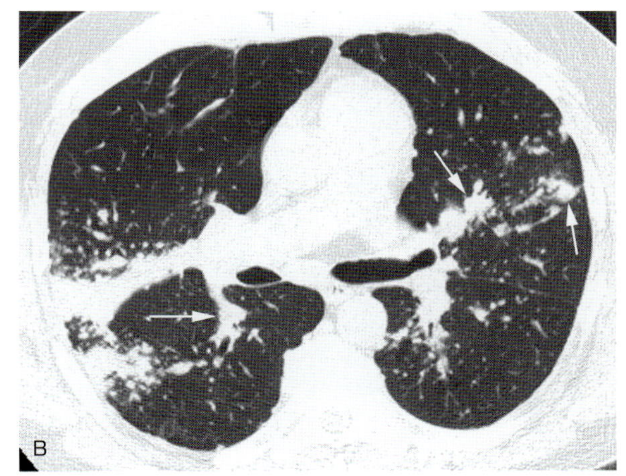

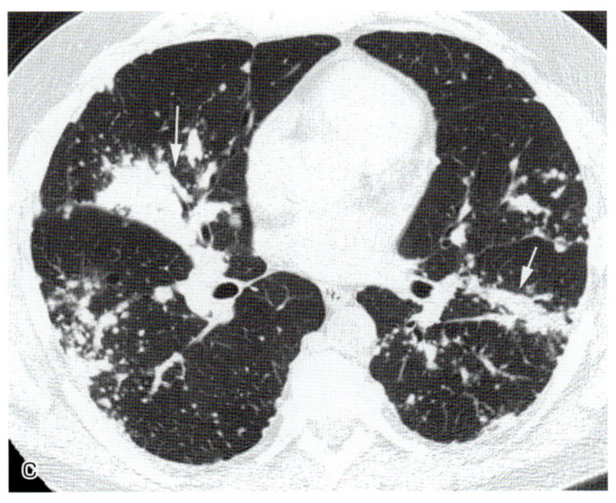

図 12-2　気管支血管束周囲の結節．A-C：肺門周囲と肺の末梢領域の両方の気管支血管束周囲間質に結節病変の広がりがある(矢印)．大きな結節の端に小さな結節影が確認され，胸膜の表面や葉間にも広範に認める．

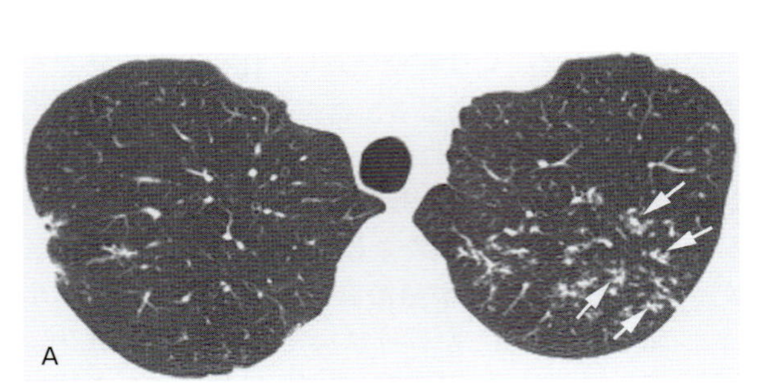

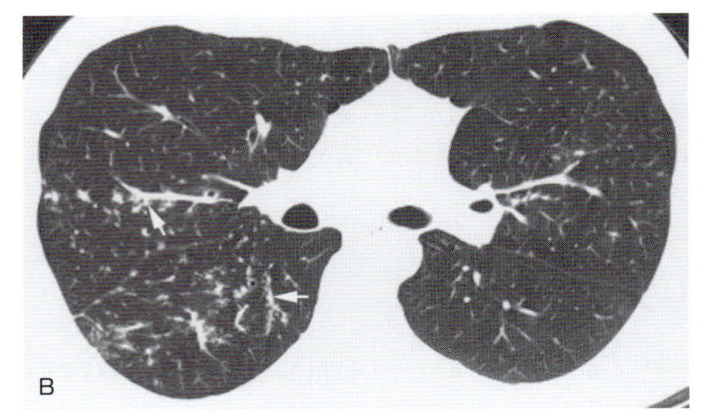

図 12-3 気管支血管周囲間質の微小病変を伴うサルコイドーシス．A：上葉では，小葉中心の気管支血管周囲間質にある肉芽腫が結節影の集まりとしてみられる（矢印）．B：やや下の断面では，気管支血管束周囲の結節影はより大きな動脈の周囲に認める（矢印）．結節影は大葉間裂に沿っても認める．

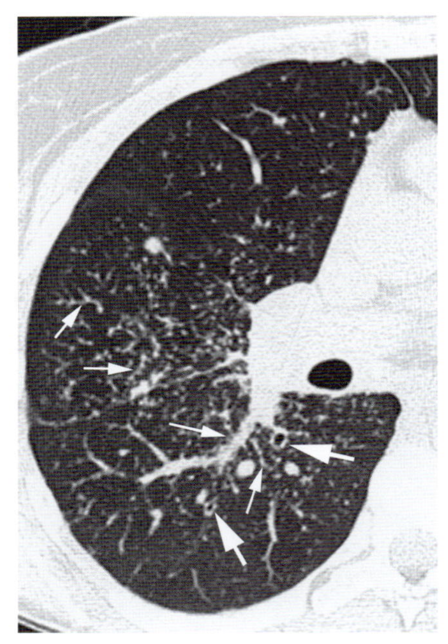

図 12-4 右中肺野の 1 mm スライスの HRCT．肺門部の気管支血管周囲間質のリンパ管周囲性に分布する典型的な結節影を認める．結節は，中心気道（大きな矢印）と大小の血管（小さな矢印）に沿って認める．大葉間裂にも結節影を認める．

り，胸膜下結節の一群は，“仮性プラーク”といわれる場合もある[22, 50]．不規則な，または結節状の小葉間隔壁の肥厚は多くの患者で認められる．ほとんどの場合，それは広範囲ではなく，目立つ所見ではない（図 12-6, 図 12-9）[25, 51]が，患者の中には，結節状の小葉間隔壁肥厚が特徴的な所見である場合もある．非対称的で，肺底部優位に分布するときには，癌性リンパ管症に類似してみえることがある（図 12-11）．

末梢性，小葉中心の気管支血管周囲間質にみられる肉芽腫は HRCT では小葉中心性の結節影や，分岐状影にみえることがあり[48, 50, 52]，結節影の集塊は小葉中心の動脈に分岐状に分布すると，tree-in-bud に類似してみえることもある（図 12-12）．tree-in-bud はサルコイドーシス患者でもみられるが，通常，気道疾患を示唆する所見であり[53, 54]，サルコイドーシス患者では小葉中心性よりもリンパ管周囲性の結節の分布を示す他の異常所見が明白にあることが多い[54]．

一般的ではないが，進行した患者で，結節影は粟粒結核のように，ランダムパターンで分布することがある（図 12-13）．あるいは，小結節影があきらかなリンパ管周囲性の分布ではなく，別個の，孤立性に明瞭にみえることもある（図 12-14）．これらの場合の鑑別診断はより困難である．

融合した結節

肉芽腫の合体や融合は，境界が不明瞭で辺縁不整な大きな結節影や腫瘤影，濃いコンソリデーションとなることがある（図 12-2，図 12-15，図 12-16）[42, 46]．直径が 1〜4 cm までの結節影は，患者の 15〜25%でみられるという報告がある[22, 41, 49, 55]．Grenier らは，サルコイドーシスの患者の 53%に 1 cm 以上の融合した結節影を認めたと報告した[56]．我々の経験において，これらは上葉と気管支血管周囲に多くみられる．エアブロンコグラムは，これらの結節影や周囲でみられることがあり，以前は肺胞サルコイドともいわれていた（図 12-15）．大きな結節影は空洞を伴うこともあるが，これはまれな所見であり，Grenier らの報告では 3%しか認めなかった[56]．たくさんの小結節影が癒合すると，中心の腫瘤影の周囲を多くの小さな結節影が取り囲むように衛星状に特徴的に分布し，いわゆる，ギャラク

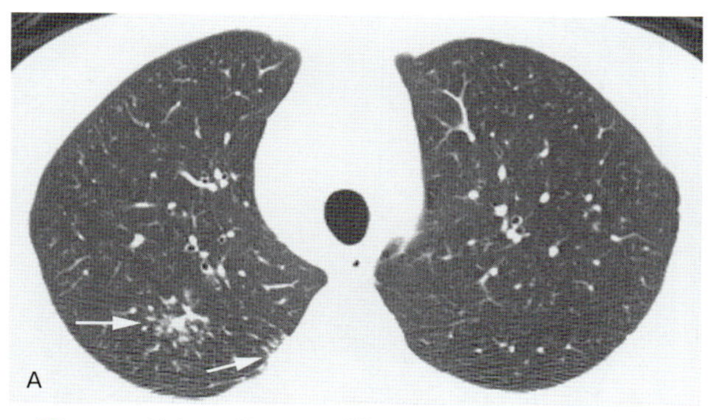

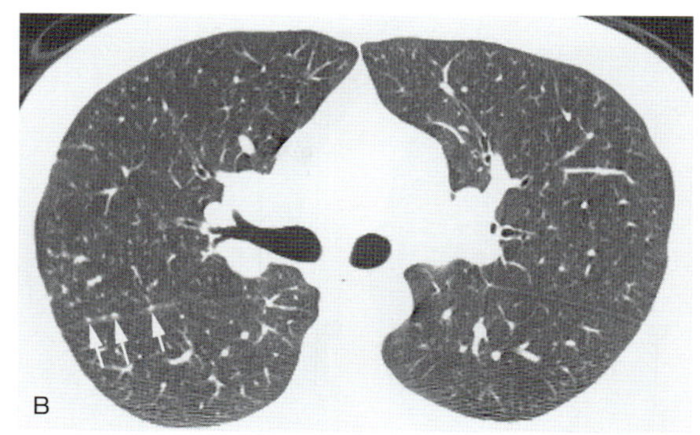

図 12-5　サルコイドーシスの微細な肺病変．A：気管支血管周囲や胸膜下に肉芽腫の集まりを認める（矢印）．B：やや下の断面では大葉間裂に沿っていくつかの結節影を認める．肺門リンパ節腫大を認める．

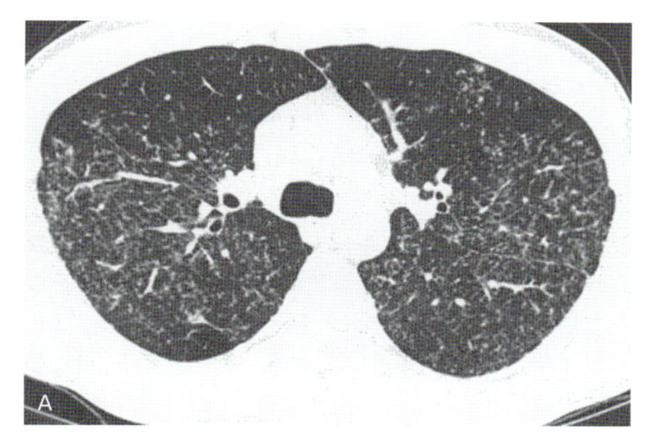

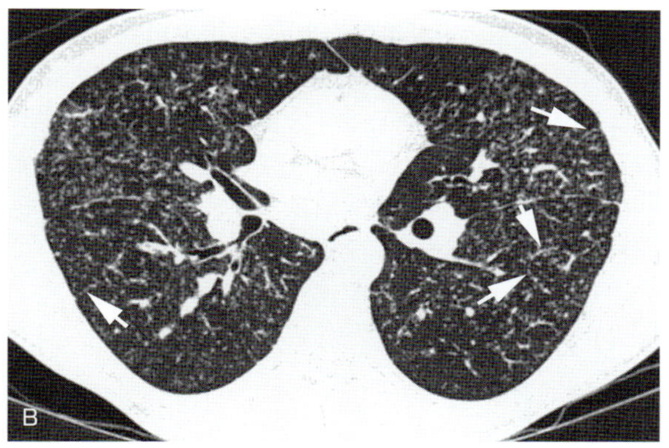

図 12-6　隔壁肥厚を伴う結節のリンパ管周囲性分布．気管分岐部（A）と中葉支（B）のレベルの 1 mm スライスの HRCT では，肋骨胸膜表面と葉間，気管支血管周囲束，小葉中心性領域と小葉間隔壁（矢印）に結節影を認め，サルコイドーシスによるリンパ管周囲性に分布する小結節影の典型的な所見である．結節影はびまん性だが，上葉の前面に病変を比較的認めないこともある．

表 12-1　初期または活動性サルコイドーシスの HRCT 所見

リンパ管周囲性分布（すなわち，気管支血管周囲間質，胸膜表面と葉間，小葉間隔壁，小葉中心性の構造物に関連する）に分布する境界明瞭な小結節影[a,b]
注：小葉中心性に分布する結節の集塊は，tree-in-bud に類似することもある
びまん性もしくはランダムに分布する小結節影
孤立性の結節影
上葉の肺門周囲に優位に分布する結節影[a,b]
大きな結節（>1 cm），しばしばエアブロンコグラムを伴う腫瘤，コンソリデーション，衛星結節，ギャラクシーサインと関係している場合がある[a,b]
限局性あるいは斑状のすりガラス影
病変の斑状分布
リンパ節腫大は通常左右対称で，しばしば境界が不明瞭で石灰化を認める[a]
気管壁の肥厚，結節形成や狭窄化
モザイク灌流やエアトラッピング[a]

[a] 最も頻度が高い所見．
[b] 鑑別診断で最も有効な所見．

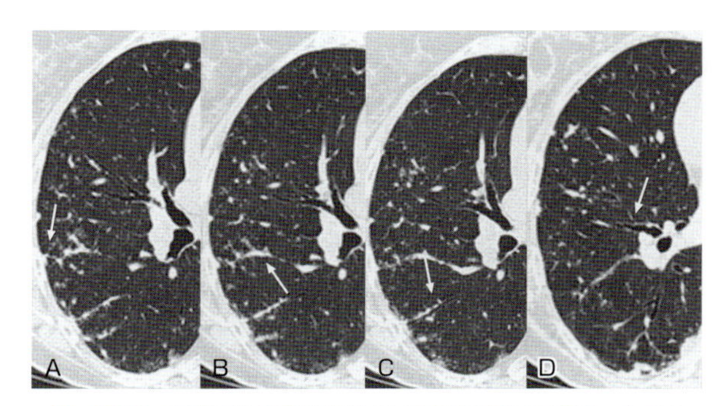

図 12-7　中肺野から下肺野にかけての連続した画像．A-D：それぞれの画像で，リンパ管周囲性の結節影を肺門周囲／間質の分布で認める（矢印）．

シーサインといわれる所見となる（図 12-3，図 12-15，図 12-16）[57]．小さな結節影が腫瘤影を取り囲む，いわゆるギャラクシーサインは，結核を含む多くの肉芽腫性肺疾患でも一般的にみられる[58]．

頻度は少ないが，充実性の病変の周囲をすりガラス影が取り囲むことがある（ハローサイン）[59,60]．サルコイドーシスにおいて，この陰影は隣接した肺胞腔のマ

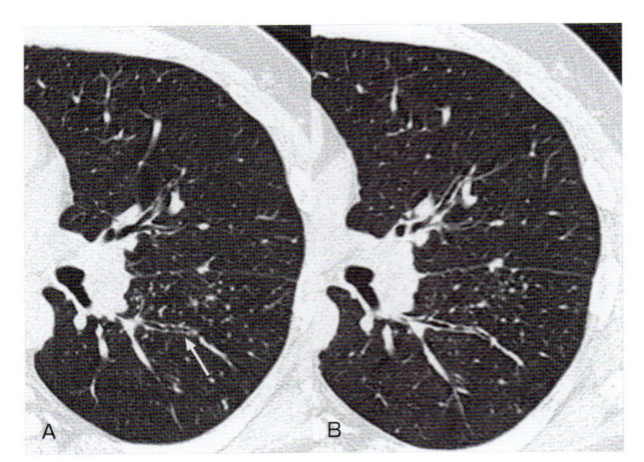

図 12-8　A，B：左の中肺野の 1 mm スライスによる CT 画像では，左の大葉間裂に沿って分布し，左下葉の上部の亜区域気管支の気管支壁の結節状の肥厚化を引き起こしている，リンパ管周囲性に分布する結節影を示している．肺実質の病変が限局性の場合に，CT は経気管支肺生検を行うための最適部位を特定するのに有用である．

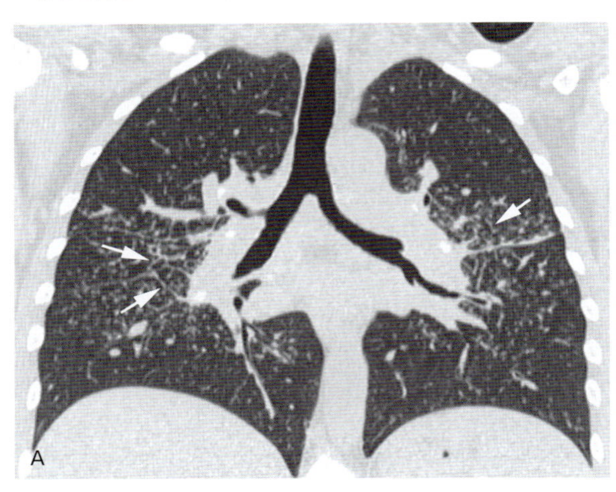

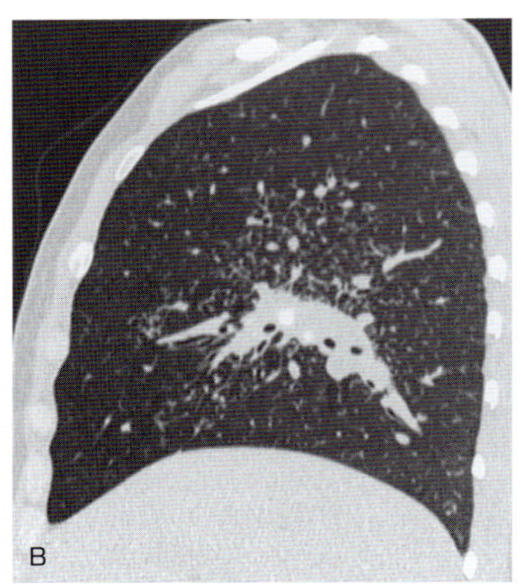

図 12-9　A，B：16-検出器 MDCT を使用して得られる 1 mm スライスの冠状断像および矢状断像は，主に中肺野にリンパ管周囲性に分布する結節影を認める．小葉間隔壁の結節状の肥厚(A，矢印)，葉間の病変，小葉中心性に分布する小結節影を認める．

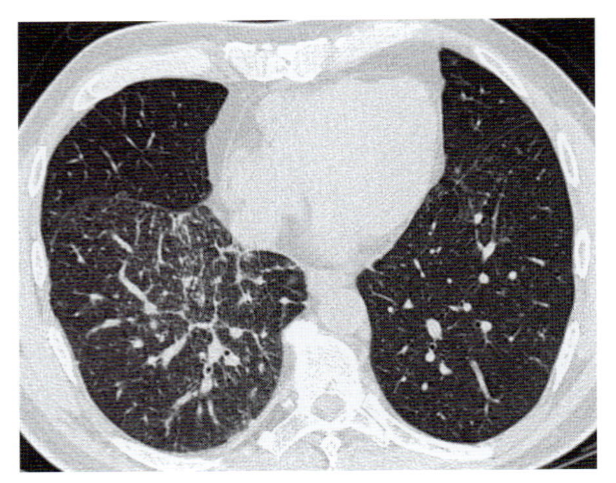

図 12-10　サルコイドーシスの非典型的な分布．下葉の 1 mm のスライスによる HRCT．右下葉で非対称で片側性の結節状の小葉間隔壁肥厚の所見を認める．これは，癌性リンパ管症の所見に類似する．上葉の所見は，対称性リンパ節腫大とびまん性のリンパ管周囲性の結節分布を認め，下葉よりはサルコイドーシスに特徴的な所見であった．

クロファージの集まりを伴う肉芽腫の集合によってみられる[61]．当初，特発性器質化肺炎に特徴的と考えられていた逆ハローサイン(アトール(環礁)サイン)はサルコイドーシスや真菌症，結核，肺塞栓や lepidic な陰影の優位な肺腺癌などの非感染性疾患など，他の疾患でもみられる．逆ハローサインの原因が感染性疾患であった 41 例と非感染性疾患の 38 例を比較した最近の検討では，結節状の壁やハローサインの内側の結節影は高率にサルコイドーシスや感染による肉芽腫が原因であることが示された．サルコイドーシスと診断された 5 例のうち 4 例は多発性の病変でリンパ管周囲性の結節影を含む他の陰影も認めていた[62]．

すりガラス影

サルコイドーシス患者の HRCT では，18〜83％の頻度で[47, 55, 63–65]，限局性または斑状のすりガラス影を認めると報告されている(図 12-17〜図 12-20)．これは，背景の間質の小結節影(図 12-17〜図 12-19)や線維化と重なっている可能性がある．少数の患者での報告だが，サルコイドーシスではすりガラス影は病理学的には，通常，肺胞の炎症よりは広範な間質でのサルコイドーシスの肉芽腫の存在を示唆することが報告されている[22, 49, 66]．他のすりガラス影の原因となる疾患と異なり，サルコイドーシスの患者ではこの所見は通常上葉に分布し，リンパ管周囲の小結節影や対称性の肺門 / 縦隔リンパ節腫大と重なって認められる[67]．

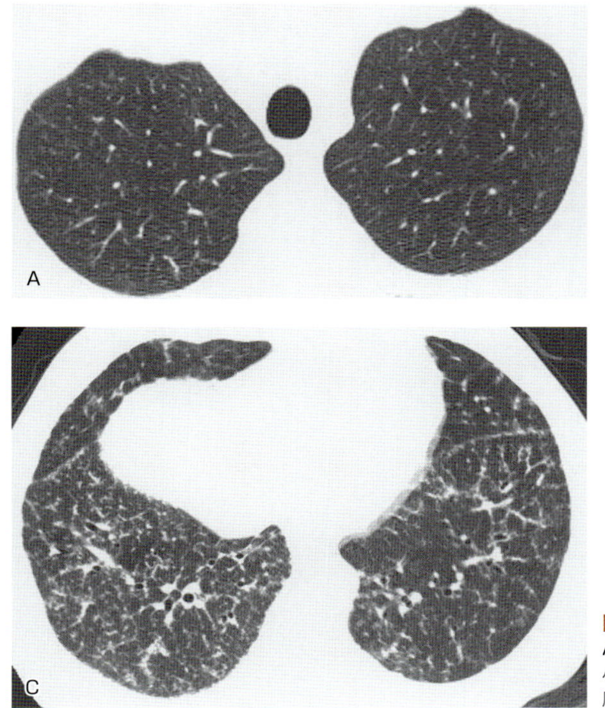

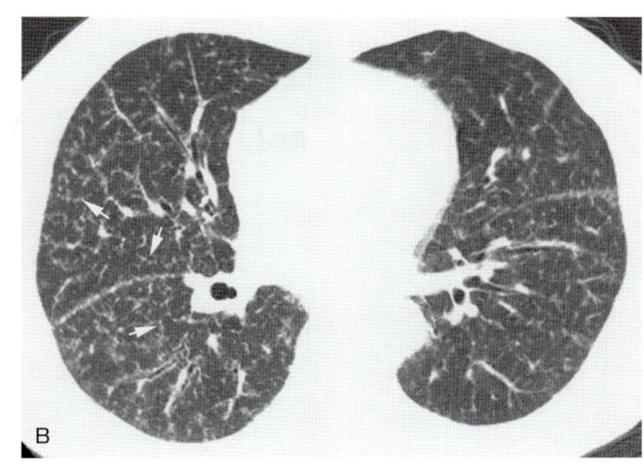

図 12-11　サルコイドーシスでの小葉間隔壁肥厚と肺底部の病変. A：上葉は，正常にみえる．B：下葉で，葉間の結節状の肥厚を認め，小葉間隔壁(矢印)の結節状の肥厚も認める．C：これらの所見は，肺底部でも認める.

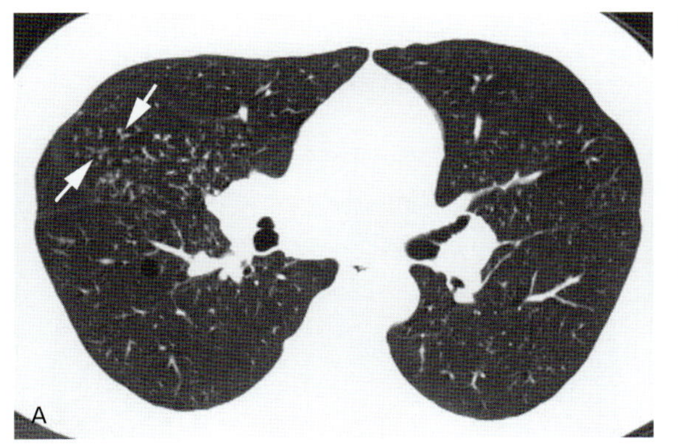

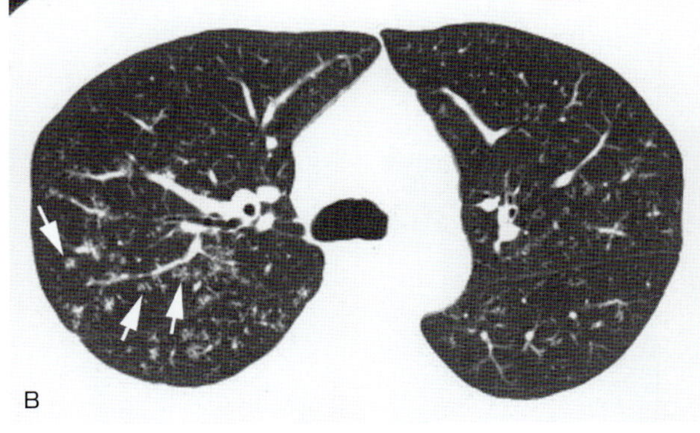

図 12-12　サルコイドーシスの小葉中心性の結節影. AとBの2つのレベルのHRCTは，小葉中心性領域(矢印)で結節影の集塊を認める．小葉中心の動脈(A，矢印)の周囲に認める結節影の中には，tree-in-budの所見に類似するものもある.

気　道　病　変

サルコイドーシスでは，組織学的には気道病変は一般的であり，喉頭蓋から末梢性細気管支領域までみられる[33, 68-72]．気道病変は様々な所見が認められる．最も頻度の高いものは，紅斑，浮腫，肉芽腫，プラーク，結節，敷石状の変化などを含む粘膜病変である．肺葉領域や区域気管支を巻き込む気管支狭窄は通常認めない．気管支の狭窄はサルコイドーシス患者の14%に認めるが，内腔が50%以上狭窄するほど狭小化することはまれである[68]．気道に隣接する肉芽腫病変や二次的な牽引性気管支拡張によって気道の歪みが生じることはより一般的である．気道の歪みは最大で47%の患者で起こることが報告されているが，症状を自覚することはまれである[47]．腫大した縦隔や肺門リンパ節が外因性に圧迫するという根拠は一般的にはない．

気道病変による臨床所見はしばしば認められる．臨床所見としては，喀血がみられ，特にアスペルギルス感染の合併した空洞影や囊胞のある進行した肺病変の患者や広範囲な気管支拡張のある患者にみられる．気道病変とは独立して報告されているが，気道過敏性が

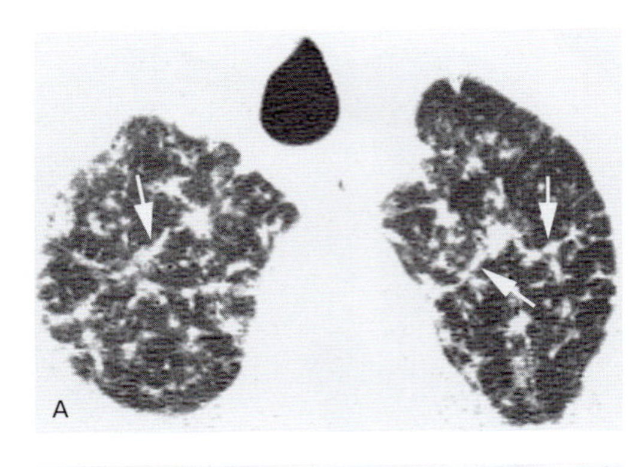

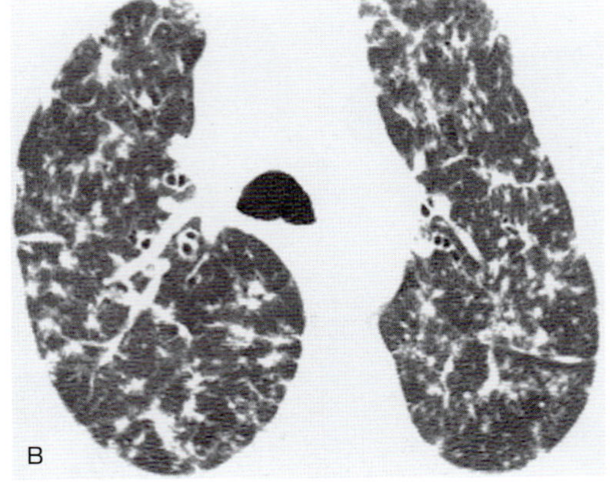

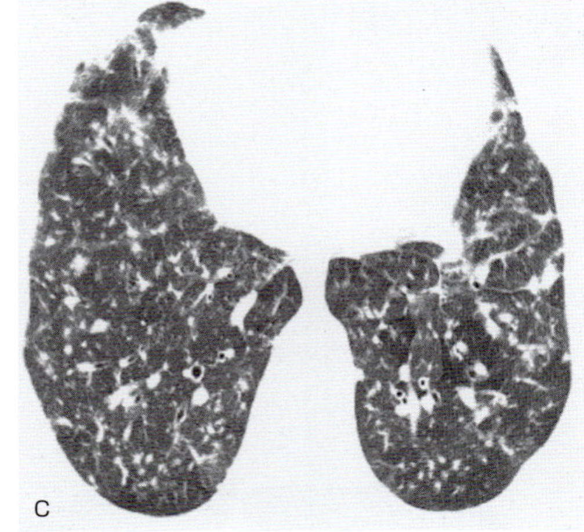

図 12-13　サルコイドーシスでのびまん性肺病変．A：上葉で，肉芽腫は優位に小葉間隔壁（矢印）に沿って分布している．B：やや低いレベルでは結節影はびまん性に散在している．C：肺底部の周辺では結節影はそれほど多くはない．

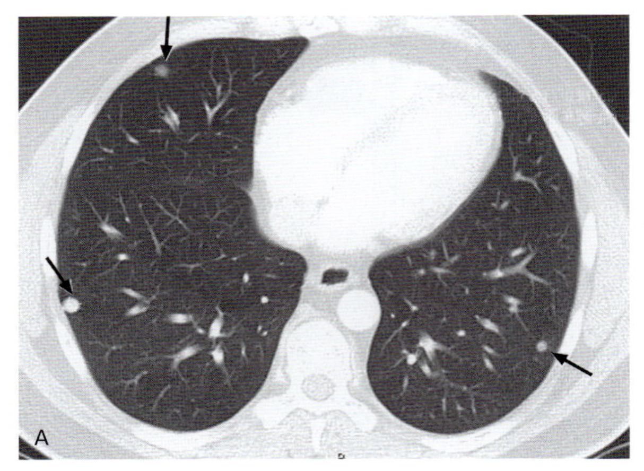

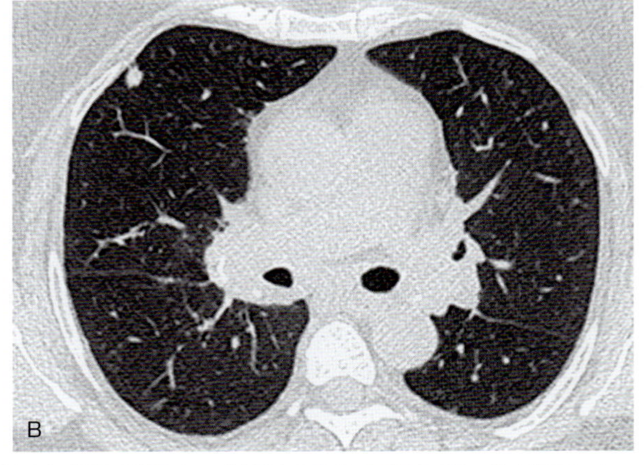

図 12-14　サルコイドーシスの散在する結節．A：生検で確定診断された縦隔 / 肺門リンパ節腫大の患者の下葉の CT．肺末梢でいくつかの境界明瞭な結節影を認める（矢印）．B：中肺野の 1 mm スライスの CT では，右上葉末梢に境界不明瞭な結節影を認める．孤立性で境界明瞭な結節影は典型的ではないが，臨床でのサルコイドーシスの診断には矛盾しない．

亢進している所見も最大 20％の患者に認められる所見である．1 秒率が 80％未満の気流制限を呈する患者は，病期にかかわらず 60％認められる[72]．

HRCT での気道病変はサルコイドーシス患者の 65％で報告され，主な所見は不規則，もしくは結節状の気管支壁の肥厚と気管支内腔の異常所見である（図 12-8，図 12-21，図 12-22）[70]．

まれではあるが，HRCT で気管支や細気管支の閉塞所見を認めることもある（図 12-20，図 12-21）[68, 73]．気管支内の肉芽腫や，気管支周囲のリンパ節腫大により，細気管支，気管支の閉塞が起こることもある．

HRCT は非常に細かな気道病変を検出できるが，内

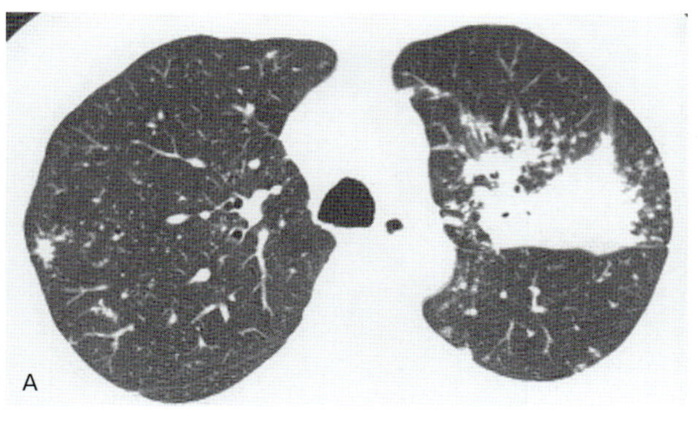

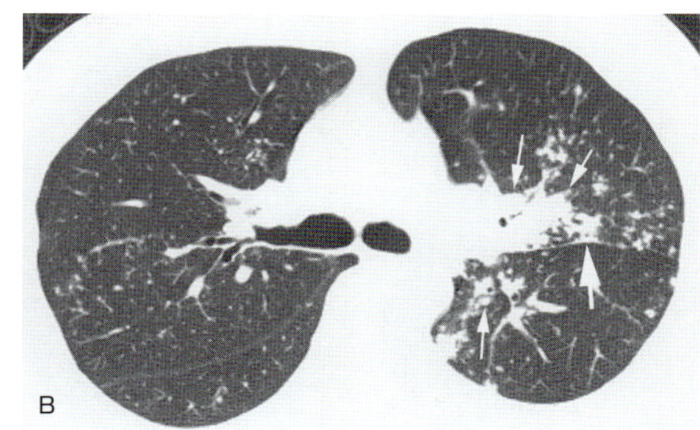

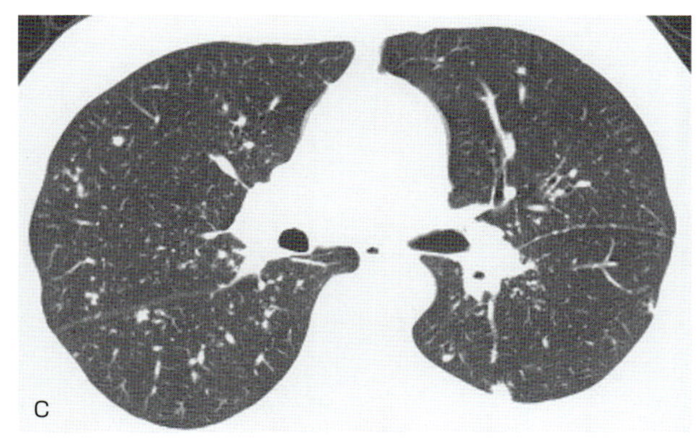

図 12-15　サルコイドーシスの肉芽腫の集塊性腫瘤．A：左上葉に大きな腫瘤影がみられ，その末梢や他の肺野では小結節影を認める．B：やや下の断面では，大葉間裂の病変のように(大きな矢印)，サルコイドーシスに典型的な気管支血管束周囲の病変はより容易に確認できる(小さな矢印)．C：気管分岐部よりやや下のレベルのCTでは軽度の異常を認める．この患者のように，サルコイドーシスでは異常はしばしば上葉優位である．

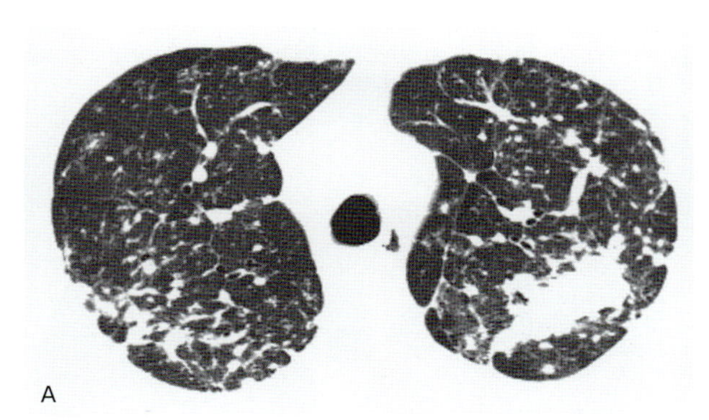

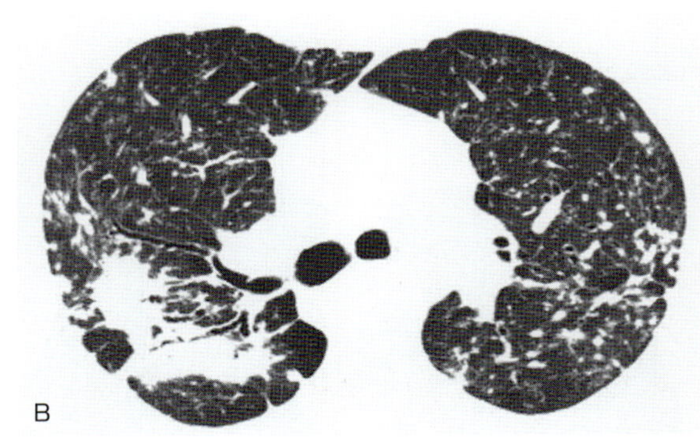

図 12-16　サルコイドーシスでの融合した結節と瘢痕．A，B：それぞれ，中肺野から下肺野にかけて明確に気管支周囲に分布するリンパ管周囲性の融合した結節影を認める．密度の濃い融合下陰影領域の内部では牽引性気管支拡張を伴うエアブロンコグラムを認める．

腔に異常所見がない場合は気管支壁の肥厚と気管支血管周囲間質の肥厚を区別することは難しい．Leniqueらによると，HRCTにて気管内腔に異常を認めた場合，86％の症例で気管支鏡検査で粘膜面の変化を認め，93％の症例で経気管支的な生検で陽性所見を認めた[70]．しかしながら，HRCTにて気管支壁の肥厚を認めると思われた患者では，気管支鏡検査で粘膜面の変化を認めた患者は59％にすぎなかった．このことは，HRCTにて正常な気道であると思われたサルコイドーシス患者でも43％では気管支鏡検査で粘膜面の変化を認めたこととあまり変わらない(図12-23)．本来，サルコイドーシスの患者のCTで多くの気道病変が指摘されることは非特異的であることに注意しなくてはいけない．これらの限界から，サルコイドーシスの気道病変に対してCTには連続的に経過観察する役割がほとんどないことが示唆された[72]．

モザイク灌流とエアトラッピング

限局的な肺野濃度と血管影の減少(すなわちモザイ

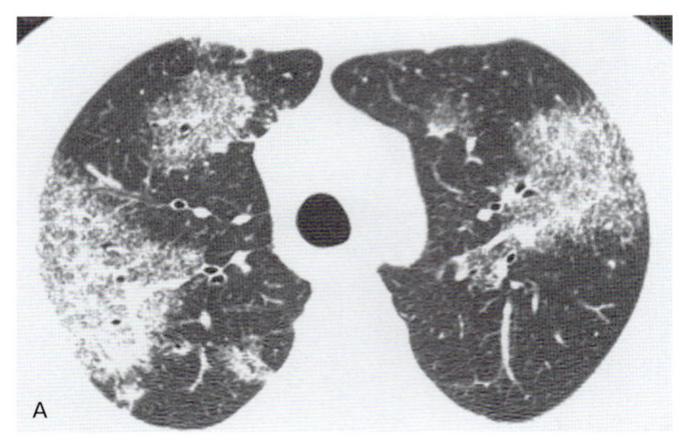

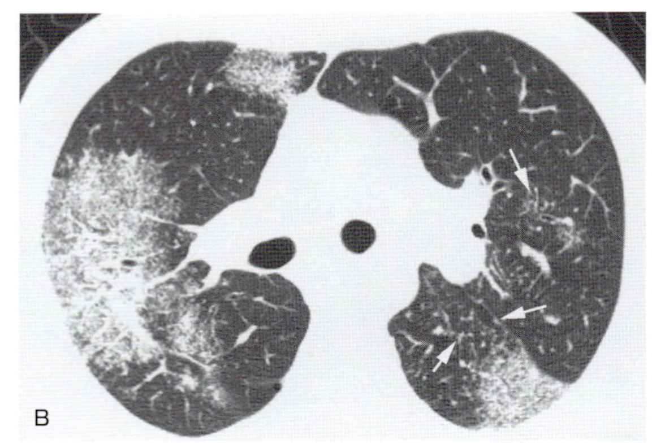

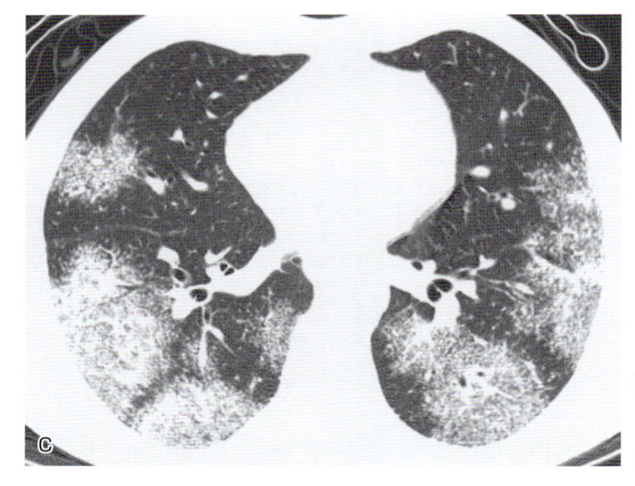

図 12-17　サルコイドーシスによる小結節影とすりガラス影による斑状の肺病変. A-C：肉芽腫の融合した大きな病巣はコンソリデーションに類似することがある. それほど異常所見の強くない領域でも(B, 矢印), 肉芽腫や葉間の結節影の散在を認める.

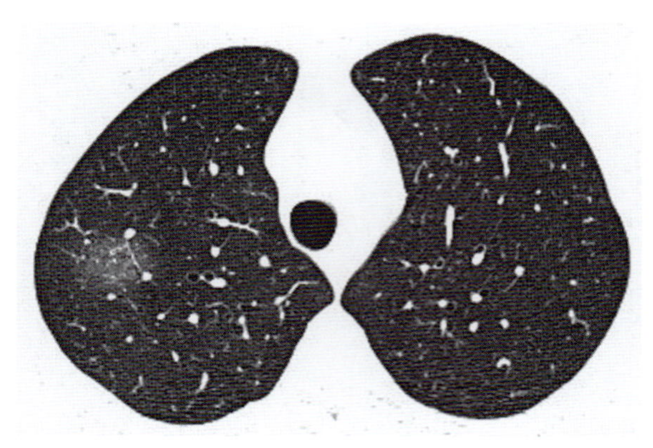

図 12-18　サルコイドーシスによるすりガラス影. 微細な"微小結節"濃度であることが確認できる境界不明瞭なすりガラス影を右上肺野に認める. この画像では無数の微細な結節の集まりによって, すりガラス影となっている. 生検にてサルコイドーシスと診断された.

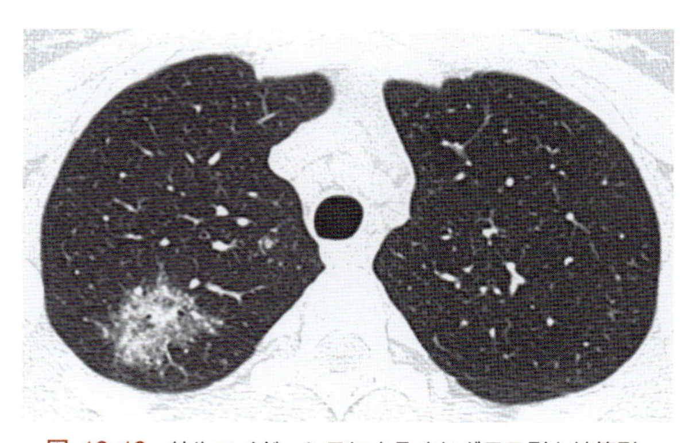

図 12-19　サルコイドーシスによるすりガラス影と結節影. 上葉の 1 mm スライスの CT. 限局性に小結節影を伴うすりガラス影を認める.

ク灌流)はサルコイドーシス患者の HRCT にて吸気時にみられることがある[74-76](図 12-24～図 12-26). 気管内腔, または粘膜下のサルコイドーシスによる肉芽腫, または微小な気道の線維化による閉塞によって起こる呼気時の HRCT でみられるエアトラッピングはより一般的に認められる[77]. 45 例中 40 例(89%)に認めた報告[78]と 30 例中 25 例(83%)に認めたという報告[79]がある. 最近の 22 例の肺サルコイドーシス患者の報告では, 小さな気道病変による呼気時のエアトラッピングは, 20 例(95%)[80]で確認された. エアトラッピ

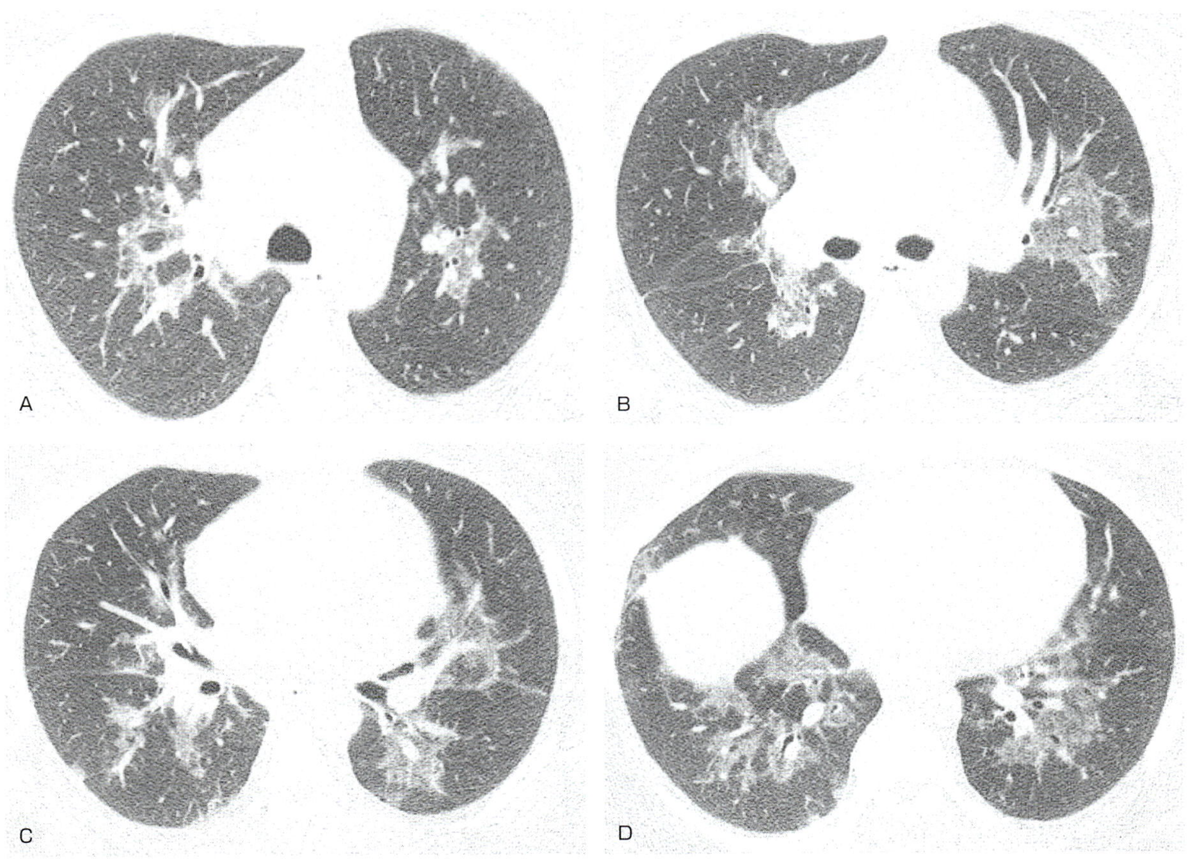

図 12-20　サルコイドーシスのすりガラス影． A–D：気管支血管束周囲の境界不明瞭なすりガラス影はサルコイドーシスを示唆する所見である．あきらかな結節影はみられない．

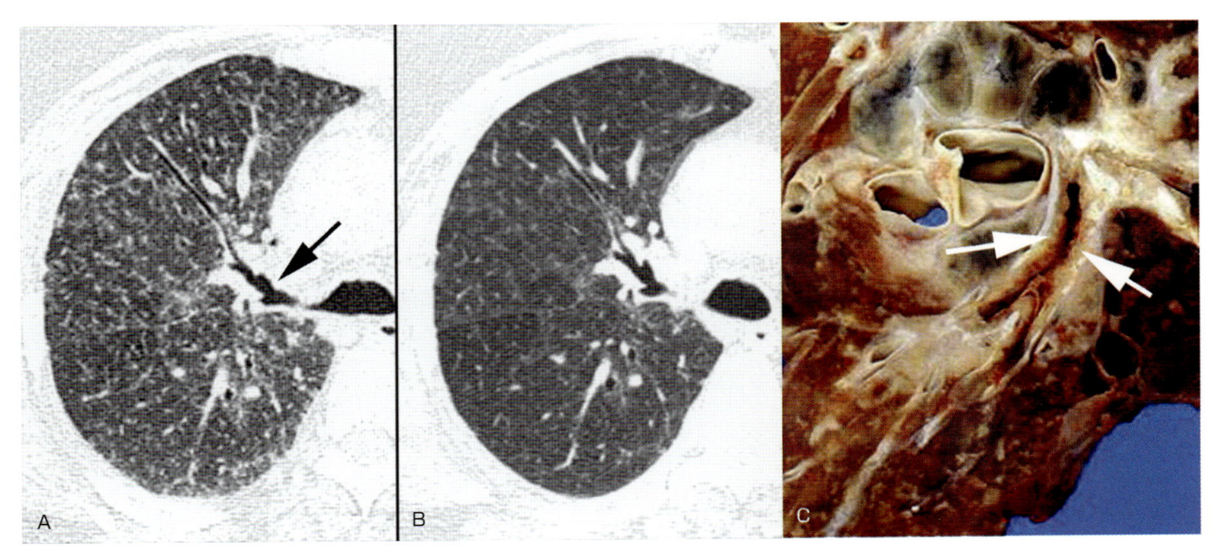

図 12-21　気道病変． A：気管分岐部のレベルでの 1 mm スライスの HRCT では典型的なリンパ管周囲性にびまん性に分布する結節影を認める．右上葉の起始部から前区域の気管支の著しい結節性の不整と狭小化(A，矢印)を認める．気道異常は，外因性圧排や気道壁の肉芽腫性病変を含む様々な機序で生じる．B：ステロイド治療後，数ヵ月後の A と同じレベルの CT では，肺全体で小結節影の広がりの退縮が認められた．この場合には，右上葉支の持続的な狭小化は，不可逆的な瘢痕となる可能性がある．C：サルコイドーシスの別の患者の気道病変．複数の気管支内結節(矢印)は，肉芽腫を意味する．(Courtesy of Martha Warnock, MD.)

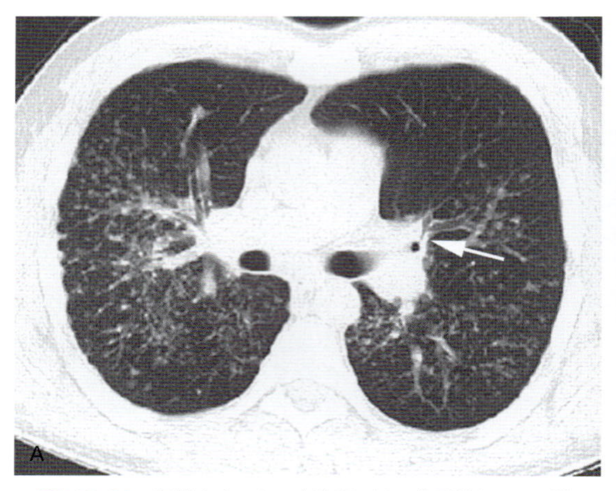

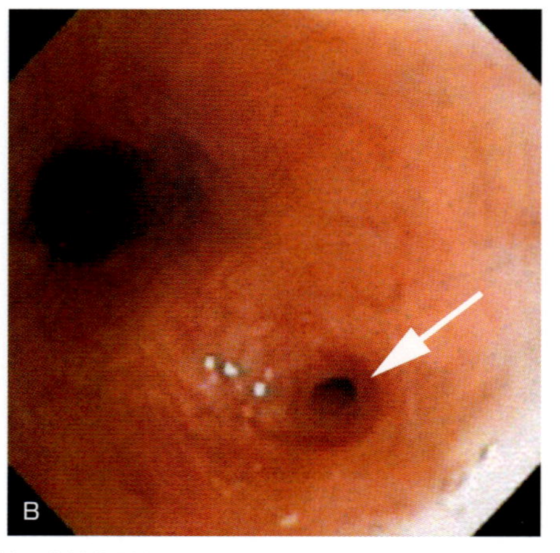

図 12-22　気道病変．A：中肺野では，典型的なリンパ管周囲性の小結節影を認める．左上葉前上葉支の著しい狭小化が限局性気管支狭窄の原因(矢印)である．B：A の所見(矢印)を認める同一患者での病変部位に一致する気管支鏡検査像．外観にもかかわらず，疾患の経過初期であれば，これはまだ可逆性である場合がある．

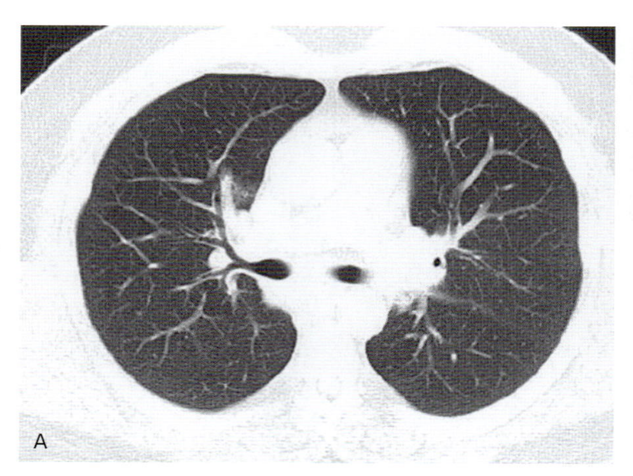

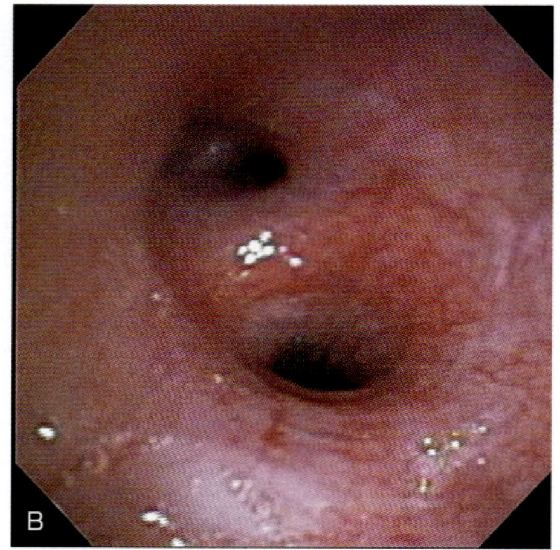

図 12-23　気道病変．A：右上葉支のレベルの CT では両側肺門と気管分岐下のリンパ節腫大を認める．気道はみえる範囲では正常である．B：右上葉支の気管支鏡所見ではわずかではあるが，気道の肉芽腫性病変による気道粘膜の結節性の変化を認める．CT で異常所見を示すときはほとんどの場合，病理学的にも気道の異常が認められるが，病理学的に異常所見が認められても気道が正常にみえることもある．

ングは，HRCT でみられる唯一の異常である場合がある．Magkanas らの報告では，10％の症例でエアトラッピングが唯一の異常所見であった(図 12-26)[79]．エアトラッピングは，小結節影や活動性の所見が改善した後も持続することがある．

肺実質の線維化

“重篤な”サルコイドーシス患者(Ⅳ期)では，50％以上の患者で肺の線維化に関連した異常所見を認める[42, 45, 55, 65]．肺の線維化については，(a) 気管支の歪みによる線維化の初期像，(b) 線状の瘢痕影，(c) 蜂巣肺，の大きく 3 つのパターンがある[47]．それぞれのパターンは異なった肺機能障害と関連がある傾向がある．気道病変は典型的には閉塞性換気障害と関連している一方で，蜂巣肺は拘束性肺障害を認める．その一方で，線状の瘢痕影を呈する場合は軽度の肺機能障害しか認めない[47]．

Ⅳ期のサルコイドーシス患者の，線維化の一般的な所見は以下のようなものである．(a) 結節影や腫瘤影の辺縁の不規則な変化の増加，(b) 葉間の変形，(c) 牽引性の気管支拡張による気管支の不規則な変化，(d) 気道と血管を含む線維性の組織による肺門の集塊性の腫瘤影，(e) 粗い線状影・網状影(表 12-2)[47, 73]．

サルコイドーシス患者の経過観察では，結節影，コンソリデーション，すりガラス影の領域は，時間の経

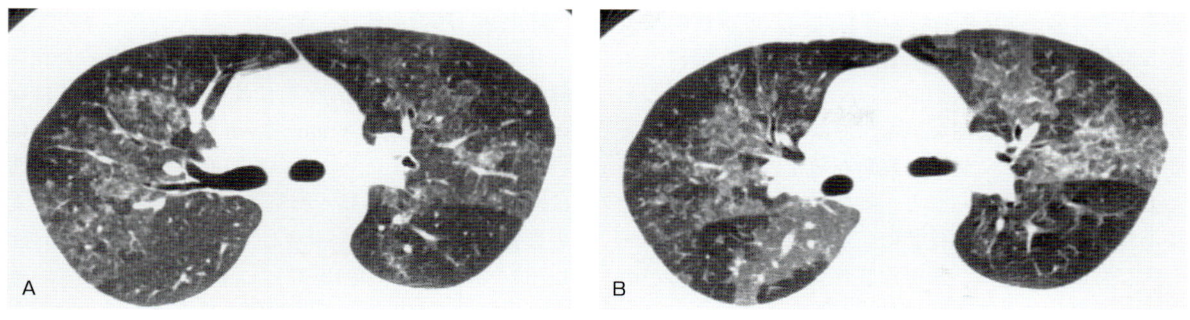

図 12-24　サルコイドーシスによるすりガラス影，モザイク灌流とエアトラッピング．A：モザイク灌流といくつかの小結節影の低吸収域もみえるが，この患者における主要な異常所見はすりガラス影である．B：呼気 CT では，肺末梢でエアトラッピングを認める．

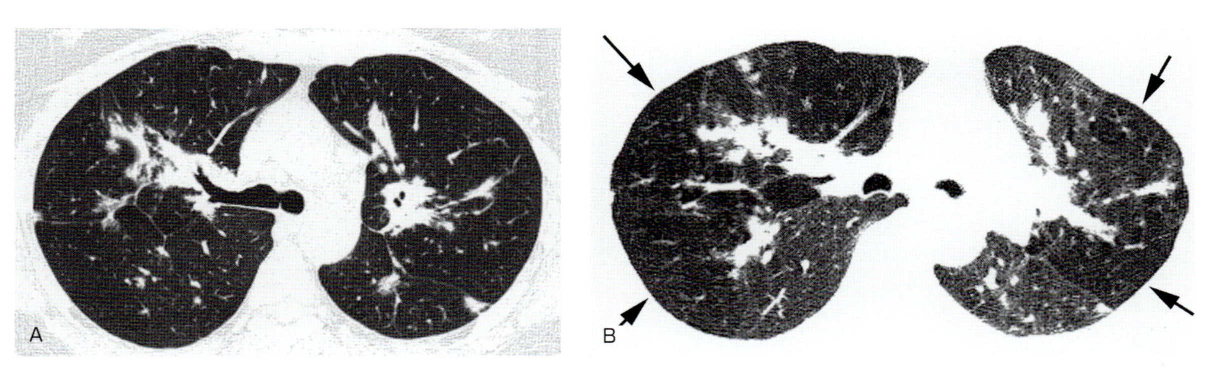

図 12-25　サルコイドーシスのモザイク灌流とエアトラッピング．A：吸気時はサルコイドーシスに典型的な不規則な気管支血管周囲と胸膜の腫瘤影を認めている．モザイク灌流に関連する，脈管の減少を示している領域は，肺末梢に認める．B：呼気 HRCT では，斑状のエアトラッピング（矢印）を認める．

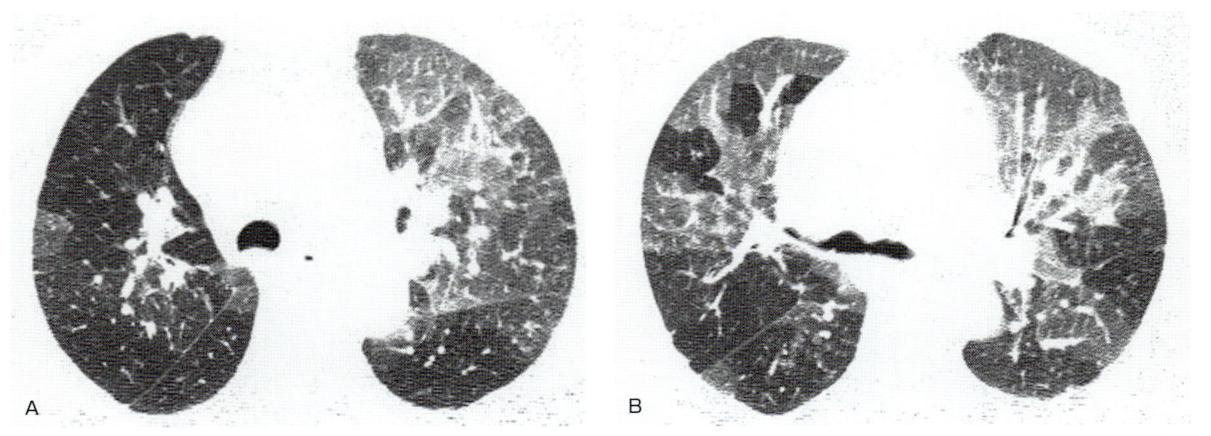

図 12-26　サルコイドーシスによるエアトラッピング．A，B：エアトラッピングは，経過の長い患者で認める．結節影はほとんど認めない．

過や治療により減少する傾向があり，HRCT は活動性炎症と不可逆性の線維化を区別する際に有意義であることがある（図 12-21，図 12-27，図 12-28）．肉芽腫性変化の治癒とは関係ないのだが，線維化の所見は徐々にはっきりしてくることが多い．線維化の進行に伴い，不規則な小葉間隔壁の肥厚を含む不規則な網状影が，有意な特徴となってくる（図 12-29）．網状影はしばしば肺門周囲の気管支血管束に沿ってみられる（図 12-30，図 12-31）[22, 41, 81]．

HRCT での最も一般的な線維化の初期の所見は，葉間の変形と主気管支，上葉支の後方への移動である（図 12-32～図 12-34）．この所見は，上葉の背側の容積減少を示唆する[42,46]．進行性の線維化は，線維性の腫瘤影と関係するが，肺門の気管支と血管を中心部に引き寄せるようにみえ，典型的には，上葉でみられることが多い[15]．より広範囲な線維化では，牽引性気管支拡張による中心性の気道での鋭角な角化の結果，気管支の変形の進行が認められる．集塊状の線維性の腫瘤と中心性の気管支の変形は特に，進行したサルコイドーシスに特徴的である．牽引性気管支拡張の有無にかかわらず線維化による集塊性腫瘤がみられる他の疾患としては，一般的には，珪肺症，結核，タルク肺(滑石沈着症)がある．

表 12-2　線維化したサルコイドーシスの HRCT 所見

平滑または結節状の気管支血管周囲間質の肥厚[a,b]
小結節影は減少するが，残存している；しばしば，病初期より不規則に認める[a,b]
上葉の肺門優位の分布[a,b]
たいてい肺門周囲で牽引性気管支拡張を伴う集塊性の腫瘤．周囲に分布する結節影は，存在しないか，活動性疾患患者と比べて少ない[a,b]
葉間裂の不整[a,b]
上葉気管支の後方変位[a,b]
小葉間隔壁肥厚
蜂巣肺または嚢胞性変化(しばしば上葉で優位)[b]
リンパ節腫大，通常左右対称，石灰化[a]
気管壁の肥厚，結節形成や狭窄化
モザイク灌流やエアトラッピング[a]

[a] 最も頻度が高い所見．
[b] 鑑別診断で最も有効な所見．

蜂巣肺，肺嚢胞症は，サルコイドーシスの患者でみられることもあるが，特発性肺線維症(IPF)のような線維化を起こす他の肺疾患に比べると一般的ではない．肺嚢胞は直径が 3 mm～2 cm 程度で，壁の厚さは 1 mm 以下であり，たいてい胸膜直下または肺門周囲に位置する．これらは，肺気腫または気管支拡張による嚢胞性変化の領域を示唆している可能性もある(図 12-33，図 12-35～図 12-37)[73]．蜂巣肺はたいてい重症の線維化や牽引性気管支拡張を伴う中心性の腫瘤をもつ患者にみられる[48]．サルコイドーシスの患者の蜂巣肺は主に中肺野と上肺野にみられ，肺底部は相対的に蜂巣肺にならないことが多い[82]．通常型間質性肺炎(UIP/IPF)や線維化性非特異性間質性肺炎(fibrotic NSIP)では，蜂巣肺が胸膜下や肺底部優性にみられることが典型的だが，サルコイドーシスの蜂巣肺ではまれであることは強調すべきことである[47,83]．

リンパ節の異常

HRCT では多くの患者で，特徴的な両側の肺門・縦隔リンパ節腫大を認めるが，進行した肺病変の患者ではリンパ節腫大を認めないこともある．CT では，リンパ節腫大は前縦隔(図 12-38A)，乳腺，後縦隔，鼡径部，腋窩などでみられる[26]．乳房や心臓周囲の腫大したリンパ節はサルコイドーシスでも認めることはあるがリンパ腫の可能性が高まることが示唆されてい

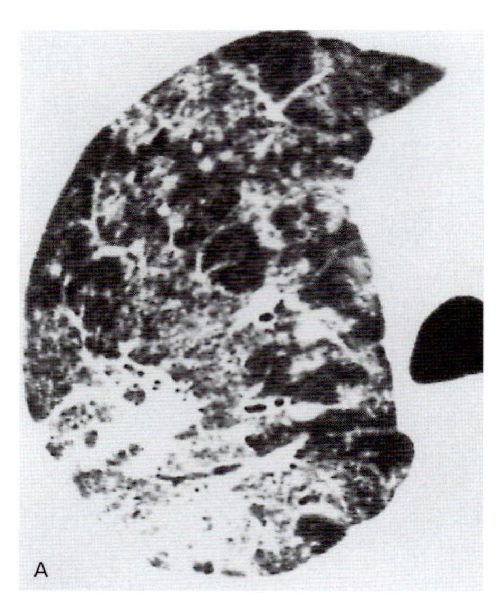

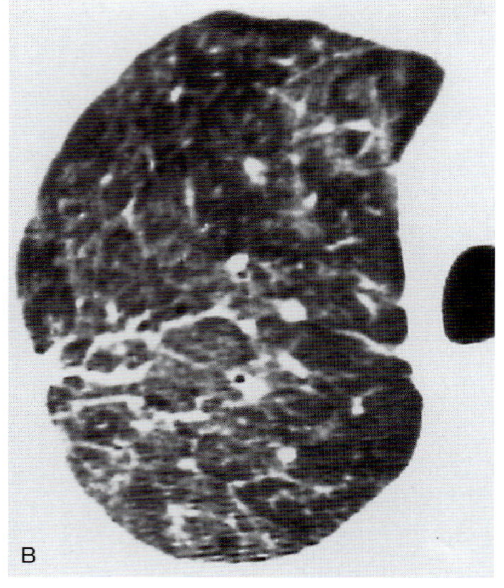

図 12-27　サルコイドーシスの治療の前後．A：右中肺野に治療の標的となるサルコイドーシスに特徴的な気管支血管束周囲の結節影を認める．B：ステロイドによる治療後に行われた経過観察での A と同じ断面の画像では，リンパ管周囲性の結節影は完全に軽快している．

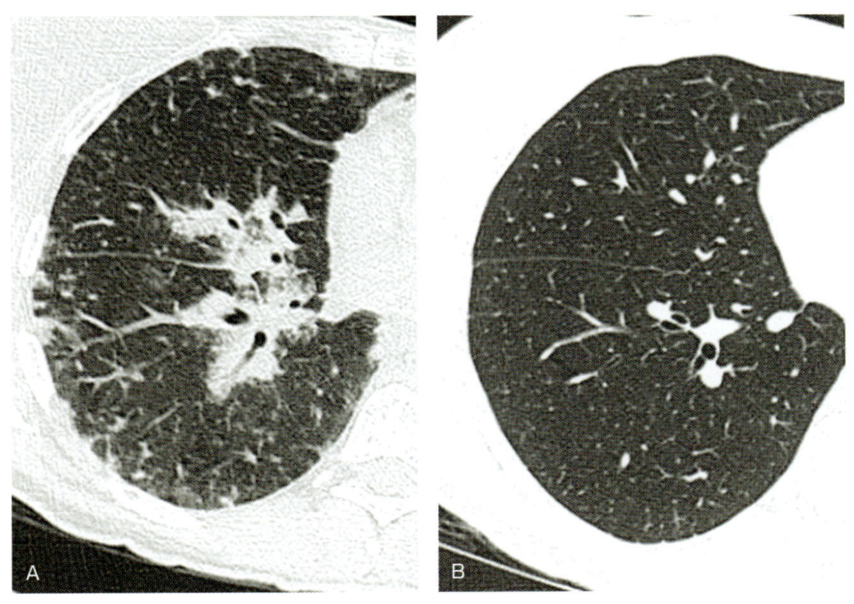

図 12-28　サルコイドーシスの治療の前後．A：右中肺野の中枢側に治療の標的となるサルコイドーシスに特徴的な気管支血管束周囲の陰影と胸膜直下に異常陰影を認める．B：ステロイドによる治療後に行われた経過観察でのAと同じ断面の画像では，完全に軽快している．

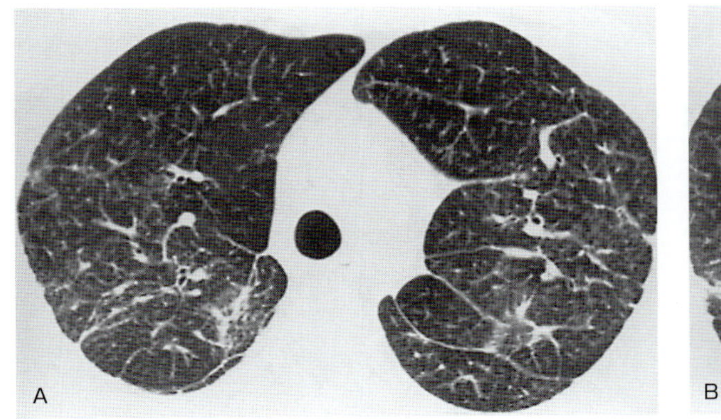

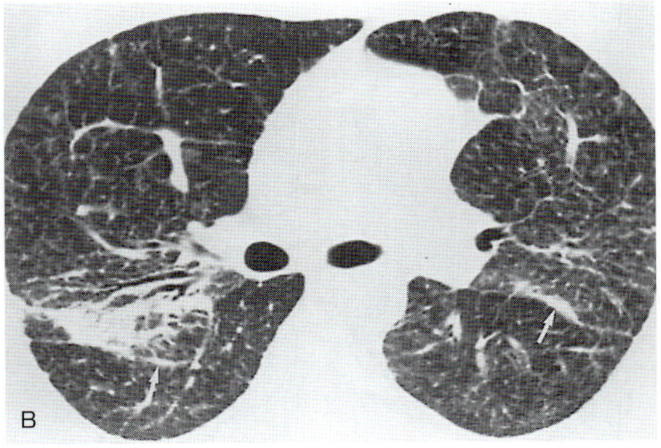

図 12-29　肺サルコイドーシスで線維化をきたした患者(32歳男性)．A，B：気管分岐部のレベルのHRCTでは，広範囲な不規則な結節状の隔壁肥厚(B，矢印)，不規則な境界面と牽引性気管支拡張を認める．上葉気管支の後方変位は，肺の変形の初期所見である．両側の広範囲なすりガラス影は活動性の炎症所見を示し，^{67}Gaシンチグラムでの集積部位と関連した．

る[84]．リンパ節の石灰化はまれではなく，結核でみられる高吸収域の石灰化とは対照的に辺縁不整で淡く(図 12-38B)，卵の殻のようにみえる(図 12-38A)．HRCTは，線維化のある肺で肺門リンパ節腫大を発見することに有用である(図 12-38C)．サルコイドーシスによる腫大した結節は，まれに肺動脈起始部や上大静脈，食道などの重要な縦隔構造を強く圧迫する．

サルコイドーシスの胸部の合併症

サルコイドーシスでは多くの合併症が起こることが知られているが，画像診断はその診断に重要な役割を果たすことができる[48]．合併症としては，中心性の気道の閉塞による気管支の狭窄や軟化により以前からできていた空洞への慢性的な感染，肺高血圧症(PH)による肺血管の関与，胸膜病変，まれだが，壊死性血管炎などがある．

嚢胞性および空洞性疾患

サルコイドーシスでは真の空洞性病変はまれであり，血管炎による虚血性壊死によってみられると報告されている[85]．広範な線維化のある患者では，ブラや

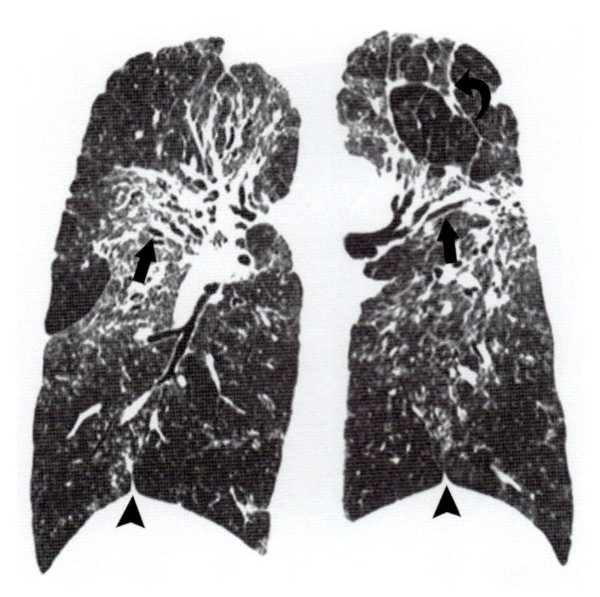

図 12-30 サルコイドーシスの線維化．HRCT冠状断像．主に上葉の肺門部で，著明な構造改変の典型的所見である牽引性気管支拡張(矢印)を認める．上葉の容積減少と両側肺門部の退縮にもかかわらず肺尖部は鮮明であることに注意すべきである．この症例では，リンパ管周囲性結節もみられる．限局性横隔膜退縮(矢頭)は，上葉容積損失のもう1つの所見である．

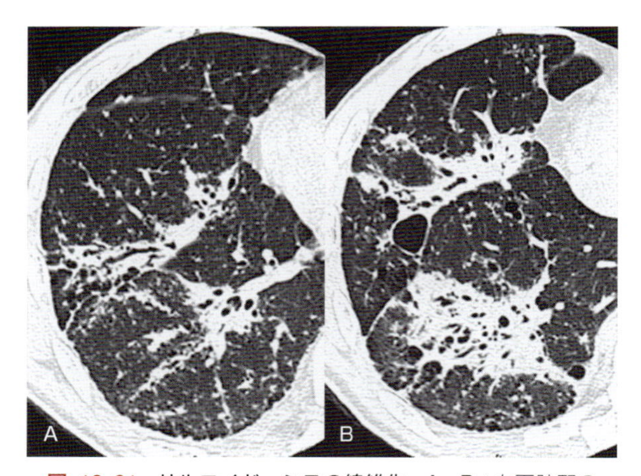

図 12-31 サルコイドーシスの線維化．A，B：右下肺野の連続していない1mmのHRCT．著明な構造改変，牽引性気管支拡張と巣状の肺気腫による典型的な気管支周囲の線維性の腫瘤影の所見である．主に下肺野にみられるこれらの所見の分布は典型的ではないが，サルコイドーシスの診断に一致するリンパ管周囲に分布する結節影も認めている．

気管支拡張による嚢胞が空洞のようにみえることがしばしばある[33, 86](図12-34，図12-35)．

真の空洞影はしばしば多発性で，空洞壁は薄い場合も厚い場合もある．原因不明の場合，最も重要な鑑別診断には，特に結核(図12-39)，腐生性真菌の感染(典型的にはアスペルギルスによるもの)の感染性原因の

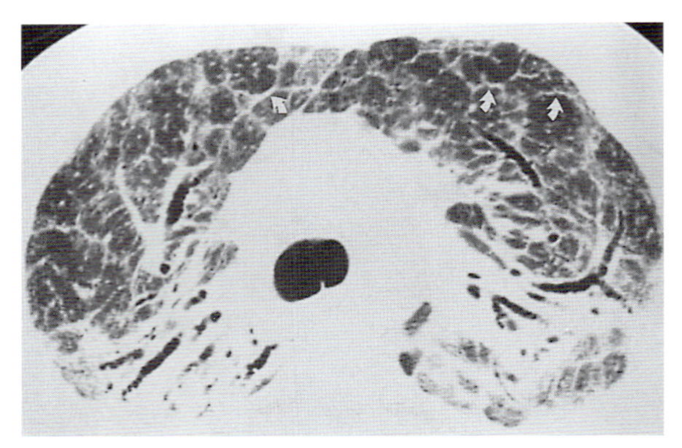

図 12-32 サルコイドーシスの線維化の所見(32歳男性)．気管分岐部のレベルのHRCT．広範囲な不規則で結節状の小葉間隔壁の肥厚(矢印)，不規則な境界面，牽引性の気管支拡張を認める．上葉の気管支の後方への偏位は肺の変形の初期の徴候である．広範囲な両側のすりガラス影は ^{67}Gaシンチグラムの集積と一致していた．

可能性が含まれる(図12-37)[26, 33, 46, 86]．しばしば無症候性でもあるが，重複して感染した真菌感染症による喀血は重篤な合併症であり，時に，止血のために気管支動脈塞栓術や外科的切除を必要とすることもある．これらの症例の死亡率は，感染よりも元々の肺病変の重症度によることが多いが，50%とも報告されている[87]．

結節または腫瘤の空洞化は，壊死性サルコイドーシスでみられる[33]．この珍しい疾患は，最初にLiewbowら[88]によって全身性疾患として報告され，サルコイド様の肉芽腫と様々な程度の壊死性の脈管炎によって特徴づけられ，胸腔内にはリンパ節腫大がみられる，このまれな疾患群のCTでの特徴は，びまん性の肺の浸潤影と両側の結節影，孤立性の結節影である[37]．

気管支の狭窄

気管支狭窄の機序としては，隣接した肺門リンパ節の線維化や腫大による外側からの圧迫，気道の角化による線維化の広がりによる肺実質の変形，肉芽腫の直接的な浸潤，気管支壁の線維化があげられている(図12-21，図12-22)[68-70]．咳，呼吸困難，喘鳴，喀血などの呼吸器症状を伴うことが典型的である．18例の気管支狭窄患者についての研究では，治療効果は症状発現から3ヵ月未満で治療が開始されたときに最も有効であった[68]．気管内に肉芽腫が存在し，$FEV_{1.0}$/FVC 70%未満の閉塞性障害のある11例の患者について研究したLavergneら[69]の報告では，ただちに治療を開始したところ，8例(72%)で改善があり，4例で呼吸機能は正常化した．

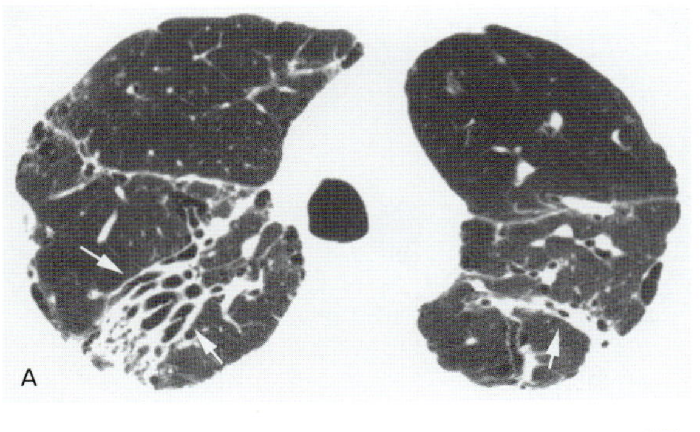

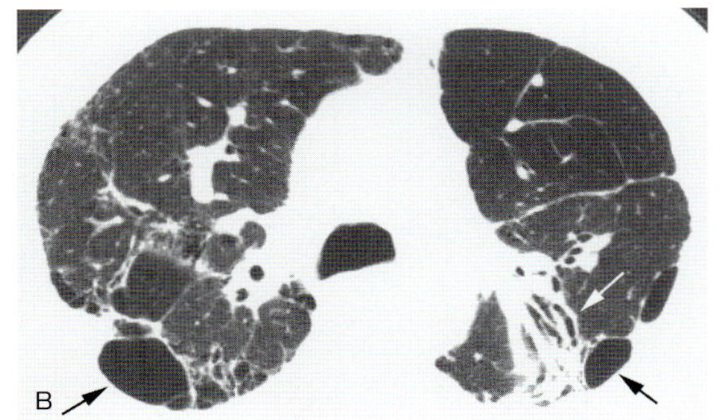

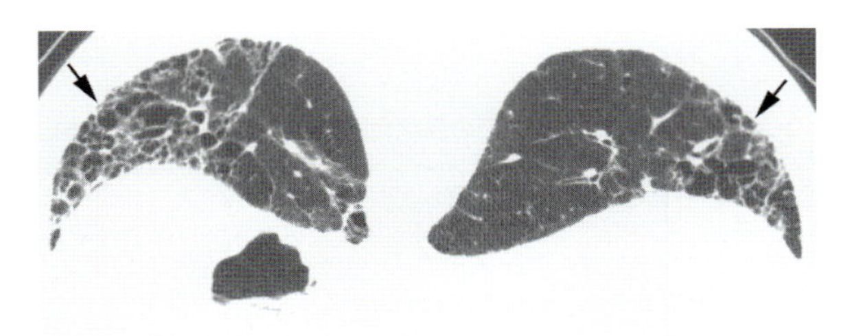

図 12-33　サルコイドーシスによる広範囲な肺の線維化. A：上葉．牽引性気管支拡張と気管支の後方変位による線維性の腫瘤影を認める(白矢印)．B：やや下のレベルでは，左側にも線維性の腫瘤影(白矢印)を認める．線維化に隣接して胸膜下に囊胞(黒矢印)を認める．C：肺底部のレベルでは胸膜下に小さく蜂巣肺も認める(黒矢印).

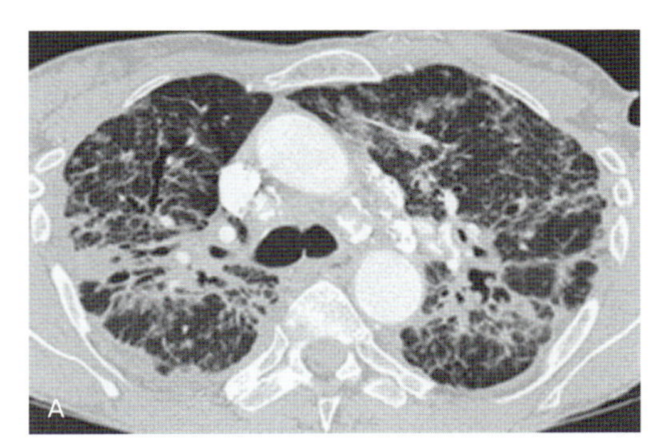

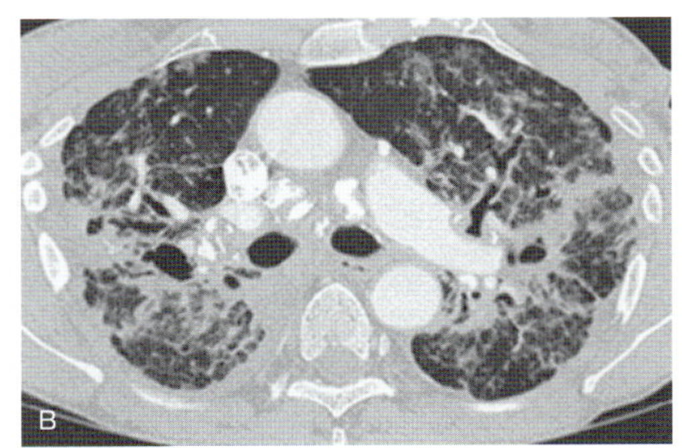

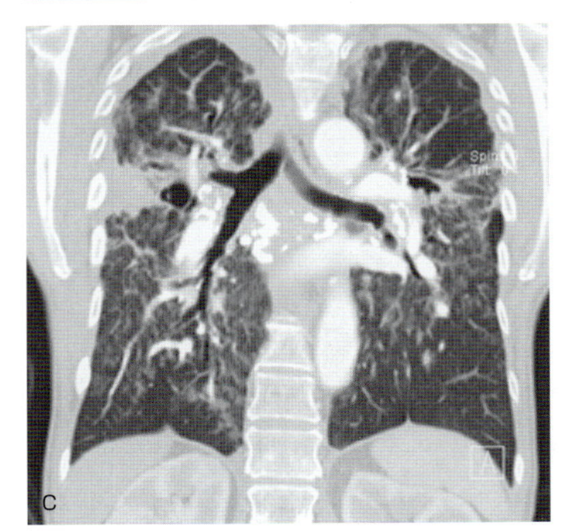

図 12-34　線維化を伴うサルコイドーシス. A，B：気管分岐部と気管分岐部の下の断面では，それぞれ，肺の構造改変，牽引性気管支拡張，気管支血管束の肥厚という肺の線維化に典型的な所見を認めた．あきらかな空洞だけでなく，囊胞状の気管支拡張の所見もある(B)．広範な，肺の瘢痕化がある場合は特に，高度な囊胞状の気管支拡張と空洞性病変を区別することは困難なことがある．広範な肺疾患があるときに通常みられる，胸膜の肥厚も右側でみられる．C：気管分岐部の断面での冠状断像ではこれらの所見の全容がよくわかる．肺尖部で胸膜肥厚を認める.

肺高血圧症

まれではあるが，サルコイドーシス患者にみられる重要な合併症の1つに肺高血圧がある．平均肺動脈圧(mPAP)25～40 mmHgを肺高血圧症と定義すると，肺高血圧はサルコイドーシス患者の5～12％で起こることが報告されている[7, 89]．肺高血圧となる機序は，肉芽腫の血管壁への浸潤による肺血管床の閉塞，進行した肺病変による血管の攣縮がある.

肺高血圧によるCT所見は22章で詳述されており，それは主肺動脈の直径が29 mmより大きいこと，4つの葉のうち3つ以上で動脈径が気管支径より拡張していること，主肺動脈の直径と大動脈の直径より大きいことである[90, 91]．これらの所見がないと肺高血圧症

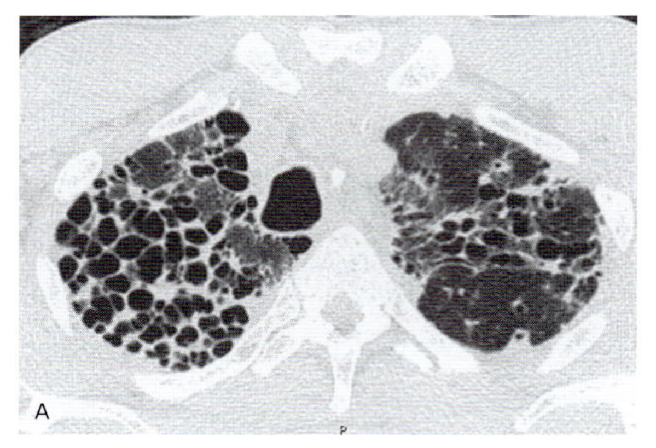

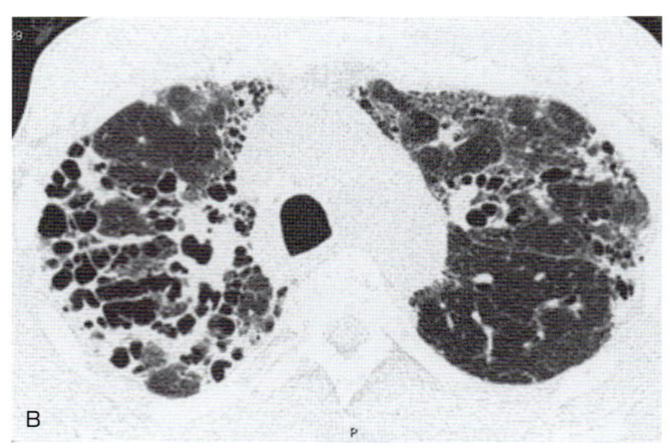

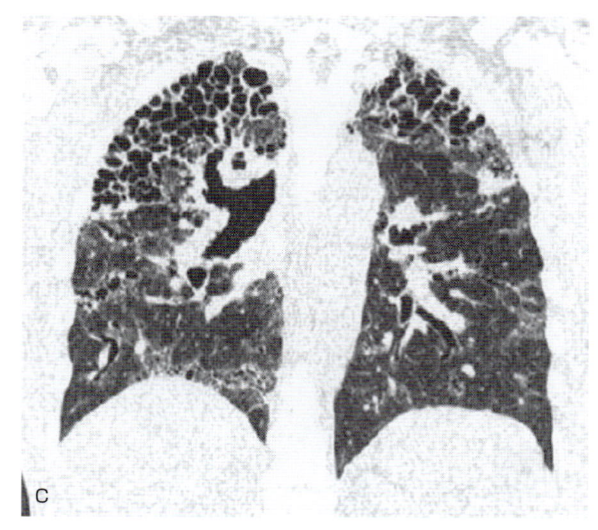

図 12-35　サルコイドーシスでの嚢胞性変化，気管支拡張，蜂巣肺． A，B：上葉のHRCTでは，気管支拡張による広範囲な蜂巣肺または嚢胞性変化の所見を認める．C：冠状断像では肺尖部の病変が示されている．特発性肺線維症などの他の肺線維症では蜂巣肺は肺底部優位であるが，この画像では右側の肺底部に軽度の蜂巣肺はあるが，上葉・肺尖部の線維化が優位な点に注意が必要である．

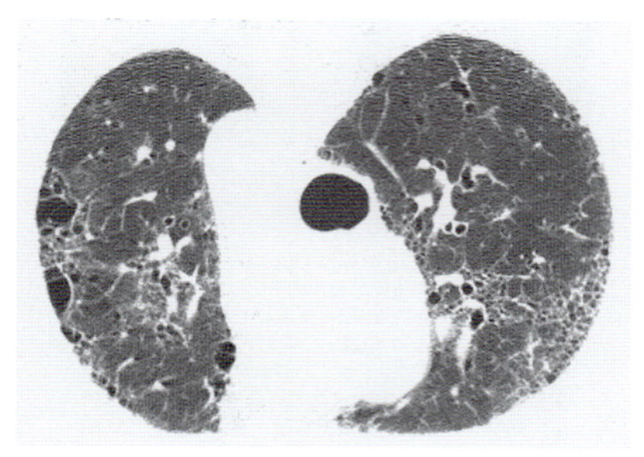

図 12-36　末期のサルコイドーシス患者の腹臥位のHRCT． 上葉に蜂巣肺を認める．

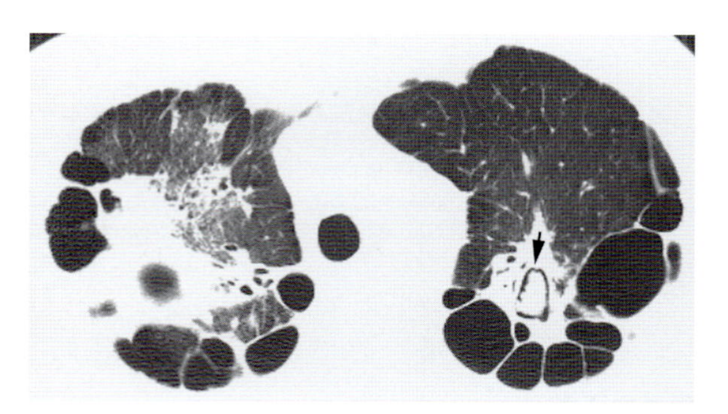

図 12-37　末期のサルコイドーシス． 上葉に線維性の腫瘤影と隣接する嚢胞，菌球（矢印）を認める．

と診断できないわけではないが，これらのCT所見により，肺高血圧の存在を疑うことができる．

246例のサルコイドーシス患者を連続登録して心エコー検査を行った前向き研究では，12例（4.9%）に平均肺動脈圧40 mmHg以上の肺高血圧を認めた[92]．この12例のうちの9例の胸部X線写真と胸部CTを肺高血圧のない122例と比較した．肺高血圧のあった患者では全員で胸部X線写真で進行した病変をみとめ，肺機能も低下していたが，リンパ節の腫大や気管支血管束の肥厚（線維化はない）との関係は有意なものはなかった．これらの結果から，この研究では，サルコイ

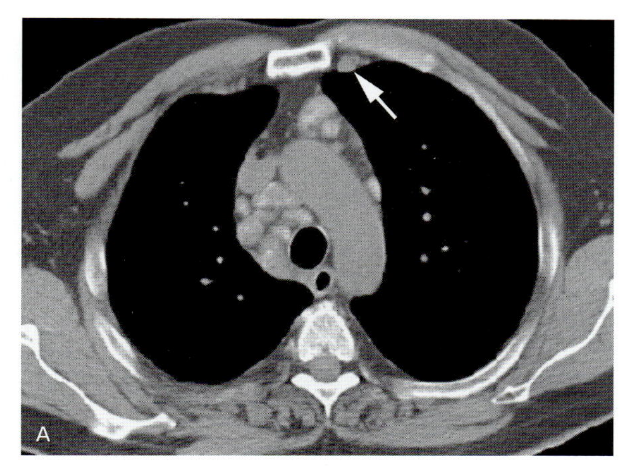

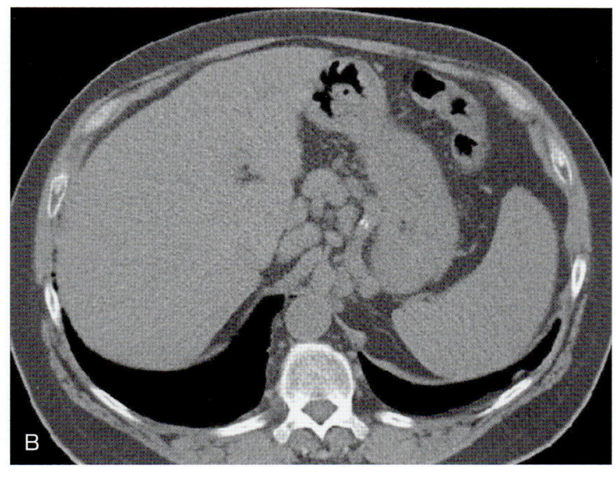

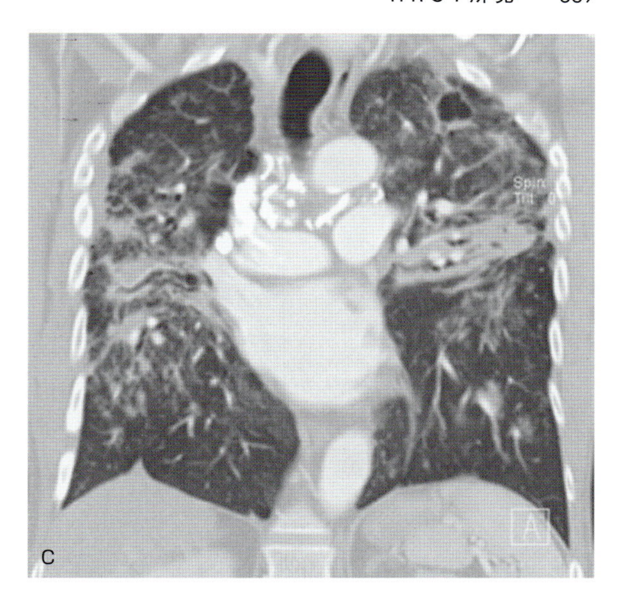

図 12-38 サルコイドーシスのリンパ節異常. A：大動脈弓のレベルの単純CT．サルコイドーシスに典型的な不定形の境界不明瞭な石灰化したリンパ節を認める．この症例では，気管前リンパ節，大動脈周囲の縦隔リンパ節，左の前胸壁のリンパ節(矢印)の腫大を認める．B：同じ患者の上腹部のCT．後腹膜リンパ節の腫大を認める．CTは，生検を試みる際に，非典型的な病変の分布の把握に有用なことがある．C：HRCT冠状断像では，広範囲な肺実質の病変と線維化を認める患者の，縦隔リンパ節の石灰化を示している．

ドーシスの肺高血圧の機序は，外からの血管の圧迫よりは，肺の線維化での低酸素血症による肺動脈管床の攣縮によるものと結論づけている(図 18-13，図 23-13)[92]．類似の所見は，Sulica ら[93]によっても報告されている．彼らは，サルコイドーシスの肺高血圧はサルコイドーシスの病期分類のⅣ期によくみられることを報告している．

最近の組織学的確定診断の得られた313例を連続登録して心臓MRI検査とドップラー心エコー検査を行った横断的研究では，37例(11.8%)に肺動脈収縮期圧40 mmHg以上の肺動脈性肺高血圧症が認められた．肺高血圧のない患者と比較して，肺高血圧のある患者群は有意に高齢で肺機能が低下していた．肺高血圧は肺の線維化，心サルコイドーシスによる左心室拡張機能不全や多くの患者の併存疾患として二次的に起こることが判明した．肺の線維化のない患者では，肺拡散能(DL_{CO})の低下は肺高血圧の存在と関連があった[89]．

胸膜病変

胸膜の異常は，サルコイドーシスの画像所見で，5〜10%で認められる(図 12-34)．軽症から中等症のことが多く，自然に2〜3ヵ月で消失する[33]．61例のサルコイドーシスの患者を連続登録してCTで評価した検討では，25例(41%)に胸膜病変が認められ，内訳は胸膜肥厚が20例，胸水が5例であったが，胸部X線写真で胸膜の異常が指摘されたのはわずか7例(11%)であった[40]．胸膜肥厚が拘束性肺障害の原因となる可能性もあるが，肺の線維化による影響もあるため，断定はできない．

サルコイドーシスの肺外および節外性徴候

サルコイドーシスの患者で，肺と縦隔の評価のために施行したCTにおいて時に筋骨格系，肝臓，脾臓，心臓などに，肺とリンパ節以外の異常がみつかる．

筋骨格系の異常は，以前考えられていたよりも一般的なことかもしれない．40名の原因不明の筋骨格系の主訴のあるサルコイドーシス患者に対して56件のMRIを施行した報告では，42%に大きな骨や脊椎に病変があり，17%に関節の異常が，22%に軟部組織の

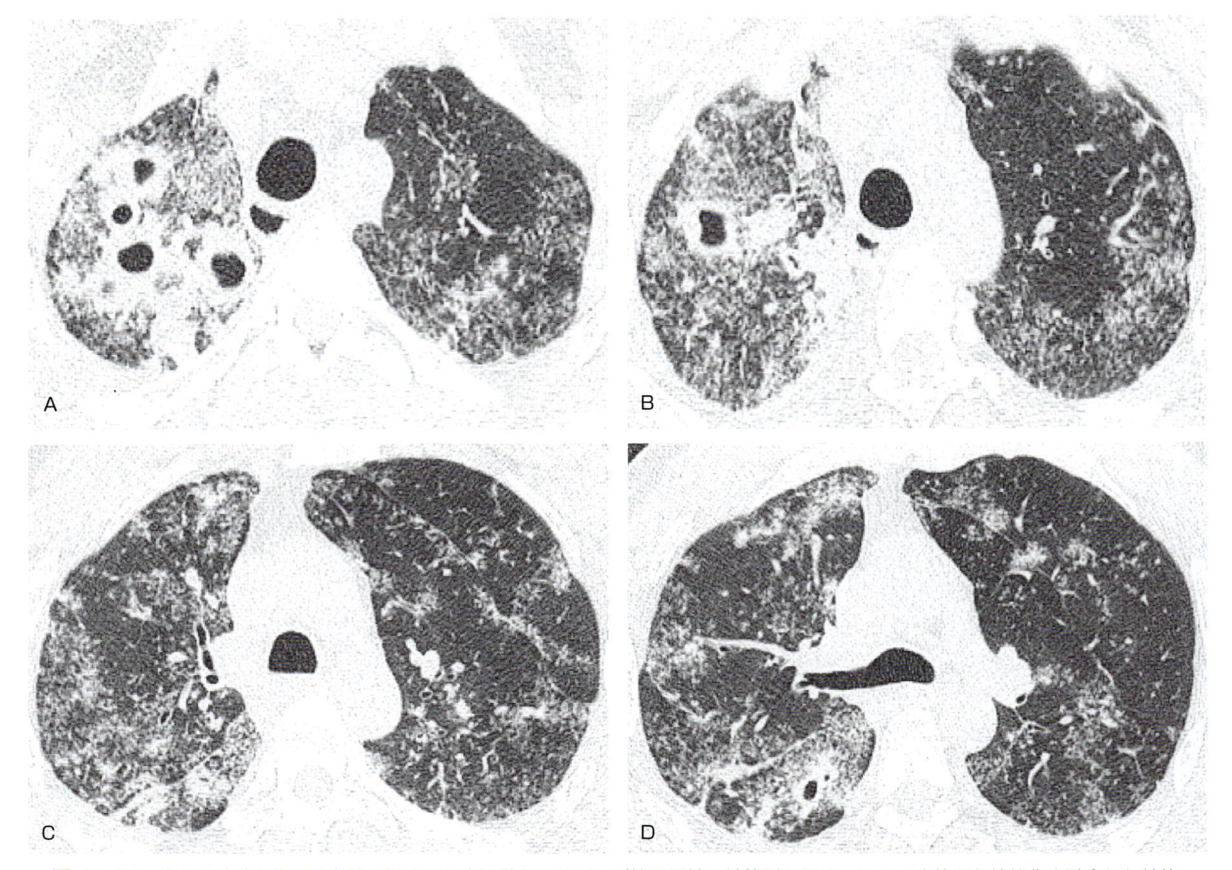

図 12-39　上葉の連続画像では右肺に壁の厚い空洞壁をもつリンパ管周囲性の結節影を示す．A-D：広範囲な線維化や融合した結節影がない場合，このような所見は感染による経過の疑いを高めなければいけない．この症例の場合は活動性の結核であった．

異常がみつかった(図 12-40)[94]．骨の異常が，HRCT でみつかることは一般的ではない．

脾臓，肝臓の病変の CT 所見はこれまでも報告されており，造影 CT ではさらにあきらかになるが，HRCT でも同様に確認することができる．低吸収の 1 mm〜3 cm 程度の結節影が孤立性に，無数にみられる．これらは，肝臓より脾臓(図 12-41)[95]でしばしば認められ，剖検例では 70％で認めたという報告もある．脾病変，肝病変はアフリカ系アメリカ人に際立って多く，肝硬変や肝障害になることはまれである[3]．

心サルコイドーシスは剖検では全身性病変を伴う患者の最大 25％で認めることが報告されているが，臨床的に診断されるのはサルコイドーシスの 5％未満である[96, 97]．その予後は特に不良である．多くの場合，頻脈を呈し，心室細動による突然死を防ぐために除細動装置を留置することが必要となる．肺サルコイドーシスに合併した心サルコイドーシスを HRCT で示唆できることはまれである[98]．CT での所見は，心臓肥大，心嚢液の貯留と左心室瘤[98]などがある．典型例では，タリウム(^{201}Tl)シンチグラフィー，^{18}FDG-PET(図 12-42, 図 12-43)[31, 99]，ガドリニウム(Gd)造影 MRI で，心室中隔と左室外側壁に病変を認めるため，心臓症状がみられる場合，これらのうちの 1 つを画像診断検査に使用するとよい．

101 例のサルコイドーシスの研究では，19 例の心臓の症状のある患者では，16 例に心サルコイドーシスを認め，4 例はペースメーカーの留置が必要であった．対照的に 82 例の無症状の患者のうち，画像的に心臓に異常を認めたのは 3 例だけであった[99]．これらの結果から，サルコイドーシスが疑われる，もしくはサルコイドーシスと診断された患者に，潜在的な心疾患を診断するためにルーチンに検査することは妥当とはいえない．最近の Teirstein らによる 137 例のサルコイドーシス患者に対して 188 件の ^{18}FDG-PET を行った報告では，心臓の病変は確認されなかった[100]．

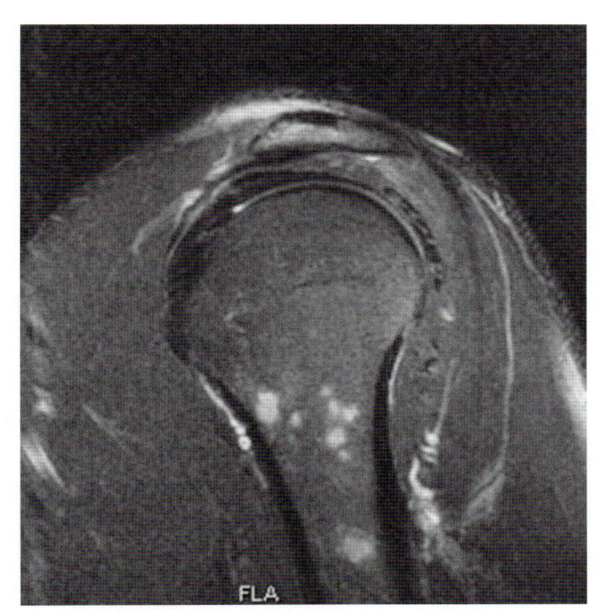

図 12-40　**筋骨格系疾患．** 左上腕の MRI T2 強調斜位矢状断像では，近位上腕骨軸で多数の高信号域を認めた．この場合，同一の病変は対側の右肩でも認められ，この患者がサルコイドーシスと診断されているにもかかわらず，当初は誤って転移性腫瘍と判断された．軟組織の正確な発生率と患者における骨性異常は，特に重症な場合に，過小診断されている可能性がある．（Case courtesy of Sandra Moore, MD, New York University–Langone Medical Center, New York.）

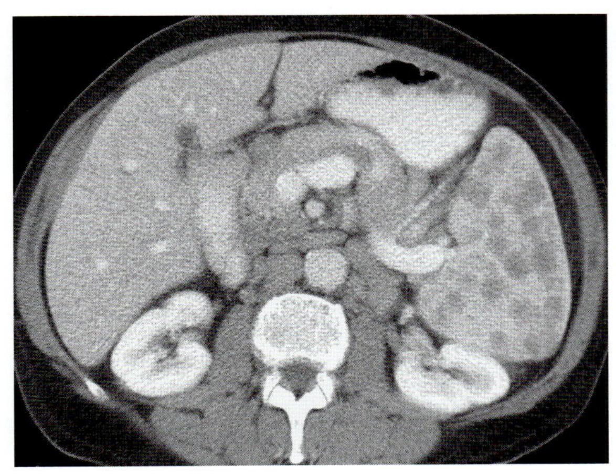

図 12-41　**サルコイドーシスの脾臓．** 造影 CT にて多発性の低吸収病変を認める．この所見はサルコイドーシスに典型的である．

HRCT の有用性

HRCT と肺機能との関係

多くの研究者は，サルコイドーシスの患者での肺機能の評価や予後の予測について，HRCT の役割は非常に限られたものだと考えている[101]．サルコイドーシス患者において，CT は病変のパターンや広がり，分布を評価することに優れているが，臨床的，肺機能的な障害との相関について胸部 X 線写真と比べてどちらが優れているかは，まだ結論は出ていない[101]．Müller ら[44]による 27 例のサルコイドーシス患者の検討では，呼吸困難，全肺気量（TLC），DL_{CO} による肺拡散能に関して，CT と胸部 X 線写真は同じ傾向の相関関係であった．Brauner ら[42]による 44 例の HRCT を施行した前向き検討では，CT でのスコアは胸部 X 線写真でのスコアと比べて，TLC，$FEV_{1.0}$，DL_{CO} については相関関係は低かった．

それとは逆に，Bergin ら[41]は CT でのスコアは胸部 X 線写真のスコアよりも肺機能障害と相関することを示している．同様に，Drent ら[102]は，胸部 X 線写真ではなく，HRCT での異常所見がサルコイドーシス患者では肺機能の検査項目と強く相関していることを示した．様々な HRCT 所見のスコア，特に肺の線維化と関係するもの（すなわち，気管支血管周囲の間質の肥厚と不規則性，線状影や結節影）のスコアと全体の HRCT スコアは，$FEV_{1.0}$，FVC，DL_{CO}，最大運動（すべて $p<0.05$）の動脈酸素分圧と最大運動（$p<0.001$）の細胞–動脈血酸素較差と相関した．コンソリデーション，すりガラス影とリンパ節腫大の存在は，肺機能と有意な相関を示さなかった[102]．

Remy-Jardin ら[45]は，結節影を除く様々な HRCT での所見と肺機能検査（PFT）の結果は，低いが有意な相関があることを報告した．有意な相関は，HRCT 全体での異常所見の広がりと FVC，$FEV_{1.0}$，TLC と DL_{CO} との相関であった．肺機能と相関する HRCT の特徴的な所見は，コンソリデーション，すりガラス影と肺の歪みであったが，これらの相関はいずれも低かった．

Carrington[20]は，サルコイドーシス患者において，胸部 X 線写真の重症度と肺機能障害が相関しない理由について，結節病変はみえやすく定量化しやすいが，肺機能には最小限しか影響しないことによるのではな

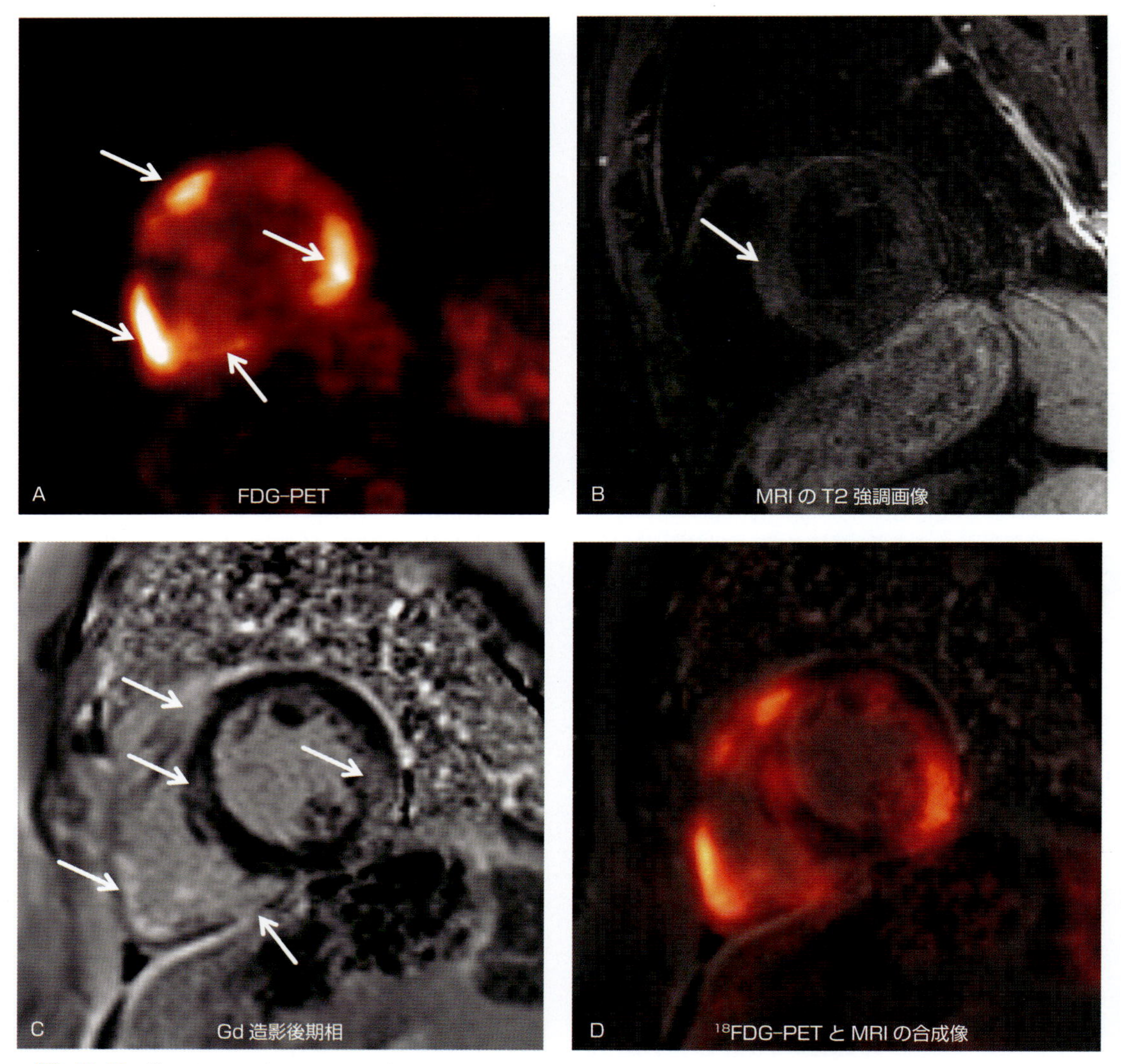

図 12-42　^{18}FDG-PET と MRI による心サルコイドーシスの評価．A：サルコイドーシスと診断されている患者の心筋の巣状の活動性を示した ^{18}FDG-PET 画像．B：MRI T2 強調画像．C：Gd 造影 MRI 後期相の画像では A で示された巣状の領域では信号強度は低く描出されている（矢印）．D：^{18}FDG-PET と MRI の合成像．^{18}FDG-PET と MRI の間には明瞭な重なりがある．(Case courtesy of Kent Friedman, MD, New York University-Langone Medical Center, New York.)

いかと指摘している．このことは，珪肺症の患者で，結節影の影や大きさよりも間質の線維化の重症度のほうが，肺機能障害を反映していることと類似している[20]．Müller らの研究[44]では，不規則な網状影が優位な所見の患者は結節病変が優位な患者に比べて，より呼吸困難が強く，肺容量も低下していた．また，前述のように，Remy-Jardin らのサルコイドーシス患者の研究[45]でも，HRCT での結節影の広がりと肺機能検査とは，有意な相関はないことが示されている．

サルコイドーシスの患者の中には肺機能検査で閉塞性の気流障害があり，また患者の中には HRCT で呼気時のエアトラッピングを認めることがあることから，Hansell ら[78]は，HRCT の所見と肺機能での閉塞性気流障害との関連について検討した．予想に反して，エアトラッピングの広がりよりも，HRCT での網状影の広がりのほうが閉塞性の気流障害と関係があった．$FEV_{1.0}$，$FEV_{1.0}/FVC$ と最大呼気速度と逆相関し，残気率と相関していた．一方，Magkanas ら[79]は，残気量による呼気時のエアトラッピングの広がりと残気量/TLC とに有意な相関関係があることを示した．

さらに Fazzi ら[74]は，4 例のサルコイドーシス患者において，呼気時の肺野濃度の減少の存在が DL_{CO}，

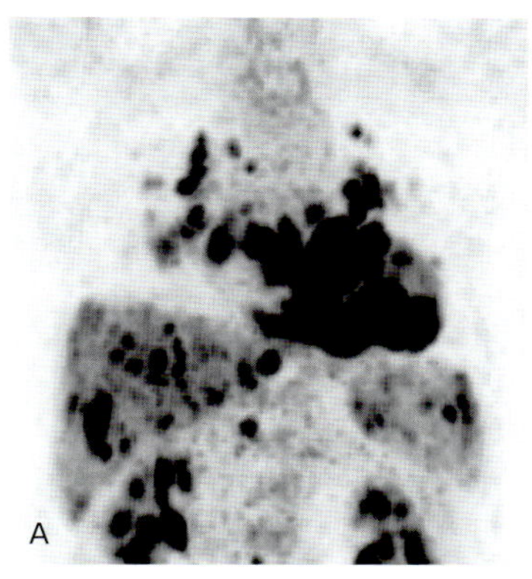

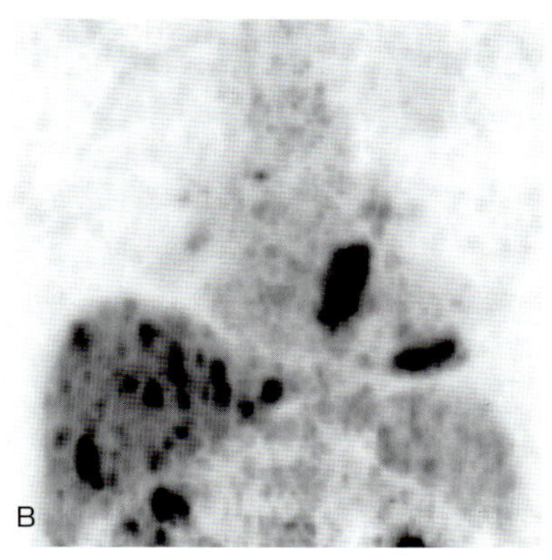

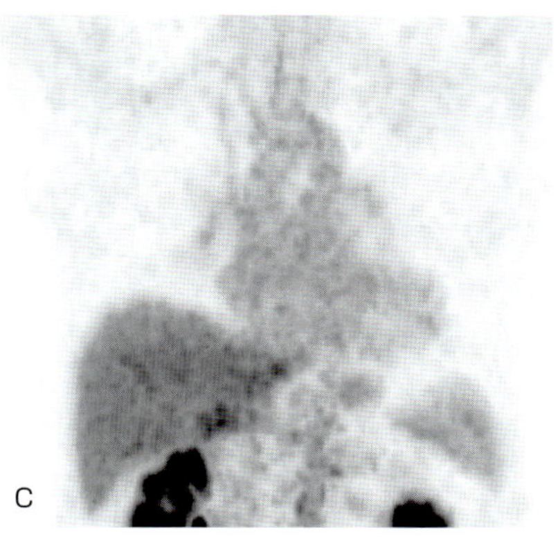

図 12-43　心サルコイドーシス． 治療効果の判定．A：最初の治療前の ^{18}FDG-PET では，心臓，肺門・縦隔リンパ節，肝臓と後腹膜の広範囲な病変を示している．B，C：免疫抑制剤による治療を行った後の数ヵ月後の経過観察時の画像．活動性の肉芽腫病変は完全に軽快している．この場合，^{18}FDG-PET は，心筋病変の診断と治療反応性の評価と経過観察に有用である．(Case courtesy of Kent Friedman, MD, New York University-Langone Medical Center, New York.)

DL_{CO}/VA，$\dot{V}$25 の減少と関係していることを示した．しかしながら，閉塞性の気流障害を示す主要な項目($FEV_{1.0}$ と $FEV_{1.0}$/FVC)は，これらの患者で正常だった[74]．

Terasaki らは，サルコイドーシス患者において，喫煙が CT と肺機能の関係に影響することをあきらかにした[103]．彼は病理学的に診断されているサルコイドーシス患者 46 例(喫煙者 23 例，非喫煙者 23 例)に吸気時と呼気時の HRCT と肺機能検査を行った．小結節影(全症例 100%)とエアトラッピング(46 例中 45 例 98%)は HRCT で最も多い所見であった．エアトラッピング，コンソリデーション，すりガラス影，網状影，小結節影の程度は喫煙者と非喫煙者との間で有意差はみられなかった．エアトラッピングの範囲は喫煙者の FVC で負の相関があったが，非喫煙者ではみられなかった．さらにまた，非喫煙者で，小結節影の程度は，FVC と負の相関関係が，$FEV_{1.0}$/FVC に正の相関関係があったが，喫煙者ではみられなかった．段階的な多因子の回帰分析では，CT でのエアトラッピングの範囲は FVC の減少と独立した相関があった．そして喫煙は $\dot{V}$50 の減少の主要な決定因子であった．

HRCT の所見と予後

肺のサルコイドーシスの患者では CT が施行され，結節影，すりガラス影，コンソリデーション，小葉間隔壁の肥厚は，治療の有無にかかわらず多くは可逆性であり，治療反応性があると考えられている[42, 45, 65]．サルコイドーシスで，結節影とコンソリデーションの程度は，^{67}Ga シンチグラフィーの集積の程度[48, 64]や，血清 ACE 値と相関することが示された[64]．ある研究[48]では，すりガラス影の程度と ^{67}Ga シンチグラフィーの種類の程度との相関が示されたが，これはその後の研究[45, 64]では確認されなかった．

不規則な線状影と網状影は，通常は不可逆的であるが，改善したり消失することもある[65]．肺の構造改変と蜂巣肺は，不可逆性である[45, 55, 65]．

最近の報告で，Akira ら[63]は，40 例のサルコイドーシス患者を HRCT でパターン別に分類して臨床的な予後を検討し，これまでの報告と同じように，結節影が主体の患者の予後が最もよいことを示した．集塊性の腫瘤影のある患者では，二次性の気管支の変形の進行は $FEV_{1.0}$/FVC 比の 70%未満の閉塞性障害との間に関連があった．驚くべきことに，この研究では，びまん性のすりガラス影を呈した 2 例の患者が蜂巣肺へと進展するという悪い結果が認められた．著者らは，これらの患者で，すりガラス影にみえていたものは微小な蜂巣肺であったと考えた．

胸部 X 線写真，HRCT，MRI，核医学検査

^{67}Ga シンチグラフィーは胸部 X 線写真や HRCT の所見と関連があるといわれており[45, 64]，以前は，サルコイドーシスが疑われる患者の胸部 X 線写真の所見が正常か異常かを判断することや生検する可能性のある部位を特定することに使われていた．現在では，実用的には ^{67}Ga シンチグラフィーの役割は，MRI と ^{18}FDG-PET で使われている(図 12-42，図 12-43)[97, 100, 104-107]．

Teirstein らは生検部位を特定するためと疾患の活

動性，可逆性を評価するために，137名のサルコイドーシス患者（胸部X線写真を撮影している患者を含む）の188件の全身^{18}FDG–PETを後ろ向きに検討した[100]．この報告によると，縦隔リンパ節の異常集積は137例中54例（39%）で認められ，肺の異常所見は137例中24例（17.5%）で認められた．胸部X線写真でⅡ期とⅢ期の患者22例中16例（72%）で肺病変に陽性所見を認めた．しかしながら，0期，Ⅰ期，Ⅳ期では肺への集積は51例中8例（16%）に認められただけだった．この違いは初期と晩期には肺病変の活動性が低いことを反映していると思われる．少数の症例での結果だが，ステロイド治療を受けている患者では集積の低下が認められた．上記のような報告もあるが，現状では^{18}FDG–PETは，サルコイドーシスの患者に対する最初の評価や経過観察において，日常的に使用する臨床的な指標にはなっていない．

現在でも，^{18}FDG–PETをサルコイドーシス患者の検査で日常的に使用することは指示されないが，PET検査は，(a) 持続する，他に原因の説明できない，重症な症状のある患者で特に進行する活動性炎症を示唆する血清学的所見のない場合，(b) 肺の線維化のある患者の評価に役立つ場合，(c) 生検部位が決められていなかったり最適な生検部位を探す場合に有用であると報告されている[107]．加えて，PETは心サルコイドーシス患者の診断と管理に有用であると思われる[38, 97, 107]．

サルコイドーシスにおける HRCTの現在の指標

米国胸部学会 / 欧州呼吸器学会 / 国際サルコイドーシス・肉芽腫性疾患学会によるサルコイドーシスに関する合同声明では，(a) 臨床像や胸部X線写真での所見が非典型的な場合，(b) 胸部X線写真は正常だが臨床的に病変が疑われる場合，(c) 肺の合併症の検索が必要な場合に，HRCTを施行することが指示されている[4]．これらの結論は，サルコイドーシスの診断において，通常の胸部X線写真と比較したHRCTの有用性を立証する多数の報告に基づいている．

HRCTは，胸部X線写真では正常所見であったり，肺門 / 縦隔リンパ節腫大だけが異常所見のサルコイドーシス患者の，肺実質の異常所見も示すことができる[22]．HRCTはサルコイドーシスの患者で肺実質の初期の線維化や変化を示せる点で胸部X線写真よりも優れている[55]．しかしながら，経気管支肺生検または外科的肺生検によって肺病変を認めたサルコイドーシスでも，HRCTでは正常所見であった症例もあり，HRCTを肺病変を除外するために使うことはできない[22, 48, 108]．

サルコイドーシスが疑われる患者100例を連続登録し検討した初期の検討[109]では35例でHRCTが施行されていたが，臨床的に関連のある結果をさらに得ることはできなかった．この報告からは，サルコイドーシスが疑われる場合の評価のためにHRCTを全例に施行することは勧められない[10, 109, 110]．しかしながら，非典型的な臨床的・画像的な所見（空洞性病変や線維化の広がった患者の感染症の合併を含むサルコイドーシスの合併症）の確認や鑑別，悪性疾患の除外のために，現在のところCTは有用といわれている．CTは喀血を評価することに関しても，有益である[3, 7, 110]．

サルコイドーシスの診断の遅れに関しては注意しておかなければならない．Judsonらの報告によると，189名のサルコイドーシスの症例中，最初の医師で診断されたのはわずか15.3%であった[111]．診断の遅れは肺の病期の進行した患者や，呼吸器症状のある患者でより起こる傾向にあった．我々の経験では，肺の線維化が進んだ患者でも，診断するうえで“典型的な”リンパ管周囲に残った特徴的な結節影をHRCTでは確認できることが多いため，こういった状況でもHRCTは有用であると考えられる．

現在，Löfgren症候群以外は，診断のためには，典型的な画像所見，上皮性の非乾酪性肉芽腫の病理学的な証明と類似した臨床的・病理学的な所見を示し得る他の疾患を除外することが必要である[3, 7, 110]．気管支鏡による経気管支針生検（TBNA）と経気管支肺生検はしばしば同時に行われ，サルコイドーシスが疑われるほとんどの患者で最初に推奨されている検査であり，診断率は40〜90%である．確定診断が得られるかどうかは生検で得られる検体の個数，胸部X線所見の病期，気管支鏡術者の経験による[2, 112–114]．気管支鏡検査で確定診断が得られるかは生検に適した部位をCT所見で把握することによって強化される[84]（図12–44）．このことにもかかわらず，縦隔や肺門のリンパ節を経気管支肺生検することを追加すると診断できることが増えるが，個々の気管支鏡の術者の経験の違いを反映しているようで経気管支肺生検を行うかどうかは施設間の違いが非常に大きい．

近年では，超音波気管支ガイド下針生検（EBUS–TBNA）の使用により，リンパ節と肺実質の両方の生検による真陽性の確率はあきらかに改善しており，特

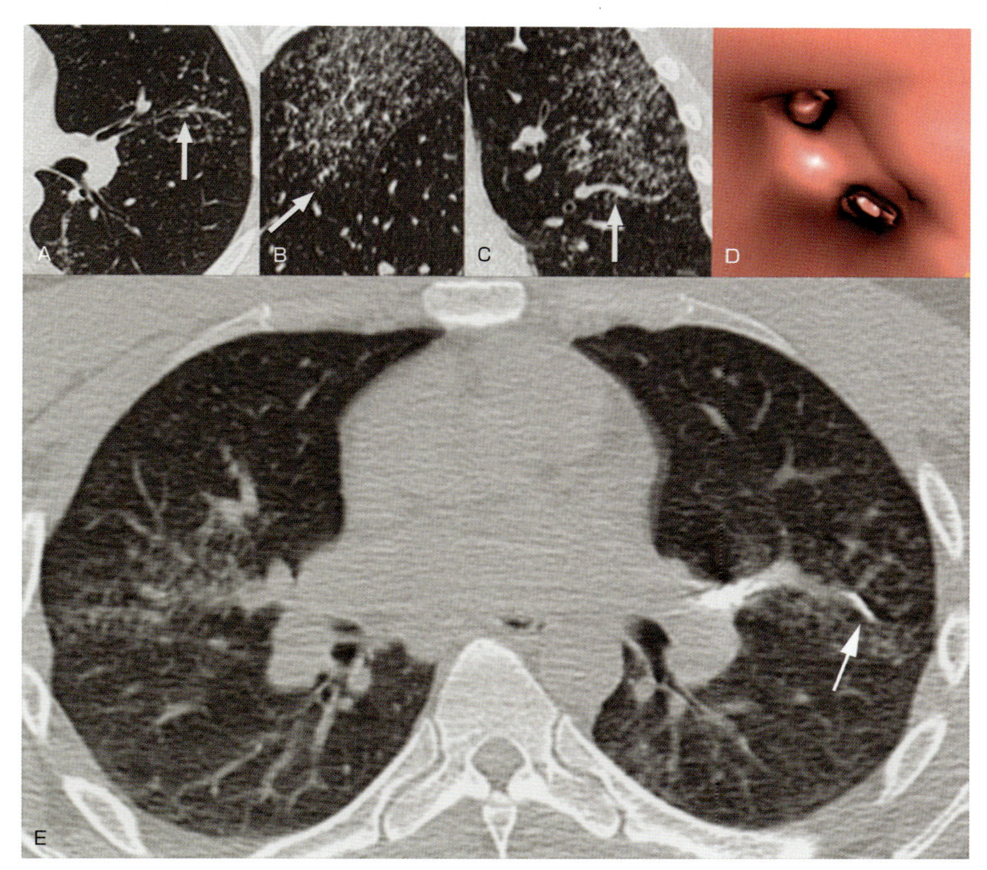

図 12-44　サルコイドーシスのCTガイド下経気管支肺生検．A–C：両側肺門リンパ節腫大，斑状に分布するリンパ管周囲性の結節影を認める患者の左上葉を，軸位断，矢状断，冠位断で 1 mm の厚さでみたもの．D：A の矢印で示される亜区域気管支に一致する仮想気管支鏡画像．この場合，仮想気管支鏡の画像は標準ラップトップ・コンピュータへ移されて，CT ガイド下生検時の気管支鏡検査時に利用することができた．E：気管支鏡検査時の CT では，気管支鏡の先端が A と D で特定される気道に適切に位置していたことが確認できる．この部位からの生検で，サルコイドーシスの診断を得た．

に早い段階の病期では 85〜93％の感度が報告されている[24, 115, 116]．サルコイドーシスが疑われる患者に対して，従来の方法の TBNA を行った群と EBUS–TBNA を行った群を比較した最近の無作為試験では，従来の TBNA を行った群は感度 60.9％，特異度 100％であったのに対して，EBUS–TBNA 群は感度 83.3％，特異度 100％であった（$p=0.085$；95％CI，3.2〜44.9％）[117]．

標準的な気管支鏡検査と EBUS を組み合わせて行うことによる結果は，特にⅠ期とⅡ期で優れた結果が得られるという報告も最近なされた[118]．EBUS–TBNA の導入以来，診断のついていない縦隔リンパ節腫大の評価するために行われる縦隔鏡検査の 87％もがもはや必要でないと推定されている[119]．最後に，HRCT にサルコイドーシスに特徴的な肺病変がある場合に，生検を行わずに診断をつけてよいかどうかを評価した研究はないことに注意すべきである．

関連症状とサルコイド反応

サルコイドーシスは膠原病（特に全身性硬化症とシェーグレン症候群）や，原発性胆汁性肝硬変と自己免疫甲状腺疾患などのまれな疾患など，様々な自己免疫疾患との関連が指摘されている[8]．サルコイドーシスの診断には全身性の疾患であることが必要であり，非乾酪性肉芽腫を呈するサルコイド反応（SLR）とは区別しなければいけない．サルコイド反応は，抗原刺激の非特異的な結果と考えられており，悪性リンパ腫，気管支腫瘍，乳癌，大腸癌，精巣癌，膵癌など多くの悪性疾患との関連が報告されている[120]．サルコイド反応は化学療法に伴って起こることも報告されている．胸部X線写真やHRCTでのサルコイド反応の所見はしばしば非典型的なこともあり（図12–45），サルコイド反応と悪性疾患の再燃はしばしば同時に起こることもあるため，両者の鑑別には組織学的診断を必要とすることがある[121, 122]．

サルコイドーシス，サルコイド反応は，近年では，HIV/AIDS患者へのHAART治療[123, 124]，ウイルス性肝炎・多発性硬化症・進行した腎細胞癌や慢性骨髄性白血病[125]などの多くの悪性疾患患者へのI型インターフェロン治療（IFN–α，IFN–β），抗リン脂質抗体症候群[126]に関連して報告されている．サルコイドーシスは一般的な可逆性の免疫不全症候群でも報告されている．AIDS患者では，サルコイドーシス様の肉芽腫は，HAART療法の開始後に，CD4陽性細胞の出現により免疫状態が再構成される際にできることが典型的である[7]．現在まで，C型肝炎ウイルス感染のためにPEG IFN–αで治療された患者で最も多くI型インターフェロン治療に関連したサルコイドーシスが報告されているが，これは0.5～5%の患者で起こるまれな合併症である[7]．これらの場合は，行われている治療を中止すると改善することが多いが，コルチコステロイドの投与が必要となる場合もある．

サルコイド様の肉芽腫性肺疾患は，2001年9月11日（米国同時多発テロ事件）の後，世界貿易センター（WTC）“塵”に曝された労働者でも認められた（図12–46）[13, 127]．現在までの最も大規模な調査では，2001年9月11日から2002年7月1日の間にWTC崩壊による塵に曝された合計15,000名以上のニューヨーク市の救急隊員のうち，26名が新たにサルコイドーシス患者と診断された[13]．これらの患者の69%で，喘息や気道過敏性の亢進やWTC咳といわれる咳が認められた．これは2001年9月11日より前にサルコイドーシスと診断された消防士と比べて異常に高い確率であった．すべての患者で肺内リンパ節の腫大が認められたが（35%がI期，65%がII期），胸部X線写真での病期と症状との関連は有意ではなかった．肺外病変

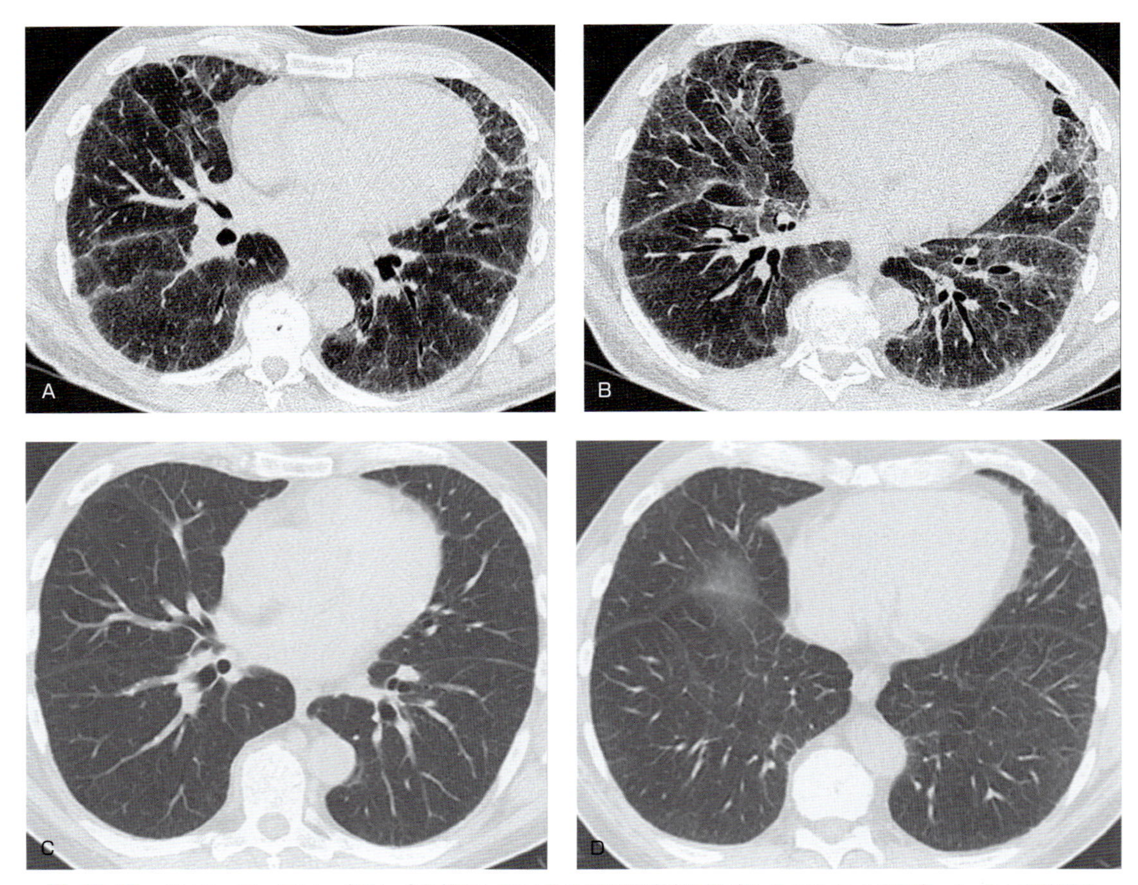

図 12–45　インターフェロン–α（IFN–α）を使用しているC型肝炎患者に発症したサルコイド反応．A，B：下肺野のHRCTでは，気管支血管束の肥厚や肺の構造改変はないが，肺の末梢で網状影や斑状のすりガラス影を認める．気管支拡張も認める．C，D：IFN–αの中止とステロイド治療によりほぼ完全に軽快している．

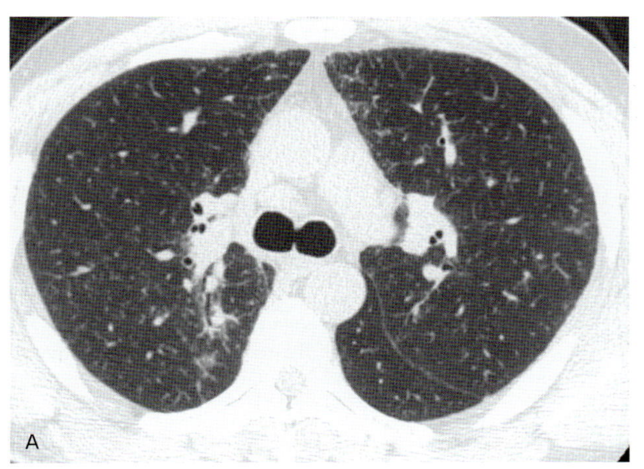

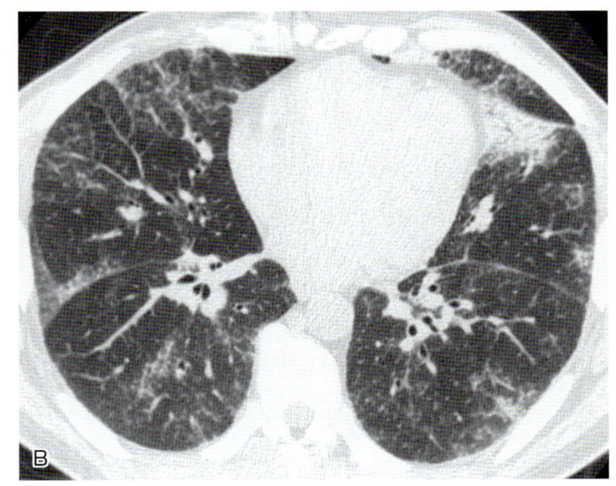

図 12-46　サルコイド反応(SLR). 縦隔／肺門リンパ節腫大を認める上葉(A)では，リンパ管周囲に微小な結節影を認める．上葉と下葉の断面では，それぞれ，気管支周囲と関連するコンソリデーション，斑状のすりガラス影と微小な結節影を認め，特に下葉(B)の末梢で認める．これらの所見は，9月11日米国同時多発テロ事件の直後に世界貿易センターで働いていた電気技術者で認められた．その後の経気管支肺生検はサルコイド反応に合致する所見であった．

は，CTにて脾腫(肺内リンパ節を伴うものや伴わないもの)が23％の症例で確認された．残念なことに，HRCTによる肺の所見の記載はない．我々の経験では，WTC"塵"に曝露した患者のHRCT所見は，正常なこともあるが，軽度のびまん性の気管支壁の肥厚で，呼気時に局所的なエアトラッピングを認めることもある[128]．

鑑　別　診　断

癌性リンパ管症，リンパ球性間質性肺炎(LIP)，珪肺症または炭鉱夫肺(CWP)，ベリリウム肺とサルコイドーシスのHRCTの画像所見は類似している．前述したように，IFN-α，IFN-βを使用する患者やHIV/AIDSでHAART治療を受ける患者などに起こり得るサルコイド反応とサルコイドーシスは区別しなければいけない．肺門周囲の気管支血管周囲間質，小葉間隔壁，胸膜下，小葉中心にみられる結節影は，リンパ管の周囲に分布していることを示唆する．疾患によって，これらのどの部分に多く分布するかは異なる．

サルコイドーシスでは，結節影は気管支血管束周囲や胸膜下に多い傾向があるが．癌性リンパ管症では小葉間隔壁や気管支血管束の周囲に多い傾向がある[48, 129, 130]．珪肺症や炭鉱夫肺では，上肺野優位な結節影が小葉中心と胸膜下にみられる[50, 131–134]．珪肺症や炭鉱夫肺では，結節影は両側に同じように均一に分布していることが多く，背側に優位なこともあるが，それらはサルコイドーシスではそれほど頻繁にみられる所見ではない．

サルコイドーシスでみられる小葉間隔壁の肥厚は，たいてい，癌性リンパ管症ほど広範ではない．小葉構造の変化(線維化を示唆する所見)は末期のサルコイドーシスの小葉間隔壁の肥厚のある患者にみられることがある．小葉構造の変化は癌性リンパ管症ではみられない[22, 135]．集塊性の腫瘤影や蜂巣肺のような線維化の所見は，サルコイドーシスや珪肺症，炭鉱夫肺でみられるが[25]，癌性リンパ管症ではみられない．しかしながら，サルコイドーシス患者の中には，肺病変のパターンが，腫瘍のリンパ節転移によるものと極めてよく似ていることもある[22, 129]．

文　献

1. Costabel U, Hunninghake GW. ATS/ERS/WASOG statement on sarcoidosis. Sarcoidosis Statement Committee. American Thoracic Society. European Respiratory Society. World Association for Sarcoidosis and Other Granulomatous Disorders. *Eur Respir J* 1999;14(4):735–737.
2. Cox CE, Davis-Allen A, Judson MA. Sarcoidosis. *Med Clin North Am* 2005;89(4):817–828.
3. Iannuzzi MC, Rybicki BA, Teirstein AS. Sarcoidosis. *N Engl J Med* 2007;357(21):2153–2165.
4. Statement on sarcoidosis. Joint statement of the American Thoracic Society (ATS), the European Respiratory Society (ERS) and the World Association of Sarcoidosis and Other Granulomatous Disorders (WASOG) adopted by the ATS Board of Directors and by the ERS Executive Committee, February 1999. *Am J Respir Crit Care Med* 1999;160(2):736–755.
5. Colby TV, Carrington CB. Infiltrative lung disease. In: Thurlbeck WM, ed. *Pathology of the lung*. Stuttgart, Germany: Thieme Medical; 1988:425–518.
6. Crystal RG, et al. Interstitial lung diseases of unknown cause. Dis-

orders characterized by chronic inflammation of the lower respiratory tract (first of two parts). *N Engl J Med* 1984;310(3):154–166.
7. Lynch JP 3rd, et al. Pulmonary sarcoidosis. *Semin Respir Crit Care Med* 2007;28(1):53–74.
8. Nunes H, et al. Sarcoidosis. *Orphanet J Rare Dis* 2007;2:46–54.
9. Mana J, et al. Löfgren's syndrome revisited: a study of 186 patients. *Am J Med* 1999;107(3):240–245.
10. American Thoracic Society/European Respiratory Society International Multidisciplinary Consensus Classification of the Idiopathic Interstitial Pneumonias. This joint statement of the American Thoracic Society (ATS), and the European Respiratory Society (ERS) was adopted by the ATS board of directors, June 2001 and by the ERS Executive Committee, June 2001. *Am J Respir Crit Care Med* 2002;165(2):277–304.
11. Valeyre D, et al. Sarcoidosis. *Lancet* 2013. DOI 10.1016/so140-6736(13)60680-7.
12. Iannuzzi MC, Rybicki BA. Genetics of sarcoidosis: candidate genes and genome scans. *Proc Am Thorac Soc* 2007;4(1):108–116.
13. Izbicki G, et al. World Trade Center "sarcoid-like" granulomatous pulmonary disease in New York City Fire Department rescue workers. *Chest* 2007;131(5):1414–1423.
14. Gupta D, et al. Molecular evidence for the role of mycobacteria in sarcoidosis: a meta-analysis. *Eur Respir J* 2007;30(3):508–516.
15. Lynch DA, et al. Pediatric pulmonary disease: assessment with high-resolution ultrafast CT. *Radiology* 1990;176(1):243–248.
16. Colby TV. Anatomic distribution and histopathological patterns in interstitial lung disease. In: Schwarz MI, King TEJ, eds. *Interstitial lung disease*. St Louis, MO: Mosby Year Book; 1993:59–77.
17. Colby TV, Carrington CB. Interstitial lung disease. In: Thurlbeck WM, Churg A, eds. *Pathology of the lung*. New York, NY: Thieme Medical; 1995:589–737.
18. Thomas PD, Hunninghake GW. Current concepts of the pathogenesis of sarcoidosis. *Am Rev Respir Dis* 1987;135(3):747–760.
19. Müller NL, Miller RR. Ground-glass attenuation, nodules, alveolitis, and sarcoid granulomas. *Radiology* 1993;189(1):31–32.
20. Carrington CB. Structure and function in sarcoidosis. *Ann N Y Acad Sci* 1976;278:265–283.
21. Heitzman ER. Sarcoidosis. In: Heitzman ER, ed. *The lung: radiologic-pathologic correlations*. St Louis, MO: CV Mosby; 1984: 294–310.
22. Müller NL, Kullnig P, Miller RR. The CT findings of pulmonary sarcoidosis: analysis of 25 patients. *AJR Am J Roentgenol* 1989; 152(6):1179–1182.
23. Müller NL, Miller RR. Computed tomography of chronic diffuse infiltrative lung disease. Part 1. *Am Rev Respir Dis* 1990; 142(5):1206–1215.
24. Garwood S, et al. Endobronchial ultrasound for the diagnosis of pulmonary sarcoidosis. *Chest* 2007;132:1298–1304.
25. Dawson WB, Müller NL. High-resolution computed tomography in pulmonary sarcoidosis. *Semin Ultrasound CT MR* 1990; 11(5):423–429.
26. Hamper UM, et al. Typical and atypical CT manifestations of pulmonary sarcoidosis. *J Comput Assist Tomogr* 1986;10(6):928–936.
27. Hillerdal G, et al. Sarcoidosis: epidemiology and prognosis. A 15-year European study. *Am Rev Respir Dis* 1984;130(1):29–32.
28. McLoud TC, et al. A radiographic classification for sarcoidosis: physiologic correlation. *Invest Radiol* 1982;17(2):129–138.
29. Scadding JG, Mitchell DN. *Sarcoidosis*. London, England: Chapman and Hall Medical; 1985.
30. Scadding JG. Prognosis of intrathoracic sarcoidosis in England. A review of 136 cases after five years' observation. *Br Med J* 1961;2(5261):1165–1172.
31. Nunes H, et al. Imaging in sarcoidosis. *Semin Respir Crit Care Med* 2007;28(1):102–120.
32. Siltzbach LE. Sarcoidosis: clinical features and management. *Med Clin North Am* 1967;51(2):483–502.
33. Miller BH, et al. Thoracic sarcoidosis: radiologic-pathologic correlation. *Radiographics* 1995;15(2):421–437.
34. Muers MF, et al. A simple radiographic scoring method for monitoring pulmonary sarcoidosis: relations between radiographic scores, dyspnoea grade and respiratory function in the British Thoracic Society study of long-term corticosteroid treatment. *Sarcoidosis Vasc Diffuse Lung Dis* 1997;14:46–56.
35. Baughman RP, et al. Changes in chest roentgenogram of sarcoidosis patients during a clinical trial of infliximab therapy. *Chest* 2009;136:526–535.
36. Zappala CJ, et al. Optimal scoring system for serial change on chest radiography in sarcoidosis. *Sarcoidosis Vasc Diffuse Lung Dis* 2011;28:130–138.
37. Quaden C, et al. Necrotising sarcoid granulomatosis: clinical, functional, endoscopical and radiographical evaluations. *Eur Respir J* 2005;26(5):778–785.
38. Balan A, et al. Multi-technique imaging of sarcoidosis. *Clin Radiol* 2010;65:750–760.
39. Park HJ, et al. Typical and atypical manifestations of intrathoracic sarcoidosis. *Korean J Radiol* 2009;10:623–631.
40. Szwarcberg JB, Glajchen N, Teirstein AS. Pleural involvement in chronic sarcoidosis detected by thoracic CT scanning. *Sarcoidosis Vasc Diffuse Lung Dis* 2005;22(1):58–62.
41. Bergin CJ, et al. Sarcoidosis: correlation of pulmonary parenchymal pattern at CT with results of pulmonary function tests. *Radiology* 1989;171(3):619–624.
42. Brauner MW, et al. Pulmonary sarcoidosis: evaluation with high-resolution CT. *Radiology* 1989;172(2):467–471.
43. Lynch JP 3rd, Kazerooni EA, Gay SE. Pulmonary sarcoidosis. *Clin Chest Med* 1997;18(4):755–785.
44. Müller NL, Mawson JB, Mathieson JR, et al. Sarcoidosis: correlation of extent of disease at CT with clinical, functional, and radiographic findings. *Radiology* 1989;171(3):613–618.
45. Remy-Jardin M, et al. Pulmonary sarcoidosis: role of CT in the evaluation of disease activity and functional impairment and in prognosis assessment. *Radiology* 1994;191(3):675–680.
46. Traill ZC, Maskell GF, Gleeson FV. High-resolution CT findings of pulmonary sarcoidosis. *AJR Am J Roentgenol* 1997;168(6): 1557–1560.
47. Abehsera M, et al. Sarcoidosis with pulmonary fibrosis: CT patterns and correlation with pulmonary function. *AJR Am J Roentgenol* 2000;174(6):1751–1757.
48. Lynch DA, et al. Computed tomography in pulmonary sarcoidosis. *J Comput Assist Tomogr* 1989;13(3):405–410.
49. Nishimura K, et al. Pulmonary sarcoidosis: correlation of CT and histopathologic findings. *Radiology* 1993;189(1):105–109.
50. Remy-Jardin M, et al. Subpleural micronodules in diffuse infiltrative lung diseases: evaluation with thin-section CT scans. *Radiology* 1990;177(1):133–139.
51. Müller NL, Miller RR. Computed tomography of chronic diffuse infiltrative lung disease. Part 2. *Am Rev Respir Dis* 1990;142(6, pt 1): 1440–1448.
52. Murata K, Khan A, Herman PG. Pulmonary parenchymal disease: evaluation with high-resolution CT. *Radiology* 1989;170(3, pt 1): 629–635.
53. Collins J, Blankenbaker D, Stern EJ. CT patterns of bronchiolar disease: what is "tree-in-bud?" *AJR Am J Roentgenol* 1998; 171(2):365–370.
54. Gruden JF, Webb WR, Warnock M. Centrilobular opacities in the lung on high-resolution CT: diagnostic considerations and pathologic correlation. *AJR Am J Roentgenol* 1994;162(3):569–574.
55. Brauner MW, et al. Pulmonary sarcoidosis: CT assessment of lesion reversibility. *Radiology* 1992;182(2):349–354.
56. Grenier P, et al. Chronic diffuse interstitial lung disease: diagnostic value of chest radiography and high-resolution CT. *Radiology* 1991;179(1):123–132.
57. Nakatsu M, et al. Large coalescent parenchymal nodules in pulmonary sarcoidosis: "sarcoid galaxy" sign. *AJR Am J Roentgenol* 2002;178(6):1389–1393.
58. Heo JN, et al. Pulmonary tuberculosis: another disease showing clusters of small nodules. *AJR Am J Roentgenol* 2005;184(2):639–642.
59. Marten K, Rummeny EJ, Engelke C. The CT halo: a new sign in active pulmonary sarcoidosis. *Br J Radiol* 2004;77(924):1042–1045.
60. Kumazoe H, et al. "Reversed halo sign" of high-resolution computed tomography in pulmonary sarcoidosis. *J Thorac Imaging* 2009;24:66–68.
61. Harada T, et al. Histologic findings of the computed tomography halo in pulmonary sarcoidosis. *Eur Respir J* 2009;34:281–283.

62. Marchiori E, et al. Reversed halo sign. High-resolution CT scan findings in 79 patients. *Chest* 2012;141:1260–1266.
63. Akira M, et al. Long-term follow-up CT scan evaluation in patients with pulmonary sarcoidosis. *Chest* 2005;127(1):185–191.
64. Leung AN, et al. Sarcoidosis activity: correlation of HRCT findings with those of ^{67}Ga scanning, bronchoalveolar lavage, and serum angiotensin-converting enzyme assay. *J Comput Assist Tomogr* 1998;22(2):229–234.
65. Murdoch J, Muller NL. Pulmonary sarcoidosis: changes on follow-up CT examination. *AJR Am J Roentgenol* 1992;159(3):473–477.
66. Leung AN, Miller RR, Muller NL. Parenchymal opacification in chronic infiltrative lung diseases: CT-pathologic correlation. *Radiology* 1993;188(1):209–214.
67. Martin SG, et al. High resolution computed tomography to differentiate chronic diffuse interstitial lung diseases with predominant ground-glass pattern using logical analysis of data. *Eur Respir J* 2010;20:1297–1310.
68. Chambellan A, et al. Endoluminal stenosis of proximal bronchi in sarcoidosis: bronchoscopy, function, and evolution. *Chest* 2005;127(2):472–481.
69. Lavergne F, et al. Airway obstruction in bronchial sarcoidosis: outcome with treatment. *Chest* 1999;116(5):1194–1199.
70. Lenique F, et al. CT assessment of bronchi in sarcoidosis: endoscopic and pathologic correlations. *Radiology* 1995;194(2):419–423.
71. Nishino M, et al. Bronchomalacia in sarcoidosis: evaluation on volumetric expiratory high-resolution CT of the lung. *Acad Radiol* 2005;12(5):596–601.
72. Polychronopoulos VS, Prakash UBS. Airway involvement in sarcoidosis. *Chest* 2009;136:1371–1380.
73. Hennebicque AS, et al. CT findings in severe thoracic sarcoidosis. *Eur Radiol* 2005;15(1):23–30.
74. Fazzi P, et al. Functional significance of the decreased attenuation sign on expiratory CT in pulmonary sarcoidosis: report of four cases. *Chest* 2001;119(4):1270–1274.
75. Chung MH, et al. Mixed infiltrative and obstructive disease on high-resolution CT: differential diagnosis and functional correlates in a consecutive series. *J Thorac Imaging* 2001;16(2):69–75.
76. Bartz RR, Stern EJ. Airways obstruction in patients with sarcoidosis: expiratory CT scan findings. *J Thorac Imaging* 2000;15(4):285–289.
77. Gleeson FV, Traill ZC, Hansell DM. Evidence of expiratory CT scans of small-airway obstruction in sarcoidosis. *AJR Am J Roentgenol* 1996;166(5):1052–1054.
78. Hansell DM, et al. Pulmonary sarcoidosis: morphologic associations of airflow obstruction at thin-section CT. *Radiology* 1998;209(3):697–704.
79. Magkanas E, et al. Pulmonary sarcoidosis. Correlation of expiratory high-resolution CT findings with inspiratory patterns and pulmonary function tests. *Acta Radiol* 2001;42(5):494–501.
80. Davies CW, Tasker AD, Padley SP. Air trapping in sarcoidosis on computed tomography: correlation with lung function. *Clin Radiol* 2000;55:217–221.
81. Bergin CJ, Muller NL. CT of interstitial lung disease: a diagnostic approach. *AJR Am J Roentgenol* 1987;148(1):9–15.
82. Primack SL, et al. End-stage lung disease: CT findings in 61 patients. *Radiology* 1993;189(3):681–686.
83. Padley SP, et al. Pulmonary sarcoidosis mimicking cryptogenic fibrosing alveolitis on CT. *Clin Radiol* 1996;51(11):807–810.
84. Nunes H, et al. Imaging of sarcoidosis of the airways and lung parenchyma and correlation with lung function. *Eur Resp J* 2012;40:750–765.
85. Hours S, et al. Pulmonary cavitary sarcoidosis: clinical-radiologic characteristics and natural history of a rare form of sarcodososis. *Medicine (Baltimore)* 2008;87:142–151.
86. Ichikawa Y, et al. Primary cavitary sarcoidosis: high-resolution CT findings. *AJR Am J Roentgenol* 1994;163(3):745.
87. Tomlinson JR, Sahn SA. Aspergilloma in sarcoid and tuberculosis. *Chest* 1987;92(3):505–508.
88. Liebow AA. The J. Burns Amberson lecture—pulmonary angiitis and granulomatosis. *Am Rev Respir Dis* 1973;108(1):1–18.
89. Rapti A, et al. Elevated pulmonary arterial systolic pressure in patients with sarcoidosis: prevalence and risk factors. *Lung* 2012;191:61–67.
90. Ng CS, Wells AU, Padley SP. A CT sign of chronic pulmonary arterial hypertension: the ratio of main pulmonary artery to aortic diameter. *J Thorac Imaging* 1999;14(4):270–278.
91. Tan RT, et al. for the Medical College of Wisconsin Lung Transplant Group. Utility of CT scan evaluation for predicting pulmonary hypertension in patients with parenchymal lung disease. *Chest* 1998;113(5):1250–1256.
92. Handa T, et al. Incidence of pulmonary hypertension and its clinical relevance in patients with sarcoidosis. *Chest* 2006;129(5):1246–1252.
93. Sulica R, et al. Distinctive clinical, radiographic, and functional characteristics of patients with sarcoidosis-related pulmonary hypertension. *Chest* 2005;128(3):1483–1489.
94. Moore SL, Teirstein A, Golimbu C. MRI of sarcoidosis patients with musculoskeletal symptoms. *AJR Am J Roentgenol* 2005;185(1):154–159.
95. Scott GC, Berman JM, Higgins JL Jr. CT patterns of nodular hepatic and splenic sarcoidosis: a review of the literature. *J Comput Assist Tomogr* 1997;21(3):369–372.
96. Iwai K, et al. Pathologic studies on sarcoidosis autopsy. II. Early change, mode of progression and death pattern. *Acta Pathol Jpn* 1995;43:377–385.
97. McCardle BA, et al. The role of F18-fluorodeoxyglucose positron emission tomography in guiding diagnosis and management in patients with known or suspected cardiac sarcoidosis. *J Nucl Cardiol* 2013;20:297–306.
98. Chiles C, Adams GW, Ravin CE. Radiographic manifestations of cardiac sarcoid. *AJR Am J Roentgenol* 1985;145(4):711–714.
99. Smedema JP, et al. Cardiac involvement in patients with pulmonary sarcoidosis assessed at two university medical centers in the Netherlands. *Chest* 2005;128(1):30–35.
100. Teirstein AS, et al. Results of 188 whole-body fluorodeoxyglucose positron emission tomography scans in 137 patients with sarcoidosis. *Chest* 2007;132(6):1949–1953.
101. Austin JH. Pulmonary sarcoidosis: what are we learning from CT? *Radiology* 1989;171(3):603–604.
102. Drent M, et al. Sarcoidosis: assessment of disease severity using HRCT. *Eur Radiol* 2003;13(11):2462–2471.
103. Terasaki H, et al. Pulmonary sarcoidosis: comparison of findings of inspiratory and expiratory high-resolution CT and pulmonary function tests between smokers and nonsmokers. *AJR Am J Roentgenol* 2005;185(2):333–338.
104. Nakazawa A, et al. Usefulness of dual 67Ga and 99mTc-sestamibi single-photon-emission CT scanning in the diagnosis of cardiac sarcoidosis. *Chest* 2004;126(4):1372–1376.
105. Nguyen BD. F-18 FDG PET imaging of disseminated sarcoidosis. *Clin Nucl Med* 2007;32(1):53–54.
106. Shorr AF, et al. Depreotide scanning in sarcoidosis: a pilot study. *Chest* 2004;126(4):1337–1343.
107. Mostard RL, van Kroonenburgh MJ, Drent M. The role of the PET scan in the management of sarcoidosis. *Curr Opin Pulm Med* 2013;19:538–544.
108. Nakata H, et al. Diffuse peripheral lung disease: evaluation by high-resolution computed tomography. *Radiology* 1985;157(1):181–185.
109. Mana J, et al. Excessive thoracic computed tomographic scanning in sarcoidosis. *Thorax* 1995;50(12):1264–1266.
110. Judson MA. The management of sarcoidosis by the primary care physician. *Am J Med* 2007;120(5):403–407.
111. Judson MA, et al. The diagnostic pathway to sarcoidosis. *Chest* 2003;123(2):406–412.
112. Halme M, Piilonen A, Taskinen E. Comparison of endobronchial and transbronchial biopsies with high-resolution CT (HRCIT) in the diagnosis of sarcoidosis. *APMIS* 2001;109(4):289–294.
113. Shorr AF, Torrington KG, Hnatiuk OW. Endobronchial biopsy for sarcoidosis: a prospective study. *Chest* 2001;120(1):109–114.
114. Trisolini R, et al. Transbronchial needle aspiration improves the diagnostic yield of bronchoscopy in sarcoidosis. *Sarcoidosis Vasc Diffuse Lung Dis* 2004;21(2):147–151.
115. Nakajima T, et al. The role of EBUS-TBNA for the diagnosis of sarcoidosis—comparisons with other bronchoscopic diagnostic modalities. *Respir Med* 2009;103:1796–1800.

116. Wong M, et al. Endobronchial ultrasound: new insight for the diagnosis of sarcoidosis. *Eur Respir J* 2007;29:1182–1186.
117. Tremblay A, et al. A randomized controlled trial of standard vs endobronchial ultrasonography-guided transbronchial needle aspiration in patients with suspected sarcoidosis. *Chest* 2009;136(2):340–346.
118. Navani N, et al. Combination of endobronchial ultrasound-guided transbronchial needle aspiration with standard bronchoscopic techniques for the diagnosis of stage I and stage II pulmonary sarcoidosis. *Respirology* 2011;16:467–472.
119. Navani N, et al. Endobronchial ultrasound-guided transbronchial needle aspiration prevents mediastoinoscopies in the diagnosis of isolated mediastinal lymphadenopathy: a propsective trial. *Am J Respir Crit Care Med* 2012;186:255–260.
120. Hunsaker AR, et al. Sarcoidlike reaction in patients with malignancy. *Radiology* 1996;200(1):255–261.
121. Malani AK, et al. A 63-year-old woman with colon cancer and mediastinal lymphadenopathy. *Chest* 2007;131(6):1970–1973.
122. Risbano MG, Groshong SD, Schwarz MI. Lung nodules in a woman with a history of breast cancer. Diagnosis: a sarcoid-like reaction in metastatic breast cancer. *Chest* 2007;132(5):1697–1701.
123. Haramati LB, et al. Newly diagnosed pulmonary sarcoidosis in HIV-infected patients. *Radiology* 2001;218(1):242–246.
124. Morris DG, et al. Sarcoidosis following HIV infection: evidence for $CD4^+$ lymphocyte dependence. *Chest* 2003;124(3):929–935.
125. Rubinowitz AN, Naidich DP, Alinsonorin C. Interferon-induced sarcoidosis. *J Comput Assist Tomogr* 2003;27(2):279–283.
126. Takahashi F, et al. Pulmonary sarcoidosis and antiphospholipid syndrome. *Respirology* 2006;11(4):506–508.
127. Banauch GI, Dhala A, Prezant DJ. Pulmonary disease in rescue workers at the World Trade Center site. *Curr Opin Pulm Med* 2005;11(2):160–168.
128. Prezant DJ, et al. Cough and bronchial responsiveness in firefighters at the World Trade Center site. *N Engl J Med* 2002;347(11):806–815.
129. Mathieson JR, et al. Chronic diffuse infiltrative lung disease: comparison of diagnostic accuracy of CT and chest radiography. *Radiology* 1989;171(1):111–116.
130. Stein MG, et al. Pulmonary lymphangitic spread of carcinoma: appearance on CT scans. *Radiology* 1987;162(2):371–375.
131. Akira M, et al. Radiographic type p pneumoconiosis: high-resolution CT. *Radiology* 1989;171(1):117–123.
132. Begin R, et al. CT assessment of silicosis in exposed workers. *AJR Am J Roentgenol* 1987;148(3):509–514.
133. Bergin CJ, et al. CT in silicosis: correlation with plain films and pulmonary function tests. *AJR Am J Roentgenol* 1986;146(3):477–483.
134. Remy-Jardin M, et al. Coal worker's pneumoconiosis: CT assessment in exposed workers and correlation with radiographic findings. *Radiology* 1990;177(2):363–371.
135. Bergin C, et al. The secondary pulmonary lobule: normal and abnormal CT appearances. *AJR Am J Roentgenol* 1988;151(1):21–25.

13 じん肺，職業性肺疾患，環境性肺疾患

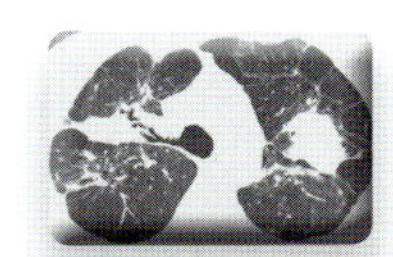

重要な項目

石綿肺(アスベスト肺)と石綿(アスベスト)関連の疾患　351
珪肺症　367
炭鉱夫肺　374
黒鉛肺　376
混合性粉塵によるじん肺　376
タルク(滑石)肺　376
アルミニウム肺　378
超硬合金肺　379
ベリリウム症(ベリリウム肺)　379
不活性な粉塵によるじん肺　380
溶接工肺(鉄沈着症)　380
インジウム曝露　381
化繊肺　381
化学性肺臓炎と煙の吸入　381
バイオマス燃料への曝露　382

本章で使われる略語

- Al (aluminium) アルミニウム
- BAL (bronchoalveolar lavage) 気管支肺胞洗浄
- CWP (coal worker's pneumoconiosis) 炭鉱夫肺
- DAD (diffuse alveolar damage) びまん性肺胞傷害
- DL_{CO} (carbon monoxide diffusing capacity) (一酸化炭素)拡散能
- DPT (diffuse pleural thickening) びまん性胸膜肥厚
- $FEV_{1.0}$ (forced expiratory volume in 1 second) 1秒量
- FVC (forced vital capacity) 努力肺活量
- FWL (flock worker's lung) フロック製造作業者の肺疾患
- ILD (interstitial lung disease) 間質性肺疾患
- ILO (International Labor Organization) 国際労働機関
- IPF (idiopathic pulmonary fibrosis) 特発性肺線維症
- NSIP (nonspecific interstitial pneumonia) 非特異性間質性肺炎
- PAP (primary alveolar proteinosis) 原発性肺胞蛋白症
- PFT (pulmonary function test) 肺機能検査
- PMF (progressive massive fibrosis) 進行性塊状線維症
- TLC (total lung capacity) 全肺気量
- UIP (usual interstitial pneumonia) 通常型間質性肺炎

じん肺や職業性肺疾患はいまだに重要な問題である．米国労働安全衛生庁(OSHA)や米国国立労働安全衛生研究所(NIOSH)のような他の組織も安全基準を出しているが，職業に関連した傷害のうち，職業性肺疾患は依然として最もよく認めるものの1つである[1,2]．

じん肺とは粉塵の吸入に伴う肺疾患をさし[3,4]，その多くは職業性曝露と関係がある[5]．粉塵の吸入により肺に線維化が生じ，障害を呈することがあるが，そのような疾患は線維性のじん肺としては，石綿肺，炭鉱夫肺(CWP)，ベリリウム肺およびタルク(滑石)肺が例として挙げられる．一方粉塵自体が比較的不活性で，粒子を貪食したマクロファージが気道や肺胞に充満するのみで，肺の線維化や障害をほとんどきたさないものもあり，そのような非線維性のじん肺には鉄沈着症もしくは溶接工肺，錫肺，バリウム肺がある．

多くのじん肺の診断において，高分解能CT(HRCT)は胸部X線写真よりも感度や特異度が優れていることがわかっている[3,4,6]．様々な異常所見がじん肺のHRCTには認められるが，一般的に3種類挙げられる．すなわち，(a) 線維化の有無にかかわらず細気管支周囲に粉塵が蓄積し，小結節影としてみえること，(b) 次にその小結節影が癒合した結節や腫瘤が認められること，もしくは，(c) びまん性に肺に炎症や線維化が起きた結果として，すりガラス影，網状影，牽引性気管支拡張が認められ，場合によっては蜂巣肺(蜂窩肺)をきたすことである．

石綿肺(アスベスト肺)と石綿(アスベスト)関連の疾患

天然に存在する繊維状の珪酸塩鉱物は様々にあるが，それら一群を石綿(またはアスベスト)とよんでおり，耐熱特性に優れるために古代から知られている．石綿は工業 / 製造業で広く使用されてきて，ブレーキライニングやブレーキパッド，タイル，レンガ，絶縁材料，溶鉱炉，オーブンでみつけることができる[1]．

職場での石綿曝露や，程度こそ少ないが一般人にお

ける石綿曝露は，米国の公衆衛生における大きな問題である．石綿繊維の吸入が肺および胸膜の線維化を引き起こすことは，80年以上にわたり知られてきた．石綿関連疾患には，石綿肺，石綿関連円形無気肺および石綿関連胸膜疾患がある．

石　綿　肺

石綿繊維の吸入に関連した肺疾患は，石綿肺として知られている[4,7,8]．石綿肺は，石綿小体もしくは石綿繊維を伴う肺線維症と組織学的に定義される[9,10]．

石綿繊維は吸入された後に，はじめは呼吸細気管支と肺胞道に沈着するが，多量に長期間曝露すると，胸膜下にも蓄積する[9-12]．石綿肺の患者において最も初期の線維化は，小葉中心の細気管支周囲領域で生じる[6,11-13]．進行するにつれて，小葉内の肺胞壁も線維化し，最終的に小葉末梢と小葉間隔壁も線維化に至る．蜂巣肺は進行例で認められる．臓側胸膜の肥厚は，しばしば肺実質が線維化している領域に重なる．石綿肺では，異常所見は肺の下部背側の胸膜下で通常最も著しい[12]．Yamamotoらは，石綿肺を2種類に分類した．すなわち，全体の約40％を占める蜂巣肺が優位で通常型間質性肺炎（UIP）と区別がつけられないタイプと，無気肺を伴う硬化像が目立ち，UIPには認めないような線維化をきたす残りのタイプである[14]．

臨床診療では，石綿肺は間接的な根拠により通常は診断され，組織学的に証明されることはまれである[9,15-17]．米国胸部学会（ATS）では胸部X線画像の異常所見，肺機能検査での拘束性変化，一致する身体所見，および既知の石綿曝露を組み合わせて石綿肺を臨床的に診断するとしている（表13-1）[16-18]．これらの臨床や画像的基準はいずれも特異的でないが，石綿への有意な曝露を有する人では，複数の異常所見を満たせば石綿肺の推定的な根拠とされる．わずかな身体所見の異常，もしくは機能的な異常のみでは，石綿肺と診断することは困難であるばかりでなく不適切であろう．これらの基準の精度には限界が指摘されてきており，石綿曝露者の肺間質の線維化は，必ずしも石綿肺によるものではない．ある研究では，石綿曝露があり組織的に間質性肺疾患を認めたもののうち，5％は肺生検で石綿肺以外の疾患と診断された[19]．

石綿肺は比較的進行していなければ，症状や身体所見を有することは，少ない[7,9,16]．同様に，肺活量や拡散量の減少といった拘束性肺疾患に典型的な所見は，早期や軽度の機能低下を呈する石綿肺ではほとんど認められない．胸部X線写真はしばしば診断の際に役立つが，初期病変を検出する能力は極めて限られている．石綿肺の臨床症状と画像所見は，通常曝露後10年後までは検出されず，この潜伏期間が時折40年ものことがある[9,16,18]．ガリウムシンチグラフィーは，初期病変で有用になり得る[13,20]．

表13-1　石綿肺の臨床診断基準

石綿曝露歴が確かなこと
曝露からの適当な潜伏期間
胸部X線写真のILO分類で，s型，t型，もしくはu型の（不整小）陰影が重度として1/1以上あること
拘束性肺障害があり努力肺活量が正常下限未満である
拡散量が正常下限未満であること
両側の背側肺底部に全吸気性もしくは吸気時後半に断続性ラ音を認め，咳嗽で断続性ラ音が消失しないこと．

Modified from Schwartz A, Rockoff SD, Christiani D, et al. A clinical diagnostic model for the assessment of asbestosis: a new algorithmic approach. *J Thorac Imaging* 1988; 3: 29-35; McLoud TC. The use of CT in the examination of asbestos-exposed persons (editorial). *Radiology* 1988; 169: 862-863; American Thoracic Society. The diagnosis of nonmalignant diseases related to asbestos. *Am Rev Respir Dis* 1986; 134: 363-368.

胸部X線写真での石綿肺の診断

じん肺X線写真の国際労働機関（ILO）分類は，石綿関連の疾患患者に認められる肺実質と胸膜病変を客観的に記録して，数量化するための方法を提示している[16,17,21,22]．石綿に曝露した患者にILOがあげた特定の異常所見（表13-1）があれば，しばしば石綿肺とみなされるが，胸部X線写真で石綿肺を検出したり，確定診断をすることには限界があることを，多くの論文が強調している[9,16,17,21-26]．

胸部X線写真は，石綿肺を検出する感度が比較的低い．Eplerらの研究では，肺生検で石綿肺と診断された58例の患者のうち，6例（10％）は胸部X線写真がILO分類で正常であった[27]．Kipenらは，組織的に肺の線維化を認め，石綿曝露歴がある138例のうち，25例（18％）は石綿肺の胸部X線所見を認めないと報告した[24]．さらにまた，ILO分類で1/0未満として分類された症例の80％で，組織的な線維化は中等度から高度であった．

胸部X線写真のILO分類は，石綿肺を診断する際の特異度も欠けていることはあきらかであり[21,22]，胸部X線写真では，石綿肺に特異的な所見はない．Epsteinらによると，200例の胸部X線写真でのスクリーニン

グのうち，36例（18%）がILO分類ではじん肺とする小さな陰影を呈していたが，これらのうち，22例（61%）には既知の石綿への職業曝露がなかった[28]．喫煙による胸部X線所見が，石綿肺の所見と区別ができないとするいくつかの研究があるが，議論があるところである[17,21,29]．

石綿曝露者におけるHRCT

石綿曝露がある患者では，CTは仰臥位と腹臥位の両方で撮影するか[9,15,30]，または腹臥位だけで撮影することが勧められてきた[8,31]．石綿肺の所見は腹側より背側の肺により早期に広範囲に認められるため，石綿曝露者では腹臥位で撮影することが極めて重要である[8]．腹臥位で撮影しないと，正常な重力効果と背側肺にでる早期の線維化の区別はできないかもしれない（図13-1）．

石綿曝露者において，石綿肺を診断する際には限られた数の走査で十分であるとする意見がある[8,9,15,25,30,31]．石綿肺は，肺底部に所見があることが典型的であるため，気管分岐部から肺底部あたりを4，5枚走査すれば，異常所見の検出には十分かもしれないのである．実際この方法は，石綿肺が疑われる患者群では感度がよく，石綿曝露者でのスクリーニングには適しているかもしれない[32]．個々の石綿曝露者で石綿肺が疑われる人では，最適なプロトコルは腹臥位と仰臥位で2cmの間隔でHRCTを得ることになっている．この方法では，肺腫瘤，肺気腫，胸膜病変を含めた異常所見をより完全に評価することができ[8]，肺疾患をより正確に診断できる．そして，同様の症状を呈し得る線維性肺疾患と肺気腫との区別がより正確にできる．厚さ5mmの再構成画像による低線量ヘリカルCTは，石綿曝露者において，胸膜と肺の異常所見を正確に描出できることも示されている[33]．

石綿肺のHRCT所見

HRCTでは，石綿肺はその程度に応じて種々の所見を呈し得る[6,8,9,11,15,17,25,30,34-36]．石綿肺の患者で非常に特徴的な所見は，病変が肺底部に優位なことである．Akiraらによると，80例の石綿肺患者のうちの78例（98%）で病変が下葉優位で，2例のみが上葉優位であった[37]．肺の異常所見が背側の胸膜下で最も著しいことも特徴的である．

HRCTで認められる最も早期の石綿肺の異常所見は，小葉中心や細気管支周囲の線維化を反映している（表13-2）[11,35,38]．ある研究[11]では，初期の石綿肺患者の胸膜下に点状影がみられ，集塊や胸膜下線状影を形成しながら融合していく．これらは，細気管支周囲の

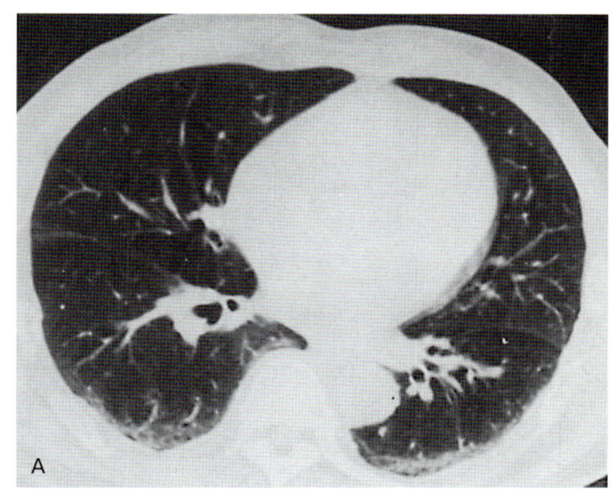

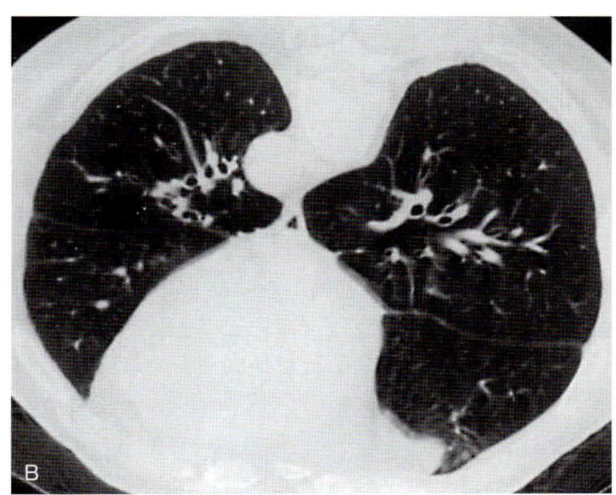

図 13-1　石綿曝露者における重力効果（荷重部肺高吸収域）（無気肺）．A：仰臥位では境界不鮮明な高吸収域が背側にみえる．肋骨胸膜面の不整は，胸膜肥厚とプラークを反映している．B：腹臥位では肺は正常にみえる．網状影と線維化の所見はない．胸膜不整は，特に背側の肺に接して認められたままである．

表 13-2　石綿肺のHRCT所見

石綿肺のHRCT所見
線維化の所見（牽引性気管支拡張または細気管支拡張，小葉内間質肥厚，不整な小葉間隔壁肥厚，不整なインターフェース）[a]
進行期に蜂巣肺を認めること
初期では細気管支周囲の線維化を意味する胸膜下の点状影を認めること[a]
胸膜下線状影[a]
壁側胸膜肥厚またはプラーク[a,b]
特に胸膜肥厚に随伴した肺実質索状影[a,b]
最も初期の病変が肺底部と背側に出ること
すりガラス影

[a] 最も頻度が高い所見．
[b] 鑑別診断で最も役立つ所見．

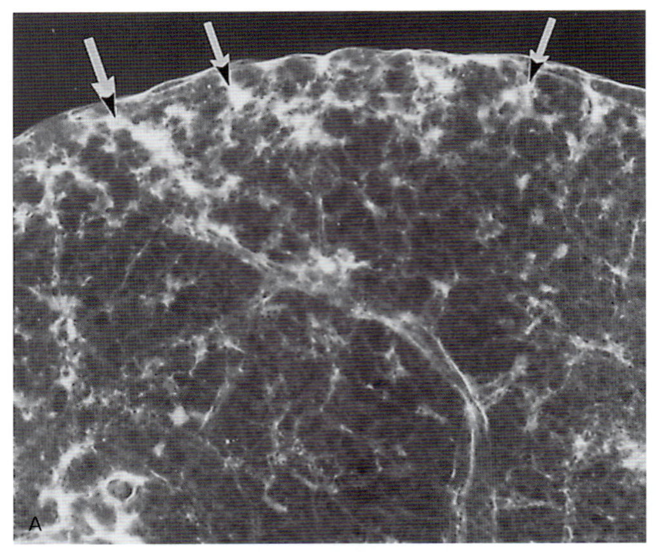
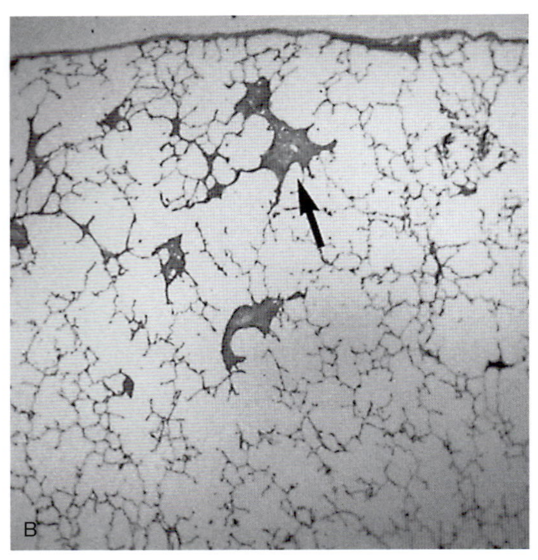

図 13–2　石綿肺における胸膜下の点状影．初期の石綿肺患者から得られた伸展固定した肺の X 線写真（A）と組織切片（B）．小結節状影（矢印）は胸膜下にみえ，細気管支周囲の線維化を意味している．（From Akira M, Yokoyama K, Yamamoto S, et al. Early asbestosis: evaluation with high-resolution CT. *Radiology* 1991;178:409–416, with permission.）

線維化が近接の肺実質，間質に進展していることに相関している（図 13–2）．他の研究では[35]，胸膜下結節影もしくは点状影は，初期の石綿肺 23 例のうちの 21 例で認められ，細気管支周囲の線維化を反映していた．これらの結節影は典型的には胸膜面から数 mm の位置にあり，微細な網状影（図 13–3～図 13–5）を伴う場合がある．Akira らは，石綿肺を 80 例扱った総説で，胸膜下の点状影か分岐状影を 81％で認めるとしている[37]．細気管支周囲の線維化により，小葉中心の動脈が異常に突出し，末梢肺で網状影の増加をきたすことがある[11, 15]．

肺の線維化が細気管支周囲領域から肺小葉領域に広がるにつれて，他の線維化の所見が認められる．小葉内間質肥厚（小葉内線状影）（図 13–5），不整な網状影，小葉間隔壁の肥厚または肺小葉周囲の線維化（小葉辺縁性パターン；図 13–6），牽引性気管支拡張または細

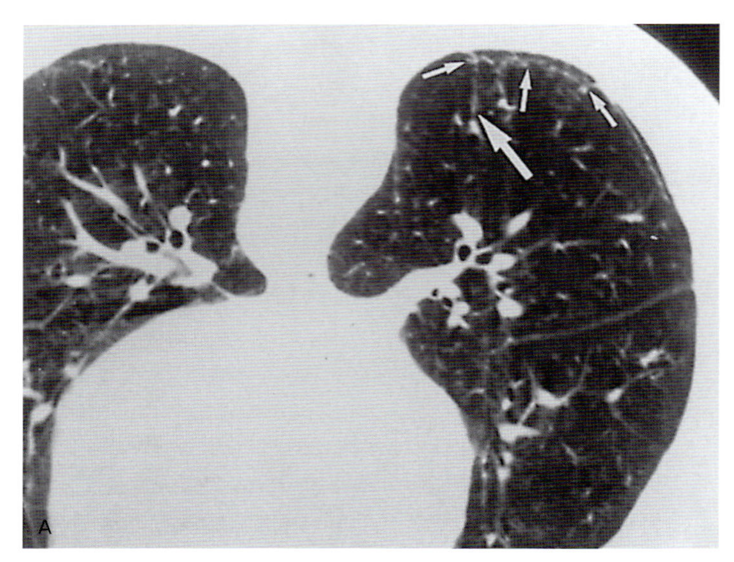
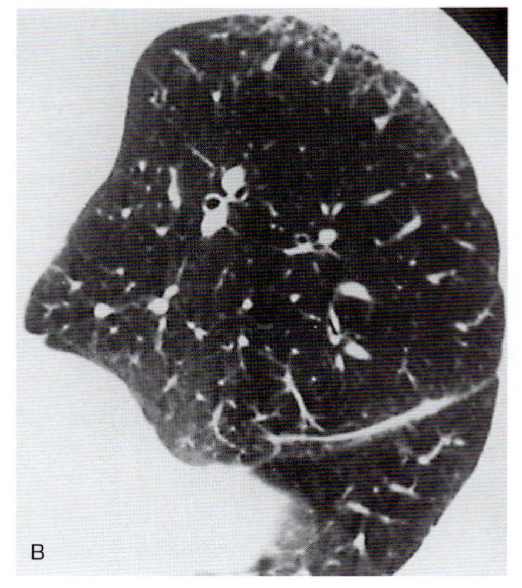

図 13–3　点状影と胸膜下線状影を伴う初期の石綿肺の線維化．A：腹臥位で撮影した HRCT には，右肺の背側で不規則な胸膜下線状影（小さな矢印）と肺実質索状影（長い矢印）が認められる．左肺背側の異常はごく軽度である．B：右肺に焦点をあてたイメージでは，肺の末梢に多くの小さな点状影が認められる．これらは Akira ら[35]が報告した胸膜下陰影に非常に類似しており，細気管支周囲の線維化を反映している．

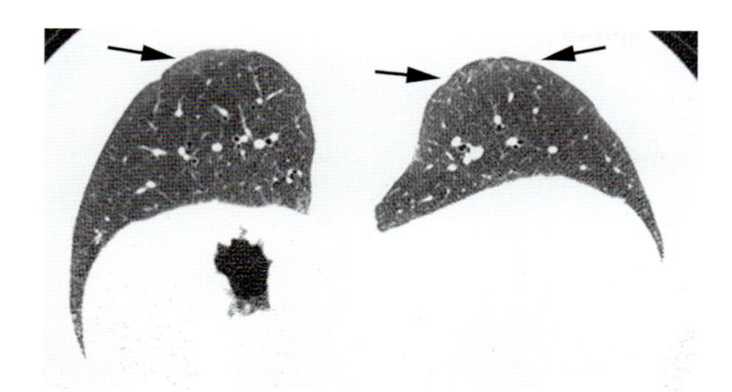

図 13-4　**石綿肺の初期の線維化.** 腹臥位での撮影．小さな点と微細な網状影が，背側肺の胸膜下(矢印)でみえる．この所見は非特異的だが，石綿肺と一致する．

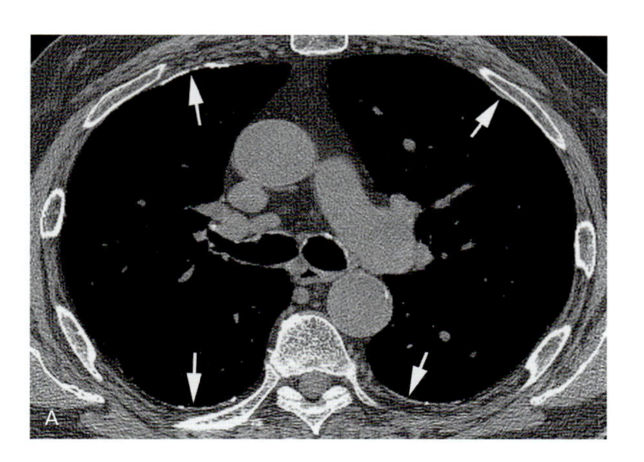

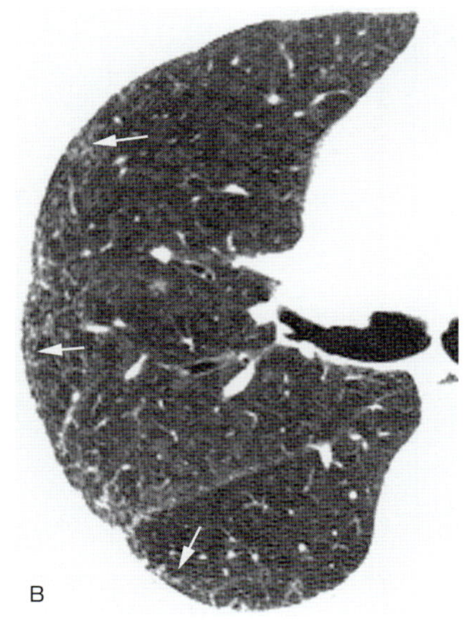

図 13-5　**石綿肺の線維化.** A：HRCT では，石綿関連の胸膜疾患に典型的な両側の胸膜肥厚が認められる(矢印)．肥厚した胸膜は肋骨の内側にみえ，胸膜外脂肪によって肋骨から隔てられている．胸膜肥厚は，傍脊椎領域でもみえる．胸膜肥厚のいくつかは，石灰化している．B：HRCT では，胸膜下に点状影(矢印)を認め，小葉内間質肥厚を伴う．

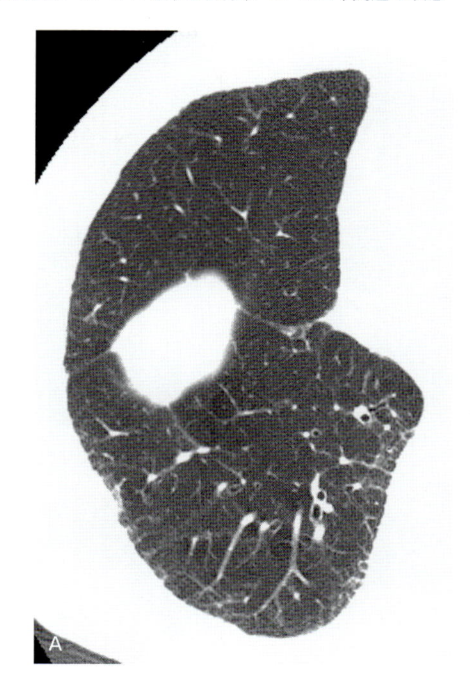

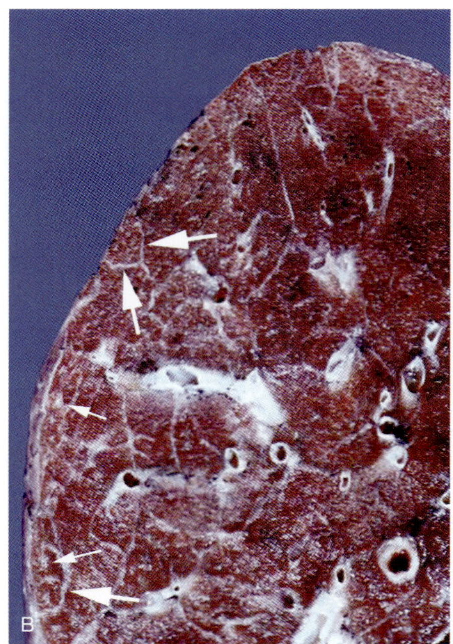

図 13-6　**石綿肺における小葉中心および小葉辺縁の線維化.** A：HRCT では肺末梢に網状影を認め，小葉間隔壁の肥厚もしくは小葉辺縁の線維化に合致する．胸膜肥厚のいくつかの領域は，石灰化している．B：石綿肺患者の肺スライス．細気管支周囲の線維化を伴う小葉中心性結節(小さな矢印)が肺の末梢でみえる．小葉間隔壁の斑状の線維化(大きな矢印)もみられる．より長い線状の瘢痕は，肺実質索状影である．(Courtesy of Martha Warnock, MD.)

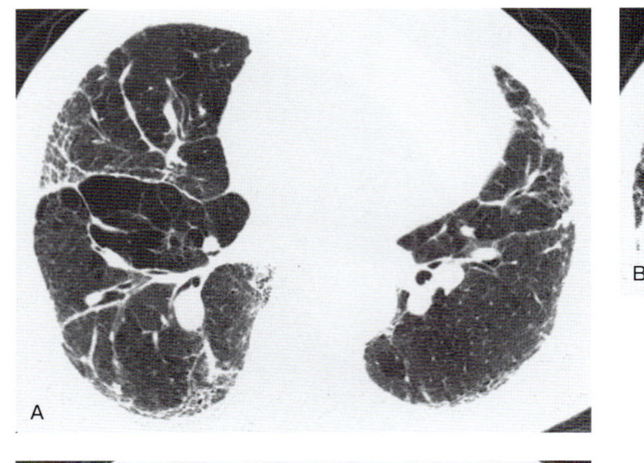

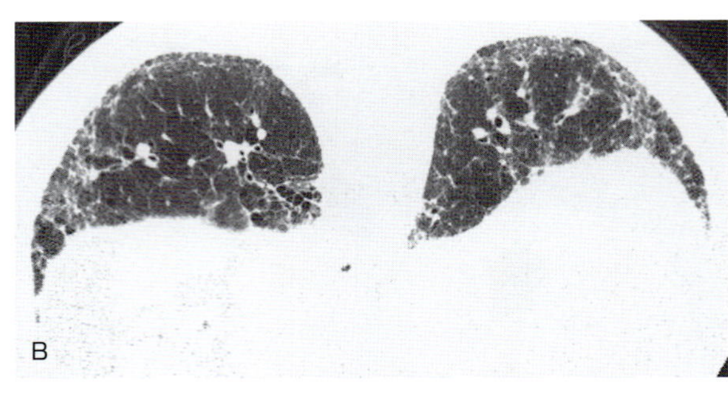

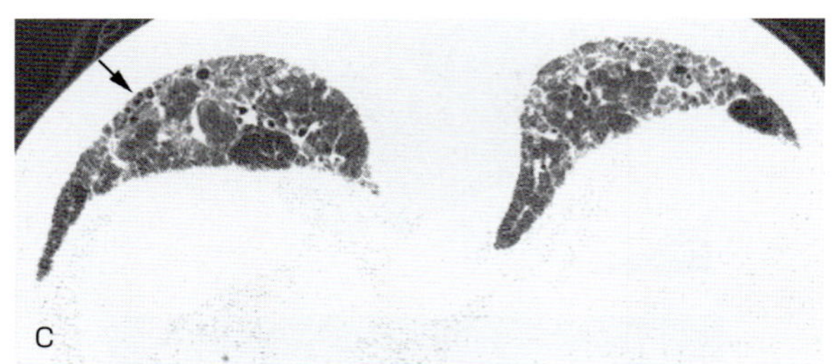

図 13-7　石綿への職業性曝露と，呼吸困難，異常な胸部 X 線所見を有する患者の仰臥位および腹臥位での HRCT(81 歳男性)．A–C： 主に小葉内間質肥厚と小葉辺縁の線維化を意味する胸膜下網状影がみえる．初期の蜂巣肺(C，矢印)と牽引性気管支拡張が肺底部でみえる．

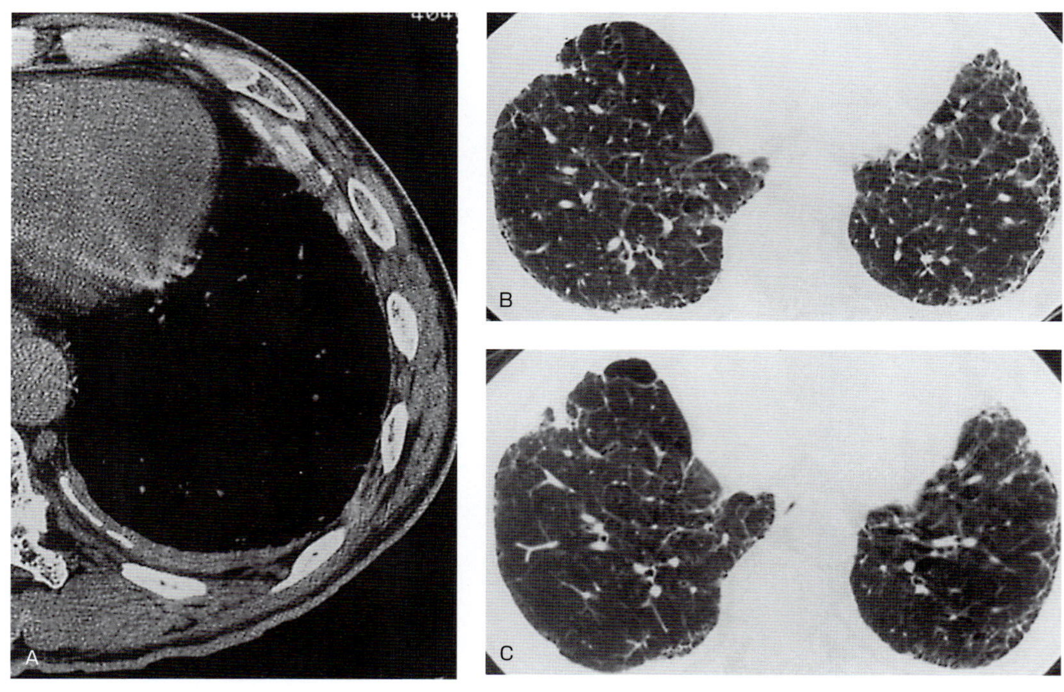

図 13-8　蜂巣肺を伴う石綿肺(66 歳男性)． A：石灰化した胸膜プラークがみえ，石綿曝露に典型的である．B，C：肺底部での HRCT には，小葉内線状影，小葉間隔壁の肥厚と肺実質索状影を認める．D：隔壁肥厚と初期の胸膜下蜂巣肺が胸膜下線状影を形成している．

(つづく)

気管支拡張，構造改変と蜂巣肺(図 13-7〜図 13-9)の所見はすべて，進行程度に応じてだが，石綿肺患者に認められる[9, 11, 15, 25, 37]．小葉周囲の線維化や小葉間隔壁の肥厚は初期の石綿肺で頻度が高い[9, 30, 39]が，進行し

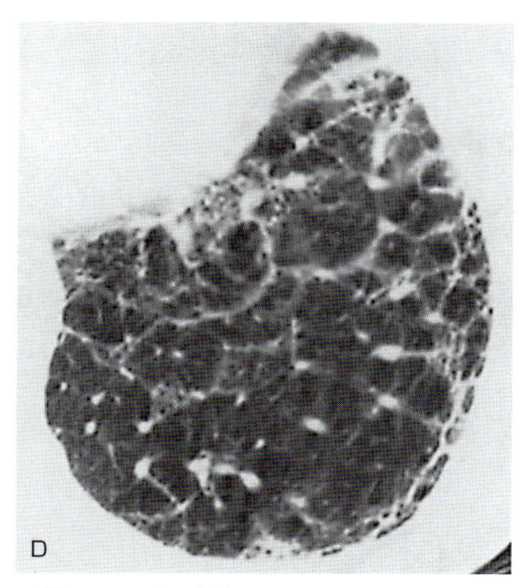

図 13-8 （つづき）

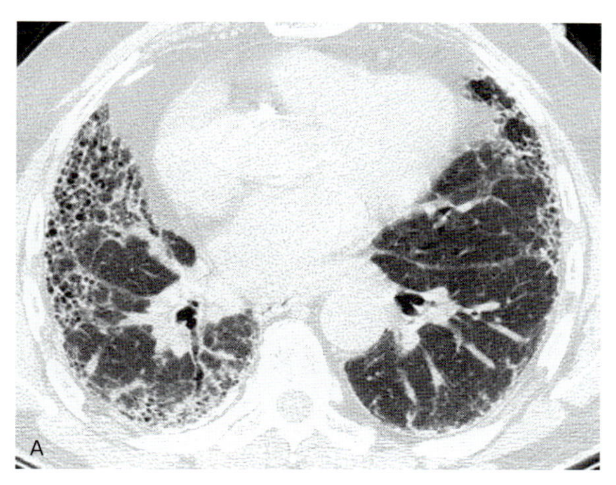

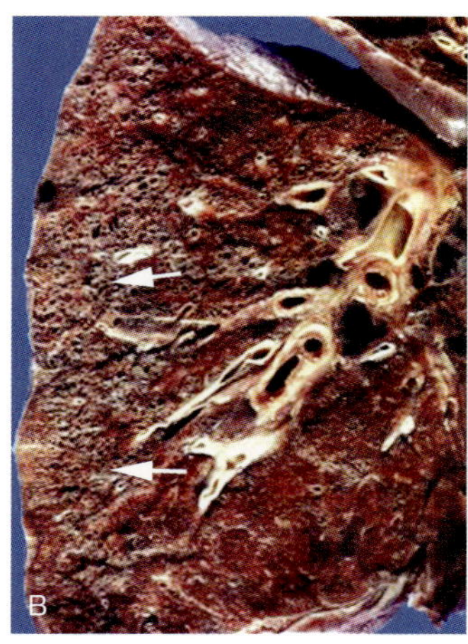

図 13-9　蜂巣肺を伴う石綿肺．A：胸膜肥厚と石灰化を呈する石綿曝露者の HRCT で，肺底部に広範囲な蜂巣肺が認められる．B：別の石綿肺患者における肺スライスで，下葉の末梢に線維化と蜂巣肺（矢印）を認める．この分布は典型的である．（Courtesy of Martha Warnock, MD.）

蜂巣肺を伴う症例では，みつけることが困難かもしれない[40]．Akira らによると，石綿肺を有する 80 例の患者の 69％で小葉内間質肥厚があり，不整な小葉間隔壁肥厚は 89％でみられた[37]．

また蜂巣肺は 80 例の 34％で認められ，概して末梢および背側の肺（図 13-7～図 13-9）でよく認められた[37]．進行した肺疾患患者の研究[40]において，胸膜下の蜂巣肺は石綿肺症例の 100％で存在した．

肺実質索状影は石綿肺患者で頻度が高く（図 13-6，図 13-8～図 13-12）[6, 9, 11, 15, 31, 39]，小葉間隔壁の肥厚，気管支血管鞘に沿った線維化[11]，粗い瘢痕，胸膜プラークもしくは臓側胸膜の肥厚に接した無気肺を反映している可能性がある[41]（図 13-11C）．同一部位に生じるいくつかの索状影は，“カラスの足”にみえることがある．石綿関連の疾患を有する患者では，しばしば肺実質索状影は胸膜肥厚に伴い，肺底部に優位である（図 13-12）[9, 42]．Akira らは石綿肺を有する患者において，肺実質索状影は胸膜病変がない患者（21％）よりも胸膜病変を有する患者（53％）で，頻度が多く認められることを報告した[37]．ある研究では，肺実質索状影は 69％の症例で片側性であった[41]．Gevenois らは，肺実質索状影は臓側胸膜の線維化に関連するものであり，小葉間隔壁肥厚，小葉内線状影，蜂巣肺などの肺の線維化を示す所見とは異なると考えた[41]．肺実質索状影は多くの線維症でみられるが，特に石綿肺でよく

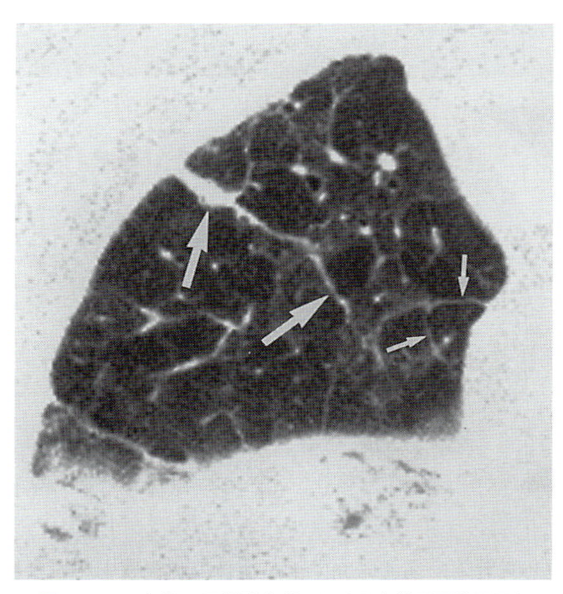

図 13-10　初期の石綿肺患者における小葉間隔壁肥厚と肺実質索状影．腹臥位撮影での下葉の背側をみると，小葉間隔壁肥厚（小さな矢印）とより厚い肺実質索状影（大きな矢印）が認められる．

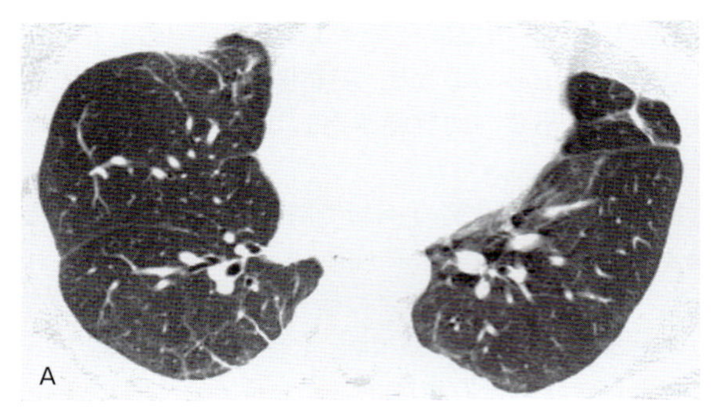

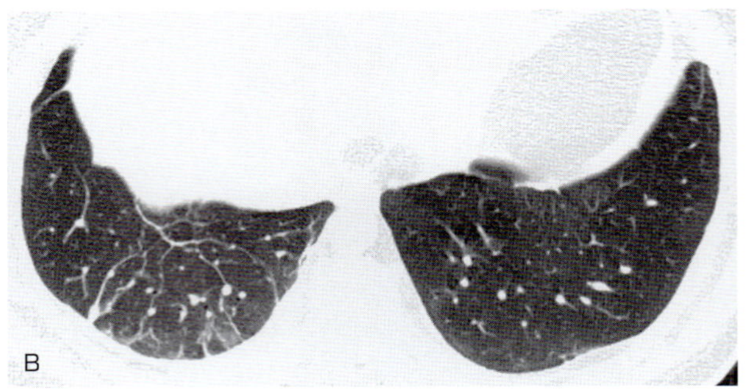

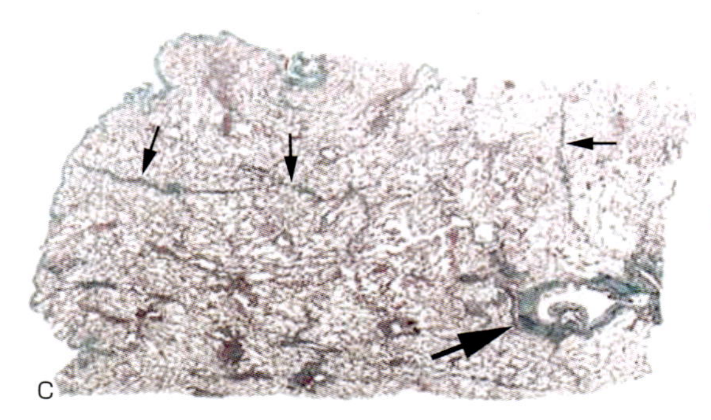

図 13-11　A，B：石綿曝露歴と胸膜肥厚の HRCT(58 歳男性)．肺実質索状影と小葉間隔壁肥厚が胸膜肥厚化を伴っている．この所見は石綿肺を必ずしも示すわけではなく，無気肺または粗い瘢痕を反映するかもしれない．C：石綿肺患者の組織断片(トリクロム染色)に，いくつかの小葉を架橋している線維性肺実質索状影(小さな矢印)が認められる．気管支血管周囲の線維化もみえる(大きな矢印)．(Courtesy of Martha Warnock, MD.)

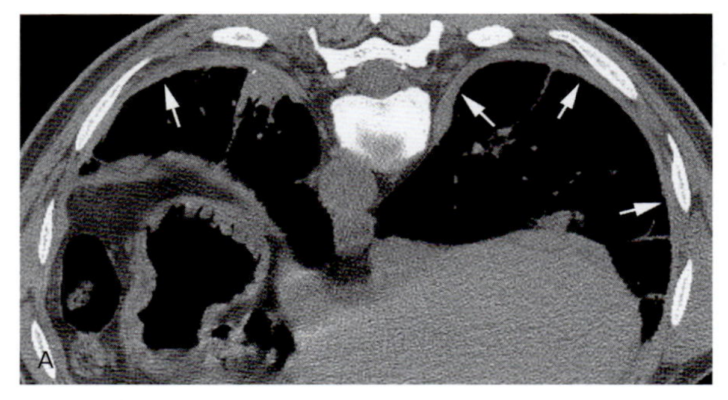

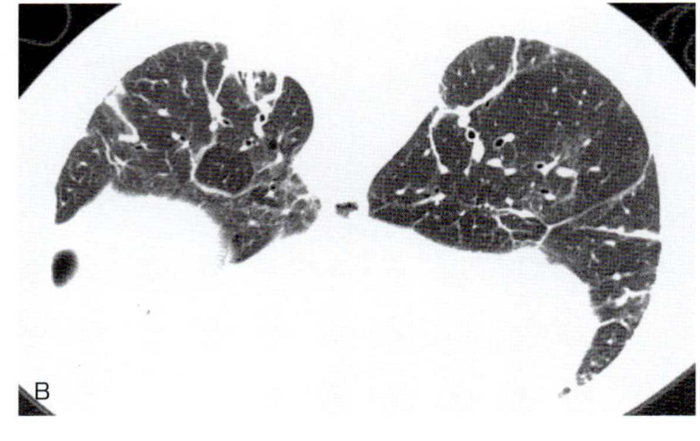

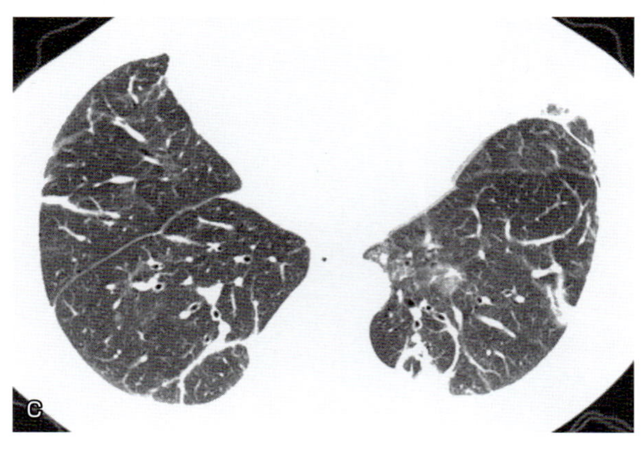

図 13-12　石綿肺におけるびまん性胸膜肥厚(DPT)と肺実質索状影．A：腹臥位撮影で，広範囲な両側性の胸膜肥厚がみえる(矢印)．B，C：腹臥位(B)と仰臥位(C)での HRCT で，両側の肺実質索状影が胸膜肥厚に伴って認められる．局所性の線維性腫瘤か円形無気肺が背側の肺にみえる．

認められる．ある研究では，複数の肺実質索状影は石綿曝露者の 66%でみられたが，石綿曝露がない対照群ではそれほど頻度が高くなかった[9]．他の研究では，石綿肺患者の 79%で肺実質索状影が認められたが，特発性肺線維症(IPF)の患者では 11%しかみられなかった[43]．石綿肺が組織学的に証明された患者の研究では，肺実質索状影は，HRCT で 76%に認められた[39]．

胸膜下線状影は，石綿肺での初期の線維化を反映し

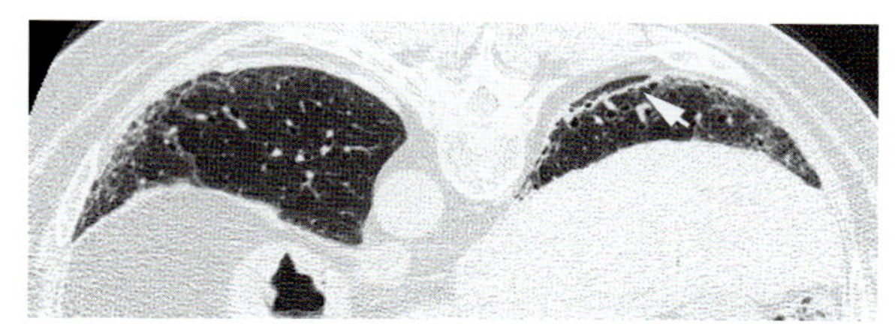

図 13-13　石綿肺の胸膜下線状影．腹臥位撮影．小葉内間質肥厚を呈する初期の線維化があり，胸膜下線状影を伴う（矢印）．

ている（図 13-3，図 13-13）[11, 44]．胸膜下線状影は，細気管支周囲の線維化や，肺胞が虚脱し平坦化する肺の線維化と関連している[6, 11]．Akira ら[37] は，石綿肺患者 80 例のうち 69％で胸膜下線状影を認めた．より重篤な線維症を有する患者では，胸膜下線状影は蜂巣肺を反映し得る（図 13-8）．胸膜下線状影は無気肺を反映していることもあり，そのような胸膜下線状影は石綿曝露者では，プラークに接して生じる傾向がある（図 13-14）[31]．

石綿肺では，異常所見がすりガラス影のみのことはまれである[43]．すりガラス影があるときは，通常網状影，牽引性気管支拡張，蜂巣肺を伴い，線維化を反映している．すりガラス影のみがみられるときは，軽度の肺胞壁と小葉間隔壁の線維化，または浮腫を反映している[11]．この所見は，石綿肺以外の間質性肺炎でずっと頻度が高い[43]．

石綿肺患者では通常，肺の線維化を表す所見が HRCT で多彩に認められ，異常所見は両側性でしばしば対称的であるため[41]，HRCT で限局性もしくは片側性の異常所見を認めても，石綿肺の診断には十分でないとされている．実際にある研究では，確定診断には間質性疾患を表す 3 つの異常所見が必要とされた[39]．さらに，胸膜プラークがみえない石綿肺もあるが，胸膜肥厚が HRCT で認められない場合は，石綿肺の診断に疑問があるとみなされなければならない．

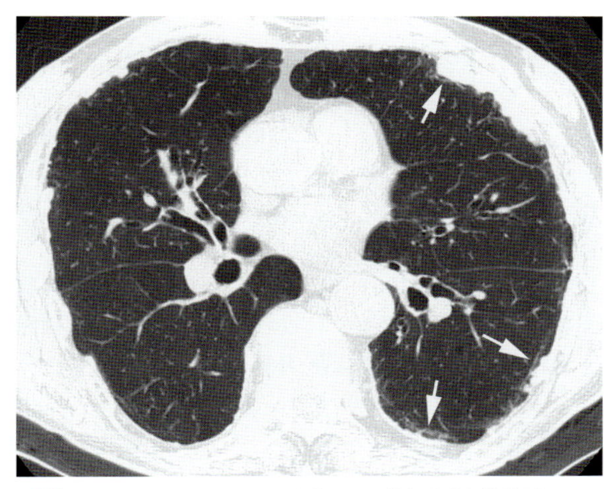

図 13-14　胸膜プラークと胸膜肥厚に伴う胸膜下線状影．いくつかの胸膜下線状影（矢印）は両側性にみえ，胸膜肥厚や胸膜プラークと接して生じる．

典型的な石綿関連の胸膜肥厚もしくはプラーク（後述）を伴う肺線維症は，石綿肺の診断を示唆するかもしれないが，石綿肺を有するすべての患者に胸膜異常を認めるわけではない．Akira ら[37] によると石綿肺 80 例の患者のうちの 66 例（83％）で，Copley ら[45] の検討では石綿肺を有する 74 例の 78％に，胸膜病変を認めた．

胸部 X 線写真読影における ILO 分類に類似したものとして，HRCT での評価法が Gamsu ら[39]，Al-Jarad ら[46]，Kraus ら[47, 48]，Huuskonen ら[49]，Kusaka ら[50] によって提案されており，その 1 つはさらに 28 の記号を使用している．Al-Jarad ら[46] による研究では，HRCT による評価は，ILO 分類よりも評価者間での再現性が良好であったが，肺機能障害の程度とは，両者とも同程度の相関を示した．Kuraus ら[47, 48] は，彼らの評価法が実践的で再現性に優れているとした．Gamsu ら[39] は，石綿肺と確定した症例の HRCT 所見を主観的に半定量的に点数化したものと，累積的に比較的単純に点数化したもので，相対的な正確さを評価したところ，双方の点数のつけかたとも同様の結果であった．Huuskonen ら[49] は，職業性曝露した大規模な集団での肺線維症の分類と石綿肺の診断に関して，信頼性が高く再現性が良好と思われる単純な HRCT の評価法を報告した．

これらの評価法は定量化の方法となり得るが，感度が十分でないかもしれない．Silva ら[51] は石綿に曝露した労働者で，曝露停止後に肺実質の異常所見のパターンや程度が時間経過でどう変化するかを評価し，HRCT を用いた 3 つの半定量方法を比較した．過去に石綿曝露をした大多数の患者が，3～5 年後に撮影した CT で異常所見の進行を認めるが，前記の 3 つの評価法では，その変化を通常検知できなかった．この研究では，52 例の石綿曝露した男性労働者（平均年齢 62.2 歳）で，曝露中止時の HRCT を確認し，その 3～5 年後に経過観察の HRCT を行った．2 人の胸部放射線科医は別々に，Gamsu ら[39]，Huuskonen ら[49]，Sette ら[52] により各々提案された 3 つの評価法を用いて，画像所見を定量化した．小葉中心性の小さな点状影もしくは分岐状影や，間質の線状影という最も良く認められる 2 つの肺実質異常所見の頻度は，当初の CT と，その後の再検CTの間で有意な差はなかった．蜂巣肺(20%)，牽引性の気管支拡張と細気管支拡張(50%)は，初回検査(それぞれ10%と33%；$p=0.01$)より経過観察のCTでより多く確認された．HRCT画像を横並びで比較すると，42例(81%)では肺実質の異常所見の程度があきらかに増加していたが，少なくとも1つの半定量システムで得点が増えたのは16例(31%；すべて$p>0.01$)だけであった[51]．

一方で，Bar-Shaiらは，イスラエルの発電所で石綿曝露をした一群を，曝露中止後の肺機能検査やCTの変化を15年にわたって調査した[53]．曝露期間は平均で30±10年(範囲7〜43年)であった．最初と再検のCTを比較すると，胸膜プラークの有病率に変化はないが，石灰化の頻度は増加し(37〜66%，$p=0.008$)，肺線維症の有病率に変化はなく(37%)，肺機能は悪化していた($p=0.04$)．

石綿肺におけるHRCT異常所見の機能的な有意性

Setteらは石綿に曝露した労働者で，HRCTの異常所見と安静時や中等度労作時の肺ガス交換障害の関係を評価した[52]．HRCTでの間質性肺疾患(LID)の程度とガス交換の障害に，有意な相関が認められた($p<0.01$)．ロジスティック回帰分析では，肺実質索状影(オッズ比：6.20，95% CI：1.99-19.22)と胸膜下結節(オッズ比：3.83，95% CI：1.23-11.89)が肺機能障害と有意な関連を示した．

喫煙をする石綿曝露者では，喫煙関連の肺気腫，胸膜病変および肺線維症のすべてが障害の一因となり得る．Copleyらは，石綿に伴う胸膜および肺疾患と喫煙関連の肺気腫が，機能障害に及ぼす相対的な程度をHRCTを用いて評価するために，石綿曝露者133例を調べた[54]．HRCTにより測定された石綿による胸膜疾患，肺疾患と肺気腫の程度は，生理的障害の様々なパラメータと有意な相関を示した($p<0.001$)．別の石綿曝露集団で，HRCT所見による予測式を適応すると，全肺気量(TLC；$r=0.75$，$p<0.001$)と拡散能(DL_{CO}；$r=0.64$，$p<0.001$)は，HRCTスコアと強い相関関係が認められた．

もう1つの研究でも，喫煙をする石綿曝露した労働者において，肺機能障害とDL_{CO}に相関するHRCT所見を見出すことを試みたところ，肺気腫が最も重要な因子であることが示唆された[55]．DL_{CO}の著しい低下は，肺線維症と肺気腫の混合例で認められたが，胸膜疾患または肺線維症単独では認められなかった．肺線維症と肺気腫をもつ人では，DL_{CO}が正常の群，わずかに減少した群，著しく減少した群の間で，線維化スコアの平均は同じであったが，肺気腫スコアは正常なDL_{CO}群よりもDL_{CO}が著しく低下した群で有意に高かった($p<0.01$)．

石綿肺の診断におけるHRCTの有用性

石綿曝露があるが胸部X線写真で石綿肺の所見がない患者のうち，HRCTで石綿肺に一致する肺線維化の所見が，20〜30%で認められると報告されている[15,23]．しかしながら他の調査では，石綿曝露者の中で胸部X線写真が正常で，HRCTには異常所見を有するのは5%しかないと報告されている[31,56]．正確な数値は調査される集団によって異なるかもしれないが，石綿肺を検出するにはHRCTのほうが胸部X線写真より感度が高いことが一貫してあきらかとなっている．前に述べたように，組織学的に診断された石綿肺患者の10〜20%は胸部X線写真が正常である[24,27]．

確かに胸部X線写真は組織学的に診断された石綿肺を過小評価するが[24,27]，石綿曝露者において胸部X線写真が正常か正常に近い際に，HRCTで異常所見を認めることの重要性は何であろうか．この疑問は，正常な胸部X線写真(ILO分類で0/0または0/1)を呈し，HRCTも行われた169例の石綿に曝露した労働者の研究で調査された[23]．この研究対象のHRCTでは76例(45%)が正常もしくは正常に近いと読影され，石綿肺を示唆する異常所見が57例(34%)で認められ，36例(21%)は肺線維症以外の異常を呈していた．HRCTで正常と読影された群と石綿肺を示唆した2つの群を比較したところ，HRCTで異常であるとされた群では有意に対標準肺活量と対標準DL_{CO}が正常群よりも低下していた．これらの機能的な所見は石綿肺に伴う典型的なものである[23]．この2群間には，喫煙歴や気道閉塞性の測定値などの他の多くの臨床的，機能的パラメータに差異はなかった．この研究に基づくと，HRCTで肺機能が正常か異常かを区別することが可能と思われ，HRCTで異常所見を確認することの重要性が示されている．

他の研究でHarkinらは，37例の石綿曝露者で，胸部X線写真が正常か正常に近い人を，HRCT，肺機能検査および気管支肺胞洗浄(BAL)を用いて研究を行った[57]．HRCTが正常であると，肺機能検査で努力肺活量(FVC)，1秒量($FEV_{1.0}$)，TLC，DL_{CO}は予想値に近く，気管支肺胞洗浄液も正常であり，正常性の優れた予測因子であると判明した．一方，HRCTで異常所見がある場合は，$FEV_{1.0}$/FVC比やDL_{CO}の減少や，石綿肺に一致する気管支肺胞洗浄液の所見を認めた．

Bergin らは，軽度の石綿肺を診断する際に用いられる HRCT 所見は非特異的であると強調した[58]．石綿曝露の証拠がない 157 例の研究では[58]，HRCT で 32 例（20％）の荷重部の胸膜下線状影，19 例（12％）の非荷重部の胸膜下線状影，47 例（30％）の肺実質索状影，93 例（59％）の荷重部の小葉間隔壁肥厚，67 例（43％）の非荷重部の小葉間隔壁肥厚と 5 例（3％）の蜂巣肺を認めた．Gamsu らは，石綿曝露者で HRCT と肺組織の組織学的評価をされた 30 例を研究したところ，25 例が病理学的に石綿肺の所見を有していた[39]．胸部 X 線写真が正常であるかほぼ正常である（ILO 分類で 0/0 または 0/1）14 例で検討すると，石綿肺であった 10 例のうちの 5 例は HRCT で 2 つ以上の異常所見（間質の線状影，肺実質索状影，構造改変）を認めたが，石綿肺がなかった 4 例では 1 例で異常所見が認められた[39]．まとめると，1～2 個の HRCT の異常所見は，正常例の 40％と石綿肺患者の 88％で認められた．

HRCT はまた，石綿肺を示唆する胸部 X 線所見を有しながら，他の異常疾患をもつ患者において，石綿肺を除外するために有用になり得る．Friedman らによると，胸部 X 線写真にて間質性疾患を疑われた患者の約 20％で，HRCT により肺気腫，血管の突出，胸膜疾患または気管支拡張が胸部 X 線所見の原因として判明した[31]．呼吸障害を有する多くの石綿曝露患者は，肺気腫がある喫煙者である．HRCT により，患者の呼吸困難に肺気腫と線維症がどの程度関与しているかをいくらか推定することができる．

しかしながら，HRCT が正常でも，石綿肺を除外することはできない．Gamsu らの研究では，25 例の組織学的に証明された石綿肺のうち，5 例は HRCT が正常であり，4 例では石綿肺とは考えにくい HRCT の異常所見を認めた[39]．この集団において石綿肺の診断が HRCT で示唆されたのは，64％の症例のみであった．

石綿曝露者の全例で HRCT の撮影が必要なわけではない．適切な臨床状況（表 13-1）で胸部 X 線写真の異常所見が有意な場合，CT は必要でない[20]．石綿曝露者のうち，(a) 石綿肺であるかあきらかでない胸部 X 線写真の所見がある例，(b) 肺機能異常または症状を有するが，胸部 X 線写真が正常な例，そして (c) 胸膜病変が広範で胸膜病変と肺実質病変の区別が困難な例にかぎり，HRCT を使用するのが最も適切と思われる．これら 3 つの状況で，HRCT で線維化を示す所見がなければ，臨床的に有意な石綿肺は存在しないと判断することができ，一方線維化の所見があれば石綿肺の診断に強く寄与する．

石綿曝露者で HRCT を行うと，重大な所見が意図せずに検出されることがある．例えば，ある研究では，633 例の石綿曝露した労働者で HRCT とヘリカル CT を組み合わせて使用したところ，86 個の石灰化していない肺結節と 5 例の肺癌がみつかった[59]．

鑑別診断：石綿肺と特発性肺線維症

進行した石綿肺の HRCT 所見は，特発性肺線維症（IPF）患者に認められる所見と類似している[45]．しかしながら，肺線維症が典型的な石綿関連の胸膜病変を伴っていれば，石綿肺の診断が示唆されるかもしれない．例えば，Primack らは線維化，肺胞の消失，細気管支拡張および正常肺構造の破壊により特徴づけられる，いわゆる終末肺が認められた 61 例の HRCT を概説した[40]．各症例につき 2 人の異なる読影者が，臨床と病理学的データを知らされずに鑑別疾患を 3 つあげて，最も可能性が高い疾患に関しては，3 点のスケールでその自信の程度を記録した．主に随伴する胸膜病変のため，90％の読影で石綿肺は第一選択で正しく診断された．石綿肺は UIP/IPF と同じようにみえるが，本研究の石綿肺の各症例は随伴性の胸膜プラークやびまん性胸膜肥厚（DPT）を伴っていた．

他の研究では，石綿肺の HRCT の特徴を，病理学的に UIP や非特異性間質性肺炎（NSIP）と診断された症例の HRCT と比較した[45]．石綿肺は NSIP よりも線維化が粗い（オッズ比：2.48，95％ CI：1.49–4.11，p = 0.001）が，UIP とは同様な線維化の所見であった．すべての群で，異常所見として肺底部および胸膜下への分布がよくみられたが，UIP（$p<0.01$）または NSIP（$p<0.001$）より石綿肺でより有意に認められた．胸膜プラークは，患者の 78％でみられた[45]．

Akira らは，個々の症例で HRCT 所見を特定に組み合わせると，石綿肺か IPF を見分けられる可能性があると強調した[37]．この著者らは，随伴する胸膜病変の有無以外の所見が石綿肺と IPF を区別するために利用できるかを調べるため，各々 80 例の患者で，HRCT の所見をまとめた（表 13-3）．いくつかの HRCT 所見は，石綿肺で有意によくみられ（$p < 0.0001$），胸膜下の点状影または分岐状影（石綿肺 81％ *vs.* IPF 25％），胸膜下線状影（69％ *vs.* 28％），モザイク灌流（49％ *vs.* 11％）および肺実質索状影（48％ *vs.* 4％）が含まれた．IPF でより認められた所見は（$p<0.0001$），小葉内の細気管支がみえること（IPF 78％ *vs.* 石綿肺 20％），牽引性細気管支拡張を伴う線維性腫瘤（59％ *vs.* 14％），

表 13-3　石綿肺と特発性肺線維症(IPF)のHRCT所見の比較

HRCT所見	石綿肺(%)	IPF(%)	p 値
小葉間隔壁肥厚	88	86	有意差なし
小葉内線状影	69	98	<0.0001
胸膜下点状影/分岐状影	81	25	<0.0001
蜂巣肺	34	76	<0.0001
粗い蜂巣肺(>5 mm)	9	35	<0.0001
牽引性気管支拡張	69	95	<0.0001
小葉内細気管支がみえる	20	78	<0.0001
胸膜下線状影	69	28	<0.0001
肺実質索状影	48	4	<0.0001
胸膜プラーク/肥厚	83	4	

Modified form Akira M, Yamamoto S, Inoue Y, et al. High-resolution CT of asbestosis and idiopathic pulmonary fibrosis. *AJR Am J Roentgenol* 2003;181:163-169.

および蜂巣肺(76% *vs.* 34%)であった．胸膜下の点状影や線状影と肺実質索状影の組合せは，石綿肺症例の35%に認められたが，IPFではわずか1%（1例の患者）であった．細気管支がみえること，線維性腫瘤内の細気管支拡張と蜂巣肺の組合せは，IPF患者の35%でみられたが，石綿肺では3%のみであった．肺実質索状影と線維性コンソリデーションは，胸膜病変のない石綿肺患者(14例)より，胸膜病変を伴う石綿肺患者(83%)でよく認められた($p<0.05$)．胸膜病変は，石綿肺を有する80例の患者のうちの66例(83%)でみられた．石綿肺の患者では46例(58%)は胸膜プラークがあり，43例(54%)にはびまん性胸膜肥厚を認めた．石綿肺の23例(29%)の患者は，胸膜プラークと胸膜肥厚の両方を認めた．80例のIPF患者のうちの胸膜病変はわずか3例(4%)で認められた．これら3例の患者は，びまん性胸膜肥厚はあるが，胸膜プラークはなかった．

円形無気肺と限局性線維性腫瘤

限局性腫瘤のような肺陰影は石綿曝露者に認めることがあり，円形無気肺や限局性の胸膜下の線維化を反映している(図13-12)[6, 31, 37, 42]．ある研究ではそのような腫瘤は，患者の約10%で認められた[42]．Akiraらは石綿肺患者の44%で，線維性コンソリデーションがあると報告した[37]．これらの腫瘤と石綿曝露者で発生率が増加する肺癌を区別することは重要である．

円形無気肺という用語は，肺実質の畳み込みの有無にかかわらず，限局性の肺虚脱をさす．円形無気肺は種々の病変で起き得るが，典型的には胸膜疾患に随伴するため，石綿曝露者ではよくみられる．ある研究では円形無気肺の86%は，石綿曝露と関連していた[60]．石綿曝露者において，円形無気肺は，既存の滲出性胸水に続発したり，隣接した胸膜の線維化や，びまん性胸膜肥厚の結果であったりする[41, 60]．石綿曝露者における円形無気肺は肺実質索状影が進行してできた可能性があるといわれてきた[41]．Gevenoisらは円形無気肺はしばしば片側性と報告している[41]．石綿曝露がある患者において，これらの腫瘤は主に線維性であるが，石綿肺の徴候ではなく，肺機能異常との関連はあきらかでない．

HRCTで，(a) 陰影が円形か卵円形であり，(b) 末梢に位置し胸膜に接しており，(c) 病変の端に曲がった肺静脈か気管支が流入し(いわゆるコメットテール(彗星の尾)サイン)，(d) 胸水や胸膜肥厚などの同側の胸膜病変を伴っていれば，円形無気肺の診断を示唆する[61]．円形無気肺は下葉の背側に最もみられ，時々両側性であったり，対称性であったりする[60, 61]．胸膜と接触する個所は，鋭角でも鈍角でもあり得る．

円形無気肺は虚脱した肺実質なので，造影剤の静注で有意な増強効果を示す[62]．造影剤を使用したダイナミックCTの研究では，円形無気肺の濃度が少なくとも200%は一貫して増加することが判明した[63]．肺癌は造影剤によりある程度陰影が増強されるが，円形無気肺で認められたほどの増強効果は，肺癌の特徴として報告されたことはない[64, 65]．

ここであげられた円形無気肺の基準が満たされれば，通常自信をもって診断することができる．しかしながら形がレンズ状，楔形，もしくは不整形というような非典型例も，しばしば石綿曝露者で認められる(図13-15)[42]．さらに，特に大きさが小さければ，周囲の血管が曲がらない例や，胸膜面に接していないこともある．これらの病変の大きさが1年以上変わらなければ，おそらく良性であるが，もし増大していれば針生検が必要なことがある．

石綿関連の胸膜疾患

良性滲出性胸水は，石綿曝露後のはじめの10年で起こり得る唯一の所見であり，曝露後20年のうち最も認められる所見である．そのため良性滲出性胸水は石綿曝露の初期徴候であり得る[66]．石綿関連の胸水は片側性でも，両側性のこともあり，持続性だったり再発を繰り返す場合もある[8]．そのような患者のCTでは，胸部X線写真では検出できない石綿曝露に典型的な胸膜肥厚やプラークを時々認める．しかしながら，

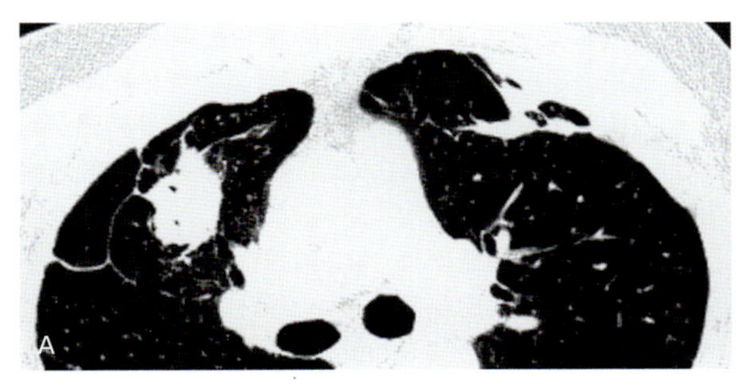

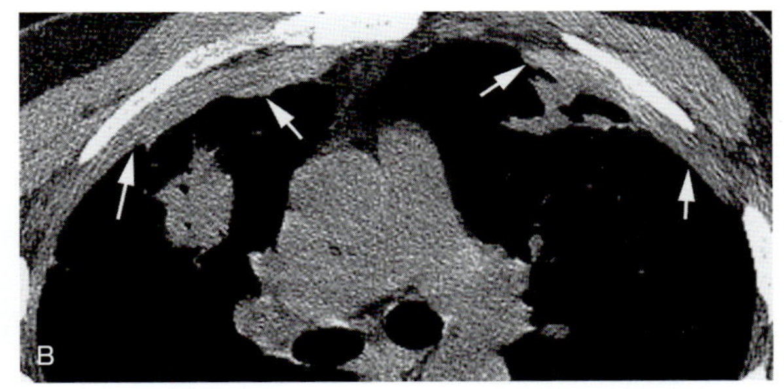

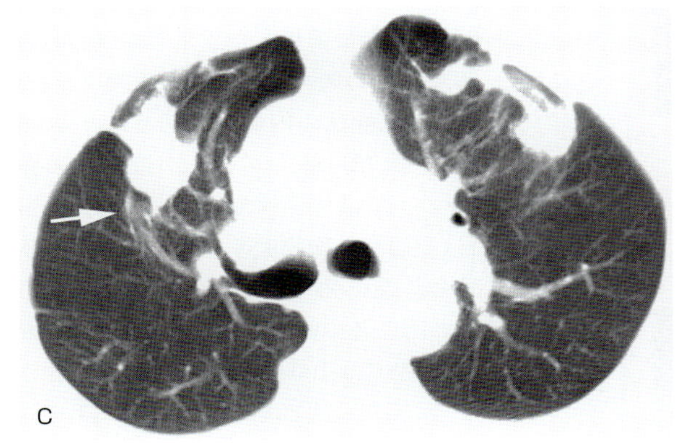

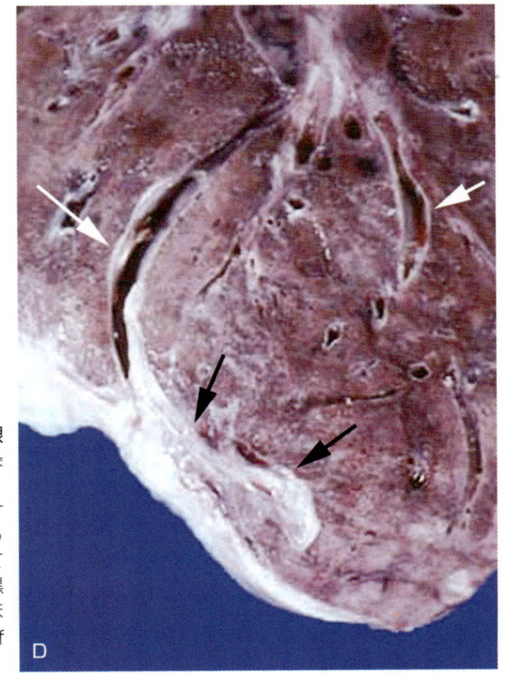

図 13-15　石綿曝露と胸膜肥厚を有する患者における円形無気肺または限局性線維性腫瘤．A：不整な腫瘤が腹側の肺で両側性にみえる．B：縦隔条件では，これらの陰影が胸膜肥厚(矢印)の領域に接していることを示す．C：5 mm スライス厚で撮影した CT では，円形無気肺のコメットテールサイン(矢印)がよりよくみえる．この患者において，繰り返し生検が陰性であったことや経過観察で変化がないことから，陰影は良性であることを示唆している．D：石綿曝露と円形無気肺を伴う患者の肺スライス．胸膜の陥入(黒矢印)を伴う臓側胸膜の線維化．大葉間裂と大血管(白矢印)は，無気肺のほうへ曲がっている(いわゆるコメットテールサイン)．(Courtesy of Martha Warnock, MD.)

良性石綿胸水の診断は除外診断であり，悪性中皮腫を鑑別診断で考慮しなければならない．

壁側胸膜の肥厚は，一般に職業性の石綿曝露がある患者でよく起きる[9, 15, 17, 25, 31, 66]．実際に胸膜肥厚と浸潤性肺疾患の組合せは，石綿曝露がある患者で最も頻度が高い．壁側胸膜プラークは，石綿曝露で最も頻度が高い所見で，最も特徴的な画像所見である．胸膜プラークは局所的な斑状の胸膜肥厚で，背外側胸膜および横隔膜表面に好発し，肺尖部と肋骨横隔膜角には通常認められない．曝露してから胸膜に異常が検出されるまでは，長い潜伏期間(20～30 年)があることが典型的と考えられていたが，最近の研究では，胸膜プラークを画像的に検出するまでの潜伏期間の中央値は 8.6 年で，胸膜の石灰化の検出までは 17.5 年であった[67]．

胸膜肥厚の HRCT での所見

HRCT では，壁側胸膜肥厚は肋骨がみえる部分の内側で最も容易にみられる．肋骨の内側は胸膜，胸膜外脂肪と胸内筋膜だけであり(図 2-27，図 2-28)，ほとんどの健常者では，これらはあまりに薄く HRCT ではわからない．わずか 1～2 mm でも，肥厚した胸膜は肋骨の内側で容易に診断ができる(図 13-5A，図 13-16～図 13-18)．正常でも最も内側の内肋間筋が，肋間に厚さ 1～2 mm の不透明なすじとして HRCT ではみえるが(図 2-27，図 2-28)，肋骨より外側に位置しており，胸膜肥厚と混同してはならない．胸膜肥厚は，傍脊椎領域でも容易に認められる．傍脊椎領域では，内肋間筋は解剖学的になく，どんな濃度の縞でも胸膜肥厚を示す(図 13-5A，図 13-17，図 13-18)．

肋骨，最内肋間筋，肋間静脈または肋下筋などの隣接の胸壁の構造と肥厚した胸膜は，厚さが 1～4 mm の明瞭な胸膜外脂肪層が隔てるため，HRCT で胸膜肥厚を診断することは多くの個所で容易となった(図 13-5A，図 13-16～図 13-18)[68]．胸膜外脂肪層は，壁側胸

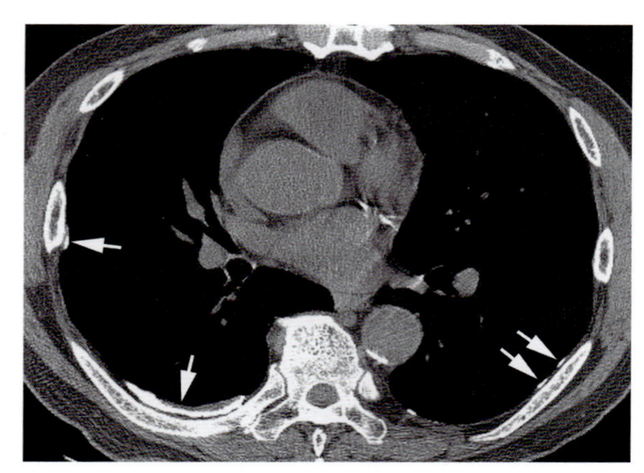

図 13-16　石綿曝露の胸膜肥厚．HRCT で，肋骨の内側に胸膜肥厚と石灰化(矢印)を認める．胸膜外脂肪は，肥厚した壁側胸膜と隣接した肋骨を隔てる．

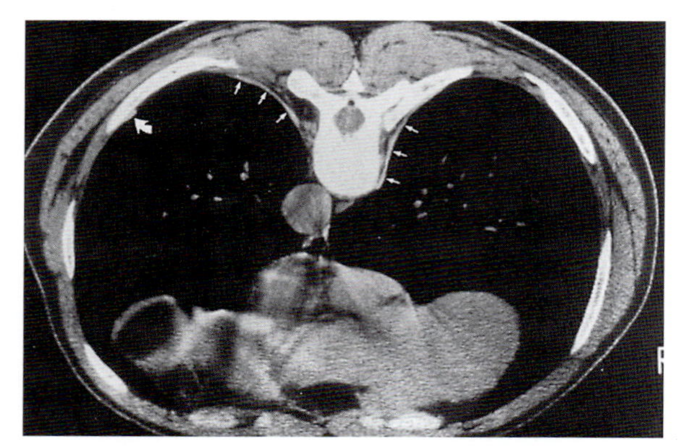

図 13-17　石綿曝露における傍脊椎胸膜の肥厚．腹臥位でのHRCT では，両側の傍脊椎領域で厚さ 2～3 mm の線(小さな矢印)を呈した壁側胸膜肥厚を認める．肋骨の内側にある胸膜肥厚の小さな病巣(大きな矢印)もみられる．

膜の外側に位置する正常な脂肪結合組織を表しており，胸膜の炎症の結果として石綿曝露者では肥厚しやすい．胸膜肥厚が最小限のときでも，胸膜外脂肪があるため胸膜肥厚は不連続の線状影として HRCT で検出される．

石綿に伴う胸膜肥厚は，HRCT では典型的な所見を示す[9, 15, 25, 68]．胸膜肥厚は滑らかで輪郭がはっきりしており，厚さがわずか 1～2 mm でも認めることができる(図 13-5A，図 13-16～図 13-18)[68]．早期の胸膜肥厚は断続的で，病変は隣接した正常領域と容易に対比され得る．胸膜肥厚の個所や肥厚した胸膜プラークは，一般に肋骨または椎体の内側に接してみえる(図 13-5A，図 13-16～図 13-18)．プラークは通常両側性であるが，3 分の 1 では片側性である[41]．両側の胸膜プラークまたは限局した胸膜肥厚があり，特に石灰化を伴えば，石綿曝露を強く示唆する(図 13-14，図 13-19)．HRCT では患者の約 15％で胸膜の石灰化がみえる[30, 31]．ある研究では 100 症例のうち，石灰化が認められたのは，HRCT では 20％で，通常の CT ではわずか 16％，胸部 X 線写真では 13％だった[15]．石綿に伴う胸膜肥厚では，著しく石灰化していなくても，しばしば周囲の内肋間筋よりもわずかに高吸収にみえる(図 13-18)．

石綿に関連する胸膜疾患を有する患者では，胸膜の横隔膜面にも一般に病変が及んでいる(図 13-19C)．しかしながら，横隔膜は撮影面とほぼ平行に位置しているため，横隔膜の石灰化していない胸膜プラークを HRCT で検出することは難しい．しかしながら一部の患者では，横隔膜の胸膜プラークが肺底部の下で後肋骨横隔膜角の深部でみえる．この位置では，肺底部の

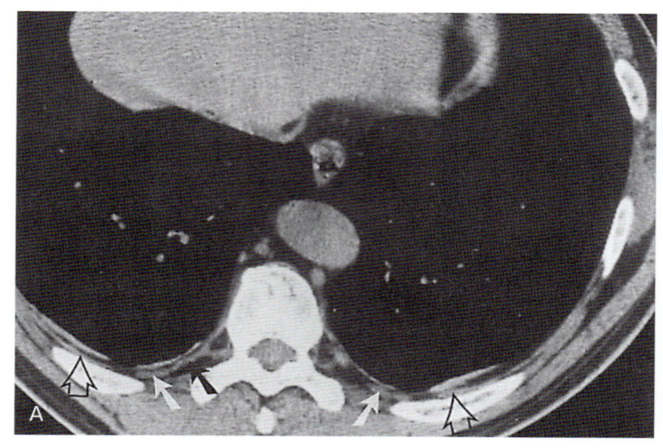

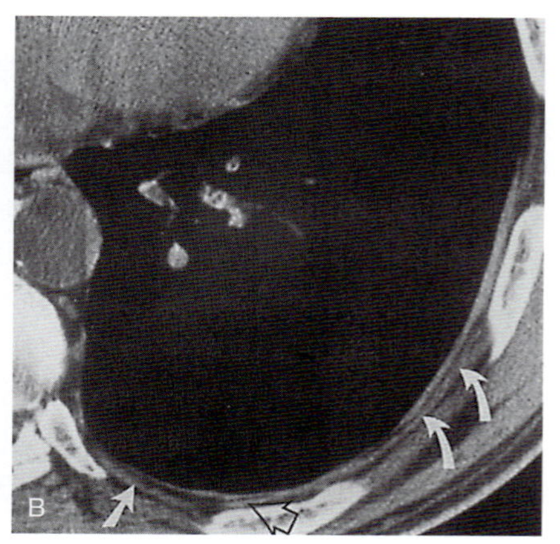

図 13-18　石綿曝露における胸膜肥厚．A，B：2 例の異なる患者の HRCT で，傍脊椎領域にて脂肪層が肋間静脈(矢印)，肋下筋(大矢印)および最内肋間筋(B，曲がった矢印)を肥厚した胸膜から隔てている．肥厚した胸膜は，隣接した筋肉よりわずかに高吸収にみえる．

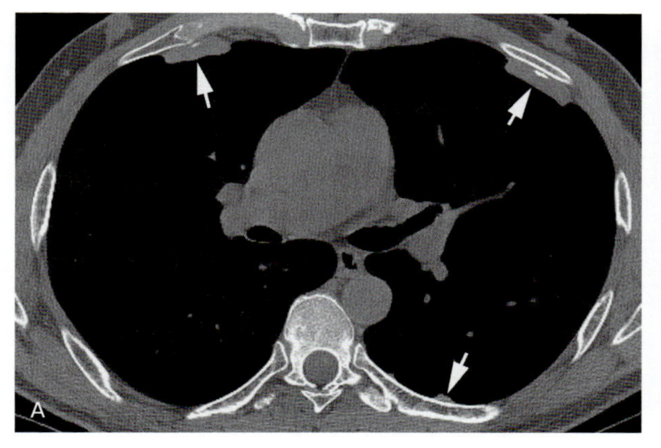

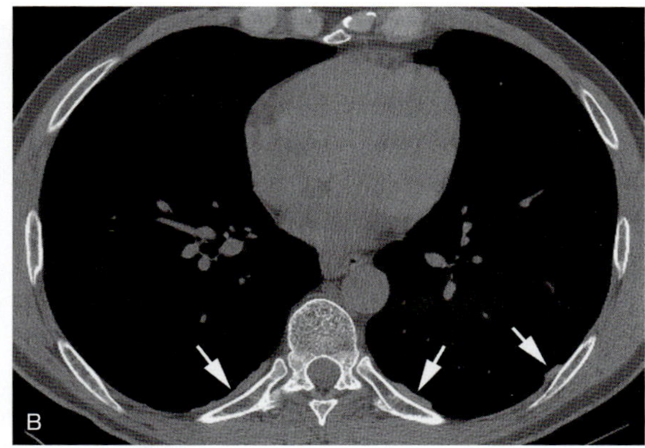

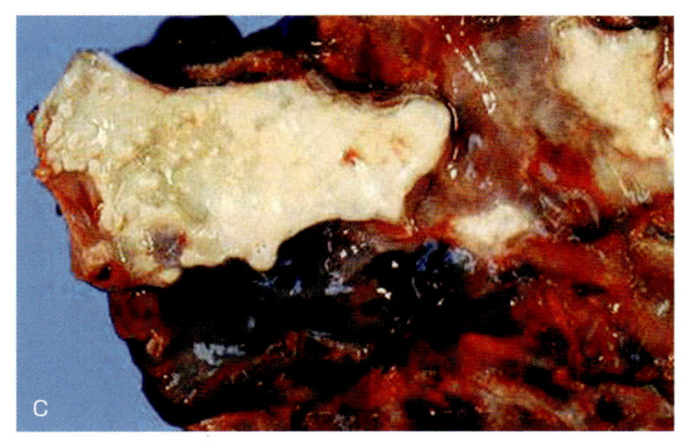

図 13-19　石綿曝露者の胸膜プラーク． A，B：HRCT では，石灰化した胸膜プラークと石灰化していない胸膜プラークが認められる（矢印）．C：石綿曝露者での横隔膜面上の胸膜プラーク．（Courtesy of Martha Warnock, MD.）

下では壁側胸膜のみがあるので，胸膜疾患が確実に壁側胸膜にあることがわかる．

縦隔に沿った胸膜プラークは，石綿関連の胸膜疾患ではまれと考えられていたが，CT では約 40％で認められた[9, 15, 25, 66, 68]．傍脊椎の胸膜肥厚は，HRCT でよくみられる[68]．まれなことだが，胸膜肥厚が葉間にできることもあり，局所的な肺内胸膜プラークになることがある．葉間が認識できないと，これらは CT で肺結節にみえる可能性がある．肺線維症も呈する患者で，胸膜の不整を伴う臓側胸膜の肥厚は，縦隔条件でもみることができる．

びまん性胸膜肥厚（DPT）は，石綿曝露でよくみられるもう 1 つの所見である[66]．びまん性胸膜肥厚は肥厚した臓側および壁側胸膜の層が癒着して形成されており，通常良性石綿胸水の貯留歴を有する．HRCT では，びまん性胸膜肥厚は最低左右に 5 cm と頭尾方向に 8 cm の広がりをもつ連続した胸膜肥厚と定義される（図 13-12A）[15]．臓側胸膜の肥厚もしくは随伴する肺線維症のため，胸膜肥厚は不明瞭であったり不整にみえるかもしれない．広範囲な石灰化はまれである．Aberle らによると，びまん性胸膜肥厚は 100 例の曝露者のうち 7 例で認められた[15]．Akira らの研究では，石綿肺を有する 80 例の患者のうち，46 例（58％）の患者は胸膜プラークをもち，43 例（54％）の患者にびまん性胸膜肥厚を認めた[37]．また 23 例（29％）の患者では，胸膜プラークとびまん性胸膜肥厚の両方があった．

びまん性胸膜肥厚があると，肺機能は有意に障害されるが，胸膜プラークをもつ患者では肺機能は正常か軽度しか低下しない[69, 70]．Kee らは，HRCT でびまん性胸膜肥厚を指摘された 84 例の石綿曝露者と年齢，喫煙歴，石綿曝露の期間と潜伏期間を適合した 53 例の対照患者を用いて，びまん性胸膜肥厚と肺機能の関係を検討した[71]．びまん性胸膜肥厚群は，対照群と比較すると FVC（$p=0.002$）と DL_{CO}（$p=0.002$）が有意に減少していた．

Clin らは，HRCT で肺野に異常所見のない 2,743 例の被験者で，胸膜プラークと肺機能検査との関連を調べた[72]．孤立した壁側胸膜プラークや横隔膜プラークがあると，拘束性肺障害を統計的に有意に認める結果がでて，以下のようであった．FVC はプラーク群で予測値の 96.6％，プラークなし群で予測値の 100.4％，$p<0.001$．また TLC はプラーク群で予測値の 98.1％，プラークなし群で 101.2％，$p=0.049$．しかしこれらの結果は臨床的に有意ではない小さな差といえる[72]．

胸膜病変の存在とその重症度は石綿肺の存在とその重症度との間に有意な相関がある[9]．ある研究では石綿曝露者のうち，胸膜病変がない群はHRCTで肺実質の線維化所見が14%でみられるが，限局したプラークがある群では線維化所見が56%にみられ，びまん性胸膜肥厚群では88%で認められた[70]．しかしながら，肺線維症がなくても胸膜肥厚とプラークがあることはよくあったり[73]，胸膜プラークがみえない場合でも石綿肺を認められることがまれではあるが時々あり[70]，注意に値する．

石綿関連の胸膜疾患を診断する際のHRCTの有用性

胸膜肥厚は石綿曝露者の胸部X線写真でしばしば認められるが，CT，中でもHRCTは胸膜病変の検出感度がずっと高い[6,9,15,25]．Aberleらは，職業性に石綿曝露した100例の対象者で，胸部X線写真，通常のCTとHRCTによって胸膜プラークと石灰化の検出を研究した[15]．HRCTは選択的な個所でとられただけだが，他の2つの方法よりも，プラークを検出する感度が高かった．HRCTで64例，従来のCTで56例，そして胸部X線写真で49例にプラークが確認された．もう1つの研究では，HRCTで石綿関連の胸膜病変を確認した13例を従来のCTで評価したところ，11例のみに胸膜の異常所見がいくらか認められた[68]．しかしながら13例のすべてで，HRCTで認められたいくつかの異常所見が，従来のCTでは認められなかった．同様の結果が他でも報告されている[25,74]．

さらにまた，胸膜外脂肪層は胸膜肥厚と非常に似ることがあるが，HRCTは胸部X線写真や従来のCTより，胸膜病変と胸膜外脂肪層を正確に判別できる．石綿に少量曝露した患者の研究では，後前および右前斜位胸部X線写真で全例に胸膜肥厚を認めたと思われたが，HRCTではわずか13〜26%で本当の胸膜プラークが認められた．胸部X線写真で偽陽性と解釈されたものの大部分は，胸膜外脂肪によるものであった[75]．

壁側胸膜肥厚の鑑別診断と類似した疾患

肺疾患に随伴する壁側胸膜肥厚や胸水は，関節リウマチや他の膠原病[76]，リンパ脈管筋腫症[77,78]，炭鉱夫肺[79]，結核症[80]，非結核性抗酸菌症および癌性リンパ管症[81]を有する患者でも認められる．

正常な胸膜外脂肪はHRCTで肋骨の内側に何ヵ所かに認めることができるが，胸膜肥厚にみえることがある[31]．壁側胸膜と胸内筋膜の間の正常な胸膜外脂肪層は，他の場所と比較し側面の肋骨に接したところで特に厚い[68,82,83]．胸膜外脂肪は第4から第8肋骨の側面背面で最も多く，数mmの厚さをもち，肋間隙に達する脂肪層となり得る[82,83]．健常者では，ウインドウ設定を拡張すると（ウインドウ幅2,000 HU），肋骨脂肪層は胸膜肥厚やプラークと判別するのが困難となり得るが，縦隔条件では濃度が低く，確認することが困難である[68]．

胸横筋と肋下筋は，一部の患者で胸膜肥厚にみえることがある．胸横筋は心臓の高さの腹側に，下部胸骨または剣状突起に接して，肋骨や肋軟骨の前端の内側でほとんど常にみえる（図13-20）[68]．後方の同じ高さでは，厚さ1〜2 mmの線が時々1本以上の肋骨の内側にみられ，肋下筋を表している．この筋肉がある患者の割合は少ない[68]．胸膜肥厚とは対照的に，これらの筋肉は平滑で，厚さが均一で，両側性に対称である．

肋間静脈の一部分は，傍脊椎領域でよくみえて，局所的な胸膜肥厚と紛らわしい（図13-20）．これらの陰影が奇静脈や半奇静脈と連続性があれば，時折肋間静脈が正しく同定できる[68]．さらに肺野条件でみたときに，肋間静脈の個所は肺面に凸とならない．同じ厚さの胸膜プラークでは，確実に肺に対して凸となる．

臓側胸膜の肥厚（つまり胸膜下間質の肥厚）は，肺線維症をもたらす多くの肺疾患で，HRCTにてみることができる．臓側胸膜肥厚は不整にみえるので，壁側胸膜肥厚と通常区別できる．臓側胸膜肥厚は，異常な肺網状影とインターフェースサインのため，縦隔条件や広いウインドウ設定で通常非常に不整にみえる（図13-21）．臓側胸膜肥厚は間質の病変を反映するので，

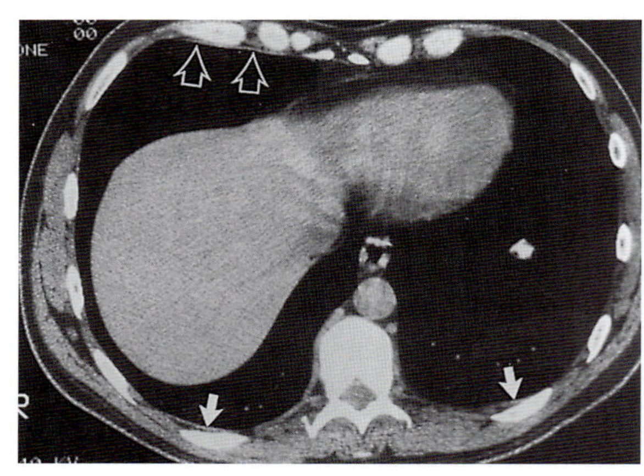

図13-20　正常な胸横筋と肋下筋．健常被験者におけるHRCTで，前肋骨と肋軟骨の内側に右の胸横筋を認める（大矢印）．後方では肋骨の前方に肋下筋（白矢印）が，両側性にみえる．傍脊椎領域で肋間静脈がはっきりとみえる．

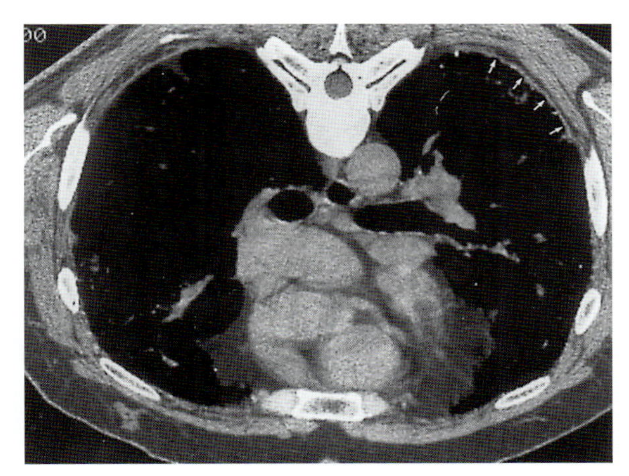

図 13-21　石綿曝露歴を有さない肺線維症患者の臓側胸膜肥厚．腹臥位での HRCT でみえる胸膜影(矢印)は，非常に不整にみえる．

基盤となる肺に病変がある領域に通常限局される．これは，石綿関連の壁側胸膜肥厚には当てはまらない．

融合性胸膜下結節(いわゆる仮性プラーク)は，珪肺症，炭鉱夫肺またはサルコイドーシスの患者で認められることがある[79, 84]．これらは石綿曝露がある患者に起こる壁側胸膜プラークと紛らわしくなることがあるが，線維化の所見よりもむしろ肺結節を伴っている．

珪　肺　症

珪肺症は，結晶性二酸化珪素(遊離珪酸)を含んでいる粉塵の吸入に起因する[4, 6, 85–91]．第二次世界大戦以後珪肺症の発生率は低下しているが，職業性に曝露している者の間では，まだ主要な職業性肺疾患の1つである[1]．北米では，硬石の採掘，採石業とトンネル工は，最もよく珪肺症を伴う職業である．珪肺症には2つの病態があり，(a) シリカ蛋白症としても知られている急性珪肺症と，(b) 結節性浸潤性肺疾患としての古典的もしくは慢性珪肺症である．

急性珪肺症(シリカ蛋白症)

急性珪肺症(別名 シリカ蛋白症)の発症には，大量の遊離珪酸への曝露を要し，サンドブラストによるものが最も多い．しかし，珪岩製粉業者，トンネル工，珪酸粉末労働者および研磨剤産業の労働者でも発生する．最も頻度の高い症状は急速に進行する呼吸困難で，曝露の期間は，数ヵ月程度と短いことがある[3]．急性珪肺症は，急速に進行する疾患で，症状発現から1年以内にしばしば致命的となる[3]．

急性珪肺症患者の肺生検では，特発性肺胞蛋白症と同様の，PAS 染色陽性の蛋白様物質で肺胞が充満している[4, 92]．この異常の病因は不明であるが，Ⅱ型肺胞上皮細胞が増殖しサーファクタントの産生が増加することか，マクロファージが正常に産生されたサーファクタントを処理不能になることにおそらく関連がある．古典的な珪肺症とは対照的に，シリカ蛋白症ではコラーゲンの沈着と線維化は少ない．

HRCT では，不明瞭な小葉中心性結節，両側性すりガラス影と斑状のコンソリデーション[92, 93]，または小葉間隔壁肥厚を伴った斑状のすりガラス影，いわゆる，クレイジー・ペイビングを認めることがあり(図 13–22)[1, 4]，場合によっては原発性肺胞蛋白症(PAP)と区別がつかない．コンソリデーション内の石灰化は，よく認める所見である[93]．肺門リンパ節腫大がみられる

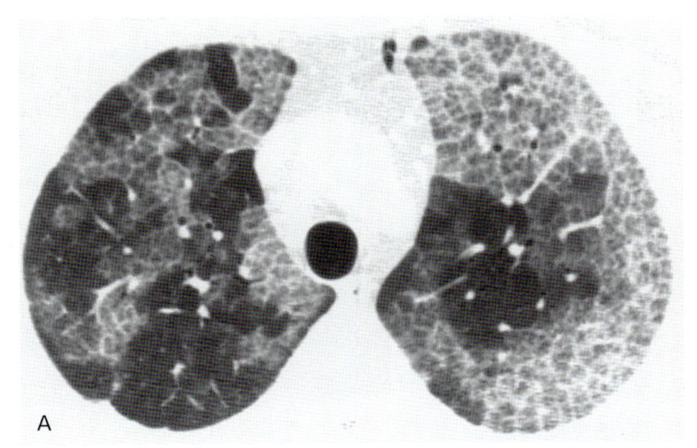

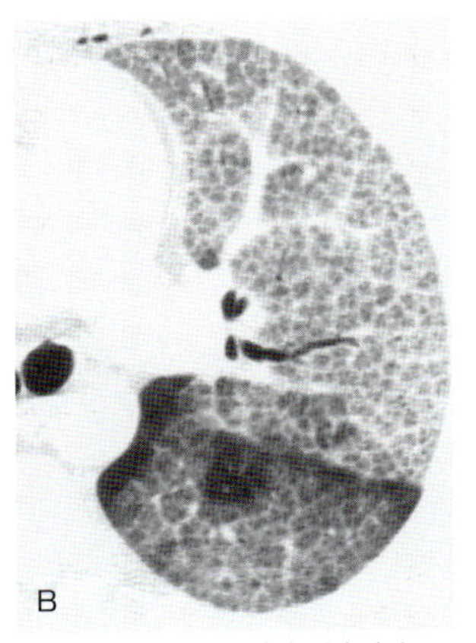

図 13-22　サンドブラスターとして働いた男性における急性珪肺症．A，B：HRCT では，肺胞蛋白症と急性珪肺症に典型的な斑状すりガラス影と小葉間隔壁肥厚(いわゆる，クレイジー・ペイビング)を認める．

場合もある．

Souzaらは，原発性肺胞蛋白症患者と珪肺症で蛋白症を合併した患者のHRCTと病理所見を比較した[94]．この研究では，15例の原発性肺胞蛋白症患者(女性6例，男性9例，平均年齢31歳)と，13例の珪肺症に蛋白症を合併した患者(13例とも男性で，平均年齢29.5歳)を解析した．HRCTで認めるすりガラス影，小葉間隔壁の肥厚，コンソリデーションと結節それぞれの，存在，程度，分布について，2人の胸部放射線科医のコンセンサスをまとめた．原発性肺胞蛋白症患者のうちの7例(46%)は症状がなく，残りの患者は，緩徐に進行性の呼吸困難と乾性咳嗽を認めた．珪肺症で蛋白症を伴う患者は全員に，乾性咳嗽と急速に進行する呼吸困難を認めた．

原発性肺胞蛋白症患者のHRCTで最も頻度の高い所見は，クレイジー・ペイビング・パターン(93%)であった．珪肺症に伴う蛋白症(92%)で最もよく認める所見は，重力荷部に石灰化を伴うコンソリデーション(83%)であった．小葉中心性結節(85%)は，よく認められた．

病理では，双方の疾患でPAS(Periodic acid-Schiff)染色陽性の物質が肺胞内に蓄積し，小葉間隔壁の肥厚があり，線維化は認めなかった．珪肺症に伴う蛋白症の患者では，シリカ粒子が散見された．珪肺症に伴う蛋白症では，原発性肺胞蛋白症と比べると，クレイジー・ペイビング・パターンはより少なく，重力荷部の石灰化を含むコンソリデーションがより多く認められる[93]．

古典的な珪肺症

古典的な珪肺症は，低濃度の遊離珪酸の粉塵を長期間(10〜20年)曝露したのちに発症する．いわゆる急迫性珪肺症は古典的な珪肺症と類似しているが，より高濃度の粉塵をより短期間に曝露(わずか5年)すると発症する[6]．古典的な珪肺症は，肺線維症に至る．大きさが1〜2 mmの吸入されたシリカが肺胞に到達し肺胞マクロファージに貪食されると，肺傷害が起きる．シリカの直接的な殺細胞効果により，マクロファージは死に至り，その結果炎症性のサイトカインや他の物質を放出することになり，線維芽細胞の増殖を促すことになる．これらの線維芽細胞は，ヒアリン化した結節を形成する．この結節は周囲を線維性被膜に覆われ，膠原線維とシリカが同心円様に層状構造をなしている[1]．古典的な珪肺症は，単純性および複雑性という2つの形態をもつ[6]．

単純性珪肺症は，小葉中心，細気管支周囲に結節があることが特徴であり，結節は同心円状の膠原線維束とその周囲の遊離珪酸を貪食したマクロファージで形成されている(図13-23)．複屈折珪酸塩の結晶は，通常，偏光顕微鏡検査を使用して同定できる[4]．結節は直径1〜10 mmの大きさで，通常上葉と肺門周囲に最も多い．結節周囲の巣状気腫(局所的塵性気腫としても知られる)はよくみられる．

複雑性珪肺症は，別名 進行性塊状線維症(PMF)とよばれ，珪肺結節が癒合したより大きな腫瘤(集塊性腫瘤)が特徴的であり，肺線維症や肺気腫を伴う．病理学的には，癒合性腫瘤は多くのヒアリン化した膠原

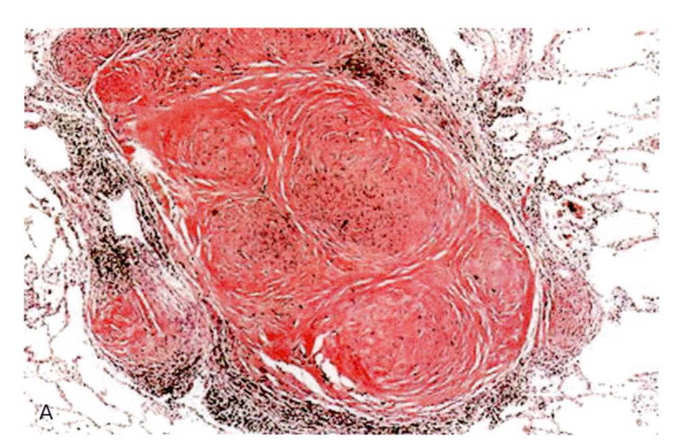

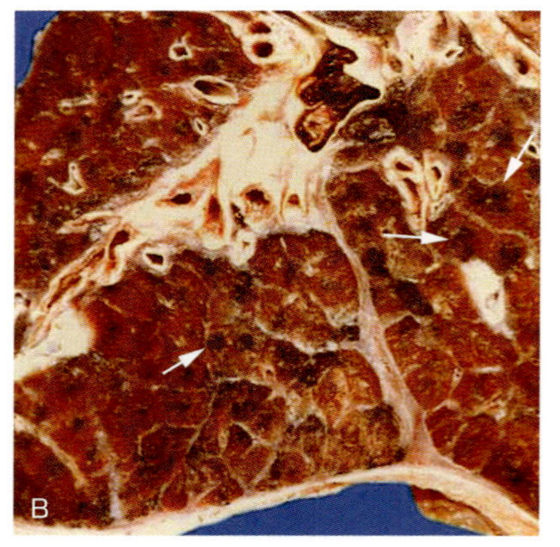

図 13-23　単純性珪肺症の珪肺結節．A：珪肺症患者における組織断片では，いくらかの黒色素を含んでいる細胞で周囲を覆われたヒアリン化線維組織の同心円状の層からなる結節を認める．B：肺切片では，色素を含んでいる多数の固い小葉中心性結節(矢印)を認める．(Courtesy of Martha Warnock, MD.)

線維と壊死領域からなる．

古典的な珪肺症の診断は，遊離珪酸への曝露歴と特徴的な胸部X線所見によってなされる．単純性もしくは非複雑性珪肺では，通常直径2〜5 mmほどの明瞭な小結節が，主に肺の上部や背側領域に分布する画像所見が認められる[86, 95]．一般的に1 cmより大きな陰影があるときは，複雑性珪肺症を示唆する[86]．これらの腫瘤は上肺野の中間帯または辺縁に出現し，経過とともに肺門のほうに移動する傾向があり，腫瘤と胸膜の間に気腫をきたす[96, 97]．

単純性珪肺症ではほとんど臨床症状を認めないが，複雑性珪肺症を発症すると，呼吸器症状の出現と肺機能障害を伴う[86]．珪肺症患者では，集塊性腫瘤の大きさは，しばしば症状の程度と関連がある．

肺門リンパ節の腫大は多くの患者で認められ，しばしば石灰化をきたす．特徴的な辺縁の卵殻状石灰化は珪肺症の約5%で認められ，ほぼ珪肺症に特有な症候である．

CT所見とHRCT所見

胸部X線写真と同様に，HRCTで単純性珪肺症に最も特徴的な所見は小結節である（図13-24〜図13-27）．結節はHRCTでリンパ路周囲，中でも小葉中心と胸膜下優位に分布する（表13-4）[1, 6, 95, 98–102]．結節の大きさは様々だが，HRCTでは通常直径2〜5 mmで，石灰化することもある．結節はしばしば境界が明瞭である．

小結節影や分岐状小葉中心性陰影は，珪肺症の初期の徴候である場合がある[101]．Antaoらによる研究では

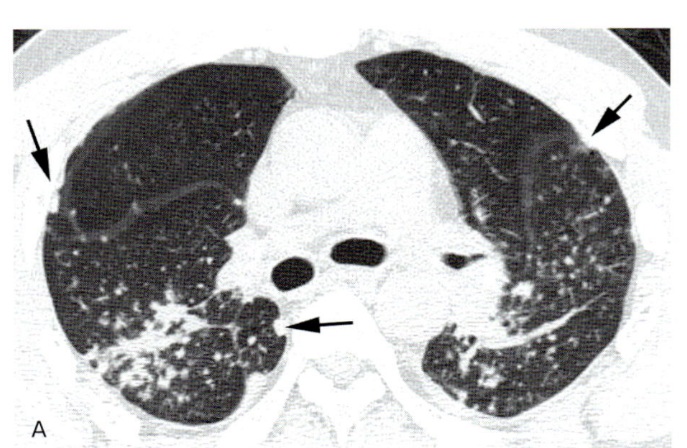

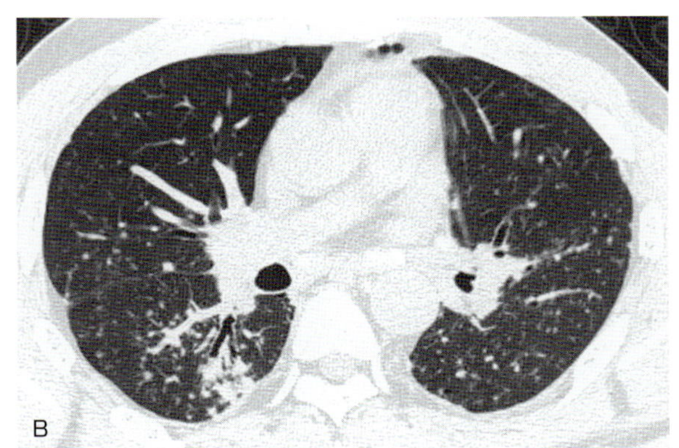

図 13-24　**長期の遊離珪酸曝露者の単純性珪肺症．** A，B：多数の境界明瞭な小結節が，リンパ管周囲性に分布して認められる．胸膜下結節の集合体（A，矢印）は，仮性プラークと称される．肺結節は典型的には背側に優位である．結節は，気管支血管周囲と小葉中心性に分布してみえる．

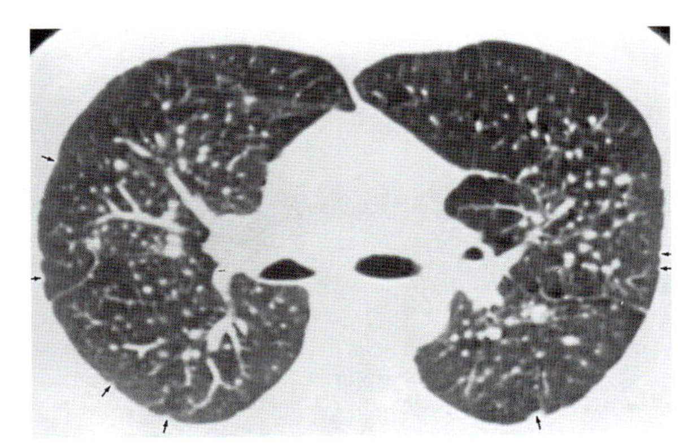

図 13-25　**単純性珪肺症と結節（50歳男性）．** HRCTでは，胸膜下結節（矢印）と散在する結節が認められ，小葉中心性にみえる．結節の境界は鋭く明瞭である．

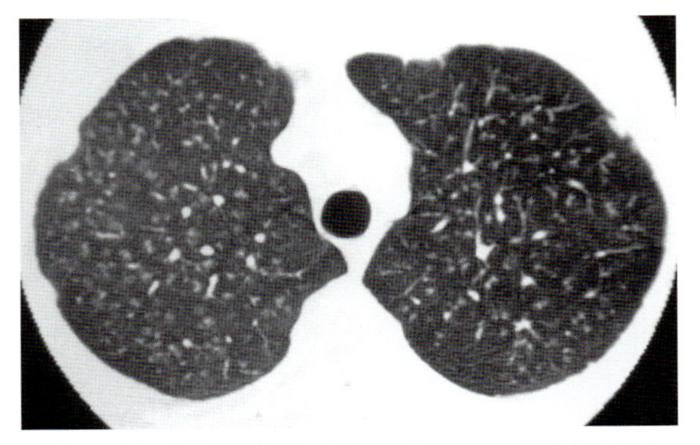

図 13-26　**単純性珪肺症．** 軽度の珪肺症を呈する患者におけるHRCTでは，両側上葉に結節が認められ，右上葉が優位である．結節は，主に小葉中心性に分布している．また胸膜下結節も認めるが，一見胸膜プラークに似ていることから仮性プラークとよばれている．（Courtesy of Dr. Juan Jimenez, Hospital General de Asturias, Oviedo, Spain.）

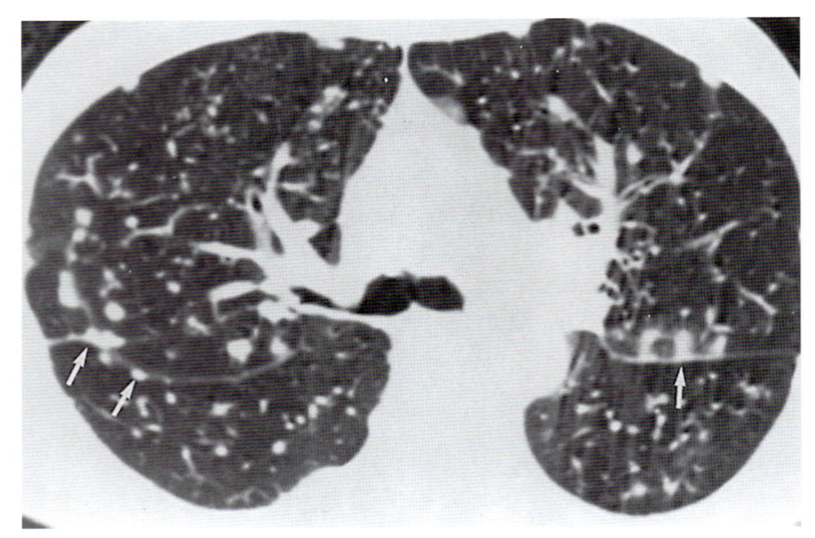

図 13-27 単純性珪肺症(60歳男性)．明瞭な肺結節と大葉間裂に接する結節を認める(矢印)．

表 13-4 古典的な珪肺症と炭鉱夫肺の HRCT 所見

直径 25 mm の境界明瞭，もしくは境界不明瞭な小結節で，小葉中心性および胸膜下に位置する[a]
目立たない網状影[a]
上葉と背側優位にびまん性に分布[a,b]
不整な形状で，壊死領域を含んでいる集塊性腫瘤[a,b]
巣状小葉中心性肺気腫[a]
珪肺症の不整もしくは瘢痕様の気腫
リンパ節腫大または石灰化

[a] 最も頻度が高い所見．
[b] 鑑別診断で最も役立つ所見．

遊離珪酸吸入歴を有する41例の労働者のうち，珪肺症に一致する胸部X線写真所見をもつ22例中20例と，胸部X線写真が正常な15例のうち4例を含む68.3%が，HRCTで分岐状小葉中心性陰影を認めた[101]．この研究では，HRCTでじん肺の証拠がある23例の労働者のうち21例(91.3%)が胸膜下の結節を認めた．珪肺症の所見を有する23例の労働者のうちの8例(34.8%)で小葉間隔壁肥厚がみられた一方，2例でしか気管支血管周囲間質肥厚は認められなかった[101]．

結節は両側びまん性にあるが，軽度の珪肺症では上葉のみのことがある．結節の数は，右上葉に最も多い傾向がある(図13-26)．結節が背側に優位にあることもCTではしばしばある(図13-24，表13-4)[95,101]．さらに重篤な珪肺症では，結節の数や大きさが増す様子がCTで確認できる．結節は，一部に凝集するよりは，罹患肺内で一様に分布するようである．

Akiraらは胸部X線写真で小さな円形陰影を認めるじん肺患者90例のHRCTを概説した[103]．これらの90例のうち，61例には珪肺症があり，12例は炭鉱夫

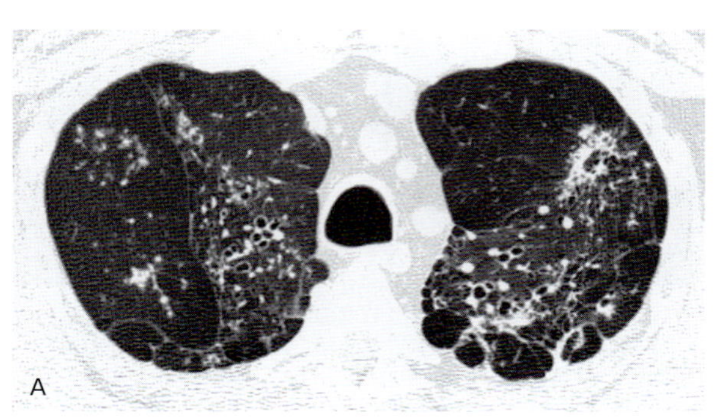

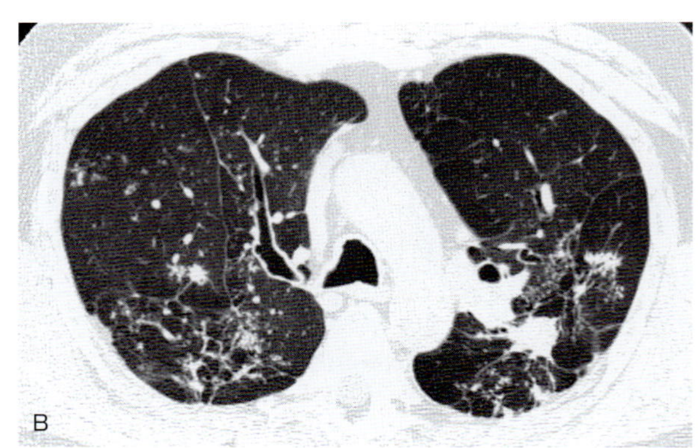

図 13-28 長期間遊離珪酸へ曝露した石工の複雑性珪肺症．A–C：肺小結節は，肺線維症や，巨大結節や肺末梢での気腫の形成などによる肺構造の変形を伴っている．

(つづく)

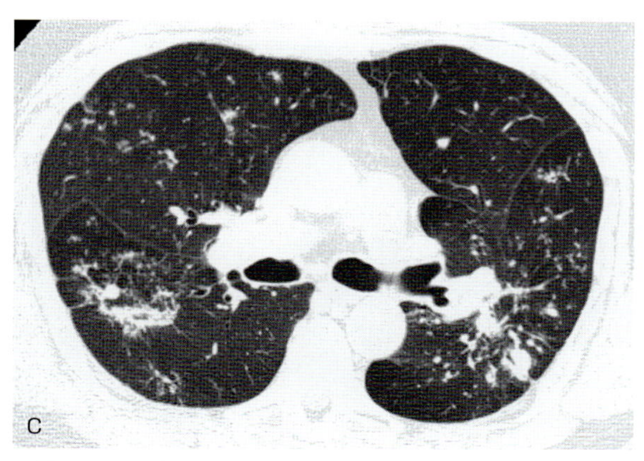

図 13-28 （つづき）

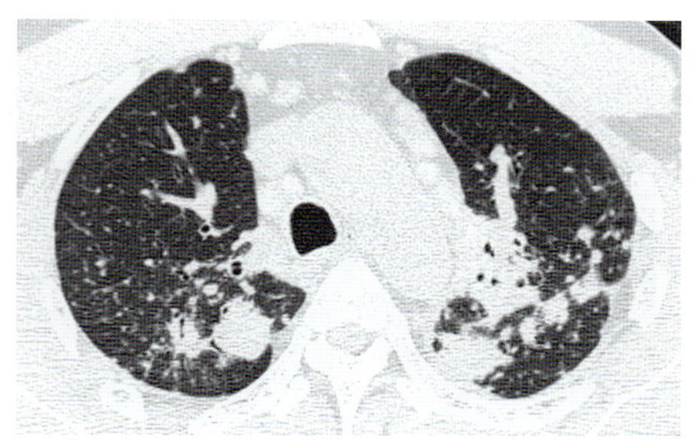

図 13-29 **複雑性珪肺症．** 小結節はまだみえるが，大結節は複雑性珪肺症の形成を示している．

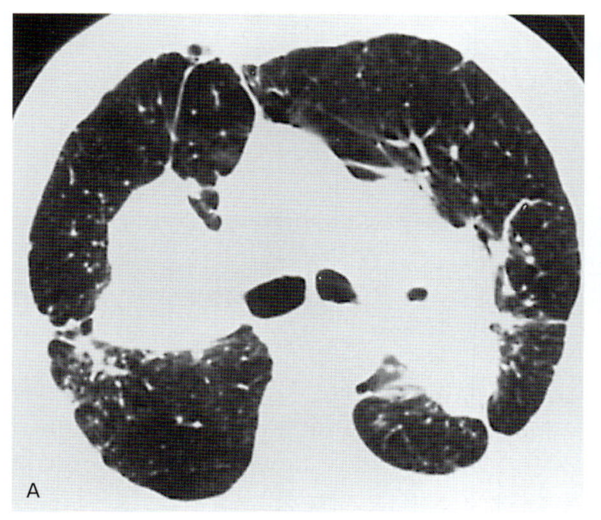

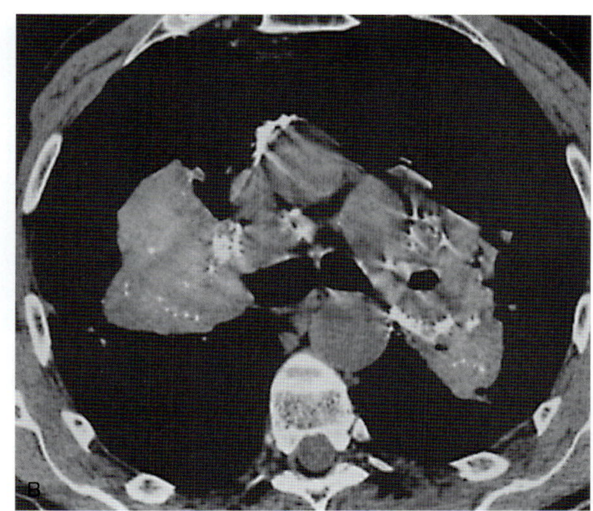

図 13-30 **珪肺症による進行性塊状線維症（70 歳男性）．** A：主気管支の高さで肺野条件の HRCT では，両側性集塊性腫瘤と肺気腫を認める．B：同じレベルの縦隔条件では，集塊性腫瘤，肺門縦隔リンパ節の内部に石灰化を認める．

肺を有していた．認める陰影の型をもとにして，90 例は 3 つの群に分けられた．第 1 の群は，胸部 X 線写真で主に ILO 分類 p 型の円形陰影（直径 1.5 mm までの結節）を呈する 55 例の患者からなっており，32 例の珪肺症患者，6 例の炭鉱夫肺患者，タルク肺，溶接工肺患者，黒鉛肺患者の 17 例を含んでいる．第 2 の群は，胸部 X 線写真で主に ILO 分類 q 型の円形陰影（直径 1.5〜3 mm の結節）を呈した 29 例の患者で，23 例の珪肺症と 6 例の炭鉱夫肺を含んでいる．第 3 の群は，胸部 X 線写真で主に ILO 分類 r 型の円形陰影（直径 3 mm 以上の結節）を呈した 6 例の珪肺症患者である．

胸部 X 線写真で p 型を呈するじん肺患者では，HRCT で不鮮明な小葉中心性，細気管支周囲陰影（図 13-26）を認め，時々小さな分岐状構造か 2〜3 の集簇した点状影がみえた[103]．Akira らは 55 例の患者のうち 21 例にて，小葉内に低吸収の異常領域を認めた[103]．2 つの剖検検体で病理所見と CT 所見との相関をみたところ，小さな分岐状影は，呼吸細気管支周囲や呼吸細気管支に沿った不整な線維化に一致し，低吸収域は珪肺症に付随する小葉中心性肺気腫の病巣に一致していた．

q 型と r 型の陰影は，辺縁が鋭く丸い，もしくは不整で収縮した結節が特徴的である[103]．3 つの型の陰影は CT では異なってみえるが，結節の大きさが同じ場合珪肺症と他のじん肺では，CT での違いは目立たない．巣状小葉中心性肺気腫は，p 型のじん肺で，他の 2 つの型よりもよくみられた．

大きな結節，腫瘤，もしくは腫瘤様のコンソリデーションができることが複雑性珪肺症の HRCT 所見で

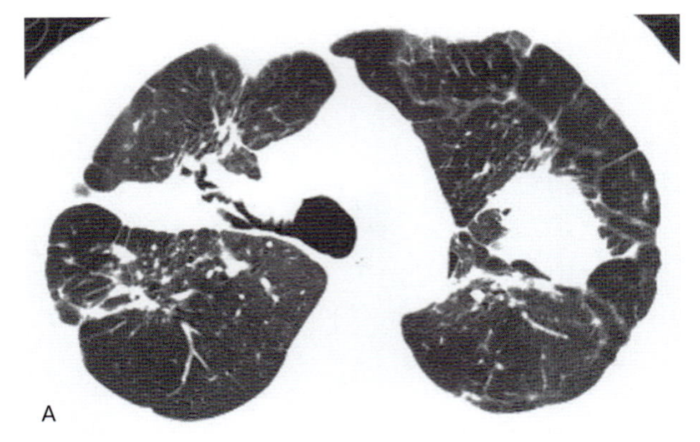

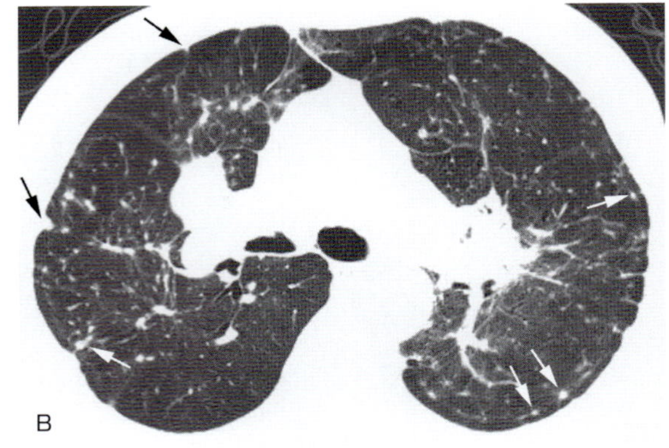

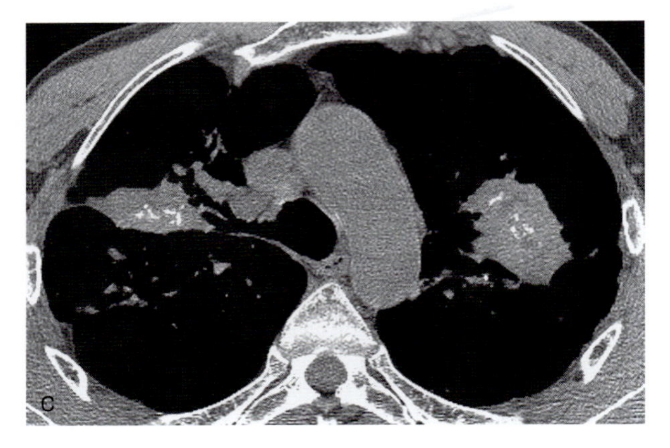

図 13-31 珪肺症による進行性塊状線維症(PMF)．A：肺野条件のHRCTで，両側性集塊性腫瘤を認める．B：より低いレベルでは，珪肺症に典型的な小葉中心性小結節(白矢印)と胸膜下結節(黒矢印)を認める．C：Aのレベルの縦隔条件では，集塊性腫瘤の内部に石灰化を認める．

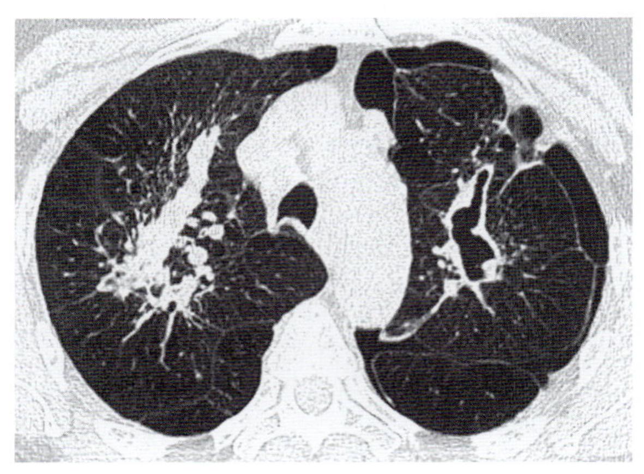

図 13-32 珪肺結核．複雑性珪肺症は，上葉で線維症腫瘤を伴っている．左上葉腫瘤の空洞化は，結核症によるものである．

最も著しいものであり(図13-28～図13-31)，肺尖の瘢痕，肺の構造改変や周囲のブラ形成(不整もしくは瘢痕様の気腫)を伴う．これらの腫瘤の中に，牽引性気管支拡張または空洞を認めることもある．場合によっては，空洞は珪肺症に合併した結核症(つまり，珪肺結核)によることがある(図13-32)．集塊性腫瘤の内部に石灰化はよくみられる．これらの腫瘤は上葉の尖部や背側にあることが典型的だが，下葉の複雑性珪肺症も報告されている[104]．線維化の進行や肺容積の縮小に伴い，この腫瘤陰影は肺門へ移動し，周囲の小結節影の数は減少し，この腫瘤陰影と胸膜の間に傍瘢痕性肺気腫が形成される[1]．空洞化することもある．関節リウマチとシリカへの曝露の双方をもつ患者に，リウマチ結節が大きな結節影や腫瘤となり認められることがまれにあり，カプラン症候群といわれる[105]．

肺門縦隔リンパ節の腫大は，Grenierらの研究によると珪肺症患者の15～38%で認められた[81]．石灰化と場合によっては卵殻状石灰化がみられるが(図13-32，図13-33)，点状の石灰化はより多く認められると報告されている[101]．41例の石切工のうち，リンパ節腫大は23例でみられ，そのうちの17例には珪肺症の所見があった．27例の労働者では，リンパ節の石灰化を呈していた[101]．

胸膜病変は珪肺症でみられることもある[106]．ある研究で，遊離珪酸に曝露した110例の剖検で肺標本が得られた[106]．これらの被験者は画像学的に平均でほぼ15年間経過観察されていた．死亡の2年以内に撮られた胸部X線写真には，12例(11%)で胸水または胸膜肥厚が認められた．CTでは64例(58%)の患者で胸膜肥厚がみえたが，これは複雑性珪肺症の患者で有

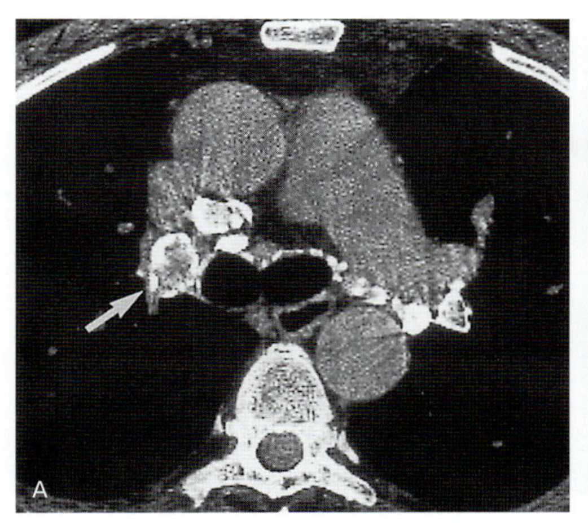

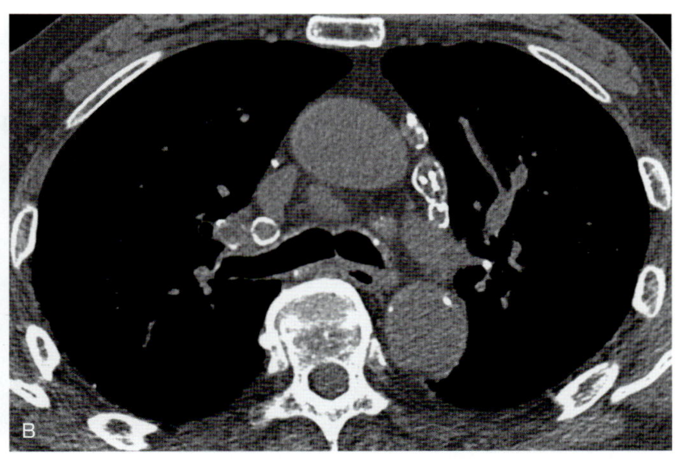

図 13-33　珪肺症の卵殻状石灰化．A：縦隔リンパ節の石灰化は，卵殻パターン（矢印）である．B：別症例の珪肺症患者も，卵殻状石灰化を呈している．

意に頻度が高い（$p<0.001$）．CT にて，128 例の進行性塊状線維症がみられ，39 例（30％）は胸膜面におよび胸膜陥入を伴う肺実質索状影を認めた．これらの 39 例のうちの 36 例（92％）で，CT で胸膜肥厚を認めた．胸膜肥厚（$p<0.001$），同側胸水（$p<0.01$），間質の線維化（$p<0.05$），および進行性塊状線維症が胸膜に近いこと（$p<0.005$）は，胸膜陥入を病理で認めることに有意に関係していた．円形無気肺はこの研究で，5 例にみられた[106]．

CT と HRCT の有用性

珪肺症の患者で小結節を検出する際に，HRCT は従来の CT や胸部 X 線写真よりも優れているとされている[98, 101]．Bégin らは，初期の珪肺症を検出するにあたり，49 例の患者と 2 例の健常対照者において，HRCT を従来の CT や胸部 X 線写真と比較した[98]．患者は平均 29 年間の遊離珪酸への曝露歴を有し，胸部 X 線写真は ILO 基準で 0 か 1 点であった．この研究では，胸部 X 線写真は 32 例の患者で正常とされ，6 例は不確定で，13 例で異常と読影された．胸部 X 線写真で正常と読影された 32 例のうちの 13 例（41％）には，CT または HRCT にて珪肺症の所見があった．さらに，珪肺症を呈した患者の 10％において，異常所見は HRCT だけで認めた[98]．残りの症例では，異常所見は HRCT を使用したほうが従来の CT よりも明瞭に同定された．肺陰影の読影において読影者間の一致を κ 統計で評価したところ，胸部 X 線写真より CT は有意に良好であった（$p<0.001$）[98]．

CT と HRCT を用いると，胸部 X 線写真ではあきらかとならないこともある結節の癒合や集塊性腫瘤の形成をみつけることができるので，珪肺症患者における疾患の進行度に関して，有用な情報を得ることができる[95, 101, 107]．また，胸部 X 線写真で進行性塊状線維症や集塊性腫瘤の所見があるようにみえても，HRCT を行うと，それらが認められないことがある[101]．進行性塊状線維症の腫瘤を腫瘍と鑑別するためにも CT は利用される[108]．

珪肺症の HRCT 所見の機能的な有意性

Antao らは，遊離珪酸へ曝露した労働者で小結節が多くあると，肺気量が有意に減少することをみつけた[101]．HRCT で小陰影が多くあることは，TLC，パーセント予測 FVC（% FVC）と，パーセント予測 TLC（% TLC）とに逆の相関があった．珪肺症患者における肺機能の平均値は正常範囲以内だが，健常な労働者と比較すると % FVC と % TLC は有意に低下していた（$p<0.01$）．

遊離珪素に曝露した労働者で肺機能，気流制限と肺損傷の関係を調査するために，Bégin らは，花崗岩産業か鋳物工場で長期間働いた 94 例の臨床，機能的および画像的データを分析した[109]．結節の癒合と集塊性腫瘤を胸部X線写真または CT で認める労働者では，これらの所見を呈さなかった群と比較して，有意な肺気量の低下，ガス交換障害，および気流閉塞を認めた．さらに集塊性腫瘤がある患者の 40％で，その所見を CT のみに認めた．

珪肺症患者において，肺気腫は進行性塊状線維症と関係していると考えられているが，喫煙や他の曝露も確実に関連がある[100]．珪肺症の患者では，小結節の多さよりも肺気腫の重症度のほうが，肺機能の異常により関連があると示されている[95, 97]．胸部X線写真と比較してCTの大きな長所は，肺気腫の程度が評価できることである．胸部X線写真で大きなブラはわかるかもしれないが，よりびまん性の肺気腫を検出するにはとても感度が低い．ILO分類において，ブラは記号“bu”で示されるが，嚢胞性変化を数量化するシステムがない．しかしながらCTでは珪肺結節に伴った気腫の重症度と程度の定量化ができる．

例えばBéginらは，珪肺症を呈した17例の患者と6例の対照者で，珪肺症の質的および定量的CT評価を胸部X線写真および肺機能検査と比較した[95]．CTでは珪肺症の程度を視覚的に等級分けし，平均濃度値を計測し，そして随伴する肺気腫の程度も評価した．胸部X線写真で記録される結節の多さに関するILO分類は，平均濃度値(r>0.62，p<0.001)と，視覚的な珪肺症の程度に関するCTスコア(r>0.84，p<0.001)の双方に，有意な相関が認められた．胸部X線写真やCTを使用して結節の多さを評価しても，肺機能とは相関が乏しかったが，CTでの肺気腫スコアは，気流閉塞やガス交換障害の測定値と有意な相関が認められた．珪肺症に伴う肺気腫は，胸部X線写真とは異なりCTでは容易に検出された．

またKinsellaらは，珪肺症の30例の被験者における肺機能検査と胸部CTを概説した[97]．肺気腫の程度が肺機能障害の最も強い独立予測因子であった．より弱いものではあるが，小結節の多さも肺機能障害の独立予測因子であった．この研究では進行性塊状線維症がない場合，非喫煙者よりも喫煙者で，より広範囲の肺気腫と重篤な肺機能障害が認められた[97]．進行性塊状線維症がなければ，珪肺症は有意な肺気腫を合併しない．

Ooiらは，珪肺症の肺機能障害が進行性塊状線維症と付随する肺気腫によるという仮説を検証するために，HRCTを含むCTを質的および量的評価に使用した[100]．76例の珪肺症患者の評価において，CTを使用して進行性塊状線維症と肺気腫の重症度を決めたところ，重症度は$FEV_{1.0}$(それぞれp=0.006と0.03)と$FEV_{1.0}$/FVC比(それぞれp=0.007と0.02)に有意に関係していた．平均肺濃度は，主観的な呼吸困難(p=0.01)，FVC(p=0.03)，およびDL_{CO}(p=0.04)に関連があった．

Arakawaらによると，遊離珪素に曝露歴を有する34例の患者では，エアトラッピングと肺気腫の程度は，肺機能検査での閉塞性所見と相関していた[110]．しかしながら，エアトラッピングの程度は，$FEV_{1.0}$/FVC(r=－0.632，p<0.001)と50％強制中間呼出気流(r=－0.576，p=0.001)に最も強い相関を示した[110]．

鑑別診断

炭鉱夫肺患者のCTとHRCTの所見は，珪肺症患者の所見とほとんど同一である．個々の症例での区別は困難であるか，不可能かもしれない．

以前に指摘したように，単純性珪肺症のHRCT所見はサルコイドーシスや癌性リンパ管症の所見と似たものになることがあるが，通常既往歴やCTを注意深く読影すれば，区別することができる[95]．サルコイドーシスを示唆するHRCTとしては，肺門周囲の血管や気管支を伴い結節が集まり中心に集塊状となること，局所的な異常所見が，正常や正常に近い肺と混在することである．珪肺症では，結節は通常両側性に対称性で，より均一に分布しているようにみえる．また珪肺症では，サルコイドーシスほど網状影はみられない．癌性リンパ管症やサルコイドーシスで認められる数珠状の隔壁は珪肺症では通常目立たないか，認めない．

大きな腫瘤を伴う複雑性珪肺症は，線維性腫瘤を伴うサルコイドーシスや同様の腫瘤を伴うタルク肺と類似してみえるかもしれない．サルコイドーシスでこれらの腫瘤が空洞化するのは珪肺症よりまれだが，腫瘤内の牽引性気管支拡張はサルコイドーシスでより認められる．

炭　鉱　夫　肺

炭鉱夫肺は石炭の粉塵を吸入した結果生じる．少量の遊離珪素が炭鉱の粉塵に含まれるので，炭鉱夫肺は珪肺症の一形態を表すものと長く思われてきたが，そうではなかった[111]．炭鉱夫肺は，洗浄された石炭に曝露した労働者にみることがあるが，洗浄された石炭はほとんど遊離珪素を含んでおらず，純粋な炭素の吸入で非常に似たじん肺が発症することがあるのである[3]．珪肺症患者と同様に，10年以上の有意な曝露歴が，診断を検討するのに必須となる[111]．

付随する線維化が少なく，局所に石炭の粉塵と色素貪食マクロファージが集簇する直径1～5 mmの石炭斑が炭鉱夫肺の特徴的な病理病変である(図13-34)[111]．珪肺症患者と同様に，これらの病変は小葉中心で呼吸細気管支を囲む傾向があり，したがって主に小葉中心に位置する[86, 111]．疾患の進行とともに，石炭斑は小さな巣状肺気腫に囲まれることがある．

炭鉱夫肺と珪肺症は違う無機粉塵を吸入した結果異なる組織像を呈する別の疾患である．しかしながら，珪肺症と炭鉱夫肺の胸部X線写真とHRCT所見は類似している．珪肺症と同様に，炭鉱夫肺は単純性および複雑性の形態で発症すると考えられている．

単純性炭鉱夫肺では，胸部画像で主に上肺野と背側に小結節を呈する[79, 86]．炭鉱夫肺の小結節は珪肺症よりも辺縁が不明瞭な傾向があるが，全例であてはまるわけではない(図 13-35)．

複雑性炭鉱夫肺では，集塊性腫瘤を認める．集塊性腫瘤は珪肺症の腫瘤と画像所見が類似しているが，組織所見は異なる．珪肺症では，集塊性腫瘤は線維組織を伴った多数の珪肺結節が凝集してできている．炭鉱夫肺では，集塊性腫瘤は非結晶性の黒い腫瘤からなっており，遊離塵，色素貪食マクロファージ，および不整に配置した膠原線維を含んでいる．珪肺症と炭鉱夫肺の双方で，これらの腫瘤は壊死と空洞化をきたすことがある．一定の画像的異常を伴う炭鉱夫肺の患者は，同様の珪肺症患者よりも一般に呼吸障害が少ない．さらに複雑性珪肺症は単純性珪肺症よりも予後が不良だが，炭鉱夫肺では必ずしもあてはまらない[111, 112]．珪肺症と同様に，巨大な腫瘤の形成に伴い，傍瘢痕性肺気腫が形成される．呼吸機能障害は，小結節影や大きな腫瘤の存在よりも，肺気腫の程度によく相関するので，炭鉱夫肺の肺機能の低下には，肺気腫が最も寄与しているようだ[1]．

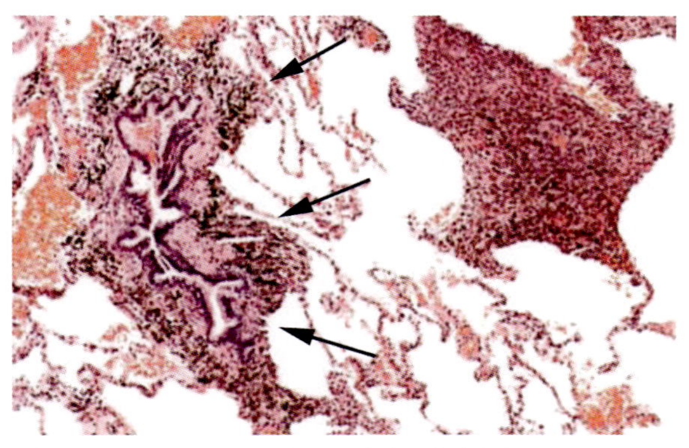

図 13-34 石炭斑の組織所見．粉塵と色素貪食マクロファージ(矢印)が，末梢気道を囲むように集簇している．線維化はほとんど認めない．この組織病変は，珪肺結節より境界が不明瞭である．(Courtesy of Martha Warnock, MD.)

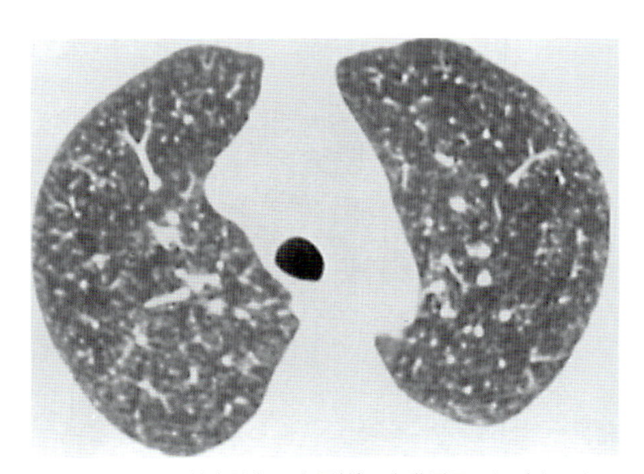

図 13-35 炭鉱夫肺(56歳男性)．大動脈弓のレベルでのHRCTには，多数の小結節を認める．結節は，珪肺症のものより明瞭でなく，このレベルでびまん性に両側肺に分布する．

肺門および縦隔リンパ節腫大がみられるかもしれない．卵殻状石灰化が炭鉱夫肺でみられるときは，それは石炭の粉塵に遊離珪酸があることを反映している．

CT所見とHRCT所見

胸部X線写真と同様，単純性炭鉱夫肺の最も特徴的なCT所見は直径2～5 mmで，時折石灰化する小結節である(図 13-35)．珪肺症と同様に，結節はしばしば小葉中心か胸膜下に多く，典型的には上葉と背側に優位に分布する(表 13-4)[79, 84, 95]．炭鉱夫肺の結節は，珪肺症より明瞭でない傾向がある．

Remy-Jardinらが炭鉱夫肺の患者86例を研究したところ，患者の81%に，直径7 mmの肺実質結節(微小結節)が，CTとHRCTでみられ，3%で結節は石灰化していた[79, 84]．半分の患者で，結節の濃度は低く，辺縁は不整であった．胸膜下結節はよく認められ，石炭斑か臓側胸膜肥厚の限局的な病変を反映していた[79, 84]．胸膜下結節が癒合し，仮性プラークを形成することも何例かで認められたが，石綿関連の胸膜プラークに似てみえることがある．炭鉱夫肺で網状影が増強することは特徴的でないが，Remy-Jardinらは，炭鉱夫肺86例中の8%で下葉に蜂巣肺ができたことを報告した[79, 84]．この所見の有意性は不明である．集塊性腫瘤は，HRCTでみえる小結節を常に背景としており，通常卵形で，ほとんどすべてで辺縁は不整だった[79]．肺構造と脈管の変化もあきらかだった．付随する肺気腫は，炭鉱夫肺より珪肺症で目立つようである．炭鉱夫肺の4 cmより大きい集塊性腫瘤は，空洞の有無にかかわらず，常に壊死巣を含んでおり，低吸収にみえる．末梢にある集塊性腫瘤に近接した胸膜外脂肪が，肥厚したことが報告されている[79]．

HRCT の有用性

珪肺症と同様に，HRCT は胸部 X 線写真より，炭鉱夫肺の小結節の検出に優れていることが示されている[79, 95, 113]．Remy-Jardin らは，石炭の粉塵に曝露した鉱夫における胸部 X 線写真と CT を概説した[79]．胸部 X 線写真ではじん肺の所見がなかった(ILO スコア＜1/0)48 例の患者のうち，11 例(23％)で HRCT にて結節が検出された．同様に Gevenois らによると，胸部 X 線写真でじん肺の所見がない(ILO スコア＜1/0)40 例の石炭労働者のうち，16 例(40％)で CT に結節が認められた[114]．また，一部の患者では，胸部 X 線写真で集塊性腫瘤があるようにみえても，HRCT では進行性塊状線維症や集塊性腫瘤を認めないことがある[79]．

黒　鉛　肺

黒鉛の粉塵へ曝露すると，病理学的上および放射線画像的に炭鉱夫肺と類似した異常をきたす可能性がある[6, 103, 115]．HRCT 所見として小葉中心性小結節，小葉間隔壁に沿った結節および胸膜下結節が知られている．19 例の黒鉛工場労働者の研究では，小葉中心性小結節は全例でみられた．小結節は不明瞭な一群や分岐状影として認められ，細気管支に沿った斑病変に一致した．またより大きく明瞭な結節は，より大きな斑病変に一致した[115]．小葉間隔壁肥厚は 11 例の患者で認められ，胸膜下結節の一群は 19 例の患者のうちの 8 例でみられた．網状影は，3 例の患者で優位な所見であった．ブラと肺気腫がみられることもある[6]．

混合性粉塵によるじん肺

遊離珪素と他のミネラルを含んでいる粉塵に曝露した結果生じるじん肺は，様々にみえ得る[5, 6]．粉塵が主に結晶性遊離珪素であるときは，じん肺は古典的な珪肺症に似ており，結節は上葉優位に分布する．しかしながら，粉塵が遊離珪素と線維形成性が少ない珪酸塩の両者を含むとき，珪肺結節と混合性塵斑の両方が認められ，混合性粉塵によるじん肺(MDP)とよばれている[116, 117]．金属鉱夫，採石場労働者，鋳物工場労働者，陶器類の窯業労働者，石工などは混合性粉塵によるじん肺をきたす典型的な職業である[116]．HRCT の所見は不整な線維化や下葉に優位であり[117]，典型的な珪肺症と異なるかもしれない[104]．

タルク(滑石)肺

タルク(滑石)は，革製品，セラミックス，紙，プラスチック，ゴム製品，建築塗料，化粧品で一般に使われる水和物珪酸マグネシウムである[4, 5]．肺疾患は，(a) 純粋なタルクの吸入(タルク肺)，(b) 遊離珪酸と混ざったタルクの吸入(タルク珪肺症)，(c) 石綿繊維が混ざったタルクの吸入(タルク石綿肺)，および (d) 麻薬常用者によるタルクの静脈注射によって起き得る[4, 118–120]．珪酸マグネシウムは，吸入されたり注入されたりすると，マクロファージと異物多核巨細胞からなる肉芽腫を形成し，間質の炎症反応や多数の複屈折針状の結晶を呈する(図 13–36A)．肉芽腫は融合し，進行性の線維化を形成し得る(図 13–36B)[120]．吸入性タルク肺は，2～35 年にわたる曝露で生じる可能性がある[120, 121]．タルクに伴う遊離珪素や石綿などの粉塵も，少なくとも部分的にはタルク肺の臨床的，放射線学的および病理学的特徴に影響を与えている[6]．

タルクの静注によるタルク肺は，経口薬物を注射する麻薬常用者にほぼ限って認められる[118, 119]．タルク(珪酸マグネシウム)は，経口薬物を含んでいる錠剤の充填材と潤滑剤として使用される．麻薬常用者が錠剤を破砕して，それらを水に溶かして静脈内に溶液を注射すると，多数のタルク粒子が肺の小動脈と毛細管で捕捉される．粒子は多核巨細胞からなる小さな肉芽腫を引き起こし，その周囲は軽度の線維組織となる[122]．巨細胞の中の不整な複屈折結晶として，タルクは認められることがある(図 13–36A)．静脈に注入される経口薬物や麻薬は，ペンタゾシン，メペリジン，プロポキシフェン，ヘロイン，コカイン，アンフェタミンと塩酸メチルフェニデートが含まれる[122, 123]．

タルク肺の初期の画像所見は，直径 1 mm 以下の多数の癒合していない小結節であり，通常 ILO 分類で p 型結節と分類される[121, 122]．胸部 X 線写真で経過を観察すると，結節は上葉の肺門領域に向かい，しだいに癒合していく．珪肺症の進行性塊状線維症にとても類似した上葉の集塊性腫瘤が，タルク肺でも最終的に認められる[119, 121, 122]．

塩酸メチルフェニデート(リタリン)の静注はタルク肺と汎細葉性肺気腫をきたすことがあるが，それは α1–アンチトリプシンが欠乏している患者に認められ

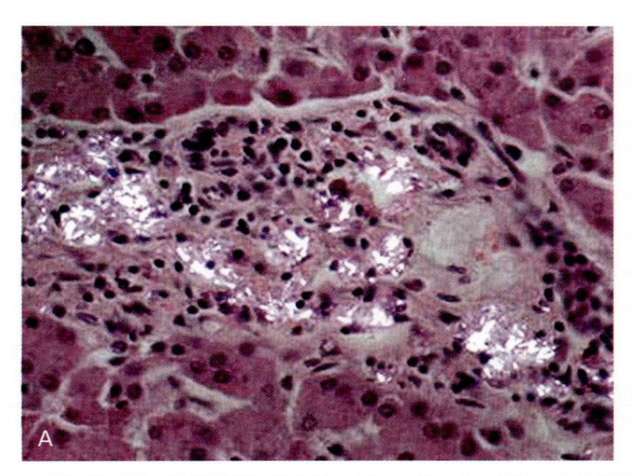

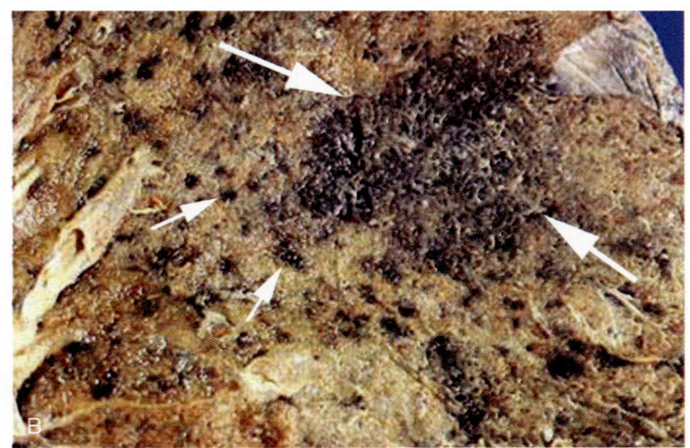

図 13-36　**静脈薬物濫用に伴うタルク肺．** A：タルク肺の肺生検標本を偏光でみると，脈管周囲に結晶が認められる．B：タルク肺の肺切片に，大きな線維性腫瘤を認める(大きな矢印)．小さな結節は，大きな腫瘤の周辺にみえる(小さな矢印)．(Courtesy of Martha Warnock, MD.)

るものと臨床的，放射線画像的，および病理学的に類似している[122-124]．これらの患者における汎細葉性肺気腫の発生機序はあきらかでない．

HRCT所見

吸入性タルク肺は，最初は主に胸膜下の小葉中心性小結節を呈し，中葉と上葉に優位である[120, 121]．胸膜下結節は，珪肺症と似た"仮性プラーク"を形成する．胸膜プラークも石灰化の有無にかかわらず認めることがある．集塊性腫瘤もよくみられ，直径数 cm までに至り，上下葉の両方を含むこともある．これらの腫瘤内が高吸収を呈するのは典型的であり，タルクの堆積を反映する．線状の瘢痕と気腫領域が，集塊性腫瘤に伴って認められるかもしれない．蜂巣肺と局所的なすりガラス影が時にみえる．

14 例の吸入性タルク肺患者の研究[121]では，主な HRCT 所見として，12 例で 1～2 mm の小葉中心性結節がびまん性に分布していた．10 例の患者では有意な分布領域はなかったが，それぞれ 1 例の患者では肺の上方と中間領域それぞれに結節が多数認められた．1 cm より大きな大陰影は，9 例の患者で認めたが，それらの分布は様々ですべての領域にわたり，ほとんどは全体に高吸収を呈していた．よく認められるが特異性が落ちる所見として，小葉間隔壁肥厚(10 例の患者)，胸膜下線状影(9 例の患者)，およびすりガラス影(8 例の患者)が認められた．濃度上昇を伴う軽度のリンパ節腫大は，8 例の患者に認められた．7 例の患者で，石灰化したもしくは非石灰化の胸膜プラークを認めた[121]．

Padley ら[125]は，慢性の静脈薬物濫用に伴うタルク肺 3 例の患者の HRCT 所見を報告した．1 例の患者ではびまん性のすりガラス影を認め，2 例の患者では小結節影とそれらが融合し PMF に類似した肺門腫瘤を認めた(表 13-5，図 13-37，図 13-38)．融合性腫瘤は，タルクに一致する高吸収の物質を含んでいた．結節は位置的に小葉中心性であろうと思われる[126]．静注によるタルク肺の HRCT 所見は，22 章でさらに概説と例が示されている．

Stern らは，粉砕したメチルフェニデート(リタリン)錠剤を注射した 21 例の患者の胸部 X 線写真と CT を概説した[124]．胸部 X 線写真では全例で肺底部を主体に気腫を認めた．胸部 X 線写真で経過を追うことができる 11 例の患者では，肺底部の気腫は 2～7 年の間に進行がみられた．3 例の患者で CT を評価でき，びまん性に汎細葉性肺気腫を認めたが，下葉優位ではなかった．4 例の患者の剖検結果では，重篤な汎細葉性肺気腫と多数の直径 0.5 mm 以下のタルク肉芽腫が認められた．タルク肉芽腫は，胸部 X 線写真または CT ではあきらかでなかった．

表 13-5　静脈薬物濫用によるタルク肺の HRCT 所見

直径 1 mm 以下のランダムに分布する結節[a]
びまん性粒状影[a]
すりガラス影
肺門周囲の集塊性腫瘤
集塊性腫瘤内の高吸収域[b]
汎細葉性肺気腫[a, c]

[a] 最も頻度が高い所見．
[b] 鑑別診断で最も役立つ所見．
[c] ほぼメチルフェニデート(リタリン)使用者だけに認められる．

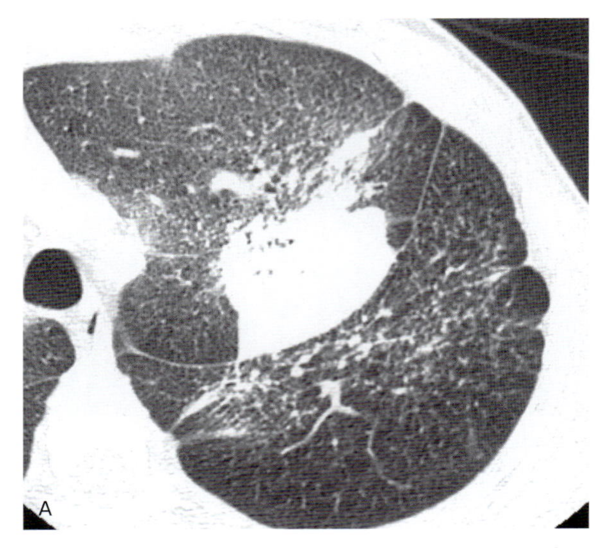

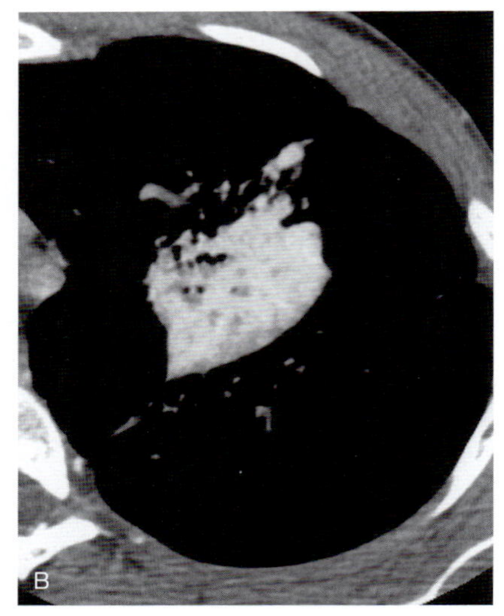

図 13-37 タルク肺．A：左肺に焦点をおいたHRCTでは，微細な粒状の多数の小結節を認める．左肺上葉に結節の集塊影を認める．不整な線状影と構造改変も認める．B：縦隔条件では，タルクの蓄積のため，集塊性腫瘤内に高吸収域を認める．患者は，27歳の静脈注射薬物の常用者であった．

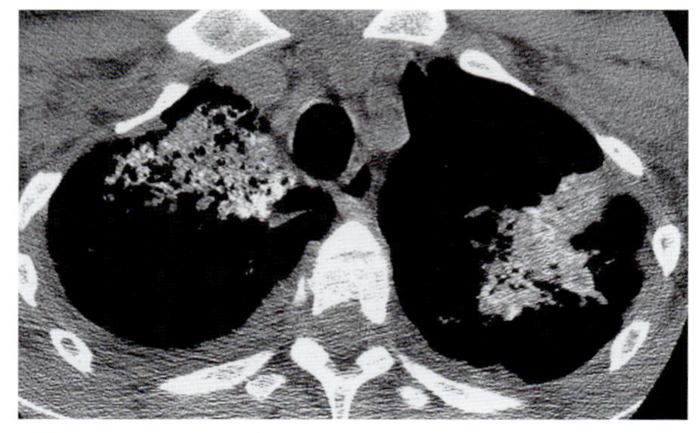

図 13-38 タルク肺．静脈注射薬物常用者のHRCTでは，両側上葉に高吸収を呈する腫瘤を認める．

Wardらはタルク肺12例の患者で，通常のCTとHRCTの所見をまとめた[122]．この研究では，メチルフェニデート（リタリン）を単独もしくは他薬と併用し濫用した7例の患者と，メチルフェニデート以外の物質を濫用した5例の患者を含む．5例（42%）の患者における無数の小結節，2例（17%）の患者におけるすりガラス影と5例（42%）の患者における気腫が主な異常所見であった（表13-5）．結節は直径1 mm以下で，両側肺をびまん性に分布し，粒状にみえる．結節があった5例の患者のうちの3例において，集塊性腫瘤が上葉の肺門周囲に認められた．その患者のうちの2例で，集塊性腫瘤はタルクと一致する高吸収に映る物質を含んでいた．著者らは，メチルフェニデートと非メチルフェニデート濫用者の間に，結節とすりガラス影の頻度に関して有意差を認めなかった．しかしながら，下葉の汎細葉性肺気腫は，非メチルフェニデート濫用者（5例のうち1例，20%）よりも，メチルフェニデート濫用者（7例のうち6例，86%）でよくみられた．

アルミニウム肺

金属アルミニウム（Al）や酸化アルミニウムの粉塵を吸入すると，肺線維症，肉芽腫の形成，剝離性間質性肺炎，および肺胞蛋白症を発症することがあるが，アルミニウム粉末によるじん肺はまれである[6, 115, 127]．6つの既報告症例のHRCT所見には，通常型間質性肺炎（UIP）と同様の胸膜下やびまん性の蜂巣肺，珪肺症に類似した小葉中心性結節，もしくは不整な網状影を認めた[115]．6例のうちの5例で，所見は上葉優位であった．

他の研究では，アルミニウム粉末の生産プラントで働く62例の男性を，標準化されたアンケート，身体検査，肺機能検査，血漿と尿中アルミニウムの生物学的モニタリング，胸部X線写真，HRCTおよび免疫学的検査を使用して調査した[127]．慢性気管支炎が15例（24.2%）で観察され，4例（6.5%）の労働者は労作時呼吸困難を訴えた．15例（24.2%）の労働者におけるHRCT所見は，不明瞭な小葉中心性結節影が特徴的であった．不明瞭な小葉中心性結節影をもつ労働者は，所見がない者と比較し，肺活量が低かった（90.9% *vs.* 101.8%，$p=0.01$）．血漿と尿の生物学的モニタリングによると，影響を受けた労働者はより高いアルミニウムの内部曝露をしていた（血清中濃度：15.4 μg/Lと33.5 μg/L，$p=0.01$，尿中濃度：340.5 μg/gクレアチニンと 135.1 μg/g クレアチニン，$p=0.007$）．曝露年数とアルミニウムの血漿や尿中濃度が，HRCT 所見における最良の予測因子のようである．年齢と肺活量の減少は，有意性が境界線上であった．

超硬合金肺

超硬合金は炭化タングステンとコバルトの合金であり，時々他の金属も混入する[6]．これらのうち少なくともコバルトは，肺に有毒である．超硬合金の製造や研磨の際に，コバルトを含んでいるエアロゾル化微粒子に曝露すると，線維化を伴う肺間質の炎症や肺の破壊に至り，曝露後数年以内に発症することがある．超硬合金肺の組織学的所見は，巨細胞性間質性肺炎とよばれている[128]．

HRCT 所見には，すりガラス影，粗い網状影，コンソリデーション，構造改変，牽引性気管支拡張と細気管支拡張，および胸膜下ブラがある[115, 128, 129]（図 13-39，図 13-40）．すりガラス影と網状影は最も頻度が高いが，疾患の進行とともに蜂巣肺が生じることがある[128]．これらの CT 所見は組織病理学的に，線維化と炎症性細胞浸潤によって起きた間質の肥厚と，肺胞内を充満するマクロファージと多核巨細胞に一致する[128]．分布は斑状であったり，上葉または下葉優位であったりする[129]．

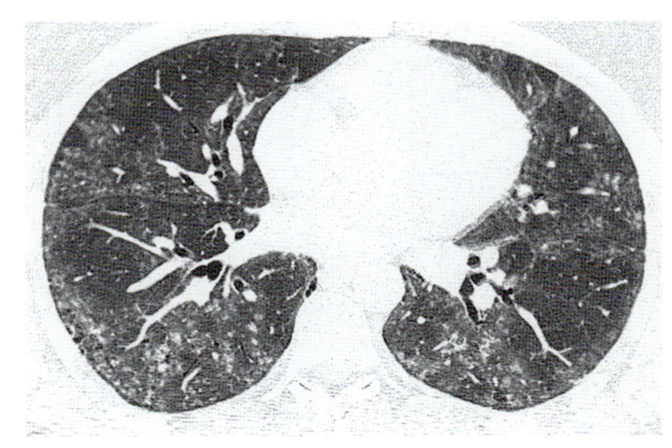

図 13-39　超硬合金肺（34 歳男性）．HRCT では，斑状および小葉中心性すりガラス影を認める．

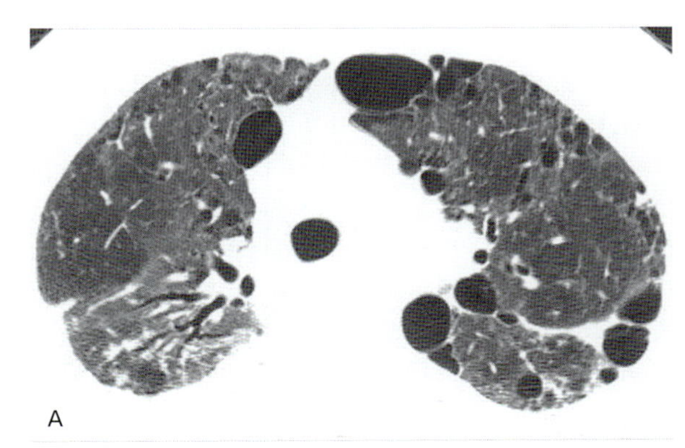

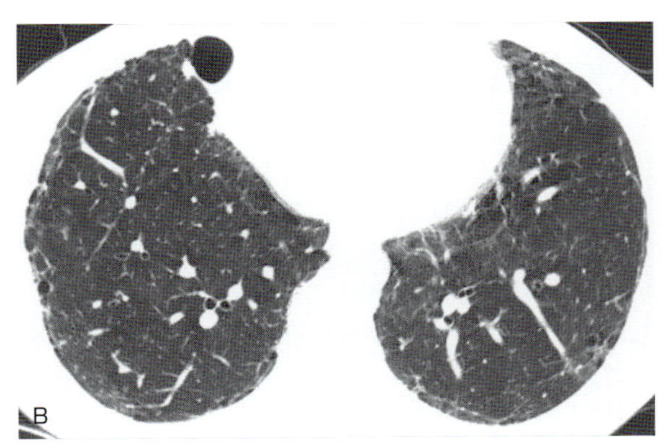

図 13-40　超硬合金肺．A，B：HRCT では，両側上葉の胸膜下ブラ，背側肺の線維化および胸膜下網状影を認める．

ベリリウム症(ベリリウム肺)

ベリリウム症は，ベリリウムへの職業性曝露により生ずる慢性肉芽腫性肺疾患であり[5, 6]，組織学的にはサルコイドーシスとは区別がつかない[130, 131]．航空宇宙産業，窯業産業，歯科医師業，核兵器製造，原子炉または蛍光灯製造でベリリウムの曝露はあり得る．急性ベリリウム症は産業政策によってまれであるが，慢性ベリリウム症はより頻度が多い[4]．ベリリウム症はベリリウムに特異的な細胞性免疫応答によって特徴づけられ，初期の段階で血液や気管支肺胞洗浄(BAL)液を用いたベリリウム・リンパ球幼若化試験で診断が可能である[130]．症状は，呼吸困難，咳嗽，発熱，食欲不振，および体重減少がある．肺生検による肉芽腫と，ベリリウムへの過敏性を示す証拠が診断には必要である．

ベリリウム症の HRCT 所見は，サルコイドーシスと類似している．最も頻度が高い所見は，肺実質の結節（患者の 57%）と小葉間隔壁肥厚（患者の 50%）である．サルコイドーシスと同様に，結節は気管支血管束周囲や小葉間隔壁に沿ってしばしば優位に認められる（図 13-41）．他の HRCT 所見としては，すりガラス影（患者の 32%），蜂巣肺（患者の 7%），集塊性腫瘤（患者の 7%），気管支壁肥厚（患者の 46%）および肺門縦

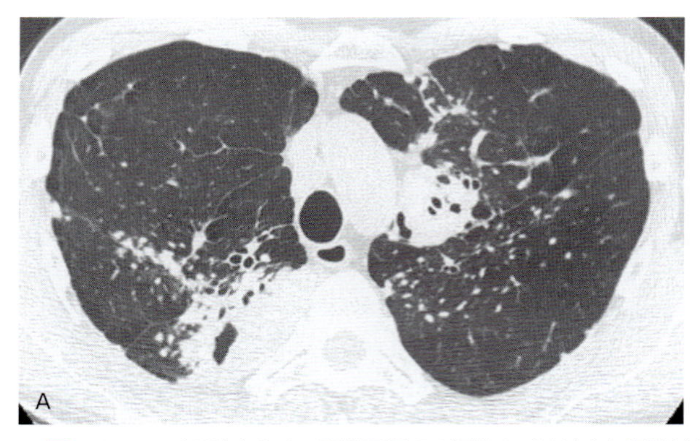

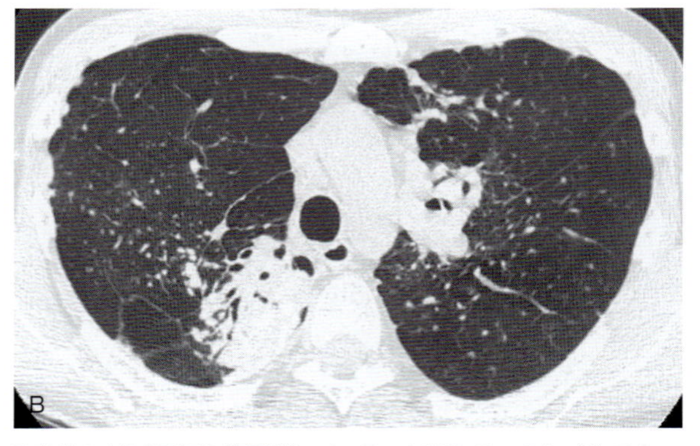

図 13-41　ベリリウム症．窯業工場での慢性のベリリウム曝露がある患者のHRCT(50歳男性)．A，B：上葉の2つのレベルでのCTでは，著明な構造改変と気管支血管周囲および胸膜下の結節を伴う両側性集塊性腫瘤を認めた．結節の石灰化もみえた．軽度の縦隔リンパ節腫大がある．所見は，サルコイドーシスと区別がつかない．(Courtesy of David Lynch, MD, National Jewish Medical and Research Center.)

隔リンパ節腫大(患者の39%)がある[130]．時に肺実質の結節は石灰化する[132]．ベリリウム・リンパ球幼若化試験と肺生検によって確認されたベリリウム症患者28例の研究において，胸部X線写真は患者の54%で異常であったが，HRCTでは患者の89%で少なくとも1つの異常が認められた[130]．すべての患者にHRCTで異常が認められたわけではないが，この研究の多くの被験者は，呼吸症状を呈さない病状発現前の疾患を有していた．

不活性な粉塵によるじん肺

吸入されても線維化を引き起こさず，症状もほとんどないが，放射線画像で有意な異常所見を呈する粉塵がある[2]．それらの中で，溶接工でしばしば起きる溶接工肺(次項を参照)が最もよく認められる．錫肺は，しばしば鉱夫や精製者が錫を吸入し生じる．錫は末梢気道を囲んでいるマクロファージに沈着する．不鮮明な結節か，濃い分岐状影がみえるかもしれない(図13-42)．類似の所見があるその他のじん肺としては，バリウム肺(バリウム)，銀鉄沈着症(銀と鉄)，アンチモンや希土類曝露によるものがある．

溶接工肺(鉄沈着症)

アーク溶接工と酸素アセチレン溶接工は，作業中に酸化鉄の微粒子を吸入する可能性がある．これは，溶接工肺または鉄沈着症と称される[4-6]．鉄沈着症は，鉄鉱石の採掘や処理をする人々と，鉄を扱う労働者に

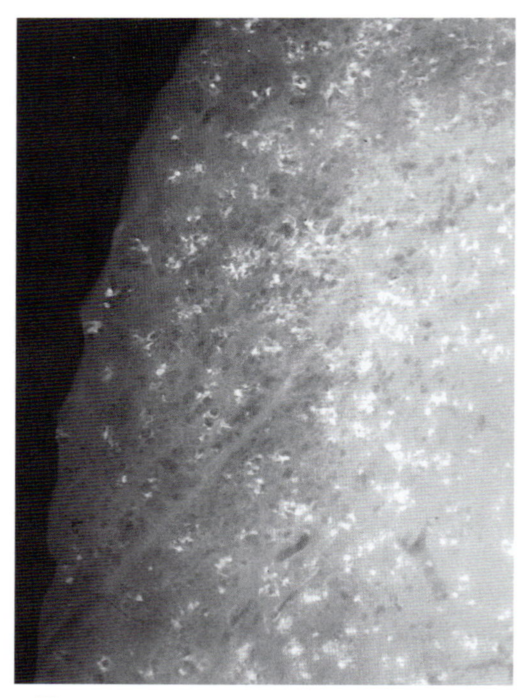

図 13-42　錫鉱夫における錫肺症．肺標本のX線写真では，末梢気道にX線不透過性の錫が蓄積した結果，濃い分岐状影が認められる．

認められる可能性もある[3]．吸入された酸化鉄粒子は，脈管や気管支周囲のリンパ管に凝集したマクロファージに蓄積するが，線維化や機能障害はほとんどきたさない．胸部X線写真では肺門周囲に優位に小結節が認められるが，これらは時間とともに消失する可能性がある[115, 133, 134]．

境界不明瞭な小葉中心性の小結節や，頻度は下がるが斑状のすりガラス影をHRCTで認める[5]．結節影は塵斑を反映しており，塵貪食マクロファージが，血管

周囲や気管支周囲のリンパ管で集合してできたものである[4]．アーク溶接工21例のHRCT所見がAkiraらによって報告された[115]．びまん性の不明瞭な小葉中心性微小結節が優位な所見であり，15例(71%)の患者で認められた．このうち何例かには，微小な分岐状影が認められた．肺気腫は7例でみられ，おそらく喫煙と関連している．局所のコンソリデーションは鉄が存在するため，非常に高吸収にみえることがある．

他の研究では，3〜30年の曝露歴をもつ85例のアーク溶接工にHRCTを行った[135]．54例(63.5%)の溶接工に，とても不明瞭な小葉中心性微小結節(54例中30例，55.6%)，分岐状線状影(54例中18例，33.3%)およびすりガラス影(54例中6例，11.1%)を含む異常所見を認めた．気胸が起こる場合がある[133]．

11例の溶接工肺の研究で，9例の小葉中心性小結節，3例の軽度な線維化と3例の気腫変化がHRCTで認められた[134]．血清フェリチン濃度は10例で上昇しており(>240 ng/mL)，気管支肺胞洗浄液のフェリチン濃度は対照群より溶接工肺で高かった．

鉄鉱石に相当量の遊離珪酸が混じっていると，結果として生じるじん肺(鉄珪肺と称される)は有意な障害をきたし得る．胸部X線写真とCTは，珪肺症と類似の所見を呈する．珪鉄肺症は，鉄鉱石の採掘者，加工者，鉄鋼工場労働者，鋳物業者[5]にみられる．

インジウム曝露

酸化インジウム錫は液晶ディスプレイの製造で使われるが，その製造は肺疾患の原因となるかもしれない[136]．ある研究では，インジウムに曝露した108例の男性労働者を，HRCT，肺機能検査，間質性肺疾患の指標としての血清KL-6，および血清インジウム濃度を用いて研究した．HRCTで有意な所見が23例(21%)の労働者で観察され，網状影や斑状すりガラス影が認められた．肺気腫は，14例(13%)でみられた．血清インジウムが最も高い労働者では，有意に曝露歴が長かったり，HRCTで大きな所見があったり，DL_{CO}が低下していたり，KL-6値が高かった．血清インジウム濃度は，KL-6値($r=0.70$，$p<0.0001$)とHRCTでの異常所見の程度に正の相関があった[136]．

化　繊　肺

フロックはもっぱら織物の製造において，ナイロン繊維の束を小さな断片に切り，つくられる．小さなフロックの断片の吸入により，間質性肺疾患をきたす可能性が認識されている[137]．症状には乾性咳嗽と呼吸困難があり，労働環境からのフロックの除去で改善するが完全には消失しない．生検をするとほとんどの患者で，リンパ性細気管支炎とリンパ濾胞を伴った細気管支周囲炎が認められた[137]．

ある研究では，化繊肺患者11例とフロックに曝露したが肺疾患がない32例でHRCTが撮影された[137]．化繊肺のすべての患者と，化繊肺の基準を満たさなかった曝露者32例のうち19例(59%)で，HRCTに異常所見が認められた．化繊肺を有する患者のほうが有意に頻度が高い所見は，すりガラス影(91%，$p<0.005$)，小結節(82%，$p<0.005$)，網状影(36%，$p<0.05$)および小葉間隔壁肥厚(27%，$p<0.05$)であった．定量分析を行うと化繊肺患者は，736.4 HUの平均肺濃度を呈し，化繊肺のない労働者では平均肺濃度は−775.0 HU($p<0.05$)であった．

他の研究では，トルコの工場労働者で，フロック曝露の呼吸機能への影響を評価した[138]．計50例のポリプロピレンのフロックに曝露した労働者は，その26%に症状があったが，45例の健常被験者による対照群と比較研究された．全体として，FVC，$FEV_{1.0}$，$FEF_{25\text{-}75}$およびDL_{CO}は，対照群と比べて曝露者で有意に低かった．機能障害を伴う10例の労働者において，9例でHRCTの異常所見があり，気管支壁の肥厚，びまん性すりガラス影およびエアトラッピングを認めた．胸部X線写真では，これらの10例は正常だった．

化学性肺臓炎と煙の吸入

種々の職業の労働者は，ガスまたは蒸気の形で毒性物質に曝される[6,139]．その結果起こる肺損傷は，化学性肺臓炎と称される．

様々な毒ガスが同じタイプの肺損傷をきたすが，病変の性質や範囲は吸入剤の水溶性，空気力学的な特徴，pHと濃度に部分的に影響される[140]．アンモニアと二酸化硫黄のような非常に可溶性のガスは上気道に吸収され，典型的には嗄声，咳嗽，胸痛および上気道閉塞をきたす[6,140]．重篤な曝露では，呼吸窮迫の症状を伴う肺水腫と肺損傷が起きる．塩素または二酸化窒素などの可溶性に劣るものでは，末梢気道と肺実質により大きな影響を及ぼし，細気管支損傷とびまん性肺胞傷害(DAD)に至る[140,141]．急性の曝露者におけるHRCTでは，小葉中心性陰影かおそらく肺水腫による斑状のすりガラス影を認めるかもしれない[6,141]．閉塞性細気管支炎は曝露後の数週間あるいは数ヵ月に発症する可能性があり，HRCTでは気管支拡張または細気管支拡張，モザイク灌流とエアトラッピングを呈する[140,142]．DADの調査結果は，金属臭気(金属煙霧熱)に曝露された患者でも報告されている[139]．

この種の損傷は，戦争でマスタードガスに曝された患者で記録されている．曝露による慢性的な続発症は，上気道閉塞，慢性気管支炎と気管支拡張がある．重度の曝露により，末梢気道異常と線維症を伴う肺損傷も起こる[143]．イラン・イラク戦争でマスタードガスに曝された50例の患者におけるHRCT所見が，Bagheriらによって報告された[143]．胸部X線写真が40例(80%)の患者で異常な一方，HRCTでの異常所見は全50例の患者に認められた．最もよく認めたHRCT所見は，気管支壁の肥厚(症例の100%)，間質性肺疾患を示唆する網状影(80%)，気管支拡張(26%)，肺気腫(24%)とモザイク灌流であった．HRCT所見の重症度と臨床および肺機能検査異常の間に有意な相関が認められた($p<0.05$)．

塩化亜鉛発煙弾が，戦場で煙幕として使用される．吸入による損傷はまれであるが，病変として上気道の炎症，肺水腫，急性呼吸窮迫症候群(ARDS)を伴うDADおよび肺線維症がある．ある研究[144]では，訓練中のアクシデントで塩化亜鉛に曝露し入院した20例の兵士で，HRCT所見は肺機能検査の結果と相関していた．HRCTと肺機能検査は，損傷後(範囲3〜21日)と追跡調査(範囲27〜66日)の間に行われた．CTで優位に認められる所見としては，斑状もしくはびまん性のすりガラス影があり，コンソリデーションを伴うことも伴わないこともある．大多数の患者は，FVC，$FEV_{1.0}$，TLCとDL_{CO}が有意に減少したが，$FEV_{1.0}$/FVC比は正常であった．CTの異常所見と肺機能は，経過観察の間に相当の改善が認められた[144]．

煙の吸入は，熱いガスへの曝露による熱損傷によるものと煙の様々な有毒成分への曝露の結果として，気道と肺損傷に至る．急性曝露に伴うCT所見は，DADと肺水腫に関連したすりガラス影とコンソリデーションがある[145,146]．モザイク灌流とエアトラッピングをHRCTで認め，気管支拡張と閉塞性細気管支炎をきたすことがある[147]．

バイオマス燃料への曝露

バイオマス燃料は，料理と暖房のために世界の農村地帯で使われる．バイオマス燃料の曝露が肺機能へ及ぼす有害作用は，広範囲にわたっており，バイオマス肺と称されている[148]．ある研究では[149]，バイオマス燃料に曝された女性で咳嗽，喀痰，呼吸困難などの呼吸器症状がある群(30例)と呼吸器症状がない群(32例)および対照群(30例)が比較検討された．曝露群では対照群よりもHRCTの異常所見の頻度が高かった．線維化帯は，症状を有する曝露者の63.3%，無症状の曝露者の50%で認められ，対照者ではわずか6.7%でみられた．もう1つの研究では，線維化帯，気管支血管周囲の肥厚，結節影および曲線影といったHRCT所見は，それぞれ対照群より曝露群で，7倍，5倍，7倍，16倍，頻度が高かった[148]．料理や加熱のため使用された木煙に慢性的に曝露し，肺疾病に罹患した34例をHRCTで調べると，結節影(41.2%)，腫瘤(55.9%)，および線維化(2.9%)を認めた[150]．

文　献

1. Sirajuddin A, Kanne JP. Occupational lung disease. *J Thorac Imaging* 2009;24:310–320.
2. Farzaneh MR, Jamshidiha F, Kowsarian S. Inhalational lung disease. *Int J Occup Environ Med* 2010;1:11–20.
3. Kim KI, Kim CW, Lee MK, et al. Imaging of occupational lung disease. *Radiographics* 2001;21:1371–1391.
4. Chong S, Lee KS, Chung MJ, et al. Pneumoconiosis: comparison of imaging and pathologic findings. *Radiographics* 2006;26:59–77.
5. Flors L, Domingo ML, Leiva-Salinas C, et al. Uncommon occupational lung diseases: high-resolution CT findings. *AJR Am J Roentgenol* 2010;194:W20–W26.
6. Akira M. High-resolution CT in the evaluation of occupational and environmental disease. *Radiol Clin North Am* 2002;40:43–59.
7. Becklake MR. Asbestos-related diseases of the lungs and pleura: current clinical issues. *Am Rev Respir Dis* 1982;126:187–194.
8. Staples CA. Computed tomography in the evaluation of benign asbestos-related disorders. *Radiol Clin North Am* 1992;30:1191–1207.
9. Aberle DR, Gamsu G, Ray CS, et al. Asbestos-related pleural and parenchymal fibrosis: detection with high-resolution CT. *Radiology* 1988;166:729–734.
10. Kagan E. Current issues regarding the pathobiology of asbestosis: a chronologic perspective. *J Thorac Imaging* 1988;3(4):1–9.
11. Akira M, Yamamoto S, Yokoyama K, et al. Asbestosis: high-resolution CT-pathologic correlation. *Radiology* 1990;176:389–394.
12. Craighead JE, Abraham JL, Churg A, et al. The pathology of asbestos-associated disease of the lungs and pleural cavities: diagnostic criteria and proposed grading schema. *Arch Pathol Lab Med* 1982;106:544–596.
13. Bégin R, Ostiguy G, Filion R, et al. Recent advances in the early diagnosis of asbestosis. *Semin Roentgenol* 1992;27:121–139.
14. Yamamoto S. Histopathological features of pulmonary asbestosis with particular emphasis on the comparison with those of usual

interstitial pneumonia. *Osaka City Med J* 1997;43:225–242.
15. Aberle DR, Gamsu G, Ray CS. High-resolution CT of benign asbestos-related diseases: clinical and radiographic correlation. *AJR Am J Roentgenol* 1988;151:883–891.
16. Schwartz A, Rockoff SD, Christiani D, et al. A clinical diagnostic model for the assessment of asbestosis: a new algorithmic approach. *J Thorac Imaging* 1988;3:29–35.
17. McLoud TC. The use of CT in the examination of asbestos-exposed persons [Editorial]. *Radiology* 1988;169:862–863.
18. American Thoracic Society. The diagnosis of nonmalignant diseases related to asbestos. *Am Rev Repir Dis* 1986;134:363–368.
19. Gaensler EA, Jederlinic PJ, Churg A. Idiopathic pulmonary fibrosis in asbestos-exposed workers [see comments]. *Am Rev Respir Dis* 1991;144:477–478.
20. Klaas VE. A diagnostic approach to asbestosis, utilizing clinical criteria, high resolution computed tomography, and gallium scanning. *Am J Ind Med* 1993;23:801–809.
21. Gefter WB, Conant EF. Issues and controversies in the plain-film diagnosis of asbestos-related disorders in the chest. *J Thorac Imaging* 1988;3:11–28.
22. Rockoff SD, Schwartz A. Roentgenographic underestimation of early asbestosis by international labor organization classification: analysis of data and probabilities. *Chest* 1988;93:1088–1091.
23. Staples CA, Gamsu G, Ray CS, et al. High resolution computed tomography and lung function in asbestos-exposed workers with normal chest radiographs. *Am Rev Respir Dis* 1989;139:1502–1508.
24. Kipen HM, Lilis R, Suzuki Y, et al. Pulmonary fibrosis in asbestos insulation workers with lung cancer: a radiological and histopathological evaluation. *Br J Ind Med* 1987;44:96–100.
25. Friedman AC, Fiel SB, Fisher MS, et al. Asbestos-related pleural disease and asbestosis: a comparison of CT and chest radiography. *AJR Am J Roentgenol* 1988;150:268–275.
26. Henry DA. International Labor Office Classification System in the age of imaging: relevant or redundant. *J Thorac Imaging* 2002;17:179–188.
27. Epler GR, McLoud TC, Gaensler EA, et al. Normal chest roentgenograms in chronic diffuse infiltrative lung disease. *N Engl J Med* 1978;298:801–809.
28. Epstein DM, Miller WT, Bresnitz EA, et al. Application of ILO classification to a population without industrial exposure: findings to be differentiated from pneumoconiosis. *AJR Am J Roentgenol* 1984;142:53–58.
29. Blanc PD, Gamsu G. The effect of cigarette smoking on the detection of small radiographic opacities in inorganic dust diseases. *J Thorac Imaging* 1988;3:51–56.
30. Gamsu G, Aberle DR, Lynch D. Computed tomography in the diagnosis of asbestos-related thoracic disease. *J Thorac Imaging* 1989;4:61–67.
31. Friedman AC, Fiel SB, Radecki PD, et al. Computed tomography of benign pleural and pulmonary parenchymal abnormalities related to asbestos exposure. *Semin Ultrasound CT MR* 1990;11:393–408.
32. Murray K, Gamsu G, Webb WR, et al. High-resolution CT sampling for detection of asbestos-related lung disease. *Acad Radiol* 1995;2:111–115.
33. Remy-Jardin M, Sobaszek A, Duhamel A, et al. Asbestos-related pleuropulmonary diseases: evaluation with low-dose four-detector row spiral CT. *Radiology* 2004;233:182–190.
34. Aberle DR, Balmes JR. Computed tomography of asbestos-related pulmonary parenchymal and pleural diseases. *Clin Chest Med* 1991;12:115–131.
35. Akira M, Yokoyama K, Yamamoto S, et al. Early asbestosis: evaluation with high-resolution CT. *Radiology* 1991;178:409–416.
36. Roach HD, Davies GJ, Attanoos R, et al. Asbestos: when the dust settles an imaging review of asbestos-related disease. *Radiographics* 2002;22:S167–S184.
37. Akira M, Yamamoto S, Inoue Y, et al. High-resolution CT of asbestosis and idiopathic pulmonary fibrosis. *AJR Am J Roentgenol* 2003;181:163–169.
38. Kishimoto T, Kato K, Arakawa H, et al. Clinical, radiological, and pathological investigation of asbestosis. *Int J Environ Res Public Health* 2011;8:899–912.
39. Gamsu G, Salmon CJ, Warnock ML, et al. CT quantification of interstitial fibrosis in patients with asbestosis: a comparison of two methods. *AJR Am J Roentgenol* 1995;164:63–68.
40. Primack SL, Hartman TE, Hansell DM, et al. End-stage lung disease: CT findings in 61 patients. *Radiology* 1993;189:681–686.
41. Gevenois PA, de Maertelaer V, Madani A, et al. Asbestosis, pleural plaques and diffuse pleural thickening: three distinct benign responses to asbestos exposure. *Eur Respir J* 1998;11:1021–1027.
42. Lynch DA, Gamsu G, Ray CS, et al. Asbestos-related focal lung masses: manifestations on conventional and high-resolution CT scans. *Radiology* 1988;169:603–607.
43. Al-Jarad N, Strickland B, Pearson MC, et al. High-resolution computed tomographic assessment of asbestosis and cryptogenic fibrosing alveolitis: a comparative study. *Thorax* 1992;47:645–650.
44. Yoshimura H, Hatakeyama M, Otsuji H, et al. Pulmonary asbestosis: CT study of subpleural curvilinear shadow. Work in progress. *Radiology* 1986;158:653–658.
45. Copley SJ, Wells AU, Sivakumaran P, et al. Asbestosis and idiopathic pulmonary fibrosis: comparison of thin-section CT features. *Radiology* 2003;229:731–736.
46. Al-Jarad N, Wilkinson P, Pearson MC, et al. A new high resolution computed tomography scoring system for pulmonary fibrosis, pleural disease, and emphysema in patients with asbestos related disease. *Br J Ind Med* 1992;49:73–84.
47. Kraus T, Raithel HJ, Lehnert G. Computer-assisted classification system for chest X-ray and computed tomography findings in occupational lung disease. *Int Arch Occup Environ Health* 1997;69:482–486.
48. Kraus T, Raithel HJ, Hering KG. Evaluation and classification of high-resolution computed tomographic findings in patients with pneumoconiosis. *Int Arch Occup Environ Health* 1996;68:249–254.
49. Huuskonen O, Kivisaari L, Zitting A, et al. High-resolution computed tomography classification of lung fibrosis for patients with asbestos-related disease. *Scand J Work Environ Health* 2001;27:106–112.
50. Kusaka Y, Hering KG, Parker JE, eds. *International classification of HRCT for occupational and environmental respiratory diseases.* Tokyo, Japan: Springer-Verlag; 2005
51. Silva CIS, Müller NL, Neder JA, et al. Asbestos-related disease: progression of parenchymal abnormalities on high-resolution CT. *J Thorac Imaging* 2008;23:251–257.
52. Sette A, Neder JA, Nery LE, et al. Thin-section CT abnormalities and pulmonary gas exchange impairment in workers exposed to asbestos. *Radiology* 2004;232:66–74.
53. Bar-Shai A, Tiran B, Topilsky M, et al. Continued progression of asbestos-related respiratory disease after more than 15 years of non-exposure. *Isr Med Assoc J* 2012;14:560–565.
54. Copley SJ, Lee YC, Hansell DM, et al. Asbestos-induced and smoking-related disease: apportioning pulmonary function deficit by using thin-section CT. *Radiology* 2007;242:258–266.
55. Piirila P, Lindqvist M, Huuskonen O, et al. Impairment of lung function in asbestos-exposed workers in relation to high-resolution computed tomography. *Scand J Work Environ Health* 2005;31:44–51.
56. Friedman PJ. Lung cancer: update on staging classifications. *AJR Am J Roentgenol* 1988;150:261–264.
57. Harkin TJ, McGuinness G, Goldring R, et al. Differentiation of the ilo boundary chest roentgenograph (0/1 to 1/0) in asbestosis by high-resolution computed tomography scan, alveolitis, and respiratory impairment. *J Occup Environ Med* 1996;38:46–52.
58. Bergin CJ, Castellino RA, Blank N, et al. Specificity of high-resolution CT findings in pulmonary asbestosis: do patients scanned for other indications have similar findings? *AJR Am J Roentgenol* 1994;163:551–555.
59. Vierikko T, Jarvenpaa R, Autti T, et al. Chest CT screening of asbestos-exposed workers: lung lesions and incidental findings. *Eur Respir J* 2007;29:78–84.
60. Hillerdal G. Rounded atelectasis: clinical experience with 74 patients. *Chest* 1989;95:836–841.
61. McHugh K, Blaquiere RM. CT features of rounded atelectasis. *AJR Am J Roentgenol* 1989;153:257–260.

62. Taylor PM. Dynamic contrast enhancement of asbestos-related pulmonary pseudotumours. *Br J Radiol* 1988;61:1070–1072.
63. Westcott JL, Hallisey MJ, Volpe JP. Dynamic CT of round atelectasis. *Radiology* 1991;181(P):182.
64. Swensen SJ. Lung nodule enhancement at CT-response. *Radiology* 1997;204:283.
65. Swensen SJ, Brown LR, Colby TV, et al. Lung nodule enhancement at CT: prospective findings. *Radiology* 1996;201:447–455.
66. McLoud TC, Woods BO, Carrington CB, et al. Diffuse pleural thickening in an asbestos-exposed population: prevalence and causes. *AJR Am J Roentgenol* 1985;144:9–18.
67. Larson TC, Meyer CA, Kapil V, et al. Workers with libby amphibole exposure: retrospective identification and progression of radiographic changes. *Radiology* 2010;255:924–933.
68. Im JG, Webb WR, Rosen A, et al. Costal pleura: appearances at high-resolution CT. *Radiology* 1989;171:125–131.
69. Hillerdal G, Malmberg P, Hemmingsson A. Asbestos-related lesions of the pleura: parietal plaques compared to diffuse thickening studied with chest roentgenography, computed tomography, lung function, and gas exchange. *Am J Ind Med* 1990;18:627–639.
70. Schwartz DA, Galvin JR, Dayton CS, et al. Determinants of restrictive lung function in asbestos-induced pleural fibrosis. *J Appl Physiol* 1990;68:1932–1937.
71. Kee ST, Gamsu G, Blanc P. Causes of pulmonary impairment in asbestos-exposed individuals with diffuse pleural thickening. *Am J Respir Crit Care Med* 1996;154:789–793.
72. Clin B, Paris C, Ameille J, et al. Do asbestos-related pleural plaques on HRCT scans cause restrictive impairment in the absence of pulmonary fibrosis? *Thorax* 2011;66:985–991.
73. Ren H, Lee DR, Hruban RH, et al. Pleural plaques do not predict asbestosis: high-resolution computed tomography and pathology study. *Mod Pathol* 1991;4:201–209.
74. Al-Jarad N, Poulakis N, Pearson MC, et al. Assessment of asbestos-induced pleural disease by computed tomography—correlation with chest radiograph and lung function. *Respir Med* 1991;85:203–208.
75. Ameille J, Brochard P, Brechot JM, et al. Pleural thickening: a comparison of oblique chest radiographs and high-resolution computed tomography in subjects exposed to low levels of asbestos pollution. *Int Arch Occup Environ Health* 1993;64:545–548.
76. Steinberg DL, Webb WR. CT appearances of rheumatoid lung disease. *J Comput Assist Tomogr* 1984;8:881–884.
77. Rappaport DC, Weisbrod GL, Herman SJ, et al. Pulmonary lymphangioleiomyomatosis: high-resolution CT findings in four cases. *AJR Am J Roentgenol* 1989;152:961–964.
78. Sherrier RH, Chiles C, Roggli V. Pulmonary lymphangioleiomyomatosis: CT findings. *AJR Am J Roentgenol* 1989;153:937–940.
79. Remy-Jardin M, Degreef JM, Beuscart R, et al. Coal worker's pneumoconiosis: CT assessment in exposed workers and correlation with radiographic findings. *Radiology* 1990;177:363–371.
80. Im J-G, Webb WR, Han MC, et al. Apical opacity associated with pulmonary tuberculosis: high-resolution CT findings. *Radiology* 1991;178:727–731.
81. Grenier P, Chevret S, Beigelman C, et al. Chronic diffuse infiltrative lung disease: determination of the diagnostic value of clinical data, chest radiography, and CT with Bayesian analysis. *Radiology* 1994;191:383–390.
82. Vix VA. Extrapleural costal fat. *Radiology* 1974;112:563–565.
83. Sargent EN, Boswell WD, Ralls PW, et al. Subpleural fat pads in patients exposed to asbestos: distinction from non-calcified pleural plaques. *Radiology* 1984;152:273–277.
84. Remy-Jardin M, Beuscart R, Sault MC, et al. Subpleural micronodules in diffuse infiltrative lung diseases: evaluation with thin-section CT scans. *Radiology* 1990;177:133–139.
85. Seaton A. Silicosis. In: Morgan WK, Seaton A, eds. *Occupational lung diseases*. 2nd ed. Philadelphia, PA: WB Saunders; 1984:250–294.
86. Sargent EN, Morgan WKC. Silicosis. In: Preger L, ed. *Induced disease drug, irradiation, occupation*. New York, NY: Grune & Stratton; 1980:297–315.
87. Balaan MR, Weber SL, Banks DE. Clinical aspects of coal workers' pneumoconiosis and silicosis. *Occup Med* 1993;8:19–34.
88. Davis GS. The pathogenesis of silicosis. State of the art. *Chest* 1986;89:166S–169S.
89. Mossman BT, Churg A. Mechanisms in the pathogenesis of asbestosis and silicosis. *Am J Respir Crit Care Med* 1998;157:1666–1680.
90. Wagner GR. Asbestosis and silicosis. *Lancet* 1997;349:1311–1315.
91. Gonzalez Vazquez M, Trinidad Lopez C, Castellon Plaza D, et al. Silicosis: computed tomography findings. *Radiologia* 2013;55:523–532.
92. Marchiori E, Ferreira A, Muller NL. Silicoproteinosis: high-resolution CT and histologic findings. *J Thorac Imaging* 2001;16:127–129.
93. Marchiori E, Souza CA, Barbassa TG, et al. Silicoproteinosis: high-resolution CT findings in 13 patients. *AJR Am J Roentgenol* 2007;189:1402–1406.
94. Souza CA, Marchiori E, Goncalves LP, et al. Comparative study of clinical, pathological and HRCT findings of primary alveolar proteinosis and silicoproteinosis. *Eur J Radiol* 2012;81:371–378.
95. Bergin CJ, Müller NL, Vedal S, et al. CT in silicosis: correlation with plain films and pulmonary function tests. *AJR Am J Roentgenol* 1986;146:477–483.
96. Pendergrass EP. Caldwell lecture 1957: silicosis and a few of the other pneumoconioses: observations of certain aspects of the problem, with emphasis on the role of the radiologist. *AJR Am J Roentgenol* 1958;80:1–41.
97. Kinsella N, Müller NL, Vedal S, et al. Emphysema in silicosis: a comparison of smokers with nonsmokers using pulmonary function testing and computed tomography. *Am Rev Respir Dis* 1990;141:1497–1500.
98. Bégin R, Ostiguy G, Fillion R, et al. Computed tomography scan in the early detection of silicosis. *Am Rev Respir Dis* 1991;144:697–705.
99. Bégin R, Ostiguy G, Groleau S, et al. Computed tomographic scanning of the thorax in workers at risk of or with silicosis. *Semin Ultrasound CT MR* 1990;11:380–392.
100. Ooi GC, Tsang KW, Cheung TF, et al. Silicosis in 76 men: qualitative and quantitative CT evaluation—clinical-radiologic correlation study. *Radiology* 2003;228:816–825.
101. Antao VC, Pinheiro GA, Terra-Filho M, et al. High-resolution CT in silicosis: correlation with radiographic findings and functional impairment. *J Comput Assist Tomogr* 2005;29:350–356.
102. Ozmen CA, Nazaroglu H, Yildiz T, et al. MDCT findings of denim-sandblasting-induced silicosis: a cross-sectional study. *Environ Health* 2010;9:17.
103. Akira M, Higashihara T, Yokoyama K, et al. Radiographic type p pneumoconiosis: high-resolution CT. *Radiology* 1989;171:117–123.
104. Shida H, Chiyotani K, Honma K, et al. Radiologic and pathologic characteristics of mixed dust pneumoconiosis. *Radiographics* 1996;16:483–498.
105. De Capitani EM, Schweller M, Silva CM, et al. Rheumatoid pneumoconiosis (Caplan's syndrome) with a classical presentation. *J Bras Pneumol* 2009;35:942–946.
106. Arakawa H, Honma K, Saito Y, et al. Pleural disease in silicosis: pleural thickening, effusion, and invagination. *Radiology* 2005;236:685–693.
107. Bégin R, Bergeron D, Samson L, et al. CT assessment of silicosis in exposed workers. *AJR Am J Roentgenol* 1987;148:509–514.
108. Jun JS, Jung JI, Kim HR, et al. Complications of pneumoconiosis: radiologic overview. *Eur J Radiol* 2013;82:1819–1830.
109. Bégin R, Ostiguy G, Cantin A, et al. Lung function in silica-exposed workers: a relationship to disease severity assessed by CT scan. *Chest* 1988;94:539–545.
110. Arakawa H, Gevenois PA, Saito Y, et al. Silicosis: expiratory thin-section CT assessment of airway obstruction. *Radiology* 2005;236:1059–1066.
111. Sargent EN, Morgan WKC. Coal workers' pneumoconiosis. In: Preger L, ed. *Induced disease drug, irradiation, occupation*. New York, NY: Grune & Stratton; 1980:275–295.
112. Parkes WR. Diseases due to free silica. In: Parkes WR, ed. *Occupational lung disorders*. 2nd ed. London, England: Butterworth; 1982:134–158.
113. Savranlar A, Altin R, Mahmutyazicioglu K, et al. Comparison of chest radiography and high-resolution computed tomography findings in early and low-grade coal worker's pneumoconiosis.

Eur J Radiol 2004;51:175–180.
114. Gevenois PA, Pichot E, Dargent F, et al. Low grade coal worker's pneumoconiosis. Comparison of CT and chest radiography. *Acta Radiol* 1994;35:351–356.
115. Akira M. Uncommon pneumoconioses: CT and pathologic findings. *Radiology* 1995;197:403–409.
116. Honma K, Abraham JL, Chiyotani K, et al. Proposed criteria for mixed-dust pneumoconiosis: definition, descriptions, and guidelines for pathologic diagnosis and clinical correlation. *Hum Pathol* 2004;35:1515–1523.
117. Arakawa H, Johkoh T, Honma K, et al. Chronic interstitial pneumonia in silicosis and mix-dust pneumoconiosis: its prevalence and comparison of CT findings with idiopathic pulmonary fibrosis. *Chest* 2007;131:1870–1876.
118. Pare JA, Fraser RG, Hogg JC, et al. Pulmonary 'mainline' granulomatosis: talcosis of intravenous methadone abuse. *Medicine (Baltimore)* 1979;58:229–239.
119. Pare JP, Cote G, Fraser RS. Long-term follow-up of drug abusers with intravenous talcosis. *Am Rev Respir Dis* 1989;139: 233–241.
120. Marchiori E, Souza Junior AS, Muller NL. Inhalational pulmonary talcosis: high-resolution CT findings in 3 patients. *J Thorac Imaging* 2004;19:41–44.
121. Akira M, Kozuka T, Yamamoto S, et al. Inhalational talc pneumoconiosis: radiographic and CT findings in 14 patients. *AJR Am J Roentgenol* 2007;188:326–333.
122. Ward S, Heyneman LE, Reittner P, et al. Talcosis associated with IV abuse of oral medications: CT findings. *AJR Am J Roentgenol* 2000;174:789–793.
123. Schmidt RA, Glenny RW, Godwin JD, et al. Panlobular emphysema in young intravenous ritalin abusers. *Am Rev Respir Dis* 1991;143:649–656.
124. Stern EJ, Frank MS, Schmutz JF, et al. Panlobular pulmonary emphysema caused by IV Injection of methylphenidate (ritalin): findings on chest radiographs and CT scans. *AJR Am J Roentgenol* 1994;162:555–560.
125. Padley SPG, Adler BD, Staples CA, et al. Pulmonary talcosis: CT findings in three cases. *Radiology* 1993;186:125–127.
126. Gruden JF, Webb WR, Warnock M. Centrilobular opacities in the lung on high-resolution CT: diagnostic considerations and pathologic correlation. *AJR Am J Roentgenol* 1994;162:569–574.
127. Kraus T, Schaller KH, Angerer J, et al. Aluminosis—detection of an almost forgotten disease with HRCT. *J Occup Med Toxicol* 2006;1:4.
128. Choi JW, Lee KS, Chung MP, et al. Giant cell interstitial pneumonia: high-resolution CT and pathologic findings in four adult patients. *AJR Am J Roentgenol* 2005;184:268–272.
129. Gotway MB, Golden JA, Warnock M, et al. Hard metal interstitial lung disease: high-resolution computed tomography appearance. *J Thorac Imaging* 2002;17:314–318.
130. Newman LS, Buschman DL, Newell JD, et al. Beryllium disease: assessment with CT. *Radiology* 1994;190:835–840.
131. Harris KM, McConnochie K, Adams H. The computed tomographic appearances in chronic berylliosis. *Clin Radiol* 1993;47:26–31.
132. Gevenois PA, Vande Weyer R, De Vuyst P. Beryllium disease: assessment with CT [letter; comment]. *Radiology* 1994;193:283–284.
133. Fidan F, Esme H, Unlu M, et al. Welder's lung associated with pneumothorax. *J Thorac Imaging* 2005;20:120–122.
134. Yoshii C, Matsuyama T, Takazawa A, et al. Welder's pneumoconiosis: diagnostic usefulness of high-resolution computed tomography and ferritin determinations in bronchoalveolar lavage fluid. *Intern Med* 2002;41:1111–1117.
135. Han D, Goo JM, Im JG, et al. Thin-section CT findings of arc-welders' pneumoconiosis. *Korean J Radiol* 2000;1:79–83.
136. Chonan T, Taguchi O, Omae K. Interstitial pulmonary disorders in indium-processing workers. *Eur Respir J* 2007;29:317–324.
137. Weiland DA, Lynch DA, Jensen SP, et al. Thin-section CT findings in flock worker's lung, a work-related interstitial lung disease. *Radiology* 2003;227:222–231.
138. Atis S, Tutluoglu B, Levent E, et al. The respiratory effects of occupational polypropylene flock exposure. *Eur Respir J* 2005;25:110–117.
139. Bydash J, Kasmani R, Naraharisetty K. Metal fume-induced diffuse alveolar damage. *J Thorac Imaging* 2010;25:W27–W29. doi:10.1097/RTI.0b013e31819f937f
140. Weiss SM, Lakshminarayan S. Acute inhalation injury. *Clin Chest Med* 1994;15:103–116.
141. Kanne JP, Thoongsuwan N, Parimon T, et al. Trauma cases from harborview medical center. Airway injury after acute chlorine exposure. *AJR Am J Roentgenol* 2006;186:232–233.
142. Wright JL. Inhalational lung injury causing bronchiolitis. *Clin Chest Med* 1993;14:635–644.
143. Bagheri MH, Hosseini SK, Mostafavi SH, et al. High-resolution CT in chronic pulmonary changes after mustard gas exposure. *Acta Radiol* 2003;44:241–245.
144. Hsu HH, Tzao C, Chang WC, et al. Zinc chloride (smoke bomb) inhalation lung injury: clinical presentations, high-resolution CT findings, and pulmonary function test results. *Chest* 2005;127:2064–2071.
145. Koljonen V, Maisniemi K, Virtanen K, et al. Multi-detector computed tomography demonstrates smoke inhalation injury at early stage. *Emerg Radiol* 2007;14:113–116.
146. Reske A, Bak Z, Samuelsson A, et al. Computed tomography—a possible aid in the diagnosis of smoke inhalation injury? *Acta Anaesthesiol Scand* 2005;49:257–260.
147. Tasaka S, Kanazawa M, Mori M, et al. Long-term course of bronchiectasis and bronchiolitis obliterans as late complication of smoke inhalation. *Respiration* 1995;62:40–42.
148. Arslan M, Akkurt I, Egilmez H, et al. Biomass exposure and the high resolution computed tomographic and spirometric findings. *Eur J Radiol* 2004;52:192–199.
149. Kara M, Bulut S, Tas F, et al. Evaluation of pulmonary changes due to biomass fuels using high-resolution computed tomography. *Eur Radiol* 2003;13:2372–2377.
150. Yoon RG, Kim MY, Shim TS, et al. Anthracofibrosis involving lung parenchyma: CT findings and long-term follow-up. *J Comput Assist Tomogr* 2012;36:636–640.

14 過敏性肺炎と好酸球性肺疾患

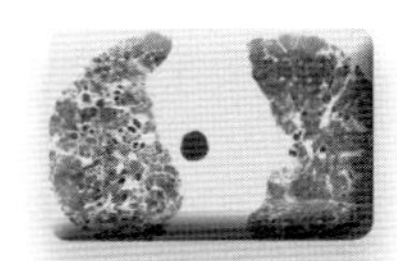

重要な項目

過敏性肺炎　386
好酸球性肺疾患　399
特発性好酸球性肺疾患　399
　単純性肺好酸球増多症　399
　慢性好酸球性肺炎　399
　急性好酸球性肺炎　402
　好酸球増多症候群　402
　好酸球性多発血管炎性肉芽腫症(チャーグ-ストラウス症候群)　403
特定の病因による好酸球性肺疾患　405
　薬剤関連疾患　405
　寄生虫感染　405
　真菌症　405
　気管支中心性肉芽腫症　406

本章で使われる略語

ABPA (allergic bronchopulmonary aspergillosis) アレルギー性気管支肺アスペルギルス症
BAL (bronchoalveolar lavage) 気管支肺胞洗浄
CEP (chronic eosinophilic pneumonia) 慢性好酸球性肺炎
EGPA (eosinophilic granulomatosis with polyangitis) 好酸球性多発血管炎性肉芽腫症(チャーグ-ストラウス症候群：CSS)
DAD (diffuse alveolar damage) びまん性肺胞傷害
DIP (desquamative interstitial pneumonia) 剥離性間質性肺炎
HES (hypereosinophilic syndrome) 好酸球増多症候群
HP (hypersensitivity pneumonitis) 過敏性肺炎
IPF (idiopathic pulmonary fibrosis) 特発性肺線維症
NSIP (nonspecific interstitial pneumonia) 非特異性間質性肺炎
PFT (pulmonary function test) 肺機能検査

過敏性肺炎

過敏性肺炎(HP)は様々な有機性の抗原吸入に対する過剰な免疫反応によって引き起こされる症候群である[1,2]．真菌，細菌，原虫，動物(最も一般的なのはトリ)由来の蛋白質や低分子量の化学物質が過敏性肺炎発症の原因として挙げられる[1]．様々な過敏性肺炎は，通常，曝露が起こる環境または関連する有機物質の名をとって名づけられる．最も有名な過敏性肺炎症候群は，細菌(最も一般的なものは *Saccharopolyspora rectivirgula*)や，やや頻度が低い原因として，湿った干草の中で育った真菌を吸入することによって発症する農夫肺と，鳥の糞や羽に含まれる蛋白質の吸入で発症する鳥関連過敏性肺炎である[1,2]．しかしながら，家庭，職場，娯楽活動での抗原曝露に関連する過敏性肺炎症候群は多く，加湿器肺，キノコ栽培者肺，麦芽労働者肺，ワイン製造者肺，水泳プール肺，温水浴槽肺などがある[1,2]．時に，過敏性肺炎はスプレー塗料やのりに含まれているイソシアネートのような有機物質の吸入から生じる可能性もあるが[1,3]，それは薬剤に対する反応と考えられている(15章参照)．欧州3ヵ国の間質性肺疾患の登録データからは過敏性肺炎がすべての間質性肺疾患の4〜15％を占めることを示している[4,5]．

過敏性肺炎は，急性，亜急性，慢性に発現する可能性がある[1,6]．急性過敏性肺炎は，以前感作されていた患者に，大量の抗原曝露後数時間以内に急性に症状が出現するという特徴があり，症状は，熱，悪寒，乾性咳と呼吸困難である．原因抗原が除去されると，症状は数時間から数日で徐々に改善するが，再度曝露されると再燃する可能性がある[1,6]．亜急性過敏性肺炎は，微量の抗原に間欠的または持続的に曝露することに起因する．症状は，通常，労作時の呼吸困難と咳であり，数週間あるいは数ヵ月かけて緩徐に現れる可能性がある．慢性過敏性肺炎は非常に少量の抗原に持続的または繰り返し曝露されることにより生じる．亜急性過敏性肺炎と異なり，線維化を生じ[3,6,7]，主な症状は，咳と呼吸困難である．過敏性肺炎を3つの型に分類することは有用だが，これらの3つの型の中で重複する症例が相当数ある[3,6,8]．さらに，大規模多施設研

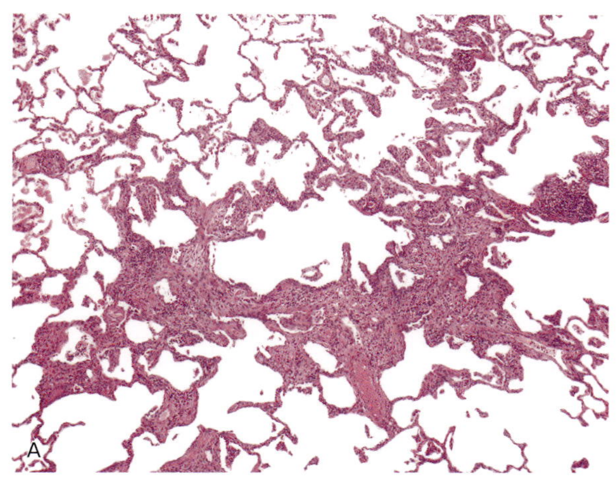

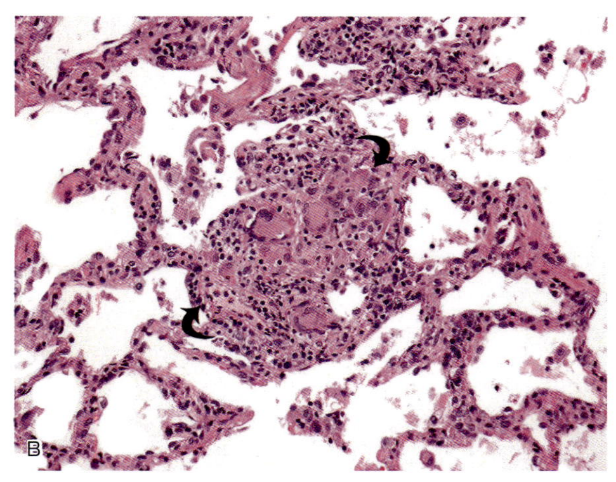

図 14-1　亜急性過敏性肺炎(鳥関連過敏性肺炎)の組織学的特徴. A：外科的肺生検で採取された組織病理標本の顕微鏡写真では，中等度の，びまん性，細気管支中心性，慢性のリンパ球による炎症性浸潤が認められる．より高密度の細気管支中心性の浸潤影は，HRCT では境界不明瞭な小葉中心性結節にみえる．一方で，より軽度で，よりびまん性の間質性肺浸潤はすりガラス影として認められる．B：A と異なる領域の拡大像では，形成不十分な肉芽腫(矢印)と慢性の間質性炎症性浸潤が認められる．(From Silva CIS, Muller NL, Churg A. Hypersensitivity pneumonitis: spectrum of high-resolution CT and pathologic findings. *AJR Am J Roentgenol* 2007;188:336, with permission.)

究によってこの分類は臨床的特徴を十分に反映しないことが判明した[9]．よって，分類型の変更やそれに代わる分類法が提案されてきたが[2,8,10]，どれも普及したとはいい難い状況である．したがって，本書では直近の研究や総説と同様に，古典的な分類に従って過敏性肺炎を急性，亜急性，慢性の 3 つの型に分類しておく．

過敏性肺炎患者の放射線学的所見および病理学的所見は，原因となった有機抗原に関係なく，類似している．これらの所見は，急性，亜急性および慢性の段階に分類できる．急性期では誘発抗原への大量曝露により，胸部 X 線写真でも読影できるびまん性の境界不明瞭なコンソリデーションが引き起こされることがある．これは好中球による肺胞腔への炎症性の細胞浸潤やびまん性肺胞傷害(DAD)を反映している[3,11,12]．小さい境界不明瞭な結節影が認められる場合もある[11]．しかしながら，急性過敏性肺炎の臨床症状を呈する患者のすべてが胸部 X 線写真で気腔病変を呈するわけではない．

急性期の異常が消失した(それには数日かかることもある)後や急性曝露と曝露の間に，胸部 X 線写真では，しばしば微細な結節パターンが認められる．このパターンは過敏性肺炎の亜急性期に特徴的であるが，急性期と同様に，常に認められるわけではない[13]．結節影は，気道中心性で不整形の細胞性の肺胞炎，リンパ球性細気管支炎，そして，細気管支周囲に主に分布する非壊死性肉芽腫と関連する(図 14-1)[3,11,14]．

過敏性肺炎の慢性期は線維化の存在が特徴的であり，線維化は最初の曝露の数ヵ月あるいは数年後に進展する可能性がある(図 14-2)．線維化は斑状の分布を示すこともあり，放射線学的にも病理学的にも蜂巣肺(蜂窩肺)を伴う特発性肺線維症(IPF)に類似することがある[14,15]．線維化は，上肺野[16]，中肺野が優位なこともあるが，より一般的には，下肺野[17-19]に優位に認められる．

再発性，一過性のすりガラス影や小結節が集積した

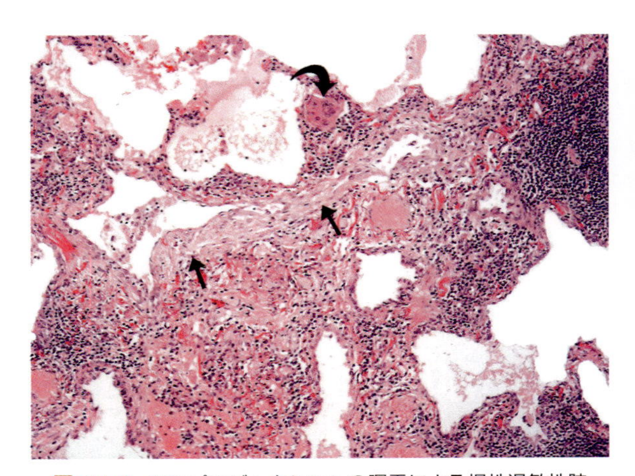

図 14-2　エンピツビャクシンへの曝露による慢性過敏性肺炎の組織学的特徴. 組織病理標本を高倍率でみると，慢性の間質性炎症性浸潤と間質の線維化が認められる．巨細胞(曲がった矢印)と線維芽細胞巣(まっすぐな矢印)もはっきりと認められる．(From Silva CIS, Muller NL, Churg A. Hypersensitivity pneumonitis:spectrum of high-resolution CT and pathologic findings. *AJR Am J Roentgenol* 2007;188:339, with permission.)

境界不明瞭なコンソリデーションは，過敏性肺炎の典型的な所見の 1 つで過敏性肺炎を示唆する所見と考えられる．しかし，過敏性肺炎でみられる胸部 X 線写真の所見は非特異的であることも多く，そのパターンと病変の分布に関しては，相反する報告もある[13, 18]．また，原因抗原への曝露の反復により，放射線画像所見や疾病経過の病期は変化し複雑になる．急性および亜急性過敏性肺炎の変化と慢性過敏性肺炎の線維化のすべてが同時に認められることもある．

HRCT 所見

過敏性肺炎の高分解能 CT(HRCT)所見は，病期によって異なる(表 14–1)．

急性期

Silver ら[11]は，急性過敏性肺炎の患者 2 例の HRCT 所見を報告しているが，2 例とも，両側性のコンソリデーションと小さい(直径 1～5 mm)，境界不明瞭な丸い陰影が認められた．Cormier ら[20]は，95 例の農夫肺患者での HRCT 所見をまとめ，そのうち 20 例は急性過敏性肺炎だった．急性過敏性肺炎に最も多かった所見は両側すりガラス影でその次は小葉中心性の境界のはっきりしない結節影とモザイクパターンだった．異常所見は下葉優位だった[20]．Morell ら[21]は 86 例の鳥関連過敏性肺炎患者の所見をまとめた．その研究では急性過敏性肺炎の HRCT が 12 例含まれていた．この 12 例の患者の HRCT 所見には，8 例ですりガラス影，7 例で小葉中心性結節影，7 例で低吸収域と血管影の減少(モザイクパターン)が認められた．同じ研究における亜急性過敏性肺炎の 20 例の患者でも同じ所見だった[21]．近年，Tateishi ら[22]は，急性過敏性肺炎の 17 例を含む 112 例の鳥関連過敏性肺炎患者の

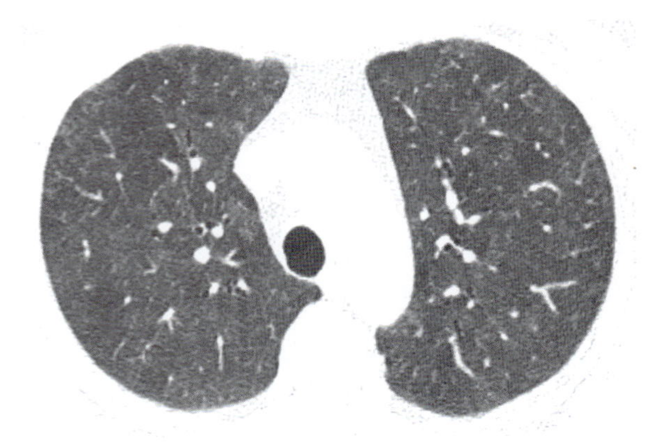

図 14–4　家屋に生える真菌によって引き起こされた亜急性過敏性肺炎．上葉レベルの HRCT は広範囲な両側性すりガラス影を呈している．

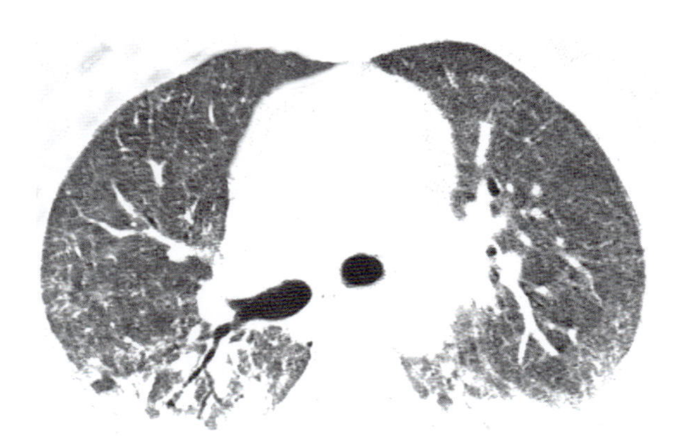

図 14–3　鳥飼育者における急性過敏性肺炎．右上葉気管支レベルでの HRCT は，広範囲な両側性すりガラス影とその部分にはコンソリデーションを伴っている．患者は急性呼吸不全を呈した．外科的生検ではびまん性肺胞傷害があったが，肉芽腫は少なかった．

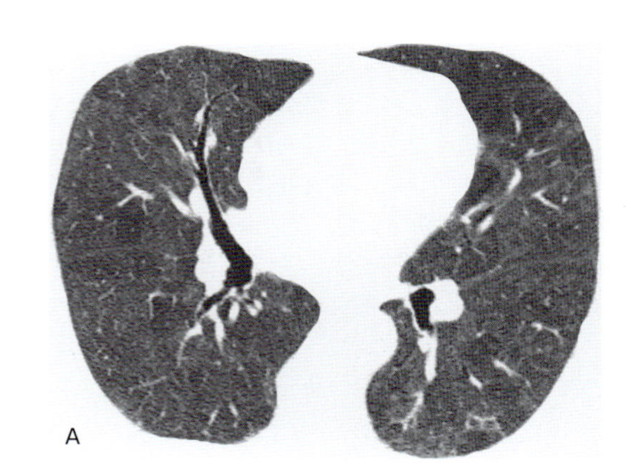

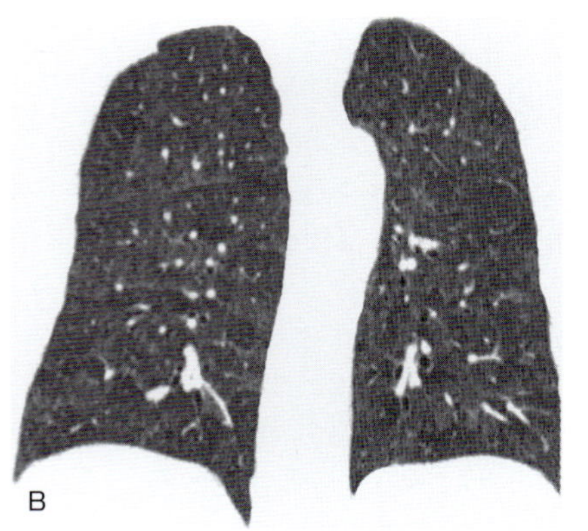

図 14–5　鳥飼育者における亜急性過敏性肺炎．A：右中葉気管支レベルでの HRCT は，広範囲な両側性すりガラス影が認められる．陰影がないのはごく少数の二次小葉だけであることに留意すべきである．B：冠状断再構成像では，すりガラス影の分布はびまん性であり，特に優位な領域はない．

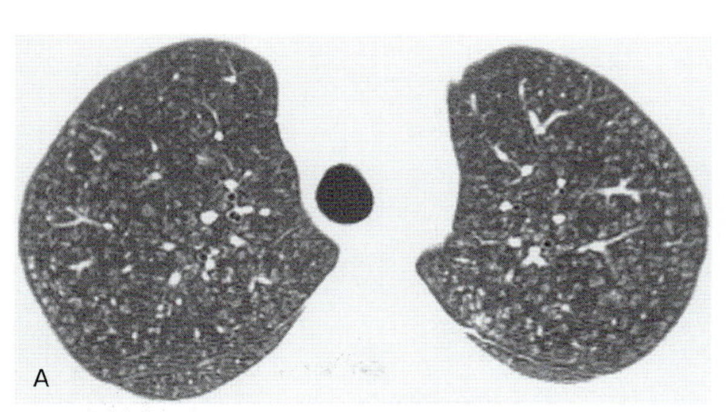

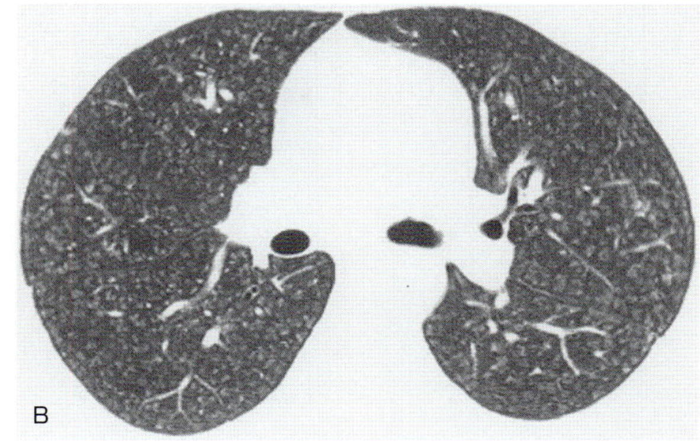

図 14-6　浴室改築中に真菌に曝露した若い女性の亜急性過敏性肺炎．A，B：HRCT では無数の小葉中心性結節影が認められる．結節影は葉間裂と胸膜面には認められないことに留意すべきである．

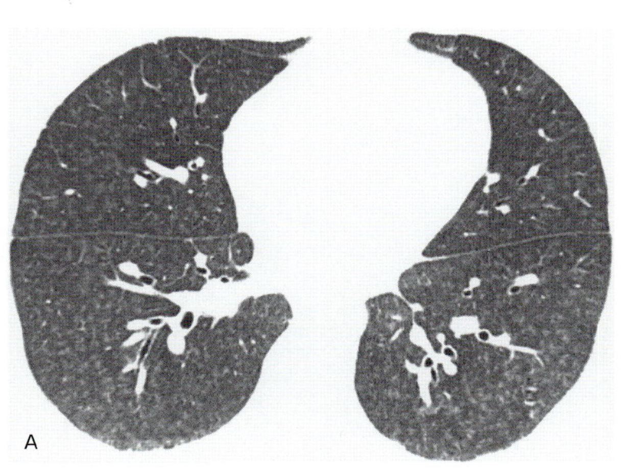

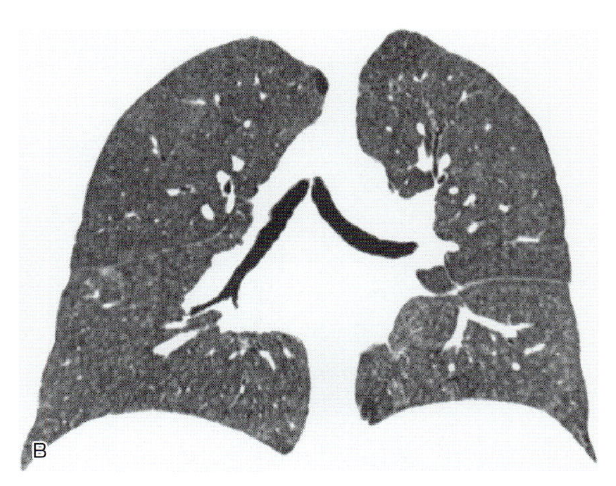

図 14-7　鳥飼育者における亜急性過敏性肺炎．A：下肺野レベルの HRCT では，両側に境界不明瞭な小葉中心性結節影と斑状すりガラス影が認められる．B：冠状断再構成像では，両肺にびまん性に分布する小葉中心性結節影が認められ，特に優位な領域はない．

HRCT 所見を記載した．急性過敏性肺炎患者に目立つ異常所見はすりガラス影と境界不明瞭な小葉中心性結節影であり，それぞれ肺実質の平均 36％と 48％を占めていた．患者によってはコンソリデーションの領域も認められるが，平均して肺実質の 2.5％を占めるのみである[22]．したがって，急性過敏性肺炎患者の大多数における HRCT 所見は，亜急性過敏性肺炎患者の所見と同様で，斑状もしくはびまん性のすりガラス影，小葉中心性のすりガラス結節影，低吸収域と血管影の減少（モザイクパターン）で構成されると結論づけてよい[1,8]．我々の経験では，より重症の急性過敏性肺炎やびまん性肺胞傷害の患者では両側肺にコンソリデーションが認められる（図 14-3）．

表 14-1　過敏性肺炎の HRCT 所見

亜急性期
斑状またはびまん性すりガラス影[a]
小葉中心性結節影[a,b]
上記の 2 つの所見が重なった陰影[a,b]
小葉領域の低吸収域（モザイクパターン）[a,b]
呼気 CT における小葉領域のエアトラッピング[a,b]
慢性期
線維化の所見（小葉内間質肥厚，不規則な境界，不規則な小葉間隔壁肥厚，蜂巣肺，牽引性気管支拡張または細気管支拡張）後から生じたすりガラス影または小葉中心性結節影[a]
異常所見の斑状分布[a,b]
均一な線維化，相対的に肋骨横隔膜角に陰影が少ない[a,b]

[a] 最も頻度が高い所見．
[b] 鑑別診断で最も有効な所見．

亜急性期

大多数の症例では，HRCT は過敏性肺炎の亜急性期（抗原への初回曝露の数週間後から数ヵ月後）に撮影される．典型的な所見は，両側斑状すりガラス影と境界不明瞭な小葉中心性結節影である（図 14-4〜図 14-7，表 14-1）[3,17,23]．びまん性間質性肺炎の存在を反映するすりガラス影は，亜急性過敏性肺炎患者の約 80％でみられ[17,23]，びまん性である場合もあるが，主に中肺野と下肺野に認められる傾向があり，すりガラス影

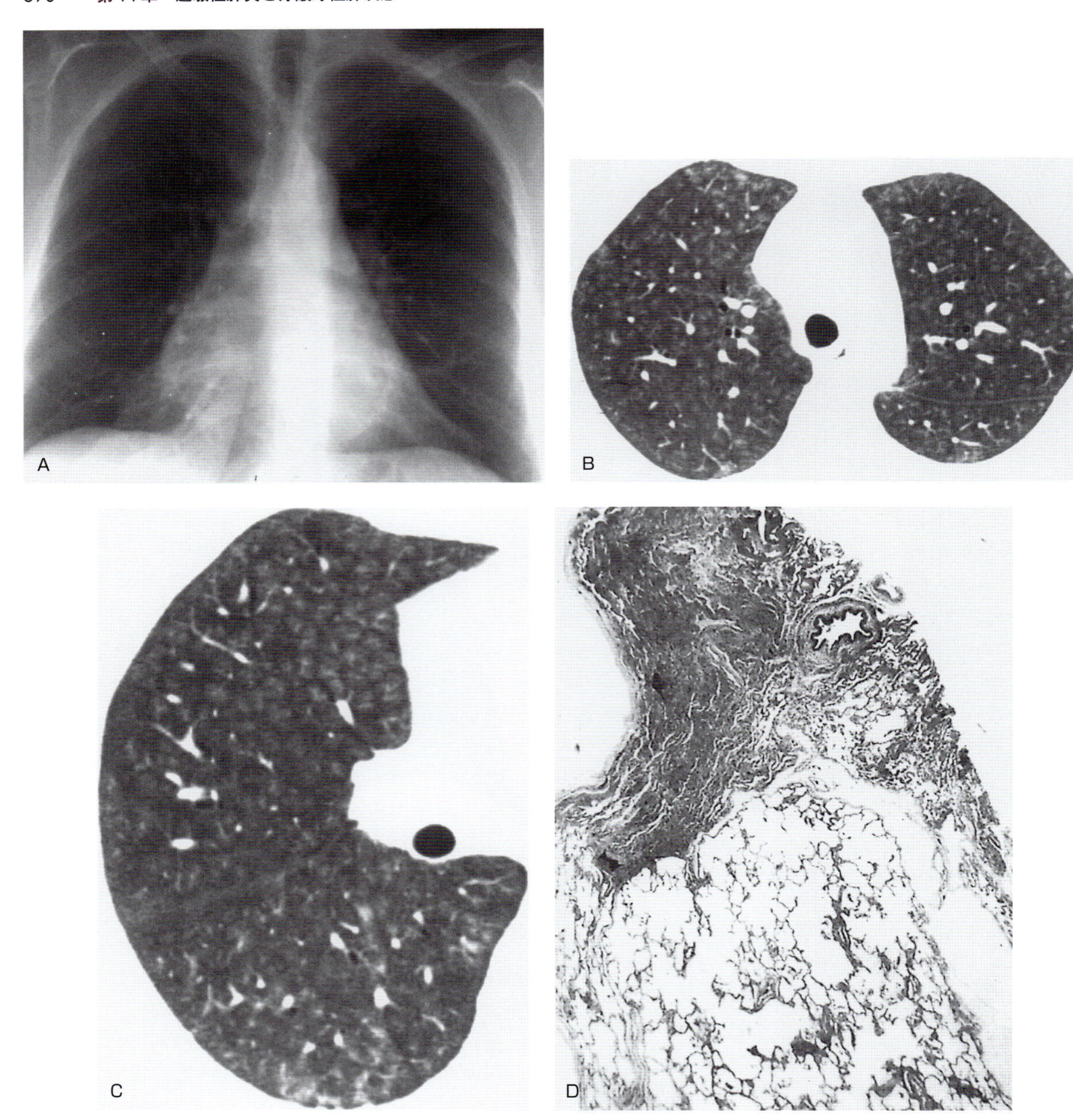

図 14-8 鳥飼育者における亜急性過敏性肺炎．A：胸部 X 線写真は，進行性の息切れにもかかわらず正常である．B：上葉のHRCT では，境界不明瞭なすりガラス影の結節がびまん性に認められる．C：右中葉の HRCT では，結節は胸膜面を避けて分布し得る，小血管の分岐を囲んでいるものや，伴走しているものもあり，結節が小葉中心に位置していることを示す．この所見は、亜急性過敏性肺炎患者にしばしば認められる．D：開胸肺生検標本では，小葉中心性結節影に相当する局所的な浸潤を認める．小さな細気管支は，正常ではみえない領域でもみえる．

だけで認められることもあれば[3)]，小葉中心性結節影と一緒に認める場合もある．HRCT では亜急性過敏性肺炎患者の約 50〜75％で，境界不明瞭な小葉中心性結節影が認められる[17, 24)]．結節影は通常，直径 3〜5 mm のすりガラス状の濃度で肺全体にびまん性に広がっているか，主に中下肺野に認められる．

Silver らの研究[11)] では，3 例の患者が CT 施行時に臨床的に亜急性過敏性肺炎だった．CT を撮影する 3〜7 ヵ月前から症状があった．これらの 3 例の患者では，境界不明瞭な直径 1〜5 mm の結節影が胸部 X 線写真と CT で認められ，CT では，胸部 X 線写真でははっきりとみえなかったすりガラス影も丸い円形の小陰影として，両側に認められた（図 14-8）．病理標本と比較すると，HRCT の所見は単核細胞による細気管支炎の存在，単核細胞の間質への浸潤，散在する境界不明瞭な非壊死性肉芽腫を反映しているとわかった[11]．

Hansell と Moskovic は[23]，亜急性過敏性肺炎の15例の患者のHRCT所見を検討し，両側性のびまん性すりガラス影は最も頻度が高く，11例(73%)で認められ，肥厚した気管支壁と，主要な気道での肺実質と空気との濃度の著明なコントラストを呈し，分布はびまん性だが，中肺野と下肺野で最も顕著であった．直径約4 mmの境界不明瞭な結節影は次に多い所見で，中肺野と下肺野に多く，6例(40%)の患者で認められた．

Remy-Jardin ら[17]は，鳥関連過敏性肺炎の亜急性過敏性肺炎の21例の患者のHRCT所見を報告している．境界不明瞭で，小葉中心性に分布する結節影は最も頻度が高く16例(76%)でみられ,直径5 mm未満であり，両側性に全肺野で同程度に認められた(図14-6，図14-7)．すりガラス影は，11例(52%)で認められ，孤発性に認められることはより少なく結節影と一緒に認められ，全肺野で認められたが，下肺野でわずかに優位であり，8例の患者で斑状の分布であり，3例の患者でびまん性の分布であった．

亜急性過敏性肺炎の一般的な所見は，吸気HRCTで限局性の低吸収域(図14-5，図14-9～図14-11)，呼気HRCTでエアトラッピング(図14-12～図14-

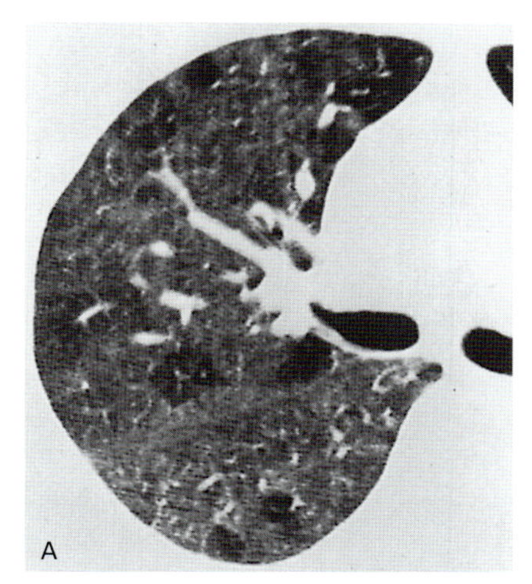

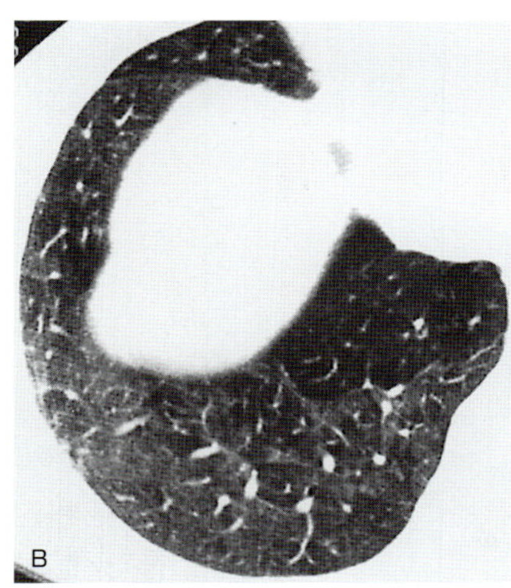

図 14-9　亜急性過敏性肺炎のHRCT(68歳女性)．Aは右上葉気管支レベル，Bは右肺底部レベルの画像である．斑状すりガラス影は，両方のレベルで認められる．Aのレベルでは，孤発性に低吸収の小葉が認められ，エアトラッピングとモザイク灌流を反映していると考えられる．

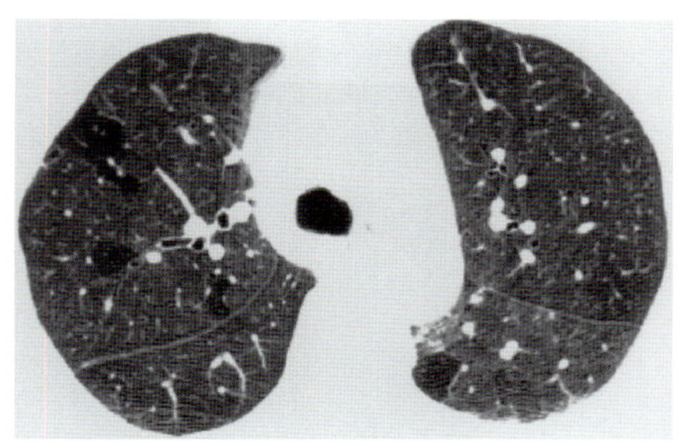

図 14-10　鳥飼育者における亜急性過敏性肺炎．HRCTでは，両側性のすりガラス影が認められる．二次小葉に相当する大きさと形状の，限局性の低吸収域を認めている．これらの限局した低吸収域は，おそらく過敏性肺炎に関連した細気管支炎が原因である．

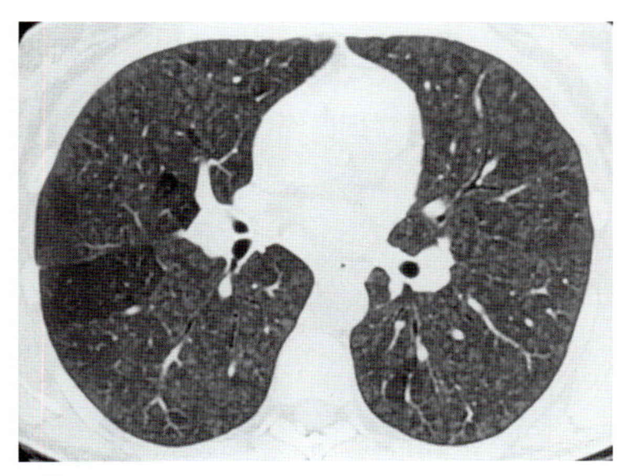

図 14-11　農作業従事者における亜急性過敏性肺炎．HRCTでは両側性の境界不明瞭な結節影が認められ，小葉中心性分布が特徴的である．1つ以上の隣接した二次小葉に対応した大きさと形状の領域で，限局した低吸収域と血管影の減少を認めることにも留意すべきである．

14)，またはその両方を認めることである[24,25]．これらの領域は，通常境界明瞭で，1つまたは複数の隣接した肺小葉に一致している(図14-10～図14-14)．Hansellら[24]は過敏性肺炎の22例の患者のHRCT所見で，19例(86%)の患者で限局性の低吸収域，18例(82%)の患者ですりガラス影，12例(55%)の患者で小葉中心性結節影を認めたことを報告している．Smallら[25]の20例の過敏性肺炎患者の検討では15例(75%)は吸気HRCTで限局性の低吸収域を認め，呼気HRCTを行った患者12例のうちの11例(92%)ではエアトラッピングがあった．肺野の低吸収域とエアトラッピングの領域は，おそらく，過敏性肺炎患者に認められる細気管支炎による小気道の閉塞に起因する[24,25]．吸気CTにおける肺野の高吸収域(すりガラス影)と低吸収域の組合せ(すなわち，ヘッドチーズサイン)は，過敏性肺炎でよく認められる[26]．過敏性肺炎患者の一部において，呼気CTのエアトラッピングは，吸気CTでは指摘されない可能性がある(図14-14)[27]．

亜急性過敏性肺炎では，頻度は多くないが，器質化肺炎(閉塞性細気管支炎のような反応)によるコンソリデーションや大きな結節影[3,28]と嚢胞[3,29]を認めることがある(図14-15，図14-16)．Herraezら[28]は，HRCTで広範囲な器質化肺炎により，広く境界明瞭な結節影を呈し，その多くは，すりガラス状濃度のハローによって囲まれていた1例の患者を報告している．Franquetら[29]は，CTにて肺気腫または間質性の線維化のある患者と膠原病患者を除外した，亜急性過敏性肺炎の182例の患者における，HRCTの上で嚢胞性病変の頻度を測定した．182例の患者のうちの24例(13%)で最大径が3～25 mmの薄壁の肺嚢胞が認められる．嚢胞の数は1～15個(平均4個)であり，ランダムに分布しており，24例の患者のうちの16例では低吸収域と血管影の減少を認めた．過敏性肺炎患者に認められる嚢胞は，リンパ球性間質性肺炎でみられる嚢胞に類似していて，おそらく部分的な気道閉塞が原因

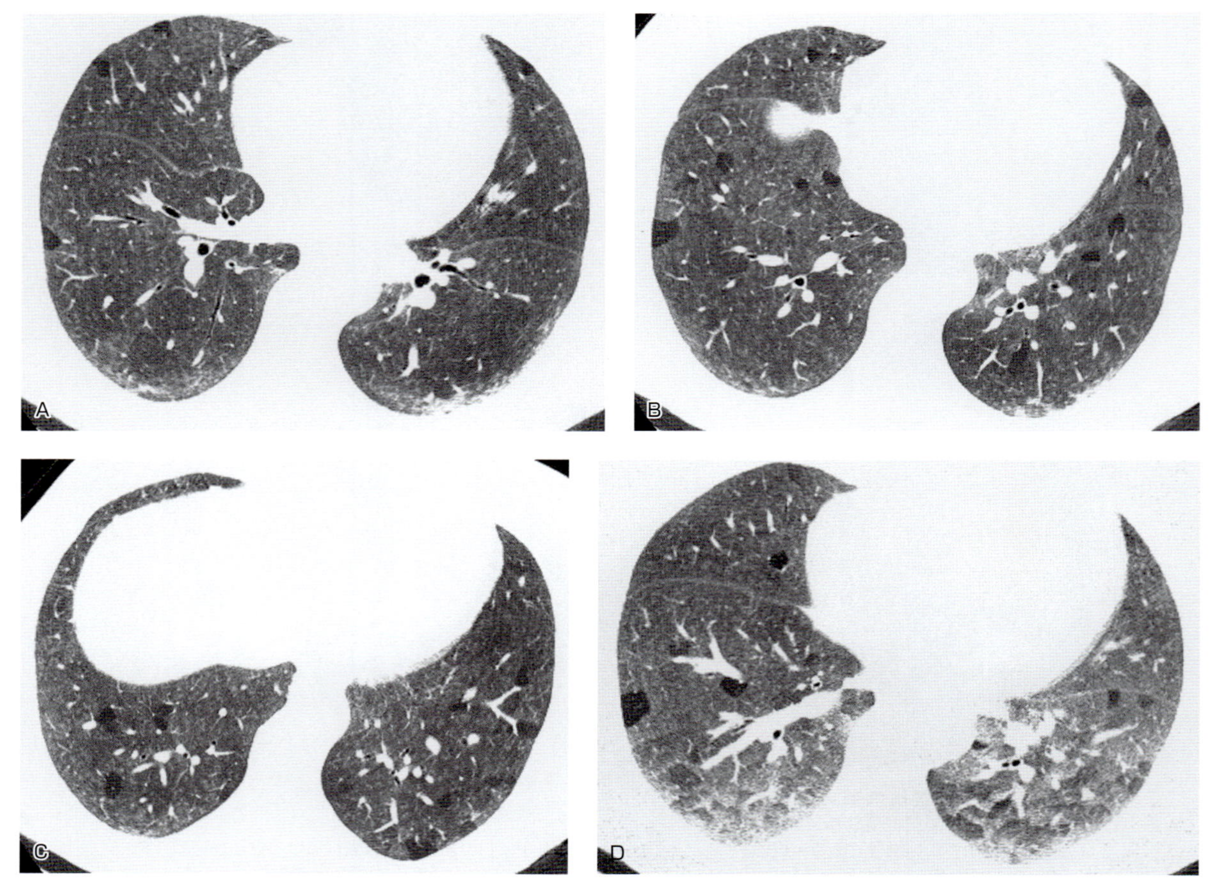

図 14-12　鳥飼育者における亜急性過敏性肺炎．3つのレベル(A-C)での吸気HRCTでは、境界不明瞭な小葉中心性結節影，斑状すりガラス影と低吸収の小葉領域が認められる．D：呼気CTでは，低吸収の小葉や，他の肺領域でもエアトラッピングが認められる．この所見は過敏性肺炎に関連した細気管支炎を反映している．

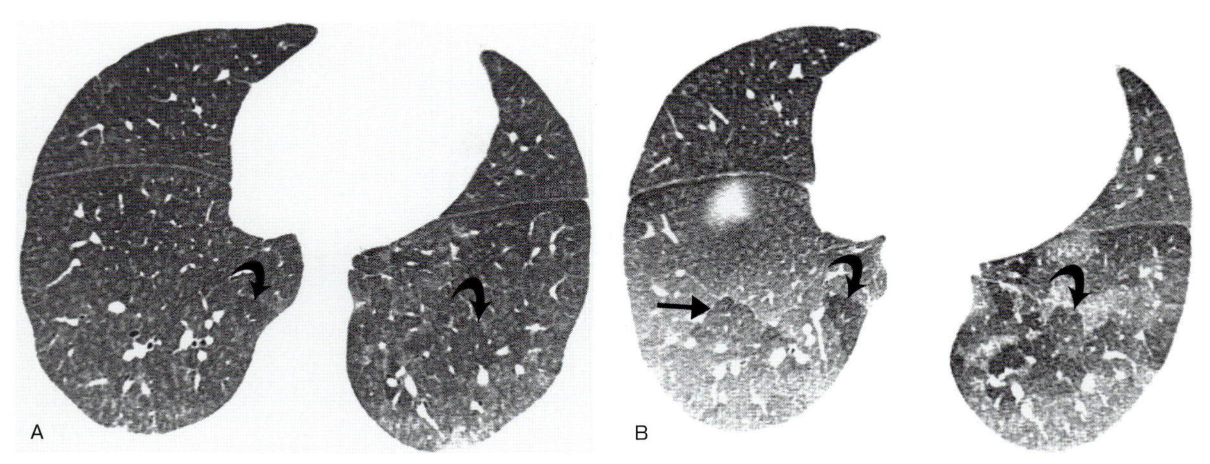

図 14-13　亜急性過敏性肺炎(41 歳男性).　A：HRCT では両側性の境界不明瞭な小葉中心性結節影とすりガラス影を認める．低吸収の小葉領域(矢印)もはっきりと認められる．B：A と同じレベルで撮影された呼気 HRCT では，小葉内のエアトラッピングが吸気 CT での低吸収域と同じ場所(曲がった矢印)や他の肺領域(まっすぐな矢印)で認められる．(From Silva CIS, Muller NL, Churg A. Hypersensitivity pneumonitis: spectrum of high-resolution CT and pathologic findings. *AJR Am J Roentgenol* 2007;188:337, with permission.)

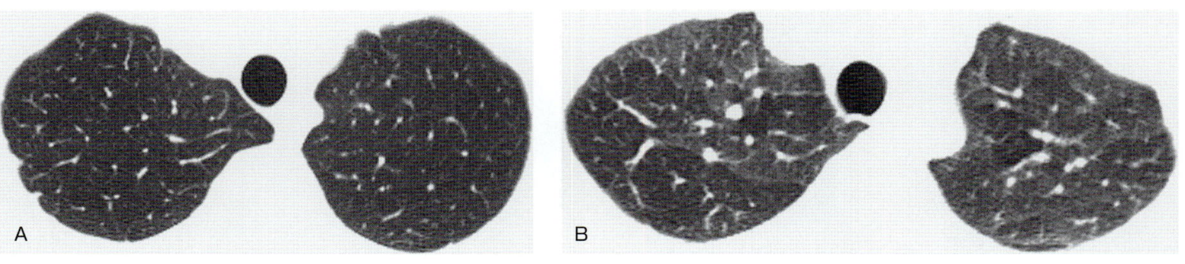

図 14-14　亜急性過敏性肺炎.　A：吸気 HRCT は正常である．B：呼気 HRCT では，斑状のエアトラッピングを認める．

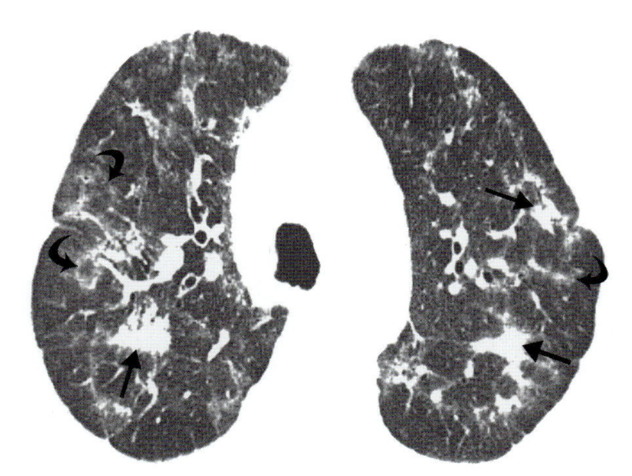

図 14-15　真菌に曝露して発症した亜急性過敏性肺炎.　上葉レベルの HRCT では，両側性の斑状すりガラス影，コンソリデーションの結節影(まっすぐな矢印)と小葉辺縁性の高吸収域(曲がった矢印)を認める．これらの HRCT 所見は器質化肺炎(COP)に似ている．(From Silva CIS, Muller NL, Churg A. Hypersensitivity pneumonitis: spectrum of high-resolution CT and pathologic findings. *AJR Am J Roentgenol* 2007;188:342, with permission.)

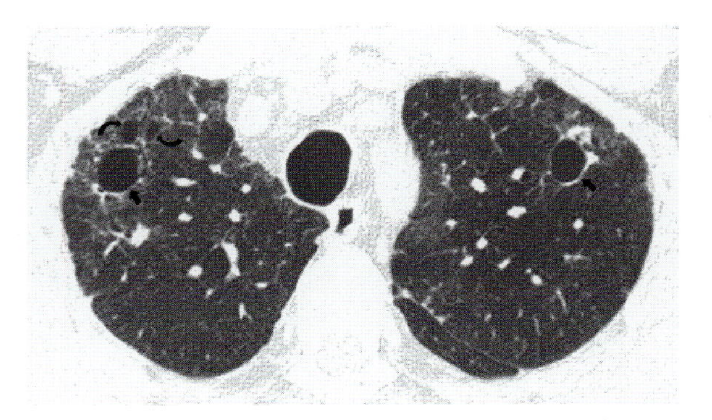

図 14-16　過敏性肺炎における嚢胞(鳥関連過敏性肺炎).　肺尖部レベルのHRCTでは，斑状すりガラス影，薄壁の嚢胞(まっすぐな矢印)，小葉性の低吸収域(曲がった矢印)を認める．わずかな胸膜下の網状影も認める．おそらく過敏性肺炎でみられる嚢胞は，長期の部分的な気道閉塞から生じる．右上葉の所見は，小葉のエアトラッピングが嚢胞形成に進行する可能性を示唆する．

である[30].

慢　性　期

慢性の過敏性肺炎は網状影，構造改変，牽引性気管支拡張と細気管支拡張，そして蜂巣肺によって特徴づけられる（図14-17～図14-20，表14-1）[24,31-33]．慢性過敏性肺炎患者の大多数のHRCTでは，すりガラス影，境界不明瞭な小葉中心性結節影，吸気CTでの小葉性の低吸収域，呼気HRCTでのエアトラッピングなどの亜急性期の所見が重なって認められる（図14-17～図14-20）[24,31-33].

Silverら[11]は，慢性過敏性肺炎で亜急性期の症状が重なった6例の患者における，HRCT所見を報告している．これらの患者では，症状は1～6年間認められ，胸部X線写真とCTは，線維化を示唆する不規則な網状影を示し（図14-17～図14-20），CTでは両側斑状のすりガラス影と散在する小結節も認められた．

Adlerら[31]は，慢性過敏性肺炎の16例の患者のHRCTを検討した．すべての患者で，不整形陰影と肺実質の変形を伴う線維化の所見を認め，横断面の線維化の分布は，斑状であったり，胸膜下優位であったり，気管血管周囲優位であったりと，様々であり（図14-20，図14-21），蜂巣肺が存在する場合は，通常胸膜下の分布であったことを報告している（図14-18，図14-21）[31]．Grenierら[34]の研究において，蜂巣肺は過敏性肺炎患者の23％で認められた．Adlerら[31]の研究では，活動性の病変を示唆する，境界不明瞭な小結節影が10例（62％），すりガラス影が15例（94％）でみられ，結節影とすりガラス影は，主に中肺野と下肺野に認められた．慢性過敏性肺炎の6例の患者を調べた他

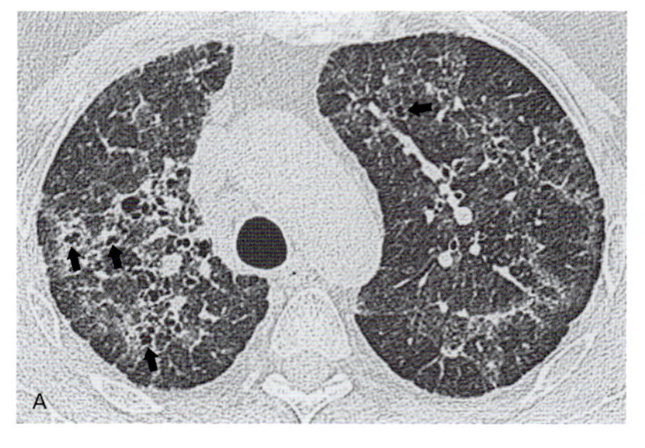

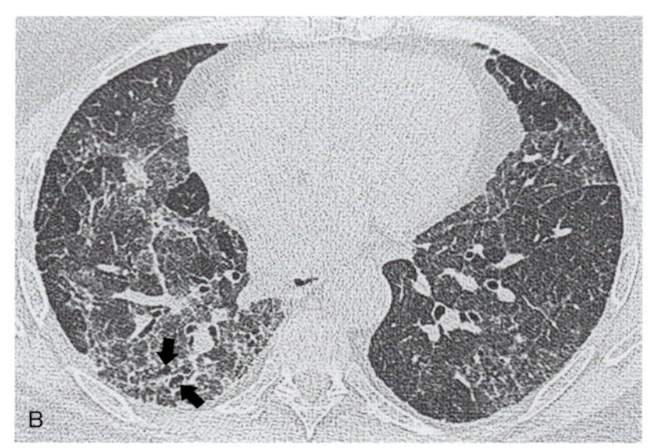

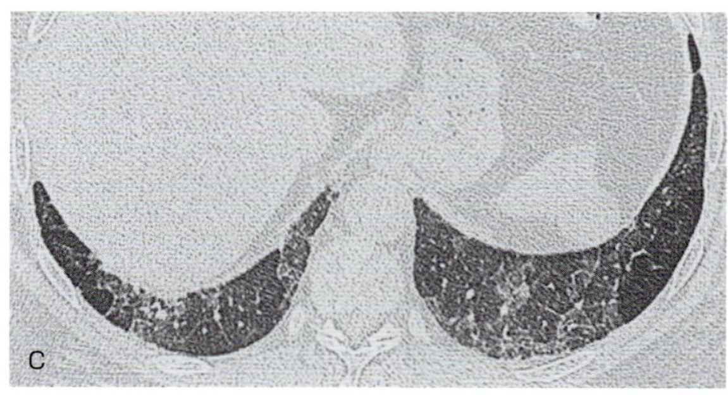

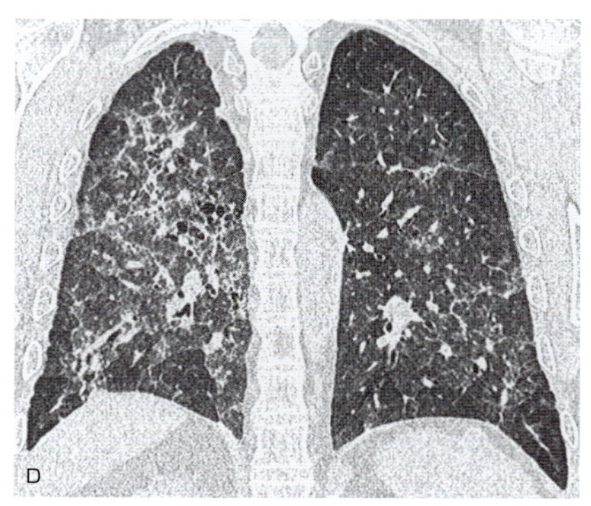

図 14-17　鳥飼育者における慢性過敏性肺炎．A：大動脈弓レベルのHRCTでは，不規則な網状影，牽引性気管支拡張（矢印）と構造改変などの線維症の所見を認める．慢性線維症に併発した亜急性過敏性肺炎による斑状分布の両側性のすりガラス影も認める．B：下肺静脈レベルのHRCTでは，右下葉を中心に網状影と牽引性気管支拡張（矢印）を認める．すりガラス影と両側性の小葉性低吸収もある．C：肺底部のHRCTでは，斑状分布のすりガラス影の領域があり，線維化はごくわずかに認める．D：冠状断再構成像では，右上肺野から中肺野にかけて優位に網状影と牽引性気管支拡張を認め，肺底部は相対的に陰影が少ない．

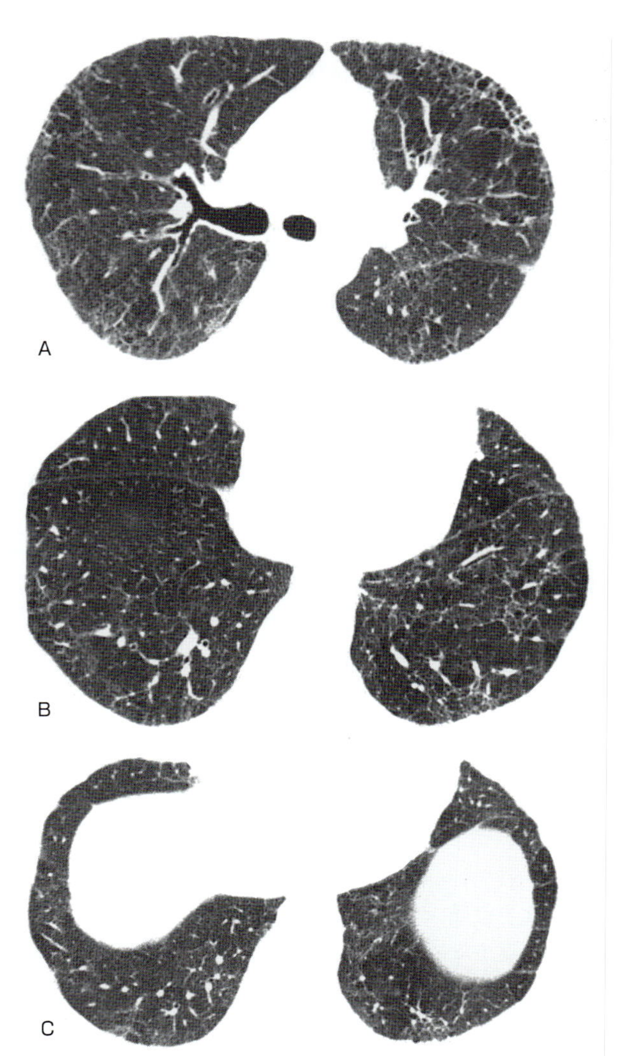

図 14-18　毛針釣りで羽毛に曝露した患者における慢性過敏性肺炎． A：右上葉気管支レベルの HRCT では，両側胸膜下の不規則な網状影を伴う線維化の所見を認める．左上葉には，牽引性細気管支拡張と胸膜下蜂巣肺がある．両側性の斑状すりガラス影も認める．B：下肺野レベルの HRCT では，主に左肺で軽度の網状影を認め，斑状のすりガラス影，小葉性の低吸収域も認める．C：肺底部の HRCT では，左下葉で両側の斑状すりガラス影とわずかな網状影を認める．

の研究[23]では HRCT 所見にて，全 6 例で境界不明瞭な結節状の小葉中心性および細気管支周囲性陰影を認め，4 例ですりガラス影を認めた．過敏性肺炎患者におけるこれらの所見は，通常活動性の病変を表している．

慢性過敏性肺炎の患者における線維化の所見は，多くの場合中肺野または下肺野優位であるか，上・中・下肺野に均等に分布する[22, 31, 35]．肺底部に相対的に陰影が少ないことは，慢性過敏性肺炎の多くの症例でみられ，通常肺底部優位に線維化が認められる特発性肺

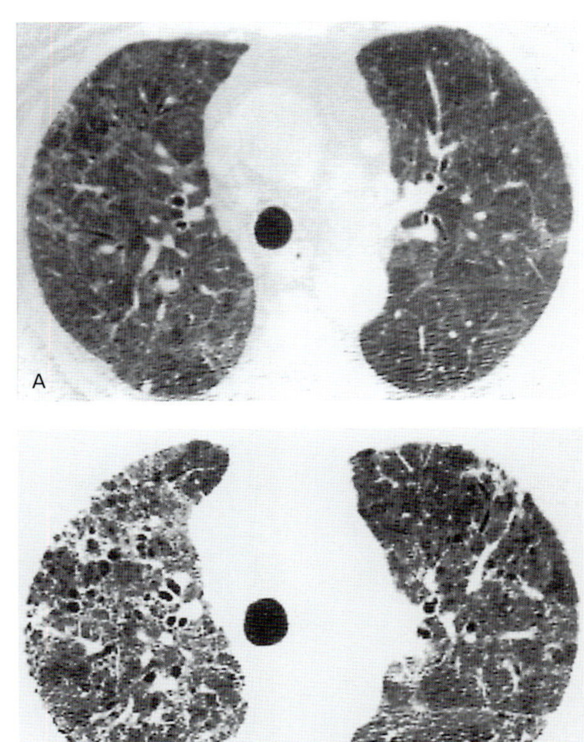

図 14-19　過敏性肺炎の進行． A：上葉レベルの HRCT は斑状すりガラス影を示すが，網状影と線維化の所見はわずかである．B：1 年後に撮影した HRCT では，線維化が広範囲に進展しており，不規則な網状影，牽引性気管支拡張を伴い，蜂巣肺の領域もある．左肺の斑状のすりガラス影は変わらずにみえる．

線維症との鑑別に役立つ（図 14-17，図 14-18）[33, 35]．しかし，Adler ら[31]によって報告された 16 例のうちの 2 例では，特発性肺線維症に類似した下肺野優位の異常を示しており，注意しなければならない（図 14-21）．Grenier ら[34]は，過敏性肺炎患者の 31％で病変の分布が下肺野優位であったと報告している．Lynch ら[35]による研究では，慢性過敏性肺炎の網状影は，19 例のうちの 3 例（16％）で上肺野優位，3 例（16％）で中肺野優位，8 例（42％）で下肺野優位で，5 例（26％）では均等な分布であり，5 例（26％）は，末梢性および下肺野優位であった．Silva ら[33]は，慢性過敏性肺炎患者 18 例と特発性肺線維症患者 23 例と非特異性間質性肺炎（NSIP）患者 25 例の線維化の分布を HRCT で比較した．肺底部優位の線維化は，慢性過敏性肺炎患者の 39％，特発性肺線維症患者の 76％，非特異性間質性肺炎の 84％に認められ，相対的に肺底部の線維化が少なくなっている所見は慢性過敏性肺炎患者の 39％，

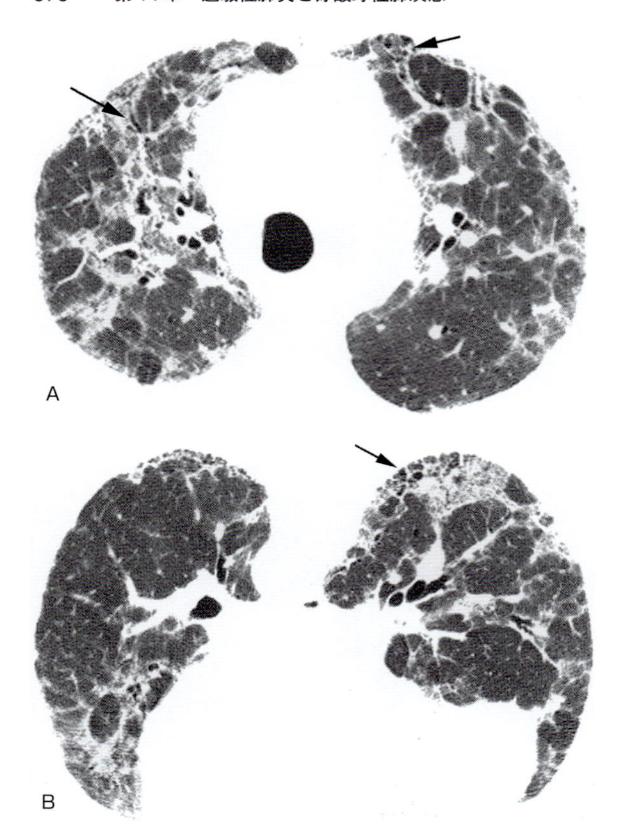

図 14–20　鳥飼育者における線維化を伴う慢性過敏性肺炎に発症した亜急性変化． A：上葉レベルの HRCT では，小葉間隔壁肥厚，小葉内間質肥厚と若干の牽引性細気管支拡張(矢印)を認める．すりガラス影が重なっている．B：腹臥位で撮影した肺底部の画像では，斑状のすりガラス影と軽度の蜂巣肺(矢印)を伴う線維化の所見を認める．

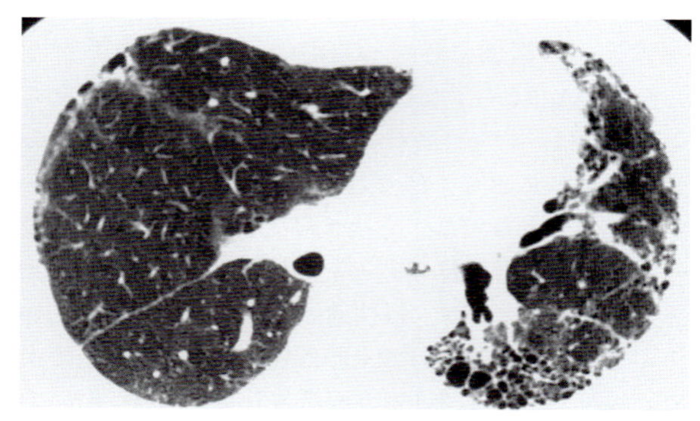

図 14–21　ソーセージの熟成に使われる *Penicilium* 属の真菌の曝露で生じた線維化を伴う慢性過敏性肺炎． 末梢の蜂巣肺が左肺優位に認められる．この所見は特発性肺線維症の蜂巣肺と区別がつかない．

特発性肺線維症患者の 11%，非特異性間質性肺炎の 6%に認められた．

蜂巣肺は慢性過敏性肺炎患者の 16～69%でみられることがあるが，通常軽度であり[17,31,33,35]，胸膜下または気管血管周囲に認められ，特発性肺線維症患者の蜂巣肺とは異なり，慢性過敏性肺炎患者では肺底部優位であることはまれである[33]．Silva らの研究[33]において，肺底部優位の蜂巣肺は慢性過敏性肺炎患者の 11%，特発性肺線維症患者の 52%，非特異性間質性肺炎の 4%に認められた．

間質の線維化は慢性過敏性肺炎の最も頻度の高い特徴ではあるが，慢性の農夫肺では非喫煙者でも気腫性変化を呈することが多い[1,20,36]．

慢性過敏性肺炎患者では特発性肺線維症に似た急性増悪を発症することがある[37-39]．連続 100 例の慢性鳥関連過敏性肺炎患者を調べた後ろ向き研究では 14 例で追跡期間中に急性増悪を認めた[38]．急性増悪は，背景に線維化を伴う間質性肺疾患患者において，顕著な肺機能障害を伴って，臨床的にかつ画像診断的に比較的突然発症する病態である[37]．定義上は，急性増悪とは既知の増悪要因がなくても発症し，感染や心不全や誤嚥や薬剤障害とは関連しない[37]．慢性過敏性肺炎の急性増悪の組織学的所見は，慢性過敏性肺炎や通常型間質性肺炎にびまん性肺胞傷害や，やや頻度は低いが閉塞性細気管支炎・器質化肺炎が重なった所見からなる[22,37]．予後は不良であり，患者の多くが呼吸不全で死亡する[38]．慢性過敏性肺炎の急性増悪の HRCT 所見は，特発性肺線維症の急性増悪の所見に似ており，線維化を背景にコンソリデーションが重なってそこに強く関連するにせよしないにせよ，広範囲な両側性すりガラス影からなる[38,40]．

過敏性肺炎患者では縦隔リンパ節の軽度腫大がよく認められるが，通常は 1 個か 2 個しか腫脹しておらず，短軸径は 15 mm 未満である．Niimi ら[41]の亜急性および慢性過敏性肺炎の研究では 53%の患者で，Cormier ら[20]による亜急性および慢性の農夫肺の研究では 27%の患者でリンパ節腫大がみられた．

HRCT の有用性

過敏性肺炎患者の評価における HRCT の感度は，100%ではないものの，胸部 X 線写真よりは高いことがいくつかの研究で示されている(図 14–8)．Remy-Jardin ら[17]の報告では，亜急性過敏性肺炎患者 21 例のうちの 7 例(33%)は胸部 X 線写真では正常であり，その 7 例全例が HRCT では異常所見を認めていた．Lynch ら[32]は，過敏性肺炎と診断された水泳プールの従業員を対象として，過敏性肺炎の検出における HRCT と胸部 X 線写真の感度を評価した．この検討では過敏性肺炎の診断は，仕事に関連したときに起こる2つ以上の徴候や症状，経気管支肺生検の異常，気管支肺胞洗浄(BAL)液のリンパ球増加に基づいて行われ，11例の被験者のうち異常が認められたのは胸部X線写真では1例(9%)のみで，HRCTでは5例(45%)であった．各症例のHRCTの異常は，小さい境界不明瞭な小葉中心性結節影であった．肺機能検査はすべての症例で正常か，ごくわずかな異常だけであった．この研究ではHRCT画像は4 cmのスライス間隔で撮られており，比較的軽症で病変も限局している患者では病変を撮り逃している可能性が指摘されている[32]．浸潤性肺疾患の最適な評価には，1 cm間隔のHRCTや胸部の全体の容積測定に基づいて行われるHRCTが必要である．Lacasseらの多施設研究では[9]，10 mm間隔でHRCTの撮影を行っているが，過敏性肺炎患者の199例のうち正常であったのはわずか16例(8%)であった．慢性過敏性肺炎の6例の患者に，肺機能検査，気管支肺胞洗浄，肺生検，胸部X線写真とHRCTを行った他の研究[42]では，胸部X線写真では，混合した肺胞/間質パターン，細気管支周囲肥厚，びまん性粒状パターン，線状線維化などの種々の所見を認め，HRCTでは，胸部X線写真よりも多くの異常所見が明瞭に認められ，胸部X線写真上では示唆されなかった活動性病変が認められた．

HRCTにより，感度が上昇するだけではなく，厚い断面のCTまたは胸部X線写真よりも肺異常所見のパターンと分布をよく評価することができる[11,23]．CTにおけるすりガラス影の斑状領域の中の直径5 mm以下の境界不明瞭な小葉中心性結節影は，亜急性期の過敏性肺炎に特徴的である[11,23,32]．Swensenら[43]が，びまん性肺疾患の診断のために外科的生検を行った9例の過敏性肺炎患者を含む85例の患者で，HRCTの診断精度を評価したところ，肺実質の異常のパターンと分布に基づいた診断では，9例の過敏性肺炎患者のうちの7例(78%)において1番目の鑑別診断で過敏性肺炎があげられていた．そして，鑑別診断の3番目までを含めると，全9例で正しい診断であった．Lacasseら[9]は199例の患者を対象とした多施設臨床試験で，過敏性肺炎の診断は病歴，原因抗原に対する沈降抗体の存在とHRCT所見に基づいて確信をもって行うことができ，気管支鏡検査または生検の必要がないことを示した．経気管支肺生検や外科的生検は，HRCTまたは気管支肺胞洗浄で確かな診断ができなかった患者にのみ考慮する必要があると結論づけている[9]．

亜急性過敏性肺炎のHRCT所見は，臨床経過に合致して過敏性肺炎を確定診断するのに十分な特徴をもっているが，慢性過敏性肺炎のHRCT所見や組織学的所見はfibrotic NSIPや特発性肺線維症と類似することがある(図14-22，図14-23)[33,35]．Lynchら[35]は，63例の患者(33例の特発性肺線維症，3例の剝離性間質性肺炎(DIP)，27例の亜急性または慢性過敏性肺炎患者)のHRCT所見を比較し，63例中39例(62%)でCTによる診断結果が確定できた．この39例の患者の診断結果のうち，35例(90%)が正しく，過敏性肺炎の診断は13例中の12例で正しかった[35]．特発性肺線維症患者では慢性過敏性肺炎よりも蜂巣肺と末梢または下肺野優位の病巣が多く，慢性過敏性肺炎では特発性肺線維症患者よりも小葉中心性結節影が多かっ

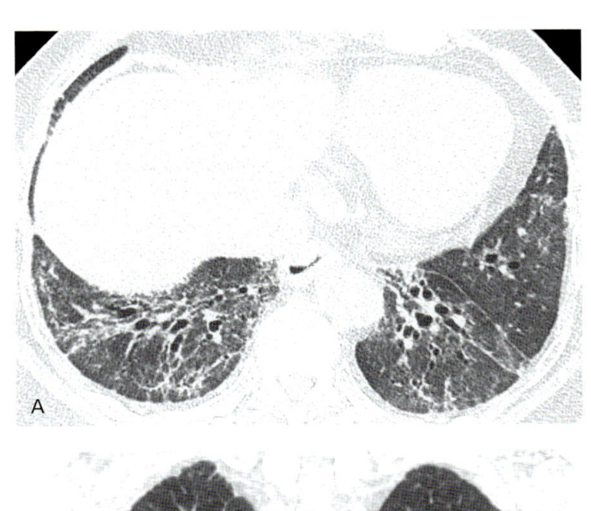

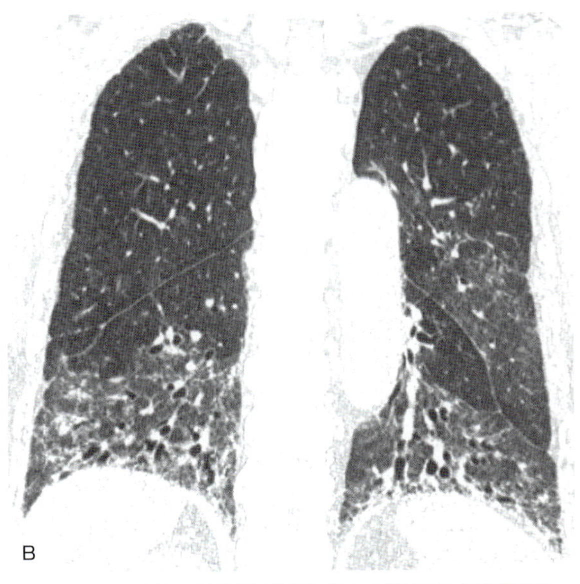

図 14-22　**非特異性間質性肺炎に似た鳥飼育者の慢性過敏性肺炎．** A：肺底部レベルでのHRCTではすりガラス影，網状影，牽引性気管支拡張を呈する．B：冠状断再構成像ではこれらの所見が下肺野優位であることがわかる．非特異性間質性肺炎を示唆する所見である．

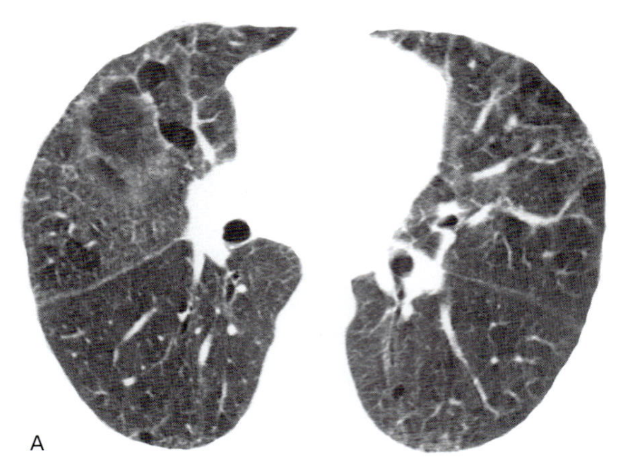

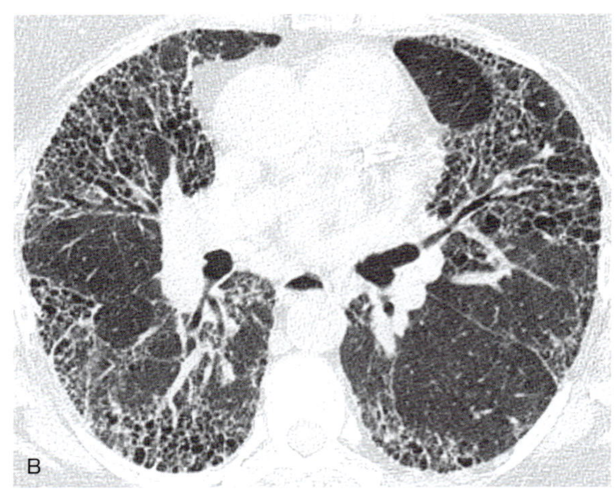

図 14-23 鳥飼育者における10年間の過敏性肺炎の進行. A：発症時のHRCTでは亜急性過敏性肺炎に特徴的なすりガラス影と小葉性の低吸収域と血管影の減少を呈している. B：10年後のHRCTでは特発性肺線維症の末期状態の肺と区別がつかない広範囲な両側性の蜂巣肺を呈している.

た. Silvaらは[33], 66例の患者で慢性過敏性肺炎と特発性肺線維症, 非特異性間質性肺炎を区別する際の, HRCTの精度を評価し, コホート全体の精度は81%で, 感度は50%, 特異度は98%, 陽性予測値は94%であり, 信頼度の高い診断は症例の53%でなされ, それらの94%において正しかった. 慢性過敏性肺炎と特発性肺線維症, 非特異性間質性肺炎を最もよく区別するHRCTの特徴は, 小葉性の低吸収域と血管影の減少, 小葉中心性結節影の存在, 下肺野優位の異常所見がないことであった[33]. HRCTにおける慢性過敏性肺炎の診断は, 臨床所見と密接に相関し, 利用できる場合はいつでも過去のHRCT画像(図14-19, 図14-23)を見直すことが必要である.

過敏性肺炎では, 小結節とすりガラス影の領域は, 治療可能または可逆的病変であることを示唆する. Remy-Jardinらは[17], 亜急性鳥関連過敏性肺炎患者14例と慢性鳥関連過敏性肺炎患者13例で, 数ヵ月間隔で連続してCT撮影を行い, 亜急性過敏性肺炎患者におけるHRCTでは, トリ抗原への曝露の回避後, すりガラス影や小結節の著しい改善が認められ, 正常化したものもあったが, トリ抗原の曝露が続いた患者では, HRCTの変化は認められなかったことと, 慢性過敏性肺炎患者においても, 経過中にトリ抗原の曝露を受けなかった患者では, 小結節影とすりガラス影の改善を認めたが, 不規則な線状の低吸収域や構造改変, 蜂巣肺などの線維化の所見は不可逆的であることを報告した. Tateishiら[22]は, 56例の鳥関連過敏性肺炎患者でHRCT撮影を行い, その24～126ヵ月後(平均追跡期間50ヵ月)に撮影した画像と比較した. 患者が急性過敏性肺炎であれ, 慢性過敏性肺炎で発症したにせよ, すりガラス影と小葉中心性結節影の範囲は減少したが, 蜂巣肺の面積は慢性過敏性肺炎では新たに現れたり, 増加した[22].

数ヵ月持続する乾性咳嗽と進行性の呼吸困難があり, HRCTにて両側性のすりガラス影を認めた患者の鑑別診断は, 過敏性肺炎, 非特異性間質性肺炎, 剥離性間質性肺炎, 肺胞蛋白症などがあるが, 慎重な病歴聴取と血清学的検査で過敏性肺炎の診断を確定することはしばしば可能であり, これにより, 外科的生検が必要なくなることもある. 剥離性間質性肺炎と非特異性間質性肺炎では, しばしば胸膜下優位のすりガラス影の領域が認められ, 過敏性肺炎に認められるような小葉中心性結節影を伴うことはまれである[35,44]. 肺胞蛋白症もまれな疾患であるが, 滑らかに肥厚した小葉間隔壁が霞みがかって増大した陰影の中に認められる, クレイジー・ペイビングといわれる所見が特徴であり[45,46], 診断は気管支肺胞洗浄で容易に行うことができる.

過敏性肺炎患者の肺機能検査は, 拘束性障害と閉塞性障害の両方を示すことがある. 大部分の患者では拘束性障害が認められ, 肺弾性収縮力の増大と, 肺気量の減少, 拡散能によって評価できるガス交換障害を伴う[6]. しかし, 10%以下の慢性過敏性肺炎患者では, 閉塞性障害が主に認められ, 呼気速度が低下し, エアトラッピングが起こる[6,24]. 肺機能異常はHRCT所見と相関し, HRCTのすりガラス影の範囲は, 肺の拘束性障害と拡散障害の重症度と相関することが知られている[24]. 低吸収域の範囲は, 残気量の増加によって示される, エアトラッピングの機能的指標の重症度と相関することが示されている($r=0.58$, $p<0.01$)[14].

慢性過敏性肺炎，つまり肺に線維化のある患者はより重篤な拘束性換気障害をもち，線維化のない患者よりも予後が悪い[7,47–49]．Hanakら[48]はHRCT所見が線維化のない43例と線維化のある26例を含む連続69例の過敏性肺炎患者の予後と相関することを報告した．追跡期間の中央値5.8年間に，線維化のある患者群では11例(42%)が死亡し，線維化のない患者群では1例(2%)が死亡した．死亡率はHRCTで肺の40%以上に線維化が広がっていた患者群で最も高く(6例中5例が死亡，83%)，肺の10～40%に線維化が広がっていた患者群(6例中3例が死亡，50%)，肺の10%未満に線維化がとどまっていた患者群(14例中3例が死亡，21%)，と続き，線維化がなかった患者群では43例のうち死亡例は1例(2%)のみだった[48]．Walshら[49]は，92例の慢性過敏性肺炎患者で予後を予測する際に，HRCTと肺機能検査の有用性を評価した．56ヵ月の平均追跡期間中に42例(46%)が死亡した．最も強い死亡予測因子は，牽引性の気管支拡張が強まる所見だった．ほかの予測因子には間質の異常や蜂巣肺の範囲が広がることが挙げられた．いったんHRCT所見のパターンで死亡を予測できると，肺機能検査の数値はどれも死亡を予測する因子とはならなかった[49]．Churgら[7]は24例の亜急性(細胞性，線維化なし)と25例の慢性(線維化あり)過敏性肺炎を含む49例の過敏性肺炎患者の病理学的パターンと予後の関係を調べた．線維化のない患者では生存期間の中央値は22年，線維化のある患者では5年だった[7]．

好酸球性肺疾患

好酸球性肺疾患は，肺実質に，大量の好酸球が蓄積することによって特徴づけられる一連の疾患単位として定義される[50–52]．通常末梢血の好酸球数は増加していることが多い．診断基準は，(a) 胸部X線撮影あるいはCTで肺病変があり，かつ末梢血好酸球増加症の存在，(b) 生検で確認された肺組織好酸球増加，(c) 気管支肺胞洗浄での好酸球数増加の3つである[50–52]．この疾病は，原因不明の場合と，既知の病因をもつものに分類される[50,53]．既知の原因とは，気道疾患(例えば，喘息，アレルギー性気管支肺アスペルギルス症(ABPA)，気管支中心性肉芽腫症；21章参照)，膠原病による肺病変(10章参照)，寄生虫感染と薬剤の反応によるもの(15章参照)などが含まれる[50,53,54]．

特発性好酸球性肺疾患

通常，特発性好酸球性肺疾患には，(a) 単純性肺好酸球増多症，(b) 慢性好酸球性肺炎(CEP)，(c) 急性好酸球性肺炎，(d) 好酸球増多症候群(HES)，(e) 好酸球性多発血管炎性肉芽腫症(EGPA；チャーグ－ストラウス症候群)が含まれる．これらの疾患は，症状的には軽症から重症まで，放射線診断学的には，限局的な陰影から広範囲の陰影まで様々である．

単純性肺好酸球増多症

単純性肺好酸球増多症(別名　レフレル症候群)は，末梢血中の好酸球増多症を伴い，胸部X線写真での移動性の限局的なコンソリデーション，血液好酸球数増加，1ヵ月以内の寛解が特徴とされる[50,54]．類似の所見が，多くの原因物質，特に寄生虫や薬物の反応に関連してみられることがあるが，原則的には，この用語は病因がわかっていない症例に限って使用される．ちなみに症例の約3分の1は，特発性である[50,54]．患者は発熱と咳を呈する場合もあるが，無症候性のこともある[54]．病理学的には，好酸球や組織球が，肺胞壁と肺胞腔内に集積される[55]．

画像の特徴は，概して1ヵ月以内に自然に消失する，一過性かつ移動性のコンソリデーションである[50,54]．これらの陰影は非区域性で，単発あるいは多発性であるが，通常境界は不明瞭である[50,54]．胸部X線写真とHRCTで，コンソリデーションはしばしば肺野の末梢に分布している[50,56]．Johkohら[56]による単純性肺好酸球増多症患者12症例のHRCT所見の検討では，すりガラス影は全症例に，コンソリデーションは58%に，気管支壁肥厚は50%に，結節影は42%にみられた．またその異常所見の42%は主に上肺野に，また42%は肺末梢に分布し，残りの症例ではそれらの異常は，いずれの方向にもランダムに分布していた[56]．

慢性好酸球性肺炎

慢性好酸球性肺炎(CEP)は，主に好酸球からなる炎症性浸潤により肺胞腔内が広範囲に充填されることを特徴とする病態である[57,58]．また慢性好酸球性肺炎は，ほとんどの場合気管支肺胞洗浄液や末梢血で好酸球数が増加している[57,58]．さらに患者の約50%には，喘息の既往歴がある[57]．症状は通常診断される最低1ヵ月前にはみられ，乾性咳嗽や息切れが主であり，また，しばしば，発熱や体重減少と倦怠感も伴うことがある[58]．

画像的には，慢性好酸球性肺炎は肺末梢側の均等なコンソリデーションすなわち“肺水腫の白黒反転画像”として特徴づけられる[50, 59]．慢性好酸球性肺炎はステロイド治療がされないかぎり，このパターンは数週間あるいは数ヵ月間不変のまま続くことがあるが，ステロイドの投与に速やかに反応する．

慢性症状，末梢血中の好酸球数増加，胸部X線写真での末梢性のコンソリデーションとステロイド治療に対する良好な反応の組合せは，本症にかなり特徴的であるため，肺生検は必要ないことが多い[58]．胸部X線写真で特徴的な末梢性コンソリデーションを示す患者は50%であり[50, 60]，陰影の末梢性分布が明瞭でない患者では診断の難しい場合がある．

HRCT所見

慢性好酸球性肺炎のCT上の所見は以下のように整理できる．(a) しばしば末梢性で，斑状分布(図14-24～図14-26)を示すコンソリデーション，(b) 斑状あるいは末梢性すりガラス影(時にクレイジー・ペイビングを伴うことがある)，(c) 線状または帯状影(通常回復時にみられる)，(d) 上葉優位の陰影，である(表14-2)．Mayoら[61]は6例の慢性好酸球性肺炎患者で，胸部X線とCT画像を検討したところ，斑状コンソリデーションはすべての患者にみられ，6例中5例で，コンソリデーションは上中肺野に分布するものが多かった．胸部X線写真では，6例の患者のうちのわずか1例だけ，肺野の外側3分の1の範囲に限局したコンソリデーションが容易に確認できる，いわゆる古典的なパターンであった．しかしながら，CTでは6例のすべてで特徴的な末梢肺コンソリデーションがはっきり認められた．臨床所見が疑わしいときには，CTが慢性好酸球性肺炎を診断をするうえで，有用性の高い場合のあることを示しているが，その画像パターンは非特異的であるといえる．

Ebaraら[62]は，慢性好酸球性肺炎を有した17例の患者で，胸部X線写真およびCT所見を検討している．コンソリデーションまたはすりガラス影は肺の末梢に優位で，胸部X線写真では，11例(65%)に，CTでは

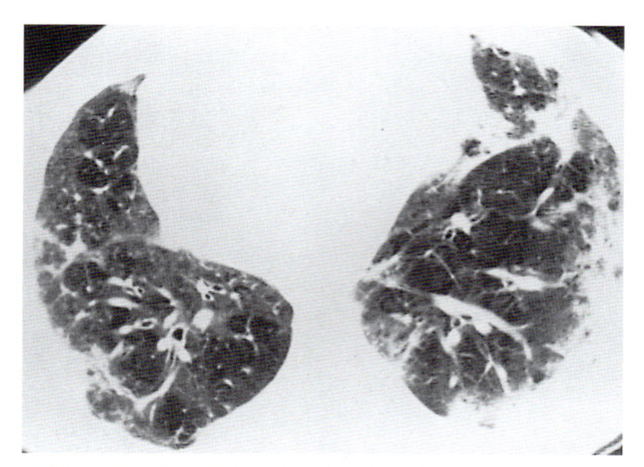

図 14-24 慢性好酸球性肺炎(43歳女性)．肺底部のHRCTでは，胸膜直下のコンソリデーションを示している．

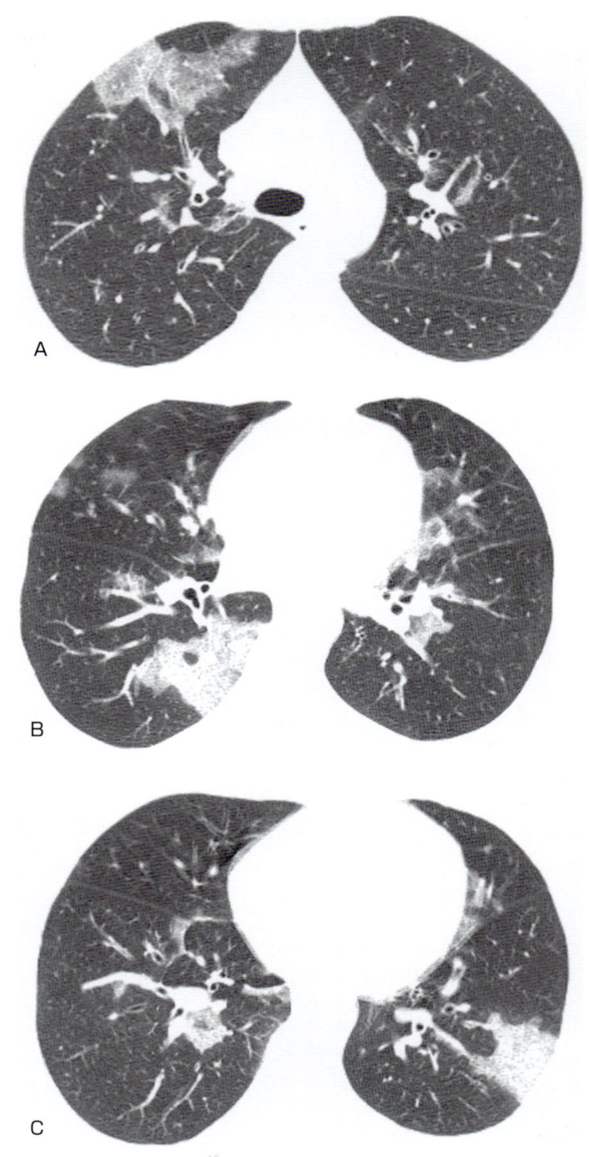

図 14-25 慢性好酸球性肺炎．A–C：すりガラス影とコンソリデーションの斑状領域は，末梢性の異なる分布を示す．

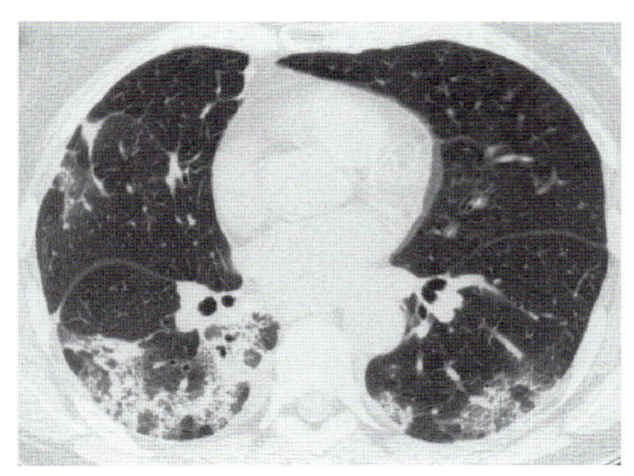

図 14-26　慢性好酸球性肺炎（73 歳女性）．斑状両側胸膜下すりガラス影，コンソリデーションと線状影を示す HRCT 像．

表 14-2　慢性好酸球性肺炎の HRCT 所見

斑状片側性あるいは両側性のコンソリデーション[a]
肺末梢性，中葉およびしばしば上葉優位[a, b]
すりガラス影は，隔壁肥厚をしばしば伴う（すなわち，クレイジー・ペイビング）
線状あるいは帯状の胸膜下陰影

[a] 最も頻度が高い所見．
[b] 鑑別診断で最も有用な所見．

16 例（94%）に認められた．CT 所見では，すりガラス影を患者の 82% に，融合性コンソリデーションを 47% に，斑状コンソリデーションまたは気腔内の結節を 29% に，線状影あるいは帯状影を 6% に，認めている（図 14-24）[62]．また CT 撮影が臨床症状発症以前 4 週間以内に行われた 7 症例の全例で，すりガラス影の有無にかかわらず濃い融合性のコンソリデーションを胸膜下に認め，最初の CT が症状発現から 1〜2 ヵ月以内で行われた 7 例の患者のうちの 5 例は，ややまだらな斑状コンソリデーションまたは局所的なすりガラス影を認めた．さらに CT が症状発現から 2 ヵ月以上経過した後に行われた 3 例の患者のうちの 1 例は，胸膜下の濃いコンソリデーションがあり，他の 1 例は斑状のコンソリデーションと無気肺所見があり，残りの 1 例は胸膜下に帯状影を呈していた[62]．これらの帯状影は，しばしば，本疾患の回復中の患者に認められ，おそらく無気肺を反映するものと考えられる．クレイジー・ペイビングのパターンは，慢性好酸球性肺炎（CFP）の患者に認められることもある[63]．

慢性好酸球性肺炎の画像所見の特徴は，単純性肺好酸球増多症（いわゆるレフレル症候群）や好酸球性多発血管炎肉芽腫症の患者に認められることがある．ただ単純性肺好酸球増多症は，通常自然に治癒していく疾患であり，一過性のわずかな時間のみの肺陰影[50]を伴うことが多い．単純性肺好酸球増多症で，コンソリデーションの領域は，数日以内に出現してまた消えることが多い．これに対し，慢性好酸球性肺炎はより長い経過をとり，コンソリデーションの領域は数週間あるいは数ヵ月の間変化しないことが多い．また，そのコンソリデーションは，単純性肺好酸球増多症や好酸球性多発血管炎性肉芽腫症患者より，肺野のより末梢に存在することが多い．Johkoh ら[56]は，40 例の慢性好酸球性肺炎と 16 例の好酸球性多発血管炎性肉芽腫症，12 例の単純性肺好酸球増多症を含む好酸球性肺疾患患者 111 例について，HRCT 所見を検討しているが，それらの診断に関して，2 人の読影者は，平均 61% に正しい第 1 診断名をつけた．ちなみに正しい診断が可能であったのは，慢性好酸球性肺炎の 78%，好酸球性多発血管炎性肉芽腫症の 44% と単純性肺好酸球増多症例の 17% であった．コンソリデーションは，好酸球性多発血管炎性肉芽腫症（44%）または単純性肺好酸球増多症（58%）に比べ，より慢性好酸球性肺炎患者で多くみられ，さらにその肺野の末梢性の分布については，好酸球性多発血管炎性肉芽腫症患者（31%）と単純性肺好酸球増多症患者（42%）と比較して，慢性好酸球性肺炎患者（85%）で，より末梢性分布を呈していた[56]．他の CT 所見では，これらの 3 つの疾患を鑑別することはできなかった．

一般的な臨床所見に加えて，好酸球増多があるとき，末梢性コンソリデーションは，慢性好酸球性肺炎を示唆する有力な所見である．逆に，末梢性コンソリデーションの所見は，器質化肺炎でもみられる[64, 65]．また，肺疾患を有する一部の患者には，慢性好酸球性肺炎と器質化肺炎の両方の病理学的特徴をもっているものもある[61, 64]．Arakawa ら[66]は，器質化肺炎 38 例と慢性好酸球性肺炎患者 43 例の HRCT 所見を比較した．器質化肺炎と慢性好酸球性肺炎患者で一般にみられる所見としては，結節（32% *vs.* 5%），網状影（45% *vs.* 9%），気管支拡張（58% *vs.* 26%），気管支周囲分布（29% *vs.* 9%），であった．コンソリデーションの分布については，末梢性または上葉分布の傾向には，特に差はなかった．HRCT 所見について，2 人の診断医がそれぞれ読影した場合，症例の 70% で正しい第 1 選択診断をした．しかし，自信をもって第 1 選択診断ができたのは，症例の 22% のみであった．慢性好酸球性肺炎と器質化肺炎については，HRCT 所見では相当な共通部分があるにもかかわらず，慢性好酸球性肺炎患者では末梢血の好酸球数増加があるため，臨床的な鑑別は大多数の症例で容易である．慢性好酸球性肺炎に類似する末梢性分布の陰影は，サルコイドーシス[67]，非特異性間質性肺炎[68]と剝離性間質性肺炎[44]患者に認められることがある．しかしながら，非特異性間質性肺炎と剝離性間質性肺炎の場合は，慢性好酸球性肺炎患者で認められる広範囲なコンソリデーションにはめったにならない．

急性好酸球性肺炎

急性好酸球性肺炎は，息切れと低酸素性の呼吸不全を急速に悪化させることのある急性の重篤な発熱を伴う疾患である[69, 70]．診断は，急性呼吸不全の臨床所見と気管支肺胞洗浄液の好酸球数の著しい高値の存在に基づく[69, 70]．大多数の症例は特発性であるが，薬物に対する反応や煙，特にタバコの吸入曝露から生じることは珍しいことではない[69]．約50種類の薬物が急性好酸急性肺炎の発症と関連していた[70]．特に新規に喫煙を始めた者では，タバコの煙は，急性好酸球性肺炎の誘因であることが示された[69, 71]．なお治療はコルチコステロイドが著効する．

胸部X線所見は，びまん性間質性陰影，両側性コンソリデーション，その両方が含まれることがある[70, 72]．所見は，肺水腫または急性呼吸窮迫症候群[69, 70]に似ていることがある．少量の両側胸水は，大多数の患者でみられる[73, 74]．

HRCT所見

HRCT所見は，両側肺のすりガラス影，コンソリデーション，平滑な小葉間隔壁肥厚と少量の胸水などである[56, 73–75]．Cheonら[73]は，5例の患者のHRCT所見を検討し，5例で両側性でランダムに斑状に分布するすりガラス影を認め，4例の患者で平滑な隔壁肥厚と胸水が観察されたことを報告した．Johkohら[56]の13例の患者のHRCT所見の検討では，すりガラス影は患者の100%に，コンソリデーションは92%の患者に，小葉間隔壁肥厚は69%，胸水は69%の患者で認められ，大多数の症例において，すりガラス影とコンソリデーションは，ランダムに分布しており，すりガラス影と隔壁肥厚の組合せは，いわゆるクレイジー・ペイビングの所見をきたす場合があった．Daimonら[75]は，29例の急性好酸球性肺炎患者のHRCT所見を検討している．頻度の高い肺実質性異常所見は，すりガラス影(100%)，コンソリデーション(55%)，小葉間隔壁肥厚(90%)および気管支血管束の肥厚(66%)であり，辺縁不整な小葉中心性結節影は，31%にみられたが多くはなかった．肺実質影の分布に関して，肺野の末梢性か中枢性か，どの肺葉に多いのかということについてはランダムな分布であり，胸水は29例の患者のうちの23例(79%)で認め，そのうち22例の患者で両側性であった．

好酸球増多症候群

好酸球増多症候群(HES)は頻度は低いが，複数疾患をまとめた疾患群で，6ヵ月間以上，末梢血好酸球数が著明に高い数値($>1.5\times10^9$/L)で続き，成熟した好酸球が複数の臓器の組織に浸潤する特徴がある[76, 77]．好酸球増加のその他の原因としてはアレルギーや寄生虫や悪性疾患を除外する必要がある[77]．主要な徴候は，心臓と神経系に関連があるが，肝臓，胃・腸管と腎臓への好酸球浸潤をきたすこともあり[53]，さらに約40%の患者で，肺あるいは胸膜に病変を生じる[53, 54]．呼吸器症状は，咳，喘鳴と息切れなどである．胸部X線写真では，非特異的な所見であり，限局的もしくはびまん性の間質性もしくは気腔性の陰影である[50, 77]．心臓の障害から，最終的に心肥大，肺水腫および胸水貯留をきたすことがある[78]．患者は通常コルチコステロイドで治療されるが，治療に反応するのは50%という報告もあり[54]，予後は不良である．

HRCT所見

Kangら[79]は，肺障害を呈した5例の特発性好酸球増多症候群患者のHRCT所見を検討した．全5例の患者で，最もよく認められる異常は，両側肺の主に末梢肺領域に存在するすりガラス影に囲まれた直径1 cm以下の結節影であった(図14–27)．2例の患者には，少量の胸水が認められた．3例の好酸球増多症候群患者のHRCT所見を検討した別の論文では，全例で結節影とすりガラス影を認め，2例は隔壁肥厚がある．またその陰影の分布は，ランダムか，あるいは主に中枢性の分布を呈していた[56]．Duloheryら[77]は，好酸球像多症候群の肺実質病変のある患者12例の，CT画像をまとめた．最も多かった所見はコンソリデーション部位を伴っているかいないかを問わず，両側性すりガラス影だった．すりガラス影で最も多かったのは斑状だが，末梢やびまん性に分布することもあった．その他の所見では患者2例で多発結節影がみられ，3例で胸水が認められた[77]．

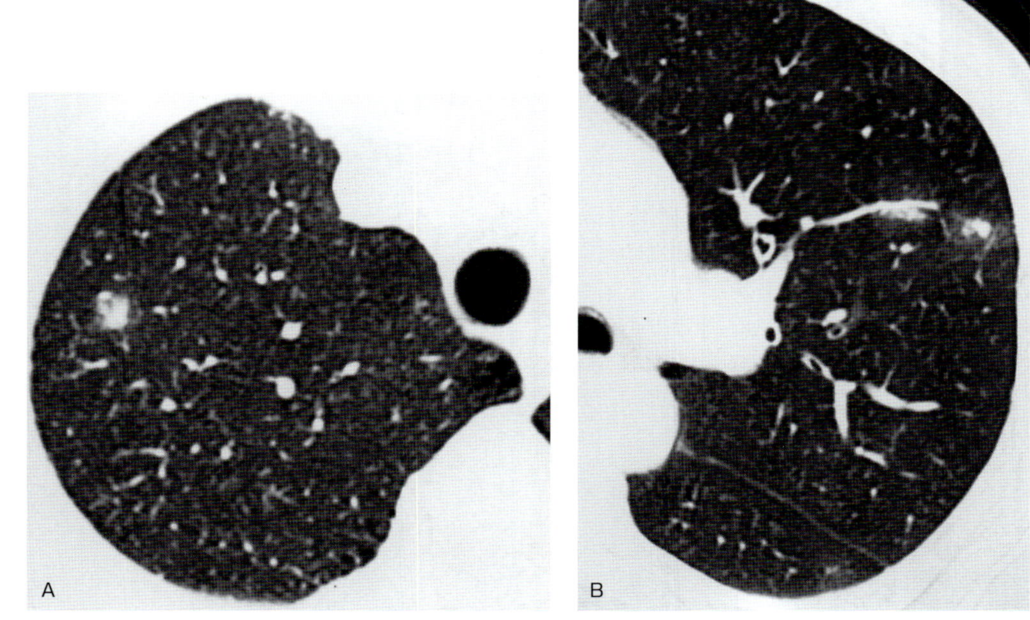

図 14-27　好酸球増多症候群．右上葉(A)と左上葉(B)のHRCT．すりガラス濃度の輪によって囲まれる小結節影を示す．(Courtesy of Dr. Eun-Young Kang, Korea University Guro Hospital, Seoul, Korea.)

好酸球性多発血管炎性肉芽腫症(チャーグ-ストラウス症候群)

好酸球性多発血管炎性肉芽腫症(EGPA，チャーグ-ストラウス症候群(CSS))は喘息，末梢血好酸球増多，血管炎を伴う珍しい病態である[80,81]．現在は抗好中球細胞質抗体(ANCA)関連の小血管炎として分類されている[82,83]．比較的頻度の高い徴候は，喘息(症例の96～100％)，末梢性好酸球数増加(91～100％)，血管炎(100％)，末梢性神経炎(66～76％)，副鼻腔炎(52～74％)，皮膚病変(51～70％)，肺実質性疾患(27～72％)と心臓障害(10～49％)である[82]．咳は通常認めるがほかにも皮膚の発疹，ニューロパチー，うっ血性心不全を含む様々な器官の介入を反映する可能性がある．EGPAの診断は臨床および画像所見と，p-ANCA陽性抗好中球細胞質抗体に基づいてなされることが多く，生検は必要のない場合が多い[84]．

約50％の症例で経過中に両側性のコンソリデーションを認める[82]．これらは斑状で，移動性で，一過

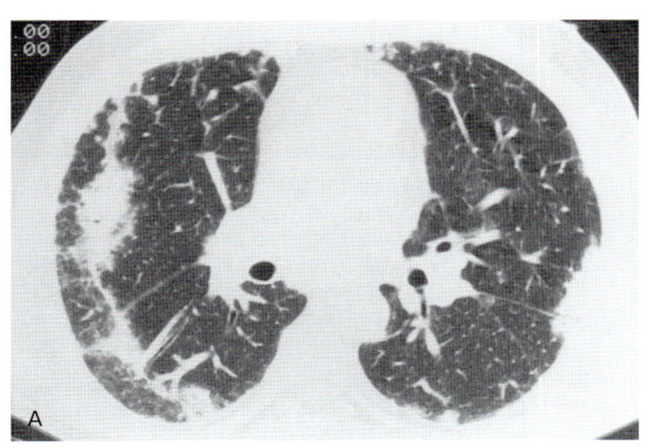

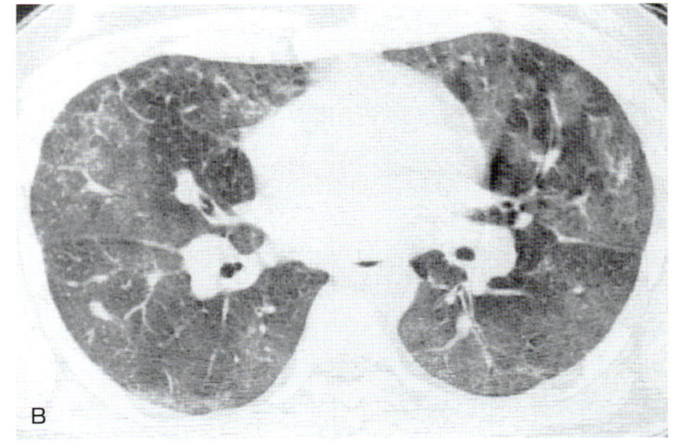

図 14-28　好酸球性多発血管炎性肉芽腫症(EGPA；チャーグ-ストラウス症候群)の患者2例．A：肺末梢領域のコンソリデーションを示す．この像は非特異的であるが，この状態によくみられる(52歳男性)．B：小さい末梢優位の斑状すりガラス影は，よく認められる所見である(21歳男性)．

性であることがあり，単純性肺好酸球増多症に似ていることもあるが，持続的で末梢優位で慢性好酸球性肺炎に似ていることもある[81, 82]．やや頻度が低いが，網状結節影やしばしば肺結節をきたすこともある[82, 85]．

HRCT 所見

最も頻度が高い HRCT 所見は，(a) 末梢性または斑状に分布するすりガラス影とそれほど頻度は高くないが，コンソリデーション(図 14–28)，(b) 小葉中心性結節影，(c) 気管支壁肥厚化，(d) 平滑な小葉間隔壁肥厚である(表 14–3)[56, 85–88]．時に，径 0.5〜3.5 cm にわたる結節では，エアブロンコグラムを含んだり，また空洞化する場合がある[86, 87]．他の所見としては，縦隔リンパ節腫大，胸水，心肥大と心膜液貯留などである[85, 87]．

Worthy ら[86]は，17 例の EGPA 患者で CT 所見を検討しているが，主要な異常は，肺実質影(コンソリデーションまたはすりガラス影；59%)，結節影(12%)，気管支壁肥厚化または拡張(12%)および小葉間隔壁肥厚(6%)などであった．2 例(12%)の患者では，CT 所見は正常であった．肺実質影は症例の 60%で主に末梢性であり，残り 40%はランダムであった．Choi ら[85]が 9 例の EGPA 患者で，胸部 X 線所見および HRCT 所見を概説しているが，5 例の患者で，両側非区域性のコンソリデーション，3 例の患者で網状結節影と 1 例の患者で多発結節影を示した．頻度が高い HRCT 所見は，全 9 例の患者における両側性すりガラス影，5 例でのコンソリデーション，8 例での小葉中心性の結節影，5 例での気管支壁の肥厚であった．

Johkoh ら[56]は，16 例の EGPA 患者で，HRCT を検討した．主要な所見は，すりガラス影(88%)，コンソリデーション(44%)，小結節(56%)，小葉間隔壁肥厚(56%)と気管支壁肥厚化(50%)であった．なお，末梢性分布は 69%，ランダム分布は 31%であった[56]．

Silva ら[87]は 7 例の EGPA 患者で HRCT を組織所見と比較しているが，HRCT 所見は，すりガラス影(5 例)，

表 14-3　好酸球性多発血管炎性肉芽腫症(EGPA，チャーグ-ストラウス症候群)の HRCT 所見

コンソリデーションまたはすりガラス影[a]
末梢性あるいは斑状分布[a]
小結節または大結節(しばしば空洞化)
気管支壁肥厚化または気管支拡張性変化
小葉間隔壁肥厚

[a] 最も頻度が高い所見．

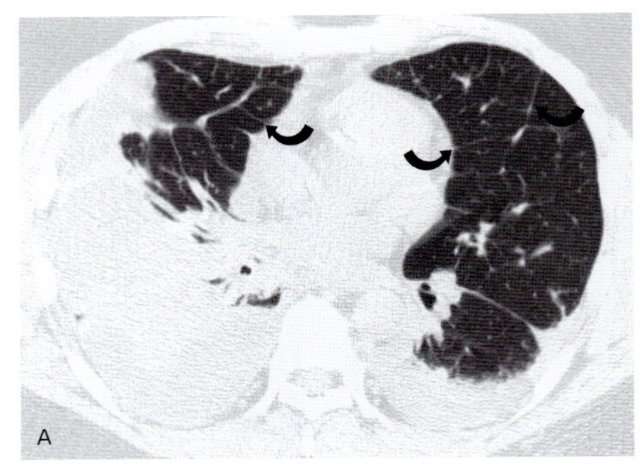

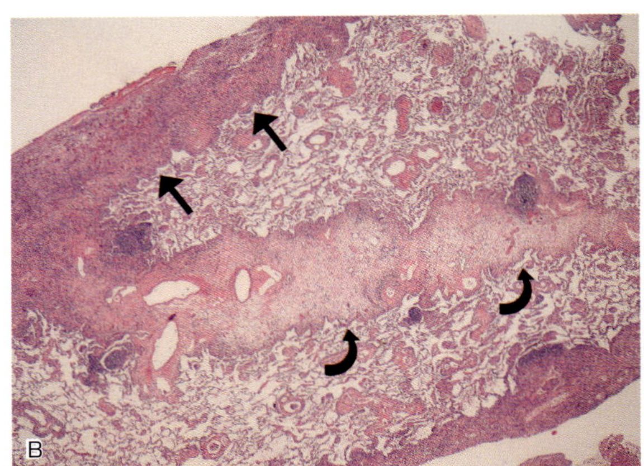

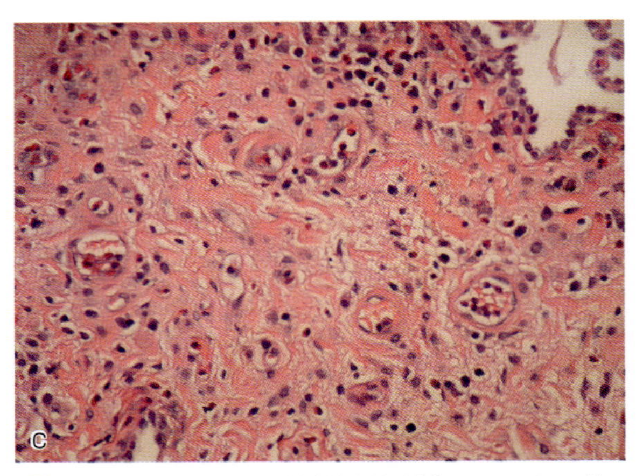

図 14–29　好酸球性多発血管炎性肉芽腫症(EGPA；チャーグ-ストラウス症候群)における HRCT 像との病理学的関係(41 歳男性)．A：HRCT は，小葉間隔壁の肥厚(矢印)と大量の右胸水および少量の左胸水を示す．心臓と肺動脈は正常な大きさを示しているのに注目．B：外科的生検で採取された病理組織標本の顕微鏡写真は，浮腫状および線維化した小葉間隔壁(曲がった矢印)を示す．著しい反応として，相当数の好酸球が浸潤した胸膜(矢印)を示す．(HE 染色，350 倍) C：小葉間隔壁をさらに高倍率でみると，線維化基質内に，リンパ球と好酸球の浸潤が認められる．(HE 染色，400 倍) (From Silva CI, Müller NL, Fujimoto K, et al. Churg–Strauss syndrome: high resolution CT and pathologic findings. *J Thorac Imaging* 2005; 20: 74–80, with permission.)

コンソリデーション(4例)，小葉中心性結節影(5例)，直径1〜3 cmの結節影(3例)，小葉間隔壁肥厚(4例)と肥厚した気管支壁(4例)などであった．すりガラス影とコンソリデーションは，組織学的には，好酸球性肺炎または小さい範囲の器質化肺炎に対応していた．隔壁の肥厚は，小葉間隔壁の水腫あるいは広範囲な好酸球性の浸潤に相当していた．気管支壁の肥厚は，気道の筋肥大，気道壁の壊死または好酸性浸潤を反映していた(図14-29)[87]．

EGPAの患者に認められる平滑な小葉間隔壁肥厚は，心疾患による間質性肺水腫や隔壁への好酸球浸潤を反映しているものと考えられる．胸水は，左心不全からあるいは，頻度は少ないが好酸球性胸膜炎(図14-29)[87]から生じる場合がある．Kimら[88]による検討では，HRCT所見と病理組織所見との比較をしたところ，HRCT所見の肺実質影が，組織学的には好酸球性肺炎，壊死性肉芽腫と肉芽腫性血管炎の領域に対応することを示した．また小結節影は，好酸球性細気管支炎と細気管支周囲の血管炎に対応し，そして気管支壁肥厚は気道壁での好酸球とリンパ球浸潤を反映していた．Buschmanら[89]は，拡大し，また不規則なあるいは星状の形の動脈を示したEGPAの1症例を提示している．これらの所見は，血管壁への好酸球性浸潤によって組織学的に肺動脈自体の拡張と関連するものである．我々の経験した類似の症例を提示する(図14-30)．

EGPAで気腔に病変のある患者は，気道に病変のある患者に比べ，治療により迅速に反応するようである[88]．

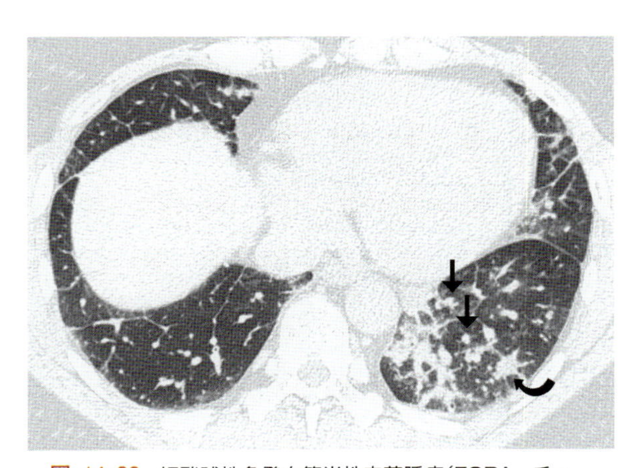

図 14-30　好酸球性多発血管炎性肉芽腫症(EGPA，チャーグ-ストラウス症候群)． 肺底部レベルのHRCT像であるが，左下葉の拡大した径の小葉中心性の小血管(矢印)と大きめの結節(曲がった矢印)を示す．また，斑状すりガラス影と小葉間隔壁肥厚を示している．

特定の病因による好酸球性肺疾患

好酸球性肺疾患の既知の原因は，薬剤，寄生虫と真菌[50, 53, 54]などである．

薬剤関連疾患

薬剤は，好酸球性肺疾患の重要な原因である[53, 90]．すでに多数の薬剤が好酸球性肺疾患と関係していることが報告されており，頻度が高いものとして，アミオダロン，ブレオマイシン，カプトプリル，L-トリプトファン，メトトレキサート，金製剤，フェニトイン，ニトロフラントインなどが挙げられる[90]．

その臨床徴候は，急性好酸球性肺炎から慢性好酸球性肺炎に至るまで多彩である[90]．CT所見としてはコンソリデーション，すりガラス影，または小葉中心性結節影，隔壁線などである[91]．薬の反応は，15章で詳述する．

寄生虫感染

寄生虫感染は，世界中の好酸球性肺炎の主な原因である[53]．最も頻度の高い原因は，線虫，特に回虫と糞線虫である[53]．インド，アフリカ，南米と東南アジアで報告されている大部分の症例で，熱帯性肺好酸球増多症はフィラリア寄生虫，バンクロフト糸状虫とマレー糸状虫に起因する[54]．極東では，肺吸虫症を引き起こすウェステルマン肺吸虫は，典型的な原因である．イヌ回虫に起因する内臓幼虫移行症症候群は，全世界で発症している[53]．虫が肺組織に迷入することにより，好酸球性肺炎が発症するが，臨床症状は，咳，発熱であり，検査所見では末梢血の好酸球増加を認める[53]．寄生虫感染による好酸球性肺炎の胸部X線所見およびCT所見は，典型的には，一過性かつ移動性の斑状の両側性すりガラス影またはコンソリデーションからなり，単純性肺好酸球増加症の所見と類似する[53, 92]．

真菌症

肺好酸球増加症を伴う肺真菌症はアレルギー性気管支肺アスペルギルス症であるが，気管支喘息，末梢血の好酸球数増加，中枢性気管支拡張，粘液栓形成と*Aspergillus fumigatus*に対するアレルギー反応によって特徴づけられる(17 章参照).

気管支中心性肉芽腫症

気管支中心性肉芽腫症の特徴的な組織所見は，細気管支とより末梢の気管支を中心とする壊死性肉芽腫の存在である[53, 93, 94]．それは，気道粘膜の完全な破壊と壊死組織による気道内の充填という所見に至ることが多い[95]．気管支喘息症状を呈する患者で，気管支中心性肉芽腫症と最も関連しているのは，*Aspergillus* 属であり，菌糸をしばしばこれらの病変に認める．また気管支中心性肉芽腫症は，免疫抑制患者や，抗酸菌症患者，関節リウマチのような非感染性炎症性疾患を有する患者でみられることもある[93, 96]．気管支中心性肉芽腫症は，その病態は過敏性反応であると理解されており，患者は通常若く，約 50%に喘息の既往があり，約 50%に末梢血好酸球増加を認める[53, 97]．この病態の進行は，喘息様症状を呈するアレルギー性気管支肺アスペルギルス症と似ているようであるが，気管支中心性肉芽腫症の異常はアレルギー性気管支肺アスペルギルス症でみられる病変より限局的な傾向がある．その症状は全体として軽度であり，発熱，咳，胸痛と喀血などである．胸部 X 線写真は，結節または腫瘤様の病変，あるいはコンソリデーションが，肺上葉に認められることが最も多い[50]．

HRCT 所見

気管支中心性肉芽腫症を呈した患者における CT 所見は，少数例で報告されている[93, 96]．5 例の患者の検討では[93]，棘状突起を伴う塊状影(3 例)や軽い無気肺を伴う小葉コンソリデーション(2 例)が，共通した陰影として認められた．コンソリデーションを有する 2 例の患者のうちの 1 例も，広範囲な粘液栓塞を呈した[93]．そのような異常所見は，上葉が 4 例と多く，下葉に 1 例認めている．病変が切除された 4 名の症例において，病理学的肉眼所見は，コンソリデーション(2 例)か塊状病変(2 例)であった．*Aspergillus* 属菌糸が 2 例で特定され，さらに *Nocardia* 属が 1 例で培養された．気道閉塞による斑状の肺野高吸収域とモザイク灌流による所見のみみられることもある[98]．また腫瘤影とコンソリデーションは，好酸球性肺炎に伴う壊死組織を表す．

文　献

1. Costabel U, Bonella F, Guzman J. Chronic hypersensitivity pneumonitis. *Clin Chest Med* 2012;33(1):151–163.
2. Selman M, Lacasse Y, Pardo A, et al. Hypersensitivity pneumonitis caused by fungi. *Proc Am Thorac Soc* 2010;7(3):229–236.
3. Silva CI, Churg A, Muller NL. Hypersensitivity pneumonitis: spectrum of high-resolution CT and pathologic findings. *AJR Am J Roentgenol* 2007;188(2):334–344.
4. Thomeer MJ, Costabe U, Rizzato G, et al. Comparison of registries of interstitial lung diseases in three European countries. *Eur Respir J Suppl* 2001;32:114s–118s.
5. Lacasse Y, Girard M, Cormier Y. Recent advances in hypersensitivity pneumonitis. *Chest* 2012;142(1):208–217.
6. Mohr LC. Hypersensitivity pneumonitis. *Curr Opin Pulm Med* 2004;10(5):401–411.
7. Churg A, Sin DD, Everett D, et al. Pathologic patterns and survival in chronic hypersensitivity pneumonitis. *Am J Surg Pathol* 2009;33(12):1765–1770.
8. Hirschmann JV, Pipavath SN, Godwin JD. Hypersensitivity pneumonitis: a historical, clinical, and radiologic review. *Radiographics* 2009;29(7):1921–1938.
9. Lacasse Y, Selman M, Costabel U, et al. Clinical diagnosis of hypersensitivity pneumonitis. *Am J Respir Crit Care Med* 2003;168(8):952–958.
10. Lacasse Y, Selman M, Costabel U, et al. Classification of hypersensitivity pneumonitis: a hypothesis. *Int Arch Allergy Immunol* 2009;149(2):161–166.
11. Silver SF, Müller NL, Miller RR, et al. Hypersensitivity pneumonitis: evaluation with CT. *Radiology* 1989;173:441–445.
12. Tasaka S, Kanazawa M, Kawai C, et al. Fatal diffuse alveolar damage from bird fanciers' lung. *Respiration* 1997;64(4):307–309.
13. Cook PG, Wells IP, McGavin CR. The distribution of pulmonary shadowing in farmer's lung. *Clin Radiol* 1988;39:21–27.
14. Myers JL. Hypersensitivity pneumonia: the role of lung biopsy in diagnosis and management. *Mod Pathol* 2012;25(suppl 1):S58–S67.
15. Matar LD, McAdams HP, Sporn TA. Hypersensitivity pneumonitis. *AJR Am J Roentgenol* 2000;174(4):1061–1066.
16. Hargreave F, Hinson KF, Reid L, et al. The radiological appearances of allergic alveolitis due to bird sensitivity (bird fancier's lung). *Clin Radiol* 1972;23:1–6.
17. Remy-Jardin M, Remy J, Wallaert B, et al. Subacute and chronic bird breeder hypersensitivity pneumonitis: sequential evaluation with CT and correlation with lung function tests and bronchoalveolar lavage. *Radiology* 1993;198:111–118.
18. Yoshizawa Y, Ohtani Y, Hayakawa H, et al. Chronic hypersensitivity pneumonitis in Japan: a nationwide epidemiologic survey. *J Allergy Clin Immunol* 1999;103(2, pt 1):315–320.
19. Mindell HJ. Roentgen findings in farmer's lung. *Radiology* 1970;97:341–346.
20. Cormier Y, Brown M, Worthy S, et al. High-resolution computed tomographic characteristics in acute farmer's lung and in its follow-up. *Eur Respir J* 2000;16(1):56–60.
21. Morell F, Roger A, Reyes L, et al. Bird fancier's lung: a series of 86 patients. *Medicine (Baltimore)* 2008;87(2):110–130.
22. Tateishi T, Ohtani Y, Takemura T, et al. Serial high-resolution computed tomography findings of acute and chronic hypersensitivity pneumonitis induced by avian antigen. *J Comput Assist Tomogr* 2011;35(2):272–279.
23. Hansell DM, Moskovic E. High-resolution computed tomography in extrinsic allergic alveolitis. *Clin Radiol* 1991;43:8–12.
24. Hansell DM, Wells AU, Padley SP, et al. Hypersensitivity pneumonitis: correlation of individual CT patterns with functional abnormalities. *Radiology* 1996;199:123–128.
25. Small JH, Flower CD, Traill ZC, et al. Air-trapping in extrinsic allergic alveolitis on computed tomography. *Clin Radiol* 1996;51(10):684–688.
26. Chung MH, Edinburgh KJ, Webb EM, et al. Mixed infiltrative and obstructive disease on high-resolution CT: differential diagnosis and functional correlates in a consecutive series. *J Thorac Imaging* 2001;16(2):69–75.

27. Arakawa H, Webb WR. Air trapping on expiratory high-resolution CT scans in the absence of inspiratory scan abnormalities: correlation with pulmonary function tests and differential diagnosis. *AJR Am J Roentgenol* 1998;170:1349–1353.
28. Herraez I, Gutierrez M, Alonso N, et al. Hypersensitivity pneumonitis producing a BOOP-like reaction: HRCT/pathologic correlation. *J Thorac Imaging* 2002;17(1):81–83.
29. Franquet T, Hansell DM, Senbanjo T, et al. Lung cysts in subacute hypersensitivity pneumonitis. *J Comput Assist Tomogr* 2003;27(4):475–478.
30. Silva CI, Flint JD, Levy RD, et al. Diffuse lung cysts in lymphoid interstitial pneumonia: high-resolution CT and pathologic findings. *J Thorac Imaging* 2006;21(3):241–244.
31. Adler BD, Padley SP, Müller NL, et al. Chronic hypersensitivity pneumonitis: high-resolution CT and radiographic features in 16 patients. *Radiology* 1992;185:91–95.
32. Lynch DA, Rose CS, Way D, et al. Hypersensitivity pneumonitis: sensitivity of high-resolution CT in a population-based study. *AJR Am J Roentgenol* 1992;159:469–472.
33. Silva CI, Müller NL, Lynch DA, et al. Chronic hypersensitivity pneumonitis: differentiation from idiopathic pulmonary fibrosis and nonspecific interstitial pneumonia by using thin-section CT. *Radiology* 2008;246(1):288–297.
34. Grenier P, Valeyre D, Cluzel P, et al. Chronic diffuse interstitial lung disease: diagnostic value of chest radiography and high-resolution CT. *Radiology* 1991;179:123–132.
35. Lynch DA, Newell JD, Logan PM, et al. Can CT distinguish hypersensitivity pneumonitis from idiopathic pulmonary fibrosis? *AJR Am J Roentgenol* 1995;165(4):807–811.
36. Malinen AP, Erkinjuntti-Pekkanen RA, Partanen PL, et al. Long-term sequelae of Farmer's lung disease in HRCT: a 14-year follow-up study of 88 patients and 83 matched control farmers. *Eur Radiol* 2003;13(9):2212–2221.
37. Churg A, Wright JL, Tazelaar HD. Acute exacerbations of fibrotic interstitial lung disease. *Histopathology* 2011;58(4):525–530.
38. Miyazaki Y, Tateishi T, Akashi T, et al. Clinical predictors and histologic appearance of acute exacerbations in chronic hypersensitivity pneumonitis. *Chest* 2008;134(6):1265–1270.
39. Churg A, Müller NL, Silva CI, et al. Acute exacerbation (acute lung injury of unknown cause) in UIP and other forms of fibrotic interstitial pneumonias. *Am J Surg Pathol* 2007;31(2):277–284.
40. Silva CI, Muller NL, Fujimoto K, et al. Acute exacerbation of chronic interstitial pneumonia: high-resolution computed tomography and pathologic findings. *J Thorac Imaging* 2007;22(3):221–229.
41. Niimi H, Kang EY, Kwong JS, et al. CT of chronic infiltrative lung disease: prevalence of mediastinal lymphadenopathy. *J Comput Assist Tomogr* 1996;20(2):305–308.
42. Buschman DL, Gamsu G, Waldron JA, et al. Chronic hypersensitivity pneumonitis: use of CT in diagnosis. *AJR Am J Roentgenol* 1992;159:957–960.
43. Swensen SJ, Aughenbaugh GL, Myers JL. Diffuse lung disease: diagnostic accuracy of CT in patients undergoing surgical biopsy of the lung. *Radiology* 1997;205(1):229–234.
44. Hartman TE, Primack SL, Swensen SJ, et al. Desquamative interstitial pneumonia: thin-section CT findings in 22 patients. *Radiology* 1993;187:787–790.
45. Godwin JD, Müller NL, Takasugi JE. Pulmonary alveolar proteinosis: CT findings. *Radiology* 1988;169:609–613.
46. Murch CR, Carr DH. Computed tomography appearances of pulmonary alveolar proteinosis. *Clin Radiol* 1989;40:240–243.
47. Vourlekis JS, Schwarz MI, Cherniack RM, et al. The effect of pulmonary fibrosis on survival in patients with hypersensitivity pneumonitis. *Am J Med* 2004;116(10):662–668.
48. Hanak V, Golbin JM, Hartman TE, et al. High-resolution CT findings of parenchymal fibrosis correlate with prognosis in hypersensitivity pneumonitis. *Chest* 2008;134(1):133–138.
49. Walsh SL, Sverzellati N, Devaraj A, et al. Chronic hypersensitivity pneumonitis: high resolution computed tomography patterns and pulmonary function indices as prognostic determinants. *Eur Radiol* 2012;22(8):1672–1679.
50. Jeong YJ, Kim KI, Seo IJ, et al. Eosinophilic lung diseases: a clinical, radiologic, and pathologic overview. *Radiographics* 2007;27(3):617–637; discussion 37–39.
51. Rossi G, Tironi A, Dore R, et al. Pulmonary eosinophilic infiltrates. *Pathologica* 2010;102(6):537–546.
52. Fernandez Perez ER, Olson AL, Frankel SK. Eosinophilic lung diseases. *Med Clin North Am* 2011;95(6):1163–1187.
53. Cottin V, Cordier JF. Eosinophilic pneumonias. *Allergy* 2005;60(7):841–857.
54. Alberts WM. Eosinophilic interstitial lung disease. *Curr Opin Pulm Med* 2004;10(5):419–424.
55. Allen JN, Davis WB. Eosinophilic lung diseases. *Am J Respir Crit Care Med* 1994;150(5, pt 1):1423–1438.
56. Johkoh T, Müller NL, Akira M, et al. Eosinophilic lung diseases: diagnostic accuracy of thin-section CT in 111 patients. *Radiology* 2000;216(3):773–780.
57. Alam M, Burki NK. Chronic eosinophilic pneumonia: a review. *South Med J* 2007;100(1):49–53.
58. Marchand E, Cordier JF. Idiopathic chronic eosinophilic pneumonia. *Semin Respir Crit Care Med* 2006;27(2):134–141.
59. Gaensler EA, Carrington CB. Peripheral opacities in chronic eosinophilic pneumonia: the photographic negative of pulmonary edema. *AJR Am J Roentgenol* 1977;128:1–13.
60. Jederlinic PJ, Sicilian L, Gaensler EA. Chronic eosinophilic pneumonia: a report of 19 cases and a review of the literature. *Medicine* 1988;67:154–162.
61. Mayo JR, Müller NL, Road J, et al. Chronic eosinophilic pneumonia: CT findings in six cases. *AJR Am J Roentgenol* 1989;153:727–730.
62. Ebara H, Ikezoe J, Johkoh T, et al. Chronic eosinophilic pneumonia: evolution of chest radiograms and CT features. *J Comput Assist Tomogr* 1994;18(5):737–744.
63. Johkoh T, Itoh H, Müller NL, et al. Crazy-paving appearance at thin-section CT: spectrum of disease and pathologic findings. *Radiology* 1999;211(1):155–160.
64. Müller NL, Staples CA, Miller RR. Bronchiolitis obliterans organizing pneumonia: CT features in 14 patients. *AJR Am J Roentgenol* 1990;154:983–987.
65. Ujita M, Renzoni EA, Veeraraghavan S, et al. Organizing pneumonia: perilobular pattern at thin-section CT. *Radiology* 2004;232(3):757–761.
66. Arakawa H, Kurihara Y, Niimi H, et al. Bronchiolitis obliterans with organizing pneumonia versus chronic eosinophilic pneumonia: high-resolution CT findings in 81 patients. *AJR Am J Roentgenol* 2001;176(4):1053–1058.
67. Glazer HS, Levitt RG, Shackelford GD. Peripheral pulmonary infiltrates in sarcoidosis. *Chest* 1984;86:741–744.
68. MacDonald SL, Rubens MB, Hansell DM, et al. Nonspecific interstitial pneumonia and usual interstitial pneumonia: comparative appearances at and diagnostic accuracy of thin-section CT. *Radiology* 2001;221(3):600–605.
69. Allen J. Acute eosinophilic pneumonia. *Semin Respir Crit Care Med* 2006;27(2):142–147.
70. Janz DR, O'Neal HR Jr, Ely EW. Acute eosinophilic pneumonia: a case report and review of the literature. *Crit Care Med* 2009;37(4):1470–1474.
71. Uchiyama H, Suda T, Nakamura Y, et al. Alterations in smoking habits are associated with acute eosinophilic pneumonia. *Chest* 2008;133(5):1174–1180.
72. Philit F, Etienne-Mastroianni B, Parrot A, et al. Idiopathic acute eosinophilic pneumonia: a study of 22 patients. *Am J Respir Crit Care Med* 2002;166(9):1235–1239.
73. Cheon JE, Lee KS, Jung GS, et al. Acute eosinophilic pneumonia: radiographic and CT findings in six patients. *AJR Am J Roentgenol* 1996;167(5):1195–1199.
74. King MA, Pope-Harman AL, Allen JN, et al. Acute eosinophilic pneumonia: radiologic and clinical features [see comments]. *Radiology* 1997;203(3):715–719.
75. Daimon T, Johkoh T, Sumikawa H, et al. Acute eosinophilic pneumonia: thin-section CT findings in 29 patients. *Eur J Radiol* 2008;65(3):462–467.
76. Roufosse FE, Goldman M, Cogan E. Hypereosinophilic syndromes. *Orphanet J Rare Dis* 2007;2:37.
77. Dulohery MM, Patel RR, Schneider F, et al. Lung involve-

ment in hypereosinophilic syndromes. *Respir Med* 2011;105(1): 114–121.
78. Epstein DM, Taormina V, Gefter WB, et al. The hypereosinophilic syndrome. *Radiology* 1981;140(1):59–62.
79. Kang EY, Shim JJ, Kim JS, et al. Pulmonary involvement of idiopathic hypereosinophilic syndrome: CT findings in five patients. *J Comput Assist Tomogr* 1997;21(4):612–615.
80. Simon D, Wardlaw A, Rothenberg ME. Organ-specific eosinophilic disorders of the skin, lung, and gastrointestinal tract. *J Allergy Clin Immunol* 2010;126(1):3–13; quiz 4–5.
81. Castaner E, Alguersuari A, Gallardo X, et al. When to suspect pulmonary vasculitis: radiologic and clinical clues. *Radiographics* 2010;30(1):33–53.
82. Keogh KA, Specks U. Churg-Strauss syndrome. *Semin Respir Crit Care Med* 2006;27(2):148–157.
83. Vaglio A, Moosig F, Zwerina J. Churg-Strauss syndrome: update on pathophysiology and treatment. *Curr Opin Rheumatol* 2012;24(1):24–30.
84. Churg A. Recent advances in the diagnosis of Churg-Strauss syndrome. *Mod Pathol* 2001;14(12):1284–1293.
85. Choi YH, Im JG, Han BK, et al. Thoracic manifestation of Churg-Strauss syndrome: radiologic and clinical findings. *Chest* 2000;117(1):117–124.
86. Worthy SA, Müller NL, Hansell DM, et al. Churg-Strauss syndrome: the spectrum of pulmonary CT findings in 17 patients. *AJR Am J Roentgenol* 1998;170(2):297–300.
87. Silva CI, Müller NL, Fujimoto K, et al. Churg-Strauss syndrome: high resolution CT and pathologic findings. *J Thorac Imaging* 2005;20(2):74–80.
88. Kim YK, Lee KS, Chung MP, et al. Pulmonary involvement in Churg-Strauss syndrome: an analysis of CT, clinical, and pathologic findings. *Eur Radiol* 2007;17(12):3157–3165.
89. Buschman DL, Waldron JA Jr, King TE Jr. Churg-Strauss pulmonary vasculitis. High-resolution computed tomography scanning and pathologic findings. *Am Rev Respir Dis* 1990;142(2):458–461.
90. Allen JN. Drug-induced eosinophilic lung disease. *Clin Chest Med* 2004;25(1):77–88.
91. Souza CA, Müller NL, Johkoh T, et al. Drug-induced eosinophilic pneumonia: high-resolution CT findings in 14 patients. *AJR Am J Roentgenol* 2006;186:368–373.
92. Martinez S, Restrepo CS, Carrillo JA, et al. Thoracic manifestations of tropical parasitic infections: a pictorial review. *Radiographics* 2005;25(1):135–155.
93. Ward S, Heyneman LE, Flint JD, et al. Bronchocentric granulomatosis: computed tomographic findings in five patients. *Clin Radiol* 2000;55(4):296–300.
94. Kradin RL, Mark EJ. The pathology of pulmonary disorders due to *Aspergillus* spp. *Arch Pathol Lab Med* 2008;132(4): 606–614.
95. Yousem SA. The histological spectrum of chronic necrotizing forms of pulmonary aspergillosis. *Hum Pathol* 1997;28(6):650–656.
96. Kim Y, Lee KS, Choi DC, et al. The spectrum of eosinophilic lung disease: radiologic findings. *J Comput Assist Tomogr* 1997;21(6):920–930.
97. Gefter WB. The spectrum of pulmonary aspergillosis. *J Thorac Imaging* 1992;7(4):56–74.
98. Lynch DA, Brasch RC, Hardy KA, et al. Pediatric pulmonary disease: assessment with high-resolution ultrafast CT. *Radiology* 1990;176:243–248.

15 薬剤性肺傷害と放射線による肺損傷

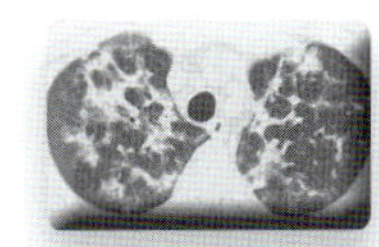

重要な項目

薬剤性肺傷害 409
びまん性肺胞傷害(急性呼吸窮迫症候群) 410
過敏性肺炎 410
器質化肺炎(閉塞性細気管支炎・器質化肺炎) 411
好酸球性肺炎 412
非特異性間質性肺炎 412
特定薬剤に対する反応 413
放射線による肺損傷 417

本章で使われる略語

3D (three-dimensional) 三次元
5-ASA (mesalamine) メサラミン
ARDS (acute respiratory distress syndrome) 急性呼吸窮迫症候群
BCNU (carmustine) カルムスチン
BOOP (bronchiolitis obliterans organizing pneumonia) 閉塞性細気管支炎・器質化肺炎
CEP (chronic eosinophilic pneumonia) 慢性好酸球性肺炎
cGy (centigray) センチグレイ
DAD (diffuse alveolar damage) びまん性肺胞傷害
Gy (gray) グレイ
HP (hypersensitivity pneumonitis) 過敏性肺炎
ILD (interstitial lung disease) 間質性肺疾患
NSIP (nonspecific interstitial pneumonia) 非特異性間質性肺炎
RA (rheumatoid arthritis) 関節リウマチ
TNF (tumor necrosis factor) 腫瘍壊死因子
UIP (usual interstitial pneumonia) 通常型間質性肺炎

薬剤性肺傷害

350 以上の薬剤が肺，気道，肺循環への有害事象の原因として報告されている[1]．薬剤性肺傷害の一般的な原因は，アミオダロン，抗生物質，非ステロイド系抗炎症薬と化学療法薬である[1]．薬剤性肺傷害を最も起こしやすい薬剤は細胞傷害性の化学療法薬である[1,2]．近年癌の治療に使われる分子標的薬[3,4]や膠原病[5]の治療に使われる生物学的製剤は，薬剤性肺傷害の可能性を増加させている．

薬剤は肺に様々な病理学的な反応パターン示し，最も一般的な分類は，肺水腫，びまん性肺胞傷害(DAD；急性呼吸窮迫症候群(ARDS))，びまん性肺胞出血，過敏性肺炎(HP)，器質化肺炎(閉塞性細気管支炎・器質化肺炎(BOOP))，好酸球性肺炎，亜急性または慢性の間質性肺炎・肺線維症である[1,6,7]．薬剤による二次性の慢性間質性肺炎・肺線維症のほとんどの患者は線維化の有無にかかわらず，病理的には非特異性間質性肺炎(NSIP)の所見であり，通常型間質性肺炎(UIP)，剥離性間質性肺炎とリンパ球性間質性肺炎の報告はあるが，まれである[6,7]．様々な反応パターンのそれぞれに特徴的に関連する薬剤群があるが，多くの薬剤は，1 つ以上の病理組織タイプの肺病変を，別の患者または同じ患者において示すことがある[1,8]．薬剤性肺傷害とその反応パターンは，www.pneumotox.com でオンライン・データベース化されており，常時更新されている．

薬剤性肺傷害は，急性か亜急性であるが，慢性的な経過で発症することもある．通常，アナフィラキシーと非心原性肺水腫は薬剤の投与後数分～数時間で起こるが，DAD，肺胞出血，過敏性肺炎，器質化肺炎は薬剤の投与後，数日～数週間後に出現する亜急性の経過である[8]．間質性肺炎(最も一般的には NSIP)としてみられる慢性の反応は薬剤による治療開始後，数ヵ月～数年で出現する[8]．しかしながら，時には，数年間薬を使用した後に，急速に発症する薬剤性反応もあり，注意が必要である[8]．抗癌剤の特有の合併症として放射線によって誘発される肺臓炎があり，以前に胸部に放射線治療を受けた患者にみられることがある[9]．抗癌剤による治療開始後まもなく，発熱，咳嗽，呼吸困難が出現する．胸部画像では肺の陰影は当初は放射線照射範囲内に限定しているが，重症例ではびまん性になることもある．放射線によって誘発される肺臓炎を起こし得る薬剤には，アドリアマイシン(ドキソルビシン)，カルムスチン(BCNU)，エトポシド，ゲフィチニブ，ゲムシタビン，パクリタキセル，トラツズマブなどがある[9]．

薬剤性肺傷害の患者の最も頻度の高い臨床症状は咳と進行性の呼吸困難と発熱である．これらの臨床症状は非特異性で，軽度から重症なものまで様々である．薬剤性肺傷害の診断は難しく，臨床医と放射線科医による，肺障害を疑う高度な判断が必要である．薬剤による肺傷害において，診断に至る，臨床的・画像的・組織学的な信頼できる特徴的な所見は実質的にはない[1]．したがって，診断は，薬剤の投与と肺の異常の出現との時間的な関係，他の原発性または二次性の肺疾患の除外に基づいて行われる[1,8]．ほとんどの患者では，薬剤の中断によって，症状は改善するので，薬剤性肺傷害の迅速な診断は重要である[1]．

高分解能CT(HRCT)は，胸部X線撮影より異常所見の検出に優れており[10]，現在のところ，薬剤による肺疾患の存在を非侵襲的に評価する最善の方法である[11]．Padleyらは，23例の患者と5例の健常対照者の胸部X線写真とHRCTを概説した[10]．2人の独立した読影者により，HRCTでは23例全例で異常所見が指摘されたが，胸部X線写真で薬剤性肺傷害による所見が指摘されたのは23例中17例(74%)であった．Bellamyらは，ブレオマイシンの投与を受けた100例の患者で，胸部X線写真とCTを検討した[12]．ブレオマイシンによる肺傷害は，胸部X線写真では15%，CTでは38%で指摘され，CTでの異常所見の範囲と肺気量の変化の間には有意な相関($p<0.01$)があることを報告している．

表15-1　薬剤性肺傷害のHRCT所見

疾　患	HRCT所見
DAD	コンソリデーションに関連するクレイジー・ペイビング・パターンの有無は問わないすりガラス影[a]
NSIP	網状影の有無は問わないすりガラス影[a]
器質化肺炎(BOOPのような反応)または好酸球性肺炎	気管支周囲と末梢性のコンソリデーション[a]
アミオダロン	肺実質と肝臓の濃度上昇[a]

[a] 最も頻度が高い所見．

通常，薬剤性肺傷害のHRCTパターンは病理組織パターンを反映している(表15-1)[6,13-15]．また,時には,特定の薬剤の反応パターンを強く示唆することもある[6]．しかしながら，前述のように，患者によっては2つ以上の病理組織学的パターンをもつこともあり[1,8]，CTでも様々なパターンが混在してみられることがある．CleverleyらによるHRCTで指摘された20例の薬剤性肺傷害の後ろ向き検討では，特定の病理組織パターンを予測する際の精度はわずか45%であった[16]．これらの限界にもかかわらず，HRCTは現在のところ，薬剤性肺傷害を指摘し[11]，病理学的な組織像を予測する最善の非侵襲的な方法である[7,17]．

びまん性肺胞傷害(急性呼吸窮迫症候群)

びまん性肺胞傷害(DAD)は臨床での急性呼吸窮迫症候群(ARDS)に対応する病理所見であり，肺毒性による肺病変で，最も一般的にみられる病理所見である[7]．それは，ブスルファン，シクロホスファミド，BCNU，ブレオマイシン，パクリタキセル，ドセタキセルのような細胞毒性化学療法薬に対する反応として，しばしばみられる．また，アミオダロン，アスピリン，麻薬性鎮痛薬，低用量メトトレキサート，コカインなどでもみられる[1,7]．

HRCTでの所見は，コンソリデーションの広がりとは関係なく，広範囲に両側に広がるすりガラス影からなる[6,7,15,16]．初期は，しばしば肺の正常部分に隣接するように斑状・地図状に広がるすりガラス影が主体である．すりガラス影は急速に融合し，平滑な線状影をしばしば伴い，クレイジー・ペイビング・パターンとなる(図15-1)．コンソリデーションはしばしば存在し(図15-2)，病状の進行に伴い増加する．既存の構造改変と牽引性気管支拡張は，DADが進行する過程で認める．慢性の線維化の過程になると，広範囲な網状影と蜂巣肺(蜂窩肺)となる[7,18]．薬物の使用歴以外は，薬剤によるARDSと他の原因によるARDSとの臨床的，画像的所見の違いはない．薬剤関連のDADの予後は，肺傷害の重症度に関連がある．Padleyらによる，マイトマイシンCによる薬剤性のARDSとブスルファンによる薬剤性のARDSの2例の患者は，2例とも死亡した[10]．

過敏性肺炎

過敏性肺炎は薬剤性肺傷害では比較的まれであ

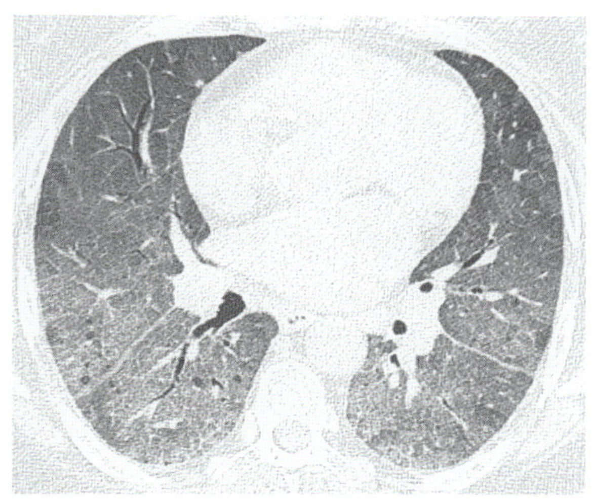

図 15–1　アミオダロンによる治療中に発症したびまん性肺胞傷害(DAD)(62 歳女性)．HRCT で，両側にびまん性のすりガラス影がみられた．さらに同部には平滑な線状影も認められ，クレイジー・ペイビング・パターンを呈している．軽度の気腫性変化がある．

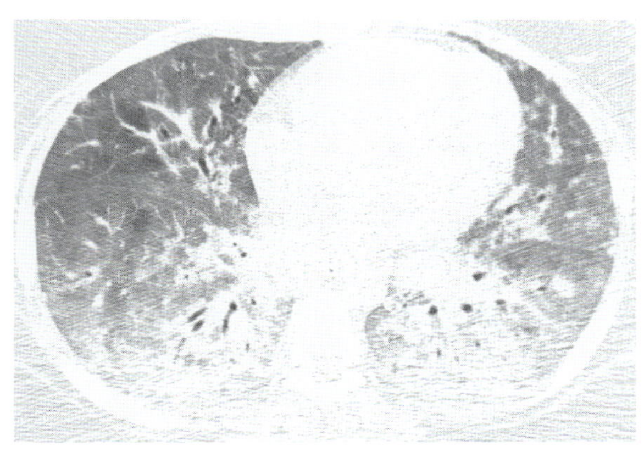

図 15–2　コカインの大量服用後に発症したびまん性肺胞傷害(32 歳女性)．HRCT では，両側性の広範囲なすりガラス影とコンソリデーションを認める．

る[7]．最もよく知られているものは，関節リウマチ(RA)の治療で一般的に行われる低用量メトトレキサートであり，ほかには，シクロホスファミド，メサラミン(5–ASA)，フルオキセチン，アミトリプチリン，パクリタキセルでも報告がある[7]．

画像所見と病理学的所見は有機抗原の吸入により急性過敏性肺炎の所見と類似している[6,7]．HRCT での所見は両側のすりガラス影と小葉中心性の微小結節である(図 15–3)[6,16]．ほとんどの患者で，吸気時に肺野濃度と血管影の減少と呼気時にエアトラッピングを認める[6,16]．

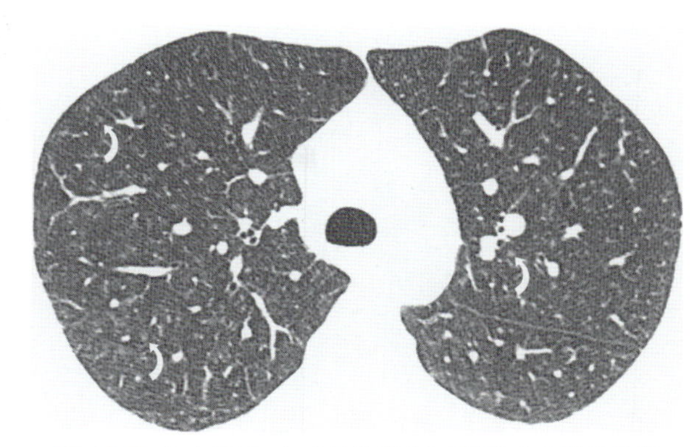

図 15–3　シタラビンによる治療中に発症した過敏性肺炎(42 歳女性)．HRCT では，両側に斑状のすりガラス影と境界不明瞭な小葉中心性結節を認める．

器質化肺炎(閉塞性細気管支炎・器質化肺炎)

器質化肺炎(OP)は薬剤による反応としてしばしばみられる．器質化肺炎を呈する薬剤性肺炎の原因として頻度の高い薬はブレオマイシン，シクロホスファミド，メトトレキサート，アミオダロン，アセブトロール，ミノサイクリン，ニトロフラントイン，金製剤，ペニシラミン，フェニトイン，カルバマゼピン，5–ASA，ヒドララジンとインターフェロンである[7,14,19]．

薬剤性肺傷害の器質化肺炎の HRCT 所見は，特発性器質化肺炎(COP)[6,14]の所見と類似しており，主に両肺の胸膜下や気管支周囲にコンソリデーションを認め(図 15–4)[6,14]，小葉の辺縁にみられることもある(図 15–5)．コンソリデーションは，対称性か非対称性であり，しばしばすりガラス影を伴う．Dodd らは，臨床的に薬剤性肺炎と診断され，生検にて器質化肺炎と確認された 9 例の HRCT について検討した[14]．8 例の

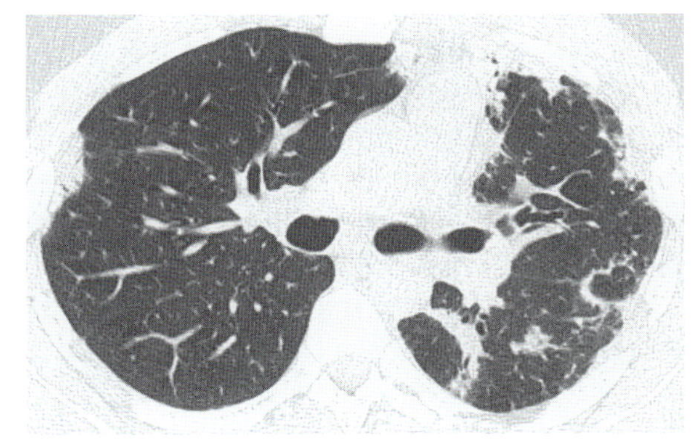

図 15–4　精巣癌の化学療法後に発症した器質化肺炎(BOOP 様反応)(27 歳男性)．HRCT ではコンソリデーションが両側の主に胸膜下に非対称性にみられる．

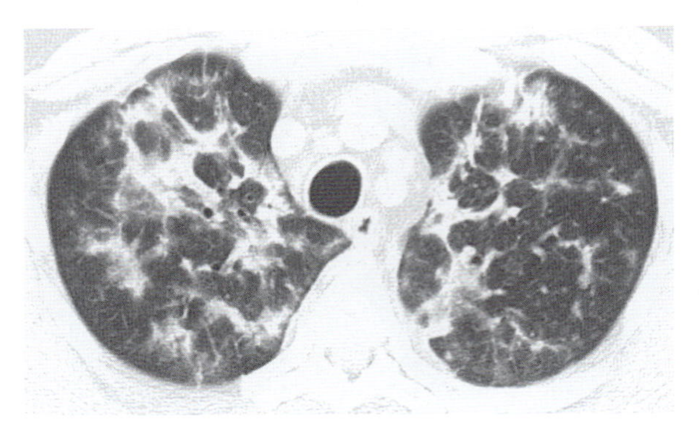

図 15-5　潰瘍性大腸炎に対してメサラミン(5-ASA)による治療中に発症した器質化肺炎(BOOP様反応)(72歳男性). HRCTでは両側の気管支周囲領域，小葉辺縁でコンソリデーションを認める.

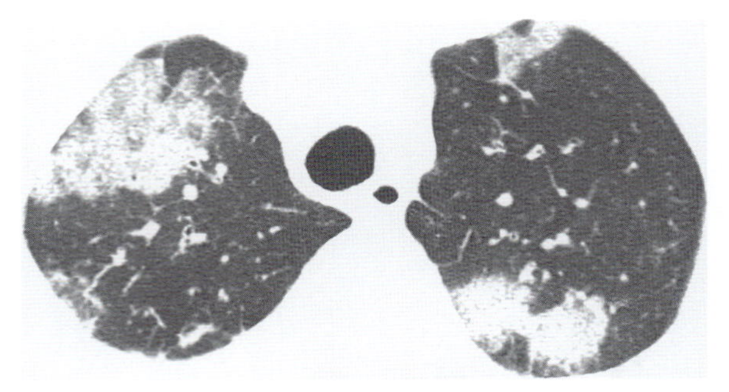

図 15-6　経口フェニトインによる治療中に発症した好酸球性肺炎(47歳男性). HRCTは，両側上葉の末梢でコンソリデーションとすりガラス影がみられる.

患者で両側にコンソリデーションが認められ，陰影は7例で非対称性，1例で対称性に分布していた．この全8例の患者において，コンソリデーションの領域は，主に気管支周囲であるか胸膜下領域またはその両方であった．すりガラス影は7例の患者で存在したが，すりガラス影が主体であったのは9例のうちのわずか1例であり，そのすりガラス影の分布は，両側性で非対称であった.

好酸球性肺炎

薬剤による反応は，最も頻度が高い好酸球性肺疾患の原因の1つである．発症は急性である場合もあるが，より一般的には，数ヵ月かけて潜在的に進行する[1]．一般的に原因となる薬剤は，アミオダロン，抗うつ薬，β遮断薬，ブレオマイシン，コカイン，ヒドロクロロチアジド，5-ASA，ミノサイクリン，ニトロフラントイン，非ステロイド性抗炎症薬，フェニトイン，スルホンアミド，スルファサラジンなどである[1,7,13]．原因となり得る薬の使用があり，胸部X線写真またはHRCTでのコンソリデーションを認め，末梢血・肺生検または気管支肺胞洗浄での好酸球の増加があることで，診断がつけられる．寄生虫，真菌感染などの好酸球増加をきたす疾患や，免疫疾患や全身性の好酸球増加をきたす疾患の除外も必要である[6,7,13].

薬剤性好酸球性肺炎のHRCT所見は，慢性好酸球性肺炎(CEP)と類似しており，主に両側の末梢性肺領域のコンソリデーションからなる(図15-6)[6,7,13]．Souzaらは，14例の薬剤性好酸球性肺炎患者のHRCT所見を検討した[13]．11例(79%)の患者にコンソリデーションを，3例(21%)の患者にすりガラス影を認めた．異常所見はすべての患者で両側性で非対称であり，10例(71%)の患者で末梢の肺領域にみられた．3例(21%)では肺の中枢側に陰影がみられ，1例(7%)はランダムに分布していた．コンソリデーションまたはすりガラス影は，7例(50%)の患者で主に上肺野，1例(7%)で下肺野，6例(43%)でほぼ全肺野でみられた．5例の患者では，すりガラス影で囲まれる小葉辺縁性のコンソリデーションの分布を認めた．他の所見としては，小結節，小葉間隔壁肥厚と軽度の網状影を認めた[13].

非特異性間質性肺炎

非特異性間質性肺炎(NSIP)は，間質性の炎症の程度と時相が均一であることが組織学的な特徴である[20]．NSIPは，膠原病や過敏性肺炎だけでなく，薬剤性の肺傷害でも一般的にみられる反応である[20]．NSIP様パターンを起こす薬剤には，細胞傷害性の薬剤としては，ブレオマイシン，ブスルファン，BCNU，メトトレキサートなどがあり，非細胞傷害性の薬剤ではアミオダロン，スルファサラジン，ヒドロクロロチアジドなどがある[6,7].

薬剤性肺傷害によるNSIPのHRCT所見は，特発性NSIPや他の原因によるNSIPの所見と類似している[6,7,15]．主な異常所見は，両側性の広範囲なすりガラス影で，微細な網状影・牽引性気管支拡張・細気管支の拡張はある場合もない場合もある(図15-7，図15-8)[6,15,21]．所見はびまん性であるが，一般的には，主に下肺野が中心である[6,15,21].

慢性間質性肺疾患(ILD)の原因の典型例としては，BCNUによる遅発性のものがある．この合併症は，小児期に脳腫瘍の治療のためにBCNUを使った患者でみられ，それは治療後，最も遅くて17年後に現れ

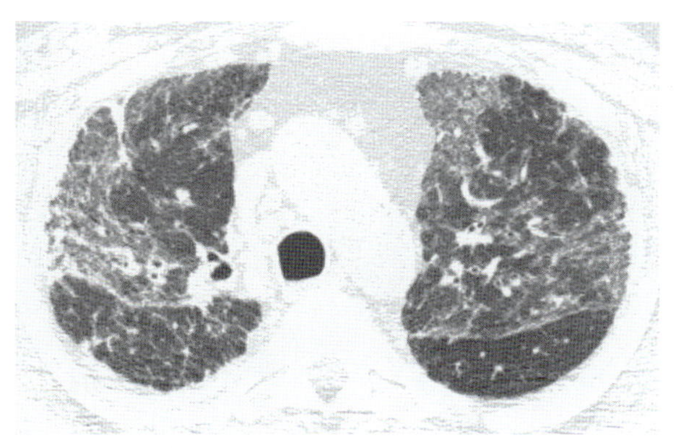

図 15-7　ブレオマイシンによる治療中に発症した非特異性間質性肺炎(NSIP)(46歳男性). HRCTでは，両側に広範囲なすりガラス影と末梢に軽度の網状影がみられる.

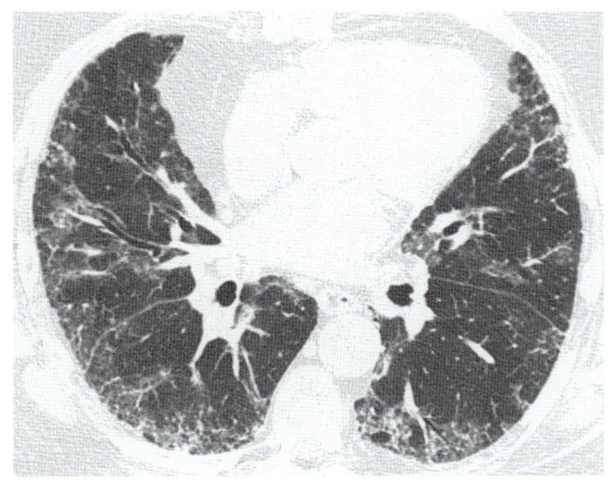

図 15-8　ニトロフラントインによる治療中に発症した非特異性間質性肺炎(NSIP)(73歳男性). HRCTでは，主に両側の末梢にすりガラス影と軽度の網状影がみられる.

ることもある[22,23]. これらの患者での肺生検の所見は，たいていfibrotic NSIPである[7,22]. 少数の患者では，HRCTで主に上肺野の末梢に網状影を認めたが[24]，この上肺野の線維化の分布は，他の原因によるNSIPとは異なる所見である[6].

特定薬剤に対する反応

薬剤の反応は，多種多様な薬剤による治療によって，起こる可能性がある[1]. 有意に肺病変を起こしやすい典型的な薬剤を以下に示す.

ブレオマイシン

ブレオマイシンは，リンパ腫，子宮頸癌，頭頸部の扁平上皮癌，胚細胞腫瘍の治療で使われる細胞傷害性の薬である[25,26]. ブレオマイシンの肺傷害は用量依存的に発症し，ブレオマイシンを含む化学療法を行った患者の最大46%に発症する[25,26]. 最近の研究では，新規に診断されたホジキンリンパ腫に対してABVD(アドリアマイシン，ブレオマイシン，ビンブラスチン，ダカルバジン)による治療を行った患者を連続登録した184名のうち，呼吸器症状があること，胸部X線写真やCTでの両側性の異常陰影があること，または経気管支肺生検で肺の線維化のあること，感染のないことから診断した，ブレオマイシンによる肺臓炎の患者は28名(15%)であった[27]. ブレオマイシンによる薬剤性肺臓炎の死亡率は約3%である[25,26]. 呼吸不全を伴うDAD，器質化肺炎(BOOP)，線維化を伴う慢性肺炎(特にNSIP)などが報告されている[1,3,15]. ブレオマイシンによる肺傷害は，通常治療中に徐々に進行するが，ブレオマイシンを中止して6ヵ月後に起こる場合もある[25].

画像所見は初期は下肺野に有意である傾向があるが，急速に広汎に広がることもある[25,28,29]. 胸部X線写真では異常所見のない患者でも，HRCTでは肺野に異常所見を認めることがあり[25,29]，ブレオマイシンによる肺傷害の典型的なHRCT所見は，DADによるコンソリデーションを伴う広範囲な両側性のすりガラス影である[15,30]. 他の所見としては，NSIPによる網状影がある場合とない場合がある. 両側性のすりガラス影や，BOOP様の所見による[6,10]両側の気管支周囲や胸膜直下のコンソリデーションがある[10,31].

ブレオマイシンによる肺傷害による特徴的な所見としては，肺内転移に類似した多発結節影があり[1,32]，この肺生検の結果は，器質化肺炎(BOOP様反応)である[7].

シクロホスファミド

シクロホスファミドは，様々な悪性疾患と自己免疫疾患の治療で使われるアルキル化薬であり，他の治療薬との併用で使われることが一般的である[2]. 肺傷害の病理学的所見は主にDADと慢性間質性肺炎，特にNSIPである[1]. HRCTの所見も病理学的所見によって異なる[6,10,15].

メトトレキサート

メトトレキサートは，多くの悪性疾患と炎症性疾患，特に関節リウマチ，乾癬，サルコイドーシスの治療で一般的に用いられる[33,34]. 肺傷害は症例の5～10%で起こり，治療期間または蓄積量とは無関係である. ほ

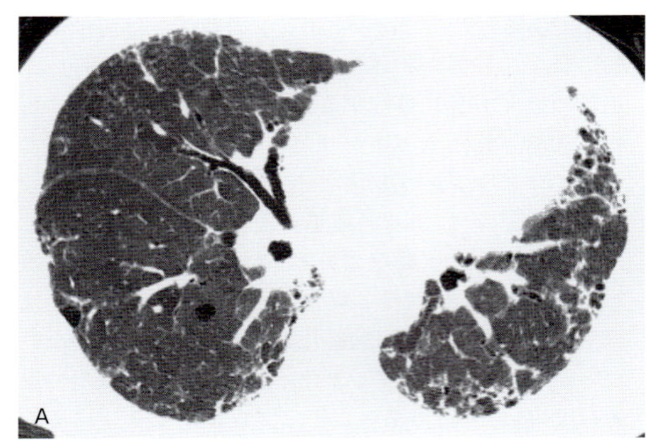

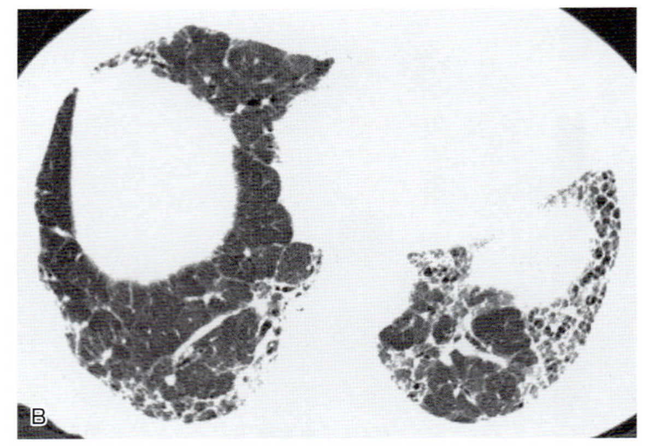

図 15-9　呼吸困難が増悪してきた，メトトレキサートによる治療を受けてきた慢性骨髄性白血病患者の HRCT(86 歳男性)．A，B：胸膜下に網状影と蜂巣肺を認める．

とんどの場合，組織学的所見は NSIP に類似するが[7]，ほかに DAD，過敏性肺炎，器質化肺炎の所見を呈することもある[1,7]．

メトトレキサートによる薬剤性肺傷害で最も頻度が高い HRCT での所見は，NSIP の存在を反映する[7] 両側性のすりガラス影であり，網状影はある場合とない場合がある[7,10]．過敏性肺炎に類似する，小葉中心性の結節影によるすりガラス影も，何例かの患者で認められ[7]，時に，UIP に特徴的なパターンを示すこともある(図 15-9)．

アミオダロン

アミオダロンは，ヨウ素化された，難治性の頻拍性不整脈の治療薬である．アミオダロンは非常に半減期が長く，肺内でマクロファージとⅡ型肺胞上皮細胞に集積し，層板封入体を形成する．アミオダロンによる肺傷害(いわゆる“アミオダロン肺”)は，通常，アミオダロンの初回治療後の数日〜10 年以上まで，いつでも発症する可能性がある[35,36]．累積の有病率は治療を受けた患者の約 5% であると推定される[36,37]．アミオダロンによる肺傷害の発症を増加させる要因として，400 mg/ 日以上の投与，60 歳以上の高齢者があげられている[7,35]．

アミオダロンによる肺傷害で最も一般的な組織学的所見は DAD，器質化肺炎，NSIP，である[7]．一般的な合併症ではないが，好酸球性肺炎，びまん性肺出血，薬物性のループス症候群もみられる[1,37]．アミオダロン肺の典型的な特徴は，特性細胞質内オスミウム酸親性層状体を含む顕著な泡沫状の組織球の存在である[7]．しかしながら，この所見は肺傷害のない患者でも薬剤を摂取していれば起こる点に注意が必要である[7]．

アミオダロン肺の HRCT 所見は，すりガラス影，限局性またはびまん性のコンソリデーション，網状影であり，まれに，陰影が重なって腫瘤状にみえることもある(図 15-10〜図 15-12)[6,38,39]．アミオダロンによる肺傷害の典型的な特徴は，このヨウ素化された合成物の組織への蓄積による，周囲の軟部組織と比べて高吸収の像の存在である[6,38,39]．高吸収域は，典型的にはコンソリデーションまたは腫瘤状陰影の領域にみられ，網状影の領域ではあまりみられない[38,39]．アミオダロン肺患者 11 例において，高吸収(82〜175 HU)の領域は 8 例(73%)でみられ，間質と肺胞腔で多数の泡沫状のマクロファージの存在と相関した[39]．アミオダロンは肝臓と脾臓にも蓄積するので，肺底部の CT で肝臓と脾臓が異常に高吸収にみえる．しかしながら，アミオダロンによる治療を受けている患者では，薬剤性の傷害がない場合にも，CT で肝臓が高吸収にみえることに注意する必要がある[38,39]．

新しい抗癌剤

従来の化学療法の薬剤は核酸合成や細胞分裂を妨げ，増殖の速い細胞を標的として，細胞傷害性である[3]．新しい薬剤は細胞の活動を調整する特異的な分子を標的とする[3]．これらの薬剤は細胞表面の抗原を標的としたり(例えば，モノクローナル抗体)，様々な伝達物質を標的とする(例えば，キナーゼ抑制薬)ことがある．腫瘍学の臨床で使用されるモノクローナル抗体には，B 細胞非ホジキンリンパ腫の治療に使われるリツキシマブや大腸癌や頭頸部の扁平上皮癌の治療に使われるセツキシマブや乳癌の治療に使われるトラスツズマブがある[3]．チロシンキナーゼ抑制薬には主に

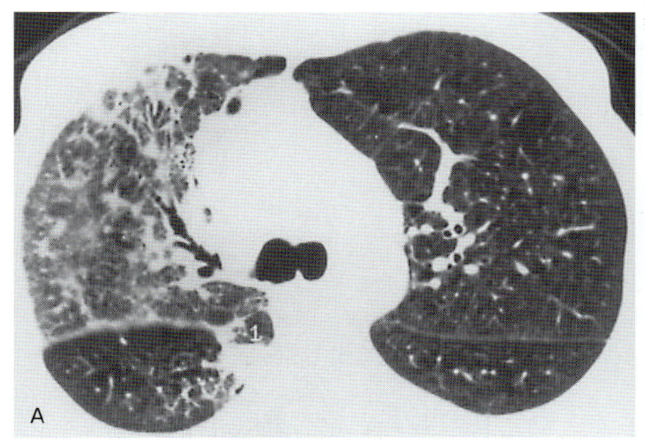

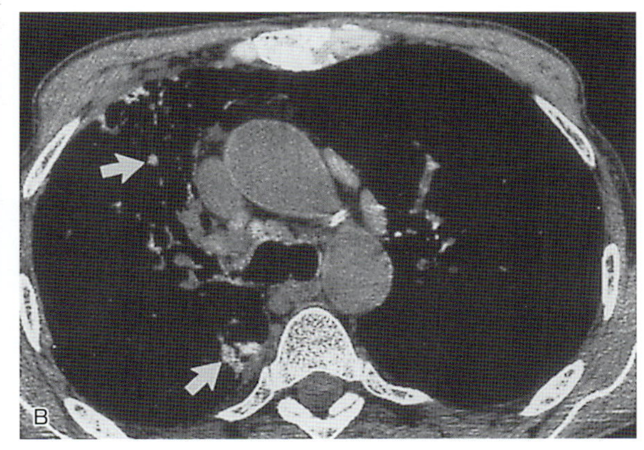

図 15-10　アミオダロン肺(61 歳男性)．A：気管分岐部のレベルの HRCT．牽引性の気管支拡張による不規則な線状影とすりガラス影だけでなく既存の肺胞の構造改変もみられる．コンソリデーションは右下葉にも認められる．B：同じレベルの縦隔条件では肺実質に濃度上昇している部分を認めている(矢印)．右下葉のコンソリデーションの部分の濃度は胸壁の軟部組織の濃度が 23 HU なのに対して，135 HU と上昇を認めた．縦隔リンパ節の濃度も上昇を示している．

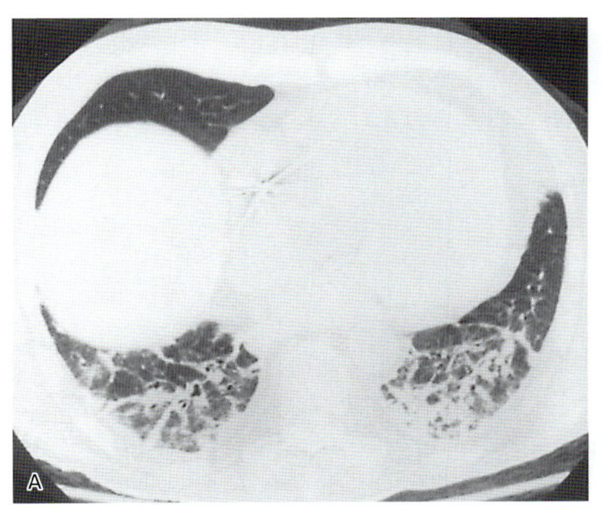

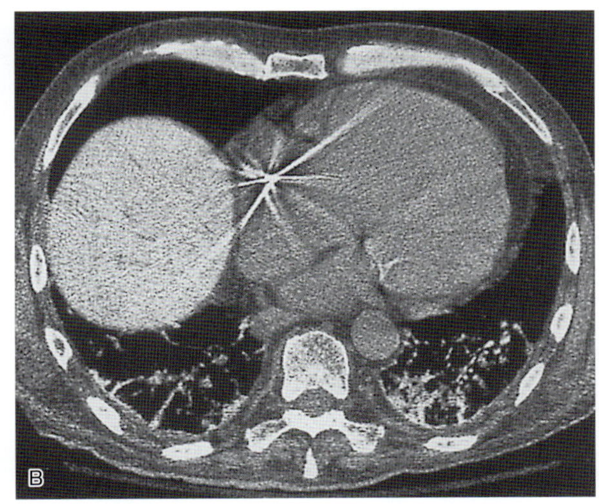

図 15-11　アミオダロン肺(68 歳男性)．A：肺底部の HRCT. 牽引性の気管支拡張と軽度のすりガラス影による網状影を認める．B：同じレベルの縦隔条件では肺実質と肝臓の濃度上昇を認める．心拡大とペースメーカーのリードも認める．

非小細胞肺癌の治療に使われるゲフィチニブやエルロチニブ，他臓器に転移した腎臓癌の治療に使われるスニチニブやソラフェニブがある[3]．

従来の化学療法剤と新しい化学療法剤の両方で，最も一般的な放射線学的な所見は肺の陰影である[3]．細胞傷害性の薬剤と分子標的薬とでは共通点もあるが，新規の薬剤の毒性は予測困難であるという懸念がある[3]．

新しい抗癌剤による二次性の肺合併症としては，癌細胞の増殖と生存を妨げる EGFR 受容体拮抗薬であるゲフィチニブ(イレッサ®)使用によるものが最も大々的に記述されている[9]．ゲフィチニブは，非小細胞癌，卵巣癌，大腸癌，頭頸部癌，乳癌に対して高い活性をもつ[9]．ゲフィチニブによる肺傷害は治療開始後，通常 90 日以内に発症する．日本でのゲフィチニブによる肺傷害の発症頻度は 1〜2% であり，日本以外で報告された発症頻度(0.3%)より高い[4, 9]．徴候は，間質性肺炎，DAD，肺胞出血，肺線維症がある[4, 9]．ゲフィチニブによる肺傷害はおよそ 1/3 の患者で致命的である[4, 9, 40]．

ゲフィチニブによる間質性肺炎の画像所見は従来の抗癌剤による薬剤性間質性肺炎の所見と類似している[41, 42](図 15-13)．Endo らはゲフィチニブによる間質性肺炎患者 44 名の CT 所見を検討した[41]．4 つの異なるパターンがみられた．(A) すりガラス影，(B) コンソリデーションの散在，(C) 小葉間隔壁の肥厚と

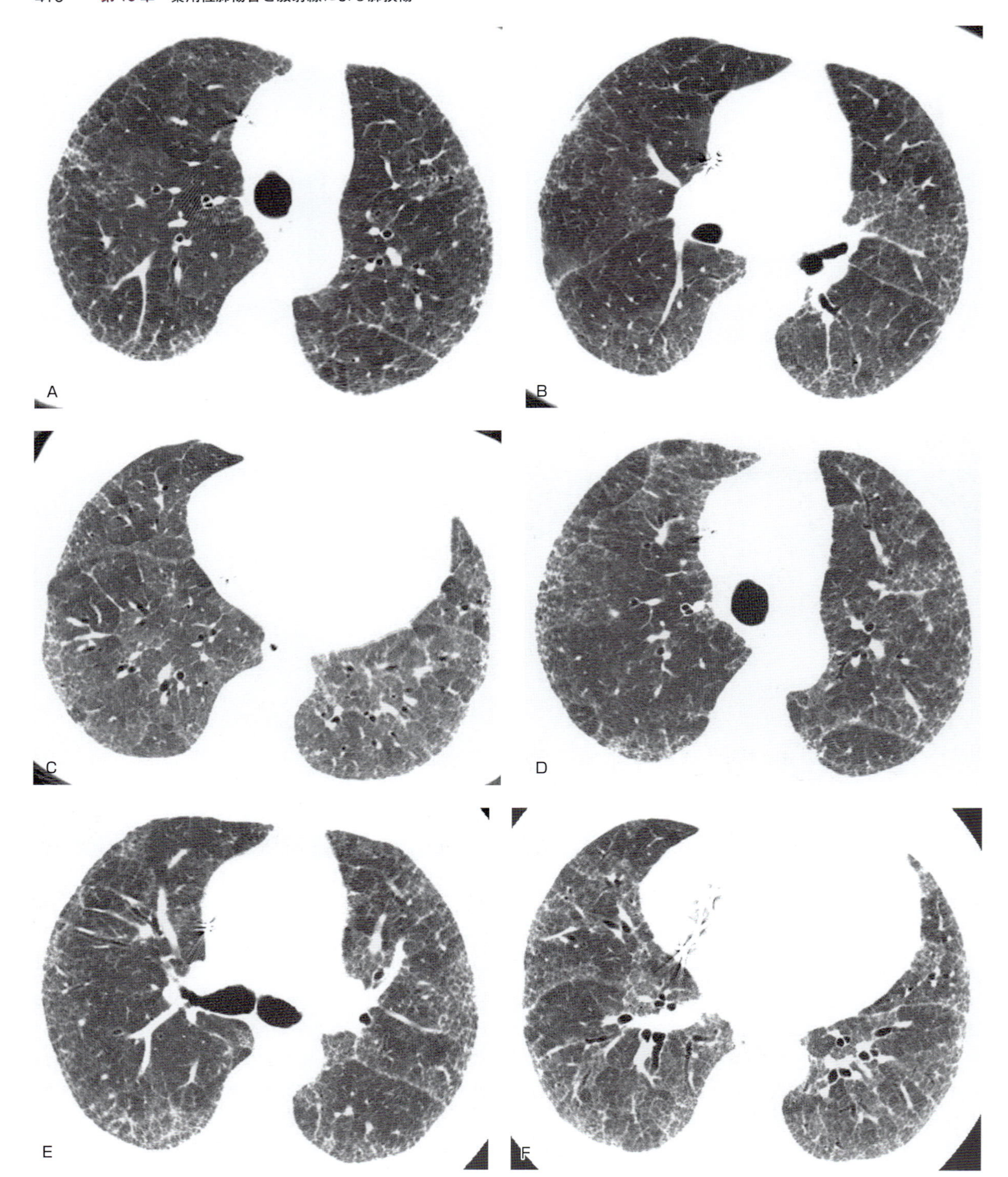

図 15-12　アミオダロンによる肺傷害にて線維化の進行した患者の HRCT．診断時の HRCT（A-C）．小葉間隔壁の肥厚とすりガラス影が目立つ末梢性の網状影を認める．6 ヵ月後（D-F）．網状影の増悪を特に肺底部で認めている（F）．

関連する斑状のすりガラス影，（D）牽引性気管支拡張を伴う両側性のすりガラス影やコンソリデーションの広がりである．44 名のうち，A パターンは 24 名（55％），B パターンは 7 名（16％），C パターンは 1 名（2％），D パターンは 12 名（28％）に認められた．死亡率は牽引性気管支拡張を伴う両側のすりガラス影やコ

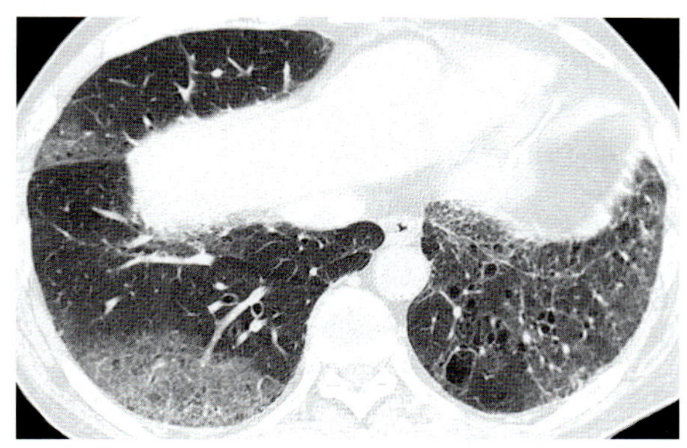

図 15-13　ゲフィチニブによる間質性肺炎を発症した，進行した肺腺癌（61 歳男性）． HRCT ではゲフィチニブによる治療開始後３日間で両肺にすりガラス影が出現している．気腫も認める経気管支肺生検では，器質化肺炎を認めた．ゲフィチニブ中止後，すりガラス影は改善した．(Courtesy of Dr. Kiminori Fujimoto, Kurume, Japan.)

ンソリデーションの広がり（D パターン）の患者でほかのパターンの患者よりも優位に高かった．このパターンは DAD に合致すると解釈されている[41]．Park らはゲフィチニブによる肺傷害患者５人の CT 所見を検討した[43]．１名の患者は均一な片側性のすりガラス影，２名は小葉間隔壁の肥厚と関連する片側性のすりガラス影，１名は両側性の斑状のすりガラス影，１名は両側性のすりガラス影と胸水貯留を認めていた．

リウマチの治療における生物学的製剤

最近の 10 年間で自己免疫疾患の治療に対する生物学的製剤（特にモノクローナル抗体）の使用が劇的に増加している[5,44]．これらの生物学的製剤は特に関節リウマチの患者の臨床的，機能的評価項目の前例のない改善をもたらした[44]．様々な生物学的製剤が使用されているが，2010 年８月に報告された非感染性の肺合併症の 97％は TNF 阻害薬によるもので，そのほとんどはエタネルセプト（エンブレル®）とインフリキシマブ（レミケード®）であった[5]．腫瘍壊死因子（TNF）は自己免疫疾患の炎症反応や肺の線維化や肉芽腫形成に関与するサイトカインである[5]．

TNF 阻害薬使用に関係する非感染性の肺合併症で最も一般的なものは既存の間質性肺炎の急性増悪と類肉芽腫様の疾患である[5,45]．抗 TNF 薬で治療を受ける関節リウマチ患者の間質性肺炎の有病率は 0.5～3％で，主な臨床症状は呼吸困難であった[5,45]．抗 TNF 薬の使用に関連する間質性肺炎の最も一般的な形態は，UIP，NSIP，器質化肺炎であった[5,45]．薬剤性間質性肺炎の予後は不良で，死亡率は既存の間質性肺炎のない患者では約 1/3，既存の間質性肺炎のある患者では約 2/3 であった[5]．抗 TNF 薬使用に関連するサルコイド様の肉芽腫症の有病率はおよそ 0.04％であり，これは特発性のサルコイドーシスの有病率の４倍である[5,46]．主な臨床症状は，呼吸困難と咳である[5]．薬剤による類肉芽腫様の疾患は予後良好であり，90％の患者で軽快または改善し，死亡例の報告はない[5]．抗 TNF 薬の肺傷害では，血管炎，過敏性肺炎，好酸球性肺炎，ARDS はあまりみられない[5]．

生物学的製剤の使用による肺傷害の放射線学的徴候についての利用可能な情報は限定的である．HRCT の所見については，主に臨床文献の症例報告に限られている[5,45]．2010 年３月までに抗 TNF 薬による間質性肺炎の HRCT 所見は合計で 36 名報告されている[45]．その所見は，すりガラス影 31 名（86％），蜂巣肺８名（22％），網状粒状影７名（19％），網状影５名（14％），結節影２名であった[45]．エタネルセプトで治療中に急性の呼吸困難を呈した２名の患者の報告もある[47]．１名は既存の間質性肺炎のない関節リウマチの患者で，もう１名はすでに CT で UIP パターンを指摘されている関節リウマチの患者であった．両方の患者でも HRCT で両側にすりガラス影の広がりを認めた．２人目の患者では，背景の UIP パターンの間質性肺炎に併発して発症し，関節リウマチに伴う間質性肺炎の急性増悪に合致する所見であった[47]．リツキシマブ治療に関連して発症した２名の器質化肺炎の CT 所見は，両側性のコンソリデーションを認めた[48]．抗 TNF 薬に関連する肺のサルコイドーシスの放射線学的所見は 2010 年８月までに 37 名の患者で報告がある[5]．所見は，間質性陰影 25 名（68％），肺門リンパ節腫大 21 名（57％），縦隔リンパ節腫大８名（22％）であった[5]．

放射線による肺損傷

放射線による肺損傷は，一般的には肺癌，乳癌，食道癌，ホジキンリンパ腫，非ホジキンリンパ腫の放射線治療の後，末梢性幹細胞移植の全身への放射線照射の後に起こる[1,49,50]．胸部への外部からの放射線照射の後，40％の患者で胸部画像にて異常所見が出現し，7％の患者では何らかの症状がみられる[51–53]．放射線による肺損傷の発現と所見は，以下のような様々な要因による．(a) 放射線治療を受ける肺の容量，(b) 放射線照射野の形状，(c) 線量，(d) 放射線治療の分割照射回数，(e) 放射線の照射時間，(f) 以前の照射歴，

(g) 化学療法の併用，(h) コルチコステロイド療法，(i) もともとの肺の状態，(j) 使われる放射線の種類，(k) 個々の感染の起こりやすさ[51, 53, 54]，である．通常，照射線量を少なく，より長い照射期間で，1つの肺葉または，照射野を小さくするほうが，放射線治療は患者にとって忍容性が高い．分割された線量による片側の放射線治療による肺障害の画像の検討では，3,000 cGyより少ない線量では陰影の出現はあまりなく，3,000と4,000 cGyの線量では出現することがあり，4,000 cGyではほぼ出現した[49, 50, 54]．微熱，咳，呼吸困難がみられることはあるが，放射線による肺損傷では画像所見と症状は通常は関連しない．

腫瘍に十分な線量を維持しながら，正常な肺への照射は制限するような，整形照射野，接線照射，三次元(3D)原体照射，定位放射線治療，強度変調放射線治療などのいくつかの技術が開発された[49, 55]．三次元原体照射は，正常構造への線量を最小化しつつ，腫瘍を標的とした複数の放射線ビームを使用する[49, 55]．定位放射線治療は，T1の肺癌のような小さな限局した腫瘍に，精密に高線量の放射線を照射するために定位フレームを使用する三次元照射の方法である[55]．強度変調放射線治療は，不整形の標的体積に対し，動的多分割絞りを用いて照射する技術である[49]．これらの技術で，照射門すなわち照射野の形状と線量分布を変化させることが可能となる[49]．

放射線による肺損傷は，初期と晩期に分けられる[49, 50, 52, 55]．放射線肺臓炎といわれる放射線による肺損傷の初期の段階は，放射線治療後1〜3ヵ月で発症し，治療終了後3〜4ヵ月後に最も増悪する[49, 50, 56]．放射線肺臓炎は，通常，20 Gy未満では発症しない．放射線肺臓炎の発症頻度は，放射線の再照射，ステロイド治療の中止，併用する化学療法によって増加する．放射線肺臓炎は，肺胞内蛋白様滲出液と硝子膜の形成という，DADの病理組織結果と関係している[50]．肺障害の重症度にもよるが，これらの異常は完全に改善することもある．しかし，しばしば進行性の経過をたどり，最終的に線維化に至る[50, 57]．

放射線による線維化といわれる，放射線による肺損傷の最終段階は，通常，放射線治療終了から6〜12ヵ月後の間に進展し，治療の2年後くらいに安定化する[49–51]．放射線肺臓炎は徐々に発現することがほとんどであるが，急性間質性肺炎の既往なしで起こる場合がある[49, 50, 56]．組織学的に，肺構造の閉塞を伴う密度の高い線維化と気管支拡張がみられる．

まれな放射線による肺障害として，特に喘息やアトピーの患者[58]において，放射線照射範囲の外側や慢性好酸球性肺炎(CEP)の外側に器質化肺炎を呈することがある[1, 59, 60]．放射線照射後の器質化肺炎は，肺癌と胸腺腫に対する放射線治療の後[59, 60]に報告されており，初期の乳癌に対する接線照射法で放射線治療を受けた女性の約2%でも報告されている[61, 62]．放射線照射後の器質化肺炎と慢性好酸球性肺炎の病因は，十分に解明されていない．

CT所見とHRCT所見

CTでの放射線肺臓炎の特徴は，放射線照射野と一致した肺野濃度の上昇である(表15–2)[49, 50, 52]．CTで，放射線肺臓炎は次の3つのパターンに分類される．(a) 放射線照射範囲内の均一なすりガラス影(図15–14)，(b) 照射範囲内だが陰影は照射範囲には一致しない肺野の斑状のコンソリデーション，(c) 照射野の形を形成するが均一ではない，いくつかのコンソリデーションがある[50, 63, 64]．

(a)，(b)はびまん性や斑状の放射線肺臓炎と思われるが，(c)は進行性で早期の線維化を示唆すると考えられる[54, 57, 63]．陰影は典型的には非区域性であり，正常な肺の境界(葉間や区域)に一致はしない(図15–14)．炎症による滲出物や肺サーファクタントの減少による気管の閉塞などにより[52]，肺の容積の減少と胸膜の肥厚が認められる[65]．CTでは，これらの所見は放射線治療後，4週間前後からみられる[54, 63]．大きな気道は閉塞せず，エアブロンコグラムは通常認められる[50, 52]．

放射線肺臓炎の所見は，照射範囲内に認められることが特徴的であるが，20%の症例では照射範囲外の，照射の過敏な反応と思われる比較的軽度の異常所見を認めることがある[52, 64, 65]．Mahらによる54例の放射

表15–2　放射線による肺損傷のHRCT所見

早期(放射線肺臓炎)
- 斑状で濃いコンソリデーション[a]
- すりガラス影[a]
- 主に放射線照射範囲内の異常[a, b]

晩期(放射線による線維化)
- 索状影[a]
- 容積減少による濃いコンソリデーション[a]
- 病変部位での牽引性気管支拡張[a]
- 主に照射範囲内での異常所見[a, b]

[a] 最も頻度が高い所見.
[b] 鑑別診断で最も有用な所見.

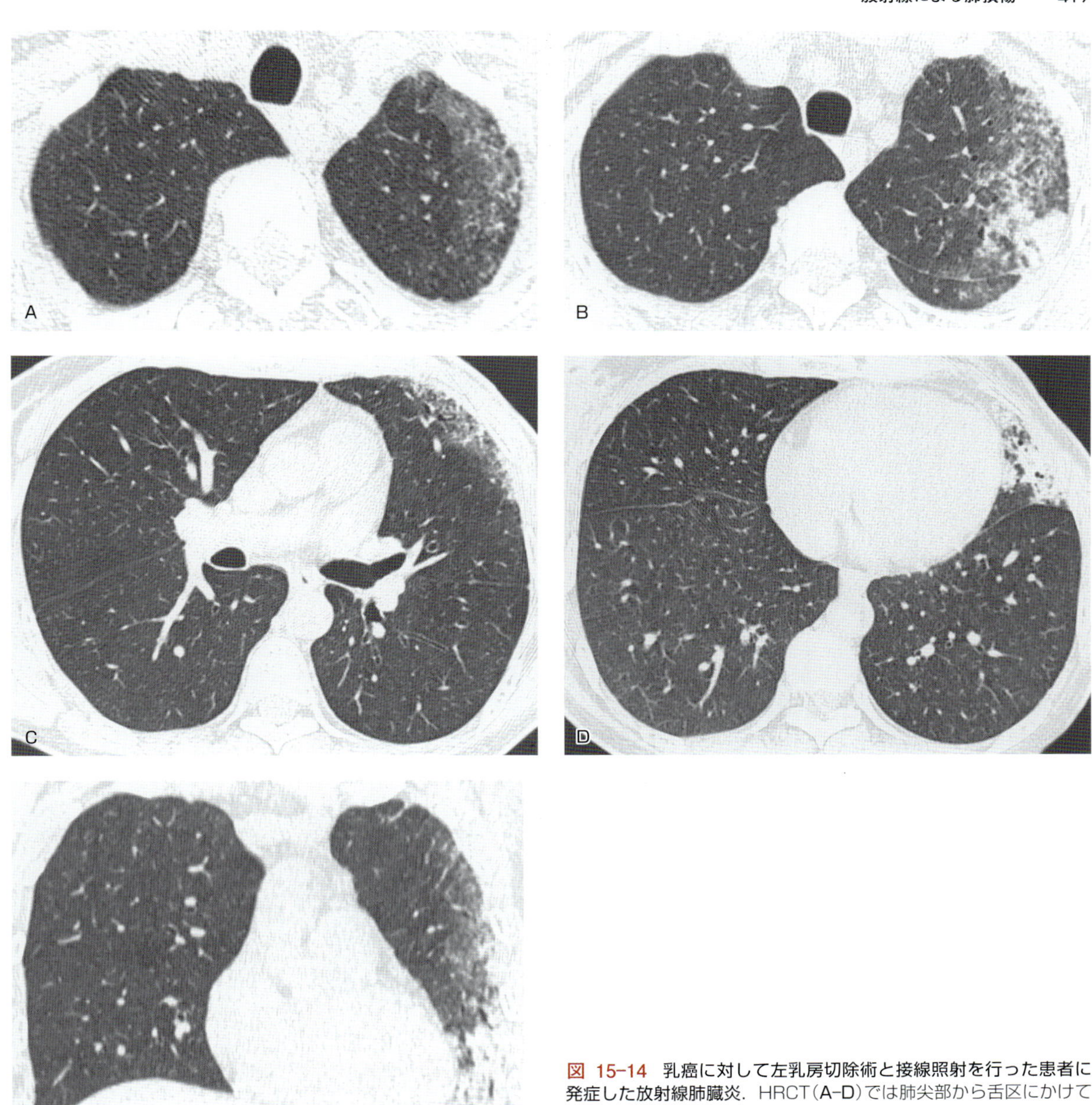

図 15-14　乳癌に対して左乳房切除術と接線照射を行った患者に発症した放射線肺臓炎．HRCT（A–D）では肺尖部から舌区にかけてすりガラス影とコンソリデーションを認める．放射線照射外では異常陰影は認めない．E：冠状断像では，放射線肺臓炎の全体の分布と範囲を示す．

線治療患者に対してCTを施行した前向き検討[65]では，2例で放射線照射範囲を越えた放射線による肺傷害を認めた．Ikezoeらによる CT にて放射線肺臓炎を検討した報告では，17例中4例で，照射範囲を越えていた[64]．これらの4例の所見は，すりガラス影，斑状影，均一なコンソリデーションの混在した所見であり，照射外の陰影は照射内の陰影に比べて重症ではなかった[64]．Jenkinsらは，非小細胞癌に対して放射線治療を終了した3ヵ月後にCT検査を施行した146例の所見を検討した[66]．92例（63％）の患者で放射線肺臓炎に一致するCTでの異常所見を認め，その患者のうち15例（24％）は照射範囲の外側にすりガラス影やコンソリデーションを認めた．大多数の患者では，照射の通過する部分や横断する対側肺に限られていた．しかしながら，2例の患者では放射線照射の外側に両側性の変化を認めていた[66]．

三次元原体照射や定位固定放射線照射を含む肺癌治療の新しい放射線治療の方法は複数の照射門を使って

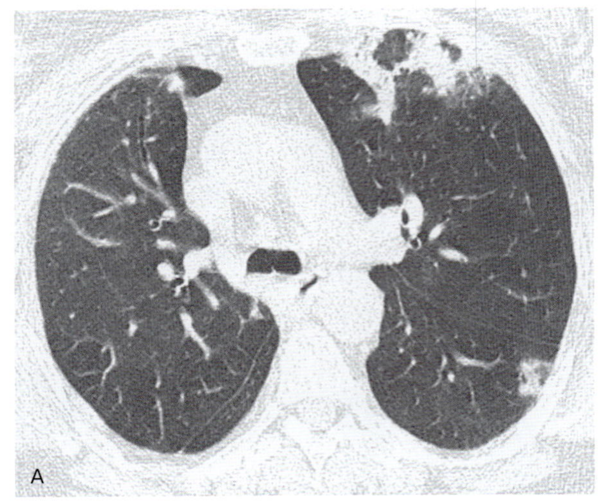

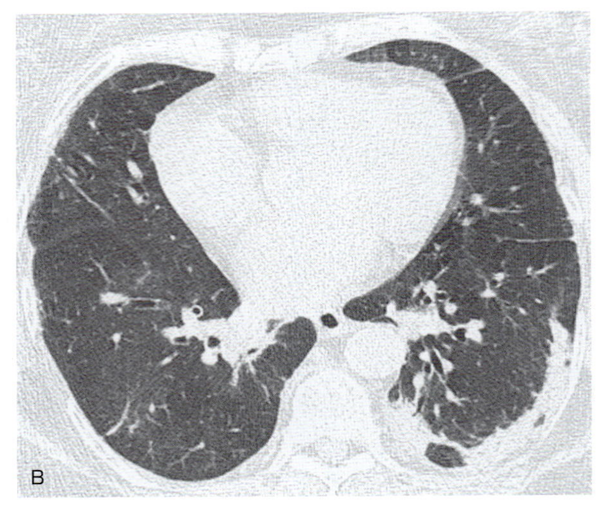

図 15-15　右乳癌に対する接線照射後の器質化肺炎．A：気管分岐部のレベルのHRCT．左の上葉・下葉の末梢に斑状のコンソリデーションを認める．小さなコンソリデーションと軽度のすりガラス影は右上葉にも認める．B：下肺静脈のレベルのHRCT．左下葉の末梢側にコンソリデーションを認め，両側に軽度のすりガラス影を認める．これらの所見は器質化肺炎の所見と一致する．(Courtesy of Dr. Jeffrey P. Kanne, Cleveland, OH.)

治療量を集中して照射する．したがって，その結果生じる放射線肺臓炎も従来の放射線照射後にみられる放射線肺臓炎とその広がりや分布は異なる[49, 55, 67]．三次元原体照射に伴う放射線肺臓炎は，限局性もしくは結節状のすりガラス影，コンソリデーション，あるいはその両方の所見として，通常，治療した腫瘍を取り囲むように接する範囲に限られて出現する[49, 55]．定位照射では標的となる容積（高線量の放射線）の辺縁と正常な隣接組織（低線量の放射線）との差が激しいため，放射線肺臓炎は典型的には腫瘍の外側に正常組織の殻のように限定され，腫瘍の形に一致し，しばしば複雑な形になる[55, 67]．CT所見は高線量の照射範囲を完全に満たすびまん性の均一なコンソリデーションやすりガラス影，または高線量の照射範囲を完全に満たすわけではない斑状のコンソリデーションやすりガラス影である[67]．

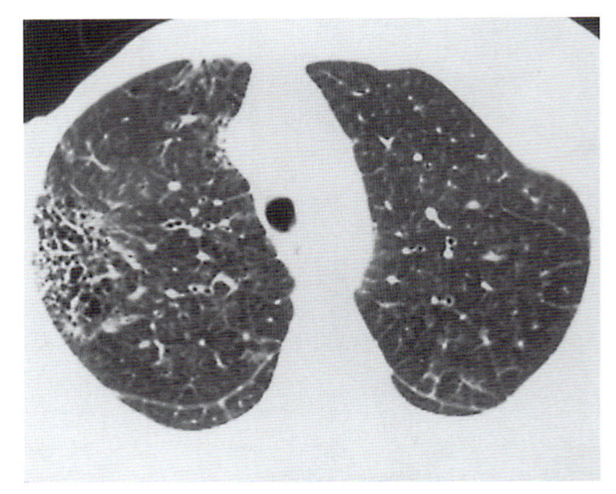

図 15-16　右乳癌のため右乳房切除後に接線照射を行った患者（78歳女性）．2年後の腋窩のレベルのHRCT. 右肺に蜂巣肺と牽引性気管支拡張を認める．

放射線治療後の器質化肺炎，好酸球性肺炎の胸部画像所見は特発性の画像所見と類似しており，放射線肺蔵炎でみられるものと重複している可能性もある（図15-15）．典型的な放射線肺臓炎とは異なり，陰影は放射線照射範囲外に出現し，しばしば移動するようにみえる[59, 60]．

治療後9ヵ月以降のCTでの異常所見の進行は線維化を示唆することがあり得る[50, 57]．放射線による線維化の出現は，照射を受けた肺の索状影，容積減少の進行，濃いコンソリデーションの進行，牽引性気管支拡張や胸膜肥厚などの所見がCTで認められる[52, 57]（図15-16）．線維化と容積減少は，典型的には，放射線照射を受けた患者にみられる正常肺と照射肺との境界が明瞭になっていく結果を示しており，これは異常所見の境界線が直線的で鋭角なことが特徴的である[57]（表15-2，図15-17）．隣接した肺はしばしば過膨張して，広範囲に嚢胞性の変化を示すこともある[52]．Libshitzらは，放射線による線維化をきたした患者ではほとんどが，放射線照射野全体に及び，拡張したエアブロンコグラムのある濃いコンソリデーションを示していることを報告した[54, 63]．一部の患者では，放射線照射野

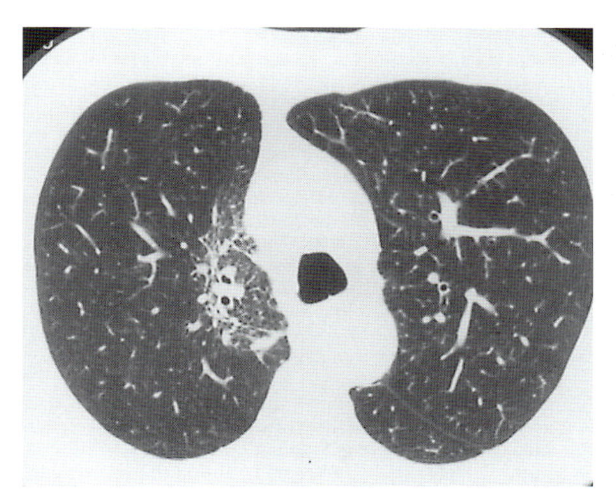

図 15-17　肺癌に対する放射線治療後の患者(67 歳男性). 治療後 1 年後の HRCT では右上葉の縦隔側に網状影とすりガラス影を認めた. 正常肺と照射後の肺との間の境界は明瞭であり, 線維化による牽引性気管支拡張も認めている.

周辺の線状影, UIP に類似した網状影, 照射範囲を均一に含むわけではないが放射線照射野状の斑状影を認めることがある.

三次元原体照射や定位固定放射線照射による肺癌の放射線治療後の線維化のパターンは従来の放射線治療後の線維化と異なり, 従来の治療後の線維化を修正したもの, 腫瘤性のもの, 瘢痕性のものの 3 つの主なタイプに分類される[55, 67, 68]. 従来の放射線治療後の線維化を修正したパターンは, 容積減少と牽引性気管支拡張を伴う, 境界明瞭なコンソリデーションからなる. それが, 従来の放射線治療後の修正といわれるのは, 従来の放射線治療でみられる前面から後面の胸膜までの陰影の広がりがないこと以外は, 従来の放射線治療後にみられる線維化のパターンに似ているからである. 腫瘤性の放射線による線維化は, もとの腫瘍を 2 cm の辺縁をとって封じ込めた牽引性気管支拡張を伴うコンソリデーションのことである(最大限の放射線量の等量線の曲線で囲まれた領域に相当する). 瘢痕性の放射線による線維化は, 中等度から重症の容積減少による 1 cm 未満の幅の線状の領域からなり, もとの病変が完全にもしくはほとんど完全に消失したときに腫瘍のあった部位として残る[55, 67, 68].

まれであるが, 放射線照射に伴って胸水が発生することがある. 照射後 6 ヵ月以内に発生し, 自然に軽快する胸水は, 照射に伴う胸水と考えられる[52]. しかしながら, 急速な胸水の増加は悪性疾患を示唆するものである. 胸膜の肥厚は, 放射線照射後の変化として一般的である.

特にリンパ腫の放射線治療後に, 縦隔リンパ節の石灰化や胸膜の嚢胞, 心膜炎, 心筋症が起こることがある[52].

CT と HRCT の有用性

CT は放射線による肺傷害を検出し評価するうえで, 胸部 X 線写真よりも優れており[49, 52, 64], HRCT は従来の CT よりも優れている[64, 69]. Ikezoe らは, 17 例の患者を CT にて評価し, 15 例で異常を指摘した. そのほとんどは放射線治療後 4 週間以内であった[64]. その 3 例では, CT では異常を認めたが, 胸部 X 線写真では異常は指摘されなかった. また, 別の 3 例では, 放射線肺臓炎は胸部 X 線写真より早く CT にて発見された. 同様に, Bell らは, 胸部 X 線写真では正常であった患者でも CT を施行すると放射線肺臓炎の所見があることを示した[70]. CT は照射範囲内の腫瘍の再発を検出することにも有効である[54]. 放射線照射範囲内の腫瘍や増大傾向にある陰影は, 特にそれがエアブロンコグラムを伴わない場合は, 腫瘍の再発を考えなければならない[52, 54, 71]. しかしながら, PET/CT 検査は CT 単独での判断よりも, 放射線治療後の肺癌患者における特徴的な腫瘍の残存や再燃による肺の変化に対して優れていることは知っておくべきである[55].

文　献

1. Camus P, Bonniaud P, Fanton A, et al. Drug-induced and iatrogenic infiltrative lung disease. *Clin Chest Med* 2004;25(3):479–519, vi.
2. Rosenow EC 3rd, Limper AH. Drug-induced pulmonary disease. *Semin Respir Infect* 1995;10(2):86–95.
3. Torrisi JM, Schwartz LH, Gollub MJ, et al. CT findings of chemotherapy-induced toxicity: what radiologists need to know about the clinical and radiologic manifestations of chemotherapy toxicity. *Radiology* 2011;258(1):41–56.
4. De Sanctis A, Taillade L, Vignot S, et al. Pulmonary toxicity related to systemic treatment of nonsmall cell lung cancer. *Cancer* 2011;117(14):3069–3080.
5. Ramos-Casals M, Perez-Alvarez R, Perez-de-Lis M, et al. Pulmonary disorders induced by monoclonal antibodies in patients with rheumatologic autoimmune diseases. *Am J Med* 2011;124(5):386–394.
6. Silva CI, Muller NL. Drug-induced lung diseases: most common reaction patterns and corresponding high-resolution CT manifestations. *Semin Ultrasound CT MR* 2006;27(2):111–116.
7. Myers JL, Limper AH, Swensen SJ. Drug-induced lung disease: a pragmatic classification incorporating HRCT appearances. *Semin Respir Crit Care Med* 2003;24(4):445–454.
8. Flieder DB, Travis WD. Pathologic characteristics of drug-induced lung disease. *Clin Chest Med* 2004;25(1):37–45.
9. Vahid B, Marik PE. Pulmonary complications of novel antineoplastic agents for solid tumors. *Chest* 2008;133(2):528–538.
10. Padley SPG, Adler B, Hansell DM, et al. High-resolution computed tomography of drug-induced lung disease. *Clin Radiol* 1992;46:232–236.
11. Matsuno O. Drug-induced interstitial lung disease: mechanisms and best diagnostic approaches. *Respir Res* 2012;13(1):39.

12. Bellamy EA, Husband JE, Blaquiere RM, et al. Bleomycin-related lung damage: CT evidence. *Radiology* 1985;156:155–158.
13. Souza CA, Muller NL, Johkoh T, et al. Drug-induced eosinophilic pneumonia: high-resolution CT findings in 14 patients. *AJR Am J Roentgenol* 2006;186(2):368–373.
14. Dodd JD, Lee KS, Johkoh T, et al. Drug-associated organizing pneumonia: high-resolution CT findings in 9 patients. *J Thorac Imaging* 2006;21(1):22–26.
15. Rossi SE, Erasmus JJ, McAdams HP, et al. Pulmonary drug toxicity: radiologic and pathologic manifestations. *Radiographics* 2000;20(5):1245–1259.
16. Cleverley JR, Screaton NJ, Hiorns MP, et al. Drug-induced lung disease: high-resolution CT and histological findings. *Clin Radiol* 2002;57(4):292–299.
17. Müller NL, White DA, Jiang H, et al. Diagnosis and management of drug-associated interstitial lung disease. *Br J Cancer* 2004;91(suppl 2):S24–S30.
18. Desai SR, Wells AU, Rubens MB, et al. Acute respiratory distress syndrome: CT abnormalities at long-term follow-up. *Radiology* 1999;210(1):29–35.
19. Epler GR. Drug-induced bronchiolitis obliterans organizing pneumonia. *Clin Chest Med* 2004;25(1):89–94.
20. American Thoracic Society/European Respiratory Society. American Thoracic Society/European Respiratory Society International Multidisciplinary Consensus Classification of the Idiopathic Interstitial Pneumonias. *Am J Respir Crit Care Med* 2002;165: 277–304.
21. Lynch DA, Travis WD, Muller NL, et al. Idiopathic interstitial pneumonias: CT features. *Radiology* 2005;236(1):10–21.
22. O'Driscoll BR, Hasleton PS, Taylor PM, et al. Active lung fibrosis up to 17 years after chemotherapy with carmustine (BCNU) in childhood. *N Engl J Med* 1990;323(6):378–382.
23. O'Driscoll BR, Kalra S, Gattamaneni HR, et al. Late carmustine lung fibrosis. Age at treatment may influence severity and survival. *Chest* 1995;107(5):1355–1357.
24. Taylor PM, O'Driscoll BR, Gattamaneni HR, et al. Chronic lung fibrosis following carmustine (BCNU) chemotherapy: radiological features. *Clin Radiol* 1991;44(5):299–301.
25. Sleijfer S. Bleomycin-induced pneumonitis. *Chest* 2001;120(2): 617–624.
26. Chen J, Stubbe J. Bleomycins: towards better therapeutics. *Nat Rev Cancer* 2005;5(2):102–112.
27. Ngeow J, Tan IB, Kanesvaran R, et al. Prognostic impact of bleomycin-induced pneumonitis on the outcome of Hodgkin's lymphoma. *Ann Hematol* 2011;90(1):67–72.
28. Aronchick JM, Gefter WB. Drug-induced pulmonary disorders. *Semin Roentgenol* 1995;30(1):18–34.
29. Bellamy EA, Nicholas D, Husband JE. Quantitative assessment of lung damage due to bleomycin using computed tomography. *Br J Radiol* 1987;60:1205–1209.
30. Ellis SJ, Cleverley JR, Muller NL. Drug-induced lung disease: high-resolution CT findings. *AJR Am J Roentgenol* 2000;175(4): 1019–1024.
31. Rimmer MJ, Dixon AK, Flower CD, et al. Bleomycin lung: computed tomographic observations. *Br J Radiol* 1985;58:1041–1045.
32. Cohen MB, Austin JH, Smith-Vaniz A, et al. Nodular bleomycin toxicity. *Am J Clin Pathol* 1989;92(1):101–104.
33. Lateef O, Shakoor N, Balk RA. Methotrexate pulmonary toxicity. *Expert Opin Drug Saf* 2005;4(4):723–730.
34. Kim YJ, Song M, Ryu JC. Mechanisms underlying methotrexate-induced pulmonary toxicity. *Expert Opin Drug Saf* 2009;8(4): 451–458.
35. Camus P, Martin WJ 2nd, Rosenow EC 3rd. Amiodarone pulmonary toxicity. *Clin Chest Med* 2004;25(1):65–75.
36. Schwaiblmair M, Berghaus T, Haeckel T, et al. Amiodarone-induced pulmonary toxicity: an under-recognized and severe adverse effect? *Clin Res Cardiol* 2010;99(11):693–700.
37. Papiris SA, Triantafillidou C, Kolilekas L, et al. Amiodarone: review of pulmonary effects and toxicity. *Drug Saf* 2010;33(7):539–558.
38. Kuhlman JE. The role of chest computed tomography in the diagnosis of drug-related reactions. *J Thorac Imaging* 1991;6(1):52–61.
39. Kuhlman JE, Teigen C, Ren H, et al. Amiodarone pulmonary toxicity: CT findings in symptomatic patients. *Radiology* 1990;177:121–125.
40. Cohen MH, Williams GA, Sridhara R, et al. FDA drug approval summary: gefitinib (ZD1839) (Iressa) tablets. *Oncologist* 2003;8(4):303–306.
41. Endo M, Johkoh T, Kimura K, et al. Imaging of gefitinib-related interstitial lung disease: multi-institutional analysis by the West Japan Thoracic Oncology Group. *Lung Cancer* 2006;52(2):135–140.
42. Camus P, Kudoh S, Ebina M. Interstitial lung disease associated with drug therapy. *Br J Cancer* 2004;91(suppl 2):S18–S23.
43. Park HS, Lee HJ, Im JG, et al. Gefitinib-induced pneumonitis in non-small cell lung cancer: radiological and clinical findings in five patients. *Clin Imaging* 2007;31(5):306–312.
44. Hadjinicolaou AV, Nisar MK, Bhagat S, et al. Non-infectious pulmonary complications of newer biological agents for rheumatic diseases—a systematic literature review. *Rheumatology (Oxford)* 2011;50(12):2297–2305.
45. Perez-Alvarez R, Perez-de-Lis M, Diaz-Lagares C, et al. Interstitial lung disease induced or exacerbated by TNF-targeted therapies: analysis of 122 cases. *Semin Arthritis Rheum* 2011;41(2):256–264.
46. Daien CI, Monnier A, Claudepierre P, et al. Sarcoid-like granulomatosis in patients treated with tumor necrosis factor blockers: 10 cases. *Rheumatology (Oxford)* 2009;48(8):883–886.
47. Lindsay K, Melsom R, Jacob BK, et al. Acute progression of interstitial lung disease: a complication of etanercept particularly in the presence of rheumatoid lung and methotrexate treatment. *Rheumatology (Oxford)* 2006;45(8):1048–1049.
48. Soubrier M, Jeannin G, Kemeny JL, et al. Organizing pneumonia after rituximab therapy: two cases. *Joint Bone Spine* 2008; 75(3):362–365.
49. Choi YW, Munden RF, Erasmus JJ, et al. Effects of radiation therapy on the lung: radiologic appearances and differential diagnosis. *Radiographics* 2004;24(4):985–997; discussion 98.
50. Park KJ, Chung JY, Chun MS, et al. Radiation-induced lung disease and the impact of radiation methods on imaging features. *Radiographics* 2000;20(1):83–98.
51. Movsas B, Raffin TA, Epstein AH, et al. Pulmonary radiation injury. *Chest* 1997;111(4):1061–1076.
52. Logan PM. Thoracic manifestations of external beam radiotherapy. *AJR Am J Roentgenol* 1998;171(3):569–577.
53. Bush DA, Dunbar RD, Bonnet R, et al. Pulmonary injury from proton and conventional radiotherapy as revealed by CT. *AJR Am J Roentgenol* 1999;172(3):735–739.
54. Libshitz HI. Radiation changes in the lung. *Semin Roentgenol* 1993;28:303–320.
55. Larici AR, del Ciello A, Maggi F, et al. Lung abnormalities at multimodality imaging after radiation therapy for non-small cell lung cancer. *Radiographics* 2011;31(3):771–789.
56. Graves PR, Siddiqui F, Anscher MS, et al. Radiation pulmonary toxicity: from mechanisms to management. *Semin Radiat Oncol* 2010;20(3):201–207.
57. Davis SD, Yankelevitz DF, Henschke CI. Radiation effects on the lung: clinical features, pathology, and imaging findings. *AJR Am J Roentgenol* 1992;159:1157–1164.
58. Cottin V, Frognier R, Monnot H, et al. Chronic eosinophilic pneumonia after radiation therapy for breast cancer. *Eur Respir J* 2004;23(1):9–13.
59. Schlesinger C, Koss MN. The organizing pneumonias: an update and review. *Curr Opin Pulm Med* 2005;11(5):422–430.
60. Crestani B, Valeyre D, Roden S, et al. Bronchiolitis obliterans organizing pneumonia syndrome primed by radiation therapy to the breast. The Groupe d'Etudes et de Recherche sur les Maladies Orphelines Pulmonaires (GERM"O"P). *Am J Respir Crit Care Med* 1998;158(6):1929–1935.
61. Miwa S, Morita S, Suda T, et al. The incidence and clinical characteristics of bronchiolitis obliterans organizing pneumonia syndrome after radiation therapy for breast cancer. *Sarcoidosis Vasc Diffuse Lung Dis* 2004;21(3):212–218.
62. Ogo E, Komaki R, Fujimoto K, et al. A survey of radiation-induced bronchiolitis obliterans organizing pneumonia syndrome after breast-conserving therapy in Japan. *Int J Radiat Oncol Biol Phys* 2008;71(1):123–131.
63. Libshitz HI, Shuman LS. Radiation-induced pulmonary change:

CT findings. *J Comput Assist Tomogr* 1984;8:15–19.
64. Ikezoe J, Takashima S, Morimoto S, et al. CT appearance of acute radiation-induced injury in the lung. *AJR Am J Roentgenol* 1988;150:765–770.
65. Mah K, Poon PY, Van DJ, et al. Assessment of acute radiation-induced pulmonary changes using computed tomography. *J Comput Assist Tomogr* 1986;10(5):736–743.
66. Jenkins P, Welsh A. Computed tomography appearance of early radiation injury to the lung: correlation with clinical and dosimetric factors. *Int J Radiat Oncol Biol Phys* 2011;81(1):97–103.
67. Linda A, Trovo M, Bradley JD. Radiation injury of the lung after stereotactic body radiation therapy (SBRT) for lung cancer: a timeline and pattern of CT changes. *Eur J Radiol* 2011;79(1):147–154.
68. Koenig TR, Munden RF, Erasmus JJ, et al. Radiation injury of the lung after three-dimensional conformal radiation therapy. *AJR Am J Roentgenol* 2002;178(6):1383–1388.
69. Ikezoe J, Morimoto S, Takashima S, et al. Acute radiation-induced pulmonary injury: computed tomographic evaluation. *Semin Ultrasound CT MR*. 1990;11:409–416
70. Bell J, McGivern D, Bullimore J, et al. Diagnostic imaging of post-irradiation changes in the chest. *Clin Radiol* 1988;39:109–119.
71. Bourgouin P, Cousineau G, Lemire P, et al. Differentiation of radiation-induced fibrosis from recurrent pulmonary neoplasm by CT. *Can Assoc Radiol J* 1987;38(1):23–26.

16 種々の浸潤性肺疾患

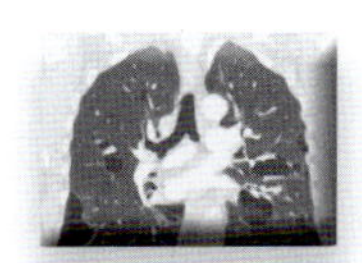

重要な項目

肺胞蛋白症 424
外因性リポイド肺炎 429
アミロイドーシス 432
軽鎖沈着症 437
肺胞微石症 438

本章で使われる略語

AA (amyloid A) アミロイドA
AL (amyloid light chain) 軽鎖(L鎖)アミロイド
BAL (bronchoalveolar lavage) 気管支肺胞洗浄
GM-CSF (granulocyte-macrophage colony-stimulating factor) 顆粒球マクロファージコロニー刺激因子
LCDD (light chain deposition disease) 軽鎖沈着症
LIP (lymphoid interstitial pneumonia) リンパ球性間質性肺炎
PAM (pulmonary alveolar microlithiasis) 肺胞微石症
PAP (pulmonary alveolar proteinosis) 肺胞蛋白症
WLL (whole-lung lavage) 全肺洗浄

本章では，びまん性肺疾患を起こし，肺胞蛋白症(PAP)，外因性リポイド肺炎，びまん性肺実質性アミロイドーシス，軽鎖沈着症(LCDD)と肺胞微石症(PAM)のような，他のカテゴリーに分類しにくい疾患に関して述べる．

肺胞蛋白症

肺胞蛋白症(PAP)は200万人に1人発症するとされているまれな疾患である[1]．PAPは，リン脂質に富む好酸性・PAS陽性の顆粒状の蛋白様物質が肺胞腔内に充満することを特徴とする[1-4]．組織学的には，肺胞腔内への，層状構造物や管状ミエリンなどの非晶質・顆粒状物質やサーファクタント蛋白の沈着，および巨大泡沫マクロファージの集簇が特徴とされる[4]．

PAPは臨床的には以下のように3つに分類されている．先天性PAP，二次性PAP，そして後天性で原因不明のPAP(特発性もしくは自己免疫性PAP)の3つである．

先天性PAPは，サーファクタントBまたはC，顆粒球マクロファージコロニー刺激因子(GM-CSF)の受容体のβc鎖をコードしている遺伝子における変異により起こる．

二次性PAPは，二酸化珪素の吸入(シリカ蛋白症；図16-1，図13-22)，感染(例えば，ニューモシスチス感染)と血液学的およびリンパ性悪性疾患(急性骨髄性白血病，骨髄異形成症候群と慢性骨髄性白血病)を含む多種多様な障害に関連して起こる[5]．肺胞微石症も二次性PAPの原因の1つである可能性が示唆されており[6]，PAPと過敏性肺炎との間に関連があることも報告されている[7]．しかしながら，各疾患の報告症例数は少なく，また，これらの異なる疾患単位が同時に出現する理由はあきらかにされていない．

特発性/自己免疫性PAPは報告された症例の90%近くを占めている[3,8,9]．特発性PAPは，GM-CSFに対する免疫グロブリンG抗体が，肺胞サーファクタントの分解・排出経路を阻害すること(その産生亢進ではなく)により起こる自己免疫性疾患であることがわかっており，サーファクタントの恒常性が破綻したことが原因の疾患である[4]．特発性PAP患者の血清と気管支肺胞洗浄(BAL)液中にはGM-CSFに対する免疫グロブリンG中和抗体が同定されるが，先天性や二次性PAPでは同定されない[8]．サーファクタント蛋白やその前駆物質がBAL液中に存在することに注目してみると，PAPは正常な肺サーファクタントの排出が障害されたためであるとも考えられる[10]．

PAP患者数の男女比は4：1で男性に多く，72%に喫煙歴がみられる[8]．患者は生後数ヵ月〜70歳以上まで分布し，3分の2は30〜50歳が占める．症状は軽度で通常潜在性発症であり，乾性咳嗽，発熱，軽度の

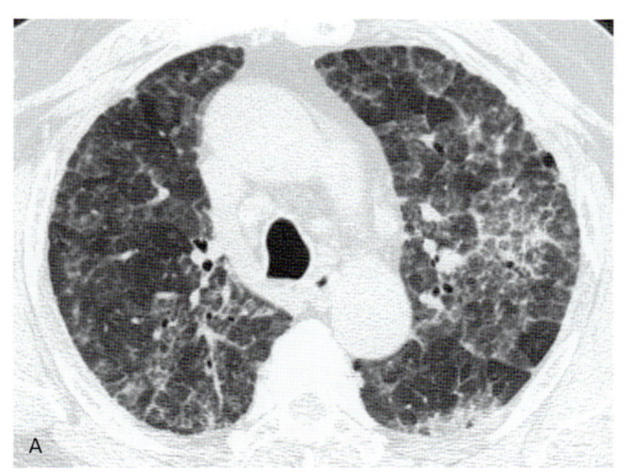

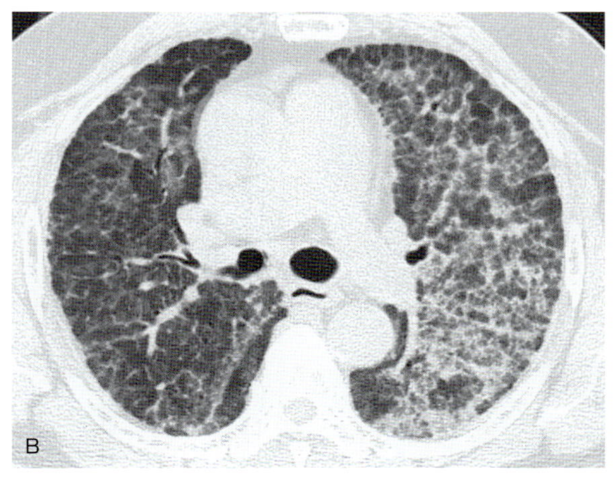

図 16-1　肺胞蛋白症(PAP)を合併した急性珪肺症(55 歳男性)．A，B：斑状すりガラス影と小葉間隔壁の肥厚がみられる．

労作時呼吸困難がみられる．臨床経過は様々であり，約 8％で自然軽快がみられる[8]．多くの場合，患者は安定状態を保つ．少数では，呼吸不全や重複感染がコントロールできず，病状が進行することがある．経過中に併発する肺炎は，すべての PAP 患者の約 13％に影響を及ぼす[8]．PAP 患者にみられる感染は通常非典型的なものがみられる．*Nocardia* 属が多いとされているが，*Aspergillus* 属や *Mycobacterium* 属，*Pneumocystis jirovecii*，真菌とウイルス両方の感染などもある[1,9]．PAP をもつ患者における易感染傾向は，大食細胞機能不全により，または，肺胞蛋白の蓄積により提供される微生物増殖環境に由来して起こる[11]．

特発性 PAP は，典型的な高分解能 CT(HRCT)所見と GM-CSF 血清抗体の血清検査もしくは BAL の結果を併せて診断される[1]．まれに，確定診断に経気管支もしくは開胸肺生検を必要とする場合がある．PAP 患者の予後は，継続的な全肺洗浄(WLL)治療により劇的に改善するため，考慮されるべき治療法となっている[2,8,12–14]．WLL 後，多くの PAP 患者は寛解が得られるが，再発する患者も存在する．再発患者は 6 ヵ月から 24 ヵ月おきに WLL を繰り返す必要があり，一部の患者では治療抵抗性となったり肺の線維化を併発したりする[15]．二次性 PAP のための治療には，患者の環境から原因となっている因子を除去することが要求される．先天性 PAP は支持療法または肺移植の対象となり，予後不良である[9]．

胸部 X 線所見

PAP 患者の一般的な胸部 X 線写真の特徴は，コンソリデーションまたはすりガラス影であり，エアブロンコグラムを呈することはまれである．典型的には，境界不明瞭な結節あるいは融合性気腔影が，通常肺底部を中心に，両側性・斑状，びまん性あるいは肺門周囲(コウモリの翼様)に分布するのが特徴である[3,16–18]．20％の例で非対称性の陰影がみられ，場合により，孤発あるいは一葉にみられることがある[17]．網状影が時々みられることがあるが，軽度な場合が多い[19]．胸部 X 線所見は，心肥大や胸水がないことを除けば，肺水腫の陰影に類似することが多い．

HRCT 所見

PAP 患者の HRCT 所見は以下のとおりである．(a) 両側性のすりガラス影，(b) 一様な小葉間隔壁肥厚を伴うすりガラス影(クレイジー・ペイビング)，(c) コンソリデーション，(d) 斑状あるいは地図状の分布(図 5-17，図 13-22，図 16-1～図 16-4)[19–22]．Godwin ら[21]によると，異常所見は，不明瞭な結節影(気腔結節)，広範囲のすりガラス影，融合性コンソリデーションの形態をとると報告されている(表 16-1)．一部の

表 16-1　肺胞蛋白症の HRCT 所見

両側性すりガラス影[a]
病変部の連続した隔壁肥厚[a]
上記 2 所見の混在(すなわち，クレイジー・ペイビング)[a,b]
コンソリデーション
斑状あるいは地図状の分布

[a] 最も頻度の高い所見．
[b] 鑑別診断に最も有用な所見．

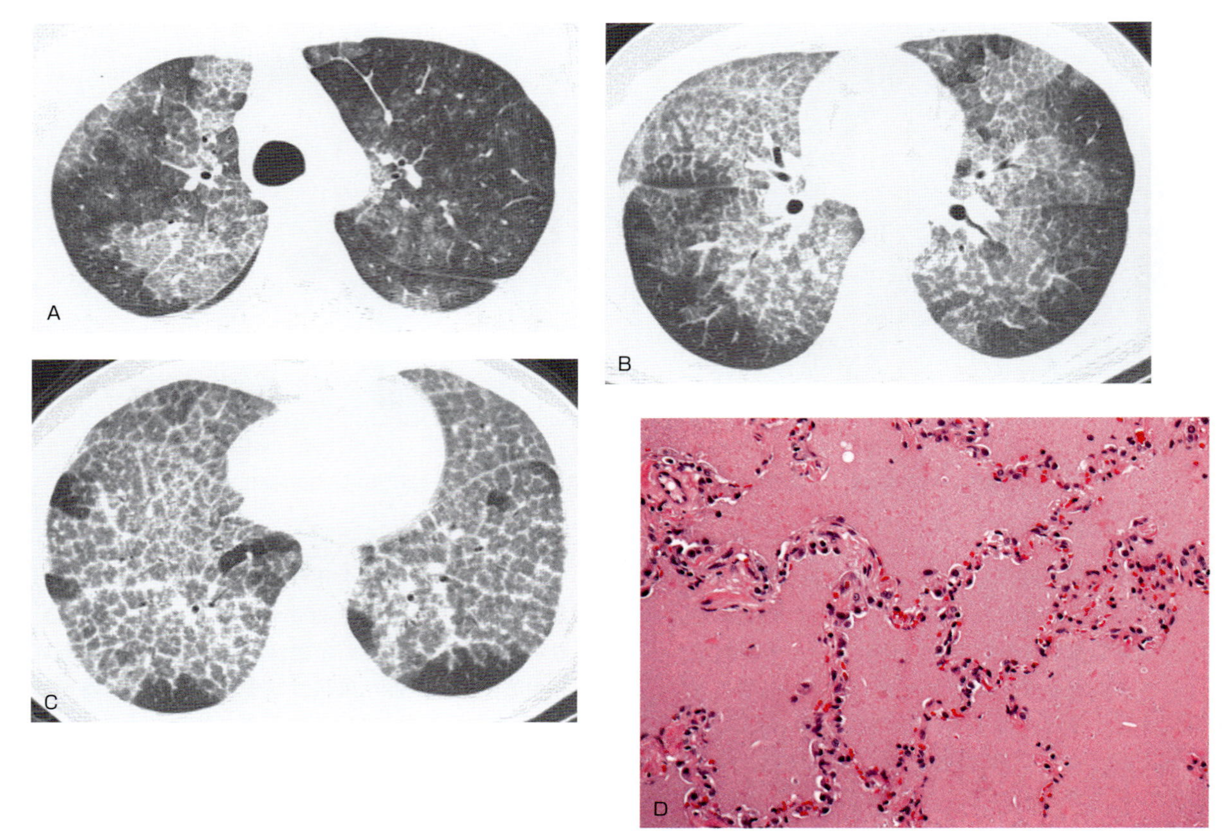

図 16-2　肺胞蛋白症(PAP).A-C：両側性に，斑状のすりガラス影と網状影(クレイジー・ペイビング)がみられる．肺底部優位に異常がみられる．この患者は，BALの後に著明な改善を示した(改善後の画像なし)．D：別の肺胞性蛋白症患者における中拡大顕微鏡写真(原寸，×200，HE染色)．少し肥厚した肺胞壁に囲まれたリポ蛋白性物質が肺胞内に蓄積している．肺胞壁肥厚は，慢性の炎症細胞と2型肺胞細胞の過形成に伴う浸潤物に起因する．

患者では，異常所見が下肺中心であることもあるが(図16-2，図16-3)，全体としては分布は多様である．

多くの患者で，すりガラス影やコンソリデーションは，正常肺実質と明瞭に境界されており，病変部が地図状にみえる(図5-17，図13-22，図16-2〜図16-4)．一部の患者では，明瞭な異常所見の境界が小葉や小葉の境界を示すことがある．また，明瞭な辺縁の解剖学的な理由がはっきりしない場合もある[19, 21, 22](図5-17A)．

コンソリデーションやすりガラス影の地図状分布や小葉間隔壁の肥厚は，Murch と Carr[22] の報告した6例では全症例のCT所見で認められた．小葉間隔壁肥厚は陰影の増強した領域にのみみられ，開胸肺生検の組織では，隔壁の浮腫を反映していることがわかった．間質の所見の特徴としては，リンパ球やマクロファージの肺胞壁への浸潤や間質の浮腫がみられており，これは他の研究でも報告されている．これらの所見は，間質の炎症を反映していると考えられる[18, 23]．隔壁の肥厚は，肺胞腔に充満するリポ蛋白様物質の間質への蓄積によるものと考えられる(図5-17)．PAPの患者では，小葉間隔壁の肥厚はすりガラス影の領域にのみみられることが特徴である．しかし，BALを受けた患者ではこの所見がみられない場合もある．

Lee ら[19] は7症例・25事例のPAP患者における胸部X線所見およびHRCT所見について検討している．胸部X線では，すりガラス影が主な陰影であった．HRCTでは，96%にすりガラス影とコンソリデーションがみられ，網状影が94%にみられた．大多数の症例では，網状影は，すりガラス影の領域にのみにみられていた．すりガラス影は76%の症例でびまん性であり，24%の症例で局在性あるいは斑状に存在していた．あきらかな，中枢あるいは末梢優位の陰影の分布はどの症例でもみられなかった[19]．胸部X線像が正常な患者でも，CTで異常所見を指摘される場合がある[24]．

正常と病変部の境界や小葉間隔壁の肥厚の証明に

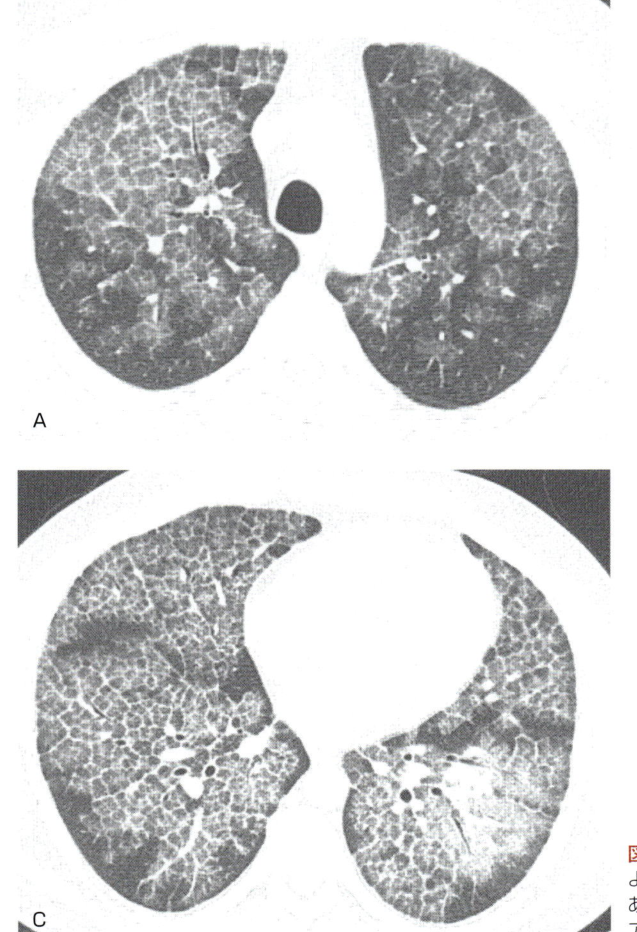

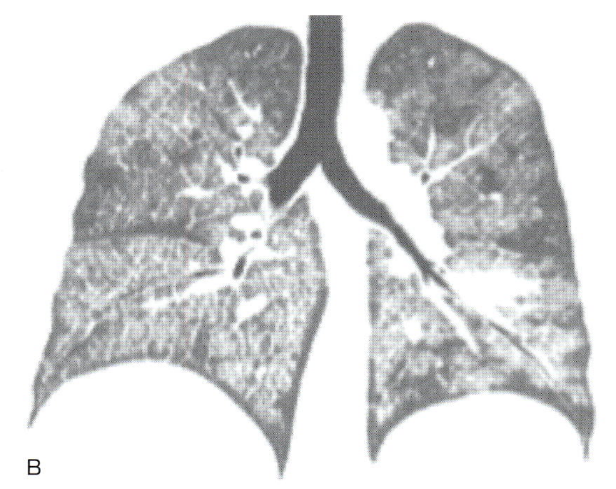

図 16-3　肺胞蛋白症(PAP)．A–C：クレイジー・ペイビングによる斑状すりガラス影．冠状断像(B)でも下肺野優位があきらかである．左下葉にコンソリデーションの領域がある．胸膜直下がスペアされている．

は，通常の CT よりも HRCT のほうが有用である．亜急性もしくは慢性の症状を伴う患者において，小葉間隔壁肥厚を伴った気腔病変の領域に，すりガラス影が地図状に分布することでクレイジー・ペイビング様の所見を呈すると，PAP の所見であることが強く示唆されるものの(図 16-1～図 16-4)[3, 22]，この所見は，心不全，ニューモシスチス肺炎，細菌性肺炎，リポイド肺炎，びまん性肺胞傷害，急性呼吸窮迫症候群などのすりガラス影を呈する他の多くの疾患でもみられる(5 章と表 5-3 参照)[6, 25–32]．

PAP と外因性リポイド肺炎の画像所見に共通点がみられることは，特に興味の対象となっている．PAP (8 例)をリポイド肺炎(6 例)と比較した研究では，両疾患で“クレイジー・ペイビング”を呈するが，その広がりと重症度は PAP 患者でより重篤であった[33]．そのうえ，リポイド肺炎患者の 83％では，PAP ではまったく認められない境界不明瞭な小葉中心性の結節を認め($p=0.003$)，または PAP 患者の 83％に存在するコンソリデーションの病巣が，PAP をもたない患者では 11％でしか生じない($p=0.026$)などの特徴を認めた[33]．臨床的には，すべてのリポイド肺炎患者はミネラルオイル摂取の病歴があり，鑑別診断に役立つ[9, 34]．

近年，自己免疫性 PAP と二次性 PAP の間で，すりガラス影の形態と分布が異なることが示されてきた[5]．42 例の PAP 患者(自己免疫性 21 例，二次性 21 例)で CT 所見を比較検討した研究結果によれば，すりガラス影が両群で認められ，二次性 PAP では概してよりびまん性パターン(62％)を示し，自己免疫性 PAP では斑状分布(71％)を示しやすい傾向がある($p<0.005$)ことが示された．そのうえ，典型的クレイジー・ペイビング・パターンと末梢肺がスペアされる特徴は(ともに症例の 71％で同定された)は自己免疫性 PAP 患者により多く認められる一方で，これらの特徴は二次性 PAP 患者ではそれぞれ 14％と 33％にとどまり，

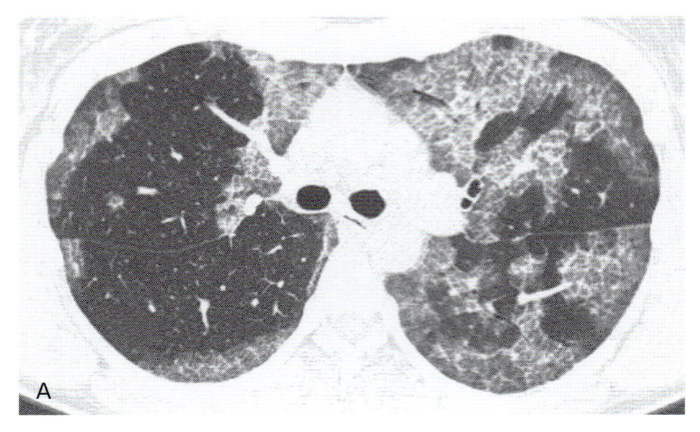

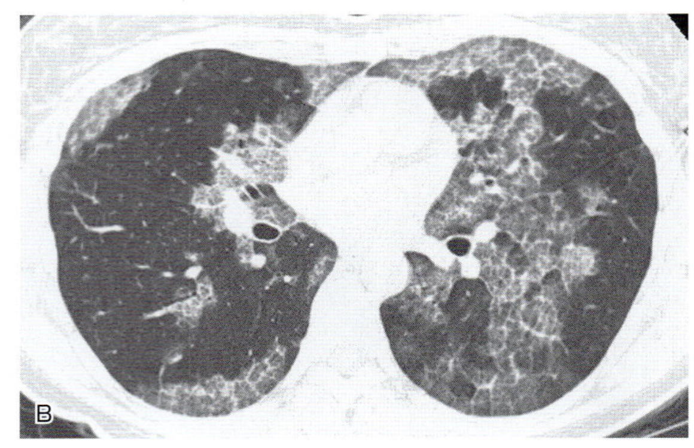

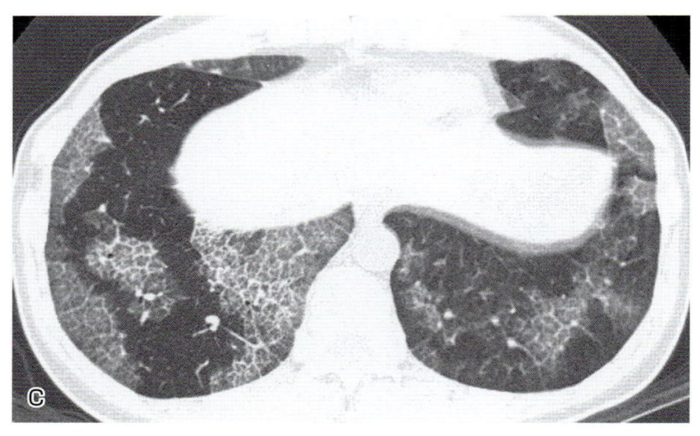

図 16-4　肺胞蛋白症（PAP）．A-C：斑状のすりガラス影と網状影（クレイジー・ペイビング）がみられる．病変間の肺は正常である．

少ないことがあきらかにされた．最後に，すりガラス影は二次性 PAP 患者でびまん性に存在する一方で，自己免疫性 PAP ではより肺底部主体の分布を示す（$p<0.05$）．

HRCT の有用性

PAP 治療のために WLL を施行する場合，HRCT は選択的洗浄部位の決定のため異常が最も強い領域を同定したり，病状のフォローアップの際に有用である（図 16-5）．加えて，胸部 X 線と HRCT での異常所見の範囲（特にすりガラス影）は，WLL の前後の拘束性換気障害，拡散能低下，低酸素血症と関連している[19, 35]．

WLL を施行すれば，すりガラス影と小葉間隔壁の肥厚が典型的には減少する．しかし，一部の WLL 施行例において，すりガラス影は改善するが，小葉間隔壁の肥厚は残存する場合もある（図 16-6）．一部の患者では，この病変が慢性化する場合もあり，まれでは

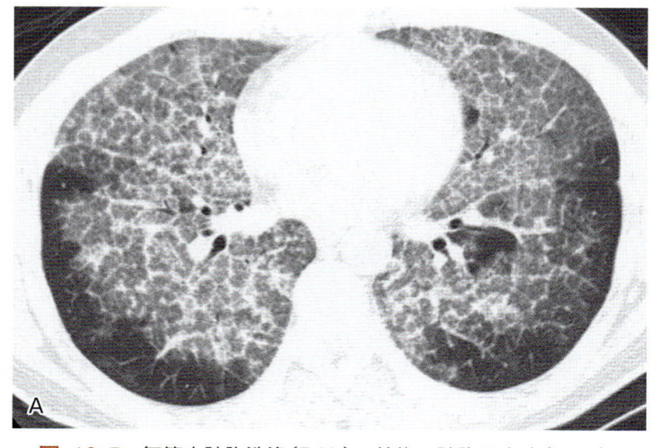

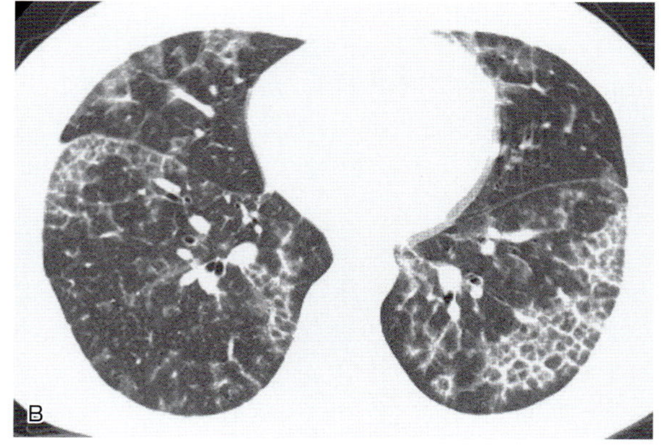

図 16-5　気管支肺胞洗浄（BAL）の前後の肺胞蛋白症（PAP）．A：広範囲のすりガラス影と網状影（クレイジー・ペイビング）がみられる．B：BAL 後，罹患肺は著明に改善がみられるが，斑状に，小葉間隔壁の肥厚とすりガラス影の残存がみられる．

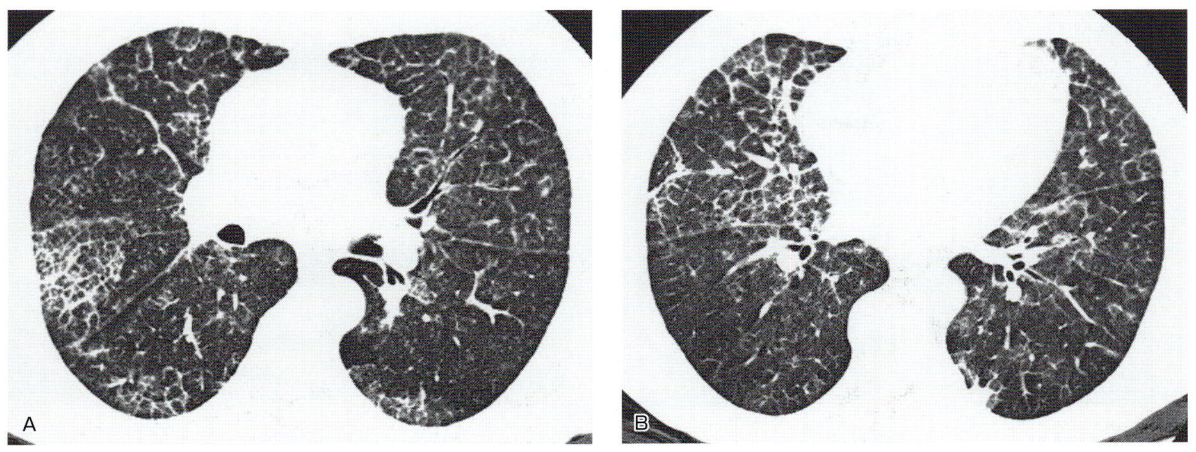

図 16-6　気管支肺胞洗浄後も小葉間隔壁の残存がみられる肺胞蛋白症(PAP)の 1 例(55 歳女性)．A，B：斑状の小葉間隔壁の肥厚がみられるが，すりガラス影は比較的目立たない．この所見は残存する可能性がある．

あるが肺線維化が合併している場合もある．

PAP 患者で，胸部 X 線写真ではあきらかでない肺炎像が HRCT で判明する場合がある[22]．合併する感染症としては，*Nocardia asteroides* が PAP においてよくみられる起因菌であり，胸部 X 線写真では，PAP のコンソリデーションと感染を区別することは，困難または不可能である．CT において，濃いコンソリデーションや膿瘍形成を検出することは，重複感染の臨床的可能性をより高いものにする[22]．初期の研究では，PAP 患者の 8％で *Nocardia* 感染が報告されている[12]．現時点では，感染数は以前より減少しているが，これは BAL 治療が施行されるようになったためと考えられる[3, 13, 15]．さらに最近では，PAP が結核性および非結核性の *Mycobacterium*，*Candida*，*Aspergillus*，*Histoplasma capsulatum*，*Cryptococcus neoformans*，*P. jirovecii*，サイトメガロウイルスと肺炎球菌感染症と関連しているとの報告もある[3, 8, 9, 11, 21]．

外因性リポイド肺炎

外因性リポイド肺炎は慢性誤嚥や動物性，植物性，石油関連のオイルや脂肪を吸引することで起こる．肺の炎症や線維化の程度は，吸引したオイル中の遊離脂肪の量に関係する．動物性脂肪は，肺のリパーゼにより加水分解され脂肪酸を放出するため，植物性オイルやミネラルオイルに比べて炎症が強い．通常，大量のオイル物質吸引により症状が発症する．胸部 X 線では，下葉の陰影や不明瞭な腫瘤影が典型的にはみられる[36]．

HRCT 所見

大量の脂肪を吸引した場合，HRCT では低吸収のコンソリデーション(－35～－75 HU)，あるいはすりガラス影がみられ(図 16-7～図 16-10，表 16-2)[36, 37]，この所見は，慢性のミネラルオイル吸引患者で最も一般的である．小葉間隔壁の肥厚と小葉内線状影を伴ったすりガラス影の所見(クレイジー・ペイビング)がみられたとの報告もある(図 16-10)[25]．オイル吸引により，すりガラス影を伴う，画像上クレイジー・ペイビングを呈した患者では，病理的には肺胞内マクロファージや肺胞上皮細胞の過形成がみられる．小葉間隔壁の肥厚と小葉内線状影は，脂肪を含んだマクロファージの浸潤，炎症，および線維化を反映している[25]．小葉中心性陰影がみられる場合もある．

しかし，炎症や線維化が脂質物質を伴う場合があるため，コンソリデーションの CT 値が低くないことがあり，多くの患者では軟部組織の CT 値とより CT 値の低い陰影が組み合わさって存在する．患者によっては，壊死と空洞化が存在する場合がある[38]．Huggos-

表 16-2　リポイド肺炎の HRCT 所見
斑状の片側性あるいは両側性のコンソリデーションもしくは腫瘤[a]
低吸収のコンソリデーション領域[b]
しばしば不規則な限局性のコンソリデーションもしくは腫瘤[a]
すりガラス影またはクレイジー・ペイビング
下肺野背側優位[b]

a　最も頻度が高い所見．
b　鑑別診断で最も有用な所見．

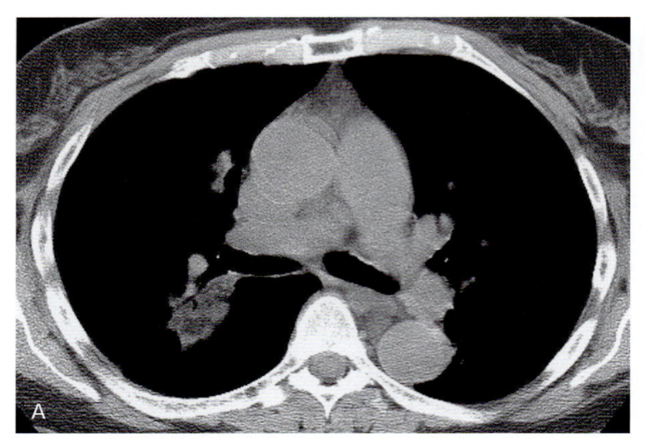

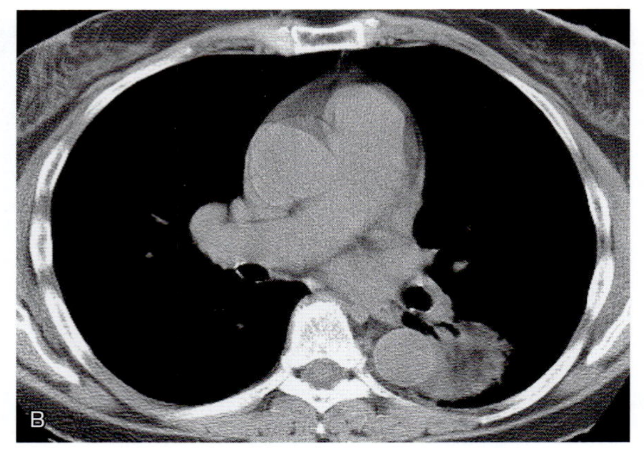

図 16-7 慢性のミネラルオイル吸引によるリポイド肺炎．A，B：HRCT 所見：右(A)と左(B)の上区域に低吸収の脂肪を含んだコンソリデーションがある.

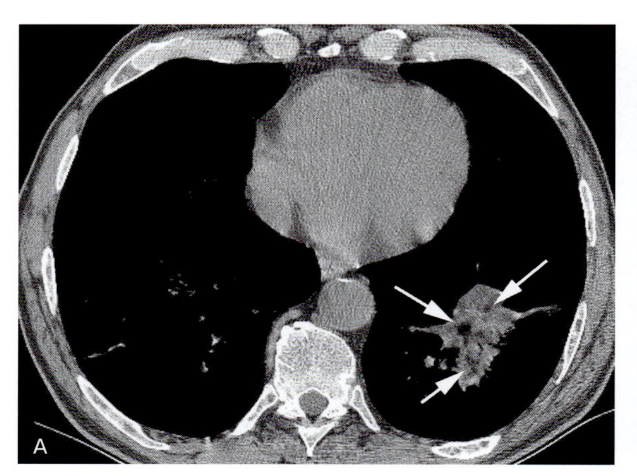

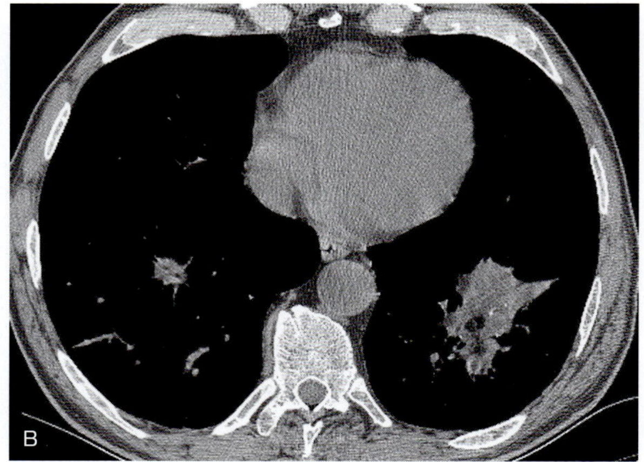

図 16-8 外因性リポイド肺炎. A, B：HRCT では，2 スライスで左下葉に不正な腫瘤影がみられ，大部分は軟部組織の CT 値であるが，−70 〜−90 HU の範囲の低吸収域(矢印 A)も含む．小さな点状の低吸収域を含むより小さな腫瘤影が右下葉にみられる.

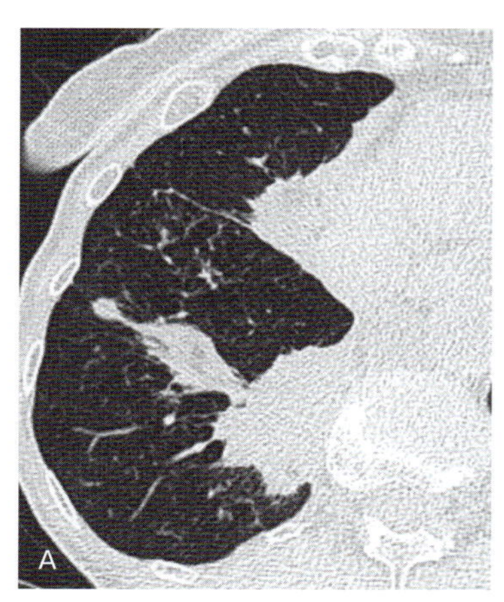

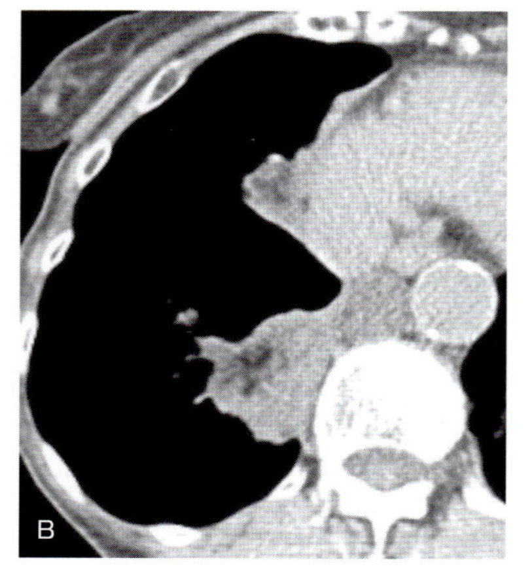

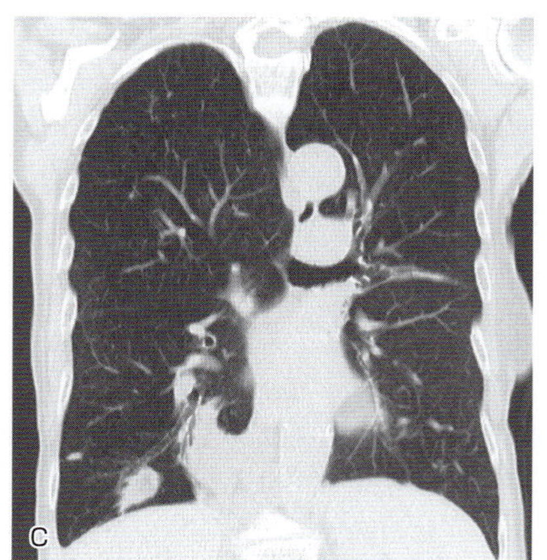

図 16-9 慢性のミネラルオイル吸引によるリポイド肺炎．A，B：HRCT は右下葉および中葉に腫瘤のコンソリデーションがあり，低吸収の脂質を含む．C：斜位冠状断像で，右下葉で各陰影につながっている気管支を示す.

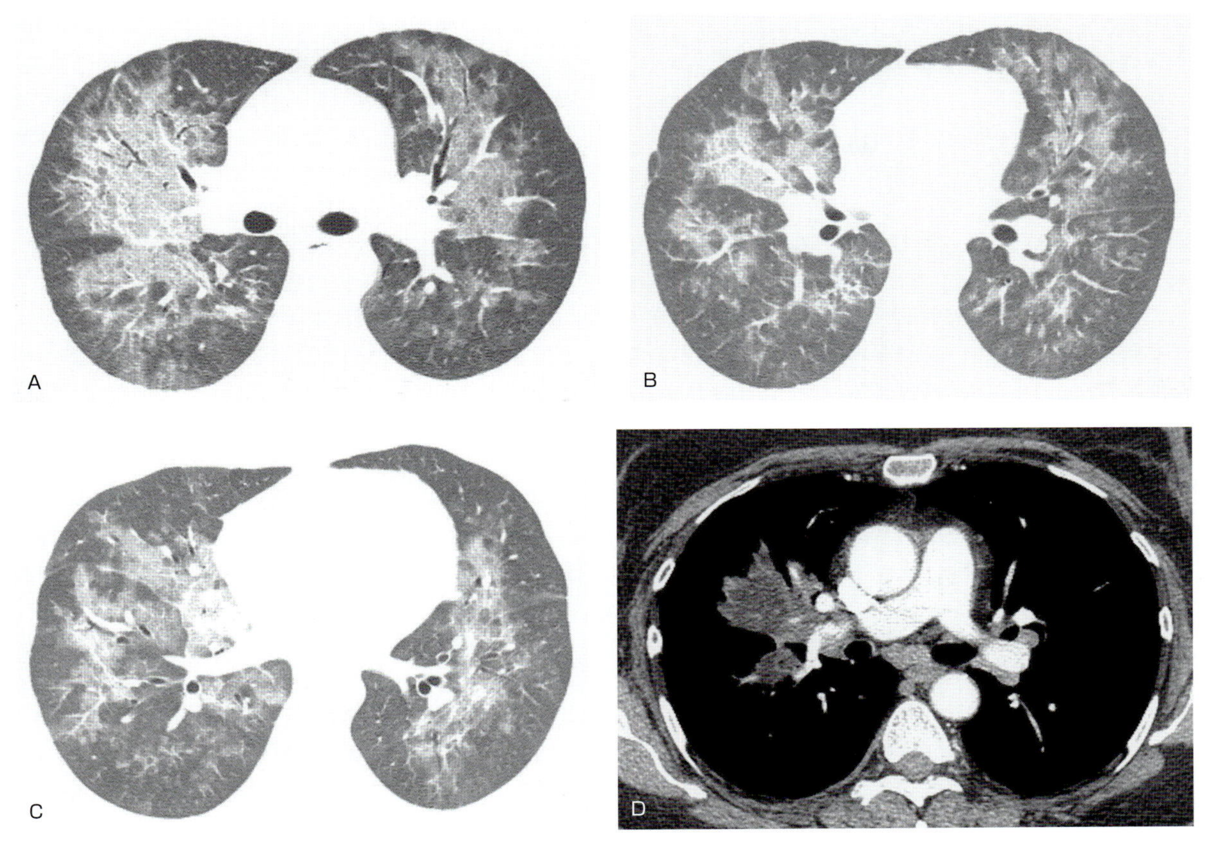

図 16-10　慢性のミネラルオイル吸引によるリポイド肺炎．A–C：中枢側優位の分布で，両側に斑状のすりガラス影がみられる．小葉内間質肥厚の関与があり，クレイジー・ペイビングの所見を呈する．小葉中心のすりガラス結節も認められる．D：6年後のHRCTでは，低吸収域を伴うコンソリデーションを呈している．

sonら[38]は，動物性あるいは植物性脂肪を摂取していて，リポイド肺炎の診断で肺生検やBALを施行された9例の乳児の報告をしている．8例で動物性脂肪の誤嚥がみられた．病理所見では，脂質を含有した肉芽が散見される強度のリンパ球浸潤がみられた．胸部X線とCTでは肺縦隔側背部のコンソリデーションがみられた．CT値では，脂肪濃度を示していなかった．

Leeら[39]は，リポイド肺炎と診断された6症例の胸部X線・HRCT所見をレビューした．3例の患者でミネラルオイルが関与しており，他の3例の患者でサメの肝油(強壮剤)がリポイド肺炎と関与していた．臨床症状としては，咳，軽度の発熱，胸部不快感がみられた．胸部X線では，両側性のコンソリデーションが3例に，辺縁不整の腫瘤状影が2例に，網状影が1例にみられた．

CTとHRCTでは，びまん性に実質のコンソリデーションが3例に，局在性の辺縁不整なコンソリデーションが2例に，胸膜下の線維化と蜂巣肺(蜂窩肺)が1例にみられた[39]．コンソリデーションは主に肺底部にみられたが，辺縁不整なコンソリデーションは舌区にみられた．コンソリデーションがみられた3例のCTおよびHRCTでは，異常所見は，胸壁の筋よりも低く，皮下組織よりもわずかに高いCT値を示した．この3症例は大量のサメ肝油の摂取が，全員に関係していた．胸部X線で，不整な腫瘤状影を呈したリポイド肺炎の2症例では，脂肪を含んだコンソリデーションが局在している所見がHRCTでみられた．この2症例では，網状影と構造改変を伴う線維化の所見が，腫瘤状影の周囲にみられた．胸膜下の線維化と蜂巣肺がみられた1症例のCTでは，低吸収域はみられなかった．反復吸引は様々な程度の肺線維症につながり，時に肺性心に至る[40]．

Marchioriらは[41]，ミネラルオイル吸引の病歴がある53例の患者のHRCTの特徴を評価した．主要なHRCT所見は，コンソリデーション(86.8%)，すりガラス影(37.7%)，気腔結節(22.6%)とクレイジー・ペイビング・パターン(20.7%)であった．異常は，右肺の背側領域で優位だった．右下葉で最も病状が強いことが多かった．

PAPと外因性リポイド肺炎は，CTでクレイジー・ペイビング・パターンを呈することがある．Choiら[33]は，クレイジー・ペイビング・パターンを示し，病理学的に証明された，PAP 6例と外因性リポイド肺炎8例において，HRCTを後方視的に評価した．これらの2つの疾患の臨床的特徴としては，すべてのリポイド肺炎患者で，オイル摂取の病歴があることがあきらかになった．これらの患者におけるHRCTでは，境界不明瞭な小葉中心性の結節はリポイド肺炎患者6例中5例(83%)に認められたが，PAP患者では1例も認められなかった($p=0.003$)．コンソリデーションはリポイド肺炎患者(83%)，PAP患者(11%)ともに出現したが，その頻度は統計学的に有意に異なった($p=0.0265$)．クレイジー・ペイビング・パターンと網状影は，リポイド肺炎患者よりもPAP患者で，有意に広範囲に存在した[33]．

アミロイドーシス

アミロイドーシスは，細胞外に異常蛋白および誘導体が蓄積することを特徴とする疾患群である[1, 42–46]．病理組織学的には，アミロイドは，7〜10 μmの厚さの様々な蛋白原線維がβひだ状の二次構造に折重なって構成されており，血清アミロイドP，蛋白原線維に結合する肝由来の糖蛋白質，帯電したアミノグリカンと関連し，蛋白質沈着物を安定化することで溶解を妨げる．アミロイドは発生源に関係なく，コンゴレッド染色を行うと，偏光顕微鏡下でアップルグリーン複屈折がみられる[44, 45]．アミロイドーシスの多種にわたる徴候は，病理組織的な分類や疾患の解剖学的な分布で分類することができる[44]．

アミロイドーシスの大半は，アミロイド沈着のタイプで大きく2つに分けることができる．1つ目は原発性軽鎖(L鎖)アミロイド(AL)による病態であり，形質細胞で産生された免疫グロブリンの軽鎖の断片が細胞外へ沈着することが特徴で，形質細胞異常症と考えることができる．実際，すべての呼吸器病変を伴う症例は，このカテゴリーに分類することができる．

2つ目は，二次性アミロイドA(AA)による病態である．血清AAは急性期の反応物質であり，AAが切断されて産生される．二次性アミロイドーシスは，関節リウマチに関連して最も頻繁に発症するが，多くの慢性炎症性疾患，例えば，炎症性腸疾患，慢性骨髄炎，慢性全身性炎症性疾患(例えば，家族性地中海熱)や気管支拡張症，結核，嚢胞性線維症，その他の慢性肺感染疾患患者でも起こる[44, 45]．シェーグレン症候群やリンパ球性間質性肺炎(LIP)との関連も，報告されている[47]．

病態により生命予後に違いがあるため，アミロイドーシスの病態分類は重要である．原発性アミロイドーシス患者では，約3分の1近くで多発性骨髄腫やB細胞リンパ腫を合併すると報告されているが，骨髄腫やリンパ腫患者でアミロイドーシスを合併する割合は約10〜15%といわれている[46]．原発性アミロイドーシス患者の生存期間中央値は1.5年であるのに対して，二次性アミロイドーシス患者は4.5年である．基礎にある慢性炎症性疾患の治療方法があることで生存期間に差が出ると考えられている[48]．

アミロイドーシスの他の分類法として，びまん性あるいは局所性というように，解剖学的な病変範囲により分類する方法がある[43]．どちらの分類においても，呼吸器への病変の浸潤は，原発性アミロイドーシスのみで起こるということは重要である．全身性に疾患が波及する場合が最も多いが，これはAL蛋白が種々の臓器に沈着するためと考えられている．この場合でも，呼吸器への浸潤はまれであり，症状が発症することはまずないのが一般的である．対照的に，形質細胞やB細胞が産生するAL蛋白の局所への沈着によって起こる限局性気道病変では，症状がみられる場合が多い[44]．メイヨー・クリニックにおける，1980〜1993年までの生検で確定された肺アミロイドーシス患者55症例の後ろ向きレビューでは[43]，64%の患者は，原発性全身性アミロイドーシスで，31%が限局性アミロイドーシス，5%が二次性アミロイドーシスだった．

胸部X線所見

ほとんどの場合，胸部X線写真は正常にみえる．胸部X線で所見がある場合には，原発性全身性アミロイドーシスでは網状影や網状結節影のパターンをとることが多い．これは，びまん性に間質や実質へ病変が浸潤するためにみられる所見であり，結節と小葉間隔壁の肥厚を反映していると考えられる[1, 43]．この現象は，びまん性肺実質性アミロイドーシスあるいは肺胞中隔アミロイドーシスとして認知されている．病変部は，石灰化や非常にまれではあるが，骨形成を起こ

表 16-3　びまん性肺アミロイドーシスの HRCT 所見

多発性肺結節影(2〜15 mm の大きさ)[a]
結節状の小葉間および小葉内隔壁肥厚[a]
上記 2 所見(びまん性肺胞中隔病変)の重ね合わせ画像[a,b]
縦隔 / 肺門リンパ節腫大 [a]
石灰化した結節[b]
コンソリデーション，すりガラス影[b]
胸　水[b]
牽引性気管支拡張 / 蜂巣肺[b]

[a] 最も頻度の高い所見.
[b] 鑑別診断で最も有用な所見.

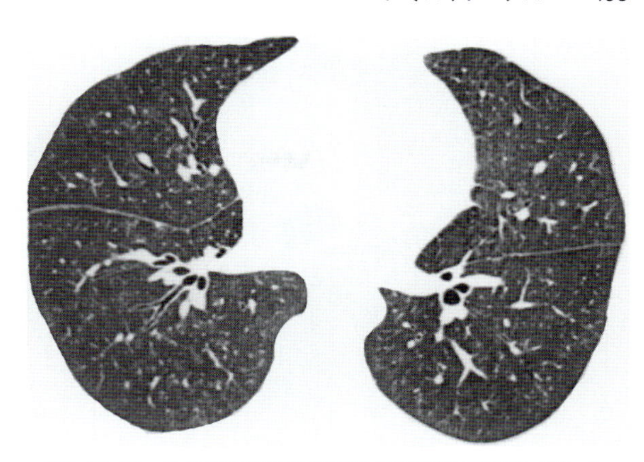

図 16-11　多発性骨髄腫患者における結節性アミロイドーシス. 胸郭中央の HRCT 像は，多発性骨髄腫とびまん性(原発性)結節性アミロイドーシス患者で，びまん性の小さい実質性結節が存在している.

したりすることがある[49]．この所見は，心不全による網状影や小葉間隔壁の肥厚の所見と鑑別する必要がある. 原発性アミロイドーシスが胸膜浸潤を起こす場合，胸水がみられることはめったにないため，胸水の有無は鑑別に有用な可能性がある.

頻度は少ないが, 原発性全身性アミロイドーシスが, サルコイドーシスや粟粒結核に似た小結節パターンをとる場合がある．限局性アミロイドーシスでは，単発性あるいは多発性(単発性よりも頻度は少ない)肺結節影，腫瘤影(結節性肺実質性アミロイドーシス)，気道壁肥厚(気管気管支アミロイドーシス)，石灰化の所見を呈する場合がある[42]．中枢気道病変は，無気肺やコンソリデーションを合併することが多い.

HRCT 所見

Aylwin ら[44] は，HRCT では，胸部病変を 4 つの疾患パターンに分類することができたと報告している. すなわち，(a) 気道壁肥厚，アミロイドの結節状沈着，石灰化を伴う気管気管支病変，(b) 結節性実質病変，(c) びまん性肺胞中隔病変，(d) 結節病変(表 16-3).

Pickford ら[42] は，アミロイドーシスと確定された 18 症例の CT 所見をレビューしている．原発性全身性アミロイドーシス患者の肺実質所見では，直径 2〜15 mm の多発性肺結節(図 16-11，図 16-12)，小葉間隔壁肥厚(図 16-13，図 16-14)，小葉内線状影の所見がみられる場合が多い．頻度は少ないが，すりガラス影，コンソリデーション(図 16-15)，牽引性気管支拡張，蜂巣肺，結節内に石灰化を伴った領域などの所見がみられる場合もある.

限局性アミロイドーシスの一般的な特徴として，単発あるいは多発性の孤発結節や腫瘤影がみられ(結節性アミロイドーシス)，そのうち約 20% で石灰化を認

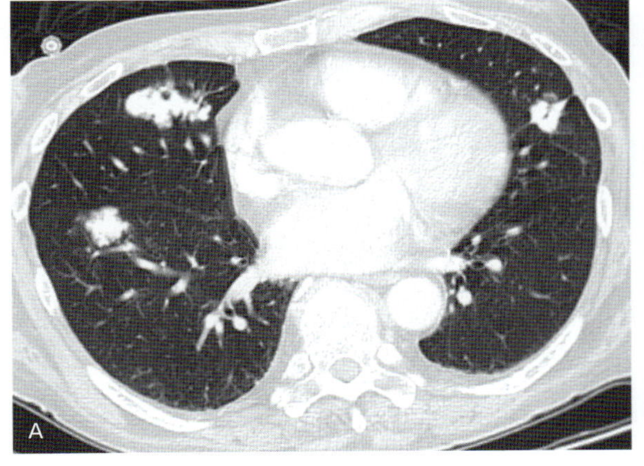

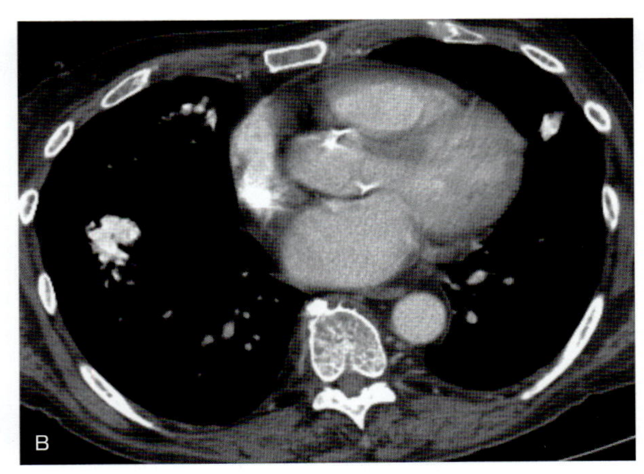

図 16-12　多発性骨髄腫患者における石灰化を伴う結節性アミロイドーシス．A：HRCT は，両面の分葉状の肺結節を示す. B：結節の石灰化は，縦隔条件で確認できる.

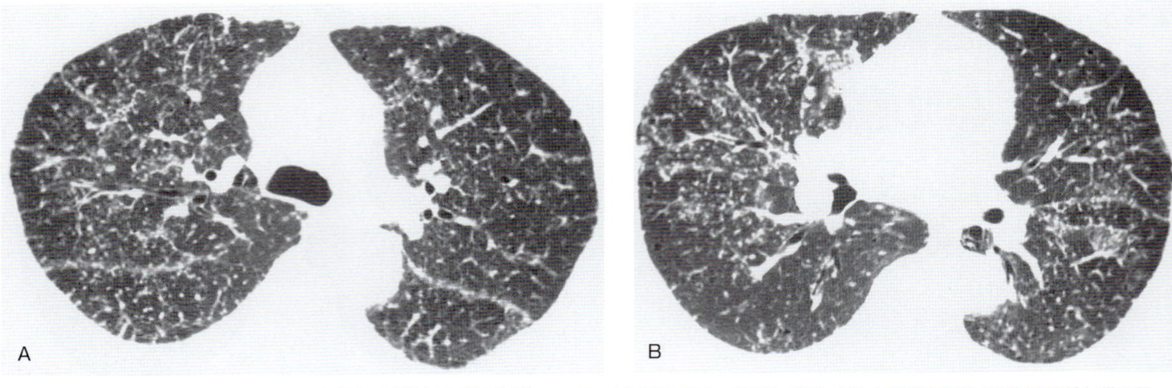

図 16-13 AL アミロイドーシスを伴う多発性骨髄腫症例．A，B：HRCT では，葉間に隣接する小葉間隔壁と胸膜下間質を巻き込む多発性小結節がみられる．生検では，当初蛋白質沈着がみられ，L 鎖だということが後に確認された．

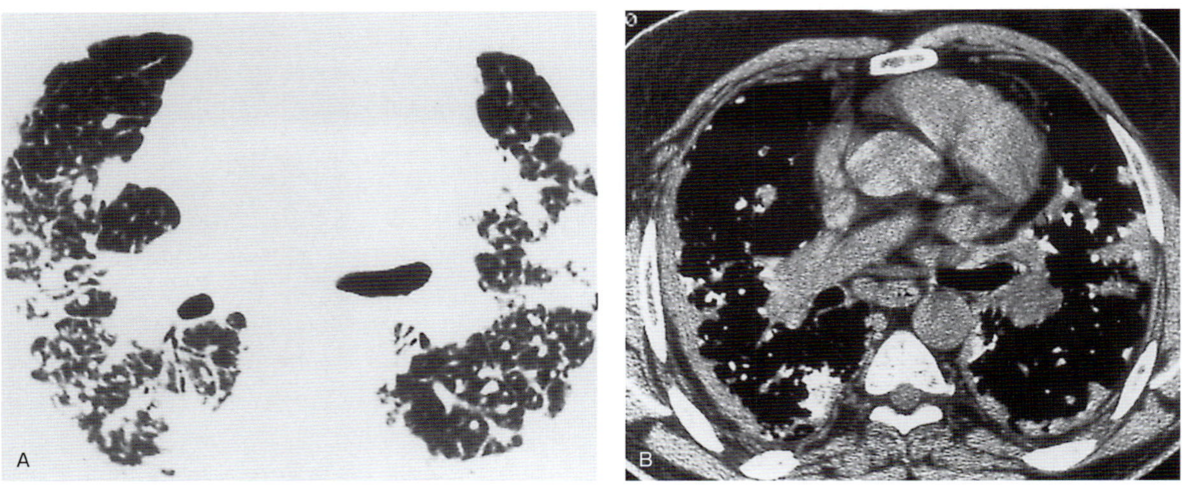

図 16-14 びまん性肺胞中隔アミロイドーシス．A：肺野条件では，小葉間隔壁肥厚，境界明瞭な小結節影，胸膜下腫瘤影がみられる．B：縦隔条件は，胸膜下の腫瘤影をみるのに適している．多くの小結節で石灰化がみられる．

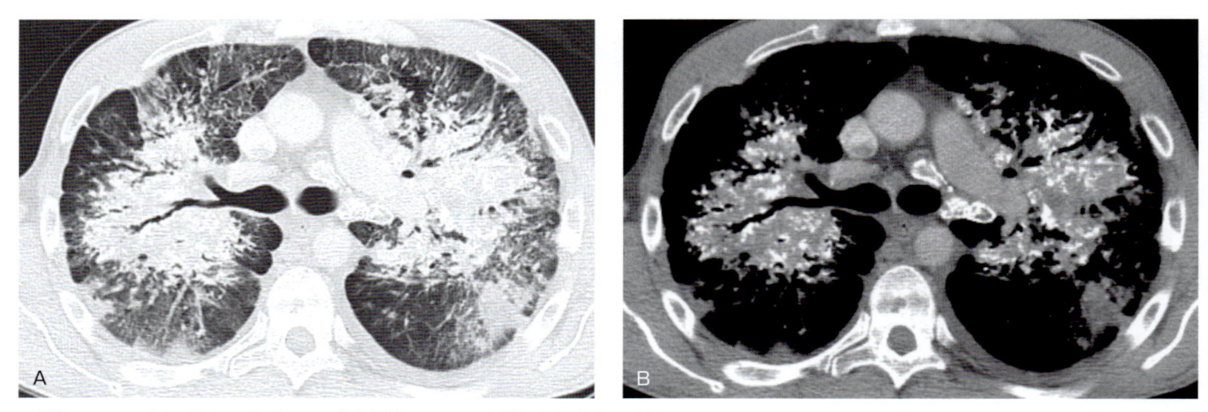

図 16-15 低悪性度 B 細胞リンパ腫患者における形質細胞様分化と広範囲なアミロイド沈着が，生検検体で示された．肺野条件(A)と縦隔条件(B)では，広範囲な気管支周囲のコンソリデーションを示し，少なくとも一部は腫瘍由来である．アミロイド沈着による広範囲の石灰化がみられる．石灰化したリンパ節が存在する．

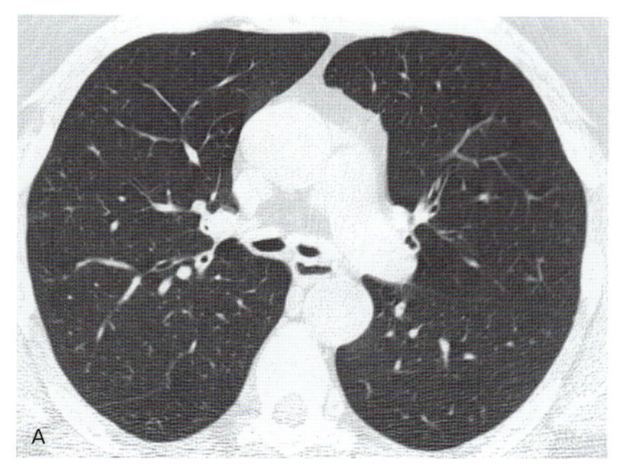

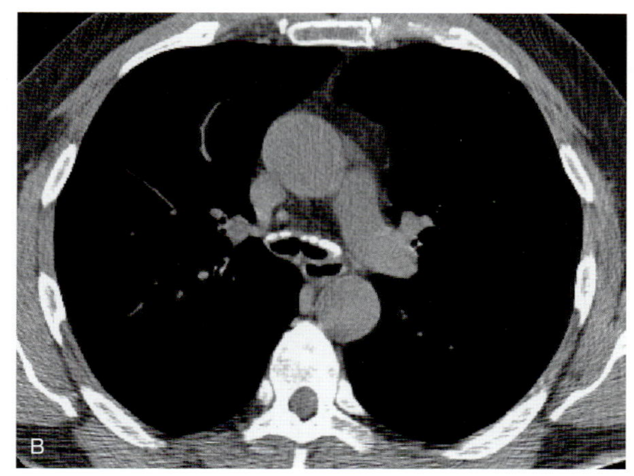

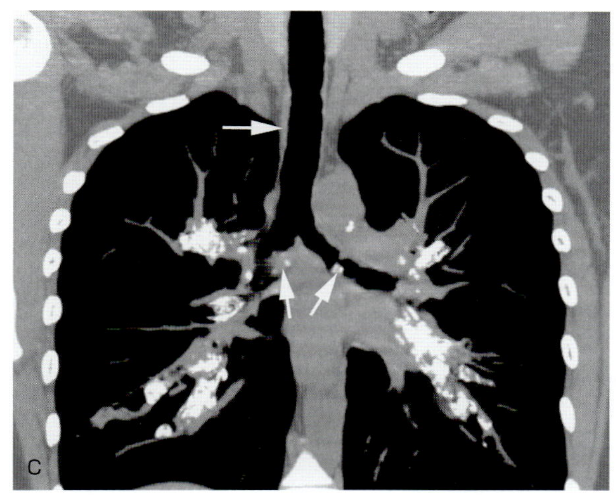

図 16-16　限局性(原発性)アミロイドーシス：気管気管支病変. A：気管分岐部レベルでの肺野条件の HRCT，B：縦隔条件の HRCT．左右の主気管支で高吸収の石灰化を伴っており，これが気道狭窄の原因となっている．C：A，B と異なり冠状断像で中枢気道に沿ったアミロイド沈着と広範囲な石灰化により，気道壁(矢印)の部分的肥厚がみられている．この所見は，限局性アミロイドーシスでのみみられ，びまん性原発性アミロイドーシスではみられない．

める．気管，気管支壁のびまん性もしくは結節性肥厚の所見を伴う気管気管支アミロイドーシスもしばしば石灰化伴う(図 16-16)．アミロイドーシス患者で，リンパ節腫大や胸水を認める場合もある．

Graham ら[50]は，びまん性肺実質性アミロイドーシス患者の初期とその後の経過の HRCT 所見について報告している．高吸収の石灰化を伴う，間質の小結節影が HRCT でみられていたためアミロイドーシスと診断された．この症例の HRCT 所見では，網状影，小葉間隔壁肥厚，直径 2〜4 mm の境界明瞭な小結節，中下葉の胸膜下優位にみられる融合性コンソリデーションなどがみられた(図 16-14)．高吸収の石灰化を伴った結節影や，点状に石灰化がみられた病変も存在した．石灰化は胸部X線ではみることができなかった．

HRCT における間質小結節の石灰化の所見だけでは，鑑別に限界がある．肺結節影との関連のある多発性肺石灰化は，結核のような感染性肉芽腫病変[51]，サルコイドーシス[52]，珪肺症や炭鉱夫肺[52]，タルク肺[53]，急性呼吸窮迫症候群に関連した脂肪塞栓[54]，転移性石灰化[55]，肺胞微石症[56, 57]でも報告されている．骨形成は，通常型間質性肺炎(UIP)でみられる場合もある．

胸郭内リンパ節腫大が存在する場合があるが，全身性アミロイドーシスの唯一の所見として存在することが多い(図 16-15)[43]．原発性，二次性両方の特徴として食道浸潤がみられる場合がある．食道アミロイドーシスは，食道壁肥厚による蠕動運動障害が特徴である[45, 46]．

Desai ら[58]は，良性の肺リンパ球浸潤とアミロイドーシスを合併した3症例について報告している．HRCT では，3例とも非常に似た所見を呈しており，多発肺結節影と様々な大きさの薄壁嚢胞がみられていた．結節の多くはいびつな形であり，嚢胞に隣接して存在し，石灰化がみられた(図 16-17，図 16-18)．

シェーグレン症候群患者ではリンパ球性間質性肺炎(LIP；肺嚢胞の外観を呈する)と結節状アミロイドーシスの関連が確認されている(図 16-17，図 16-18)．5

症例の報告では，様々な大きさの結節や囊胞が全症例で確認されており，結節は囊胞壁に隣接して存在する場合が多かったことが報告されている[47]．

HRCT の有用性

予後予測の観点から，限局性と全身性にアミロイドーシスを鑑別することは重要である．Shah ら[59]は，限局性アミロイドーシスを確定するために，以下のような基準を提示した．(a) 気道からの生検組織において，軽鎖の κ 鎖あるいは λ 鎖(AL)陽性の免疫組織学的染色が証明されること(あるいは AA 蛋白が陰性であること)，(b) 形質細胞異常や骨髄腫がないこと，(c) HRCT の所見，(d) 血清アミロイド P 陰性(SAP は，典型的には全身性アミロイドーシスの場合に陽性となる蛋白原線維と結合する正常糖蛋白質であるため)，(e) 正常心エコー所見．

気管気管支病変は，限局性原発性アミロイドーシスのみでみられる．同様に，結節病変も主に限局性アミロイドーシスでみられる傾向がある．対照的に，びま

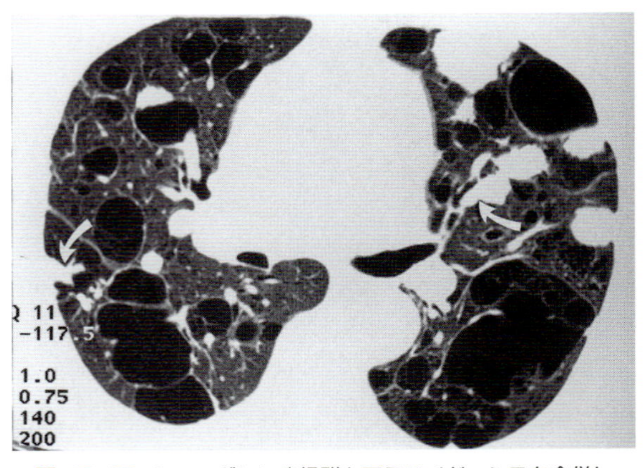

図 16-17　シェーグレン症候群とアミロイドーシスを合併した患者の薄壁の囊胞と結節影(68 歳女性)． 結節は部分的に石灰化がみられ，変形を伴うものもみられた(曲がった矢印)．囊胞を伴ったリンパ球性間質性肺炎の所見を合併する症例もある．(From Desai SR, Nicholson AG, Stewart S, et al. benign pulmonary lymphocytic infiltration and amyloidosis: computed tomographic and pathologic features in three cases. *J Thorac Imaging* 1997;12:215, with permission.)

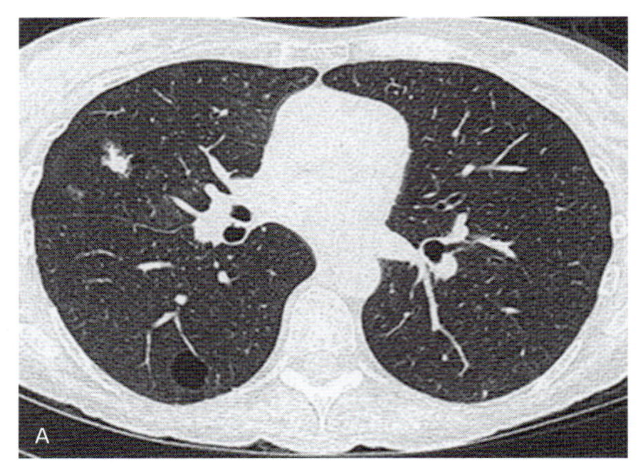

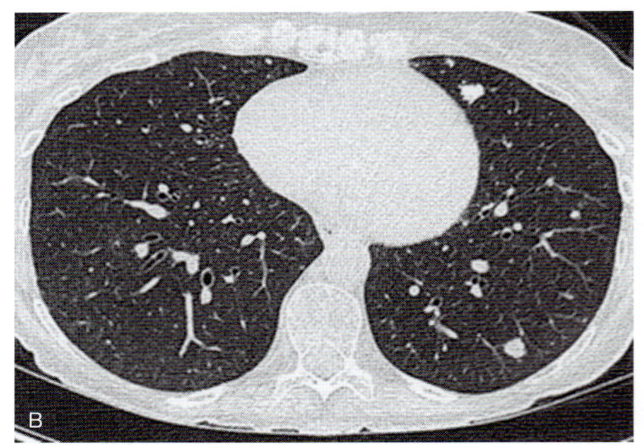

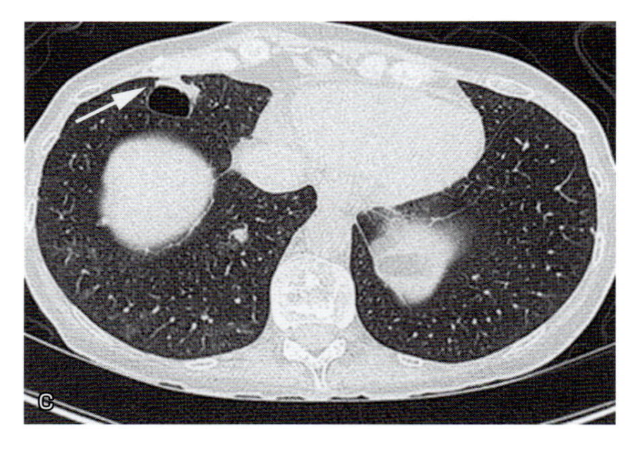

図 16-18　薄壁囊胞と結節性アミロイドーシスを伴ったシェーグレン症候群． **A–C**：中・下葉レベルの HRCT では，孤発性実質性結節の散見がみられ，不整であったり(**A**)，境界明瞭であったりして(**B**)，薄壁囊胞の散見もみられる．結節影は囊胞に隣接して存在し(**C**，矢印)，結節性アミロイドーシスとリンパ球性間質性肺炎(LIP)の関連を示唆する所見である．

ん性肺胞中隔病変やリンパ節腫大は，全身性アミロイドーシスの症例で多くみられる特徴である．

軽鎖沈着症

軽鎖沈着症(LCDD)は，ALアミロイドーシスと同様に，様々な組織と臓器で単型免疫グロブリン軽鎖が沈着することによって特徴づけられる．顕微鏡所見で，ALアミロイドーシスとLCDDの蛋白質沈着物は非常に類似しており，リンパ球，形質細胞と多核組織球からなる軽度の付随的な炎症性浸潤を伴う，アモルファス，好酸性の細胞基質として確認できる．一方で，LCDDは基底膜に沿って非線維，アモルファスな蛋白質が粒状に沈着することによって特徴づけられ，ALアミロイドーシスのようにコンゴレッドで染色されない．“LCDD”は，非アミロイド性の軽鎖沈着だけに用いられる用語である[60–63]．

軽鎖は，形質細胞のクローンから分泌され，LCDDの約75％は，多発性骨髄腫またはリンパ増殖性疾患(特にWaldenströmマグログロブリン血症)に関連して起こる．それは主に中年の患者で発症し，性差はない．腎障害はLCDDの一般的な合併症であり，蛋白尿を伴い，ネフローゼ症候群や腎不全を呈することもあれば伴わないこともある．加えて，肺病変は非常にまれであるものの，腎，肝，心病変は一般的である．肺病変は，小さい気道，血管，そして肺胞壁に隣接した蛋白沈着症によって特徴づけられる．Colombatら[60]は，7例のLCDDの肺病変について報告しており，様々なサイズの単発・多発結節病変を呈し，1名の患者では胸膜ならびにリンパ節病変も呈した．

近年Colombatら[60]が3例のほぼ病変が肺だけに限定され，免疫増殖性障害を伴わないLCDD患者の報告をした．これらの患者は肺機能検査のうえで進行性閉塞性疾患を呈し，肺移植に至るような重篤な嚢胞性肺疾患も有していた．疾患は肺胞壁，小さい気道と血管にアモルファスな非アミロイド軽鎖が沈着し，気管支関連リンパ組織にBリンパ球が集簇するという組織学的な特徴をもっていた．気腫性変化と小気道の拡張を伴っていた[60]．両側肺移植の後の疾患再発がなく，血中軽鎖比が正常化したことから，著者らは単クローン軽鎖合成が肺に限局して起ったと仮説し，新たな抗原誘引性の肺原発リンパ増殖性障害であると主張している[60, 62]．

胸部X線写真とCTでは，通常直径2cmまでの，

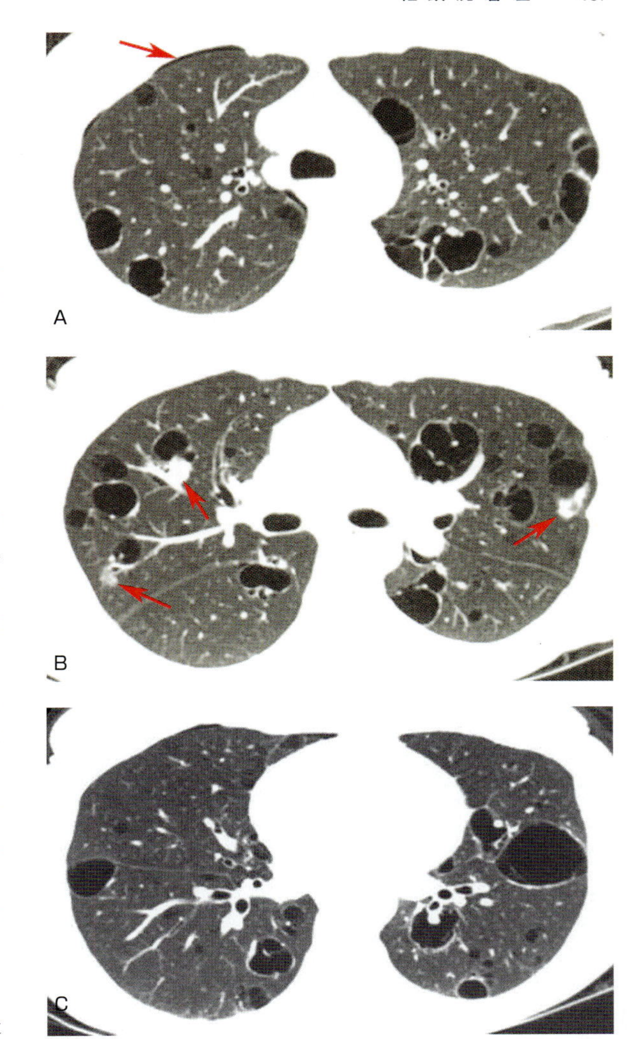

図 16-19　気胸の既往歴があり，生検によって証明された軽鎖沈着症(32歳女性)．A–C：複数の大小の薄壁嚢胞が，両側性に存在している．Aでは小さい気胸(赤矢印)も確認できる．Bでは数個の結節(赤矢印)も確認できる．一部の嚢胞は，嚢胞壁の限局的な肥厚や血管が隣接する像を示す．不規則で隔壁を有する嚢胞が存在し，いくつかの嚢胞は胸膜面に達している．

両肺にびまん性に分布した，多数の薄壁嚢胞を呈したが，2例の患者では上肺が比較的スペアされていた(図16–19，図16–20)[60]．2cmより大きな嚢胞も，報告されている[63]．気胸も関連する可能性がある(図16–19)．嚢胞は時間とともにより大きくなる傾向があって，2例の患者で網状かつ小さい結節状の陰影と関係していた．

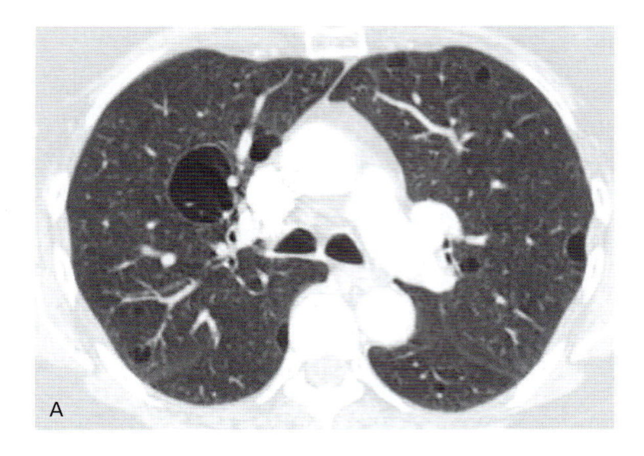

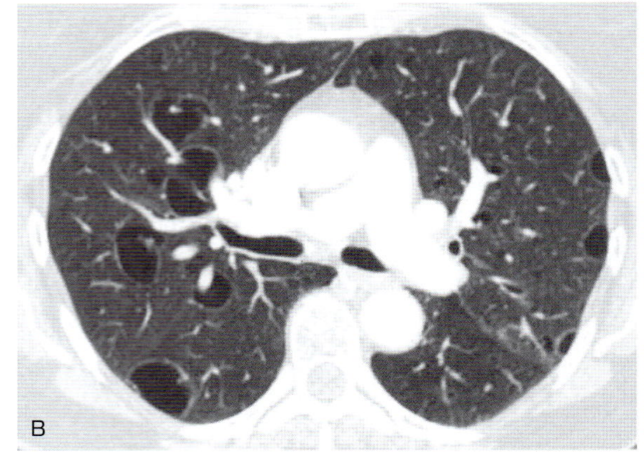

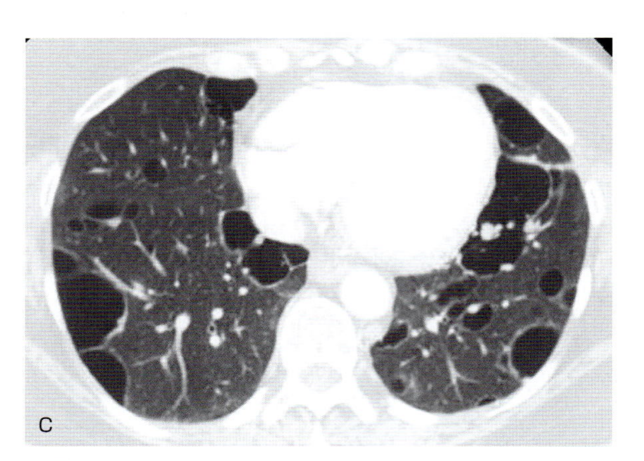

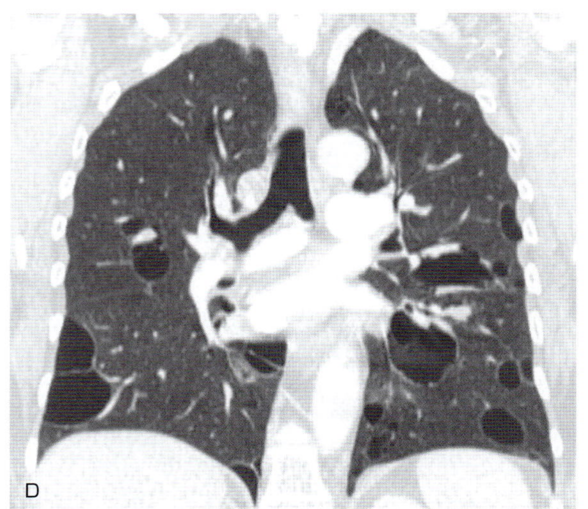

図 16-20　生検によって証明された軽鎖沈着症(59歳女性)．A-C：複数の大小の薄壁囊胞が，両側性に確認できる．図16-19と同様に，限局的な壁肥厚を伴ったり血管が隣接する囊胞があり，一部の囊胞は胸膜面に達し，隔壁があるようにみえる．D：冠状断像で，肺底部優位に囊胞が存在している．

肺胞微石症

肺胞微石症(PAM)はまれな慢性疾患であり，病因は不明である．広範囲な肺胞内の石灰化や微石，球形のカルシウム，リン酸の沈着により，2 μmほどの非晶質中心核をもつ，同心円状層板形成するのが特徴である[56, 57, 64](図5-39，図16-21)．肺全体に沈着がみられるが，下肺野が一般に優位である．2001年の時点で，世界で424例が報告されているが，大部分は欧州，特にトルコとイタリアの症例であり，ついで北米，アジアの順に報告されている[65]．2種類の病態が報告されている．孤発性で男性優位の場合と，家族性で女性優位の場合があり，たいてい30〜50歳の間に起こる．この疾患の病因は不明であるが，肺胞線毛上皮の活動が低下することにより，肺胞粘液のクリアランスが低下し，肺胞内での微石形成が起こりやすくなるためと考えられている[64]．まれに，肺腺癌，結核，胸膜中皮腫患者で限局性にPAMがみられることがある．

症状と胸部X線所見や病変の浸潤範囲に解離があることが，臨床的な特徴である．たいていの場合，症状はないか，軽度であり，呼吸困難，湿性咳嗽，血痰(よりまれ)などがみられることがある．肺機能検査では，典型的には1秒量，肺活量，残気量，全肺気量が減少した軽度の拘束性障害がみられる[64]．ほとんどの症例で症状は軽度であると報告されるが，PAMは長い経過をたどる．安定した状態を保つ症例もあるが，進行性に呼吸機能低下がみられ，肺線維症や呼吸不全を10〜15年の間に起こす症例もみられる[64]．疾患の

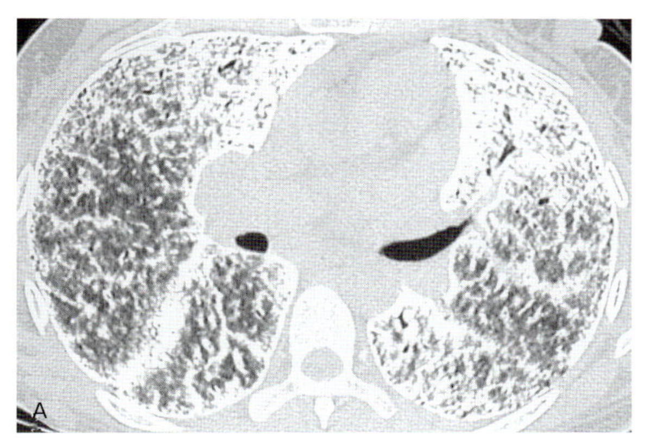

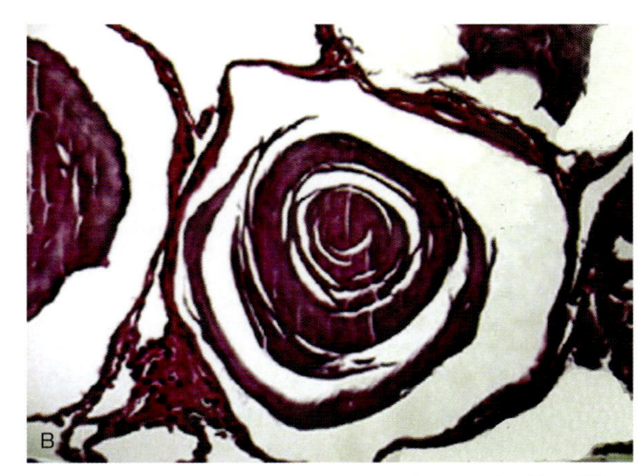

図 16-21　肺胞微石症(PAM). A：胸膜下と血管周囲優位に広範囲な石灰化がみられる．B：異なる患者の切除された肺組織の顕微鏡写真で，肺胞腔(原寸，×100，HE 染色)を満たしている同心円状の結石を認める．(Courtesy of Edson Marchiori, MD, PhD.)

重症度と HRCT の間質異常所見との間に相関がありそうである[66]．現時点では，治療方法はない．全身性ステロイド投与と BAL は効果がないことがわかっており，重症例では肺移植を必要とする場合もある．

胸部 X 線所見

胸部 X 線では，“砂状の”石灰化を伴う微小結節が特徴であり，“砂嵐肺”とよばれる．病変は，典型的には下肺野にびまん性にみられるとされているが，様々なパターンが報告されており，肺門部中心にみられる場合もある[64]．病変が多いと，小結節の癒合が肺実質のコンソリデーションのようにみえる場合もある．特に家族性の場合，生検なしで，胸部 X 線所見のみで確定診断を行ってもよい場合がある．面白いことに，胸部 X 線所見が，HRCT で指摘できる間質病変の範囲・重症度と相関していることが示されている[66]．

HRCT 所見

PAM の HRCT 所見は病理所見に非常に近いものである．HRCT では，下葉背部に優位な，びまん性微小結節状石灰化の所見がみられる(図 5-39，図 16-21)[56, 57, 64-67]．小葉辺縁性および小葉中心性に石灰化がよくみられるが，リンパ管周囲，胸膜下，気管支血管周囲，小葉間隔壁に石灰化がみられたという報告もある[68]．クレイジー・ペイビング・パターンを呈している PAM 症例も報告されている[6, 69]．子供や高齢者の場合，すりガラス影や網状影が主体であり，石灰化が目立たないこともある[67]．

PAM 10 症例の検討で，微小結節影の範囲と，小葉間隔壁の肥厚，実質の帯状影，すりガラス影，胸膜直下間質肥厚などの間質病変の間に相関がみられたと報告されている($r=0.68$，$p=0.031$)[66]．すりガラス影($r=0.69$，$p=0.027$)と小葉中心性肺気腫($r=0.67$，$p=0.034$)との間にも有意な相関がみられた．PAM と肺気腫の関係に関する報告がある[56, 57]．間質性変化の範囲と重症度は呼吸機能の異常と相関し，呼吸機能が悪化する大部分は，肺線維症へと進展するためであると結論されている[64]．

HRCT の有用性

鑑別診断には限界があり，粟粒結核と誤診されていることが多い．他の鑑別疾患としては，石灰化を伴う微小結節を起こす病態が含まれる．サルコイドーシス，珪肺症，特発性・二次性ヘモジデローシス，アミロイドーシス，腎不全に続発する転移性石灰化などが含まれる[64, 66]．これらの病態では，HRCT 所見と臨床症状の間に相関がみられるため，PAM はまれな疾患であるが，確定診断をつけやすい．

HRCT で，実質の線維化の所見を含む病変の範囲と重症度を正確に評価することが可能である．前述のように，経気管支生検や肺胞洗浄による組織診断を行わず，HRCT 所見のみで診断を行っても十分な場合がある．

文　献

1. Shah PL, Hansell D, Lawson PR, et al. Pulmonary alveolar proteinosis: clinical aspects and current concepts on pathogenesis.

Thorax 2000;55:67–77.
2. Rosen SH, Castleman B, Liebow AA. Pulmonary alveolar proteinosis. *N Engl J Med* 1958;258:1123–1142.
3. Wang BM, Stern EJ, Schmidt RA, et al. Diagnosing pulmonary alveolar proteinosis. A review and an update. *Chest* 1997;111: 460–466.
4. Trapnell BC, Whitsett JA, Nakata K. Pulmonary alveolar proteinosis. *N Engl J Med* 2003;349:2527–2539.
5. Ishii H, Trapnell BC, Tazawa R, et al. Comparative study of high-resolution CT findings between autoimmune and secondary pulmonary alveolar proteinosis. *Chest* 2009;136:1348–1355.
6. Vanaclocha R, Narvaez JA, Pozuelo C, et al. Alveolar microlithiasis: an uncommon cause of the crazy paving pattern. *Radiologia* 2008;50:75–78.
7. Verma H, Nicholson AG, Kerr KM, et al. Alveolar proteinosis with hypersensitivity pneumonitis: a new clinical phenotype. *Respirology* 2010;15:1197–1202.
8. Seymour JF, Presneill JJ. Pulmonary alveolar proteinosis: progress in the first 44 years. *Am J Respir Crit Care Med* 2002;166:215–235.
9. Frazier AA, Franks TJ, Cooke EO, et al. From the archives of the AFIP: pulmonary alveolar proteinosis. *Radiographics* 2008;28: 883–899; quiz 915.
10. Brasch F, Birzele J, Ochs M, et al. Surfactant proteins in pulmonary alveolar proteinosis in adults. *Eur Respir J* 2004;24:426–435.
11. Burkhalter A, Silverman JF, Hopkins MB 3rd, et al. Bronchoalveolar lavage cytology in pulmonary alveolar proteinosis. *Am J Clin Pathol* 1996;106:504–510.
12. Davidson JM, Macleod WM. Pulmonary alveolar proteinosis. *Br J Dis Chest* 1969;63:13–28.
13. Kariman K, Kylstra JA, Spock A. Pulmonary alveolar proteinosis: prospective clinical experience in 23 patients for 15 years. *Lung* 1984;162:223–231.
14. Michaud G, Reddy C, Ernst A. Whole-lung lavage for pulmonary alveolar proteinosis. *Chest* 2009;136:1678–1681.
15. Rogers RM, Levin DC, Gray BA, et al. Physiologic effects of bronchopulmonary lavage in alveolar proteinosis. *Am Rev Respir Dis* 1978;118:255–264.
16. Genereux GP. CT of acute and chronic distal air space (alveolar) disease. *Semin Roentgenol* 1984;19:211–221.
17. Prakash UB, Barham SS, Carpenter HA, et al. Pulmonary alveolar phospholipoproteinosis: experience with 34 cases and a review. *Mayo Clin Proc* 1987;62:499–518.
18. Ramirez J. Pulmonary alveolar proteinosis: a roentgenologic analysis. *Am J Roentgenol Radium Ther Nucl Med* 1964;92:571–577.
19. Lee KN, Levin DL, Webb WR, et al. Pulmonary alveolar proteinosis: high-resolution CT, chest radiographic, and functional correlations. *Chest* 1997;111:989–995.
20. Newell JD, Underwood GH Jr, Russo DJ, et al. Computed tomographic appearance of pulmonary alveolar proteinosis in adults. *J Comput Tomogr* 1984;8:21–29.
21. Godwin JD, Muller NL, Takasugi JE. Pulmonary alveolar proteinosis: CT findings. *Radiology* 1988;169:609–613.
22. Murch CR, Carr DH. Computed tomography appearances of pulmonary alveolar proteinosis. *Clin Radiol* 1989;40:240–243.
23. Miller PA, Ravin CE, Smith GJ, et al. Pulmonary alveolar proteinosis with interstitial involvement. *AJR Am J Roentgenol* 1981;137:1069–1071.
24. Zimmer WE, Chew FS. Pulmonary alveolar proteinosis. *AJR Am J Roentgenol* 1993;161:26.
25. Franquet T, Gimenez A, Bordes R, et al. The crazy-paving pattern in exogenous lipoid pneumonia: CT-pathologic correlation. *AJR Am J Roentgenol* 1998;170:315–317.
26. Johkoh T, Itoh H, Muller NL, et al. Crazy-paving appearance at thin-section CT: spectrum of disease and pathologic findings. *Radiology* 1999;211:155–160.
27. Murayama S, Murakami J, Yabuuchi H, et al. "Crazy paving appearance" on high resolution CT in various diseases. *J Comput Assist Tomogr* 1999;23:749–752.
28. Storto ML, Kee ST, Golden JA, et al. Hydrostatic pulmonary edema: high-resolution CT findings. *AJR Am J Roentgenol* 1995; 165:817–820.
29. Primack SL, Miller RR, Muller NL. Diffuse pulmonary hemorrhage: clinical, pathologic, and imaging features. *AJR Am J Roentgenol* 1995;164:295–300.
30. Worthy SA, Muller NL, Hansell DM, et al. Churg-Strauss syndrome: the spectrum of pulmonary CT findings in 17 patients. *AJR Am J Roentgenol* 1998;170:297–300.
31. Logan PM. Thoracic manifestations of external beam radiotherapy. *AJR Am J Roentgenol* 1998;171:569–577.
32. Tan RT, Kuzo RS. High-resolution CT findings of mucinous bronchioloalveolar carcinoma: a case of pseudopulmonary alveolar proteinosis. *AJR Am J Roentgenol* 1997;168:99–100.
33. Choi HK, Park CM, Goo JM, et al. Pulmonary alveolar proteinosis versus exogenous lipoid pneumonia showing crazy-paving pattern: comparison of their clinical features and high-resolution CT findings. *Acta Radiol* 2010;51:407–412.
34. Ioachimescu OC, Kavuru MS. Pulmonary alveolar proteinosis. *Chron Respir Dis* 2006;3:149–159.
35. Guan Y, Zeng Q, Yang H, et al. Pulmonary alveolar proteinosis: quantitative CT and pulmonary functional correlations. *Eur J Radiol* 2011;81:2430–2435.
36. Joshi RR, Cholankeril JV. Computed tomography in lipoid pneumonia. *J Comput Assist Tomogr* 1985;9:211–213.
37. Seo JB, Im JG, Kim WS, et al. Shark liver oil-induced lipoid pneumonia in pigs: correlation of thin-section CT and histopathologic findings. *Radiology* 1999;212:88–96.
38. Hugosson CO, Riff EJ, Moore CC, et al. Lipoid pneumonia in infants: a radiological-pathological study. *Pediatr Radiol* 1991;21:193–197.
39. Lee KS, Muller NL, Hale V, et al. Lipoid pneumonia: CT findings. *J Comput Assist Tomogr* 1995;19:48–51.
40. Marchiori E, Zanetti G, Mano CM, et al. Exogenous lipoid pneumonia. Clinical and radiological manifestations. *Respir Med* 2011;105:659–666.
41. Marchiori E, Zanetti G, Mano CM, et al. Lipoid pneumonia in 53 patients after aspiration of mineral oil: comparison of high-resolution computed tomography findings in adults and children. *J Comput Assist Tomogr* 2010;34:9–12.
42. Pickford HA, Swensen SJ, Utz JP. Thoracic cross-sectional imaging of amyloidosis. *AJR Am J Roentgenol* 1997;168:351–355.
43. Utz JP, Swensen SJ, Gertz MA. Pulmonary amyloidosis. The Mayo Clinic experience from 1980 to 1993. *Ann Intern Med* 1996;124: 407–413.
44. Aylwin AC, Gishen P, Copley SJ. Imaging appearance of thoracic amyloidosis. *J Thorac Imaging* 2005;20:41–46.
45. Georgiades CS, Neyman EG, Barish MA, et al. Amyloidosis: review and CT manifestations. *Radiographics* 2004;24:405–416.
46. Georgiades CS, Neyman EG, Fishman EK. Cross-sectional imaging of amyloidosis: an organ system-based approach. *J Comput Assist Tomogr* 2002;26:1035–1041.
47. Jeong YJ, Lee KS, Chung MP, et al. Amyloidosis and lymphoproliferative disease in Sjögren syndrome: thin-section computed tomography findings and histopathologic comparisons. *J Comput Assist Tomogr* 2004;28:776–781.
48. Lachmann HJ, Goodman HJ, Gilbertson JA, et al. Natural history and outcome in systemic AA amyloidosis. *N Engl J Med* 2007;356: 2361–2371.
49. Ayuso MC, Gilabert R, Bombi JA, et al. CT appearance of localized pulmonary amyloidosis. *J Comput Assist Tomogr* 1987;11:197–199.
50. Graham CM, Stern EJ, Finkbeiner WE, et al. High-resolution CT appearance of diffuse alveolar septal amyloidosis. *AJR Am J Roentgenol* 1992;158:265–267.
51. Im JG, Itoh H, Shim YS, et al. Pulmonary tuberculosis: CT findings—early active disease and sequential change with antituberculous therapy. *Radiology* 1993;186:653–660.
52. Remy-Jardin M, Degreef JM, Beuscart R, et al. Coal worker's pneumoconiosis: CT assessment in exposed workers and correlation with radiographic findings. *Radiology* 1990;177:363–371.
53. Padley SP, Adler BD, Staples CA, et al. Pulmonary talcosis: CT findings in three cases. *Radiology* 1993;186:125–127.
54. Hamrick-Turner J, Abbitt PL, et al. Diffuse lung calcifications following fat emboli and adult respiratory distress syndromes: CT findings. *J Thorac Imaging* 1994;9:47–50.
55. Hartman TE, Muller NL, Primack SL, et al. Metastatic pulmonary

calcification in patients with hypercalcemia: findings on chest radiographs and CT scans. *AJR Am J Roentgenol* 1994;162:799–802.
56. Cluzel P, Grenier P, Bernadac P, et al. Pulmonary alveolar microlithiasis: CT findings. *J Comput Assist Tomogr* 1991;15:938–942.
57. Korn MA, Schurawitzki H, Klepetko W, et al. Pulmonary alveolar microlithiasis: findings on high-resolution CT. *AJR Am J Roentgenol* 1992;158:981–982.
58. Desai SR, Nicholson AG, Stewart S, et al. Benign pulmonary lymphocytic infiltration and amyloidosis: computed tomographic and pathologic features in three cases. *J Thorac Imaging* 1997;12:215–220.
59. Shah PL, Gillmore JD, Copley SJ, et al. The importance of complete screening for amyloid fibril type and systemic disease in patients with amyloidosis in the respiratory tract. *Sarcoidosis Vasc Diffuse Lung Dis* 2002;19:134–142.
60. Colombat M, Stern M, Groussard O, et al. Pulmonary cystic disorder related to light chain deposition disease. *Am J Respir Crit Care Med* 2006;173:777–780.
61. Buxbaum J. Mechanisms of disease: monoclonal immunoglobulin deposition. Amyloidosis, light chain deposition disease, and light and heavy chain deposition disease. *Hematol Oncol Clin North Am* 1992;6:323–346.
62. Colombat M, Mal H, Copie-Bergman C, et al. Primary cystic lung light chain deposition disease: a clinicopathologic entity derived from unmutated B cells with a stereotyped IGHV4-34/IGKV1 receptor. *Blood* 2008;112:2004–2012.
63. Seaman DM, Meyer CA, Gilman MD, et al. Diffuse cystic lung disease at high-resolution CT. *AJR Am J Roentgenol* 2011;196:1305–1311.
64. Lauta VM. Pulmonary alveolar microlithiasis: an overview of clinical and pathological features together with possible therapies. *Respir Med* 2003;97:1081–1085.
65. Castellana G, Lamorgese V. Pulmonary alveolar microlithiasis. World cases and review of the literature. *Respiration* 2003;70:549–555.
66. Deniz O, Ors F, Tozkoparan E, et al. High resolution computed tomographic features of pulmonary alveolar microlithiasis. *Eur J Radiol* 2005;55:452–460.
67. Helbich TH, Wojnarovsky C, Wunderbaldinger P, et al. Pulmonary alveolar microlithiasis in children: radiographic and high-resolution CT findings. *AJR Am J Roentgenol* 1997;168:63–65.
68. Chan ED, Morales DV, Welsh CH, et al. Calcium deposition with or without bone formation in the lung. *Am J Respir Crit Care Med* 2002;165:1654–1669.
69. Gasparetto EL, Tazoniero P, Escuissato DL, et al. Pulmonary alveolar microlithiasis presenting with crazy-paving pattern on high resolution CT. *Br J Radiol* 2004;77:974–976.

17 感染症

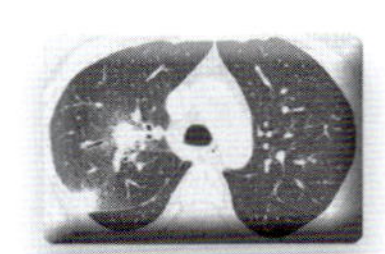

重要な項目

結核 442
HIV陽性患者における結核 450
非結核性抗酸菌症 452
HIV患者における非結核性抗酸菌症 458
BCGの播種性感染症 459
マイコプラズマ肺炎 459
気管支肺炎 462
日和見感染 464
アスペルギルス属関連肺疾患 476
アスペルギルス以外の真菌感染 483
敗血症性塞栓症と梗塞 486

この章で使われる略語

AFB (acid-fast bacilli) 抗酸菌
AIDS (acquired immunodeficiency syndrome) 後天性免疫不全症候群
ART (antiretroviral treatment) 抗レトロウイルス療法
BAL (bronchoalveolar lavage) 気管支肺胞洗浄
CAP (community-acquired pneumonia) 市中肺炎
CMV (cytomegalovirus) サイトメガロウイルス
COPD (chronic obstructive pulmonary disease) 慢性閉塞性肺疾患
DAD (diffuse alveolar damage) びまん性肺胞傷害
HIV (human immunodeficiency virus) ヒト免疫不全ウイルス
HSCT (hematopoietic stem cell transplantation) 造血幹細胞移植
ICU (intensive care unit) 集中治療室
IPA (invasive pulmonary aspergillosis) 侵襲性肺アスペルギルス症
IRIS (immune reconstitution inflammatory syndrome) 免疫再構築症候群
MAC (*Mycobacterium avium* complex) マイコバクテリウム・アビウム・コンプレックス
MDR-TB (multidrug-resistant tuberculosis) 多剤耐性結核
NTM (nontuberculous mycobacteria) 非結核性抗酸菌
PCP (*Pneumocystis jirovecii* (*carinii*) pneumonia) ニューモシスチス肺炎
PCR (polymerase chain reaction) ポリメラーゼ連鎖反応
RSV (respiratory syncytial virus) RSウイルス
TB (tuberculosis) 結核
XDR-TB (extensively drug-resistant tuberculosis) 超多剤耐性結核

胸部X線撮影は，呼吸器感染症が疑われる患者の初期の評価，または，治療の経過観察を行うのに適した画像診断法の1つである．通常，免疫正常者の肺炎の診断と治療には臨床所見と胸部X線所見で十分である．しかし，多くの研究で，結核(TB)[1-4]，非結核性抗酸菌症[5-7]および免疫不全者における感染[8-10]において，CT，特に高分解能CT(HRCT)は通常の胸部X線写真による診断を補助し得ることを報告している．抗酸菌感染が疑われる患者では，HRCTは胸部X線写真よりも縦隔リンパ節や肺実質の微細な変化の検出感度が高い[2,4]．また，経験的な抗菌薬治療に反応せず，HRCTでは胸部X線では正常所見を示す好中球減少者の発熱で，最大50%の患者で肺実質の異常を指摘できる可能性がある[11]．多くの感染症はその経過で，CT上で特徴的な所見を呈するため，特に免疫不全者ではしばしばその所見から診断を推定することができる[12-15]．また，すでに診断の確定した患者においても，CTは個々の患者の治療への反応を検討するうえで重要な診断法となり得る．

結　核

現在，全世界の結核罹患率は減少してきているが，いまだに肺結核は世界的に重要な疾患である[16,17]．2011年には，世界中で870万人が結核を発症し，140万人(そのうちの99万人がヒト免疫不全ウイルス(HIV)陰性，43万人がHIV陽性)が結核が原因で死亡したと推定されている[16]．活動性結核患者数は上位22ヵ国で全世界の活動性結核の80%以上を占めている[18]．結核発生率はアジアとアフリカで最も高く，そして，北米と欧州で最も低い[18]．2011年に，米国では10,521人の結核患者(人口10万人あたりの罹患率3.4人)が報告されている[19]．米国で最も罹患率の高い集団は，国外で出生した移民と人種および民族的なマイノリティーで，特に非ヒスパニック系アジア人やヒスパニック系民族である[19]．米国では過去数年間，多剤耐性結核(MDR-TB；少なくともイソニアジドとリファンピシンの両剤に耐性)の有病率は横ばいであり，2010年における結核に占める多剤耐性結核の割合は1.3%であった[19]．実質的にすべての抗結核薬に耐性である超多剤耐性結核(XDR-TB)が2010年に米国で4例報告されており，そのすべてが米国国外で出生した患者であった[19]．

一次結核と二次結核

結核はこれまで2つの段階，つまり一次結核と，再活性化あるいは二次結核に分けて考えられてきた．この一次結核と二次結核とは結核の感染から臨床症状出現までの時間を反映していると一般的に考えられていた．しかしながら，結核の画像所見は必ずしも感染から発症までの時間からは予測できず，重度に免疫抑制された患者は一次結核の画像所見を，免疫が正常の患者は二次結核の所見を呈する傾向にあると示されている[20]．さらに近年の分子疫学研究により，“二次結核”とされているものの多くが再感染によるものであり，流行地では結核再発例の大半を再感染が占めていることが示された[21-23]．それにもかかわらず，現在のところ代わりとなる用語についてのコンセンサスはない[21]．そのため，結核の疾患発症の新しい考え方があるという点を認識しながら，我々は一次結核，二次結核という用語を使用している．

結核の初感染は，空気中の病原体を吸入することによって成立する．初感染部位には特定の傾向はなく，上肺野と下肺野でほぼ等しくみられる[24-26]．典型的には，結核菌が乾酪壊死を引き起こし，リンパ行性に肺門および縦隔リンパ節に広がることによって，局所の肺の炎症が起こる．通常，90〜95%の例で，免疫反応により病巣は治癒し，肺および肺門に肉芽腫が形成される．一次結核の患者では血行性伝播も起こるが，免疫反応によって不活性化される．

画像所見上，成人における一次結核はコンソリデーションが最も多く(50%)，空洞形成(29%)，区域性または大葉性の無気肺(18%)，肺門および縦隔リンパ節腫大(35%)，粟粒影(6%)の形をとる[26]．これらの所見は単独または混在してみられる．しかし，結核患者の15%において，胸部X線所見は正常である[26,27]．肺門リンパ節腫大は成人よりも小児に多くみられる所見であり，約90%の症例でみられる[25,28]．青年の一次結核の特徴は成人と似ており，空洞形成の頻度が高く(45%)，リンパ節腫大の頻度は低い[24,29]．

遅延型過敏症によって，肺肉芽腫は，線維化を伴って治癒する．しかし，生存可能な菌株はしばしば生き残り，のちに再活性化を引き起こす可能性がある[30]．すでに述べたように，流行地では二次結核のほとんどの症例は過去の感染巣の再発でなく再感染であるため，再活性化は世界中の結核のほんの一部である．それでも，高齢者や免疫抑制患者において再活性化は依然として重要な問題である[21-23]．二次結核を有する患者では，90%の症例で画像所見上，肺尖部に異常を認める[31]．二次結核の画像所見は，典型的には斑状のコンソリデーションまたは縞状の陰影，もしくはその両方であり，肺尖部や上葉後区に主にみられる(約90%)．他のよくみられる所見としては，空洞形成，不明瞭な結節病変を伴った気管支内伸展，および線維化がある[26,27]．

病勢に関係なく，活動性結核の画像所見は限局性コンソリデーションと空洞形成であり，一般的に肺尖部と，頻度は下がるが上-下葉区(S6)によくみられる[27,28,31]．感染の気管支内伸展は活動性感染を示唆する所見であり，画像上，空洞形成を伴わない場合にも出現し得る．気管支内伸展の広がりは径5〜10 mm大の境界不明瞭な結節を伴い，結節と関連がある．経験的治療を開始した後に，画像上改善がみられた場合には，疾患の活動性はあったのであろうと推察される．画像所見によって，疾患の活動性を判断することはできないが，画像上で病変が6ヵ月間変化しないときには，非活動性病変と判断してよいだろう[32]．

胸水は一次結核を有する患者の最大25%で認められる一般的な所見である．胸水は結核菌に対する過剰な生体反応を示していると考えられており，胸水中から結核菌が認められることはまれである．胸水は大量で片側性である場合もあり，胸部X線写真であきらかな肺実質病変を伴わないこともある[26]．胸水は二次結核にも伴う可能性があるが，頻度は一次結核と比較すると少ない．胸水は二次結核の患者の18%で認められている[26]．胸水は結核による空洞の破裂に伴って出現し，膿胸を引き起こすこともある．気管支胸腔瘻が出現する場合もあり，この際には液面形成を呈する．

進行した空洞影のある結核の多くは，胸膜の肥厚，石灰化などに代表される広範な胸膜の異常を呈する．胸膜肥厚は二次結核の患者の最大41%で報告されている[26].

CT 所見と HRCT 所見

結核にみられる CT と HRCT 所見は非常に多様であり，この疾患の多彩な徴候を反映している[1, 33-36]（表17-1）．所見には以下のようなものがある．(a) 様々な程度のコンソリデーション（図 17-1），(b) 空洞形成（図 17-2，図 17-3），(c) 小葉中心性陰影および感染の気管支内伸展を反映する分岐状影（tree-in-bud；図 17-3～図 17-5），(d) 粟粒または血行性の播種を示唆する，小さくランダムに分布する境界明瞭な結節影（図 17-6），(e) 胸水，(f) 中心壊死を伴うリンパ節腫大（図 17-7）[1, 33-36]．これらの所見を組み合わせることは，結核の診断を行う際に最も有用である．一般には結核は境界不明瞭な小葉中心性陰影や分岐状影・コンソリデーション，または空洞形成，時にその両方を伴った所見を示す（図 17-1～図 17-3）．結核の空洞病変の壁は厚いことが多いが，しばしば，特に治療中の患者では壁が薄いこともある．時に，活動性結核は逆ハローサインを呈することがある（図 17-8）[37, 38]．典型的には活動性結核の逆ハローサインは結節状の境界をもち，多くの場合，その内部に結節がある．そのため，平滑な境界をもつ器質化肺炎（OP）でみられる逆ハローサインと見分けることができる[39]．

Im らは[1]，結核と新しく診断された 29 例の患者と 12 例の再燃患者，計 41 例の結核患者を対象として，

表 17-1　活動性結核の HRCT 所見

斑状コンソリデーション（片側性あるいは両側性）で，気管支周囲に好発する[a]
空洞病変（壁の厚さは様々である）[a]
散在する結節，小葉中心性の分岐形成構造，tree-in-bud[a]
上記 3 所見の合併[a, b]
粟粒結核；小さく，境界明瞭な結節
胸水，気管支胸腔瘻，穿孔性膿胸
低吸収を示す肺門/縦隔リンパ節腫大[a, b]

[a] 最も頻度の高い所見．
[b] 鑑別診断において最も有用な所見．

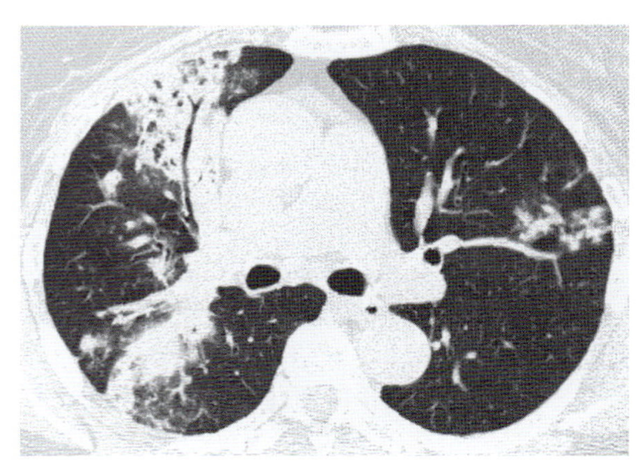

図 17-1　肺結核にみられる斑状コンソリデーション． 中間気管支幹のレベルで撮影された HRCT 像である．斑状コンソリデーション，右肺の数個の結節影，左上葉の小さな結節影がみられる．

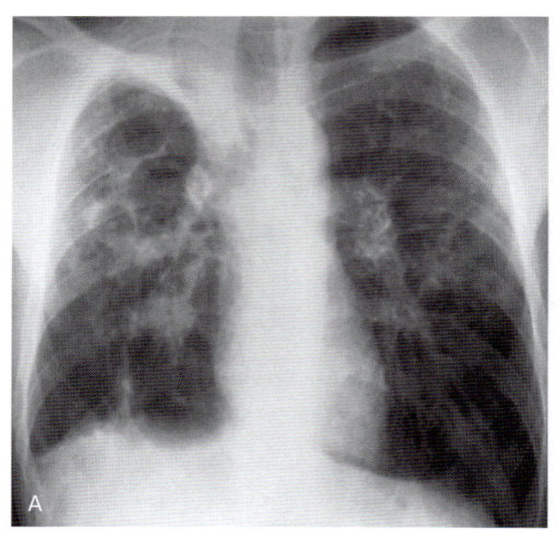

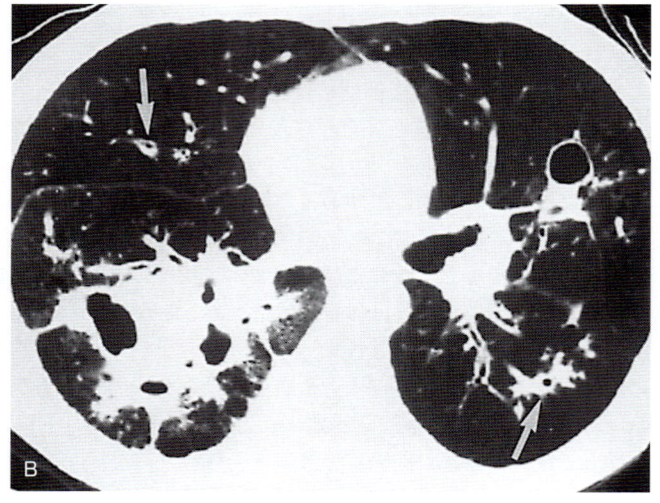

図 17-2　空洞を伴う二次結核． A：胸部 X 線写真（PA 像）．右上葉の容積減少と空洞形成を認める．空洞病変は中葉・下葉に存在するようにみえるが，空洞の数と範囲の正確な評価は難しい．B：中肺野の HRCT では両側に壁の薄い空洞・厚い空洞のいずれも認められ，限局性コンソリデーションを伴う．矢印で示された気管支拡張像のように，病変の数と性状は CT でより簡単に評価できる．

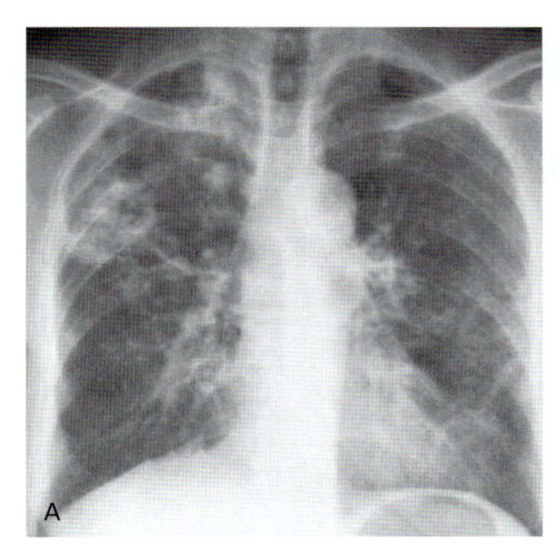

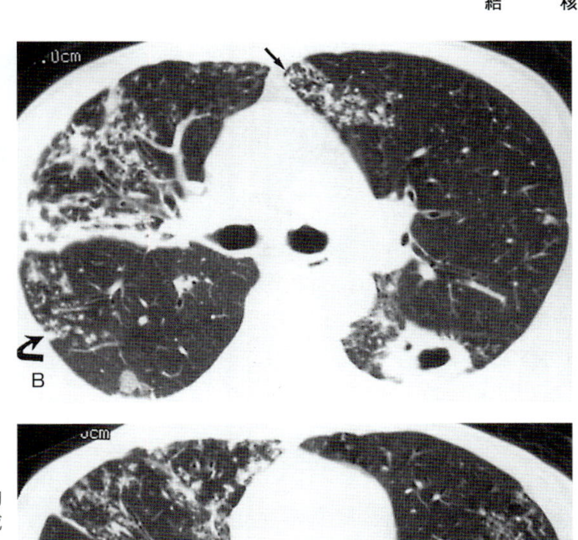

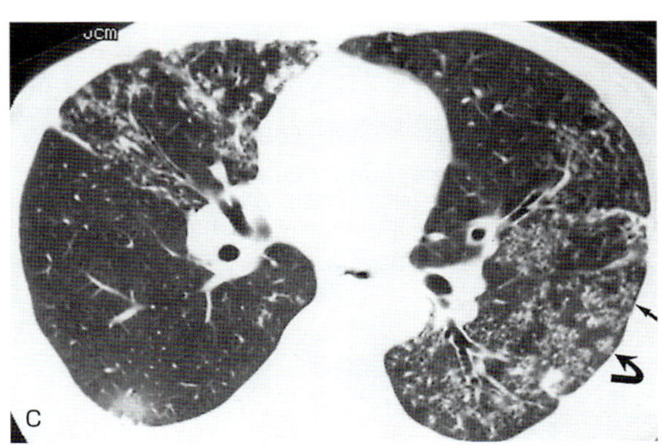

図 17-3　二次結核の空洞と気管支内伸展． A：胸部 X 線写真(PA 像)．右上肺野で壁の厚い空洞形成を認め，両側には辺縁不整の結節影を伴う，感染の気管支内伸展を示唆する所見である．気管分岐部(B)と下葉(C)レベルでの HRCT 像．限局性に境界不明瞭な直径 2〜10 mm の結節影を認め，そのうちのいくつかの結節影は明瞭な小葉中心性分布を認める(B，C，曲がった矢印)．末梢の分岐状構造もみられる(B，C，まっすぐな矢印)．この所見は遠位の気管が感染性物質で閉塞したために生じている(いわゆる tree-in-bud)．また，HRCT で左上-下葉区に厚い壁の空洞がみられる．

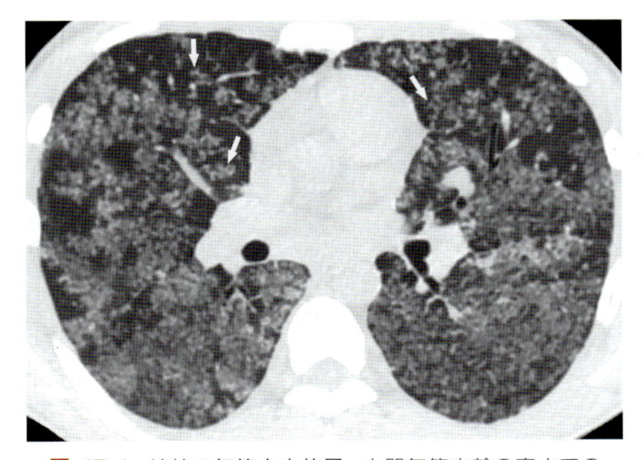

図 17-4　結核の気管支内伸展． 中間気管支幹の高さでの HRCT では，多発する両側性の境界不明瞭な小葉中心性結節と分岐線状・結節影(tree-in-bud)(矢印)を示しており，典型的な気管支内伸展の像である．また，すりガラス影は早期の結核性気管支肺炎によるものである．

HRCT 所見を検討した．新たに活動性結核と診断された 29 例の HRCT 所見では，空洞性結節(69%)，小葉性コンソリデーション(52%)，小葉間隔壁肥厚(34%)，気管支血管の変位(17%)，気管支の閉塞(17%)，線維化(17%)がみられた．縦隔リンパ節腫大は，新たに診断された 29 例のうち，9 例(31%)に認められた．治療中，経過観察のための HRCT が撮られた患者に関しては，小葉性コンソリデーションは経時的に改善した．しかし，気管支血管の変位，肺気腫，線維化，気管支拡張は経時的に増加し，瘢痕化が示唆された[1]．そしてほとんどの場合，肺実質の異常は区域性に分布していた．Ikezoe ら[40]は，結核の患者 71 例を対象に，区域性の異常が 97%の症例で認められたことを報告している．さらに，娘病巣は症例の 93%で確認され，単純性空洞は 95%で認められた．

Im らによると[1]，再燃患者では新規結核患者と比較して，気管支血管構造の変位(58%)，気管支拡張(58%)，肺気腫(50%)，線維化(50%)などの所見はより多く認められ，以前の感染の瘢痕化を表していると考えられた．小葉性コンソリデーションは，新規に診断された患者の中ではあまりみられなかった．

活動性を診断するうえで最も重要な所見は，気管支内伸展像である[1,41,42]．HRCT 上で，結核の気管支内伸展は，境界の不明瞭な小葉中心性またはロゼット(分岐形成小葉中心性陰影，俗に tree-in-bud と表現される)に配列する 2〜10 mm 大の結節影，またはその両方がみられる(図 17-3〜図 17-5)[1,33,41-43]．

病理学的には，小葉中心性結節は気管支内または気管支周囲の炎症性滲出液であるが，分岐状の tree-in-bud は，終末または呼吸細気管支，または肺胞管の乾

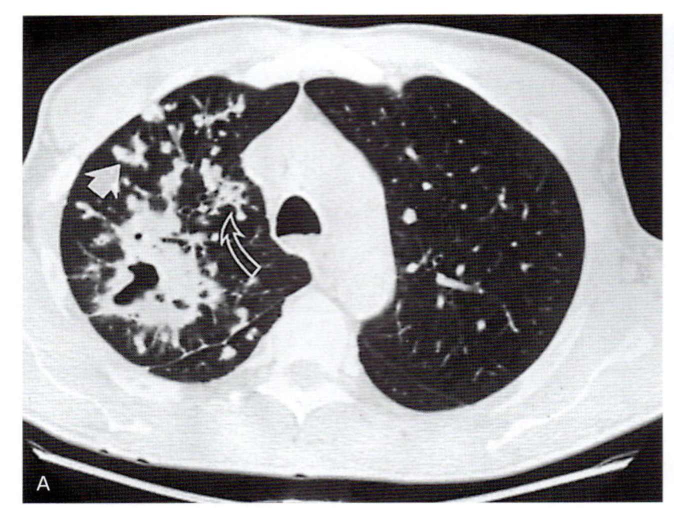

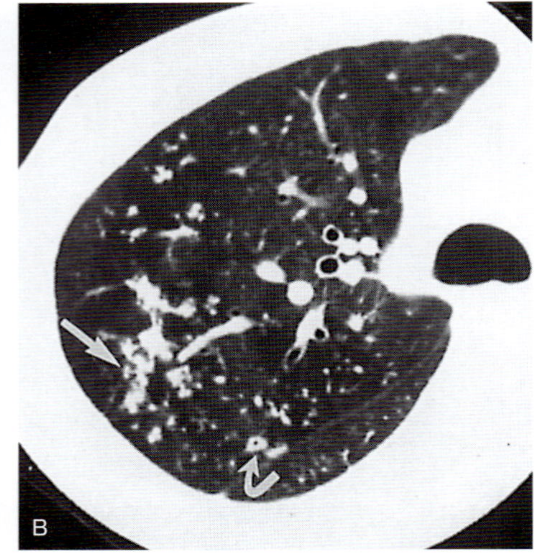

図 17-5　**気管支内伸展を伴う結核による空洞．** A：HRCT では右上葉背側に辺縁不整の厚壁空洞を認める．散在する結節の集簇(曲がった矢印)は，典型的な感染の気管支内伸展像である．肺野末梢の分岐状影(まっすぐな矢印)は，感染物質で満たされた拡張した細気管支で，いわゆる tree-in-bud である．B：再構成 HRCT 像では，結節の集簇(まっすぐな矢印)を認める．中心部分が抜けてみえる小結節影(曲がった矢印)は，空洞性結節または周囲に炎症を伴う細気管支拡張である可能性がある．

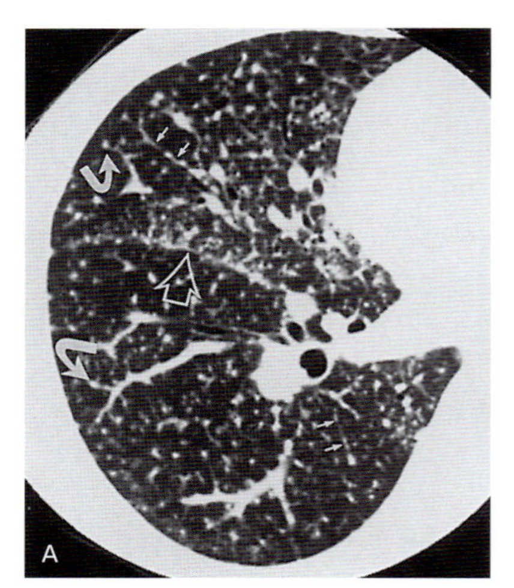

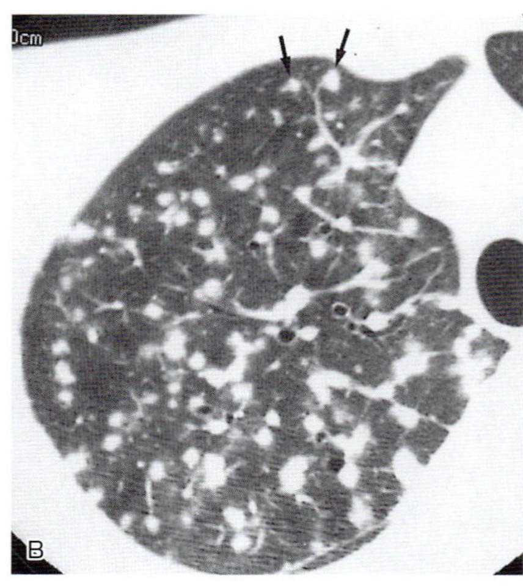

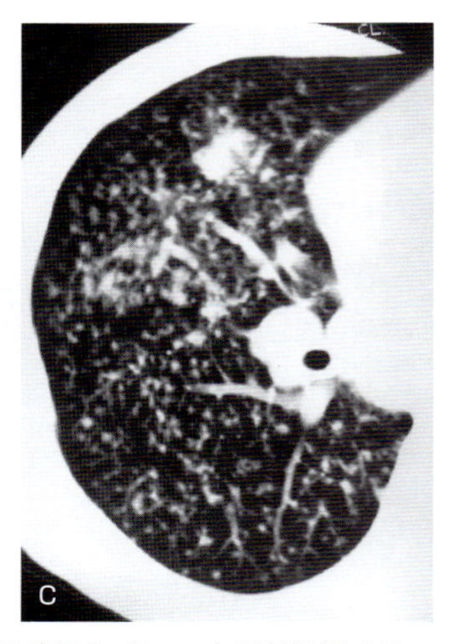

図 17-6　**粟粒結核．** A：右下葉を中心に再構成した HRCT では，広汎に分布した多数の境界明瞭な直径 1〜2 mm 大の結節がみられる．いくつかの結節は隔壁(矢印)か胸膜下(中抜き矢印)に認め，他は細い血管(曲がった矢印)に沿っており，血行性の播種が考えられる．この症例では経気管支肺生検で結核が証明されている．B：粟粒結核の他の症例では，より大きな結節が認められるが，分布は A と同じである．結節は，均一な大きさであり，分布も均等である．いくつかの結節は，隔壁や胸膜下，小血管(矢印)にみられる．C：AIDS 患者における粟粒結核．

酪壊死の存在を表している[1]．炎症が広範に生じると，小葉中心性陰影は癒着し，気管支肺炎の像を呈するようになる．Im らの研究では[1]，気管支内伸展の最も早期の HRCT 所見は 2〜4 mm の小葉中心性結節(図 17-3，図 17-4)または小葉中心性の tree-in-bud であった(図 17-3，図 17-4)．これらの所見は 5〜9 ヵ月の治療で改善するため，結核が可逆性疾患であることを示している．

さらに Im ら[1] は，新たに診断された活動性結核，または再燃した結核で，気管支内伸展の所見が高率でみられたことを強調している．新たに診断された活動性結核 29 例のうち，28 例(97%)は HRCT 上，小葉中心性結節または小葉中心性分岐構造(97%)を伴う気管支内伸展像，または tree-in-bud(72%)を呈していた[1]．それ以外にも，気管支壁肥厚(79%；気管支拡張を伴う場合もそうでない場合もある)や境界不明瞭な 5〜

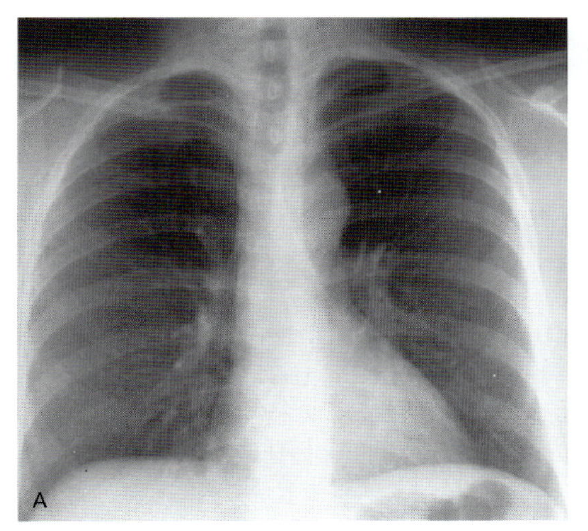

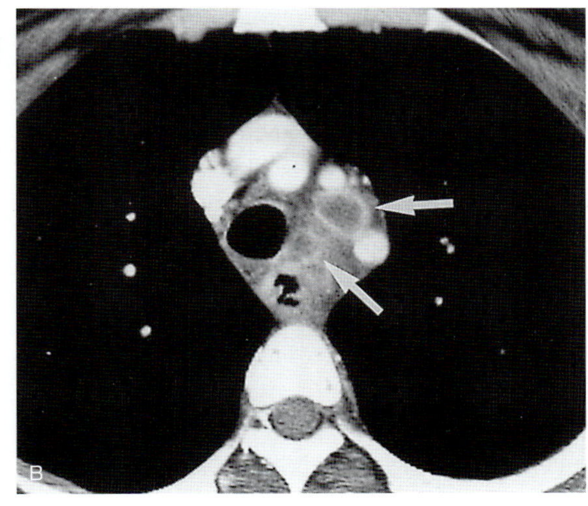

図 17-7　結核性リンパ節症． A：胸部 X 線写真(PA 像)．やや縦隔陰影が強く描出されている．B：大血管のレベルで撮影された造影 CT．周囲が造影され，中心が低吸収域を示すリンパ節を認め(矢印)，抗酸菌感染に典型的な所見である．この症例では，気管分岐下リンパ節(図示せず)の経気管支的針吸引(TBNA)により結核菌を検出した．

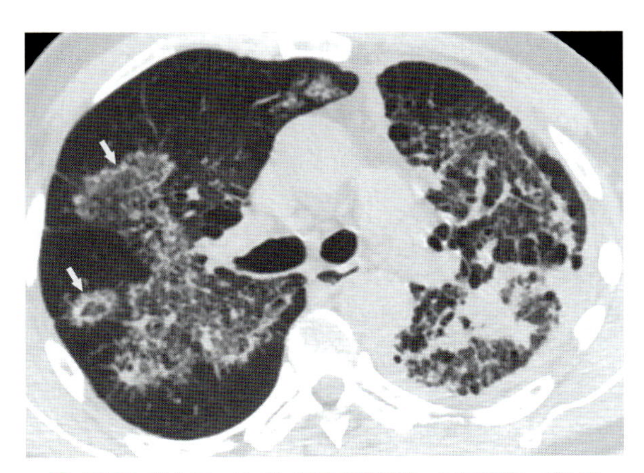

図 17-8　逆ハローサインを呈する結核． 主気管支レベルでの HRCT では，左肺の結節とコンソリデーション，そして著明な胸膜肥厚がみられ，容積減少を伴っている．右肺上葉では，辺縁にリング状のコンソリデーションを伴う限局性すりガラス影(逆ハローサイン)がみられる(矢印)．留意すべき点として，辺縁のリング状影は肉芽腫性感染の特徴である結節状外観を呈しており，器質化肺炎でみられるような平滑な辺縁とは区別される．この患者では気管支内伸展を伴う結核性肺炎と左肺の結核性膿胸が認められる．

8 mm 大の結節(69%)を認めた．再燃した 12 例の患者では，11 例(92%)で気管支内伸展がみられた．その他，小葉中心性結節，肉眼的に認められる小葉中心性分岐性病変(92%)または tree-in-bud(67%)がみられた．それ以外にも，気管支壁肥厚(58%；気管支拡張を伴う場合もそうでない場合もある)がみられる．さらに，境界不明瞭な 5～8 mm 大の結節は 42%に認められた．気管支内伸展は空洞がない場合でも認められ，空洞は 24 例中 11 例(58%)でのみ認められた[1]．

Hatipoglu ら[41]は，新たに診断された活動性結核 32 例と非活動性結核 34 例の HRCT 所見を比較した．活動性結核の患者にのみ認められた所見は，小葉中心性結節，分岐線状影もしくはその両方であり，91%の患者に認められた．さらに，tree-in-bud(71%)，5～8 mm 大の結節影(69%)，コンソリデーション(44%)を認めた．空洞形成は活動性結核患者の 50%で，非活動性患者の 12%で認められた．同様に，結核を有した 27 例を対象とした研究では，小葉中心性結節(17 例)と境界不明瞭な結節(21 例)は治療前にのみ認められた[42]．Lee ら[36]は細菌学的に証明された 52 例の新規肺結核患者の前向き研究で，治療前後での肺結核の HRCT 所見を報告している．活動性結核においてよくみられる HRCT 所見は，直径 7 mm 未満の結節(100%)，直径 7～30 mm の結節(88%)，tree-in-bud(87%)，コンソリデーション(73%)，空洞(73%)である[36]．6～9 ヵ月の抗結核治療と喀痰培養陰性化したのちに，HRCT を再度撮影した．治療成功後の所見として，直径 7 mm 未満の結節(75%)，直径 7～30 mm の結節(56%)，コンソリデーション(19%)，空洞(35%)がみられた．これらすべての所見は治療前よりもかなり小さくなっており，空洞は小さく壁も薄くなっていた．結核治療後には tree-in-bud を呈する患者はいなかった[36]．

多剤耐性結核の CT 所見は，多発空洞・両側性の陰影の頻度が高いこと以外は薬剤感受性の結核と似ている[44, 45]．超多剤耐性結核の CT 所見はより広範囲なコンソリデーションや tree-in-bud を呈すること以外は，多剤耐性結核の所見と似ている[46]．

粟粒結核はHRCT上，非常に境界明瞭な結節影または網状粒状影を呈する[2-4]（図17-6）．粟粒結核の患者25例のHRCTを検討した研究では，24例で粟粒結節を認めた[47]．これらの結節の多くは直径1〜3 mm大であったが，いくつかのものは直径5 mmに達していた．これらの結節は肺内にランダムに分布し，頭側から尾側，中心から末梢，小葉内優位などの分布上の特徴は認められなかった．すべての患者において結節は胸膜下および脈管周囲領域に分布していた（図17-6）．他にみられた所見としては，すりガラス影を23例（92％），小葉間隔壁肥厚と小葉内網状影を11例（44％），縦隔リンパ節腫大を8例（32％），胸水を4例（16％）でそれぞれ認めた．粟粒結節は小さめで，大きさの均一性，分布，さらに，結節は気管支壁肥厚と無関係に存在していることから，気管支内伸展と区別することが可能である[1]．

活動性結核と播種性疾患を有する患者は，時に急性呼吸不全を呈することがある．Choiら[48]の1,010例の活動性結核患者の研究では，17例（1.7％）が急性呼吸不全を呈し，17例のうち9例（53％）は死亡した．胸部X線でよくみられた陰影は，小結節（17例中16例，94％），コンソリデーション（17例中13例，76％），すりガラス影（17例中12例，70％）であった．11例の患者のHRCTでは，粟粒結節は6例（55％）で認められ，播種性小葉中心性結節やtree-in-budといった結核の気管支内伸展は5例（45％）で認められた．びまん性のすりガラス影は，粟粒結節を認める全6例でみられ，結核の気管支内伸展を認めた5例中4例でみられた．

HRCT上，肺門と縦隔のリンパ節腫大は，活動性結核を有する患者で高率にみられ[1,33,49]，特に小児で多くみられ，ある研究では小児患者の83％で認められた[50]．Imらの研究では[1]，HRCT上での縦隔リンパ節腫大は，新たに結核と診断された患者の31％で，また二次結核と診断された患者の17％で，それぞれを認められた．右気管傍リンパ節と右気管気管支リンパ節が主に腫脹が認められる部位である[1,49]．一方，Imら[51]による活動性結核患者での研究では，直径2 cm以上の結節は，造影CTでは常に辺縁が増強され，中心が低吸収域となる像を示していた．この所見は強く結核を示唆する所見である（図17-7）．Pastoresら[52]は，培養あるいは病理学的に結核と診断された後天性免疫不全症候群（AIDS）患者の約85％で，またHIV陽性患者の67％で，辺縁が造影されたリンパ節が同定されたとしている．Moonら[53]は，37例の活動性結核と12例の非活動性結核患者において，結核性縦隔リンパ節腫大の診断におけるCTの役割について検討した．活動性結核37例中，縦隔リンパ節腫大の大きさは径1.5〜6.7 cm（平均2.8±1.0 cm）であり，すべてのリンパ節は造影CTで中心が低吸収域で，辺縁が造影されていた．リンパ節の石灰化は7例（19％）で認められた．非活動性結核12例では，多くの場合で，リンパ節は活動性結核の患者よりも小さく，均一であり中心部の低吸収域は認められなかった．リンパ節内の石灰化は，非活動性結核の患者では10例（83％）に認められた．活動性結核の患者でのCT上のリンパ節の低吸収域は，病理上の乾酪壊死の領域に一致していた．治療後の25例に関しては，縦隔リンパ節腫大は治療後に縮小し，リンパ節内の低吸収域も消失した．CTで認められる他の縦隔の所見としては，線維性縦隔炎および気管内または気管支内の病変であった[54]．

胸膜の異常所見はHRCT上よく認められる所見である[33,36,50,55]．活動性結核を有する患者においては，胸水は少ないことも多いこともあり，しばしばCT上壁側胸膜肥厚を伴う．臓側胸膜肥厚は，膿胸の存在を示唆するかもしれないが，貯留した液体内に空気が認められた場合，気管支胸腔瘻と膿胸が存在すると考えられる．また，胸壁への穿孔性膿胸が起こることもある[56]．長期の胸膜肥厚を呈する患者では，石灰化が認められる場合がある．慢性の胸膜肥厚を伴う患者で，CT上，被包化胸水が残存している場合は，しばしば内部に生存した細菌が潜んでいる場合がある[57]．肺尖部の胸膜肥厚化と胸膜外の脂肪の肥厚化は，二次結核と肺尖部で異常所見を認める患者でよくみられる[58]．

HRCTの有用性

胸部X線写真は結核患者の診断とその後の管理において，主な役割を果たしているが，限界があるのも事実である[26,27,59,60]．胸部X線写真の一次結核誤診率は高く，30％以上で起こる[26]．また，二次結核も，胸部X線写真にて見落とされることが多い[26]．

このため，いくつかの状況においてはCTとHRCTは有用であるといえる．例えば，はっきりとしない肺実質病変[1,4]および縦隔病変[51,52]の描出には胸部X線写真よりCTが優れている．臨床的に結核が疑われるが，正常もしくははっきりとしない胸部X線所見である場合でも，CTの感度が高いので，培養結果が得られる前に適切な診断をすることができる[52,61]．

CTおよびHRCTは特に融合性肺炎や肺実質の変形を伴う高度の線維・石灰化を伴う肺病変における小さ

な空洞病変を検出するのに優れている(図17-2)[1,43,54]．活動性結核の患者41例では，HRCT上58%で空洞病変を認めたが，胸部X線写真では22%でしか空洞病変を認めなかった[1]．HRCTは空洞病変を肺線維症に伴って起こる嚢状気管支拡張と区別するのに有用である[62]．胸部X線写真またはCT上の空洞病変と疾患の活動性に相関がないが，CTは空洞が安定したものかを評価するために有用な方法である．通常，結核の空洞病変は化学療法の後に消失するが，時に治癒後も空洞が残存する場合がある．

特に，胸部X線上の所見が，正常または非常に小さな変化である場合，HRCTおよびCTはびまん性の肺病変を評価するのに優れている[1,2,54]．CTおよびHRCTは疾患の活動性を示す気管支内伸展を検出するという点で胸部X線写真より優れていることが知られている(図17-3)．気管支内伸展が高度でびまん性である場合，時に広範囲に及んだ悪性腫瘍に類似してみえる場合がある．ほとんどの場合，病歴と臨床経過で鑑別は可能であるが，正確な診断は組織診断を要する．

胸部X線写真で肺実質病変がみられない場合でも，CT上粟粒病変がみられる場合もある[3,63]．しかし，特に免疫不全者では結核に加えて，真菌およびウイルス感染を含む多くの疾患が，進行とともに播種性の病態をとることは重要である[3,64,65]．時に，粟粒結節がHIV感染者におけるニューモシスチス肺炎(PCP)の最初の徴候である場合がある[66]．

HRCTは，結核と他の肺病変の鑑別，活動性結核と非活動性結核の鑑別，抗酸菌塗抹が陽性かどうかの判定，臨床的に結核が疑わしいが喀痰塗抹陰性である患者が活動性結核であるかの判定，そして抗結核治療効果を評価する際に有用である[35,41,42,67]．Leeら[68]は188例の結核の疑いのある患者のHRCTに関して検討した．CT所見の分布やパターンなどから，結核患者146例中133例(91%)は正確な診断が可能であった．そして，非結核患者42例中32例(76%)は結核ではないと診断された．HRCTは活動性結核を有した89例の患者のうち71例(80%)を正確に診断し，非活動性結核では57例中51例(89%)を正確に診断することが可能であった．Hatipogluら[41]は，活動性結核と非活動性結核を鑑別する最も有用な所見は小葉中心性結節と分岐線状影，またはその両方であると報告している．つまり，tree-in-budや直径5〜8 mmの結節影，そしてコンソリデーションなどの所見が鑑別上重要な所見である．この研究では，活動性結核を有する患者のみにこれらの所見が認められた．Poeyら[42]は二次結核を有した27例の患者において，治療前，治療中，抗結核治療後6ヵ月経過したときにHRCTを施行した．治療前に，境界不明瞭な5〜10 mm大の結節を患者の80%で認め，65%に小葉中心性結節を認めた．すべての症例において，これらの結節は6ヵ月の治療で消失した．患者の45%に認められた空洞病変に関しては，治療後に平滑でより薄い隔壁の空洞となった．小葉間隔壁肥厚，小葉内線状影と牽引性気管支拡張は，治療の前にも後にもみられた．Kosakaらは[34]，活動性結核で喀痰塗抹陽性患者25例と活動性結核であるが喀痰塗抹陰性の患者23例のHRCT所見を比較した．コンソリデーションは塗抹陽性の群で有意に多く認められ，最も高い特異度と陽性的中率を示した．そして，空洞とすりガラス影も，塗抹陽性の群で有意に多く認められた．しかし，小葉中心性陰影の頻度は2群間で変わらなかった[34]．Orsら[35]は，喀痰塗抹陽性の61例の肺結核患者でHRCT所見と塗抹での抗酸菌数を比較した．その結果，HRCT上の病変の広がりと塗抹標本での菌数との間に有意な相関が認められた($r=0.63$，$p=0.0001$)．結節，空洞病変と気管支病変は，抗酸菌塗抹での菌数の増加と関連する，最も重要な予測因子だった[35]．Nakanishiら[67]は肺結核が疑われるが喀痰塗抹陰性の116例の患者で，結核診断の際のHRCTの有用性を検討した．116例中47例の患者が活動性肺結核であると判明した．多変量回帰分析において，直径8 mm以上から20 mm未満の結節，tree-in-bud，コンソリデーション，主な病変がS1，S2，S6にあることが結核であることのリスクを増加させる因子として有意である，と示された．段階的重回帰分析において，上記の4因子がすべてみられるときに最も有意に結核のリスクが増加すると示された[67]．

CTは，通常の胸部X線写真(図17-7)よりも，リンパ節病変の存在と範囲をより正確に描出することができる．特に，造影CTにおいて，辺縁が造影され，内部に低吸収域を示す壊死リンパ節は，免疫正常者とHIV陽性患者のいずれにおいても抗酸菌感染を強く示唆する[12,51,52]．この所見は，非造影HRCTよりも，造影CTでよりよく検出できる．同様の所見は，真菌感染，特にクリプトコッカス症とヒストプラズマ症でも認められることがあるが，悪性腫瘍の転移，カポジ肉腫，リンパ腫によるリンパ節腫大ではあまり認めない所見である．また，我々の経験上，この所見は，たいてい治療可能な感染症の存在を示唆する所見である[69]．リンパ節生検の際に最適な部位を決定するためにCTは有用であり，また，縦隔鏡か胸骨傍縦隔切開術のどちらがふさわしいかを判断する際の参考としても使用される．他の縦隔病変として，線維性縦隔炎および気管，気管支病変がみられ[54]，これらの病変も，通常CTにて容易に描出される．

また，CTは，胸部X線写真でははっきりしないような胸膜疾患の評価に重要である[57]．残存した被包化胸水がCTで指摘されることがある．この場合，胸水中に感染性のある菌がしばしば認められる[57]．さらにCTは気管支胸腔瘻を診断する場合にも貴重である．

結核の合併症(アスペルギローマや膿胸・気管支胸腔瘻などの胸膜病変)も，CTで診断することが可能である．菌球は空洞病変を有する結核患者によくみられ，そして，*Aspergillus* 属による空洞への定着によることが最も多い．CTまたはHRCTは，空洞内のアスペルギローマの検出において胸部X線写真よりもはるかに有用で(図17-9)，そのHRCT所見は有名である[70,71]．成長した菌球はエアクレセント・サインを伴う，周りを囲まれた空洞内腫瘤として描出される(図17-9)．典型的には，空洞内部の病変は，仰臥位と腹臥位で移動する(そのためエアクレセントとよばれる)．結核性空洞の壁肥厚は，菌球が形成される前の真菌感染の合併を描出している可能性がある．時に，これらの所見が外科手術の前の早期，かつより有効な診断・治療に結びつくことがある．

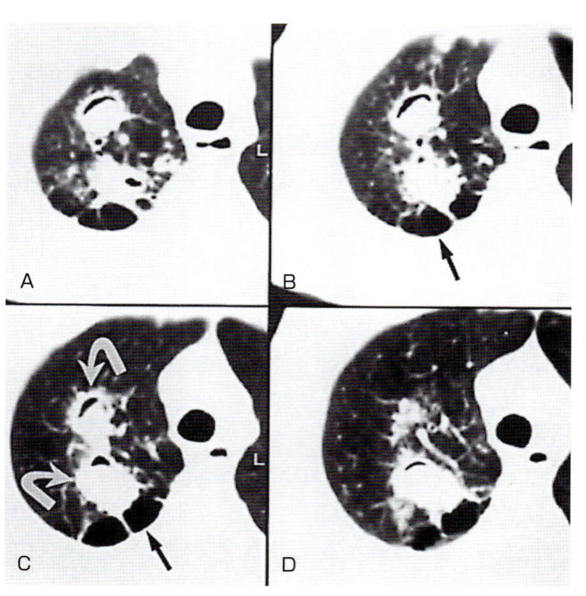

図 17-9　空洞性結核に発生したアスペルギローマ．A-D：胸部X線(図示せず)で，境界不明瞭な結節または腫瘤の存在が疑われた患者の右上葉のHRCT像．2つの空洞を認める．空洞内には，陰影欠損が認められる(C，曲がった矢印)．これらが液面形成を表さないことに注意．背側に，いくつかのブラを認めるが(B，C，まっすぐな矢印)，隣接した空洞とは容易に区別できる．腹臥位(図示せず)で撮影されたこの部分の画像で，欠損した陰影が可動性であることが確認された．これらの所見は，空洞内の菌球に特徴的な所見である．この症例では気管支鏡検査によってアスペルギローマが証明された．

HIV陽性患者における結核

世界的に，結核はHIV感染患者の最も多い日和見感染症であり，HIV感染患者の結核の相対危険度は非感染者の20～40倍である[72,73]．HIVと結核の両方に感染している患者は死亡リスクが高く，全世界の結核関連死の約30％はHIV感染患者に生じている(2011年には推定43万人がHIV関連の結核で死亡している)．そして全世界のAIDS患者の死亡の約25％を結核が占めている[16,73,74]．全世界的には，結核患者の13％にHIV感染がみられているが[16]，米国では有病率が低く，2011年では結核患者の7.9％にHIVが重感染していた[19]．複数のコホート研究データのメタ解析は抗レトロウイルス療法(ART)により結核のリスクは67％(95％信頼区間 61～73)減少したと示している[75,76]．

しかしながら，長期にわたり抗レトロウイルス治療を受けている患者の結核のリスクは，非HIV患者よりも数倍高く，特に免疫能の回復が十分でない患者で顕著である[75,77]．CD4陽性細胞数200/mm^{3}未満のHIV陽性患者において，結核はAIDS指標疾患である[78]．さらに，結核はCD4陽性細胞数を減少させることでHIV陽性患者でのAIDS発症を誘発する[79]．AIDS患者での結核の診断はしばしば困難である[73,80]．主要な徴候である慢性咳嗽，発熱，寝汗の特異度は低くなり，また菌量が少ないことが多いため，抗酸菌塗抹は陰性となりやすく[80,81]，胸部X線でも正常，あるいは異常があっても空洞を認めないことも多い．ツベルクリン反応は，結核に曝露されたAIDS患者の約3分の1では陽性となるが，活動性結核を有するHIV陽性患者の50％未満でしか抗酸菌塗抹は陽性とならない[82,83]．HIV感染者での結核診断の遅れは危険である．Kramerら[84]は，52例のAIDS患者を対象とした研究で，48％の患者での結核の診断が遅れていると報告している．さらに，適切な時期に診断を受けた患者の19％が結核で死亡したのに対して，診断が遅れた患者は45％が結核が原因で死亡している．

HIV陽性患者における結核の所見は，HIV陰性の患者と異なっている[85-89]．具体的には，びまん性病変(図17-6C)と非典型的所見とリンパ節腫大(図17-7)は，

HIV 陽性患者でより多く認められる．HIV 陽性患者における肺結核の非典型的な画像所見は，免疫異常に伴うものであり[20]，細胞性免疫障害の程度を反映している[83, 86, 90]．感染の初期において，特に CD4 陽性細胞数が 200/mm^3 以上の患者の結核は，HIV 陰性患者の結核と区別がつかない．通常ツベルクリンに反応し，胸部 X 線所見としては上葉の空洞影もみられる[85, 91, 92]．反対に，免疫抑制患者においては，喀痰培養は陽性になりやすく，胸部 X 線写真は通常一次感染の所見を示す．Long らは[91]，胸部 X 線で一次結核の典型的な所見が AIDS 患者の 80％で認められたが，AIDS を合併していない HIV 陽性患者では 30％で，HIV 陰性の結核患者で 11％でしか認められなかった，と報告している．Jones ら[86] は，97 例の結核を有した HIV 感染者を対象とした研究で，CD4 陽性細胞数が 200/mm^3 以上の患者では，29 例中 4 例（14％）でしか縦隔リンパ節腫大を認めなかったのに対し，CD4 陽性細胞数が 200/mm^3 未満の患者では 58 例中 20 例（34％）で認めたと報告している．

1996 年の Busi Rizzi ら[93] によって導入された ART は，HIV 感染者の結核の画像所見に変化をもたらした．Busi Rizzi ら[93] は，HIV 陽性の，培養で診断された結核患者 209 例の胸部 X 線を比較した．ART の臨床使用が開始された 1996 年以降，二次結核はより多く認められるようになった．ART を受けている患者では 82％（33 例中 27 例）で二次結核が認められた．一方，ART を受けていない患者では 44％（176 例中 77 例）で認められた（$p<0.001$）．一次結核の画像パターンは，より重篤な免疫抑制（CD4 陽性細胞数が 200/mm^3 未満）患者で有意に多く認められた（$p<0.001$）[93]．

結核に罹患し，さらに ART を受けている HIV 陽性患者の中には，免疫再構築症候群（IRIS）を発症する患者がいるかもしれない．すでに AIDS 指標疾患に罹患し ART を開始された 13,103 例を含む 54 のコホート研究のシステマティックレビューとメタ解析によると，結核治療中に ART を開始された患者の 16％が IRIS を発症していた[94]．結核関連 IRIS は典型的には ART 開始後数日～数週間で発症し，罹患率は高いが死亡率は低い[95]．結核関連 IRIS では典型的には発熱，結核症状の再燃，肺野浸潤影の増加，広範囲なリンパ節腫大がみられる[95]．Fishman ら[96] は肺結核の治療と ART を受けている 31 例の AIDS 患者の胸部 X 線所見をレビューした．31 例中 14 例（45％）で胸部 X 線所見の一時的な悪化がみられ，そのうち 7 例（23％）で激しく悪化した．悪化の内訳は，広範囲な肺実質影の増加が 10 例（32％），リンパ節腫大の新規出現あるいは増悪が 7 例（23％），胸水の新規出現あるいは増加が 6 例（19％）であった[96]．Buckingham ら[97] は，5 例の HIV 感染者で，抗酸菌感染症（2 例は結核菌，2 例が *Mycobacterium avium* complex（MAC），1 例は *M. xenopi*）による IRIS を呈した患者の胸部 X 線所見について検討した．5 例の患者は ART 開始後，10 日～7 ヵ月の間に臨床所見と画像所見の悪化を認め，それまでに診断されていなかった抗酸菌感染症の顕在化や増悪がみられた．IRIS による胸部 X 線異常は，3 例で著明なリンパ節腫大，2 例で新たな肺実質影の出現であった[97]．

感染の血行性播種は，免疫不全の進行した患者でより多くみられた．Hill ら[98] は，播種性病変を有した 51 例の AIDS 患者を対象とした研究で，胸部 X 線写真で，約半数で粟粒影を，3 分の 1 で胸腔内リンパ節腫大を認めたとしている．

胸部 X 線所見と免疫不全の程度に相関が認められるが，胸部 X 線所見が正常でも活動性の疾患を否定できない．CD4 陽性細胞数が 200/mm^3 未満の場合，喀痰培養陽性の結核の症例の 15％で正常な胸部 X 線所見であったと報告されている[78, 84]．133 例の AIDS に罹患した結核患者の後ろ向き研究では，32％の症例は胸部 X 線写真で結核を指摘できなかった[83]．この研究では，胸部 X 線写真が正常で結核と診断できなかった例（症例の 13％）では，線状影や石灰化した肉芽腫のようなわずかな異常や，ニューモシスチス肺炎（PCP）でみられるびまん性の粒状網状影のような，結核としては非典型的なパターンを示していた[83]．

CT 所見と HRCT 所見

予想されたように，HRCT における結核の所見は，HIV 陽性患者と HIV 陰性患者では異なる．HIV 陽性患者の結核は一次結核の所見と類似しており，少なくとも AIDS を伴っていると考えられる．HIV 陽性患者で，一般的ではない CT 所見としては，空洞，気管支内伸展，直径 10～30 mm の結節，コンソリデーション，気管支壁肥厚，そして二次結核で認められる所見である[87, 88, 99]．HIV 陽性患者で多く認められる所見としては，縦隔リンパ節腫大，非典型的陰影と粟粒影である．すでに述べたように，これらの様々なパターンは免疫能の低下と関連しており，新規感染や潜在性感染の再活性化のいずれでもみられる可能性がある[20]．

HIV 陽性または HIV 陰性の結核患者での CT 所見の頻度を検討したいくつかの研究の結果には，整合性

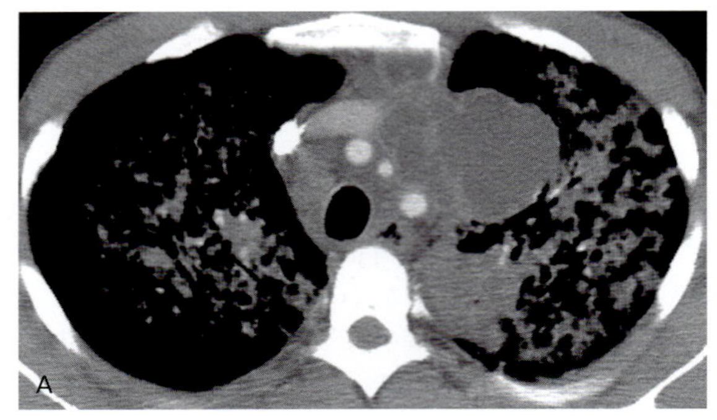

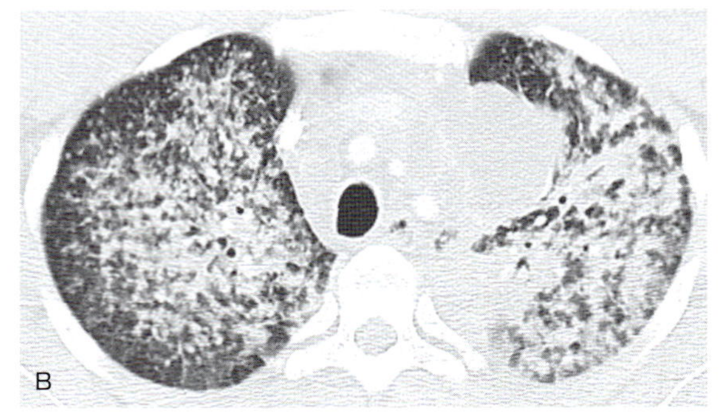

図 17-10 免疫性再構築症候群(IRIS)(41 歳男性). A：AIDS と結核に罹患し，ART による治療後に IRIS を発症した患者の造影 CT. 広範囲な縦隔リンパ節腫大をきたしている. 腫大したリンパ節は，中心が低吸収域で辺縁が造影されている. B：肺野条件では，左上葉にはコンソリデーションと気管支内伸展を示す多くの両側性の小結節影を認める. (Courtesy Dr. Jennifer Ellis, Department of Radiology St. Paul's Hospital, Vancouver, British Columbia, Canada.)

がみられた[87, 88, 99]. Leung らは[88], 結核に罹患した 42 例の HIV 陽性患者と 42 例の HIV 陰性患者の CT 所見を比較した. HIV 陰性患者と比較して，HIV 陽性患者で有意に少ない所見は，空洞化(19% *vs.* 55%)，コンソリデーション(43% *vs.* 69%)と気管支内伸展(57% *vs.* 90%)であった. 反対に，粟粒影は HIV 陽性患者の 17% で認められたが，HIV 陰性患者では認められなかった.

Laissy らは，新たに結核と診断された 29 例の HIV 陽性患者と，47 例の HIV 陰性患者での CT および HRCT 所見を比較した[99]. Leung らの研究結果と同様に，HIV 陽性患者では空洞化の頻度が有意に低かった(24% *vs.* 49%)[88]. さらに，HIV 陽性患者の中では，CD4 陽性細胞数が 200/mm^3 以上の患者で，有意に空洞化が多くみられた(50% *vs.* 13%). HIV 陽性患者ではほとんどみられなかった所見は，直径 10〜30 mm の結節(14% *vs.* 47%)および気管支壁肥厚(14% *vs.* 45%)だった. HIV 陽性患者の中では，リンパ節腫大の頻度は CD4 陽性細胞数が 200/mm^3 以上の患者で有意に少なかった(33% *vs.* 70%)[99].

Haramati らは，67 例の HIV 陽性患者と 31 例の HIV 陰性患者の胸部 X 線写真および CT 所見を比較した[87]. HIV 陽性患者では，胸部 X 線写真で縦隔リンパ節腫大(60% *vs.* 23%)と非典型的な陰影(55% *vs.* 10%)が有意に多く認められた. 逆に，HIV 陰性患者は結核の再燃に典型的な陰影(77% *vs.* 30%)と空洞病変(52% *vs.* 18%)をとることが多かった. CT も同様の傾向を示した. しかし，唯一有意な差を認めた所見は，HIV 陽性患者において両側縦隔リンパ節腫大が多く認められたのと，HIV 陰性患者で空洞病変が多いという所見であった.

ART の導入で HIV 陽性患者の免疫能と予後が改善し，その結果，二次結核の陰影を呈する結核患者の有病率が増加した[93]. Busi Rizzi らは，ART 導入前から導入後で，一次結核の所見は 64% から 42% に減少したと報告した[93]. 一次結核は，CD4 陽性細胞数が 200/mm^3 以上の患者と比較して，200/mm^3 未満の患者により多く認められた(16% *vs.* 61%)[93]. しかし，ART を受けている結核患者で，IRIS を発症し臨床所見の悪化と広範囲なリンパ節腫大が進行する患者もいる. Rajeswaran らは[100]，HIV と結核に伴う IRIS を呈した 11 例の患者で，胸部 X 線写真および CT 所見を検討した. 造影 CT で最もよくみられた異常所見としては，リンパ節腫大(73%)であり，多くの患者(88%)で中心部に壊死を伴った低吸収域が認められた(図 17-10). これらの所見は，主に腹腔内リンパ節(70%)でみられ，腋窩(40%)および縦隔リンパ節(36%)の順で多く認められた. 肺実質では，両側性のびまん性結節が 55% の症例でみられた. その他の所見として，2 例で少量の胸水，2 例で腸腰筋膿瘍，1 例で腋窩および鎖骨上膿瘍と 1 例で殿部膿瘍を認めた[100]. 時に，結核に伴う IRIS は，多発嚢胞性病変の形をとる場合がある[101].

結核に罹患している免疫正常患者と同様に，胸部 X 線写真で非特異的所見を示す場合，CT と HRCT には診断的有用性がある. Hartman らは，胸腔内疾患のある 102 例の AIDS 患者で，CT の精度を評価した[12]. CT で，抗酸菌感染(26 例)は 44% の患者で鑑別診断の最初に挙げられ，77% の患者で鑑別診断の 3 つ以内に挙げられた.

非結核性抗酸菌症

非結核性抗酸菌(NTM)は，環境中に常在する菌であり，土壌，自然あるいは処理された水源のいずれからも検出される[102]．ヒト-ヒト感染を起こす結核と異なり，NTM感染は環境曝露で感染が成立する．呼吸器感染は，塵またはエアロゾル化した水滴とともに病原体を吸入することで生じる．AIDS患者では，経口摂取から結果として菌血症を生じ，二次性に肺転移巣を生じることもある[103]．NTM症の有病率は全米で上昇してきており，特に高齢者で顕著である[104, 105]．1997年から2007年の間で，65歳以上の成人のNTM症の有病率は人口10万人あたり20例から47例まで増加しており，1年間に8.2％増加していることになる[105]．カナダでも肺NTM症が同様に増加していることが観察されている[106]．女性は男性に比べて1.4倍多くNTM症に罹患している[105]．多くの種のNTMが同定されているが，最も多い病原体は *Mycobacterium avium* complex（MAC）である[107, 108]．オレゴン州の住民を対象とした最近の研究によると，州内の肺NTM症の有病率は結核よりも高く，そして肺NTM症の症例のうち88％はMACによるものである[107]．ニューヨーク市での研究によると，肺NTM症のうちMACが80％を占めており，迅速発育菌である *Mycobacterium abscessus* と *M. fortuitum* が9％，*M. xenopi* が6％，*M. kansasii* が5％を占めている[109]．喀痰から培養されるNTMは起因菌というよりむしろコンタミネーションであったり，あるいは気管支拡張症や肺気腫，じん肺といった形態的異常をもった患者のわずかな気道定着を反映していたりすることがある．そのため，肺NTM症の診断基準が米国胸部学会（ATS）によって定められた[102]．診断基準は，結節や空洞形成といった病変の胸部X線所見か，あるいは多発性気管支拡張と多発小結節といったHRCT所見を呈しており，かつ呼吸器症状をもつ患者にのみ適応される[102]．ATSの肺NTM症診断基準は以下のとおりである．

(a) 1回以上の気管支肺胞洗浄液（BALF）での培養陽性

(b) 2回以上の異なった喀痰検体から同一NTM菌種の培養陽性

(c) 経気管支肺生検（TBLB），あるいは他の肺生検組織の場合は，抗酸菌症に特徴的な組織学的所見（肉芽腫性炎症や抗酸菌塗抹陽性）と同一検体でNTM培養陽性，あるいは抗酸菌症に特徴的な組織学的所見に加え1回以上の喀痰あるいは気管支洗浄液でのNTM陽性[102]

治療は通常，長期間の多剤併用療法が必要であるため，適切に管理するためには，確定診断が重要であることはいうまでもない．

免疫正常の患者では，肺NTM症は以下の3パターンのいずれかをとる．空洞型（結核類似型），結節・気管支拡張型，過敏性肺炎型（hot tub lung）[108, 110]．MAC症は3病型のいずれの形も取り得るが，*M. kansasii*, *M. xenopi*，*M. malmoense*，*M. abscessus*，*M. fortuitum* はほとんど空洞型を呈する[110]．一般的には，空洞型NTM症は，50〜70歳代で慢性閉塞性肺疾患（COPD）や肺気腫，喫煙やアルコール中毒などの基礎疾患をもつ男性に多い[108, 111]．症状はしばしば潜行性で，咳嗽，喀血と体重減少である．発熱は，一部の患者でのみ認められる[108, 112]．胸部X線写真は典型的には上葉の空洞病変（複数の肺区が侵されることがあるが，肺尖部と後上葉区（S1，S2）に好発する），肺尖部の結節やコンソリデーション，瘢痕化と容量減少を呈する[108, 111]．

結節・気管支拡張型は典型的には肺に基礎疾患がなくとも生じ，非喫煙者の閉経後の女性に最もよく生じる[102, 108, 110]．主要な症状は遷延する咳嗽である[108]．近年の研究によると，結節・気管支拡張症型は空洞型よりも多く，全体の約60〜65％を占めると報告されている[113, 114]．原因として，初老の女性は咳嗽を我慢することが多く，右中葉と左舌区に感染した分泌物を溜め込むために，この病態を発症することが示唆されている[115]．したがって，結節・気管支拡張型はオスカー・ワイルドの戯曲『ウィンダミア卿夫人の扇』にちなんで，“ウィンダミア卿夫人症候群”とよばれていた[116]．しかしながら，習慣的に咳嗽を我慢することとの関連は証明されていない[108]．さらに，オスカー・ワイルドの戯曲のウィンダミア卿夫人は咳嗽や他の疾患がない21歳の快活な女性であったことから，不適切な表現である[117]．結節・気管支拡張型のほとんどの症例はMACによるものであるが，*M. abscessus* や *M. kansasii* といった他のNTMによっても生じ得る[112]．典型的な病理学的所見は，広範囲な気道に及ぶ気管支拡張や肉芽腫形成，細気管支炎，小葉中心性陰影，コンソリデーションと空洞形成である[118]．典型的な胸部X線所見は，両側性に存在する複数の境界不明瞭な結節で，斑状に浸潤し，空洞病変と異なり上葉優位の分布をとらない．

3番目の，そしてまれなNTM症の臨床症状は，過敏性肺炎と類似したもので，hot tub lungと知られている[108, 119, 120]．これは，MACが定着している浴槽への曝露後に，肺に肉芽腫性病変を呈する疾患である[119–121]．

NTM感染の有病率は，免疫不全患者，特にAIDS患者で増加している．播種性のNTM症は，通常CD4

陽性細胞数が50/μL未満の患者に発症する[103, 108]．最も一般的に認められる病原体はMACである，しかし，*M. kansasii*のような他の抗酸菌感染症もHIV非感染者よりHIV陽性患者でより多く認められる[108, 112]．AIDSと播種性MACの患者では，臨床的に肺病変を認めない場合にも，喀痰培養が陽性となることがある．

HIV陽性患者におけるNTM症感染の有病率は，ART導入以来，かなり減少している．しかしながら，ARTで治療されているNTM症の患者は，IRISを発症する可能性があり，その場合はもとある症状の急激な増悪，新規症状の出現，再発する発熱，広範囲なリンパ節腫大，肺陰影の拡大がみられる[108, 112, 122]．IRISは通常，ART開始後数週から数ヵ月で発症する[108]．

CT所見とHRCT所見

肺NTM症のHRCT所見に関しては，いくつかの報告があり[5-7, 123, 124]，また，疾患の型によって画像が異なることが知られている．予想されるように，空洞性NTM症のCT像は，結核のCT像と類似する．肺尖部の陰影や辺縁が整や不整の空洞病変，高度な肺損傷を伴う気管支拡張，異常肺に隣接した胸膜の肥厚，そして結節(直径0.5〜2.0 cm)などの陰影が，感染巣の中枢から末梢にかけてみられ，これは経気管支的な広がりを表しているものと考えられる(図17-11)[125]．

結節・気管支拡張型の肺MAC症でみられるCT所見については，いくつかの報告がある[7, 126, 127]．NTM症を有する患者では，多彩なCT所見がみられるが，複数の葉にまたがる小結節を伴った気管支拡張がみられる傾向がある．これらの小結節は，tree-in-bud様にみられる場合もあり(図17-12〜図17-16，表17-2)[6, 7, 127]，典型的な気管支拡張，細気管支炎，小葉中心性病変と結節の病理所見と関係している[118]．Hartmanら[7]は，培養でMACが同定された62例の患者についてCT画像を検討した．62例の患者のうち，60例で肺陰影を認めた．そのうち，結節影を39例で，気管支拡張を40例で認めた．最も重要な点としては，小結節影を認めた35例の患者は，全例気管支拡張(図17-12，図17-13)も伴っていた．これらの35例は免疫正常者であり，29例(83％)が女性で平均年齢66歳だった．小結節と気管支拡張がなかった27例の患者のうち，25例は基礎疾患として悪性疾患または免疫不全があった．気管支拡張，tree-in-budと結節の所見は，中葉と舌区(図17-14)で最も多く認められた．エアトラッピングとモザイク灌流により低下した肺野濃度は，MACにおいては非常に重要であり，評価さ

表17-2　非結核性抗酸菌症のHRCT所見

気管支拡張症[a]
大小の結節[a]
片側性あるいは両側性の斑状コンソリデーション[a]
気管支拡張症・大小の結節の合併[a, b]
空洞病変(壁は厚い場合も薄い場合もある)
散在する結節，小葉中心性分岐状構造，tree-in-bud[a]
逆ハローサイン
瘢痕と容積減少
胸水または胸膜肥厚
肺門/縦隔リンパ節腫大

[a] 最も頻度の高い所見．
[b] 鑑別診断において最も有用な所見．

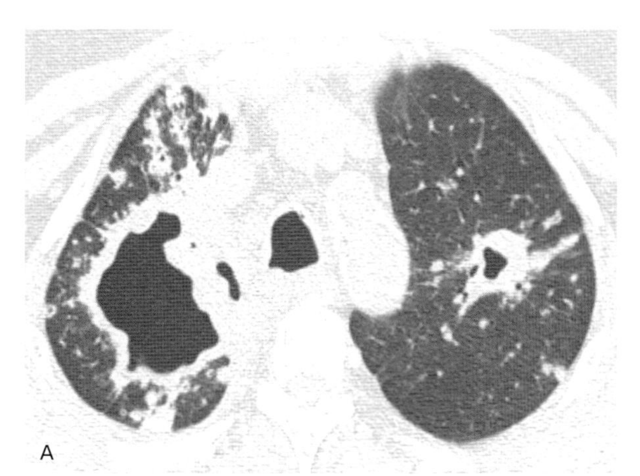

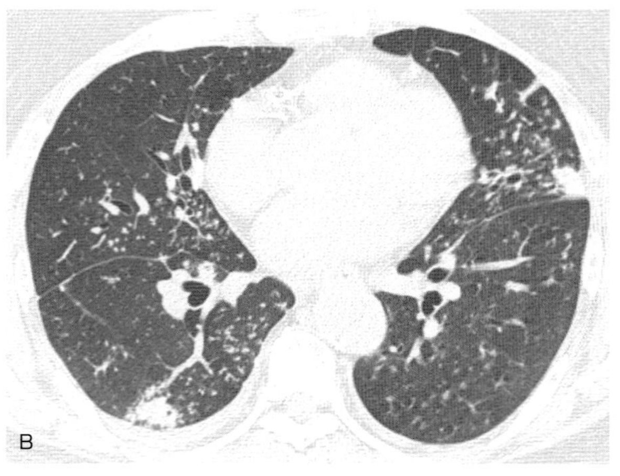

図17-11　MAC症(74歳男性)．A：上葉レベルでのHRCT．両側上葉の空洞と結節影，線状影を認める．B：下肺静脈のレベルで撮影されたHRCT．気管支内伸展像とともに，小葉中心性結節とtree-in-budと大きな結節を認める．舌区では気管支拡張像が認められる．

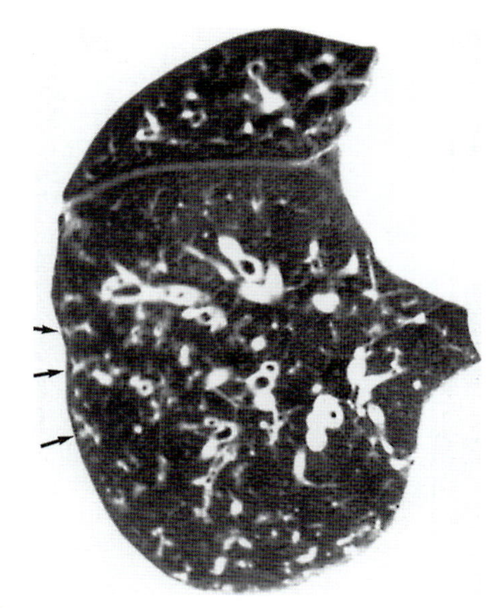

図 17-12 MAC 症．慢性咳嗽を呈する初老の白人女性のHRCT．右下葉を中心に撮影されている．散在する境界不明瞭な小葉中心性結節および管腔分岐構造を伴う気管支拡張の所見を認める(矢印)．まれではないが，この症例のように同様の HRCT 所見を認める場合には，非結核性抗酸菌症をまず鑑別する．この症例では後に調べられた喀痰検査で，大量の非結核性抗酸菌を認めた．

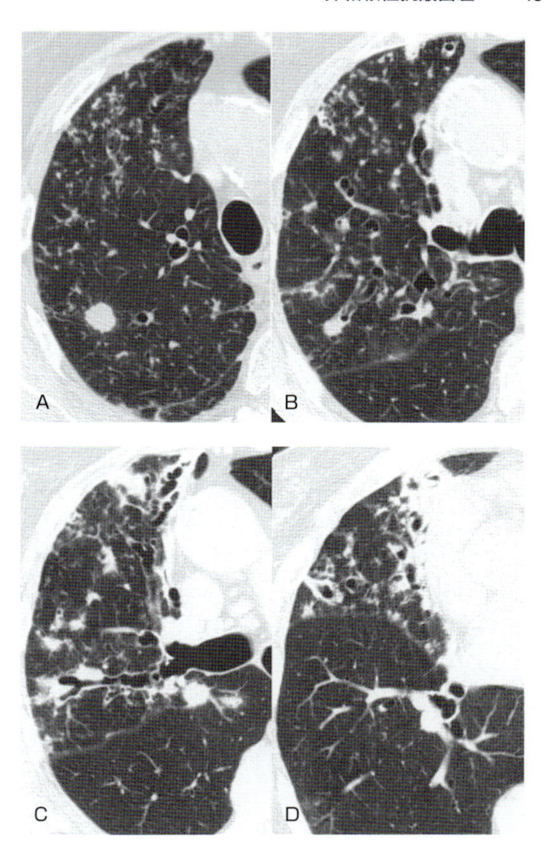

図 17-13 慢性咳嗽を呈する MAC 症(72 歳女性)．A-D：4 つのレベルで撮影された HRCT で，気管支拡張，大小の結節，tree-in-bud など MAC 症に特徴的な所見を示している．所見は，上葉と中葉で多く認められる．

れた肺病変のうち，41%に気管支拡張や小結節の有無にかかわらず，これらの所見がみられた[128]．

Moore[127] は NTM が培養で確認された 40 例の患者で，CT と HRCT 所見を検討した．よくみられる所見は，気管支拡張(80%；図 17-12，図 17-13)，コンソリデーションまたはすりガラス影(73%；図 17-14)，結節(70%)，瘢痕，あるいは容積減少，またはその双方の所見(28%)である．空洞，リンパ節腫大および胸膜病変はあまりみられなかった．直径 1 cm 未満の境界明瞭な小結節，および辺縁不整の大きな結節の両方が認められた．小葉中心性の小結節も認められ，tree-in-bud も伴っていた(図 17-15，図 17-16)．症例によっては，気管支拡張が元々正常であった肺領域に出現した例もあり，これは抗酸菌感染によるものであり，既存の疾患によるものではないと考えられた．同様のことが他の報告でも確認されている[118, 129]．このため CT 上で，気管支拡張，コンソリデーションと結節などの所見が認められた場合，抗酸菌感染の可能性を考慮しなければならないといえる．検討された 40 例の患者のうちの 30 例では，これらの所見の 2 つまたは 3 つが認められた．同様の結果が，MAC 症の患者 70 例を対象とした研究でも報告されている．CT 所見では，気管支拡張(97%)，小結節(89%)，肺実質の構造改変(60%)，気管支壁肥厚(56%)，コンソリデーション(50%)と空洞(49%)などが認められた[130]．

Swensen ら[126] は，CT 上の気管支拡張と多発する小結節影は，MAC 症または MAC の常在菌化を示唆するという仮説を検証するために，CT で気管支拡張症と診断された 100 例の画像所見を検討した．その結果，100 例の患者のうちの 24 例で，複数の肺結節を CT 上に認めた．抗酸菌培養は，肺結節と気管支拡張を認めた 24 例の患者のうちの 15 例と，気管支拡張のみを認めた 76 例のうちの 48 例で施行された．気管支拡張と結節が認められた 15 例の患者のうち 8 例(53%)で MAC が培養で陽性であったが，CT 上結節を認めなかった 48 例では，培養が陽性であったのは 2 例(4%)であった．つまり，この研究では気管支拡張と小結節を CT で認めた場合，80%の感度，87%の特異度で MAC 培養陽性を予測することができ，正診率は 86%であった．同様の報告が，Tanaka ら[131] によってなされており，この研究では 26 例の 4 年間の前向き研究で，

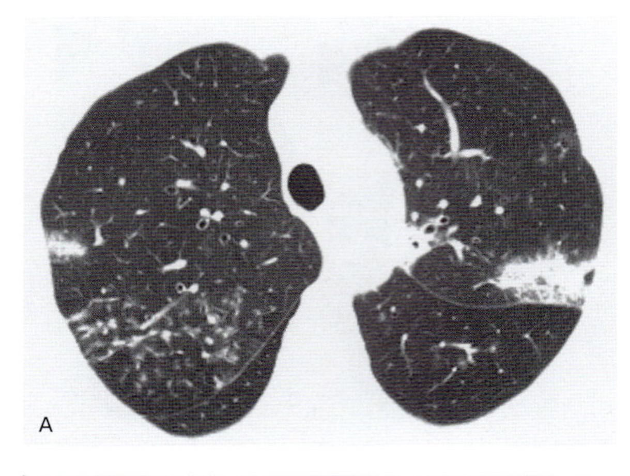

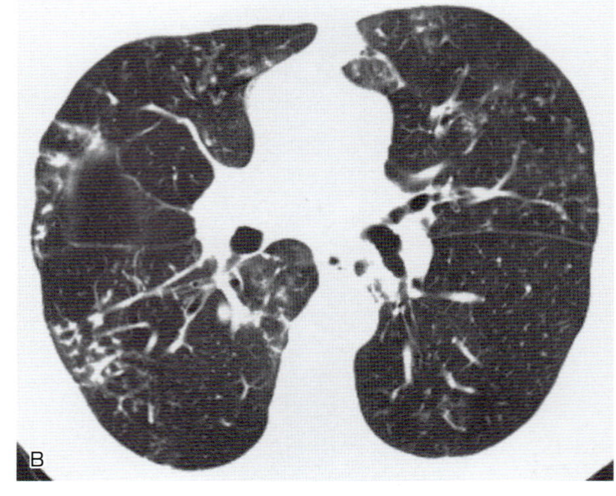

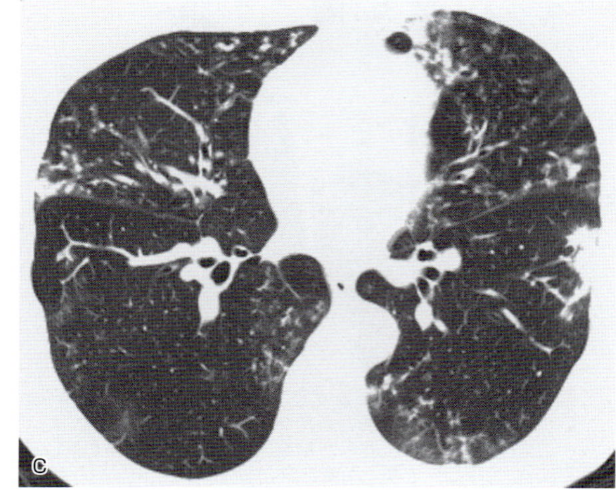

図 17-14 咳嗽と喀血を呈するMAC症(70歳女性). A-C：いくつかのコンソリデーションを認める. 小葉中心性結節とtree-in-budの斑状分布は, MAC症に典型的な所見である. 中枢気道病変は, 右中葉と左舌区で認められる.

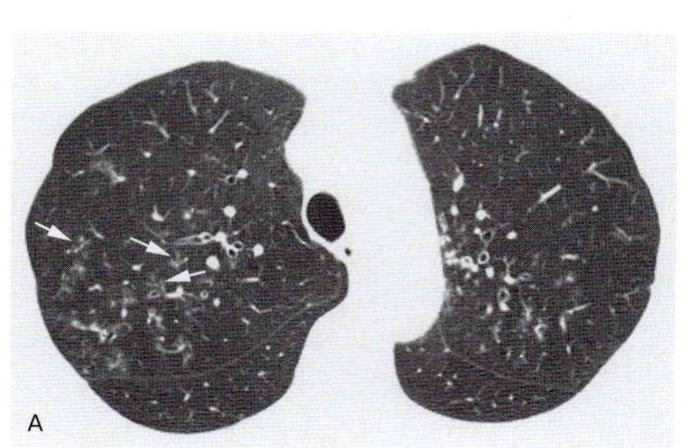

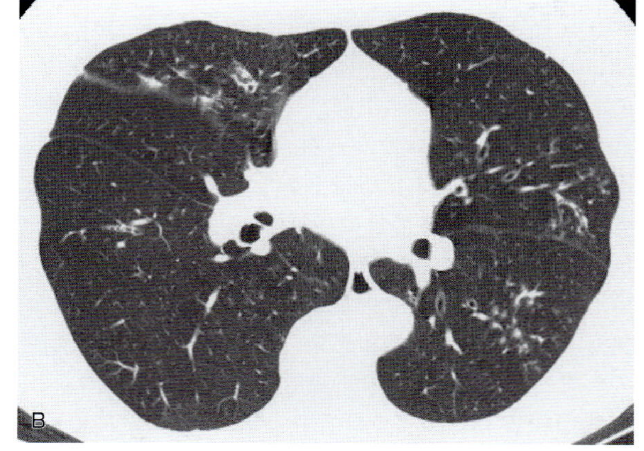

図 17-15 慢性咳嗽を呈するMAC症(70歳女性). A：上葉で, 結節の小さな集簇とtree-in-bud(矢印)が認められる. B：より低い断面での撮影でも, 類似の所見を認める. これらの所見は非特異的なものであるが, この年齢の女性におけるMAC症の特徴的な所見である.

CT上, MAC感染を示唆する末梢の小結節と気管支拡張を認める患者を対象としている. 13例(50%)で気管支洗浄液でMAC培養が陽性となり, 生検で類上皮肉芽腫が13例中8例で証明された[131].

Lynchら[5]は, MAC症の患者で, CT所見と喀痰培養の陽性・陰性が関連があることを示している. MAC

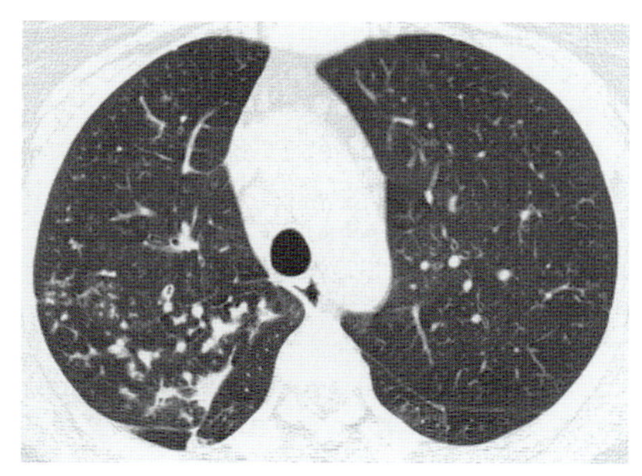

図 17-16　MAC 症(62 歳女性). 右上葉に大小様々な結節の集簇を認める.

患者において，培養陽性はあきらかに気管支拡張と結節に関係していたとする報告があるが，Lynch ら[5]は空洞病変の存在とより強く関連があることを発見した．CT で空洞病変を認めた MAC 症患者 34 例中 31 例(91%)では CT 検査後 3 週間以内に喀痰培養が陽性となったが，空洞を認めない症例では，12 例中 7 例(58%)でしか培養陽性とならなかった($p=0.001$)．同様に，気道疾患をもつ 42 例中 36 例(85%)で喀痰培養で MAC が認められたが，気道疾患をもたない患者では，8 例中 2 例(25%)でしか培養陽性とならなかった($p=0.001$)．この研究において，喀痰培養陽性は，気管支拡張($p=0.156$)や結節($p=0.377$)とは関係していなかった．

追跡研究において MAC 症患者の CT 所見は，進行する場合も，改善する場合も，変化しない場合もあった[129]．MAC 症と診断された女性 18 例と男性 7 例(中央値 66 歳)を対象とした研究では，初回の胸部 CT 検査で MAC 症に典型的な所見である気管支拡張(53%)，小葉中心性結節(69%)，結節(32%)，気腔病変(12%)，そして空洞病変(4%)を認めた．中葉と舌区は，最も病変のみられた部位である．気管支拡張のスコアは，初回検査の平均 28 ヵ月後に行われた CT 検査の中で，有意に高かった．追跡調査中，気管支拡張は 15 例の患者で進行し，4 例の患者で改善した．また，小葉中心性結節は 9 例の患者で進行し，7 例の患者で改善した．

Primack ら[6]は，結核と MAC 症の患者で，気管支拡張の頻度を比較した．小結節，コンソリデーションと空洞は，双方で同程度の頻度で認められたが，気管支拡張は結核と比較して，MAC 症患者で有意に多かった(94% *vs.* 27%)．同様の結果が，Lynch ら[5]による 15 例の結核患者と 55 例の MAC 症患者の研究で報告されている．4 つ以上の葉を巻き込んだ気管支拡張(しばしば小葉中心性結節を伴う)や，右中葉と左舌区の両方にみられる気管支拡張は，MAC 症にのみみられた所見であった．Kasahara ら[130]は，気管支拡張と構造改変は，結核の患者よりも MAC 症の患者で有意に多い所見であると報告している．HRCT 上，両側の気管支拡張と細気管支炎を有する患者の約 3 分の 1 は，肺 NTM 症に罹患している[132]．Koh ら[132]は，HRCT 上

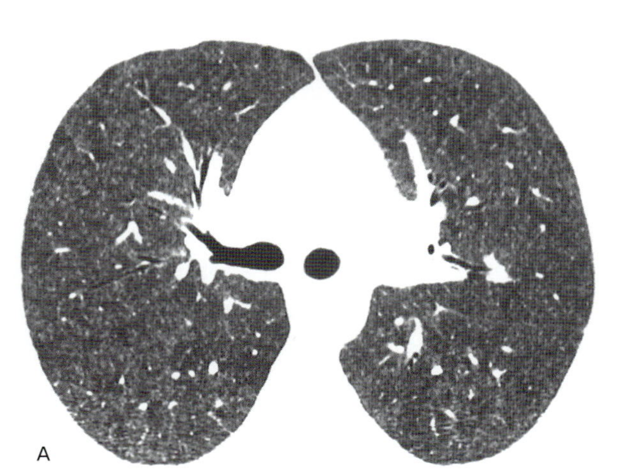

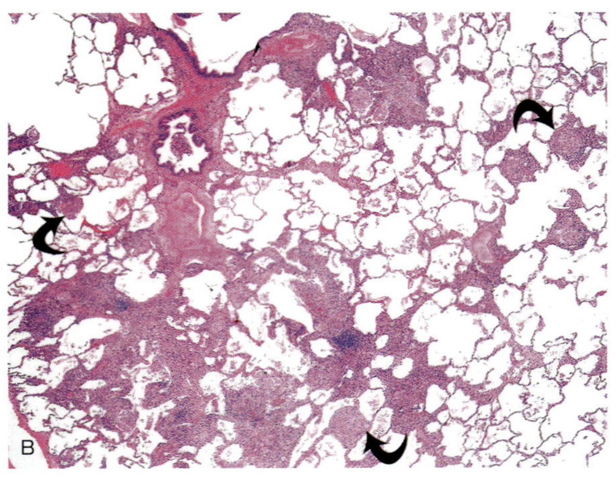

図 17-17　hot tub lung(35 歳男性). A：hot tub lung の HRCT 像. 両側の肺に境界不明瞭な小結節を認める. B：外科的肺生検検体の低倍率顕微鏡所見. 無数の非壊死性肉芽腫(曲がった矢印)と間質の慢性炎症細胞浸潤がみられる. この組織所見(Hematoxyline-Eosin(HE)染色, 40 倍)は, hot tub lung に特徴的である. (From Silva CIS, Müller NL, Churg A. Hypersensitivity pneumonitis: spectrum of high-resolution CT and pathologic findings. *AJR Am J Roentgenol* 2007; 188：334-344, with permission.)

で両側性気管支拡張と細気管支炎を有する患者での，肺NTM症の頻度を調べた．この研究では，両側性気管支拡張と細気管支炎を呈し，肺NTM症の疑いで検査を受けた105例の患者を対象としている．肺NTM症は，105例の患者のうち36例(34%)でみられた．肺NTM症の診断に関連した所見としては，女性($p=0.031$)，非喫煙者($p=0.037$)，結核治療歴あり($p=0.002$)，喀痰抗酸菌塗抹陽性($p<0.001$)であり，HRCT所見としては5葉以上にわたる気管支拡張を伴う細気管支炎($p=0.011$)，小葉性コンソリデーション($p=0.010$)と空洞病変($p<0.001$)であった[132]．著者らは，5つ以上の葉を含んでいる気管支拡張と細気管支炎とともに小葉性コンソリデーションまたは空洞が認められた場合には，特に肺NTM症を強く疑うと結論している[132]．

hot tub lungのHRCT所見は，過敏性肺炎のそれと類似する[121, 133, 134]．特徴的な所見は，小葉中心性小結節，すりガラス影とエアトラッピング(図17-17)である[121, 133, 135]．Hartmanら[121]は，hot tub lungを有する12例の患者で，HRCT所見を検討した．小結節が患者の83%でみられ，すりガラス影は75%で認められた．小結節を有する10例の患者中8例において，小結節はびまん性に小葉中心性分布をとっていたが，他の2例においては，結節はランダムに分布して，主に上葉に多かった．5例の患者において，結節はすりガラス状であり，他の5例は，充実性結節であった．すりガラス影を示した8例中7例(88%)においては，上葉から下葉までびまん性に分布しており，冠状断像ではランダムな分布をしていた．残りの症例では，すりガラス影は，主に下肺野に分布していた．呼気CTを撮影していた全7例でエアトラッピングの所見を示していた．1例の患者では，エアトラッピングのみがHRCT上で唯一認められる異常であった[121]．

HIV患者における非結核性抗酸菌症

HIV感染者，特にCD4陽性細胞数が50/μL未満の高度免疫不全状態では，播種性MAC症を併発しやすい[103, 108]．AIDS患者におけるMAC症の侵入門戸は胃腸であることから，典型例では，診断時には血行性播種していることが多い．胸腔内への浸潤は，臨床経過の後半に出現し，胸部X線所見で異常を示すのはわずか5%である．肺MAC症の胸部X線所見は，肺結核の所見と同様であり，胸腔内リンパ節腫大，肺陰影，結節と粟粒病変などが出現する．初感染が起こることもあるが，ほとんどの場合で，これらの所見は播種性病変に伴う二次感染と考えられる．

HIVに感染しCD4陽性細胞が減少している患者では，MACに加えて*M. kansasii*[110, 136]や*M. xenopi*[137]にも感染しやすい．*M. kansasii*は二次結核に類似した肺病変を引き起こすことが多い[136]．LevineとChaissonは，HIVに感染した*M. kansasii*感染症の患者19例を検討し，そのうち14例では肺疾患のみが認められたと報告している[136]．これらの患者のうち9例は抗結核薬の開始の後に著明な改善を示した．また，それ以外に治療を受けていた3例の剖検でも，感染残存の所見はなかった．免疫不全状態のHIV感染者では，*M. xenopi*は広範囲なすりガラス影，コンソリデーション，結節，そして約10%の症例で空洞形成を呈することがある[137]．

CT所見とHRCT所見

NTM症を有するHIV感染者のHRCT所見は，結核患者のHRCT所見と非常に類似している可能性がある(図17-18)[138]．しかしながら，HIV感染者における結核とMAC症の所見の違いに関しては，いくつかの知見がある．Laissyらは[138]，培養検査で結核とされた29例のAIDS患者とNTM症を罹患している23例のAIDS患者のCT・HRCT所見を比較した．NTM症の患者は，結核の患者と比較して，すりガラス影(48% *vs.* 17%)が多く，かつ下葉有意に小葉中心性結節が認められた．逆に結核患者では，NTM症の患者より，片側性の肺病変(44% *vs.* 5%)とリンパ節腫大(76% *vs.* 43%)が多く認められた．NTM症患者で縦隔リンパ節腫大の頻度が低いことは，以前のHartmanらの研究で示されている[12]．さらに結核患者とは異なり，低吸収域を示すリンパ節腫大はNTM感染では比較的まれであり，リンパ節腫大を伴っているMAC症患者11例のうち，わずか3例でしか認められなかった[12]．AIDS患者のMAC症では播種性病変を示すことが多いが，時に肺病変が播種性病変なしに起こる場合がある[139]．これらの患者の画像所見では，限局性，斑状もしくはびまん性のコンソリデーションのみを呈することもある[139]．

HIV陽性のMAC症患者におけるIRISのHRCT所見は，広範囲な肺門，縦隔および腹部リンパ節腫大および肺実質影，結節，空洞形成，そして，心嚢液出現などである[111, 122, 140]．Bermanら[141]はMACに関連し

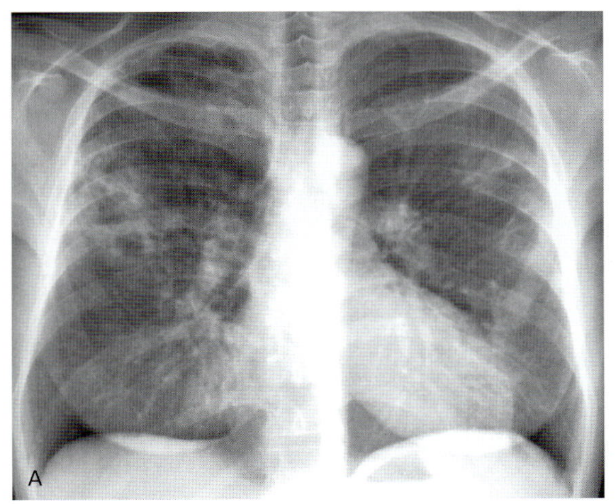

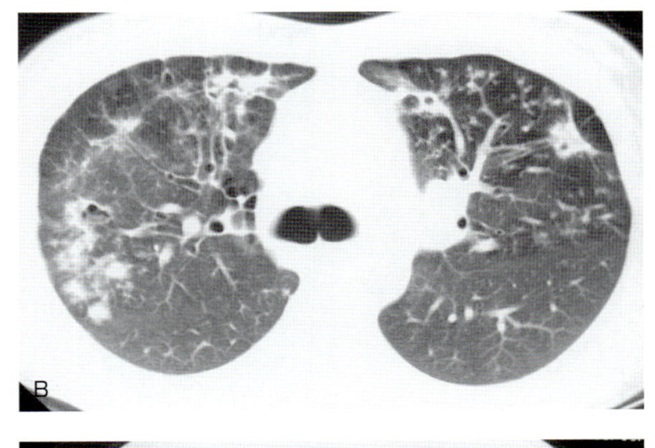

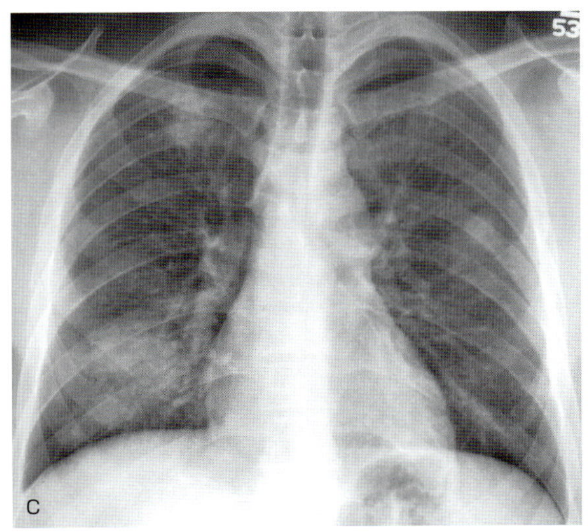

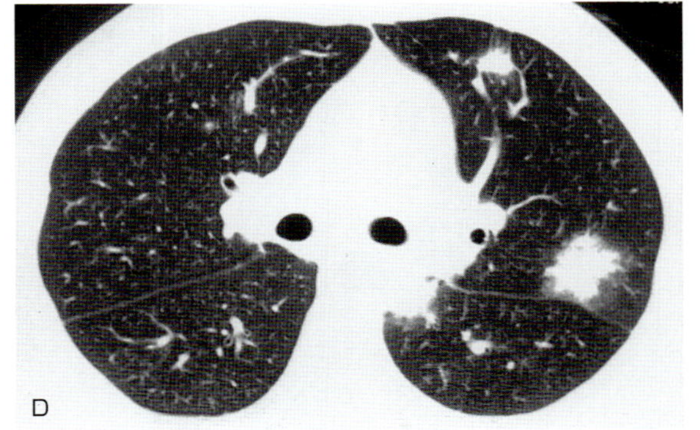

図 17-18 AIDSに合併したMAC症の2例. A：胸部X線写真は，右肺に境界不明瞭な結節影と空洞影を認める. B：CT所見では典型的な活動性結核像を呈しており，不明瞭な小葉中心性陰影，tree-in-bud，空洞性結節が認められる. C：もう1例のAIDS患者におけるMAC症では，胸部X線写真において境界不明瞭な結節影を認める. D：HRCTでは，境界の不明瞭な肺結節を認める. この中で大きいものは，ハローサインを伴っている.

た IRIS を発症した 2 例の CT 所見を報告した．2 例とも広範囲な縦隔・肺門リンパ節腫大をきたし，うち 1 例は上葉の巨大腫瘤と小結節を認めた．Nunweiler ら[140]は NTM に関連した IRIS を発症した 16 例の CT 所見をレビューした．主たる異常所見であるリンパ節腫大は 16 例中 13 例(81%)でみられた．5 例の患者で低吸収リンパ節を，4 例の患者で等吸収リンパ節を，4 例の患者でその両方を認めた．他のよくみられる所見としては，小葉中心性の結節形成，限局性コンソリデーション，結節，胸水・心嚢液であった[140]．

BCG の播種性感染症

BCG(bacille calmette-guérin)は通常，非病原性の抗酸菌である．膀胱への BCG の注入は，体の免疫反応を高め，表在性膀胱癌の有効な治療である[142-144]．全身性の副作用としては，発熱，悪寒，菌血症および肝炎であり，投与患者の最大 5%で出現する．しかし，肺合併症の発現頻度は低く 1%未満である[145]．症状は BCG 投与後，数分後から最大で数ヵ月後まで出現し得る[144]．他臓器への血行性播種をきたす可能性もある[144, 146]．HRCT 上，粟粒結核(図 17-19)と区別のつかない，小さく境界明瞭で均一に分布した所見をとる[142, 143]．抗結核治療により改善がみられる[142]．

マイコプラズマ肺炎

Mycoplasma pneumoniae(肺炎マイコプラズマ)は，小児市中肺炎の 40%を占める最多の起因菌であり，成人においては 10〜25%を占め 2 番目に多い起因菌

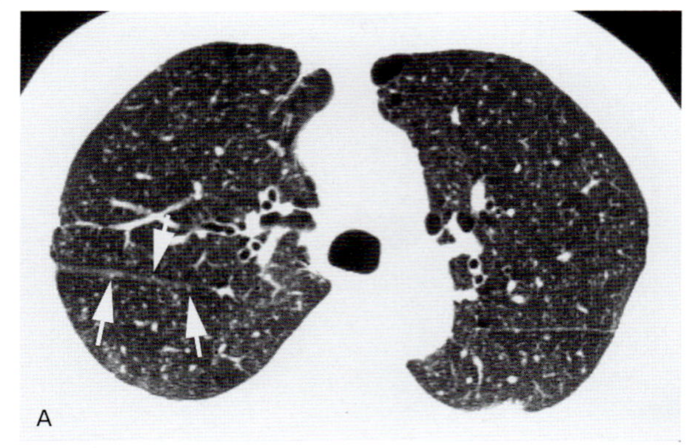

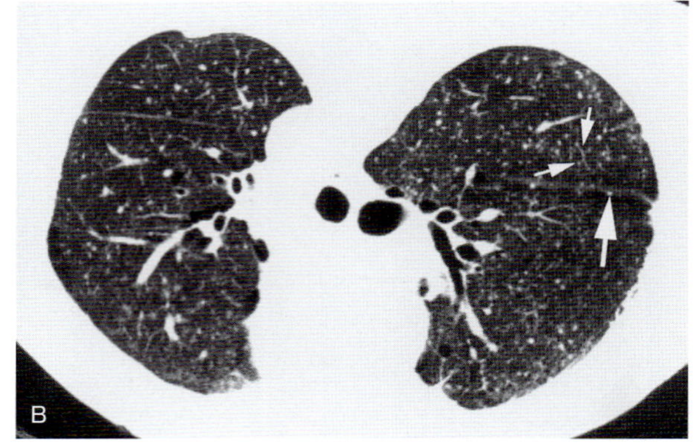

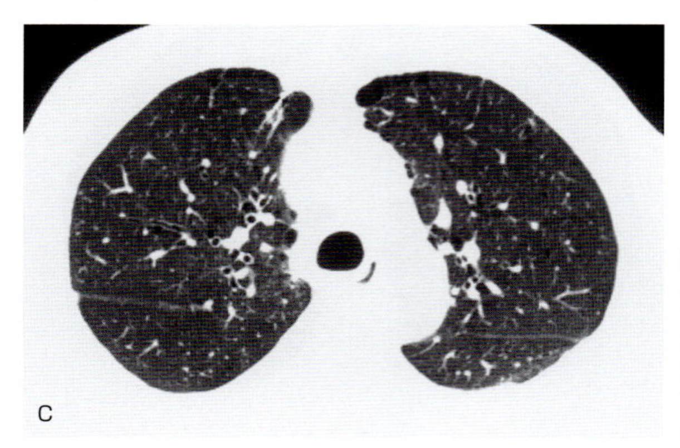

図 17-19　膀胱癌に対する免疫療法の後の BCG の血行性播種. 発熱と咳嗽の精査のため，仰臥位(A)と腹臥位(B)で撮られた HRCT 像では，ランダムに分布した多数の小さな境界明瞭な結節を認める．結節は，大葉間裂(大きな矢印)と小血管(小さな矢印)に隣接してみえる．これらの所見は粟粒結核のそれとまったく同一である．気管支鏡検査では，非乾酪性肉芽腫を示した．C：抗結核薬治療 8 週間後の HRCT 像ではほぼ正常となっている．

である[147-149]．臨床症状は，発熱，咽喉痛，咳嗽，頭痛，筋肉痛および倦怠感などである．組織学的には，*M. pneumoniae* 感染は急性細気管支炎が特徴的であり，時に気管支肺炎に進展する可能性もある[150]．画像所見は非特異的であり，斑状のコンソリデーション，網状，結節状の陰影と気管支壁の肥厚がみられる[151]．

HRCT所見

Reittner ら[151]は，血清学的にマイコプラズマ肺炎と診断された 28 例の患者で，胸部 X 線および HRCT 所見を検討した．胸部 X 線上，最もよくみられた所見は透過性低下(24 例)で，すりガラス影，あるいはコンソリデーションのいずれも認められた．これら 24 例中，9 例が斑状・区域性に，15 例が非区域性に分布していた．HRCT 上，すりガラス影の領域は 24 例(85%)の患者で認められ，コンソリデーションは 22 例(79%)の患者で認められた(表 17-3，図 17-20)．13 例(59%)では，HRCT 上，コンソリデーションの領域は小葉性分布を呈していた(図 17-21)．結節は，胸部 X 線写真(28 例中 14 例，50%)より HRCT(28 例中 25 例，89%)でより多く認められた($p<0.01$)．また，24 例(86%)の患者では，HRCT において，結節は小葉中心性分布が優位であった．気管支血管束の肥厚は，胸部 X 線写真で 5 例(18%)の患者で認めたのに対し，HRCT では 28 例中 23 例(82%)で認めた($p<0.01$；図 17-22)．

Okada ら[152]は，42 例のマイコプラズマ肺炎患者で，HRCT 所見を検討した．最も頻度が高い所見は，すりガラス影で，93%の患者でみられ，ついで 90%で小葉中心性結節，88%で気管支壁の肥厚であった．病変の優位な分布がみられる区域は，下肺野で 55%，上肺野で 12%，33%ではランダムに認められた．胸水は 10%にみられ，リンパ節腫大は 8%に認めた．

表 17-3　マイコプラズマ肺炎の HRCT 所見
斑状または結節状のすりガラス影，コンソリデーションもしくはその両方[a]
陰影の小葉分布[a]
小葉中心性結節[a]
気管支血管周囲間質の肥厚[a]
斑状または小葉領域のモザイク灌流
呼気 CT における斑状もしくは小葉のエアトラッピング[a,b]

[a] 最も頻度の高い所見.
[b] 鑑別診断において最も有用な所見.

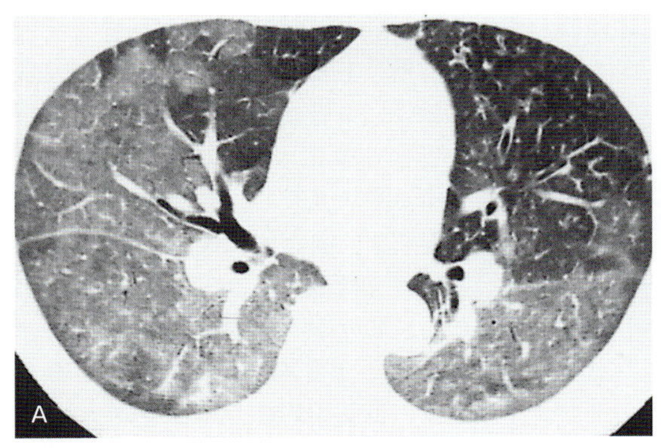

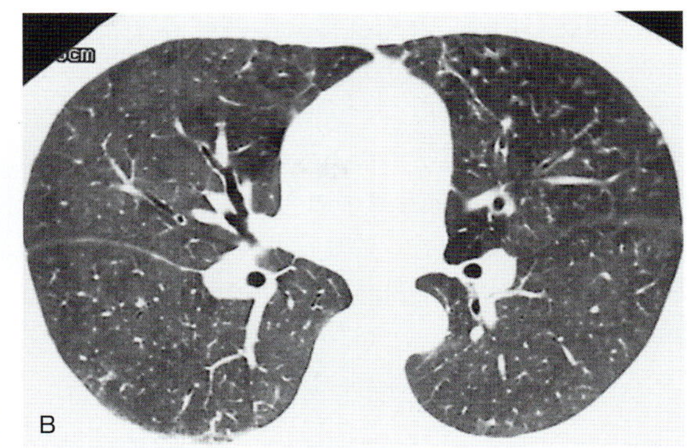

図 17-20　斑状のすりガラス影を伴うマイコプラズマ肺炎． A：マイコプラズマ肺炎と診断された患者の中葉分岐レベルでのHRCT 像，右肺と左下葉の S6 にすりガラス影を認める．B：経過観察後に A と同じレベルで撮影された HRCT では，わずかにすりガラス影が残存している．

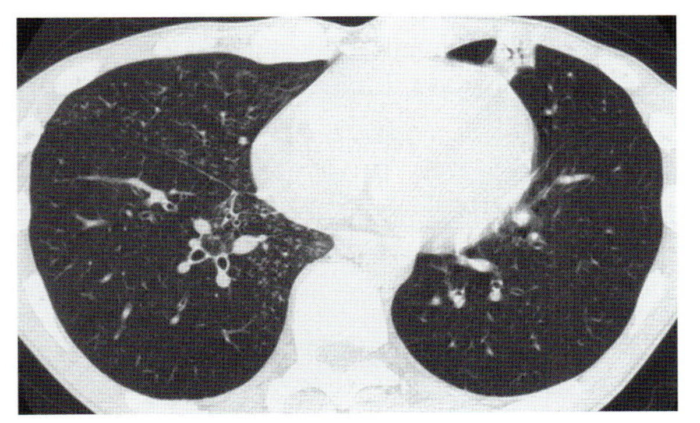

図 17-21　マイコプラズマ肺炎． HRCT では，舌区でのコンソリデーションと右中葉と下葉での小葉中心性結節を認める．

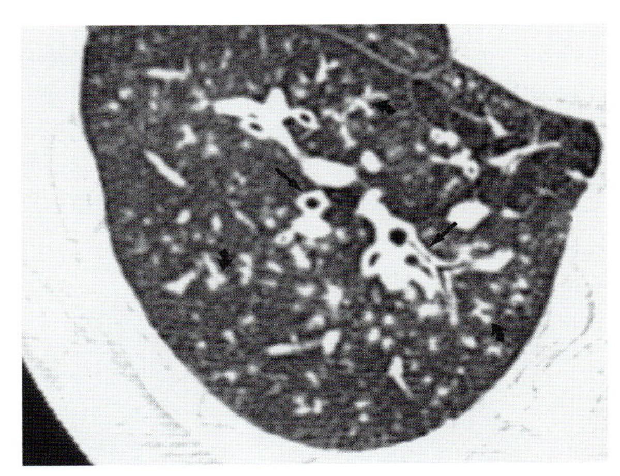

図 17-22　マイコプラズマ肺炎． 右肺を中心に撮影されたHRCT では，広範囲な気管支壁の肥厚（まっすぐな矢印）と小葉中心性結節，線状分岐状影と結節影（tree-in-bud）（曲がった矢印）を認める．(Coutesy of Dr. Jay Soung Park, Department of Radiology, Soonchunhyang University, Seoul, Korea.)

Miyashita ら[153]はマイコプラズマによる市中肺炎患者 64 例と肺炎球菌による市中肺炎患者 68 例の HRCT 所見を比較した．マイコプラズマ肺炎患者に最もよくみられた異常所見は気管支壁肥厚（81％）で，ついで，小葉中心性結節（78％），すりガラス影（78％），コンソリデーション（61％）がみられた．ほかには，リンパ節腫大（23％），胸水（20％）がみられた．気管支壁肥厚と小葉中心性結節は肺炎球菌性肺炎の患者よりもマイコプラズマ肺炎の患者でよくみられた[153]．

Lee ら[154]は，小児と成人でマイコプラズマ肺炎の CT 所見を比較した．すべての小児では区域性または大葉性のコンソリデーションを認め，胸水，局所のリンパ節腫大をそれぞれ 80％で認めた．成人においては，多発する，あるいはびまん性のすりガラス影を認め，主に小葉中心性，気管支血管周囲または大葉性に分布していた．そのうち，60％は小葉間隔壁の肥厚も認めた．小児の随伴性胸水を伴う大葉性または区域性のコンソリデーションを伴う肺炎所見は，細菌性の大葉性肺炎でみられる所見と類似していた．対照的に，成人患者における CT 所見は，細菌性の気管支肺炎パターンとウイルス性の間質性肺炎パターンが混合したものであった[154]．

マイコプラズマ肺炎の患者には細気管支炎が併発するため，HRCT 上，モザイク灌流や呼気でのエアトラッピングを伴う気道閉塞がすりガラス影やコンソリデーション，小葉中心性結節に加えて認められることがある（表 17-3）[155]．さらに，マイコプラズマ肺炎の既往がある小児の多くが，HRCT で閉塞性細気管支炎を示唆する異常所見を呈する[156, 157]．マイコプラズマ肺炎のために入院した 38 例の小児の研究において，発症後 1〜2 年後でも小気道の閉塞を認めた[156]．HRCT 上の異常所見は，37％（38 例中 14 例）の患者でみられ，モザイク灌流(12例)，気管支拡張(8例)，気管支壁肥厚(4例)，血流低下(1例)，呼気CTでのエアトラッピング(呼気CTを施行した29例中9例)がみられた．これらの異常は，通常2つ以上の葉でみられ，全例が急性肺炎時の胸部X線写真でみられるコンソリデーションの部位と一致した．これらの異常は，より若い患者で感染時により高い抗体価をもつ患者に起こる傾向があった[156]．

気 管 支 肺 炎

気管支肺炎は通常，黄色ブドウ球菌とグラム陰性菌(例えば，*Pseudomonas* 属や *Haemophilus* 属)によることが多い[158, 159]．免疫抑制患者では，真菌，特に *Aspergillus* 属が起因菌となる場合もある[160, 161]．同様の所見は，異型肺炎やウイルス肺炎，マイコプラズマ感染症[162, 163]でも認められることがある．末梢気道の障害としては，病理所見上，多くの多核白血球が気道粘膜に浸潤している像(感染性細気管支炎や気管支炎)を呈する．炎症は気道壁にも及ぶため，潰瘍形成と組織障害を起こし，二次性に気管支周囲または細気管支周囲肺胞を巻き込む場合もある．炎症の進行に伴い，炎症性の滲出が隣接する葉に波及し，融合性の気管支肺炎や小葉性肺炎を起こす．典型的には，画像上，多発性，斑状，あるいは気管支周囲に，コンソリデーションがしばしば複数の葉にまたがる[158, 164]．コンソリデーションは感染が進行するとより均一になる場合もあるが，エアブロンコグラムは基本的にみられない[158]．

HRCT所見

気管支肺炎のHRCT所見は，結核またはMACの気管支内伸展と類似した所見を示す．HRCT上では，直径4～10 mm大の境界不明瞭な小葉中心性の結節がしばしば認められる．これはコンソリデーションが細気管支を巻き込んだり，取り囲んだためである(図17–23)[162, 163, 165, 166]．小葉性コンソリデーションが存在す

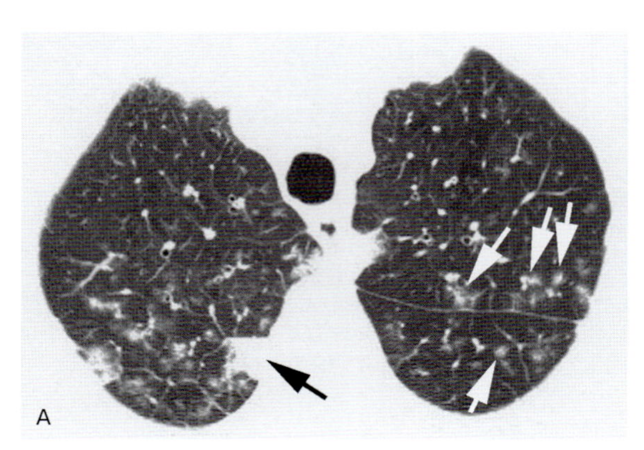

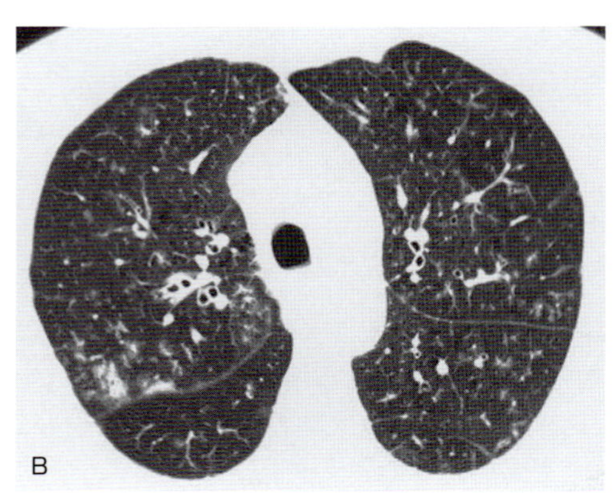

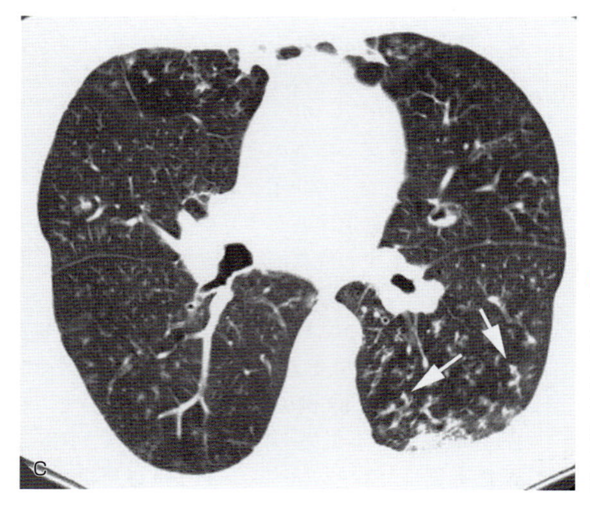

図 17–23　インフルエンザ桿菌による気管支肺炎．A：不明瞭な小葉中心性陰影(白矢印)は，細気管支周囲の炎症とコンソリデーションを反映する．小葉性コンソリデーション(いわゆる小葉性肺炎；黒矢印)がみられる場合もある．B：似たような小葉中心性結節はより下部でみられるが，それほど多くない．斑状分布は，典型的な気管支肺炎の所見である．C：肺底部近くでは，感染性細気管支炎によるtree-in-bud(矢印)がある部位に一致して，限局性のコンソリデーションがみえる．

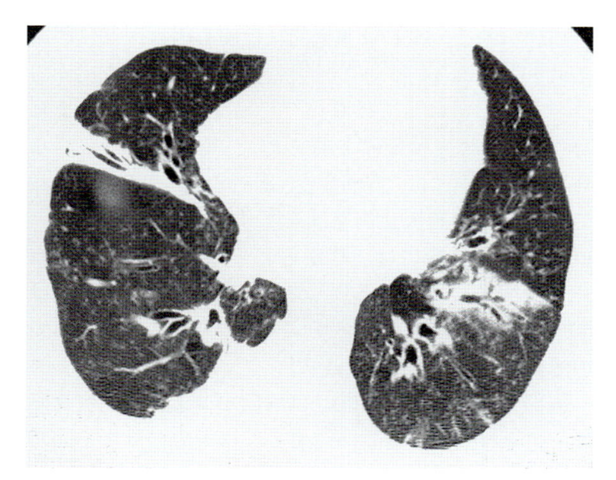

図 17-24 *Pseudomonas* による気管支肺炎．気道に沿った斑状コンソリデーションが認められる．いわゆる tree-in-bud を示す気管支壁肥厚と小結節影は，感染性気管支炎，細気管支炎による．

ることもあり，透過性の低下した小葉は融合し，より大きなコンソリデーションを形成する場合もある（図 17-24，図 17-25）．tree-in-bud がみえる場合もあり，これは細気管支粘膜の滲出液の存在を反映している（図 17-23）．ブドウ球菌のような病原性の強い微生物に感染した場合，組織破壊の結果，画像上，壊死，膿瘍と気瘤を形成することがある[167]．

Reittner ら[14]は，114 例の肺炎患者（免疫正常者 58 例，免疫不全者 56 例）で，HRCT 所見を検討した．小葉中心性結節は，細菌性肺炎では 35 例中 6 例（17%）とほとんどみられず，マイコプラズマ肺炎（28 例中 24 例，96%）やウイルス性肺炎（9 例中 7 例，78%），真菌性肺炎（20 例中 12 例，92%）でより多く認められた（$p<0.01$）．ただし，細菌性肺炎，マイコプラズマ肺炎，真菌性肺炎の間でコンソリデーションの発生率や分布に関して，有意な差はなかった．広範囲な対称性の両側性すりガラス影はニューモシスチス肺炎では 22 例中 21 例（95%）でみられ，コンソリデーションや結節を伴っている陰影を除き，その他の肺炎ではみられなかった．

Tanaka らは[162]，市中細菌性肺炎と異型肺炎の HRCT を比較し，それらの像がまったく異なることを発見した．14 例の異型肺炎（マイコプラズマ肺炎が 12 例，クラミジア肺炎が 1 例，インフルエンザウイルス肺炎が 1 例）において，HRCT では小葉中心性陰影（64%），結節影（71%），コンソリデーション（57%），小葉性分布のすりガラス影（86%）がみられた．一方，細菌性肺炎では区域性分布のコンソリデーションがよくみられた（72%）．

市中肺炎患者の大多数では，胸部 X 線から十分な画像情報が得られ，HRCT は必要ではないだろう．しかし，肺炎が臨床的には強く疑われるが，胸部 X 線上，正常または肺炎とは合致しない所見がある場合，CT（特に HRCT）が施行される例が増加している．Syrjälä ら[166]は，臨床症状と徴候から市中肺炎が疑われる 47 例の患者で，前向きに HRCT を胸部 X 線写真と比較した．肺炎の所見は HRCT にて 26 例の患者で同定されたが，胸部 X 線写真では 18 例しか同定されなかった（$p<0.01$）．よって，臨床上感染が疑われるが，胸部 X 線写真が正常もしくは非特異的な所見を示す患者では，CT 撮影が勧められる[166]．また，CT は，肺炎の合併症が疑われる場合，または肺癌[168]のような潜在性病変の評価のためにも有用である．さらに，CT は肺

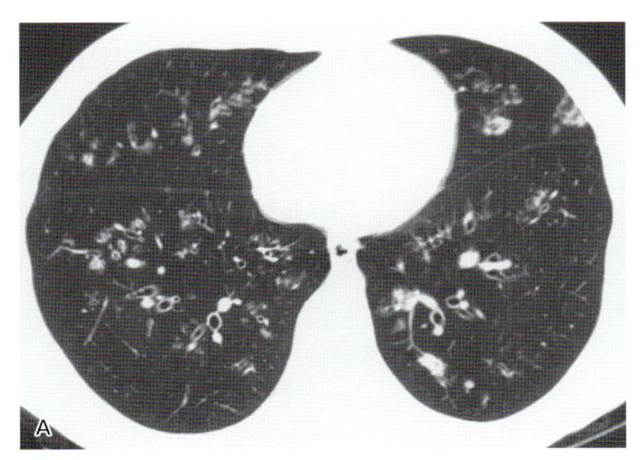

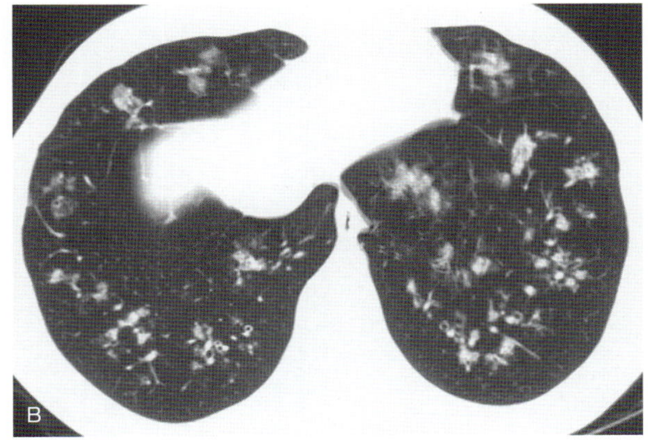

図 17-25 細菌性気管支肺炎．A，B：2 つのレベルの HRCT 像では，斑状の境界不明瞭な小葉中心性結節とこれより大きなコンソリデーションが認められる．このコンソリデーションのいくつかは小葉性である．

炎患者で陰影が改善しない，あるいは再発性の陰影を有する場合にも適応となる[169]．

日和見感染

ニューモシスチス肺炎

Pneumocystis jirovecii（*Pneumocystis carinii* より改名）は，遍在する日和見病原性真菌であり，免疫不全状態の患者において致死的となり得る肺炎を引き起こす[170–172]．*P. jirovecii* が正しく *P. jiroveci* ではない点に留意すべきである[172, 173]．HIV 感染者に対する ART が 1996 年に導入されて以降，ニューモシスチス肺炎（PCP）の発生率は激減したが，PCP は依然として AIDS 発症者において最も頻度が高い疾患の 1 つである[174, 175]．AIDS 患者において PCP の発生率は減少傾向にある一方で，非 AIDS 患者で免疫抑制状態にある者では PCP の発生率は増加しており，その死亡率は 10～50％にのぼる[170]．AIDS の患者では PCP は通常緩徐に発症するのに対して，非 AIDS の免疫抑制患者では，通常，発熱，乾性咳嗽，呼吸困難，呼吸不全などで突然発症することがある[170, 176]．非 AIDS の免疫抑制患者における PCP は AIDS 患者に比べて菌量が少ないため[177]，誘発喀痰や BAL で陽性になる可能性は低い．PCP 患者における低酸素血症の程度は菌量ではなく炎症の反応に相関することが示されている[177]．非 AIDS の免疫抑制患者における PCP 患者では AIDS 患者に比べて炎症反応が重症になりやすいため，低酸素血症の程度が強い[177]．

病理学的に，PCP は典型的には肺胞内に泡沫状の滲出液を呈する（図 17–26）が[178]，非典型的な像を呈することも決して珍しくはない[179, 180]．Travis ら[180] によれば，123 の肺生検標本で得られた PCP の非典型的な病理所見の中には，空洞病変，膿管浸潤，血管炎，そして非乾酪性の石灰化肉芽腫を呈するものさえ認めた．PCP の確定診断には，喀痰もしくは BAL 液中の病原体の証明が必要である[181, 182]．誘発喀痰検査の感度は 50～90％と報告されており，PCP の高リスク群すべての患者で行うのが望ましい[182]．

胸部 X 線写真では，PCP は両側のびまん性間質性陰影，コンソリデーション，もしくは両方の陰影を同時に呈する症例が，90％ほどにものぼるが[181, 183–185]，約 10％の症例では最初の胸部 X 線像が正常であるか，曖昧な所見を示すことを忘れてはならない（図 17–27）[9, 176]．胸部 X 線上，最も特徴的な所見は，網状または小結節の陰影，もしくは，境界不明瞭なすりガラス影，コンソリデーションである．これらの所見は多くの場合，診断的価値が高いとされている[186, 187]．非典型的な所見として，非対称性陰影，小結節影，またはその両方，肺尖部病変，小葉性肺炎，空洞性結節，粟粒結節，リンパ節腫大，結節型の石灰化，胸水などが含まれる[64, 66, 188, 189]．

HRCT 所見

PCP の特徴的な HRCT の所見は，対称性の両側性すりガラス影である（表 17–4）[12, 14, 66, 190, 191]．しばしば，正常肺組織と，散在する限局性のすりガラス影が混在するあきらかな“モザイク”パターンを示すこともある[66, 190, 191]．より重篤例では，広範囲な両側性のコン

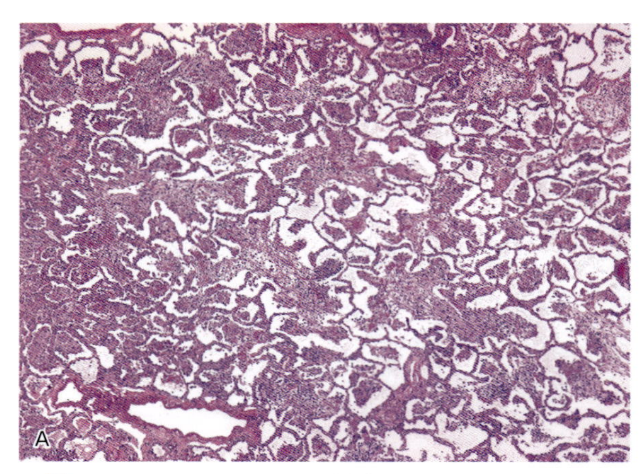

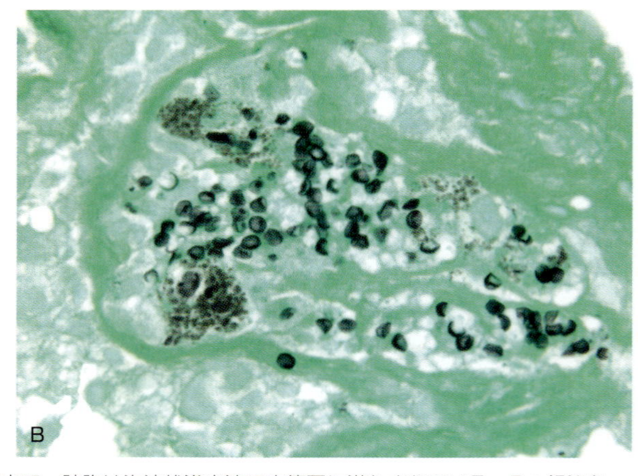

図 17–26　ニューモシスチス肺炎（PCP）―組織所見．A：病理標本で，肺胞は泡沫状滲出液で広範囲に満たされている．B：銀染色では，*P. jirovecii* の微生物を示す．

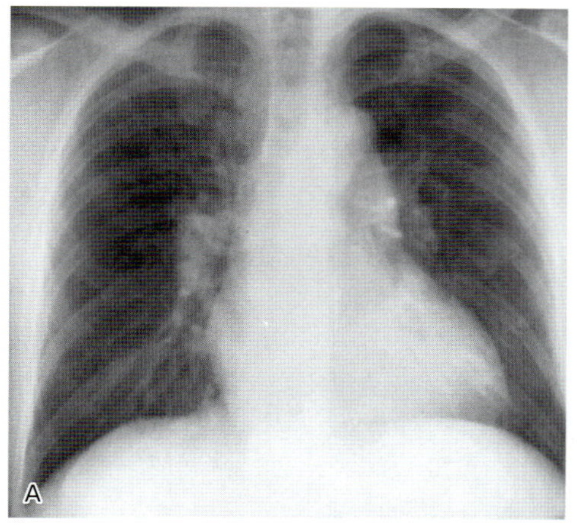

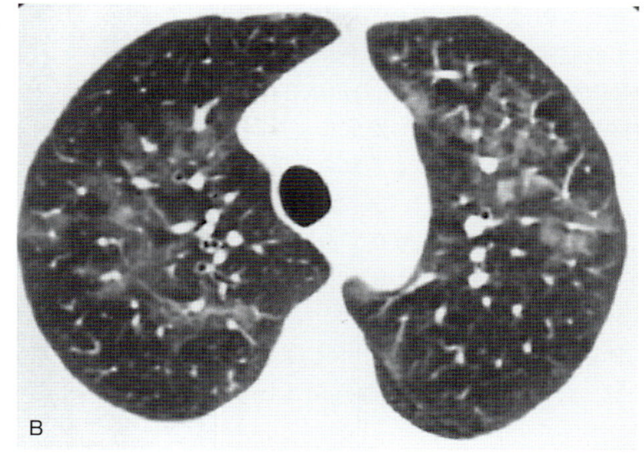

図 17-27　ニューモシスチス肺炎(PCP)—急性期．A：胸部X線(PA像)．あきらかな肺実質のコンソリデーションを認めない．患者は肺動脈性肺高血圧症であることが知られており，肺門部の陰影増強は肺動脈の拡大によるものである．AIDSと肺動脈性肺高血圧症の関連性が指摘されている．B：同じ患者の同じ時期に撮影されたHRCT．典型的な両側性のすりガラス影を呈しており，感染初期にみられる肺胞内の滲出期の典型的な所見である．肺陰影が増強しているにもかかわらず，正常な肺実質構造は細部まで保たれている点に注目すべきである．経気管支肺生検にてPCPの確定診断がなされた．

ソリデーションを呈する．嚢胞性変化は，AIDS患者におけるPCPのHRCTにて20〜35％でみられるが[12, 66, 186, 191]，非AIDS患者ではまれである[192]．嚢胞は(薄いか厚い)壁を有しており，拡大するにつれて，多房性の嚢胞性腫瘤を形成し得る．また，すりガラス影に併存して，平滑な小葉間隔壁肥厚と小葉内線状影がみられ，いわゆる“クレイジー・ペイビング”を呈することも特徴的な所見である[186, 193]．一方で，小葉中心性結節影，結節，空洞化，気管支拡張，細気管支炎，気胸，胸水，リンパ節腫大などはあまりみられない[12, 66, 191]．PCPにおける肺実質の異常所見は，びまん性だが，主に肺門周囲や上葉にみられることが多い[186, 190, 191]．嚢胞が非AIDS患者でまれなことを除いては，PCPにおける異常陰影のパターンと範囲はAIDSの有無による差はみられない．ある研究[192]では29例の非AIDS患者におけるPCPのうちわずか1例(3％)にしか嚢胞性変化が存在しなかったと報告している．Berginら[190]は，14例のPCP患者の研究で，有意なCT所見は，すりガラス影，コンソリデーションまたは両方であることを示した(図17-27〜図17-30)．多くの場合，びまん性，両側性疾患に加えて，正常肺組織と散在する局所性のすりガラス影が混在するあきらかなモザイクパターンを示していた(図17-28，図17-30)．7例において，すりガラス影の領域に関連して隔壁の肥厚がみられたが，これは，肺胞内の液体と壊死組織片にあわせて，水腫または細胞浸潤により間質が肥厚したものと考えられた(図17-31)[190]．同様のCT所見は，Kuhlmanら[191]やHartmanら[12]によっても述べられている．Kuhlmanら[191]による39例の患者の後ろ向き研究において，すりガラス影，パッチワーク・パターン，間質性もしくは網状パターンの3つのCTのパターンがそれぞれ，26％，56％，18％で認められた[191]．随伴するCT所見として，18％の患者で結節影が，別の18％の患者ではリンパ節腫大，胸水，または両方が認められた．38％の患者において嚢胞性病変がみられた[191]．Hartmanら[12]によれば，PCPが認められた24例のCT所見において，92％ですりガラス影，38％でコンソリデーション，33％で嚢胞性変化，25％で結節，25％でリンパ節腫大，17％で胸水を認めた．小葉間隔壁肥厚と網状影は，患者の17％でみられた．Fujiiら[186]によるAIDS関連のPCP患者32例におけるHRCT所見についての検討では，胸膜直下をスペアするすりガラス影(41％)と，モザイクパターン(29％)，ほとんど均一な陰影(24％)が主にみられた．

表17-4　ニューモシスチス肺炎のHRCT所見
斑状もしくはびまん性の両側性すりガラス影[a]
中心性，肺門周囲，もしくは上葉優位[a]
壁の厚い，不整な隔壁を有する空洞：壁の薄い嚢胞[a]
上記3所見の合併[a,b]
嚢胞コンソリデーション
網状影を伴った気胸と隔壁肥厚(改善傾向にある病変)
気管支拡張または細気管支拡張
小結節，小葉中心性もしくはびまん性
大結節または腫瘤(まれ)

[a] 最も頻度の高い所見．
[b] 鑑別診断において最も有用な所見．

すりガラス影は，患者の21％でコンソリデーション，21％で嚢胞形成，18％で網状影，9％で孤立性もしくは複数の結節，6％で空洞化の領域を伴っていた．

中枢もしくは肺門周囲の優位なすりガラス影は一般的で，PCPに典型的とみなされる．上葉優位の異常所見は，一般的であるとされている（図17-30）[66]．Grudenら[9]によれば，胸部X線写真で典型的な所見を呈さないPCP患者のHRCTでは全員において上葉優位の肺実質影を認めた．

PCP患者におけるHRCT所見は，病期を反映する[190, 194]．まず最初にPCPの急性期として，すりガラス影またはコンソリデーションが散在し，これらは肺胞中隔の肥厚化と肺胞内滲出液の存在に合致する所見である（図17-27～図17-29）．初期の肺実質病変の発見のためにはCTは通常の胸部X線写真よりはるかに感度が高い[9, 195]．時に，特に広範囲な肺実質炎症（図17-28）を有する患者において，密度の高いコンソリデー

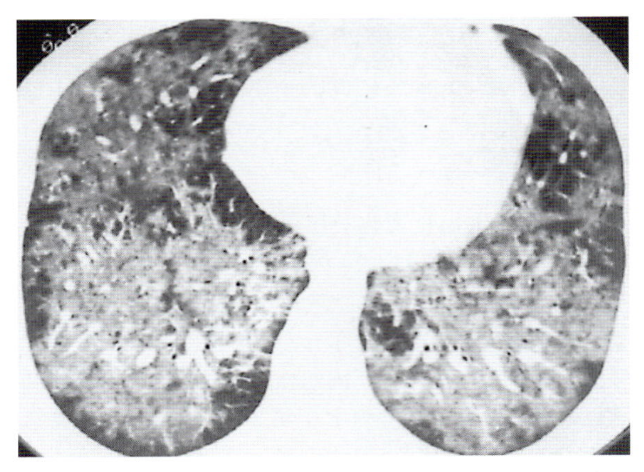

図 17-28　ニューモシスチス肺炎（PCP）—急性期．PCP患者のHRCTで，下葉にびまん性すりガラス影とコンソリデーションを認める．

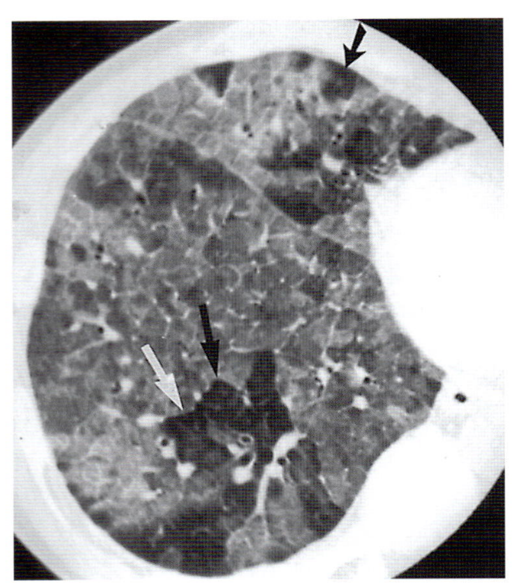

図 17-29　ニューモシスチス肺炎（PCP）—急性期．PCP急性と診断された患者の右肺のHRCTでは，モザイクパターンのすりガラス影が認められる．孤立性に二次小葉（矢印）が保たれている点に注目．

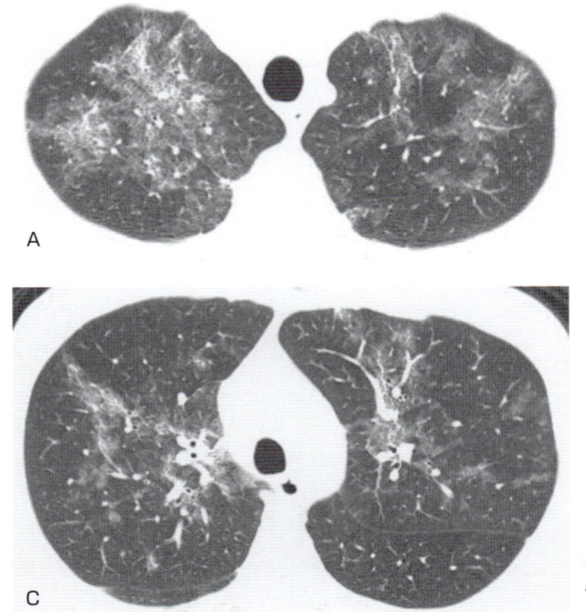

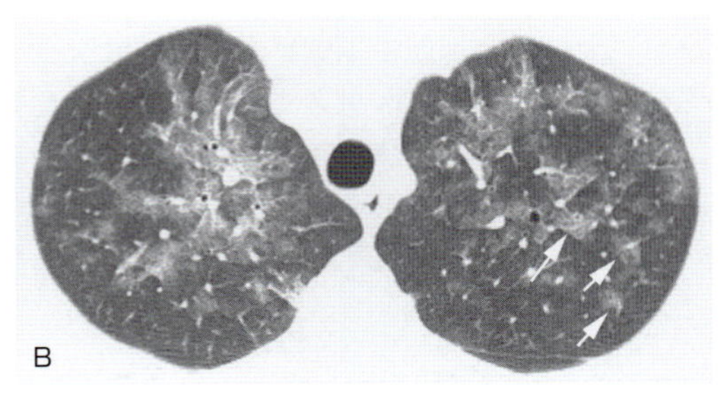

図 17-30　AIDS患者における急性ニューモシスチス肺炎．A–C：すりガラス影の斑状領域は上葉優位である．小葉ないし小葉中心性分布をとる陰影（B，矢印）もある．

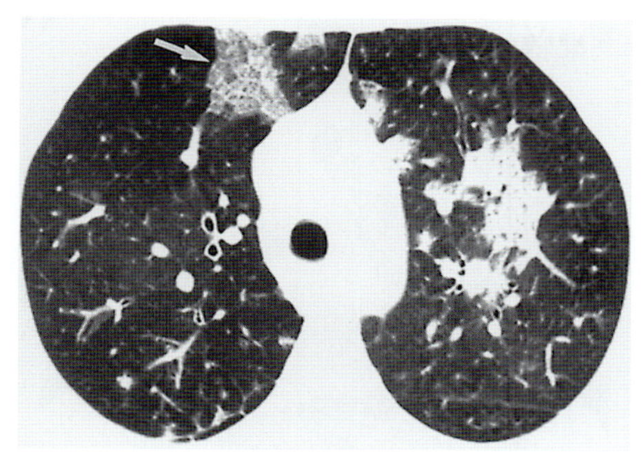

図 17-31　**隔壁肥厚を伴う亜急性ニューモシスチス肺炎（PCP）．** PCP 患者の HRCT にて，遠位気管は両側上葉で限局的にすりガラス影を示す．これらの領域では，小葉間隔壁肥厚はあきらかである（矢印）が，これはおそらく急性の肺胞内滲出液から生じていることに注意が必要である．

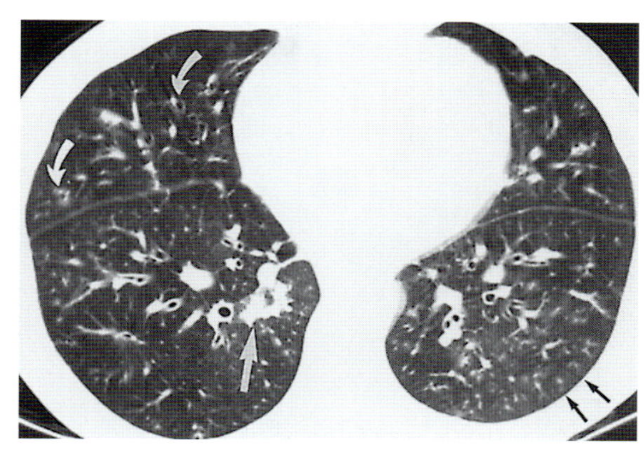

図 17-33　**ニューモシスチス肺炎（PCP）．** 以前 PCP に対する治療を受けた患者における下葉の HRCT 画像．コンソリデーションの残存（白矢印）に加え，軽度の気管支拡張（曲がった矢印）と数ヵ所，小葉中心性陰影が確認される（黒矢印）点に注意が必要であるが，これはおそらく，細気管支炎の結果であると考えられる．これらの変化は，胸部 X 線（図示せず）では認められなかった．

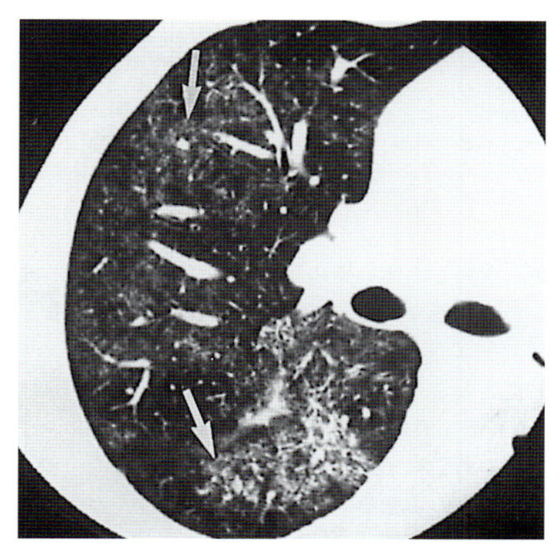

図 17-32　**ニューモシスチス肺炎（PCP）―亜急性期．** PCP に対して治療を受けている患者における右肺中央を中心とする再構成 HRCT 画像．濃度上昇が所々にみられ，その多くはわずかに網状構造物を有している（矢印）．これらの所見は以前の肺胞内滲出液がまとまったものであり，肺間質浸潤を生じる．

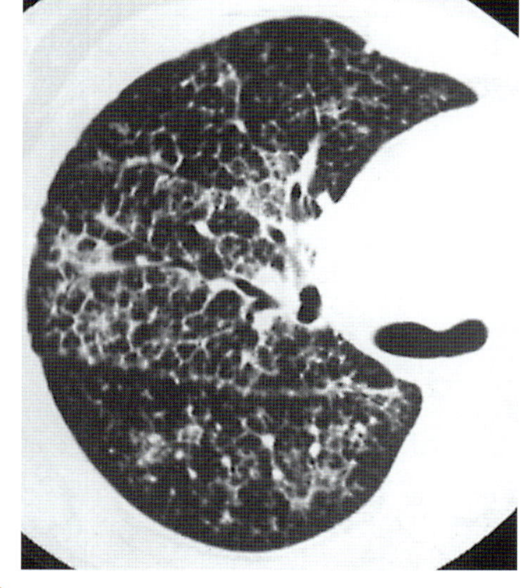

図 17-34　**ニューモシスチス肺炎（PCP）と診断され治療を受けた患者における右肺を中心とした HRCT 像．** 肺の中央部の広い範囲で，粗い網状影がみられる．この場合，PCP による感染は，主に肺の中央部に限局したびまん性の線維化を残す．

ションまたは癒着がみられることがある．時間とともに，PCP 患者では間質性変化が目立ってくる．治療により改善傾向にある患者や，亜急性感染を呈する患者では，肥厚した小葉間隔壁や小葉内線状影で表される網状影が，すりガラス影（すなわち，クレイジー・ペイビング；図 17-31，図 17-32）とともにみられることがある．網状影は，肺胞内滲出液とその結果生じる肺間質の肥厚を反映する．それは，概して，疾患の急性期にすりガラス影がみられる領域に起こる．

通常，治療後の変化は，段階的に CT で確認できる（図 17-33）．まれに，*P. jirovecii* による感染は，びまん性に肺実質の線維化を呈することがある（図 17-34）[66]．概して線維化を呈する患者は，数ヵ月から数年にわたる比較的安定した症状と胸部 X 線所見といった，長期間にわたる臨床経過がある[196]．それほど多くはないが，PCP は軽度の，末梢性気管支拡張および / また

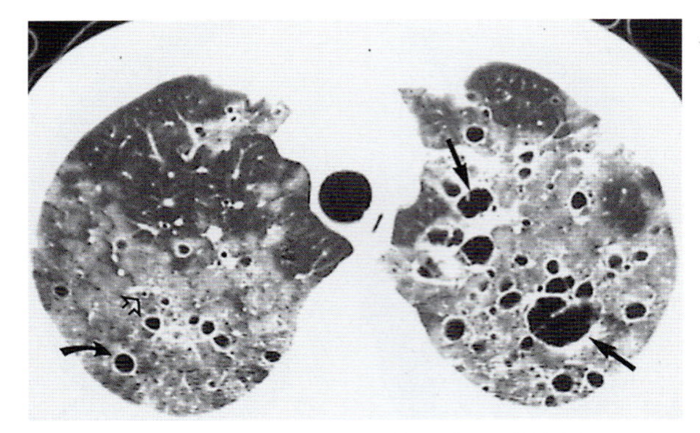

図 17-35 ニューモシスチス肺炎(PCP)―嚢胞性病変. 上葉のHRCT画像では, 肺全体を通じて広範囲な嚢胞性変化を示す. これらの嚢胞は大小様々で, 多くの場合厚い壁を有する(曲がった矢印). 多くは, 隔壁を有しているが, おそらく癒着(まっすぐな矢印)によるものである. 嚢胞性変化はすりガラス影の領域にのみ起こり, この中で, あきらかな気管支拡張(中抜き矢印)もみられる点に注意が必要である. これらの所見は, 嚢胞の多くがおそらく気瘤を有していることを示唆する.

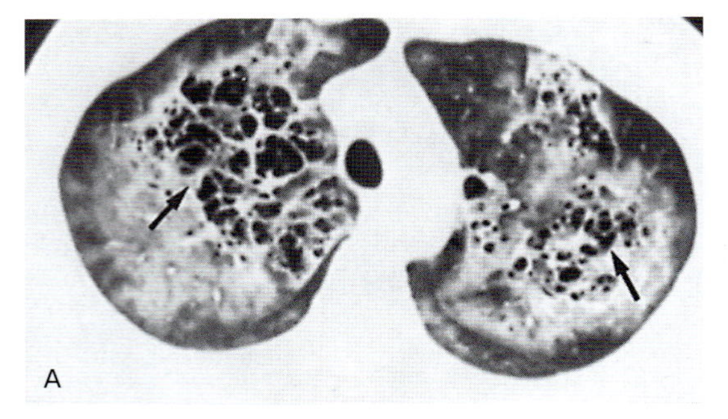

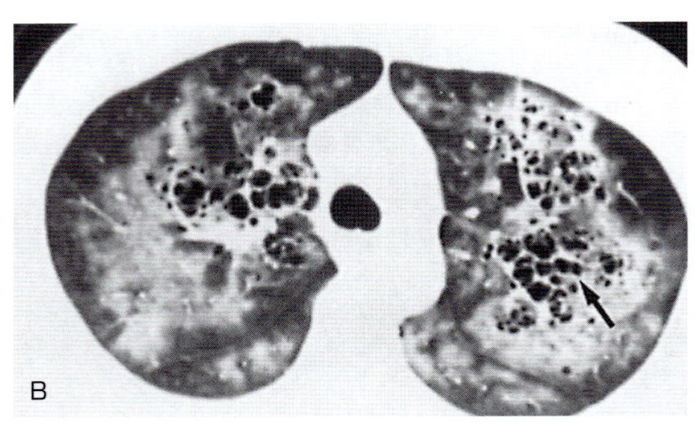

図 17-36 ニューモシスチス肺炎(PCP)―嚢胞性病変. A, B：PCPに罹患した患者におけるHRCT画像において, 無数の嚢胞がみられ, 両側性びまん性コンソリデーションを伴う. 嚢胞の多くが厚い壁を有し, 多くは融合する(矢印)点に注意が必要である. 我々の経験では、気腔病変に生じ, 肺実質全体に散在する奇異で多くの隔壁を有する壁の厚い嚢胞がみられれば, 嚢胞性PCPの診断を強く示唆する.

は細気管支拡張(おそらくPCP細気管支炎の結果)を呈する[66, 197].

嚢胞性変化は, AIDS患者におけるPCPのHRCTにて20〜35%にみられるが[12, 186, 198], 非AIDSの免疫不全状態の患者におけるPCPの3%にしか認められない[192]. PCPに伴う嚢胞は様々な像を呈し, 大きさや形状, そして壁の厚さも様々である. 複雑な嚢胞, 集簇する嚢胞, 不規則な形状による嚢胞がよくみられる. 嚢胞はどの肺領域にもあり得るが, 上葉優位であることが多い[199]. 厚い壁の空洞性結節もPCP患者で認められることがあるが, それは, 肉芽腫性の炎症[200]や気管支拡張[201]を反映する.

Kuhlmanら[198]は, AIDS患者で未熟なブラ性病変がみられることを指摘した. 彼らは, 肺気腫のCT診断基準を使用して, わずか37歳の平均年齢にもかかわらず, ブラ性変化を55例(42%)の患者のうち23例で発見した. 70%の症例において, これらの変化の前に, 1回以上の感染症状を認めていた[198]. GurneyとBates[202]は, AIDS患者と麻薬の静脈注射常用者で上葉嚢胞性疾患を認めると報告した. しばしば胸部X線撮影で区別がつかないが, 静脈注射濫用に続発するブラ性肺疾患は, 肺の中心部を侵すことなく末梢性嚢胞性異常を示したのに対して, PCP患者では, 境界明瞭な嚢胞が肺野全体にランダムにみられるのがより特徴的であった[202].

Feuersteinら[203]は5例のPCP患者において嚢胞性肺疾患を指摘し, その中で, CT所見と病理学的な相関が得られた. 2例の患者において, *P. jirovecii*と慢性炎症が, 壊死した薄い壁の空洞の壁から示された. しかし, 炎症や感染の所見を伴わない線維組織で囲まれ, 大型で肺尖部や胸膜直下に位置する嚢胞も認められた. 重要なことに, 嚢胞性病変は, 後ろ向きにみてさえ, CTで5例の患者のうちの2例のみであった[203]. これらの所見はAIDS患者でみられるような, 潜在的に肺実質内の壊死を起こす空洞の破裂から生じる, より大きな胸膜下嚢胞を示唆する[204]. 初期には, 嚢胞はすりガラス影または肺実質コンソリデーションの領域に小さな病巣を呈し, しばしば明瞭に拡張した厚い壁を有する気管支を伴う(図17-35, 図17-36). 時間とともに, これらは融合して奇異な形態の厚い壁をもつ嚢胞を形成し, あたかも隔壁があるようにみえることが多い. 胸膜下嚢胞は胸膜と交通する傾向にあり, これらの患者で高率に気胸を起こす原因となっている(図17-37). 治療後, これらの病変は最終的に縮小し, 完全に消失することもあれば, 残存して結節や腫瘤などになることもある. CTは, 適切な診断に有用なだけでなく, 敗血症性塞栓と真菌感染といった, これらの疾患で起こり得る空洞病変との鑑別にも非常に有用である[205].

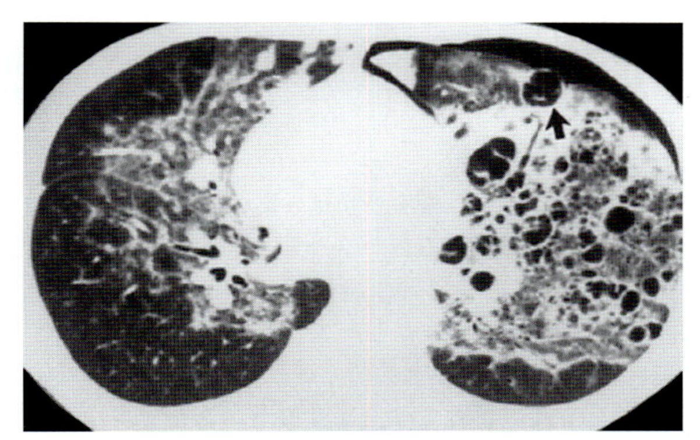

図 17-37　ニューモシスチス肺炎(PCP)—嚢胞性病変．中肺のHRCT画像にて，主にすりガラス影の領域に，広範囲な嚢胞性病変がみられる．肺末梢のこれらのうちの1つは胸膜腔と交通し気管支胸腔瘻を生じている(矢印)点に注意する必要がある．当然ながら，これらはしばしば，治療に難渋する．

自然気胸は嚢胞性疾患に起こることがあり，PCPの最初の画像徴候である場合がある．特に，AIDS患者でのこの所見はPCPの診断に直結するといっても過言ではない(図17-37)．気胸は胸膜下嚢胞に関連すると考えられている．Chowら[199]の検討では，胸部X線で肺嚢胞が確認できなかった患者で気胸を発症したのは7%であったのに対して，胸部X線で肺嚢胞が確認できた患者では35%で気胸を発症した．

PCP患者の約20%で肺門，縦隔リンパ節のいずれか，もしくは両方の腫大がみられるが，その程度は通常軽度である[12,191,206]．リンパ節の病理検査では，多数のPCPの存在が示された[206]．播種性PCPに典型的ではあるが，石灰化が起こる場合もある．

PCPにあまり典型的でない所見がみられることもある[66]．PCPは，種々の結節パターンを呈し得る．ある研究ではHRCTにて28%で結節影がみられた[207]．大結節や腫瘤(いわゆる，硬化性血管腫)はHIV陽性患者でしばしばみられ，肺癌と類似しているため，診断には針生検を要することもある[208]．この腫瘤内に大量の微生物が同定されることもある．PCP患者における孤立性結節や腫瘤は，微生物に対する肉芽腫性反応を反映しており，通常HIV感染症の初期段階においてみられる[209]．これらの腫瘤は，空洞を伴うこともある[200]．石灰化はまれである[209]．

小結節(直径数mm～1 cm)が，PCP患者でみられることはまれである．この小結節は大結節と同様に，感染に対する肉芽腫性変化を表しており，HIV疾患の経過初期にみられる．外見はサルコイドーシスに類似している．PCPは，境界不明瞭な小葉中心性結節やtree-in-budを呈することもある．これらはおそらく遠位気道病変の結果であり，このことが気管支拡張または細気管支拡張の説明になるかもしれない[197,210]．しかしながら，AIDS患者におけるPCPで小結節がみられることはまれであることは考慮に入れなければならない．むしろ小結節は細菌性や抗酸菌感染で多くみられる[211]．

PCP患者では比較的慢性で緩徐な経過をとり，数ヵ月から数年にわたり臨床的にあるいは画像上異常をきたすこともある[66,212]．これは慢性PCPと称されており，間質性の線維化，蜂巣肺(蜂窩肺)，巨細胞・肉芽腫性反応が関与している[196]．

最近の調査ではPCPを発症したAIDS患者の2～4%がART開始に伴いPCP-IRISを呈することを示した．その特徴としてART開始から数週間以内に逆説的に症状が悪化または再燃することにある[213,214]．症状は重篤であることが多く，呼吸不全にいたることもある[95,125]．これらの患者のうち少数で得られた組織学的所見では，反応性の器質化肺炎(OP)パターンを示した[215,216]．Godoyら[216]はPCPに続発してIRISを発症した2例のAIDS患者のHRCTと組織所見を報告した．HRCT所見では両側性の末梢性および気管支周囲領域のコンソリデーション，小葉辺縁性陰影と末梢性結節影を認めた．肺生検は，*P. jirovecii*感染を伴う器質化肺炎を示した[216]．

CTの有用性

Hartmanら[12]はPCPの診断とAIDSの他の肺合併症の診断に関するCTの正確性を評価した．胸腔内合併症を有する102例のAIDS患者と活動性胸腔内疾患を有さない20例のHIV陽性患者において，CTやHRCTが見直された．CTは，臨床データと病理学的データを知らされていない2人の読影者によって別々に評価された．活動性疾患のない20例のうち，1人の観察者は19例を，もう1人の読影者は18例を正確に同定した．活動性病変のある102例のうち，1人の読影者はすべてを，もう1人の読影者は101例を異常であると正確に同定した．さらに，臨床と病理学的情報なしで，CTで自信をもって診断されたのは48%であり，このうち92%で診断は正しかった．

Hartmanら[12]によって調べられたAIDS患者における最も頻度の高い肺合併症はPCPであり，35例の患者で認めた．CT所見に基づいて，2人の読影者は25例の患者で自信をもってPCPと診断したが，この診断は94%の確率で正しかった．これらの患者におけるPCPの診断は，すりガラス影の存在に基づいてなされた．症例の6%で偽陽性の診断であったが，それは撮影時の動きや吸気不十分により一見すりガラス影であるように間違われたためであった．免疫抑制者では他の肺炎がすりガラス影を引き起こすこともあるが，その頻度は非常に低い．

Kangら[217]は，AIDSを有する139例の患者において，肺感染症と腫瘍の発見について，胸部X線写真とCTの感度と特異度を比較した．胸腔内合併症を有した106例の患者のうち，90%は胸部X線写真で，96%はCTで正しく同定された．胸腔内疾患を有しなかった33例の患者のうち，73%は胸部X線写真で，86%はCTで正しく同定された．2人の別々の読影者によって自信をもって第一選択の診断がなされたうち，カポジ肉腫(34例中31例，91%)，PCP(38例中33例，87%)およびリンパ腫(4例中4例，100%)の診断率は高かった．

さらに，臨床的および胸部X線評価が断定的でないとき，HRCTはPCPを発見する際にきわめて貴重である．Grudenら[9]は，臨床的にPCPの可能性が高いが，胸部X線所見では正常か，曖昧か，非特異的である51例のAIDS患者において，HRCTの有用性を研究した．この研究において，HRCTで斑状もしくは結節状のすりガラス影は，おそらくPCPを示すと考えられた．HRCTのPCP診断の感度は100%，特異度は90%であった($p<0.005$)．すなわち，HRCTでPCPの症例は見逃されなかった．この検討では，胸部X線上で正常か，曖昧か，あるいは非特異的な所見がある患者では，HRCTはPCPの除外に有用である可能性があり，そのような患者の多くで，HRCTの所見により気管支鏡検査は回避されるかもしれない，と結論づけている．同様の研究[195]で，臨床的に強くPCPを疑うが胸部X線所見が正常であった13例のHIV陽性患者において，HRCT所見とBAL結果が比較された．すべての患者のCD4陽性細胞数は200/mm^{3}未満であり，乾性咳嗽もしくは非膿性痰，発熱とともに呼吸困難もしくは運動耐容能の低下を認めた．4例の患者はHRCTで斑状すりガラス影がみられ，そのうち1例では間質の肥厚も認められた．4例はすべて，BALでPCPと判明した．BALでPCPが陰性だった9例の患者では，HRCTにてすりガラス影はみられなかった．Hidalgoら[13]は，臨床的に呼吸器感染症が存在し，診断に至らない胸部X線所見を呈した30例のAIDS(CD4陽性細胞数が200/mm^{3}未満)患者を前向きに検討した．網状影と嚢胞性病変の有無にかかわらず，びまん性もしくは上葉優位のすりガラス影を示したとき，HRCTでPCPを示唆するとみなされた．19例の患者は，気管支鏡的(17例)または誘発喀痰(2例)にて，PCPと診断された．HRCTによるPCP診断の感度，特異性，陽性的中率，陰性的中率は，それぞれ，100%，83%，90%，100%であった[13]．

AIDS患者におけるすりガラス影の存在はPCPを最も示唆するが，非AIDSの免疫抑制患者では，すりガラス影はさほど特異的な所見ではない．Brownら[218]は，急性肺合併症を有した33例の免疫抑制患者で，HRCTの所見と病理学的標本を比較した．AIDSを有さない14例の患者では，すりガラス影が主要な異常所見であった．これらの14例の患者において，すりガラス影の原因として，3例がPCP，4例が薬剤性肺障害，4例が特発性器質化肺炎(COP)，2例がリンパ腫，1例がサイトメガロウイルス(CMV)肺炎であった．

サイトメガロウイルス肺炎

サイトメガロウイルス(CMV)肺炎は免疫抑制患者における死亡の重要な原因である[219,220]．リスクのある患者に対する抗ウイルス薬の予防投与により，感染の発症率は減少しているが，CMV肺炎は依然として臓器移植や造血幹細胞移植(HSCT)後によくみられる合併症である[219,221,222]．感染は，同種移植片からのウイルスの侵襲，もしくは，レシピエントに潜在するウイルスの再活性化によって起こり得る[222]．ドナーが血清陽性でありレシピエントが血清陰性の場合，感染のリスクは最も大きい[219,222]．CMV肺炎は，幹細胞移植後1〜3ヵ月で特によくみられ，同種移植の10〜40%，自己移植の2%で起きる[223,224]．CMV予防を受けた患者では，遅れて発症することがある[219,222]．予防投与をした場合，CMV肺炎は，心臓移植レシピエントの0.8〜6.6%，肝移植レシピエントの0〜9%，肺移植レシピエントの15〜55%，腎臓移植レシピエントの1%未満で生じる[222]．

CMV感染症は，HIV患者の中でも進行した免疫抑制状態(CD4陽性細胞数<50/mm^3)において比較的よくみられる合併症である[219]．その発生率は，ARTの導入以来，劇的に減少した[219]．主要な臨床症状は網膜炎と胃腸疾患であり，肺炎はまれである[175,219]．CMVはAIDS患者のBAL液から頻繁に分離されるが，ほとんどの場合においてその存在は肺炎ではなくウイルス排出を意味する[175,219]．

CMV肺炎の臨床症状は，発熱，乾性咳嗽，呼吸困難，低酸素血症などである[225]．診断には，放射線学的に肺炎の所見があり，さらにBALまたは肺組織標本でウイルスが同定される必要がある．CMV 肺炎の画像所見は変わりやすく，非特異性である．最も頻度の高い所見は両側性の網状あるいは網状結節影，すりガラス影，コンソリデーションまたはこれらの組合せである[226)]．

HRCT 所見

CMV 肺炎の最も頻度が高い HRCT 所見は以下のとおりである．(a) 斑状影もしくはびまん性のすりガラス影，(b) 斑状コンソリデーション，(c) 小結節影，(d) コンソリデーション，すりガラス影，結節影の組合せである（表 17–5）[225, 227–229)]．結節は，通常 10 mm 未満であり，小葉中心性，またはまれに胸膜下にランダムな分布をとり，そして，ハローを伴うすりガラス影（CT ハローサイン）を呈することもある[225)]．気管支血管束の肥厚，tree–in–bud，網状影，少量の胸水を呈することは比較的まれだがみられる[225, 227, 228)]．

Aafedt ら[227)]は 8 例の非 AIDS の免疫抑制患者（うち 7 例が臓器移植もしくは骨髄移植レシピエント）で CT 所見を検討した．最も頻度の高い CT 所見は，コンソリデーションと間質性陰影パターンの組合せであり 7 例の患者に認められた．Kang ら[228)]は，CT および病理学的に証明された肺 CMV 感染を呈した 10 例の臓器移植もしくは骨髄移植患者の CT 所見を検討した．10 例の患者のうちの 9 例は，CT にて肺実質の異常がみられ，1 例は正常所見であった．9 例の患者における異常所見は，小結節影が 6 例，コンソリデーションが 4 例，すりガラス影が 4 例と網状影が 1 例であった．小葉中心性のすりガラス影は，CMV 感染早期にみられる傾向がある[230)]．Franquet ら[225)]は，幹細胞，臓器移植またはステロイド治療後に CMV 肺炎が証明された 32 例の患者における HRCT 所見を検討した．最も頻度の高い異常は，両側性のすりガラス影（66%），小結節影（59%），限局性のコンソリデーション（59%）であった．大多数の患者で，これらの所見（図 17–38）のうちの 2 つ以上を認めた．気管支血管束の肥厚，tree–in–bud，少量の胸水はあまりみられなかった[225)]．

McGuinness ら[229)]は，CMV 肺炎を有した 21 例の AIDS 患者で，CT と病理所見を検討した．肺実質の異常は不均質で，すりガラス影，コンソリデーション，結節または腫瘤性陰影と網状影がみられた．すりガラス影は 9 例（21%）の患者でみられたが，主要な所見としてみられたのは 4 例の患者のみであった（図 17–39，図 17–40）．またコンソリデーションは 7 例（33%）の患者でみられたが，主要な所見としてみられたのは 1 例の患者のみであった．病理学的にはこれらの変化は，主にびまん性肺胞傷害（DAD）に一致した所見であった．PCP の治癒過程の HRCT 所見と同様に，網状変化は 6 例でみられ，組織学的には肺胞壁肥厚，小葉内間質肥厚や小葉間隔壁肥厚に一致した（図 17–41）．特筆す

表 17–5　サイトメガロウイルス肺炎の HRCT 所見

斑状の両側性すりガラス影，コンソリデーションまたはその両方[a]
散在する境界不明瞭な結節，腫瘤もしくはその両方[a]
上記 2 所見の合併[a, b]
網状影と小葉間隔壁肥厚（改善傾向にある病変）
小結節（びまん性）

[a] 最も頻度の高い所見．
[b] 鑑別診断において最も有用な所見．

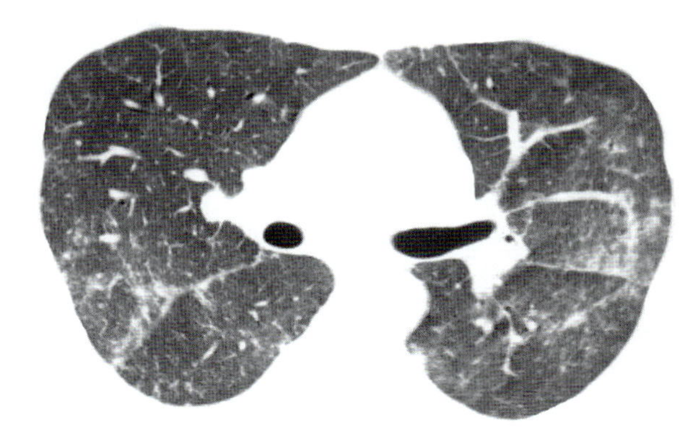

図 17–38　サイトメガロウイルス（CMV）肺炎．造血幹細胞移植（HSCT）患者における HRCT は，両側斑状すりガラス影，境界不明瞭な小結節および小さなコンソリデーションがみられる．

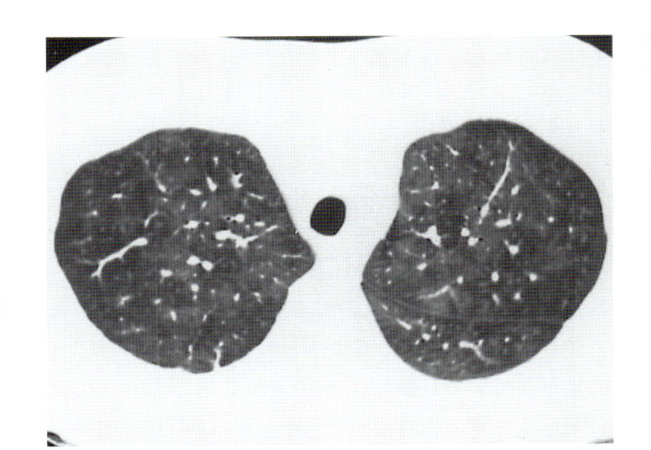

図 17–39　サイトメガロウイルス（CMV）肺炎．組織学的に診断された CMV 肺炎を有する AIDS 患者における HRCT では，上葉にわずかなびまん性すりガラス影がみられる．この所見が，急性ニューモシスチス肺炎による所見と区別がつかないことに注意が必要である．

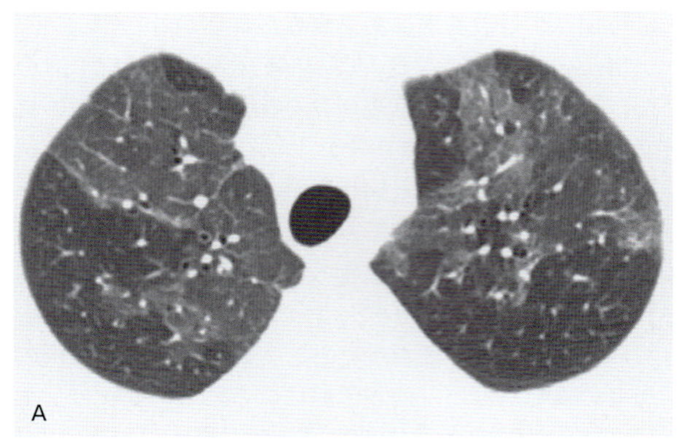

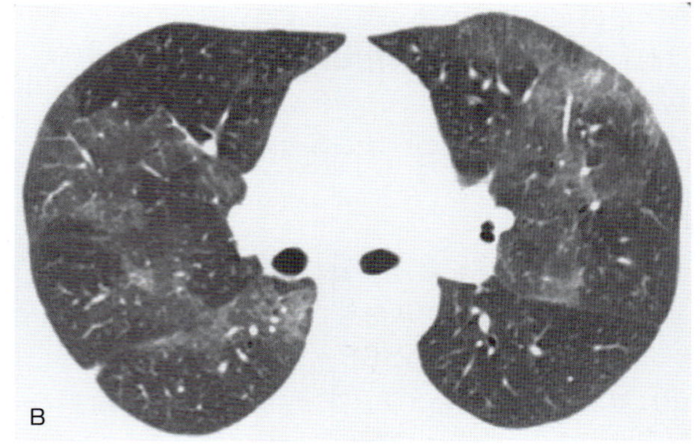

図 17-40 免疫抑制患者における急性期サイトメガロウイルス(CMV)肺炎．A，B：斑状すりガラス影が両側性にみられる．

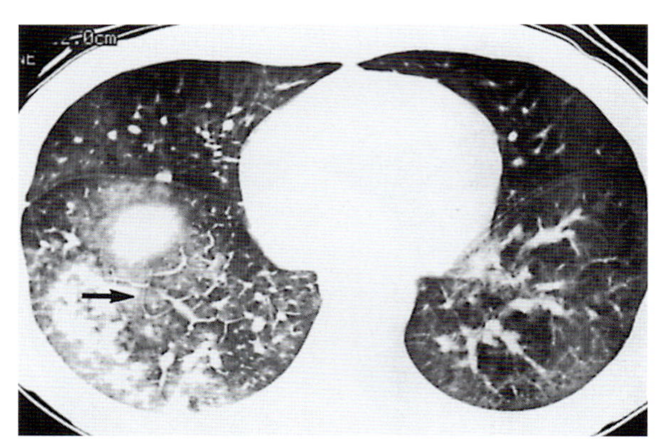

図 17-41 サイトメガロウイルス(CMV)肺炎―亜急性期．CMV 肺炎が証明された患者の HRCT では，肺底部において右下葉でびまん性すりガラス影が最も顕著にみられた．小葉間隔壁の肥厚が右下葉であきらかにみられた(矢印)が，これは肺胞内滲出液によるリンパ管拡張を表している．

べきことに，この同じ集団において，結節(びまん性粟粒結節を有する 1 例の患者を含む)や，腫瘤または両方が 62％でみられたが，中にはすりガラス影を有する 5 例も確認された．

CMV に感染している患者の胸部異常所見は両側性でかつ対称形の傾向がある．Kang ら[228] による研究において，結節影は両側性，対称性の分布を呈し，肺野全体に及んだが，コンソリデーションは主に下肺野に分布した．Abe ら[230] による研究において，すりガラス影の領域は，全例で両側性であり，67％でびまん性に分布していた．胸膜下肺領域が正常であったのは 83％であった．コンソリデーションの領域は，67％で両側性で，67％で非区域性であり，全例において下葉に分布していた．

免疫抑制患者において，HRCT でみられる直径 10 mm 未満の結節は，ウイルス感染(CMV を含む)を最も示唆する[15]．Franquet ら[15] は，抗酸菌(24 例)，真菌(22 例)，細菌(20 例)ないしウイルス(12 例)による感染が証明された孤立性もしくは多発性の小結節影を有する 78 例の免疫抑制患者の HRCT 所見を検討した．多変量解析において，直径が 10 mm 未満であることが唯一の独立予測因子($p<0.0001$)であり，結節がすべて直径 10 mm 未満の場合，ウイルス感染が最も疑われることが示された．直径 10 mm 未満の結節は，ウイルス感染の 83％でみられたのに対し，細菌感染症では 5％，抗酸菌感染では 0％，真菌感染では 14％であった[15]．

サイトメガロウイルス以外のウイルス性肺炎

過去において，免疫不全状態の患者におけるウイルス性下気道感染は，一般に主に CMV に起因すると考えられていた[231, 232]．しかしながら，進歩した診断方法を用いた最近の調査は，これらの患者において呼吸器ウイルスがより頻度の高い市中肺炎の原因であることを報告した[232, 233]．同研究は，呼吸器ウイルスが非免疫不全状態および免疫不全状態の成人における市中肺炎の原因の約 20～25％を占めることを示した[232, 234-236]．10 件の研究をまとめたレビューには，合計 2,910 例の成人市中肺炎患者においてポリメラーゼ連鎖反応(PCR)法を用いた解析で呼吸器ウイルスが全体の 22％の割合で関与していることが示されている[236]．最も頻度が高い微生物はインフルエンザウイルス，RS ウイルス(RSV)，パラインフルエンザウイルス，アデノウイルスであり，ほかにライノウイルス，ヒト・コロナウイルス，ヒト・メタニューモウイルスも検出された[236]．92 例の免疫不全状態の市中肺炎患者の前向き研究において，最も頻度が高い病原体は肺炎球菌に続き呼吸器ウイルスであった．11例（12％）の患者はウイルス性肺炎を有し，12例（13％）はウイルスと細菌の混合性肺炎を有した[232]．最も好発したウイルスは，ライノウイルス，インフルエンザA型ウイルスとアデノウイルスであった[232]．

ウイルス性肺炎のHRCT所見についての報告は，ほとんどが免疫抑制患者[234, 237, 238]とインフルエンザA型H1N1肺炎患者[239–242]の調査に基づくものである．Franquetら[234]によれば，130例の造血幹細胞（骨髄）移植レシピエントのうち呼吸器系ウイルス感染の有病率は20％であった．病原体は，インフルエンザウイルス（11例），ヒト・メタニューモウイルス（5例），パラインフルエンザウイルス（4例），RSV（3例），アデノウイルス（3例）であった．主要なHRCT所見は，すりガラス影（92％）と多発性の結節（65％）であった．大部分の結節は直径3〜10 mmであったが，中には10 mmを超えるものもあった．結節は，小葉中心性もしくはランダムに分布していた．tree-in-budは小葉中心性結節を有する患者でみられたが，両側性の分布であり，主に下肺野に認めた．他の所見としては，気管支血管束の肥厚（61％），小葉もしくは区域性のコンソリデーション（35％），両側胸水（11％）などがみられた[234]．

インフルエンザ

インフルエンザウイルスは，概して季節的に発生し，小児と成人で下気道感染を引き起こす．米国では，季節性インフルエンザの流行により，毎年20万人を超える入院患者と3万人以上の死亡者をもたらす[243]．2009年に，ブタ，トリ，ヒトのインフルエンザ株からの遺伝子を含む新しいH1N1インフルエンザAウイルスによるパンデミック（汎流行）が起こり，米国で約6,080万人が感染し，1年の間に27万4,000人以上の入院患者と1万2,000人以上の死亡をもたらした[244, 245]．そのパンデミックは多くの発症者を出したが，ほとんどの症例は軽症であり，季節性インフルエンザの流行より少ない死亡数に帰着した．パンデミックとはしばしば単年に起こる流行としてとらえられがちであるが，複数年に渡って発生することが多いことに留意することが重要である[246]．例えば英国では，H1N1による重症例と死亡例は2009–2010年シーズンより2010–2011年シーズンのほうが多かった[246]．季節性インフルエンザの流行による死亡者の90％以上は高齢者である[243]．インフルエンザ肺炎のリスクは，免疫抑制患者や心臓病，COPD，喘息または嚢胞性線維症などの疾患を有する患者で増加する[245, 247]．画像上の特徴は，通常，境界不明瞭な斑状のコンソリデーションおよび/またはすりガラス影で，急速に融合する傾向がある[239, 240, 248, 249]．Perez-Padillaら[249]は，メキシコで検査確認された最初の18例のH1N1インフルエンザ感染症患者の調査結果を報告した．全18例の患者は異常な胸部X線所見を呈しており，多数の肺領域に存在するものの特に基底部分に分布する両側性斑状コンソリデーションが主要な所見であった．Ajlanら[239]は，7例のインフルエンザA型（H1N1）ウイルス肺炎患者における，画像所見を概説した．最も好発した異常所見は，片側性または両側性のすりガラス影であり，関連して孤立限局性または多発限局性のコンソリデーションがみられることもあった．Agarwalら[240]は，66例のH1N1インフルエンザA型感染症患者における，画像所見を検討した．最初の胸部X線写真では，66例の患者のうち28例（42％）に異常所見があった．主要な異常所見は，斑状コンソリデーション（28例中14例，50％）で下肺野（28例中20例，71％）と中肺野（28例中20例，71％）に最もみられた．続いて多くみられた所見はすりガラス影単独またはすりガラス影とコンソリデーションの混在で，各々28例の患者のうち7例（25％）でみつかった．集中治療室（ICU）への入院を必要とした14例の患者全員は，最初の胸部X線写真で両側性のコンソリデーションおよび/またはすりガラス影の異常所見を呈し，13または14例において肺実質の20％以上の面積に及んだ[240]．

主なHRCT所見は，すりガラス影および/またはコンソリデーションであり，後者は時に小葉中心性結節とtree-in-budを伴う[237, 239–241]．これらの異常所見は片側性または両側性の場合があり，すべての肺領域に同程度に分布したり，肺底部に偏ることもある[240, 241]．コンソリデーションおよび/またはすりガラス影の領域には器質化肺炎と同様に，軸位断面で不規則に分布する場合や，気管支周囲や胸膜下である場合がある[239, 241, 242]．Oikonomouら[237]は，3例の血液の悪性疾患におけるインフルエンザ肺炎のHRCT所見を検討した．全3例の患者は，すりガラス影，コンソリデーション，結節とtree-in-budを呈した（図17–42）．すべての患者において，すりガラス影は斑状であった．3例のうちの2例で，陰影は両側性，1例で片側性であった．また，全3例でコンソリデーションが狭い範囲で認められており，そのうち2例は両側性，1例は片側性であった[237]．Ajlanら[239]は，3例のインフルエンザA型（H1N1）ウイルス肺炎患者におけるHRCT所見を検討した．全3例の患者にて，器質化肺炎同様，主に

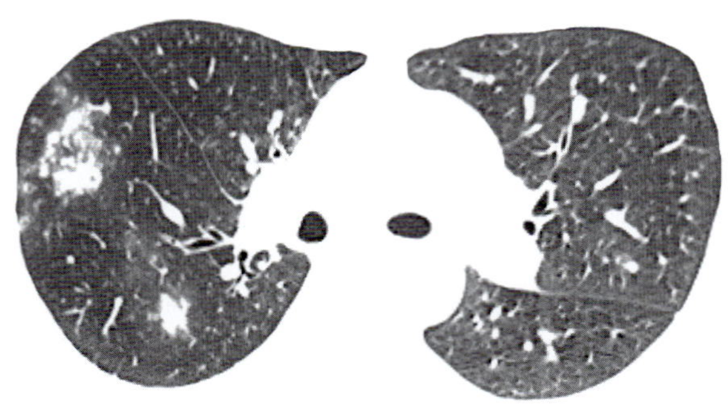

図 17-42　インフルエンザウイルス肺炎（34 歳男性）．造血幹細胞移植（HSCT）後にインフルエンザウイルス肺炎を呈した患者における HRCT．右下葉で小さなコンソリデーション，斑状すりガラス影および数個の小葉中心性結節がみられる．また，右上葉切除後の術後変化もみられる．

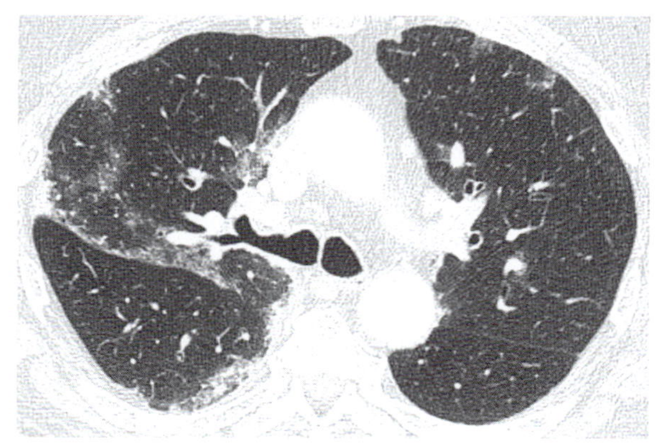

図 17-43　インフルエンザウイルス肺炎（72 歳女性）．インフルエンザ A 型（H1N1）ウイルス肺炎の HRCT は，主に胸膜下分布で両側非対称性のすりガラス影と小さなコンソリデーション領域を示す．

気管支周囲か胸膜下分布で，斑状またはびまん性のすりガラス影と多発する限局性のコンソリデーションが認められた．Agarwal ら[240] は，15 例の H1N1 インフルエンザ感染症患者における CT 所見を検討した．最もよくみられた異常は，すりガラス影とコンソリデーションの組合せであった．所見は同程度にすべての肺領域を含んだか，下肺葉の優位性があった．小さい結節影は，15 例の患者のうちの 6 例（40％）でみられた．ICU に入室した 14 例の患者のうちの 5 例（36％）では，CT にて肺塞栓を指摘された[240]．Elicker ら[241] は，8 例の免疫不全状態の H1N1 インフルエンザ A 型肺炎患者における，合計 20 件の CT 所見を検討した．最も好発した所見は，気道肥厚 / 拡張，気管支周囲のすりガラス影，末梢性のコンソリデーション，小葉中心性結節影と tree-in-bud であった．異常所見は，しばしばすべての肺葉にみられ，大小の気管支と密接に関係していた．2 例の患者では，限局する大葉性コンソリデーションや軟部組織濃度の小葉中心性結節を伴う下葉の斑状コンソリデーションなどの非典型的な CT 所見を呈した．ほとんどの生存者は，35 日以内に所見の概ねの完全寛解を示した．著者らは，免疫不全状態の患者におけるインフルエンザ H1N1 感染症による CT 所見が一般に強い気道優位性を示す，あるいは，下葉に位置する末梢領域のコンソリデーションの頻度が高いと結論した[241]．Chandler ら[242] は，14 例の免疫不全患者と 9 例の免疫正常患者における H1N1 感染症の CT 所見を概説した．両群における主要な所見は，両側性のすりガラス影とコンソリデーションで約 80％の症例でみられ，通常は胸膜下および / または気管支血管周囲に分布していた（図 17-43）．tree-in-bud は，2 例（9％）の患者に認められた．著者は，免疫正常および免疫不全状態の H1N1 患者の CT における最も頻度が高い異常は胸膜下および気管支血管周囲に分布するすりガラス影とコンソリデーションであり，器質化肺炎に類似すると総括した．この所見は症状発現と CT 撮影のタイミングの期間に関係なくみられた[242]．

HRCT 上の異常のパターンと範囲は，疾患の重症度と相関する[250]．Kang ら[250] は，76 例のインフルエンザ A 型（H1N1）肺炎患者における CT 所見と臨床的重症度を評価した．彼らは，肺実質の異常所見を，器質化肺炎，気管支肺炎，DAD の 3 つのパターンに分類した．所見としてコンソリデーションまたはすりガラス影が胸膜下肺または気管支血管束に沿って分布しているとき，器質化肺炎パターンと分類された．異常所見がコンソリデーション，すりガラス影，および小型の小葉中心性結節または tree-in-bud の組合せをもったとき，気管支肺炎パターンが存在するとみなされた．DAD パターンは，領域優性なしの広汎なコンソリデーションまたはすりガラス影からなった．器質化肺炎パターンは 23 例（30％），気管支肺炎パターンは 37 例（49％），DAD パターンは 14 例（18％）の患者に認められ，2 例（3％）の患者は分類不能だった．DAD パターンを呈する患者は，器質化肺炎や気管支肺炎パターンをとる患者よりも ICU にて陽圧換気療法を必要とする傾向にあった[250]．Marchiori ら[251] は，インフルエンザ A 型（H1N1）ウイルス関連の肺炎に罹患して死亡した 6 例の成人患者における HRCT 所見を病理所見と比較した．主要な HRCT 所見は，コンソリデーション（6 例）とすりガラス影（3 例）であった．主要な組織学的所見はヒアリン膜を形成する DAD（5 例）で，様々な程度の肺うっ血，出血，炎症性浸潤と細気管支炎が関連してみられた．器質化肺炎所見を呈する患者はより長く生存した[251]．

RS ウイルス

RS ウイルス感染は，小児においてよくみられる下気道感染症であり，小児市中肺炎の原因の約 15%を占める[236]．年長児と成人において，RSV は上気道もしくは下気道感染を起こし得る．RSV は，成人では市中肺炎の約 3%に関与している[236]．RSV は，造血幹細胞移植，固形臓器移植，または肺移植のレシピエントで，重症感染症を引き起こし得る[233, 252]．最も頻度の多い主訴は，呼吸困難，発熱，咳嗽などの下気道感染である．胸部 X 線写真では，陰影は不均一に分布し，片側性または両側性陰影を呈し得る[252, 253]．

Ko ら[254]は，9 例の肺移植レシピエントで RSV 感染の急性感染症の感染前，感染中，感染後での HRCT 所見を検討した．CT 所見は，すりガラス影(7 例)，コンソリデーション(5 例)，tree-in-bud(4 例)を呈した(図 17-44)．気管支壁肥厚と拡張もみられた．その後の検査では，7 例の患者のうち 5 例は，新たに出現したエアトラッピング(3 例)，持続性の気管支拡張(3 例)または肥厚(2 例)を示した．2 例の患者は閉塞性細気管支炎を起こし，3 例は気道閉塞を伴う閉塞性細気管支炎症候群の所見を呈した[254]．Ariza-Heredia ら[255]は，8 例の成人の固形臓器移植レシピエントにおける RSV 感染症で発症から 48 時間以内の CT 所見をまとめた．1 例の患者は，正常な CT 所見を呈した．残りの 7 例の患者における主要な所見は，すりガラス影(3 例)，肺結節(3 例)，びまん性疾患(2 例)とコンソリデーション(1 例)であった．

ヒト・メタニューモウイルス

ヒト・メタニューモウイルスは，近年同定されたウイルスであり，通常，小児の急性呼吸器感染症，細気管支炎，肺炎と関係している[256]．しかしながら，免疫抑制患者では肺炎を引き起こすこともある[257]．臨床症状は，高熱，乾性咳嗽，進行性の呼吸困難と低酸素血症などである[257]．5 例の HSCT(造血幹細胞移植)後のメタニューモウイルス肺炎患者における HRCT 所見の研究では，両側性非対称性すりガラス影と小結節影の組合せが主要な所見であった[234]．2 例(40%)の患者で，限局したコンソリデーションを認めた[234]．Wong ら[258]は，施設内で流行した 4 例のメタニューモウイルス肺炎の症例における HRCT 所見をまとめた．最も好発した HRCT 所見は，片側性または両側性のすりガラス影(100%)，コンソリデーション(100%)，および肺実質索状影(100%)であった．所見がみられた部位は，主として胸膜下と肺底部であった[258]．

単純ヘルペスウイルス

単純ヘルペスウイルス肺炎はまれであり，通常は，固形臓器移植または HSCT 後の免疫抑制状態にある患者が，臨床的にあきらかな粘膜皮膚疾患を起こしたあとに発症する．最も頻度の高い HRCT 所見は，限局性コンソリデーション，斑状すりガラス影，小葉中心性結節影である[259-262]．結節は，すりガラス影からなるハローサインを伴うことがある[261]．3 例の単純ヘルペス肺炎患者における HRCT 所見のまとめにおいて[259]，最も頻度が高かった CT 所見は全例にみられた限局性のコンソリデーション領域であり，小さい小葉

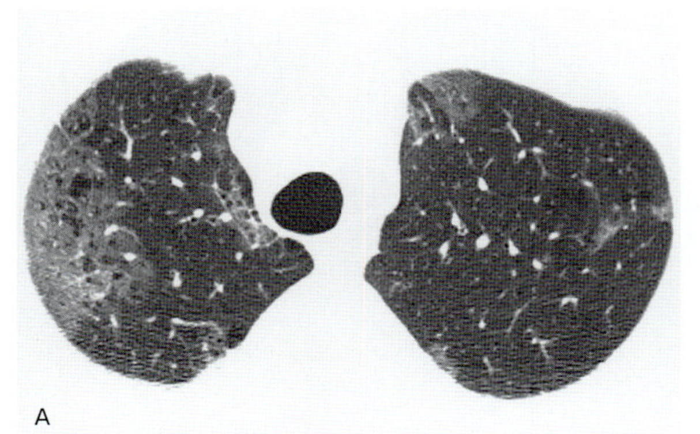

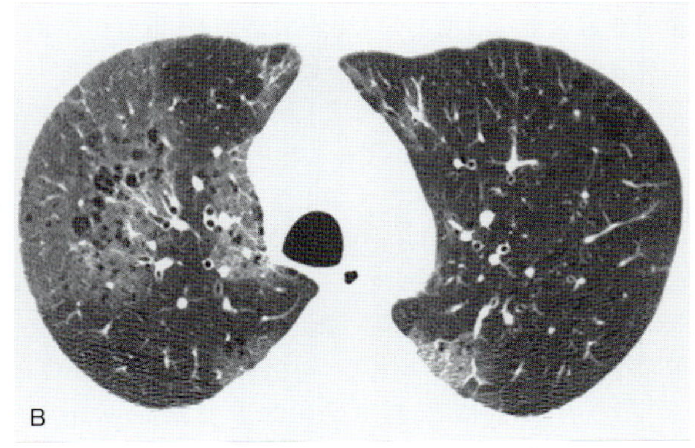

図 17-44　造血幹細胞移植(HSCT)と免疫抑制療法を受けた患者の RS ウイルス感染(59 歳男性)．A，B：斑状のすりガラス影がみられる．異常肺の中の透過性亢進領域は，エアトラッピングまたは気瘤の領域を表している可能性がある．

中心性結節とすりガラス影も2例の患者に認められた．5例の単純ヘルペス肺炎患者のもう1つの研究において，異常所見は多発する限局性もしくはびまん性のすりガラス影および/または多発する限局性の気管支周囲のコンソリデーションであった[262]．

水痘–帯状疱疹ウイルス

水痘–帯状疱疹ウイルス感染は通常小児期に水痘を引き起こし，自然治癒する．水痘–帯状疱疹ウイルス抗体陰性の割合から推定される先進国で水痘に罹患し得る成人の比率は約7%である[263]．まれではあるが，水痘肺炎は，成人の水痘感染症において最も頻度が高いかつ重症な合併症であり，特に喫煙者，慢性肺疾患を有する患者，および免疫不全状態の患者に起こりやすい[263, 264]．症状は軽度から重度まで様々であるが，重症肺炎は致死率が高い．水痘–帯状疱疹ウイルス肺炎のHRCT所見は，数例報告されており[265, 266]，境界明瞭または不明瞭な結節，小葉中心性結節，すりガラス影に囲まれた結節，斑状すりガラス影，結節の癒合などを呈する．抗ウイルス薬により皮膚病変が治癒するのと一致して画像上もこれらの所見が消失するのがみられた[265]．

アスペルギルス属関連肺疾患

*Aspergillus*属は広いスペクトラムの肺疾患を引き起こすが，通常，既存の肺疾患を有する者や何らかの免疫異常(障害または過剰免疫反応)を呈する患者に起こる[267–269]．14章で述べられているが，それは好酸球性肺疾患または過敏性肺炎の様々な型と関係している場合がある．喘息では，気管支拡張と粘液栓塞(アレルギー性気管支肺アスペルギルス症)を伴う過敏性反応を引き起こすこともある(20章で詳述)．既存の空洞に棲みつき，アスペルギローマを形成することもある[71, 267, 268]．COPDのような基礎疾患を有する患者では，慢性壊死性アスペルギルス症または半侵襲性アスペルギルス症を引き起こすこともある[267, 270, 271]．免疫抑制者では，*Aspergillus*が血管に侵入して出血性梗塞(血管侵襲性アスペルギルス症)を引き起こしたり[71, 267, 269]，気管気管支炎，細気管支炎または肺炎(気道侵襲性アスペルギルス症)を引き起こすことがある[71, 161, 267, 272]．しばしば，1人の患者で*Aspergillus*属関連肺疾患のこれらの様々な徴候が重複することがある．

アスペルギローマ

アスペルギローマは，菌糸，フィブリン，粘液や壊死細胞片がもつれあって形成されたものである[71, 267, 272]．典型的には免疫正常者でみられる．多くの場合，結核やサルコイドーシスによって生じた既存の空洞内に形成するが，強直性脊椎炎，多発血管炎性肉芽腫症(ウェゲナー肉芽腫症)，気管支嚢胞，肺分画症，AIDS患者のニューモシスチス肺炎に続発する気瘤といった様々な肺疾患でもみられることがある[71, 267, 273]．アスペルギローマのほとんどが腐生性であるが，時に過敏性反応や限局性の組織浸潤を引き起こすことがある[274]．アスペルギローマの患者のほとんどは無症状か軽度の喀血を呈する．しかし，重篤で致命的な喀血が起こる場合もある[267]．アスペルギローマに関連した喀血に関連する死亡率は，2〜14%である[267]．出血源は，通常，気管支血管である[267]．アスペルギローマの診断は，通常，臨床および放射線学的所見とあわせて*Aspergillus*属種の血清学的あるいは微生物学的証拠が得られることに基づくものである．*Aspergillus*属の血清沈降抗体はほとんどの患者で陽性であるが，喀痰培養での陽性率は約半分である[267]．

アスペルギローマの胸部X線所見やHRCT所見は，よく研究されている[71, 275, 276]．典型的な所見は，エアクレセント・サイン(三日月徴候)を伴う，薄い，もしくは厚い壁を有する空洞内の境界明瞭な均一の結節影である(図17–45)[71, 275, 276]．側臥位または腹臥位にて撮像した場合，アスペルギローマが移動して見受けられることがある．しかしながら，アスペルギローマは非可動性であったり，空洞の壁の限局性の肥厚化やシダの

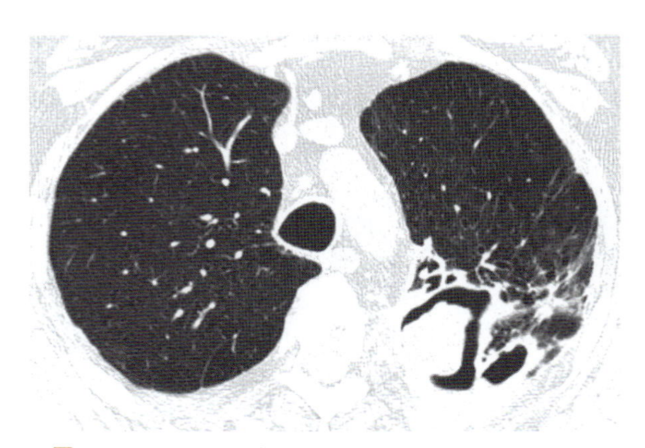

図 17–45　アスペルギローマ(44歳男性)． 結核の既往のある患者のHRCTでは，菌腫を含んだ左上葉の空洞化，気管支拡張，瘢痕および左の胸膜肥厚がみられる．

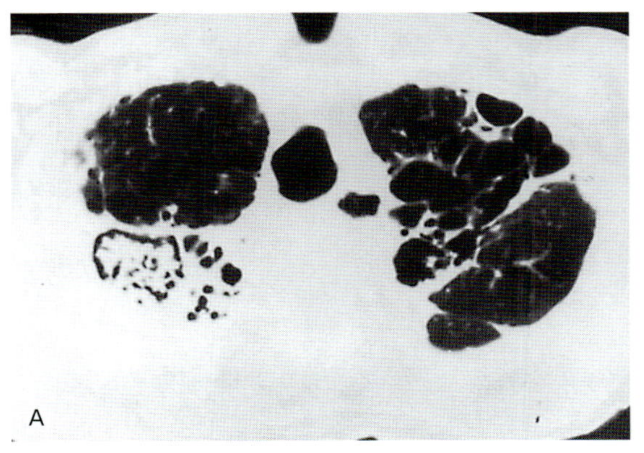

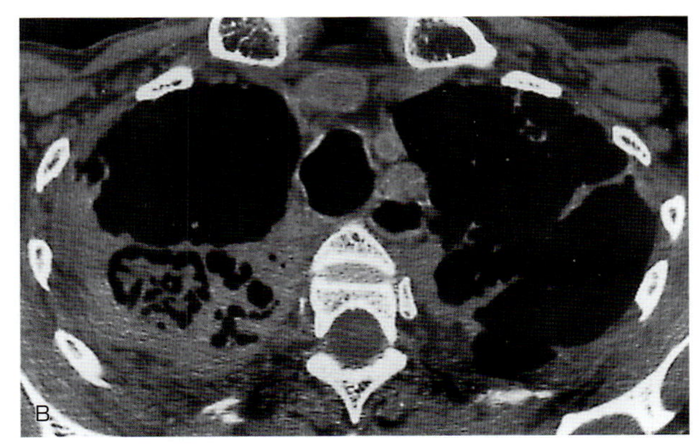

図 17-46　発育過程のアスペルギローマ． 末期サルコイドーシスと上葉囊胞性病変を有する患者における肺野条件(A)と縦隔条件(B)．右上葉の発育過程のアスペルギローマは，典型的な不規則でスポンジのような外見を呈している．

ような形態を呈したり，気腔を含んだ不規則なスポンジ様の陰影を呈したり，既存の空洞を充填したりと，非典型的な外見を呈することも多い(図 17-46)[70, 71, 276]．おそらくこれは，空洞内に残存する空気と菌糸が混ざり合うことで不規則なシダ状の外見を呈するためだと考えられる．

慢性壊死性(半侵襲性)アスペルギルス症

慢性壊死性アスペルギルス症は，半侵襲性アスペルギルス症ともよばれ，まれで不活性ながら，*Aspergillus* 属による直接浸潤に続発する肺実質の空洞化の過程をいう[267]．それは典型的には上葉病変として現れ，数週間から数ヵ月かけてゆっくり進行する[267]．多くの患者は，基礎疾患として陳旧性肺結核，COPD，放射線線維症，じん肺などを含む慢性肺疾患を有する[270, 277, 278]．慢性壊死性アスペルギルス症の患者は，免疫状態がやや低下していること(例えば，慢性疾患，高齢，糖尿病，低栄養，アルコール依存症，低用量ステロイド療法など)があるが，侵襲性アスペルギルス症を呈する患者のように重篤な免疫不全は認めない．病理学的には，肉芽腫性炎症と壊死が併存している[71, 274]．症状は非特異的であり，咳嗽，喀痰，体重減少，発熱，喀血などを認める．画像上は典型的には数ヵ月から数年かけて進行する空洞形成を伴う上葉のコンソリデーションであり，結核との区別は困難である[71, 270, 279]．患者は空洞内に菌腫を形成することもあるが，慢性壊死性アスペルギルス症においては真菌による破壊に伴う肺組織，空洞，腔内菌球への直接浸潤が起こっていることがアスペルギローマとは異なる[267]．

Franquet ら[270]は，COPD を伴う半侵襲性アスペルギルス症を有した 9 例の患者において胸部 X 線所見および HRCT 所見を検討した．肺実質コンソリデーション(6 例)と直径 1 cm を超える複数の結節(3 例)を呈していた(表 17-6)．肺実質コンソリデーションは 5 例で上葉，4 例で両側性であった．コンソリデーションがあった 6 例の患者のうちの 2 例で空洞形成を認め，3 例の患者のうちの 2 例で結節影を認めた(図 17-47)．HRCT にて，4 例の患者において隣接する胸膜肥厚がみられた．組織学的には，コンソリデーションは活動性炎症と肺胞内出血であり，*Aspergillus* を含んでいた．また，複数の空洞性結節を有する 3 例の患者では，様々な程度の中心壊死がみられた．炎症性浸潤が周囲の肺実質に達しており，隣接組織の出血もみられた[270]．アスペルギローマは慢性壊死性アスペルギルス症を有す

表 17-6　肺アスペルギス症の HRCT 所見

慢性壊死性(半侵襲性)アスペルギルス症
結核に類似する上葉のコンソリデーション[a, b]
1 つ以上の大きな結節[a]
コンソリデーションまたは結節の空洞化[a, b]
空洞内の菌球
胸膜肥厚
血管侵襲性アスペルギルス症
ハローサインを伴う境界不明瞭な結節もしくは限局性コンソリデーション(早期)[a, b]
エアクレセント・サインを伴う空洞性結節(後期)[a, b]
気道侵襲性アスペルギルス症
斑状気管支周囲コンソリデーション[a]
境界不明瞭な結節，小葉中心性小結節，または tree-in-bud[a, b]
すりガラス影
大葉性コンソリデーション

[a] 最も頻度の高い所見.
[b] 鑑別診断において最も有用な所見.

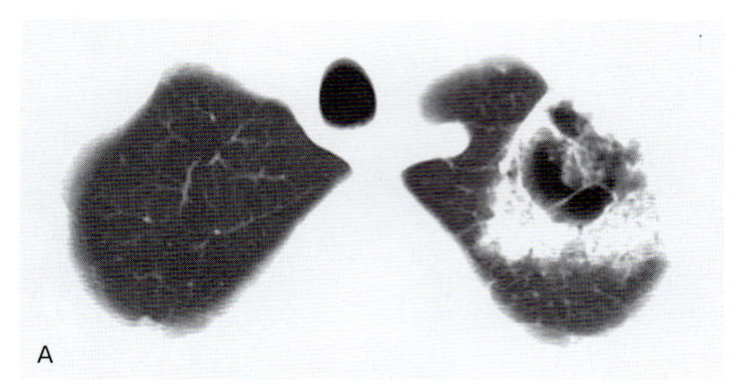

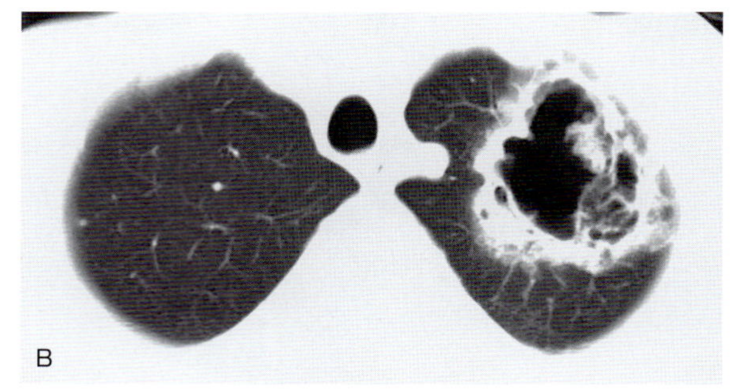

図 17-47　慢性壊死性アスペルギルス症．A，B：左肺尖に大きな空洞性腫瘤がみられ，空洞性結核に類似した所見を呈する．空洞内の不整形陰影は，増殖する真菌を表す．

る患者で発症することがあるが，典型的な所見を呈することも非典型的な所見を呈することもある．進行性であれば，胸壁浸潤がみられることもある[280]．

侵襲性アスペルギルス症

侵襲性アスペルギルス症は *Aspergillus* 属の病原体によって正常な肺組織が侵される病態であり，通常重大な組織損傷と壊死を引き起こす[71, 276, 281]．ほとんどの場合免疫抑制患者に起きるが，特に急性白血病，ステロイドや他の免疫抑制剤使用中，もしくは，臓器移植や悪性疾患を有するような好中球減少者でよくみられる[282, 283]．頻度の低いリスク因子として，慢性肉芽腫症，進行したAIDS(CD4 陽性細胞数＜100/μL)，原発性免疫不全などが挙げられる[282]．ART の導入により AIDS 患者における侵襲性アスペルギルス症のリスクはかなり減少したが，血液の悪性疾患や HSCT に対する治療を必要とする患者数が増加したため，侵襲性アスペルギルス症の全体的な発症率と死亡率はこの20 年間で数倍に増加している[282]．

血管侵襲性アスペルギルス症

血管侵襲性アスペルギルス症は，侵襲性アスペルギルス症で最も多くみられる病態である．病理学的には真菌による肺組織への浸潤であるが，主要なリスク因子は，特に好中球数が 500/mm^3 未満の好中球減少症と HSCT であり，後者のリスクは自己移植片より同種異系移植片の HSCT で数倍大きい[267]．免疫抑制剤が広範囲にわたり使用されるようになり，その発生率はここ 20 年で増加した[267]．予後は悪く，死亡率は好中球減少症の患者において 50%，HSCT レシピエントでは 90%に及ぶ[267]．小動脈への浸潤，血管閉塞，そしてしばしば罹患した肺の梗塞をも呈する[71, 218, 284]．侵襲性肺アスペルギルス症(IPA)は胸部X線写真にて，境界不明瞭な結節や狭い範囲のコンソリデーションが典型的な所見ではあるが，病変の治癒が始まるまでは非特異性である．治癒過程において，結節はしばしば空洞化し，特徴的なエアクレセントが形成される．血管侵襲性アスペルギルス症でみられるエアクレセント・サインは，空洞内に腐骨や失活した壊死肺があることを示している．これは既存の空洞構造に形成されるアスペルギローマの姿に類似しているが，2 つの病態に関連性はない．

空洞が出現する場合，一般に結節影がみられてから約 2 週間後に起こり，白血球数は 1000/mm^3 以上であることが多い．したがって，空洞を認めれば，通常，それは良好な予後徴候であるとみなされる．ある研究では，IPA の頻度の高い症状は，咳嗽(92%)，胸痛(76%)と喀血(54%)であった[285]．速やかに適切な治療が行われなければ予後不良である[285, 286]．

CT は，IPA の初期段階において診断に強く結びつく特徴的な所見を呈し得る[267, 269, 287, 288]．臨床的に IPA の診断を下すのは，非常に困難なことがある．BAL 液における陽性結果は IPA として約 97%の特異度をもつが，感度は 50%以下であり[267, 269] 血管侵襲型は気道侵襲型に比べて低い[160]．確定診断には，しばしば侵襲的技法(例えば，胸腔鏡下生検)を必要とするが，ほとんどの患者で高度の血小板減少がみられるため，あまり行われない．これらの限界をふまえ，CT や新たな非培養検査(抗原検出や PCR)が侵襲性アスペルギルス症の早期診断に重要な役割を果たしている[267, 289]．新しい検査方法で最も重要なものは，血清と BAL 液中の *Aspergillus* ガラクトマンナン(*Aspergillus* 属の多糖類細胞壁構成要素)を検出する検査法である[267, 289]．1996～2005 年に発表された 27 件の研究のメタアナリシスは，IPA と証明された症例に対して血清 *Aspergillus* ガラクトマンナンが 71％の感度と 89％の特異度をもつことを示した[290]．その陰性反応的中度は 92〜98％で，陽性反応的中度は 25〜62％であった[290]．最近の研究では，BAL 液のガラクトマンナンが血清分析より感度が優れていることが示唆され，血液疾患患者においては 90％を超えるとされる[269, 289, 291]．

HRCT 所見

IPA は一般に散在する肺実質性炎症，梗塞，壊死を呈するが，それは真菌が血行性に播種し脈管閉塞をきたすためである．急性白血病と初期の侵襲性アスペルギルス症を呈した患者で Kuhlman ら[288]が初めて報告したように，CT はしばしば，限局する高吸収な肺実質結節影周囲にすりガラス影を呈するハロー輪郭を示していた(表 17-6)．言い換えれば，ハローはすりガラス影である．これは，CT ハローサインと称されている(図 17-48，図 17-49)．Hruban ら[284]は，IPA を有する患者の放射線学的所見と病理学的所見の相関を確認し，ハローサインの病因をあきらかにした．これらの患者において，輪郭は凝固壊死の端の輪郭もしくは出血を，中心の結節は真菌結節もしくは梗塞巣をそれぞれ示していた．またハローサインが出血性結節を示していることも他の研究によって確認された[292, 293]．

強調すべき重要な点として，ハローサインは IPA の初期に大部分の患者に認められるが，初期をすぎると消失し，エアクレセント・サイン(好中性浸潤および好中球減少の回復の後に隣接する肺実質が壊死した肺を牽引収縮する状態)が数日経って発現する傾向にあることである(図 17-50)[294-296]．Caillot ら[294]は，血液悪性疾患，好中球減少症，外科的に証明された IPA を有する 25 例の患者において，連続 CT を用いて肺病変の出現や進化を調査した．ハローサインの IPA 発症から 0，3，7 と 14 日後の頻度はそれぞれ 96％，68％，22％，19％であった．エアクレセント・サインは，同日の評価で，それぞれ 0％，8％，28％，63％でみられた[294]．Brodoefel ら[295]は，血液悪性疾患と IPA を有する 40 例の患者における連続 CT の所見をまとめて報告した．1，4，8，16 日目におけるハローサインの頻度は，それぞれ 88％，63％，37％，18％であった．疾患の経過で，22 例(55％)の患者は，空洞病変を形成した．エアクレセント・サインは診断後 4，8，16，32 日目において，それぞれ 5％，10％，25％，45％の頻度でみられた[295]．したがって，好中球減少症の患者におけるエアクレセント・サインは IPA を強く示唆するものであるが，遅発性であるため疾患管理にほとんど影響を及ぼさない．

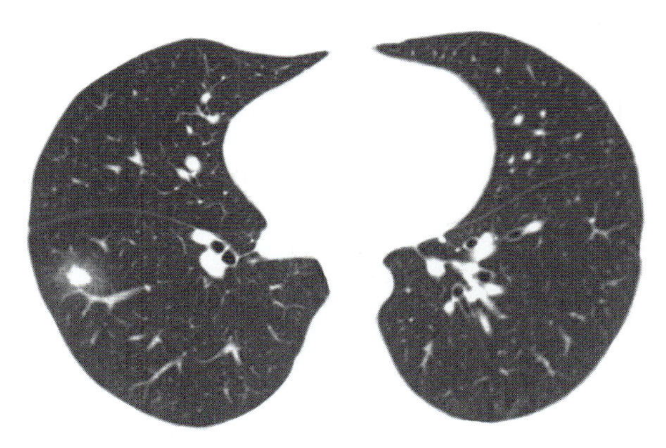

図 17-48　侵襲性肺アスペルギルス症(IPA)(54 歳男性)．下肺静脈のレベルの HRCT では，すりガラス影のハローに囲まれる右下葉の結節がみられる(CT ハローサイン)．患者は，慢性骨髄性白血病に対する化学療法後，重度の好中球減少症を呈した．この臨床状況において，上記の所見は事実上，血管侵襲性アスペルギルス症の診断に値する．

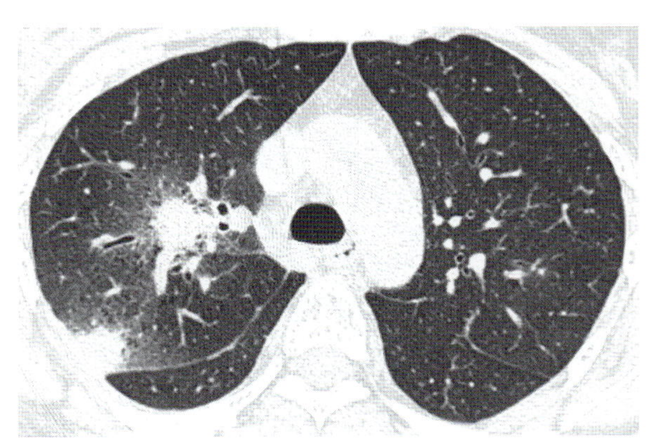

図 17-49　好中球減少症を呈する急性骨髄性白血病患者における侵襲性肺アスペルギルス症(IPA)．ハローサインを伴う 2 つの肺結節が右上葉に存在する．

CT におけるハローサインは，IPA を合併した骨髄抑制による好中球減少症患者の大多数において早期より存在する[288, 294, 295]．IPA を合併する他の免疫抑制患者においては，より頻度が低いであろうといわれている[296, 297]．Park ら[297]は，IPA を合併する 50 例の好中球減少症を呈さない臓器移植レシピエントの CT 所見を 60 例の好中球減少症を呈する患者らと比較した．CT でのハローサインは，好中球減少症を呈さない移植レシピエントにおける IPA ではわずか 26％にしかみられず，これに比べ好中球減少症を呈する患者では 55％にみられた($p = 0.002$)．しかし Qin ら[298]は，診断時に好中球減少症を有さない場合であっても，IPA

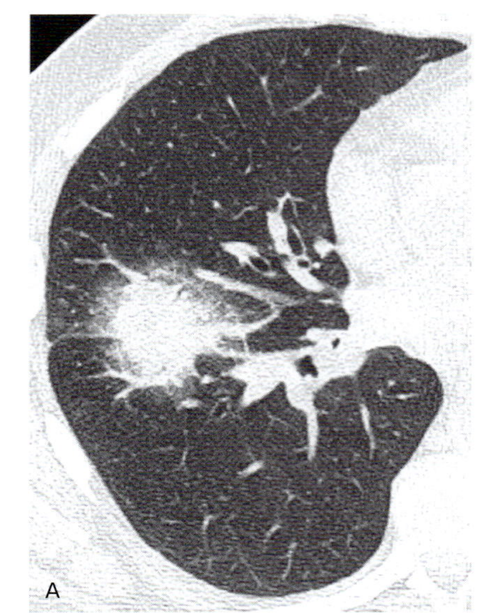

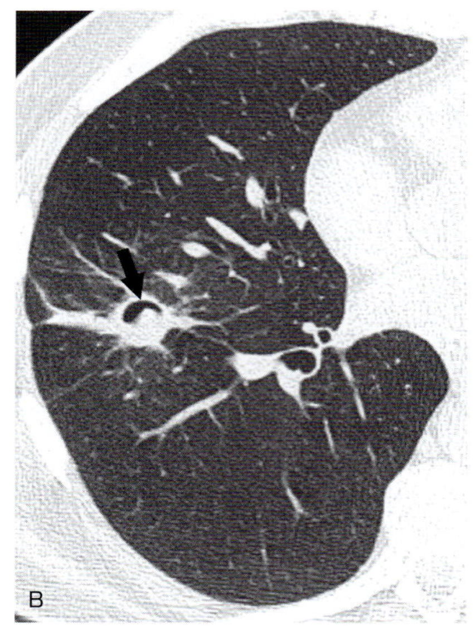

図 17-50　急性骨髄性白血病を有する患者における侵襲性肺アスペルギルス症(IPA)．A：発症時のHRCTは，ハローサインを伴う右上葉結節を示す．B：20日後のHRCTは，結節のサイズ縮小と壊死した円形の肺の輪郭を形成するエアクレセント(矢印)を示す．

を発症した25例の肝移植患者において20例(80%)にてCTでのハローサインを観察した．

IPAに罹患する大多数の患者はCTにて少なくとも1つは直径1cm以上の結節を有するが，病変の大きさは直径数mmから3cm以上の範囲にわたる[261, 299, 300]．連続CTでの調査では抗真菌薬による治療を開始しても，これらの病変の大きさがしばしば数日かけて増大することが示された[294, 295]．25例のIPA患者の研究において，抗真菌薬による治療にもかかわらず，*Aspergillus*の病変の容積の中央値は診断日から7日目までに4倍に増加し，その後，7日目から14日目までは不変であった[294]．結節の容積の中央値は，診断日を0日目として11 cm^3，7日目に47 cm^3，14日目に34 cm^3であった[294]．2つ目の研究では40例の連続して診断したIPA患者を調査し，病変の数と面積の中央値は，診断時にて，それぞれ3個と3.1 cm^2であった[295]．抗真菌薬による治療の有無にかかわりなく，患者の90%は9日目まで病変サイズと数の増加を呈し，その後は減少し始めた[295]．

HRCTの有用性

発熱を伴う免疫抑制患者の評価法として，HRCTの有用性が，これまでいく人もの研究者によって主張されている[261, 296, 301, 302]．IPAの経過の初期にHRCTを日常的に使用することは，早期診断と転帰の改善につながることが示されている[267, 285]．発熱を伴うHSCTレシピエントの検討において，CT上，真菌感染を呈した21例の患者のうち20例で結節がみられた[303]．また，その他にも空洞形成(7例)，ハローサイン(4例)，不明瞭な陰影(5例)，エアブロンコグラム(2例)，綿状結節(1例)などを呈した．胸部X線写真では，17例の患者で結節，5例の患者で空洞形成を認めた．菌血症を呈した9例の発熱患者では，胸部X線写真，CTいずれにおいても陰影は認められなかった．この検討では発熱を伴うHSCT患者において，CT検査上，複雑な結節を示していれば真菌感染を強く示唆するが，CTで異常所見がみられなければ，菌血症もしくは肺以外の熱源による感染を示唆する，と結論づけている．

Wonらは[302]，好中球減少症の患者においてIPAの存在を予測する目的でのHRCTの有用性を評価した．血管侵襲性アスペルギルス症を疑った10例の患者のうち5例(50%)において，この診断が正しいことが示された．これら5例において，最も頻度が高いCT所見は，すりガラス影を伴う区域性のコンソリデーション(5例のうちの4例)と少なくとも1つのハローサインを伴う結節(5例のうちの2例)であった．すりガラス影を伴う区域性のコンソリデーションは3例で単一の所見としてみられたが，1例ではハローサインを伴う結節と併存して認められた．同様の所見が，ムコール菌症，器質化肺炎，肺出血を有する患者にも認められた．Hauggaardら[304]は，初期のIPAを有する21例の免疫抑制患者における，胸部X線所見およびCT所見について検討した．患者の約29%は画像上正常であり，71%は非特異的な所見を呈した．CTでのハローサインは21例の患者のうちの20例(95%)でみられ，5例の患者において，抗菌薬に反応しない好中球減少性の発熱から5日以内に起こった．7例(33%)の患者でエアクレセント・サインまたは空洞形成がみられた．著者らは，IPAのリスクを有する好中球減少者において，早期のCT撮影は，診断と治療の重要な役割を担うと結論づけた[304]．

IPA患者の大多数は，CT所見にて直径1 cm以上の結節を少なくとも1つは呈する[261, 299, 300]．極度の免疫抑制状態にある宿主，特に重度の好中球減少症をもつ患者において，直径1 cm以上の結節の存在は，周囲のすりガラス影の有無にかかわらず，非真菌性の感染症よりIPAが示唆される[261, 296, 300]．Escuissatoら[261]は，肺感染を指摘されている111例の連続するHSCTレシピエントでの，HRCT所見と症状出現から24時間以内のHRCTを検証した．直径1 cm以上の結節は真菌感染患者の62%でみられたのに対し，細菌性肺炎患者では19%とウイルス性肺炎患者では12%にみられた．ハローサインは，真菌感染患者の約50%，細菌性肺炎患者の18%，ウイルス性肺炎患者の10%で認められた．真菌感染の約85%は*Aspergillus*属，15%は*Candida*属によるものであった[261]．

抗真菌薬治療を早期に開始することによって，血管侵襲性アスペルギルス症に罹患した患者の予後は劇的に改善し得る[285, 299, 304]．好中球減少者の発熱で迅速にCTを撮影すれば，何らかの所見(ハローサインを伴う結節など)をみつけることができ，早期診断および治療に結びつく可能性がある．ある研究[285]によれば，CTを用いることにより，診断に至るまでの時間が7日から1.9日まで短縮された．Greeneら[299]は，235例のIPA患者で，初診時にCTを撮影し，早期同定と治療のためにハローサインの臨床的有用性を評価した．初診時，患者の94%で，少なくとも1つ以上の結節を呈し，61%でCTハローサインを認めた．他の所見としては，コンソリデーション(30%)，梗塞様の結節(27%)，空洞病変(20%)，エアクレセント・サイン(10%)などであった．ハローサインを伴う患者は，他の画像所見を伴う患者と比較すると，治療の反応性が有意に良好であり(52% *vs.* 29%，$p<0.001$)，12週間後の生存率も有意に良好であった(71% *vs.* 53%，$p<0.01$)[299]．

血管侵襲性アスペルギルス症を気管支鏡検査で診断することは困難だが，経気管支あるいは開胸肺生検は著明な骨髄抑制のため，免疫抑制患者でしばしば危険を伴う．免疫不全状態の患者において，IPAの診断に際してBALの特異度は約97%であるが，感度は50%以下であり[267, 269]，血管侵襲型は気道侵襲型より低い[160]．Brownら[160]は，診断方法としてのHRCTとBALの有用性を比較した．HRCT所見で血管侵襲性アスペルギルス症に一致した11例の患者のうち，BALで真菌が陽性だったのはわずか2例であった．PCRおよび血清とBAL液のガラクトマンナン分析の役割は進歩を続けているが，これらが患者の転帰に及ぼす影響は不明なままである[267]．そのため，IPAの確定診断を，適切な臨床評価やHRCTによる画像的評価，必要な場合の侵襲的検査のかわりに，これらの検査で行うことはできない[267]．前向き研究において，通常は血清*Aspergillus*ガラクトマンナンの上昇よりも先にIPAを示唆するHRCT所見(結節やCTハローサイン)が出現することがわかり，抗真菌薬による治療開始の決断は，血清検査ではなく初期に撮像されたCTにおいて新規の肺病変を指摘することに基づくべきと結論している[305]．Hidalgoら[306]は，IPAが確定または疑われた38例の血液疾患を有する成人患者を前向きに検討し，主要なHRCTパターンと血清*Aspergillus*ガラクトマンナン抗原検査の潜在的役割を評価した．血清のガラクトマンナン濃度の1.5倍以上の上昇は，血管侵襲性アスペルギルス症に合致するHRCT所見(ハローサインまたはエアクレセント・サイン)を有する患者の80%にみられたが，気道侵襲性アスペルギルス症に合致する所見(コンソリデーションまたはtree-in-bud)を有する患者においては60%のみであった．この検討では，HRCTと血清ガラクトマンナン抗原試験はIPAの診断に互いに補足的であると結論した[306]．

多列検出器HRCT血管造影で，末梢レベルでの直接的な血管浸潤を示すことで，血管侵襲性アスペルギルス症のCT診断の精度の向上が示唆された[307]．ある研究では，10例の患者への造影剤の静脈内投与後に，CT血管造影検査を12回行い，軸位断像とMIP像を解析した[307]．組織学的に真菌による血管浸潤が証明された5つのうち，4つ(80%)の病変で，CT血管造影上，血管閉塞が認められた．血管侵襲性感染が除外された9つの病変のうちのすべてで，CT血管造影上，血管の開通が示された．

HRCTは，感染の時間経過と予後を予測するのにも有効である可能性がある．ある研究では，40名の連続した患者でIPAの初期と治療経過中のHRCT所見を検討した[295]．診断当日の病変数の中央値は3，病変サイズの中央値は3.1 cm^{2}であった．抗真菌薬治療にかかわらず，患者の90％で，9日目(中間値および平均値)まで，病変サイズと数の増加を認めた．その後，病変のサイズと数は徐々に減少した．患者の約42％で，中央値80日以内に，画像上完全寛解を認めた．すべてのパラメーターのうち，空洞形成が画像上の寛解までの時間を最も正確に予測する因子であり，空洞病変を有する患者で2.5倍長かった．同様に，空洞化は良好な転帰を予測する所見であった(オッズ比 8.4)[295]．

気道侵襲性アスペルギルス症(アスペルギルス属気管支肺炎)

気道に関与する侵襲性アスペルギルス症は，気道侵襲性アスペルギルス症またはアスペルギルス細気管支炎/気管支肺炎として知られているが，斑状の気管支周囲のコンソリデーション，小葉中心性結節影，場合によっては，tree-in-budを呈することが特徴である(図17-51，図17-52)[161, 308]．肺動脈の浸潤がみられることもあるが，血管侵襲性疾患と比較するとそれほど顕著でない．気道侵襲性アスペルギルス症は，免疫抑制患者における侵襲性アスペルギルス症のうち，約15％を占める．

病理学的に気道侵襲性アスペルギルス症の証明された9例の患者の研究[161]において，CT所見では，主に気管支周囲優位に分布する両側性斑状のコンソリデーション(3例)，直径5 mm未満の小葉中心性結節影(2例)，小葉性コンソリデーション(1例)，すりガラス影(1例)を呈した(表17-6)．病理検査にて，気管支周囲のコンソリデーションは気管支肺炎を反映し，結節影は様々な程度の細気管支周囲の器質化肺炎を伴うアスペルギルス細気管支炎を反映していた．

他の研究[160]では，アスペルギルス気管支肺炎のCT所見として，5例の患者で気管支周囲コンソリデーション，1例の患者で小葉中心性の小結節，4例の患者で両者の併存がみられた．BALは，血管侵襲性アスペルギルス症よりもアスペルギルス気管支肺炎を有する患者で，より陽性になりやすい．ある研究では，CTにてアスペルギルス気管支肺炎の所見と一致した10例の患者のうちの8例において，BALで真菌陽性であったが，HRCT所見にて血管侵襲性アスペルギル

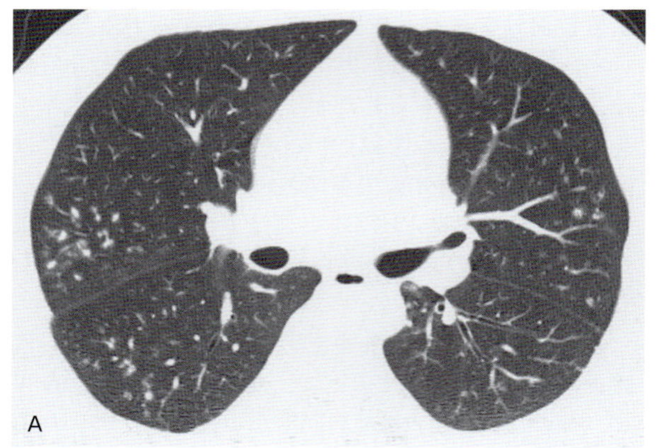

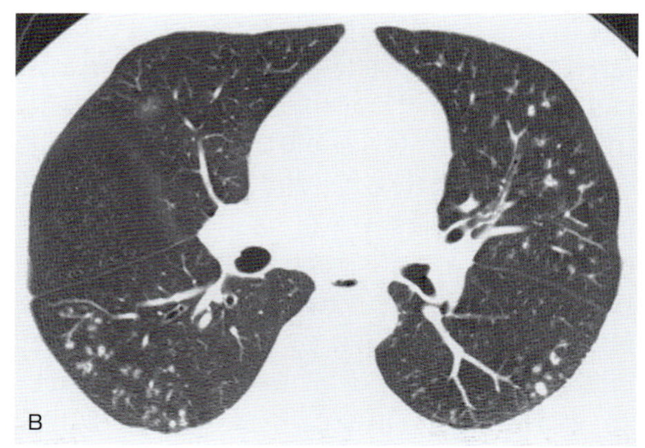

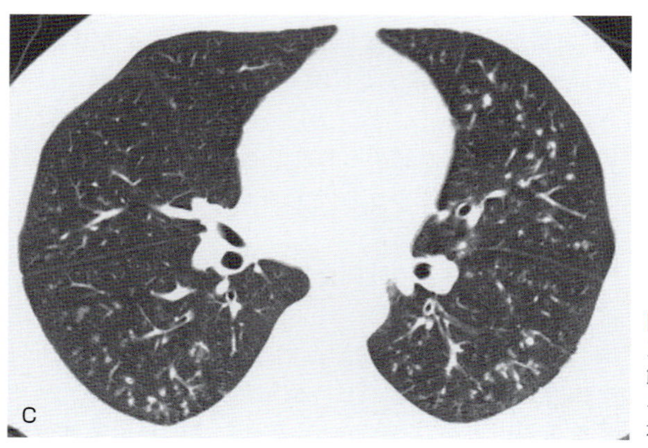

図 17-51　免疫抑制状態の白血病患者における気道型の侵襲性肺アスペルギルス症(IPA)．A–C：HRCTでは複数の小葉中心性結節と結節の集簇像が認められ，そのうちいくつかはtree-in-budを呈している．この所見は非特異性であるが，免疫抑制患者においてこの所見は本疾患を示唆するものである．

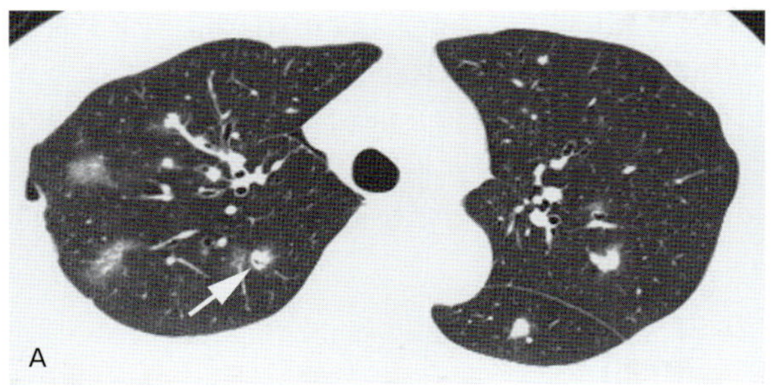

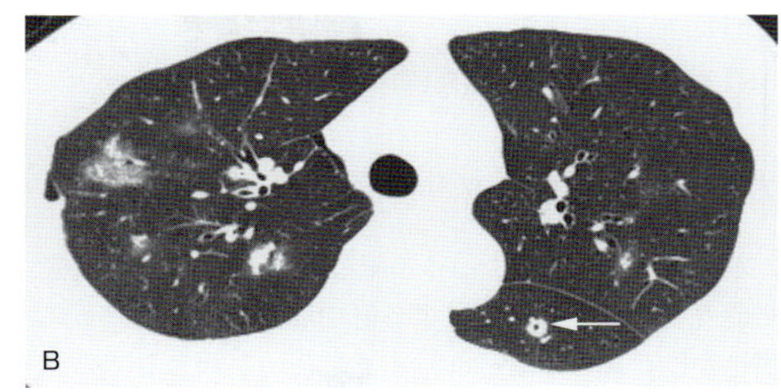

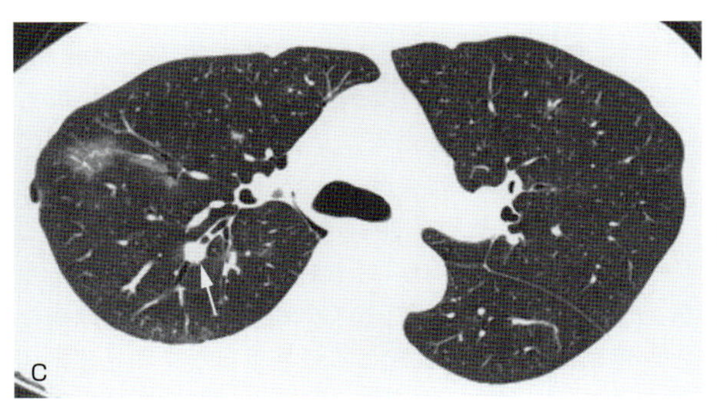

図 17-52 造血幹細胞移植を受けた免疫抑制患者における気道型の侵襲性肺アスペルギルス症(IPA). A-C：HRCTでは，複数の小葉中心性結節がみられる. これら(A, B, 矢印)の中には，小葉中心の細気管支や限局的な空洞形成と思われる低吸収域を有するものもある. これらの結節と気道の密接な関係があきらかにみられる(C, 矢印). 斑状のすりガラス影もみられる.

ス症に一致した11例の患者のうち，BAL陽性はわずか2例のみであった[160].

急性気管気管支炎

急性気管気管支炎は*Aspergillus*属による気道侵襲のまれな病型であるが，病原体の関与は大きな気道にかぎられており，進展があっても，肺実質や肺動脈に及ぶことはほとんどない[71, 276, 308]. 気管気管支炎はIPAの約5%を占め，移植患者やAIDS患者に比較的多くみられる[308-310]. それは，生検で気管支粘膜の浸潤を認めないが気管支および/または気管の炎症をきたしたり，直接浸潤により気管，主幹管および区域気管支を巻き込んで多発する潰瘍性プラーク性の炎症性結節病変(潰瘍性気管気管支炎)と関連し，時に結果として壊死と上皮細胞の脱落で粘膜表面に偽膜を形成する場合がある(偽膜性気管気管支炎)[310]. より小さな気道が侵されることもあり，進行して肺実質にまで及ぶこともある. 症状は，呼吸困難，咳嗽，喀血などである. 病変は気道に限局しているため，胸部X線写真とCTの所見は通常非特異的か正常である[308, 311]. 場合によっては，HRCTで気管や気管支壁肥厚があきらかになることもある[308].

急性気管気管支炎と類似しているが，異なる疾患として閉塞性気管支アスペルギルス症があるが，これはAIDSを有する患者でみられるまれな病態である[210, 308, 312]. 閉塞性気管支アスペルギルス症では，急性発症の発熱，呼吸困難および喀痰が特徴的な症状であるが，この喀痰は粘液と*Aspergillus*からなる気管支鋳型の喀出によるものである. これらの気管支鋳型によって気道は閉塞するが，壁の炎症や病変はみられない. 一般的に，気管気管支アスペルギルス症[310]の腐生型と考えられている. CT所見はアレルギー性気管支肺アスペルギルス症と類似しており，主に下葉中心の粘液塞栓，下葉のコンソリデーション，両側性の気管支拡張などを呈する[210, 308, 313].

アスペルギルス以外の真菌感染

最近過去の20年間で，侵襲性アスペルギルス症や*Candida*属，*Scedosporium*属，*Trichosporon*属やムコールなどを含む真菌感染症の発生率は著しく増加した[289, 314, 315]. *Candida*感染はかつて白血病や移植レシピエント患者における主な死亡原因であったが，現在ではICU患者に多くみられ，世界的に院内で起こる血流感染症の中で最も頻度が高いものの1つとなっている[316, 317]. *Scedosporium*属(主に*Sc. prolificans*と*Sc. boydii*(*Pseudallescheria boydii*)を含む)は，白血病患者や移植レシピエントにおける侵襲性肺感染症の原因としてますます増加傾向にある[289]. 免疫不全状態にない患者におけるクリプトコッカス感染症は近年いくつも報告されるようになってきているが，AIDS患者における播種性クリプトコッカス感染症の有病率はARTの導入以降は著しく減少した.

カンジダ症

Candida 属(主に *C. albicans* と *C. glabrata*)は，血液の悪性疾患や化学療法による好中球減少症を呈する患者，そしてICU患者における感染症の原因としての認識が広まっている[316,318]. *Candida* は造血細胞移植と肺移植における侵襲性真菌感染症の原因として *Aspergillus* についで知られ，固形臓器移植[319,320]における侵襲性真菌感染症の原因としては最も頻度が高い. *Candida* 属は現在世界中にみられる院内発症の血流感染症の中で最も頻度が高い原因の1つであり，特にICUの患者に多い[317]. 侵襲性カンジダ症で最も一般的な病型は，血液培養からの *Candida* 属の検出である[317]. カンジダ肺炎の発生率をめぐっては多くの議論の余地がある[317]. *Candida* 属はしばしば気管吸引物とBAL検体から分離されるが，肺実質への侵襲という記述はまれである[317]. しかしながら，免疫不全状態または非常に重篤な患者においてカンジダ肺炎が存在するとき，高い死亡率に関与する[317,320,321]. カンジダ肺炎の最も頻度の高い臨床症状は，発熱，湿性咳嗽，呼吸困難，胸痛の急性発症である[321]. 胸部X線写真における主要な徴候はコンソリデーションであるが，それは片側性あるいは両側性，区域性あるいは大葉性と様々である[322,323].

肺カンジダ症のHRCTにおける主要な所見は，複数の結節影と限局性コンソリデーションである[318]. Franquetら[318]は，肺カンジダ症と証明された17例のHSCTレシピエントにおけるHRCT所見を検討した. 88%の患者で複数の結節がみられたが，そのうち41%で小葉中心性結節とtree-in-bud，33%でCTハローサインを認めた. 小葉性ないし区域性のコンソリデーションが65%で，すりガラス影が35%の患者でみられた. 空洞形成はわずか6%，胸水を伴っていたのは18%であった[318]. したがって，HRCT所見は侵襲性アスペルギルス症と似ている. Althoff Souzaら[324]は，22例のカンジダ肺感染症を呈した免疫不全患者と32例の侵襲性アスペルギルス症患者におけるHRCT所見を比較した. 結節影は両群における最も頻度の高い所見であり，カンジダ症患者の95%（22例中21例)，アスペルギルス症患者の84%（32例中27例)でみられた. 小葉中心性結節影はカンジダ症患者(21例中11例，52%)よりもアスペルギルス症患者(27例中26例，96%)でより多くみられた($p<0.001$)が，ランダムな結節影はアスペルギルス症(27例中1例，4%)よりカンジダ症(21例中10例，48%)でより多くみられた($p<0.001$). CTハローサイン，空洞形成，すりガラス影の存在は，両群で同様であった[324].

ムコール菌症

ムコール菌症は，遍在する糸状の真菌による血管侵襲性の感染症で，ケカビ目に属する *Rhizopus* 属，*Mucor* 属，*Lichtheimia*(*Absidia*)属によるものが最も一般的である[325,326]. 過去に，ケカビ目は接合菌綱に分類されていたが，現在はそうでない[327]. したがって，ムコール菌症という用語が接合菌症より好ましい[289,327]. ムコール菌症は，血液の悪性疾患，臓器や幹細胞移植，長期にわたるステロイド治療，糖尿病などが背景にある患者に起こる最も重篤な日和見感染症のうちの1つである[326,328]. ムコール菌症の発生率はこの20年で増加し，現在それは幹細胞移植レシピエントにおける侵襲性真菌感染症の約8%，固形臓器移植レシピエントにおいては約2%を占める. 同種間の幹細胞移植患者における侵襲性真菌症としては頻度と重要性の順に，アスペルギルス症とカンジダ症につぐ3番目に位置づけられる[326,328]. それは皮膚と消化管に影響を及ぼすことが最も一般的であり，肺に一次性病変をみるのは全症例のわずか6%である[326]. 侵襲性のムコール菌症の特徴的な臨床所見は，血管侵襲とそれによる血栓症によって引き起こる組織壊死である[325]. 肺障害の臨床症状は非特異的であるが，通常は遷延する38°Cを超える高熱と乾性咳嗽からなり，呼吸困難，喀血，胸膜痛の頻度はやや下がる[325]. 胸部X線写真では，通常いくつかのコンソリデーションを呈し，空洞化をしばしば伴う孤立性または多発性の結節あるいは腫瘤影を認めることもある[329,330]. 関連する所見として，片側性または両側性の胸水貯留や片側性または両側性の肺門縦隔リンパ節腫大などを認めることがある[330]. 予後は不良であり，肺の感染症の死亡率は約75%である[325].

ムコール菌症のCT所見としては，小葉性，多葉性，楔形もしくは腫瘤のようなコンソリデーションと，孤立性もしくは多発性の結節や腫瘤を呈する[330,331]. 時に，ハローサイン，中心部が低吸収域を呈する逆ハローサイン，空洞形成，エアクレセント・サインを伴う空洞内腫瘤がみられることもある(図17-53)[330-332]. 臨床および画像所見は，IPAに類似している[333]. ある研究

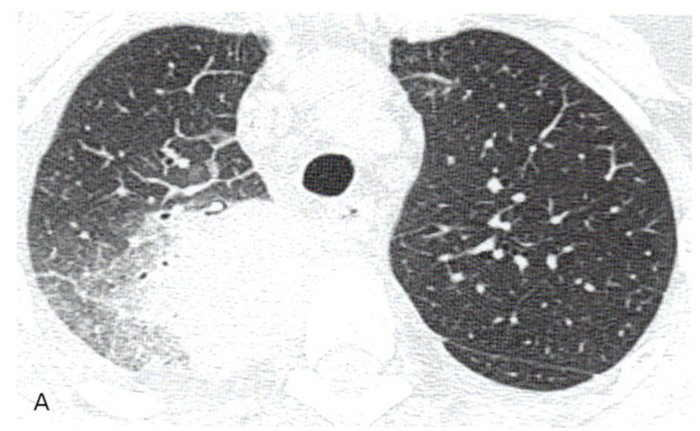

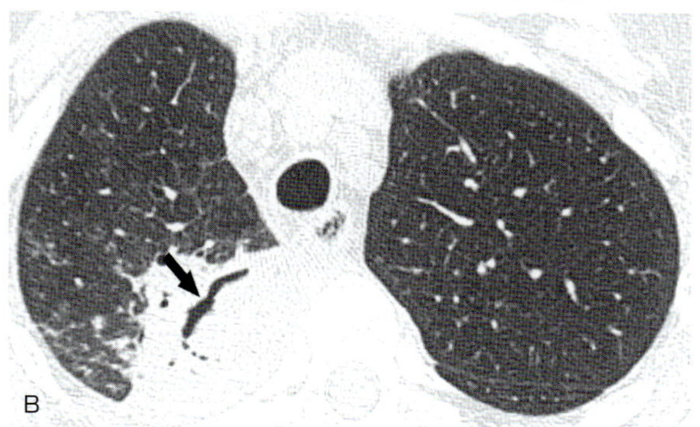

図 17-53　造血幹細胞移植後のムコール菌症．A：発症時のHRCTは，ハローサインを伴う右上葉の末梢性腫瘤影を示す．B：21日後のHRCTは，空洞内の球形の壊死肺の輪郭を形成するエアクレセント(矢印)を示す．

にて，16例のムコール菌症患者における臨床およびCT所見を29例のIPA患者と比較した[333]．ロジスティック回帰分析にてムコール菌症と有意に関連した所見は，付随する副鼻腔炎，ボリコナゾール予防投与，そして最初のCT撮影時における10個以上の複数の結節または胸水の存在であった．肺の真菌感染症を示唆する他のCT所見(腫瘤影，空洞，ハローサインまたはエアクレセント・サインなど)の頻度は両群に差はみられなかった[333]．ある研究にて，189例の真菌性肺炎の確定または見込み症例におけるCT所見が見比べられた．132例のIPA，37例のムコール菌症，20例のフザリウム属感染症が含まれた[332]．逆ハローサインは，37例のムコール菌症患者のうちの7例(19%)，132例のIPA患者のうちの1例(1%)にみられ，フザリウム属感染症患者には認められなかった．3例の患者における組織病理学的評価では，逆ハローサインは肺組織の梗塞に加え中心部より末梢部に上回る量の出血を伴う状態に起因することが示された[332]．

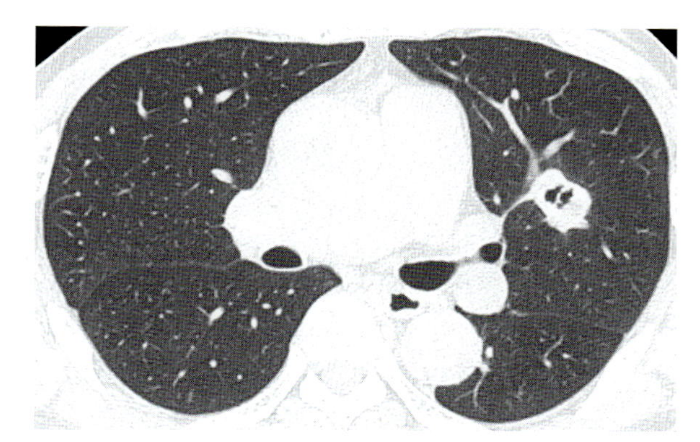

図 17-54　熱で発症した腎細胞移植患者におけるクリプトコッカス症．HRCTは，空洞を伴う左上葉結節を示す．

クリプトコッカス症

クリプトコッカス症は侵襲性の真菌感染症であり，*Cryptococcus neoformans*または*C. gattii*によって引き起こされる[334]．免疫不全状態の患者におけるほとんどの*C. neoformans*感染症は，血清型A型の***grubii***変種または血清型D型の*neoformans*変種に起因する[334]．主要な危険因子はHIV感染であるが，他の因子には長期の副腎皮質ステロイド治療，固形臓器移植，血液の悪性疾患などが含まれる[334]．*C. gattii*感染症は，免疫正常患者に最も起こりやすい．*C. gattii*は従来は地理的に熱帯および亜熱帯地域に限定されていたが，最近は北米の西部における新興感染症である[334,335]．その感染症は通常免疫正常患者では肺内に限局し，症状は比較的軽度である．免疫正常患者における肺クリプトコッカス症の典型的HRCT所見は，特に胸膜下領域に好発する孤立性ないし多発性の結節影と限局するコンソリデーションである[336,337]．空洞化は，10〜40%の症例において存在する[336,337]．より頻度が下がるものの認められる所見には，肺腫瘤，コンソリデーション領域，リンパ節腫大，胸水などがある[336,337]．

臨床的に有症状のクリプトコッカス感染の多くは，免疫抑制者に起こる[313,338]．これらの患者は，免疫正常者と比較すると，概して，肺病変は広範囲に及び，空洞形成を伴うことが多い(図17-54)[339]．また全身性播種もよくみられる．クリプトコッカス症を有するAIDS患者における胸部X線写真およびCTの研究では，大きな結節影，斑状の境界不明瞭なコンソリデーション，あるいはエアブロンコグラムを伴う境界明瞭なコンソリデーションがみられた[340]．

パラコクシジオイデス症

パラコクシジオイデス症(以前は南米ブラストミセス症として知られた)は二形性真菌である *Paracoccidioides brasiliensis* によって起こり，地理的分布は中南米諸国に限定しているが，大多数の既報告症例はブラジルからである[341]．主な標的器官は肺であり，活動性の肺障害が80%の症例で起こり，線維化病変の残存が60%の症例に報告されている[342]．臨床症状は非特異的で，主に咳嗽，呼吸困難，喀痰である[341]．頻度が高いHRCT所見は，すりガラス影，コンソリデーション領域，大小の結節影，腫瘤影，空洞化，小葉間隔壁肥厚，線維性病変と気腫である[342, 343]．Souzaら[343]は，未治療の77例の肺パラコクシジオイデス症患者におけるHRCT所見をまとめた．最も頻度の高いHRCT徴候は，すりガラス影(58%)，小葉中心性の結節影(45%)，空洞性結節(43%)，大結節影(42%)，肺実質索状影(4%)，瘢痕性気腫領域(34%)，小葉間隔壁肥厚(31%)，構造改変(30%)であった．病変は全肺野に及んだが，特に中肺野や背側肺領域で最も激しい傾向にあった[343]．パラコクシジオイデス症を有する患者の約10%で逆ハローサインがみられたが，これは三日月ないし円形のコンソリデーションで囲まれた中心性すりガラス影と定義される[344]．148例の連続した肺パラコクシジオイデス症患者の総説によると，15例の患者(10%)で逆ハローサインを認めたが，そのうち3例の患者は単発性病変，1例は2つの病変，そして11例は多発性病変を呈していた．2例の患者では，逆ハローサインがHRCT上，唯一の所見であった．残り13例の患者でみられた最も頻度の高い関連所見としては，両側性すりガラス影を有する斑状影(10例)，肺実質索状影(8例)，小葉中心性の小結節(8例)などがみられた．3例の患者で外科的肺生検が施行された．組織学的に，逆ハローサインを伴う病変の中心領域は間質性の炎症性浸潤，そして末梢領域は高密度で均一な気腔細胞浸潤を示した．器質化肺炎の所見はみられなかった[344]．最も一般的には両側性および非対称性病変を呈するが，両側性かつ対称性病変もしくは片側性病変を呈することもある[344]．その他，パラコクシジオイデス症では，気管支血管周囲の間質肥厚，コンソリデーション，牽引性気管支拡張，縦隔リンパ節腫大，時に胸水もみられることがある[343, 345]．

敗血症性塞栓症と梗塞

敗血症性肺塞栓症は，右側心内膜炎，留置カテーテル感染，経静脈薬物使用者，敗血症性血栓静脈炎などに関連してよくみられる[346–348]．臨床症状としては潜行性発症の発熱が一般的であるが，まれに，進行性呼吸困難，咳嗽，胸膜性胸痛などを呈することもある[346]．画像上，境界明瞭な両側性の何らかの空洞形成を伴う末梢性結節影を認めれば，正確な診断が示唆されるが，特に経静脈薬物濫用者や敗血症の感染巣が判明している場合にはなおさらである．しかしながら，これらの所見は，高い確率で画像上，すぐにはあきらかとはならない場合がある[205]．胸部画像が異常であっても，所見はしばしば非特異的であるため，敗血症性塞栓症が鑑別診断として挙げられることはまれである[346]．空洞性肺実質結節影はおそらく，小さな末梢性肺動脈分枝の敗血症性閉塞から生じた肺膿瘍を反映しているものと考えられる．境界が明瞭な三角形の楔形の領域は，感染を伴う梗塞によって生じるとみられるが，おそらく，単純性結節性肺膿瘍よりもむしろ，より大きな塞栓によって生じていると考えられる．

CT所見とHRCT所見

敗血症性肺塞栓症 / 梗塞のCT所見は，よく検討されてきた(表17-7)[205, 349–352]．敗血症性塞栓症を呈する患者において，様々な段階の空洞形成を伴う末梢性結節がよくみられるが，これはおそらく感染塊が間欠的に肺へ播種しているためであると考えられている(図17-55)．厚いスライスの(5～10 mm)CTでは，しばしば結節の中心に直接導くような血管が描出され，“供給血管サイン”とよばれている[205]．供給血管サインは敗血症性塞栓症患者の67～100%で報告されており，

表17-7　敗血症性塞栓症と梗塞のHRCT所見

様々な段階の空洞化を伴う両側性末梢性結節[a]
胸膜に接する末梢性楔形の三角形影(空洞形成を伴うものもそうでないものもある)[a]
上記2所見の合併[a, b]
関連する胸水および/または心膜滲出液
留置静脈カテーテル

[a] 最も頻度の高い所見．
[b] 鑑別診断において最も有用な所見．

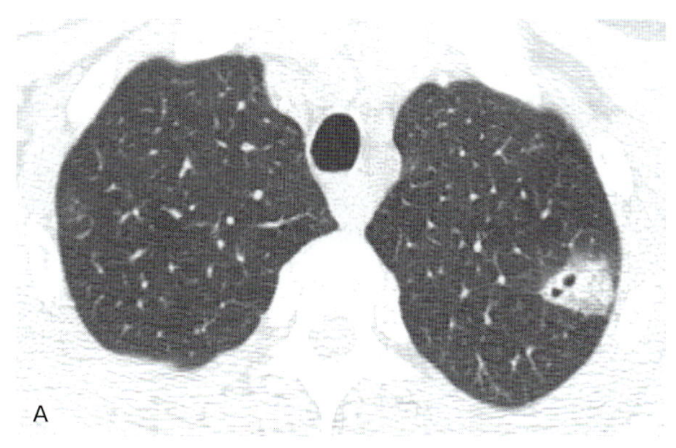

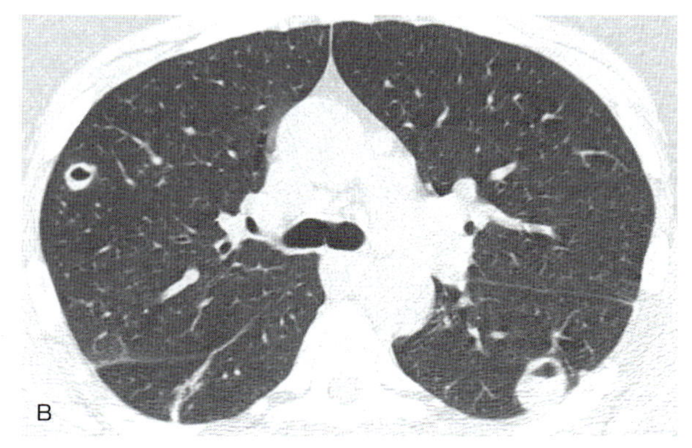

図 17-55　敗血症性肺塞栓（48 歳男性）．A：上葉レベルの CT では，すりガラス影に囲まれる左上葉の空洞性結節がみられる．右上葉にも限局性のすりガラス影がみられる．B：主気管支レベルの CT では，両側の胸膜下に空洞を伴う結節がみられる．患者は，黄色ブドウ球菌による心内膜炎を伴っていた．

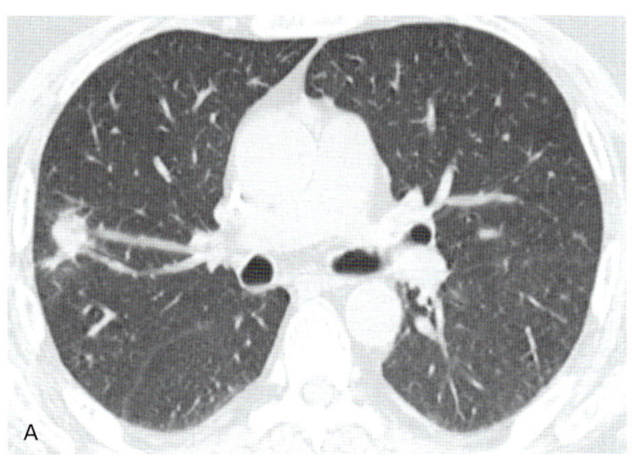

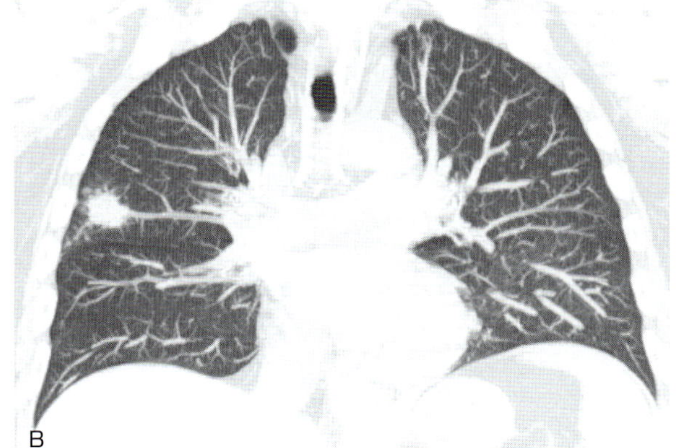

図 17-56　敗血症性肺塞栓．A：CT 軸位断像にて敗血性塞栓と密接する 2 つの血管がみられる．B：MIP 冠状断像で，たった 1 本の血管が結節と密接な関係にあり，これが流出静脈であることがわかる．

リスクを有する患者では診断の手がかりとして非常に有用な所見であるとみなされている[205, 346, 349]．これまで，供給血管サインは血行性に播種し，敗血症性塞栓症や肺転移でみられると考えられていた．Murata ら[353]は，肺転移への肺脈管構造について実体顕微鏡 CT と病理的な相関を検証したところ，結節の中心へ肺動脈枝が入っていたのは，結節のうちわずか 18％のみであった．実体顕微鏡検査の結果，結節の 58％において，血管は結節に入り込むのではなく，辺縁に沿って走行しており，結節によって変位していることが示された[353]．Dodd ら[352]は，容積測定多列検出器 HRCT と MPR と MIP を用いて，肺血管と敗血症性塞栓症の関係を評価した．敗血症性塞栓症の軸位断像において，141 の結節のうち 37％が，52 の楔状影のうち 22％が病変内部に入り込むような血管を有していた．しかしながら，MPR（造影剤なし）と MIP（造影剤あり）では，血管は結節の周囲を走行していることが示された．結節のうち 21 個（15％）と楔状影のうち 7 個（13％）では，すべての画像検査において病変の中心に入り込む血管が描出された．軸位断像ですべての血管は左心房に由来しており，肺静脈分枝に一致する所見であった（図 17-56）．同様の所見は，肺転移を有する患者でも認められた．したがって，敗血症性塞栓は従来の軸位断像で供血血管を有しているかのように描出されることが多いが，これらの血管のほとんどは結節の周囲を走行しており，“供血する”肺動脈ではなく，むしろ肺静脈なのである[352]．Kwon ら[351]は，6 例のグラム陽性の敗血症患者の CT にみられた 88 個の末梢結節と，10 例のグラム陰性の敗血症患者にみられた 109 個の結節を比較した．グラム陽性の敗血症性塞栓の結節の平均の大きさは 16 mm（範囲 3～46 mm）で，グラム陰性敗血症性塞栓の結節の平均 12 mm より大きく（範囲 4～

44 mm；$p=0.006$），空洞化の比率も上回っていた（34% *vs.* 21%，$p=0.04$）．ハローを形成する結節周囲のすりガラス影は，グラム陰性の敗血症性塞栓（63% *vs.* 36%）で，より頻繁にみられた[351]．

敗血症性塞栓は，肺梗塞を引き起こすこともある．梗塞は三角形の境界が明瞭な楔状影を呈しており，胸膜と接している．静注造影剤注入後，おそらく隣接した気管支動脈からの側副血行路のために梗塞の周辺部は特徴的に染まるが，病変の中心部は染まらない．梗塞内部の嚢胞性変化は，壊死または感染を示す可能性がある．ただ，残念なことに，肺炎も時に類似の所見を示し得るため，この所見が完全に診断に直結するわけではない．Balakrishnan ら[354]は，10 例の患者で証明された 12 の肺梗塞病変において CT 所見と病理学的所見の相関を研究したが，それによれば血管が梗塞の先端で同定されれば，特異度が増すとしている．胸部 X 線写真では非特異的な所見を有する患者においても，CT はしばしば診断を示唆する所見を呈することがある，と報告する研究者グループもいる[205]．CT を用いた 3 つの検討では 15 例中 7 例[205]，18 例中 6 例[349]，14 例中 7 例[346]において，敗血症性塞栓症の診断が示唆された．

肺梗塞ではまれだが，特に敗血症性塞栓は多発血管炎性肉芽腫症のような血管炎もしくは空洞性転移性病変と酷似していることがあるため，注意を要する．しかしながら，これらの場合，臨床症状が異なるため，とくに敗血症性塞栓と混同されることはまれである．

文　　献

1. Im JG, Itoh H, Shim YS, et al. Pulmonary tuberculosis: CT findings—early active disease and sequential change with antituberculous therapy. *Radiology* 1993;186:653–660.
2. Lee KS, Song KS, Lim TH, et al. Adult-onset pulmonary tuberculosis: findings on chest radiographs and CT scans. *AJR Am J Roentgenol* 1993;160:753–758.
3. McGuinness G, Naidich DP, Jagirdar J, et al. High resolution CT findings in miliary lung disease. *J Comput Assist Tomogr* 1992;16:384–390.
4. Sharma SK, Mukhopadhyay S, Arora R, et al. Computed tomography in miliary tuberculosis: comparison with plain films, bronchoalveolar lavage, pulmonary functions and gas exchange. *Australas Radiol* 1996;40(2):113–118.
5. Lynch DA, Simone PM, Fox MA, et al. CT features of pulmonary *Mycobacterium avium* complex infection. *J Comput Assist Tomogr* 1995;19(3):353–360.
6. Primack SL, Logan PM, Hartman TE, et al. Pulmonary tuberculosis and *Mycobacterium avium-intracellulare*: a comparison of CT findings. *Radiology* 1995;194:413–417.
7. Hartman TE, Swensen SJ, Williams DE. *Mycobacterium avium-intracellulare* complex: evaluation with CT. *Radiology* 1993;187:23–26.
8. Janzen DL, Padley SP, Adler BD, et al. Acute pulmonary complications in immunocompromised non-AIDS patients: comparison of diagnostic accuracy of CT and chest radiography. *Clin Radiol* 1993;47:159–165.
9. Gruden JF, Huang L, Turner J, et al. High-resolution CT in the evaluation of clinically suspected *Pneumocystis carinii* pneumonia in AIDS patients with normal, equivocal, or nonspecific radiographic findings. *AJR Am J Roentgenol* 1997;169(4):967–975.
10. Boiselle PM, Tocino I, Hooley RJ, et al. Chest radiograph interpretation of *Pneumocystis carinii* pneumonia, bacterial pneumonia, and pulmonary tuberculosis in HIV-positive patients: accuracy, distinguishing features, and mimics. *J Thorac Imaging* 1997;12(1):47–53.
11. Heussel CP, Kauczor HU, Heussel G, et al. Early detection of pneumonia in febrile neutropenic patients: use of thin-section CT. *AJR Am J Roentgenol* 1997;169(5):1347–1353.
12. Hartman TE, Primack SL, Müller NL, et al. Diagnosis of thoracic complications in AIDS: accuracy of CT. *AJR Am J Roentgenol* 1994;162:547–553.
13. Hidalgo A, Falco V, Mauleon S, et al. Accuracy of high-resolution CT in distinguishing between *Pneumocystis carinii* pneumonia and non-*Pneumocystis carinii* pneumonia in AIDS patients. *Eur Radiol* 2003;13(5):1179–1184.
14. Reittner P, Ward S, Heyneman L, et al. Pneumonia: high-resolution CT findings in 114 patients. *Eur Radiol* 2003;13(3):515–521.
15. Franquet T, Müller NL, Gimenez A, et al. Infectious pulmonary nodules in immunocompromised patients: usefulness of computed tomography in predicting their etiology. *J Comput Assist Tomogr* 2003;27(4):461–468.
16. World Health Organization. *Global tuberculosis report 2012*. Geneva, Switzerland: World Health Organization Press; 2012:1–272.
17. Nahid P, Menzies D. Update in tuberculosis and nontuberculous mycobacterial disease 2011. *Am J Respir Crit Care Med* 2012;185(12):1266–1270.
18. Lawn SD, Zumla AI. Tuberculosis. *Lancet* 2011;378(9785):57–72.
19. Centers for Disease Control and Prevention. Trends in Tuberculosis—United States, 2011. *MMWR Morb Mortal Wkly Rep* 2012;61(11):181–185.
20. Geng E, Kreiswirth B, Burzynski J, et al. Clinical and radiographic correlates of primary and reactivation tuberculosis: a molecular epidemiology study. *JAMA* 2005;293(22):2740–2745.
21. Marais BJ, Parker SK, Verver S, et al. Primary and postprimary or reactivation tuberculosis: time to revise confusing terminology? *AJR Am J Roentgenol* 2009;192(4):W198; author reply W199–W200.
22. Verver S, Warren RM, Beyers N, et al. Rate of reinfection tuberculosis after successful treatment is higher than rate of new tuberculosis. *Am J Respir Crit Care Med* 2005;171(12):1430–1435.
23. van Rie A, Warren R, Richardson M, et al. Exogenous reinfection as a cause of recurrent tuberculosis after curative treatment. *N Engl J Med* 1999;341(16):1174–1179.
24. Marais BJ, Gie RP, Schaaf HS, et al. The natural history of childhood intra-thoracic tuberculosis: a critical review of literature from the pre-chemotherapy era. *Int J Tuberc Lung Dis* 2004;8(4):392–402.
25. Leung AN, Müller NL, Pineda PR, et al. Primary tuberculosis in childhood: radiographic manifestations. *Radiology* 1992;182:87–91.
26. Woodring JH, Vandiviere HM, Fried AM, et al. Update: the radiographic features of pulmonary tuberculosis. *AJR Am J Roentgenol* 1986;146:497–506.
27. Krysl J, Korzeniewska-Koesela M, Müller NL, et al. Radiologic features of pulmonary tuberculosis: an assessment of 188 cases. *Can Assoc Radiol J* 1994;45:101–107.
28. Leung AN. Pulmonary tuberculosis: the essentials. *Radiology* 1999;210(2):307–322.
29. Koh WJ, Jeong YJ, Kwon OJ, et al. Chest radiographic findings in primary pulmonary tuberculosis: observations from high school outbreaks. *Korean J Radiol* 2010;11(6):612–617.
30. Haque AK. The pathology and pathophysiology of mycobacterial infections. *J Thorac Imaging* 1990;5(2):8–16.
31. McAdams HP, Erasmus J, Winter JA. Radiologic manifestations of pulmonary tuberculosis. *Radiol Clin North Am* 1995;33(4):655–678.
32. Diagnostic standards and classification of tuberculosis in adults and children. This official statement of the American Thoracic

Society and the Centers for Disease Control and Prevention was adopted by the ATS Board of Directors, July 1999. This statement was endorsed by the Council of the Infectious Disease Society of America, September 1999. *Am J Respir Crit Care Med* 2000;161(4, pt 1):1376–1395.
33. Lee KS, Im JG. CT in adults with tuberculosis of the chest: characteristic findings and role in management. *AJR Am J Roentgenol* 1995;164(6):1361–1367.
34. Kosaka N, Sakai T, Uematsu H, et al. Specific high-resolution computed tomography findings associated with sputum smear-positive pulmonary tuberculosis. *J Comput Assist Tomogr* 2005;29(6):801–804.
35. Ors F, Deniz O, Bozlar U, et al. High-resolution CT findings in patients with pulmonary tuberculosis: correlation with the degree of smear positivity. *J Thorac Imaging* 2007;22(2):154–159.
36. Lee JJ, Chong PY, Lin CB, et al. High resolution chest CT in patients with pulmonary tuberculosis: characteristic findings before and after antituberculous therapy. *Eur J Radiol* 2008;67(1):100–104.
37. Marchiori E, Grando RD, Simoes Dos Santos CE, et al. Pulmonary tuberculosis associated with the reversed halo sign on high-resolution CT. *Br J Radiol* 2010;83(987):e58–e60.
38. Marchiori E, Zanetti G, Escuissato DL, et al. Reversed halo sign: high-resolution CT scan findings in 79 patients. *Chest* 2012;141(5):1260–1266.
39. Marchiori E, Zanetti G, Irion KL, et al. Reversed halo sign in active pulmonary tuberculosis: criteria for differentiation from cryptogenic organizing pneumonia. *AJR Am J Roentgenol* 2011;197(6):1324–1327.
40. Ikezoe J, Takeuchi N, Johkoh T, et al. CT appearance of pulmonary tuberculosis in diabetic and immunocompromised patients: comparison with patients who had no underlying disease. *AJR Am J Roentgenol* 1992;159:1175–1179.
41. Hatipoglu ON, Osma E, Manisali M, et al. High resolution computed tomographic findings in pulmonary tuberculosis. *Thorax* 1996;51(4):397–402.
42. Poey C, Verhaegen F, Giron J, et al. High resolution chest CT in tuberculosis: evolutive patterns and signs of activity. *J Comput Assist Tomogr* 1997;21(4):601–607.
43. Jeong YJ, Lee KS. Pulmonary tuberculosis: up-to-date imaging and management. *AJR Am J Roentgenol* 2008;191(3):834–844.
44. Chung MJ, Lee KS, Koh WJ, et al. Drug-sensitive tuberculosis, multidrug-resistant tuberculosis, and nontuberculous mycobacterial pulmonary disease in nonAIDS adults: comparisons of thin-section CT findings. *Eur Radiol* 2006;16(9):1934–1941.
45. Yeom JA, Jeong YJ, Jeon D, et al. Imaging findings of primary multidrug-resistant tuberculosis: a comparison with findings of drug-sensitive tuberculosis. *J Comput Assist Tomogr* 2009;33(6):956–960.
46. Lee ES, Park CM, Goo JM, et al. Computed tomography features of extensively drug-resistant pulmonary tuberculosis in non-HIV-infected patients. *J Comput Assist Tomogr* 2010;34(4):559–563.
47. Hong SH, Im JG, Lee JS, et al. High resolution CT findings of miliary tuberculosis. *J Comput Assist Tomogr* 1998;22(2):220–224.
48. Choi D, Lee KS, Suh GY, et al. Pulmonary tuberculosis presenting as acute respiratory failure: radiologic findings. *J Comput Assist Tomogr* 1999;23(1):107–113.
49. Codecasa LR, Besozzi G, De Cristofaro L, et al. Epidemiological and clinical patterns of intrathoracic lymph node tuberculosis in 60 human immunodeficiency virus-negative adult patients. *Monaldi Arch Chest Dis* 1998;53(3):277–280.
50. Kim WS, Moon WK, Kim IO, et al. Pulmonary tuberculosis in children: evaluation with CT. *AJR Am J Roentgenol* 1997;168(4):1005–1009.
51. Im J-G, Song KS, Kang HS, et al. Mediastinal tuberculous lymphadenitis: CT manifestations. *Radiology* 1987;164:115–119.
52. Pastores SM, Naidich DP, Aranda CP, et al. Intrathoracic adenopathy associated with pulmonary tuberculosis in patients with human immunodeficiency virus infection. *Chest* 1993;103:1433–1437.
53. Moon WK, Im JG, Yeon KM, et al. Mediastinal tuberculous lymphadenitis: CT findings of active and inactive disease. *AJR Am J Roentgenol* 1998;170(3):715–718.
54. Kuhlman JE, Deutsch JH, Fishman EK, et al. CT features of thoracic mycobacterial disease. *Radiographics* 1990;10:413–431.
55. Moon WK, Kim WS, Kim IO, et al. Complicated pleural tuberculosis in children: CT evaluation. *Pediatr Radiol* 1999;29(3):153–157.
56. Glicklich M, Mendelson DS, Gendal ES, et al. Tuberculous empyema necessitatis. Computed tomography findings. *Clin Imaging* 1990;14(1):23–25.
57. Hulnick DH, Naidich DP, McCauley DI. Pleural tuberculosis evaluated by computed tomography. *Radiology* 1983;149(3):759–765.
58. Im J-G, Webb WR, Han MC, et al. Apical opacity associated with pulmonary tuberculosis: high-resolution CT findings. *Radiology* 1991;178:727–731.
59. Kwong JS, Carignan S, Kang EY, et al. Miliary tuberculosis. Diagnostic accuracy of chest radiography. *Chest* 1996;110(2):339–342.
60. Roy M, Ellis S. Radiological diagnosis and follow-up of pulmonary tuberculosis. *Postgrad Med J* 2010;86(1021):663–674.
61. Lee SW, Jang YS, Park CM, et al. The role of chest CT scanning in TB outbreak investigation. *Chest* 2010;137(5):1057–1064.
62. Westcott JL, Cole SR. Traction bronchiectasis in end-stage pulmonary fibrosis. *Radiology* 1986;161:665–669.
63. Pipavath SN, Sharma SK, Sinha S, et al. High resolution CT (HRCT) in miliary tuberculosis (MTB) of the lung: correlation with pulmonary function tests & gas exchange parameters in north Indian patients. *Indian J Med Res* 2007;126(3):193–198.
64. Wasser LS, Brown E, Talavera W. Miliary PCP in AIDS. *Chest* 1989;96:693–695.
65. Voloudaki AE, Tritou IN, Magkanas EG, et al. HRCT in miliary lung disease. *Acta Radiol* 1999;40(4):451–456.
66. Boiselle PM, Crans CA Jr, Kaplan MA. The changing face of *Pneumocystis carinii* pneumonia in AIDS patients. *AJR Am J Roentgenol* 1999;172(5):1301–1309.
67. Nakanishi M, Demura Y, Ameshima S, et al. Utility of high-resolution computed tomography for predicting risk of sputum smear-negative pulmonary tuberculosis. *Eur J Radiol* 2010;73(3):545–550.
68. Lee KS, Hwang JW, Chung MP, et al. Utility of CT in the evaluation of pulmonary tuberculosis in patients without AIDS. *Chest* 1996;110(4):977–984.
69. Naidich DP, Tarras M, Garay SM, et al. Kaposi sarcoma: CT-radiographic correlation. *Chest* 1989;96:723–728.
70. Roberts CM, Citron KM, Strickland B. Intrathoracic aspergilloma: role of CT in diagnosis and treatment. *Radiology* 1987;165:123–128.
71. Franquet T, Muller NL, Gimenez A, et al. Spectrum of pulmonary aspergillosis: histologic, clinical, and radiologic findings. *Radiographics* 2001;21(4):825–837.
72. Getahun H, Gunneberg C, Granich R, et al. HIV infection-associated tuberculosis: the epidemiology and the response. *Clin Infect Dis* 2010;50(suppl 3):S201–S207.
73. Venkatesh KK, Swaminathan S, Andrews JR, et al. Tuberculosis and HIV co-infection: screening and treatment strategies. *Drugs* 2011;71(9):1133–1152.
74. Harrington M. From HIV to tuberculosis and back again: a tale of activism in 2 pandemics. *Clin Infect Dis* 2010;50(suppl 3):S260–S266.
75. Lawn SD, Wood R, De Cock KM, et al. Antiretrovirals and isoniazid preventive therapy in the prevention of HIV-associated tuberculosis in settings with limited health-care resources. *Lancet Infect Dis* 2010;10(7):489–498.
76. Lawn SD, Harries AD, Williams BG, et al. Antiretroviral therapy and the control of HIV-associated tuberculosis. Will ART do it? *Int J Tuberc Lung Dis* 2011;15(5):571–581.
77. Gupta A, Wood R, Kaplan R, et al. Tuberculosis incidence rates during 8 years of follow-up of an antiretroviral treatment cohort in South Africa: comparison with rates in the community. *PLoS One* 2012;7(3):e34156.
78. Centers for Disease Control and Prevention. 1993 revised classification system for HIV infection and expanded surveillance case definition for AIDS among adolescents and adults. *MMWR Recomm Rep* 1992;41:1–11.
79. Ducati RG, Ruffino-Netto A, Basso LA, et al. The resumption of consumption—a review on tuberculosis. *Mem Inst Oswaldo Cruz* 2006;101(7):697–714.
80. Raju R, Peters BS, Breen RA. Lung infections in the HIV-infected

adult. *Curr Opin Pulm Med* 2012;18(3):253–258.
81. Dawson R, Masuka P, Edwards DJ, et al. Chest radiograph reading and recording system: evaluation for tuberculosis screening in patients with advanced HIV. *Int J Tuberc Lung Dis* 2010;14(1):52–58.
82. Fitzgerald JM, Grzybowski S, Allen EA. The impact of human immunodeficiency virus infection on tuberculosis and its control. *Chest* 1991;100:191–200.
83. Greenberg SD, Frager D, Suster B, et al. Active pulmonary tuberculosis in patients with AIDS: spectrum of radiographic findings (including a normal appearance). *Radiology* 1994;193:115–119.
84. Kramer F, Modilevsky T, Waliany AR, et al. Delayed diagnosis of tuberculosis in patients with human immunodeficiency virus infection. *Am J Med* 1990;89:451–456.
85. Barnes PF, Bloch AB, Davidson PT, et al. Tuberculosis in patients with human immunodeficiency virus infection. *N Engl J Med* 1991;324:1644–1650.
86. Jones BE, Young SMM, Antoniskis D, et al. Relationship of the manifestations of tuberculosis to CD4 cell counts in patients with human immunodeficiency virus infection. *Am Rev Resp Dis* 1993;148:1292–1297.
87. Haramati LB, Jenny-Avital ER, Alterman DD. Effect of HIV status on chest radiographic and CT findings in patients with tuberculosis. *Clin Radiol* 1997;52(1):31–35.
88. Leung AN, Brauner MW, Gamsu G, et al. Pulmonary tuberculosis: comparison of CT findings in HIV-seropositive and HIV-seronegative patients. *Radiology* 1996;198(3):687–691.
89. Swaminathan S, Padmapriyadarsini C, Narendran G. HIV-associated tuberculosis: clinical update. *Clin Infect Dis* 2010; 50(10):1377–1386.
90. Saurborn DP, Fishman JE, Boiselle PM. The imaging spectrum of pulmonary tuberculosis in AIDS. *J Thorac Imaging* 2002;17(1):28–33.
91. Long R, Maycher B, Scalcini M, et al. The chest roentgenogram in pulmonary tuberculosis patients seropositive for human immunodeficiency virus type 1. *Chest* 1991;99:123–127.
92. Pitchenik AE, Rubinson HA. The radiographic appearance of tuberculosis in patients with the acquired immune deficiency syndrome (AIDS) and pre-AIDS. *Am Rev Respir Dis* 1985;131:393–396.
93. Busi Rizzi E, Schinina V, Palmieri F, et al. Radiological patterns in HIV-associated pulmonary tuberculosis: comparison between HAART-treated and non-HAART-treated patients. *Clin Radiol* 2003;58(6):469–473.
94. Muller M, Wandel S, Colebunders R, et al. Immune reconstitution inflammatory syndrome in patients starting antiretroviral therapy for HIV infection: a systematic review and meta-analysis. *Lancet Infect Dis* 2010;10(4):251–261.
95. Calligaro G, Meintjes G, Mendelson M. Pulmonary manifestations of the immune reconstitution inflammatory syndrome. *Curr Opin Pulm Med* 2011;17(3):180–188.
96. Fishman JE, Saraf-Lavi E, Narita M, et al. Pulmonary tuberculosis in AIDS patients: transient chest radiographic worsening after initiation of antiretroviral therapy. *AJR Am J Roentgenol* 2000;174(1):43–49.
97. Buckingham SJ, Haddow LJ, Shaw PJ, et al. Immune reconstitution inflammatory syndrome in HIV-infected patients with mycobacterial infections starting highly active anti-retroviral therapy. *Clin Radiol* 2004;59(6):505–513.
98. Hill AR, Somasundaram P, Brustein S, et al. Disseminated tuberculosis in the acquired immunodeficiency syndrome. *Am Rev Resp Dis* 1991;144:1164–1170.
99. Laissy JP, Cadi M, Boudiaf ZE, et al. Pulmonary tuberculosis: computed tomography and high-resolution computed tomography patterns in patients who are either HIV-negative or HIV-seropositive. *J Thorac Imaging* 1998;13(1):58–64.
100. Rajeswaran G, Becker JL, Michailidis C, et al. The radiology of IRIS (immune reconstitution inflammatory syndrome) in patients with mycobacterial tuberculosis and HIV co-infection: appearances in 11 patients. *Clin Radiol* 2006;61(10):833–843.
101. Richardson D, Rubinstein L, Ross E, et al. Cystic lung lesions as an immune reconstitution inflammatory syndrome (IRIS) in HIV-TB co-infection? *Thorax* 2005;60(10):884.
102. Griffith DE, Aksamit T, Brown-Elliott BA, et al. An official ATS/IDSA statement: diagnosis, treatment, and prevention of nontuberculous mycobacterial diseases. *Am J Respir Crit Care Med* 2007;175(4):367–416.
103. Jones D, Havlir DV. Nontuberculous mycobacteria in the HIV infected patient. *Clin Chest Med* 2002;23(3):665–674.
104. Prevots DR, Shaw PA, Strickland D, et al. Nontuberculous mycobacterial lung disease prevalence at four integrated health care delivery systems. *Am J Respir Crit Care Med* 2010;182(7):970–976.
105. Adjemian J, Olivier KN, Seitz AE, et al. Prevalence of nontuberculous mycobacterial lung disease in U.S. Medicare beneficiaries. *Am J Respir Crit Care Med* 2012;185(8):881–886.
106. Marras TK, Chedore P, Ying AM, et al. Isolation prevalence of pulmonary non-tuberculous mycobacteria in Ontario, 1997–2003. *Thorax* 2007;62(8):661–666.
107. Winthrop KL, McNelley E, Kendall B, et al. Pulmonary nontuberculous mycobacterial disease prevalence and clinical features: an emerging public health disease. *Am J Respir Crit Care Med* 2010;182(7):977–982.
108. Taiwo B, Glassroth J. Nontuberculous mycobacterial lung diseases. *Infect Dis Clin North Am* 2010;24(3):769–789.
109. Bodle EE, Cunningham JA, Della-Latta P, et al. Epidemiology of nontuberculous mycobacteria in patients without HIV infection, New York City. *Emerg Infect Dis* 2008;14(3):390–396.
110. Glassroth J. Pulmonary disease due to nontuberculous mycobacteria. *Chest* 2008;133(1):243–251.
111. Martinez S, McAdams HP, Batchu CS. The many faces of pulmonary nontuberculous mycobacterial infection. *AJR Am J Roentgenol* 2007;189(1):177–186.
112. Field SK, Cowie RL. Lung disease due to the more common nontuberculous mycobacteria. *Chest* 2006;129(6):1653–1672.
113. Shu CC, Lee CH, Hsu CL, et al. Clinical characteristics and prognosis of nontuberculous mycobacterial lung disease with different radiographic patterns. *Lung* 2011;189(6):467–474.
114. Marras TK, Mehta M, Chedore P, et al. Nontuberculous mycobacterial lung infections in Ontario, Canada: clinical and microbiological characteristics. *Lung* 2010;188(4):289–299.
115. Dhillon SS, Watanakunakorn C. Lady Windermere syndrome: middle lobe bronchiectasis and *Mycobacterium avium* complex infection due to voluntary cough suppression. *Clin Infect Dis* 2000;30(3):572–575.
116. Reich JM, Johnson RE. *Mycobacterium avium* complex pulmonary disease presenting as an isolated lingular or middle lobe pattern. The Lady Windermere syndrome. *Chest* 1992;101(6):1605–1609.
117. Kasthoori JJ, Liam CK, Wastie ML. Lady Windermere syndrome: an inappropriate eponym for an increasingly important condition. *Singapore Med J* 2008;49(2):e47–e49.
118. Fujita J, Ohtsuki Y, Suemitsu I, et al. Pathological and radiological changes in resected lung specimens in *Mycobacterium avium intracellulare* complex disease. *Eur Respir J* 1999;13(3):535–540.
119. Khoor A, Leslie KO, Tazelaar HD, et al. Diffuse pulmonary disease caused by nontuberculous mycobacteria in immunocompetent people (hot tub lung). *Am J Clin Pathol* 2001;115(5):755–762.
120. Rickman OB, Ryu JH, Fidler ME, et al. Hypersensitivity pneumonitis associated with *Mycobacterium avium* complex and hot tub use. *Mayo Clin Proc* 2002;77(11):1233–1237.
121. Hartman TE, Jensen E, Tazelaar HD, et al. CT findings of granulomatous pneumonitis secondary to *Mycobacterium avium-intracellulare* inhalation: "hot tub lung". *AJR Am J Roentgenol* 2007;188(4):1050–1053.
122. Phillips P, Bonner S, Gataric N, et al. Nontuberculous mycobacterial immune reconstitution syndrome in HIV-infected patients: spectrum of disease and long-term follow-up. *Clin Infect Dis* 2005;41(10):1483–1497.
123. Hollings NP, Wells AU, Wilson R, et al. Comparative appearances of non-tuberculous mycobacteria species: a CT study. *Eur Radiol* 2002;12(9):2211–2217.
124. Ellis SM, Hansell DM. Imaging of non-tuberculous (atypical) mycobacterial pulmonary infection. *Clin Radiol* 2002;57(8):661–669.
125. Miller WT Jr. Spectrum of pulmonary nontuberculous mycobacterial infection. *Radiology* 1994;191:343–350.
126. Swensen SJ, Hartman TE, Williams DE. Computed tomographic diagnosis of *Mycobacterium avium-intracellulare* complex in patients with bronchiectasis. *Chest* 1994;105:49–52.
127. Moore EH. Atypical mycobacterial infection in the lung: CT appearance. *Radiology* 1993;187:777–782.

128. Maycher B, O'Connor R, Long R. Computed tomographic abnormalities in *Mycobacterium avium* complex lung disease include the mosaic pattern of reduced lung attenuation. *Can Assoc Radiol J* 2000;51(2):93–102.
129. Obayashi Y, Fujita J, Suemitsu I, et al. Successive follow-up of chest computed tomography in patients with *Mycobacterium avium-intracellulare* complex. *Respir Med* 1999;93(1):11–15.
130. Kasahara T, Nakajima Y, Niimi H, et al. HRCT findings of pulmonary *Mycobacterium avium* complex: a comparison with tuberculosis [Article in Japanese]. *Nihon Kokyuki Gakkai Zasshi* 1998;36(2):122–127.
131. Tanaka E, Amitani R, Niimi A, et al. Yield of computed tomography and bronchoscopy for the diagnosis of *Mycobacterium avium* complex pulmonary disease. *Am J Respir Crit Care Med* 1997;155(6):2041–2046.
132. Koh WJ, Lee KS, Kwon OJ, et al. Bilateral bronchiectasis and bronchiolitis at thin-section CT: diagnostic implications in nontuberculous mycobacterial pulmonary infection. *Radiology* 2005;235(1):282–288.
133. Silva CI, Churg A, Muller NL. Hypersensitivity pneumonitis: spectrum of high-resolution CT and pathologic findings. *AJR Am J Roentgenol* 2007;188(2):334–344.
134. Hanak V, Kalra S, Aksamit TR, et al. Hot tub lung: presenting features and clinical course of 21 patients. *Respir Med* 2006;100(4):610–615.
135. Pham RV, Vydareny KH, Gal AA. High-resolution computed tomography appearance of pulmonary *Mycobacterium avium* complex infection after exposure to hot tub: case of hot-tub lung. *J Thorac Imaging* 2003;18(1):48–52.
136. Levine B, Chaisson RE. *Mycobacterium kansasii*: a cause of treatable pulmonary disease associated with advanced human immunodeficiency virus (HIV) infection. *Ann Intern Med* 1991;114:861–868.
137. Andrejak C, Lescure FX, Pukenyte E, et al. *Mycobacterium xenopi* pulmonary infections: a multicentric retrospective study of 136 cases in north-east France. *Thorax* 2009;64(4):291–296.
138. Laissy JP, Cadi M, Cinqualbre A, et al. *Mycobacterium tuberculosis* versus nontuberculous mycobacterial infection of the lung in AIDS patients: CT and HRCT patterns. *J Comput Assist Tomogr* 1997;21(2):312–317.
139. Hocqueloux L, Lesprit P, Herrmann JL, et al. Pulmonary *Mycobacterium avium* complex disease without dissemination in HIV-infected patients. *Chest* 1998;113(2):542–548.
140. Nunweiler CG, Brown JA, Phillips P, et al. The imaging features of nontuberculous mycobacterial immune reconstitution syndrome. *J Comput Assist Tomogr* 2009;33(2):242–246.
141. Berman EJ, Iyer RS, Addrizzo-Harris D, et al. Immune-reconstitution syndrome related to atypical mycobacterial infection in AIDS. *J Thorac Imaging* 2008;23(3):182–187.
142. Jasmer RM, McCowin MJ, Webb WR. Miliary lung disease after intravesical bacillus Calmette-Guérin immunotherapy. *Radiology* 1996;201(1):43–44.
143. Rabe J, Neff KW, Lehmann KJ, et al. Miliary tuberculosis after intravesical bacille Calmette-Guérin immunotherapy for carcinoma of the bladder. *AJR Am J Roentgenol* 1999;172(3):748–750.
144. Nadasy KA, Patel RS, Emmett M, et al. Four cases of disseminated *Mycobacterium bovis* infection following intravesical BCG instillation for treatment of bladder carcinoma. *South Med J* 2008;101(1):91–95.
145. Lamm DL, van der Meijden PM, Morales A, et al. Incidence and treatment of complications of bacillus Calmette-Guérin intravesical therapy in superficial bladder cancer. *J Urol* 1992;147(3):596–600.
146. McParland C, Cotton DJ, Gowda KS, et al. Miliary *Mycobacterium bovis* induced by intravesical bacille Calmette-Guérin immunotherapy. *Am Rev Respir Dis* 1992;146(5, pt 1):1330–1333.
147. Waites KB, Talkington DF. *Mycoplasma pneumoniae* and its role as a human pathogen. *Clin Microbiol Rev* 2004;17(4):697–728; table of contents.
148. Lenglet A, Herrador Z, Magiorakos AP, et al. Surveillance status and recent data for *Mycoplasma pneumoniae* infections in the European Union and European Economic Area, January 2012. *Euro Surveill* 2012;17(5).
149. Carbonara S, Monno L, Longo B, et al. Community-acquired pneumonia *Curr Opin Pulm Med* 2009;15(3):261–273.
150. Müller NL, Miller RR. Diseases of the bronchioles: CT and histopathologic findings. *Radiology* 1995;196:3–12.
151. Reittner P, Müller NL, Heyneman L, et al. *Mycoplasma pneumoniae* pneumonia: radiographic and high-resolution CT features in 28 patients. *AJR Am J Roentgenol* 1999;174:37–41.
152. Okada F, Ando Y, Wakisaka M, et al. *Chlamydia pneumoniae* pneumonia and *Mycoplasma pneumoniae* pneumonia: comparison of clinical findings and CT findings. *J Comput Assist Tomogr* 2005;29(5):626–632.
153. Miyashita N, Sugiu T, Kawai Y, et al. Radiographic features of *Mycoplasma pneumoniae* pneumonia: differential diagnosis and performance timing. *BMC Med Imaging* 2009;9:7.
154. Lee I, Kim TS, Yoon HK. *Mycoplasma pneumoniae* pneumonia: CT features in 16 patients. *Eur Radiol* 2006;16(3):719–725.
155. Arakawa H, Webb WR, McCowin M, et al. Inhomogeneous lung attenuation at thin-section CT: diagnostic value of expiratory scans. *Radiology* 1998;206:89–94.
156. Kim CK, Chung CY, Kim JS, et al. Late abnormal findings on high-resolution computed tomography after *Mycoplasma* pneumonia. *Pediatrics* 2000;105(2):372–378.
157. Kim CK, Kim SW, Kim JS, et al. Bronchiolitis obliterans in the 1990s in Korea and the United States. *Chest* 2001;120(4):1101–1106.
158. Reynolds JH, Banerjee AK. Imaging pneumonia in immunocompetent and immunocompromised individuals. *Curr Opin Pulm Med* 2012;18(3):194–201.
159. Reynolds JH, McDonald G, Alton H, et al. Pneumonia in the immunocompetent patient. *Br J Radiol* 2010;83(996):998–1009.
160. Brown MJ, Worthy SA, Flint JD, et al. Invasive aspergillosis in the immunocompromised host: utility of computed tomography and bronchoalveolar lavage. *Clin Radiol* 1998;53(4):255–257.
161. Logan PM, Primack SL, Miller RR, et al. Invasive aspergillosis of the airways: radiographic, CT, and pathologic findings. *Radiology* 1994;193(2):383–388.
162. Tanaka N, Matsumoto T, Kuramitsu T, et al. High resolution CT findings in community-acquired pneumonia. *J Comput Assist Tomogr* 1996;20(4):600–608.
163. Lee KS, Kim TS, Han J, et al. Diffuse micronodular lung disease: HRCT and pathologic findings. *J Comput Assist Tomogr* 1999;23(1):99–106.
164. Tarver RD, Teague SD, Heitkamp DE, et al. Radiology of community-acquired pneumonia. *Radiol Clin North Am* 2005;43(3):497–512, viii.
165. Itoh H, Murata K, Konishi J, et al. Diffuse lung disease: pathologic basis for the high-resolution computed tomography findings. *J Thorac Imaging* 1993;8:176–188.
166. Syrjälä H, Broas M, Suramo I, et al. High-resolution computed tomography for the diagnosis of community-acquired pneumonia. *Clin Infect Dis* 1998;27(2):358–363.
167. Macfarlane J, Rose D. Radiographic features of staphylococcal pneumonia in adults and children. *Thorax* 1996;51(5):539–540.
168. Herold CJ, Sailer JG. Community-acquired and nosocomial pneumonia. *Eur Radiol* 2004;14(suppl 3):E2–E20.
169. Cheon JE, Im JG, Kim MY, et al. Thoracic actinomycosis: CT findings. *Radiology* 1998;209(1):229–233.
170. Reid AB, Chen SC, Worth LJ. *Pneumocystis jirovecii* pneumonia in non-HIV-infected patients: new risks and diagnostic tools. *Curr Opin Infect Dis* 2011;24(6):534–544.
171. Huang L, Cattamanchi A, Davis JL, et al. HIV-associated *Pneumocystis* pneumonia. *Proc Am Thorac Soc* 2011;8(3):294–300.
172. Cushion MT, Stringer JR. Stealth and opportunism: alternative lifestyles of species in the fungal genus *Pneumocystis*. *Annu Rev Microbiol* 2010;64:431–452.
173. Stringer JR, Beard CB, Miller RF. Spelling *Pneumocystis jirovecii*. *Emerg Infect Dis* 2009;15(3):506.
174. Morris A, Crothers K, Beck JM, et al. An official ATS workshop report: emerging issues and current controversies in HIV-associated pulmonary diseases. *Proc Am Thorac Soc* 2011;8(1):17–26.
175. Huang L, Crothers K. HIV-associated opportunistic pneumonias. *Respirology* 2009;14(4):474–485.
176. Bollee G, Sarfati C, Thiery G, et al. Clinical picture of *Pneumocystis jiroveci* pneumonia in cancer patients. *Chest* 2007;132(4):1305–1310.
177. Limper AH, Offord KP, Smith TF, et al. *Pneumocystis carinii*

pneumonia. Differences in lung parasite number and inflammation in patients with and without AIDS. *Am Rev Respir Dis* 1989;140(5):1204–1209.
178. Marchiori E, Muller NL, Soares Souza A Jr, et al. Pulmonary disease in patients with AIDS: high-resolution CT and pathologic findings. *AJR Am J Roentgenol* 2005;184(3):757–764.
179. Foley NM, Griffiths MH, Miller RF. Histologically atypical *Pneumocystis carinii* pneumonia. *Thorax* 1993;48:996–1001.
180. Travis WD, Pittaluga S, Lipschik GY, et al. Atypical pathologic manifestations of *Pneumocystis carinii* pneumonia in the acquired immune deficiency syndrome. *Am J Surg Pathol* 1990;14:615–625.
181. Murray JF, Mills J. Pulmonary infectious complications of human immunodeficiency virus infection. *Am Rev Resp Dis* 1990;141:1356–1372.
182. Gilroy SA, Bennett NJ. *Pneumocystis* pneumonia. *Semin Respir Crit Care Med* 2011;32(6):775–782.
183. DeLorenzo LJ, Huang CT, Maguire GP, et al. Roentgenographic patterns of *Pneumocystis carinii* pneumonia in 104 patients with AIDS. *Chest* 1987;91:323–327.
184. Suster B, Ackerman M, Orenstein M, et al. Pulmonary manifestations of AIDS: review of 106 episodes. *Radiology* 1987;161:87–93.
185. Naidich DP, Garay SM, Leitman BS, et al. Radiographic manifestations of pulmonary disease in the aquired immuno-deficiency syndrome (AIDS). *Semin Roentgenol* 1987;22:14–30.
186. Fujii T, Nakamura T, Iwamoto A. *Pneumocystis* pneumonia in patients with HIV infection: clinical manifestations, laboratory findings, and radiological features. *J Infect Chemother* 2007;13(1):1–7.
187. Goodman PC. *Pneumocystis carinii* pneumonia. *J Thorac Imaging.* 1991;6:16–21.
188. Radin DR, Baker EL, Klatt EC, et al. Visceral and nodal calcification in patients with AIDS-related *Pneumocystis carinii* infection. *AJR Am J Roentgenol* 1990;154:27–31.
189. Barrio JL, Suarez M, Rodriguez JL, et al. *Pneumocystis carinii* pneumonia presenting as cavitating and noncavitating solitary pulmonary nodules in patients with the acquired immunodeficiency syndrome. *Am Rev Resp Dis* 1986;134:1094–1096.
190. Bergin CJ, Wirth RL, Berry GJ, et al. *Pneumocystis carinii* pneumonia: CT and HRCT observations. *J Comput Assist Tomogr* 1990;14:756–759.
191. Kuhlman JE, Kavuru M, Fishman EK, et al. *Pneumocystis carinii* pneumonia: spectrum of parenchymal CT findings. *Radiology* 1990;175:711–714.
192. Hardak E, Brook O, Yigla M. Radiological features of *Pneumocystis jirovecii* pneumonia in immunocompromised patients with and without AIDS. *Lung* 2010;188(2):159–163.
193. Rossi SE, Erasmus JJ, Volpacchio M, et al. "Crazy-paving" pattern at thin-section CT of the lungs: radiologic-pathologic overview. *Radiographics* 2003;23(6):1509–1519.
194. McGuinness G, Gruden JF. Viral and *Pneumocystis carinii* infections of the lung in the immunocompromised host. *J Thorac Imaging* 1999;14(1):25–36.
195. Richards PJ, Riddell L, Reznek RH, et al. High resolution computed tomography in HIV patients with suspected *Pneumocystis carinii* pneumonia and a normal chest radiograph. *Clin Radiol* 1996;51(10):689–693.
196. Wassermann K, Pothoff G, Kirn E, et al. Chronic *Pneumocystis carinii* pneumonia in AIDS. *Chest* 1993;104(3):667–672.
197. McGuinness G, Naidich DP, Garay SM, et al. AIDS associated bronchiectasis: CT features. *J Comput Assist Tomogr* 1993;17:260–266.
198. Kuhlman JE, Knowles MC, Fishman EK, et al. Premature bullous pulmonary damage in AIDS: CT diagnosis. *Radiology* 1989;173:23–26.
199. Chow C, Templeton PA, White CS. Lung cysts associated with *Pneumocystis carinii* pneumonia: radiographic characteristics, natural history, and complications. *AJR Am J Roentgenol* 1993;161:527–531.
200. Klein JS, Warnock M, Webb WR, et al. Cavitating and noncavitating granulomas in AIDS patients with *Pneumocystis* pneumonitis. *AJR Am J Roentgenol* 1989;152(4):753–754.
201. Sheikh S, Madiraju K, Steiner P, et al. Bronchiectasis in pediatric AIDS. *Chest* 1997;112(5):1202–1207.
202. Gurney JW, Bates FT. Pulmonary cystic disease: comparison of *Pneumocystis carinii* pneumatoceles and bullous emphysema due to intravenous drug abuse. *Radiology* 1989;173:27–31.
203. Feuerstein I, Archer A, Pluda JM, et al. Thin-walled cavities, cysts, and pneumothorax in *Pneumocystis carinii* pneumonia: further observations with histopathologic correlation. *Radiology* 1990;174:697–702.
204. Panicek DM. Cystic pulmonary lesions in patients with AIDS [Editorial]. *Radiology* 1989;173:12–14.
205. Huang RM, Naidich DP, Lubat E, et al. Septic pulmonary emboli: CT-radiographic correlation. *AJR Am J Roentgenol* 1989;153:41–45.
206. Mayor B, Schnyder P, Giron J, et al. Mediastinal and hilar lymphadenopathy due to *Pneumocystis carinii* infection in AIDS patients: CT features. *J Comput Assist Tomogr* 1994;18(3):408–411.
207. Bianco R, Arborio G, Mariani P, et al. *Pneumocystis carinii* lung infections in AIDS patients: a study with high-resolution computed tomography (HRCT) [Article in Spanish]. *Radiol Med (Torino)* 1996;91(4):370–376.
208. Gruden JF, Klein JS, Webb WR. Percutaneous transthoracic needle biopsy in AIDS: analysis in 32 patients. *Radiology* 1993;189:567–571.
209. McGuinness G. Changing trends in the pulmonary manifestations of AIDS. *Radiol Clin North Am* 1997;35(5):1029–1082.
210. McGuinness G, Gruden JF, Bhalla M, et al. AIDS-related airway disease. *AJR Am J Roentgenol* 1997;168(1):67–77.
211. Edinburgh KJ, Jasmer RM, Huang L, et al. Multiple pulmonary nodules in AIDS: usefulness of CT in distinguishing among potential causes. *Radiology* 2000;214:427–432.
212. Kuhlman JE. Pneumocystic infections: the radiologist's perspective. *Radiology* 1996;198(3):623–635.
213. Achenbach CJ, Harrington RD, Dhanireddy S, et al. Paradoxical immune reconstitution inflammatory syndrome in HIV-infected patients treated with combination antiretroviral therapy after AIDS-defining opportunistic infection. *Clin Infect Dis* 2012;54(3):424–433.
214. Grant PM, Komarow L, Andersen J, et al. Risk factor analyses for immune reconstitution inflammatory syndrome in a randomized study of early vs. deferred ART during an opportunistic infection. *PLoS One* 2010;5(7):e11416.
215. Wislez M, Bergot E, Antoine M, et al. Acute respiratory failure following HAART introduction in patients treated for *Pneumocystis carinii* pneumonia. *Am J Respir Crit Care Med* 2001;164(5):847–851.
216. Godoy MC, Silva CI, Ellis J, et al. Organizing pneumonia as a manifestation of *Pneumocystis jiroveci* immune reconstitution syndrome in HIV-positive patients: report of 2 cases. *J Thorac Imaging* 2008;23(1):39–43.
217. Kang EY, Staples CA, McGuinness G, et al. Detection and differential diagnosis of pulmonary infections and tumors in patients with AIDS: value of chest radiography versus CT. *AJR Am J Roentgenol* 1996;166(1):15–19.
218. Brown MJ, Miller RR, Müller NL. Acute lung disease in the immunocompromised host: CT and pathologic examination findings. *Radiology* 1994;190:247–254.
219. Boeckh M, Geballe AP. Cytomegalovirus: pathogen, paradigm, and puzzle. *J Clin Invest* 2011;121(5):1673–1680.
220. de la Hoz RE, Stephens G, Sherlock C. Diagnosis and treatment approaches of CMV infections in adult patients. *J Clin Virol* 2002;25(suppl 2):S1–S12.
221. Ison MG, Fishman JA. Cytomegalovirus pneumonia in transplant recipients. *Clin Chest Med* 2005;26(4):691–705, viii.
222. Kotloff RM, Ahya VN, Crawford SW. Pulmonary complications of solid organ and hematopoietic stem cell transplantation. *Am J Respir Crit Care Med* 2004;170(1):22–48.
223. Konoplev S, Champlin RE, Giralt S, et al. Cytomegalovirus pneumonia in adult autologous blood and marrow transplant recipients. *Bone Marrow Transplant* 2001;27(8):877–881.
224. Coy DL, Ormazabal A, Godwin JD, et al. Imaging evaluation of pulmonary and abdominal complications following hematopoietic stem cell transplantation. *Radiographics* 2005;25(2):305–317; discussion 318.
225. Franquet T, Lee KS, Müller NL. Thin-section CT findings in 32 immunocompromised patients with cytomegalovirus pneumonia who

do not have AIDS. *AJR Am J Roentgenol* 2003;181(4):1059–1063.
226. Olliff JF, Williams MP. Radiological appearances of cytomegalovirus infections. *Clin Radiol* 1989;40(5):463–467.
227. Aafedt BC, Halvorsen R, Tylen U, et al. Cytomegalovirus pneumonia: computed tomography findings. *Can Assoc Radiol J* 1990;41:276–280.
228. Kang EY, Patz EF Jr, Müller NL. Cytomegalovirus pneumonia in transplant patients: CT findings. *J Comput Assist Tomogr* 1996;20(2):295–299.
229. McGuinness G, Scholes JV, Garay SM, et al. Cytomegalovirus pneumonitis: spectrum of parenchymal CT findings with pathologic correlation in 21 AIDS patients. *Radiology* 1994;192:451–459.
230. Abe K, Suzuki K, Kamata N, et al. High-resolution CT findings in cytomegalovirus pneumonitis after bone marrow transplantation [Article in Japanese]. *Nippon Igaku Hoshasen Gakkai Zasshi* 1998;58(1):7–11.
231. Barton TD, Blumberg EA. Viral pneumonias other than cytomegalovirus in transplant recipients. *Clin Chest Med* 2005;26(4):707–720, viii.
232. Camps Serra M, Cervera C, Pumarola T, et al. Virological diagnosis in community-acquired pneumonia in immunocompromised patients. *Eur Respir J* 2008;31(3):618–624.
233. Garbino J, Gerbase MW, Wunderli W, et al. Lower respiratory viral illnesses: improved diagnosis by molecular methods and clinical impact. *Am J Respir Crit Care Med* 2004;170(11):1197–1203.
234. Franquet T, Rodriguez S, Martino R, et al. Thin-section CT findings in hematopoietic stem cell transplantation recipients with respiratory virus pneumonia. *AJR Am J Roentgenol* 2006;187(4):1085–1090.
235. Johnstone J, Majumdar SR, Fox JD, et al. Viral infection in adults hospitalized with community-acquired pneumonia: prevalence, pathogens, and presentation. *Chest* 2008;134(6):1141–1148.
236. Ruuskanen O, Lahti E, Jennings LC, et al. Viral pneumonia. *Lancet* 2011;377(9773):1264–1275.
237. Oikonomou A, Muller NL, Nantel S. Radiographic and high-resolution CT findings of influenza virus pneumonia in patients with hematologic malignancies. *AJR Am J Roentgenol* 2003;181(2):507–511.
238. Kanne JP, Godwin JD, Franquet T, et al. Viral pneumonia after hematopoietic stem cell transplantation: high-resolution CT findings. *J Thorac Imaging* 2007;22(3):292–299.
239. Ajlan AM, Quiney B, Nicolaou S, et al. Swine-origin influenza A (H1N1) viral infection: radiographic and CT findings. *AJR Am J Roentgenol* 2009;193(6):1494–1499.
240. Agarwal PP, Cinti S, Kazerooni EA. Chest radiographic and CT findings in novel swine-origin influenza A (H1N1) virus (S-OIV) infection. *AJR Am J Roentgenol* 2009;193(6):1488–1493.
241. Elicker BM, Schwartz BS, Liu C, et al. Thoracic CT findings of novel influenza A (H1N1) infection in immunocompromised patients. *Emerg Radiol* 2010;17(4):299–307.
242. Chandler TM, Leipsic J, Nicolaou S, et al. Confirmed swine-origin influenza A (H1N1) viral pneumonia: computed tomographic findings in the immunocompetent and the immunocompromised. *J Comput Assist Tomogr* 2011;35(5):602–607.
243. Lynch JP 3rd, Walsh EE. Influenza: evolving strategies in treatment and prevention. *Semin Respir Crit Care Med* 2007;28(2):144–158.
244. Shrestha SS, Swerdlow DL, Borse RH, et al. Estimating the burden of 2009 pandemic influenza A (H1N1) in the United States (April 2009–April 2010). *Clin Infect Dis* 2011;1(52):S75–S82.
245. LaRussa P. Pandemic novel 2009 H1N1 influenza: what have we learned? *Semin Respir Crit Care Med* 2011;32(4):393–399.
246. Mytton OT, Rutter PD, Donaldson LJ. Influenza A(H1N1)pdm09 in England, 2009 to 2011: a greater burden of severe illness in the year after the pandemic than in the pandemic year. *Euro Surveill* 2012;17(14):20139.
247. Ljungman P, Andersson J, Aschan J, et al. Influenza A in immunocompromised patients. *Clin Infect Dis* 1993;17(2):244–247.
248. Kim EA, Lee KS, Primack SL, et al. Viral pneumonias in adults: radiologic and pathologic findings. *Radiographics* 2002;22(spec no):S137–S149.
249. Perez-Padilla R, de la Rosa-Zamboni D, Ponce de Leon S, et al. Pneumonia and respiratory failure from swine-origin influenza A (H1N1) in Mexico. *N Engl J Med* 2009;361(7):680–689.
250. Kang H, Lee KS, Jeong YJ, et al. Computed tomography findings of influenza A (H1N1) pneumonia in adults: pattern analysis and prognostic comparisons. *J Comput Assist Tomogr* 2012;36(3):285–290.
251. Marchiori E, Zanetti G, Fontes CA, et al. Influenza A (H1N1) virus-associated pneumonia: high-resolution computed tomography-pathologic correlation. *Eur J Radiol* 2011;80(3):30.
252. Krinzman S, Basgoz N, Kradin R, et al. Respiratory syncytial virus-associated infections in adult recipients of solid organ transplants. *J Heart Lung Transplant* 1998;17(2):202–210.
253. Matar LD, McAdams HP, Palmer SM, et al. Respiratory viral infections in lung transplant recipients: radiologic findings with clinical correlation. *Radiology* 1999;213(3):735–742.
254. Ko JP, Shepard JA, Sproule MW, et al. CT manifestations of respiratory syncytial virus infection in lung transplant recipients. *J Comput Assist Tomogr* 2000;24(2):235–241.
255. Ariza-Heredia EJ, Fishman JE, Cleary T, et al. Clinical and radiological features of respiratory syncytial virus in solid organ transplant recipients: a single-center experience. *Transpl Infect Dis* 2012;14(1):64–71.
256. Williams JV, Harris PA, Tollefson SJ, et al. Human metapneumovirus and lower respiratory tract disease in otherwise healthy infants and children. *N Engl J Med* 2004;350(5):443–450.
257. Boivin G, Abed Y, Pelletier G, et al. Virological features and clinical manifestations associated with human metapneumovirus: a new paramyxovirus responsible for acute respiratory-tract infections in all age groups. *J Infect Dis* 2002;186(9):1330–1334.
258. Wong CK, Lai V, Wong YC. Comparison of initial high resolution computed tomography features in viral pneumonia between metapneumovirus infection and severe acute respiratory syndrome. *Eur J Radiol* 2012;81(5):1083–1087.
259. Gasparetto EL, Escuissato DL, Inoue C, et al. Herpes simplex virus type 2 pneumonia after bone marrow transplantation: high-resolution CT findings in 3 patients. *J Thorac Imaging* 2005;20(2):71–73.
260. Aquino SL, Dunagan DP, Chiles C, et al. Herpes simplex virus 1 pneumonia: patterns on CT scans and conventional chest radiographs. *J Comput Assist Tomogr* 1998;22(5):795–800.
261. Escuissato DL, Gasparetto EL, Marchiori E, et al. Pulmonary infections after bone marrow transplantation: high-resolution CT findings in 111 patients. *AJR Am J Roentgenol* 2005;185(3):608–615.
262. Chong S, Kim TS, Cho EY. Herpes simplex virus pneumonia: high-resolution CT findings. *Br J Radiol* 2010;83(991):585–589.
263. Mohsen AH, McKendrick M. Varicella pneumonia in adults. *Eur Respir J* 2003;21(5):886–891.
264. Avnon LS, Smolikov A, Almog Y. Varicella pneumonia in southern Israel: clinical characteristics, diagnosis and therapeutic considerations. *Isr Med Assoc J* 2009;11(5):261–265.
265. Kim JS, Ryu CW, Lee SI, et al. High-resolution CT findings of varicella-zoster pneumonia. *AJR Am J Roentgenol* 1999;172(1):113–116.
266. Fraisse P, Faller M, Rey D, et al. Recurrent varicella pneumonia complicating an endogenous reactivation of chickenpox in an HIV-infected adult patient. *Eur Respir J* 1998;11(3):776–778.
267. Kousha M, Tadi R, Soubani AO. Pulmonary aspergillosis: a clinical review. *Eur Respir Rev* 2011;20(121):156–174.
268. Thompson GR 3rd, Patterson TF. Pulmonary aspergillosis: recent advances. *Semin Respir Crit Care Med* 2011;32(6):673–681.
269. Sherif R, Segal BH. Pulmonary aspergillosis: clinical presentation, diagnostic tests, management and complications. *Curr Opin Pulm Med* 2010;16(3):242–250.
270. Franquet T, Muller NL, Gimenez A, et al. Semiinvasive pulmonary aspergillosis in chronic obstructive pulmonary disease: radiologic and pathologic findings in nine patients. *AJR Am J Roentgenol* 2000;174(1):51–56.
271. Kim SY, Lee KS, Han J, et al. Semiinvasive pulmonary aspergillosis: CT and pathologic findings in six patients. *AJR Am J Roentgenol* 2000;174(3):795–798.
272. Al-Alawi A, Ryan CF, Flint JD, et al. *Aspergillus*-related lung disease. *Can Respir J* 2005;12(7):377–387.
273. Barnes PD, Marr KA. Aspergillosis: spectrum of disease, diagnosis,

and treatment. *Infect Dis Clin North Am* 2006;20(3):545–561, vi.
274. Yousem SA. The histological spectrum of chronic necrotizing forms of pulmonary aspergillosis. *Hum Pathol* 1997;28(6):650–656.
275. Franquet T, Muller NL, Flint JD. A patient with ankylosing spondylitis and recurrent haemoptysis. *Eur Respir J* 2004;23(3):488–491.
276. Gotway MB, Dawn SK, Caoili EM, et al. The radiologic spectrum of pulmonary *Aspergillus* infections. *J Comput Assist Tomogr* 2002;26(2):159–173.
277. Zmeili OS, Soubani AO. Pulmonary aspergillosis: a clinical update. *QJM* 2007;100(6):317–334.
278. Kato T, Usami I, Morita H, et al. Chronic necrotizing pulmonary aspergillosis in pneumoconiosis: clinical and radiologic findings in 10 patients. *Chest* 2002;121(1):118–127.
279. Gefter WB, Weingrad TR, Epstein DM, et al. "Semi-invasive" pulmonary aspergillosis: a new look at the spectrum of *Aspergillus* infections of the lung. *Radiology* 1981;140:313–321.
280. Gefter WB. The spectrum of pulmonary aspergillosis. *J Thorac Imaging* 1992;7(4):56–74.
281. Logan PM, Müller NL. High-resolution computed tomography and pathologic findings in pulmonary aspergillosis: a pictorial essay. *Can Assoc Radiol J* 1996;47(6):444–452.
282. Segal BH, Walsh TJ. Current approaches to diagnosis and treatment of invasive aspergillosis. *Am J Respir Crit Care Med* 2006;173(7):707–717.
283. Horger M, Hebart H, Einsele H, et al. Initial CT manifestations of invasive pulmonary aspergillosis in 45 non-HIV immunocompromised patients: association with patient outcome? *Eur J Radiol* 2005;55(3):437–444.
284. Hruban RH, Meziane MA, Zerhouni EA, et al. Radiologic-pathologic correlation of the CT halo sign in invasive pulmonary aspergillosis. *J Comput Assist Tomogr* 1987;11(3):534–536.
285. Caillot D, Casasnovas O, Bernard A, et al. Improved management of invasive pulmonary aspergillosis in neutropenic patients using early thoracic computed tomographic scan and surgery. *J Clin Oncol* 1997;15(1):139–147.
286. Ali R, Ozkalemkas F, Ozcelik T, et al. Invasive pulmonary aspergillosis: role of early diagnosis and surgical treatment in patients with acute leukemia. *Ann Clin Microbiol Antimicrob* 2006;5:17.
287. Bruno C, Minniti S, Vassanelli A, et al. Comparison of CT features of *Aspergillus* and bacterial pneumonia in severely neutropenic patients. *J Thorac Imaging* 2007;22(2):160–165.
288. Kuhlman JE, Fishman EK, Burch PA, et al. Invasive pulmonary aspergillosis in acute leukemia: the contribution of CT to early diagnosis and aggressive management. *Chest* 1987;92(1):95–99.
289. Smith JA, Kauffman CA. Pulmonary fungal infections. *Respirology* 2012;17(6):913–926.
290. Pfeiffer CD, Fine JP, Safdar N. Diagnosis of invasive aspergillosis using a galactomannan assay: a meta-analysis. *Clin Infect Dis* 2006;42(10):1417–1427.
291. Maertens J, Maertens V, Theunissen K, et al. Bronchoalveolar lavage fluid galactomannan for the diagnosis of invasive pulmonary aspergillosis in patients with hematologic diseases. *Clin Infect Dis* 2009;49(11):1688–1693.
292. Kim Y, Lee KS, Jung KJ, et al. Halo sign on high resolution CT: findings in spectrum of pulmonary diseases with pathologic correlation. *J Comput Assist Tomogr* 1999;23(4):622–626.
293. Primack SL, Hartman TE, Lee KS, et al. Pulmonary nodules and the CT halo sign. *Radiology* 1994;190:513–515.
294. Caillot D, Couaillier JF, Bernard A, et al. Increasing volume and changing characteristics of invasive pulmonary aspergillosis on sequential thoracic computed tomography scans in patients with neutropenia. *J Clin Oncol* 2001;19(1):253–259.
295. Brodoefel H, Vogel M, Hebart H, et al. Long-term CT follow-up in 40 non-HIV immunocompromised patients with invasive pulmonary aspergillosis: kinetics of CT morphology and correlation with clinical findings and outcome. *AJR Am J Roentgenol* 2006;187(2):404–413.
296. Georgiadou SP, Sipsas NV, Marom EM, et al. The diagnostic value of halo and reversed halo signs for invasive mold infections in compromised hosts. *Clin Infect Dis* 2011;52(9):1144–1155.
297. Park SY, Lim C, Lee SO, et al. Computed tomography findings in invasive pulmonary aspergillosis in non-neutropenic transplant recipients and neutropenic patients, and their prognostic value. *J Infect* 2011;63(6):447–456.
298. Qin J, Meng X, Fang Y, et al. Computed tomography and clinical features of invasive pulmonary aspergillosis in liver transplant recipients. *J Thorac Imaging* 2012;27(2):107–112.
299. Greene RE, Schlamm HT, Oestmann JW, et al. Imaging findings in acute invasive pulmonary aspergillosis: clinical significance of the halo sign. *Clin Infect Dis* 2007;44(3):373–379.
300. Milito MA, Kontoyiannis DP, Lewis RE, et al. Influence of host immunosuppression on CT findings in invasive pulmonary aspergillosis. *Med Mycol* 2010;48(6):817–823.
301. Barloon TJ, Galvin JR, Mori M, et al. High-resolution ultrafast chest CT in the clinical management of febrile bone marrow transplant patients with normal or nonspecific chest roentgenograms [see comments]. *Chest* 1991;99:928–933.
302. Won HJ, Lee KS, Cheon JE, et al. Invasive pulmonary aspergillosis: prediction at thin-section CT in patients with neutropenia—a prospective study. *Radiology* 1998;208(3):777–782.
303. Mori M, Galvin JR, Barloon TJ, et al. Fungal pulmonary infections after bone marrow transplantation: evaluation with radiography and CT. *Radiology* 1991;178:721–726.
304. Hauggaard A, Ellis M, Ekelund L. Early chest radiography and CT in the diagnosis, management and outcome of invasive pulmonary aspergillosis. *Acta Radiol* 2002;43(3):292–298.
305. Weisser M, Rausch C, Droll A, et al. Galactomannan does not precede major signs on a pulmonary computerized tomographic scan suggestive of invasive aspergillosis in patients with hematological malignancies. *Clin Infect Dis* 2005;41(8):1143–1149.
306. Hidalgo A, Parody R, Martino R, et al. Correlation between high-resolution computed tomography and galactomannan antigenemia in adult hematologic patients at risk for invasive aspergillosis. *Eur J Radiol* 2009;71(1):55–60.
307. Sonnet S, Buitrago-Tellez CH, Tamm M, et al. Direct detection of angioinvasive pulmonary aspergillosis in immunosuppressed patients: preliminary results with high-resolution 16-MDCT angiography. *AJR Am J Roentgenol* 2005;184(3):746–751.
308. Franquet T, Muller NL, Oikonomou A, et al. *Aspergillus* infection of the airways: computed tomography and pathologic findings. *J Comput Assist Tomogr* 2004;28(1):10–16.
309. Kemper CA, Hostetler JS, Follansbee SE, et al. Ulcerative and plaque-like tracheobronchitis due to infection with *Aspergillus* in patients with AIDS. *Clin Infect Dis* 1993;17(3):344–352.
310. Krenke R, Grabczak EM. Tracheobronchial manifestations of *Aspergillus* infections. *ScientificWorldJournal* 2011;11:2310–2329.
311. Machida U, Kami M, Kanda Y, et al. *Aspergillus* tracheobronchitis after allogeneic bone marrow transplantation. *Bone Marrow Transplant* 1999;24(10):1145–1149.
312. Hummel M, Schuler S, Hempel S, et al. Obstructive bronchial aspergillosis after heart transplantation. *Mycoses* 1993;36(11–12):425–428.
313. Connolly JE Jr, McAdams HP, Erasmus JJ, et al. Opportunistic fungal pneumonia. *J Thorac Imaging* 1999;14(1):51–62.
314. Pfaller MA, Diekema DJ. Epidemiology of invasive mycoses in North America. *Crit Rev Microbiol* 2010;36(1):1–53.
315. Chen SC, Blyth CC, Sorrell TC, et al. Pneumonia and lung infections due to emerging and unusual fungal pathogens. *Semin Respir Crit Care Med* 2011;32(6):703–716.
316. Kauffman CA. Fungal infections. *Proc Am Thorac Soc* 2006;3(1):35–40.
317. Evans SE. Coping with *Candida* infections. *Proc Am Thorac Soc* 2010;7(3):197–203.
318. Franquet T, Muller NL, Lee KS, et al. Pulmonary candidiasis after hematopoietic stem cell transplantation: thin-section CT findings. *Radiology* 2005;236(1):332–337.
319. Kriengkauykiat J, Ito JI, Dadwal SS. Epidemiology and treatment approaches in management of invasive fungal infections. *Clin Epidemiol* 2011;3:175–191.
320. Pappas PG, Alexander BD, Andes DR, et al. Invasive fungal infections among organ transplant recipients: results of the Transplant-Associated Infection Surveillance Network (TRANSNET). *Clin Infect Dis* 2010;50(8):1101–1111.
321. Haron E, Vartivarian S, Anaissie E, et al. Primary *Candida* pneu-

monia. Experience at a large cancer center and review of the literature. *Medicine (Baltimore)* 1993;72(3):137–142.
322. Buff SJ, McLelland R, Gallis HA, et al. *Candida albicans* pneumonia: radiographic appearance. *AJR Am J Roentgenol* 1982;138(4):645–648.
323. Kassner EG, Kauffman SL, Yoon JJ, et al. Pulmonary candidiasis in infants: clinical, radiologic, and pathologic features. *AJR Am J Roentgenol* 1981;137(4):707–716.
324. Althoff Souza C, Muller NL, Marchiori E, et al. Pulmonary invasive aspergillosis and candidiasis in immunocompromised patients: a comparative study of the high-resolution CT findings. *J Thorac Imaging* 2006;21(3):184–189.
325. Petrikkos G, Skiada A, Lortholary O, et al. Epidemiology and clinical manifestations of mucormycosis. *Clin Infect Dis* 2012;54 (suppl 1):S23–S34.
326. Rammaert B, Lanternier F, Zahar JR, et al. Healthcare-associated mucormycosis. *Clin Infect Dis* 2012;54(suppl 1):S44–S54.
327. Kwon-Chung KJ. Taxonomy of fungi causing mucormycosis and entomophthoramycosis (zygomycosis) and nomenclature of the disease: molecular mycologic perspectives. *Clin Infect Dis* 2012;54(suppl 1):S8–S15.
328. Neofytos D, Horn D, Anaissie E, et al. Epidemiology and outcome of invasive fungal infection in adult hematopoietic stem cell transplant recipients: analysis of Multicenter Prospective Antifungal Therapy (PATH) Alliance registry. *Clin Infect Dis* 2009;48(3):265–273.
329. Rubin SA, Chaljub G, Winer-Muram HT, et al. Pulmonary zygomycosis: a radiographic and clinical spectrum. *J Thorac Imaging* 1992;7(4):85–90.
330. McAdams HP, Rosado de Christenson M, Strollo DC, et al. Pulmonary mucormycosis: radiologic findings in 32 cases. *AJR Am J Roentgenol* 1997;168(6):1541–1548.
331. Jamadar DA, Kazerooni EA, Daly BD, et al. Pulmonary zygomycosis: CT appearance. *J Comput Assist Tomogr* 1995;19(5):733–738.
332. Wahba H, Truong MT, Lei X, et al. Reversed halo sign in invasive pulmonary fungal infections. *Clin Infect Dis* 2008;46(11): 1733–1737.
333. Chamilos G, Marom EM, Lewis RE, et al. Predictors of pulmonary zygomycosis versus invasive pulmonary aspergillosis in patients with cancer. *Clin Infect Dis* 2005;41(1):60–66.
334. Brizendine KD, Baddley JW, Pappas PG. Pulmonary cryptococcosis. *Semin Respir Crit Care Med* 2011;32(6):727–734.
335. Chambers C, MacDougall L, Li M, et al. Tourism and specific risk areas for *Cryptococcus gattii*, Vancouver Island, Canada. *Emerg Infect Dis* 2008;14(11):1781–1783.
336. Fox DL, Muller NL. Pulmonary cryptococcosis in immunocompetent patients: CT findings in 12 patients. *AJR Am J Roentgenol* 2005;185(3):622–626.
337. Lindell RM, Hartman TE, Nadrous HF, et al. Pulmonary cryptococcosis: CT findings in immunocompetent patients. *Radiology* 2005;236(1):326–331.
338. Boyars MC, Zwischenberger JB, Cox CS Jr. Clinical manifestations of pulmonary fungal infections. *J Thorac Imaging* 1992;7(4): 12–22.
339. Chang WC, Tzao C, Hsu HH, et al. Pulmonary cryptococcosis: comparison of clinical and radiographic characteristics in immunocompetent and immunocompromised patients. *Chest* 2006;129(2):333–340.
340. Sider L, Westcott MA. Pulmonary manifestations of cryptococcosis in patients with AIDS: CT features. *J Thorac Imaging* 1994;9(2): 78–84.
341. Restrepo A, Benard G, de Castro CC, et al. Pulmonary paracoccidioidomycosis. *Semin Respir Crit Care Med* 2008;29(2): 182–197.
342. Barreto MM, Marchiori E, Amorim VB, et al. Thoracic paracoccidioidomycosis: radiographic and CT findings. *Radiographics* 2012;32(1):71–84.
343. Souza AS Jr, Gasparetto EL, Davaus T, et al. High-resolution CT findings of 77 patients with untreated pulmonary paracoccidioidomycosis. *AJR Am J Roentgenol* 2006;187(5):1248–1252.
344. Gasparetto EL, Escuissato DL, Davaus T, et al. Reversed halo sign in pulmonary paracoccidioidomycosis. *AJR Am J Roentgenol* 2005;184(6):1932–1934.
345. Funari M, Kavakama J, Shikanai-Yasuda MA, et al. Chronic pulmonary paracoccidioidomycosis (South American blastomycosis): high-resolution CT findings in 41 patients. *AJR Am J Roentgenol* 1999;173(1):59–64.
346. Cook RJ, Ashton RW, Aughenbaugh GL, et al. Septic pulmonary embolism: presenting features and clinical course of 14 patients. *Chest* 2005;128(1):162–166.
347. Jorens PG, Van Marck E, Snoeckx A, et al. Nonthrombotic pulmonary embolism. *Eur Respir J* 2009;34(2):452–474.
348. Bach AG, Restrepo CS, Abbas J, et al. Imaging of nonthrombotic pulmonary embolism: biological materials, nonbiological materials, and foreign bodies. *Eur J Radiol* 2013;82(3):e120–e141.
349. Kuhlman JE, Fishman EK, Teigen C. Pulmonary septic emboli: diagnosis with CT. *Radiology* 1990;174:211–213.
350. Iwasaki Y, Nagata K, Nakanishi M, et al. Spiral CT findings in septic pulmonary emboli. *Eur J Radiol* 2001;37(3):190–194.
351. Kwon WJ, Jeong YJ, Kim KI, et al. Computed tomographic features of pulmonary septic emboli: comparison of causative microorganisms. *J Comput Assist Tomogr* 2007;31(3):390–394.
352. Dodd JD, Souza CA, Muller NL. High-resolution MDCT of pulmonary septic embolism: evaluation of the feeding vessel sign. *AJR Am J Roentgenol* 2006;187(3):623–629.
353. Murata K, Takahashi M, Mori M, et al. Pulmonary metastatic nodules: CT-pathologic correlation. *Radiology* 1992;182:331–335.
354. Balakrishnan J, Meziane MA, Siegelman SS, et al. Pulmonary infarction: CT appearance with pathologic correlation. *J Comput Assist Tomogr* 1989;13:941–945.

18 肺水腫と急性呼吸窮迫症候群

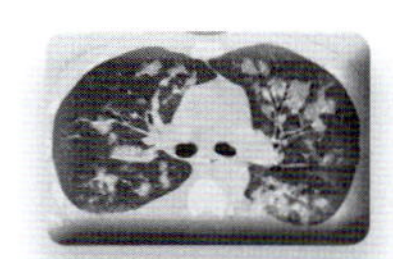

重要な項目

肺水腫 496
静水圧性肺水腫 496
びまん性肺胞傷害のない透過性亢進性肺水腫 498
混合性肺水腫 499
急性呼吸窮迫症候群とびまん性肺胞傷害 500

本章で使われる略語

AIP (acute interstitial pneumonia) 急性間質性肺炎
ARDS (acute respiratory distress syndrome) 急性呼吸窮迫症候群
DAD (diffuse alveolar damage) びまん性肺胞傷害
DAD-OP (diffuse alveolar damage with organizing pneumonia) 器質化肺炎を伴うびまん性肺胞傷害

肺 水 腫

肺水腫は，心原性や圧上昇による静水圧性か，非心原性で毛細血管の透過性亢進によるものに分類されることが多い．透過性亢進による肺水腫は静水圧の上昇を伴うこともあり[1,2]，単純に両者を区別することは，必ずしも適切でない．また，透過性亢進による肺水腫はびまん性肺胞傷害(DAD)を伴い，急性呼吸窮迫症候群(ARDS)に至ることがある．

(a) 静水圧性肺水腫，(b) DAD を伴わない透過性亢進性肺水腫，(c) 混合性肺水腫，(d) DAD を伴う透過性亢進性肺水腫(ARDS)，という肺水腫の分類が提案され[1,2]，病理学，生理学および画像所見とも整合性がある．これらの様々な肺水腫を胸部 X 線写真や高分解能 CT(HRCT)では十分に区別できないが[3,4]，所見上若干の差異がある[1,2]．

静水圧性肺水腫

静水圧性肺水腫は，血管内および血管外の静水圧と膠質浸透圧の正常な関係が変化することで生じる．多くの場合，肺静脈高血圧症を反映した血管内圧上昇が主な原因であり，その結果間質に水分が移動する．低アルブミン血症による血管内膠質浸透圧の低下も，間質への水分滲出につながる．

HRCT 上，静水圧性肺水腫では，一般に小葉間隔壁肥厚とすりガラス影をともに認めるが(図 18-1，図 18-2)，個々の症例ではいずれかが優位となることもある(図 18-3，図 18-4，表 18-1)[1,5-9]．クレイジー・ペイビング(図 18-5)とコンソリデーションもみられることがある．

患者によっては，辺縁不明瞭な脈管周囲や小葉中心性の陰影がみられたり，すりガラス影が汎小葉性や斑状にみえることもある(図 18-4)[10]．静水圧性肺水腫は，肺門周囲(図 18-4)と重力荷重部に分布する(図 18-6)傾向があるが[11,12]，全例ではない(図 18-2～図 18-4，図 18-7)．肺門周囲の気管支血管周囲間質の肥厚と胸膜下間質の肥厚(葉間の肥厚化としてみえる)もよく

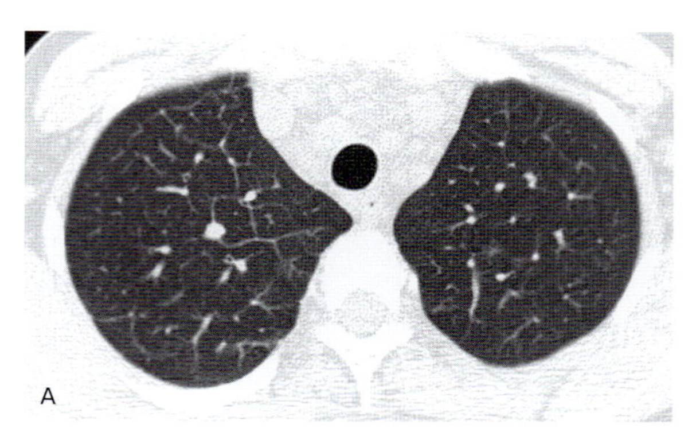

図 18-1 心筋症患者における静水圧性肺水腫．A-C：HRCT では，おそらく患者の体位のため右側優位に，小葉間隔壁の肥厚と斑状のすりガラス影を認める．気管支血管周囲間質肥厚(気管支壁の肥厚としてみられる，大きな矢印，B)と，胸膜下間質の肥厚(葉間の肥厚としてみられる，小さな矢印，B)がともにみえる． (つづく)

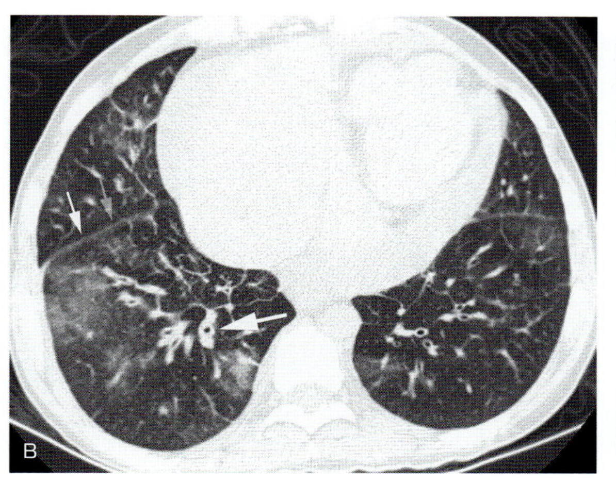

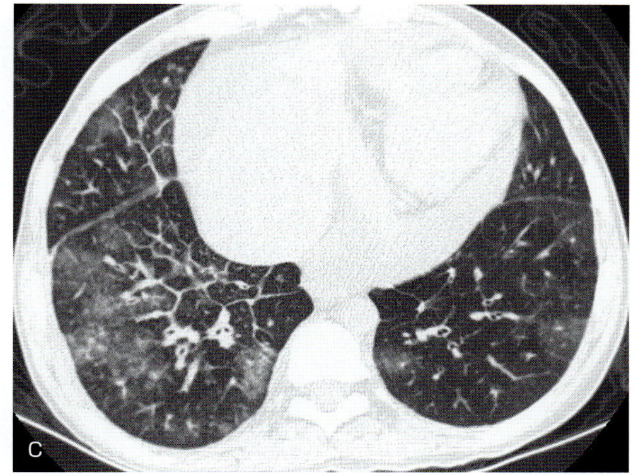

図 18-1 （つづき）

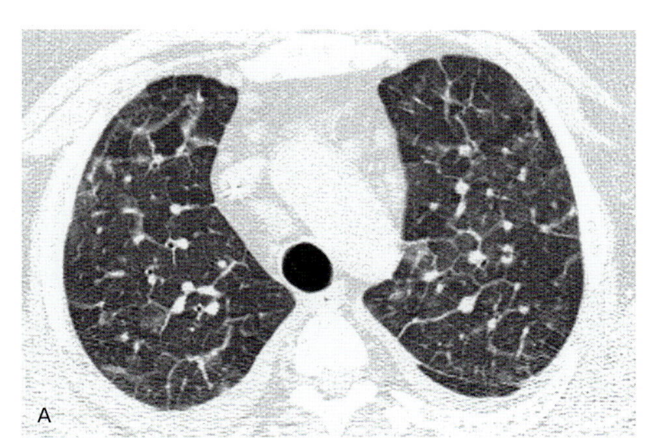

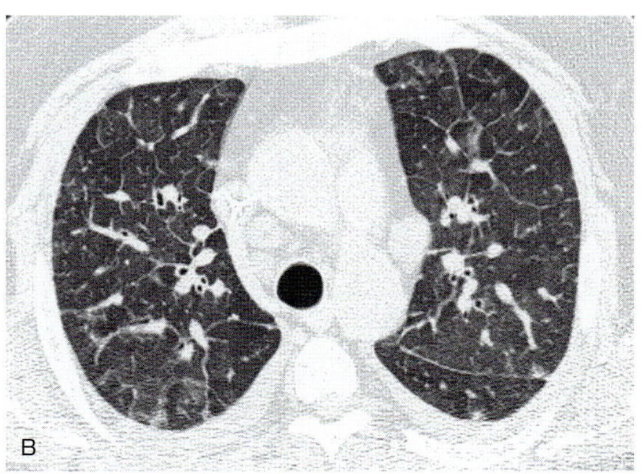

図 18-2 **腎不全患者における静水圧性肺水腫．** A，B：HRCT にて小葉間隔壁の肥厚と斑状すりガラス影を認めるが，この患者ではあまり顕著でない．気管支血管周囲間質肥厚と胸膜下間質の肥厚がみえる．

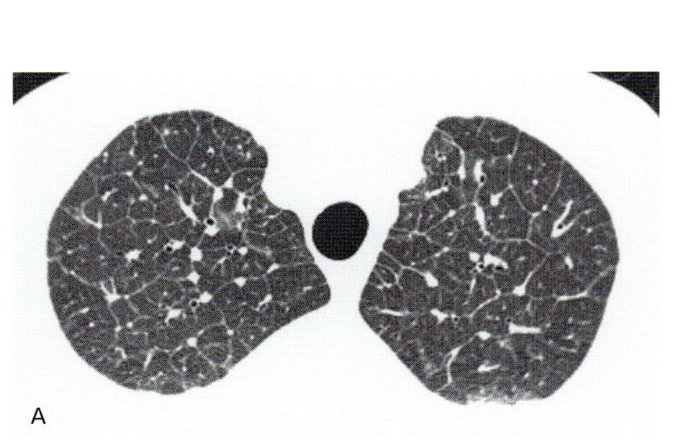

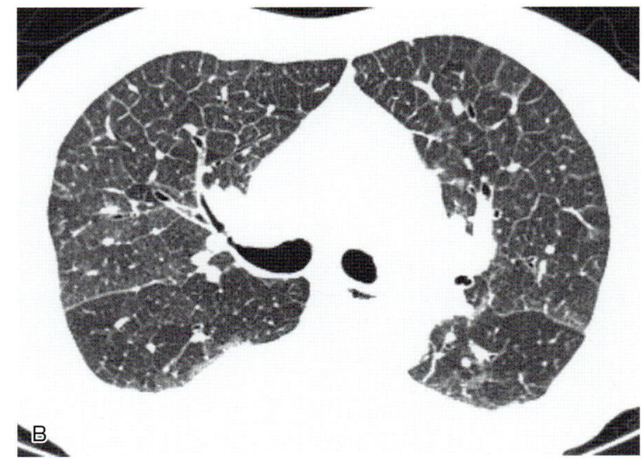

図 18-3 **静水圧性肺水腫による小葉間隔壁の肥厚．** A，B：うっ血性心不全患者で，広範囲な小葉間隔壁の肥厚がみえる．気管支血管周囲間質肥厚（気管支壁の肥厚としてみられる）と左大葉間裂の肥厚がみえる．少量の両側性胸水がみられる．

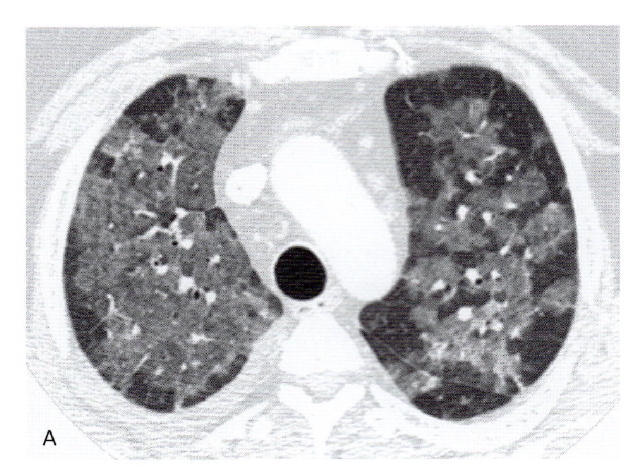

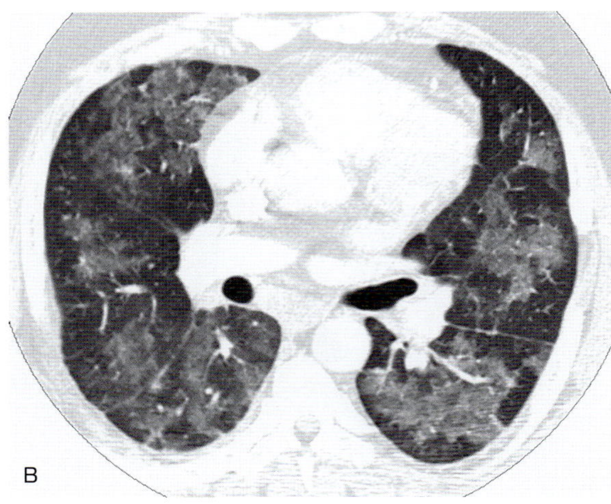

図 18–4 斑状の肺門周囲にすりガラス影を伴う静水圧性肺水腫． A，B：広範囲な斑状すりガラス影が優位な所見である．すりガラス影は肺門周囲に分布しているが，個々の小葉単位では，浮腫をきたしている領域と，正常なものが混在している．少量の右胸水貯留がみられる．

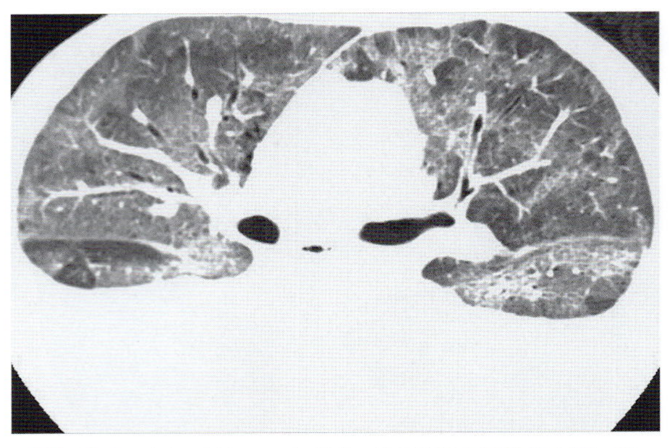

図 18–5 クレイジー・ペイビングを伴う心原性肺水腫． 淡いすりガラス影と小葉間隔壁の肥厚（クレイジー・ペイビング），葉間の肥厚と，大量胸水がみられる．

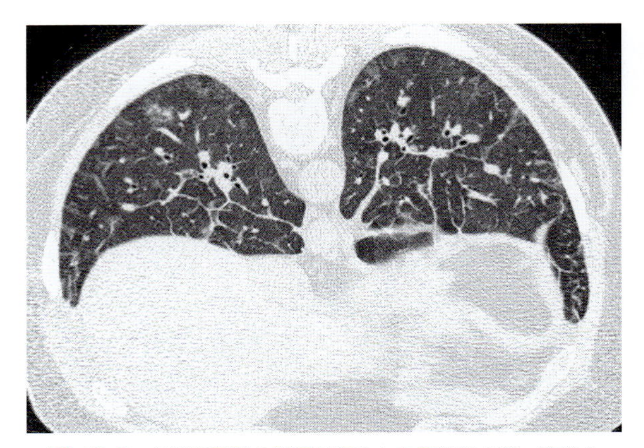

図 18–6 小葉間隔壁の肥厚が優位な心原性肺水腫． 腹臥位での撮像は，下葉での小葉間隔壁の肥厚を示す．一部の患者で重力分布が認められる可能性がある．すりガラス影が背側の重力非荷重部に優位であることに注目．

みられる（図 18–1～図 18–3）．イヌ肺の静水圧性肺水腫の研究では，HRCT で肺の中心，気管支血管周囲，および背側に肺水腫を優位に認め，気管支壁もあきらかに肥厚していた[13, 14]．肺門周囲やコウモリ状に分布する肺水腫の陰影は，急速な体液貯留をきたす患者で最も典型的であるとされてきた（図 18–4，図 18–8）[2]．

表 18–1 肺水腫（静水圧性肺水腫，びまん性肺胞傷害を伴わない透過性亢進性肺水腫，混合性肺水腫）の HRCT 所見

平滑な小葉間隔壁の肥厚[a]
斑状あるいは小葉性のすりガラス影[a]
平滑な気管支血管周囲間質肥厚[a]
平滑な胸膜下間質あるいは葉間裂の肥厚[a]
上記 4 つの所見の重複[a, b]
クレイジー・ペイビング
不明瞭な小葉中心性結節
重力効果（荷重部），肺門周囲あるいは下肺優位

[a] 最も頻度が高い所見．
[b] 鑑別診断で最も有効な所見．

Storto らは[15]，静水圧性肺水腫が認められた 7 例の患者の HRCT 所見を概説した．HRCT では，6 例の患者ですりガラス影を，5 例の患者で小葉間隔壁の肥厚と気管支血管周囲間質肥厚，4 例の患者で血管径拡張，胸水，胸膜下間質と葉間の肥厚を認めた．すりガラス影は，びまん性，あるいは斑状に分布して，しばしば重力荷重部にやや優位であった．小葉間隔壁内の静脈うっ滞が強いときに局所的に結節様にみえることを除けば，小葉間隔壁肥厚は平滑で均一だった[15]．

びまん性肺胞傷害のない透過性亢進性肺水腫

透過性亢進による肺水腫は，毛細血管内皮細胞の傷害により，水分と蛋白質が肺の間質に滲出することで

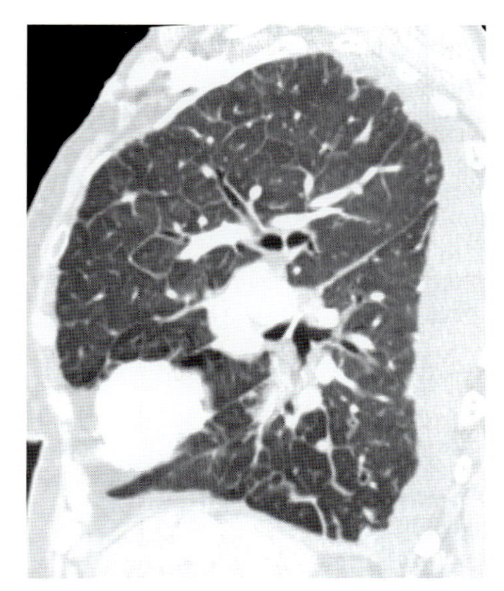

図 18-7　重力に沿った分布の小葉間隔壁の肥厚がみられない心原性肺水腫. 背臥位で撮影したヘリカル HRCT を，矢状断でみると，肺の腹側と背側の両方で小葉間隔壁の肥厚が認められる.

生じる．しばしば DAD や ARDS を伴うが，すべてではない(下記参照).

薬物反応，違法薬剤の使用[16]，インターロイキン-2による治療[17]，輸血反応，ハンタウイルス肺炎[18, 19]，もしくは ARDS をきたし得る空気塞栓症やトキシックショック症候群[1]の軽症例で，透過性亢進による肺水腫が DAD を伴わずに生じることがある．そのような患者では，肺胞上皮細胞の傷害がなければ，肺水腫の程度は軽減するといわれている[1].

DAD を伴わない透過性亢進による肺水腫の HRCT 所見は，静水圧性肺水腫に類似しており，すりガラス影と小葉間隔壁の肥厚が目立つ．典型的な静水圧性肺水腫よりもすりガラス影が広範な傾向がある．ほとんどの場合，コンソリデーションは目立たないか，認めない(表 18-1)．上皮細胞の傷害がなければ，肺水腫は急速に軽快する可能性がある.

ブタにおける実験的研究[20]で，コントラストを強調したダイナミック CT を用いると，オレイン酸にて誘導した透過性亢進性肺水腫の領域は連続性に濃度上昇していたが，静水圧性肺水腫では同所見は認めなかった.

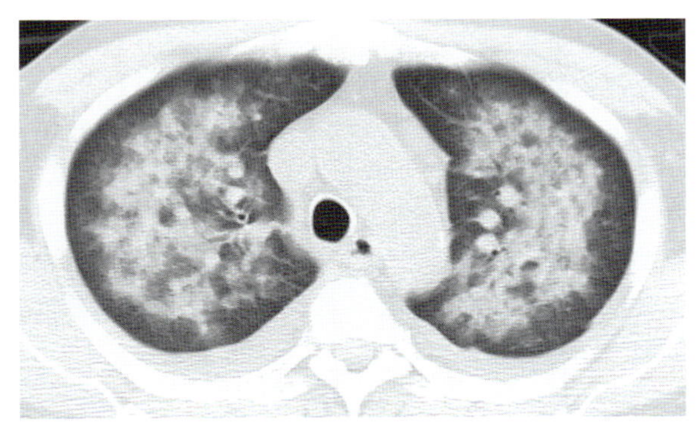

図 18-8　腎不全患者における肺門部肺水腫. CT では肺門部にすりガラス影が分布している．胸水がみられる.

混合性肺水腫

血管内圧上昇，間質の静水圧低下，毛細血管内皮細胞の傷害をきたす疾患では，透過性亢進と静水圧性が混合した肺水腫が生じる可能性がある．高地肺水腫[21]，神経原性肺水腫，再灌流，再膨張性肺水腫(図 18-9)[22]，早産防止薬療法または分娩後状態に関連した肺水腫(図 18-10，図 18-11)，移植後肺水腫，肺切除後または容量減少後肺水腫や空気塞栓症に伴う肺水腫の患者では，病因は混合性と考えられている[1, 2]．予測どおりこれらの肺水腫患者の HRCT 所見は様々だが，小葉間隔壁の肥厚やすりガラス影が最も頻度が高い(図 18-9～図 18-11)[21-23].

22 例の再膨張性肺水腫患者の研究では[22]，すりガラス影(21 例，95%)，平滑な小葉間隔壁の肥厚(17 例，77%)，コンソリデーション(14 例，68%)，小葉中心性の結節(4 例，18%)が CT でよく認められた．同様に Baik ら[23]が，43 例の再膨張性肺水腫患者の HRCT 所見を報告した．すべての患者で，地図状のすりガラス影を HRCT で認めた．他にコンソリデーション(51%)，小葉間隔壁肥厚(65%)，気管支血管周囲の間質肥厚(30%)，小葉中心性の不明瞭なすりガラス結節(12%)も確認された．それら異常陰影は，主に末梢と

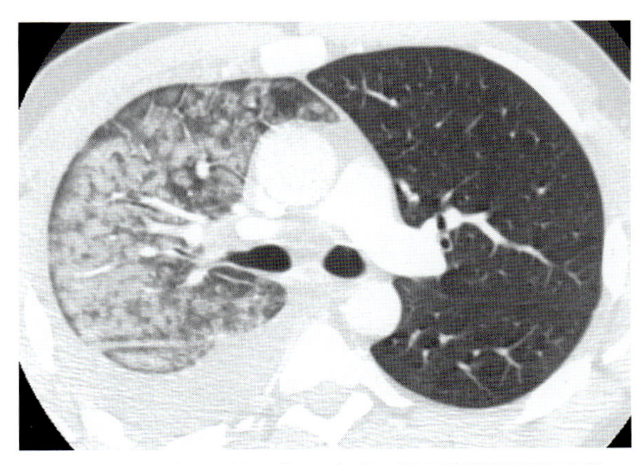

図 18-9　右胸腔穿刺を受けた患者における再膨張性肺水腫. 小葉中心性陰影および汎小葉性すりガラス影が，小葉間隔壁の肥厚を伴っている.

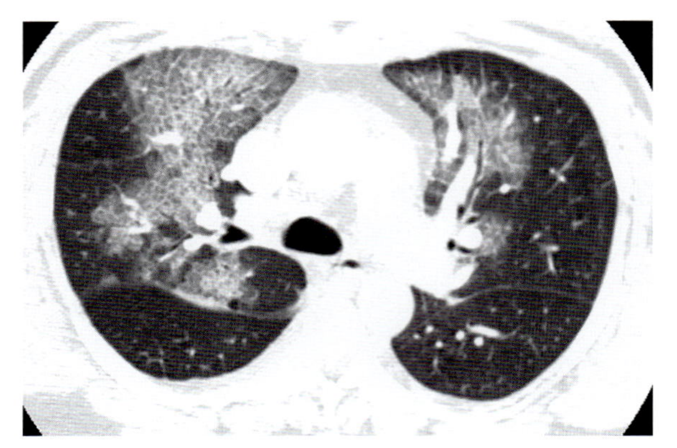

図 18-10　クレイジー・ペイビングを伴う分娩後肺水腫．斑状すりガラス影と小葉間隔壁の肥厚がみられる．これらの異常は，急速に消失した．

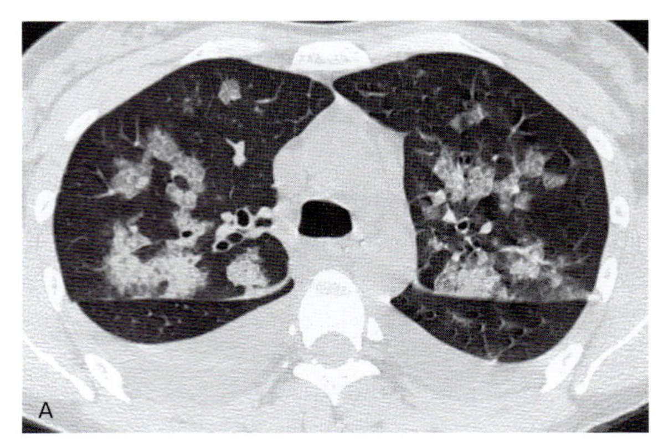

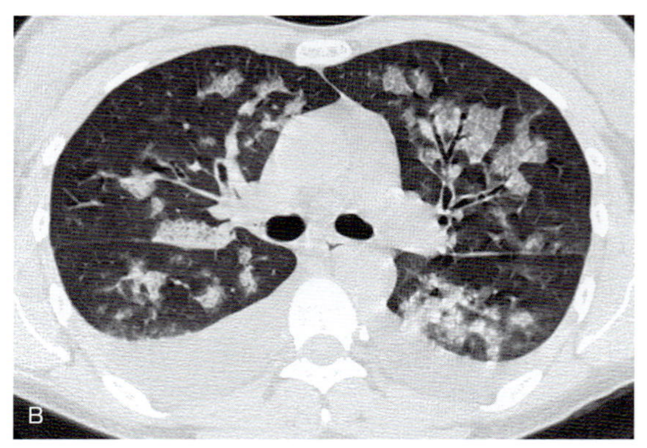

図 18-11　分娩後肺水腫．A，B：HRCT で，斑状の汎小葉性すりガラス影を認める．両側胸水貯留がみられる．

重力荷重部に認められた[23]．

急性呼吸窮迫症候群とびまん性肺胞傷害

急性呼吸窮迫症候群(ARDS)は一連の臨床的，生理学的異常を呈する症候群であり，びまん性肺傷害(DAD)や，数時間から数日かけて進行する呼吸困難，低酸素血症が特徴である．透過性亢進性肺水腫に至る毛細血管内皮細胞の傷害と，気道上皮細胞への傷害が組織学的に認められ，DAD と称される．ARDS の診断基準は，急性発症，動脈血酸素分圧と吸入気酸素濃度との比(PaO_2/FIO_2)が 200 mmHg 以下の低酸素血症，胸部X線で両側肺に特徴的な異常陰影を呈すること，および，肺動脈楔入圧が正常か(18 mmHg 以下)，左房圧の上昇がないことである[24]．ARDS は，感染，有毒ガスの吸入，胃酸の誤嚥(メンデルソン症候群)，敗血症，ショック，胸腔外からの外傷，脂肪塞栓症，肺炎などを含む多くの毒性物質や傷害，および急性間質性肺炎(AIP)を含む DAD のいかなる原因からでも生じ得る．典型的な画像所見は，多発性，びまん性で辺縁が不明瞭な肺胞性陰影を呈し，経過に従い大きさと範囲が増大し，最終的に融合していく．

ARDS の病理学的特徴は一連の，一部重複する 3 つの時期を用いて記述され，原因のいかんに関係なく類似している[25-27]．ARDS の第 1 期は，滲出期ともよばれ，誘因となる傷害から数時間以内に発現し，内皮細胞の浮腫，細胞内接合部の開大，毛細血管のうっ血，および間質性肺水腫と出血が限局性に認められる．最初の傷害から数時間から 1 週までの期間は，毛細血管内皮細胞の傷害の進行，Ⅰ型肺胞上皮細胞の壊死，肺間質と肺胞腔内への好中球浸潤，蛋白様物質による間質と肺胞腔内の浮腫，および出血が特徴的な事象である(図 18-12)．肺胞内には硝子膜が形成され，肺傷害の滲出期は，5〜7 日間続く．

滲出期の後に ARDS のいわゆる増殖期あるいは修復的な相が続き，浮腫や出血，好中球の肺浸潤は減少する．この時期にはⅡ型肺胞上皮細胞が増殖し，剥離した肺胞壁が整復し，肺胞滲出液が器質化し，肺胞壁と間質の線維芽細胞が増殖し，膠原線維が沈着することが特徴である．多くの患者において，これらの傷害は最終的にはおさまり，ほとんど呼吸障害は起こらない．より重篤であるか肺傷害が進行していく患者においては，ARDS[25-27] 第 3 期もしくは，いわゆる線維化期にて，間質の線維化を呈する．

ARDS 患者の HRCT 所見は，肺水腫のみでなく DAD に伴う他の所見も反映しており，肺胞上皮細胞損傷，肺胞上皮過形成，炎症，線維化を含んでいる[1,28]．

誘因となる傷害や症状の発現から概して 24 時間以内に，画像上で異常陰影を認める．両側肺の斑状のコンソリデーションが典型的だが，静水圧性肺水腫より

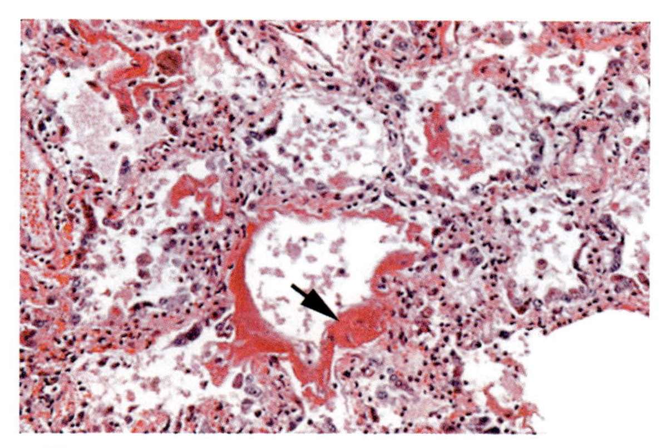

図 18-12 びまん性肺胞傷害(DAD)の組織像. 肺胞壁は浮腫状であり,好中球浸潤が存在する.また細胞および蛋白様肺胞内滲出液が存在する.蛋白様滲出液(硝子膜)が呼吸細気管支,肺胞管(矢印)といくつかの肺胞内に充填されている.(Courtesy of Martha Warnock, MD.)

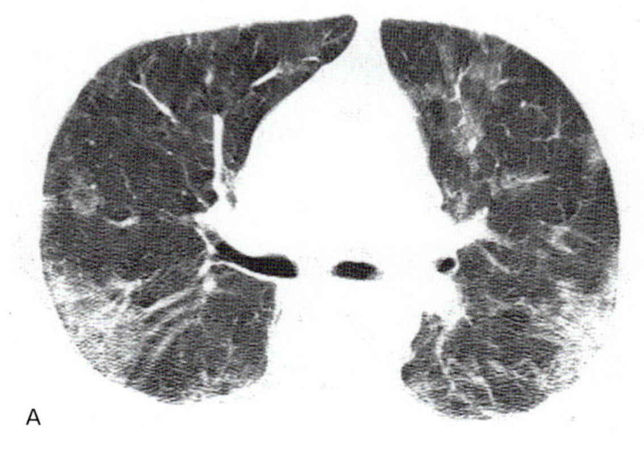

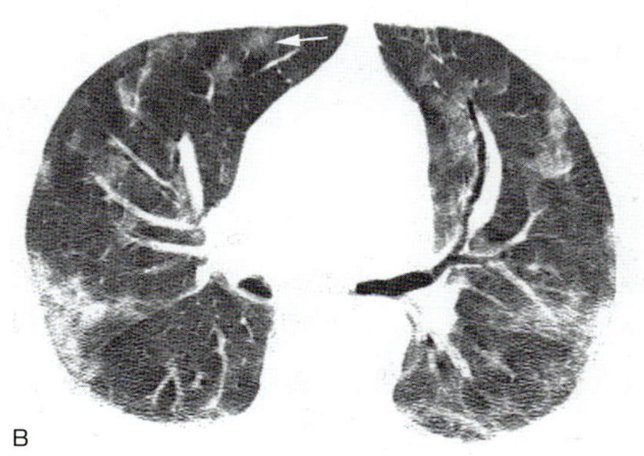

図 18-13 急性呼吸窮迫症候群(ARDS)の滲出期の初期. A,B:すりガラス影の斑状領域が,末梢肺でみられる.陰影のいくつかの領域は,小葉性あるいは小葉中心性(矢印,B)であるようにみえる.

も肺の末梢まで分布する傾向がある.陰影は時間とともに増大し,最終的に融合する.重力荷重部には無気肺がしばしば生じる.エアブロンコグラムは,静水圧性肺水腫より認めることが多い.間質性陰影は認めても,カーリーの線状影はほとんどない.静水圧性肺水腫と比べ,胸水の頻度は非常に少なく,溜まっても少量である.ARDSの重篤な肺傷害と,蛋白様滲出液や硝子膜,出血のため,画像上の異常は,静水圧性肺水腫より非常にゆっくり消失する.肺気量が増加したり,肺陰影が減少するなど,画像上は1週以内に改善することが多いが,これは病理的な病態の改善よりも,むしろ陽圧換気のためである.

HRCT所見

HRCT上で,DADとARDSの滲出期に伴う肺水腫と肺胞傷害は,通常,すりガラス影またはコンソリデーションを呈する(図18-13～図18-15)[29-31].小葉間隔壁の肥厚はみられることもあるが,静水圧性肺水腫患者ほど頻度が高くなく,また顕著ではない[32].

異常陰影の分布は様々で,肺損傷の原因によって変わることもある.陰影は,広汎性あるいは斑状となり,地図状に広がり,時々小葉中心性領域を含むこともあるが,重力荷重部に優位であることが多い(図18-13～図18-15,表18-2)[32-34].すりガラス影やコンソリデーションは,末梢肺および胸膜直下領域を含むこともあれば[1,34],逆に肺末梢領域に及ばないこともある[32,33].

Tagliabueら[35]は,ARDSを呈した74例の患者で,CT所見を検討しているが,コンソリデーションまたはコンソリデーションとすりガラス影の組合せが主要な異常所見であった.患者の86%において,陰影は主に重力荷重部の領域に認められた.他の一般的な所見としては,89%にエアブロンコグラムが認められ,少量の胸水が片側性に22%,両側性には28%でみられた.CTにてCT値を定量すると,ARDS患者の血管外肺水分量を正確に推測することが可能であり,CT所見と肺水腫の色素希釈計測間には,相関が高いことが報告されている[36].

ARDSの原因の1つである,肺脂肪塞栓症候群患者のCT所見には,びまん性すりガラス影,コンソリデーションまたはすりガラス影の限局性の陰影,もしくは結節影で典型的には小葉中心性で胸膜下に存在するものがある[34,37,38].限局的な異常陰影は上葉で優位だったが[34],重力荷重部の陰影は下葉で優位だったと報告されている.また,経過観察のCTでは,半数の患者で急速な改善が認められた.CTでの病変の程度は,肺の酸素化能と相関した[34].CT所見は,肺水腫,出血,虚血や細胞傷害性塞栓に対する炎症と相関するようである[37].

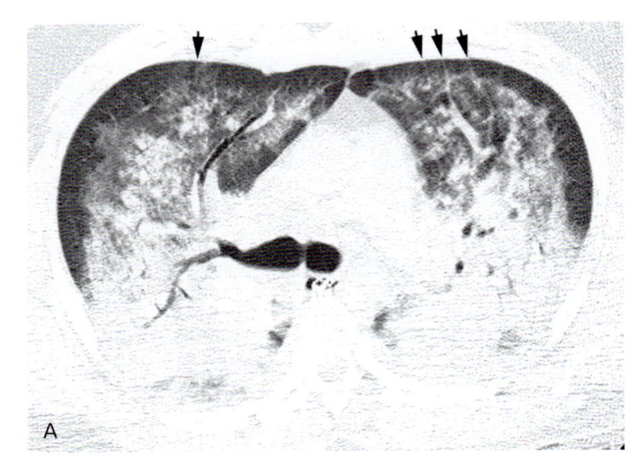

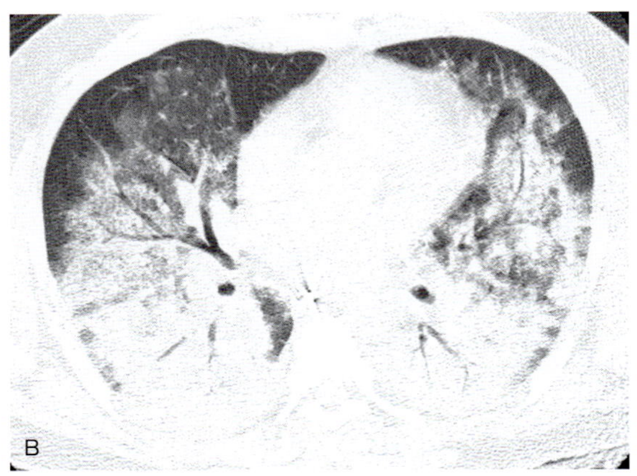

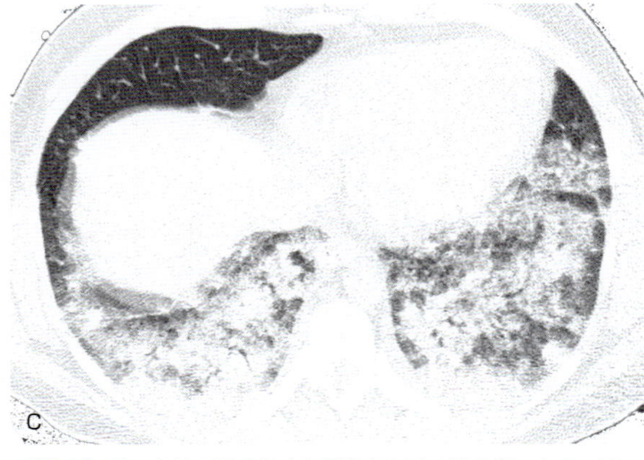

図 18-14 急性呼吸窮迫症候群(ARDS)の滲出期．A–C：下葉の背側優位に，すりガラス影とコンソリデーションを認める．両側上葉(A)では，肺の腹側と末梢は比較的病変がない．肺底部(C)の陰影は斑状であり，いくつかは小葉性であるようにみえる．小葉間隔壁の肥厚は目立たないが，病変の少ない領域(矢印，A)ではみられる．

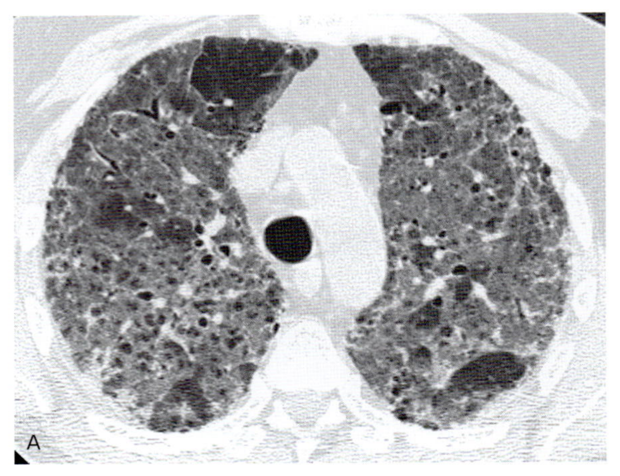

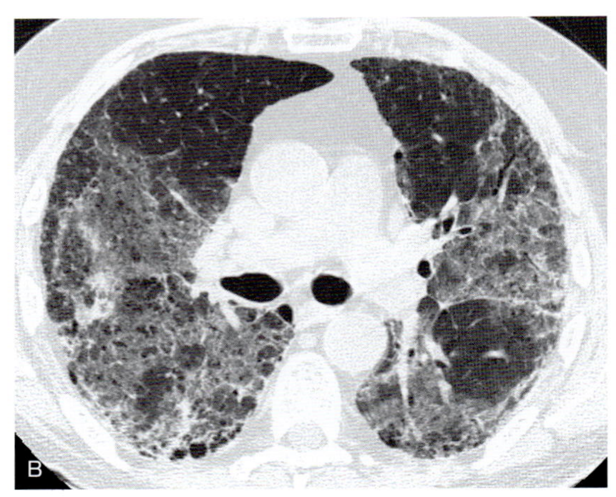

図 18-15 急性間質性肺炎(AIP)による急性呼吸窮迫症候群(ARDS)．A，B：びまん性にすりガラス影を認めるが，肺底部では背側優位である．肺気腫も認める．

表 18-2 急性呼吸窮迫症候群(ARDS)とびまん性肺胞傷害(DAD)のHRCT所見

滲出期
びまん性か斑状のすりガラス影またはコンソリデーション[a,b]
小葉中心性であるか小葉性の陰影
小葉間隔壁の肥厚が目立たない
重力荷重部や肺底区に優位[a]
末梢性分布または末梢を除く分布
線維化期
コンソリデーションの減少[a]
すりガラス影は残存する可能性がある[a]
腹側の肺線維化(S3，中葉，S8など)[a,b]
網状影，牽引性気管支拡張，蜂巣肺[a]

[a] 最も頻度が高い所見．
[b] 鑑別診断で最も有効な所見．

Goodmanら[39]は，肺疾患(ほとんどは肺炎)によるARDSと，肺外の原因(多くは敗血症)から生じたARDSのCT所見を比較したところ，有意な違いをみつけた．肺疾患によるARDSを呈した患者では，コンソリデーションとすりガラス影は両者ともよく認められ，肺疾患自体はしばしば非対称だった．一方で，肺外に原因があったARDS患者では，すりガラス影が優位であり，陰影は対称性であった．同じような結果は，他でも報告されている[40]．

ARDSは急性間質性肺炎(AIP)から生じる場合があるが，AIPについては9章で詳細に論じられている．AIPによるARDS患者と，他の原因によるARDS患者のHRCT像には，多くの共通部分があるものの，異なる点もある．Tomiyamaら[41]は，様々な原因を有するARDS患者25例のHRCT所見をAIP患者と比較したところ，疾病の罹患時間が同様である患者で比べると，蜂巣肺はARDSでは8%，AIPでは26%で認められ($p<0.001$)，AIP患者は，画像で蜂巣肺がより認められる傾向が強かった．また，AIP患者のHRCT像では，ARDSに比べて，より対称性で，両側に分布をとりやすく($p<0.05$)，下肺優位($p<0.05$)であった[41]．

HRCT所見と予後

ARDSの予後や生存率と，HRCT所見の相関を調べたり，治療法の評価をするためCTを用いた研究が多くある[31,42]．一般的に不良な生存率と相関があるのは，コンソリデーションがあること，すりガラス影，滲出期にこれら陰影の範囲が広いこと，および線維化である[43]．

Kimら[44]は，HRCT所見と長期予後が，肺あるいは肺外原因から生じているARDS患者で異なっているか検討した．肺に原因を有するARDS患者は，すりガラス影($p=0.002$)や網状影($p=0.033$)，およびHRCTでの異常所見に関するスコア($p=0.006$)を含め，HRCTでより重篤な異常所見を呈した．患者が集中治療室にとどまっていた期間(中央値21日 *vs.* 12日)や人工換気を受けていた期間(中央値360時間 *vs.* 144時間)は，いずれも肺に原因を有するARDS患者でより長い傾向があったが，これらの差は有意性が境界線上であり(それぞれ$p=0.097$と0.045)，また生活の質(QOL)と慢性の呼吸状態の計測値は，ARDSの原因により変わらなかった[44]．

Ichikadoら[45]は，ARDSの発症7日後に得られた，滲出期か増殖期のARDSにおけるHRCT所見と，最終的な死亡率との関係を評価した．HRCT所見は，以下のとおりに1〜6のスケールで，異なる肺領域について等級分けされた．1) 正常な濃度，2) すりガラス影，3) コンソリデーション，4) 牽引性細気管支拡張または気管支拡張を伴うすりガラス影，5) 牽引性細気管支拡張または気管支拡張を伴うコンソリデーション，6) 蜂巣肺．全体のHRCTスコアは，左右の肺を3つずつの領域に分け，各々の領域のスコアの平均を加算して得られた．牽引性の細気管支，気管支拡張を伴う肺陰影が大きく，総HRCTスコアが高いと，死亡率が高くなった(両者とも$p=0.002$)．多変量回帰分析の結果，総HRCTスコアが，独立因子として死亡率に関係していることが示された($p=0.006$)．スコアが低ければ，人工換気からより早期に離脱可能($p=0.018$)となり，人工換気による圧外傷の頻度が減少していた($p=0.013$)[45]．

開胸肺生検を行ったARDS患者28例で，Chungら[46]は死亡率と関連するHRCT所見を探索した．また器質化肺炎の組織像が目立つDAD(DAD-OP)はDADよりも予後が良好な可能性があるが，それらの区別をHRCT所見で行うことも試みた．肺の80%以上に病変が及んでいること(死亡者78.6% *vs.* 生存者14.3%，$p=0.001$)，左心房の直径に対する右心房の直径の比が1より大きいこと(死亡者100% *vs.* 生存者57.1%，$p=0.008$)，結節状の気管支拡張症があること(死亡者42.9% *vs.* 生存者7.1%，$p=0.038$)は，死亡者で有意に多く認める所見であった．右心不全，肺動脈の3 cm以上の拡張，左心室径に対する右心室径が0.9より大きいことも，予後不良因子であったが，統計学的には有意でなかった．CT所見は，DADとDAD-OPの区別はできななかった[46]．

HRCT所見の進行と線維化の発現

時間とともに，コンソリデーションはARDS患者で消失するが，すりガラス影，網状影，牽引性気管支拡張と肺傷害のためにできた嚢胞性領域は，消えずに残存する可能性がある(図18-16，図18-17)[1,47,48]．Owensら[49]は，ARDSを呈した8例の患者で，HRCTを経時的に行い評価した．最初のHRCTでは，全8例ですりガラス影と肺実質の変形が認められ，6例の患者で多発性のコンソリデーションと網状影，5例の患者で線状影を認めた．回復期に行った撮影では，すべての患者でコンソリデーションは消失したが，8例の患者のうち4例は，すりガラス影が残っていた．網状影は8例の患者のうちの5例で不変であったが，2例でより広範囲になり，また1例で新たに発現した．肺実質の変形は全8例の患者で最初から存在し，6例の患者で残存した．なお1例の患者のみ，その後のHRCT所見で気腫性変化を呈した．全体として，ARDSの急性期では，77%が何らかの異常を示していたが，その後の追跡調査では35%と減少した．HRCTでの病変の範囲と肺傷害スコアには，有意な相関があった[49]．またJoyntら[50]により，8例の重症急性呼

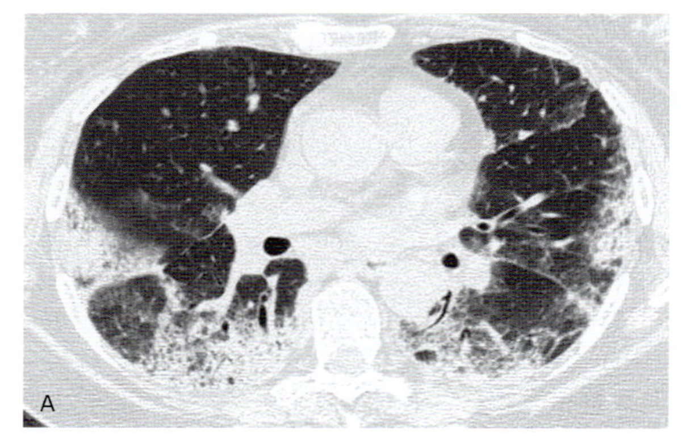

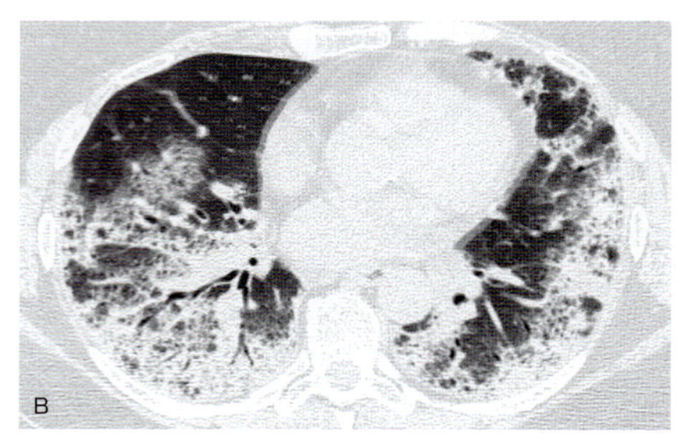

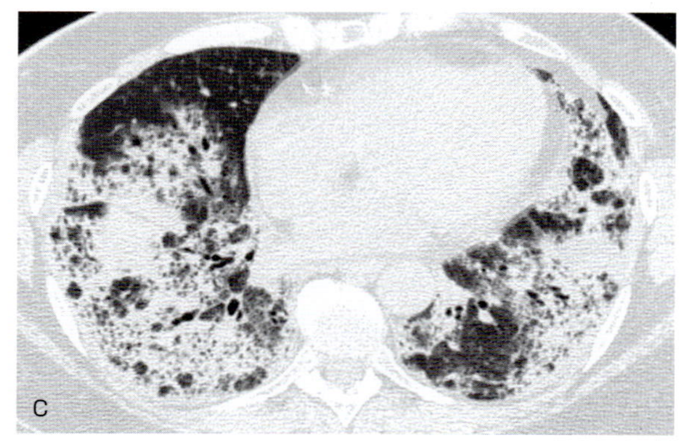

図 18–16 線維化を伴う急性間質性肺炎(AIP)と急性呼吸窮迫症候群(ARDS). A–C：コンソリデーションは残存する. しかし, すりガラス影と網状影が優位である. 牽引性気管支拡張と, 肺破壊のため生じた嚢胞性陰影も認められる.

吸器症候群に起因する, 発症後 2 週以上経過した後期 ARDS 患者を HRCT で評価したところ, 同様の所見であった. すりガラス影と間質の肥厚は全 8 例の患者に HRCT で存在し, コンソリデーションは 6 例の患者で存在し, 3 例の患者には線維化の所見があった. 嚢胞性変化は, ほとんどが 1 cm 未満と小さいが, 5 例の患者でみられた[50].

ARDS に起因した肺線維化を呈する患者で, 経過観察の HRCT を行うと, 異常所見が著しく肺の腹側に分布していた(図 18–18, 図 18–19, 表 18–2)[51]. この変わった分布は, おそらく, ARDS を呈する患者は, 概して背側に無気肺とコンソリデーションを呈するという事実を反映している. コンソリデーションが背側の肺を, 高い換気圧力と高濃度酸素を伴う人工換気の影響から保護していると考えられているのである[51]. Wilcox ら[47] は, 重篤な ARDS から生還して 5 年経過した 24 例の HRCT 所見をまとめて, それらの所見が症状, 肺機能障害, 生活の質と相関するか探索した. HRCT 上の 3 ヵ所で測定される肺実質異常陰影の範囲は, 0～41% (平均 8.5% ± 13%)であった. 18 例(75%)

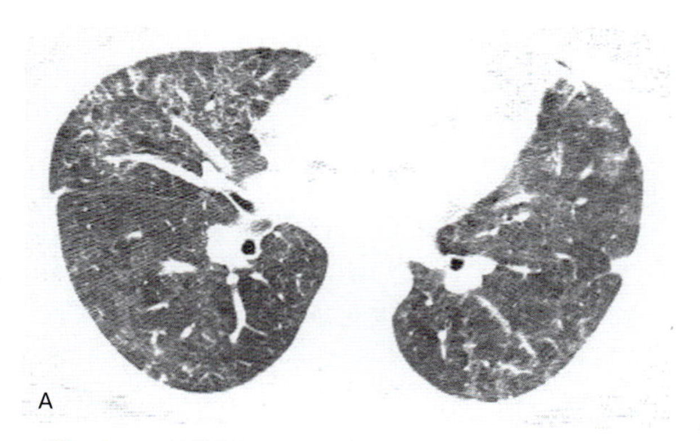

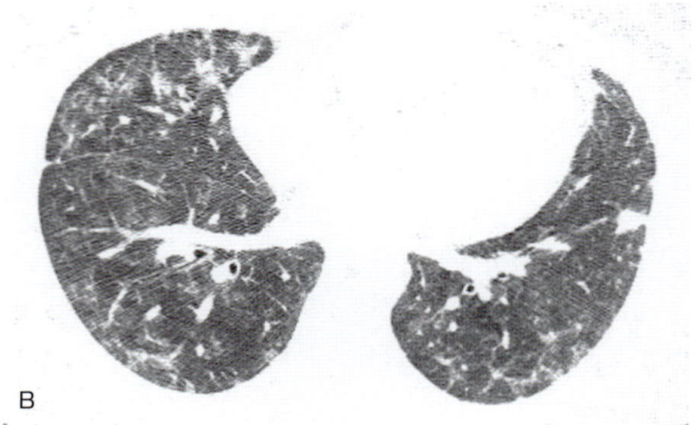

図 18–17 線維化しつつある急性呼吸窮迫症候群(ARDS). A, B：コンソリデーションはほぼ改善してきたが, 辺縁不明瞭なすりガラス影が残っている. これは, 背景にある線維化によると思われる. 網状影は, 肺の腹側に優位である.

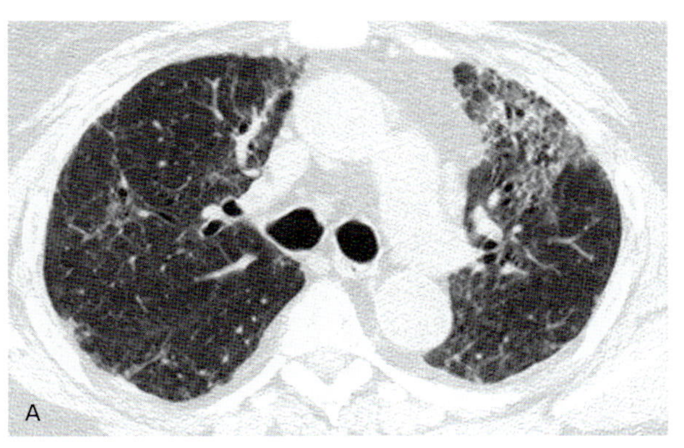

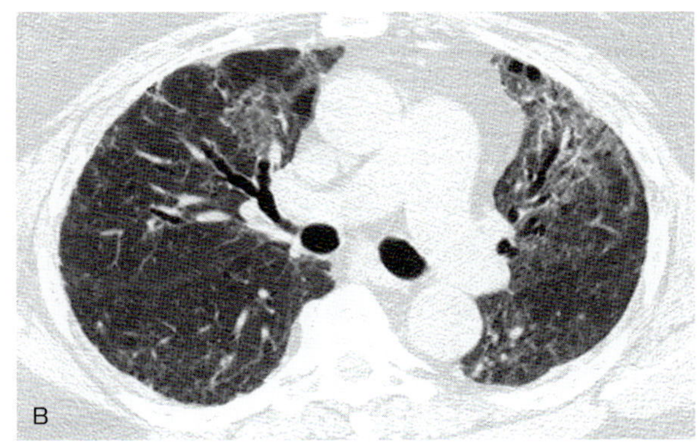

図 18-18 肺線維症化した急性呼吸窮迫症候群(ARDS). A，B：網状影と牽引性気管支拡張は，腹側に優位である．加わったすりガラス影は，おそらく線維化によるものであろう．

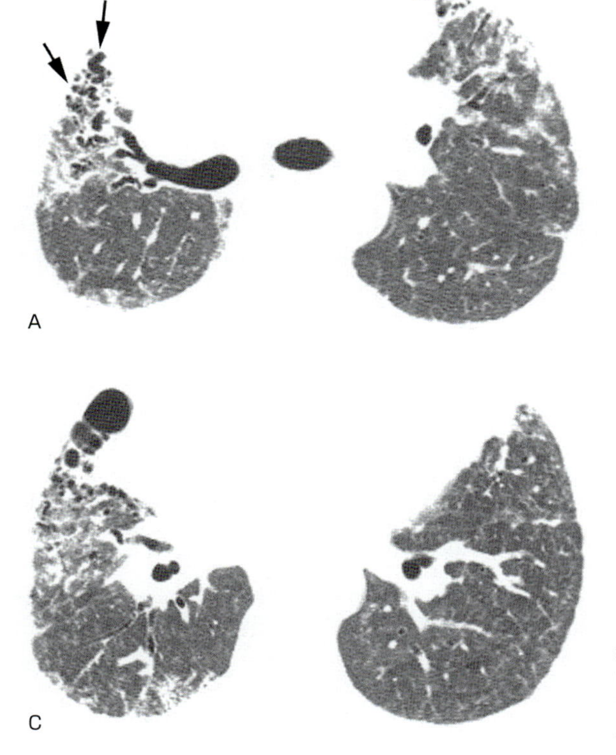

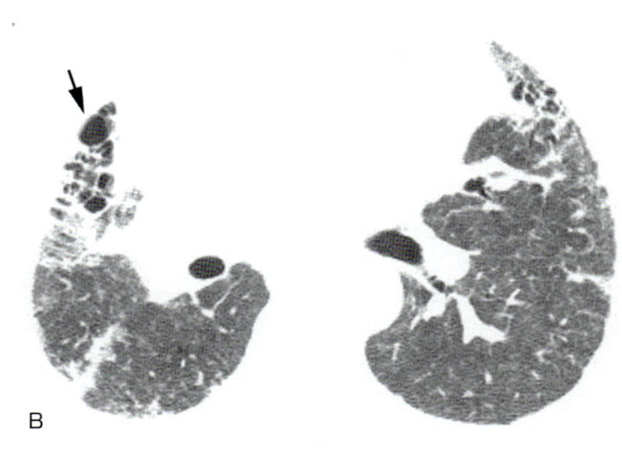

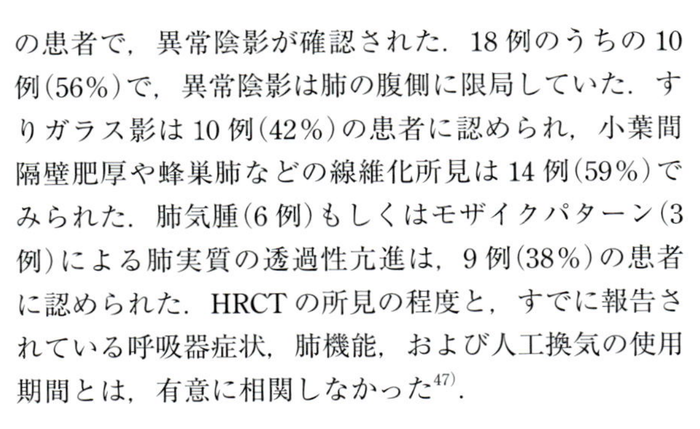

図 18-19 急性呼吸窮迫症候群(ARDS)後の肺線維症. A-C：牽引性気管支拡張(矢印，A)，肺破壊による胸膜下嚢胞性陰影(矢印，B)と不規則な網状影は，腹側の肺(訳注：S3，中葉，S8など)で認められる．背側肺(S2，S6，S10など)は，比較的正常にみえる．

の患者で，異常陰影が確認された．18例のうちの10例(56%)で，異常陰影は肺の腹側に限局していた．すりガラス影は10例(42%)の患者に認められ，小葉間隔壁肥厚や蜂巣肺などの線維化所見は14例(59%)でみられた．肺気腫(6例)もしくはモザイクパターン(3例)による肺実質の透過性亢進は，9例(38%)の患者に認められた．HRCTの所見の程度と，すでに報告されている呼吸器症状，肺機能，および人工換気の使用期間とは，有意に相関しなかった[47]．

文　献

1. Ketai LH, Godwin JD. A new view of pulmonary edema and acute respiratory distress syndrome. *J Thorac Imaging* 1998;13:147–171.
2. Gluecker T, Capasso P, Schnyder P, et al. Clinical and radiologic features of pulmonary edema. *Radiographics* 1999;19:1507–1531; discussion 1532–1533.
3. Hommeyer SH, Godwin JD, Takasugi JE. Computed tomography of air-space disease. *Radiol Clin North Am* 1991;29:1065–1084.
4. Primack SL, Müller NL. High-resolution computed tomography in acute diffuse lung disease in the immunocompromised patient. *Radiol Clin North Am* 1994;32:731–744.
5. Todo G, Herman PG. High-resolution computed tomography of the pig lung. *Invest Radiol* 1986;21:689–696.

6. Webb WR, Stein MG, Finkbeiner WE, et al. Normal and diseased isolated lungs: high-resolution CT. *Radiology* 1988;166:81–87.
7. Bessis L, Callard P, Gotheil C, et al. High-resolution CT of parenchymal lung disease: precise correlation with histologic findings. *Radiographics* 1992;12:45–58.
8. Malagari K, Nikita A, Alexopoulou E, et al. Cirrhosis-related intrathoracic disease. Imaging features in 1038 patients. *Hepatogastroenterology* 2005;52:558–562.
9. Tanaka N, Matsumoto T, Miura G, et al. HRCT findings of chest complications in patients with leukemia. *Eur Radiol* 2002;12:1512–1522.
10. Gruden JF, Webb WR, Warnock M. Centrilobular opacities in the lung on high-resolution CT: diagnostic considerations and pathologic correlation. *AJR Am J Roentgenol* 1994;162:569–574.
11. Hedlund LW, Vock P, Effmann EL, et al. Hydrostatic pulmonary edema: an analysis of lung density changes by computed tomography. *Invest Radiol* 1984;19:254–262.
12. Scillia P, Kafi SA, Melot C, et al. Oleic acid-induced lung injury: thin-section CT evaluation in dogs. *Radiology* 2001;219: 724–731.
13. Forster BB, Müller NL, Mayo JR, et al. High-resolution computed tomography of experimental hydrostatic pulmonary edema. *Chest* 1992;101:1434–1437.
14. Scillia P, Delcroix M, Lejeune P, et al. Hydrostatic pulmonary edema: evaluation with thin-section CT in dogs. *Radiology* 1999;211:161–168.
15. Storto ML, Kee ST, Golden JA, et al. Hydrostatic pulmonary edema: high-resolution CT findings. *AJR Am J Roentgenol* 1995;165:817–820.
16. Nguyen ET, Silva CIS, Souza CA, et al. Pulmonary complications of illicit drug use: differential diagnosis based on CT findings. *J Thorac Imaging* 2007;22:199–206.
17. Saxon RR, Klein JS, Bar MH, et al. Pathogenesis of pulmonary edema during interleukin-2 therapy: correlation of chest radiographic and clinical findings in 54 patients. *AJR Am J Roentgenol* 1991;156:281–285.
18. Gasparetto EL, Davaus T, Escuissato DL, et al. Hantavirus pulmonary syndrome: high-resolution CT findings in one patient. *Br J Radiol* 2007;80:21–23.
19. Ketai LH, Kelsey CA, Jordan K, et al. Distinguishing hantavirus pulmonary syndrome from acute respiratory distress syndrome by chest radiography: are there different radiographic manifestations of increased alveolar permeability? *J Thorac Imaging* 1998;13:172–177.
20. Schueller-Weidekamm C, Wassermann E, Redl H, et al. Dynamic CT measurement of pulmonary enhancement in piglets with experimental acute respiratory distress syndrome. *Radiology* 2006; 239:398–405.
21. Bartsch P. High altitude pulmonary edema. *Respiration* 1997;64:435–443.
22. Gleeson T, Thiessen R, Müller N. Reexpansion pulmonary edema: computed tomography findings in 22 patients. *J Thorac Imaging* 2011;26:36–41.
23. Baik JH, Ahn MI, Park YH, et al. High-resolution CT findings of reexpansion pulmonary edema. *Korean J Radiol* 2010;11:164–168.
24. Bernard GR, Artigas A, Brigham KL, et al. The American-European consensus conference on ARDS. Definitions, mechanisms, relevant outcomes, and clinical trial coordination. *Am J Respir Crit Care Med* 1994;149:818–824.
25. Tomashefski JF Jr. Pulmonary pathology of acute respiratory distress syndrome. *Clin Chest Med* 2000;21:435–466.
26. Parsley EL. Acute respiratory distress syndrome. Cellular biology and pathology. *Respir Care Clin N Am* 1998;4:583–609, vii.
27. Castro CY. ARDS and diffuse alveolar damage: a pathologist's perspective. *Semin Thorac Cardiovasc Surg* 2006;18:13–19.
28. Goodman LR. Congestive heart failure and adult respiratory distress syndrome. New insights using computed tomography. *Radiol Clin North Am* 1996;34:33–46.
29. Caironi P, Carlesso E, Gattinoni L. Radiological imaging in acute lung injury and acute respiratory distress syndrome. *Semin Respir Crit Care Med* 2006;27:404–415.
30. Obadina ET, Torrealba JM, Kanne JP. Acute pulmonary injury: high-resolution CT and histopathological spectrum. *Br J Radiol* 2013;86:20120614.
31. Sheard S, Rao P, Devaraj A. Imaging of acute respiratory distress syndrome. *Respir Care* 2012;57:607–612.
32. Müller-Leisse C, Klosterhalfen B, Hauptmann S, et al. Computed tomography and histologic results in the early stages of endotoxin-injured pig lungs as a model for adult respiratory distress syndrome. *Invest Radiol* 1993;28:39–45.
33. Murata K, Herman PG, Khan A, et al. Intralobular distribution of oleic acid-induced pulmonary edema in the pig: evaluation by high-resolution CT. *Invest Radiol* 1989;24:647–653.
34. Arakawa H, Kurihara Y, Nakajima Y. Pulmonary fat embolism syndrome: CT findings in six patients. *J Comput Assist Tomogr* 2000;24:24–29.
35. Tagliabue M, Casella TC, Zincone GE, et al. CT and chest radiography in the evaluation of adult respiratory distress syndrome. *Acta Radiol* 1994;35:230–234.
36. Patroniti N, Bellani G, Maggioni E, et al. Measurement of pulmonary edema in patients with acute respiratory distress syndrome. *Crit Care Med* 2005;33:2547–2554.
37. Van den Brande FG, Hellemans S, De Schepper A, et al. Post-traumatic severe fat embolism syndrome with uncommon CT findings. *Anaesth Intensive Care* 2006;34:102–106.
38. Heyneman LE, Muller NL. Pulmonary nodules in early fat embolism syndrome: a case report. *J Thorac Imaging* 2000;15:71–74.
39. Goodman LR, Fumagalli R, Tagliabue P, et al. Adult respiratory distress syndrome due to pulmonary and extrapulmonary causes: CT, clinical, and functional correlations. *Radiology* 1999; 213:545–552.
40. Pelosi P, Caironi P, Gattinoni L. Pulmonary and extrapulmonary forms of acute respiratory distress syndrome. *Semin Respir Crit Care Med* 2001;22:259–268.
41. Tomiyama N, Müller NL, Johkoh T, et al. Acute respiratory distress syndrome and acute interstitial pneumonia: comparison of thin-section CT findings. *J Comput Assist Tomogr* 2001;25:28–33.
42. Gattinoni L, Cressoni M. Quantitative CT in ARDS: towards a clinical tool? *Intensive Care Med* 2010;36:1803–1804.
43. Grieser C, Goldmann A, Steffen IG, et al. Computed tomography findings from patients with ARDS due to influenza A (H1N1) virus-associated pneumonia. *Eur J Radiol* 2012;81:389–394.
44. Kim SJ, Oh BJ, Lee JS, et al. Recovery from lung injury in survivors of acute respiratory distress syndrome: difference between pulmonary and extrapulmonary subtypes. *Intensive Care Med* 2004; 30:1960–1963.
45. Ichikado K, Suga M, Muranaka H, et al. Prediction of prognosis for acute respiratory distress syndrome with thin-section CT: validation in 44 cases. *Radiology* 2006;238:321–329.
46. Chung JH, Kradin RL, Greene RE, et al. CT predictors of mortality in pathology confirmed ARDS. *Eur Radiol* 2011;21:730–737.
47. Wilcox ME, Patsios D, Murphy G, et al. Radiologic outcomes at 5 years after severe ARDS. *Chest* 2013;143:920–926.
48. Mineo G, Ciccarese F, Modolon C, et al. Post-ARDS pulmonary fibrosis in patients with H1N1 pneumonia: role of follow-up CT. *Radiol Med* 2012;117:185–200.
49. Owens CM, Evans TW, Keogh BF, et al. Computed tomography in established adult respiratory distress syndrome. Correlation with lung injury score. *Chest* 1994;106:1815–1821.
50. Joynt GM, Antonio GE, Lam P, et al. Late-stage adult respiratory distress syndrome caused by severe acute respiratory syndrome: abnormal findings at thin-section CT. *Radiology* 2004;230:339–346.
51. Desai SR, Wells AU, Rubens MB, et al. Acute respiratory distress syndrome: CT abnormalities at long-term follow-up. *Radiology* 1999;210:29–35.

19 囊胞性肺疾患

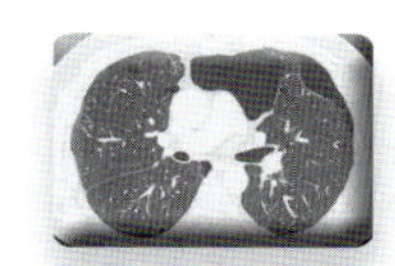

重要な項目

肺ランゲルハンス細胞組織球症 507
リンパ脈管筋腫症と結節性硬化症 516
リンパ球性間質性肺炎 525
Birt-Hogg-Dubé 症候群 528

本章で使われる略語

BHD (Birt-Hogg-Dubé syndrome) Birt-Hogg-Dubé 症候群
DIP (desquamative interstitial pneumonia) 剝離性間質性肺炎
DL_{CO} (carbon monoxide diffusing capacity) (一酸化炭素)拡散能
$FEV_{1.0}$ (forced expiratory volume in 1 second) 1 秒量
FLCN (folliculin) フォリクリン
FVC (forced vital capacity) 努力肺活量
HP (hypersensitivity pneumonitis) 過敏性肺炎
IPF (idiopathic pulmonary fibrosis) 特発性肺線維症
LAM (lymphangiomyomatosis) リンパ脈管筋腫症
LC (Langerhans cell) ランゲルハンス細胞
LCDD (light chain deposition disease) 軽鎖沈着症
LCH (Langerhans cell histiocytosis) ランゲルハンス細胞組織球症
LIP (lymphoid interstitial pneumonia) リンパ球性間質性肺炎
mTOR (mammalian target of rapamycin) 哺乳類におけるラパマイシン標的因子
PFT (pulmonary function test) 肺機能検査
PLCH (pulmonary Langerhans cell histiocytosis) 肺ランゲルハンス細胞組織球症
QCT (quantitative computed tomography) 定量的 CT 法
RB (respiratory bronchiolitis) 呼吸細気管支炎
RB-ILD (respiratory bronchiolitis-interstitial lung disease) 呼吸細気管支炎を伴う間質性肺疾患
S-LAM (sporadic lymphangiomyomatosis) 孤発性リンパ脈管筋腫症
TLC (total lung capacity) 全肺気量
TSC (tuberous sclerosis complex) 結節性硬化症

Fleischner Society の用語集で定義されるように，肺囊胞とは円形な肺実質性透亮像，または正常肺との境界が明瞭な低吸収域である．囊胞は 3 mm 未満の薄壁に囲まれているのが特徴で，通常空気を内部に含むが，液体や固形物質を認めることもある[1]．肺囊胞は，厚い壁に囲まれる肺空洞性病変とは明確に異なる．

日常遭遇するものからまれなものまで多種多様な疾患がびまん性肺囊胞症に関係している(表 19-1)[2,3]．これらの中では，ランゲルハンス細胞組織球症(LCH)[4]，リンパ脈管筋腫症(LAM)，結節性硬化症(TSC)，リンパ球性間質性肺炎(LIP)，濾胞性細気管支炎，そしてまれな気腫性病変が含まれる．囊胞性肺疾患は 6 章で概説されており，気腫性病変は次章で詳細する．

肺囊胞症の他の原因は，Birt-Hogg-Dubé(BHD)症候群(図 6-13)[5-7]，アミロイドーシス(シェーグレン症候群などのリンパ増殖性疾患に関連する場合がある；16 章)[8,9]，軽鎖沈着症(LCDD；16 章，図 6-14)[10,11]，転移性囊胞，転移性良性筋腫[12]，気管気管支乳頭腫症[3]，神経線維腫症，深海ダイバーが遭遇する圧外傷(図 6-15)とプロテウス症候群(図 6-16)[13]などがある．肺囊胞は過敏性肺炎(HP)，剝離性間質性肺炎(DIP)，蜂巣肺を伴う間質性肺炎(例えば，特発性肺線維症(IPF))，また細気管支病変において HRCT 所見の異常として認められることがある[14]．

肺ランゲルハンス細胞組織球症

ランゲルハンス細胞組織球症(LCH)はしばしば小児期に認められる原因不明な一疾患群をさす．この場合，CD1 陽性組織球やランゲルハンス細胞(LC)の増殖と浸潤が骨，肺，下垂体，粘膜，皮膚，リンパ節と肝臓を含む 1 つ以上の器官で認められる[4,15-19]．ランゲルハンス細胞は樹状細胞の系統に属する特殊な免疫細胞で，CD34 陽性骨髄幹細胞と CD11c 陽性血液前駆細胞から誘導される．これらの細胞は皮膚，リンパ

表 19-1　びまん性薄壁肺囊胞症の原因

一般的
気腫(例：ブラ)
囊胞状気管支拡張症
蜂巣肺(蜂窩肺)
一般的でない
肺ランゲルハンス細胞組織球症(PLCH)
リンパ脈管筋腫症(LAM)(S-LAMまたはTSC-LAM)
リンパ球性間質性肺炎(LIP)
濾胞性細気管支炎
まれ
Birt-Hogg-Dubé症候群(BHD)
アミロイドーシスと軽鎖沈着症(LCDD)
剝離性間質性肺炎(DIP)と関連した囊胞
良性転移性平滑筋腫
囊胞性転移性肺腫瘍
気管気管支乳頭腫症
プロテウス症候群
神経線維腫症

節，気管支粘膜と胸腺などを中心とした体全体で抗原提示標識遊走細胞のネットワークを形成する．こうして主に抗原特異的免疫反応を促進することになる[15, 19, 20]．多くの研究ではLCHが細胞のクローン増殖を意味することを示したにもかかわらず[21]，この疾患が腫瘍性であるとは考えられていない．成人におけるLCHでは，ランゲルハンス細胞による未確認の抗原刺激に対する制御不能あるいは異常な免疫応答が生体内で惹起される可能性がある[19, 22]．腫瘍性細胞増殖よりもむしろ細胞の動員がLCHの本体である結果，細胞異型の欠如，限局的組織浸潤の欠如と陳旧性病巣においてランゲルハンス細胞がほぼ完全に欠如していることが特徴である．LCHは単一臓器疾患(肺ランゲルハンス細胞組織球症(PLCH)患者の場合)あるいは多臓器または多器官にわたる疾患(Hand-Schüller-Christian病またはLetterer-Siwe病患者の場合)に分類される[19]．

PLCHはいかなる年齢でも発症し得るが，典型的には20〜40歳の間の若年成人に認められるまれな疾患である[15]．この疾患は以前，肺好酸球性肉芽腫あるいは肺ヒスチオサイトーシスXとよばれ，多臓器または多器官に症状をきたし得るものの，典型的には孤立性に，また単一器官で病変を形成する[15, 19, 20]．組織学的にLCHと診断された314例における検討では，129例(40.8%)の患者にPLCHを認め，そのうち孤立性肺病変が87例(28%)の患者に認められた[4]．肺障害に加えて多臓器にわたる病変を有する場合，骨格と下垂体を含むことが多い[4]．

病　理　学

PLCHは重喫煙の成人に起こることが多いが，その病因は依然としてわかっていない．典型的な細気管支周囲に認められる病変は，吸入抗原への反応性病変として考えられる．しかしながら，PLCHは一部喫煙者のみに認められる．また，禁煙では大きな改善は望めない．この疾患はかつて未知のウイルスへの反応であると考えられていたこともある[19]．

PLCHの初期段階では，ランゲルハンス細胞，リンパ球，マクロファージ，好酸球，形質細胞と線維芽細胞からなる細胞成分の間質浸潤が組織学的特徴である[15, 19, 20]．典型的には隣接した肺にも浸潤することで，サテライト病変を形成する．進行とともに肉芽腫性結節を形成し，いずれ空洞化する(図19-1)．LCHの他の病因とは異なり，PLCHの結節は典型的に非クローン性である[4, 15-19]．近年，Kambouchnerら[23]によってPLCHが呼吸細気管支を主座として，終末細気管支および肺胞管へ病巣が拡大することが示された．これにより球状ではなくむしろ線状病変を呈し，不整形の結節病変を肉眼的に認めることが判明した．

さらに進行すると，細胞性肉芽腫と空洞性結節は，線維化巣と囊胞を呈するようになる(図6-5，図19-2)[4, 15-19]．囊胞の壁の厚さは厚いことも薄いこともあるが，それぞれ空洞性結節と細気管支周囲の瘢痕性肺気腫を有する．空洞性結節は，細気管支壁の炎症と線維化による細気管支拡張が原因であるといわれている[23]．

組織学的所見では，囊胞性線維性瘢痕に関連した様々な段階の結節が様々な時相で認められることが特徴である[24]．囊胞が拡大するにつれて，色素性マクロファージが内部を充填するようになる．そして，いわゆるDIPのような病巣を呈する[25]．実際のところ，他の喫煙関連肺疾患がLCHと同時に確認されることもある．これら疾患には，呼吸細気管支炎/呼吸細気管支炎を伴う間質性肺疾患(RB/RB-ILD)とDIPなどが含まれる[26-28]．

また，後期のPLCH患者の80%に重篤な肺高血圧症につながる肺血管炎を認めることは特記すべきことである[19, 25]．末期PLCHに重篤な肺高血圧症を合併した21例における検討で60%において病理組織学的検討がなされ，中膜肥厚と内膜および内膜下の線維化による動脈閉塞を伴う筋性動静脈の増殖性血管炎を認めた[29]．これらの所見は，ランゲルハンス細胞浸潤を認

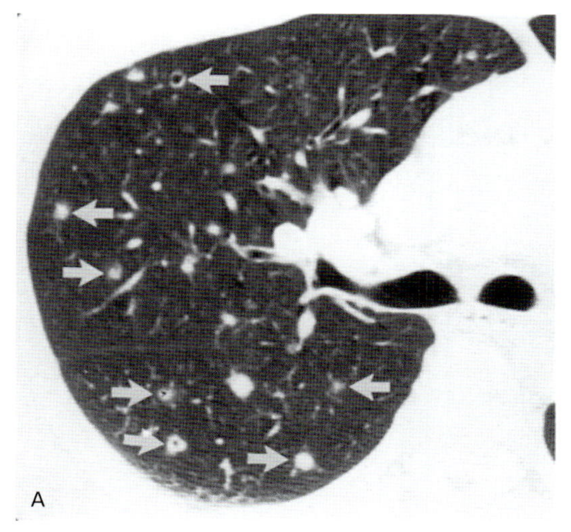

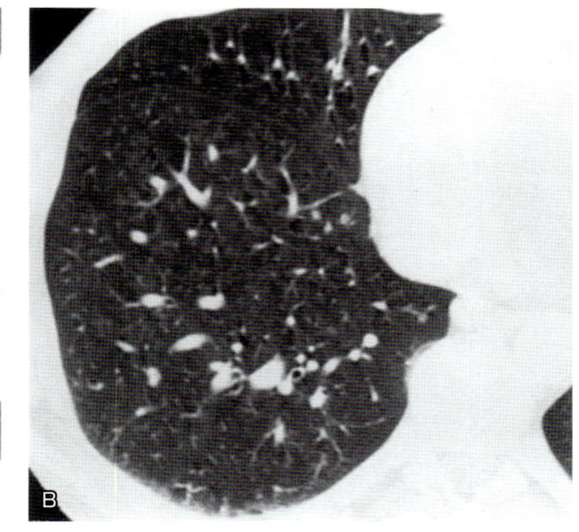

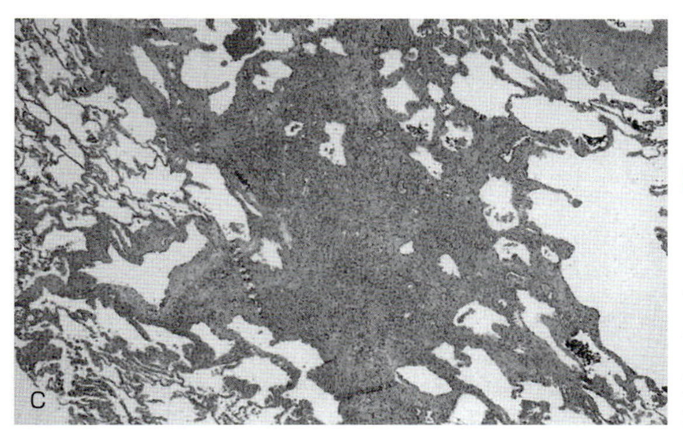

図 19-1　結節性ランゲルハンス細胞組織球症(LCH)(30 歳男性). A：右上葉気管支レベルの HRCT では，いくつかの結節を認める(矢印). いくつかは充実性であり，その他は空洞化している. いくつかは辺縁整であり，その他は不整形あるいは境界が不明瞭である. B：右下肺野の HRCT では，比較的肺底部に病変が及ばないことがわかる. C：開胸肺生検で得られた組織切片は，終末細気管支を囲む境界不明瞭な肉芽腫の特徴的な外観を示す.

めない領域で顕著であった. さらに，組織学的な追跡調査では，肉芽腫性病変の進行がない場合に血管病変の進行を示した. 末期 IPF または肺気腫に肺高血圧症を合併した患者と比較して，PLCH に合併した肺高血圧症は，より良好な呼気機能にもかかわらず重症であることが多い. これは PLCH に合併した肺高血圧症は慢性的な低酸素血症だけではなく，異なる疾患メカニズムに起因していることを示唆している. 重篤な LCH 患者では，動脈病変に加えて肺静脈閉塞性疾患もきたしやすい[30].

臨 床 所 見

PLCH は，まれな疾患である. Gaensler と Carrington[31] は，慢性びまん性肺疾患のために開胸生検を受けた 502 例の患者のうち，LCH は 3.4％であったと報告している.

90％以上の PLCH 患者は喫煙者であり，この疾患は大部分の患者で認められる喫煙と関連があると考えられている[25, 32–37]. LCH の孤立性肺病巣を認める 87 例の検討で，非喫煙者はわずか 3 例であった[4]. PLCH 患者の大部分は，若年かまたは中年成人(平均年齢 32 歳)である. これまでの報告では男性に多い疾患と強調されていたが，最近の報告では女性の喫煙者が増えたこともあり，男性と女性の割合が等しいと報告されている. 一般的な症状は，咳と呼吸困難である[38, 39]. 20％までの患者に気胸を認める[36]. PLCH 患者での肺機能検査(PFT)ではすべての障害を呈し得る[40].

多臓器にわたる病巣を呈する患者と比較して，肺病変のみの患者における予後は良好である. この疾患は患者の 25％で自然消退し，50％で臨床的にも画像的にも安定経過する. 残りの 25％は急速に悪化し，びまん性囊胞性肺破壊性病変を呈する. 一部の患者は呼吸不全，肺高血圧またはこれら両方により死亡する[4, 18]. 例えば，孤立性肺病巣を有する 87 例の検討では，74 例(85％)は最終的に治癒し，その他 3 例は増悪し重篤な肺線維症と肺高血圧を合併するに至った[4].

自然退縮が一般的であるにもかかわらず，初発から 7.5 年以内に再発することが報告されている[41]. さら

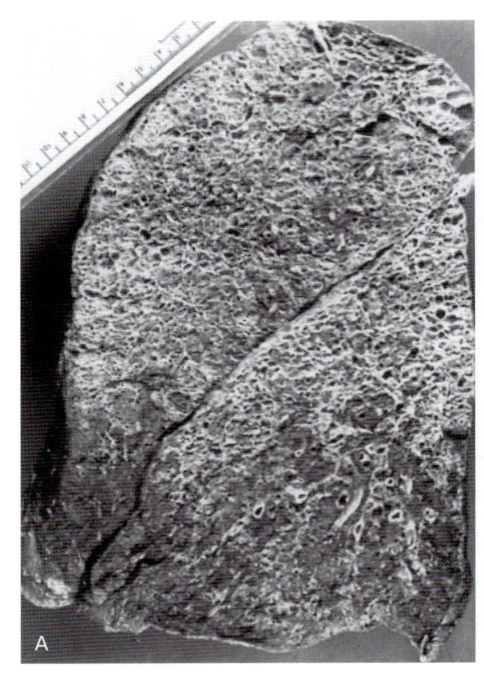

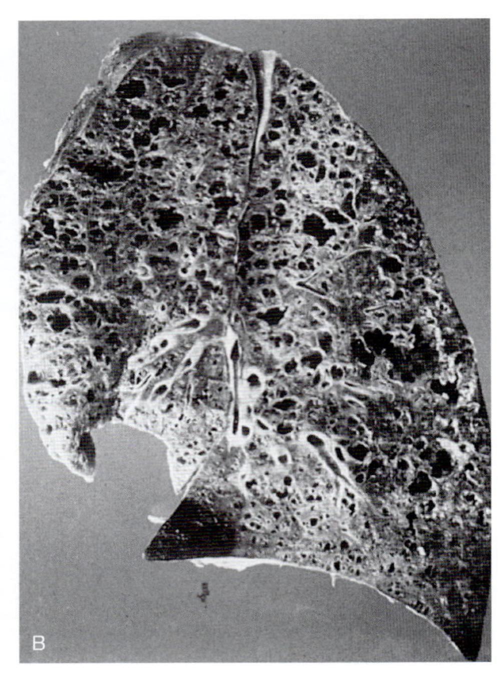

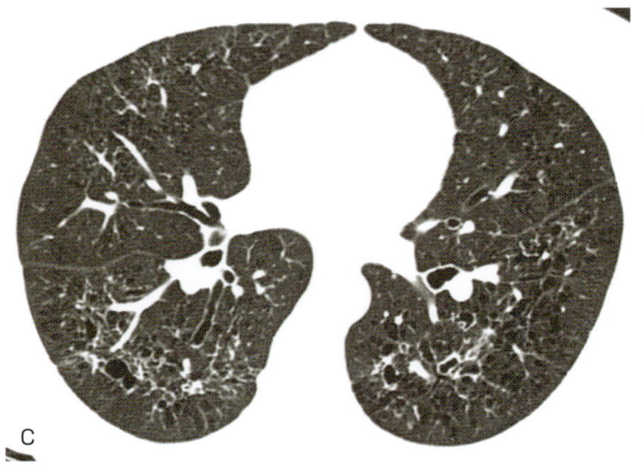

図 19-2　肺ランゲルハンス細胞組織球症(PLCH).　A：肺ランゲルハンス細胞組織球症患者の剖検材料. 微細な囊胞性気腔／びまん性細網化が上中肺領域優位に認められる. 肺底部は比較的温存されている. (From Müller NL, Miller RR. Computed tomography of chronic diffuse infiltrative lung disease: part 2. *Am Rev Respir Dis* 1990; 142: 1440-1448, with permission.)　B：他の肺ランゲルハンス細胞組織球症患者から切除された病理切片では, 肺全体を通して多発性囊胞を認め, 異常な分岐状構造を多く認める. 肺底部は比較的温存されることに留意. (Courtesy of Dr. Carlos RR, de Carvalho, University of São Paulo, São Paulo, Brazil.)　C：A, Bとは異なる患者における中葉気管支レベルでのHRCTでは, 数個の小さな肺結節と関連した異様な形に分岐した囊胞を下葉の上部に認める. これらは肺ランゲルハンス細胞組織球症に特有の所見である.

に, 禁煙後の一部の患者において結節病変の再発を認めるなど喫煙と再発の関連については明確ではない. PLCHは肺移植後でも再発する可能性がある. PLCHは非腫瘍性疾患に位置づけられているものの, 治療はホジキン病の治療に準ずるべきとされている. また, PLCHに先行して, あるいは同時に非小細胞肺癌が発症するとの報告もあり, 両者のあきらかな関連も示されている[15,19].

病変は通常両側性で上中肺野が中心であり, 肋骨横隔膜角は比較的保たれる[35,36]. 肺容量は正常あるいは増加する. 結節影は辺縁不整であり, 大きさは1〜10 mmにわたる[15]. 進行に伴い, PLCHは主に網状結節影を呈し, 続いて囊胞性肺病変を呈する. 気胸はしばしば再発時の症状として認められる. その他に報告されている所見としては, 縦隔リンパ節腫大, 肺浸潤影, そして孤立性肺結節がある[15].

胸部X線所見

LCHの胸部X線所見は網状影, 結節影, 網状結節影と蜂巣肺であり, しばしばこれらは混在する[32,33,35,36,42].

HRCT所見

PLCHのHRCT所見については, 過去に多く報告されている[26-28,43-45]. ほとんどすべての患者のHRCT

において，通常 10 mm 以下の嚢胞性病変を認めるが（図 6-5～図 6-8，図 19-2～図 19-4），これらの嚢胞は PLCH に特徴的で[43, 46-48]，Brauner ら[44]による検討では 18 例のうちの 17 例でみられた．また，Giron らの検討では全 12 例で認められた[46]（表 19-2）．

嚢胞の壁の厚さはかろうじて確認できる薄いもの（図 6-5，図 6-7，図 19-4）から厚さ数 mm に至るものまである（図 6-6，図 19-2，図 19-3）．Grenier らによる検討[49]では，LCH 患者 51 例のうち 88％は薄い壁（2 mm 未満）の嚢胞であったが，一方で 53％は厚い壁（2 mm 以上）の嚢胞であった．こうしたあきらかな壁構造の存在は一部の患者で合併している肺気腫の嚢胞成分と区別するのに役立つ．多くの嚢胞は円形を呈するが奇妙な形状を呈することもある．例えば二葉様であったり，クローバー型，分岐していることもある（図 6-5～図 6-7，図 19-2～図 19-4）[26-28, 43-45]．こうした異常な形状はいくつかの嚢胞が融合して形成されたり，嚢胞が拡張した厚い壁の気管支であるためと考えられており[36]，Brauner ら[43]による数々の報告では，中隔を伴った嚢胞の融合あるいは接合が，患者の 3 分の 2 以上に認められた．嚢胞性病変は，数，大きさともに一般的に上葉優位である（図 6-5，図 19-2～図 19-4）．大きな嚢胞やブラ（直径 10 mm 以上）は，半分以上の症例で認められ，時に 20 mm 以上のこともある[26-28, 43-45]．

患者によっては嚢胞が HRCT 上での唯一の異常であるが，大多数の症例では小結節（通常，直径 5 mm 以下）も同時に認められる（図 4-20，図 19-1，図 19-5，図 19-6）[43, 48]．Brauner らの検討では 18 例中 14 例に，Moore らの検討では 17 例中 14 例に認められた[43, 48]．

表 19-2　肺ランゲルハンス細胞組織球症（PLCH）の HRCT 所見

厚い壁[a, b]または薄壁[b]嚢胞
通常 1～5 mm 未満の小葉中心性および細気管支周囲の結節で，空洞性である場合もある．嚢胞に隣接することもある[a, b]
進行すると結節から様々な厚さの壁を有する嚢胞を呈する[b]
結節あるいは嚢胞の大きさや数は上葉優位で，肋骨横隔膜角部には病巣を認めない[a, b]
微細網状影
すりガラス影
モザイク灌流またはエアトラッピング
肺高血圧（症）

[a] 鑑別診断で最も有効な所見．
[b] 最も頻度が高い所見．

1 cm を超えた結節を認めることもあるがまれである．Grenier ら[50]による検討では，LCH 患者 51 例のうち 47％で直径 3 mm 未満の結節を認めたが，一方で 45％では直径 3 mm～1 cm の結節を認めた．また，24％では直径 1 cm を超えた結節を認めた．結節は個々の症例でかなり数が異なり，ほとんど認められないこともあれば無数に認められることもあり，おそらく疾患の活動性に依存していると考えられる[43, 48]．周囲に嚢胞性あるいは網状影を認めるときに，結節の辺縁はしばしば不整である．HRCT 上では多くの結節は気管支周囲あるいは，細気管支周囲すなわち小葉中心性に認められる．この疾患では細気管支周囲に肉芽腫を形成する傾向がある[43]．HRCT は肺生検を施行するにあたって結節の位置を確認するのに有用である[43]．

結節は通常外観的には均一であるが，一部の結節，特に直径 1 cm 以上の場合には中央部が淡明なことがあ

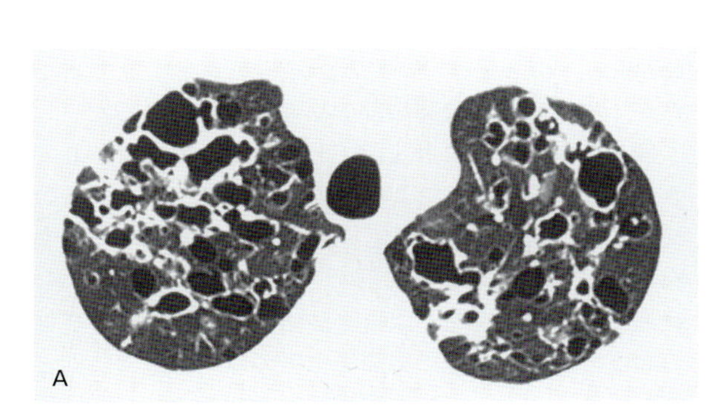

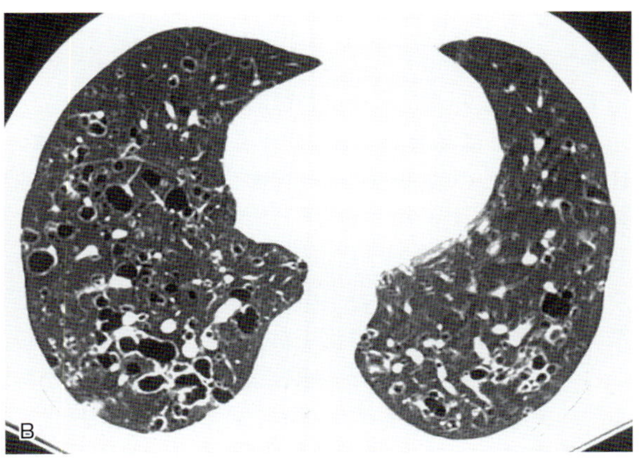

図 19-3　喫煙歴と息切れを呈するランゲルハンス細胞組織球症（LCH）（44 歳男性）．A：上葉の HRCT では，様々な厚さの壁をもつ多数の肺嚢胞を認める．いくつかの嚢胞は，非常に不整な形状を呈する．介在する肺実質は正常にみえ，びまん性線維化の所見も認めない．B：肺底部の近くでは嚢胞はより小さく，より少ない．肺尖部優位に認める不整形嚢胞の存在は LCH で典型的である．

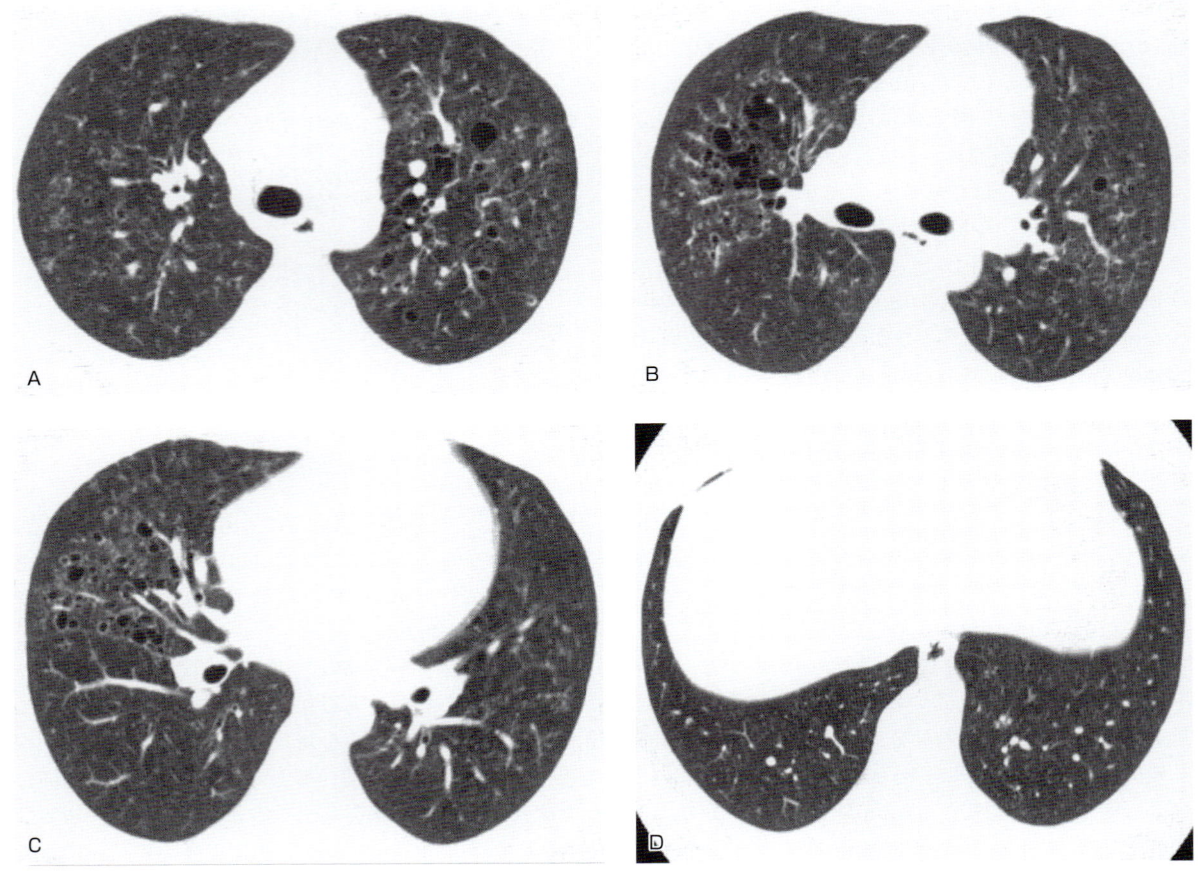

図 19-4　囊胞を伴う肺ランゲルハンス細胞組織球症(PLCH)．A-D：PLCH 患者の上葉から下葉までの 1 mm スライス画像では，不明瞭な結節影を伴う主に薄壁囊胞の一群を散在性に認める．肺底部は比較的病変をまぬがれている点は PLCH の特徴的所見である．

る．おそらく小さい空洞を反映している[51]．しかしながら，これらの空洞は時に肉芽腫や肥厚した間質に囲まれ拡張した細気管支である可能性がある[43]．Grenier ら[50]による検討では，PLCH 患者 51 例のうち 25%に空洞性結節を認めた．一部の患者では，空洞性結節が囊胞性病変に変化することが確認された[44, 46]．後述するように，この進行形態は特徴的である．

囊胞または結節を認める多くの患者において，HRCT 上，その他の肺領域は線維化あるいは小葉間隔壁肥厚を伴わず正常である[26-28, 43-45]．しかしながら少数においては不整な界面(インターフェースサイン)や，微細な網状影を伴う(図 19-7)[26-28, 43-45]．こうした微細網状影は小葉内線維化または初期囊胞形成，あるいは，囊胞性病変の進行や融合と関連する可能性がある[46]．すりガラス影も時に認められるが，この疾患に特異的ではない．この所見は，喫煙歴に関係ある通常型間質性肺炎に特有な基底膜直下の網状影や線維化と区別されるべきである[26-28, 45]．

肺の中枢もしくは末梢に，病変が一貫して優位に分布することはないが[43, 50]，ほぼすべての症例において肺底部および肋骨横隔膜角部には病変を認めない[42, 52]．Brauner の一連の検討では，18 例の患者のうち，2 例で上葉限局性の病変を認め，そして，9 例で上中肺優位であり[43]，2 例の患者でびまん性病変を認めたが，下肺優位な病変を有する患者はいなかった．Grenier の 51 症例の検討では 57%が上葉優位であったが，中葉あるいは肺底部の病変は皆無であった[50]．

病変の進展は，これまで CT を使用して検討されてきた．Brauner ら[44]による PLCH 患者 212 例の患者の検討のように，当初の CT 検査において結節病変が囊胞に比べて 2 倍の頻度で認められたにもかかわらず，経過観察の CT 検査では囊胞が結節病変に比べて 2 倍の頻度で認められた．結節影や壁の厚い囊胞は時間とともに消退する一方で薄壁囊胞，索状影や肺気腫は不変かあるいは進行する．これらのデータは，小葉中心性結節(図 19-1)に始まり，空洞化(図 19-5，図 19-6)，

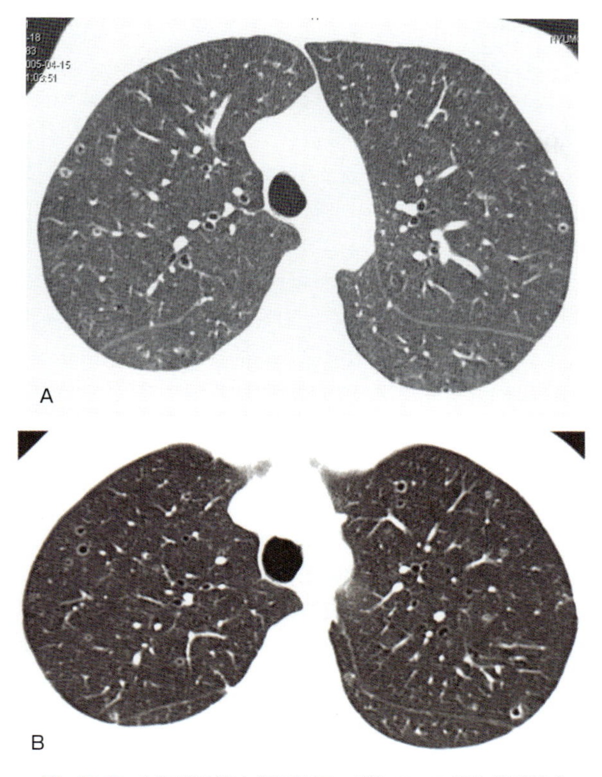

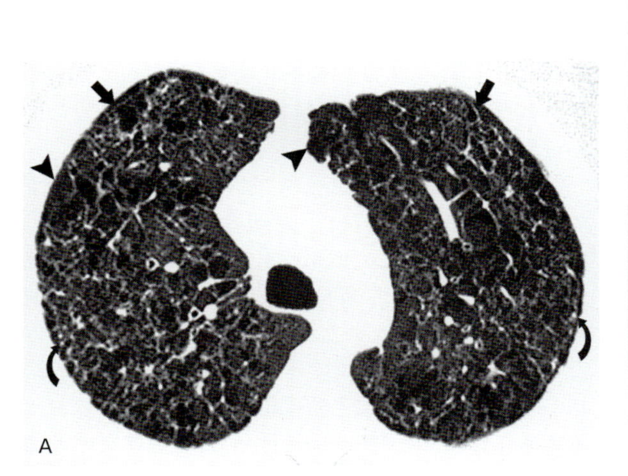

図 19-5　空洞性結節を伴う肺ランゲルハンス細胞組織球症(PLCH)．A，B：上葉の 1 mm スライス画像では，両肺に散在する境界明瞭な空洞性結節を認める．

厚い壁の嚢胞形成(図 6-6，図 19-3)と，最後に薄い壁の嚢胞へ進展する(図 6-5，図 19-2，図 19-4，図 19-8)といった LCH における肺病変の病理学的画像的進展予測を支持する．結節性病変は自然に消失するか，あるいは嚢胞と置き換えられる一方で，いったん嚢胞が形成されると病変は存続する．そして，最終的にはびまん性肺気腫と区別がつかなくなる．

結節影や嚢胞性病変を肺に認める LCH 患者において，吸気 CT におけるモザイクパターンと呼気 CT に

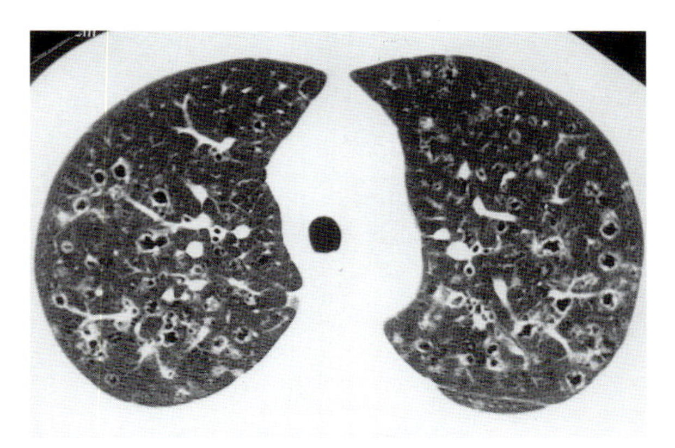

図 19-6　結節性ランゲルハンス細胞組織球症(LCH)．気管下部における画像でびまん性小葉中心性の厚い壁をもつ空洞性結節を，図 19-1，図 19-5 よりも進行した状態で認める．

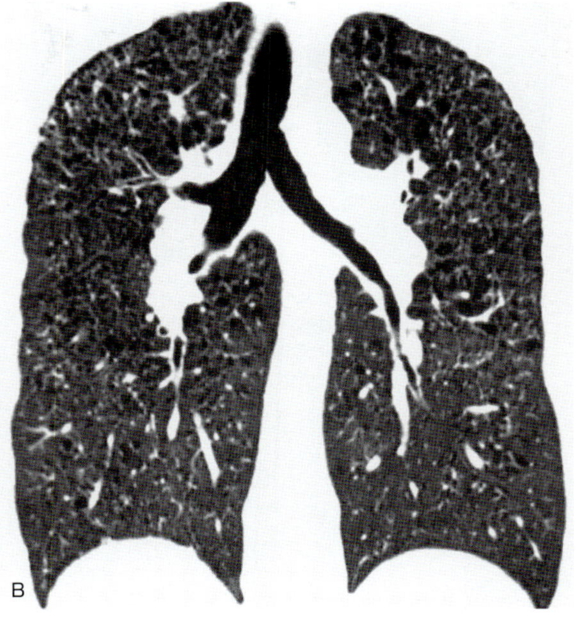

図 19-7　肺ランゲルハンス細胞組織球症(PLCH)(30 歳女性)．A：ボリュームスキャンの HRCT 画像で，上葉に多数の薄壁嚢胞(まっすぐな矢印)と小結節(曲がった矢印)を認める．また線維化に一致する不規則な線状影や限局性すりガラス影，肺気腫も認められる(矢頭)．B：冠状断像では，上中肺領域を中心とした疾患特異的な分布を認め，肺底部は比較的病変をまぬがれている．軸位断像および冠状断像では，嚢胞が肺気腫あるいはランゲルハンス細胞組織球症のいずれかによるか区別することは困難である．(Courtesy of Dr. Eduardo Sabbagh, Santiago, Chile.)

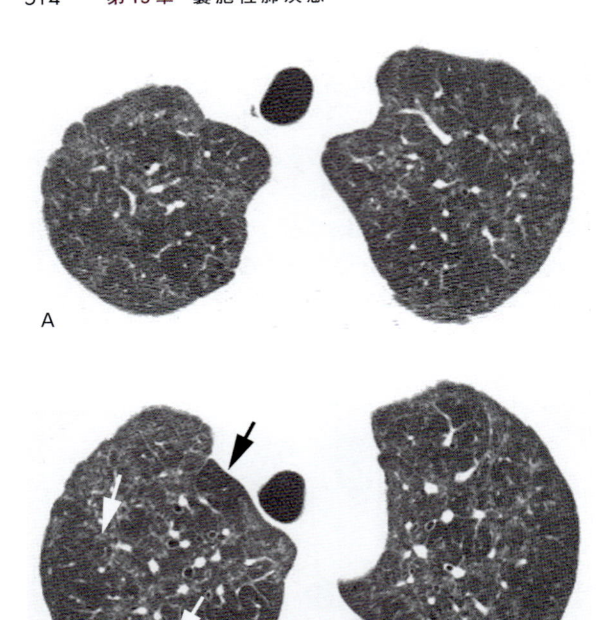

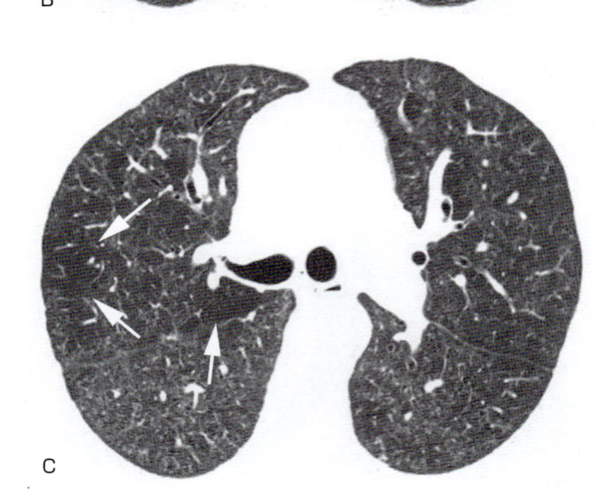

図 19-8　小結節影とエアトラッピングによるモザイク灌流を呈するランゲルハンス細胞組織球症（LCH）． A〜C の３つのレベルにおける HRCT 画像は比較的正常な領域に隣接した小結節影を認める（矢印）．また，エアトラッピングによるモザイク灌流も認める．

おけるエアトラッピングも認められるかもしれない（図 19-8）[53]．これは，細気管支閉塞または嚢胞性病変におけるエアトラッピングの存在を反映している可能性がある．

HRCT の有用性

HRCT は胸部 X 線に比べて，PLCH 患者[26-28, 43-45]で肺異常陰影の形態と分布を表示する際や，PLCH の診断において優れている[50]．実際に PLCH の多くの患者において，胸部 X 線撮影で網状影と評価される病変は，HRCT での多数の多層構造を呈する肺嚢胞の存在を反映している．胸部 X 線と比較して，HRCT は大小嚢胞と直径 5 mm 未満の小結節を検出する際に有意に感度が高い[43, 50]．

前述のように PLCH の肺機能異常パターンは一貫しないものの，おそらくは細気管支周囲と内腔の線維化[25]に関連した気道閉塞は一般的である[54]．Moore らによる検討[48]では，HRCT における病巣範囲と予測％拡散能（DL_{CO}）は，胸部 X 線所見における病巣範囲とに比べ（$r = -0.57$），高い相関を示した（$r = -0.71$）．もう一方の検討では[54]，HRCT と拡散能に有意な相関を認めた（$r = 0.8$）．しかしながら，CT 所見と肺機能検査での閉塞性換気障害との相関はみられなかった[48, 54]．肺機能検査（PFT）において気道閉塞の所見が欠如しているにもかかわらず，呼気 CT における嚢胞に関連したエアトラッピングについて報告された[53]．

典型的な PLCH 所見を認める場合には正確な診断ができるかもしれないが[15, 19, 26-28, 43-45]，HRCT は病理組織学的な活動性を予測する点において制限される．Soler ら[55]による報告のように，HRCT によって確認された結節性病変の範囲と病理組織学的に確認される結節の密度との間には優れた相関がある．嚢胞性病変が優位である患者においては，画像と組織との相関はより正確性に欠ける特徴があるが，この PLCH 患者 13 例の検討で報告されるように，炎症性肉芽腫は嚢胞パターン優位な大部分の患者においてもなお HRCT にて確認することができた．したがってこれらの研究者は，不活性状態にある線維化病変が疑われる場合でなければ長期間の経過観察を継続するよう助言している[55]．

びまん性間質性肺疾患患者で肺生検を避ける目的での HRCT の役割に関して，呼吸器科医を対象にした興味深い研究がある．結果は，237 人の返答者の大部分が特徴的な HRCT 所見を認めないかぎり，PLCH の診断を受け入れないと考えているという結論だった[56]．以後のセクションで述べられているように，同様の研究で，リンパ脈管筋腫症が疑われる患者における診断に特徴的な HRCT 所見が必要と返答者の大部分が考えていることと類似の反応であった．

鑑 別 診 断

HRCT 異常所見として結節のみを認める患者において，鑑別診断は広範囲にわたる．結節の典型的分布が診断に有用であるにもかかわらず，サルコイドーシス，珪肺症，転移性腫瘍と結核との鑑別が不可能な場合がある[57]．LCH の結節は小葉中心性の傾向があるが(図 4-20，図 19-1，図 19-5～図 19-7)，リンパ管周囲性の結節(隔壁，胸膜下および気管支血管周囲)はサルコイドーシス，珪肺症と癌性リンパ管症でも典型的である[57]．肋骨横隔膜角部が保たれる場合 PLCH の可能性を考慮すべきであるが，この所見は他の結節性疾患にも同様に認められる．

喫煙に関連した小葉中心性肺気腫と DIP は，PLCH の気腫性病変と類似の HRCT 所見を呈することがある．小葉中心性肺気腫は概して肺上葉優位の局所円形透亮像を伴う．しかしながら，小葉中心性肺気腫を有する大部分の患者において，実質構造の破壊に伴い病巣領域に可視壁がない．これは PLCH などにみられる肺嚢胞とは区別される．一方では，一部の小葉中心性肺気腫患者において，気腫領域は HRCT 上で薄壁を有し，PLCH の所見と類似する．さらに，末期 PLCH 患者において，嚢胞壁が非常に薄く微細な場合があり，小葉中心性肺気腫に非常に類似することもある(図 6-5)．後者の場合でも，両疾患の治療に大きな違いはない点，誤診に伴う臨床的意義は小さい．

DIP 患者では背景にある肺気腫の存在やエアトラッピング病巣が斑状すりガラス影と関連した多発性の薄壁嚢胞の所見を呈する場合がある(図 19-9)．同じ嚢胞性疾患である PLCH と DIP の鑑別が困難なことがあるが，通常，DIP は斑状すりガラス影を合併し，両疾患を正確に鑑別できることが多い[58]．しかしながら，前述のように PLCH 患者は，DIP または RB-ILD へ進行する可能性がある．

対照的に PLCH の嚢胞性病変は，末期 IPF の蜂巣肺およびより大きな嚢胞と容易に区別できる[26-28, 43-45]．PLCH では，肺の上 3 分の 2 に病変を形成し，肋骨横隔膜角部には及ばないことが特徴である(図 6-5，図 19-1，図 19-2，図 19-4，図 19-7，図 19-8)[16, 17]．IPF や蜂巣肺の原因となる他の疾患では，病変は主に胸膜下領域と肺底部を含む．また，IPF 患者では，蜂巣肺は広範囲の線維化などの異常な肺実質によって囲まれるが，LCH の大部分の嚢胞は正常な肺実質によって囲まれる．嚢胞性 LCH では肺気量は正常であるか増加を示す一方，IPF あるいは蜂巣肺を呈する患者では減少している．

リンパ脈管筋腫症(LAM)を有する女性あるいは結節性硬化症患者においては，PLCH でみられる同様の嚢胞性病変が時折認められる[2, 3]．しかしながら，LCH 患者で同定される肺実質変化と異なり，LAM または結節性硬化症患者では肺底部の病巣が特徴的である．

PLCH の嚢胞が血管に隣接しているとき，気管支拡張症の印環サインと類似する．しかしながら，気道病変を有する患者の連続スライスで認められる連続的な気管支拡張像は LCH では認められず，区別は容易である[48]．

6 章や本章で述べてきたように，多発性の薄壁をもつ肺嚢胞は LIP を有する患者の一部にも認められる(図 6-12)[59-61]．これら病巣は下肺葉に認められること

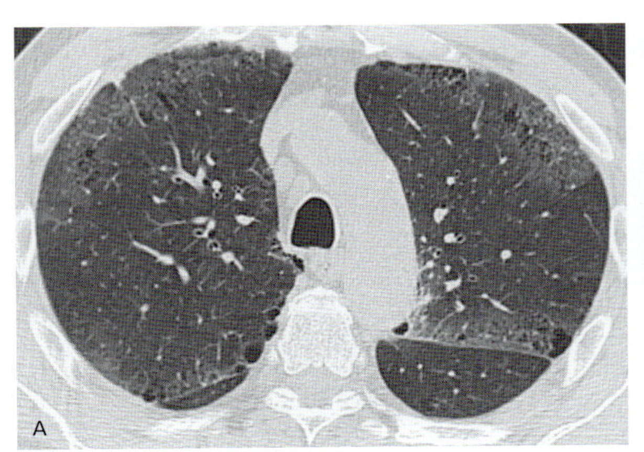

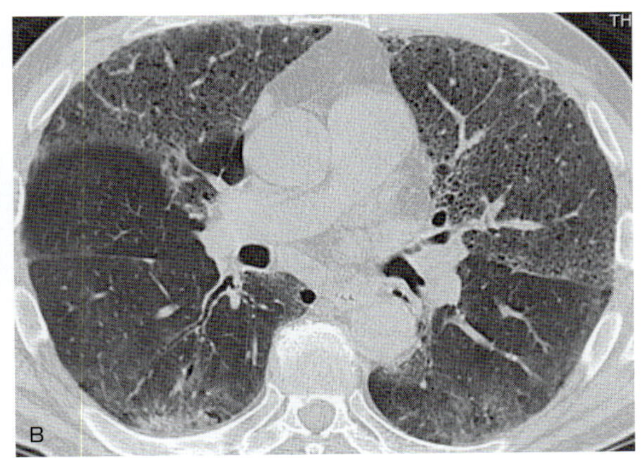

図 19-9　剝離性間質性肺炎(DIP)．気管レベル(A)から中葉レベル(B)までの DIP 患者における HRCT では，境界不明瞭なすりガラス影を認める．この場合，背景にある肺気腫の存在は，びまん性嚢胞性肺疾患についての誤った印象を与える．(Case courtesy of Dr. Ami Rubinowitz, Yale-New Haven Hospital, New Haven, CT.)

が多い．LIP患者における他の所見には，胸膜下の小結節，小葉中心性結節，小葉間隔壁肥厚とすりガラス影が含まれる[61]．

様々な嚢胞性肺疾患の類似した所見にかかわらず，代表的な嚢胞性肺疾患（PLCH，肺LAMと肺気腫）の鑑別におけるHRCTの精度は数多く報告されてきた[62]．最近の後ろ向き研究では，92例の慢性嚢胞性肺疾患を有する患者（PLCH 18例，肺LAM 18例，通常型間質性肺炎 17例，LIP 16例，肺気腫 15例とRB-ILD 8例を含む）において，2人の異なる読影者間で，184回の読影のうち148回（80%）の診断一致を認めた．PLCHの正しい診断がなされたのは患者の72%のみであったにもかかわらず，高い確実性で診断が示唆された症例では，正診断が88%であった[58]．

リンパ脈管筋腫症と結節性硬化症

リンパ脈管筋腫症（LAM）は，未熟な平滑筋細胞（LAM細胞）が肺，気道（図19-10），そして胸腹部のリンパ管に沿って浸潤する多臓器疾患である[63-68]．この疾患の特徴は肺実質の嚢胞性破壊である（図19-11）．紡錘型細胞浸潤が肺門，縦隔および気管外リンパ節で認められ，時に肺内リンパ管および胸管の拡張をきたす．リンパ管病変により，乳び胸水または腹水を認めることもある．肺静脈壁への細胞浸潤はまれに静脈閉塞を生じることがあり，まれに喀血を伴う肺静脈高血圧症につながる場合がある．

病　理　学

LAMは結節性硬化症に関連する（TSC-LAM）か，孤発性（孤発性リンパ脈管筋腫症（S-LAM））として発症する．TSC-LAMとS-LAMは*TSC1*または*TSC2*における結節性硬化症（TSC）の遺伝子突然変異との関連がある．TSC-LAMの場合*TSC1*または*TSC2*の両方，S-LAMの場合*TSC2*と関連し，これらの遺伝子は染色体9q34と16p13上に位置する[68]．哺乳類ラパマイシン標的蛋白質（mTOR）の過剰活性化による．LAMは*TSC1*と*TSC2*で不活化またはヘテロ接合の欠失に起因する突然変異したLAM細胞の転移または播種か

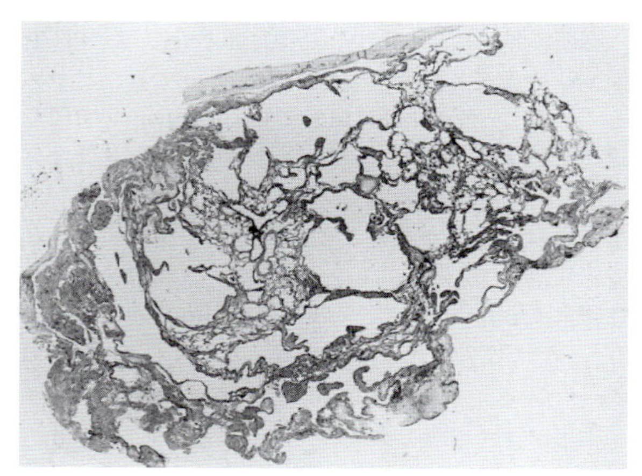

図 19-10 リンパ脈管筋腫症（LAM）患者の開胸肺生検標本における弱拡大顕微鏡所見． 異型紡錘形細胞が壁に沿って並ぶ嚢胞性気腔を標本の全体を通じて認める．

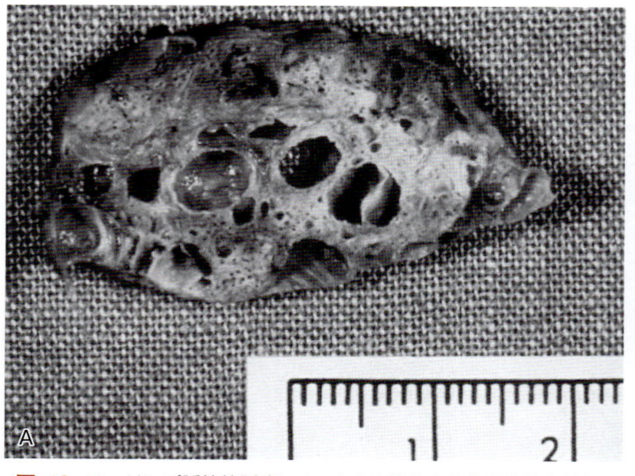

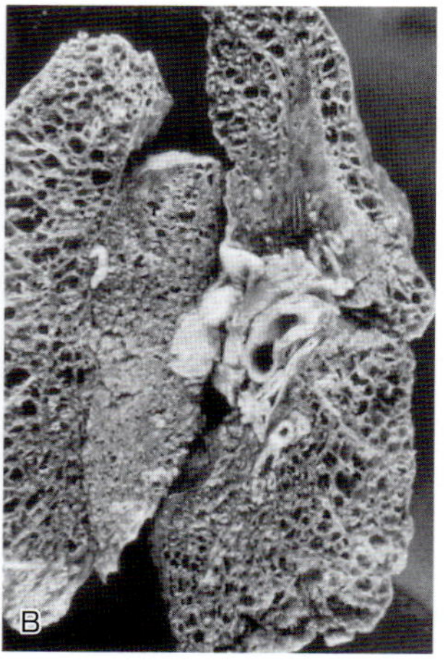

図 19-11 リンパ脈管筋腫症． A：大きな嚢胞を伴う開胸肺生検標本．（From Templeton PA, McLoud TC, Müller NL, et al. Pulmonary lymphangiomyomatosis: CT and pathological findings. *J Comput Assist Tomogr* 1989;13:54-57, with permission.）　B：広範囲な嚢胞性変化を認めた患者の全肺摘出標本．（Case courtesy of Peter Kullnig, MD, University of Graz, Graz, Austria.）

ら生じている可能性がある．mTORは，細胞増殖，運動性や生存を調整するセリン/トレオニン・プロテインキナーゼであり，蛋白質合成と転写にかかわっている．

これらの突然変異の結果，LAM細胞の異常増殖，遊走と組織浸潤が起こる．TSC-LAM患者において，突然変異はすべての細胞系で同定されるが，S-LAM患者において，突然変異は肺，腎臓，リンパ節だけに限定される．LAM細胞は血行性にもリンパ行性にも播種することが示されている．そしてこれは，実際にS-LAM細胞が転移性疾患と類似し，血管筋脂肪腫組織(良性転移性平滑筋腫に類似している)から生じているという可能性が生じている[66,68]．S-LAMとは異なり，TSCは多くの表現形を示す常染色体優性遺伝疾患である．そして，多くの場合孤発的な突然変異の結果として起こる．

肺LAMの病巣は，(活性状態の)初期相および後期相に分けることができる[69,70]．その初期相においては，LAM細胞は主に終末細気管支と肺胞壁で増殖する(図19-10)．隣接する平滑筋浸潤の周囲では，LAM細胞によって産生されるメタロプロテアーゼによる肺の破壊が原因の近位細葉性および不整形な肺気腫像が認められる．同様の変化は，平滑筋細胞増殖部から離れた正常にみえる近位細気管支でもみられることがある[71]．線維成長の根拠(大量のフィブロネクチンの存在など)もまたみられることがある．

これらの変化は拡張型肺気腫のような腔形成をきたす．その腔内ではII型肺胞上皮細胞の過形成とおそらくは出血が原因と思われるヘモジデリン貪食マクロファージを認める[70,71]．後期相では細胞浸潤は消失し，平滑筋細胞過形成とびまん性コラーゲン沈着と関連した著明に拡張した肺胞腔を認める．

紡錘型細胞の増殖は細気管支の狭小化と閉塞をきたし，最終的に気道閉塞やエアトラッピングをきたす．気道閉塞では，肺嚢胞症に関連した肺胞支持組織の消失も原因となることが示されている．Sobonyaら[72]のLAM患者における2剖検肺の形態学的検討では，びまん性嚢胞性疾患から生じている肺実質の相互依存関係の消失と，その結果としての肺胞支持組織の消失が確認され，後者のほうがより重要である可能性が示された．

LAMでみられる平滑筋細胞は筋様前駆体から誘導されたアクチンとデスミン陽性の不均一な表現型を示す平滑筋であることが示された．免疫組織化学的染色では正常の平滑筋細胞と対照的にLAM患者の増殖細胞のうち80%でエストロゲン受容体が陽性であり，一方ではほとんどすべてがプロゲステロン受容体が陽性である[71]．LAM細胞は正常平滑筋細胞と異なり，HMB-45で染まるという点で区別できる．このHMB-45は黒色細胞腫系の細胞質内に認められるプレメラノソーム抗原に存在する100 kDaの糖蛋白質(gp 100)を特定するモノクローナル抗体である[63,70-72]．HMB-45で染まる細胞は，腎臓の血管筋脂肪腫，多源性小結節性肺胞上皮細胞過形成[73,74]や肺の明細胞腫瘍でもみつかる[75]．HMB-45による免疫組織化学染色の意義については不明であるが，この染色法により，より正確に経気管支的肺生検でLAMの診断がつけられるようになった．最近ではまたLAM細胞がリンパ管内皮を示す血管上皮成長因子であるVEGF-Dを発現し，LAM患者の血清中で上昇することが示され，治療的介入への反応を評価する手段として有用である可能性が示唆された[76]．

臨床所見

LAMは妊娠可能年齢の女性でのみ発症すると考えられてきたが，最近のデータでは，より高齢な女性での発症が増加している[77]．Cohenら[77]の最近の報告では，診断時の平均年齢が46.7歳であり，これより高齢な女性の50%以上で気胸の既往がないことが確認された．これはおそらくLAMが結節性硬化症患者に起こるという知識の普及と，何らかの肺症状の診断目的にHRCTを撮影する頻度が増したことを反映している[77]．

LAMは世界的に10万人の女性あたり1〜2.6例発症すると推定されている一方[63,68]，多くの症例が初診時に喘息または慢性閉塞性肺疾患と誤診されることを考慮すると，上記発症率は過小評価されている可能性がある．TSC-LAMが成人の結節性硬化症女性患者の30〜40%に発症する一方，S-LAMは女性40万人に1例の確率で発症する[78]．TSC-LAMは，孤発性LAMの5〜10倍の頻度で認められる[2,66]．

男性の結節性硬化症患者におけるLAMの有病率は不明である．186例の結節性硬化症患者における腹部CT画像を用いた研究では，肺嚢胞が95例の女性患者のうち40例(42%)で認められた一方，男性患者では91例中わずか12例(13%)しか認められず($p<0.001$)，嚢胞数は男性でより少なく，嚢胞のサイズもより小さかった[79]．それとは異なり，肺画像診断に基づく最近のデータによるとLAMの発症率に性差がな

いことが示唆されており，男性結節性硬化症患者29例中11例(38%)でLAMが確認された[80]．この研究では，4つの異なる嚢胞の同定をもって嚢胞性肺疾患と診断した[80, 81]．

大多数のLAM患者は呼吸困難，気胸，および/または咳嗽を呈する[63, 66, 68, 81]．S-LAM患者はTSC-LAM患者に比べ，より病気の徴候や症状が顕著になる場合が多い[81]．

230例の肺機能検査を用いたLAM患者のコホート研究によると，閉塞性障害が最も頻度が高い(57%)異常所見として認められ，%1秒量(%$FEV_{1.0}$)の平均値は約70%だった．閉塞性障害を有する患者の約4分の1で，気管支拡張薬吸入による可逆性の気道閉塞を示した．患者の3分の1で肺機能検査は正常であった[81]．

この同じ集団において，55.5%の患者に気胸が認められたが，少なくとも1回の前例がある場合には平均4.4回の気胸を認めていた[81]．その結果として，現在では1回目の気胸であっても胸膜癒着術が推奨される[66]．当然のことだが，胸膜癒着の既往歴は肺機能とCT上の胸膜所見に影響を及ぼす[82]．

疾患は潜行性に進行し，進行速度は個人によりばらつきがある．通常，妊娠可能年齢の女性で，気胸または乳び胸水を発症し診断される場合が多い．症状発現から診断までの期間は平均しておおよそ3〜5年である[51, 63]．患者の60%には乳び胸水を認め，80%までは気胸を合併する．そして30〜40%には経過中に血性痰またはあきらかな喀血を認める[64, 65, 83]．症例によっては，生検による病理診断が必要である．多くは経気管支生検で十分な組織を得ることが可能であり，アクチン，デスミン，HMC-45による免疫組織染色を行う．しかしながら，開胸肺生検がいまだににゴールドスタンダードになっている[68]．女性LAM患者80例の検討では，開胸肺生検(50例)，経気管支肺生検(14例)，後腹膜リンパ節生検(6例)，特異的なHRCT所見(10例)によって行われた[84]．

従来の治療として，卵巣摘出またはプロゲストロンに高用量メドロキシプロゲステロン，タモキシフェンまたは黄体形成ホルモン放出ホルモンの併用療法が行われていた．しかし，これら治療法では良好な治療成績を得ることができなかった．例えば，Taviera-DaSilvaら[85]による研究では，プロゲステロン療法の肺機能低下の進行抑制作用を示すことができなかった．可逆的な気道閉塞を有する患者においては気管支拡張薬が有効性を示す．また，4cm以上の血管筋脂肪腫を有する患者には，塞栓術が適応となる．残念なことに，死亡率は有症状患者の場合10〜20%であり，肺生検を施行された場合には30%である[66]．結論として，LAMは現在肺移植の適応疾患となっている[70]．胸膜癒着歴がない場合には肺移植は問題なくなされる[66]．しかし移植肺でのLAM再発も報告されている[86]．

肺移植が最終的な治療手段ではあるが，これは病期が進行した患者に対してのみ行われる．特異的分子標的療法の到来に伴い，今後HRCTを用いたスクリーニングの重要性が増す可能性がある[66]．これら分子標的療法の中には，メタロプロテイナーゼ抑制剤，スタチン，インターフェロン，VEGF抑制剤，ラパマイシン(シロリムス)が含まれる．これらの中で，mTOR抑制剤(ラパマイシン(シロリムス))は肺機能を安定させ，腎血管筋脂肪腫の大きさを減少させる可能性があることが示された．しかし，薬剤耐性が大きな問題になる可能性もある[87-90]．

胸部X線所見

LAM患者の胸部X線写真では，網状影，網状結節影，粟粒状影および蜂巣状影を認める[68, 83, 91]．50%以上の患者が，初診時の胸部X線写真で気胸を有する[70]．また，肺気量は増加することがある．胸部X線の異常所見は，気胸や乳び胸水のような他のLAMの徴候に先行することもあるし，同時に生じたり，日をおいて出現することもある．びまん性肺嚢胞は胸部X線写真でしばしば見逃され，後に外科的肺生検で初めて確認されることがある[83]．Chuら[63]の報告によると，LAMの確定診断がついた患者の35例中9例(26%)で胸部X線所見は正常と診断されていた．

HRCT所見

HRCT所見では，LAM患者に特徴的な無数の薄壁肺嚢胞を認め，嚢胞は比較的正常な肺実質によって囲まれている(図6-9〜図6-11，図19-12〜図19-16，表19-3)[2, 3, 63, 68, 92-101]．これらの嚢胞は通常直径2mm〜5cm大にわたるが，より大きいものもあり得る．嚢胞径は，病気の進行とともに増大する傾向にある[98]．軽症の場合，嚢胞は通常直径5mm未満である．病変がより広範囲(肺実質の80%以上が含まれる範囲)に及ぶ患者では，嚢胞はより大きい傾向にあり，大部分が直径1cm以上となる．嚢胞壁は通常薄く，かろうじて認知可能である．しかし，その厚さは4mm以下である[96, 98]．LCH患者に認められるような不整形の肺

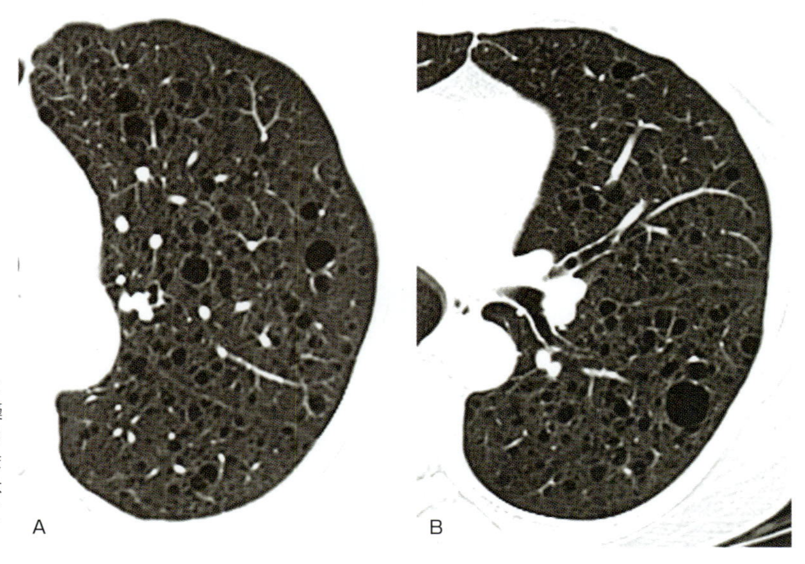

図 19-12　リンパ脈管筋腫症(LAM)．A, B：左肺の HRCT 所見では，大小不同の多発性嚢胞性気腔を認める．嚢胞壁の厚さは，かろうじて認知可能なものから 2 mm に及ぶものまである．嚢胞性気腔の間に介在する肺実質は正常である．嚢胞は主に円形であるが，いくつかは融合している．

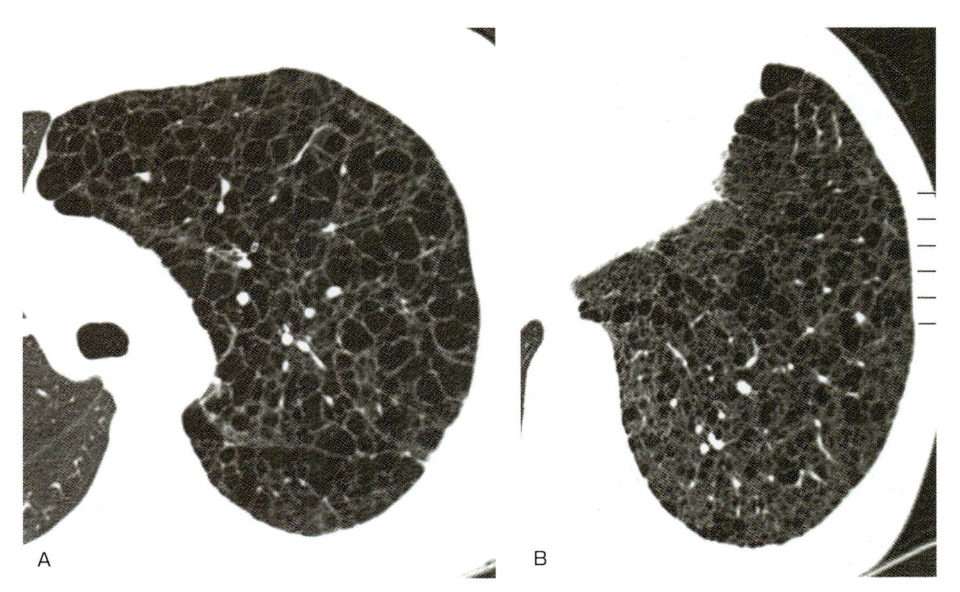

図 19-13　結節性硬化症に伴うリンパ脈管筋腫症(TSC-LAM)．A, B：結節性硬化症患者の左肺の HRCT 像では，びまん性の薄壁嚢胞が正常肺をほとんど置き換えてランダムに分布する典型的な所見を認める．この所見は，孤発性 LAM(S-LAM)の症例に認められるびまん性嚢胞性変化と区別がつかないことに留意されたい．

嚢胞は，LAM ではまれである．HRCT で確認される肺嚢胞は，病理学的に認められる肺嚢胞の所見と相関する．これらの嚢胞は，LAM を代表する異常な紡錘型細胞によって部分的に囲まれている．

結節性硬化症に関連した LAM(TSC-LAM)は，孤発性 LAM(S-LAM)と同様の所見を認める．186 例(男性 91 例(49%)を含む)の成人結節性硬化症患者を対象とした後ろ向き研究において，少なくとも肺底部を含んでいる腹部 CT を用いて評価したところ，2 mm～2 cm を超える嚢胞が 186 例中 52 例(28%)で認められた[79]．

一部の結節性硬化症患者の肺では，ランダムに分布する直径数～8 mm の小結節を認める．この所見は微小結節性肺細胞過形成を意味し(図 19-17)[102, 103]，S-LAM では決して認められない．Franz ら[103]は，23 例の女性の無症候性結節性硬化症患者で，遺伝子タイピングと CT 検査を施行した．LAM に矛盾しない肺嚢胞の所見が，9 例(39%)の患者に認められた．10 例

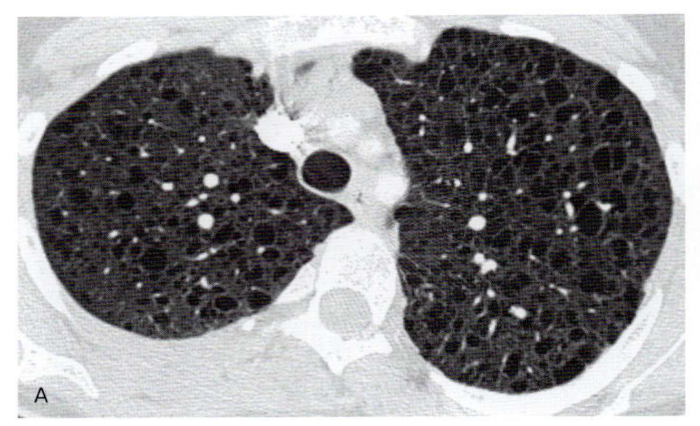

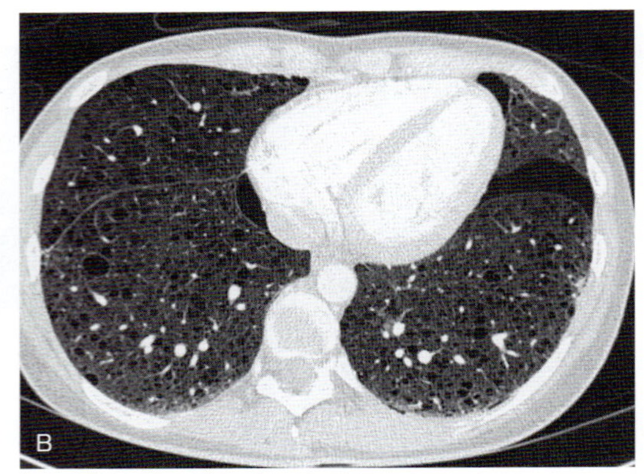

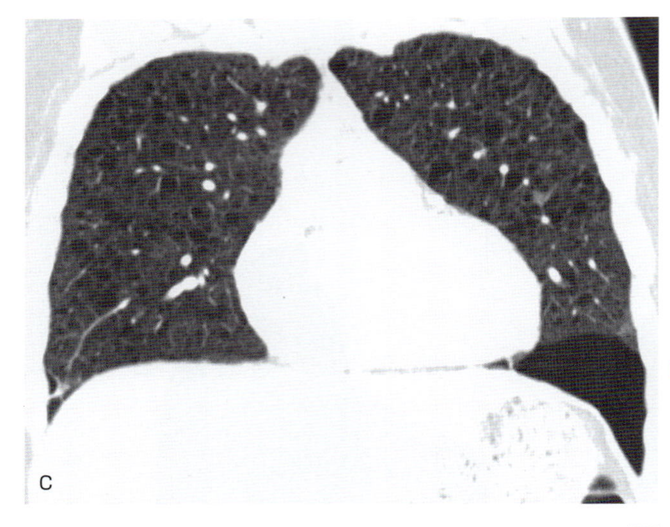

図 19-14　リンパ脈管筋腫症(LAM)． A, B：上葉および下葉のHRCT像ではそれぞれ，同じ大きさの薄壁嚢胞が均一に両側肺全体に分布する特徴的な所見を呈している．この症例では，小さな左側気胸を認める．C：冠状断再構成画像では，LAMに特有の均一な嚢胞の分布を示すことができる．左側肺底部の気胸に留意されたい．

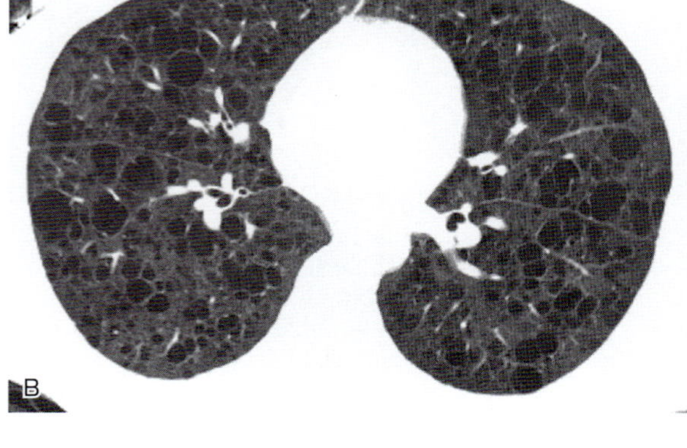

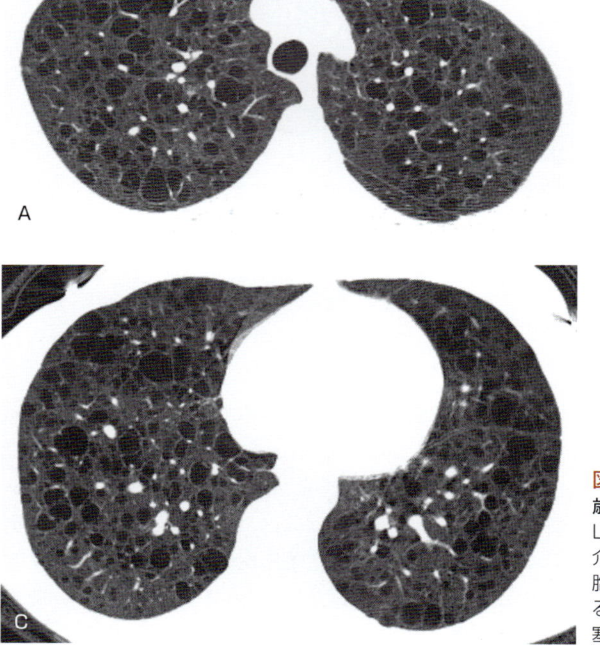

図 19-15　結節性硬化症に伴うリンパ脈管筋腫症(TSC-LAM)(35歳女性)． A-C：HRCTでは円形の薄壁肺嚢胞を多数認める．嚢胞は，LCH患者に比べてより薄い壁を有し，大きさ，形ともに整っている．介在する肺実質は正常である．嚢胞はびまん性に分布し，肺底部の嚢胞(C)は大きさ，数ともに肺尖部に認められる嚢胞(A)に類似している．これらの異常は，皮脂腺腫，息切れ，肺機能検査における気道閉塞と低拡散能の所見に関係していた．

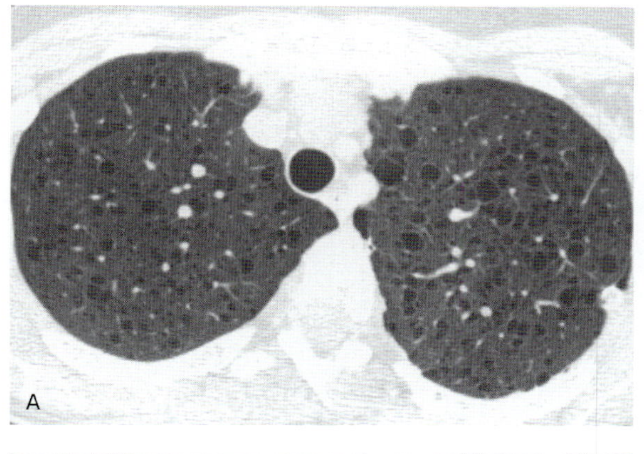

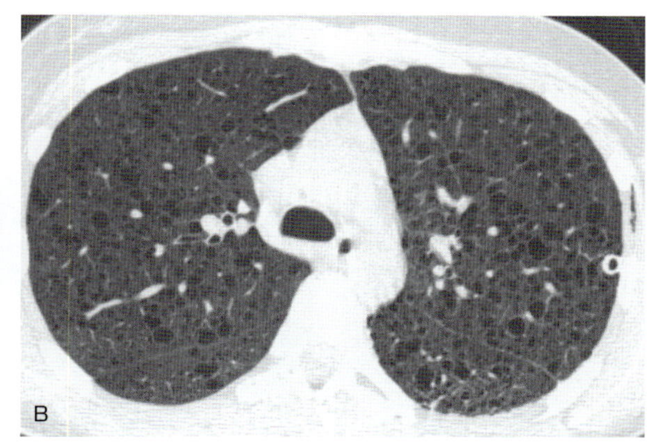

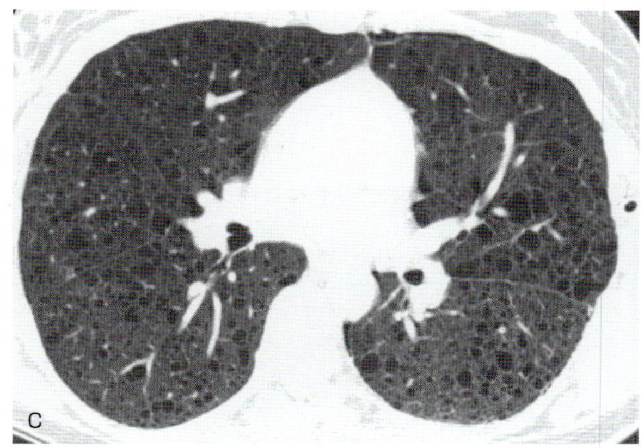

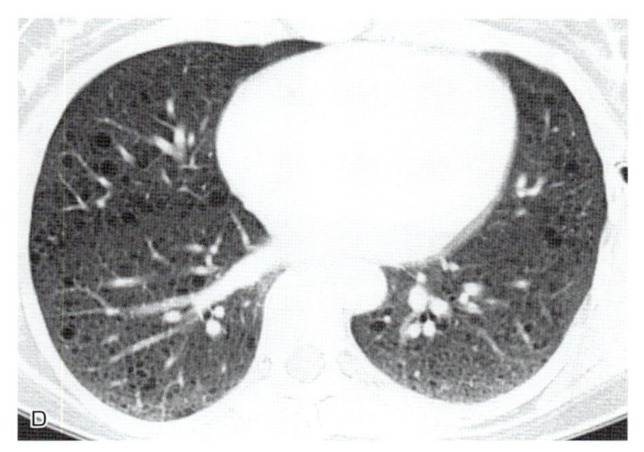

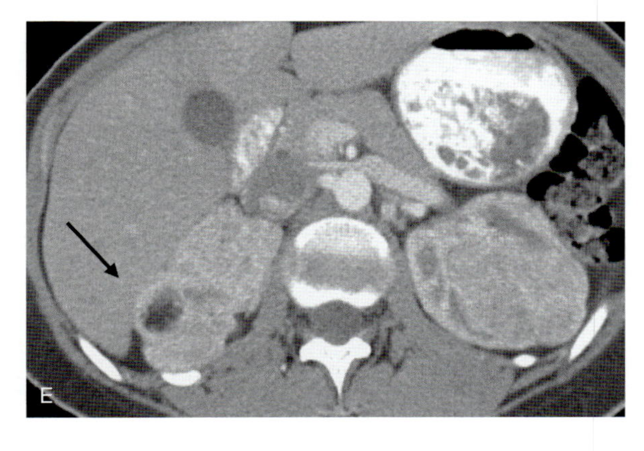

図 19-16　結節性硬化症患者におけるリンパ脈管筋腫症（TSC-LAM）．A-D：結節性硬化症の若年女性における CT では，びまん性の薄壁嚢胞を両側肺全体に認め，LAM 患者に典型的な所見を呈している．合併した気胸の治療に用いられた左側胸腔チューブに留意されたい．E：この患者における上腹部の造影 CT では，右腎に脂肪を含む血管筋脂肪腫の特徴的な所見を認める（矢印）．左腎にも腫瘤が認められる．

表 19-3　リンパ脈管筋腫症（LAM）の HRCT 所見

通常円形の薄壁肺嚢胞[a,b]
肋骨横隔膜角部を含めたびまん性分布[a,b]
軽度の小葉間隔壁肥厚またはすりガラス影
リンパ節腫大
結節性硬化症（TSC）患者における小結節
胸　水[b]
気　胸[a]

[a] 最も頻度が高い所見．
[b] 鑑別診断で最も有用な所見．

（43%）の患者では，肺実質に結節を認めた．肺結節は，肺嚢胞を有する女性に多くみられ（78% *vs.* 21%，$p<0.05$）．全患者の 52% に嚢胞か結節を認めた．検査を受けた肺嚢胞を有する患者全員（8 例）に *TSC2* 遺伝子の突然変異が同定されたが，一方で *TSC1* と *TSC2* 遺伝子両者の突然変異は結節病変を伴う患者で認められた．

大多数の LAM 患者において，嚢胞は肺全体にわたってびまん性に分布する（図 19-12〜図 19-16）．びまん性肺病変は，軽症の LAM 患者でも認められる．過去

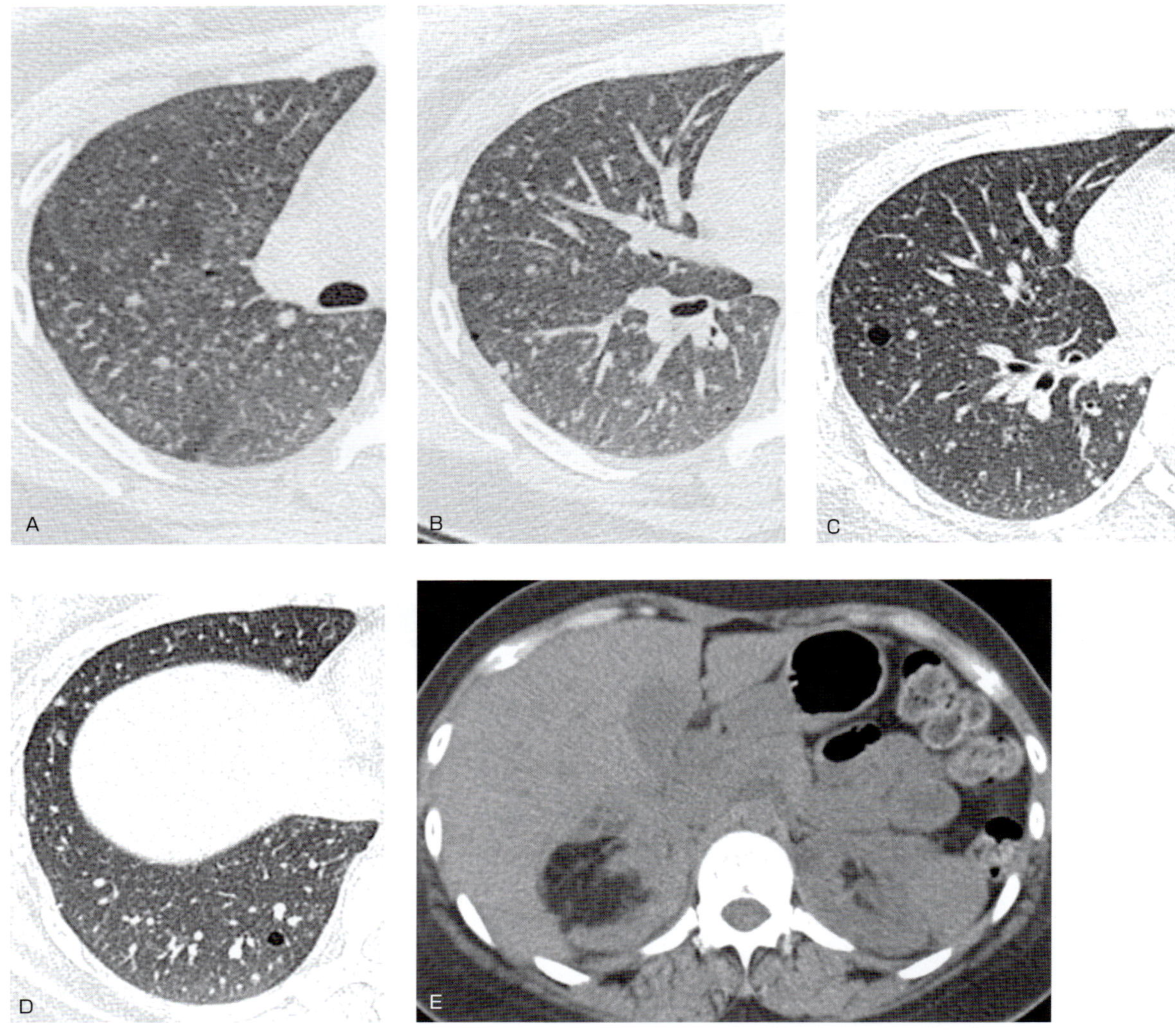

図 19-17　結節性硬化症における微小結節性肺胞上皮細胞過形成．A–D：結節性硬化症に微小結節性肺胞上皮細胞過形成を合併した患者の中下肺の HRCT 再構成画像では，無数の小さな肺結節と少数の散在する肺嚢胞を認める．E：上腹部単純 CT は，右腎に脂肪を含む血管筋脂肪腫を示す．

の文献では[96, 98]，CT 画像において病変が下肺領域や中枢側，または末梢優位に認められたという報告はない．このように，HRCT において病変が肺底部優位の分布を示すという以前の印象を裏づける所見はない[65]．

大部分の患者では，嚢胞間に介在する肺実質の HRCT 所見は正常である（図 19-12～図 19-15）．しかしながら，一部の患者では細かい線状間質性陰影[94, 99]，小葉間隔壁の肥厚[94, 96]，またはすりガラス影の斑状領域[98]が認められることもあり，後者はおそらく肺出血領域を示す．この疾患を有する患者において，気胸は嚢胞に関連するとされている（図 19-14～図 19-16，図 19-18）．

その他の LAM の特徴としては，肺門，縦隔，後腹膜リンパ節の腫大，およびリンパ浮腫がある．228 例の LAM 患者に関する報告では，8 例（3.5％）に LAM 関連の末梢性リンパ浮腫を認めた．そのうちの 5 例は，リンパ浮腫が初発症状だった[104]．リンパ節腫大は，胸部 CT を施行した 7 例の患者のうちの 4 例で確認されたと Sherrier ら[100]は報告している．呼気 CT におけるエアトラッピングもみられることがある[53]．

当然のことながら，胸水と気胸，または両者の併存はしばしば認められ，肺ランゲルハンス細胞組織球症（PLCH）から LAM を鑑別するうえで有用な手立てとなる．ある LAM 患者を対象とした大規模研究では，胸水は 5 例（14％）に，気胸は 2 例（6％）の患者に同定された[63]．胸膜の HRCT 所見は，胸膜癒着術の施行

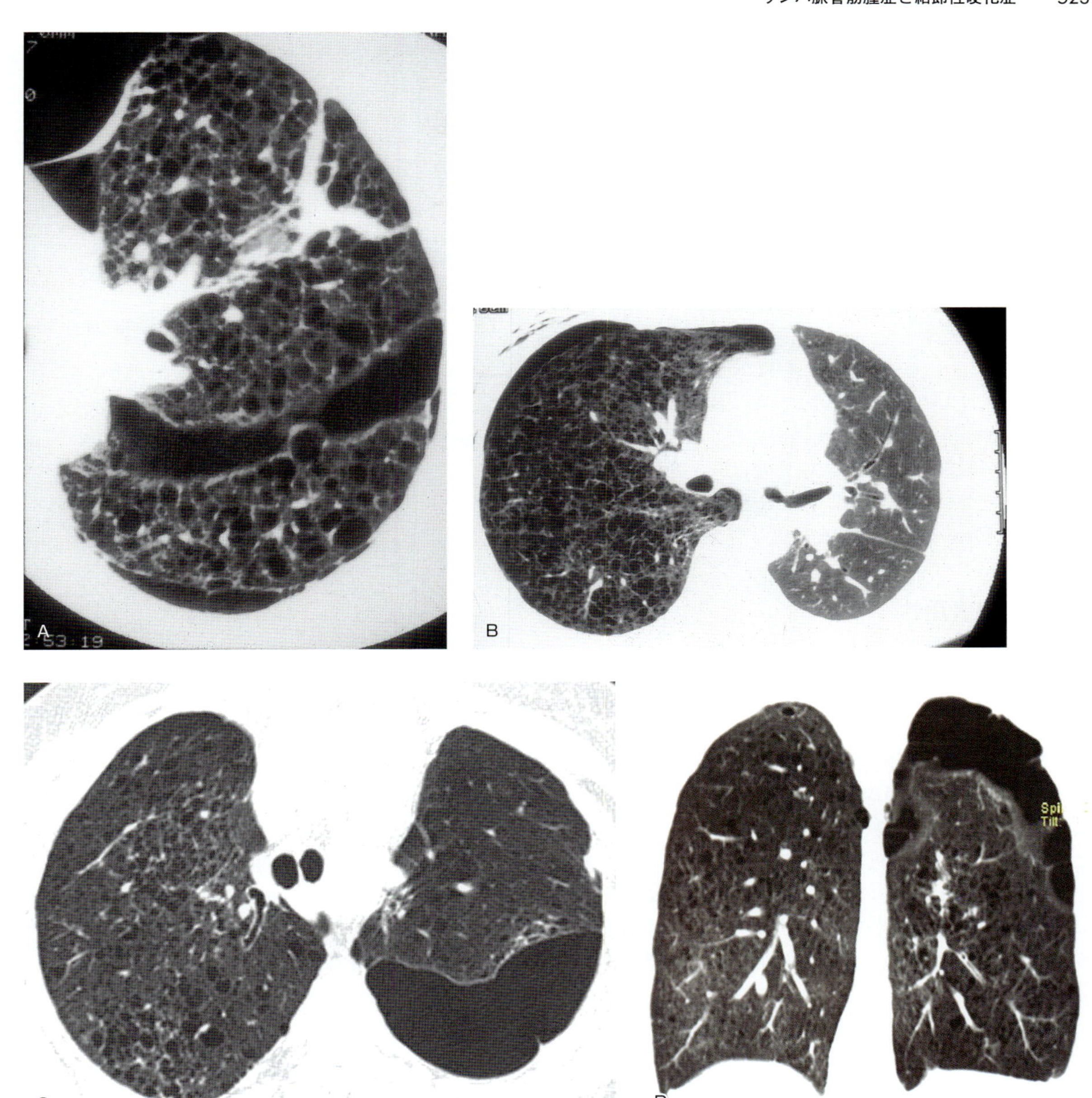

図 19-18　肺移植前後のリンパ脈管筋腫症(LAM)．A：左肺の再構成画像では，気胸を伴うびまん性の肺嚢胞を認める．再発性気胸はこの疾患の特徴である．B：同じ患者における片肺移植後の画像．吻合部位での左上葉気管支の軽微な狭小化を認める．潜在性の右側前部の気胸も確認できる．C, D：A，B とは異なる患者における，両側肺移植後の再発性 LAM の画像．上葉レベル(C)と冠状断面(D)での HRCT 画像では，それぞれ LAM の再発に矛盾のない，気胸を伴ったびまん性肺嚢胞を認めた．広範性再発は，肺移植によくある潜在的合併症である．

歴で変化することが知られており，Avila ら[105]の報告によると，胸膜癒着後の患者で胸膜異常を認める可能性は高い．258 例の LAM 患者の中で胸膜異常を呈したのは，胸膜癒着後の患者の 76%で，胸膜癒着歴のない症例では 38%だった．特記すべき差異として，胸膜肥厚(65% *vs.* 26%)，被包化胸水(11% *vs.* 2.4%)，気胸(10% *vs.* 1.6%)，高吸収域(23% *vs.* 1.6%)と腫瘤(14% *vs.* 0.8%)がみられた[105]．同研究では，胸膜腫瘤は静注造影剤投与により造影されるにもかかわらず，成長がみられないという特徴が示された．

LAM 患者の画像は，肺および胸膜所見があきらかに優位であるものの，腹部および骨盤部の所見も高頻度に認められる．80 例の LAM 患者を対象とした研究では，61 例(76%)の腹部/骨盤部 CT にて陽性所見を得た．54％が腎血管筋脂肪腫，39％が腹部リンパ節腫大，16％がリンパ脈管筋腫であった(図 19-16)[84]．血管筋脂肪腫は特に頻度が高く，TSC-LAM 患者の 90％以上に認められ，S-LAM 患者では 30〜50％となる[66]．Chu らは合計 31 個の腎性腫瘤を 35 例中 18 例(51％)で認めたと報告している[63]．そのうち 6 例(17％)は多発性血管筋脂肪腫であり，4 例(11％)は両側性であった[63]．腫瘤が小さいときは一般的に無症候性であるが，直径 4 cm を超えるようになると，後腹膜出血，血尿，腎機能障害をきたすことがよく知られている．そのため直径 4 cm 以上になると，CT や超音波による定期的なスクリーニング検査が推奨される．治療の選択肢としては，塞栓術，ラジオ波焼灼術あるいは保存的腎部分摘出術がある[66]．TSC-LAM 患者は肝・腎血管筋脂肪腫がより発症しやすく，一方 S-LAM 患者は胸水，腹水や腹部リンパ脈管筋腫を罹患しやすい[81]．

表 19-4　欧州呼吸器学会によるリンパ脈管筋腫症(LAM)の診断基準

LAM 確実例(difinite)
1. LAM に特徴的[a]もしくは矛盾のない[b] HRCT 所見と，LAM の病理学的基準に合致する肺生検の所見．または
2. 特徴的[a]な HRCT 所見と，次の所見のいずれかを認める．
   (腎)血管筋脂肪腫
   乳び胸水・腹水
   LAM 関連のリンパ脈管筋腫もしくはリンパ節病変
   TSC 確定もしくは TSC の可能性が高い

LAM ほぼ確実例(probable)
1. LAM に特徴的[a]な HRCT 所見と，矛盾のない臨床経過．または
2. 矛盾ない[b] HRCT 所見と，次の所見のいずれかを認める．
   (腎)血管筋脂肪腫
   乳び胸水・腹水

LAM 臨床診断例(possible)
   LAM に特徴的[a]もしくは矛盾のない[b] HRCT 所見

[a] LAM の HRCT 所見の特徴は，多発性(＞10 個)で輪郭のはっきりした円形の薄壁嚢胞を認め，肺気量は変化ないか増加する．その他の肺病変の併発はなく，特に TSC 患者における多発性微小結節性肺胞上皮細胞過形成であり得る所見以外，間質性肺疾患を認めることはない．
[b] 上記のような嚢胞が少数(3〜10 個)認められれば，LAM の HRCT 所見に矛盾しない．

Modified from Johnson SR, Cordier JF, Lazor R, et al. European Respiratory Society guidelines for the diagnosis and management of lymphangioleiomyomatosis. *Eur Respir J* 2010;35:14-26.

HRCT の有用性

HRCT は胸部 X 線よりも嚢胞の広がりと分布を判定することができる．また，正常な胸部 X 線所見を呈する場合でも詳細な異常を示すことができる[96, 98, 100]．無症候性の結節性硬化症患者にもまた，通常嚢胞が認められる[103]．LAM の嚢胞性変化は，従来の CT よりも HRCT において容易に評価でき，よりよく特定することができる．1 cm 以下の嚢胞は胸部 X 線では確認できないが，HRCT では確認可能である．HRCT 所見はこの疾患の病理所見を厳密に反映するため，HRCT が LAM 確定のための主要診断基準の一部を担っている(表 19-4)．

CT で評価された LAM の広がりは，胸部 X 線所見に比べてより患者の臨床的および機能的障害を反映する[70]．通常肺機能検査では拡散能力が減少し，時に $FEV_{1.0}$ や $FEV_{1.0}/FVC$(努力肺活量)比の減少を伴う気流閉塞の所見を認める．この変化は肺弾性力の減少に伴って起こる．有意な相関は，$FEV_{1.0}/FVC$ 比減少，全肺気量(TLC)増加と予後の間に認められる[106]．CT では，疾患の広がりと DL_{CO} によって評価される拡散障害の間で最も大きな相関が認められた[92, 96, 98]．嚢胞の広がりと気流閉塞の重症度との間に有意な相関を認めたが，これはいまだ議論の余地があることがわかっている[92, 96]．Aberle らによる研究では，CT スコアと気流閉塞の程度(特に $FEV_{1.0}/FVC$ 比)の間に強い相関を認めた($r = -0.92$, $p < 0.002$)[92]．同様に Lenoir らは，LAM 患者 9 例と結節性硬化症患者 2 例の 11 例の研究で，CT 所見と $FEV_{1.0}/FVC$ 比，DL_{CO} の間に強い相関を認めた[96]．対照的に，Müller らの LAM 患者 14 例における研究でも CT スコアと DL_{CO} の間に良好な相関が認められたが，肺気量または気流パラメータとの間には認められなかった[98]．

初期の研究で Crausman らは，LAM 患者の予後予測を定量的 CT 法(QCT)を用いて評価した[107, 108]．2 つのレベル(気管分岐部と横隔膜直上)の呼気終末 HRCT 像を使用して，彼らは LAM 患者 10 例において QCT インデックスを得るために −900 HU を閾値とした density mask 法を用いた．2 枚のスライスを統合した全ての肺領域のうち嚢胞が占める割合(％)を嚢胞の量と定義すると，QCT インデックスと $FEV_{1.0}$ の間で強い相関がみられた($r = -0.9$, $p = 0.0005$)．その他，残気量($r = 0.7$, $p = 0.02$)，DL_{CO}($r = -0.76$, $p = = 0.01$)，最大運動負荷($r = -0.84$, $p = 0.002$)でも良好な相関がみられた[108]．これらのデータは，前述したように気流閉塞の程度と予後との有意な相関を示した[106]．

Avila らの 37 例の LAM 患者の研究では，嚢胞性肺疾患の重症度の質的評価と，広範囲にわたる肺機能障害の量的評価が 2 人の読影者によってなされ，よい一

致率が認められた($k = 0.75$)[82]．最近では，末梢肺の評価だけでなく嚢胞を同定し定量化できる高度テクスチャ解析や属性相関を用い，CT は LAM の重症度を評価するようになっている．この手法を基礎に，研究者たちは嚢胞から離れた肺の一部に気腫様の形をとった損傷部位があることを確認した．この所見は肺機能低下に相関を認めた[109]．

HRCT データを用いた定量的評価は，肺機能検査との間に良好な相関を認めるが，実臨床において定量的 CT 評価が行われることは少ない．

一部の研究者は，特徴的な画像所見があれば，HRCT で LAM の特異的診断が可能であることを提議してきた[66,110]．結果として LAM 財団は，説明不可能な再発性気胸や，喫煙歴がないにもかかわらず肺気腫を認める女性達や，18 歳以上の結節性硬化症の女性患者における年 1 回の HRCT によるスクリーニング検査を推奨している[66]．特に無症候性の結節性硬化症女性患者における HRCT の有用性は，早期 LAM 患者群を同定することにある[78,111–113]．CT 検査をレビューできた 101 例の結節性硬化症女性患者の後ろ向き研究では，48 例(47.5%)に嚢胞性肺疾患の CT 所見を認めた[114]．この研究において，LAM の危険性は年齢で高まり，21 歳以下の女性における有病率は 27%であるのに対し，40 歳以上は 81%であった．最終的に，対象の 63%が有症状となり，全体の 12.5%が LAM により死亡した．

結節性硬化症患者における CT スクリーニング検査は重要で，無症候性の LAM 患者のうち 84%は気管分岐部の CT 画像で嚢胞が認められた．これは，放射線被曝を最小限に抑えた低線量 CT によるスクリーニング検査が実現する可能性を示唆している[114]．また，限られた数(3〜10)の CT 断面像であっても，結節性硬化症患者のスクリーニングに有用であることが報告されている[80]．

LAM のために肺移植を受けた患者では，LAM による合併症の罹患率および死亡率が高い(図 19–18)[115]．これらの LAM 関連の合併症は，CT を用いて診断あるいは示唆することができる．片側(8 例)もしくは両側(5 例)の肺移植を受けた 13 例の LAM 患者の調査では，移植周術期と術後の合併症に，過剰な胸膜癒着(4 例)，自然気胸(3 例)，乳び胸水(1 例)，乳び腹水(3 例)，腎血管筋脂肪腫による合併症(4 例)と LAM 再発(1 例)を認めた．1 例は，LAM の合併症で死亡した[115]．

鑑 別 診 断

LAM と区別がつかない疾患は多くある(表 19–1)．例えば，LAM 患者で認められる肺嚢胞は PLCH のものと非常に類似する[43,48]．しかしながら，通常この 2 つの疾患は 3 つの点で鑑別される．

第一に，多くの PLCH 患者では結節影を認めるが，これは LAM 患者ではまれな所見である(図 19–5，図 19–6)．けれども，結節性硬化症患者においては，微小結節性肺細胞過形成による同様の微小結節影を呈し得る点に留意しなくてはならない(図 19–17)．この病変は，気流閉塞とモザイクパターンに関連している場合がある[116]．次に PLCH 患者でみられる不整形な嚢胞は，LAM 患者ではそれほど多くない(図 19–2，図 19–3)．また，PLCH の嚢胞は特徴的に上肺 3 分の 2 の領域に含まれ，肋骨横隔膜角部には認められない(図 19–4)．一方で LAM の病変は，びまん性に認める[2,3,68]．最後の鑑別点として，PLCH が喫煙に関連した疾患の 1 つである一方で，LAM はそのような喫煙との関連性があきらかになっていないことを強調したい．

LAM と間違えられる可能性があるその他の疾患には，LIP(図 6–12，図 9–36，図 9–37)，濾胞性細気管支炎，嚢胞形成を伴う亜急性過敏性肺炎(HP)，アミロイドーシス(図 16–17)，軽鎖沈着症 (LCDD；図 6–14，図 16–19，図 16–20)，低悪性度平滑筋肉腫，良性転移性平滑筋腫，および Birt–Hogg–Dubé 症候群(BHD)などがある[66]．例えば，LAM 患者で認められるランダムに分布する薄壁嚢胞と同様の嚢胞が最大 13%の亜急性過敏性肺炎でも認められることが報告され，この嚢胞は，不明瞭な小葉中心性結節や，経過後半でみられる広範な肺線維症に関連する[117]．

LIP と BHD は同様の薄壁嚢胞を伴い，とりわけ鑑別として重要である．

リンパ球性間質性肺炎

リンパ球性間質性肺炎(LIP)は，典型的には基礎疾患にある異常蛋白血症または自己免疫疾患に関連して起こるまれな間質性肺疾患である．これは 6，9，11 章でも述べられている．LIP は多くの場合シェーグレン症候群やその他の膠原病に合併するが，特に小児の AIDS 患者や分類不能型低ガンマグロブリン血症のような免疫不全患者でも認められ，しばしば特発性にも

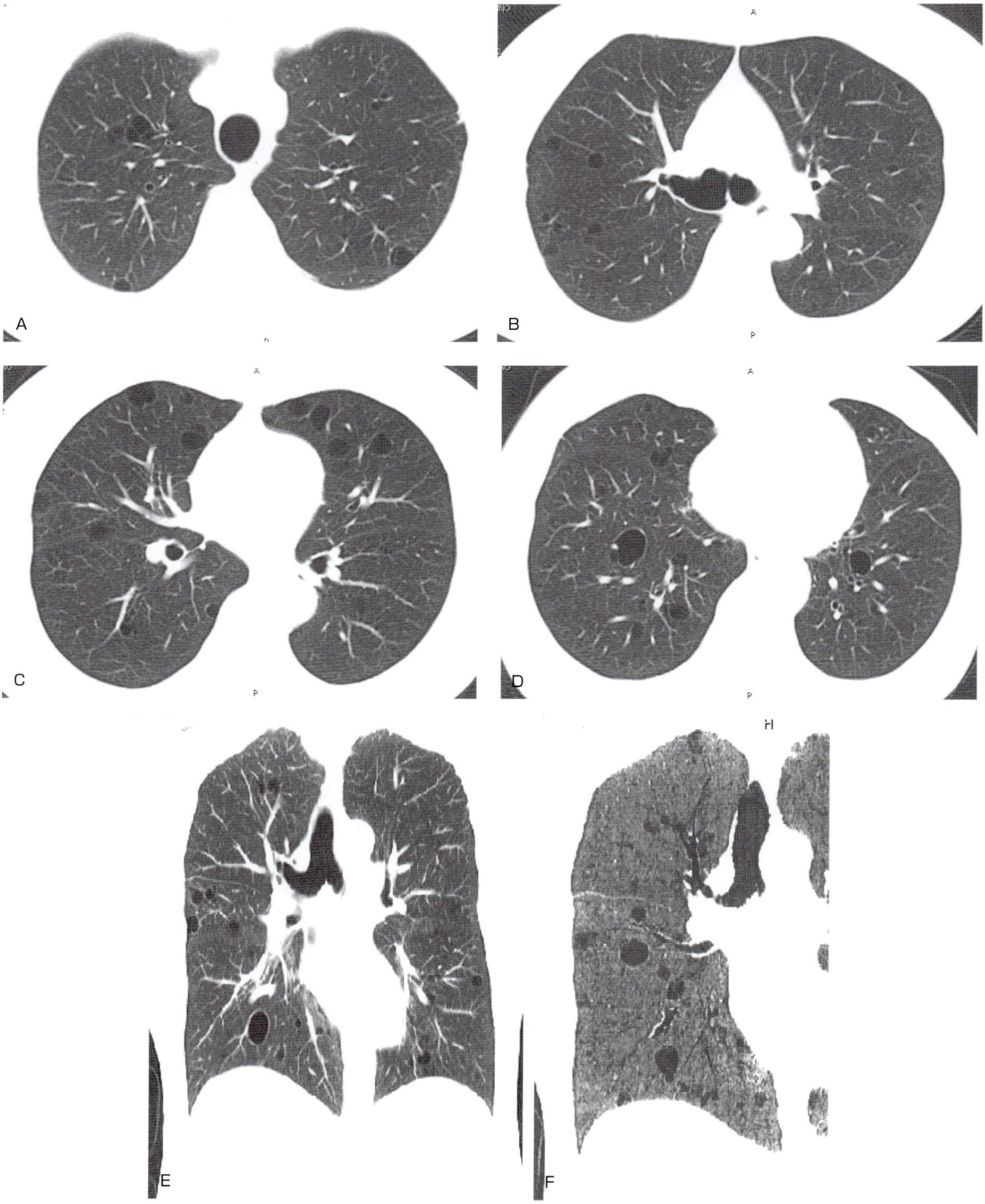

図 19-19　リンパ球性間質性肺炎(LIP). A-D：LIP を伴うシェーグレン症候群患者の上葉から肺底部までの HRCT 軸位断像では，肺結節や網状影を伴わない大小不同の，ランダムな分布の薄壁嚢胞を認める．E，F：A-D と同じ症例の冠状断における MIP(E)およびMinIP(F)像．MIP では，この症例における結節の有無を確認することができ，一方で MinIP は，嚢胞性変化の範囲と重症度を効果的に示す点に留意されたい．この症例では，臨床経過と下葉病変から LCH と区別できる．

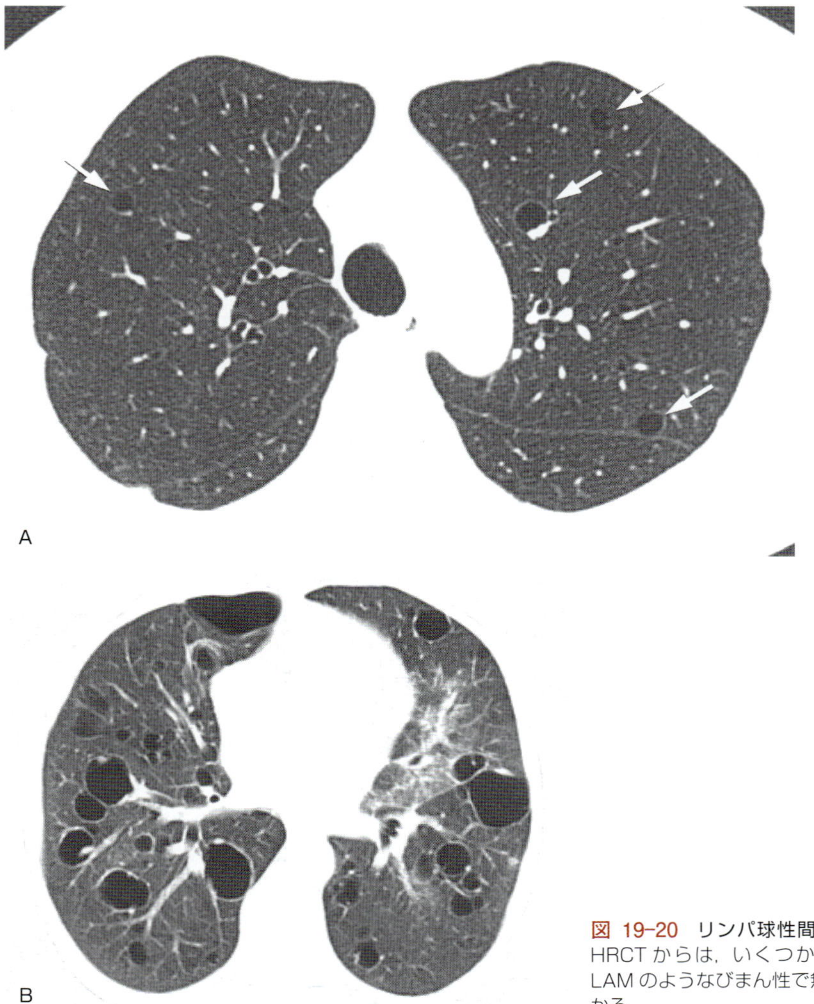

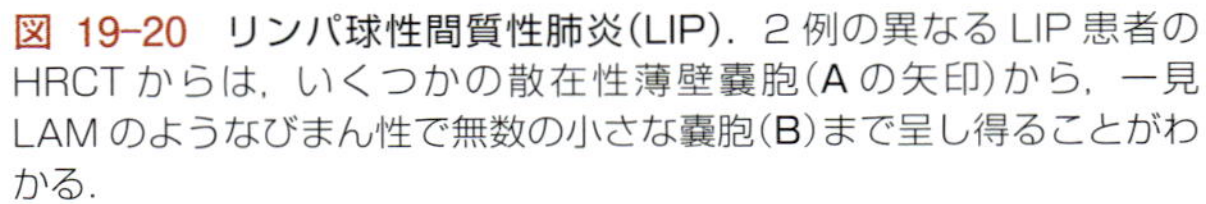

図 19-20　リンパ球性間質性肺炎(LIP)．2 例の異なる LIP 患者の HRCT からは，いくつかの散在性薄壁嚢胞(A の矢印)から，一見 LAM のようなびまん性で無数の小さな嚢胞(B)まで呈し得ることがわかる．

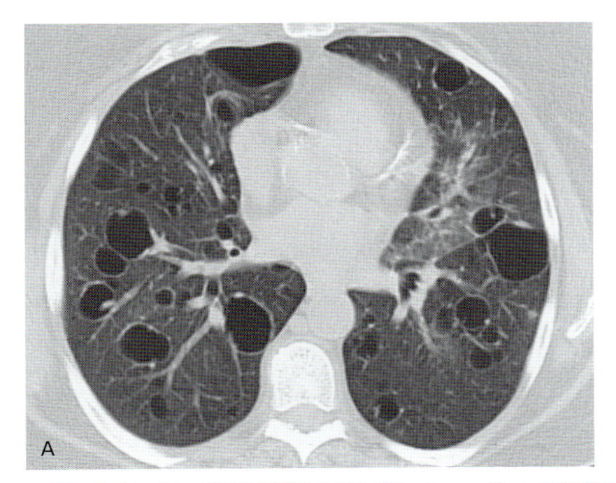

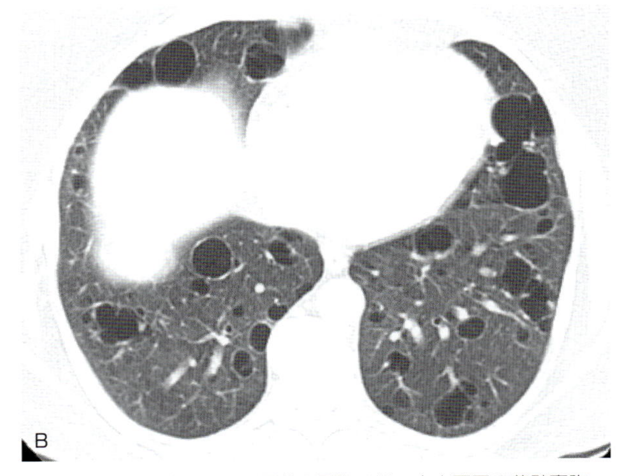

図 19-21　リンパ球性間質性肺炎(LIP)．シェーグレン症候群に LIP を合併した患者における下葉の画像では，大小不同の薄壁嚢胞を認める．嚢胞の一部は融合し，奇異な形状を呈する．この症例では，臨床経過と下葉病変から LCH と区別できる．(Case courtesy of Dr. Ami Rubinowitz, Yale-New Haven Hospital, New Haven, CT.)

発症する[118]．LIPは以前は特発性間質性肺炎に分類されていたが，現在はリンパ増殖性疾患と考えられている．

LIPはⅡ型肺胞上皮細胞の過形成に伴う多クローン性リンパ球の肺間質へのびまん性浸潤や，非乾酪性肉芽腫やリンパ胚中心の発達を促すような単核細胞の集積を引き起こす．HRCT所見では斑状すりガラス影，両側肺底部網状影，しばしば胸膜下に認める散在性実質性結節，小葉間隔壁の肥厚を含む種々の異常がある．

薄壁肺嚢胞はLIP患者の3分の2以下で認められ，ランダムに分布する（図6-12，図9-36，図9-37，図11-26，図19-19〜図19-21）[119]．22例のLIP患者における研究では，CT所見上，すりガラス影と不明瞭な小葉中心性結節が全例に認められた．嚢胞性病変は22例中15例（68%）で認められた[61]．肺嚢胞を除いて，LIPに関するすべてのCT所見は可逆的であることが示されている[60]．

LIPにおける嚢胞は，薄壁で，直径3 cm以内であり，多くは下葉優位に分布し，その数は限られている．多くの場合，嚢胞は血管に関連している傾向があり，血管は嚢胞壁周辺にみられる．膠原血管病，特にシェーグレン症候群の既往歴は，鑑別診断に非常に有用である．

Birt-Hogg-Dubé 症候群

多くの総説で，Birt-Hogg-Dubé症候群（BHD）に関する様々な特徴が述べられてきた[120-122]．BHDはまれな常染色体優性遺伝疾患で，臨床的にはびまん性の薄壁肺嚢胞や，顔面・頸部・体幹上部に優位な皮膚線維毛包腫を認める．最も重要なものとして，良性オンコサイトーマから悪性の腎細胞癌まで多岐にわたる腎腫瘍を有することも特徴的である．腎腫瘍は70歳までの患者に最大70%の確率で起こる．

BHD患者では染色体17p11.2に位置するフォリクリン（*FLCN*）遺伝子の変異を認め，癌抑制遺伝子である*FLCN*の欠損を引き起こす．また，*FLCN*は活性プロテインキナーゼである5′-AMPや，LAMと同様にmTORのようなシグナル分子に相互作用する[123]．*FLCN*は皮膚，腎臓，肺の正常細胞に発現しており，特に性差は認めない．

臨　床　所　見

肺嚢胞以外にBHDの徴候を伴わないことがあり，これは20〜30歳の若年患者に認められる．対照的に，腎癌は40歳以上の患者にみられる傾向にある．腎癌を合併し得る可能性から，20歳以上のBHD患者に対し，MRIを用いたスクリーニングが推奨されている[122]．

一般的に，疾患を有する家族のうち80%に多発性肺嚢胞を認める．臨床的に，75%ものBHD患者に再発性自然気胸を合併する．BHD患者において薄壁嚢胞はおなじみの所見であるが，Toroらの198例のBHD患者における報告では，178例（90%）に肺嚢胞が認められたものの，気胸の合併はたった24%であった[124]．気胸は若年患者でより頻回に起こる傾向があり，その発症率は年齢とともに減少する．当然のことながら，併発した気腫性病変に合併した気胸と誤って評価され，BHDの診断が遅れることが多い．LAMと対照的に，BHDや嚢胞性肺疾患を有する患者の多くは肺機能がほぼ正常である[125]．

BHDにおける肺嚢胞症の原因は不明で[7]，組織学的にも十分に特徴づけられていない．しかしながら，嚢胞は肺内側や胸膜下，そして中下肺野優位に認められる．ある研究では，組織学的に嚢胞壁が一部胸膜や小葉間隔壁に取り込まれている所見が示された[123]．嚢胞壁は，異形や悪性化などを認めない肺胞細胞により覆われている[123]．組織学的に未破裂嚢胞には炎症所見は認めないが，破裂嚢胞には炎症所見を認める．そのためこれらの病変は気腫性ブラやブレブとの区別が困難なことが多い．

ＨＲＣＴ所見

BHDの嚢胞は薄い壁に覆われ，LCHやLAMの嚢胞とは外観や分布により鑑別できることが多い（表19-5）．ある研究では，BHD 17例のCTにおいて15例に嚢胞性肺疾患を認めた．嚢胞径は7〜8 cm以下の多様な大きさであった[6]．このような大きな嚢胞は

表19-5　Birt-Hogg-Dubé症候群（BHD）のHRCT所見

薄壁肺嚢胞は通常，円形[a]，楕円形[a]，レンズ状[a,b]または不規則な形[a]を呈する
下肺優位に認める嚢胞[a,b]
内側優位[a,b]
胸膜下（または葉間裂）嚢胞[a,b]
嚢胞がしばしば大きい[a,b]（LAMよりも嚢胞の大きさは不均一）
気　胸[a,b]

[a] 最も頻度が高い所見．
[b] 鑑別診断で最も有用な所見．

LCH や LAM ではまれである．他の研究では，ほとんどの嚢胞(76%)が直径 1 cm 以下であったのに対し，6%の嚢胞が 2 cm 以上であった[7]．大きな嚢胞は高頻度で多房性である[6]．

嚢胞数はわずかなことが多いが，Agarwal らの研究では 15 例中 6 例(40%)の患者において 20 以上の嚢胞を認めた[6]．Tobino ら[7]による 12 例の BHD 患者における研究では，嚢胞数は 29～407 とばらつきが認められた．

典型的には嚢胞は両側肺に認められる[6,7]．LCH や LAM と対照的に，嚢胞は肺底部優位に分布する．2 つの研究ではそれぞれ 85%と 87%の嚢胞が下肺に認められ，同部位での嚢胞が最も大きい傾向にあった[6,7]．Tobino ら[7]によると，大部分の嚢胞は下肺の外側(27%)より内側(58%)に認められた(図 6-13，図 19-22)．

嚢胞はしばしば胸膜面に接し，葉間裂の内部もしくはその付近に認められることもある．Tobino ら[7]によると，嚢胞の 40.5%が胸膜下に認められた．嚢胞は円形，楕円形，レンズ状，もしくは不整形な形を示し，ある研究では嚢胞の 77%が不整形であった．下葉内側胸膜下にある不整形な嚢胞は他の場所にある嚢胞に比べ大きい傾向にあった($p=0.001$)．

近年，BHD と LAM における嚢胞の外観や分布の差違についての報告がなされた．14 例の BHD 患者と 52 例の LAM 患者における研究では，嚢胞の数や大きさ，形について測定され，さらに 6 つの肺領域における嚢胞の分布についても評価された[125]．LAM と比較すると，BHD における嚢胞数は少なく，多くは非円形であった．さらに BHD の嚢胞は LAM 患者のものより下肺内側に分布し($p<0.001$)，より大きかった($p<0.001$)．気胸の家族歴もまた BHD の予測因子となった($p<0.001$)[125]．

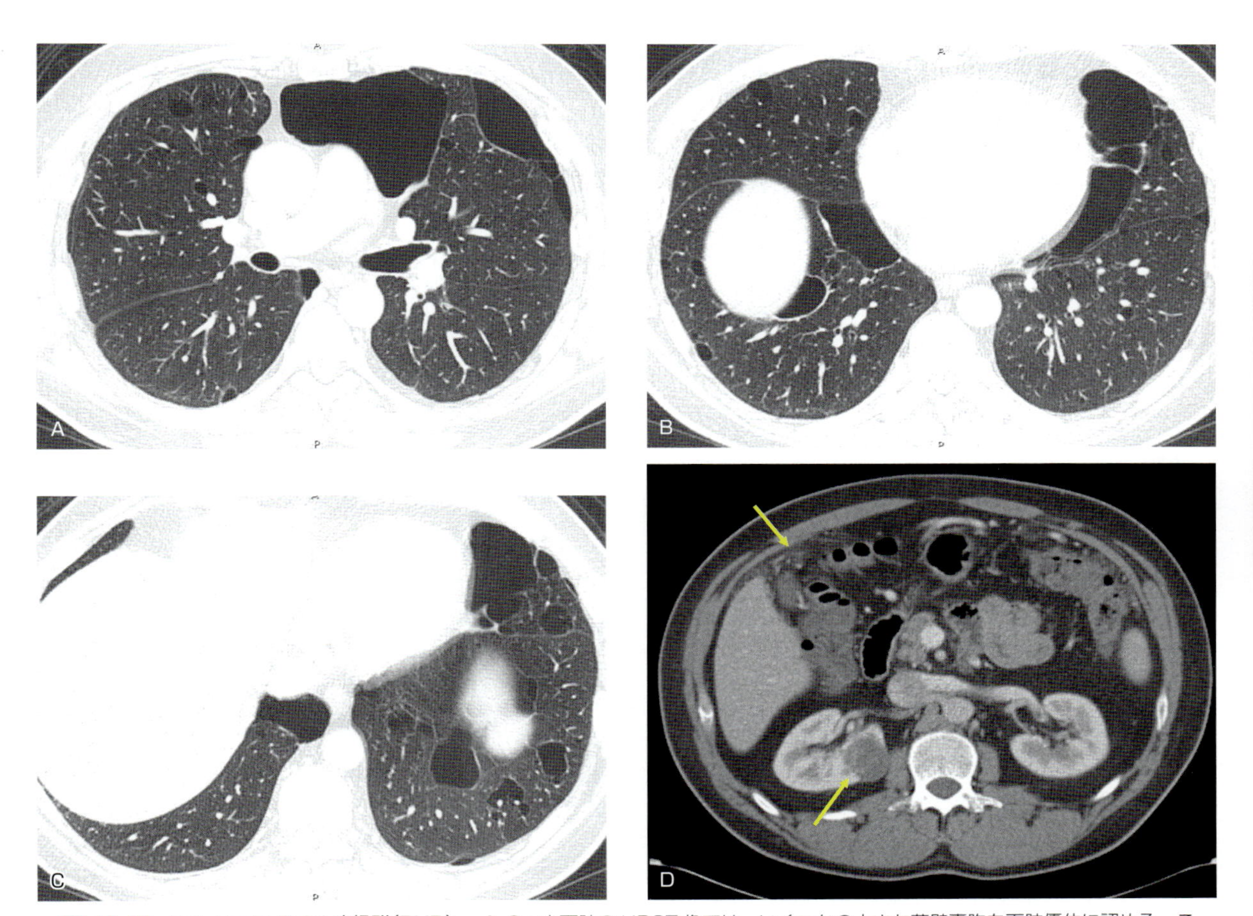

図 19-22　Birt-Hogg-Dubé 症候群(BHD)．A-C：中下肺の HRCT 像では，いくつかの大きな薄壁嚢胞を下肺優位に認める．これらの病変は均一の分布を示さず，大きさに相対的なばらつきがあり，LAM/TSC と区別できる．組織学的に，BHD の嚢胞は臓側胸膜と小葉間隔壁に達する特徴をもつ．D：A-Cと異なる患者の上腹部 CT 所見では，右腎腫瘍(下の矢印)を認める．腎腫瘍は，BHD 患者に起こる最も重要な合併症である．なお，偶発的にこの患者は軽度の憩室症があり，結腸周囲前方に浮腫を認める(上の矢印)．

文 献

1. Hansell DM, Bankier AA, MacMahon H, et al. Fleischner Society: glossary of terms for thoracic imaging. *Radiology* 2008;246:697–722.
2. Clarke BE. Cystic lung disease. *J Clin Pathol* 2013;66:904–908.
3. Seaman DM, Meyer CA, Gilman MD, et al. Diffuse cystic lung disease at high-resolution CT. *AJR Am J Roentgenol* 2011;196:1305–1311.
4. Howarth DM, Gilchrist GS, Mullan BP, et al. Langerhans cell histiocytosis: diagnosis, natural history, management, and outcome. *Cancer* 1999;85:2278–2290.
5. Souza CA, Finley R, Müller NL. Birt-Hogg-Dubé syndrome: a rare cause of pulmonary cysts. *AJR Am J Roentgenol* 2005;185:1237–1239.
6. Agarwal PP, Gross BH, Holloway BJ, et al. Thoracic CT findings in Birt-Hogg-Dubé syndrome. *AJR Am J Roentgenol* 2011;196:349–352.
7. Tobino K, Gunji Y, Kurihara M, et al. Characteristics of pulmonary cysts in Birt-Hogg-Dubé syndrome: thin-section CT findings of the chest in 12 patients. *Eur J Radiol* 2011;77:403–409.
8. Jeong YJ, Lee KS, Chung MP, et al. Amyloidosis and lymphoproliferative disease in Sjögren syndrome: thin-section computed tomography findings and histopathologic comparisons. *J Comput Assist Tomogr* 2004;28:776–781.
9. Desai SR, Nicholson AG, Stewart S, et al. Benign pulmonary lymphocytic infiltration and amyloidosis: computed tomographic and pathologic features in three cases. *J Thorac Imaging* 1997;12:215–220.
10. Colombat M, Mal H, Copie-Bergman C, et al. Primary cystic lung light chain deposition disease: a clinicopathologic entity derived from unmutated B cells with a stereotyped IGHV4-34/IGKV1 receptor. *Blood* 2008;112:2004–2012.
11. Colombat M, Stern M, Groussard O, et al. Pulmonary cystic disorder related to light chain deposition disease. *Am J Respir Crit Care Med* 2006;173:777–780.
12. Wongsripuemtet J, Ruangchira-urai R, Stern EJ, et al. Benign metastasizing leiomyoma. *J Thorac Imaging* 2012;27:W41–W43.
13. Irion KL, Hocchegger B, Marchiori E, et al. Proteus syndrome: high-resolution CT and CT pulmonary densitovolumetry findings. *J Thorac Imaging* 2009;24:45–48. doi:10.1097/RTI.0b013e31818b20cd
14. Rowan C, Hansell DM, Renzoni E, et al. Diffuse cystic lung disease of unexplained cause with coexistent small airway disease: a possible causal relationship? *Am J Surg Pathol* 2012;36:228–234.
15. Abbott GF, Rosado-de-Christenson ML, Franks TJ, et al. From the archives of the AFIP: pulmonary Langerhans cell histiocytosis. *Radiographics* 2004;24:821–841.
16. Allen TC. Pulmonary Langerhans cell histiocytosis and other pulmonary histiocytic diseases: a review. *Arch Pathol Lab Med* 2008;132:1171–1181.
17. Rao RN, Moran CA, Suster S. Histiocytic disorders of the lung. *Adv Anat Pathol* 2010;17:12–22.
18. Soler P, Tazi A, Hance AJ. Pulmonary Langerhans cell granulomatosis. *Curr Opin Pulm Med* 1995;1:406–416.
19. Sundar KM, Gosselin MV, Chung HL, et al. Pulmonary Langerhans cell histiocytosis: emerging concepts in pathobiology, radiology, and clinical evolution of disease. *Chest* 2003;123:1673–1683.
20. Hidalgo A, Franquet T, Gimenez A, et al. Smoking-related interstitial lung diseases: radiologic-pathologic correlation. *Eur Radiol* 2006;16:2463–2470.
21. Willman CL, Busque L, Griffith BB, et al. Langerhans'-cell histiocytosis (histiocytosis X)—a clonal proliferative disease. *N Engl J Med* 1994;331:154–160.
22. Brabencova E, Tazi A, Lorenzato M, et al. Langerhans cells in Langerhans cell granulomatosis are not actively proliferating cells. *Am J Pathol* 1998;152:1143–1149.
23. Kambouchner M, Basset F, Marchal J, et al. Three-dimensional characterization of pathologic lesions in pulmonary Langerhans cell histiocytosis. *Am J Respir Crit Care Med* 2002;166:1483–1490.
24. Myers JL, Aubry MC. Pulmonary Langerhans cell histiocytosis: what was the question? *Am J Respir Crit Care Med* 2002;166:1419–1421.
25. Travis WD, Borok Z, Roum JH, et al. Pulmonary Langerhans cell granulomatosis (histiocytosis X). A clinicopathologic study of 48 cases. *Am J Surg Pathol* 1993;17:971–986.
26. Attili AK, Kazerooni EA, Gross BH, et al. Smoking-related interstitial lung disease: radiologic-clinical-pathologic correlation. *Radiographics* 2008;28:1383–1398.
27. Vassallo R, Ryu JH. Smoking-related interstitial lung diseases. *Clin Chest Med* 2012;33:165–178.
28. Caminati A, Cavazza A, Sverzellati N, et al. An integrated approach in the diagnosis of smoking-related interstitial lung disease. *Eur Respir Rev* 2012;21:207–217.
29. Fartoukh M, Humbert M, Capron F, et al. Severe pulmonary hypertension in histiocytosis X. *Am J Respir Crit Care Med* 2000;161:216–223.
30. Hamada K, Teramoto S, Narita N, et al. Pulmonary veno-occlusive disease in pulmonary Langerhans' cell granulomatosis. *Eur Respir J* 2000;15:421–423.
31. Gaensler EA, Carrington CB. Open biopsy for chronic diffuse infiltrative lung disease: clinical, roentgenographic, and physiological correlations in 502 patients. *Ann Thorac Surg* 1980;30:411–426.
32. Basset F, Corrin B, Spencer H, et al. Pulmonary histiocytosis X. *Am Rev Respir Dis* 1978;118:811–820.
33. Friedman PJ, Liebow AA, Sokoloff J. Eosinophilic granuloma of lung. Clinical aspects of primary histiocytosis in the adult. *Medicine (Baltimore)* 1981;60:385–396.
34. Hance AJ, Basset F, Saumon G, et al. Smoking and interstitial lung disease. The effect of cigarette smoking on the incidence of pulmonary histiocytosis X and sarcoidosis. *Ann N Y Acad Sci* 1986;465:643–656.
35. Lacronique J, Roth C, Battesti JP, et al. Chest radiological features of pulmonary histiocytosis X: a report based on 50 adult cases. *Thorax* 1982;37:104–109.
36. Lewis JG. Eosinophilic granuloma and its variants with special reference to lung involvement. A report of 12 patients. *Q J Med* 1964;33:337–359.
37. Winterbauer RH, Dreis DF, Jolly PC. Clinical correlation. In: Dail DH, Hammar SP, eds. *Pulmonary pathology*. New York, NY: Springer-Verlag; 1988:1148–1151.
38. Colby TV, Lombard C. Histiocytosis X in the lung. *Hum Pathol* 1983;14:847–856.
39. Marcy TW, Reynolds HY. Pulmonary histiocytosis X. *Lung* 1985;163:129–150.
40. Tazi A, Soler P, Hance AJ. Adult pulmonary Langerhans' cell histiocytosis. *Thorax* 2000;55:405–416.
41. Tazi A, Montcelly L, Bergeron A, et al. Relapsing nodular lesions in the course of adult pulmonary Langerhans cell histiocytosis. *Am J Respir Crit Care Med* 1998;157:2007–2010.
42. Prophet D. Primary pulmonary histiocytosis-X. *Clin Chest Med* 1982;3:643–653.
43. Brauner MW, Grenier P, Mouelhi MM, et al. Pulmonary histiocytosis X: evaluation with high-resolution CT. *Radiology* 1989;172:255–258.
44. Brauner MW, Grenier P, Tijani K, et al. Pulmonary Langerhans cell histiocytosis: evolution of lesions on CT scans. *Radiology* 1997;204:497–502.
45. Galvin JR, Franks JT. Smoking-related lung disease. *J Thorac Imaging* 2009;24:274–284.
46. Giron J, Tawil A, Trussard V, et al. Contribution of high resolution x-ray computed tomography to the diagnosis of pulmonary histiocytosis X. Apropos of 12 cases [Article in French]. *Ann Radiol (Paris)* 1990;33:31–38.
47. Kulwiec EL, Lynch DA, Aguayo SM, et al. Imaging of pulmonary histiocytosis X. *Radiographics* 1992;12:515–526.
48. Moore AD, Godwin JD, Müller NL, et al. Pulmonary histiocytosis X: comparison of radiographic and CT findings. *Radiology* 1989;172:249–254.
49. Grenier P, Chevret S, Beigelman C, et al. Chronic diffuse infiltrative lung disease: determination of the diagnostic value of clinical data, chest radiography, and CT and Bayesian analysis. *Radiology* 1994;191:383–390.
50. Grenier P, Valeyre D, Cluzel P, et al. Chronic diffuse interstitial lung disease: diagnostic value of chest radiography and high-resolution CT. *Radiology* 1991;179:123–132.
51. Taylor JR, Ryu J, Colby TV, et al. Lymphangioleiomyomatosis. Clinical course in 32 patients. *N Engl J Med* 1990;323:1254–1260.
52. Müller NL, Miller RR. Computed tomography of chronic diffuse infiltrative lung disease. Part 2. *Am Rev Respir Dis*

1990;142:1440–1448.
53. Stern EJ, Webb WR, Golden JA, et al. Cystic lung disease associated with eosinophilic granuloma and tuberous sclerosis: air trapping at dynamic ultrafast high-resolution CT. *Radiology* 1992;182:325–329.
54. Kelkel E, Pison C, Brambilla E, et al. Value of high resolution tomodensitometry in pulmonary histiocytosis X. Radiological, clinical and functional correlations [Article in French]. *Rev Mal Respir* 1992;9:307–311.
55. Soler P, Bergeron A, Kambouchner M, et al. Is high-resolution computed tomography a reliable tool to predict the histopathological activity of pulmonary Langerhans cell histiocytosis? *Am J Respir Crit Care Med* 2000;162:264–270.
56. Diette GB, Scatarige JC, Haponik EF, et al. Do high-resolution CT findings of usual interstitial pneumonitis obviate lung biopsy? Views of pulmonologists. *Respiration* 2005;72:134–141.
57. Gruden JF, Webb WR, Naidich DP, et al. Multinodular disease: anatomic localization at thin-section CT—multireader evaluation of a simple algorithm. *Radiology* 1999;210:711–720.
58. Koyama M, Johkoh T, Honda O, et al. Chronic cystic lung disease: diagnostic accuracy of high-resolution CT in 92 patients. *AJR Am J Roentgenol* 2003;180:827–835.
59. Ichikawa Y, Kinoshita M, Koga T, et al. Lung cyst formation in Lymphocytic interstitial pneumonia: CT features. *J Comput Assist Tomogr* 1994;18:745–748.
60. Johkoh T, Ichikado K, Akira M, et al. Lymphocytic interstitial pneumonia: follow-up CT findings in 14 patients. *J Thorac Imaging* 2000;15:162–167.
61. Johkoh T, Müller NL, Pickford HA, et al. Lymphocytic interstitial pneumonia: thin-section CT findings in 22 patients. *Radiology* 1999;212:567–572.
62. Bonelli FS, Hartman TE, Swensen SJ, et al. Accuracy of high-resolution CT in diagnosing lung diseases. *AJR Am J Roentgenol* 1998;170:1507–1512.
63. Chu SC, Horiba K, Usuki J, et al. Comprehensive evaluation of 35 patients with lymphangioleiomyomatosis. *Chest* 1999;115:1041–1052.
64. Colby TV, Carrington CB. Infiltrative lung disease. In: Thurlbeck WM, ed. *Pathology of the lung*. New York, NY: Thieme Medical; 1988:425–518.
65. Corrin B, Liebow AA, Friedman PJ. Pulmonary lymphangiomyomatosis. A review. *Am J Pathol* 1975;79:348–382.
66. McCormack FX. Lymphangioleiomyomatosis: a clinical update. *Chest* 2008;133:507–516.
67. Mavroudi M, Zarogoulidis P, Katsikogiannis N, et al. Lymphangioleiomyomatosis: current and future. *J Thorac Dis* 2013;5:74–79.
68. Hohman DW, Noghrehkar D, Ratnayake S. Lymphangioleiomyomatosis: a review. *Eur J Intern Med* 2008;19:319–324.
69. Beck GJ, Sullivan EJ, Stoller JK, et al. Lymphangioleiomyomatosis: new insights. *Am J Respir Crit Care Med* 1997;156:670.
70. Kalassian KG, Doyle R, Kao P, et al. Lymphangioleiomyomatosis: new insights. *Am J Respir Crit Care Med* 1997;155:1183–1186.
71. Sullivan EJ. Lymphangioleiomyomatosis: a review. *Chest* 1998;114:1689–1703.
72. Sobonya RE, Quan SF, Fleishman JS. Pulmonary lymphangioleiomyomatosis: quantitative analysis of lesions producing airflow limitation. *Hum Pathol* 1985;16:1122–1128.
73. Guinee D, Singh R, Azumi N, et al. Multifocal micronodular pneumocyte hyperplasia: a distinctive pulmonary manifestation of tuberous sclerosis. *Mod Pathol* 1995;8:902–906.
74. Lantuejoul S, Ferretti G, Negoescu A, et al. Multifocal alveolar hyperplasia associated with lymphangioleiomyomatosis in tuberous sclerosis. *Histopathology* 1997;30:570–575.
75. Flieder DB, Travis WD. Clear cell "sugar" tumor of the lung: association with lymphangioleiomyomatosis and multifocal micronodular pneumocyte hyperplasia in a patient with tuberous sclerosis. *Am J Surg Pathol* 1997;21:1242–1247.
76. McCormack F, Brody A, Meyer C, et al. Pulmonary cysts consistent with lymphangioleiomyomatosis are common in women with tuberous sclerosis: genetic and radiographic analysis. *Chest* 2002;121:61S.
77. Cohen MM, Pollock-BarZiv S, Johnson SR. Emerging clinical picture of lymphangioleiomyomatosis. *Thorax* 2005;60:875–879.
78. Johnson SR, Cordier JF, Lazor R, et al. European Respiratory Society guidelines for the diagnosis and management of lymphangioleiomyomatosis. *Eur Respir J* 2010;35:14–26.
79. Adriaensen ME, Schaefer-Prokop CM, Duyndam DA, et al. Radiological evidence of lymphangioleiomyomatosis in female and male patients with tuberous sclerosis complex. *Clin Radiol* 2011;66:625–628.
80. Ryu JH, Sykes A-M, Lee AS, et al. Cystic lung disease is not uncommon in men with tuberous sclerosis complex. *Respir Med* 2012;106:1586–1590.
81. Ryu J, Moss J, Beck GJ, et al. The NHLBI lymphangioleiomyomatosis registry: characteristics of 230 patients at enrollment. *Am J Respir Crit Care Med* 2006;173:105–111.
82. Avila NA, Kelly JA, Dwyer AJ, et al. Lymphangioleiomyomatosis: correlation of qualitative and quantitative thin-section CT with pulmonary function tests and assessment of dependence on pleurodesis. *Radiology* 2002;223:189–197.
83. Carrington CB, Cugell DW, Gaensler EA, et al. Lymphangioleiomyomatosis. Physiologic-pathologic-radiologic correlations. *Am Rev Respir Dis* 1977;116:977–995.
84. Avila NA, Kelly JA, Chu SC, et al. Lymphangioleiomyomatosis: abdominopelvic CT and US findings. *Radiology* 2000;216:147–153.
85. Taveira-Dasilva AM, Stylianou MP, Hedin CJ, et al. Decline in lung function in patients with lymphangioleiomyomatosis treated with or without progesterone. *Chest* 2004;126:1867–1874.
86. Nine JS, Yousem SA, Paradis IL, et al. Lymphangioleiomyomatosis: recurrence after lung transplantation. *J Heart Lung Transplant* 1994;13:714–719.
87. Cai X, Pacheco-Rodriguez G, Haughey M, et al. Sirolimus decreases circulating lymphangioleiomyomatosis cells in patients with lymphangioleiomyomatosis. *Chest* 2014;145:108–112.
88. McCormack FX, Inoue Y, Moss J, et al. Efficacy and safety of sirolimus in lymphangioleiomyomatosis. *N Engl J Med* 2011;364:1595–1606.
89. Taveira-Dasilva AM, Moss J. Optimizing treatments for lymphangioleiomyomatosis. *Expert Rev Respir Med* 2012;6:267–276.
90. Ando K, Kurihara M, Kataoka H, et al. The efficacy and safety of low-dose sirolimus for treatment of lymphangioleiomyomatosis. *Respir Investig* 2013;51:174–183.
91. Silverstein EF, Ellis K, Wolff M, et al. Pulmonary lymphangiomyomatosis. *Am J Roentgenol Radium Ther Nucl Med* 1974;120:832–850.
92. Aberle DR, Hansell DM, Brown K, et al. Lymphangiomyomatosis: CT, chest radiographic, and functional correlations. *Radiology* 1990;176:381–387.
93. Rationale and design of the National Emphysema Treatment Trial (NETT): a prospective randomized trial of lung volume reduction surgery. *J Thorac Cardiovasc Surg* 1999;118:518–528.
94. Kirchner J, Stein A, Viel K, et al. Pulmonary lymphangioleiomyomatosis: high-resolution CT findings. *Eur Radiol* 1999;9:49–54.
95. Kullnig P, Melzer G, Smolle-Juttner F. High-resolution computer tomographie des thorax bei lymphangioleiomyomatose and tuberoser sklerose. *Rofo* 1989;151:32–35.
96. Lenoir S, Grenier P, Brauner MW, et al. Pulmonary lymphangiomyomatosis and tuberous sclerosis: comparison of radiographic and thin-section CT findings. *Radiology* 1990;175:329–334.
97. Merchant RN, Pearson MG, Rankin RN, et al. Computerized tomography in the diagnosis of lymphangioleiomyomatosis. *Am Rev Respir Dis* 1985;131:295–297.
98. Müller NL, Chiles C, Kullnig P. Pulmonary lymphangiomyomatosis: correlation of CT with radiographic and functional findings. *Radiology* 1990;175:335–339.
99. Rappaport DC, Weisbrod GL, Herman SJ, et al. Pulmonary lymphangioleiomyomatosis: high-resolution CT findings in four cases. *AJR Am J Roentgenol* 1989;152:961–964.
100. Sherrier RH, Chiles C, Roggli V. Pulmonary lymphangioleiomyomatosis: CT findings. *AJR Am J Roentgenol* 1989;153:937–940.
101. Templeton PA, McLoud TC, Müller NL, et al. Pulmonary lymphangioleiomyomatosis: CT and pathologic findings. *J Comput Assist Tomogr* 1989;13:54–57.
102. Ristagno RL, Biddinger PW, Pina EM, et al. Multifocal micronodular pneumocyte hyperplasia in tuberous sclerosis. *AJR Am J Roentgenol* 2005;184:S37–S39.

103. Franz DN, Brody A, Meyer C, et al. Mutational and radiographic analysis of pulmonary disease consistent with lymphangioleiomyomatosis and micronodular pneumocyte hyperplasia in women with tuberous sclerosis. *Am J Respir Crit Care Med* 2001;164:661–668.
104. Hoshika Y, Hamamoto T, Sato K, et al. Prevalence and clinical features of lymphedema in patients with lymphangioleiomyomatosis. *Respir Med* 2013;107:1253–1259.
105. Avila NA, Dwyer AJ, Rabel A, et al. CT of pleural abnormalities in lymphangioleiomyomatosis and comparison of pleural findings after different types of pleurodesis. *AJR Am J Roentgenol* 2006;186:1007–1012.
106. Kitaichi M, Nishimura K, Itoh H, et al. Pulmonary lymphangioleiomyomatosis: a report of 46 patients including a clinicopathologic study of prognostic factors. *Am J Respir Crit Care Med* 1995;151:527–533.
107. Crausman RS, Jennings CA, Mortenson RL, et al. Lymphangioleiomyomatosis: the pathophysiology of diminished exercise capacity. *Am J Respir Crit Care Med* 1996;153:1368–1376.
108. Crausman RS, Lynch DA, Mortenson RL, et al. Quantitative CT predicts the severity of physiologic dysfunction in patients with lymphangioleiomyomatosis. *Chest* 1996;109:131–137.
109. Yao J, Taveira-DaSilva AM, Colby TV, et al. CT grading of lung disease in lymphangioleiomyomatosis. *AJR Am J Roentgenol* 2012; 199:787–793.
110. Ryu JH, Doerr CH, Fisher SD, et al. Chylothorax in lymphangioleiomyomatosis. *Chest* 2003;123:623–627.
111. Costello LC, Hartman TE, Ryu JH. High frequency of pulmonary lymphangioleiomyomatosis in women with tuberous sclerosis complex. *Mayo Clin Proc* 2000;75:591–594.
112. Hancock E, Tomkins S, Sampson J, et al. Lymphangioleiomyomatosis and tuberous sclerosis. *Respir Med* 2002;96:7–13.
113. Moss J, Avila NA, Barnes PM, et al. Prevalence and clinical characteristics of lymphangioleiomyomatosis (LAM) in patients with tuberous sclerosis complex. *Am J Respir Crit Care Med* 2001;164:669–671.
114. Cudzilo CJ, Szczesniak RD, Brody AS, et al. Lymphangioleiomyomatosis screening in women with tuberous sclerosis. *Chest* 2013;144:578–585.
115. Collins J, Müller NL, Kazerooni EA, et al. Lung transplantation for lymphangioleiomyomatosis: role of imaging in the assessment of complications related to the underlying disease. *Radiology* 1999;210:325–332.
116. Adams H, Brack T, Kestenholz P, et al. Diffuse idiopathic neuroendocrine cell hyperplasia causing severe airway obstruction in a patient with a carcinoid tumor. *Respiration* 2006;73:690–693.
117. Franquet T, Hansell DM, Senbanjo T, et al. Lung cysts in subacute hypersensitivity pneumonitis. *J Comput Assist Tomogr* 2003;27:475–478.
118. Davies CW, Juniper MC, Gray W, et al. Lymphoid interstitial pneumonitis associated with common variable hypogammaglobulinaemia treated with cyclosporin A. *Thorax* 2000;55:88–90.
119. Lee KH, Lee JS, Lynch DA, et al. The radiologic differential diagnosis of diffuse lung diseases characterized by multiple cysts or cavities. *J Comput Assist Tomogr* 2002;26:5–12.
120. Furuya M, Tanaka R, Koga S, et al. Pulmonary cysts of Birt-Hogg-Dubé syndrome: a clinicopathologic and immunohistochemical study of 9 families. *Am J Surg Pathol* 2012;36:589–600.
121. Gupta N, Seyama K, McCormack FX. Pulmonary manifestations of Birt-Hogg-Dubé syndrome. *Fam Cancer* 2013;12:387–396.
122. Menko FH, van Steensel MA, Giraud S, et al.; European BHD Consortium. Birt-Hogg-Dubé syndrome: diagnosis and management. *Lancet Oncol* 2009;10:1199–1206.
123. Furuya M, Nakatani Y. Birt-Hogg-Dubé syndrome: clinicopathologic features of the lung. *J Clin Pathol* 2013;66:178–186.
124. Toro JR, Pautler SE, Stewart L, et al. Lung cysts, spontaneous pneumothorax, and genetic associations in 89 families with Birt-Hogg-Dubé syndrome. *Am J Respir Crit Care Med* 2007;175: 1044–1053.
125. Tobino K, Hirai T, Johkoh T, et al. Differentiation between Birt-Hogg-Dubé syndrome and lymphangioleiomyomatosis: quantitative analysis of pulmonary cysts on computed tomography of the chest in 66 females. *Eur J Radiol* 2012;81:1340–1346.

20 肺気腫と慢性閉塞性肺疾患

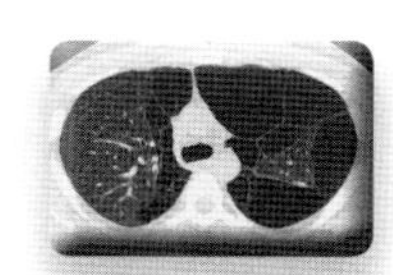

重要な項目

肺気腫　533
病　因　533
肺気腫の分類　534
胸部X線所見　534
HRCT所見　535
小葉中心性肺気腫　535
汎小葉性肺気腫　538
傍隔壁型肺気腫　541
嚢胞性肺気腫　543
不整形気腔拡大　545
慢性閉塞性肺疾患(COPD)　545
COPDの表現型　545
COPD患者を評価するためのCT画像技術　548
COPDのCT画像評価　549
COPDのCT評価：臨床有用性　558

本章で使われる略語

BI　(bulla index)　ブラ・インデックス
COPD　(chronic obstructive pulmonary disease)　慢性閉塞性肺疾患
DL_{CO}　(carbon monoxide diffusing capacity)　(一酸化炭素)拡散能
EBV　(endobronchial value)　気管支内充填術
FEV_1　(forced expiratory volume in 1 second)　1秒量
FVC　(forced vital capacity)　努力肺活量
GOLD　(global initiative for chronic obstructive lung disease)　慢性閉塞性肺疾患に対するグローバルイニシアティブ
LVRS　(lung volume reduction surgery)　肺容量減量手術
MinIP　(minimum-intensity projection)　最小値投影法
MIP　(maximum-intensity projection)　最大値投影法
MLD　(mean lung density)　平均肺密度
PFT　(pulmonary function test)　肺機能検査
QCT　(quantitative computed tomography)　定量的CT法
TLC　(total lung capacity)　全肺気量
VC　(vital capacity)　肺活量

肺　気　腫

米国胸部学会によって肺気腫は“終末細気管支より遠位の気腔における，永続的かつ壁の破壊を伴った異常な拡大によって特徴づけられる肺の状態”と定義されている[1-3]．

この定義には“あきらかな線維化を伴わない”との警告も含まれている[4]．しかし，しばしば顕微鏡的な線維化が小葉中心性肺気腫および傍隔壁型肺気腫に合併し，また喫煙の結果にも合併することは現在あきらかとなっている[5-7]．ある研究では，組織学的に部分的な通常型間質性肺炎(UIP)の病理所見が喫煙者587名中125名(21.3％)に認められた[8]．別の類似した研究では，頻度は低いものの慢性閉塞性肺疾患(COPD)患者の約5％で軽度な肺の線維化の所見が認められたと報告された[9]．さらにこの問題を難しくしていることとして，線維化は呼吸細気管支炎を伴う間質性肺疾患(RB-ILD)と剝離性間質性肺炎(DIP)を含むその他の喫煙関連肺疾患とも関連している可能性がある．線維化性非特異性間質性肺炎(fNSIP)と喫煙の関連を示唆する研究結果もある[10]．COPDの節で詳しく述べるように，いくつかの例では，肺気腫に合併する肺の線維化の程度が大きく，“気腫合併肺線維症”として別に分類される[11]．

病　　因

喫煙者における肺気腫が形成されるまでの流れに関しては議論のわかれるところである[12]．しかしながら，吸入されたタバコの煙が末梢気道と肺胞にマクロファージを誘導するということは一般的に認知されている．マクロファージは次々に気道上皮細胞に沿って好中球遊走物質を放出し，好中球からのエラスターゼやその他の分解酵素の放出を誘導する[13,14]．マクロファージも，タバコの煙への反応としてプロテアーゼを放出する．これらのエラスターゼにはコラーゲンやエラスチンを含む種々の蛋白質を切断する働きをもつ．肺のエラスチンは通常 α1-プロテアーゼ阻害物質(α1-抗プロテアーゼまたはアンチトリプシン)と他の循環する抗プロテアーゼによって，過剰なエラスターゼによる傷害から守られている．しかしながら，タバコの煙は α1-抗プロテアーゼの機能に干渉する傾向がある．これらの相互作用により，喫煙者では末梢気道と肺胞で構造破壊が起こり，肺気腫に至る．α1-抗プロテアーゼの遺伝的欠損は，同様に肺構造の破壊をきたし肺気腫を起こす可能性がある．

これまで長期間にわたって，肺気腫は末梢の気腔の破壊に引き続いて起こる最初の現象と説明されていたが，現在では肺気腫は“酸化ストレス，炎症，細胞外基質の蛋白分解，アポトーシスと自食による細胞死”における複雑な相互作用の結果と一部で考えられている[15]．

最近では，肺気腫において最初に認められる異常は末梢気道の狭小化と消失であることが示された[16, 17]．気腫型の表現型をもつ COPD の患者において，多列検出器 CT を用いて終末細気管支を評価した結果，気腫のある部分も気腫のない部分も終末細気管支の数は 10 倍減少し，断面積は 100 倍減少していたことがあるケースシリーズで報告されており，気道末梢における変化が肺気腫の形成過程での最初の異常である可能性を筆者は推測している[16, 17]．

肺気腫の分類

肺気腫は通常構造破壊の起こっている領域の解剖学的分布に基づいて 3 つの主なサブタイプに分類される．しかし，これらのサブタイプの名称は統一されていない[3, 18]．サブタイプは，(a) 近位細葉性，中心細葉性あるいは小葉中心性肺気腫，(b) 汎細葉性あるいは汎小葉性肺気腫，(c) 遠位細葉性あるいは傍隔壁型肺気腫である．解剖学的あるいは組織学的観点からは，これらの肺気腫のタイプを論じる際には細葉異常の有無と型(例えば，近位細葉，汎細葉，遠位細葉)に関連して言及することが最も適切であるが，HRCT の利用を理解する観点からは小葉レベルで捉える考え方(小葉中心性，汎小葉性，傍隔壁)に関連して言及するほうがより適切である．2 章で述べたように，HRCT では細葉を描出することはできない. 今後この章では，肺気腫の 3 つのタイプを説明するために小葉中心性，汎小葉性，傍隔壁型という用語を用いることとする．

小葉中心性肺気腫(近位細葉性肺気腫，中心細葉性)の病変は主に細葉の中心に存在する呼吸細気管支に位置しており，そのため小葉中心性に位置することになる．汎小葉性肺気腫(汎細葉性肺気腫)の病変は多かれ少なかれその細葉に均一に広がるため汎小葉性に位置することになる．傍隔壁型肺気腫(遠位細葉性肺気腫)の病変は主に，小葉間隔壁によって縁どられることの多い破壊された肺構造の周辺領域の肺胞管と肺胞嚢に位置する．

小葉中心性肺気腫は通常喫煙の結果として生じる．小葉中心性肺気腫は主に上肺野に分布する．汎小葉性肺気腫は α1-プロテアーゼ阻害物質(α1-アンチトリプシン)欠損症に関連することが典型的であるが，喫煙者や高齢者ではその合併がなくとも気管支や細気管支より末梢での閉塞が認められる場合があり，また薬物の使用と関連している可能性もある[4]．傍隔壁型肺気腫は若年での自然気胸として孤発性に認められることがあり，また高齢者では小葉中心性肺気腫に合併して認められる場合がある[4, 19]．肺気腫の 3 つのタイプは早期であれば形態学的に区別は容易である．しかしながら, 病勢が進行するに伴って区別はより困難となる.

ブラはどのタイプの肺気腫でも認められるが，傍隔壁型肺気腫や小葉中心性肺気腫で合併する頻度が高い．ブラの定義は 1 mm 未満の壁で明瞭に区切られた直径 1 cm 以上の肺気腫領域である[20]．一部の肺気腫患者では，ブラが非常に拡大し顕著な呼吸機能障害をきたす場合がある．この症候は時に嚢胞性肺気腫とよばれる．ブラは Reid によって，その部位と関連する肺気腫のタイプによって分類された[21]. この分類では，胸膜下に存在し傍隔壁型肺気腫の患者で認められるものが 1 型，小葉中心性あるいは汎小葉性肺気腫の患者で認められ，胸膜下に存在するのが 2 型，肺実質に存在するのが 3 型に分類されている．

肺線維症の患者では別の肺気腫のタイプとして不規則な気腔拡大が認められる．このタイプの肺気腫は傍瘢痕性肺気腫あるいは不規則性肺気腫とよばれる[4, 18]．

胸部 X 線所見

肺気腫患者における胸部 X 線写真異常は一般的に肺容積の増大と肺構造の破壊(肺血流の減少やブラ形成)あるいはその両方である[22-27]．この両方の所見を診断基準として用いると，胸部 X 線写真における陽性尤度比は疾患の重症度に依存するが[3]，感度は 80% 程度であったとの報告がある[24]．肺構造の破壊の所見のみではわずか 40% の感度であった[27]．肺気腫の診断における胸部X線写真の精度にはいくらか議論の余地があり，中等度から重症の肺気腫は胸部X線写真で診断可能と結論づけられるが，軽度の肺気腫を診断するのは困難である．

肺容積の増大または過膨張は胸部X線写真で肺気腫を診断する際に非常に重要であるが，肺の過膨張はこの疾患の間接的な所見である．肺容積の増大は非特異的な所見であり，他の閉塞性肺疾患を有する患者では肺気腫があっても認められないことがある．COPD患者における胸部X線写真での肺の過膨張所見はいくつかの研究で検証されたが，それらの感度と特異度は異なる結果であった．肺の過膨張所見とは，(a) 右横隔膜の頂点から右第1肋骨結節までの距離が29.9 cm以上離れていること，(b) 胸部X線写真側面像において肋骨横隔膜角の前後で高さの差が2.7 cm未満で定義される右横隔膜の平底化，(c) 胸部X線写真正面像の右半分において肋骨横隔膜角と椎骨横隔膜角を結んだ線と横隔膜の頂点との距離が1.5 cm未満で定義される右横隔膜の平底化，(d) 胸骨角より3 cm下の高さで4.4 cm以上に拡大した胸骨背面の空間，(e) 右横隔膜の高さが第7肋骨前部下縁より下に位置することなどである[22–24, 26, 28, 30]．

胸部X線写真でのブラの存在は肺気腫における唯一の特異的な所見であるが，頻度は低く，また全身性疾患の存在を反映する所見とは限らない．肺血管の狭小化や先細りも肺構造の破壊を反映する所見であるが，感度は低く信頼性は乏しい．

HRCT所見

HRCTでは，－600～－800 HUという十分に低いウインドウレベルを設定すれば，周囲の正常肺実質と明瞭に区別できる低吸収域として認められることが特徴である[31–33]．ほとんどの場合，肺気腫の領域は隔壁構造を認めないことが多く，肺嚢胞または蜂巣肺との区別は容易である[32–34]．

肺容積の増大はCOPDと肺気腫を有する患者においてCT上様々な所見として認められることがあるが[35]，通常様々なタイプの肺気腫に特徴的である肺構造の直接的な破壊に引き続いて起こる二次的な所見である．74例の患者(44例は肺機能正常の患者，30例はCOPD患者)を対象としたある研究では1秒率と気管インデックス(横径 / 前後径：r=0.578，p<0.0001)，気管分岐部での胸部前後径 / 横径(r=－0.523，p<0.0001)，その5 cm下での胸部前後径 / 横径(r=－0.533, p<0.0001)，肋間隙における肺の膨隆(r=－0.462，p<0.0001)において有意な相関を認めた[35]．

小葉中心性肺気腫

HRCTにおいて軽症から中等症の小葉中心性肺気腫は，多発の直径数mm～数cmの小さな円形の低吸収域として認められ，上葉優位の肺野全体において認められる．低吸収域は二次小葉の中心近傍で，小葉中心に位置する動脈を囲むように集簇し，円形や分岐状影として認められることが多い(図6-17～図6-19，図20-1～図20-3，表20-1)[32, 33, 36–38]．この低吸収域は，病理学的に小葉中心性肺気腫を有する患者に認められる，境界明瞭な小葉中心性あるいは細葉中心性の肺構造が破壊された領域に対応する[32, 33, 37–40]．小葉中心性の低吸収域はCTやHRCTでは必ずしも認識できるも

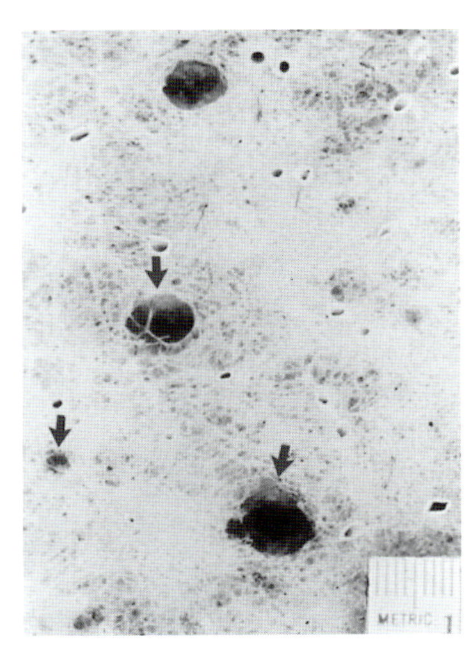

図 20-1　小葉中心性(細葉中心性)肺気腫．軽度の小葉中心性肺気腫患者の肺標本の弱拡大顕微鏡所見．直径3～10 mmの肺構造が破壊された領域が確認できる(矢印)．

表 20-1　小葉中心性肺気腫のHRCT所見

小葉中心性肺気腫のHRCT所見
多発性，小型，斑状，あるいは小葉中心性の低吸収域[a, b]
上葉優位[a, b]
壁構造が認められない低吸収域[a, b]
薄い壁構造であれば認められるものもある
小葉中心の血管周囲に存在する低吸収域[b]
傍隔壁型肺気腫あるいはブラと合併することがある

[a] 最も頻度が高い所見.
[b] 鑑別診断で最も有効な所見.

のではないが[33, 37, 38]，肺野全体に小さな肺気腫領域が多発して点在する場合，小葉中心性肺気腫と診断できる（図 20-2，図 20-3）．ほとんどの場合，低吸収域には隔壁が確認できないが[34]，HRCT では非常に薄く比

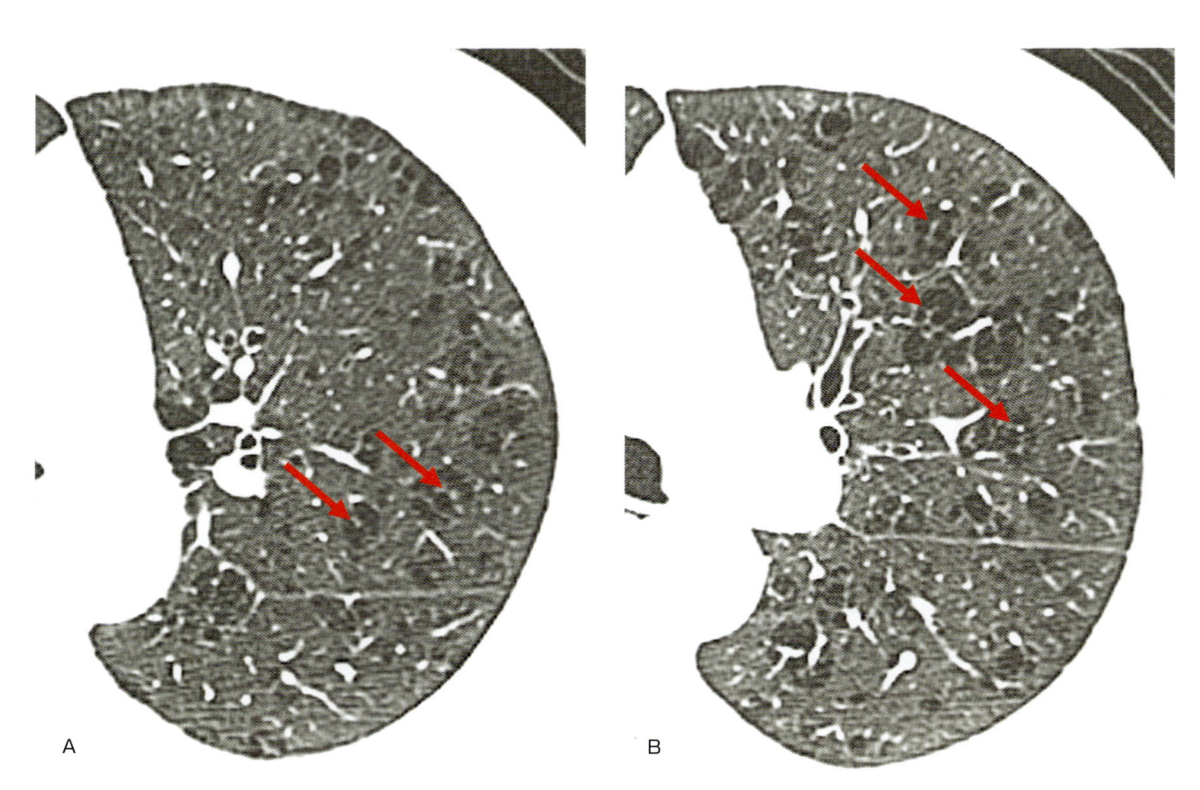

図 20-2　喫煙者における小葉中心性肺気腫．A，B：左肺において大動脈・左肺動脈のレベルで撮影した HRCT．それぞれ限局した直径 2～20 mm の低吸収域が小葉中心に存在する動脈の周囲に分布している（矢印）．中心には点状または分岐状影が認識できる．注目すべき点は構造が破壊された領域では認識可能な壁構造が認められないことである．

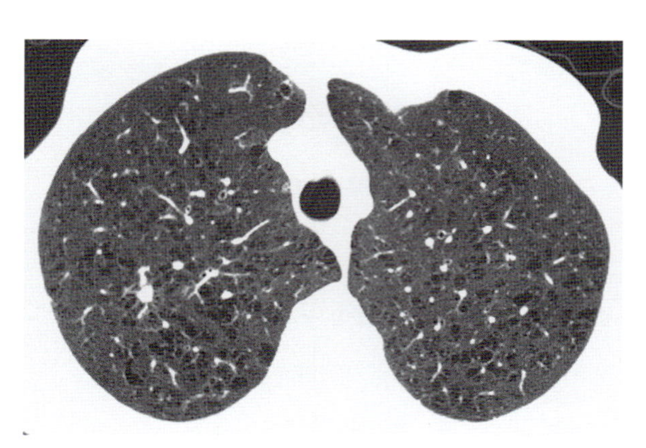

図 20-3　限局した小さな低吸収域を伴う小葉中心性肺気腫．小葉中心性肺気腫を有する患者では一般的であるが，低吸収域を認める領域には壁構造が認められない．低吸収域の中には分岐した小血管の周囲に認められるものがあり，その所見は肺気腫が小葉中心性に位置することを示す．右上葉の小結節は肺腺癌である．

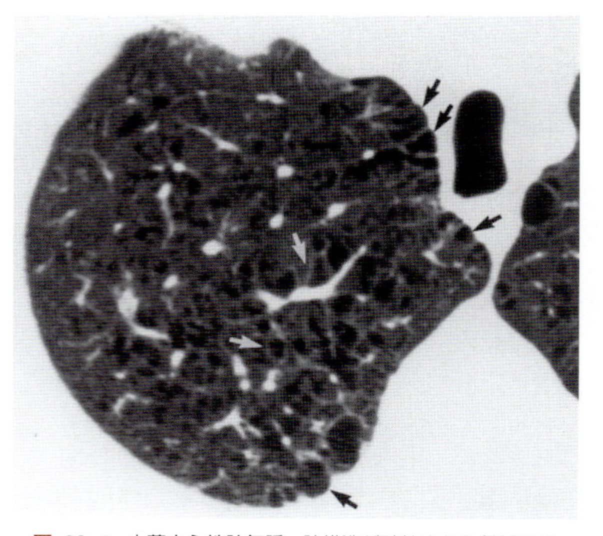

図 20-4　小葉中心性肺気腫．肺構造が破壊された領域の中には，非常に薄い壁構造に縁どられているものがあり（白矢印），その壁構造はおそらく線維化の影響と考えられる．胸膜下の低吸収域（黒矢印）は傍隔壁型肺気腫を示し，小葉中心性肺気腫と合併することがある．

較的目立たない隔壁を認めることがあり(図 20-4，図 20-5)，おそらく周囲の線維化と関連していると考えられる．小葉中心性肺気腫は若干の線維化と関連があることが示されている[1,2]．小葉中心性肺気腫を有する患者では肺内のブラは隔壁が確認でき，傍隔壁型肺気腫や胸膜下のブラが確認できることが多い(図 20-4～図 20-7)．

より重症の小葉中心性肺気腫では，破壊された領域の融合が認められることがある．破壊された領域の融合が起こると，HRCT 上も病理学的にも病変の小葉中心性分布はもはや認められなくなり，この病態は時に融合性小葉中心性肺気腫という用語で説明される(図 6-21，図 6-22，図 20-7～図 20-9)．この所見は汎小葉性肺気腫に非常に類似しているが，これらを区別する意義は臨床的にはほとんどない．

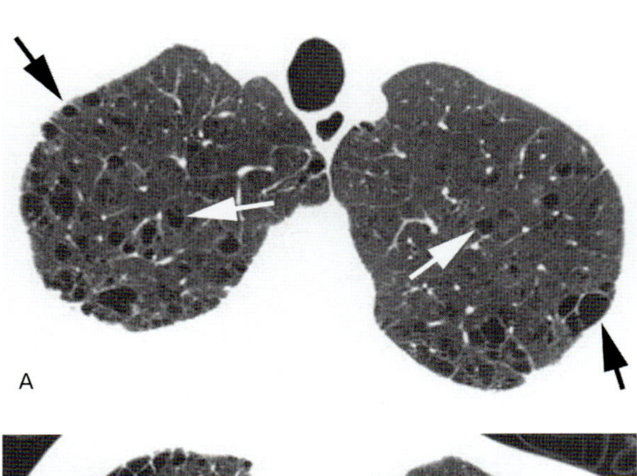

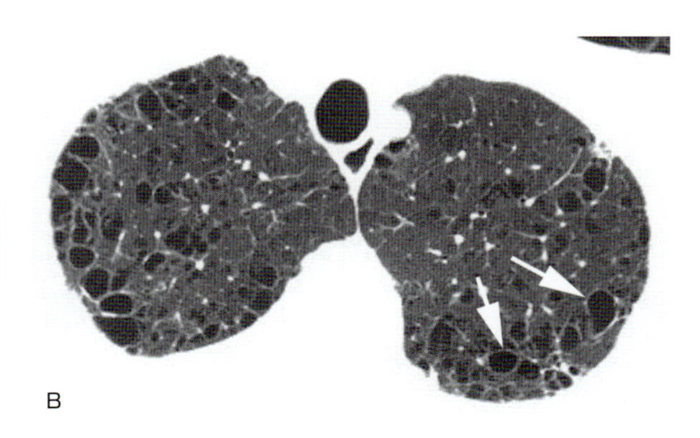

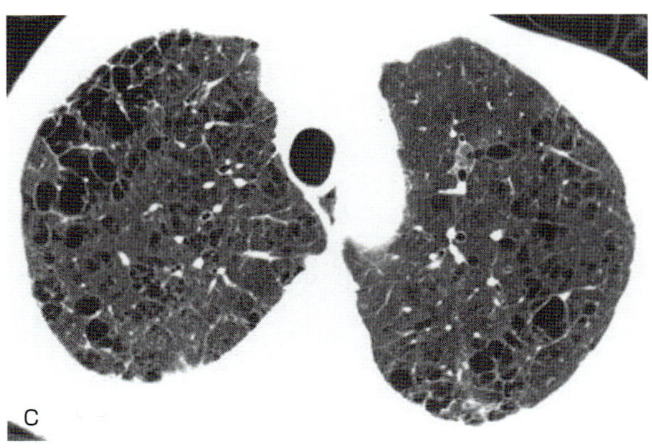

図 20-5 小葉中心性および傍隔壁型肺気腫． A：小葉中心性肺気腫の領域(白矢印)は肺の中央部に存在する壁構造をもたない限局した低吸収域として認められる．傍隔壁型肺気腫(黒矢印)は胸膜下に存在し，薄い壁構造が通常 HRCT で確認できる．B：より尾側のスライスでは小葉中心性肺気腫に小さいブラ(白矢印)を伴う．これらは薄い壁構造をもつ．C：B よりもさらに尾側のレベルでは小葉中心性肺気腫，肺実質内のブラ，傍隔壁型肺気腫が確認できる．

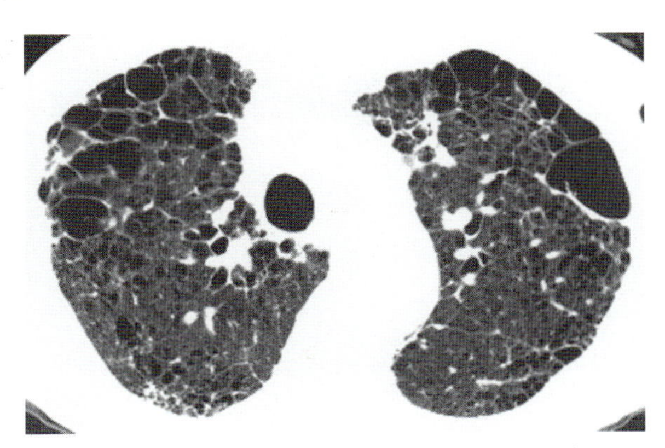

図 20-6 広範な傍隔壁型肺気腫を伴う小葉中心性肺気腫． この患者では小葉中心性肺気腫に胸膜下ブラと肺実質内ブラの両方を伴う．

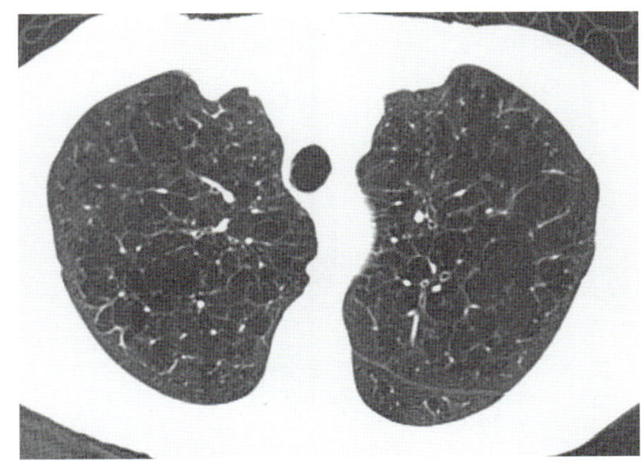

図 20-7 融合性小葉中心性肺気腫． HRCT 上両側上肺野で融合性肺気腫を認める．

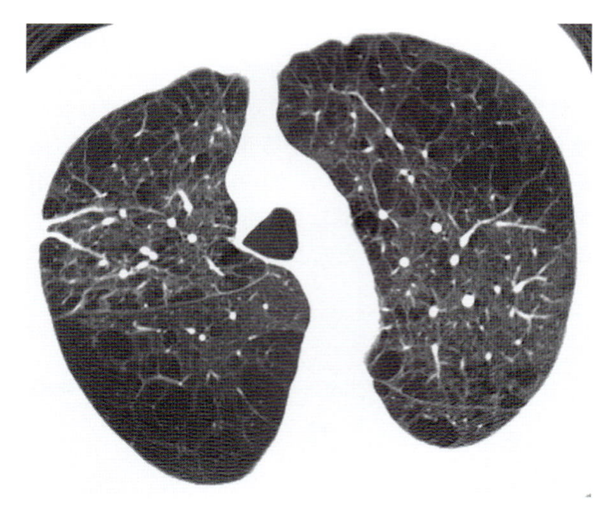

図 20-8 融合性小葉中心性肺気腫. 肺構造の破壊された広範な領域に隣接して小葉中心性肺気腫と傍隔壁型肺気腫が認められる.

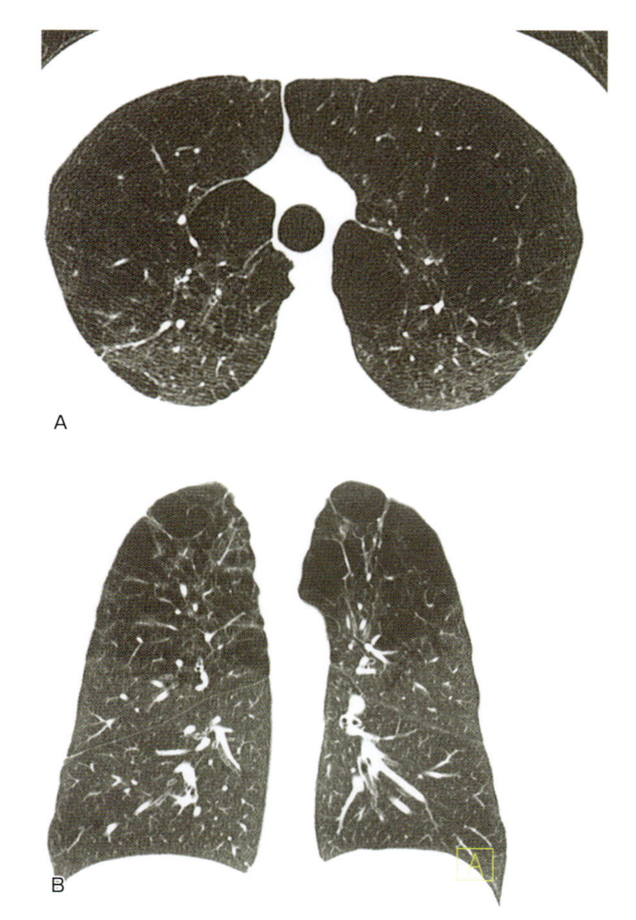

図 20-9 融合性小葉中心性肺気腫. A，B：上葉レベルのHRCT 軸位断像(A)と冠状断像(B). それぞれ肺構造の破壊された広範囲な領域に隣接して小葉中心性肺気腫と傍隔壁型肺気腫が認められる. この所見は汎小葉性肺気腫に類似しているが，斑状を呈する頻度と上葉優位に分布する頻度がいくらか高い.

汎小葉性肺気腫

汎小葉性肺気腫の特徴は肺小葉の均一な破壊であり，その結果，低吸収域は広範囲に及ぶ(図 6-20，図 20-10～図 20-14，表 20-2)[37, 38, 41, 42]．Thurlbeck はこの病態を，血管周囲の組織・隔壁・気管支を除く肺組織の大部分の消失が進行することで起こる，肺構造の広範な“単純化”と表現した．汎小葉性肺気腫を有する肺は異常な透過性を認め[41]，辺側の肺移植を受けた患者に認められる所見に類似している(図 20-11，図 20-13)．汎小葉性肺気腫の肺野の血管は正常よりも数が

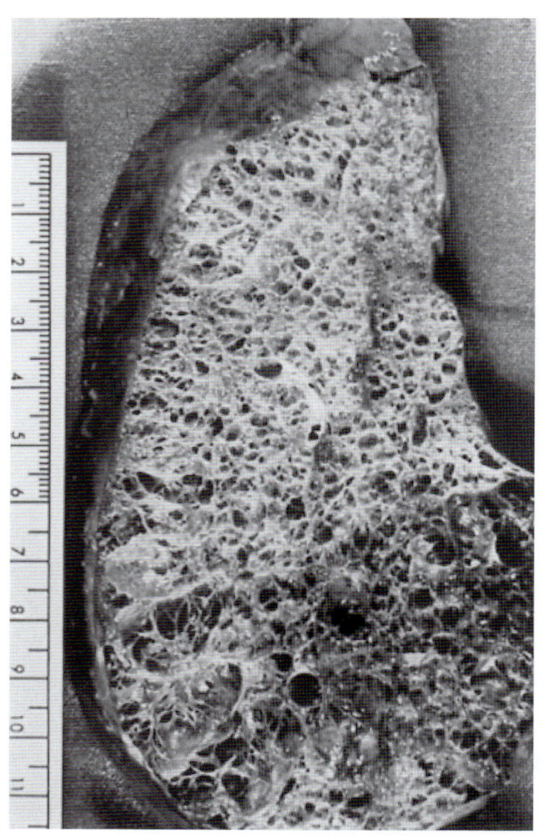

図 20-10 汎小葉性肺気腫. 病理標本では肺構造がびまん性に過疎化した所見が認められる.

表 20-2 汎小葉性肺気腫の HRCT 所見

小さな肺血管を含む低吸収域[a, b]
びまん性または下葉優位の分布[a, b]
小葉中心性肺気腫に比べて低吸収域の限局やブラを認める頻度は低い[b]
気管支拡張症または気管支壁肥厚

[a] 最も頻度が高い所見.
[b] 鑑別診断で最も有効な所見.

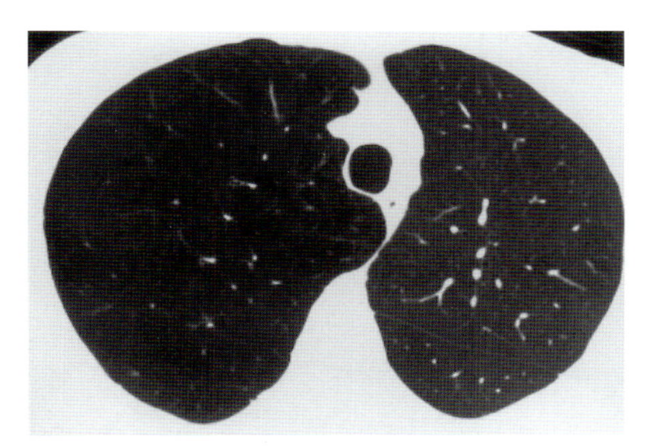

図 20-11　左肺移植後患者における汎小葉性肺気腫．右側の気腫肺は左肺と比較すると相対的に大きく，透過性が亢進しており，血管の数が少なく細い．この所見は典型的な汎小葉性肺気腫の所見である．

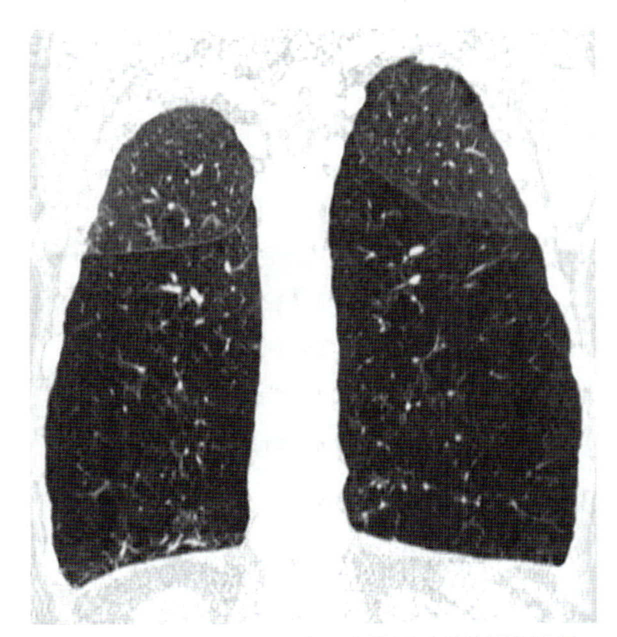

図 20-12　α1-アンチトリプシン欠損症による汎小葉性肺気腫．α1-アンチトリプシン欠損症患者の HRCT の冠状断像．下肺野優位に気腫が分布する様子がよくわかる．著明に肺構造が過疎化しており，血管径は小さくなっている．下葉は低吸収域が目立つ．

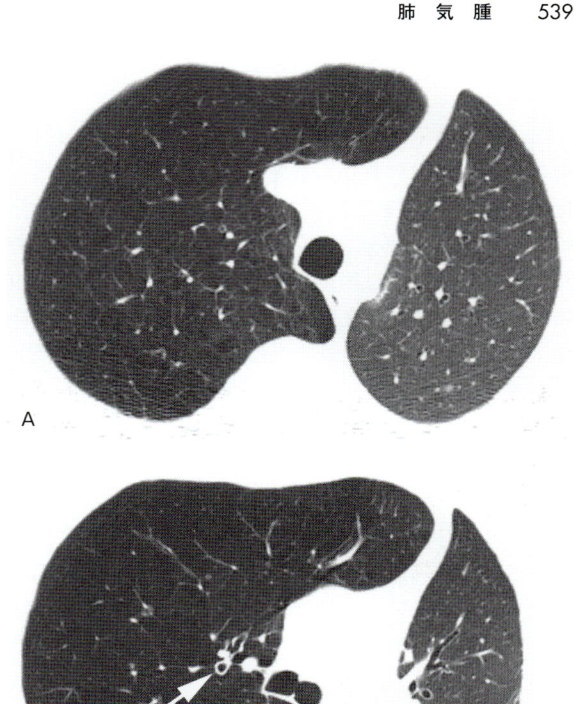

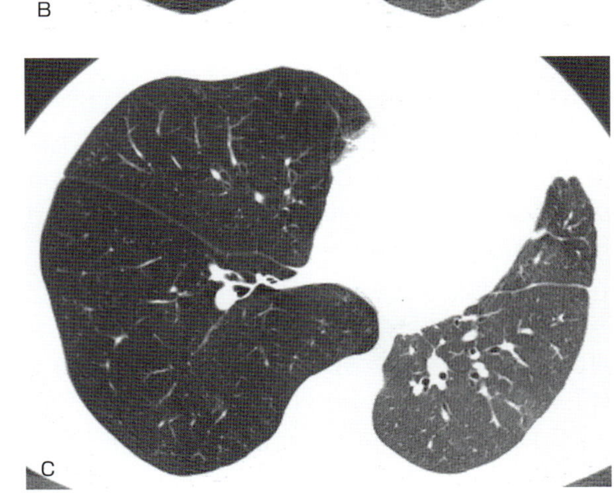

図 20-13　α1-アンチトリプシン欠損症患者における汎小葉性肺気腫．A：気腫肺は正常な移植肺と比較し透過性が亢進し血管の数が少なく細い．小葉中心性肺気腫や傍隔壁型肺気腫を有する患者に認められるような限局した低吸収域は，この患者では認められない．傍隔壁型肺気腫やブラも認められない．B：汎小葉性肺気腫の所見は中肺においてもあきらかである．反対側と比較し気管支壁の肥厚が目立つ(矢印)．α1-アンチトリプシン欠損症患者において気管支拡張症と気管支壁の肥厚が認められることがある．C：肺底部では広範囲な肺気腫の所見が認められる．汎小葉性肺気腫においては，びまん性の肺病変は典型的である．

少なく，小さくみえ，まったく目立たない場合もある．小葉中心性肺気腫とは対照的に，汎小葉性肺気腫ではほとんどの場合全肺野にわたって認められ，下葉においてより強く認められる(図 20-12，図 20-13)．

小葉中心性肺気腫において限局的な低吸収域が認められることは典型的ではないが，正常な肺の領域では認められることがある(図 20-14)．肺構造の破壊の程度にかかわらず，傍隔壁型肺気腫やブラの合併もまた典型的ではない．ある研究において[41]17 例中 7 例でブラが認められたが，疾患の主要な所見とは考えられなかった．

汎小葉性肺気腫では，肺構造の広範囲な破壊と血管影の減少が特徴であり，重症であれば正常な肺実質とは容易に区別することができる（図20-13）．一方で，軽症や中等症であってもその所見はごくわずかであり，確認することは困難である[41]．さらに，肺構造の限局性の破壊やブラと関連のないびまん性の汎小葉性肺気腫は，閉塞性細気管支炎によるびまん性の末梢気道閉塞やエアトラッピングとの区別は困難である．

汎小葉性肺気腫はα1-アンチトリプシン欠損症と関連している頻度が高い．ある研究結果では，米国において約1,900万人の白人の肺気腫患者をスクリーニングすると，約129万人のα1-アンチトリプシン欠損症が同定される可能性があると報告されている[43]．症状を有するα1-アンチトリプシン欠損症の患者では，ほとんどの場合肺病変が主要な臨床症状であり，通常は早期から症状を認めることが多い．α1-アンチトリプシン欠損症は気管支拡張や気管支壁肥厚を伴う場合がある（図20-13B）[44]．おそらくα1-アンチトリプシン欠損症患者は健常者と比較して，肺気腫を引き起こすプロテアーゼと抗プロテアーゼの不均衡のために，感染による気道傷害の影響をより受けやすい．Kingらの報告では[45]，14例のα1-アンチトリプシン欠損症患者のうち6例（43%）のCTで感染に関連した気管支拡張症が認められた．2例ではびまん性嚢胞状気管支拡張を認めた．同様に，Guestらの報告では[41]17例のα1-アンチトリプシン欠損症患者のうち7例（41%）で気管支壁の肥厚，拡張，またはその両方が認められ，1例で嚢胞状気管支拡張を認めた．α1-アンチトリプシン欠損症とCTで確認できる気管支拡張症を有する患者では，病理組織学的に拡張した気管支と細気管支において弾性板の破壊が認められた[45]．

α1-アンチトリプシン欠損症患者における汎小葉性肺気腫の進行は，HRCTを用いた濃度測定法で評価できる可能性があり[46,47]，その方法は肺機能検査より感度が高いことがわかっている[47]．ある研究では[47]，23例の患者で隔年で2回CTを施行された．肺活量（VC）が90%を示すタイミングで，気管分岐部とそれより

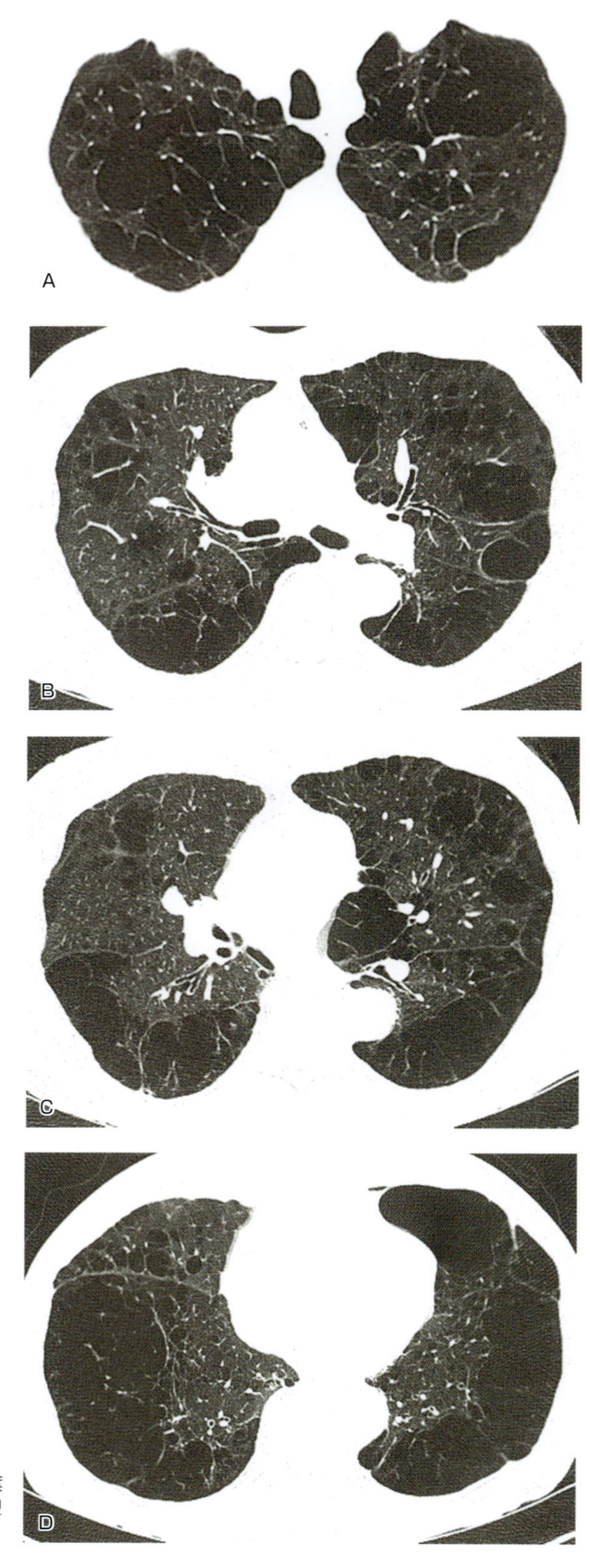

図20-14　α1-アンチトリプシン欠損症患者における汎小葉性肺気腫．A–D：この症例では，小葉中心性肺気腫と傍隔壁型肺気腫を示唆するブラが上葉と下葉両方において認められる．

上下 5 cm の部位において HRCT が撮影された．経過観察期間中に，肺野の CT 値は平均で気管分岐部より上 5 cm の部位で 14.2±12.0 HU，気管分岐部で 18.1±14.4 HU，気管分岐部より下 5 cm の部位で 23.6±15.0 HU の減少を認めた．別の研究では[46]，中等度の肺気腫を有する α1-アンチトリプシン欠損症患者 22 例を対象に，2〜4 年 CT で経過を観察した．肺野の低吸収域における CT 値は有意差をもって非常に減少し，1 年あたり平均で肺気量 1 L あたり 2.1 g の肺実質の消失に相当した．

傍隔壁型肺気腫

傍隔壁型肺気腫の特徴は二次小葉より遠位に病変が存在することであり，そのため病変は胸膜下で最も顕著である（図 6-23〜図 6-25，図 20-4〜図 20-6，図 20-15〜図 20-17）．胸膜下に存在する傍隔壁型肺気腫の領域では多くの場合隔壁が確認できるが，その隔壁は非常に薄く，小葉間隔壁に相当することが多い．小葉中心性肺気腫と同様に，若干の線維化が認められることがある．傍隔壁型肺気腫は軽症であっても HRCT では容易に検出できる（表 20-3）[40]．

直径 1 cm を超える場合，傍隔壁型肺気腫の領域はブラとよばれる（図 20-6，図 20-15〜図 20-18）．胸膜下のブラはしばしば傍隔壁型肺気腫の徴候と考えられるが，すべてのタイプの肺気腫で認められ，肺気腫とは独立した現象である．胸膜下のブラは，その原因にかかわらず通常 HRCT で確認できる薄い壁を有する．

Lesur ら[48]は特発性自然気胸の患者において肺尖部の胸膜下ブラの早期発見に CT が有用である可能性を報告した（図 20-19）．特発性自然気胸は多くの場合長身の若年者に起こり[49]，胸膜下ブラの破裂が原因と考えられている[48]．CT 上 20 例の気胸患者（平均年齢 27±7 歳）のうち 17 例で肺尖部優位の肺気腫を認め，16 例で胸膜下優位の肺気腫を認めた．

表 20-3　傍隔壁型肺気腫の HRCT 所見

多発，一層の胸膜下低吸収域，通常サイズは 1 cm 未満[a, b]
上葉優位の分布[a, b]
通常薄い壁構造が確認できる[a, b]
小葉中心性肺気腫やブラと合併し得る場合がある
気胸が起こる場合がある

[a] 最も頻度が高い所見．
[b] 鑑別診断で最も有効な所見．

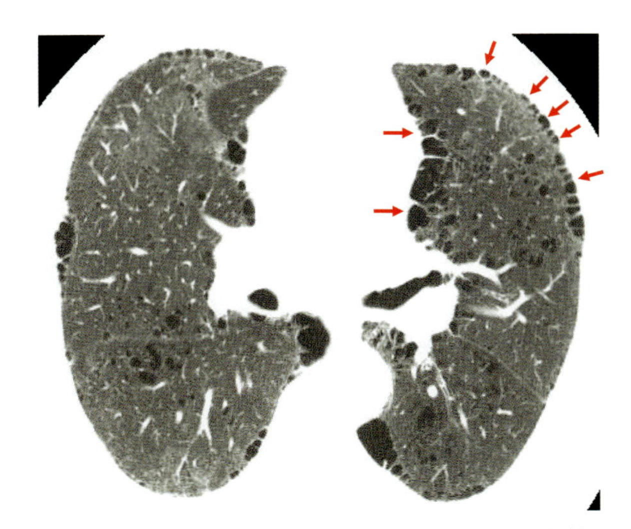

図 20-15　傍隔壁型肺気腫． HRCT で胸膜下に限局した低吸収域が認められ（矢印），傍隔壁型肺気腫に典型的である．この低吸収域は通常薄壁構造によって縁どられ，その壁構造は小葉間隔壁に対応する．この患者は小葉中心性肺気腫も合併している．

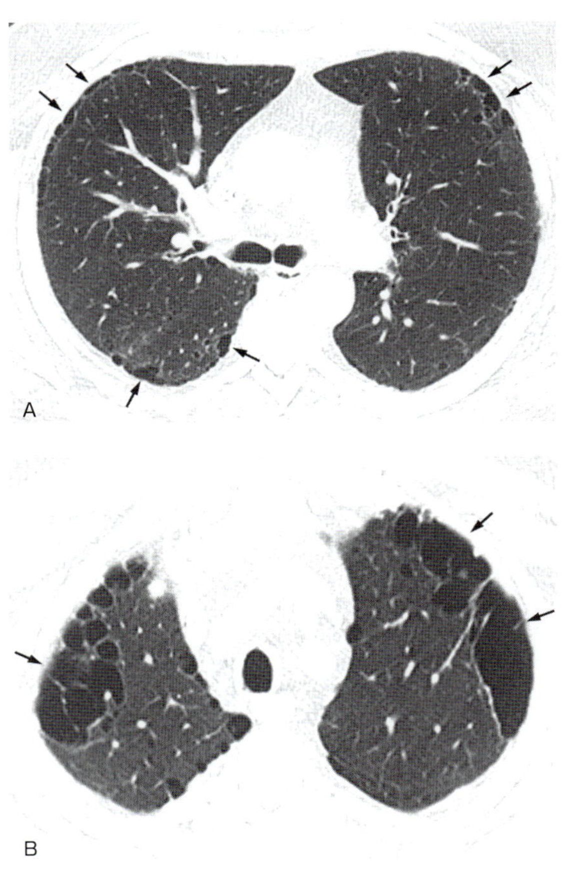

図 20-16　傍隔壁型肺気腫． A：気管分岐部レベルの HRCT 所見．傍隔壁型肺気腫に典型的な胸膜下の限局した小さな低吸収域（矢印）を認める．これらには通常壁構造が確認できる．B：肺尖部レベルの HRCT．胸膜下に大きな傍隔壁型肺気腫を認める（矢印）．その所見は 1cm を超える大きさを有するためブラとよばれる．

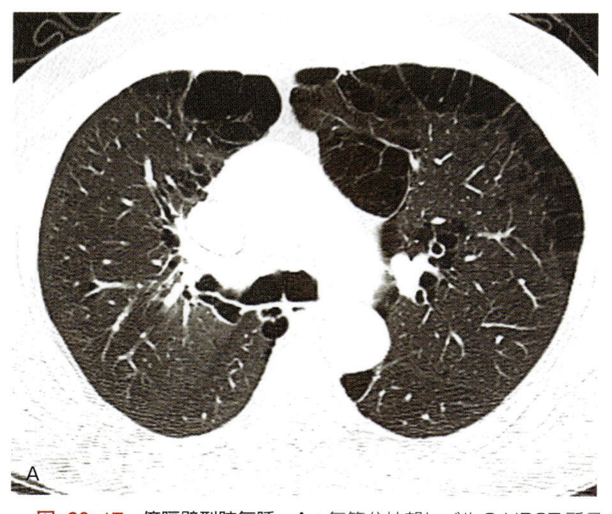

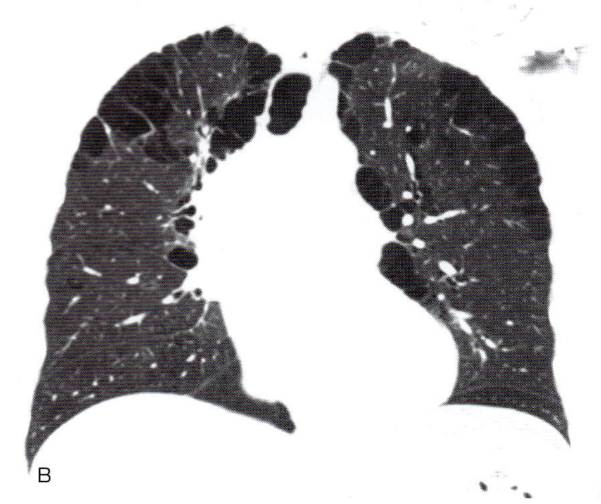

図 20–17　傍隔壁型肺気腫． A：気管分岐部レベルの HRCT 所見．胸膜下嚢胞を伴う傍隔壁型肺気腫の所見である．B：冠状断像では上葉優位の分布が確認できる．1 cm を超える嚢胞はブラとよぶのが適切である．

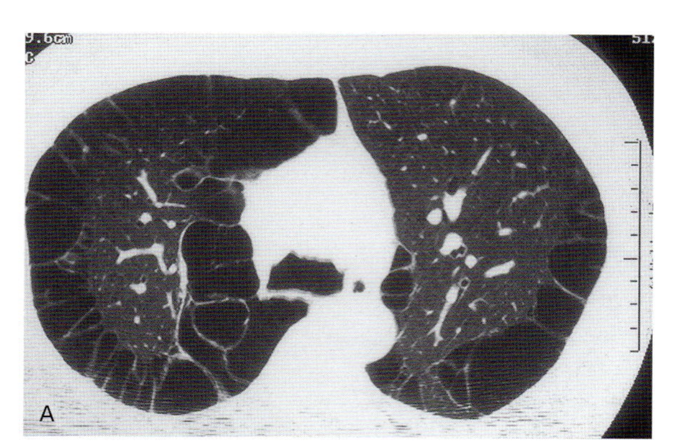

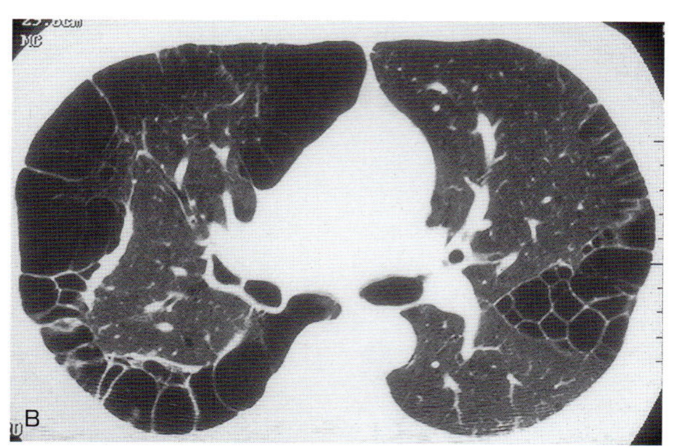

図 20–18　肺尖部のブラを伴う傍隔壁型肺気腫． A，B：傍隔壁型肺気腫患者において，肺尖部に非常に多くのブラが確認できる．

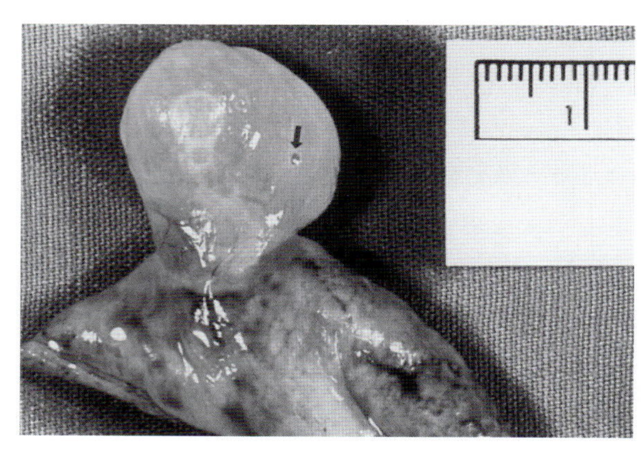

図 20–19　大きな胸膜下ブラを伴う傍隔壁型肺気腫の切除病理標本． ブラが外側へ広がっていることがわかる．この患者は気胸を合併していた．ブラの表面にみえる小さな穴（矢印）はおそらくエアーリークの部位と思われる．

Bense ら[50]も自然気胸を発症した患者の中で，非喫煙者のほとんどで CT 上肺気腫が認められたことを報告した．彼らは自然気胸を発症した非喫煙者 27 例の CT 所見と，喫煙歴のない健常者 10 例の CT 所見を比較した．自然気胸を発症した非喫煙者 27 例中 22 例で CT 上肺気腫が認められたが，健常者 10 例では肺気腫は 1 例も認められなかった．その肺気腫は主に上肺野末梢に認められ，その分布は傍隔壁型肺気腫に矛盾しない結果であった．いずれの患者でも胸部 X 線写真では肺気腫は検出できなかった．

同様に，原発性自然気胸患者 35 例における前向き研究において[51]，ブラ検出の有用性が CT と胸部 X 線写真とで比較された．CT ではブラまたは胸膜下の肺気腫を 35 例中 31 例（89％）で検出したが，胸部 X 線写真では 35 例中 11 例（31％）しか検出できなかった．6 例は経過観察中に気胸の再発を認めた．ブラの数，大きさ，CT での分布と再発の間には相関は認められなかった．

嚢胞性肺気腫

嚢胞性肺気腫という用語は特定の病理学的疾患を意味するのではなく，大きなブラを伴う肺気腫を意味する．嚢胞性肺気腫は通常，小葉中心性肺気腫，傍隔壁型肺気腫，またはその両方を有する患者において認められる（図 20–20～図 20–22）[21]．嚢胞性肺気腫または巨大嚢胞性肺気腫の症候群は，臨床的特徴と画像的特徴に基づいて説明され，バニシングラング症候群，1 型嚢胞性肺疾患または原発性嚢胞性肺疾患としても知ら

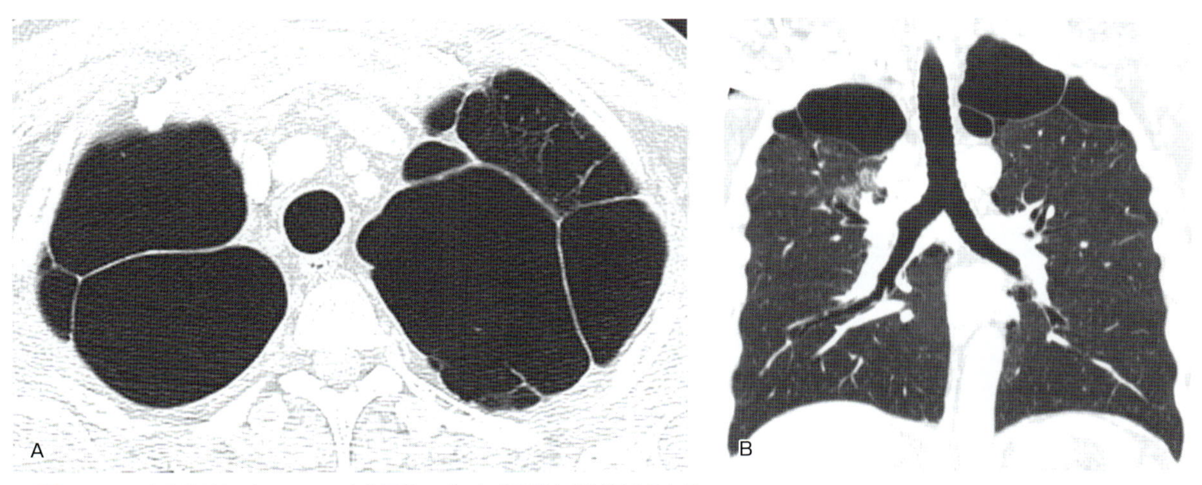

図 20–20 嚢胞性肺気腫．A，B：上葉優位にブラを伴う肺気腫が認められる．

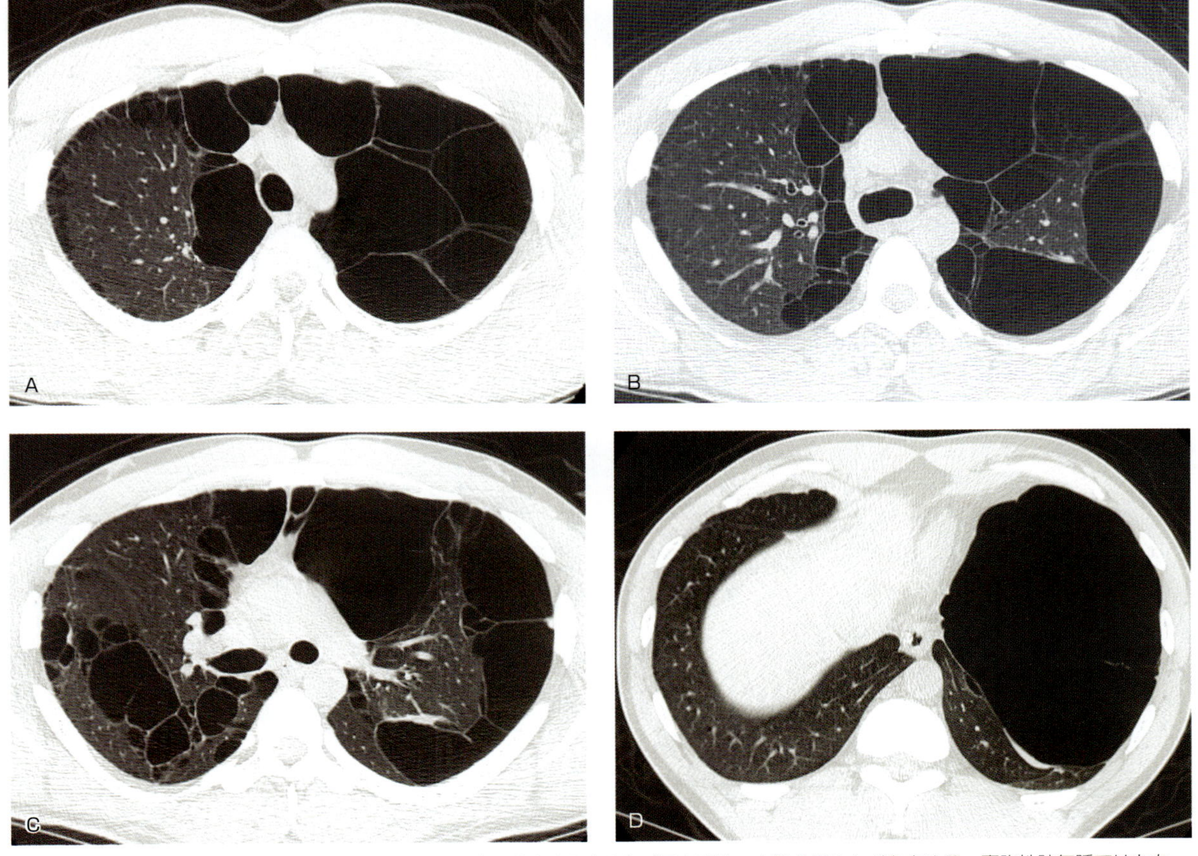

図 20–21 嚢胞性肺気腫．A–D：HRCT で上葉優位に分布する大きなブラを認め，左肺のほとんどを占める．嚢胞性肺気腫では左右非対称な分布が一般的である．

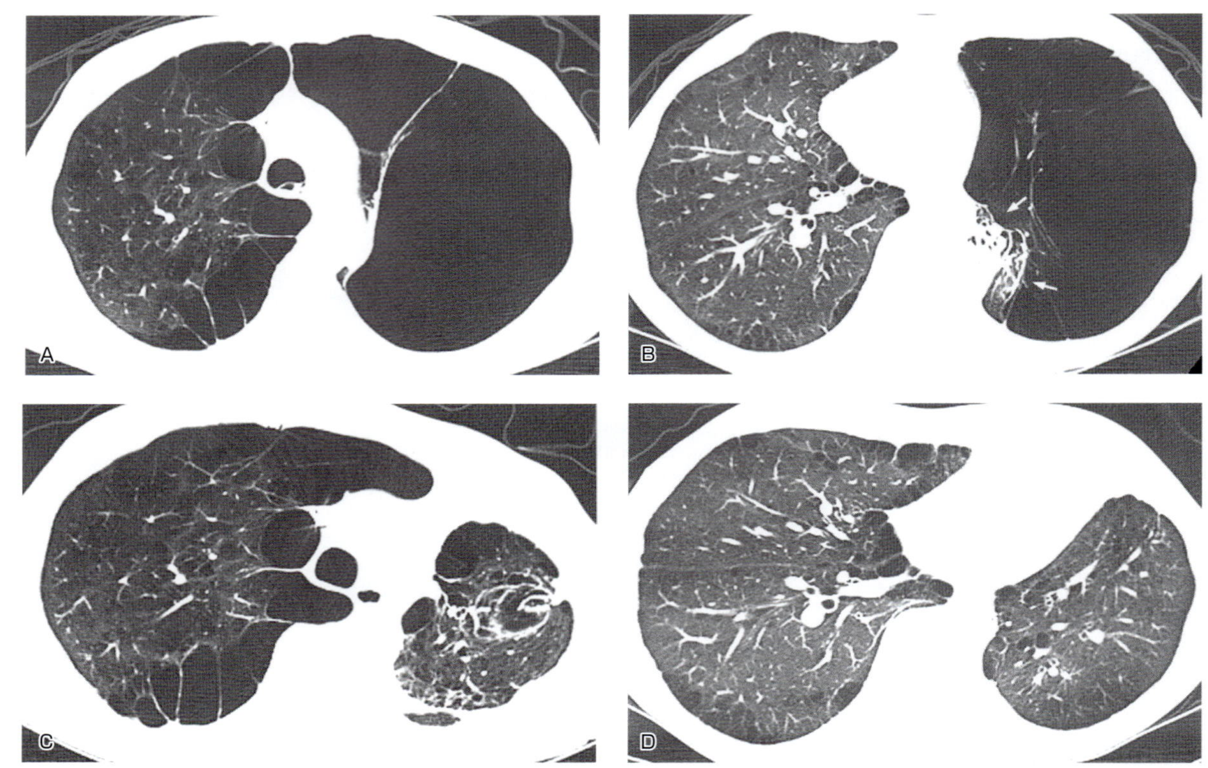

図 20-22　巨大囊胞性肺気腫（50 歳男性）．A，B：HRCT で右肺に胸膜下ブラが認められ，傍隔壁型肺気腫と小葉中心性肺気腫を合併している．巨大囊胞性肺気腫は左胸郭の大部分を占めており，左下葉において残りの肺実質は虚脱している（B の矢印）．この所見はバニシングラング症候群に矛盾しない．C，D：ブラ切除術施行後の HRCT．虚脱していた左下葉の拡張が認められる．この患者は術後症状が改善した．

れている[42]．巨大囊胞性肺気腫はしばしば若年男性に認められる．胸郭の大部分を占める進行性で巨大な上葉のブラが特徴であり，非対称的であることが多い（図 20-20～図 20-22）．ブラが胸郭の少なくとも 3 分の 1 を占める場合，巨大囊胞性肺気腫とよばれる[19]．巨大囊胞性肺気腫を有する患者のほとんどは喫煙者であるが[52]，非喫煙者に起こる場合もある．

Stern ら[19]は巨大囊胞性肺気腫を有する患者 9 例を対象とした研究で，多発の大きなブラの存在が HRCT 上の特徴であることを報告した．ブラの直径は 1～20 cm と幅広だったが，通常は 2～8 cm であった（図 20-21，図 20-22）．また，ブラは胸膜下と肺実質内に確認されたが，胸膜下のほうが優位だった．ブラは非対称である頻度が高く，片方の肺の多くの部分を病変として巻き込んでいた．HRCT は胸部 X 線写真と比較し傍隔壁型肺気腫と小葉中心性肺気腫をより明確に描出できた．この研究では[19]すべての患者において HRCT 上傍隔壁型肺気腫が優位に認められ，9 例中 8 例で小葉中心性肺気腫が様々な程度で認められた．

ブラは一般的に増大傾向を認める．しかし，まれな事象として，ブラが自然に小さくなったり消失することがあり，それらは通常二次感染や近位気道の閉塞が原因である[53]．自然気胸は一般的であるが，CT のみ

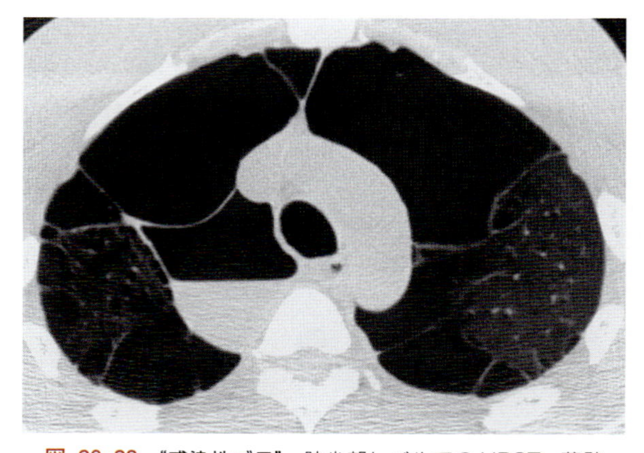

図 20-23　"感染性ブラ"．肺尖部レベルでの HRCT．薄壁構造をもつ縦隔に接するブラは薄壁構造をもち，内部に液面形成を認める．"感染性ブラ"に矛盾しない．通常は隣接する肺の先行感染に引き続いて起こるが，この液体は通常無菌である．肺炎に付随して二次的に生じてくる滲出性胸水に類似しており，改善に数ヵ月を要する場合もある．

で発見されることもある[48, 51]．いわゆる“感染性ブラ”も一般的であり，肺実質の感染病巣に隣接して二次的に液体貯留が起こった結果として認められるのが典型的である(図20-23)．“感染性”と名づけられているものの，これらの液体は通常は無菌であり，肺炎に合併する単純性漏出性胸水に似ている．注意を要することとしては，これらの液体は長期間にわたって存在し改善に数ヵ月を要する場合もあり，合併症を認めない限り保存的に経過観察しなければならない点である．液体は出血や悪性腫瘍によっても貯留する場合がある．

不整形気腔拡大

不整形気腔拡大は以前は不規則性あるいは瘢痕性肺気腫とよばれていた．限局した肺実質の障害部位やびまん性肺線維症，じん肺に隣接して認められるのが一般的であり，特に進行性塊状線維化巣に隣接して認められる[54]．不整形気腔拡大は，関連する線維化が認められればCTで容易に確認できる．しかし，この種の肺気腫は顕微鏡的な線維化に関連して認められることもあり，その場合は不規則性肺気腫や小葉中心性肺気腫は画像所見では鑑別が不可能である場合もある[55]．

慢性閉塞性肺疾患(COPD)

慢性閉塞性肺疾患に対するグローバルインシアティブ(GOLD)[56]は，慢性閉塞性肺疾患(COPD)を永続性で通常は進行性の気流制限と定義しており，スパイロメトリーで1秒率が0.70未満に低下し気管支拡張薬を吸入しても改善しない場合にCOPDと診断する．

COPDは現在世界における罹患疾患の中で12位であり，2020年には5位になると予測されている[57]．米国疾病管理予防センターによると2008年の時点で合計380万人がCOPDに罹患していると報告されている[58]．COPD患者の呼吸器症状は非特異的であり，慢性咳嗽や喀痰，呼吸困難などが含まれる．咳嗽・喀痰は慢性気管支炎の症状と考えられていたが，咳嗽・喀痰に対する気道病変と肺気腫の関与の程度は明確に分けることは困難である．

COPD重症度の4つのステージ(GOLD I–IV)は比較可能な個人の値で定義される．この定義では，疾患の定量的評価が可能になるだけで，症状のない患者や症状が軽度にとどまっている患者を検出できない．実際に，現在ではCOPDには様々な表現型がある，ということが共通理解である．その表現型には，定義上生理学的・臨床的・画像的特徴が重なり合う様々な疾患が含まれている[59]．COPDは肺病変と肺外病変の両方の要素があり，遺伝的要因と環境要因(特に喫煙)の相互作用で起こる．強い炎症に対する反応によって肺実質が大きく破壊され，弾性が失われる(肺気腫)．その結果，粘液腺の過形成，気管支の収縮，気道狭窄をきたし末梢気道のリモデリングが起こる(慢性気管支炎あるいは小気道病変)[60]．

COPD患者において，気道閉塞を有する患者の間で認められる形態学的な違いは，病態生理的・遺伝的な違いを反映している[61, 62]．特に上葉か小葉中心性に分布する場合，気道閉塞の程度と解剖学的な肺気腫の広がりが十分に相関しないことはCTであきらかである($r = 0.40 \sim 0.70$)[22, 24, 25]．スパイロメトリーでCOPDの診断基準を満たさない患者でも，CTでは肺気腫の所見が認められることが多く[63, 64]，肺実質の30%で肺気腫が認められても気流制限が認められない場合がある[22, 24, 25]．スパイロメトリーという単一の生理学的基準のみで気流制限を測定し臨床的，生理学的，画像的に様々なサブタイプを定義することは困難であり，1秒量での予後予測も限定的である．結果として，COPDの臨床的，生理学的，画像的な特徴の多様性を反映して非常に多くの表現型が提唱された[56, 65]．

COPDの表現型

Hanら[66]はCOPDの表現型を“単一もしくは複数の病態の組合せで成り立ち，臨床的に重要なアウトカム(症状，増悪，治療反応性，疾患の進行速度，死亡)の違いに関与するもの”と定義できると提唱した．

COPDの表現型は，臨床的なものとしては呼吸困難が強いもの，増悪の頻度が高いもの，運動耐容能が低下するもの，肺悪液質を伴うもの，非喫煙者などである．生理学的な表現型としては進行が速いもの，気道過敏性が強いもの，二酸化炭素が貯留するもの，拡散能(DL_{CO})が低いもの，肺高血圧を合併するものなどである[59]．

CTは臨床的，生理学的な表現型を補完することができ，また潜在的に存在している可能性のある遺伝的な型に関する推察の助けになる可能性がある(表20-4)[66–71]．現在CT上2つの主な表現型が提唱されている．肺気腫が優位な表現型と，気道のリモデリングと狭小化による慢性炎症の結果生じてくる気道病変が優位な表現型である．

気腫病変優位型

HRCTはマクロ・ミクロの両面において肺気腫の存在・パターン・重症度を評価する方法として確立されており，一般的に肺気腫病変優位型COPDと診断することは容易であり，特にGOLD分類での重症度が高い患者において容易である[72-80]．

肺気腫病変優位型(図20-24，表20-4)はさらに以下の観点から細かく分類することができる．その観点とは，肺気腫のタイプ(小葉中心性，汎小葉性，傍隔壁型，嚢胞性肺気腫)と，胸部X線写真や定量的CT法(QCT)を用いた肺気腫の解剖学的分布と重症度の特徴である．肺気腫病変優位型において小葉中心性肺気腫と汎小葉性肺気腫は最も頻度が高いが，それでもわずか44～59%である[59,81-83]．これらの分類は重なり合う部分が非常に大きく，さらにかなりの頻度で傍隔壁型肺気腫を合併するという点において，重症の小葉中心性肺気腫と汎小葉性肺気腫を分類することは問題を含んでいる．

気道病変優位型

気道病変優位型COPDは，肺気腫の程度としては比較的軽度であるが著明な気道壁の異常(特に気道壁の肥厚)を伴うものと定義される(図20-25，表20-4)．大きな気道の評価を行うことで2mm以下の末梢気道の異常を間接的に評価できることを示した2つの論文があり，COPD患者において特定の気道病変優位な表現型を定義する際のCTの有用性が示唆される．Nakaoら[84]は，気道壁の断面積と気道腔の断面積の計測が喘息患者とCOPD患者の鑑別に利用できると報告した．喘息患者は気道壁面積が増加するが気道腔面積は変化がなく，COPD患者は気道壁面積が増加するが気道腔面積は減少する．この研究は，大きな気道での気道壁面積増加と末梢気道での気道壁面積増加の間の相関について評価している[84]．

Nakaoら[85]は末梢肺野結節の切除目的に肺全摘術あるいは肺葉切除術を施行された22例の喫煙者を対象として，CTで評価した大きな気道の気道壁面積が，組織学的に評価した末梢気道壁面積を反映しているかどうかを評価した．著者らは，内周7.5mm以上(直径は2.4mm以上)の気道のCT所見は末梢気道の状態を反映し，COPDの気道閉塞の程度の評価に用いることができると報告した[85]．

COPD患者の末梢気道における病理学的異常は，炎症性分泌物や気道上皮層の肥厚，気道平滑筋の過形成や収縮，気道壁の外膜への結合組織の沈着，血管周囲支持組織の破壊，気道の表面張力の低下や肺胞の虚脱をきたす粘液の分泌などによる気流閉塞の結果である[86,87]．好中球，マクロファージ，CD4陽性リンパ球，CD8陽性リンパ球，B細胞による先天的炎症や反応性炎症が気道壁肥厚の一因であり，気管支周囲のリンパ濾胞の増加に伴う疾患の進行に関与している[61]．加えて，それらの変化は二次的に弾性収縮力の低下をきたし吸気の気道径を減少させる[88-90]．気道壁の肥厚は，肺気腫の範囲とは関連しないが，慢性咳嗽や喘鳴など慢性気管支炎の症状との関連があることが報告されている．実際に定量的CT法によって，肺機能検査(PFT)では説明のつかない症状の原因がみつかる場合があ

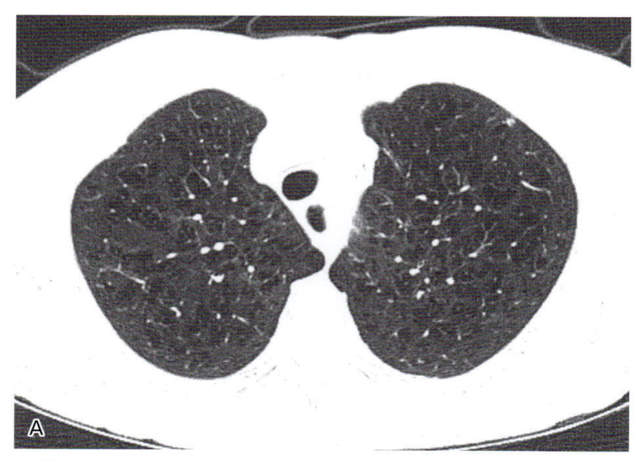

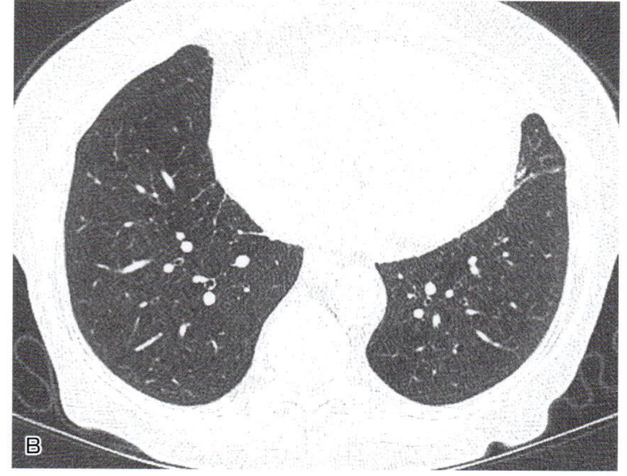

図 20-24 COPD：肺気腫病変優位型．A：GOLD分類Ⅲ期のCOPD患者における上葉レベルでのHRCT所見．中等度から重症の小葉中心性肺気腫が上葉に認められる．B：下葉の近位レベルでのHRCT．気道径と壁の厚さは正常にみえる．この一連の所見は肺気腫病変優位型COPDの特徴である．

表 20-4　CT における COPD の画像所見

気腫病変優位型[a]

1. **小葉中心性パターン**：占める割合により以下に分類される．
   a. **わずかな小葉中心性肺気腫**：小葉中心性の低吸収域はわずかであり，肺野の 0.5%未満のみを占める．
   b. **軽度の小葉中心性肺気腫**：小葉中心性の低吸収域が，通常は正常肺の中に分かれて散在し，肺野の 0.5〜5%を占める．
   c. **中等度の小葉中心性肺気腫**：多数の小葉中心性の低吸収域が明確に認められ，肺野の 5%以上を占める．
   d. **融合性小葉中心性肺気腫**：小葉中心性あるいは細葉中心性の低吸収域が融合し，複数の二次小葉にまたがる多発の低吸収域として認められる．しかし二次小葉を越えて広がったり肺構造を歪ませるほどの程度ではない．
   e. **進行性破壊性肺気腫**：汎小葉性肺気腫が二次小葉を越えて広がり肺構造を歪ませるほどの大きさとして認識される．
2. **傍隔壁型肺気腫**
   a. **軽度の傍隔壁型肺気腫**：1 cm 以下と小さく胸膜に近接し境界明瞭な低吸収域が胸膜に沿って 1 列に並ぶように分布し，葉間胸膜に沿った分布を認める場合もある．時には胸膜に近接する低吸収域の中心にいくつかの小さな円形低吸収域を認めることがある．
   b. **中等度以上の傍隔壁型肺気腫**：多くは直径 1 cm より大きく胸膜に近接して存在する嚢胞様の低吸収域またはブラで構成される．分布は肺尖部を含み，胸膜に沿って 1 列に並ぶように分布する．葉間胸膜に接する場合もある．

気道病変優位型

気道病変は一般的にすべてのタイプの肺気腫において認められる所見であるが，COPD の所見として肺気腫優位ではない場合に認められる．

1. **末梢気道病変**：末梢気道における炎症性変化は CT において周囲の微小結節影として認められる．閉塞性の末梢気道病変は，あきらかな肺気腫を認めないにもかかわらず 1 秒率の低下を認める場合にその存在を疑い，呼気 CT におけるエアトラッピングで証明できる．
2. **気管支疾患**：区域支や亜区域支の壁の肥厚

関連する特徴

1. **中枢気道病変**：気管気管支軟化症，サーベル鞘状気管，気管気管支憩室
2. **間質性変化**：斑状のすりガラス影，軽度の胸膜下網状影
3. **肺動脈拡張**：COPD の進行例では肺高血圧を反映して肺動脈拡張を認める．肺動脈径と大動脈径の比が 1 を超える場合は COPD 増悪のリスク上昇と関連がある
4. **気管支拡張**

[a] 肺尖部において存在する胸膜に近接した境界明瞭な低吸収域が，1cm 未満と小さく数も 5 つ以下であれば，ないものとして扱う．
From Fleischner Society.CT definable subtypes of COPD. A statement of the Fleischner Society. in press, used with permission.

る．Grydeland ら[91]は 463 例の COPD 患者において肺気腫・気道壁の厚さと呼吸症状の関連を評価した．低吸収域（−950 HU）を示す肺実質の割合と内周 10 mm の気道における気道壁の厚さの平均値は，予測 1 秒量で調整しても COPD 患者の呼吸困難と相関していた．内周 10 mm の気道における気道壁の厚さの平均値は早朝の咳嗽，慢性咳嗽，COPD 患者の喘鳴の発作と有意な相関を認め，COPD を有さない患者の喘鳴の発作とも有意な相関を認めた[91]．

COPD の末梢気道病変

末梢気道病変は，肺気腫病変優位型と気道病変優位型の両方において認められるが，HRCT で肺気腫や大きな気道に病変を認めない時点でも COPD の最初の徴候として認められる場合がある[92]．末梢気道病変の存在は，診断の方法としては感度は低いものの臨床的に 1 秒量や 1 秒率の低下を疑う所見である．吸気呼気両方での CT は，エアトラッピングの検出においてより信頼性が高い検査である．通常，呼気では肺容積は減少し含気の低下に伴って肺野の濃度は上昇する．喫煙者の呼気 CT では，限局性であることが多いが時にはびまん性にエアトラッピングの所見が認められることがあり，その所見は正常肺野と比較して低吸収を示す領域として認められる．この所見は，限局した閉塞性細気管支炎や，一部では隣接する血管周囲支持組織の消失に起因する所見である．これらの変化において伴走する肺血管のサイズの減少を伴っていることはまれではなく，それらはいわゆるモザイクパターンとよばれる．

画像的に肺気腫を認めない場合でも，COPD 患者においてエアトラッピングの定量評価のために吸気呼気両方で HRCT の撮影を行うことの有用性に関してはこれまで複数報告されている．例えば，Matsuoka ら[93]は 36 例の COPD 患者を対象として，吸気 CT で −950 HU 未満の領域を肺気腫の範囲と定めて検討を行った．吸気で −500〜−900 HU の CT 値を示す領域を計測し，肺気腫の領域を除いた残りの肺野においてエアトラッピングの程度を測定することが可能であった．呼気 CT の有用性に関しては 7 章で後述する．

一般的ではないが，気道病変が小葉中心性のすりガ

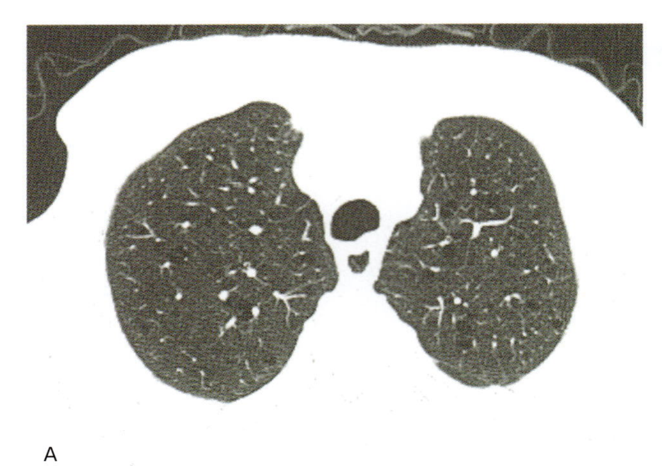

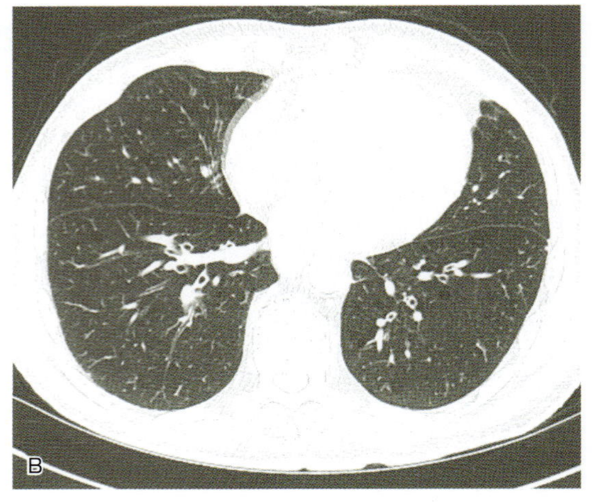

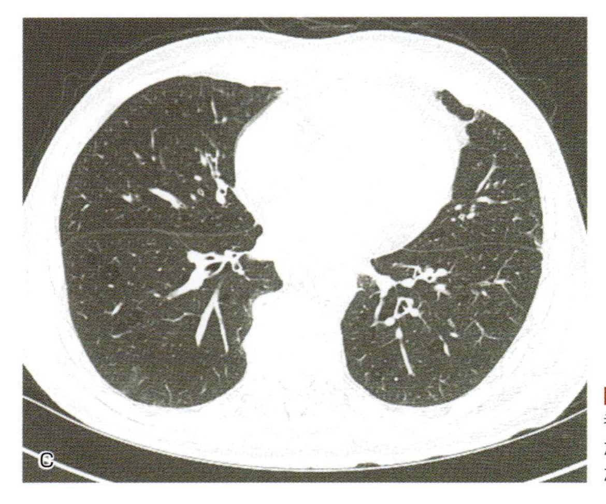

図 20-25　COPD：気道病変優位型．A：GOLD 分類Ⅲ期の COPD 患者における上葉レベルでの HRCT 所見．小葉中心性肺気腫の程度はわずかである．B，C：下葉の近位レベルでの HRCT．びまん性の気道壁肥厚が認められる．この一連の所見は気道病変優位型 COPD の特徴である．

ラス影（通常サイズは数 mm）を伴って上葉優位に認められることがある．これらの所見はほとんどの場合軽度の細気管支炎と関連しており，喫煙歴のみで説明可能である．気道病変優位型 COPD に境界不明瞭なすりガラス影を伴う場合の鑑別診断は呼吸細気管支炎を伴う間質性肺疾患（RB-ILD）であり，剝離性間質性肺炎（DIP）の頻度は低い．

COPD 患者を評価するための CT 画像技術

CT を用いた肺気腫や気道異常の範囲や重症度診断・定量化は，技術的影響を受ける．それらには，コリメーション，ウインドウ設定，気腫を診断するための閾値，線量，再構成アルゴリズム，呼吸の相，造影剤の使用有無，ボリュームデータまたはアキシャル再構成アルゴリズム，そして個々の機器による違いなどが含まれる（表 20-5）[72, 73, 94-102]．追加考慮されるべき因子としては，呼吸同期法とともに，呼気および/または吸呼気撮影も含まれる[78, 103-106]．

COPDGene 研究による技術的推奨事項

CT の性能を標準化する動きがあるなか，COPDGene 研究における最近の一連の報告で，特に既知の COPD 患者または COPD が疑われる患者における視覚的・定量的評価を可能にするため，特定の撮影条件が推奨されるようになった．具体的には，(a) ミリ単位以下での Z 軸解像度で，オーバーラップ再構成を用いること（高解像度でノイズを低減させる再構成関数を使用），(b) ルーチン撮影（200 mAs）で得られた吸気 CT および機能的残気量や残気量評価のための低線量（50 mAs）での呼気 CT，(c) 静脈内造影剤の投与なしで実施すること，などである．画質を犠牲にすることなく線量を低減する技術が目覚ましい進歩を遂げたとはいえ，定量的 CT 法での評価，特に軽度肺気腫

表 20-5　肺気腫の定量的 CT の実践および解釈に関する技術的推奨

収集条件
吸気 CT：最大吸気位でボリューム画像撮影が最適.
その他の選択肢：10 mm ごとにスライス厚 0.65〜1 mm の像
呼気 CT：呼気終末でのボリューム画像撮影が最適.
その他の選択肢：最低でも 3 つの断面（気管分岐部，下肺静脈，横隔膜上 2 cm の断面）において広く間隔をとってスライス厚 0.65〜1 mm を撮影

撮影条件
管電圧　120 kVp
管電流　100〜200 mAs（80 mAs も可）

画像再構成条件
スライス厚 0.75〜1 mm
再構成間隔 オーバーラップもしくは連続で 0.5〜1 mm
画像再構成アルゴリズム スムーズおよびシャープ

最適 HU 閾値
スライス厚　0.75〜1 mm の場合：−950 HU
スライス厚　5〜7 mm の場合：−910 HU

標準定量法
density mask またはピクセルインデックス分析
ヒストグラム分析（下から 15 パーセンタイル）
平均肺密度（容積測定評価）

ウインドウ設定
ウインドウ幅　1,000 HU（1,500 HU でもよい）
ウインドウレベル　−700 HU

その他の技術
MinIP と MIP（5 mm ごとに 5 mm 厚の画像再構成）

の評価に関しては，従来の線量が用いられる[97, 107]．

COPD の CT 画像評価

COPD 患者の CT 画像評価において様々な定量的技術が用いられてきている[108]．現時点では臨床的な有用性はまだ限定的ではあるが，いくつかの手法や技術と，COPD の表現形を定義する際の利用方法についてここでは概説する．

肺気腫の範囲と重症度の推定

肺気腫の重症度を最も単純に推定する方法は，CT の視覚的評価に基づいて決められたグレードをあてはめる方法である[31, 39, 40, 76, 77, 109]．概してこのアプローチでは個々の HRCT 断面を評価することが必要となる．4 または 5 段階評価で，正常か肺気腫病変が 25％未満，25〜50％の間，50〜75％の間，または 75％を超えるというように段階を評価し，その断面における全肺に占める病変の程度を示す[110]．

目視評価は，軽度肺気腫での定量的評価よりは優れているとはいえ，疾患範囲の過剰評価につながる可能性がある点に留意する必要がある．Bankier ら[111] は，62 例の肺切除前の連続登録患者において，HRCT 濃度測定評価を用いた平均肺野濃度と 3 人の読影者による主観的な目視評価とを比較した．著者らは，主観的な肺気腫の評価法は病理学的スコアとの相関において，客観的な CT 濃度測定評価に比べて有意に正確性が劣ることが示された（$r=0.44$〜0.51，$p<0.05$ *vs.* $r=0.56$〜0.62, $p<0.001$）．重要なことは，目視スコアデータの分析では，全 3 人の読影者が肺気腫の系統的な過剰評価をしていたことである[111]．類似の結果は，Desai らによっても報告された[112]．この検討では，106 例の肺気腫患者において目視およびオートメーション化した定量的測定を含む機能的，形態学的比較を行った．これらの 2 つの形態学的アプローチと機能的な指標との間におおよそ良好な相関を認めたにもかかわらず（$r=0.90$，$p<0.00005$），目視評価は肺気腫の範囲において有意な過剰評価を導いた（$p<0.00005$）[112]．

ルーチンの目視検査に対する代替として，特に軽微な肺疾患を認める症例において最小値投影法（MinIP）が提案されている（図 20-26）[113-115]．Remy-Jardin は 13 例の軽微な肺気腫を認める患者で MinIP 像をスライス厚 1 mm の HRCT と比較し，MinIP が HRCT よりも感度が高かったと報告している（81％ *vs.* 62％）[115]．さらに，通常の 1 mm 像で正常と解釈された 16 例のうち 4 例で，対応する MinIP 像で軽微な肺気腫像を同定することができた．この研究において，8 mm 厚のスラブ（すなわち，連続する 8 つの 1 mm 厚スライス）から得られる MinIP 像は，脈管構造を隠すために最適であることが判明した．

コンピュータを利用した肺気腫の定量化には，3 つの異なるアプローチが使われてきた．それは，(a) その CT 値以下だと肺気腫が存在すると考えられるような閾値（density mask またはピクセルインデックス）を利用する方法（図 20-27，図 20-28）[73, 76, 111, 116, 117]，(b) スライス内に気腫様として定義される範囲（典型的には低いほうから 15 パーセンタイル）に該当する肺濃度を度数分布を用いて評価する方法（ヒストグラム；図 20-29）[118, 119]，(c) よく行われるわけではないが，一般に平均肺密度（MLD）として表現される肺全体の濃度を決定し（しばしば容積測定画像診断（図 20-29）[47, 120-122] と組み合わせて）評価する方法の 3 つである．

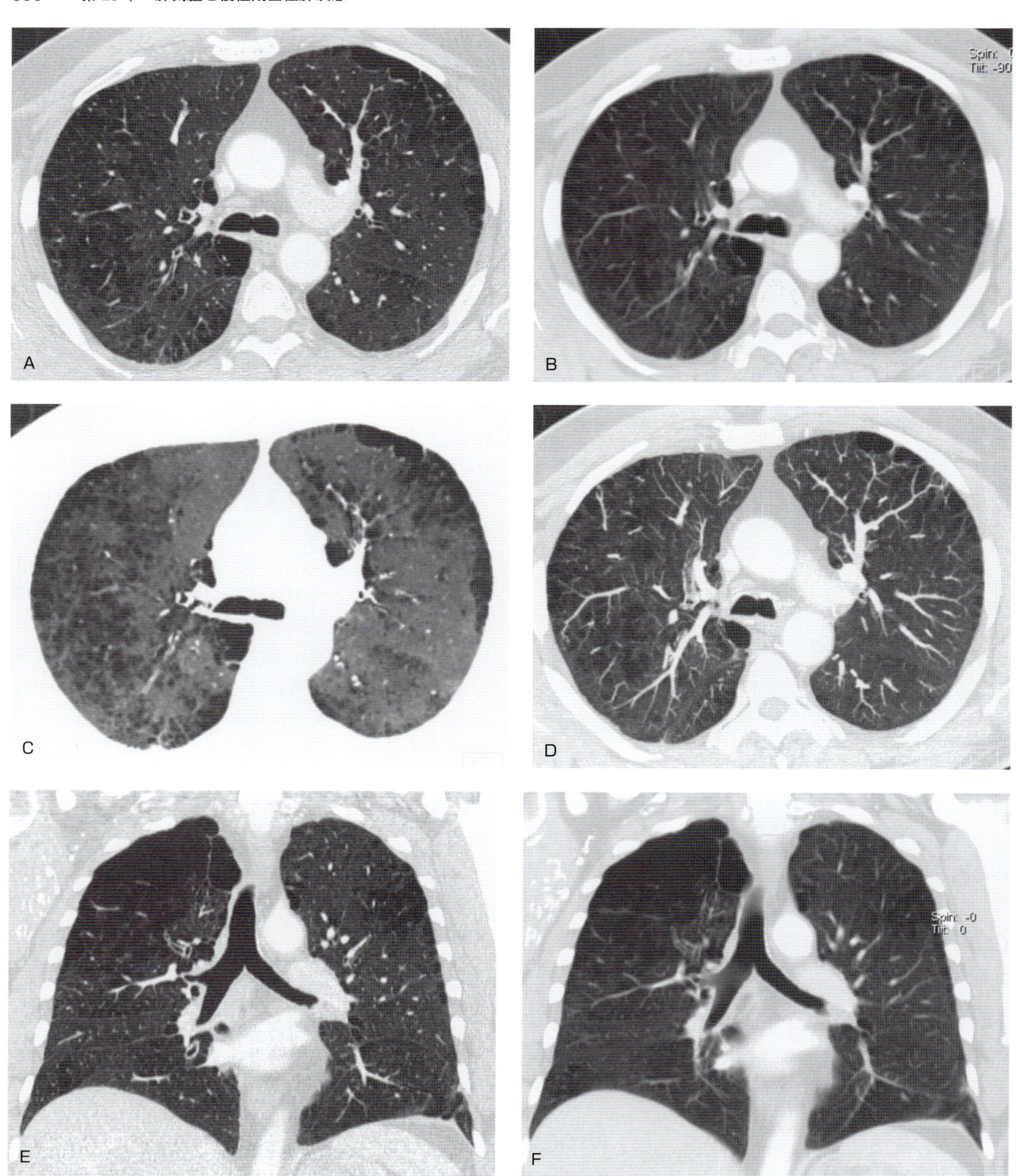

図 20-26　中等度の小葉中心性および傍隔壁型肺気腫の MinIP と MIP 画像．A，B：気管分岐部のレベルの 1 mm 厚および 5 mm 厚での軸位断像．C，D：A，B それぞれに対応した 5 mm 厚の MinIP および MIP 像．MinIP 像(C)で，A または B より肺気腫の範囲が著しく明瞭である点に留意されたい．肺気腫の範囲は MIP 像の上で十分に定義できないにもかかわらず，肺実質の脈管構造の剪定が A または B に比べてはるかに明瞭である点に留意されたい．E，F：A–Dと同じ患者における気管分岐部のレベルでの 1 mm 厚と 5 mm 厚の冠状断像．

（つづく）

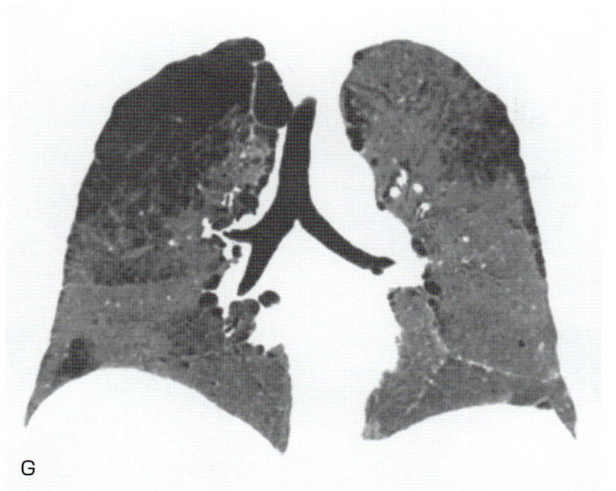

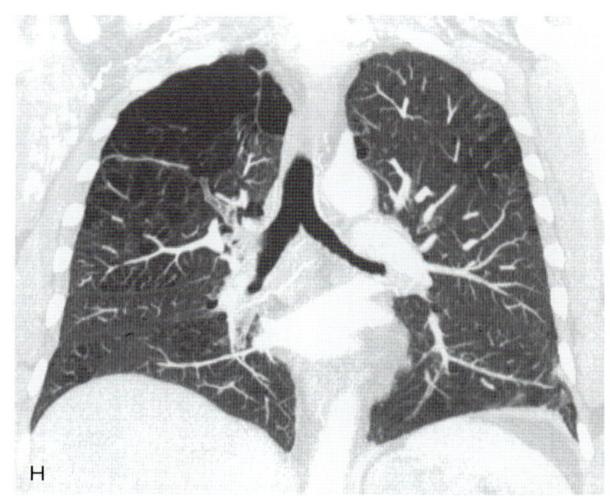

図 20-26 (つづき) G, H：AとBそれぞれに対応した5mm厚の最小値投影法(MinIP)と最大値投影法(MIP)冠状断像．MinIP像(G)が効果的に肺気腫の範囲を示すことに留意すべきであるが，脈管剪定の範囲はMIP像(H)ではるかに明瞭である．

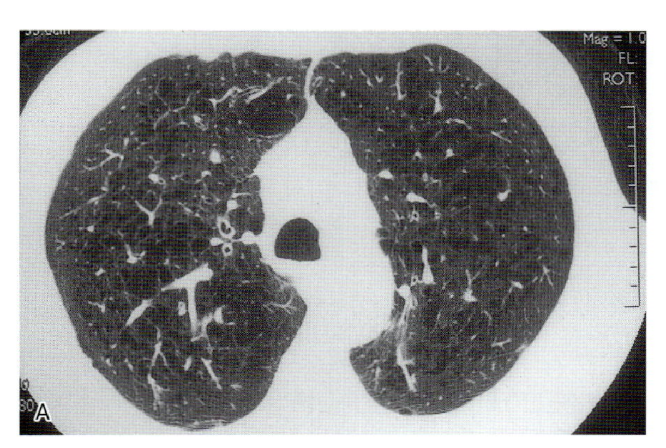

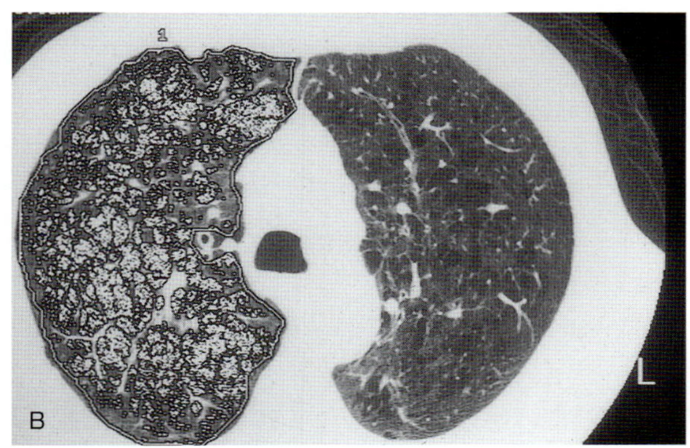

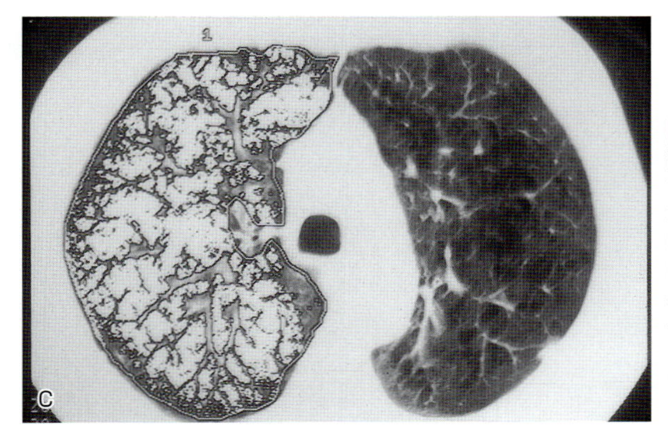

図 20-27 **肺気腫の定量的CT分析．** A：上葉の1mm厚の断面像は，融合性の小葉中心性肺気腫の徴候を示している．右肺は，手動で分割された．B：density maskは，−950 HU未満のすべてのピクセルがみえるように強調している．右肺の平均肺密度(MLD)は−970 HU(SD値13.5)．C：同じ患者で得られた7mm厚の断面像．A，Bとほぼ同じ高さである．density maskは右肺の−910 HU未満のすべてのピクセルを強調している．平均肺濃度は−941 HU(SD値21.3)．断面像の厚さと閾値の選択によって劇的に結果が変わることには注意．一般に，より低い閾値(すなわち−950 HU)で評価される高分解能像は，個々の断面像で肺気腫の範囲と重症度を評価する際により正確であることがわかった．

定量分析のための最適閾値が報告されてきた．“density mask”分析を用いて相対的な領域を評価するには(図20-27)，−960〜−970 HUが肉眼的および顕微鏡的形態計測の両方ともに良好な解剖学的相関を示すが，−950 HUの使用も同様に良好な相関があることがわかった．−950 HUは1mm厚スライスを評価するときには適した閾値である(図20-29)[97]．最初は−910 HUの閾値が推奨されたが，これは5mm以上の大きさの気腫病変しか評価できないことがわかった[40]．−850〜−860 HUの範囲のより高い閾値を使用することで，軽度の肺気腫を同定するには最も感度が高いことが判明したが，この閾値を使用するとスキャ

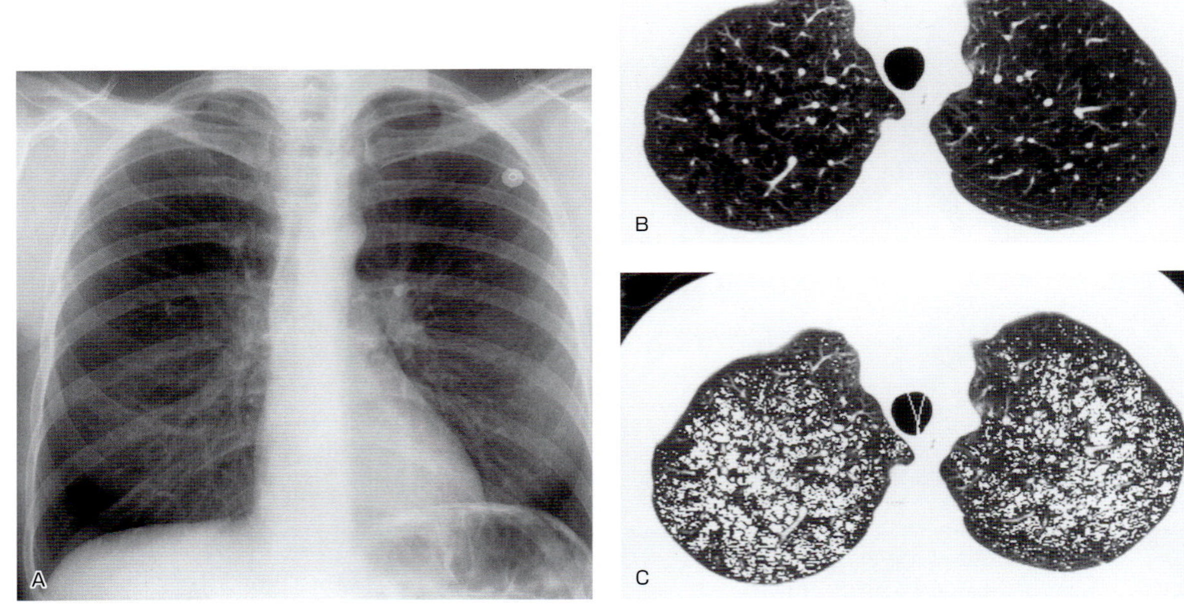

図 20-28　肺気腫の定量的 CT 分析．胸部 X 線写真は正常で，拡散能が低下（予測値の 50%）し，呼気速度は正常で，間質性肺疾患または肺血管疾患が臨床的に疑われている患者．HRCT での診断は肺気腫である．A：胸部 X 線写真は，正常にみえる．B：上葉の HRCT は小葉中心性肺気腫に典型的な斑状透過性を示し，患者の障害を物語っている．C：density mask 像は肺気腫の範囲を強調している．

ナの機種や全肺気量の違いに影響されやすいことがわかった[102]．

肺野濃度の度数分布やヒストグラムを評価するには，下から 5 パーセンタイルまでがまず最初に推奨されたが[118]，現在では一般的に低いほうから 15 パーセンタイルまでの濃度が肺気腫の範囲を評価したり，病気の進行を評価するのに最適であると受け入れられている（図 20-29）[46, 101, 123]．1 パーセンタイルまでの濃度とする考え方も提唱されてきたことには留意する必要がある．定量的 CT インデックスと顕微鏡的および肉眼的形態計測との相関関係を調べた現時点で最も大規模な研究で Madani ら[98] は形態計測との最も強い相関は −960 HU と −970 HU の間の閾値でみられることを示したが（前者は顕微鏡的インデックスに用いられ，後者は肉眼的インデックスにそれぞれ用いられた），この研究はスライス厚 1.25 mm の CT で 1 パーセンタイルを採用していた（p<0.001；平均 −965 HU に対応）．さらに Gevenois によって提案された原法のようにスライス厚 1 mm の断面像を −950 HU で評価しても優れた相関がみられた[72, 73]．

一部で提唱されているが，呼気の CT 画像はノイズが入りやすいため再現性の信頼度が落ちるので，一般的には平均肺密度（MLD）を用いる方法がある[124]．

気道病変の範囲と重症度の推定

内腔の狭小化や壁肥厚を生じている部分も含めて気道内径の直接的計測に CT は優位性を発揮する．またエアトラッピングを推定することにも利用されている．CT は可逆性を有する可能性がある気道病変や気道の区域を同定する非侵襲的な方法といえる[86]．気腫の定量評価と比べると，COPD の気道病変に関しては，CT による客観的な定量評価はあまり注目されてこなかったが，これらの方法論については，21 章で詳細に検討されているため，興味があればそちらを参照していただきたい．簡潔にいうと，気管支内腔径，内腔面積，気管支壁厚，気管支壁面積，全気道面積に占める壁面積の割合そしてパーセント壁面積などが含まれる．

気道壁の定量的計測値が生理学的な気流制限の程度と相関することがわかってきた[125–127]．例えば，Hasegawa ら[128] は特殊な 3D ソフトウェアを用いて COPD 患者の気流制限の測定値と気道面積の相関を調べた．患者 52 例を対象としたこの研究では，気管腔面積（Ai）と右上葉肺尖気管支（B1）と右下葉前肺底支（B6）の 3 次から 6 次までの気管支から得られる気

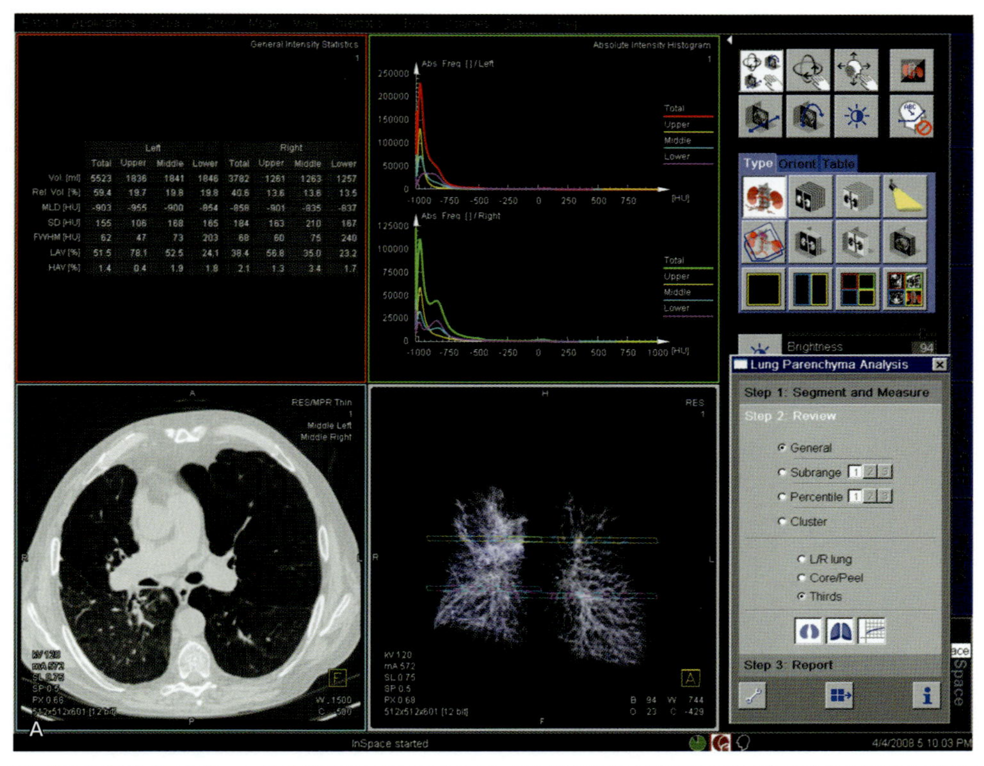

図 20-29　肺気腫の定量的 CT 分析． A–D で図示されているように，肺気腫の範囲と重症度を定量化する様々な方法が提案されてきた．その中には（肺葉や肺の 3 分の 1 での）平均肺濃度や density mask で評価する方法がある（A）；肺気腫クラスター分析を示す（B）．中枢肺と末梢肺に分けての評価を示す（C）；肺濃度のパーセンタイル分析を示す（D）がある．この実例では，0.75 mm の連続画像が撮られ，肺気腫の範囲を評価するための閾値として－950 HU を採用し，画像ノイズを低減させるアルゴリズム（B40）で画像再構成された．A：重症で，不均一な，上葉優位型肺気腫患者（0.75 mm 軸位断像，左下）における一般的な定量的測定項目を示すスクリーンショット．個々の肺葉ごとの分析でもよいが，肺は分析のために三等分された（3D 像，右下）．左上の表で示すような，様々な直接的な定量測定値を利用できる．例えば，左や右の肺全体，肺の 3 分の 1 ずつ，全肺気量や相対的肺気量（mL 単位での体積または%で示す相対的な体積）の両方，最大肺濃度（HU 単位），低吸収域の割合（この症例では閾値を－950 HU としている），などである．右上にはこれらと同じ値が両肺別々にプロットされている．この症例では肺気腫は左側のほうがはるかに広範囲であり総肺気量の 59.4% を占めていて，平均肺密度が著しく低く（－903 HU *vs.* 858 HU），低吸収ボクセルの割合はより大きかった（51% *vs.* 38.4%）．また，低吸収ボクセル（－950 HU 未満）の割合が最も大きいのはあきらかに肺上葉にあり（左肺では上 3 分の 1 に 78.1%，下 3 分の 1 では 24.1%），非常に不均一であった．B：A で示されているのと同じ患者から得られた定量的データを示し，今回はクラスター分析を強調している画面．左上の表で図示されるように，クラスター分析により“ブラ・インデックス”（3D BI）をもたらす低吸収域の相対的な大きさの評価が可能になり，この症例ではボクセルが任意の 4 つのクラスに分けられ，別々に色をつけられている．それぞれクラス 1（紫色）2 mm 以上 8 mm 未満，クラス 2（緑色）8 mm 以上 15 mm 未満，クラス 3（黄色）15 mm 以上 25 mm 未満，クラス 4（ピンク色）25 mm 以上となっている．この症例ではほとんどすべての低吸収域は，クラス 4 に入れられ，左肺がより広範囲に含まれる（左肺の BI＝49.7%，右肺の BI＝36.1%）．そして，クラス 4 病変は上葉が大部分を占めている．これと同じデータをそれぞれ 2D と 3D のフォーマットで色をつけて示し，この方法を単純な“density mask”法とはっきりと区別する．いずれの肺でも緑色と黄色の領域はほとんど認められない．A と同様，右上に示すようにこのデータをグラフでも表すことができる．C：A で示されているのと同じ患者から得られた定量的データを示し，今回は肺の中枢側と末梢側の肺気腫の範囲をそれぞれ比較する画面である．この症例では，－950 HU と－1,025 HU 間の画素濃度を採用すると，肺気腫の%は肺中枢でより大きい（肺の中枢と肺の末梢ではそれぞれ左肺では 58.7% *vs.* 43%，右肺では 44.1% *vs.* 33.5%）．肺容量減量手術の可能な候補患者を評価する際に，肺中枢における疾患範囲は単純な density mask 分析より優れた術後改善の予測因子であることが示唆されてきた．D：A で示すのと同じ患者から得られた定量的データで，今回は肺の % よりもパーセンタイルで平均 HU 値を示す画面．左上の表のように，HU の低いほうから 15 パーセンタイルまでの範囲で計算される平均濃度が示されている．この症例ではそれぞれ左肺では－1,004 HU，右肺では－998 HU となっている．特に低いほうから 15 パーセンタイルを使用することについては，肺気腫患者における疾患の進行を評価するのに最も感度の高い方法であることが示されてきた．

（つづく）

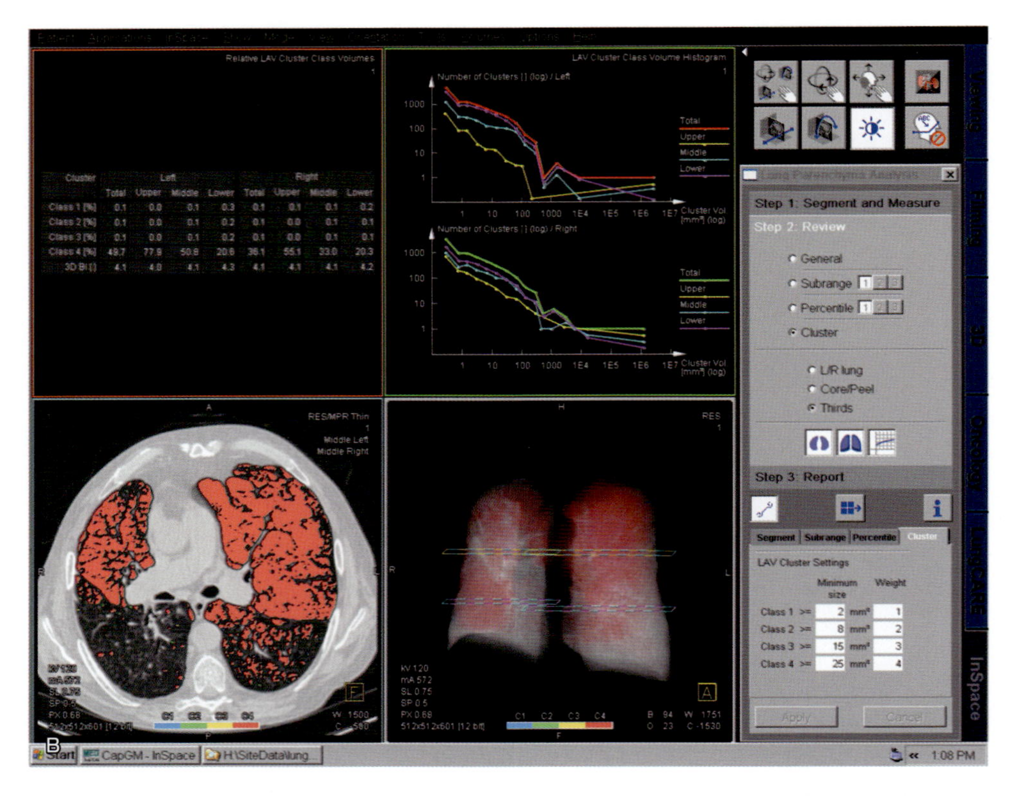

Relative LAV Cluster Class Volumes
LAV Cluster Class Volume Histogram
Number of Clusters [ ] (log) / Left
Number of Clusters [ ] (log) / Right
Total
Upper
Middle
Lower
Cluster Vol [mm³] (log)
Step 1: Segment and Measure
Step 2: Review
General
Subrange
Percentile
Cluster
L/R lung
Core/Peel
Thirds
Step 3: Report
Segment
Subrange
Percentile
Cluster
LAV Cluster Settings
Minimum size
Weight
Apply
Cancel
RES/MPR Thin
Middle Left
Middle Right
RES
InSpace
B
Start
CapGM - InSpace
H:\SiteData\lung
1:08 PM

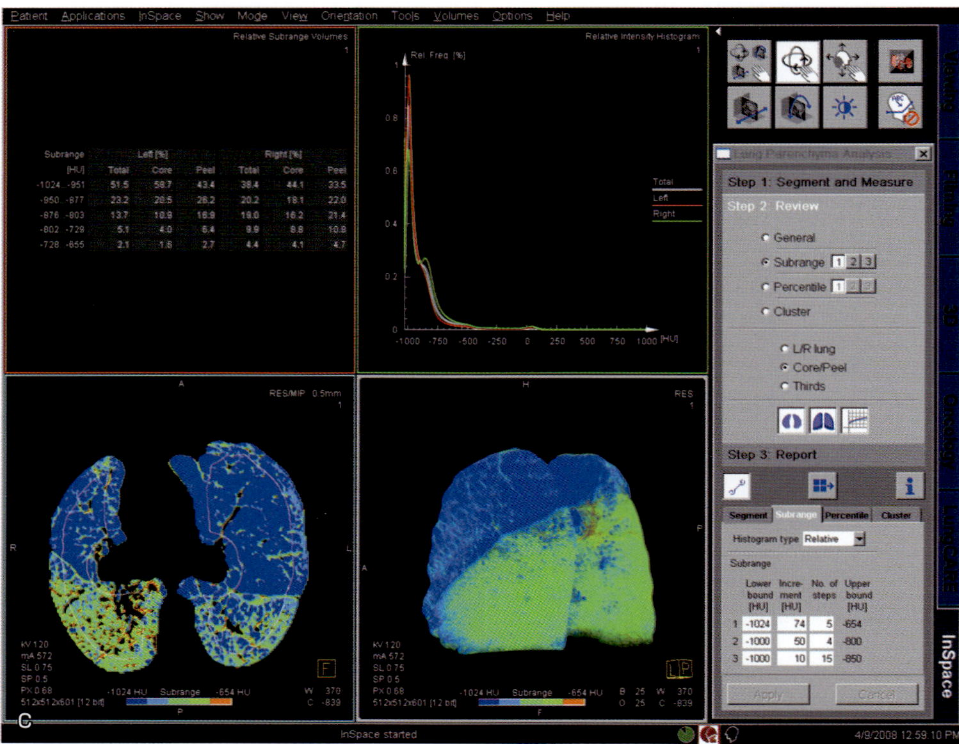

Patient Applications InSpace Show Mode View Orientation Tools Volumes Options Help
Relative Subrange Volumes
Relative Intensity Histogram
Rel. Freq. [%]
Total
Left
Right
Step 1: Segment and Measure
Step 2: Review
General
Subrange
Percentile
Cluster
L/R lung
Core/Peel
Thirds
Step 3: Report
Segment
Subrange
Percentile
Cluster
Histogram type
Relative
Lower bound [HU]
Increment [HU]
No. of steps
Upper bound [HU]
Apply
Cancel
RES/MIP 0.5mm
RES
InSpace
C
InSpace started
4/9/2008 12:59:10 PM

図 20-29　（つづき）

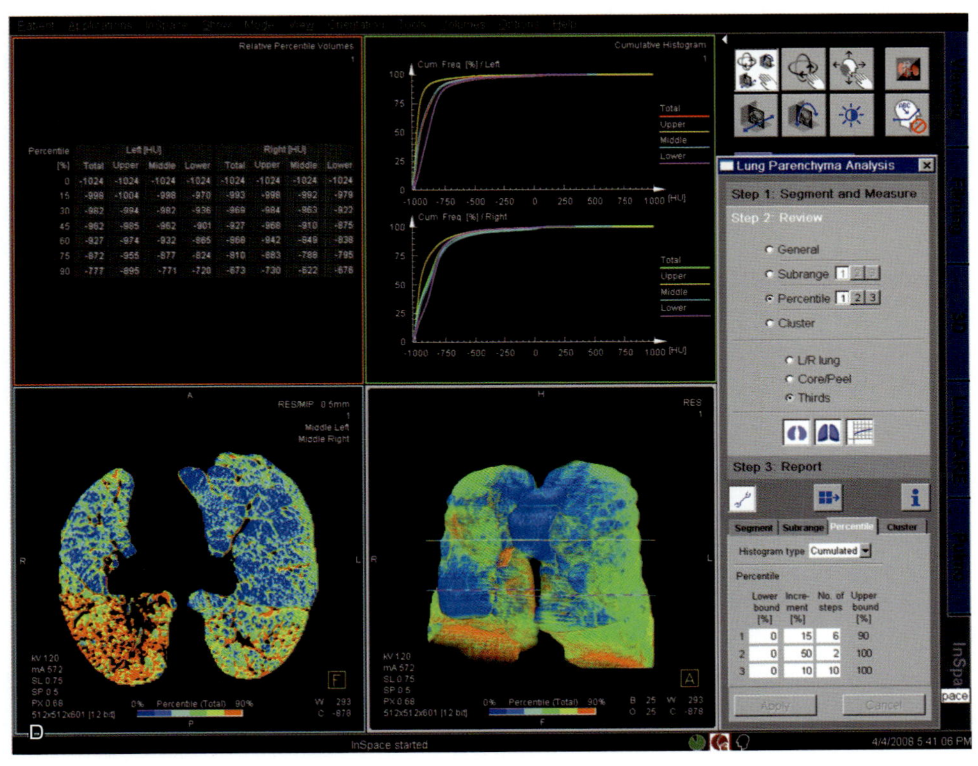

図 20-29 (つづき)

道壁の割合をそれぞれ測定し，それらが1秒量と有意に相関することがわかった．重要なこととして相関の程度は気道の大きさが小さくなるにしたがって改善し(AiとB1の相関はr=0.26，0.37，0.58，0.64，AiとB6の相関はr=0.60，0.65，0.63，0.73)，これはCOPD患者における気流制限の大部分はより小さい気道異常によるという概念と矛盾しない．

最近では，平均壁濃度の測定値がCOPD患者の潜在的なマーカーとして評価されてきつつある[129-131]．National Lung Screening Trialに参加した114例のCOPD患者1秒量と，CTにおける3次から5次気管支の平均気管壁濃度，気管面積パーセント，内腔面積が相関していたことがある研究であきらかになった[131]．気道壁濃度と気流制限の間には，最も末梢の気管支において，最大の相関係数をもつような有意な相関があることがわかった(右上葉肺尖部の3次気管支ではr=−0.323，p=0.0005，5次気管支ではr=−0.478，p<0.0001)[131]．Lederlinら[129]の報告では，COPDのある喫煙者，またはCOPDなしの喫煙者とコントロールを峻別するのに，気道壁濃度もまた有用であるかもしれない．この研究では，壁面積と気腔面積の比，壁面積と気管面積の比，そして気腫の定量的計測値と気道壁濃度を比較し，壁濃度のみがCOPD患者と，非COPD喫煙者および非喫煙者の3者の鑑別を可能にした(COPD患者−293±71 HU，非COPD喫煙者−387±70 HU，非喫煙者−457±69 HU)[129]．気管壁濃度の上昇は気道壁の炎症悪化を反映し，長期間の喫煙歴を示唆するものと考えられる．気道変化を形態学的に視覚的もしくは定量的に評価するのに比べれば，気道壁の定量評価を用いることは気道炎症の特異的な測定方法として有用である可能性があるものの，実際に臨床応用するには，標準化され自動化された壁濃度評価の方法論などさらなる研究が必要である．

一方で，臨床的に慢性気管支炎とされる患者の定量的CT所見の総括的な研究は最近まで限られたものしかない．Kimら[132]はGOLD分類ステージII〜IVの1,061名を対象とした研究で，3ヵ月以上続く湿性咳嗽など慢性気管支炎と臨床的に診断される290名と慢性気管支炎でない771名に関して，臨床所見とCT所見の対比を行った．気道閉塞の程度や気腫の割合，呼気CTでのエアトラッピングの程度に関しては両群間では差が存在しなかったが，平均パーセント気道壁面積に関しては慢性気管支炎の群で有意に上昇していた

(63.2％±2.9％ *vs.* 62.6％±3.1％, $p=0.013$). 本研究において, パーセント気道壁面積で有意差が認められたが, 他の気道壁の評価方法が用いられても, 統計学的な有意差が認められるのかはまだわからない.

残念なことに, 定量的CTによる気道評価が有用である可能性はあるものの, どのような測定方法が理想的なものであるかや, 仮にその理想的な測定方法があるとしても, それが通常の臨床においてどの程度有用であるかについて, 現時点ではコンセンサスは存在しない. したがって, 定量的評価技術の応用は, いまだ臨床的に有用である視覚的な画像解釈に依存した研究に限定されている[86].

末梢気道病変の範囲と重症度の推定

多くの喫煙者や進行したGOLD分類の患者の呼気CTでエアトラッピングが認められるが1秒量や1秒率低下とともにエアトラッピングが認められることが気道優位のCOPDの表現形の唯一あるいは顕性所見であるということがある. 平滑筋過形成, 傍気管線維化/収縮性細気管支炎, 傍気管の肺胞接着の消失などの多彩な組合せによって末梢気道閉塞が起こるが, 呼気CTでのエアトラッピングは, この気道優位型疾患の表現形を同定する信頼に足る唯一のCT所見である.

健常人と末梢気道病変をもつ患者両方についてエアトラッピングの範囲や程度を評価する定量的方法が報告されている[132–134]. 肉眼的な肺気腫とよく相関するとされるカットオフ値としては, ミリメートル未満のコリメーションでの検査を用いて−950 HU未満のCT値をもつ肺ボクセルの割合とするかもしくはそれに加えて15パーセンタイルのボクセル値とするかが提唱されている. 一方, 呼気CTでのエアトラッピングの評価には, −856 HU未満のCT値となる肺の割合が最も適しているとされている[111].

肺気腫の評価目的の呼気CTによって機能的なデータが得られることが示唆されてきた[124]が, 呼気CTのルーチンでの利用はGevenoisら[135]によって疑問を呈されている. Gevenoisらの研究では肺気腫と確認される前の59名の患者が術前に吸気と呼気の両方でスライス厚1 mmでCT撮影され, それを様々な閾値で評価された[135]. そして呼気CTの適正閾値を決定するために, 低吸収の相対面積を肺気腫の範囲と重症度の肉眼的インデックスおよび顕微鏡的インデックスと関連づけた. 肺気腫の顕微鏡的基準での閾値は−820 HU, 肉眼的基準での閾値は−910 HUであった. 病理学的相関の方法とは関係なく, すでに認められていた−950 HUの閾値[72, 73]を使用した吸気CTは, 肺気腫を定量化するための呼気CTよりも有意に優れていることが判明した. さらに, 吸気CTで測定される低吸収域の相対面積は, 最も密接に拡散能, 肺気腫の評価と中枢気道($r=-0.49$, $p<0.01$)と相関したにもかかわらず, 呼気における低吸収の相対面積は1秒率($r=-0.63$, $p<0.001$)と残気量($r=0.46$, $p<0.001$)に最も密接に相関した. これらのデータに基づいて, 肺気腫の範囲と重症度の評価には吸気CTが優れ, 一方, 気道閉塞によるエアトラッピングをより精密に評価するには呼気CTが優れている[135].

末梢気道閉塞の範囲や程度を評価する定量的評価が確立されつつあるにもかかわらず, エアトラッピングの同定は依然として視覚的評価に基づいて行われている.

CT表現型の視覚的同定

視覚的・定量的CTによるCOPDのCT表現型の同定のための方法論の正確性が検討されてきた. 通常, 視覚的評価は定量的CTと比べて軽微な肺気腫を同定する場合はより正確であるが, 気道病変の同定や評価については定量的CTがより正確であることが示された. しかし, 後述するように, 肺気腫の範囲や重症度評価と比べて気道の評価にあたっては評価者間のばらつきが大きいことは強調されなければならない.

COPDGene研究から得られた294名の非喫煙者, 非COPDの喫煙者, GOLD分類Ⅰ〜ⅣのCOPDを有する喫煙者を含む294名の吸気および呼気CTの視覚的評価と定量的CT評価の一致率をみた研究がある[136]. 33名の呼吸器科医と放射線科医を含む58名の評価者を5つの読影グループに分け, 肺気腫と気道病変の範囲と程度についてスコアリングさせた. 具体的には, 上・中・下肺野それぞれの肺気腫の程度を別々に6段階(なし, <5％, 5〜25％, 25〜50％, 50〜75％, >75％)で評価するよう読影者に指示し, 気道病変に対してはあらかじめ選定された一連のCT画像を参考に評価するように指示した. 肺気腫の有無や汎小葉性肺気腫の同定に関しては読影者間のばらつきは中等度で, 小葉中心性, 傍隔壁型, 嚢胞性肺気腫の同定や気管支壁肥厚に関しては軽度であったが, 一方, GOLD分類が悪化するにつれ一致率は改善するものの, 吸気呼気CTでのエアトラッピングの同定, あまり定義されていない小葉中心性の結節の同定に関しては読影者間のばらつきは大きかった. 全体でみると,肺気腫では75%の症例で読影者間での読影一致がみられ，エアトラッピングを認める症例では81%，気道壁肥厚の症例では67%であった．具体的には，肺気腫の存在診断に関するκ値は0.45〜0.63であったが，具体的な肺気腫のパターン(小葉中心性，汎小葉性，傍隔壁型)に関しては0.25〜0.49であった．興味深いのは，読影者の52%が疾患の重症度にほぼ関係なく，同様の頻度で気管支拡張を指摘しており，この所見は重症度のマーカーとしてはそれほど意義がないことが示唆された．肺気腫，エアトラッピング，気道壁肥厚に関して視覚的スコアリングと定量的スコアリング評価が一致したのは，それぞれ75%，87%，65%であった．正常であるはずの症例で，509読影中134読影(26%)しか正常であるとの読影がされず，異常所見があると判定された割合が多いことについては憂慮せざるを得ない．正常な92名に関して，90パーセンタイルの肺気腫の割合，エアトラッピングの割合，気管壁面積の割合はそれぞれ，4.8%，19.5%，60.9%であった．これらの結果からいえるのは，観察者間でのばらつきをある程度に抑えることで，視覚的スコアリングによってCOPD患者を評価することができる，ということである．視覚的評価も定量的CTによる評価のいずれにおいてもそれだけでは，絶対的な有用性を示すことはできなかった[136]．

また別の研究でも，COPDの表現型を確認するための視覚的評価と定量的CT評価の有用性に関しては同様の結果が得られている[137]．COPDGene研究に参加した200名の患者で，肺気腫のタイプや範囲，気道異常の存在を肺葉ごとに視覚的に評価したものを定量的CTの所見と比較した．全体では，肺気腫のタイプ($k=0.63$)と各肺葉ごとの肺気腫の範囲($k=0.70$)に関しては，4人の読影者の間で良好な一致が得られた．また定量的CTの結果と1秒量($r=-0.68$)，1秒率($r=0.74$)の間には良好な相関が認められた．前述した結論と同様に，気道異常の視覚的評価に関しては満足のいかない一致しか得られず，気道壁肥厚についてはようやくまずまずの一致しか得られなかった(平均$k=0.41$)．一方，気道壁肥厚を伴う肺葉の数と，1秒量および1秒率の間にはよい相関が認められた($r=-0.60$，$p<0.001$)．

COPDに関連する付加的CT所見

COPD患者で頻度が高くなる追加的な所見がいくつか報告されており，追加の表現型を考える必要性が提案されている．具体的には，肺高血圧症，気管支拡張症そして間質性肺炎などが含まれる．

肺高血圧(症)　COPD患者が，病気の初期段階から軽度から中等度の肺動脈性肺高血圧を合併することがしばしば認められる，というのは確立した知見である．これは血管内皮傷害によるもので，肺高血圧症の結果，進行性の気流制限が生じて，生存率も低下する[138–140]．CTで測定された肺動脈の拡大と肺高血圧急性増悪の頻度が高まることの関連性についても報告がなされている[140]．複数施設で実施された，COPDの観察研究では，肺動脈径が大動脈径より拡大していること(肺動脈大動脈比>1)と，研究組入れ時点での肺高血圧の急性増悪の有無に有意な相関が認められた(オッズ比4.78，95% CI：3.43〜6.65，$p<0.001$)．さらに，肺動脈大動脈比>1であることは，深刻な増悪が将来起こることを予想する独立した因子であることが同じ研究で示された($p<0.001$)[140]．重症型の肺動脈性肺高血圧症の患者において，CTであきらかな肺気腫，進行性の息切れ，正常の肺機能検査結果，拡散能の著明な低下という表現型は潜在的に新しいものとして最近指摘されるようになっており，このような提案は今後さらなる評価があきらかに必要だろう[138]．

気管支拡張症　前述のとおり，混合性または気道優位型COPD患者は通常気道壁肥厚を認め，それと関連して，気道のリモデリングの結果である，びまん性の気道の狭小化がある[132]．頻度は下がるが，著明な気管支径拡大や，気管支拡張症に関するエビデンスも存在する[141–143]．まったく異なった病態だが，いずれの状態でも固定した気流制限と慢性咳嗽と関連しているのが特徴である．中等症から重症型のCOPD患者で病原となり得る微生物の気管支内コロナイゼーションをより多くもっていることと，気管支拡張症の間に関連があるという報告が以前からある[142]．このことから，もともと存在する気管支粘膜の炎症により，COPD患者は気管支拡張症を発症する傾向があるということが推定されている．最近では，中等度から重度のCOPD患者における気管支拡張症の罹患率は57%にものぼることがわかった[141]．気管支拡張症の存在と関連する独立した因子としては，重度の気流制限(1秒量≦50%)，原因菌の検出，増悪頻度の増加などが指摘されている．同じ研究者らによって，GOLD分類II〜IVの中等度から重症型COPD患者196名で行われた最近の研究では，気管支拡張は全死亡率と関連していることが証明された(オッズ比2.54，95%

CI：1.16〜5.56，$p=0.02$）．すなわち，フォロー期間で51名が死亡し，うち43名は気管支拡張患者で起こっていることが確認された．気管支拡張所見は予後や管理上の重要な因子ではあるが，気管支拡張症のあるなしがCOPDの区別すべき表現型となり得るのかは，依然として確立されていない．

間質性肺疾患　肺機能検査では結論が得られないような複雑なパターンのびまん性肺疾患の診断において，HRCTは有用である．喫煙者にみられる，上葉有意の肺気腫と肺底部の肺線維化が合併する組合せが，近年注目されている（図 20–30）．肺容積が正常で，気流制限はないが（予測値と比較し 1 秒率＞70%），独立して拡散能が低下（予測値の 70%未満）した 27 名の患者に関する研究で，Aduenら[144]は 27 名中 13 名（48%）が CT で肺気腫を認め，11 名で生理的制限を認めた．6 名の患者では，肺気腫と特発性間質性肺炎の合併が認められ，独立した拡散能低下が認められた症例の 22%を占めていた[144]．同様の結果が Grubsteinら[145]により報告されている．彼らは，肺気腫と肺線維化が CT で認められた合計 8 名を同定し，肺線維化は喫煙関連肺疾患の 1 つとして位置づけられるべきだと提案している[145]．COPD の一病型として組み込むには，さらなる研究が待たれるところである．

COPD の CT 評価：臨床有用性

現時点では，COPD が疑われる患者における CT で最も重要な用途には，(a) それ以外では説明のつかない呼吸器症状を呈している患者の病因を特定する助けになる[144, 145]，(b) 潜在的に深刻な予後および治療的意味で，特定の CT 表現型を同定するための再現性のある方法の提供，(c) 肺嚢胞切除術，肺移植および/または肺容量減量手術（LVRS）を受けた患者の手術前後の評価[146, 147]がある．

早期発見

症状を伴わず，正常な 1 秒量，1 秒率の喫煙者が，CT では著明な気腫性変化を認めることがあることは，確立された事実である[148]．低線量 CT によるスクリーニングにより，COPD の早期段階での発見が同様に報告されている[149, 150]．早期発見は早期介入，特に禁煙に向けての強力な推進理由となり，それを実行する可能性を高めることにつながる．

さらに，現在の喫煙者も昔の喫煙者もいずれにとっても，他の疾患が臨床的に疑われる状況において，HRCT は肺気腫の診断で具体的な重要性をもっているということが近年の研究で確認されている．このことは，特に間質性肺疾患や肺血管疾患のような所見，すなわち息切れや拡散能の低下はあるが，あきらかな呼吸機能検査での気流制限が認められないような患者で，軽い肺気腫をもつ患者において特にいえることである[77, 151]．このような患者では，肺気腫の存在診断と，呼吸に関係する異常の原因として間質性変化の関与がないことを確認するうえで HRCT は有用である（図 20–28）．仮に著明な肺気腫が HRCT でみつかった場

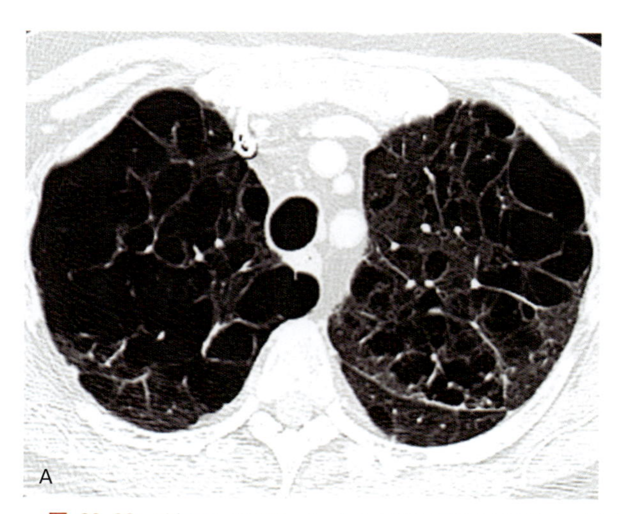

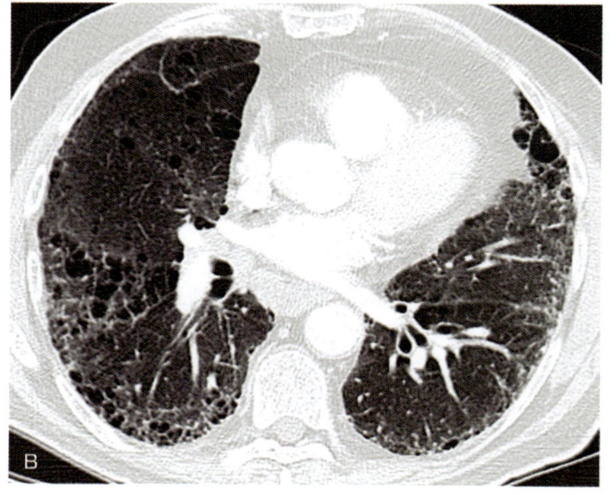

図 20–30　肺気腫と蜂巣肺． A，B：上葉と下葉の HRCT をそれぞれ示す．上葉はブラを伴う古典的な上葉肺気腫．下葉は末梢肺で増加する網状影と蜂巣肺を呈する線維化の所見．この症例は，肺機能検査は中等度だが，拡散能の低下は顕著であった．通常型間質性肺炎（UIP）と特発性肺線維症（IPF）として典型的な状況だが，肺底部の線維化に関する病因については特定されていない．

合，さらなる評価は必要でなくなり，肺生検を回避することが可能になる症例もある．これはすなわち，HRCTが肺気腫を診断するうえでの高い特異性をもっているためにほかならない，つまり健常人や肺気腫以外の理由で重度の過膨張に至っている患者において，肺気腫が過剰に診断されることはまれである，ということである[117]．また，前述のように，肺気腫は，喘息や末梢気道疾患の患者に生じるエアトラッピングをきたすような疾患群や[95,117,152,153]，その他の嚢胞性肺疾患とは自信をもって区別がしやすい疾患である[34]．

増悪頻度と悪化速度

表現型の非侵襲的な正確な評価が可能であることから，CTはCOPD患者の自然経過に関してよりよい理解を与えてくれる，結果として専門的な治療的介入手段の発展に寄与してくれる可能性を秘めている[67,84,154,155]．CTによる表現型評価を通じて，急性増悪や呼吸機能の悪化速度の予測など，疾患が悪化していく確率を予測することが潜在的に有用であるという点は特に注目すべきである[69]．

CT所見により，COPD患者の呼吸機能悪化の速度を予想することができる．Mohamed Hoeseinら[156]によって報告されているように，最重症の肺気腫患者を3年間観察した結果，年齢や喫煙の状況および呼吸機能の基礎値とは独立し，これらの患者で呼吸機能は最も速い速度で悪化した．肺気腫が進行性の肺弾性力の減少に起因する気流制限を引き起こしているのか，根本的な何らかの気道病変と関連するマーカーとして機能しているのかはまだ確立された知見はない[157]．肺気腫の基礎をなす正確なメカニズムにかかわらず，禁煙によって比較的重症の肺気腫患者では進行速度は多少緩められることはあるにせよ，禁煙後も疾患の著明な進行が生じうることが示されている[158]．

肺気腫の範囲に基づいた悪化速度を予想することに加えて，増悪を予想するという点に関してもCTは有用である．前述のように，増悪頻度の多い患者は，臨床的，生理学的に切り分けられた表現型を代表している可能性がある．Hanら[70]が近年示したことだが，気管支壁厚と全肺気腫割合は増悪頻度と関連している．本研究で記述されているとおり，気管支壁厚が1 mm増すごとに，年間の増悪率は1.84倍悪化し（$p=0.004$），肺気腫の範囲が35％以上の患者においては5％の気腫の拡大は，1.18倍の増悪率悪化と関連している（$p=0.47$）[70]．

肺癌発症リスクと死亡リスク

CTで肺気腫所見が確認されることと，肺癌の発症リスクが高いこと，かつまたは肺癌による死亡が関連しているという報告はまだまだ議論の余地があるところである（図20-31）[159-162]．1,116名の元喫煙者および現喫煙者らに対して行った低線量CTで，肺気腫は肺癌の独立したリスク因子であり，年ごとに1,000人の気腫のある人とない人では，肺癌の予想罹患率はそれぞれ25 *vs.* 7.5であった（危険率：3.33，95％ CI：1.41〜7.85）と，Torresら[160]は報告した．同じくこの研究で，肺気腫の存在は肺癌の頻度と相関しているものの（危険率：2.51，95％ CI：1.01〜6.23），気流制限のみを示す患者では同様の肺癌頻度増加は認められないことが（危険率：2.10，95％ CI：0.79〜5.58），多変量解析であきらかになった．すべての非小細胞肺癌の組織型において，これらのデータは統計学的に有意であった．原疾患のある患者での肺癌リスクに関するメタアナリシスでは，COPD患者の相対リスクは2.22（95％ CI：1.66〜2.97）であるとされている[163]．9,047名の喫煙者を対象にした前向きの低線量CT検査によるスクリーニングに関する研究では，肺気腫は肺癌による死亡を有意に予想し得る因子であることがあきらかになった（HR：1.7，95％ CI：1.1〜2.5，$p=0.13$）[164]．これとは対照的な結果だが，Gieradaら[161]はCTでの肺気腫所見と肺癌の間には納得できるような関連性が乏しいことを報告している．National Lung Screening Trialにおける後ろ向き研究で，279名の肺癌患者を，非癌患者の対照群とマッチさせ，平均6年間追跡した．定量的CTにより肺気腫と気道異常を定量評価したところ，上葉の肺気腫は対照群（平均7.2％，SD：10.4）よりも，肺癌群で関連が認められ（平均10.7％，SD：13.5，$p<0.001$），その関連性は弱く，気道病変の計測値と肺癌リスクの間には関連性は認められなかった[161]．気道径と肺癌の間にも関連は同様に認められなかったと，他の研究者が報告している[165]．

CTはCOPDによる死亡可能性を予想することが可能であると報告されている[164,166,167]．前記のとおり，肺高血圧症や気管支拡張症，肺線維症の所見が認められた場合はすべて早期に死亡する可能性を高めると報告されている[138-140]．Harunaら[167]が報告しているが，その後呼吸器疾患で死亡した40名を含む安定したCOPD患者251名を調査した結果，CTでの肺気腫の範囲が最も死亡率と関連していることが多変量解析であきらかになった．低線量CTを用いて9,047名の喫

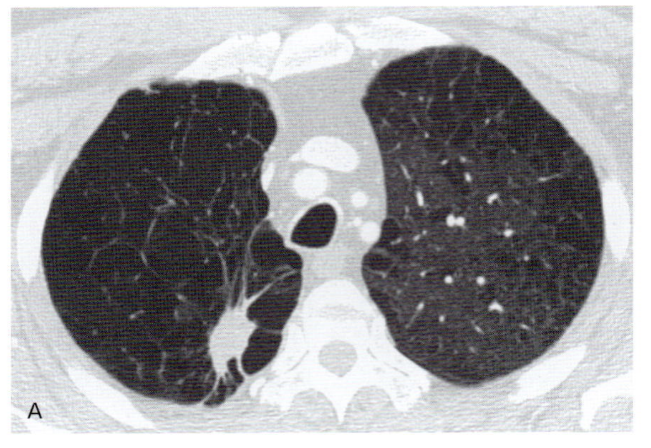

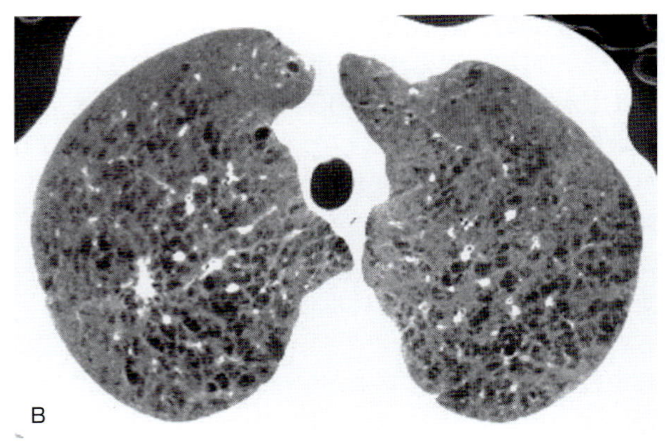

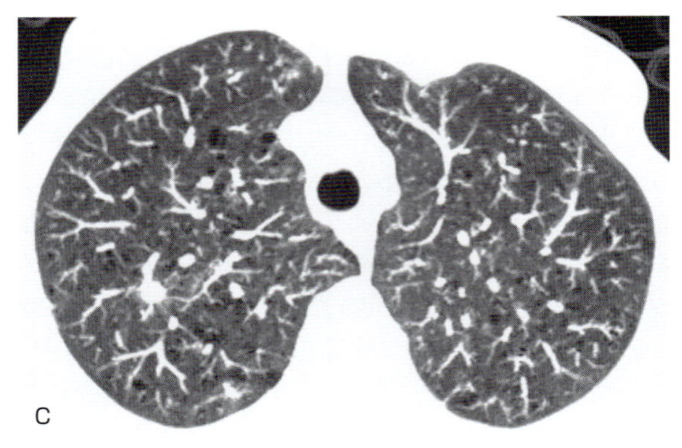

図 20-31　肺気腫と肺癌. A：上葉の HRCT で，肺容量減量手術が考慮されている患者に認められた，右上葉背面のスピキュラを伴う結節を示す．この病変は，入院時の胸部 X 線写真では認められなかった．これは腺癌を示していた．図 12-24 で示したのと同じ患者における MinIP 画像(B)と MIP 画像(C)．B：MinIP 画像は，小葉中心性肺気腫に典型的な限局した低吸収域を示すのにより優れている(図 12-24 と比較)．右上葉に小さな肺腺癌がみえる．C：MIP での画像では肺気腫はそれほど顕著でないが，癌と脈管構造との関係はよりみえやすい．

煙者を，肺気腫の範囲に基づいて，なし，軽度，中等度，重度の 4 段階に分類した別の研究では，肺気腫は 29％の症例で認められ，COPD による死亡を有意に予想する因子であることがわかった(HR：9.3，95％ CI：4.3〜20.2，$p<0.0001$)．Burgel らは[166]，臨床的，生理学的な相関を用いて，より高い死亡率と関連する，2 つの COPD の表現型をあきらかにした．具体的には，重度の気流制限，肺気腫，過膨張の所見を認める比較的年齢の若いグループと，呼吸器疾患としては重症度は低いが，循環器疾患を合併し肥満の傾向があるやや年齢の高いグループである．彼らは，放射線検査や生理機能，臨床的特徴を用いてこういった表現型をもつグループをあきらかにする必要性を強調している．

肺気腫の術前評価

米国においては，200 万人の肺気腫患者がおり，その他の病型とあわせて，年間 90,000 例以上の死亡の原因と推定されている[168]．全体として，COPD は死因の 4 位であり，死亡率は約 50％と考えられている[169]．疾患の進行を抑制することが示されているのは禁煙だけであり，低酸素症の患者においては酸素療法が死亡率低下につながることが立証されている[168]．現在，肺気腫患者の治療には 3 つの外科的選択肢があり，それは肺嚢胞切除術，肺移植，肺容量減量手術である．

肺嚢胞切除術　肺嚢胞切除術は比較的正常な隣接した肺を圧迫している大きな嚢胞の外科的除去または虚脱を意味する[170, 171]．嚢胞が片側胸郭の 3 分の 1 以下を占めるときは術後ほとんど改善を示さない[172]．これとは違い，隣接する正常な肺実質を圧迫する胸郭の少なくとも 2 分の 1 を占める嚢胞をもつ患者においては，肺嚢胞切除術は肺気量を減少させ，肺機能検査の値を改善し，ガス交換も改善する可能性がある[173]．この目的には，CT は理想的である[174-176]．肺嚢胞切除術のため紹介される患者の大部分には，境界のはっきりした嚢胞と様々な程度の肺気腫がある[52]．CT は，嚢胞性疾患の範囲を評価するだけでなく，残された肺実質への圧迫の程度と肺気腫の重症度の評価も可能にする(図 20-21，図 20-22)[52, 173-175, 177]．肺嚢胞切除術は限局性巨大嚢胞が限局性傍隔壁型肺気腫を伴うとき，最も効果的である[52]．最高 5 年の間にわたってフォローされた様々な外科的切除を組み合わせて治療された嚢胞性肺疾患患者 121 名を後ろ向きに調べた最近の研究で，Mineoら[178]はCTで定量化された嚢胞容積と呼吸機能の改善の相関関係を調べ，嚢胞の大きさと術後肺機能の改善との間に良好な相関関係があることを示した．この研究者らはROC曲線を用いて，術前残気量に嚢胞が占める割合が術後に減少した残気量と有意に相関することを示し($p<0.0001$)，最高20%の比率で残気量の改善が期待できること，最低30%の比率で残気量の再発を抑えられることを示した．

肺移植　重症肺気腫患者において，肺移植は現在重要な治療の選択肢として確立されている．肺移植[179,180]の最適な候補の選択を可能にするために様々な基準が開発されたにもかかわらず，一般的に肺がびまん性に過膨張して，1秒量が予測1秒量の20%未満で，高炭酸ガス血症を合併する患者が肺移植候補とみなされている[172]．議論されているように，最近のデータは肺移植の基準を満たしている患者の一部においては肺容量減量手術がまだ可能な場合があることを示唆している[181]．

当然ながら，CTは患者選択において，欠くことのできない役割を果たす[172]．第一に，CTは背景にある悪性腫瘍の患者を除外する際に重要である[182]．また，CTは肺移植の候補患者で片肺移植にふさわしい側を同定するのに用いられる．すなわち，先行感染や開胸術やその他の疾患から生じることがある各肺の基礎疾患の重症度や胸膜疾患の存在を評価するのに用いられる[183]．理想的には，より異常な肺を摘出し，あきらかに異常な胸膜は回避する．190名の移植候補患者の胸部X線とCT画像についてまとめた研究がある[182]．CTを使うことで169名の患者のうちの27名(16%)でどちらがより重症の肺かの決定に変更が求められた．特に厚いスライスだけでもよいのでCT評価さえあれば，手術を考慮されている患者に，CTでなければ見落とされてしまう肺癌がみつかることもあるということは強調しておかなければならない．

肺容量減量手術(LVRS)　肺容量減量手術が現れる以前は，肺気腫の治療のための唯一の外科選択肢は，肺嚢胞切除術または肺移植であった．肺容量減量手術は1957年にBrantiganによって紹介されたのが最初で，Cooperによって再紹介されて[184,185]，現在，肺容量減量手術は通常の内科的治療に反応の乏しい肺気腫患者の限られた患者において有効な方法として確立されている．ただし，注意深く選択された患者にのみ行われているにもかかわらず，以下に述べるような議論がある．

肺容量減量手術が重篤な肺気腫の息切れを緩和する正確な機序は不確かであるにもかかわらず，機能しない肺組織(ダウンサイジング)の除去によって胸郭の過膨張が和らぎ，胸壁と横隔膜がより正常な形をとりやすくなると考えられる．そして弾性反跳が増し，エアトラッピングを減少させて，呼気の気流を改善し，換気–血流不均などを減少させるという複合的な結果をもたらす[186]．

肺容量減量手術の役割を示すデータの大半は複数施設，前向きランダム化の長期試験である，National Emphysema Treatment Trialに由来する(表20–6)[61,187–190]．患者はまず肺機能，酸素必要度，6分間歩行，CTを評価される．1998年1月から2002年7月までの間に実施され，スクリーニングされた3,777名のうち，608名が肺容量減量手術に割りつけられ，一方610例が最大限の薬物療法に割りつけられて，平均2.4年間フォローされた．組入れ基準は，その他の基準に加え，リハビリ後の全肺気量(TLC)が%予測値100%以上であること，リハビリ後の気管支拡張剤使用後残気量が150%以上，リハビリ後の1秒量が予測量の45%以下であることを含む．1秒量が予測値の20%以下で，拡散能が予測値20%以下またはCTで均質的な肺気腫であることがわかり，死亡率が特に高いと判明した患者についてはその後のランダム化からは速やかに除外されている．

肺容量減量手術群の90日死亡率は7.9%(95% CI：5.9～10.3%)で，薬物療法群は1.3%(95% CI：0.6～2.6%，$p<0.001$)であった．しかしながら，全体的にみて肺容量減量手術後の死亡リスクの高い患者を除外した後の，平均29.2ヵ月の追跡期間後における生存に関する優位性はいずれの群にも認められなかった．

その後の評価により，運動耐容能が高いか低いかと，CTにて上葉優位の肺気腫を認めるか，不均一な肺気腫を認めるかの組合せに基づいたサブグループにより，術前に術後の予後予測が可能になることがあきらかになった[61,188]．これらは，すなわち，運動耐容能の低いまたは高い上葉優位肺気腫か，運動耐容能の低いまたは高い非上葉優位肺気腫かということである．これらのうち，運動耐容能が低い上葉優位肺気腫のサブグループでのみ(290例)，肺容量減量手術群の術後の死亡リスクが薬物療法群と比較して低いことがわかった(危険率0.47，$p=0.005$)．このサブグループにおいては，最大運動ワット数の改善(30% *vs.* 0%，$p<0.001$)とSt. George Respiratory Questionnaire (SGRQ)の改

表 20-6　肺容量減量手術：患者の組入れ基準と除外基準

組入れ基準
- 胸部 X 線写真で両側肺気腫の根拠がある
- 重篤な気道閉塞を示す検査結果（1 秒量が予測値の 10～40%，残気量が予測値の 180%を超える，総肺気量が予測値の 110%を超える）
- 術前の行動目標が達成できる；すなわち禁煙

除外基準
- 80 歳以上
- 胸部手術の既往（胸骨切開や肺切除）
- 虚血性心疾患（不整脈，うっ血性心不全や過去 6 ヵ月以内の心筋梗塞の既往），コントロール不良の高血圧症
- 繰り返す感染の既往すなわち気管支拡張症
- びまん性間質性肺疾患
- 異常な肺機能すなわち $PaCO_2$＝50 mmHg，拡散能が予測値の 20%未満，人工呼吸器がついている，酸素吸入が必要である場合
- 巨大囊胞
- 肺高血圧症（最高収縮期肺動脈血圧＞45 mm Hg）
- 孤立性肺結節（相対的禁忌）
- 胸壁変形 / 胸膜癒着
- 5 年の追跡調査期間中に生存できなくなるような全身性疾患 / 悪性新生物がみつかっている
- 肺容量減量手術に不適当であると判断されるびまん性肺気腫の CT 所見

Modified from Rationale and design of the National Emphysema Treatment Trial(NETT): a prospective randomized trial of lung reduction surgery. *J Thorac Cardiovasc Surg* 1999; 118: 518-528 ; Cleverley JR, Hansell DM. Imaging of patients with severe emphysema considered for lung reduction surgery. *Br J Radiol* 1999; 72: 227-235; Kazerooni EA, Whyte RI, Flint A, et al. Imaging of emphysema and lung volume reduction surgery. *Radiographics* 1997; 17: 1023-1036.

善（48% *vs.* 10%，$p<0.001$）の両者に基づいて 24 ヵ月後に計測された肺機能に関して，統計学的に有意な改善を認めた．

対照的に，運動耐容能の高い上葉優位肺気腫のサブグループ（419 例）においては，肺容量減量手術による生存率の改善は示されることはなかったが（危険率 0.98，$p=0.70$），肺機能については改善が示された．運動耐容能が低い非上葉優位肺気腫のサブグループ（149 例）では，生存率（危険率 0.81，$p=0.49$）も，24 ヵ月後の最大運動耐容能（12% *vs.* 7%，$p=0.50$）も改善を示さなかった．一方，運動耐容能が高い非上葉優位肺気腫のサブグループ（220 例）では，肺容量減量手術後の死亡リスクの増大が実際に認められた（危険率 2.06，$p=0.02$）[61, 87, 188]．その後，平均 4.3 年の追加追跡によって，肺容量減量手術群の死亡率は 0.11 件/人年であるのに対して，最大薬物療法群で 0.13 件/人年であることがわかった（危険率 0.85，$p=0.02$）．

視覚的および定量的 CT 評価は，術前および術後評価に欠かせない要素であることがあきらかになった[181, 191-196]．視覚的検査を強調する技術は典型的には疾患の重症度を軽症（肺の 25%未満），中等症（肺の 25～50%），中重症（肺の 50～75%），重症（肺の 75～100%）として推定することと，肺濃度の不均一さの推定とを組み合わせたものである[197, 198]．定義上，非上葉優位型または不均一の肺気腫は，疾患の重症度が場所によって大きく変化するということを示している．

視覚的な評価について良好な結果が報告されたにもかかわらず，定量的 CT 法の利用は肺の形態学的な変化を評価するより正確な方法として提唱された[186, 199-202]．ある大規模研究において，Gierada ら[201]は，胸部 X 線写真，CT，灌流シンチグラフィーにおける肺気腫の範囲と重症度の主観的な評価に基づいて，両側肺容量減量手術の適応となった患者 70 名の CT 所見を肺容量減量手術を拒否した 32 名の患者と比較した．著者は重症肺気腫（CT 値 −960 HU 以下と定義される）の%割合，上部と下部の肺気腫（閾値 −900 HU）の比，残気量を使用して選択決定モデルをつくると，選択された患者では 91%，除外された患者では 78%の一致率となり全体では 87%の正しい予測率となったことを報告した．さらに定量的 CT 法の指標に基づいて手術の適応となる確率がより高かった患者は，生理的測定値や運動耐容能の術後改善がより良好だった[201]．これらのデータに基づき，この著者らは，選択基準の整合性を改善することによって定量的 CT は術前に適応となる患者を選択するうえで重要な役割を果たす可能性があると結論づけた．

患者選択をより適切なものにするためにさらなる改良も提案されてきた．Coxson ら[203]によって示されたように，上葉に大きな気腫病変をもつ患者は，より小さい病変をもつ患者より良好な結果が得られている．個々の断面画像内の解剖学的位置と相関させた病変の分布についても評価されてきており，肺気腫の範囲が上葉の末梢肺（肺の外側 50%）で最も広い患者は中枢肺（肺の内側 50%）で最も広い患者と比較して肺容量減量手術後の経過がより良好だったという結果を示唆する証拠もある[204]．

すでに記載されている定量的 CT 法の手法に加え，CT は手術時に除かれる実際の肺気量を推定する役割を果たすことができる可能性があることが示唆された．Gilbert ら[192]は肺容量減量手術中に除かれる肺気量を推定する自動化された手法を用いて，6 名の患者で外科医の推定する切除肺の体積と肺容量減量手術時に除かれる実際の肺気量を比較した．外科医の術後推

定値は30～33％だったにもかかわらず，実際に摘出された肺気量は12.9～51.7％まで多様であった．このことから摘出されることが望ましい肺の実際の体積を術前に定量的に推定するCTの役割がうまくモデル化され，様々な外科的切除面を評価することができるようになった[192]．

肺容量減量手術のための患者選択を改善することに加えて，CT以外では疑うことのできない病理像を同定することによって不適当な候補者を除外する重要な役割も果たせることは強調しておかねばならない．そのような患者には気管支拡張症をもつ患者や予想外に併発している間質性肺疾患，特に特発性肺線維症(図20-30)，画像的に肺気腫と似ていることもある疾患，例えば，閉塞性細気管支炎または末期ランゲルハンス細胞組織球症，肺高血圧による拡張肺動脈，軽微な胸壁異常が含まれる[205]．特に急性にコンソリデーションを伴うと，肺気腫の存在が背景にある間質性疾患の誤診につながる可能性があるということは強調しておかねばならない(図20-32)．背景に肺気腫が存在すると病理学的に急激に経過が進行したとき異常にみえやすいことを知っておくと，一般的には臨床的な問題が起きることを予防できる．

潜在する肺の新生物を同定できることは重要である(図20-31)．肺容量減量手術の適応のありそうな患者を評価した初期の研究では，最大で7%の患者が，CT以外では疑うことのできない新生物を有することがわかった[182, 206]．肺容量減量手術の適応とされた患者148名を対象とした研究では，11%の患者に疑わしい結節がみつかった．そのうち患者8名にみつかった9病変は悪性であることが判明した[207]．最も重要なこととして，これら9病変のうち8病変はステージⅠの癌であることがわかった．しかしながら，肺容量減量手術の適応があると評価された症例でも有意な割合の症例において，術前CTで確認されない肺癌が手術で確認された点に留意する必要がある．Hazelriggら[208]によって記載されたように，肺容量減量手術を受けた患者281名の研究では，78の結節のうちの17(22%)が悪性であることが判明し，これらのうち，9結節はCTで術前に予想することはできなかった．

肺容量減量手術で恩恵をこうむる患者群だとはっきりいえる所見があっても，この外科的治療を受ける患者は現時点ではほとんどいない．2005～2006年までの2年間で，米国全土の合計42の認定施設において，この外科的治療を受けた患者はたった325名しかいなかった．この手術が十分活用されていない理由は，コスト，リスクへの忌避感，適切な症例での実際上の利点が十分認識されていないこと，潜在的にある気道病変が正しく評価されていないことから術後の反応が違ってくるということが挙げられる．

COPDへの内視鏡アプローチ　肺容量減量手術は依然広範囲でない肺気腫患者を治療するにあたり，重要である可能性を秘めた選択肢であるが，選択基準が限定的であることや，術後の死亡率や合併症率が比較的高いことから，最近は内視鏡を用いて，より低侵襲で肺気量を減少する代替的治療の可能性が注目されている．1つの方法は，上葉優位型の肺気腫患者に対して，気管支鏡的に様々な一方向弁を挿入する方法である[209-213]．興味深いことに，データが現在利用できる数少ない臨床試験では，当初弁を留置して遠位肺の無

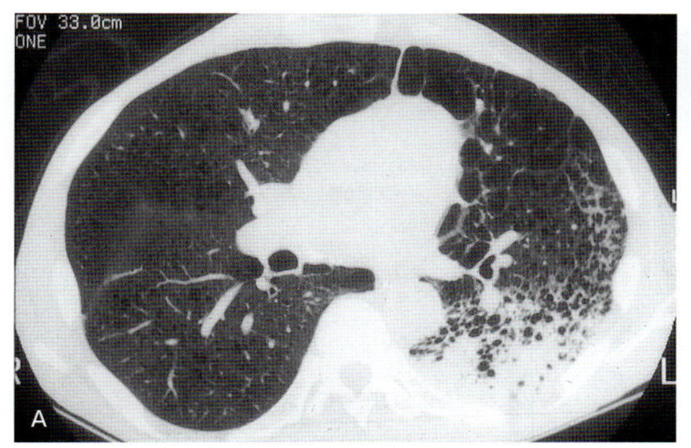

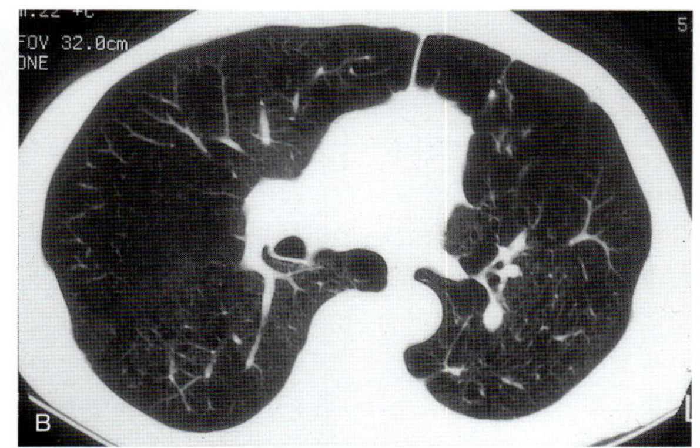

図 20-32　A：左中肺野のHRCTで一見，蜂巣肺のようにみえる画像を示す．広範囲な小葉中心性肺気腫が右肺野に認められる．B：抗菌薬投与後数週間後に同じレベルで撮影された断面像を示す．Aでは，一見蜂巣肺のようにみえていたが，実際には重症肺気腫に細菌性肺炎による急性のコンソリデーション像が重なっていた症状であった．

気肺をもたらすことで肺容量減量手術と同様の効果があると予測されたが，実際には効果の予測ははるかに複雑であることがわかった．最善の効果は大葉性無気肺の所見を呈する患者にもたらされる傾向があるが，弁の影響を受けた肺気量の減少が最小限だけであった患者でも良好な効果を認めたことが報告された．Yimら[213]によって報告された研究では患者221名に対して主に一方向弁が挿入され，術後90日目の1秒量と肺活量において有意な改善が示された．不均一な肺気腫で1秒量平均が予測値の20%をかろうじて超える患者19名について調べた研究では，Hopkinsonら[210]は，術後1ヵ月の時点で平均機能的残気量が7.1Lから6.6Lに減少し，拡散能も有意に上昇していた．これらの結果は無気肺がほとんど認められなかった患者5名を除外しなくても有意に変わることはなかった．Endobronchial Valve for Emphysema Palliation Trial[214]といわれる最近の多施設ランダム化試験では，321名が組み入れられ，220名が気管支内弁治療群(EBV群)に割りつけられ，101名が通常の薬物治療群(対照群)に割りつけられた．気管支内弁治療は肺機能と運動耐容能をささやかに改善した．6ヵ月後，EBV群では1秒量の4.3%改善を認め(パーセント予測量で1%分の改善)，対照群では2.5%の低下を認めた(パーセント予測量の0.9%分の減少)．よって2群間では1秒量で平均6.8%の差が認められたことになり($p=0.005$)，6分間歩行試験でもEBV群にて良好な形で，5.8%の差が認められた．これらの客観的な改善は気腫の不均一性スコアが高く(対象と近傍の肺葉の差が15%より大きい)，肺葉全体での虚脱が可能となるようなしっかりとした肺裂がCTで確認できるようなサブグループにおいてより顕著であった[214]．

Venuta[211]らによって示されたように，これらの手技は，合併症率は許容できると一般には報告されているものの，リスクがないわけではない．例えば，段階的に両側に気管支内弁を挿入した11名の患者の研究で，合併症は6名で起こり，うち3名は気胸，1名は肺炎で，両側性の弁留置は特に問題が起きやすかったとのことだ．Endobronchial Valve for Emphysema Palliation Trialでは，COPD増悪や血痰を含む12ヵ月後での合併症率は，EBV群(10.3%)で対照群(4.6%)よりも高いという結果となった($p=0.17$)．EBV群での対象肺葉における肺炎率は，12ヵ月時点で4.2%であった[214]．

低侵襲治療の異なるアプローチとしては，隣接した血管を確実に回避するために超音波内視鏡で誘導しながら，軟骨で囲まれた区域気管支と隣接する気腫病変の間にステントを配置することによって内視鏡的穿孔術を施行する方法が有効な可能性がある．中枢気道と気腫肺の間に直接交通が存在することで気道抵抗が低下する結果をもたらすだろうという仮定に基づいて，この方法は均一なびまん性の肺気腫患者でも不均一な分布の肺気腫患者でも対象となる利点がある[193]．Exhale Airway Stents for Emphysema試験では，気道バイパス術または対照群にランダムに割りつけられた315名のびまん性の肺気腫患者について検討を行った[215]．結果は，バイパス群では過膨張の領域からガス貯留を改善しはしたが，効果の持続期間が限定的であった．6ヵ月時点でのプライマリエンドポイントに関して治療群での効果を立証することができなかった(バイパス群30/208 *vs.* 12/107対照群，ベイズ的成功閾値0.965未満の事後確率0.749)．手技に伴う最もよくある合併症は，術中の気道出血や縦隔気腫，術後のCOPD増悪や気道感染であった[215,216]．術後の重大な有害事象は，患者の59.4%で報告されている[216]．持続的で有益な長期的な効果がないことから，気道バイパスの今後の利用にあたっては，残気量減少効果が持続する期間に関する改善が必要となってくる[215]．

過膨張肺領域を縮小する目的で行われる気管支鏡を用いた肺容量減量手術のその他の方法論については目下試験中であり，シーリング材やインプラント，温熱蒸気アブレーションを用いたものがある[217–220]．均質的な肺気腫を対象にした気道バイパスステントと，気管内弁や温熱蒸気アブレーションが不均一的肺気腫を対象とするのとでは，気管支鏡手技の理想的な適応基準は異なる．生物的シーリング材や気管支鏡的コイルインプラントは均質的あるいは不均一的肺気腫のいずれにも用いられてきた[217]．

文　献

1. Cardoso WV, Thurlbeck WM. Pathogenesis and terminology of emphysema. *Am J Respir Crit Care Med* 1994;149:1383.
2. Snider GL. Pathogenesis and terminology of emphysema. *Am J Respir Crit Care Med* 1994;149:1382–1383.
3. Thurlbeck WM, Müller NL. Emphysema: definition, imaging, and quantification. *AJR Am J Roentgenol* 1994;163:1017–1025.
4. Snider GL, Kleinerman J, Thurlbeck WM, et al. The definition of emphysema: report of a National Heart, Lung, and Blood Institute, Division of Lung Diseases workshop. *Am Rev Respir Dis* 1985;132:182–195.
5. Caminati A, Cavazza A, Sverzellati N, et al. An integrated approach in the diagnosis of smoking-related interstitial lung disease. *Eur Respir Rev* 2012;21:207–217.
6. Katzenstein ALA, Mukhopadhyay S, Zanardi C, et al. Clinically occult interstitial fibrosis in smokers: classification and significance of a surprisingly common finding in lobectomy specimens. *Hum Pathol* 2010;41:316–325.

7. Wright JL, Tazelaar HD, Churg A. Fibrosis with emphysema. *Histopathology* 20;58:517–524.
8. Kawabata Y, Hoshi E, Murai K, et al. Smoking-related changes in the background lung of specimens resected for lung cancer: a semiquantitative study with correlation to postoperative course. *Histopathology* 2008;53:707–714.
9. Washko GR, Hunninghake GM, Fernandez IE, et al. Lung volumes and emphysema in smokers with interstitial lung abnormalities. *N Engl J Med* 2011;364:897–906.
10. Galvin JR, Franks TJ. Smoking-related lung disease. *J Thorac Imaging* 2009;24:274–284.
11. Cottin V, Nunes H, Brillet PY, et al. Combined pulmonary fibrosis and emphysema: a distinct underrecognized entity. *Eur Respir J* 2005;586–593.
12. Mitzner W. Emphysema—a disease of small airways or lung parenchyma [Editorial]. *N Engl J Med* 2011;365:1637–1639.
13. Blue ML, Janoff A. Possible mechanisms of emphysema in cigarette smokers. Release of elastase from human polymorphonuclear leukocytes by cigarette smoke condensate in vitro. *Am Rev Respir Dis* 1978;117:317–325.
14. Hunninghake GW, Crystal RG. Cigarette smoking and lung destruction. Accumulation of neutrophils in the lungs of cigarette smokers. *Am Rev Respir Dis* 1983;128:833–838.
15. Tuder RM, Petrache I. Pathogenesis of chronic obstructive pulmonary disease. *J Clin Invest* 2012;122:2749–2755.
16. Hogg JC, McDonough JE, Sanchez PG, et al. Micro-computed tomography measurements of peripheral lung pathology in chronic obstructive pulmonary disease. *Proc Am Thorac Soc* 2009;6:546–549.
17. McDonough JE, Yuan R, Suzuki M, et al. Small-airway obstruction and emphysema in chronic obstructive pulmonary disease. *N Engl J Med* 2011;365:1567–1575.
18. Thurlbeck WM. *Chronic airflow obstruction in lung disease*. Philadelphia, PA: WB Saunders; 1976.
19. Stern EJ, Webb WR, Weinacker A, et al. Idiopathic giant bullous emphysema (vanishing lung syndrome): imaging findings in nine patients. *AJR Am J Roentgenol* 1994;162:279–282.
20. Tuddenham WJ. Glossary of terms for thoracic radiology: recommendations of the nomenclature committee of the Fleischner Society. *AJR Am J Roentgenol* 1984;143:509–517.
21. Thurlbeck WM. Morphology of emphysema and emphysema-like conditions. In: *Chronic airflow obstruction in lung disease*. Philadelphia, PA: WB Saunders; 1976:96–234.
22. Burki NK. Conventional chest films can identify airflow obstruction. *Chest* 1988;93:675–676.
23. Burki NK. Roentgenologic diagnosis of emphysema. Accurate or not? *Chest* 1989;95:1178–1179.
24. Pratt PC. Role of conventional chest radiography in diagnosis and exclusion of emphysema. *Am J Med* 1987;82:998–1006.
25. Pratt PC. Conventional chest films can reveal emphysema, but not COPD. *Chest* 1987;92:8.
26. Sutinen S, Christoforidis AJ, Klugh GA, et al. Roentgenologic criteria for the recognition of nonsymptomatic pulmonary emphysema. Correlation between roentgenologic findings and pulmonary pathology. *Am Rev Respir Dis* 1965;91:69–76.
27. Thurlbeck WM, Simon G. Radiographic appearance of the chest in emphysema. *AJR Am J Roentgenol* 1978;130:429–440.
28. Burki NK, Krumpelman JL. Correlation of pulmonary function with the chest roentgenogram in chronic airway obstruction. *Am Rev Respir Dis* 1980;121:217–223.
29. Reich SB, Weinshelbaum A, Yee J. Correlation of radiographic measurements and pulmonary function tests in chronic obstructive pulmonary disease. *AJR Am J Roentgenol* 1985;144:695–699.
30. Simon G, Pride NB, Jones NL, et al. Relation between abnormalities in the chest radiograph and changes in pulmonary function in chronic bronchitis and emphysema. *Thorax* 1973;28:15–23.
31. Foster WL Jr, Pratt PC, Roggli VL, et al. Centrilobular emphysema: CT-pathologic correlation. *Radiology* 1986;159:27–32.
32. Hruban RH, Meziane MA, Zerhouni EA, et al. High resolution computed tomography of inflation-fixed lungs. Pathologic-radiologic correlation of centrilobular emphysema. *Am Rev Respir Dis* 1987;136:935–940.
33. Webb WR, Stein MG, Finkbeiner WE, et al. Normal and diseased isolated lungs: high-resolution CT. *Radiology* 1988;166:81–87.
34. Bonelli FS, Hartman TE, Swensen SJ, et al. Accuracy of high-resolution CT in diagnosing lung diseases. *AJR Am J Roentgenol* 1998;170:1507–1512.
35. Arakawa H, Kurihara Y, Nakajima Y, et al. Computed tomography measurements of overinflation in chronic obstructive pulmonary disease: evaluation of various radiographic signs. *J Thorac Imaging* 1998;13:188–192.
36. Foster WL Jr, Gimenez EI, Roubidoux MA, et al. The emphysemas: radiologic-pathologic correlations. *Radiographics* 1993;13:311–328.
37. Murata K, Itoh H, Todo G, et al. Centrilobular lesions of the lungs: demonstration by high-resolution CT and pathologic correlation. *Radiology* 1986;161:641–645.
38. Murata K, Khan A, Herman PG. Pulmonary parenchymal disease: evaluation with high-resolution CT. *Radiology* 1989;170:629–635.
39. Bergin CJ, Müller NL, Miller RR. CT in the qualitative assessment of emphysema. *J Thorac Imaging* 1986;1:94–103.
40. Miller RR, Müller NL, Vedal S, et al. Limitations of computed tomography in the assessment of emphysema. *Am Rev Respir Dis* 1989;139:980–983.
41. Guest PJ, Hansell DM. High resolution computed tomography (HRCT) in emphysema associated with alpha-1-antitrypsin deficiency. *Clin Radiol* 1992;45:260–266.
42. Aquino SL, Webb WR, Zaloudek CJ, et al. Lung cysts associated with honeycombing: change in size on expiratory CT scans. *AJR Am J Roentgenol* 1994;162:583–584.
43. Hogarth DK, Rachelefsky G. Screening and familial testing of patients for alpha 1-antitrypsin deficiency. *Chest* 2008;133:981–988.
44. Shin MS, Ho KJ. Bronchiectasis in patients with alpha 1-antitrypsin deficiency. A rare occurrence? *Chest* 1993;104:1384–1386.
45. King MA, Stone JA, Diaz PT, et al. Alpha 1-antitrypsin deficiency: evaluation of bronchiectasis with CT. *Radiology* 1996;199:137–141.
46. Dirksen A, Friis M, Olesen KP, et al. Progress of emphysema in severe alpha 1-antitrypsin deficiency as assessed by annual CT. *Acta Radiol* 1997;38:826–832.
47. Zagers H, Vrooman HA, Aarts NJ, et al. Assessment of the progression of emphysema by quantitative analysis of spirometrically gated computed tomography images. *Invest Radiol* 1996;31:761–767.
48. Lesur O, Delorme N, Fromaget JM, et al. Computed tomography in the etiologic assessment of idiopathic spontaneous pneumothorax. *Chest* 1990;98:341–347.
49. Peters RM, Peters BA, Benirschke SK, et al. Chest dimensions in young adults with spontaneous pneumothorax. *Ann Thorac Surg* 1978;25:193–196.
50. Bense L, Lewander R, Eklund G, et al. Nonsmoking, non-alpha 1-antitrypsin deficiency-induced emphysema in nonsmokers with healed spontaneous pneumothorax, identified by computed tomography of the lungs. *Chest* 1993;103:433–438.
51. Mitlehner W, Friedrich M, Dissmann W. Value of computer tomography in the detection of bullae and blebs in patients with primary spontaneous pneumothorax. *Respiration* 1992;59:221–227.
52. Gaensler EA, Jederlinic PJ, FitzGerald MX. Patient work-up for bullectomy. *J Thorac Imaging* 1986;1:75–93.
53. Orton DF, Gurney JW. Spontaneous reduction in size of bullae (autobullectomy). *J Thorac Imaging* 1999;14:118–121.
54. Kinsella M, Müller N, Vedal S, et al. Emphysema in silicosis. A comparison of smokers with nonsmokers using pulmonary function testing and computed tomography. *Am Rev Respir Dis* 1990;141:1497–1500.
55. Akira M, Higashihara T, Yokoyama K, et al. Radiographic type p pneumoconiosis: high-resolution CT. *Radiology* 1989;171:117–123.
56. Global strategy for the diagnosis, management, and prevention of COPD. http://www.goldcopd.org/guidelines-global-strategy-for-diagnosis-management.html. Accessed 2013.
57. Murray CJ, Lopez AD. Evidence-based health policy—lessons from the global burden of disease study. *Science* 1996;274:740–743.
58. US Department of Health and Human Services, Centers for Dis-

ease Control and Prevention, National Center for Health Statistics. Summary health statistics for US adults: national health interview survey, 2008. http://www.cdc.gov/nchs/data/series/sr_10/sr10_242.pdf. Accessed 2009.
59. Friedlander AL, Lynch D, Dyar LA, et al. Phenotypes of chronic obstructive pulmonary disease. *COPD* 2007;4:355–384.
60. Coxson HO, Rogers RM. New concepts in the radiological assessment of COPD. *Semin Respir Crit Care Med* 2005;26:211–220.
61. Criner GJ, Cordova F, Sternberg AL, et al. The National Emphysema Treatment Trial (NETT). Part I: lessons learned about emphysema. *Am J Respir Crit Care Med* 2011;184:763–770.
62. Kim WJ, Hoffman E, Reilly J, et al. Association of COPD candidate genes with computed tomography emphysema and airway phenotypes in severe COPD. *Eur Respir J* 2011;37:39–43.
63. Baldi S, Miniati M, Belalina CR, et al. Relationship between extent of pulmonary emphysema by high-resolution computed tomography and lung elastic recoil in patients with chronic obstructive pulmonary disease. *Am Rev Respir Dis* 2001;164:585–589.
64. Gelb AF, Hogg JC, Müller NL, et al. Contribution of emphysema and small airways in COPD. *Chest* 1996;109:353–359.
65. Burgel PR, Paillasseur JL, Caillaud D, et al. Clinical COPD phenotypes: a novel approach using principal component and cluster analyses. *Eur Respir J* 2010;36:531–539.
66. Han MK, Agusti A, Calverley PM, et al. Chronic obstructive pulmonary disease phenotypes. The future of COPD. *Am J Respir Crit Care Med* 2010;182:598–604.
67. Hoffman EA, Simon BA, McLennan G. State of the art. A structural and functional assessment of the lung via multidetector-row computed tomography: phenotyping chronic obstructive pulmonary disease. *Proc Am Thorac Soc* 2006;3:519–532.
68. Grenier PA, Beigelman-Aubry C, Fetita CI, et al. CT imaging of chronic obstructive pulmonary disease: role in phenotyping and interventions. *Expert Opin Med Diagn* 2009;3:689–703.
69. Han MK, Bartholmai B, Liu LX, et al. Clinical significance of radiologic characterization in COPD. *COPD* 2009;6: 459–467.
70. Han MK, Kazerooni EA, Lynch DA, et al. Chronic obstructive pulmonary disease exacerbations in the COPDGene study: associated radiologic phenotypes. *Radiology* 2011;261:274–282.
71. Regan EA, Hokanson JE, Murphy JR, et al. Genetic epidemiology of COPD (COPDGene) study design. *COPD* 2010;7:32–43.
72. Gevenois PA, de Maertelaer V, De Vuyst P, et al. Comparison of computed density and macroscopic morphometry in pulmonary emphysema. *Am J Respir Crit Care Med* 1995;152:653–657.
73. Gevenois PA, De Vuyst P, de Maertelaer V, et al. Comparison of computed density and microscopic morphometry in pulmonary emphysema. *Am J Respir Crit Care Med* 1996;154:187–192.
74. Gevenois PA, Yernault JC. Can computed tomography quantify pulmonary emphysema? *Eur Respir J* 1995;8:843–848.
75. Gevenois PA, Zanen J, de Maertelaer V, et al. Macroscopic assessment of pulmonary emphysema by image analysis. *J Clin Pathol* 1995;48:318–322.
76. Kinsella M, Müller NL, Abboud RT, et al. Quantitation of emphysema by computed tomography using a "density mask" program and correlation with pulmonary function tests. *Chest* 1990;97: 315–321.
77. Kuwano K, Matsuba K, Ikeda T, et al. The diagnosis of mild emphysema. Correlation of computed tomography and pathology scores. *Am Rev Respir Dis* 1990;141:169–178.
78. Lamers RJ, Thelissen GR, Kessels AG, et al. Chronic obstructive pulmonary disease: evaluation with spirometrically controlled CT lung densitometry. *Radiology* 1994;193:109–113.
79. Müller NL, Staples CA, Miller RR, et al. "Density mask". An objective method to quantitate emphysema using computed tomography. *Chest* 1988;94:782–788.
80. Sakai N, Mishima M, Nishimura K, et al. An automated method to assess the distribution of low attenuation areas on chest CT scans in chronic pulmonary emphysema patients. *Chest* 1994;106: 1319–1325.
81. Hogg JC, Senior RM. Chronic obstructive pulmonary disease—part 2: pathology and biochemistry of emphysema. *Thorax* 2002;57:830–834.
82. Kim WD, Eidelman DH, Izquierdo JL, et al. Centrilobular and panlobular emphysema in smokers. Two distinct morphologic and functional entities. *Am Rev Respir Dis* 1991;144: 1385–1390.
83. Saetta M, Kim WD, Izquierdo JL, et al. Extent of centrilobular and panacinar emphysema in smokers' lungs: pathological and mechanical implications. *Eur Radiol* 1994;7:664–671.
84. Nakano Y, Müller NL, King GG, et al. Quantitative assessment of airway remodeling using high-resolution CT. *Chest* 2002;122(6, suppl):271S–275S.
85. Nakano Y, Wong JC, de Jong PA, et al. The prediction of small airway dimensions using computed tomography. *Am J Respir Crit Care Med* 2005;171:142–146.
86. Hackx M, Bankier AA, Gevenois PA. Chronic obstructive pulmonary disease: CT quantification of airways disease. *Radiology* 2012;265:34–48.
87. Hirota N, Martin JG. Mechanisms of airway remodelling. *Chest* 2013;133:1026–1032.
88. Diaz AA, Come CE, Ross JC, et al. COPDGene investigators. Association between airway caliber changes with lung inflation and emphysema assessed by volumetric CT scan in subjects with COPD. *Chest* 2012;141:736–744.
89. Diaz AA, Han MK, Come CE, et al. Effect of emphysema on CT scan measures of airway dimensions in smokers. *Chest* 2013;143: 687–693.
90. Scichilone N, LaSalla A, Bellia M, et al. The airway response to deep inspirations decreases with COPD severity and is associated with airway distensibility assessed by computed tomography. *J Appl Physiol* 2008;105:832–838.
91. Grydeland TB, Dirksen A, Coxson HO, et al. Quantitative computed tomography measures of emphysema and airway wall thickness are related to respiratory symptoms. *Am J Respir Crit Care Med* 2010;181:353–359.
92. Sibtain NA, Padley SP. HRCT in small and large airways diseases. *Eur Radiol* 2004;14(suppl 4):L31–L43.
93. Matsuoka S, Kurihara Y, Yagihashi K, et al. Quantitative assessment of air trapping in chronic obstructive pulmonary disease using inspiratory and expiratory volumetric MDCT. *AJR Am J Roentgenol* 2008;190:762–769.
94. Boedeker KL, McNitt-Gray MF, Rogers SR, et al. Emphysema: effect of reconstruction algorithm on CT imaging measures. *Radiology* 2004;232:295–301.
95. Gevenois PA, Scillia P, de Maertelaer V, et al. The effects of age, sex, lung size, and hyperinflation on CT lung densitometry. *AJR Am J Roentgenol* 1996;167:1169–1173.
96. Kemerink GJ, Lamers RJ, Thelissen GR, et al. CT densitometry of the lungs: scanner performance. *J Comput Assist Tomogr* 1996;20: 24–33.
97. Madani A, de Maertelaer V, Zanen J, et al. Pulmonary emphysema: radiation dose and section thickness at multidetector CT quantification—comparison with macroscopic and microscopic morphometry. *Radiology* 2007;243:250–257.
98. Madani A, Zanen J, de Maertelaer V, et al. Pulmonary emphysema: objective quantification at multi-detector row CT—comparison with macroscopic and microscopic morphometry. *Radiology* 2006;238:1036–1043.
99. Parr DG, Stoel BC, Stolk J, et al. Influence of calibration on densitometric studies of emphysema progression using computed tomography. *Am J Respir Crit Care Med* 2004;170:883–890.
100. Stoel BC, Bakker ME, Stolk J, et al. Comparison of the sensitivities of 5 different computed tomography scanners for the assessment of the progression of pulmonary emphysema: a phantom study. *Invest Radiol* 2004;39:1–7.
101. Stoel BC, Stolk J. Optimization and standardization of lung densitometry in the assessment of pulmonary emphysema. *Invest Radiol* 2004;39:681–688.
102. Yuan R, Mayo JR, Hogg JC, et al. The effects of radiation dose and CT manufacturer on measurements of lung densitometry. *Chest* 2007;132:617–623.
103. Beinert T, Behr J, Mehnert F, et al. Spirometrically controlled quantitative CT for assessing diffuse parenchymal lung disease. *J Comput Assist Tomogr* 1995;19:924–931.

104. Kalender WA, Rienmüller R, Seissler W, et al. Measurement of pulmonary parenchymal attenuation: use of spirometric gating with quantitative CT. *Radiology* 1990;175:265–268.
105. Knudson RJ, Standen JR, Kaltenborn WT, et al. Expiratory computed tomography for assessment of suspected pulmonary emphysema. *Chest* 1991;99:1357–1366.
106. Kohz P, Stabler A, Beinert T, et al. Reproducibility of quantitative, spirometrically controlled CT. *Radiology* 1995;197:539–542.
107. Zaporozhan J, Ley S, Weinheimer O, et al. Multidetector CT of the chest: influence of dose onto quantitative evaluation of severe emphysema; a simulation study. *J Comput Assist Tomogr* 2006;30:460–468.
108. Matsuoka S, Yamashiro T, Washko GR, et al. Quantitative CT assessment of chronic obstructive pulmonary disease. *Radiographics* 2010;30:55–66.
109. Dillon TJ, Walsh RL, Scicchitano R, et al. Plasma elastin-derived peptide levels in normal adults, children, and emphysematous subjects. Physiologic and computed tomographic scan correlates. *Am Rev Respir Dis* 1992;146:1143–1148.
110. Bergin C, Müller N, Nichols DM, et al. The diagnosis of emphysema. A computed tomographic-pathologic correlation. *Am Rev Respir Dis* 1986;133:541–546.
111. Bankier AA, De Maertelaer V, Keyzer C, et al. Pulmonary emphysema: subjective visual grading versus objective quantification with macroscopic morphometry and thin-section CT densitometry. *Radiology* 1999;211:851–858.
112. Desai SR, Hansell DM, Walker A, et al. Quantification of emphysema: a composite physiologic index derived from CT estimation of disease extent. *Eur Radiol* 2007;17:911–918.
113. Bhalla M, Naidich DP, McGuinness G, et al. Diffuse lung disease: assessment with helical CT—preliminary observations of the role of maximum and minimum intensity projection images. *Radiology* 1996;200:341–347.
114. Fotheringham T, Chabat F, Hansell DM, et al. A comparison of methods for enhancing the detection of areas of decreased attenuation on CT caused by airways disease. *J Comput Assist Tomogr* 1999;23:385–389.
115. Remy-Jardin M, Remy J, Gosselin B, et al. Sliding thin slab, minimum intensity projection technique in the diagnosis of emphysema: histopathologic-CT correlation. *Radiology* 1996;200:665–671.
116. Coxson HO, Rogers RM, Whittall KP, et al. A quantification of the lung surface area in emphysema using computed tomography. *Am J Respir Crit Care Med* 1999;159:851–856.
117. Kinsella M, Müller NL, Staples C, et al. Hyperinflation in asthma and emphysema. Assessment by pulmonary function testing and computed tomography. *Chest* 1988;94:286–289.
118. Gould GA, MacNee W, McLean A, et al. CT measurements of lung density in life can quantitate distal airspace enlargement—an essential defining feature of human emphysema. *Am Rev Respir Dis* 1988;137:380–392.
119. Uppaluri R, Mitsa T, Sonka M, et al. Quantification of pulmonary emphysema from lung computed tomography images. *Am J Respir Crit Care Med* 1997;156:248–254.
120. Brown MS, McNitt-Gray MF, Goldin JG, et al. Automated measurement of single and total lung volume from CT. *J Comput Assist Tomogr* 1999;23:632–640.
121. Kauczor HU, Heussel CP, Fischer B, et al. Assessment of lung volumes using helical CT at inspiration and expiration: comparison with pulmonary function tests. *AJR Am J Roentgenol* 1998;171:1091–1095.
122. Mergo PJ, Williams WF, Gonzalez-Rothi R, et al. Three-dimensional volumetric assessment of abnormally low attenuation of the lung from routine helical CT: inspiratory and expiratory quantification. *AJR Am J Roentgenol* 1998;170:1355–1360.
123. Stolk J, Dirksen A, van der Lugt AA, et al. Repeatability of lung density measurements with low-dose computed tomography in subjects with alpha-1-antitrypsin deficiency-associated emphysema. *Invest Radiol* 2001;36:648–651.
124. Kauczor HU, Hast J, Heussel CP, et al. CT attenuation of paired HRCT scans obtained at full inspiratory/expiratory position: comparison with pulmonary function tests. *Eur Radiol* 2002;12:2757–2763.
125. Berger P, Perot V, Desbarats P, et al. Airway wall thickness in cigarette smokers: quantitative thin-section CT assessment. *Radiology* 2005;235:1055–1064.
126. Brillet PY, Fetita CI, Beigelman-Aubry C, et al. Quantification of bronchial dimensions at MDCT using dedicated software. *Eur Radiol* 2007;17:1483–1489.
127. Brillet PY, Fetita CI, Saragaglia A, et al. Investigation of airways using MDCT for visual and quantitative assessment in COPD patients. *Int J Chron Obstruct Pulmon Dis* 2008;3:97–107.
128. Hasegawa M, Nasuhara Y, Onodera Y, et al. Airflow limitation and airway dimensions in chronic obstructive pulmonary disease. *Am J Respir Crit Care Med* 2006;173:1309–1315.
129. Lederlin M, Laurent F, Dromer C, et al. Mean bronchial wall attenuation value in chronic obstructive pulmonary disease: comparison with standard bronchial parameters and correlation with function. *AJR Am J Roentgenol* 2012;198:800–808.
130. Washko G, Dransfield MT, Estepar RSJ, et al. Airway wall attenuation: a biomarker of airway disease in subjects with COPD. *J Appl Physiol* 2009;107:185–191.
131. Yamashiro T, Matsuoka S, Estepar RS, et al. Quantitative assessment of bronchial wall attenuation with thin-section CT: an indicator of airflow limitation in chronic obstructive pulmonary disease. *AJR Am J Roentgenol* 2010;195:363–369.
132. Kim V, Han MK, Vance GB, et al.; COPDGene Investigators. The chronic bronchitic phenotype of COPD: an analysis of the COPDGene Study. *Chest* 2011;140:626–633.
133. Mets OM, de Jong PA, van Ginneken B, et al. Quantitative computed tomography in COPD: possibilities and limitations. *Lung* 2012;190:133–145.
134. Mets OM, van Hulst RA, Jacobs C, et al. Normal range of emphysema and air trapping on CT in young men. *AJR Am J Roentgenol* 2012;199:336–340.
135. Gevenois PA, De Vuyst P, Sy M, et al. Pulmonary emphysema: quantitative CT during expiration. *Radiology* 1996;199:825–829.
136. Barr RG, Berkowitz EA, Bigazzi F, et al. A combined pulmonary-radiology workshop for visualization of COPD: study design, chest CT findings, and concordance with quantitative evlauation. *COPD* 2012;9:151–159.
137. Kim SS, Seo JB, Lee HY, et al. Chronic obstructive pulmonary disease: lobe-based visual assessment of volumetric CT by using standard images—comparison with quantitative CT and pulmonary function test in the COPDGene study. *Radiology* 2013;266:626–635.
138. Adir Y, Shachner R, Amir O, et al. Severe pulmonary hypertension associated with emphysema: a new phenotype? *Chest* 2012;142:1654–1658.
139. Peinado VI, Pizarro S, Barbera JA. Pulmonary vascular involvement in COPD. *Chest* 2008;134:808–814.
140. Wells JM, Washko GR, Han MK, et al. Pulmonary arterial enlargement and acute exacerbations of COPD. *N Engl J Med* 2012;367:913–921.
141. Martinez-Garcia MA, Soler-Cataluna JJ, Sanz YD, et al. Factors associated with bronchiectasis in patients with COPD. *Chest* 2011;140:1130–1137.
142. Patel IS, Vlahos I, Wilkinson TMA, et al. Bronchiectasis exacerbation indices, and inflammation in chronic obstructive pulmonary disease. *Am J Respir Crit Care Med* 2004;170:400–407.
143. Weycker D, Eldelsberg J, Oster G, et al. Prevalence and economic burdens of bronchiectasis. *Clin Pulm Med* 2005;12:205–209.
144. Aduen JF, Zisman DA, Mobin SI, et al. Retrospective study of pulmonary function tests in patients presenting with isolated reduction in single-breath diffusion capacity: implications for the diagnosis of combined obstructive and restrictive lung disease. *Mayo Clin Proc* 2007;82:48–54.
145. Grubstein A, Bendayan D, Schactman I, et al. Concomitant upper-lobe bullous emphysema, lower-lobe interstitial fibrosis and pulmonary hypertension in heavy smokers: report of eight cases and review of the literature. *Respir Med* 2005;99:948–954.
146. National Collaborating Center for Chronic Conditions. Chronic obstructive pulmonary disease. National clinical guideline on management of chronic obstructive pulmonary disease in adults in primary and secondary care. *Thorax* 2004;59(suppl 1):1–232.
147. Fishman A, Martinez F, Naunheim K, et al. A randomized trial

comparing lung-volume-reduction surgery with medical therapy for severe emphysema. *N Engl J Med* 2003;348:2059–2073.
148. Yuan R, Hogg JC, Pare PD, et al. Prediction of the rate of decline in FEV(1) in smokers using quantitative computed tomography. *Thorax* 2009;64:944–949.
149. Omori H, Nakashima R, Otsuka N, et al. Emphysema detected by lung cancer screening with low-dose spiral CT: prevalence, and correlation with smoking habits and pulmonary function in Japanese male subjects. *Respirology* 2006;11:205–210.
150. Wang Q, Takashima S, Wang JC, et al. Prevalence of emphysema in individuals who underwent screening CT for lung cancer in Nagano prefecture of Japan. *Respirology* 2001;68:352–356.
151. Klein JS, Gamsu G, Webb WR, et al. High-resolution CT diagnosis of emphysema in symptomatic patients with normal chest radiographs and isolated low diffusing capacity. *Radiology* 1992;182:817–821.
152. Goldin JG, McNitt-Gray MF, Sorenson SM, et al. Airway hyperreactivity: assessment with helical thin-section CT. *Radiology* 1998; 208:321–329.
153. Newman KB, Lynch DA, Newman LS, et al. Quantitative computed tomography detects air trapping due to asthma. *Chest* 1994; 106:105–109.
154. Hersh CP, Jacobson FL, Gill R, et al. Computed tomography phenotypes in severe, early-onset chronic obstructive pulmonary disease. *COPD* 2007;4:331–337.
155. Kim WD, Ling SH, Coxson HO, et al. The association between small airway obstruction and emphysema phenotypes in COPD. *Chest* 2007;131:1372–1378.
156. Mohamed Hoesein FA, de Hoop B, Zanen P, et al. CT-quantified emphysema in male heavy smokers: association with lung function decline. *Thorax* 2011;66:782–787.
157. Sin DD, Leipsic J, Man SFP. CT in COPD: just a pretty picture or really worth a thousand words (or dollars)? *Thorax* 2011;66: 741–742.
158. Miller M, Cho JY, Pham A, et al. Persistent airway inflammation and emphysema progression on CT scan in ex-smokers observed for 4 years. *Chest* 2011;139:1380–1387.
159. Carrozzi L, Viegi G. Lung cancer and chronic obstructive pulmonary disease: the story goes on. *Radiology* 2011;261:688–690.
160. de Torres JP, Bastarrika G, Wisnivesky JP, et al. Assessing the relationship between lung cancer risk and emphysema detected on low-dose CT of the chest. *Chest* 2007;132:1932–1938.
161. Gierada DS, Guniganti P, Newman BJ, et al. Quantitative CT assessment of emphysema and airways in relation to lung cancer risk. *Radiology* 2011;261:950–959.
162. Wilson DO, Weissfeld JL, Balkan A, et al. Association of radiographic emphysema and airflow obstruction with lung cancer. *Am J Respir Crit Care Med* 2008;178:738–744.
163. Brenner DR, McLaughlin JR, Hung RJ. Previous lung diseases and lung cancer risk: a systematic review and meta-analysis. *PLoS One* 2011;6(3):e17479.
164. Zulueta JJ, Wisnivesky JP, Henschke CI, et al. Emphysema scores predict death from COPD and lung cancer. *Chest* 2012;141:1216–1223.
165. Ueda K, Jinbo M, Li TS, et al. Computed tomography diagnosed emphysema, not airway obstruction, is associated with the prognostic outcome of early stage lung cancer. *Clin Cancer Res* 2006; 12:6730–6736.
166. Burgel PR, Paillasseur JL, Peene B, et al. Two distinct chronic obstructive pulmonary disease (COPD) phenotypes are associated with high risk of mortality. *PLoS One* 2012;7:1–9.
167. Haruna A, Muro S, Nakano Y, et al. CT scan findings of emphysema predict mortality in COPD. *Chest* 2010;138:635–640.
168. Rationale and design of the National Emphysema Treatment Trial (NETT): a prospective randomized trial of lung volume reduction surgery. *J Thorac Cardiovasc Surg* 1999;118:518–528.
169. Petty TL, Weinmann GG. Building a national strategy for the prevention and management of and research in chronic obstructive pulmonary disease. National Heart, Lung, and Blood Institute Workshop Summary. Bethesda, Maryland, August 29–31, 1995. *JAMA* 1997;277:246–253.
170. Connolly JE, Wilson A. The current status of surgery for bullous emphysema. *J Thorac Cardiovasc Surg* 1989;97:351–361.
171. Hazelrigg SR. Thoracoscopic management of pulmonary blebs and bullae. *Semin Thorac Cardiovasc Surg* 1993;5:327–331.
172. Meyers BF, Patterson GA. Chronic obstructive pulmonary disease. 10: bullectomy, lung volume reduction surgery, and transplantation for patients with chronic obstructive pulmonary disease. *Thorax* 2003;58:634–638.
173. Snider GL. Reduction pneumoplasty for giant bullous emphysema. Implications for surgical treatment of nonbullous emphysema. *Chest* 1996;109:540–548.
174. Carr DH, Pride NB. Computed tomography in pre-operative assessment of bullous emphysema. *Clin Radiol* 1984;35:43–45.
175. Fiore D, Biondetti PR, Sartori F, et al. The role of computed tomography in the evaluation of bullous lung disease. *J Comput Assist Tomogr* 1982;6:105–108.
176. Morgan MD, Denison DM, Strickland B. Value of computed tomography for selecting patients with bullous lung disease for surgery. *Thorax* 1986;41:855–862.
177. Morgan MD, Strickland B. Computed tomography in the assessment of bullous lung disease. *Br J Dis Chest* 1984;78:10–25.
178. Mineo TC, Ambrogi V, Pompeo E, et al. New simple classification for operated bullous emphysema. *J Thorac Cardiovasc Surg* 2007; 134:1491–1497.
179. Erasmus JJ, McAdams HP, Tapson VF, et al. Radiologic issues in lung transplantation for end-stage pulmonary disease. *AJR Am J Roentgenol* 1997;169:69–78.
180. Slone RM, Gierada DS, Yusen RD. Preoperative and postoperative imaging in the surgical management of pulmonary emphysema. *Radiol Clin North Am* 1998;36:57–89.
181. Miller JD, Malthaner RA, Goldsmith CH, et al. A randomized clinical trial of lung volume reduction surgery versus best medical care for patients with advanced emphysema: a two-year study from Canada. *Ann Thorac Surg* 2006;81:314–320; discussion 320–321.
182. Kazerooni EA, Chow LC, Whyte RI, et al. Preoperative examination of lung transplant candidates: value of chest CT compared with chest radiography. *AJR Am J Roentgenol* 1995;165:1343–1348.
183. Waters PF. Lung transplantation: recipient selection. *Semin Thorac Cardiovasc Surg* 1992;4:73–78.
184. Cooper JD, Patterson GA, Sundaresan RS, et al. Results of 150 consecutive bilateral lung volume reduction procedures in patients with severe emphysema. *J Thorac Cardiovasc Surg* 1996;112: 1319–1329; discussion 29–30.
185. Cooper JD, Trulock EP, Triantafillou AN, et al. Bilateral pneumectomy (volume reduction) for chronic obstructive pulmonary disease. *J Thorac Cardiovasc Surg* 1995;109:106–116; discussion 116–119.
186. Bae KT, Slone RM, Gierada DS, et al. Patients with emphysema: quantitative CT analysis before and after lung volume reduction surgery. Work in progress. *Radiology* 1997;203: 705–714.
187. Criner GJ. Lung volume reduction surgery as an alternative to transplantation for COPD. *Clin Chest Med* 2011;32:379–397.
188. Criner GJ, Cordova F, Sternberg AL, et al. The National Emphysema Treatment Trial (NETT). Part II: lesson learned about lung volume reduction surgery. *Am J Respir Crit Care Med* 2011;184: 881–893.
189. Ginsburg ME, Thomashow BM, Yip CK, et al. Lung volume reduction surgery using the NETT selection criteria. *Ann Thorac Surg* 2011;91:1556–1561.
190. Sanchez PG, Kucharczuk JC, Su S, et al. National Emphysema Treatment Trial redux: accentuating the positive. *J Thorac Cardiovasc Surg* 2010;140:564–572.
191. Cederlund K, Bergstrand L, Hogberg S, et al. Visual grading of emphysema severity in candidates for lung volume reduction surgery. Comparison between HRCT, spiral CT and "density-masked" images. *Acta Radiol* 2002;43:48–53.
192. Gilbert S, Zheng B, Leader JK, et al. Computerized estimation of the lung volume removed during lung volume reduction surgery. *Acad Radiol* 2006;13:1379–1386.
193. Lausberg HF, Chino K, Patterson GA, et al. Bronchial fenestration improves expiratory flow in emphysematous human lungs. *Ann Thorac Surg* 2003;75:393–397; discussion 398.
194. Meyers BF, Yusen RD, Guthrie TJ, et al. Results of lung volume reduction surgery in patients meeting a National Emphysema Treat-

ment Trial high-risk criterion. *J Thorac Cardiovasc Surg* 2004;127:829–835.
195. Stolk J, Versteegh MI, Montenij LJ, et al. Densitometry for assessment of effect of lung volume reduction surgery for emphysema. *Eur Respir J* 2007;29:1138–1143.
196. Yusen RD, Lefrak SS, Gierada DS, et al. A prospective evaluation of lung volume reduction surgery in 200 consecutive patients. *Chest* 2003;123:1026–1037.
197. Slone RM, Gierada DS. Radiology of pulmonary emphysema and lung volume reduction surgery. *Semin Thorac Cardiovasc Surg* 1996;8:61–82.
198. Weder W, Thurnheer R, Stammberger U, et al. Radiologic emphysema morphology is associated with outcome after surgical lung volume reduction. *Ann Thorac Surg* 1997;64:313–319; discussion 319–320.
199. Becker MD, Berkmen YM, Austin JH, et al. Lung volumes before and after lung volume reduction surgery: quantitative CT analysis. *Am J Respir Crit Care Med* 1998;157:1593–1599.
200. Gierada DS, Slone RM, Bae KT, et al. Pulmonary emphysema: comparison of preoperative quantitative CT and physiologic index values with clinical outcome after lung-volume reduction surgery. *Radiology* 1997;205:235–242.
201. Gierada DS, Yusen RD, Villanueva IA, et al. Patient selection for lung volume reduction surgery: an objective model based on prior clinical decisions and quantitative CT analysis. *Chest* 2000;117:991–998.
202. Holbert JM, Brown ML, Sciurba FC, et al. Changes in lung volume and volume of emphysema after unilateral lung reduction surgery: analysis with CT lung densitometry. *Radiology* 1996;201:793–797.
203. Coxson HO, Whittall KP, Nakano Y, et al. Selection of patients for lung volume reduction surgery using a power law analysis of the computed tomographic scan. *Thorax* 2003;58:510–514.
204. Nakano Y, Coxson HO, Bosan S, et al. Core to rind distribution of severe emphysema predicts outcome of lung volume reduction surgery. *Am J Respir Crit Care Med* 2001;164:2195–2199.
205. Cleverley JR, Hansell DM. Imaging of patients with severe emphysema considered for lung volume reduction surgery. *Br J Radiol* 1999;72:227–235.
206. Pigula FA, Keenan RJ, Ferson PF, et al. Unsuspected lung cancer found in work-up for lung reduction operation. *Ann Thorac Surg* 1996;61:174–176.
207. Rozenshtein A, White CS, Austin JH, et al. Incidental lung carcinoma detected at CT in patients selected for lung volume reduction surgery to treat severe pulmonary emphysema. *Radiology* 1998;207:487–490.
208. Hazelrigg SR, Boley TM, Weber D, et al. Incidence of lung nodules found in patients undergoing lung volume reduction. *Ann Thorac Surg* 1997;64:303–306.
209. Hopkinson NS. Bronchoscopic lung volume reduction: indications, effects and prospects. *Curr Opin Pulm Med* 2007;13:125–130.
210. Hopkinson NS, Toma TP, Hansell DM, et al. Effect of bronchoscopic lung volume reduction on dynamic hyperinflation and exercise in emphysema. *Am J Respir Crit Care Med* 2005;171:453–460.
211. Venuta F, de Giacomo T, Rendina EA, et al. Bronchoscopic lung-volume reduction with one-way valves in patients with heterogenous emphysema. *Ann Thorac Surg* 2005;79:411–416; discussion 416–417.
212. Wan IY, Toma TP, Geddes DM, et al. Bronchoscopic lung volume reduction for end-stage emphysema: report on the first 98 patients. *Chest* 2006;129:518–526.
213. Yim AP, Hwong TM, Lee TW, et al. Early results of endoscopic lung volume reduction for emphysema. *J Thorac Cardiovasc Surg* 2004;127:1564–1573.
214. Sciurba FC, Ernst A, Herth FJ, et al. A randomized study of endobronchial valves for advanced emphysema. *N Engl J Med* 2010;363:1233–1244.
215. Shah PL, Slebos DJ, Cardoso PF, et al. Bronchoscopic lung-volume reduction with Exhale Airway Stents for Emphysema (EASE trial): randomised, sham-controlled, multicentre trial. *Lancet* 2011;378:997–1005.
216. Cardoso PF, Snell GI, Hopkins P, et al. Clinical application of airway bypass with paclitaxel-eluting stents: early results. *J Thorac Cardiovasc Surg* 2007;134:974–981.
217. Ernst A, Anantham D. Bronchoscopic lung volume reduction. *Pulm Med* 2011;2011:610802.
218. Reilly J, Washko G, Pinto-Plata V, et al. Biological lung volume reduction: a new bronchoscopic therapy for advanced emphysema. *Chest* 2007;131:1108–1113.
219. Herth FJ, Eberhard R, Gompelmann D, et al. Bronchoscopic lung volume reduction with a dedicated coil: a clinical pilot study. *Ther Adv Respir Dis* 2010;4:225–231.
220. Snell GI, Hopkins P, Westall G, et al. A feasibility and safety study of bronchoscopic thermal vapor ablation: a novel emphysema therapy. *Ann Thorac Surg* 2009;88:1993–1998.

21 気道疾患

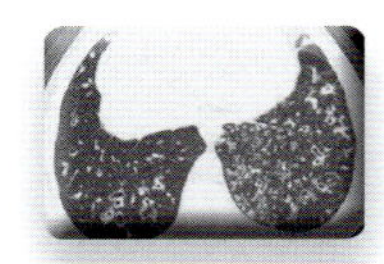

重要な項目

気管支拡張症 571
気管支拡張症に関連する疾患 591
囊胞性線維症 594
喘 息 599
アレルギー性気管支肺アスペルギルス症 602
原発性線毛機能不全症候群とカルタゲナー症候群 606
巨大気管気管支 607
家族性先天性気管支拡張症(ウィリアムス−キャンベル症候群) 608
α1-アンチトリプシン欠損症 608
ヤング症候群 609
黄色爪とリンパ水腫 609
全身性疾患による気管支拡張 609
細気管支炎 614
細気管支炎の組織学的分類 614
細気管支炎の臨床および病因分類 615
細気管支炎の HRCT 分類 616

本章で使われる略語

ABPA (allergic bronchopulmonary aspergillosis) アレルギー性気管支肺アスペルギルス症
AIDS (acquired immunodeficiency syndrome) 後天性免疫不全症候群
BAL (bronchoalveolar lavage) 気管支肺胞洗浄
B/A比 (bronchoarterial ratio) 気管支動脈比
BMT (bone marrow transplantation) 骨髄移植
BO (bronchiolitis obliterans) 閉塞性細気管支炎
CB (constrictive bronchiolitis) 狭窄性細気管支炎
CF (cystic fibrosis) 囊胞性線維症
COPD (chronic obstructive pulmonary disease) 慢性閉塞性肺疾患
CVID (common variable immunodeficiency syndrome) 分類不能型低ガンマグロブリン血症
DCS (dyskinetic cilia syndrome) 線毛機能不全症候群
DPB (diffuse panbronchiolitis) びまん性汎細気管支炎
EGPA (eosinophilic granulomatosis with polyangitis) 好酸球性多発血管炎性肉芽腫症(Churg-Strauss syndrome：CSS，チャーグ-ストラウス症候群)
FEF (forced expiratory flow) 努力呼気流量
FEV_1 (forced expiratory volume in 1 second) 1 秒量
FVC (forced vital capacity) 努力肺活量
GVHD (graft-versus-host disease) 移植片対宿主病
HIV (human immunodeficiency virus) ヒト免疫不全ウイルス
HP (hypersensitivity pneumonitis) 過敏性肺炎
IA (internal area) 内面積
LA (lumen area) 内腔断面積
LCH (Langerhans cell histiocytosis) ランゲルハンス細胞組織球症
LIP (lymphoid interstitial pneumonia) リンパ球性間質性肺炎
MAC (*Mycobacterium avium* complex) マイコバクテリウム・アビウム・コンプレックス
MDCT (multidetector computed tomography) 多列検出器 CT
MinIP (minimum-intensity projection) 最小値投影法
MIP (maximum-intensity projection) 最大値投影法
MPR (multiplanar reconstruction) 多断面再構成
NFA (near-fatal asthma) 致死的喘息
OP (organizing pneumonia) 器質化肺炎
PCD (primary ciliary dyskinesia) 原発性線毛機能不全症
PFT (pulmonary function test) 肺機能検査
RA (rheumatoid arthritis) 関節リウマチ
RB (respiratory bronchiolitis) 呼吸細気管支炎
RB-ILD (respiratory bronchiolitis-interstitial lung disease) 呼吸細気管支炎を伴う間質性肺疾患
RV (residual volume) 残気量
SLE (systemic lupus erythematosus) 全身性エリテマトーデス
TA (total area) 総断面積
TLC (total lung capacity) 全肺気量
WA (wall area) 壁断面積
WT (wall thickness) 壁厚

高分解能 CT(HRCT)は，我々の気道病変の理解に革命をもたらした．HRCT は直接，非侵襲的に大・中サイズの気管支の構造変化をみることができるだけでなく[1-8]，以前には気道生理学的では解明できなかった分野まで解明することができるようになった[9-20]．重要なことは，HRCT を使用して様々な末梢気道疾患の原因を同定することが可能となったことである[20-27]．

本章では，気管支拡張症に関連した大きな気道病変の診断と，小さな気道に影響を及ぼす続発性の病変に関連した HRCT 診断を概説する．

表 21-1 気管支拡張(症)をきたす病態と考えられる機序

病 態	機 序
感染(細菌, 非結核性抗酸菌症, 真菌, ウイルス)	線毛クリアランス能の障害, 気道上皮の破壊, 微生物の毒素, 宿主媒介炎症
免疫不全状態(AIDS を含む)	再発性感染を起こしやすい遺伝性もしくは後天性の要因, AIDS での LIP
気管支閉塞(腫瘍, 異物, 先天異常)	線毛クリアランス能の障害, 再発性感染
α1-アンチトリプシン欠損症	プロテイナーゼ-抗プロテイナーゼ不均衡
嚢胞性線維症	気道上皮の塩化物輸送の異常, 線毛クリアランス能の障害, 再発性感染
線毛機能不全症候群(カルタゲナー症候群)	遺伝障害, 線毛運動の欠損もしくは低下, 線毛クリアランス能の障害, 再発性感染
ヤング症候群(閉塞性無精子)	異常な線毛クリアランス能の障害
黄色爪リンパ水腫症候群	未知のリンパ球発育不全と免疫不全(再発性感染に対する素因)
ウイリアムス-キャンベル症候群	気管支軟骨の先天性欠損, 閉塞, 線毛クリアランス能の障害, 再発性感染
巨大気管気管支(ムニエ-クーン症候群)	気管および気管支壁の粘膜と軟骨部分の欠損, 線毛クリアランス能の障害, 再発性感染
マルファン症候群	未知の遺伝的組織欠損, 構造的気管支欠損
喘 息	気道膜面の真菌による気道炎症, 粘液栓形成
アレルギー性気管支肺アスペルギルス症	Ⅰ型もしくはⅢ型免疫反応, 粘液栓形成
閉塞性細気管支炎(例:感染後, 肺移植)	気管支壁炎症, 上皮損傷, 一部の症例における再発性感染
誤嚥, 毒ガス吸入	炎 症
全身性疾患(例:膠原病, 炎症性腸疾患, アミロイドーシス, 子宮内膜症, サルコイドーシス)	様々な炎症, 感染, 線維化
慢性線維化	牽引性気管支拡張

Adapted from Davis AL, Salzman SH. Bronchiectasis. In: Cherniack NS, ed. *Chronic obstructive pulmonary disease.* Philadelphia, PA: WB Saunders;1991:316-338.

気管支拡張症

気管支拡張症は, 気管支の限局的, かつ不可逆的な拡張と定義される. 気管支拡張症の原因は多岐に及び(表 21-1), その多くは急性, 慢性もしくは再発性の感染による[28-30]. 伝統的に, 気管支拡張症は気管支の拡張の重症度に応じて3つの型に分類される. これらは, 円柱状, 瘤状および嚢胞状に分類される[31](図 21-1～図 21-7). 気管支拡張の3つの型の違いを区別することは, 説明を目的とした場合や, 時に診断の際に有用で, 解剖学的あるいは機能的な異常と関連している[32]. しかし, 型を区別することは, 一般的に潜在的な病因や疾患の広がりや重症度の評価よりも, 臨床的には有用ではない. 患者が複数の気管支拡張症(図 21-4, 図 21-8)の例を示すことは, まれでない.

北米の気管支拡張症の罹患率は, 成人 10 万人あたり 52.3 例であると推測されている[33]が, 正確な有病率はいまだあきらかでない[34]. 実際に, 2000～2007 年のメディケアの調査で, 気管支拡張症の罹患率が 8.7％劇的に増加したと報告されている[34]. これが気管支拡張症の真の罹患率の増加を表しているのか, それとも HRCT が広く利用されるようになったことで診断率が向上したためなのかは, 不明である[34]. 確かなのは, 気管支拡張症の罹患率が 18～34 歳の成人では 10 万人あたり 4.2 例であるのに対し, 75 歳以上の成人では 10 万人あたり 27.2 例と変化する, ということである[35].

気管支拡張症は定義上, 気管支壁の破壊によって不可逆的な拡張が起こる. 気管支拡張症には多くの原因があり, 炎症, 異常な気管支の病態生理, 気道壁の異常な発現と慢性および再発性の感染症[36]という, 繰り返される共通のサイクルがある. 気管支拡張症は一般に, 慢性または重症な細菌感染症, 特に組織壊死を引き起こすブドウ球菌属, クレブシエラ属または百日咳菌の感染の結果として発症することがある[29]. 結核菌を含む肉芽腫性の感染症[37-39], 非結核性抗酸菌, 特に MAC 症[40-45], そして, ヒストプラズマ症のような真菌類は, 気管支拡張とも関係している. さらに, 気管支拡張はしばしば, 狭窄性細気管支炎(CB;閉塞性細気管支炎(BO))を呈する患者, またはウイルス感染から生じるスワイヤー-ジェームズ症候群でも起こり得る.

気管支拡張は, 種々の遺伝的異常(特に異常に粘膜線毛クリアランス能が低下した患者, 免疫不全または気管支または気管支壁の構造的異常)と発症の関連がある(表 21-1)[46,47]. 嚢胞性線維症(CF)に加えて, 遺伝的基礎がある気管支拡張の原因として, α1-アンチ

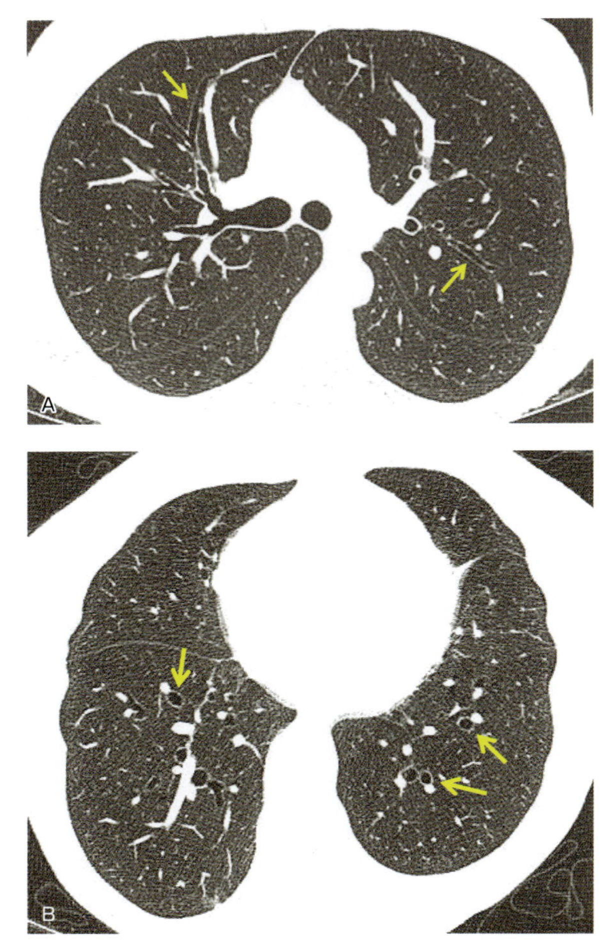
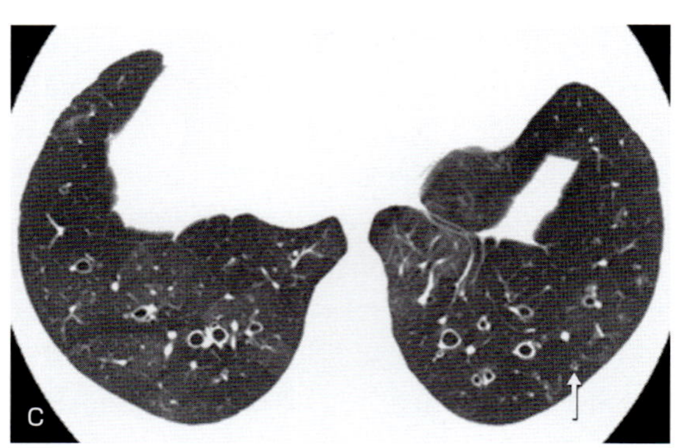

図 21-1　**円柱状気管支拡張症.** A：気管分岐部の 1 mm スライスの画像では，上葉末梢気道の漸減の欠如を認める．軽度の円柱状気管支拡張症の所見である(矢印)．B：肺底部での末梢気道の拡張を伴った典型的な円柱状気管支拡張症の 1 mm スライスの CT 画像．"印環状"の所見を呈している(矢印)．C：A と B よりも下葉で撮影された異なった患者での 1 mm スライスの CT 画像．気管支壁の肥厚を伴った円柱状気管支拡張を認める．小さな気道病変に一致したモザイク灌流の所見を認め，特に右下葉で著明である．臓側胸膜から 1 cm 以内の拡張し肥厚した気道がみえることに注意(矢印)．気管支病理においては重要な所見である．

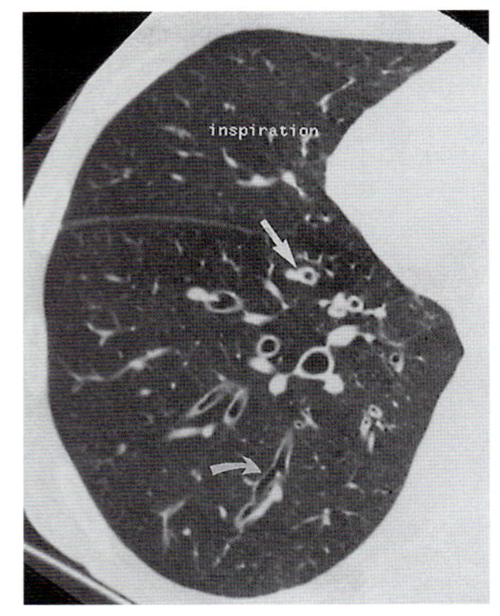

図 21-2　**瘤状気管支拡張.** 不規則に拡張し気管支壁の肥厚した(矢印)典型的な瘤状気管支拡張症を示す ABPA 患者での HRCT 画像.

トリプシン欠損症，線毛機能不全症候群(DCS)，ヤング症候群，ウィリアムスーキャンベル症候群(気管支軟骨の先天性欠損)，ムニエークーン症候群(先天的巨大気管気管支；図 21-8)，低ガンマグロブリン血症や分類不能型低ガンマグロブリン血症(CVID)を含む免疫不全症候群，黄色爪症候群(黄色爪，リンパ水腫と胸水)がある．これらの病態では，慢性もしくは再発性の感染が一般的である．

気道の炎症と粘液栓形成をもたらす非感染性疾患でも気管支拡張症を起こし得る．これらの疾患には，アレルギー性気管支肺アスペルギルス症(ABPA)[48-51]と，それほどではないが喘息も含まれる[52,53]．気管支拡張症は，原因の有無にかかわらず狭窄性細気管支炎の患者にも発症するが，多くは心肺または肺移植[54-62]，骨髄移植(BMT)後の慢性拒絶で発症し，慢性移植片対宿主病(GVHD)[63]の結果として発症する場合もある．さらに，気管支拡張症は炎症性腸疾患[64]患者に起こることもある．

臨床的相関

一般的に，気管支拡張症の臨床診断は，重症患者のみであり，慢性気管支炎との鑑別は難しい[65]．多くの患者は，膿性喀痰と再発性肺感染症[28,30,66]を呈する．喀血はしばしば起こり，50%で発症する．また喀血が唯一の臨床所見である場合もある[30,67-69]．気管支炎，

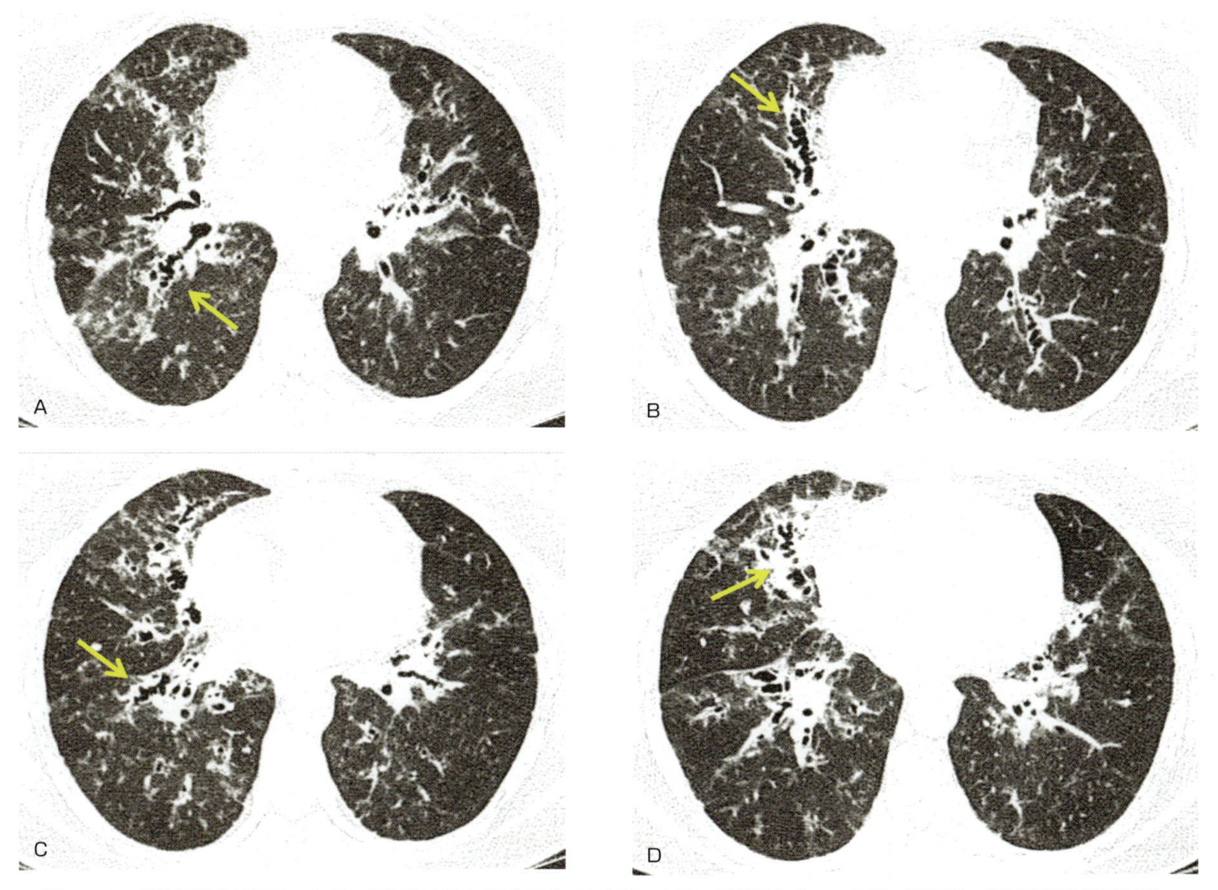

図 21-3　瘤状気管支拡張症． A–D：嚢胞性線維症(CF)患者での上葉，中葉，下葉での 1 mm スライス画像．気管支壁の肥厚を伴った瘤状気管支拡張を認める(矢印，A–D)．

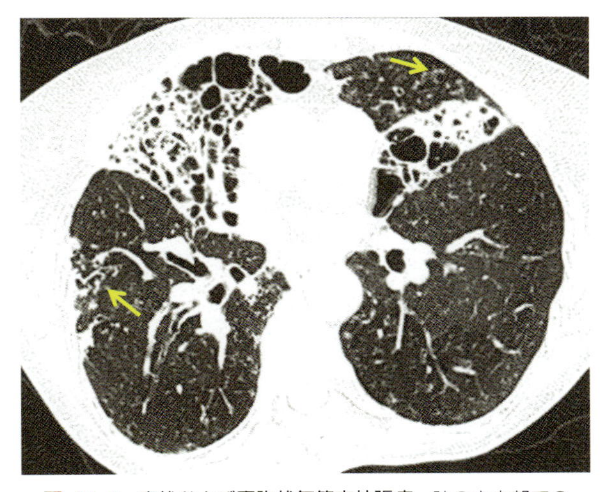

図 21-4　瘤状および嚢胞状気管支拡張症． 肺の中央部での 1 mm スライス CT 画像．瘤状および嚢胞状気管支拡張が混ざり，中葉と舌区下方ではほとんど拡張症に置き換わっている．これらの異常は，非結核性抗酸菌症によるものである．加えて，細気管支の拡張(右下葉の矢印)と小葉中心性の tree-in-bud (舌区の矢印)を伴った小さな気道の炎症に一致した所見に注目．

細気管支炎または肺気腫はしばしば気管支拡張を伴い，肺機能検査(PET)では閉塞性障害を呈することがある．このことは，本章の後半と 20 章に検討されるように，慢性閉塞性肺疾患(COPD)と喘息[17, 70]の異なった表現型を，CT で定量的に評価する際に非常に興味深いことである．

気管支拡張症が臨床的に疑われる際には，胸部 X 線写真と HRCT に加え，詳細な病歴と多くの特異的診断検査[71]が推奨されている．これには，すべての症例で肺機能検査，喀痰の細菌・真菌および抗酸菌培養とアスペルギルス IgG または IgE 検査もしくはアスペルギルスの皮内反応が含まれる．

既知の病因のない患者において，肺気腫が疑われる患者での α1–アンチトリプシン濃度測定，若年者で副鼻腔の炎症を伴う患者での汗の塩素濃度もしくは嚢胞性線維症の遺伝子変異スクリーニング検査，不妊症のある成人での線毛生検，胃食道逆流症を診るための嚥下検査，その他の潜在的な膠原病の有無を確認するた

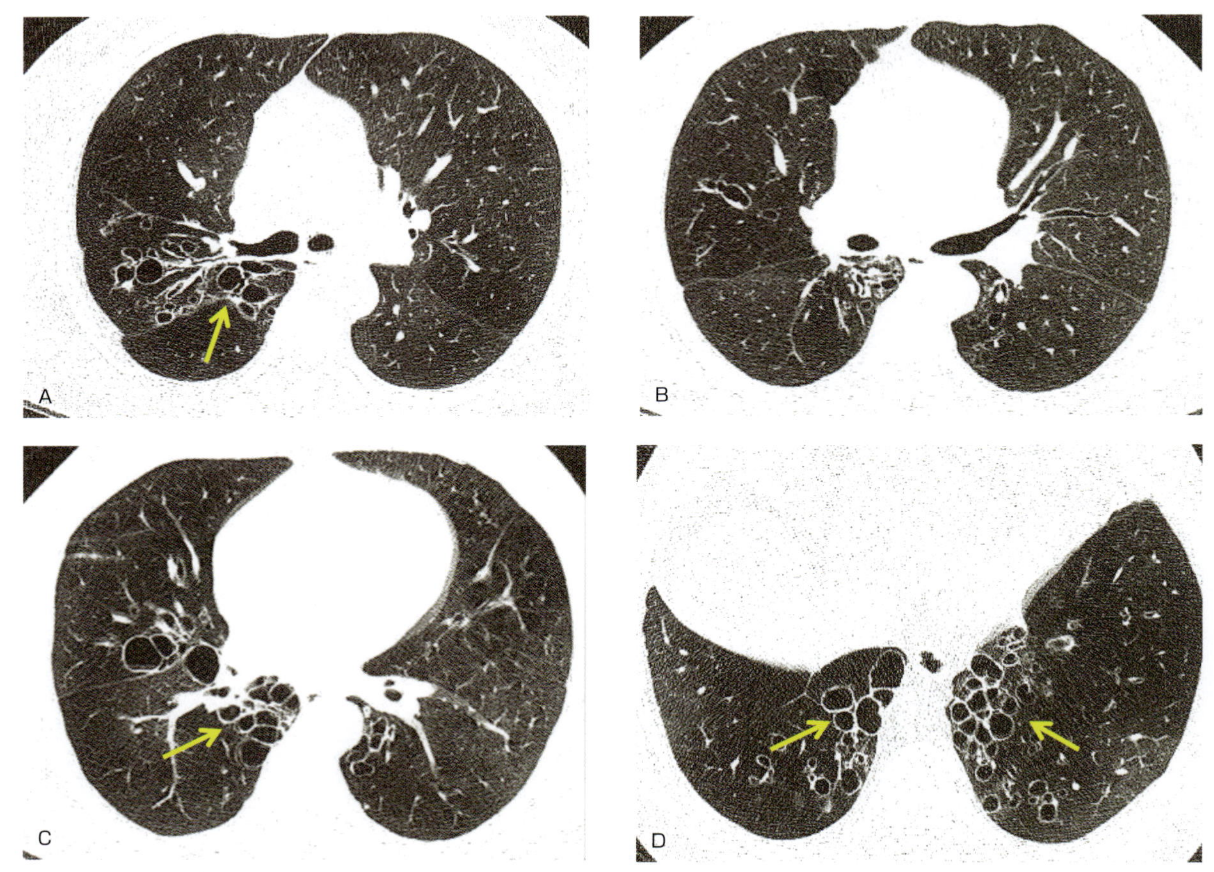

図 21-5 円柱状気管支拡張症．A–D：中葉から下葉にかけての 1 mm スライスの CT では，まとまった囊胞状気管支拡張症を認め，ぶどうの房のような所見となる（矢印）．狭窄性細気管支炎に伴う気管支壁の肥厚とびまん性の肺野濃度の低下，血管影の減少に注目．

めの血清学的検査は有用かもしれない．気管支鏡検査は必須ではないが，経気管支肺生検は非結核性抗酸菌症の診断のために価値のある検査である[71]．

胸部 X 線所見

気管支拡張症の胸部 X 線所見は，詳しく説明されている[72]．これには，おそらく気管支周囲の線維化と含気減少によると思われる障害を受けた肺の血管影の欠損や気管支壁の肥厚，さらに進行した例では時に液面形成を伴う散在性の囊胞が含まれる．これらの多くの所見が非特異的であることを強調しておかなくてはならない．つまり，気管支拡張症を胸部 X 線で確実に診断することは，進行例を除き，困難である[73]．

CT 診断：視覚的解釈

気管支拡張症は，直接的および間接的な HRCT 所見を呈する（表 21-2）[4, 15, 74, 75]．直接的な所見は気管支拡張による形態学的異常で，典型的には円柱状（図 21-1），瘤状（図 21-4），囊胞状（図 21-4～図 21-7）と表現される．また，徐々に細くなる気管支の欠如や末梢肺領域の気道がみえなくなる（図 21-1，図 21-4）．

間接的な所見は気管支壁肥厚とその不整，気管支内腔の粘液栓の存在，細気管支拡張と tree-in-bud がある．補助的な所見は，吸気 CT でみられるモザイク灌流の所見，呼気 CT での部分的なエアトラッピング[76]，気管拡大，気管支動脈拡大，気腫性変化と小葉間隔壁肥厚[77]がある．これらの所見の組合せにより，大部分の症例で正確な診断が可能となる（表 21-2）．

気管支の拡張

気管支拡張症は気管支の拡大と定義されるため，増大した気管支径を確認することが HRCT 診断の中心所見となる．本章の後半により詳細に検討されるように，気道径を測定する高度な様々な方法が提案されて

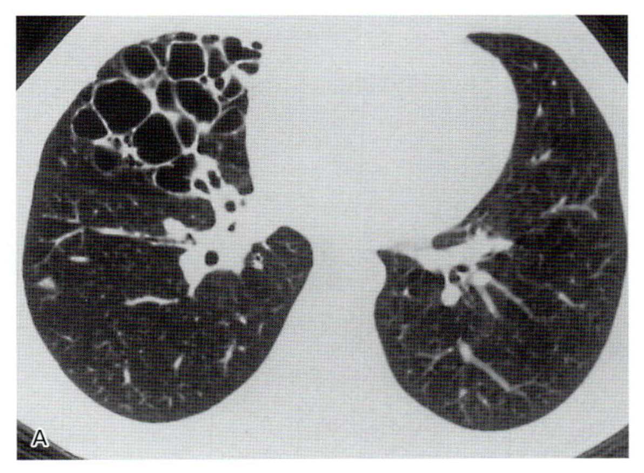

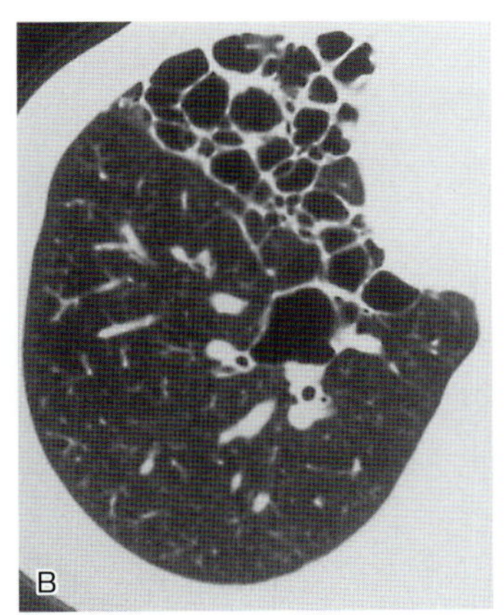

図 21-6 A，B：結核の既往のある患者．多くは中葉に限局した嚢胞状気管支拡張症．

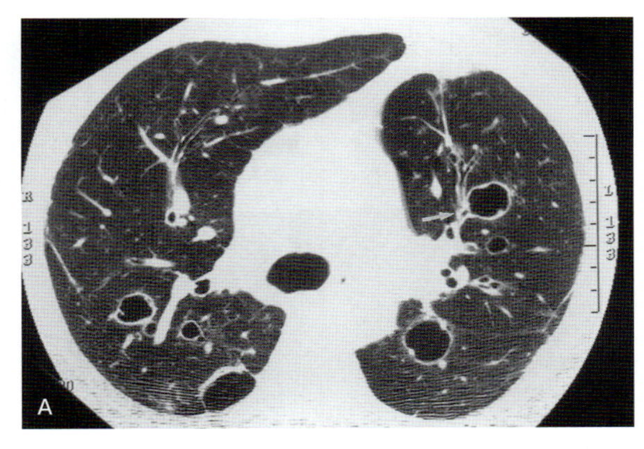

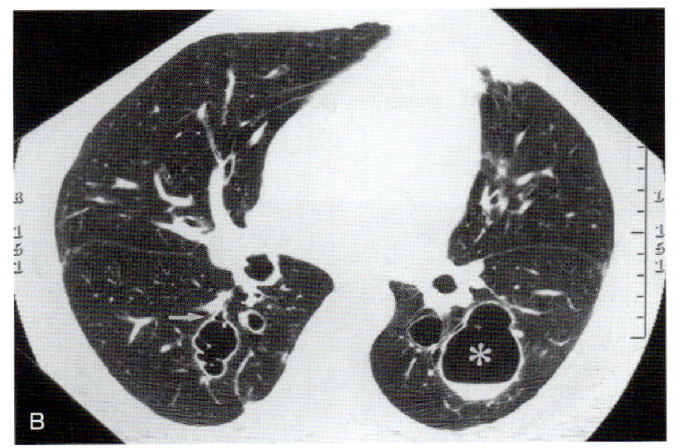

図 21-7 **嚢胞状気管支拡張症．** 気管分岐部と肺の中央部では，限局した嚢胞状気管支拡張の病変を認める．気管支は拡張し，壁は肥厚している．これらのうち，あきらかに交通しているものもあれば，液面形成がみられるものもある(B，＊)．

いる．これらのアプローチが，正確に気道の量的評価を可能とし，特に生理学的研究で貴重となる可能性があるが，気管支の拡張の存在を確立するための可視的基準は変わらない[4, 52, 78–81]．

HRCT において，気管支拡張は，(a) 気管支内径と並走する肺動脈枝の比較(すなわち，気管支動脈比(B/A 比)の測定)，(b) 気管支内腔が徐々に縮小する所見の欠如と，(c) 末梢肺での気道の可視化で診断される．

気管支動脈比

多くの場合，気管支拡張症は気管支内腔が並走する肺動脈分枝の直径より大きいとき，すなわち，B/A 比が1より大きい場合に考慮される(図21-1～図21-3，図 21-9，図 21-10)[82]．気管支拡張の診断における正確性は，気管支拡張症患者での CT と気管支造影の比較によって確認されている[83–86]．気管支拡張症患者において，気管支直径は，しばしば肺動脈直径より大きく(すなわち，B/A 比は 1.5 を超える)，この所見は，気管支が拡張していることを表すだけではなく，病側肺部分で，ある程度動脈の大きさが小さくなることで肺の血液環流が低下することを表している[79]．拡張した気管支とその近くにある肺動脈枝が小さくなる所見は印環サインとよばれている(図 21-1)．この所見は，気管支拡張症を認識する場合と，嚢胞肺病変を区別する際に貴重である．

B/A 比の増加は気管支拡張症で特徴的であるが，B/A 比が 1 以上であっても，必ずしも気管支拡張症とはいえない[4, 52, 79]．拡張がわずかであるにもかかわらず，気管支壁の破壊を伴わない気管支の拡張が認められる例もある．この所見は，喘息患者[49, 52, 87]や高地に住んでいる患者[52, 79]，そしてわずかではあるが健常被験者[88]でも報告されている．例えば，14 名の健常被験者の HRCT 所見で B/A 比の平均は 0.65 ± 0.16 であったが，7％である程度の気管支の拡張の所見が認められた[89]．Kim ら[79]は，1,600 m の高地に住む健常被験者 17 名中 9 名(53％)に，少なくとも 1 つの気管支で

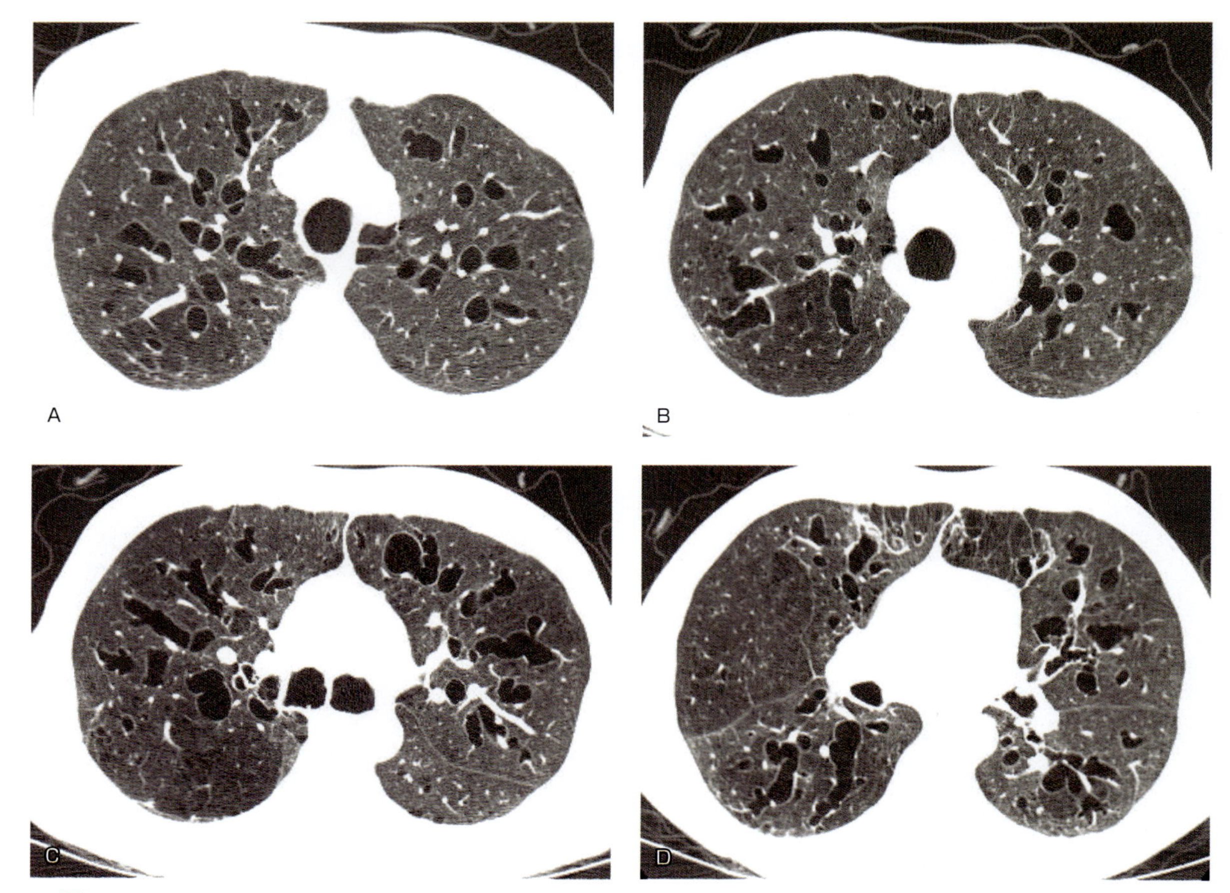

図 21-8 ムニエ-クーン症候群の広範囲な気管支拡張症．A-D：連続した 1 mm スライスの CT では，円柱状・瘤状・嚢胞状気管支拡張症の所見である拡張した気道を伴った，多くの拡張した薄壁気道を認める．軽度の気管拡大も認める．

並走する肺動脈の大きさが同等もしくはそれ以上であったことを証明している．また，海水位に住んでいる 16 名中 2 名(12.5%)で少なくとも 1 つの異常に拡張した気管支が認められたとしている．

同様に，Lynch ら[52] はデンバーに住んでいる 27 名の健常被験者で，小葉気管支と区域気管支，亜区域気管支，より細い気管支の内径を，並走する肺動脈枝径と比較した．著者らは評価された 142 の気管支のうち 37(26%)の気管支で，また，59%の被験者で B/A 比が増加していることを発見した．これらの拡張した気道分布の評価で，肺の葉内もしくは葉内の前後にある気道において異常な B/A 比の傾向を示すことを試みたが，有意な違いは認められなかった[79]．同様なことは，Kim ら[80] によって区域内，葉内，肺内でも違いがないことが示されている．

よって，気管支拡張症の診断にておいて，B/A 比の増加が著明でも診断においては注意が必要である．健常被験者と喘息患者の検討[52] で，B/A 比が 1 以上は両群でしばしば認められたが，1.5 以上の患者は 1 例も認められなかった[90]．健常者から，真の気管支拡張症を鑑別するための有用な追加所見は，気管支壁の肥厚である．気管支壁の肥厚は，しばしば気管支拡張症の患者において気管支の拡張とともに認められ，様々な気管支の大きさと徐々に気管支が小さくなる所見がみられなくなる．Lynch ら[52] による B/A 比が増加した健常被験者における研究で，気管支壁の肥厚は一般的ではなく，HRCT で真の気管支拡張症と診断される被験者はいないだろうとした．

同様の結果は，健常高齢者でもみられる可能性がある．Matsuoka ら[91] は，85 例の心肺疾患をもたない無症状の健康な被験者を対象とした前向き研究で，年齢と気管支内腔の直径を並走する肺動脈の直径で割った B/A 比の間で有意な相関が認められ($r=0.768$，$p<0.0001$)，1 以上の B/A 比は 65 歳以上では 41%に認められたとしている．

Kim ら[79] によって強調されているように，目視的

表 21-2　気管支拡張の HRCT 所見

直接的な所見
気管支拡張[a,b]
並走する気管支動脈よりも内径が大きい[a,b]
輪郭の異常[a,b]
印環サイン(垂直に撮影された気管支)
トラム・トラック(水平に撮影された気管支)
瘤状の外観
空気を満たした嚢胞(時々液体を含む)
気管分岐部から末梢側へ 2 cm 以上離れたところでの漸減の欠如[b]
末梢気道の可視化[a,b]
壁側胸膜から 1 cm 以内に気管支の拡張を認める[a,b]
縦隔胸膜近くまで気管支の拡張を認める[a,b]

間接的な所見
気管支壁肥厚[a,b]
液体または粘液を満たした気管支[a,b]
管状または Y 形の構造[a,b]
分岐状もしくは円形状の陰影[a,b]
液面形成[b]
モザイク灌流[a]
小葉中心性の結節または tree-in-bud[a]
無気肺 / コンソリデーション[a]
呼気 CT でのエアトラッピング[a]
小葉間隔壁肥厚

[a] 最も頻度が高い所見.
[b] 鑑別診断で最も有用な所見.

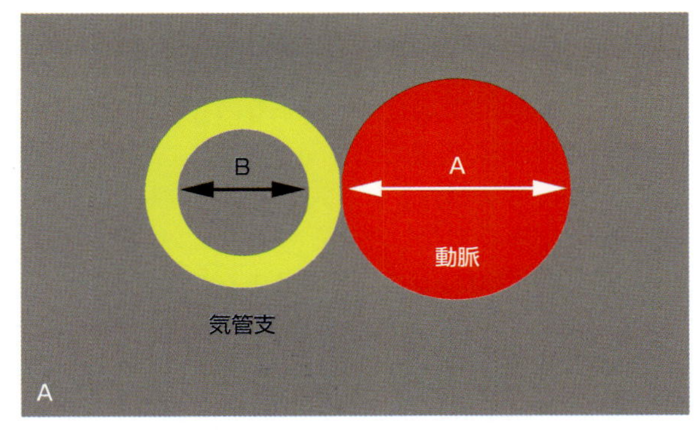

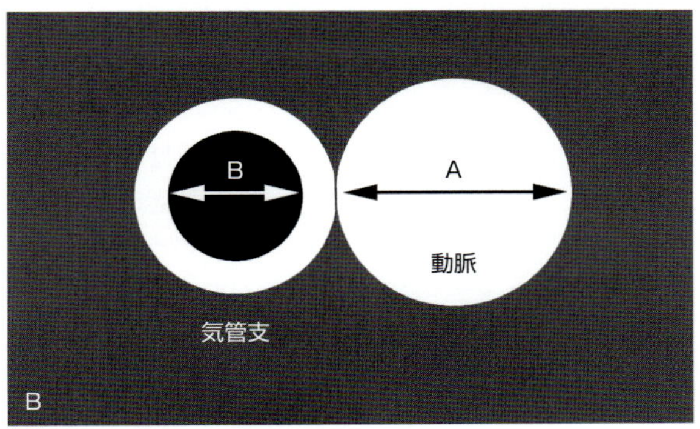

図 21-9　気管支動脈比(B/A 比)の測定．A，B：B/A 比は，気管支の内径と並走する動脈の比である．B は CT での見方を表す．

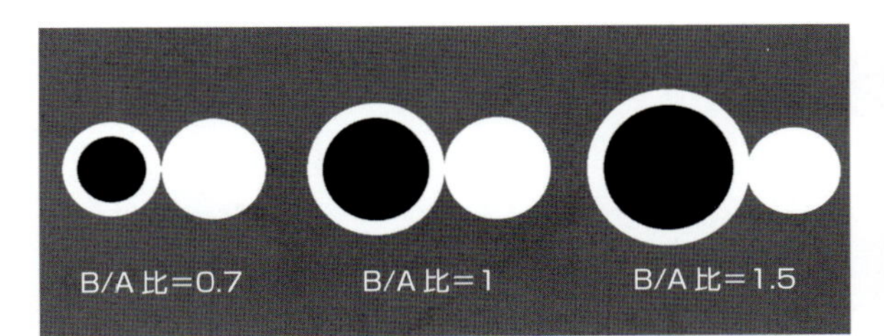

図 21-10　正常および異常な気管支動脈比(B/A 比)．B/A 比の正常は，若年～中年者では平均 0.65～0.7 である．1 以上の B/A 比は，65 歳以上の健常者や高地居住者でもみられることがある．真の気管支拡張症は，B/A 比が 1.5 以上である．

な検索だけではくぼんだ円の直径は大きさが同一にもかかわらず固体の円より大きくみえるのと同じように，わずかな錯視によって B/A 比が過大評価される可能性がある．かなりの B/A 比の変動は，健常者でもみられることがある．Kim ら[80] の研究では，亜区域気管支レベルで測定された肺動脈の外径をその並走する気管支外径で割った肺動脈 / 気管支比は平均 0.98±0.14 だったが，0.53～1.39 と幅があった．

正常な気管支の大きさは変動するため，気管支直径を測定する方法が検討されているが，気管支直径の測定は HRCT での測定が信頼性があるとされる[92,93]．ただ，Diederich ら[78] によって強調されているように，測定器を使ったり使わなかったりの客観的測定は時間のかかる作業であり，しばしば臨床的には実用的ではないため，目視的な測定がいまだ中心的な評価法となっている．この点に関しては，目視的な測定は読影者間でも違いを許容できる．Diederich ら[78] は，目視的な測定のみを用いて，3 人の読影者で気管支拡張の指摘(k=0.78)と重症度の評価(k=0.68)がかなり一致していることを示した．読影者間の一致率のよさは，いくつかの HRCT 評価システムを検討した同様の研究でも示されている[94]．

B/A 比の使用について考えられる限界は，気道と並走する動脈を同定する必要があるということである．このことは，肺実質のコンソリデーションのある患者においては，いつも可能であるとは限らない[4]．Kang ら[4] は，肺実質のコンソリデーションによる気管支拡張が同定されている 47 の切除肺で B/A 比を 3 例で測定することができなかったとしている．

気管支径漸減の欠如

気管支径漸減の欠如は，わずかな円柱状気管支拡張症の診断のための所見として重要である(表21-2，図21-1)．この所見があると，気道の径は分岐部から少なくとも2cmは変化しないといわれている[79]．最初にこの所見が診断において重要であることを提唱したのはLynchら[52]で，気管支径漸減の所見がないことは，気管支拡張症を診断するうえで最も感度のよい方法であることが，数人の研究者によって報告されている．例えば，Kangら[4]は，病理学的に診断された47葉の検体で，B/A比の増加が28例(60%)に認められたのに対して，気道内径の漸減がなかった例が37例(79%)で認められたとしている．他の研究[88]では，気管支拡張症患者では気管支径の漸減の所見があったのが95%に対し，健常被験者では10%のみであった．この所見を正確に同定するためには，連続撮影のHRCTが必要で，特に気道が垂直もしくは斜めに撮影されないと同定できないことに注意が必要である．HRCTがスライス間隔が広いときはこの所見の価値は低くなり，多列検出器CT(MDCT)で撮影されればこ

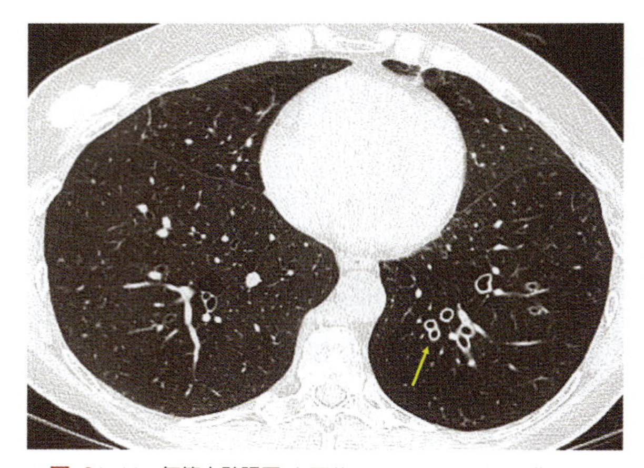

図 21-11　**気管支壁肥厚．**左下葉の1mmスライス画像では，非対称性に著明に肥厚した気管支壁を認める(矢印)．びまん性のエアトラッピングと小さな気道の閉塞による肺野濃度の低下と脈管影の減少に注目．目視的に気道壁肥厚の異常をみつけるためには，著明な非対称性の分布をみつけることで，簡単に発見できる．

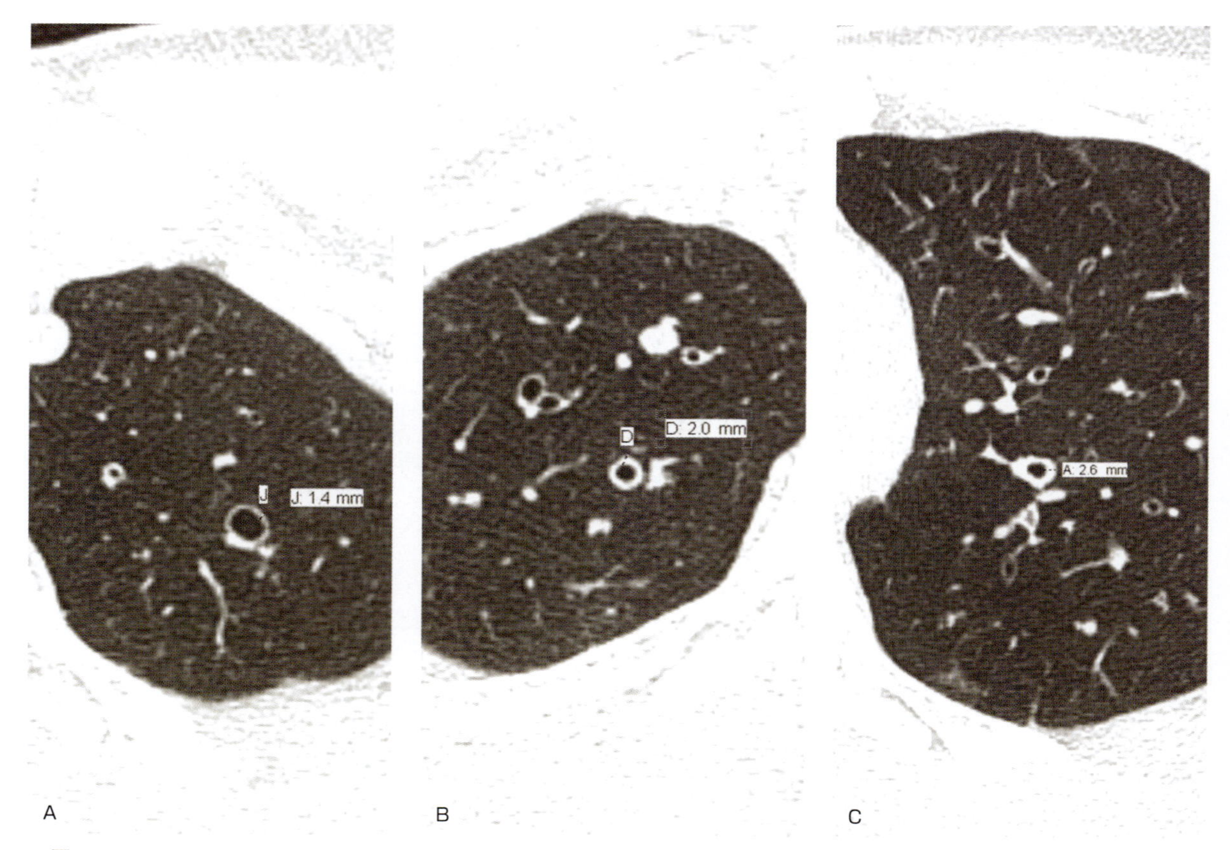

図 21-12　**気管支壁肥厚．**A-C：左肺尖(A)，右上葉(B)，左上葉(C)での連続した1mmスライス画像．びまん性の気管支拡張症患者では，気管支壁の肥厚がそれぞれ1.4mm，2.0mm，2.6mmと壁の肥厚にばらつきがある．多くの症例では，気管支壁肥厚の同定は主観的で，定量的評価よりも視覚的評価による．

の問題は是正される．また，連続的に撮影されたHRCTの再構成画像でも是正することが可能である．

可視末梢気道

肺の末梢で気道がみえる所見も，気管支拡張症の所見である(表21-2，図21-1，図21-4)[4,88]．通常HRCT技術を用いてみえる最も小さい気道は，直径約2 mmと壁の厚さが0.2〜0.3 mmくらいである[95]．健常被験者においては，肺末梢2 cmのところでは気道壁が薄すぎるためみることができない[96]．気管支内腔の拡張のある気管支拡張症の患者では，気道周囲の線維化と気道壁の肥厚は末梢気道でもみえるようになり，この所見は気道に異常があるという診断に非常に有用である．Kangら[4]の研究では，気管支拡張の所見のある47葉中21葉(45%)で胸膜から1 cm以内の気管支がみえたとしている．

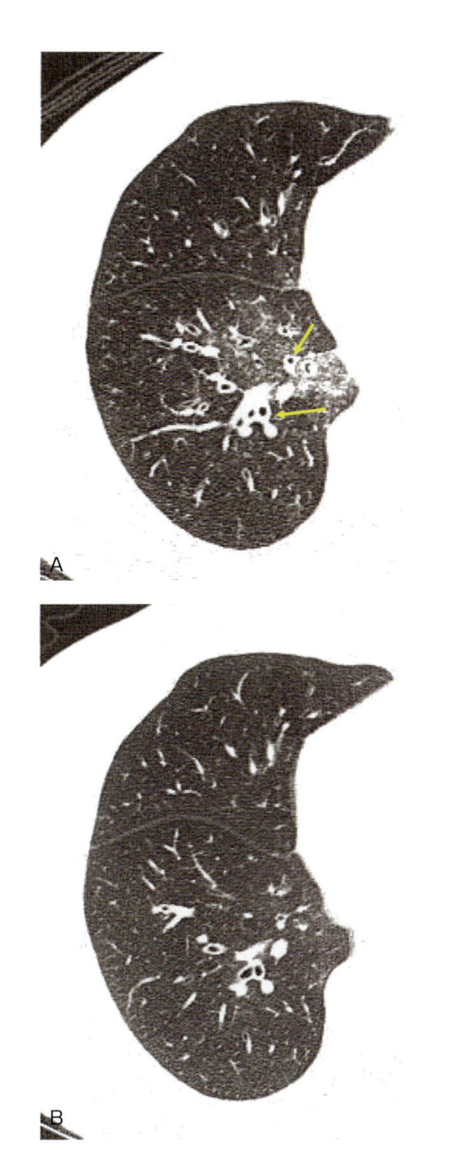

図21-13　炎症に伴う可逆的な気管支壁肥厚．A，B：急性の気道炎症のある患者での抗菌薬投与前後の右下葉での再構成画像．気管支壁肥厚(矢印A)は可逆的なこともあり，それ自体，真の気管支拡張症と捉えるべきではない．気管支壁肥厚は，不可逆的な気管支壁の破壊と定義される．Aでの右下葉内側の限局性のすりガラス影は，肺実質の炎症を表している．(From Bonavita J, Naidich DP. Imaging of bronchiectasis. *Clin Chest Med* 2012;33:233-248.)

気管支壁肥厚

気管支壁肥厚は非特異的であるが，潜在的に可逆・異常性があり，気管支拡張症の患者ではよくみられる(表21-2，図21-11〜図21-13)．通常，症状のある患者で認められる．実臨床において，肥厚した気管支壁を同定することは，非常に主観的となる[4,49]．気管支拡張と気管支壁の肥厚はしばしばびまん性で均一ではなく，斑状で多中心性なので，他の部位の気管支とを比較することは，診断に有用である(図21-11)．CTウインドウレベルを変えると気管支壁の厚さも変わるため，一定のウインドウ設定を用いることは，気管支壁肥厚の診断に非常に有用である(1章参照)．視覚的に気道壁の肥厚を推測することは主観的であるが，連続性のある撮影を検討する際には信頼性が高い場合がある．Diederichら[78]は，気道壁の肥厚を目測する方法を用いて，3人の読影者で気管支壁の肥厚の有無をみる検査で，診断の一致率は許容できるレベルであったとしている($k=0.64$)．

気管支の壁厚の定量化については，2章と以下で検討する．

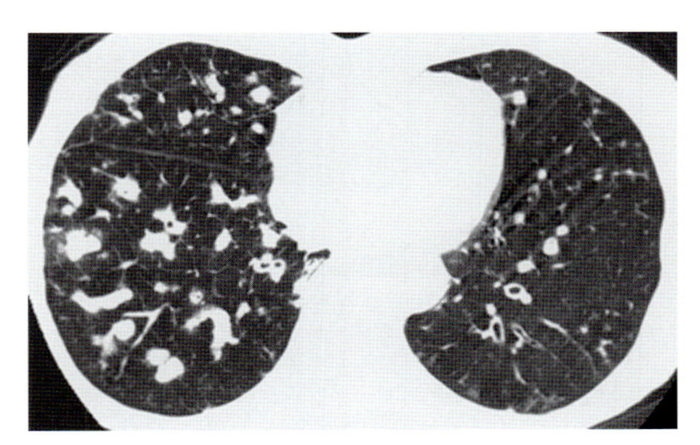

図21-14　粘液栓を伴う気管支拡張症．HRCTで粘液栓が中葉と右下葉に広範に分岐状の陰影としてみられる．右下葉では，含気のある気管支は少ない．左下葉では気管支拡張がみられる．

粘液栓と tree-in-bud

粘液または液体を満たした気管支の所見は，気管支拡張症の診断を確認するのに有効な場合がある[96a]（表21-2）．嚢胞性線維症とアレルギー性気管支肺アスペルギルス症（ABPA）は粘液栓の一般的な原因である．粘液または液体を満たした気管支の HRCT 画像は，

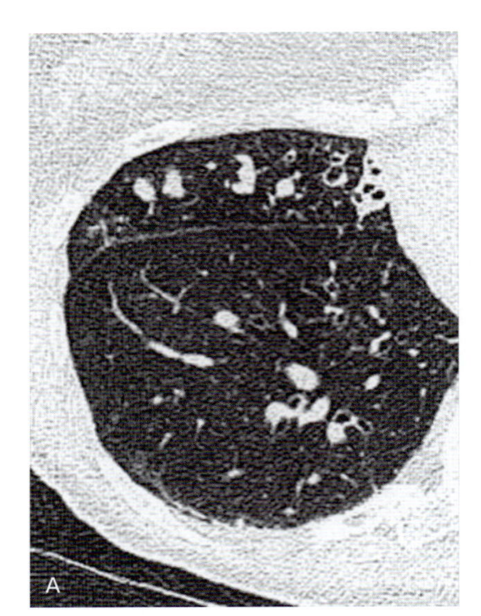

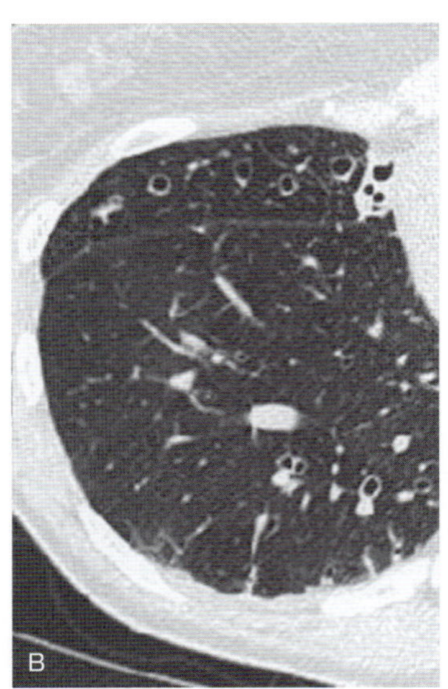

図 21-15　粘液栓を伴う気管支拡張症．A：中葉底部の HRCT 再構成画像．多数の結節があり，わずかな分岐状の構造もみえる．また，空気を満たした拡張した気管支もある．B：抗菌薬治療後の A と同じレベルで撮影された 5 mm スライス画像．A でみられた結節状影が末梢気道に貯蓄した粘液であったことを示している．（From Naidich DP, Webb WR, Müller NL, et al. *Computed tomography and magnetic resonance of the thorax*. 4th ed. Philadelphia: Lippincott Williams & Wilkins; 2007.）

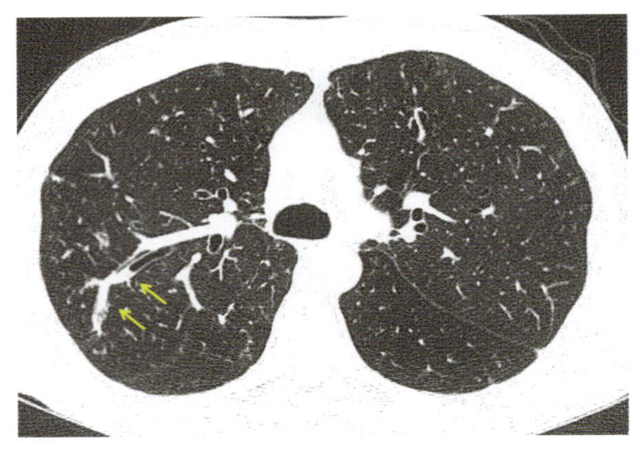

図 21-16　限局性の粘液栓．右上葉での 1 mm スライス CT 画像では，粘液栓の特徴である，管内分泌物を伴い拡張し分岐した末梢性気管支を認める．

異常な気管支の大きさと，どのように撮影されているかで異なってくる．粘液で満たされている大きな気管支がその面で撮影されると，Y 型の枝分かれした像として認められる（図 21-14～図 21-18）．多くの症例では，枝分かれした像は異常に拡張した血管と紛らわしいことがあるが，他に液体で満たされた拡張した気道が確認されれば（つまり，気管支拡張症），気管支が拡張した部分を容易に確認できる．疑わしい症例においては，大きな液体を満たした気管支と拡張した血管は，造影剤の投与で容易に鑑別できる．MPR 像と MIP 像は，更なる評価のための手段になる．

末梢肺での粘液もしくは膿が貯留した小さな気道は，二次小葉中心内の分岐した構造または tree-in-bud[38, 97] もしくは遠位気道の異常に相当する小葉中心性の陰影[27, 98] として認められる（図 21-4，図 21-18，図 21-19）[98-101]．これらの所見の詳細については，後述する．

一般に気管支拡張症と感染は関連があるが，肺の中心部の粘液で満たされた拡張した気道は，先天性気管支異常（例えば，気管支肺分画症または気管支閉鎖）から生じることがある[102-106, 106a]．

粘液で満たされた気道が特に肺の中枢部，区域または小葉に分布している場合には，良性もしくは悪性腫瘍，異物による気管支内の閉塞の可能性に注意しなくてはならない．気管支の閉塞や粘液栓を起こす腫瘍には，気管支原発の悪性腫瘍，カルチノイド，気管支内転移，まれに気管気管支乳頭腫症がある．

限局性の粘液栓は異物誤嚥もしくは気管支結石症によることがある[107]．いなかる理由で発症した急性もしくは慢性の気管支炎患者においても，あきらかな病

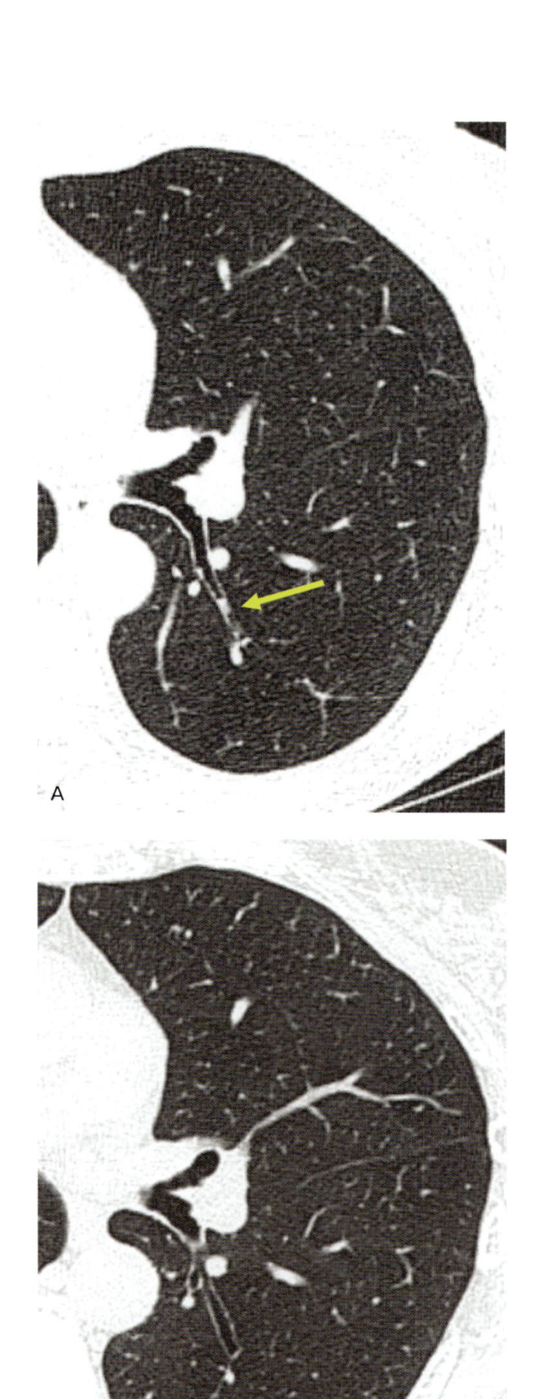

図 21-17　限局性の円柱状気管支拡張症をきたす分泌物の貯留． A：左下葉上部の 1 mm スライス CT 再構成画像．上区気管支近位側でのあきらかな分泌物貯留．B：A と同じレベルで撮影されたその後の画像では，同じ葉内で限局性の円柱状気管支拡張が認められる．小さな末梢気道病変の進行をモニタリングするためには，最適分解能として連続した 1 mm スライス画像が必要である．

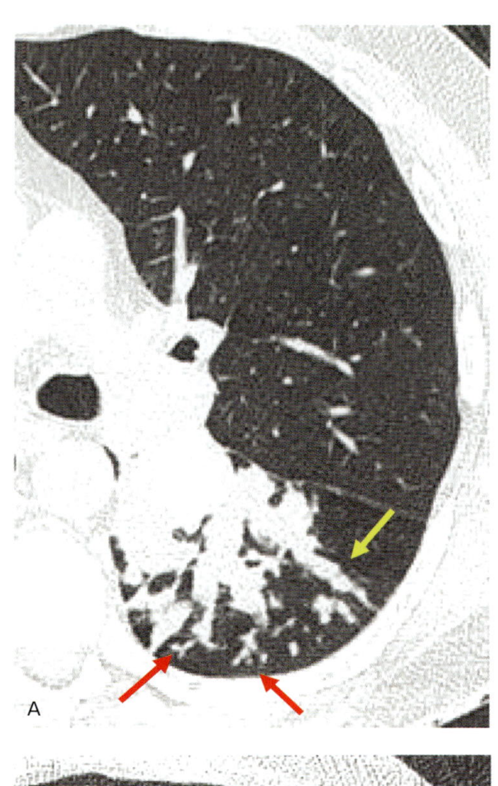

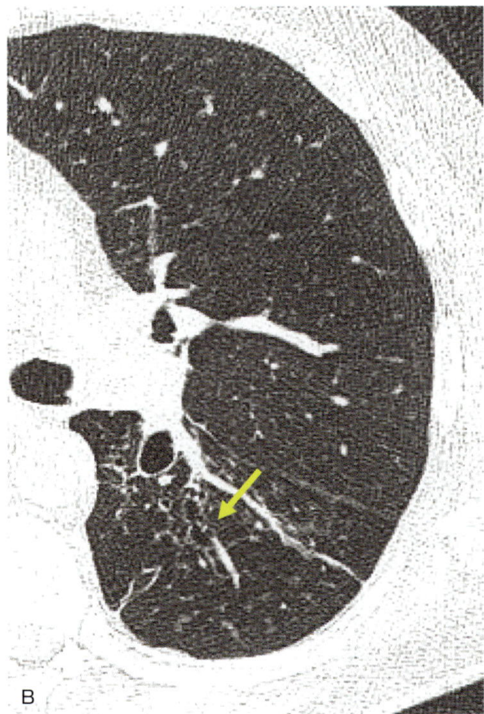

図 21-18　ABPA での限局性粘液栓． A：左下葉上区の再構成画像では，肺末梢に延びる筒状（黄矢印）と分岐状影として広範囲な粘液栓がみえる．tree-in-bud の所見が末梢肺でみられる（赤矢印）．B：抗真菌薬投与と気管支洗浄後に同じレベルで撮影された画像では，粘液栓が改善され，瘤状気管支拡張症の所見が認められる（黄矢印）．

因がなくても粘液栓が限局して認められることがある．

モザイクパターンとエアトラッピング

現在では，気管支拡張のある患者のほとんどが病理学的に末梢気道の所見を示すことがわかっている．例えば，Kang ら[4] は気管支拡張症のある 47 例の肺葉切除標本中 85％の症例で細気管支炎があることを発見した．これには閉塞性細気管支炎が 6 例，炎症性もしくは化膿性細気管支炎が 18 例，閉塞性と炎症性細気管支炎の併存が 16 例含まれる．細気管支炎の典型的な HRCT 所見として，小葉中心性の結節もしくは分岐状影もしくはその両方(すなわち，tree-in-bud(10 例)；図 21-18，図 21-19)，細気管支拡張(17 例)，モザイク灌流(21 例；図 21-20～図 21-22)[4] が 47 葉のうち 30 葉(75％)で認められた．

エアトラッピングの範囲と重症度を評価する定量的方法が報告されているが[108, 109]，エアトラッピングの同定のほとんどは直視的に確認される．特に，吸気 CT でのモザイク灌流と呼気 CT での部分的なエアトラッピングの所見は，大きな気道病変に伴う細気管支炎の早期診断に役立つ可能性がある(表 21-2)．HRCT で気管支拡張症と診断されている 70 例の患者のうち評価された 52％の肺葉で，肺野濃度の低下が吸気 CT で認められたのが 20％の肺葉で，呼気 CT(つまりエアトラッピング)で認められたのが 34％の肺葉であったと報告している研究がある[110]．呼気 CT での肺野濃度の低下が重症の肺葉内(59％)もしくは限局性(28％)の気管支拡張症でより多く認められたが，気管支拡張症がない肺葉内でも 17％で認められた．これは細気管支の病変は，実際には気管支拡張症に先行し，その後気管支拡張をきたす可能性があることが示唆される[110, 111]．同じような感染の初期徴候としてのエアトラッピングの所見は，嚢胞性線維症の乳児や小児でもみられる[112]．

呼気 CT での肺野濃度の低下は，粘液栓とも関係している．Hansell ら[110] は，この所見は大きな粘液栓のある肺葉内の 73％で，小葉中心性の粘液栓をもつ患者の 58％でみられたとしている．また，呼気 CT で気管支拡張症の広がりと重症度は，肺野濃度の低下の広がりとその程度に相関関係があるとしている(r＝0.40，p＜0.001)．もっともなことだが，肺機能検査を受けた 55 例の患者において，呼気での肺野濃度の異常の範囲は，反対に気道閉塞(例えば，1 秒量(FEV_1)と 1 秒率(FEV_1/FVC))の程度と関連していた[110]．

健常者でも HRCT では軽度の限局性のエアトラッピングが認められる．70 例の健常者中 5 例(7％)に 5 葉以上でエアトラッピングが，3 例(4％)に区域性のエアトラッピングが認められたという報告は強調するに値する[109]．

血管異常に関連した変化

気管支動脈肥大　正常な気管支動脈は中枢気道に沿って中枢から第 2，3 の枝を広げて終末細気管支レベルに広がり，気管支のための主要な血液供給源である．気管支動脈は近位胸部下行大動脈から直接生じ，多くは 2 mm 未満の大きさで，さらに中枢気道や食道，縦隔リンパ節にも血液を供給する．拡張した気管支動脈は気管支拡張症の大部分の症例で病理学的に特定することが可能で，重症な場合は喀血の原因となる．

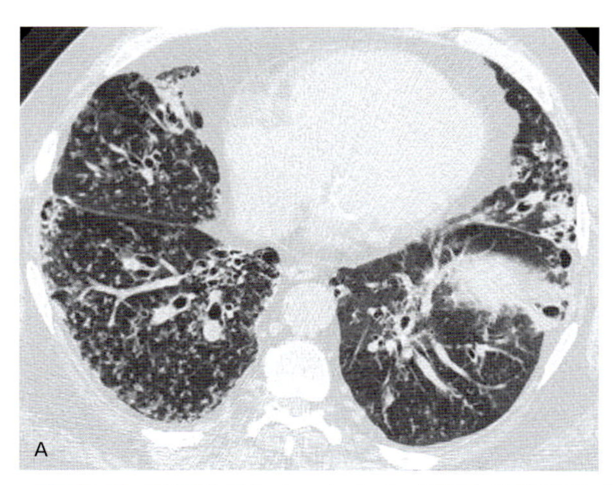

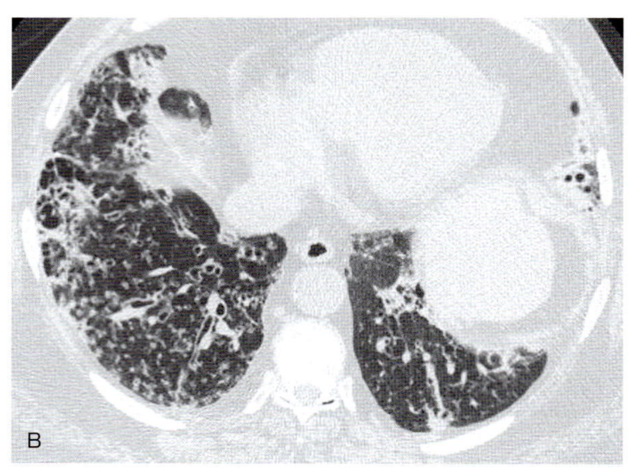

図 21-19　気管支拡張症，tree-in-bud，小葉中心性陰影を伴った MAC 患者(64 歳男性)．A，B：HRCT では，右中葉，舌区，下葉で広範囲な気管支拡張，小葉中心性陰影と tree-in-bud がみられる．

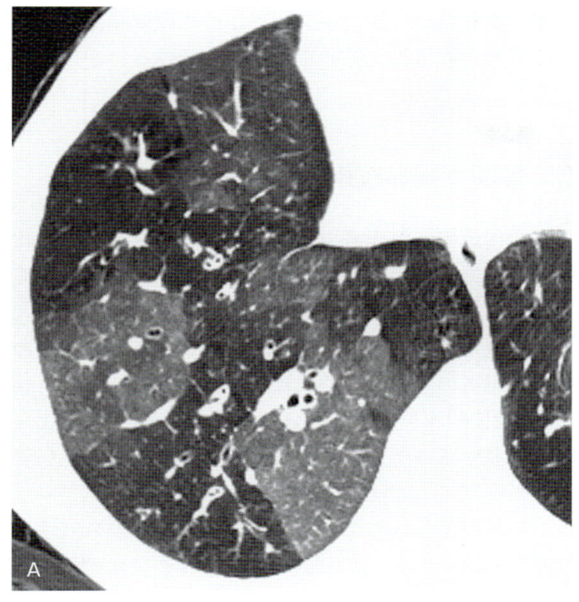

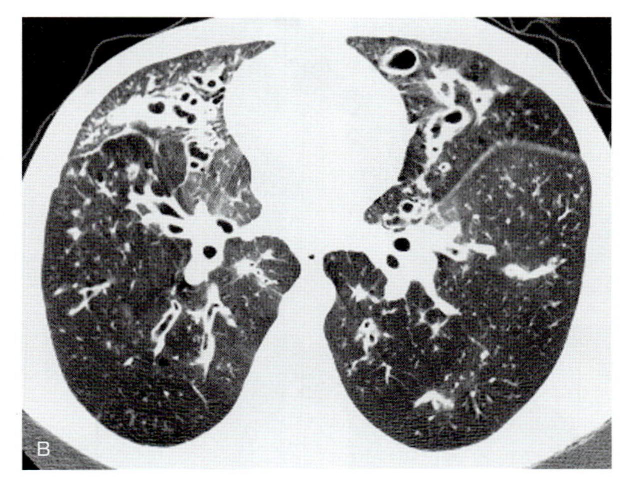

図 21-20　モザイク灌流を伴った気管支拡張症． A：嚢胞性線維症患者における斑状モザイク灌流．右下葉の地図状に減少した肺野濃度は小さな気道の閉塞，低換気，血管収縮反射によって起こる．肺の透過性が亢進している領域では高濃度域でみられるものより血管径が細い．これは，モザイク灌流の診断の決め手となる．気管支壁肥厚もみえる．B：画像の上のほうでは，気管支拡張，粘液栓とモザイク灌流がみられる．

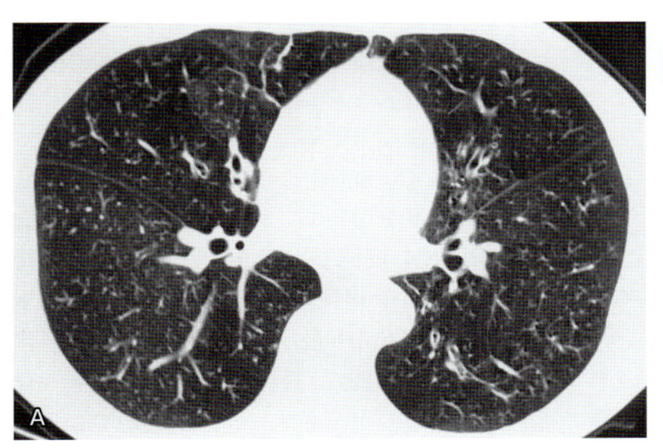

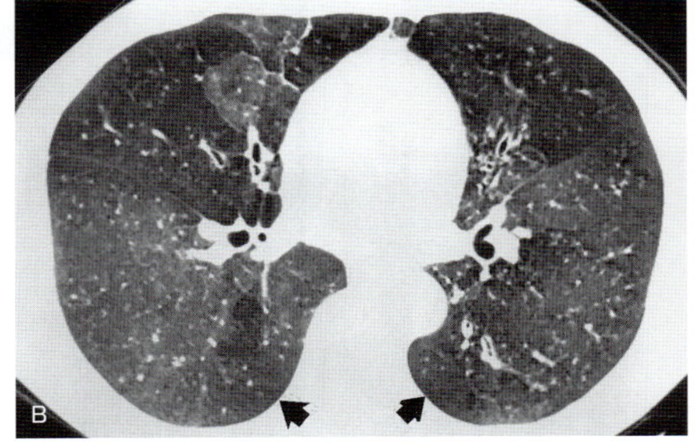

図 21-21　気管支拡張症と細気管支炎でのモザイク灌流：MinIP での評価． A：閉塞性細気管支炎のある患者での肺の中央部の HRCT では，軽度の気管支拡張とわずかなモザイク灌流がみられる．B：5 つの 1 mm スライス画像を用いて同部位の MinIP 画像では，モザイク灌流の範囲がよりわかりやすい(矢印)．

HRCT で，特に造影剤のボーラス投与で，正常および異常な気管支動脈を特定することが可能な例もある(図 21-23，図 21-34)[113, 114]．

肺高血圧症　最近注目されているのは，長期間の気管支拡張症と肺高血圧症の関連である[115-117]．特に興味深いことは，気管支拡張症の広がりと重症度と，死亡率のあきらかな関連である．91 例の気管支拡張症患者を対象とした最近の研究で，標準的な気道と比べ左右の中心肺動脈の径は，気管支拡張の広がりや重症度とは独立して，死亡率との関連が認められた(ハザード比 1.24；95% CI，1.13～1.35；$p<0.0001$)[117]．

小葉間隔壁肥厚

小葉間隔壁肥厚は，非特異的な所見で気管支拡張を有する患者にも認められる．Sibtain ら[77] によって示されているように，94 例の特発性気管支拡張症患者の後ろ向き研究で，60％の患者で小葉間隔壁の肥厚がみられた．この所見は気管支拡張の範囲($r=0.61$，$p<0.001$)と重症度($r=0.54$，$p<0.001$)に相関していた．

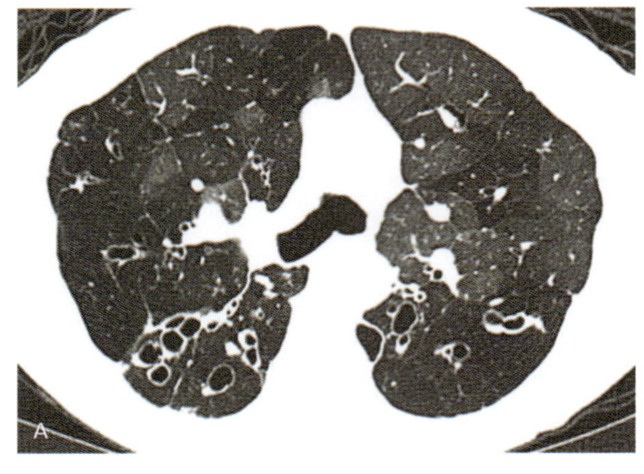

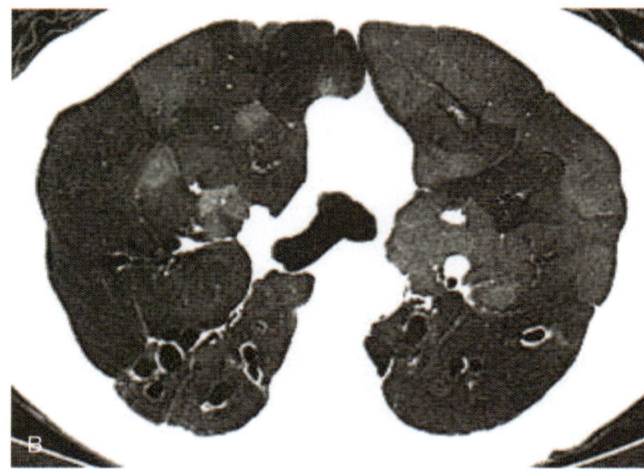

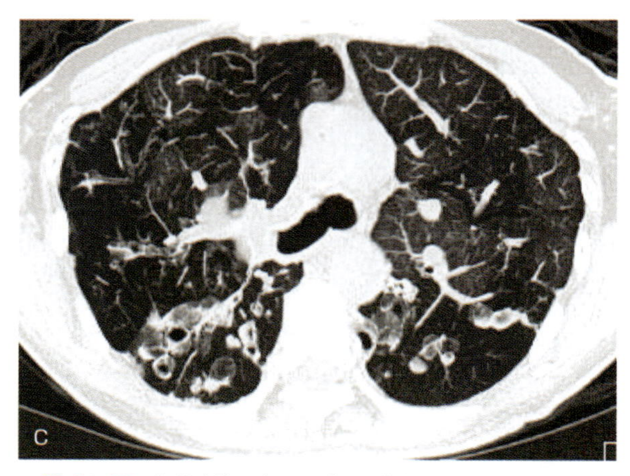

図 21-22　気管支拡張症とモザイク灌流を認める嚢胞性線維症：MinIP と MIP 像． A：気管分岐部での通常の 1 mm スライス画像．この症例の場合，閉塞性末梢気道病変と気管支拡張症に続発する斑状のモザイク灌流があることに注意．B，C：MinIP 画像(B)のほうが，モザイク影が地図状に広がる範囲とその程度を映し出すためには，より鮮明にみえる．一方，肺の脈管構造や気管支の異常は MIP 画像(C)のほうがよい．(From Bonavita J, Naidich DP. Imaging of bronchiectasis. *Clin Chest Med* 2012;33:233-248.)

興味深いことに，小葉間隔壁肥厚は，CT で気管支拡張症がない 20％の葉内で認められた．著者らはリンパ液の流れのうっ滞が小葉間隔壁の肥厚を呈し，結果的に特発性の気管支拡張をきたすのではないかと仮定した[77]．

CT 診断：撮影技術

気道疾患のある患者では，病変の広がりやその変化は軽微であるため，撮影技術に細心の注意を払わなくてはならないのはあきらかである．

MDCT が導入される以前には，気管支拡張症が疑われるの患者の評価のためには，10 mm ごとに 1〜3 mm の CT 軸位断像を撮影し，高分解能アルゴリズムによって再構成することが最先端技術であった[86, 118, 119]．気管支拡張症とすでに診断され，将来的にフォローアップの CT が必要とされている患者(例えば，非結核性抗酸菌症患者)では，低線量で撮影される従来の HRCT も 1 つの方法である．

しかし，MDCT の時代には，連続撮影した HRCT 画像を再構成した容積測定の方法を，気管支拡張症が疑われる最初の評価法として選択すべきである．1 回の呼吸保持での撮影は，呼吸および心臓の動きを最小限に抑えることができるという長所がある．より重要なことは，胸郭全体に及ぶ連続的な高分解能撮影は，限局性もしくは軽微な末梢気道異常を確認するために最適であるとされている(図 21-24)[5, 120]．

同じような解像度を用いて，容積測定の高分解能像では，従来の HRCT 技術ではできなかった多くの後処理アプリケーションが使用できる．これには MPR(多断面再構成)と MinIP(最小値投影法)，MIP が含まれ(図 21-21，図 21-22)，同様にすべての気管気管支樹の可視化のためのオートメーション化ができる可能性がある(図 21-25)．Chooi ら[121]の 3 人の放射線科医による気道病変が疑われている 23 例の連続した患者の研究で，MPR は診断における有用性に影響しなかったが，MPR 画像に従来の軸位断像も一緒に用いることによって，気管支拡張症の診断の一致率が改善した(MPR がない場合 $k=0.29$，MPR があった場合 $k=0.54$)．

容積測定のためのデータ収集は，気管支拡張が疑われる患者でエアトラッピングの存在を評価するのにも用いられる[11, 110, 111, 122-124]．これには，ある決まったレベルで強制呼気をして連続撮影する方法と，まず深呼吸後に撮影し，その後同じレベルで呼気時に撮影する方法がある(1 章参照)[13, 109, 110, 125-129]．呼気像が必要な症例では，気管分岐部，下肺静脈，横隔膜から 2 cm

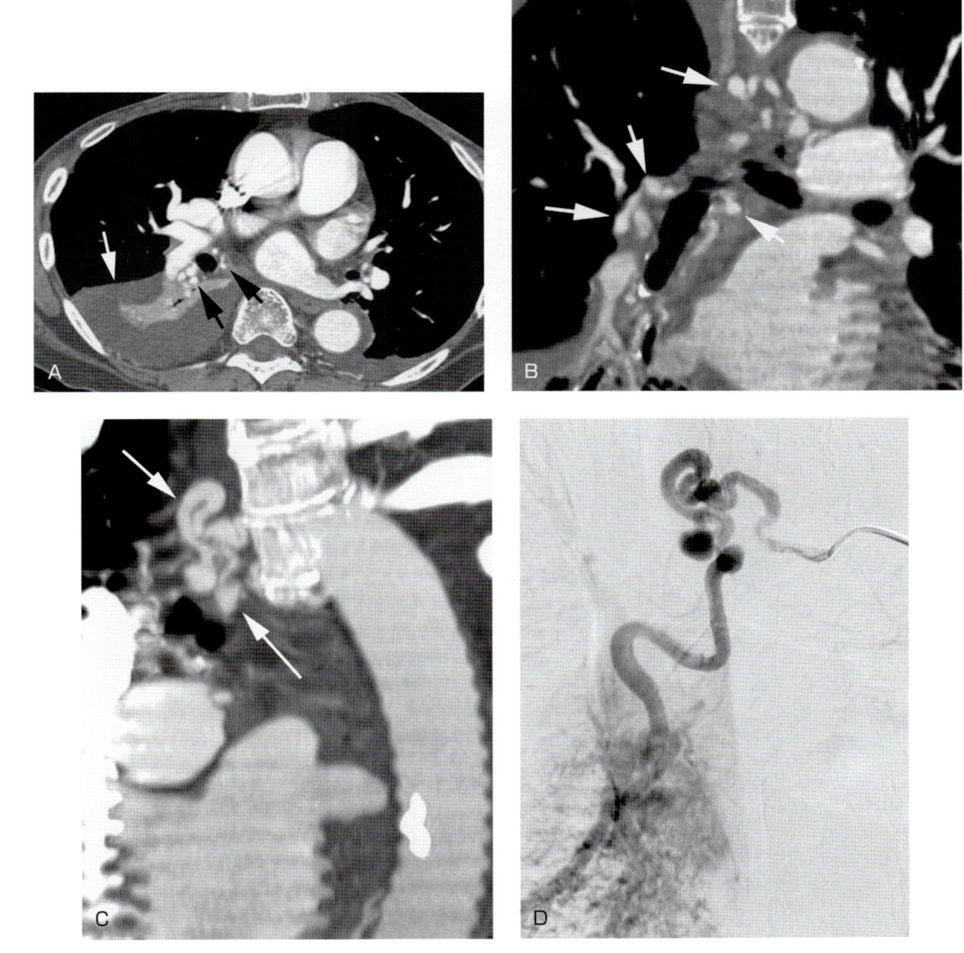

図 21-23　**気管支拡張症における気管支動脈径の増大．** A：喀血患者における造影剤投与中の MDCT 画像（1.25 mm スライス厚）．右下葉虚脱とコンソリデーション（白矢印）は，気管支拡張による．肺門部の著明に拡大した気管支動脈（黒矢印）．B：冠状断の再構成画像で肺門と縦隔の気管支動脈の拡張がわかる（矢印）．C：斜軸再構成画像では，縦隔内に拡張した気管支動脈がみえる（矢印）．D：C と同じ面での動脈造影で気管支動脈の拡張を認める．喀血治療のため，気管支動脈塞栓術が行われた．（From Naidich DP, Webb WR, Grenier PA, et al. *Imaging of the airways: functional and radiologic correlations.* Philadelphia, PA: Lippincott Williams & Wilkins; 2005.）

上のところの数枚の HRCT 画像で，十分なエアトラッピングの評価が可能である[122]．呼気像の価値は，過大評価されることはない．限局的なエアトラッピングによる肺野濃度の変化は，呼気像のみで同定可能である．同様に，呼気画像は，異常な近位気道力学と気管支軟化の同定を可能にする．

呼気と吸気で CT が撮影された 100 例の気管支拡張症患者の研究[122]で，呼気 CT で認められる肺野濃度の低下（つまりエアトラッピング）の広がりと，気流制限の間で強い相関があり，特に FEV_1 と強い相関が認められた（$r = -0.55$，$p = 0.00005$）．症例によっては，呼気 CT でわずかなモザイク灌流もしくはエアトラッピングを検出するためには，通常の画像よりも MinIP 画像がより感度がよい（図 21-21，図 21-22）[130-132]．

最後に，可能な場合は，いつでも撮影は低線量の放射線量で撮影すべきということを強調しておかなくてはならない．“低線量”の定義は進化しているが，近年使用できる商業技術は通常の CT と比較して格段に放射線量を減少させている．これには，自動管電流変調，管電圧の最適化，ビーム形成フィルター，ダイナミック *X* 軸コリメーターと，特に反復再構成法が含まれる[133]．現在の最新技術の CT スキャナーで利用可能な手法は，可能なかぎり使用すべきである．Yi ら[134]の報告では，診断のために十分な画像は 70 mA 以下で得られるとしている．興味深いことに，逐次再構成技術によって，画質の低下をきたすことなくほぼ 50%

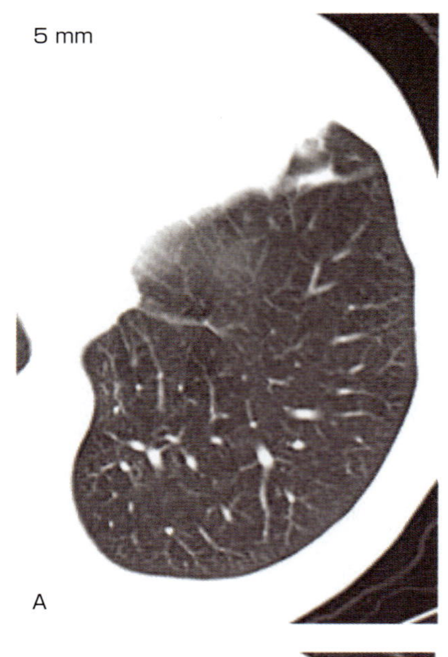

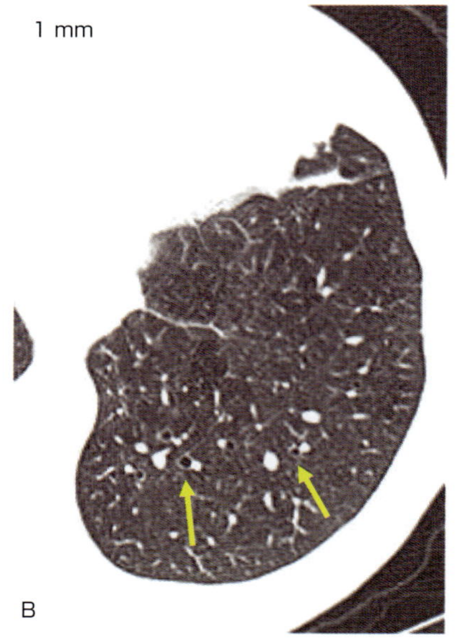

図 21-24　CT 技術：5 mm スライス *vs.* 1 mm スライス．A，B：左下葉の 5 mm スライス(A)と 1 mm スライス(B)の再構成画像．B では軽度に拡張した気道がわかるが(矢印)，A では同定することが難しいことに注目．末梢気道の正確な評価には，連続した 1 mm スライスでの評価が最適である．

の放射線量を減少することができる[134]．

定量的 HRCT を用いた気道の評価

これまでに HRCT を用いて気道病変を定量的に評価するためのいくつかの方法が提案されてきた[135]．これらの方法では，気道内腔の直径や内腔断面積(LA)，壁厚(WT)，壁断面積(WA)，WA/総断面積(TA)，パーセント WA(WA%)などの測定を行い評価する．近年，平均壁断面積の減少が，COPD 患者のバイオマーカーになり得る可能性が報告されている[136, 137]．しかし現時点において，いずれの方法が気道病変の評価において最適であるか，あるいは日常臨床で用いるのに値するかについてのコンセンサスは得られていない．このような理由から，これまでに新たな気道病変の定量的評価方法の取り組みは臨床研究における応用にとどまっている[135]．

Berger ら[138]はスパイロメトリーと同期した半自動的な CT で得た 1 mm スライスの連続画像を用いて，前向きに壁断面積(WA)，内面積(IA)と気道断面積(WA と IA の合計で定義される)を測定し，WA/IA の比を 9 例の非喫煙者，呼吸機能が正常な 7 例の喫煙者と 8 例の COPD 喫煙患者で測定した．この方法を用いて，著者らは標準化した気道壁の厚さ(WA の合計と IA の合計の比(ΣWA/ΣWI))や IA が FEV_1(r=0.54，p=0.006)や，肺活量の 25〜75%の呼気中の努力呼気流量($FEF_{25-75\%}$)間で有意に相関があったとしている(r= −0.65，p<0.001)．しかしながら本研究においては，評価が個々に選択された 1 スライス上の 5 つの気管支に限定されている問題点があり，それぞれの研究者が独立して気管支を評価する必要があったことに留意する必要がある[138]．

その他の方法として Brillet ら[139]は 10 例の喘息患者を対象として，スパイロメトリーと同期した CT で得た右下葉における 1 mm スライスの連続画像を 2 回撮影し，半自動的な定量的評価を行った．ここでは気道評価における“受け入れられる”評価基準を確立するために，内腔断面積(LA)が 4 mm 以上であること，気管支長が 7 mm 以上で少なくとも 10 以上の連続画像にわたり認められること，さらに気道の外周の少なくとも 55%は隣接肺動脈と接していないこと，LA と WA は 2 つの独立した評価でそれぞれ 78%と 98%の気管支で一致することの 5 つの閾値を設けた．これらの基準を用いることで，LA と WA はそれぞれ 81%と 23%の区域気管支において，72%と 57%の亜区域気管支において評価可能であった[139]．これらの研究により気道病変に対する定量的な評価が可能であることが示されたが，臨床応用に向けては特別なソフトウェアの開発や観察者の客観的な評価が課題となる．

囊胞性線維症の項でも後述するように，びまん性の気道や肺病変の広がりや重症度を，1 mm スライスの HRCT 画像を用いて，全般的な半定量あるいは定量的

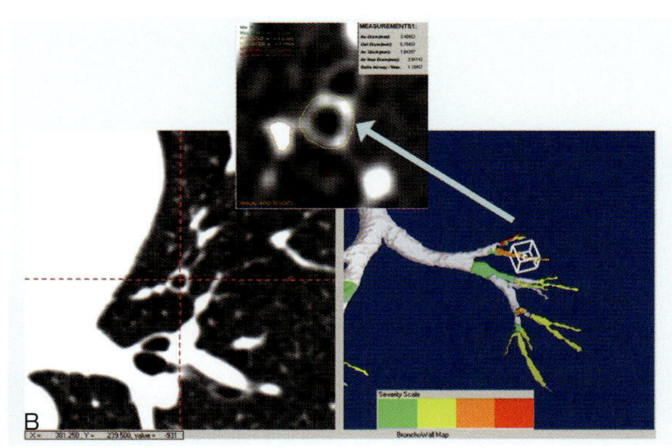

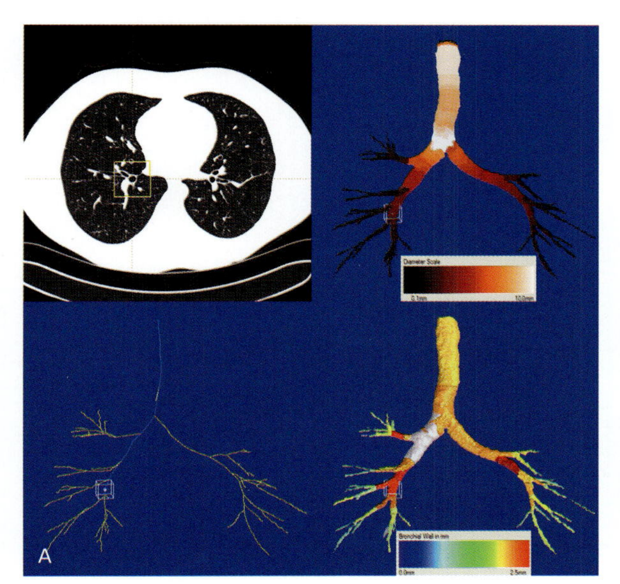

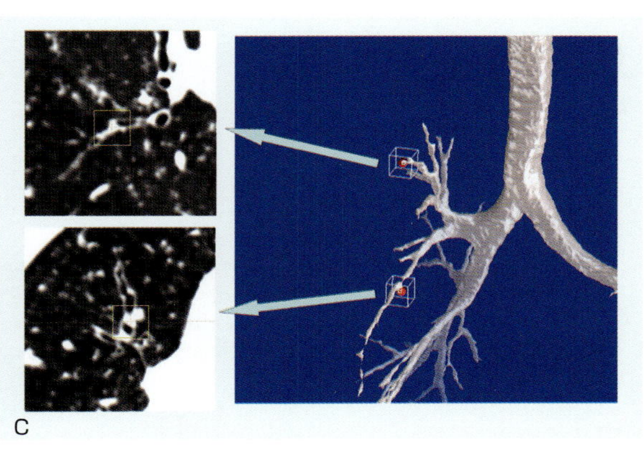

図 21-25　**自動化された気道分岐図．** A：健常者における 64 列の MDCT にて撮影された 0.75 mm スライス画像をもとに，0.5 mm スライス画像に再構成して得られた合成画像．適応可能なアルゴリズムを用いることにより，(左下図にあるように)可視化されたすべての気道から自動的に中心線をひくことが可能となる．その後の評価により，気道樹形図から，分支の長さや分岐角度，支配領域の面積，またこの気道直径(右上図)や気道壁の厚さ(右下図)などといった様々な測定項目を自動的に測定することができる．B：気管支壁の厚さ．同様の方法により円柱状気管支拡張症を有する患者の画像所見をもとに構成した像．この症例においては，右図にあるように，気道壁肥厚の重症度を反映してすべての気道樹形図が色づけされている．右図にあるように，平均的な全般的スコアに加えて，個々の気道における詳細な項目を測定することができる．本症例においては 1 つの細気管支の内径，外径および壁肥厚が測定されている．C：粘液栓の同定．B と同じ画像を用いて，粘液栓の場所も自動的に特定することができる．本症例においては 3D 画像にて病変気道の先端に赤のドットとして粘液栓が特定されている．また B と同様にこの方法ではリアルタイムに個々の気道における粘液栓の有無を評価することができる(軸位断像が左に示されている)．

に自動化にスコア化することは可能である(表 21-3)．しかしこの方法も日常診療への応用には至っていない．

これまでは定量方法の複雑さが臨床応用を妨げる原因であったが，近年定量的な気道病変を行うソフトウェアが利用可能となってきている．商業ベースで入手可能なソフトウェアとしては，Virtual Bronchoscopy (Siemens, Forcheim, Germany)，Pulmonary Workstation (VIDA Diagnostics, Coraville, Iowa)，Thoracic VCAR (GE Healthcare, Waukesha, WI) などがあり，非商業的なものとしては，Airway Inspector (http://www.airwayinspectoracil-bwh.org) や，BronCare (Artemis Department, Institut National des Telecommunications, Evry, France) がある[135]．今後，さらなる改良が進み，より多くのアプリケーションがオンラインで利用可能になることで，気道病変の定量的評価におけるより簡便で標準化された手法が開発され，将来的に日常診療において幅広く利用されるようになることが期待される．

気管支拡張症の診断におけるピットフォール

気管支拡張症の診断においては，いくつかの潜在的なピットフォールを避けなければならない(表 21-4，図 21-24～図 21-26)[140]．心臓の脈動の伝播や呼吸運動が問題になると考えられがちだが，これらのアーチファクトは胸部全体を 1 秒以内で撮影できるような新しい CT スキャナーにおいては問題になりにくい．

表 21-3　HRCT による気管支拡張症スコアリングシステム[a]

カテゴリー	スコア 0	1	2	3
重症度				
気管支拡張[b,c]	標準	<2×	2-3×	>3×
気管支壁肥厚[b,c,d]	標準	<0.5×または<10 mm	0.5～1×または 10～15 mm	>1×または>15 mm
モザイク灌流[e]	標準	1～5 区域	6～9 区域	>9 区域
小嚢形成 / 膿瘍[f]	標準	1～5 区域	6～9 区域	>9 区域
範　囲				
気管支拡張[f]	標準	1～5 区域	6～9 区域	>9 区域
縦方向分布[g]	標準	中枢性[h]	末梢性[h]	混合性
粘液栓 / 小葉中心性結節[e]	標準	1～5 区域	6～9 区域	>9 区域
オプション				
肺気腫の重症度[f]	標準	1～5 区域	>5 区域	
嚢胞の重症度[f]	標準	片側性(<4)	両側性(<4)	>4
コンソリデーション / 無気肺の重症度[d]	標準	1～3 区域	4～6 区域	>7 区域

[a] 合計スコア：0～21(オプションなしの場合)．0～29(オプションありの場合)．
[b] 隣接する肺動脈径との比較にて．
[c] Data from Reiff DB, Wells AU, Carr DH, et al. CT findings in bronchiectasis: limited value in distinguishing between idiopathic and specific types. *AJR Am J Roentgenol* 1995; 165: 261.
[d] Data from Shah RM, Sexauer W, Ostrum BJ, et al. high-resolution CT in the acute exacerbation of cystic fibrosis: evaluation of acute findings, reversibility of those findings, and clinical correlation. *AJR Am J Roentgenol* 1997; 169: 375.
[e] Data from Helbich TH, Heinz-Peer G, Eichler I, et al. Evolution of CT findings in patients with cystic fibrosis. *AJR Am J Roentgenol* 1999; 173: 81.
[f] Data from Bhalla M, Turcios N, Aponte V, et al. Cystic fibrosis: scoring system with thin-section CT. *Radiology* 1991; 179: 783.
[g] Data from Cartier Y, Kavanagh PV, Johkoh T, et al. Bronchiectasis: accuracy of high-resolution CT in the differentiation of specific diseases. *AJR Am J Roentgenol* 1999; 173: 47.
[h] 軸位断にて肺の外側 50%に位置する部位を末梢性と定義する．

1章で前述されているように，気管支壁肥厚の評価は適切なウインドウレベルやウインドウ幅を用いているかどうかによるところが大きい[141]．さらに呼気時の撮影では吸気時の撮影よりも気管支壁はより厚く，内腔はより狭くみえる．

表 21-4　HRCT を用いた気管支拡張症の診断におけるピットフォール

- 技術的問題[a]
  - 呼吸および / または心臓の運動アーチファクト[a]
  - 不適切なスライスの厚さ(3 mm 以上のスライス)
  - 不適切なウインドウ設定(例：ウインドウ幅<1,000 HU)
- 可逆性気管支拡張[a]
  - コンソリデーション / 肺炎
  - 無気肺
- 偽性気管支拡張(例：ランゲルハンス細胞組織球症，空洞性転移，ニューモシスチス肺炎)
- 牽引性気管支拡張[a]
- 健常被験者もしくは喘息患者，または高地における B/A 比の上昇[a]

[a] 最も一般的な所見．

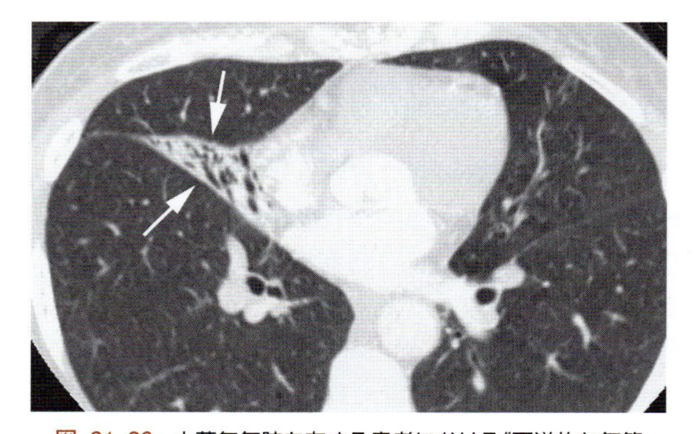

図 21-26　中葉無気肺を有する患者における"可逆的な気管支拡張"．この虚脱した中葉(矢印)には，拡張し空気が入っている気管支がみられる．無気肺を有する患者における顕著な気管支拡張は，肺の再膨張の結果消失し得る．(From Naidich DP, Webb WR, Grenier PA, et al. *Imaging of the airways: functional and radiologic correlations.* Philadelphia, PA: Lippincott Williams & Wilkins; 2005.)

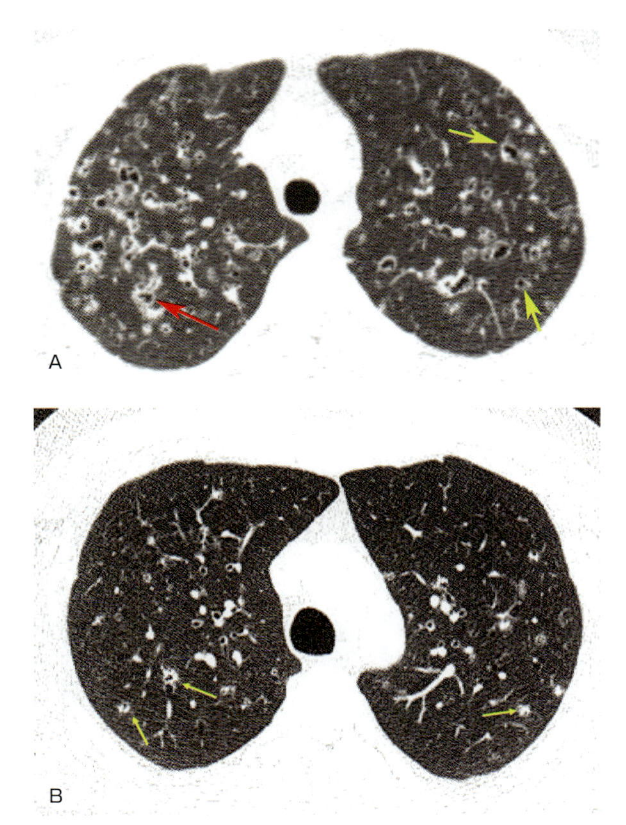

図 21-27　気管支拡張症の診断におけるピットフォール：ランゲルハンス細胞組織球症． A：HRCT にて壁が肥厚した嚢胞性病変が認められるが，一部は血管と関連し印環サインにみえる（黄矢印）が，その他は気管支を表す（赤矢印）．B：他患の画像．上葉の 1 mm スライス画像にて多数の境界不明瞭で中心が高吸収な小葉中心性結節を認めるが，これは気道の拡張と初期の空洞化（矢印）の両方が起こっていることによる．これらの画像は軽度の気管支拡張症と鑑別が困難である．

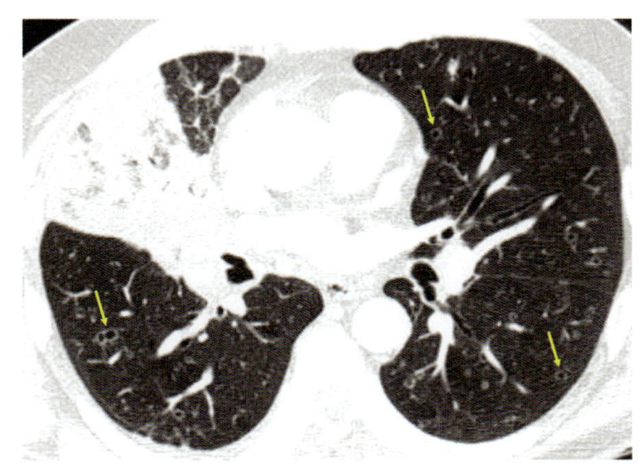

図 21-28　気管支拡張症の診断におけるピットフォール：転移性腺癌． 1 mm スライス画像にて，中葉気管支が腺癌によって閉塞し無気肺を形成している．この画像では，一見すると末梢性気管支の拡張のようにみえる，壁が肥厚した嚢胞性病変を両側に多数認める．このように，周囲に肺動脈の分枝を伴わないことが，嚢胞を形成する転移性肺癌の鑑別を可能にすることを知っておく必要がある（矢印）．

気管支拡張は，肺実質にコンソリデーションや無気肺が存在する患者において正確に診断することは困難である．なぜならそのような患者においては周辺の気道がしばしば拡張し，それらの一時的な異常は肺病変が改善することでもとに戻るからである．この現象はいわゆる可逆性気管支拡張症とよばれ，一般的に気管支拡張症は不可逆的な拡張と定義されるのに対して，矛盾を含んだ用語である（図 21-26）[142]．コンソリデーションや無気肺，みかけ上の気管支拡張に関しては，画像上改善がみられるまではフォローされることが推奨される．その他，肺のコンソリデーションがあることでピットフォールとなり得るものとして，コンソリデーションによって血管構造が不明瞭化することで，気管支動脈比（B/A 比）の解釈を困難もしくは不可能にするということである[4]．理想的には，肺の小さな構造を可視化するためには高解像度の技術を要し，実際，この方法は小さな気道を評価するときに有用である．

また，多くのびまん性肺疾患は，気管支拡張と区別するのが困難な異常所見を示す場合がある（図 21-27～図 21-29）．ランゲルハンス細胞組織球症（LCH）患者において，特に上葉において奇異な形の嚢胞性変化がしばしばみられる．これらの嚢胞性変化が枝分かれした気管支の拡張所見にも類似するために，偽性気管支拡張症とよばれる（図 21-27）．実際に病理学的には，これらの嚢胞性変化を呈する異常所見の一部は，周囲細気管支における炎症の結果生じた，病的な気管支拡張を意味するものと考えられる．またまれではあるが，広範囲の浸潤性粘液性腺癌や空洞性肺転移を有する患者における空洞性結節が気管支拡張のようにみえることもある（図 21-28）．同様にニューモシスチス肺炎を有する患者の嚢胞性病変も，外見上は気管支拡張と類似していることがある．これらの場合，嚢胞性変化は通常すりガラス影を呈する範囲内においてのみ認められ，鑑別に有用となる．最も重要なことは，拡張した気管支がしばしば肺線維症の構成要素として同定される，いわゆる牽引性気管支拡張症という病態である（図 21-29）．それらは常にびまん性網状影や蜂巣肺，線維性腫瘤[143]と関連して，末梢性気管支が不規則に壁が肥厚し，あるいはコルク栓抜き状にみえるため，牽引性気管支拡張は容易に同定される．牽引性気管支拡張は原発性の気道病変としては認められず，通常気管支拡張の典型的な所見とは相関しない[143]．同

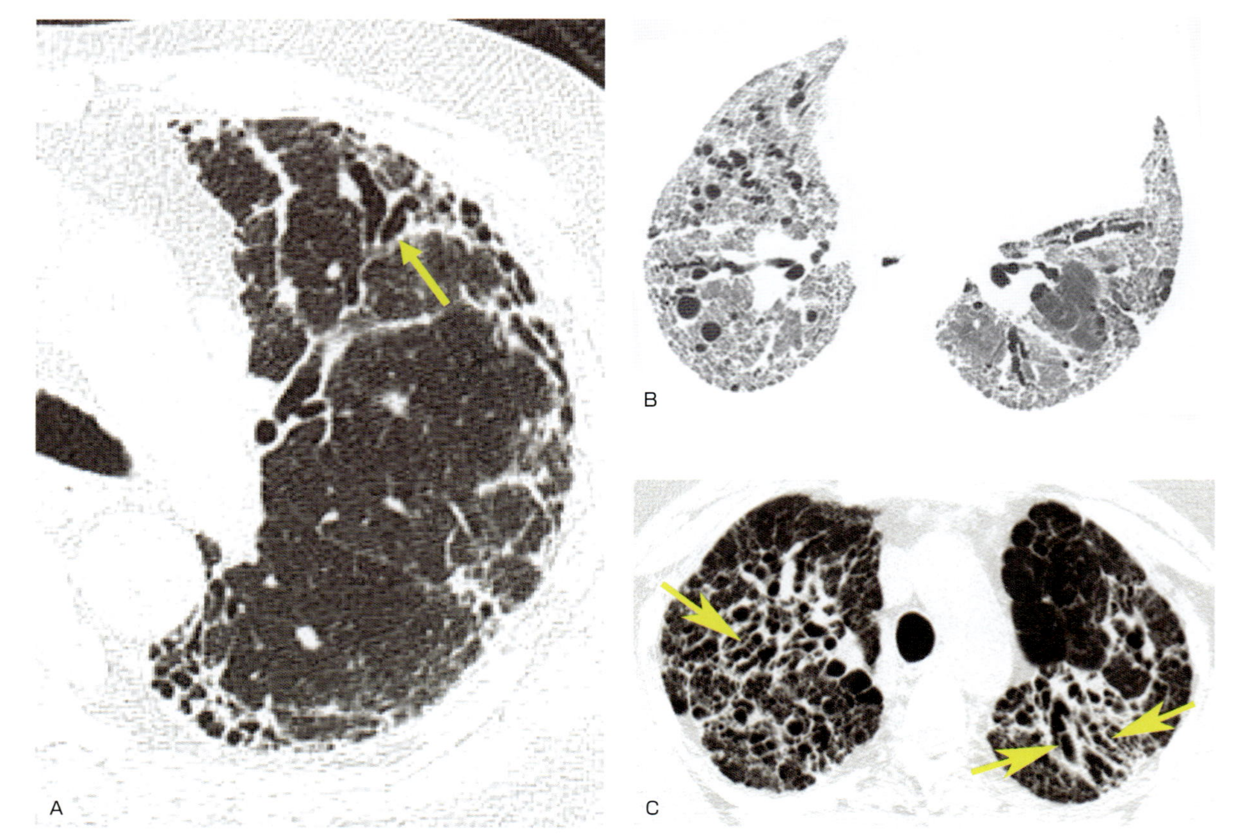

図 21-29　気管支拡張症の診断におけるピットフォール：牽引性気管支拡張．A：特発性肺線維症患者における 1 mm スライス画像．びまん性に肺の線維化が認められ，胸膜下に高度な網状影や蜂巣肺を呈している．末梢気道は拡張しているが（矢印），やや不規則であり，胸膜面にまで広がって認められるのが特徴である．これらの所見は，気管周囲の線維化に引き続いて認められる二次的な変化であり，真の気管支拡張とはわけて考えるべきである．B：肺線維症患者においてみられる広範囲の網状影と牽引性気管支拡張．気管支は不規則に拡張し，コルク栓抜き状の形態を呈する．C：肺門周囲の線維化と牽引性気管支拡張（矢印）を呈する進行期サルコイドーシスの画像．

様に，胸膜下の蜂巣肺を，嚢胞性の気管支拡張と間違えないように注意する必要がある．

気管支拡張症診断のための HRCT の有用性

MDCT[118, 119] が導入される以前より，HRCT が気管支拡張の診断に有用であることは明白であった．診断に加え，HRCT は種々の慢性気道疾患をもつ患者の経過をみる方法として重要な手段となっている．本章の後半に述べられているとおり，嚢胞性線維症（CF）患者に対する，継時的な HRCT 撮影の有用性を検証する研究が多く行われている[144–148]．しかし他の原因で起きる気管支拡張を有する患者における継時的な HRCT の評価に関してはこれまで十分な検討がされていない．しかし，48 例の気管支拡張症の患者において，継時的な CT 撮影による経過観察と，肺機能検査を用いた経過観察を比較した検討によると，肺機能検査での経時的な変化は，呼気時の画像での粘液貯留によるエアトラッピングの存在と関連し，一方で粘液栓の重症度や気管支拡張，気管支壁の肥厚からは FEV_1 の減少が予測される結果であった[149]．

わずかな異常しか有さない患者における気管支拡張症の診断には注意を払う必要がある．前述された気管支動脈比（B/A 比）は一部の健常者においても上昇するように[52, 79, 88]，Matsuoka ら[150] は気管支壁内腔断面積や壁の厚さが，心肺疾患を有さない被験者において変動し得ることを指摘した．Matsuoka らは，心肺疾患を有さない無症候性患者 52 例を対象として，半自動の画像検査を通して，LA（内腔断面積），TA（総断面積），WA（壁断面積），WT（壁厚）などの定量的な気道所見を評価するために，右下葉における 2 mm スライスの画像検査を行った．この研究によると，一般的に気道が肺の末梢に進むにつれ LA は減少するが，実際には 1/3 もの患者において，肺の末梢に進むにつれ

LAが増加し，943の気管支のうち101(10.7%)で10%以上増大するという結果が得られた[150]．重要なことは，気道の29%においてWAは2つの連続画像の間で相対的に5%以上増加していた一方で，壁厚と内腔径の比(WT/D)も35.8%の症例で0.02%以上の増加が認められた．これらの結果は気道内腔や壁厚の限局的な変化も疾患の鑑別を行ううえで十分に注意する必要があることを示唆している．

気管支拡張症に関連する疾患

気管支拡張症の原因の同定は，一般的に臨床所見や血液検査，およびHRCTの画像所見に基づいて行われる．ただし一部の患者において最終診断名を特定することはしばしば困難である．これまでにされた2つの研究によると，臨床所見とCT所見を用いて気管支拡張の基礎疾患の特定を試みたところ，47〜74%の患者においてしか特異的な原疾患が同定されず，その残りが原因不明の特発性であったとされる[151, 152]．

気管支拡張症の診断においてHRCTが適していることはよく知られており，またHRCTでは各疾患においてそれぞれ異なった気道の異常所見を呈するわけであるが(図21-18，図21-19，図21-22，図21-30，図21-31)，気管支拡張症の原疾患を見分ける際にHRCTを用いる信憑性については，疑問を投げかける報告が多数されている[32, 153, 154]．例えばReiffら[32]は，慢性の膿性痰を有する168例に関して，気管支拡張症を伴う可能性を考慮しHRCTを評価した．これによると，線毛運動による粘液のクリアランスの障害がある患者においては下葉優位に病変が分布することを除くと，特発性気管支拡張症の患者と原疾患のあきらかな続発性気管支拡張症の2群間で病変の分布に有意な違いは認められなかった．また一般的には中枢性気管

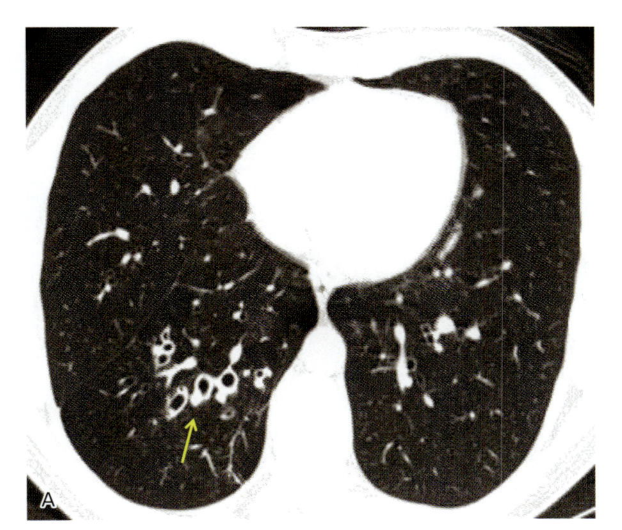

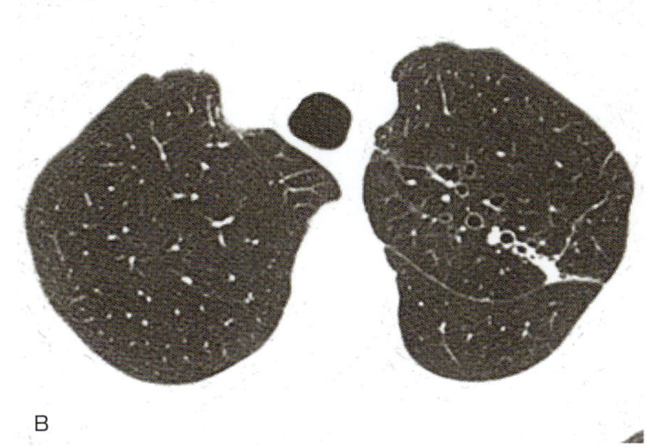

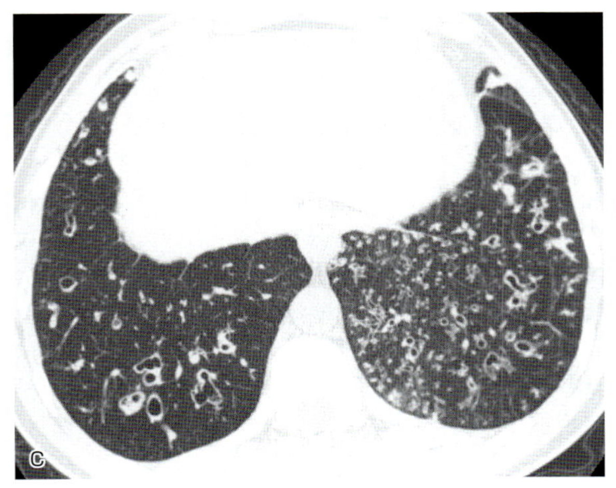

図 21-30　気管支拡張症：鑑別疾患のHRCT所見の特徴．A：1 mmスライス画像では右下葉において気管支拡張を呈しており，拡張して壁が肥厚した気管支を伴う(矢印)．このような片側性の気管支拡張は感染症に由来することが多く，本症例では細菌性肺炎による変化である．他の鑑別としては，慢性的な誤嚥もあげられる．B：左上葉においてみられる左右非対称の気管支拡張であり，軽度の瘢痕化を伴い，肉芽腫性感染症に合致する所見である．本症例は治療前の結核感染によるものである．C：両側下葉にて気管支拡張と広範囲のtree-in-budを呈する所見であるが，一見すると非特異的な所見である．このような所見は，免疫不全者やその他の原疾患による慢性感染症にてしばしば認められる．本症例は線毛機能不全に起因するものであった．

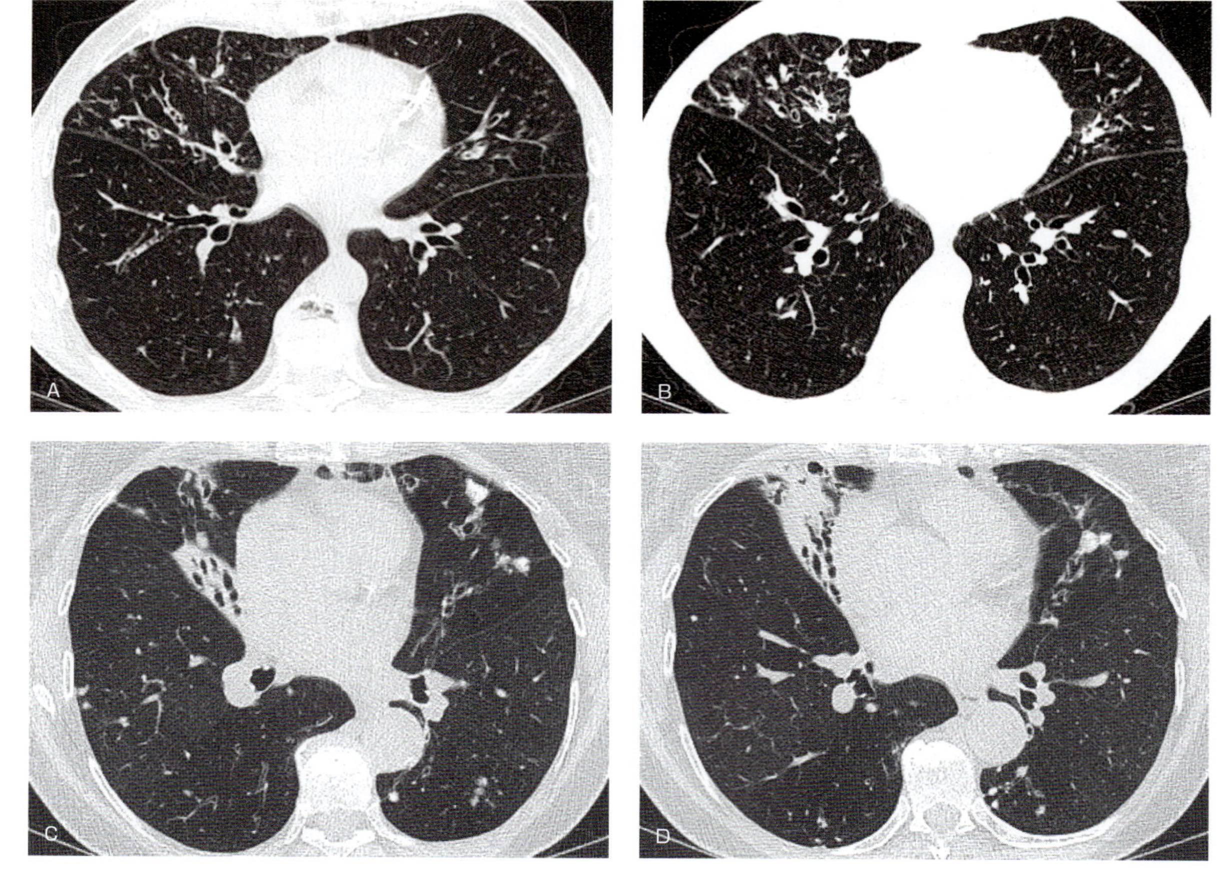

図 21-31　非結核性抗酸菌症(MAC症)． A，B：肺中央部の1mmスライス画像にて，気管支拡張，軽度の容積減少，散在する結節影などの所見が，下葉ではなく中葉・舌区を中心に認められる．この所見は非結核性抗酸菌症に特徴的である．C，D：他のMAC患者の1mmスライス画像で，同様の非結核性抗酸菌症としての特徴的な画像を呈する．本症例では，中葉・舌区に重度の無気肺を伴う気管支拡張を呈する．

支拡張症はアレルギー性気管支肺アスペルギルス症(ABPA)においてよくみられるとされるが(図21-18)，この研究ではその感度はわずか37%であった[32]．このように，これまでは気管支拡張症の広がりや重症度はABPAや嚢胞性線維症患者において報告されていたが，これらの特徴もここの症例における診断的価値がある所見にすぎないことが示された[32]．

Leeら[154]は，種々の基礎疾患による続発性気管支拡張症を呈した108例の患者のCTを検討するという似たような研究で，熟練した読影者が正確な初期診断をしたのはわずか45%であったとした．しかしもっと問題なのは，自信をもって診断できたのはわずか9%で，これらのうちのわずか35%しか正確な診断がなされておらず，CTは気管支拡張症の原疾患の診断にはほとんど有用性はないと結論づけている．しかしこれらの研究ではすべて診断において臨床所見は参考にされず読影されたという問題点がある．

これらのことから，気管支拡張症の原疾患の診断におけるCTの有用性に対する限度に対して，最近新たな試みがなされている．具体的には，患者を人種ごとに分けて解析することで，HRCTの診断の正確性を有意に高めたという報告もされている[155]．またHRCTによって気管支拡張症と診断された106症例を対象としたある観察研究によると，CT所見は臨床アンケート，肺機能検査，喀痰中の微生物，免疫能，人種など含む諸変数と相関していた．そしてこの研究においては気管支拡張症の原疾患が93.3%で同定できたとされている．これによると，最も頻度が高い気管支拡張症の原疾患としては免疫調節異常が挙げられ，63.2%にものぼるとされた．その他の原因としては，免疫不全(17%)，関節リウマチなどの自己免疫疾患(31.1%)，血液悪性腫瘍(14.2%)，ABPA(0.9%)であった[155]．また誤嚥(11.3%)，抗酸菌感染(9.4%)なども主な原因であった．人種ごとにみると，関節リウマチはアフリカ

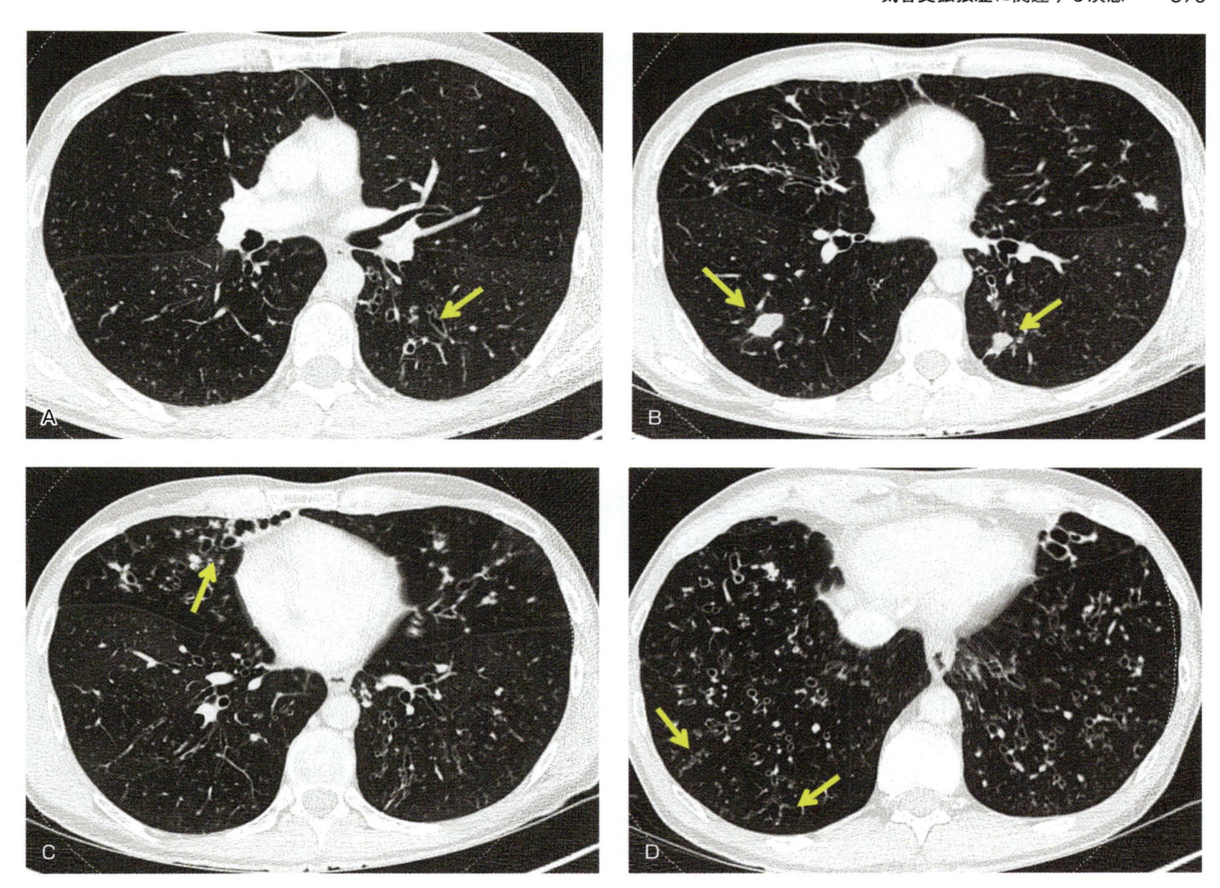

図 21-32　**嚢胞性線維症**．A–D：初期の嚢胞性線維症としての典型的特徴を呈する 1 mm スライス画像で，びまん性気管支拡張（A，C の矢印），末梢の粘液栓（B の矢印），tree-in-bud を呈する局所性細気管支炎（D の矢印）などを呈する．

系アメリカ人では 28.6%であったのに対してヨーロッパ系アメリカ人では 6.2%であった．逆に血液悪性腫瘍はヨーロッパ系アメリカ人では 20.0%であったのに対してアフリカ系アメリカ人では 1 例でしかみられなかった．同様に気管支拡張症の原疾患の同定における人種差の重要性を述べる報告がされつつある．そのうちの 1 つで Seitz ら[34]の報告によると，アジア系アメリカ人における気管支拡張症の罹患率はヨーロッパ系アメリカ人の 2.5 倍，アフリカ系アメリカ人の 3.9 倍高いとされている．

Venrell ら[156]は，気管支拡張症患者の免疫状態の評価も注意深く行うべきだと強調している．彼らが行った原疾患不明の気管支拡張症患者で IgG 値が正常であった 107 例の免疫状態を解析した報告によると，肺炎球菌ワクチンや Hib ワクチン不応ということで定義された免疫不全者が 12 例（11%）でみられた[156]．同様の免疫不全状態と気管支拡張症との関連性は，骨髄移植後の慢性 GVHD 患者においても報告されている[157]．

このように HRCT で気管支拡張症の診断を試みるときには，ルーチンの日常診療においてはわずかな疾患しか遭遇しないことを心に留めておく必要がある．多くの場合，HRCT 所見が非特異的であったとしても，適切な臨床設定がされた状態ではこの認識が診断の助けとなり，またそれらを正当化する．それらのうちで最も重要で一般的な疾患は非結核性抗酸菌症（図 21-4，図 21-19，図 21-31），嚢胞性線維症（図 21-3，図 21-20，図 21-22，図 21-32～図 21-36），気管支喘息（図 21-37，図 21-38），ABPA（図 21-2，図 21-18，図 21-39～図 21-44）である．肺結節に関連する気管支拡張症は MAC 症などの非結核性抗酸菌症の特徴とされるが（図 21-4，図 21-19，図 21-31），それらは 17 章で詳述する．狭窄症細気管支炎（閉塞性細気管支炎）や汎細気管支炎などでは一般的に末梢気道優位に気管支拡張が起こるとされるが，これらは本章の後半で詳述する．

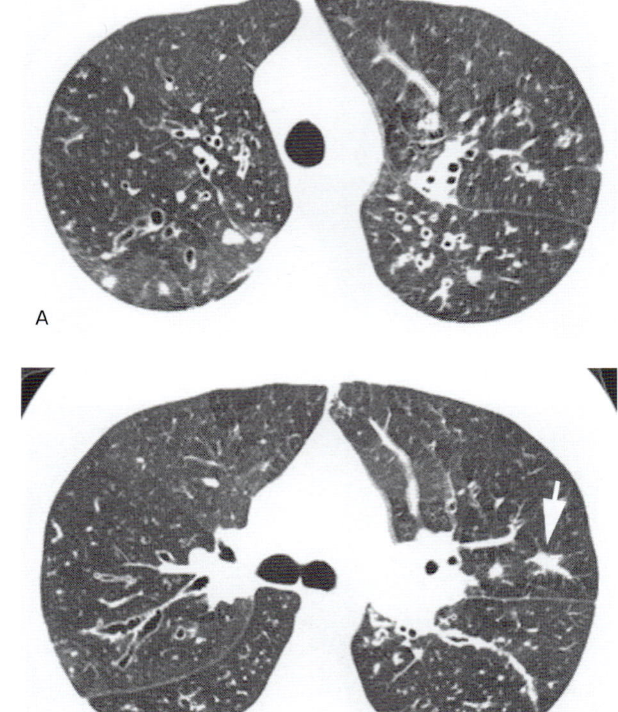

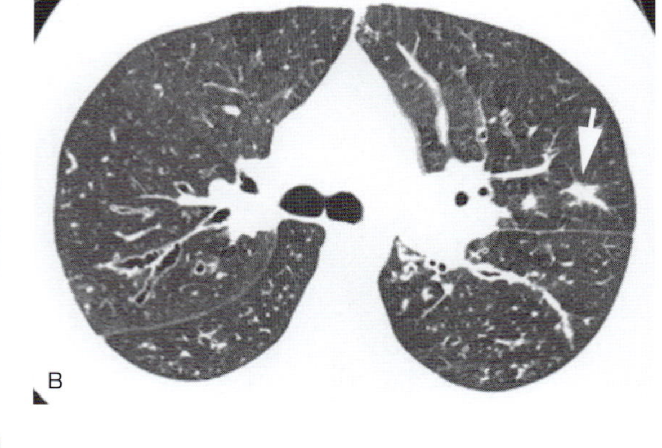

図 21-33　初期の嚢胞性線維症．A-C：両側上葉において気管支拡張がみられる．ほとんどの異常気管支は中枢性に分布している．結節影（B の矢印）は粘液栓を表している．tree-in-bud も認められる（C の矢印）．（From Naidich DP, Webb WR, Grenier PA, et al. *Imaging of the airways: functional and radiologic correlations*. Philadelphia, PA: Lippincott Williams & Wilkins; 2005.）

嚢胞性線維症

嚢胞性線維症は 30 歳くらいまでに呼吸不全をきたす疾患では最も多いものである[158-161]．以前は一様に幼少期に死亡する疾患とされていたが，近年の集学的治療やカウンセリングによって生存期間の中央値は 37.4 年とされている[162]．嚢胞性線維症は常染色体劣性遺伝で，嚢胞性線維症膜貫通調節因子（CFTR）蛋白質の構造異常により上皮膜全体の塩化物輸送の異常をきたすことによって起こる．肺病変をきたす機序が完全に理解されたわけではないが，気道粘膜の水分含有量が異常に低く，その結果粘液のクリアランスが落ち，粘液栓を形成し，細菌の温床になることが原因の 1 つと考えられる．続発性気管支拡張症をきたす気管支壁の炎症は，罹患期間の長い患者において胸部 X 線写真上一般的に認められる[163-165]．

胸部 X 線所見

嚢胞性線維症は胸部 X 線写真で診断可能で，肺気量の増加，気管支壁の肥厚や気管支拡張によって中肺野もしくは上肺野の強調された線状影と粘液貯留が認められる[163-165]．しかし，初期や程度の軽い患者では胸部 X 線所見ではわからないこともある．初期の所見としてみられる肺の過膨張は粘液による小さな気道の閉塞があることを反映している．また右上葉の気道壁の肥厚も疾患の初期所見であり，これらは側面像においてよく観察できる．

成人嚢胞性線維症患者や慢性の疾患のある患者では，嚢胞状気管支拡張を反映する上葉の嚢胞性変化，治癒した空洞を伴う膿瘍，ブラ，無気肺などの異常所見を呈し，肺高血圧，肺性心，気胸，胸水なども伴う[166]．成人例において胸部 X 線上の異常所見は，最初は上葉優位に認められるが，その後しばしばびまん性に広がる[167]．嚢胞性線維症の診断が確定した患者の多くは，臨床的なマネージメントには臨床所見と胸部 X 線で十分である．しかし，嚢胞性線維症患者では胸部 X 線写真上ほとんど変化を認めなくても症状が急速に増悪することもあるということを認識しておかなくてはならない[168]．

HRCT 所見

嚢胞性線維症患者における HRCT 所見についてはこれまでに詳細に記述されている（図 21-3，図 21-20，

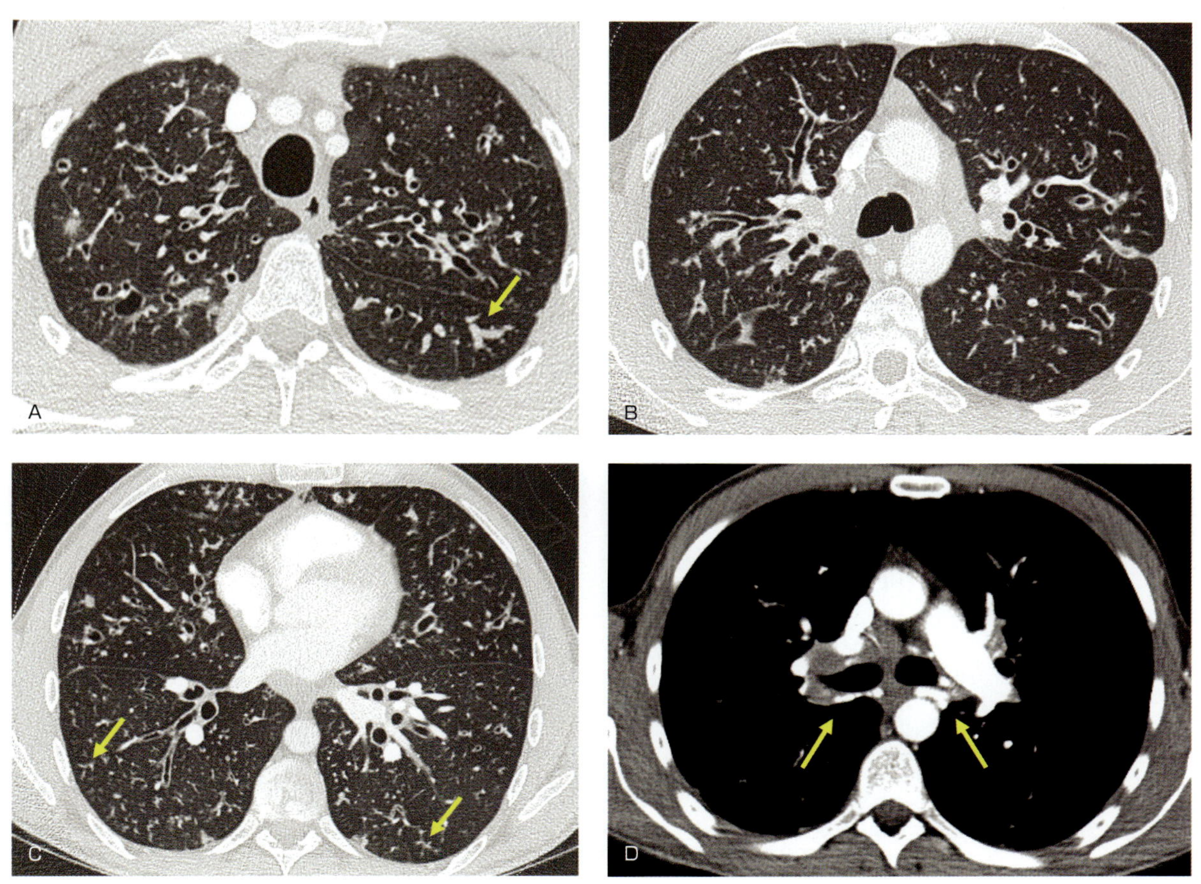

図 21-34 **囊胞性線維症.** 造影剤注入後の肺野条件(A-C), 縦隔条件(D)での 1 mm スライス画像. 上葉および中枢優位に気管支拡張がびまん性に認められ, 粘液栓(A の矢印)や tree-in-bud(C の矢印)などによる散在性結節を伴っている. 重度で長期間の慢性炎症例では, 著明に拡張した気管支動脈が容易に同定される(D の矢印).

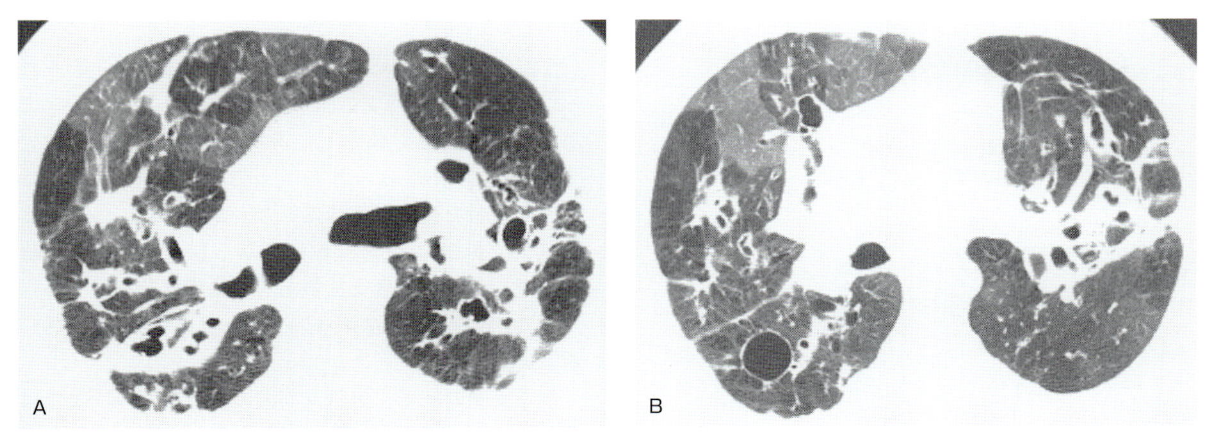

図 21-35 **成人囊胞性線維症症例.** A, B：HRCT 画像では, 上葉において中枢性気管支拡張とモザイク灌流による不均一な陰影を認める. 相対的に肺野濃度の上昇があり, 血管径の縮小や異常気管支を認める. 右肺背側には囊胞もみられる.

図 21-22, 図 21-32～図 21-36)[146, 147, 169, 170]. 気管支拡張の所見は HRCT 検査が施行された進行性の囊胞性線維症患者のすべてにおいて認められる所見である(表 21-5). 気管支拡張を有する場合, 中枢あるいは肺門部の気管支は常に侵される. およそ 3 分の 1 の症例で気管支拡張は中枢気管支においてのみ認められ中枢性気管支拡張症といわれる(図 21-3, 図 21-20, 図 21-22, 図 21-32～図 21-36). 残り 3 分の 2 の症例で

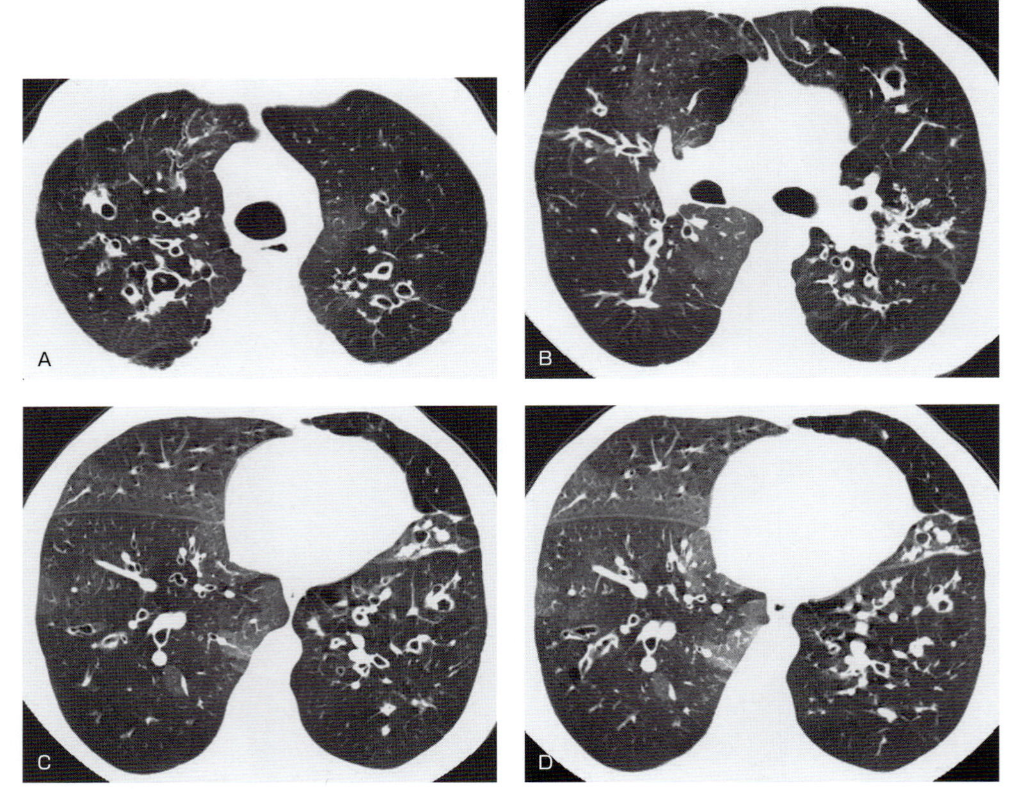

図 21-36 成人嚢胞性線維症症例．呼気時の撮影において，気管支拡張，モザイク灌流，エアトラッピングを認める．上葉(A)，中葉(B)，下葉(C)において肺野には多数の壁が肥厚し拡張した気管支を認める．気管支拡張のほとんどは肺の中枢領域ではっきりと認められ，中枢性気管支拡張という嚢胞性線維症の典型的な所見である．一方，吸気時画像(A-C)，濃度上昇した肺野において不均一な陰影や血管径が縮小し異常気管支を伴う所見がみられる．この所見はエアトラッピングの二次的な変化としてみられるモザイク灌流の典型像である．C と同じレベルにおける呼気時画像(D)では，透過性の亢進した肺野にエアトラッピングが確認できる．

表 21-5 成人嚢胞性線維症の HRCT 所見

気管支拡張[a, b]
上葉優位に分布する中枢性気管支拡張[a, b]
しばしば重症(瘤状および嚢胞状)で広範囲にわたる[b]
気管支壁肥厚[a, b]
中枢および上葉優位に分布[a, b]
右上葉からまず侵される[b]
粘液栓[a, b]
分岐状または直線状の小葉中心性陰影(tree-in-bud)[a, b]
肺過膨張[a, b]
無気肺領域[a]
モザイク灌流[a]
呼気時のエアトラッピング[a]

[a] 最も一般的な所見.
[b] 鑑別診断で最も有用な所見.

は病変は中枢および末梢ともに認められる．典型的にはすべての肺葉において病変は認められ得る．ただし病初期においては異常はしばしば上葉優位に分布し(図 21-33)，一部の患者では右上葉優位にみられる[171]．円柱状気管支拡張は最も一般的なパターンであり，重症者を対象としたある研究では 94％においてその所見が認められた[172]．この研究においては 34％の患者で嚢胞状気管支拡張が認められ，一方で瘤状気管支拡張は 11％においてみられた．その他の報告では，嚢胞状気管支拡張あるいは膿瘍腔を呈する病変は 14 例中 8 例(57％)において認められるとされる[173]．

気管支壁の肥厚，気管支周囲の間質の肥厚，またはその両方が嚢胞性線維症患者では一般的にみられる(図 21-3，図 21-20，図 21-22，図 21-32～図 21-36)[174-177]．通常，初期の患者では肥厚化は気管支拡張よりもしばしば認められ，それは気管支拡張とは独立してみられる所見である[173, 178]．

呼気 CT でのエアトラッピングを伴うモザイク灌流は一般的にみられ，最も病初期においてみられる所見であり(図 21-20，図 21-22，図 21-35，図 21-36)，定量的に評価できる[112]．粘液栓形成は 4 分の 1 から 2 分の 1 の症例でみられ[174-176]，すべての肺葉で認められ得る所見である(図 21-32〜図 21-34)[173,179]．肺の虚脱あるいはコンソリデーションも 80％の症例で認められ得る[173,176,177]．ある報告によると，肺の容積減少は進行期患者の 20％においてみられるとされる[172]．粘液栓や感染，気管支周囲の炎症による気管支拡張の存在を表す気管支の分岐化や小葉中心性の結節影(tree-in-bud)は，初期の所見である(図 21-32〜図 21-34)[20,98,101]．

限局性の肺野濃度の上昇している部分はモザイク灌流を表しており，一般的にみられる所見である．これらの所見は肺小葉または亜区域気管支に対応して，周囲の拡張，壁の肥厚，粘液が貯留した気管支としてみられる．そして 3 分の 2 の患者では典型的な地図状に分布するパターンを呈する(図 21-20，図 21-22，図 21-35，図 21-36)[174,179]．嚢胞性線維症患者の HRCT において肺の容積は増加してみえ得るが，この診断はむしろ主観的なものであり，胸部 X 線写真のほうが診断に適している可能性がある[172]．嚢胞性やブラ様の肺病変は一般的には上葉の胸膜下において優位に認められる[172,173]．主に慢性感染を反映して，肺門部や縦隔リンパ節腫大や胸膜の異常もしばしばみられる．また罹病期間が長い患者においては肺高血圧症を反映して肺動脈の拡張も認められ得る．その他，慢性炎症による気管支動脈の拡張も認められる(図 21-34)．

多くの報告が嚢胞性線維症患者でみられる異常の程度を詳述しているにもにもかかわらず，嚢胞性線維症に特異的な所見はほとんどなく，また臨床所見との相関についても述べられてはいない．Reiff ら[32]は様々な原因によって生じた気管支拡張症患者 168 例を対象とした初期的な解析のなかで，成人嚢胞性線維症患者では特発性気管支拡張症患者よりも，より広範囲に病変を有する($p<0.01$)ことがわかったとしている．また病初期の患者では，これまでの報告のとおり，異常所見は上葉優位，特に右上葉優位であるとしている．

近年，FDG PET-CT を用いて嚢胞性線維症患者の転帰を推測する試みがされている．呼吸不全増悪により入院した 6〜18 歳までの 20 例の嚢胞性線維症患者を対象とし，低線量の PET-CT を治療前と抗菌薬加療後にフォローした研究が行われた[180]．それによると，治療により SUV(max)は基準値から有意に低下することがわかった(平均減少値 2.3±2.1(標準偏差)，$p<0.0001$)．治療前後の SUV(max)は正常群と比較していずれも有意差をもって異なっていた．そしてこの SUV(max)の差が，予測 FEV_1 値と負の相関関係を示していた($r=-0.72$，$p=0.004$)．全体の嚢胞性線維症(CF)-CT スコアは SUV(max)値と有意な相関関係にあった($r=0.40$，$p=0.01$)[180]．興味深い検討であるが，PET-CT を用いた気道の慢性炎症の評価に関してはさらなる検討が待たれるところである．

このように HRCT では，症状がなく，呼吸機能が正常で，胸部 X 線写真にて異常が認められないなどの病初期の嚢胞性線維症患者においても形態学的な異常を検出し得る検査である．したがって低線量の HRCT は現在，乳幼児，小児，成人の嚢胞性線維症患者において標準的な検査および評価方法と考えられている[19,146,147,171,181-184]．

定量的評価：全般的スコアと特異所見に絞ったスコアとの比較

伝統的に，嚢胞性線維症患者においては胸部 X 線写真や臨床項目における異常所見が重要視されており，これらの患者において嚢胞性線維症所見におけるスコアリングシステムの構築が検討されていることは自然な流れであるといえる[181,183]．嚢胞性線維症患者において CT を用いたスコアリング評価を行うことについての利点として，(a) 特定の異常所見の評価が可能であること，(b) 疾患の範囲と重症度を反映している全般的なスコアが得られること，(c) 気道や肺濃度の正確な測定が可能なこと，(d) 臨床的や所見や結果を表す代理的な方法となり得ること，(e) 治療への反応の評価ができること，などが挙げられる[185,186]．

現在まで，多くの可視的半定量スコアリングシステムが，疾患の広がりと重症度を評価するために提案されている(表 21-3)．これらのシステムで評価された HRCT 所見は，共通して肺機能検査の結果とよい相関関係がある[81,173-175,187]．これらのシステムごとに，気管支拡張や気管支壁肥厚やその他の所見に関する定義に差異があるにもかかわらず，その結果はよい相関関係があることが証明されている．de Jong ら[94]による以前の 5 つのスコアリングシステムの比較では，スコアは読影者内と読影者間において十分に再現性があったと報告されている．これらのスコアリングシステムでは共通してルーチンで行われる深吸気時における 10 mm スライス HRCT での可視的評価のみが重要視されており，呼気時画像には一切触れられていないことに注目すべきである．

また嚢胞性線維症患者における病勢の継時的変化の

評価に関して，HRCTを用いたスコアリングシステムは標準的な肺機能検査所見よりも価値があることが証明されている．Judgeら[18]によって報告された，18ヵ月の間隔をあけてHRCT検査がフォローされた39症例を対象とした研究によると，肺機能検査における平均FEV_1の低下率は年2.3%であったのに対し，HRCTスコアは2.7%（$p<0.001$）と有意に早いペースで低下することがあきらかになった．この研究では肺機能検査で変化がないが，HRCTスコアが悪化した患者が6名含まれていた．一方で，HRCTは病勢増悪や治療反応性を評価するのにより鋭敏であることが証明されているのにかかわらず[175]，それらを日常的に用いる臨床的な有用性は示されていない[181]．

疾患の範囲や重症度の評価に加えて，HRCTを用いたスコアリングはアウトカムの測定に際して用いられ，伝統的なFEV_1を用いた評価価値を高める．そしてHRCT所見は疾患の重症度とより関連しており，正確で再現性があり，治療反応性ともよく相関するという報告が数多くされている[147, 182, 188–190]．

Brodyらは，嚢胞性線維症の61名の小児を対象に，2年以内に発症する呼吸不全増悪の回数を臨床的アウトカムとして，基準の肺機能検査とHRCTスコアを比較した．これによると，全体のHRCTスコア（$r=0.91$，$p=0.001$）と気管支拡張スコア（$r=0.083$，$p=0.01$）のみが増悪数と有意に相関していた[147]．興味深いことに，粘液栓と気管支壁肥厚以外のすべてのHRCT所見は継時的な増悪を示しており，これら2つの項目は長期的な構造の変化というよりはむしろ可逆性のある異常所見であるということを示唆している．またある追跡調査によって，研究者らは広範囲な項目を用いた全般的嚢胞性線維症CTスコアの構築のみならず，以下の5つの所見，つまり，① 気管支拡張，② 粘液栓，③ 気管支周囲の肥厚，④ 局所的なエアトラッピング，⑤ すりガラス影やコンソリデーションといった肺実質の異常所見の有無や重症度を用いた特徴的な肺葉スコアの評価を行った[188]．これによると，気管支拡張スコアが最も鋭敏なスコアであり，続いて局所的なエアトラッピング，気管支周囲の肥厚が続き，最も感度が低い項目が肺実質の異常所見であった[188]．

さらにこのように特徴的な所見に絞ってスコア化することは，これまでの全般的スコアよりも臨床結果に対するサロゲートマーカーとして有用であるということがde Jongらによって，報告されている[182]．この研究では，ベースラインと2〜3年後にCTがフォローされた119例の嚢胞性線維症患者を対象として，これまでの全般的スコアと，絞られた特徴的な所見のスコアの合算値（コンポジットスコア）を評価し，また同時に個々の構成要素を検討した．これによると，肺機能や全般的スコアはすべて継時的に増悪したが，末梢性気管支拡張スコアは年に1.7%増加（$p<0.0001$）と最も強い意味が認められた[182]．

さらに，これまでの全般的スコアと比較し，限られた特異的な項目に絞ってスコア化することの意味がOikonomouらによっても評価されている[191]．この研究において著者らは，気管支拡張の重症度，気管支壁の肥厚，無気肺やコンソリデーションといった“単純な”3つのHRCT所見を用いることで，全般的スコアリングシステムと比較し，これら3項目の合計点と同様に，各項目のスコアの間で優れた相関関係を呈することを見出した．これらと同様の所見がCTの追跡調査などでも証明され，複雑で広範囲な項目を用いたスコアリングシステムでなく，2，3項目の簡単な測定項目で構成される単純なスコアリングシステムを用いるべきとの結論に至っている[191]．

報告されている他のアプローチとしては，HRCTと肺機能検査の測定項目を併用した方法がある[184]．このアプローチを用いた，小児でのrhDNase療法の有効性を評価するための二重盲検比較試験で，$FEF_{25-75\%}$や全般的スコアはそれぞれ13%と6%程度の改善しか示さなかったのに対して，CTと肺機能スコア（PFTスコア）の合算値は30%もの改善を示した[184]．

現在まで大部分の研究が，限られた部位においてのみ軸位断像（概して，1 mmごとに1〜1.5 mmの薄層スライス）を撮影することによって小児で特に放射線被曝を制限する必要を強調しているが，容積測定MDCTデータセットが高解像度，非隣接，薄層スライスの軸位断像の代わりに評価されるとき，より良好な結果が得られる可能性があることが示された[192]．このアプローチの主な長所は，気管支拡張と気管支壁肥厚と同様に，全肺の過膨張と部分的なエアトラッピングを測定することが可能なことである．部分的なエアトラッピングの定量的測定により，末梢気道病変のような疾患の初期徴候が評価できると考えられている．またある研究で，吸気–呼気でマッチした高解像度像で肺野濃度の自動化された量的評価法を用いて，25例の軽症の嚢胞性線維症患者と10例の年齢でマッチした対照者を比較したところ，統計学的に2群で差がみられたのは残気率（RV/TLC）のみであった．rhDNaseで介入した後の評価で，肺機能検査において統計学的に有意差を認めたものはなかったが，エアトラッピングの量的測定で有意な差が認められ，エアトラッピングが欠如する範囲が独立した因子であった（$p<0.005$）[112]．

自動化スコアリング

個々の放射線科医が半定量的CTスコアリングシステムを用いることにはいくつかの限界点がある．具体的には，同じ評価者が長い時間間隔をあけて測定を繰り返したときの再現性が低いことや，全般的スコアリングシステムと比較し評価者が異なるとその再現性が低いこと（おそらく評価者によって画像所見の定義にバリエーションがあるためと考えられる），疾患の範囲や重症度が軽度であると再現性が乏しいことなどが挙げられる[94]．

そういったことから近年，コンピュータを用いて末梢気道病変を自動的に定量的に評価する方法の開発が注目されている[193]．このアプローチがこれまでの視覚による半定量的な方法や現在の定量的方法と比較した際の利点としては，気管支拡張や気道壁肥厚の部位や重症度や範囲に加えて，粘液栓を認める気道の有無まで再現性をもって評価することができる点が挙げられる．

現在使用可能な気道を区分化して評価する方法により，B/A比や気管支壁肥厚，粘液栓を認める気道の存在などを表示するコンピュータによって色分けされたマップの作成が可能となっている（図21-25）[193]．この手法により，気道病変の範囲や重症度に関するCTスコアの自動的な算定が可能となった．非典型的な抗酸菌感染症の20症例を対象として，自動的に測定された全般的スコアと個々の読影者によって評価されたスコアとを比較した研究によると，2群間において，全般的スコア（$r=0.609$，$p=0.01$），気管支拡張の範囲（$r=0.69$，$p=0.0004$），気管支拡張の重症度（$r=0.61$，$p=0.01$）はそれぞれ正の相関を示した[194]．このように非常に興味深いものではあるが，この手法は今後技術的にさらなる改善が必要であり，重要なことは嚢胞性線維症患者において臨床的に評価可能であることが証明されることである．

喘　　息

喘息は，気道炎症から，全気管支樹に生じる気道リモデリングに及ぶ連続的な異常によって特徴づけられる[195,196]．病理学的に，喘息を有する患者は炎症と浮腫，過剰な粘液産生による気道壁の肥厚があり，結果的に粘液栓を形成する．重症化すると，好酸球と好中球優位の遷延性炎症により大小気道に不可逆的な気道の構造変化を引き起こす．この変化の特徴としては，炎症細胞，粘膜下の線維化，平滑筋肥厚と過形成および粘液腺過形成と脈管新生によって引き起こされる気道壁肥厚の増強が挙げられる[197,198]．結果的に，しばしば重篤な不可逆性の気道閉塞をきたす[16,197-199]．喘息はABPAや気管支中心性肉芽腫症，好酸球性肺疾患，好酸球性多発血管炎性肉芽腫症（EGPA，チャーグ-ストラウス症候群）などの多くの疾患と関連してみられる[200]．喘息の診断は，タバコと肺気腫の既往歴によって難しくなる可能性もある．本章の後に検討されるように，HRCTはこれらの疾患を区別するときに重要な役割を果たす可能性がある．

胸部X線所見

喘息に伴う胸部X線所見は，肺気量の増加，肺透過性の亢進，軽度の気管支壁の肥厚と一過性肺高血圧による肺門血管影の増強がある[201-205]．気管支壁肥厚は，患者の約半分でみえる[52,203]．気管支拡張は通常認められないが，小さな粘液栓は時々みられる．喘息に関連した合併症として，肺炎，無気肺，縦隔気腫と気胸である[201]．胸部X線所見異常は，通常，小児において一般的にみられ，重症な小児でみられる[201,204]．

胸部X線写真は，一般的には喘息の診断には用いられない．胸部X線写真はしばしば正常で，異常としてみられるものは通常は非特異的である[90,204]．喘息の確定診断がされている患者で，急性増悪の既往がある患者では胸部X線写真の有用性は限局的である．胸部X線所見の重症度と喘息発作の重症度もしくは気道の可逆性の相関は，一般的になく[201,202,204]，胸部X線所見は急性の喘息のある患者の5%以下で治療が必要かどうかの情報を提供する[201,202,204,206,207]．成人・小児の喘息に対する胸部X線写真の役割を一般化することは難しいが，胸部X線は特徴的な症状があったり，臨床所見や検査所見で肺炎やその他の合併症が示唆されるときに除外する場合にしばしば利用される[201,202,204,207]．

HRCT所見

喘息患者のHRCT所見には，(a) 気管支壁肥厚，(b) 内腔狭小および/または拡張，(c) 吸気時に肺野濃度と血管影の減少を伴うモザイク灌流，および/または (d) 呼気CTでのエアトラッピング，の特徴がある（図21-37，図21-38）[16,197,198,200,208-212]．

経験上，びまん性に狭くなる気道(すなわち，B/A比を減少させた)所見は，喘息(図21-37)に最も関連が深い．その他の所見は，気管支拡張，粘液栓形成，小葉中心性陰影と肺気腫である[199]．Grenierら[213]によると，喘息患者の28.5%で気管支拡張が認められ，主に亜区域支および，より遠位の気管支の拡張であった．実際に，気管支拡張が喘息患者に起こる頻度について考えると，気管支拡張そのものが気道生理学に関係しているためやや問題がある[214]．不可逆的な気管支拡張と疾患の重症度は関連があると報告されているが[215]，このことについてはまだ議論の余地がある[216]．現在まで，気管支拡張は喘息患者の31〜77%で起こると報告されている[197]．160例の非喫煙喘息患者において，気管支拡張は15例(9.3%)で診断され，最も一般的には下葉の円柱状気管支拡張(9.3%)であった[199]．似たような1,680例の喘息患者における研究で，51例(3%)に気管支拡張がみられたことが判明した[53]．

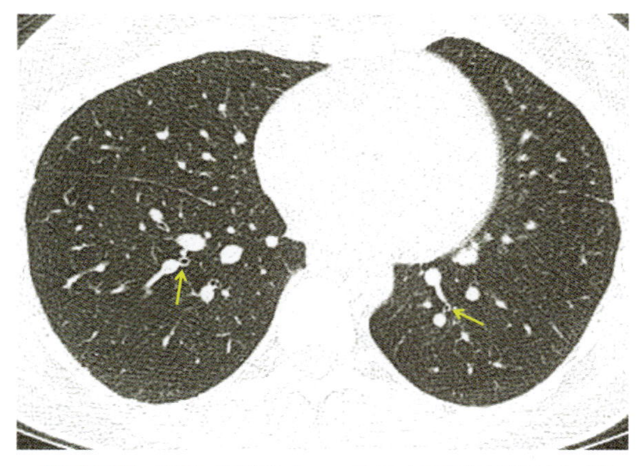

図 21-37　喘息．下葉の1mmスライス画像において，肺動脈よりも狭小化した気管・気道が認められる(矢印)．これは長期の喘息罹患によってびまん性に気道のリモデリングが生じた特徴的所見である．

粘液貯留は，症例の21%で報告された[203]．この異常は，治療後に消失する可能性がある．分岐状または結節状の小葉中心性陰影は患者の10〜21%で報告され，時にtree-in-budを呈し，これは粘液貯留を伴っ

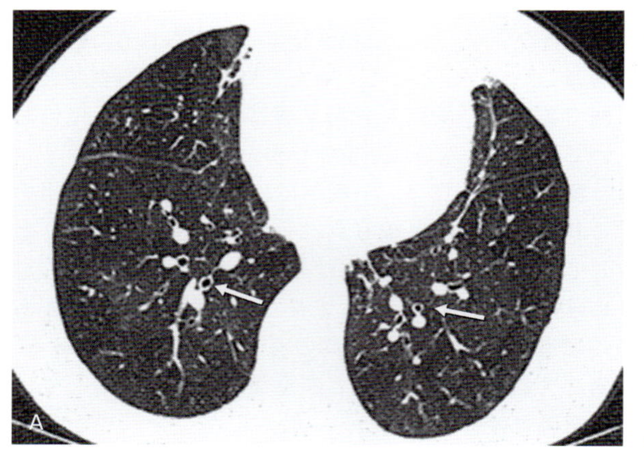

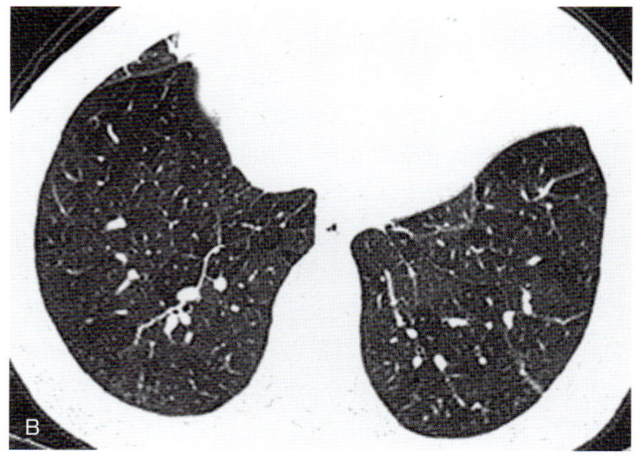

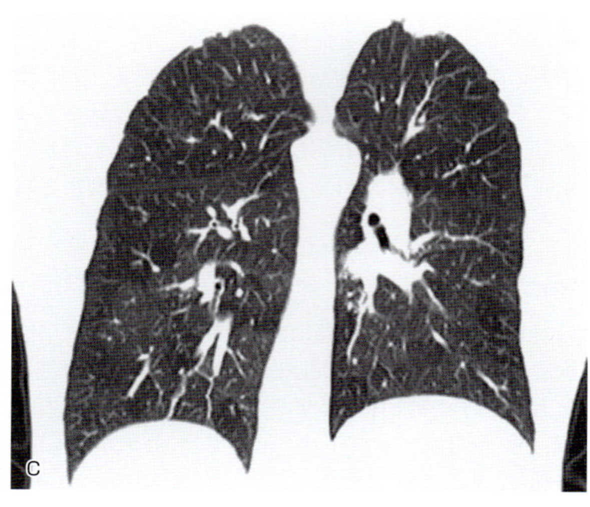

図 21-38　喘息．A，B：下葉の1mmスライスにおいて，過膨張した肺の内部に軽度に壁が肥厚した気管支(A，白矢印)がみられ，また特にB画像の右下葉において顕著にみられるような二次小葉のわずかな高吸収域と低吸収域の混在が認められる．C：冠状断ではそのような不均一な肺野濃度の広がりや分布がよりわかりやすく，この症例ではまばらな気道閉塞とモザイク灌流により生じた変化である．

たり伴わなかったりする気管支壁の肥厚や炎症を表している．近年では，小葉中心性陰影の存在が致命的喘息(NFA)と関係している可能性があることが示唆された．非NFA患者24例，NFA 16例，健常者16例の研究で，小葉中心性陰影はNFA患者でより多く認められ，軽症患者の36%，中等症から重症患者の70%に，そしてNFAの100%にみられた($p<0.05$)[217]．対して，気管支壁肥厚の重症度もしくはエアトラッピングの範囲については関係はないとされている．さらに，小葉中心性陰影が全例で可逆性であるとされているが，NFA患者では可逆性にはならないことから，これらの患者における小葉中心性陰影は小さな気道のリモデリングを表しているのではないかとされている．

functional-HRCTとの相関性

日常的な画像解釈に加えて，HRCTを用いた気道断面測定値の評価が喘息患者でなされた．前述のとおり，一般的には定量的な気道評価は高度な画像ソフトを必要とする．可能となる測定値には以下を含む．内腔径や内腔断面積(LA)，壁厚や壁断面積(WA)，総断面積(TA)，そして，壁断面積と内腔断面積の比(WA/LA)と壁断面積と総断面積の比(WA/TA)．これらの指標を用いたところ，喘息患者における気道測定値は，健常者と慢性閉塞性肺疾患(COPD)患者のそれらと異なることが示された．Montaudonら[212]による後ろ向き研究で，健常者と喘息患者の気道測定結果を比較したところ，喘息患者において有意なLA，TAおよびWAの低下，WA/LA比とWA/TA比の上昇が認められた．同様の結果は，Beigelman-Aubryら[218]，Kurashimaら[210]およびKosciuchら[209]によって得られている．近年では，定量的三次元HRCTを用いてそのような相関がより強く示されるようになっている[211]．

喘息患者で気管支壁肥厚の程度は，疾患・気流閉塞の重症度と相関する[199, 208, 210–212, 219, 220]．無症候性喘息患者においてさえ，呼気CTで気管支壁肥厚とエアトラッピングを含む構造変化を特定することは可能である[198]．さらに，COPD患者の形態異常と比較した場合，COPDでは大小気道での壁肥厚との関係は不明なままであり[221]，一方喘息患者においてはこの相関はすべての測定可能な気管支樹にわたってみられ，HRCTで指摘される形態学的異常が区域気管支より末梢で認められた[210, 212]．

気管支壁肥厚，内腔狭窄に加え，疾患重症度と肺野濃度の異常の関係，特に呼気のHRCTについてもまた多くの研究がされている．エアトラッピングと肺血液過少による限局的もしくは広範囲な透過性亢進は呼気CTで症例の18〜31%で観察される[52, 213, 222]．

呼気CTで，喘息患者における斑状のエアトラッピングが認められる[223]．Parkらの研究で[89]，喘息患者の50%で1葉以上でエアトラッピングが認められた．吸気CTで形態学的異常がない患者もいた[122, 224]．

呼気でのエアトラッピングと肺野濃度低下の程度は，疾患の重症度と関連していることが示されている．吸気および呼気CTで上下葉の肺野濃度変化(I/E比)を調べた研究において，気管支拡張薬吸入後に呼吸機能正常の患者と比較して，可逆的な気道閉塞患者ではI/E比は% FEV_1(気管支拡張薬の吸入後のFEV_1<80%，FEV_1/FVC<70%と定義)と負の相関が認められた[198]．さらに，I/E比と相関があり，気道壁の厚さと気道外壁の比(T/D比)と上葉肺尖部の気管支で測定されるパーセント壁断面積(WA%)，RV/TLCにも相関が認められた[198]．

ごく最近になり，気道病理学における生物学的マーカーとして気管支壁減衰を測定することに関心が向けられている[211, 212, 225, 226]．Lederlinらによって報告されたように[226]，気管支壁減衰(4つ以上の気管支の平均値)と5つの標準となる幾何学的な気管支のパラメーター(LA，WA，WT，WA/LA，WA%)を機能的なデータと比較している検査において，定量的気管支壁減衰は標準的な形態測定のいずれよりも機能的な変化と有意に関係していると判明した[226]．気管支壁減衰とWA%間に有意な相関性がある一方，WTとは何の相関性もなく，WAにもほとんど相関性はみられなかった．同研究において，気管支壁減衰と気管支壁リモデリング間に相関性はない一方で，気管支生検を行った11例の喘息患者での評価では気管支壁減衰と肥満細胞数には有意な相関が認められた($r=0.87$, $p<0.001$)．喘息患者での気道の組織学的変化の測定法としての気管支壁減衰の有用性が評価されるべきである．

HRCT：臨床有用性

喘息患者における定量的計測と機能的なパラメーターの良好な相関はあるが，喘息患者でのCT画像の使用は現臨床での適応は明確でない．HRCTは喘息患者の日常的な評価としては一般的ではないが，HRCT上の異常は喘息患者の2/3もの数で認められるであろう[52, 199, 203, 222]．いまのところ，HRCT検査はABPA疑いの喘息患者の評価[49]や喫煙者の気腫の存在を提示するために用いられる[227, 228]．喘息患者の約5%に気腫がみられると推測されている[52, 199]．

喘息患者において気管支壁肥厚が可逆的かどうかはいまだに不明なままである[195, 203]．喘息患者では，粘膜下の気道壁炎症は可逆的であるが，気管支周囲の線維化を伴う気道壁リモデリングは非可逆的である[199]．Bumbacea らによると[197]，気道壁リモデリングの範囲が HRCT 上の気管支壁肥厚や気流閉塞の持続と関連するかについてはあきらかではない. にもかかわらず，HRCT が治療反応を観察するのに役立つ可能性がある．Niimi らによると[229]，持続性喘息を有するコルチコステロイド未導入 41 例における右上葉肺尖部の気管支の厚さは吸入コルチコステロイドにより変化がみられ，気道壁肥厚は 11％減少($p<0.001$)し，気道閉塞の減弱と相関がみられたが，壁厚は対照群に比較して厚いままであった($p<0.0001$)．多くの研究者がほとんど示せなかったように，気道壁肥厚と気道過敏性亢進との相関性もなお検討されるべきである[199, 230]．気道壁厚測定の臨床的意義の違いはどの気管支壁の厚さを HRCT で評価したかの方法上の相違に基づくようである[197–199, 203, 231]．

こういったあきらかな限界があるものの，閉塞性気道疾患患者の評価において，肺気腫，慢性気管支炎および喘息患者間での，またそれら疾患を重複した場合においても同様に，病型の相違を確認することによって HRCT は重要な臨床上の役割を果たし得るという結果が得られている[208, 211, 212, 225, 226, 232, 233]．

最後に，気道評価における HRCT の役割は，気管支サーモプラスティを新たに導入する観点からも考慮する必要があるという点に注目すべきである[234, 235]．

アレルギー性気管支肺アスペルギルス症

アレルギー性気管支肺アスペルギルス症(ABPA)は *Aspergillus fumigatus* の気管支外での成長に対する過敏反応が特徴の臨床症候群で，好酸球増加が特徴的である．喘息症状(例えば，喘鳴や中枢もしくは近位気管支拡張の所見)，粘液貯留，無気肺，そして，好酸球性肺炎患者にみられるようなコンソリデーションが時々みられる[200]．一般に喘息患者に起こるが，ABPA は嚢胞性線維症患者の 2～10％で生じる[236, 237]．気管支中心性肉芽腫症もまた，ABPA 患者に起こることが報告されており，小さな気管支や細気管支壁を破壊する壊死性肉芽腫が特徴的である[200]．ABPA は，気管支拡張の一般的な原因である．英国の教育病院を受診した成人患者で気管支拡張症の病因を調査する最近の研究で，ABPA が 13 例(8％)の患者で認められた[152]．

ABPA は，気管支壁での真菌(アスペルギルス)の増殖に対するⅠ型とⅢ型の免疫応答から生じる．免疫反応は中心気管支拡張をきたし，一般的に気管支は外観上瘤状や嚢胞状で，真菌と炎症細胞を含む粘液栓を呈する．ARTEPICS とは，ABPA のクライテリアを覚えるのに役立つ頭字語で，A は喘息(asthma)，R は X 線上で肺疾患の証明(radiologic evidence)，T は *Aspergillus fumigatus* に対するスキンテスト(test)陽性，E は抗酸球増多症(eosinophilia)，P は *A. fumigatus* に対する沈降抗体(precipitating antibodies)，I は IgE 上昇，C は中枢性気管支拡張(central bronchiectasis)，S は *A. fumigatus* に対する血清中(serum)の特異的 IgE，IgG の上昇である．これらの 8 つの基準のうちの 6 つが満たされるとき，ABPA の診断はほぼ確実である．第二の基準は，痰中の *A. fumigatus* の存在，粘液栓の喀出の既往，アスペルギルス抗原への遅発性皮膚反応である[237]．

疾患の進行は以下の 5 つの相に分けられる．(a) 急性期，(b) 改善期(肺のコンソリデーションが改善し，血清 IgE も低下する)，(c) 寛解期(すべての診断基準の項目が改善)，(d) コルチコステロイド治療から離脱する時期，(e) びまん性の肺線維症をきたす時期である[237]．

HRCT 所見

ABPA 患者における HRCT 所見は，よく報告されている(表 21–6，図 21–2，図 21–18，図 21–39～図 21–44)[32, 48, 49, 87, 90, 153, 154, 200, 238–243]．これらは，中枢性気管支拡張症(図 21–39～図 21–42)，多くの場合結節状で上葉または中枢気管支を伴い，粘液栓(図 21–18，図 21–43，図 21–44)，線状または分岐状小葉中心性陰影(tree-in-bud；図 21–18，図 21–44)とモザイク灌流またはエアトラッピング(図 21–42)を含む．

表 21-6　アレルギー性気管支肺アスペルギルス症の HRCT 所見

中枢性気管支拡張[a, b]
典型的には重症で広範囲にわたる[a]
粘液栓[a]
高濃度の粘液[a, b]
線状または分岐状小葉中心性陰影(tree-in-bud)
無気肺
末梢性コンソリデーションまたはびまん性すりガラス影
モザイク灌流[a]
呼気でのエアトラッピング[a]

[a] 最も一般的な所見.
[b] 鑑別診断で最も有用な所見.

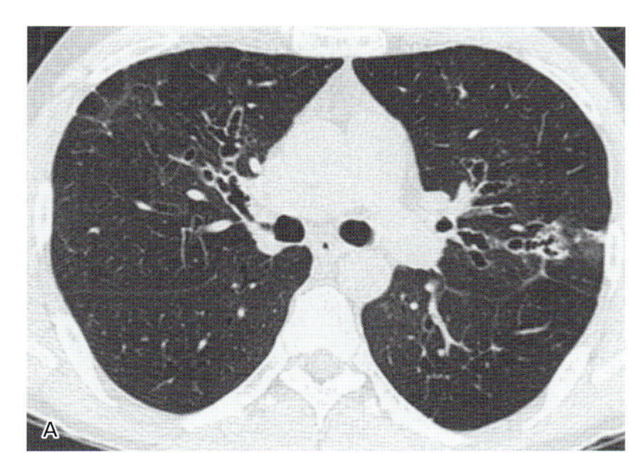

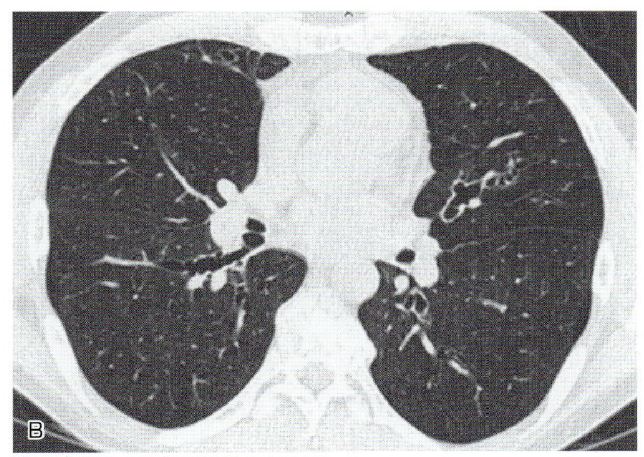

図 21-39　アレルギー性気管支肺アスペルギルス症(ABPA). A, B：ABPA患者における肺門付近のレベルのHRCT像では，中枢優位に気管支拡張がみられ，末梢域は完全に保たれている.

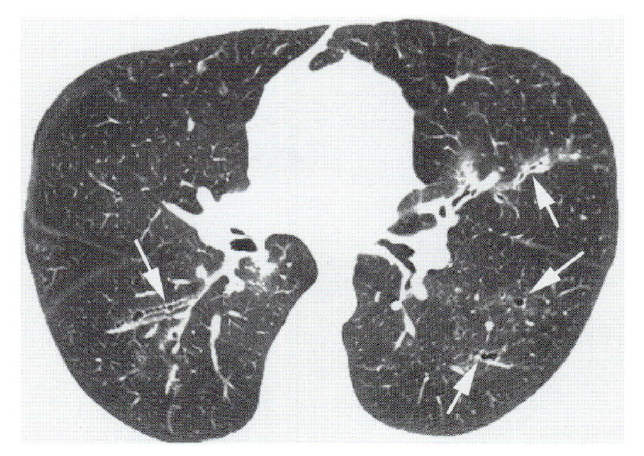

図 21-40　中枢性気管支拡張を伴うアレルギー性気管支肺アスペルギルス症. 両側肺において不均一に壁が肥厚し，わずかに拡張した気管支(矢印)がみられる.

例えば，Panchal らの ABPA 患者 23 例の研究[240] で，4〜8 mm スライスの画像を用いると，中枢性気管支拡張は葉の 85%で，肺の 52%の区域で認められ，概して粘液栓形成による気管支閉塞で起こる．粘液栓や拡張した嚢胞状気道での液面形成，気管支壁肥厚の結果として生じる気管支閉塞により中枢性気管支拡張は一般的には生じる(図 21-39〜図 21-41)．喘息患者でもこれらの所見は認めるが，喘息症状のある ABPA 患者でよりみられる[87].

古典的には ABPA が中枢性気管支拡張症を伴うとされるが，この所見は本来非特異的であり感度も低い[32, 154]．例えば，Reiff ら[32] の慢性喀痰を有する 168 例の患者の研究においては，ABPA 患者は中枢性気管支拡張を呈することが他の患者に比べて有意に高く($p<0.005$)，気管支拡張はより形態学的に結節状または円柱状を示す傾向が高かった($p<0.01$)．しかし，この研究で ABPA 診断においての中枢性気管支拡張の感度はたったの 37%にすぎなかった．同様に，Cartier ら[153] による既知の病因による気管支拡張症患者 82 例の後ろ向き研究では，ABPA の診断が確実になされたのは 9 例中 5 例(56%)のみであった.

重篤な気管支拡張に加えて，多くの所見が ABPA 患者でみられると報告されている．粘液栓またはアスペルギルス腫は，ABPA(図 21-18，図 21-41C，図 21-43，図 21-44)[244] 患者の拡張気道によくみられる．小さな気道にも病変があり，粘液を含んだ気管支によってできる tree-in-bud(図 21-18，図 21-44)，細気管支の閉塞によって起こるモザイク灌流やエアトラッピング(図 21-42)[224] を呈する．その他の肺実質の変化には，コンソリデーション，虚脱，空洞化，ブラなどがあり，特に症例の上葉の 43%にもみられる[240]．胸膜病変の頻度も同じ割合でみられ，特に部分的な胸膜肥厚が多い．好酸球性肺炎での腫瘤のような変化が ABPA 急性増悪の患者にもみられる[245, 246]．もっともなことだが，肺実質と胸膜の変化は，疾患の重症度と相関する[247].

特に興味深いことは，高濃度の粘液貯留の所見は，ABPA 患者で最大 30%の頻度で報告されている(図 21-43)[51, 200, 248, 249]．真菌性慢性副鼻腔炎に関連して最初に報告されたように，高濃度の粘液は，真菌によって濃縮された粘液中のカルシウムイオン，金属的イオンもしくはその複合体の存在を意味するものと考えられる[250]．この所見は，報告によって 18〜28%とされ，所見がある場合には，特徴的所見とみなさなくてはならない[51, 249]．ABPA 患者における高濃度粘液の存在が重症度と相関すると報告されている．155 例の ABPA 患者の研究で，高濃度粘液は 29 例でみられ，好酸球増多，血清 IgE の上昇，*A. fumigatus* に対する特異的

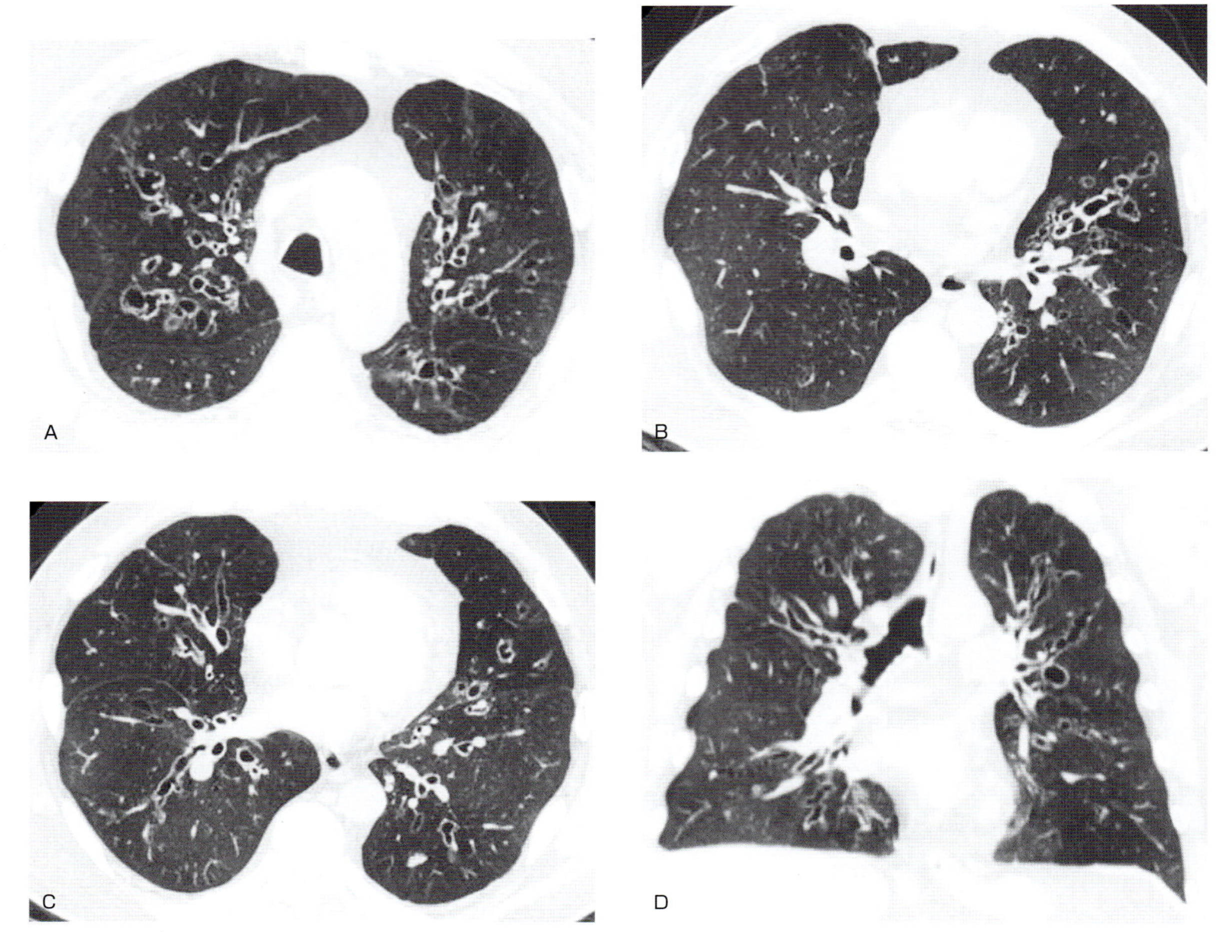

図 21-41　アレルギー性気管支肺アスペルギルス症(ABPA). A-C：上葉および中心部の肺野領域において，中枢優位に気管支拡張がみられ，相対的に末梢領域は保たれている．モザイク灌流により高吸収域を多数確認できる．このパターンは非特異的ではあるが，ABPA に特徴的である．D：冠状断においても病変が中枢性および上葉優位であることがわかる．

IgE の上昇を認め，治療後の再発率がより高いとされている[51]．

最近になり，炎症の重症度を予測する手段として高濃度粘液の存在があることに基づいて，*A. fumigatus* 特異的 IgE 濃度，好酸球数と転帰によって[251] 測定される ABPA を分類する新たな手法が提案された．この手法では，血清学的に診断された ABPA 患者は，(a) 正常 HRCT，(b) 中枢性気管支拡張を示す群，(c) 中枢性気管支拡張と他の非特異的な放射線学上特徴を有する群，(d) 高濃度粘液を伴う中枢性気管支拡張を有する群，の 4 群のいずれかに分類され得る．この研究で診断された 234 例の ABPA のうち 27 例(11.5%)で高濃度粘液が認めらた．この患者群では他の 3 群に比べて炎症が高度であり，頻回の再発を予測するうえでの重要な高濃度粘液を伴っていた(オッズ比 7.38, 95% CI, 3.21～17.0)[251]．

ABPA は，血管侵襲性アスペルギルス症や気道侵襲性アスペルギルス症と区別しなくてはならない[252]．後者は，骨髄移植や腎移植もしくは白血病患者などの高度免疫抑制患者にみられる．定義上，気道侵襲性の形態を呈する病態は，病原体が気道基底膜深部まで到達していることと関連している．血管侵襲性を呈する病態と対照的に，気道侵襲性アスペルギルス症は免疫抑制状態が軽度でも臨床的に起こる場合がある．放射線学的に，気道侵襲性アスペルギルス症は，多くの場合斑状の肺実質のコンソリデーションとして現れる．HRCT で，大多数の患者は異なった気管支周囲もしくは細気管支周囲の分布があり，斑状コンソリデーションから小葉中心性陰影とはいえないようなものまである[252]．ある研究で，CT で気道侵襲性アスペルギルス症が既存の気道の拡張がない例でも気管支拡張をきたすことが示された[252]．

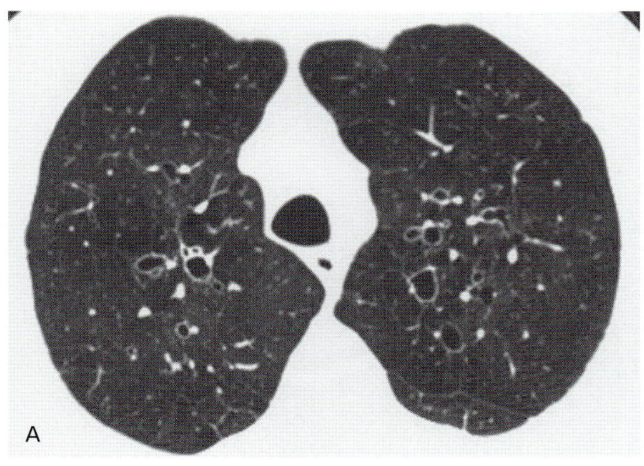

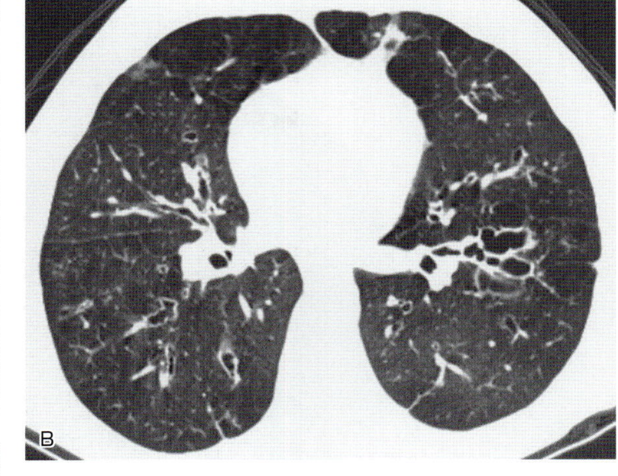

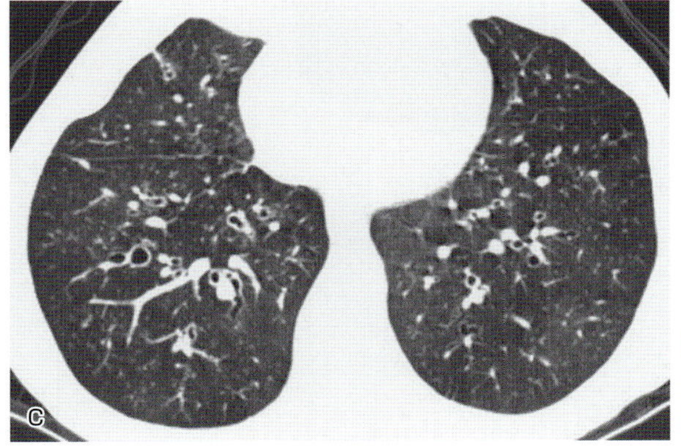

図 21-42　軽度の中枢性気管支拡張を伴うアレルギー性気管支肺アスペルギルス症． びまん性ではあるが，上葉優位に壁が肥厚し拡張した気管支が認められる．モザイク灌流を反映した，不均一で軽度な肺の低吸収域を認める．

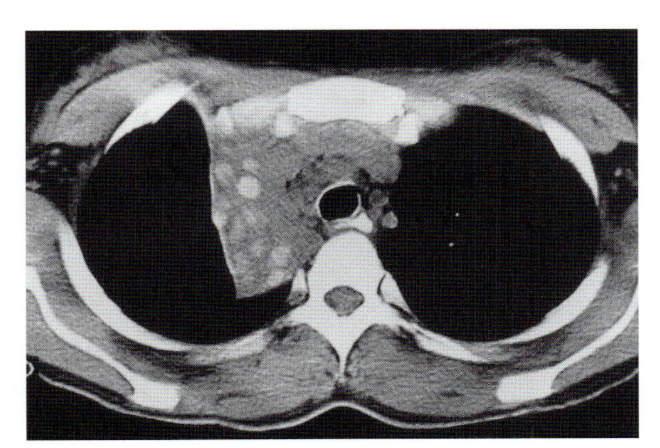

図 21-43　アレルギー性気管支肺アスペルギルス症（ABPA）：高濃度粘液栓． 上葉領域の非造影 CT 画像において，右上葉無気肺を認める．内部の円形で高吸収を呈する病変は，高吸収の粘液栓を含む拡張性気管支を表している．この所見は長期に罹患した ABPA に特徴的である．この高吸収は，粘液栓内において真菌により濃縮されたカルシウム，金属イオン，あるいはその両方の存在を反映していると推測されている．

HRCT の臨床有用性

CT は，ABPA 患者の早期画像評価に有用とされ，治療方針を決定するうえで役立つ[239, 243]．HRCT は嚢胞性線維症（CF）患者を含む ABPA 患者で異常を指摘するのに胸部 X 線写真より検出率が高い[242, 253]．ある研究で，3 mm スライス CT と胸部 X 線が 10 例の ABPA 患者で比較された[239]．気管支拡張は 60 葉中 31 葉で報告されたが，胸部 X 線上ではわずか 15 葉だけであった．CT も中枢性気管支拡張を検出するのにより感度が高かった．他の研究において，8 mm スライス CT が 2 例の小児 ABPA 患者で気管支造影と比較された[243]．CT は，中枢性気管支拡張を示した 27 区域のうちの 24 区域を特定することが可能だった．

前述のように，ABPA は喘息患者だけに起こるが，ABPA の診断を一般的な喘息患者から，臨床的背景のみで診断するのは困難だろう．というのは喘息と ABPA の臨床的特徴は重複するためである．気管支拡張所見だけでなく，喘息患者の最大 10％で *A. fumigatus* に対する血清沈降抗体が陽性となり，25％でアスペルギルスに対するスキンテストが陽性，血清 IgE と好酸球増加が認められる．

ABPA の HRCT 異常所見は合併症のない喘息患者と類似しているが，多くの所見が ABPA 患者で高頻

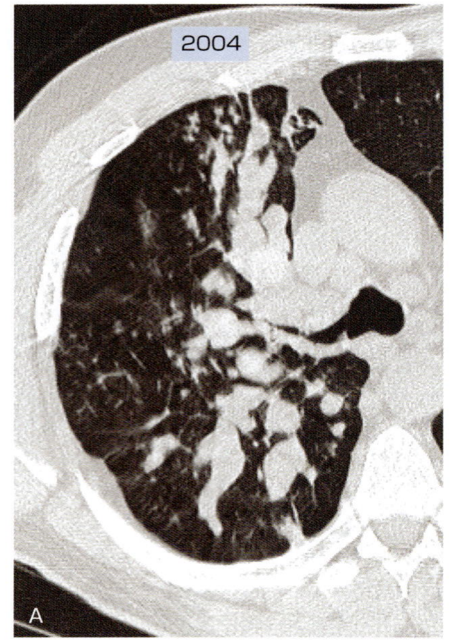

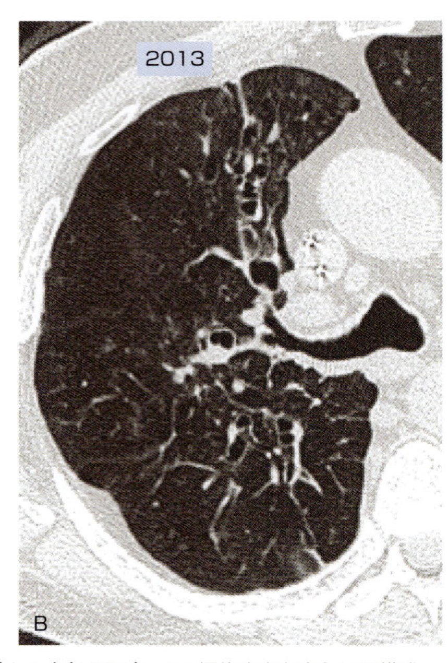

図 21-44　アレルギー性気管支肺アスペルギルス症(ABPA). A：標的病変を中心に再構成された 1 mm スライス画像において，広範囲の粘液栓により右上葉気管支近位部が狭小化している所見がみられる．この広範囲な粘液栓は右下葉の上方区域においてもみられる．tree-in-bud も肺前方において認められる．B：9 年後のフォローで撮影された CT では，A と同じレベルにおいて拡張した気管支はそのままだが，粘液栓が除去されている．粘液栓は著明な気管支拡張を起こすことが，それらに直交して切られたスライスでは肺結節のようにみられることがある．

度に認められる．Neeld らは[49]，ABPA 患者で HRCT 所見を合併症のない喘息患者と比較した．気管支拡張は，ABPA 患者では 41%の葉で認められたが，喘息患者では葉の 15%でみられた．

Ward ら[87]による 44 例の ABPA 合併喘息患者と 38 例の喘息単独患者を比較した後ろ向き研究で，ABPA 患者で気管支拡張 95%，小葉中心性結節 93%，および粘液栓 28%と高頻度で異常を認めるのに対し，喘息単独患者ではそれぞれ 29%，28%，4%であった．Mitchell ら[254]によると中枢性気管支拡張症の有病率に喘息と ABPA 合併喘息で同様の違いを認めるとされる．喘息症状を有する患者において，これらの所見のいくつかの存在により，ABPA の可能性を高めるであろう．

原発性線毛機能不全症候群とカルタゲナー症候群

原発性線毛機能不全症(PCD)/ 線毛機能不全症候群(DCS)は線毛構造や機能の異常に特徴づけられるまれな症候群であり，粘膜線毛のクリアランス機能の低下や慢性気道感染症を引き起こす[255-258]．気管支拡張はよくみられる徴候であり，PCD は気管支拡張症成人の 13%にのぼり[259]，また DCS 患者の約半数でみられる(図 21-45，図 21-58)．気管支拡張，内臓逆位および副鼻腔炎の三徴はカルタゲナー症候群と称される．

PCD は遺伝子異常により生じる．原因遺伝子は 11 遺伝子まで同定されており，PCD の原因の 50%を説明し得る[257]．診断は臨床所見と線毛微細構造の顕微鏡的解析によってなされる．

臨床的には PCD は多くの表現型と関連している．PCD 78 例を検討したところ，慢性鼻炎 / 副鼻腔炎 100%，再発性中耳炎 95%，新生児呼吸器症状 73%の既往歴が認められた[258]．*H. influenzae* の感染が小児期に始まる最も頻度の高い感染症であることが報告されているが，年長者ではムコイド型緑膿菌と非結核性抗酸菌症がより多くみられている．超微細構造異常の多様性は男女等しく影響をもたらし，この症候群に関連すると報告されているが，外側・内側ダイニンと中心装置，それぞれに多様性を認めている．症例によっては線毛は正常にみえる傾向がある．男性において，本症候群は自動力の少ない精子のため不妊症を伴う場合があるが，女性の受胎能は影響を受けない．

また他の先天性異常がみられる場合もある．慢性感

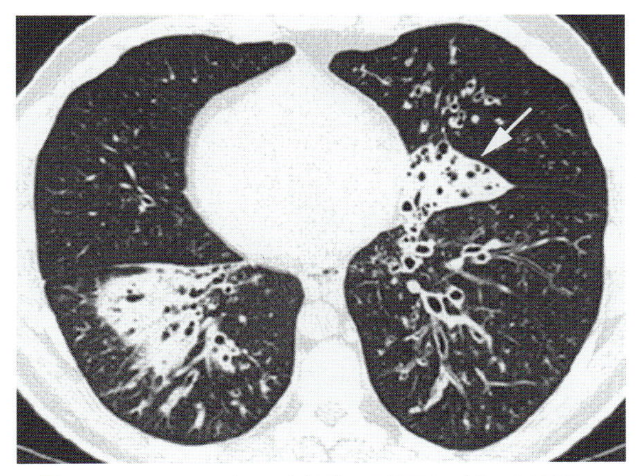

図 21-45　**カルタゲナー症候群.** 下葉野レベルの HRCT で内臓逆位があり，解剖学的(すなわち左側)中葉および右上葉に広範囲な気管支拡張が認められる．解剖学的中葉(矢印)の無気肺と解剖学的左下葉の広範囲な嚢胞状気管支拡張とコンソリデーションが認められる．

染症と内臓逆位を有する患者においては，診断は難しくない．しかし，内臓逆位を認めない場合は多彩な臨床像があっても，慢性気道感染や気管支拡張を生じる他の遺伝性疾患と重複するため，診断がより難しい．慢性感染症を PCD のものであると考えるための判断基準は，精子不動，PCD の家族歴または生検によって異常な線毛を確認することである．反復性の気管支炎，肺炎と副鼻腔炎の症状は，しばしば小児期から始まる．

胸部 X 線像と HRCT では，肺底区(下葉または中葉)優位で両肺の気管支拡張を示し，いわゆる感染後の気管支拡張の患者の所見と似ている(図 21-45)．より重篤な病型がみられることもあるが，円柱状気管支拡張が最もよくみられる病型である．適切な抗菌薬治療によって，平均的な寿命が得られる．

これらの線毛異常症のなかに，HRCT でリンパ球と形質細胞，好中球による炎症を伴う膜様気管支壁の閉塞性肥厚を表す小葉中心性陰影がみられる[260]．

巨大気管気管支

別名 ムニエ-クーン症候群とよばれているが，巨大気管気管支という用語は，気管と主気管支が著しく拡張している種々の患者群を述べるのに用いられる．またしばしば気管憩室症，再発性下気道感染と気管支拡張を伴うことがある[166, 257, 261, 262]．本疾患の病因は，まだあきらかではない．先天的病因として考えられる所見としては，気管気管支にある筋線維の欠損と筋層間

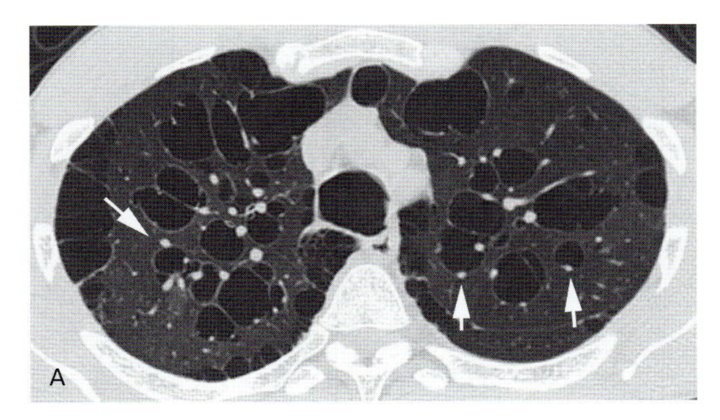

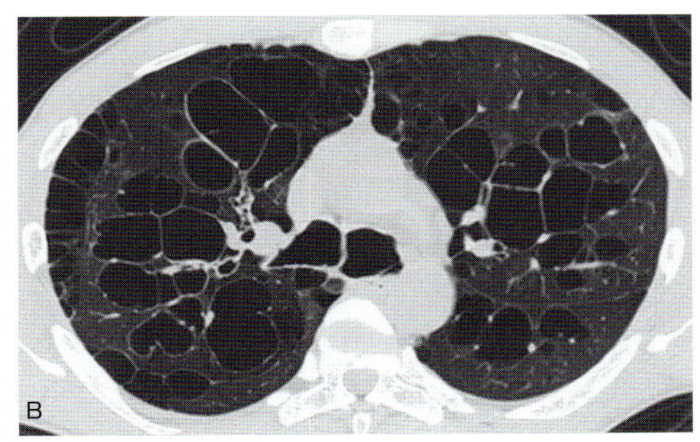

図 21-46　**巨大気管気管支.** A：CT では，気管拡張と中枢性の嚢胞状気管支拡張症が認められる．嚢胞性病変の中に印環サイン(矢印)があるということは，気管支拡張の存在を示していることに注目．肺の末梢には嚢胞もみられる．B：嚢状気管支拡張症は下葉でもみえる．(Courtesy of Harold Litt, MD.)

神経叢の欠如，強直性脊椎炎，マルファン症候群，エーラー-ダンロス症候群，小児での弛緩性皮膚などの先天性もしくは結合組織病が挙げられる[263, 264]．一方，後天性病因として考えられる所見は，巨大気管気管支が多くの場合，気道感染症の既往歴のない 30〜40 歳代の男性で診断されることから，長い間の喫煙と関連している可能性がある[263, 264]．また気管肥大症と，びまん性肺線維症との関係も報告されているが，これはおそらく両肺の弾性反跳圧の上昇による気管壁のさらなる牽引の結果であろうと推定される[263, 264]．

巨大気管気管支の CT 所見を図に示す(図 21-8，図 21-46)[265-267]．大動脈弓直上 2 cm の部位の気管直径が 3.0 cm 以上で右気管支径が 2.4 cm，左気管支径が 2.3 cm であることを考慮すると，巨大気管気管支の診断は，比較的容易である[266]．ほかにみられる所見として，特に気管壁後壁に沿って気管憩室が認められ，気管壁の波状の膨隆や気管憩室，これらの両方がみられることがある．また，著明な気管の弛緩の所見が認められ，これは呼気時に気管径が著しく減少し，気道が閉塞することもあり，そのような場合は気管軟化症

とよばれることもある[128]．さらに中枢肺領域での嚢状気管支拡張を伴うこともある．

気管肥大症で重要なことは，遠位気道での炎症が起こることである．CTで気管支拡張と診断された75例の患者で，RoditiとWeirら[263]は，全体の12%の患者で気管の拡大が認められ，その内訳はCTで気管支拡張がある患者42例中7例(17%)，気管支拡張がない患者32例中3例(6%)であったとしている．これらのデータは，気管肥大症が，粘膜のクリアランス低下によって，咳ができなかったり痰が溜まることによる感染の結果，発症する可能性があることを示唆している．

家族性先天性気管支拡張症（ウィリアムス-キャンベル症候群）

ウィリアムス-キャンベル症候群は，第4〜第6分支の気管支の軟骨欠損により，典型的には小児期に指摘される嚢胞状気管支拡張を呈するまれな疾患である[257]．HRCTでは，第3分支気管支より遠位の中心性嚢胞状気管支拡張が認められ，遠位領域にはエアトラッピングや細気管支炎によると思われる透過性の亢進を伴う．これらの所見は，ウィリアムス-キャンベル症候群と他の嚢胞状気管支拡張を呈する疾患の鑑別に有用である(図21-47)[268, 269]．吸気時に中枢の気管支が風船のように膨らみ，呼気時にしぼむことも報告されている[270]．

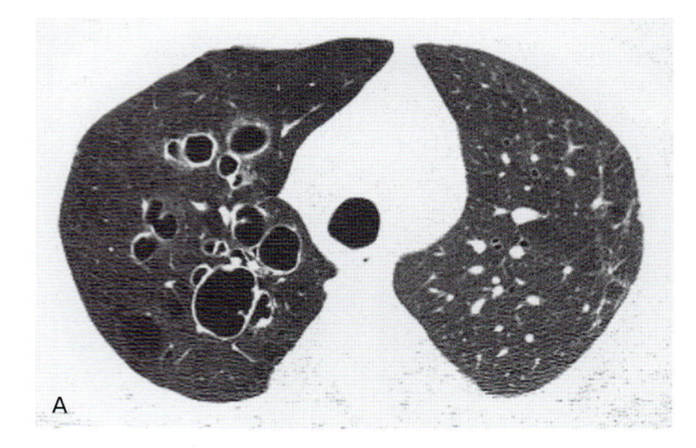

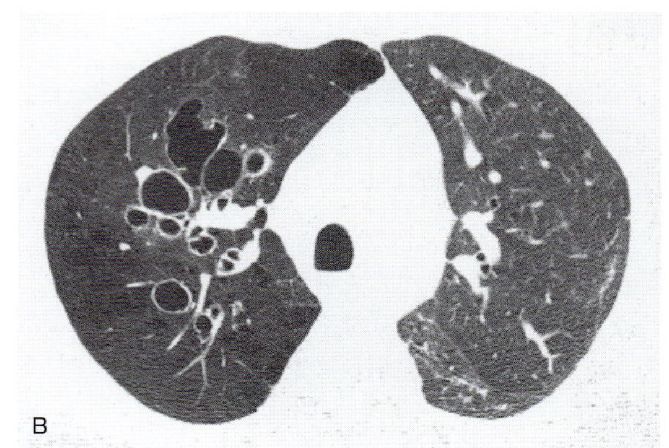

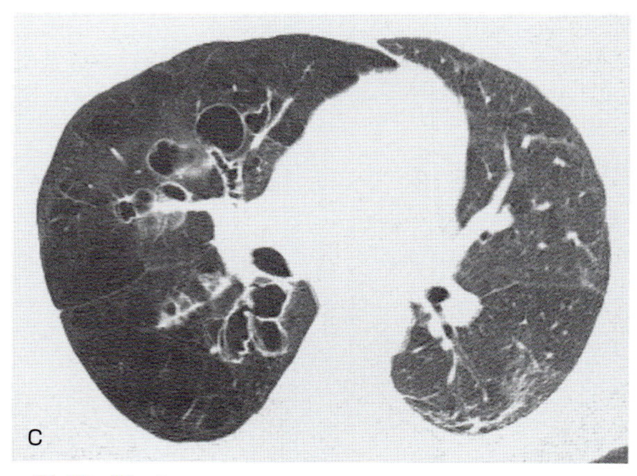

図 21-47 ウィリアムス-キャンベル症候群で，左肺移植した気管支拡張患者． A–C：切除肺の組織標本からは，中枢気管支の軟骨の欠損が認められた．3つのレベルでのHRCT断面では，中枢側の肺領域で気管支の著明な拡張がみられる．末梢肺は，移植された左肺と比較すると，透過性が亢進してみえる．この透過性は，エアトラッピングとモザイク灌流を反映する．

α1-アンチトリプシン欠損症

小葉中心性および汎小葉性肺気腫を有する患者に加えて，α1-アンチトリプシン欠乏を有する患者で気管支拡張はよくみられる[271]．重症α1-アンチトリプシン欠乏(PiZ表現型)74例の研究で，気管支壁厚の評価，および気管支拡張症の種類，範囲と重篤度の評価を含む視覚的スコアリングを用いたところ，気管支拡張症は70例(95%)で認められた[272]．4つ以上の気管支肺区域に存在している気管支拡張症は20例(27%)で確認され常に喀痰を伴った．興味深いことに，これには重篤な気管支拡張症が軽度肺気腫で指摘され得る"気管支拡張優位"型患者群を含んでいた($p<0.001$)[272]．また，本研究では気管支壁厚と FEV_1 間に相関性がみられた．

もし米国で約1,900万人の白人肺気腫患者を対象にスクリーニングされた場合，約129万例のα1-アンチトリプシン欠損症患者が発見されると推定されることは，非常に興味深い[273]．症状のある多くのα1-アンチトリプシン欠損症患者では，肺疾患は臨床上有意な所見であり，通常成人初期に現れる．気管支粘膜の反応性亢進はよくみられ，典型的には気道感染を伴う[271]．

King ら[274]は，α1-アンチトリプシン欠乏を有した14例の患者の研究で，気管支拡張を患者の6例(43%)に認めたとしている．これはこの欠損症を有する患者の約50%が何らかの気道疾患の症状，特に慢性の痰の喀出などを，呈するという事実と相関する．

ヤング症候群

ヤング症候群(閉塞性無精子ともよばれる)は病因不明の疾患で，精巣上体の閉塞に起因する男性不妊，気管支拡張と副鼻腔炎によって特徴づけられる[275]．本疾患は臨床的には線毛機能不全症候群に似ているが，線毛の異常はない．

黄色爪とリンパ水腫

この症候群(黄色爪症候群)は，(a) 爪が徐々に肥厚していき，曲がり黄緑色になる，(b) 通常，リンパ組織の発育不全から生じる下肢の浮腫といったリンパ水腫，そして，(c) 拡張した胸膜のリンパ管による滲出性胸水によって，特徴づけられる[276]．これらの3つのうち，胸水貯留の頻度は最も少ない．慢性副鼻腔炎，気道感染と気管支拡張は，症例の半分でみられる．これらの所見の真の原因は不明であるが，異常なリンパ液の滲出，免疫の異常，または線毛機能不全などが推定されている．

全身性疾患による気管支拡張

気管支拡張は，多くの全身性疾患の重要な所見となることがある．特に興味深いことは，気管支拡張と膠原病疾患あるいは，気管支拡張症と炎症性腸疾患の関係である．

関節リウマチと他の膠原病

関節リウマチ(RA)　RAは，肺線維症，器質化肺炎(OP)，気道感染症(結核を含む)およびnecrobiotic nodule(リウマチ結節)など種々の肺実質の異常を伴う場合がある．気管支拡張と細気管支拡張を含む気道病変は，膠原病，特にRAによる病変として見落されることがしばしばある(図21-48，図21-49，図21-71)[277]．以前はRA患者の5〜10%で気道疾患が生じると報告され，近年になって気管支拡張患者165例のうち3例(2%)に基礎疾患としてRAがあると報告された[152]．HRCTの導入以来，気管支拡張を認めるRA患者が35%にまでのぼると推測されるようになっている[278-281]．例えば，McDonagh ら[279]は，臨床的，放射線的にRAが認められる20例の患者で，気管支拡張は6例の患者で同定でき，そのうちの2例は胸部X線でびまん性の間質性肺炎があると考えられていた症例であった．同じ研究において，気管支拡張は，RAと診断されたが胸部X線は正常で，かつ無症状の20例の患者のうち，4例で認められたとしている．Remy-Jardin ら[281]は，RA患者38例で気管支拡張もしくは細気管支拡張が23例(30%)で認められたとしており，そのうち8%は無症状であり，他の6例では小さな気道病変が示唆された．これらの所見には線状または分岐状小葉中心性陰影またはその両方を含んでおり，著者らは狭窄性細気管支炎を表していると考えている[281]．蜂巣肺の領域で，牽引性気管支拡張が7例の患者に認められたのに対して，気管支拡張は，CTで肺線維症がない残りの16例の患者でみられた．

以上のことから，胸部X線で正常を示すRA患者において，気道疾患の有病率は，考えられているより，かなり率が高いと考えられる．Perez ら[280]は，胸部X線にて肺病変のないRA患者50例において，直接的・間接的な気管支および/または細気管支の病変が35例(70%)でみられ，そのうち呼気CTでのエアトラッピングが32%，円柱状気管支拡張が30%，吸気時のモザイクパターンが20%，小葉中心性結節が6%認められたと報告している．重要なことは，HRCTで肺機能検査の結果が正常だった33例中20例で末梢気道疾患の特徴を認めたことである．

気道閉塞は，RA患者によくみられる所見と長い間いわれており，このことは病因的に気管支拡張とRAに何らかの関連があるのではないかということが推測される[282]．例えば，慢性の細菌感染症が，遺伝的に素因をもった個人に免疫反応を誘発し，結果として自己免疫疾患を発症するということが考えられる[277]．この点に関しては，気管支拡張がRA発症の数十年前から先行することが観察されている．しかし，反対にステロイド治療または関連した治療，特に免疫抑制療法そのもので，呼吸器感染症の発生率が増加する可能性も示唆される．議論の余地はあるが，RAと気管支拡張の関連は，それぞれの遺伝素因の共有を反映している可能性があることも示唆されている[278]．具体的には，RA患者の気道閉塞は気管支拡張と二次的にのみ関連しており，実際には狭窄性細気管支炎の存在を反映しているとみられている[281, 283]．

RAの病因において気管支拡張の病的意義について

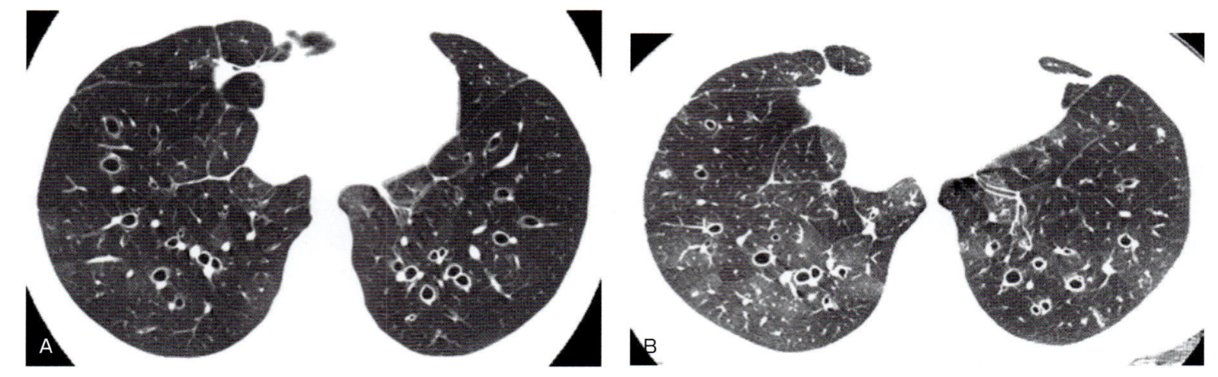

図 21-48　気管支拡張と狭窄性細気管支炎を伴う関節リウマチ．A：HRCT では，両側性気管支拡張を示す．肺は，モザイク灌流のため不均一な濃度を呈する．B：動的な低線量呼気 HRCT では，閉塞性細気管支炎の結果として起こってきた斑状エアトラッピングを示す．

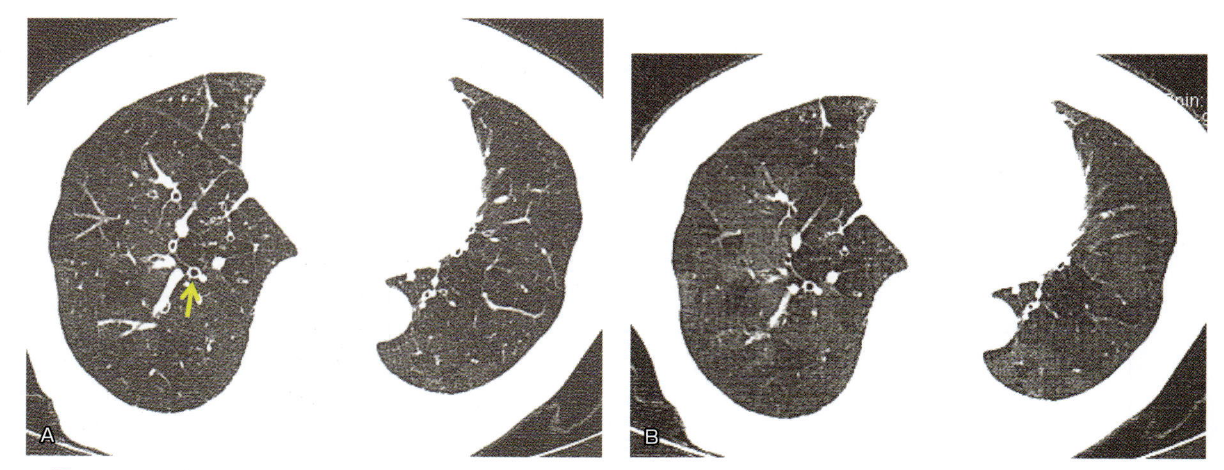

図 21-49　関節リウマチ(RA)に続発する気管支拡張症と狭窄性細気管支炎．A：びまん性気管支壁肥厚と軽度気管支拡張を示す下葉の高解像度像(矢印)．血管影の減弱した薄い斑状域が認められ，モザイク灌流を表している．B：A と同レベルの狭窄性細気管支炎によるモザイク灌流を示す MinIP 像．

は不明で，既存の気管支拡張をもつ患者ではより重症になるという証拠はないが，このような患者は生存率が低い傾向にあることが示されている．Swinson ら[284]は，RA と気管支拡張の両方を認める患者 32 例と，RA のみの患者 32 例，気管支拡張のみの患者 31 例を対象に，年齢，性別，罹病期間でマッチングし，5 年生存率について症例対照研究を行った．この結果，RA と気管支拡張の両方を認める患者では一般人口よりも 7.3 倍死亡率が高く，RA のみの患者より 5 倍，気管支拡張のみの患者より 2.4 倍死亡率が高いことがわかった．

他の膠原病　気管支拡張はこれまで全身性エリテマトーデス(SLE)の徴候とは考えられてこなかったが[277]，気管支拡張が認められるのは SLE 患者の 20% にまで及ぶ可能性があるとされた[285]．Bankier ら[286]は，SLE 患者で正常な胸部 X 線像を示した 45 例における前向き研究で，20% の気管支壁肥厚と，他の 18% に気管支拡張を含む，CT 異常所見が 38% で認められたとしている．原発性シェーグレン症候群でも同様に，予想以上の高い頻度で気道病変が認められる[287, 288]．

炎症性腸疾患

広範囲にわたる気道病変は潰瘍性大腸炎患者で，またやや頻度は低いがクローン病患者でも確認されている．特発性器質化肺炎(COP)とびまん性間質性肺疾患に加えて，声門下狭窄や慢性気管支炎と大小様々な気道の慢性化膿性炎症が起こる(図 21-50，図 21-51)[277]．関節リウマチ患者に認められる所見と同様で，慢性化膿性気道疾患は，炎症性腸疾患の発症に先行するか，共存するかあるいは後に起こる．特に興味深いことは，他の原因の気管支拡張とは異なり，潰瘍性大腸炎に伴う慢性化膿性気道疾患は，吸入ステロイドに反応するということである[277]．

免疫不全症候群

気管支拡張は，免疫不全症候群(先天性および後天性)患者で頻度が高い．外観上非特異的であるが，気道炎症または感染をみつけることは，診断の最初の徴

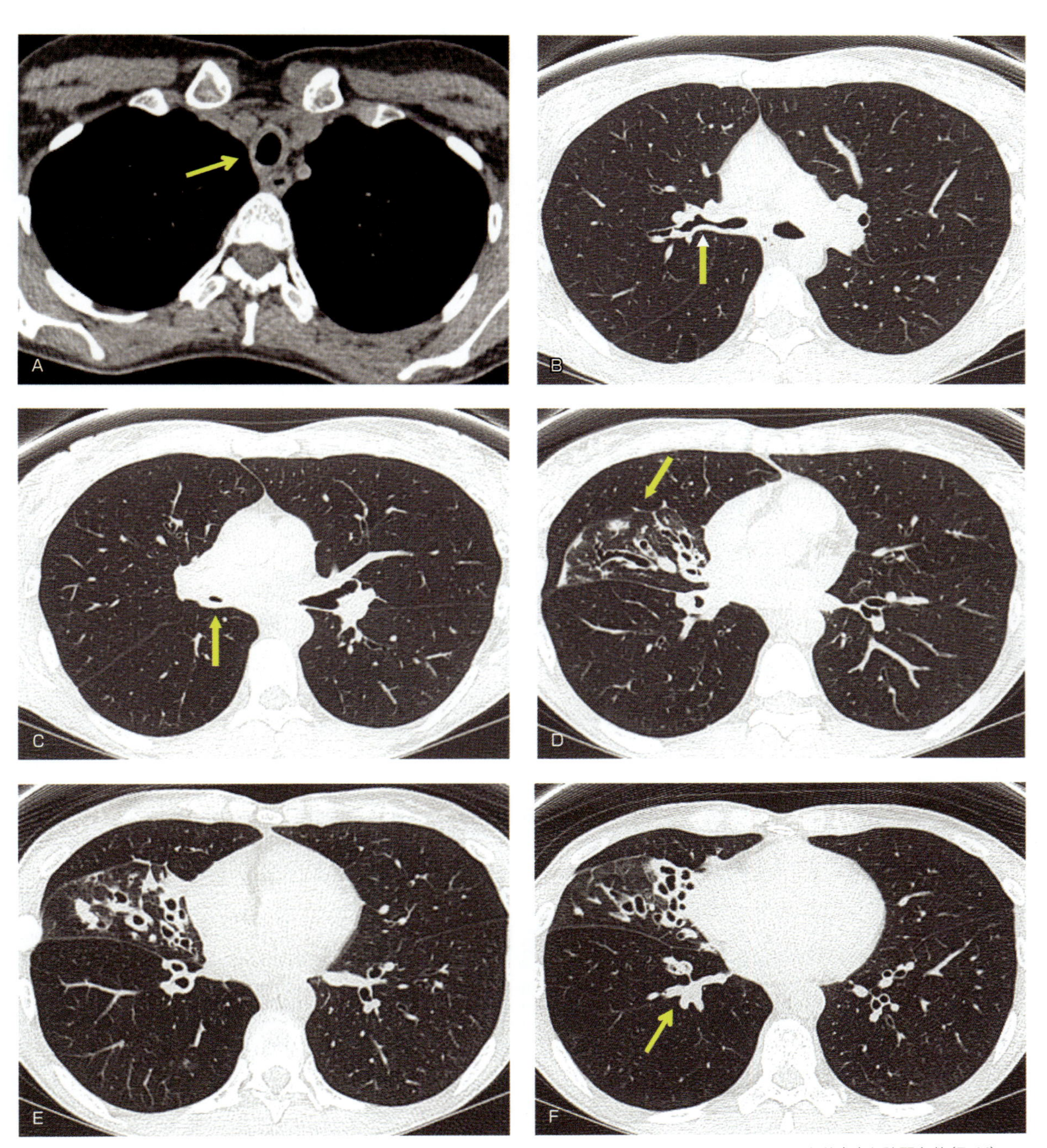

図 21-50　潰瘍性大腸炎と関連した気管支拡張症と気道壁肥厚．A–H：上中葉の 1 mm スライス：縦隔条件(A)と肺野条件(B–H)．気管中央部(A の矢印)，右主幹と中間幹(B，C，F と G の矢印)の著しい気道壁肥厚がみられ，中葉の気管支拡張と顕著な含気減少を伴う(D の矢印)．右下葉の肺底区部分で分泌物の限局性貯留を認める(F と G の矢印)．本症例では，画像上は非特異的であり，気管支拡張症は潰瘍性大腸炎を伴う気管支炎症に続発する．

(つづく)

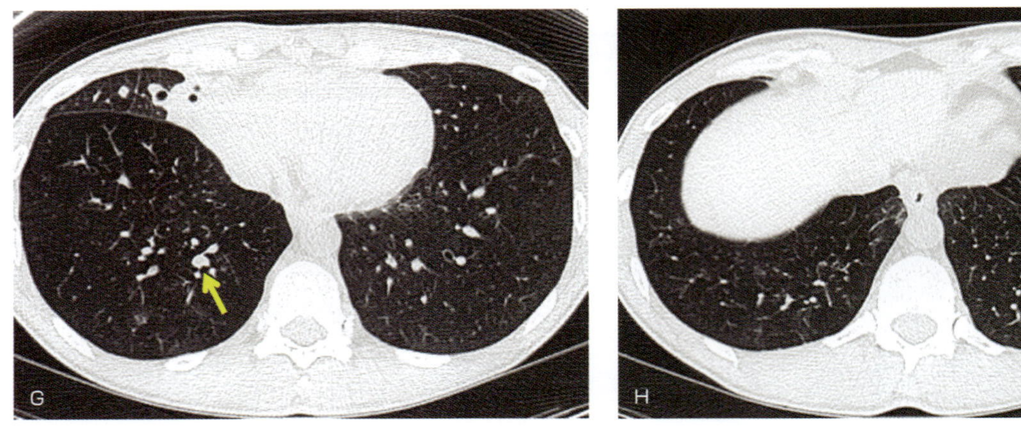

図 21-50 （つづき）

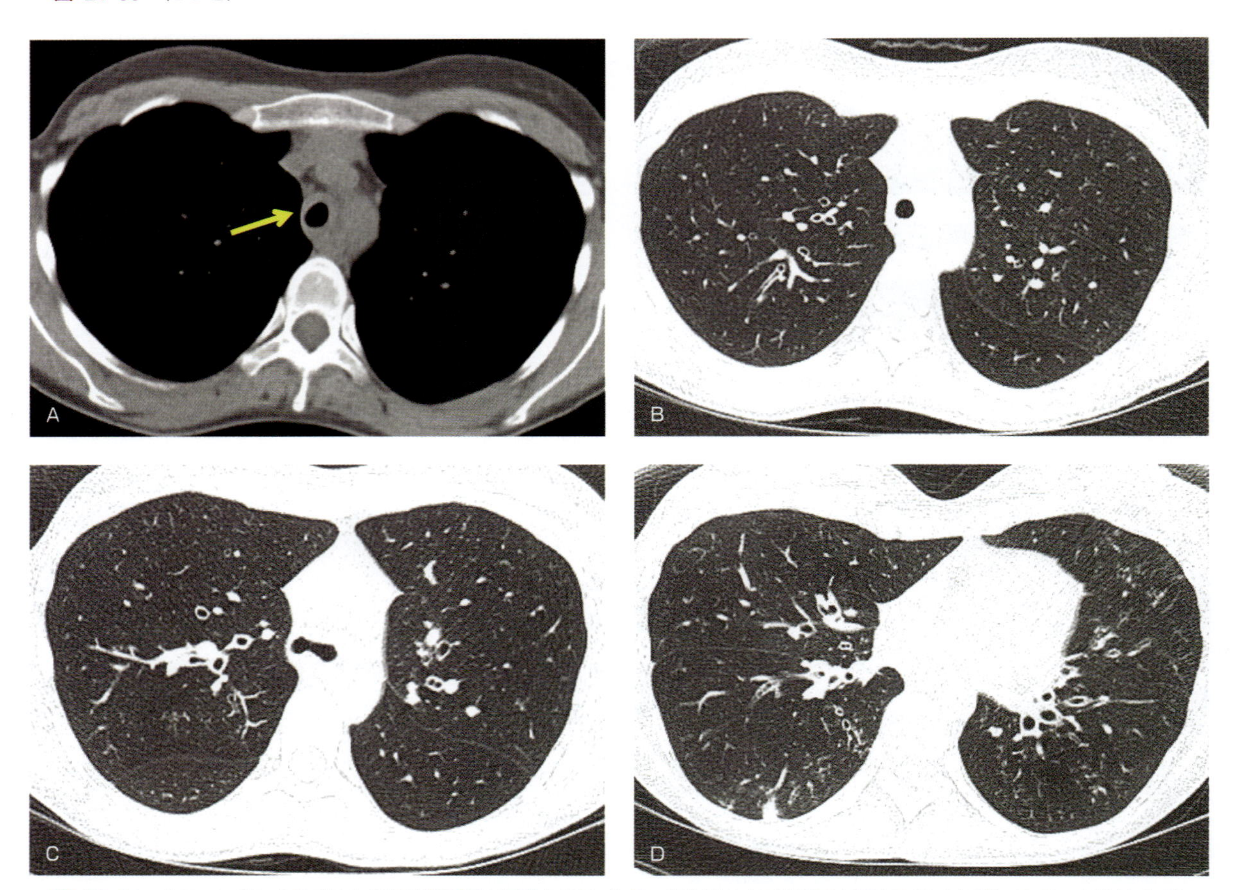

図 21-51 クローン病によるびまん性気道壁肥厚と気管支拡張．A–D：気管壁の全周性肥厚を認める（A の矢印）．B–D：上葉（B と C）および下葉（D）の連続する HRCT 像は，それぞれ，びまん性気管支壁肥厚と気管支拡張を示している．これらの所見は潰瘍性大腸炎によるものと酷似している（図 21–50 と比較）．

候として役立つ可能性がある．

HIV/AIDS　HIV 陽性および AIDS 患者で気道感染と AIDS 関連気道疾患の所見について多くの報告があるが[289–296]，HAART 療法の導入以降，気道疾患の有病率は著しく減少した[297]．HAART 療法の導入前後での入院を要した呼吸器感染症の起炎菌を比較した最近の研究では，ニューモシスチス肺炎以外の日和見感染とグラム陰性菌による慢性気道疾患の発生は，事実上消滅した（$p = 0.04$）[297]．

病因は不明であるが，HIV感染による気管支拡張は再発性の細菌感染によると考えられ，HIV感染は肺の免疫系へ直接的な影響を及ぼし，感染しやすくなっている可能性が高い．CTによる気管支拡張と，気管支肺胞洗浄（BAL）中の好中球数増加の相関が示されている．50例のHIV陽性患者と11例のHIV陰性の患者のBAL所見を比較した研究で，King ら[290]はCTで気管支拡張を認める患者ではBAL中の好中球数が有意に高く（$p=0.014$），有意に拡散能が低下している（$p=0.003$）ことを示した．著者らは，おそらくヒト好中球エラスターゼの作用のため，好中球は肺傷害の重要なメディエーターであるとしている．

AIDS関連気道疾患は，HRCTで種々の異常を呈し，起炎菌の数だけ異常がある．実際の所見としては，気管支壁肥厚，気管支拡張，tree-in-budを伴う気管支あるいは細気管支の閉塞，腔内腫瘤または結節，およびコンソリデーションといった所見があり（図21-52）[291]，典型的には，下葉によくみられる．HIV陽性患者でエアトラッピングの所見は一般的に非常に強調されて認められ，それは末梢気道病変が肺機能低下の有意な一因で，気道病変に先行する可能性もある．Gelman ら[298]は59例の吸気ならびに呼気HRCTを評価し，48例はHIV陽性患者，11例はHIV陰性患者であった．局所性のエアトラッピングが呼気CTで認められた33例のうち，30例はHIV陽性で，3例はHIV陰性であった（$p=0.0338$）．そしてFEV$_1$，強制的呼気中間速度と拡散能はCTで正常であった人よりも，限局性のエアトラッピングのある人で有意に低かったとしている（それぞれ$p=0.001$，$p=0.021$，$p=0.003$）．

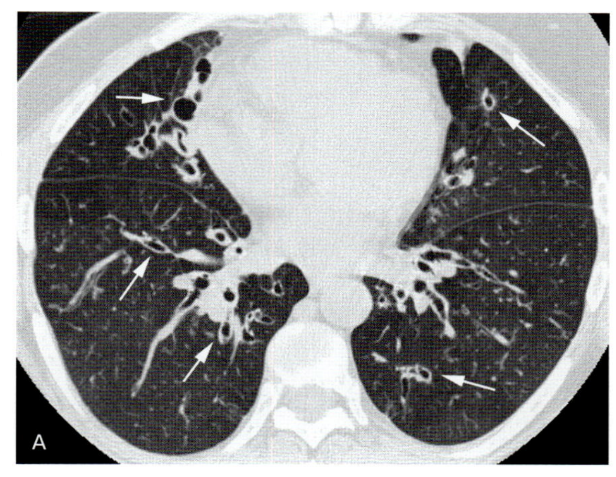

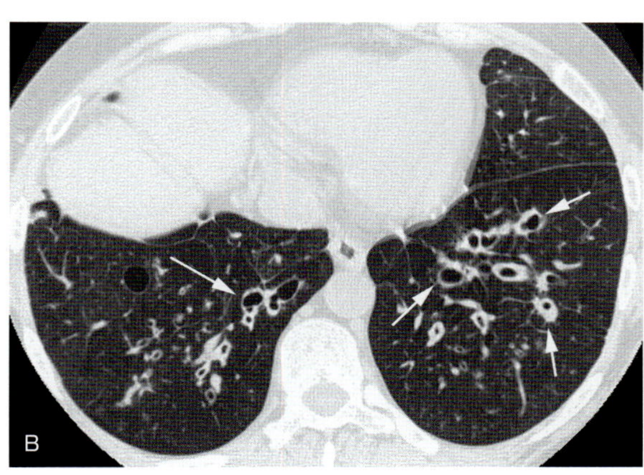

図 21-52　AIDS関連の気管支拡張．A, B：HRCTでは，中葉，左舌区と両側の下葉に存在する多発性気管支拡張（矢印）を示す．（From Naidich DP, Webb WR, Grenier PA, et al. *Imaging of the airways: functional and radiologic correlations*. Philadelphia, PA: Lippincott Williams & Wilkins; 2005.）

分類不能型低ガンマグロブリン血症（CVID）　原発性低ガンマグロブリン血症の一型であるCVIDは免疫機能の調節不全による複合的な障害であり，免疫グロブリン（特にIgGとIgA）の減少と末梢血中CD4陽性細胞の減少によって特徴づけられる臨床症候群を呈する．これは再発性細菌性感染症を主な原因として多彩な臨床症状を呈するが，器質化肺炎，自己免疫疾患，特にリンパ球性間質性肺炎（LIP），および悪性腫瘍を起こす場合もある（図21-53）[299-301]．結果として気管支拡張に至る再発性肺感染が，特によくみられる．ある報告では，症例の95％で肺感染が起こることが報告されている[299]．CVID患者における肺病変について，Tanaka らは広範囲なレビューを行い，46例の患者で胸部X線写真と30例のCT像を検討して，肺疾患を3つの異なったパターンに分類した．気道病変優位（13

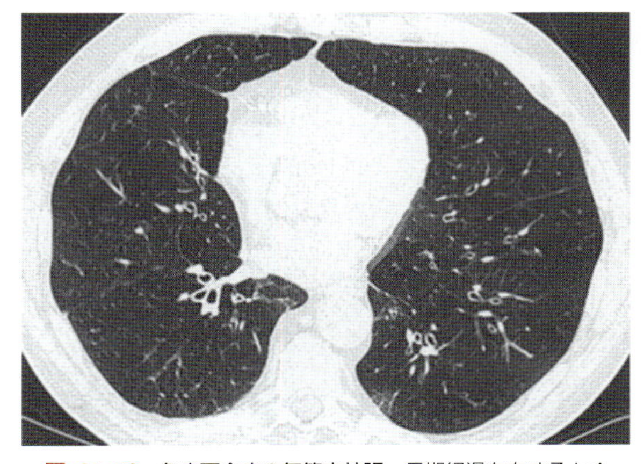

図 21-53　免疫不全症の気管支拡張．長期経過を有するIgA欠損症患者における下葉のHRCT像では，非特異的なびまん性気管支壁肥厚と円柱状の気管支拡張の所見を呈する．

例），結節病変（8例）と肺実質影（6例）である[300]．気道病変優位の患者では，円柱状気管支拡張あるいは小葉中心性陰影を呈し，末梢気道の炎症または感染を意味すると考えられた．全体として，気管支拡張はCTを実施した30例中12例（40％）で確認され，気道病変優位の13例中9例（69％）がその中に含まれた．tree-in-budは，気道病変のある39％の患者に認めたが，結節が優位の患者で，その分布がランダムな患者ではみられなかった[300]．

興味深いことに，選ばれたサブグループ患者において，CVIDが，最終的にびまん性肉芽腫症であるかのような組織像を呈し，組織学的に"サルコイド様"の所見になっていた．Parkらは，18例のびまん性肉芽腫を呈したCVID患者のHRCTを検討し，13例でびまん性網状影を呈し，そのうち91％は下葉優位であり，さらにそのうちの57％は粗い網状影を呈していた．これらの症例のうち8例で肺結節があり，サルコイドーシスの多くでみられるリンパ管周囲性の結節とは区別できる分布様式であり，典型的にはランダムであった[299]．さらにそのうち3例の患者で，気管支拡張は唯一の異常としてみられた．CVID患者における気管支拡張の所見，他の病型の原発性低ガンマグロブリン血症（図21-53）でみられるそれとは少しも違わないことを強調したい．

細気管支炎

細気管支炎は，末梢気道に主に影響を及ぼしている病理学的変化を表現するための，非特異的な用語である[302]．HRCTが導入される前は，広範囲な疾患スペクトルに関連した，臨床的あるいは機能的な特徴がなかったため，末梢気道病変の診断は困難であった[303]．細気管支炎に関連した，広範囲な疾患スペクトルの臨床病理所見を包括するような多数の分類が現在までに提案されてきている．主な相違点は病理組織学的[302]，臨床的[304]もしくは，放射線学的[305,306]基準のいずれかに重点をおくかによる．

細気管支炎の組織学的分類

病理組織分類は，概して以下の2つの主要なカテゴリーにわけられている．(a) 細胞性または増殖性細気管支炎と，(b) 狭窄性細気管支炎（閉塞性細気管支炎）である（表21-7）．

細胞性細気管支炎

細胞性細気管支炎のカテゴリーには，多彩な疾患群が含まれる．気管内腔と気管壁の両方に炎症性細胞浸潤がみられ，またある程度の線維化を合併することが特徴である（表21-7，図21-54）．急性または慢性や，優位な細胞のタイプによってさらに分類すると，以下の疾患が一般的に含まれる．

a. 感染性細気管支炎（細菌性，ウイルス性，マイコプラズマ，真菌性）
b. 膠原病における濾胞性細気管支炎
c. 汎細気管支炎
d. 誤嚥性細気管支炎
e. 過敏性肺炎（HP）に関連した細気管支炎
f. 喘息非特異的な細胞性細気管支炎

気管支拡張症やCOPDのある患者で非特異的な細胞性細気管支炎の合併がよくみられる．

狭窄性細気管支炎（閉塞性細気管支炎）

狭窄性細気管支炎は，腔内肉芽組織によるポリープやその周囲実質の炎症を伴わずに，細気管支上皮と粘膜筋層の間に求心性の細気管支壁の線維化が起こり，その結果著しい細気管支の狭窄および/または閉塞を生じたものと組織学的に定義される（図21-54）[22,302,307,308]．臨床的には，狭窄性細気管支炎は通常ステロイド治療に反応せず，著明な気流閉塞を伴う．胸部X線撮影では，異常所見がみられることはなく，みられたとしても過膨張ぐらいである．この病理学的な疾患概念（狭窄性細気管支炎）は，閉塞性細気管支炎

表21-7　細気管支疾患：病理学的分類

細胞性細気管支炎
一般的
感染性細気管支炎
過敏性肺炎
呼吸細気管支炎
一般的ではないもの
濾胞性細気管支炎
汎細気管支炎
RB-ILD
狭窄性細気管支炎
一般的
続発性（例えば，感染後（スワイヤ-ジェームズ症候群），薬剤，膠原病，移植に関連）
一般的ではないもの
特発性

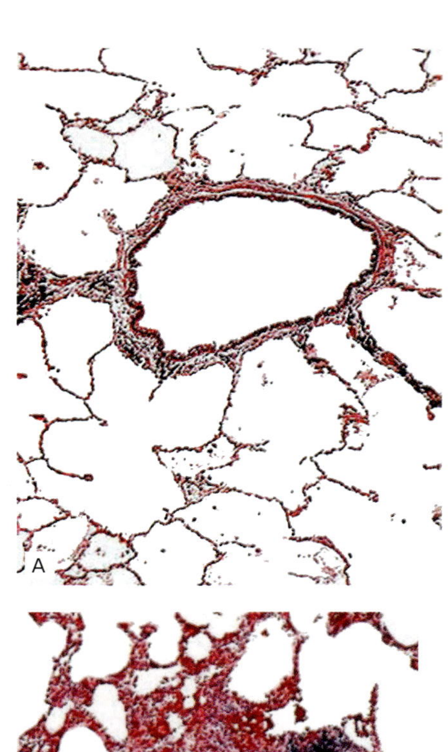

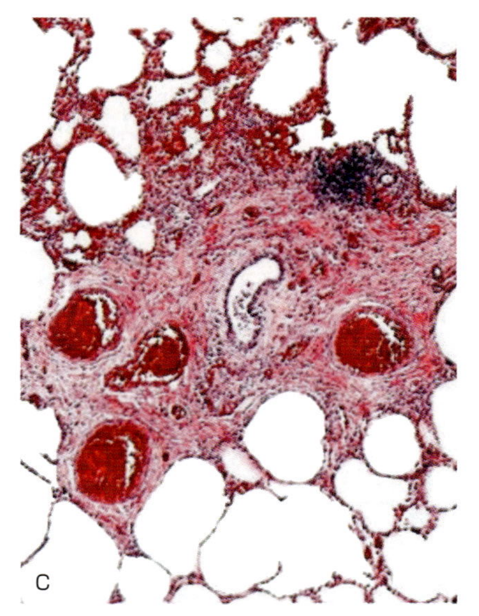

図 21-54　細気管支炎：組織学的分類． A：正常な壁の厚さと正常な周囲の肺胞を伴う，高分解能像の正常細気管支．炎症細胞や腔内に異常がないことに注意．B：濾胞性細気管支炎患者の高分解能像．炎症細胞が細気管支壁に浸潤しており，細気管支管腔と同様に，著明に壁肥厚がみられる．隣接した肺胞壁もわずかに肥厚しているようにみえ，隣接した肺胞は拡張しているようにみえる．随伴している小動脈(左上角)は，正常にみえる．C：閉塞性(狭窄性)細気管支炎患者の強拡像では，細気管支内腔周囲の広範囲の線維化がみられ，内腔が著明に狭窄している．隣接した肺胞は拡張している．わずかな炎症のみが同定される．(Courtesy of Martha Warnock, MD.)

とよばれる臨床上の症候群と関連がある．狭窄性細気管支炎は，以下に記載する様々な疾患や病態から生じる場合がある(表 21-7)．

細気管支炎の臨床および病因分類

細気管支炎を既知の病因や臨床的に分類することも可能である(表 21-8)．病変が主に細気管支であるか，顕著な細気管支病変を伴う“間質性”病変であるか，慢性気管支炎や気管支拡張症および喘息を含む大気道疾患に続発するかによって分類する方法が，Ryu[309] によって提案された．

表 21-8　細気管支疾患：病因分類

一般的
感染(細菌，真菌，マイコプラズマ，ウイルス，寄生虫)
喫　煙
免疫学的疾患
臓器移植
膠原病
過敏性肺炎
X 線照射
慢性誤嚥
一般的ではないもの
吸入性疾患(ガス，臭気，塵)
薬と化学物質(アマメシバ摂取を含む)
神経内分泌細胞過形成
多発血管炎性肉芽腫症(ウェゲナー肉芽腫症)
潰瘍性大腸炎

Modified from Ryu JH. Classification and approach to bronchiolar diseases. *Curr Opin Pulm Med* 2006;12(2):145.151.

この分類で原発性細気管支疾患には，狭窄性細気管支炎，細胞性細気管支炎(濾胞性細気管支炎，汎細気管支炎の両方を含む)，粉塵による細気管支炎，呼吸細気管支炎(RB)が含まれる．顕著な細気管支炎を伴う“間質性”疾患は，器質化肺炎，過敏性肺炎，呼吸細気管支炎を伴う間質性肺疾患(RB–ILD)と，ランゲルハンス細胞組織球症とサルコイドーシスを含む細気管支と関連する他の間質性疾患に分類される[309]．

Pipavathらは[306]，放射線学的および病理学的特徴の組合せに基づいた分類を提案した．この分類では，炎症性か線維性かの2つのカテゴリーに細気管支障害を分けている．炎症性の病因には，多種多様な感染症，過敏性肺炎，呼吸細気管支炎，濾胞性およびリンパ性細気管支炎と汎細気管支炎が含まれる．一方，線維性または狭窄性細気管支炎は感染，移植，種々の有毒性ヒュームへの曝露，薬物(アミオダロンなど)，膠原病に引き続いて二次性に起こる．

アスベスト，アマメシバへの曝露，血管炎，好酸球性肺炎症候群，炎症性腸疾患，慢性誤嚥がその他の原因として報告されている[310,311]．閉塞性細気管支炎は，神経内分泌細胞過形成患者でも報告されている[312]．特徴的な臨床病理学的病因に基づく分類を試みても病変の混在，特に細胞性細気管支炎と濾胞性細気管支炎を併存する患者に生じる細気管支内腔と隣接した間質の病変の混在，がみられることはめずらしくはないという点を最後に強調しておく[304]．

細気管支炎のHRCT分類

HRCTのおかげで，末梢気道病変の診断精度が劇的に改善した[20,24,224,305,306]．胸部X線や生理学的な方法では，末梢気道病変の診断は困難であるため，細気管支炎は臨床的に疑われても診断されることはまずない．したがって，末梢気道病変の病理学では，組織学的な確認が必要となる．

しかし，HRCT所見が，末梢気道病変の診断を確定するまでではなくとも，非常に有用な場合がある．詳細に説明されてきたように，経験上，HRCT所見により，最初に末梢気道病変が発見されることが多い．HRCTでは，病変の範囲と重症度の両方を判断することができ，鑑別診断に有効で，また信憑性が高く，組織学的評価を繰り返さずに，非侵襲的に治療反応を評価できる点も同様に大切である(表21–9)．

表21–9　細気管支疾患：主な異常所見によるHRCT分類

tree-in-budパターンによる細気管支疾患
一般的
　一次感染
　結核性抗酸菌症
　非結核性抗酸菌症(特にMAC症)
　細菌感染症(例えば，嚢胞性線維症，HIV陽性/AIDSの患者)
　アレルギー性気管支肺アスペルギルス症
　胃内容物の誤嚥
一般的ではないもの
　ウイルス性および真菌感染症(例えば，サイトメガロウイルス，ニューモシスチス肺炎，アスペルギルス)
　吸入性疾患
　汎細気管支炎
　膠原病(関節リウマチ，シェーグレン症候群)
　喘　息
めったにない
　脈管内転移(胃，胸部(腎臓癌))

境界不明瞭な小葉中心性結節を伴う細気管支疾患
一般的
　亜急性過敏性肺炎
　呼吸細気管支炎
一般的ではないもの
　AIDS患者におけるリンパ球性間質性肺炎
　濾胞性細気管支炎
　RB–ILD
　鉱物粉塵による細気管支炎
　タルク肺
　膠原病
　サルコイドーシス

肺野濃度の低下と細気管支疾患
一般的
　肺移植および/または骨髄移植後の狭窄性細気管支炎
　感染後(例えば，スワイヤ–ジェームス症候群)
　毒性物質吸入(例えば，煙吸入)
一般的ではないもの
　特発性
　膠原病関連
　アマメシバの摂取
　神経内分泌過形成を伴う狭窄性細気管支炎
　サルコイドーシス

Adapted from Müller NL, Miller RR. Diseases of the bronchioles: CT and histopathologic findings. *Radiology* 1995; 196: 3.

解剖学的検討

軟骨が同定できる気道壁よりも末梢にある気道は，細気管支と命名される(図21–55)．終末細気管支は，0.8〜2.5 mmの長さの，最後の誘導気道で，通常，6〜23次の気道分岐点でみられる．呼吸細気管支は終末細気管支より遠位にあり，肺胞で途切れた線毛上皮が存在する気道と定義される[313,314]．肺胞管と肺胞嚢に加えて，呼吸細気管支が肺のガス交換の最小単位を構成している．正常細気管支では，多種の細胞が確認

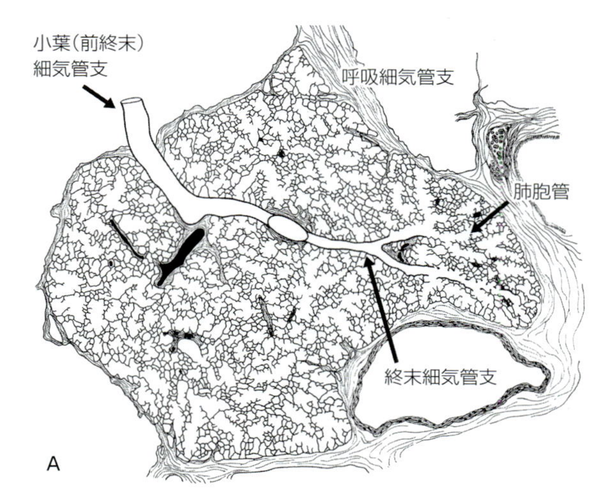

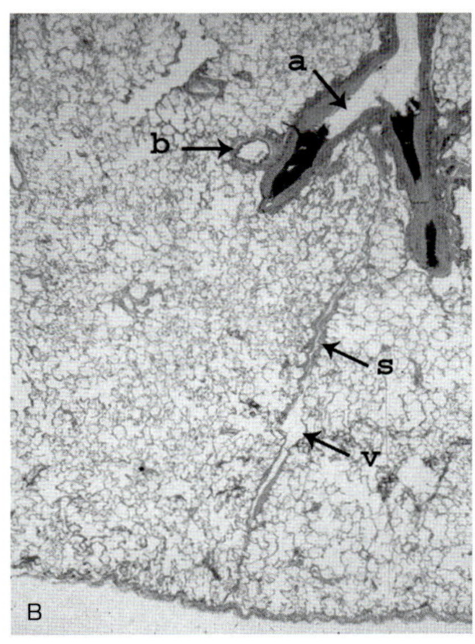

図 21-55　A：**末梢気道解剖**．末梢気道解剖(小葉終末，呼吸および終末細気管支)は，Millerによって描かれたように，肺葉に関連するよう示されている．(From WS Miller. *The Lung*. Springfield, IL: Charles C. Thomas; 1947:204.)　B：二次小葉の組織学的所見．小葉細気管支(b)は，血栓で詰まった肺動脈(a)を随伴する．小葉間隔壁(s)は，小葉間静脈(v)を含む．(From Naidich DP, Webb WR, Grenier PA, et al. *Imaging of the airways: functional and radiologic correlations*. Philadelphia, PA: Lippincott Williams & Wilkins; 2005.)

できる．この中には，クララ細胞として知られている特殊な円柱状の分泌幹細胞や神経内分泌細胞あるいはクルチツキー細胞が含まれる．対照的に，粘液産生杯細胞や気管支関連リンパ組織は，非喫煙者ではほとんど同定されない．

肺動脈分枝に沿って，細気管支が二次小葉の中心部に存在する．通常は，個々の気道壁は，300 μm 以上で同定され，直径も 1.5〜2 mm に該当する．したがって，約 0.6 mm の内径の正常細気管支を HRCT で同定することは不可能である．

通常，末梢気道病変という用語は，細気管支病変と同義で使用されるが，本来は，喫煙者に起こる中等度から重度の気流閉塞を起こす，末梢の炎症性変化と定義されていた[315]．その後，Macklem ら[316]は，肺気腫や慢性気管支炎を伴わない患者における特発性慢性気流閉塞症候群を提唱した．この概念は，末梢気道病変が生理学的なものであり，直径 2〜3 mm の気道病変と関連していると定義している．末梢気道の全気道抵抗への寄与は，約 10％にすぎないため，解剖学的な定義と生理学的な定義を区別することは重要である．このため，従来の肺機能検査による測定方法，特に気道抵抗が異常値を示す前に，多数の末梢気道が障害を受けていることになってしまう．

正常小葉内細気管支は，通常同定はできないが，細気管支病変の直接あるいは間接的な徴候が報告されている[23, 24, 224, 305]．細気管支からの分泌物や細気管支周囲炎，また頻度は少ないが細気管支壁肥厚が，直接的な徴候となる．これらの特徴として，分岐あるいはY字形の線状影(すなわち tree-in-bud)あるいは境界不明瞭な小葉中心性結節としてみられる．頻度は少ないが，細気管支炎は，細気管支拡張による小葉中心の透過性低下の所見を起こすこともある[3, 95, 98, 305, 317, 318]．

末梢気道病変の間接的な所見についても報告されてきている．最も重要な所見としては，吸気 CT でのモザイク灌流所見および呼気時あるいは呼気終末 CT での透過性やエアトラッピングが局所または全体でみられる所見である[122, 224, 305, 319, 320]．

HRCT 所見の組合せを使用して，以下のように細気管支炎の異常部分で分類した3つの基本的な HRCT 分類がある(表 21-9)．

a. tree-in-bud 所見を伴う細気管支病変
b. 境界不明瞭な小葉中心性陰影を伴う細気管支病変
c. 肺野濃度の低下を伴う細気管支病変

臨床所見とともに，この分類を使用すれば，組織学的な相関がなくとも正確な診断ができる場合が多い[305]．重要な可能性の高い臨床所見としては，(a) 急性または慢性症状，(b) 喫煙や過敏性肺炎に関連する既知抗原の吸入曝露，(c) 特に膠原病，既知の免疫不全症，移植および人種といった根本的な長期にわたる状態，などがある．

tree-in-bud パターンと関連した細気管支疾患

この疾患群の特徴は，拡張し，粘液や膿が充満した細気管支の所見であり，tree-in-bud や子供のおもちゃのクリップを連想させる，分岐形や Y 字形の陰影や小葉中心性結節影を生じる（図 21-18，図 21-19，図 21-32～図 21-34，図 21-56～図 21-62；4 章参照）[97,98,101,305,318,321]．tree-in-bud 所見は，小葉細気管支炎で最も典型的にみられる．

感染（細菌性，真菌性，ウイルス性，寄生虫性）や先天性疾患，特発性疾患（肺や骨髄移植後に起こる狭窄性細気管支炎），汎細気管支炎，誤嚥，免疫不全，膠原病，血管内腫瘍塞栓などを含む多数の疾患において，tree-in-bud が同定されたと報告されている（表 21-9）[321]．このように一見多くの原因を挙げることができるが，日常臨床においては感染症が圧倒的に多く特定される原因である．

Miller と Panosian[322] による tree-in-bud が確認された 406 例の最近の報告では，40.9％で原因が特定され，そのうち 72％が呼吸器感染症によるものであった．中でもマイコバクテリウム（39％）や細菌（27％）が最も多かった．またこの研究において，ある異なった画像パターンが特定の診断とより相関する傾向があったと報告している[322]．つまり，ランダムな末梢気道病変パターンは通常マイコバクテリウム感染により起こり，広範囲の気管支拡張と関連した tree-in-bud パターンは ABPA のような気道感染の素因となる疾患の一部に多く起こり，気管支肺炎パターンは，多くは細菌感染により，そして頻度は低いもののウイルス感染によって起こる，としている[322]．tree-in-bud パターンのもう 1 つの一般的な原因は，慢性的な吸入である[311]．Miller と Panosian[322] の報告において，tree-in-bud パターンは 166 例中 42 例（25％）で慢性的な吸入に続発していた（図 21-62）．

Aquino ら[97] は，嚢胞性線維症やアレルギー性気管支肺アスペルギルス症を含む気管支拡張症患者の 25％と，急性感染性気管支炎や肺炎をもつ患者の 17％で tree-in-bud を認めたと報告している．しかし，この所見は，肺気腫を含む非感染性気道疾患，呼吸細気管支炎，狭窄性細気管支炎，器質性肺炎，過敏性肺炎，その他などの 141 症例では認められなかった．最近では，Okada らは，病理学的相関のある 141 例を含む CT で主に小葉中心性病変を認める 553 例について報告し，tree-in-bud を認める 243 例においてほとんどが感染症によるものだったとしている．これは

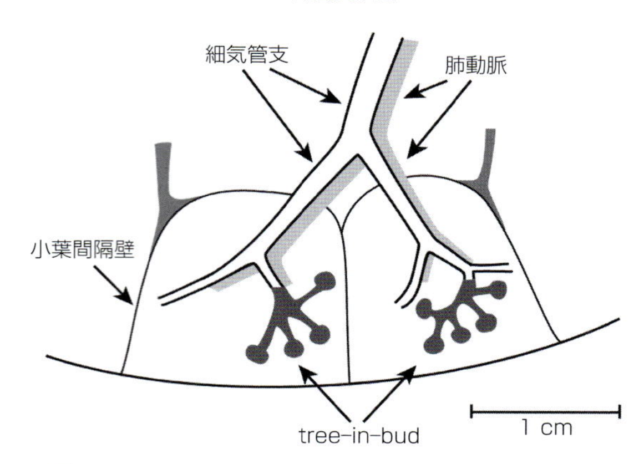

図 21-56　tree-in-bud をきたす細気管支の炎症の図表示． これらは細気管支の粘液栓による，隣接した分岐状もしくは管状の構造に接した不明瞭な結節の塊となるのが特徴である．これらは胸膜や葉間や中隔の表面には及ばないことに注意すること．（From Raoof S, Amchentsev, A, Vlahos I, et al. Pictorial essay: multinodular disease: a high-resolution CT scan diagnostic algorithm. *Chest* 2006;129: 807, Fig. 4.）

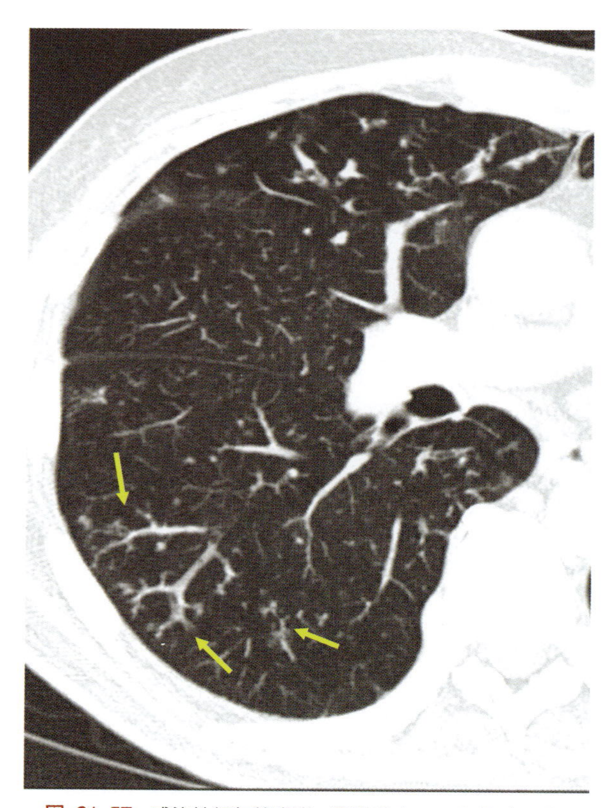

図 21-57　感染性細気管支炎． 下葉の 1 mm スライス CT において，末梢気道の中で濃縮された分泌物に相当する周囲の結節を伴った末梢の分岐状影と定義される"tree-in-bud"の特徴的な所見を示している．これらは特徴として，細気管支（矢印）の小葉中心の位置と一致して胸膜面から数 mm 離れたところにあることに注意．

様々な病原体を含むが，非結核性抗酸菌や結核菌が最も多かった[318]．

感染性細気管支炎　慢性的な吸入に続発する症例を除き，tree-in-bud パターンは，下に示す病原体に関係なく，ほとんどが感染症によるものである(図 21-57～図 21-61)[318]．Im ら[38]は，tree-in-bud パターンは終末あるいは呼吸細気管支が拡張し，分泌物が貯留した病理学的な状況と相関すると報告している．この所見は小葉中心性に分布しており，肺末梢側でよく同定される．分岐気道に存在する，不明瞭な結節(すなわち“芽 bud”)の所見は，細気管支周囲に肉芽腫形成があることを反映する．特に，非結核性抗酸菌症による慢性感染症[97, 318]や細気管支周囲炎をもつ患者によくみられる．境界不明瞭な小葉中心性結節や結節のロゼット形成は，tree-in-bud をもつ患者でたいていみられる．同じ CT 断面で，拡張した小葉中心性細気管支がみられる場合に，この所見が得られることがある．治癒過程で，肺気腫と関連した分岐形や V 字形の陰影がみつかる場合があり，これは，細気管支や気管支の一方あるいは両方の閉塞の結果起こると考えられる．

感染性細気管支炎は通常可逆性で，多くの場合，肺炎マイコプラズマ，インフルエンザ菌，クラミジア属種とウイルス感染(特に RS ウイルス)に起因する．tree-in-bud パターンは，造血幹細胞移植後のウイルス性肺炎患者でも認める[323]．感染性細気管支炎は，通常乳児と小児に多くみられるが，非結核性抗酸菌感染や慢性気道疾患[324, 325]，AIDS[290, 291]，それらの疾患の合併のある成人での発症の増加がみられている．組織学的検査では，基礎疾患の肺炎と関連した種々の細胞浸潤を伴う気道上皮の壊死所見がみられるが，実際には，生検が必要となることはまれである．経験上，臨床所見と HRCT 所見を併せて診断すれば，喀痰培養

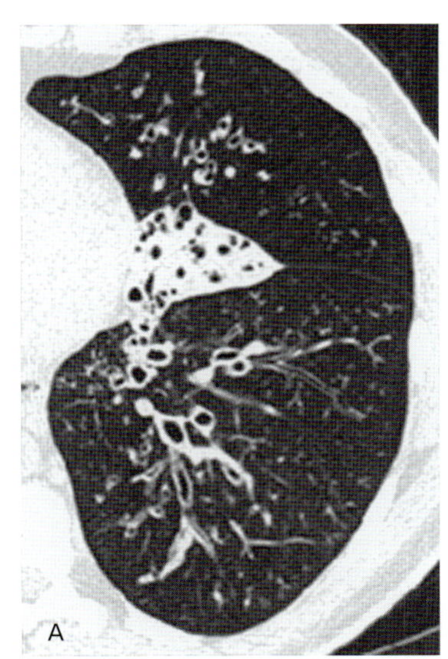

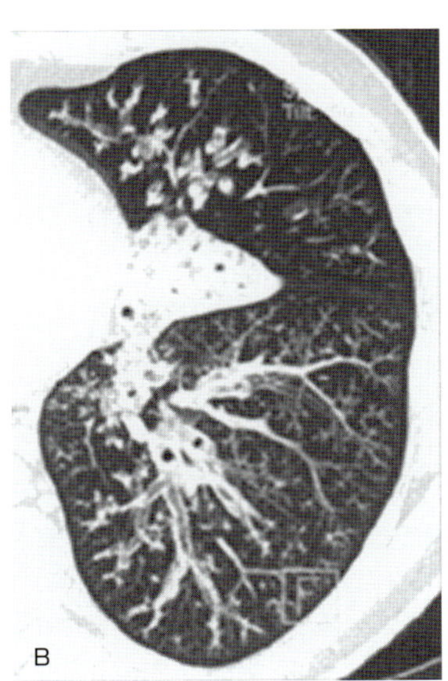

図 21-58　カルタゲナー症候群． A，B：左中肺野の 1 mm スライス CT で，ルーチンの 1 mm スライス CT(A)と 5 mm の MIP(B)とを比較している．広範囲の気管支拡張が HRCT 断面では容易に同定できるが，末梢側の tree-in-bud の可視化には MIP 像が最適である．多数の分岐状の tree-in-bud は，隣接する胸膜表面から，少なくとも 5 mm は離れている，末梢の二次小葉の中心部にはっきりと認められる．

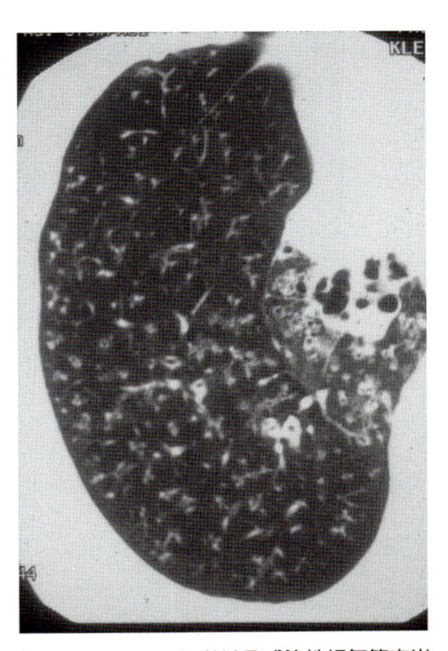

図 21-59　tree-in-bud における感染性細気管支炎． 右下葉ターゲットの再構成 HRCT 断面では，無数の小葉中心性線状影と分岐形成構造がみられ，感染の臨床診断に合致する．この陰影は，胸膜下まで及んでいないことに注意．抗菌薬治療後に完治したことが確認された．

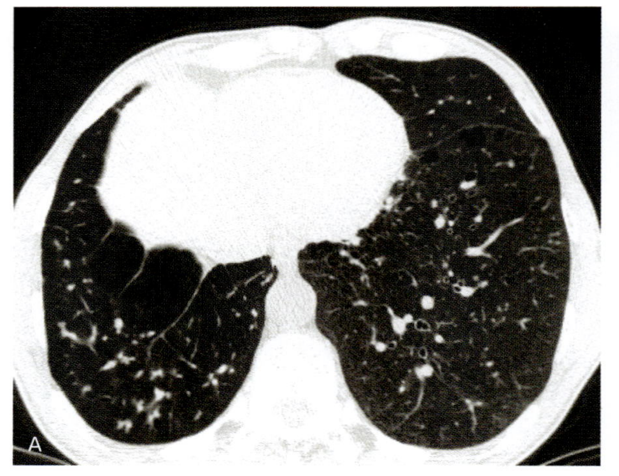

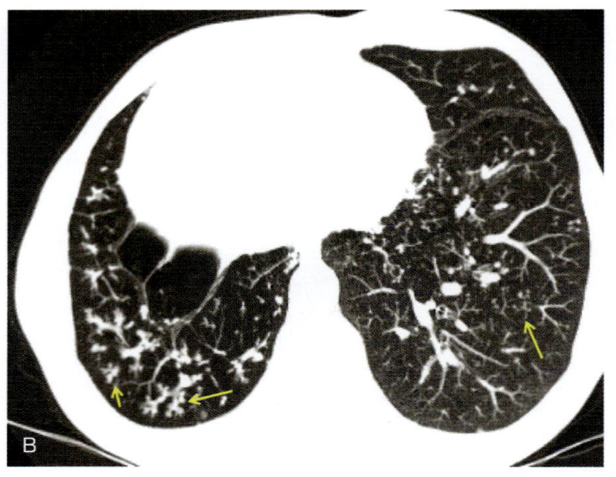

図 21-60　tree-in-budを伴った感染性細気管支炎：MIP像の価値． A：右肺下葉の1 mmスライスCTで，透過性亢進や血流の減少，肺容量の著しい減少を伴った非特異的な末梢の散在性小結節を認める．B：Aと同レベルのMIPでは，感染性／細胞性細気管支炎からなる特徴的なtree-in-bud（Bの矢印）を認める．tree-in-budは，1 mmスライスの連続像として末梢気道を評価できるMIP像によって非常に同定しやすくなる．

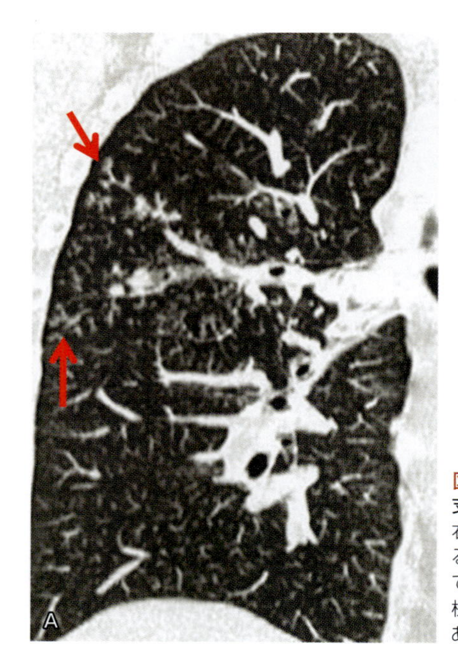

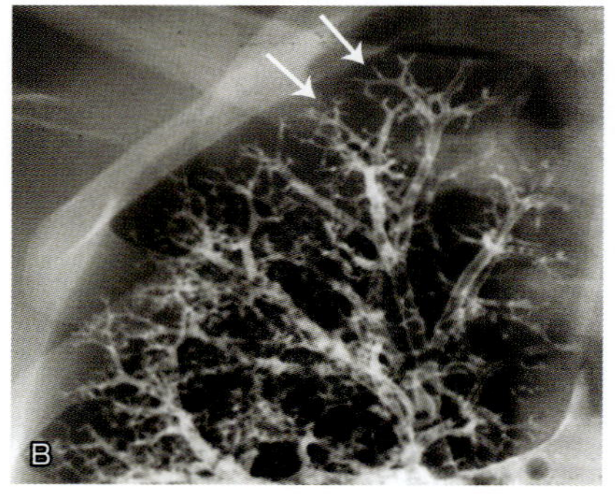

図 21-61　tree-in-budを伴った感染性細気管支炎：冠状断像の価値． A：右肺の冠状断像で，右上葉の典型的なtree-in-bud（矢印）を示している．B：別の患者における気管支造影の断層撮影で，末梢気道の正常像を示す．tree-in-budと同様に，CT像と末梢気道像との間に密接な相関があることに注意．

の結果が出る前に，抗菌薬による経験的治療を開始しても通常問題はない[318]．

非感染性細気管支炎　tree-in-budが非感染性の病態でも報告されている．例えば，関節リウマチ[211, 280, 281, 326–329]やシェーグレン症候群[287, 330]の患者で，線状や分岐形の小葉中心性陰影がみられたという報告が数多くある．通常，濾胞性細気管支炎や狭窄性細気管支炎でみられる場合が多いが，これらの患者の多くは湿性咳嗽や感染を示唆する他の臨床症状を合併する[331–333]．この点に関して，Hayakawaら[334]は，細気管支炎の合併が示唆され，開胸肺生検で組織所見が得られた関節リウマチ14症例のHRCT所見と組織所見の相関について報告している．線状あるいは分岐形成小葉中心性結節が，濾胞性細気管支炎患者7例中5例で，閉塞性細気管支炎患者7例中3例で同定されたが，73％で慢性副鼻腔炎の所見が，93％で慢性湿性咳嗽の所見がみられた．さらに，濾胞性細気管支炎の50％

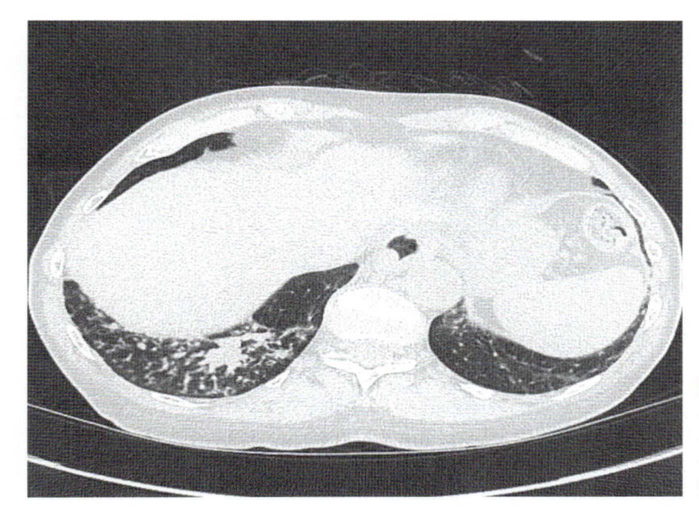

図 21-62　慢性誤嚥における tree-in-bud．肺底部における 1 mm スライス CT で，著しく非対称的な tree-in-bud と右下葉のあらゆる場所に分泌物の貯留を認める．このパターンは，慢性誤嚥の可能性を示す．後にバリウム嚥下で確認された．

と閉塞性細気管支炎患者の 71％で細菌培養が陽性だった．まれに tree-in-bud パターンは，びまん性血管内 / 肺動脈性の転移性疾患や，気道を通って広がる浸潤性粘液性腺癌の患者にもみられる．

びまん性汎細気管支炎（DPB）　DPB は 1960 年代中頃にはじめて報告された特徴的な症候群であり，ほとんどがアジア，特に日本と韓国から報告されている[99, 100, 307, 335–337]．この疾患の日本における推定発病率は，10 万人あたり 11.1 名である[338]．患者は，亜急性進行性の呼吸困難，気道閉塞，多量の膿性痰を呈する[304]．患者の 80％近くが慢性副鼻腔炎と関連する．未治療の場合進行性で，典型的には 4 年後に 60％近くの患者で認める緑膿菌による複合感染をしばしば起こす．DPB は当初，進行性で呼吸不全や肺高血圧症によって死に至る病気であったが，長期エリスロマイシン療法によって病勢の進行を抑えられることがわかって以来，現在では治療可能であると考えられている．

組織学的に特徴的な所見は，気管支拡張や腔内の炎症性滲出物と関連した小葉中心性の細気管支周囲への急性および慢性の炎症細胞の浸潤で，これは主に呼吸細気管支のレベルにみられる．間質の泡沫細胞の著明な集積とリンパ過形成も一般にみられる．これらの所見の組合せは，汎細気管支炎の単位病変とよばれ，この症候群に特徴的であるとされている[307]．興味深いことに，臨床所見と HRCT から DPB と診断された患者で，典型的な組織所見が生検で得られなかった場合，これらの症例を“特発性細気管支炎”と診断する試案が最近報告された[339]．呼吸細気管支に病変を認めるのが特徴的であるが，好中球の集簇と関連して終末細気管支に病変がみられる場合もある．少数で，末梢性気管支拡張がみられる場合もある．DPB 患者の胸部 X 線は非特異的で，通常両側肺野全体に小結節影（<5 mm）がみられ，しばしば肺気量の増大を認める．

近年，診断基準が提案された[338]．確定診断には，最初の 3 つの基準と残りの基準のうち少なくとも 2 つを満たすことが必要である[338]．これらの基準は以下を含む．

1. 労作時呼吸困難や過剰な粘液産生を伴う湿性咳嗽といった臨床症状
2. 慢性副鼻腔炎
3. 胸部 X 線でびまん性の不明瞭な結節を認める，もしくは HRCT で小葉中心性陰影を認める（所見については以下でより詳細に述べる）
4. 水泡音を聴取する
5. 1 秒率 70％以下および PaO_2 80 mmHg 以下
6. 寒冷凝集素価高値

DPB 患者の HRCT 所見は幅広く報告されている（表 21-10）[99, 100, 335, 336, 340, 341]．最初は Akira ら[99]によって報告され，最も重要な所見としては，重症度の順に，境界不明瞭な小葉中心性結節，小葉中心性分岐状影，tree-in-bud，分岐形成壁肥厚を伴った小葉中心性陰影が報告されている（図 21-63～図 21-67）．Nishimura ら[100]は，この所見は，細気管支周囲の炎症と線維症，炎症性壁肥厚と腔内分泌物を伴った，拡張した細気管支，空気で充満し，拡張した細気管支に相当するということを確認した．小さな，末梢性細気管支周囲結節は特に特徴的であり，tree-in-bud の所見を呈する．

この所見に加えて，DPB 患者は，肺気量の増大と

表 21-10　びまん性汎細気管支炎の HRCT 所見

小葉中心性分岐状影，tree-in-bud[a,b]
細気管支拡張[a,b]
気管支拡張[a]
びまん性分布 / 肺底部優位[a]
肺気量増大
モザイク灌流
呼気でのエアトラッピング[a]

[a] 最も一般的な所見.
[b] 鑑別診断で最も有用な所見.

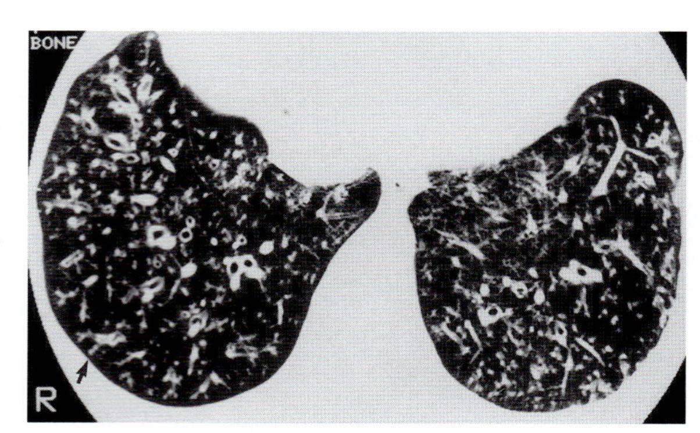

図 21-64　びまん性汎細気管支炎．1 mm スライス像では，びまん性汎細気管支炎（矢印）と診断された患者の両側下葉のあらゆる場所にびまん性の境界不明瞭な結節と分岐状あるいは Y 字形の陰影を認める．（From Naidich DP, Webb WR, Müller NL, et al. *Computed tomography and magnetic resonance of the thorax*. 4th ed. Philadelphia, PA: Lippincott Williams & Wilkins; 2007.）

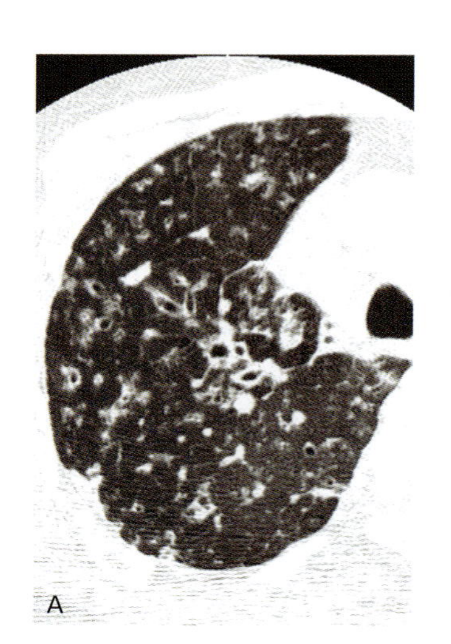

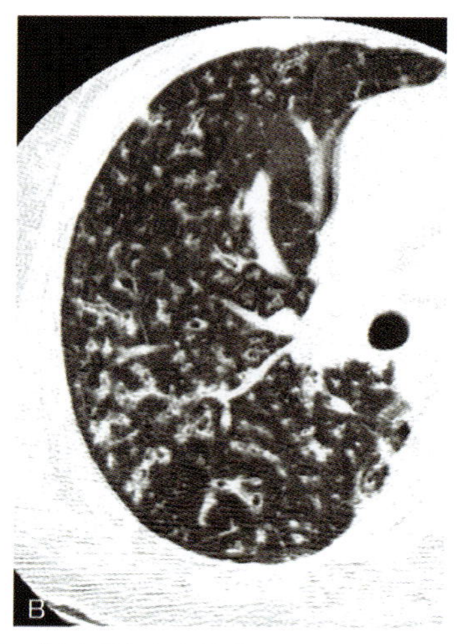

図 21-63　びまん性汎細気管支炎（DPB）．A，B：右肺上部と中部の HRCT 像では各々，末梢気道の拡張や気管支壁の肥厚と関連した特徴的なびまん性の tree-in-bud を示す．特にアジア人の患者でこの所見を認めた場合，DPB を示唆する．

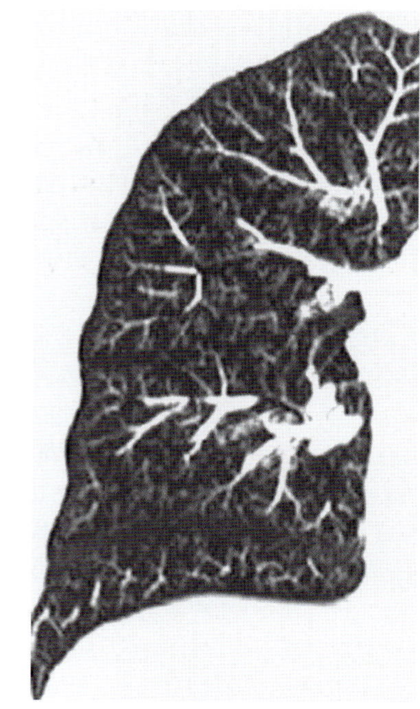

図 21-65　びまん性汎細気管支炎（DPB）．1 mm スライス像では，DPB と診断された患者の両側下葉のあらゆる場所にびまん性の境界不明瞭な結節と分岐状あるいは Y 字形の陰影を認める．（From Naidich DP, Webb WR, Grenier PA, et al. *Imaging of the airways: functional and radiologic correlations*. Philadelphia, PA: Lippincott Williams & Wilkins; 2005.）

末梢肺実質の濃度低下を伴った，エアトラッピングの所見を呈する[100]．Murata ら[336]は，DPB 患者 7 例の PET と CT を比較したところ，肺野中枢側と末梢側を比較した場合，あきらかに末梢側で CT 値は低下しており，広範囲な末梢のエアトラッピングを示す所見がみられたと報告した．換気障害が層状に分布しているのは，びまん性細気管支狭窄の特徴である可能性があ

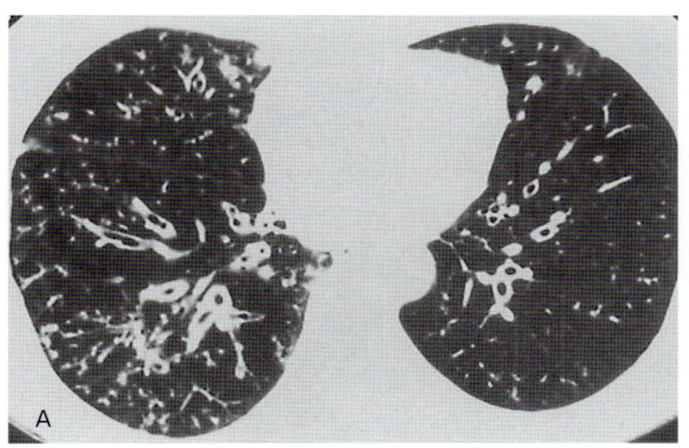

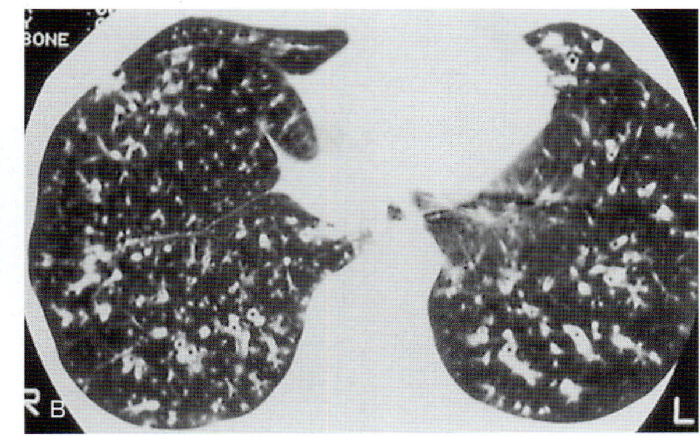

図 21-66　びまん性汎細気管支炎．2 つのレベルでの HRCT（A, B）では，肺野末梢の境界不明瞭な小葉中心性結節，小葉中心性の分岐状影や tree-in-bud，気管支拡張といった所見を認める．（Courtesy of Shin-Ho Kook, MD, Koryo General Hospital, Seoul, Korea.）

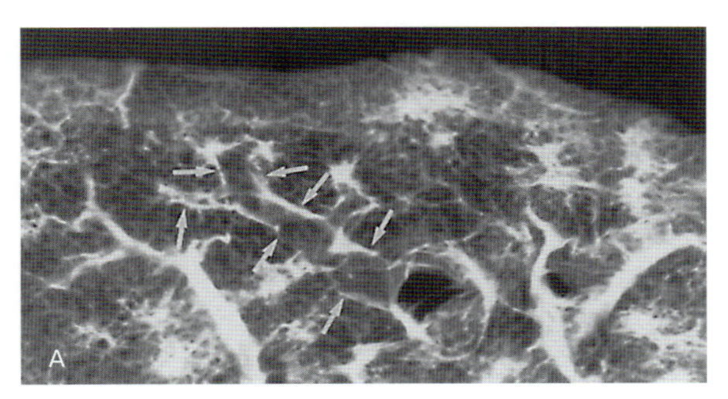

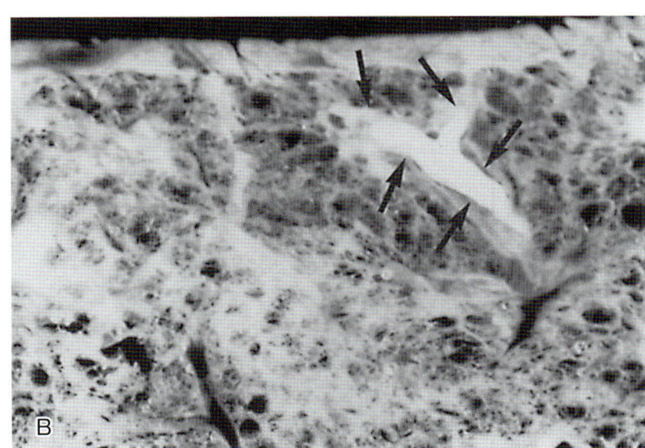

図 21-67　びまん性汎細気管支炎．A：汎細気管支炎患者の 1 mm 厚の肺切断面像．肺野末梢で，空気が充満した細気管支（矢印）がみえ，胸膜表面の 5 mm 以内まで及んでいる．B：胸膜下の肺野に分泌物で満たされた拡張した細気管支（矢印）が，顕微鏡写真でみえる．（From Nishimura K, Kitaichi M, Isum T, et al. Diffuse panbronchiolitis: correlation of high-resolution CT and pathologic findings. *Radiology* 1992;184:779-785, with permission.）

る．

この疾患の経過は臨床所見でモニターされるのが典型的だが，HRCT が役に立つ場合がある．Akira ら[335]は，19 例の患者を低用量エリスロマイシン治療群と無治療群に無作為に割りつけ，小葉中心性結節影と分岐状影の数および大きさが，治療群で減少したことを示し，治療効果があることを報告した．さらに，無治療患者では，最初みられていた所見は進行性で，中枢気道の拡張を起こすことが判明した．同様の結果が Ichikawa らによって報告された[341]．この所見は，経過と治療結果の予測に HRCT が潜在的に有用であることを示すものである．

境界不明瞭な小葉中心性結節影を伴う細気管支病変

この疾患群では，tree-in-bud や分岐状影を伴わない不明瞭な小葉中心性結節（図 21-68）がみられることが

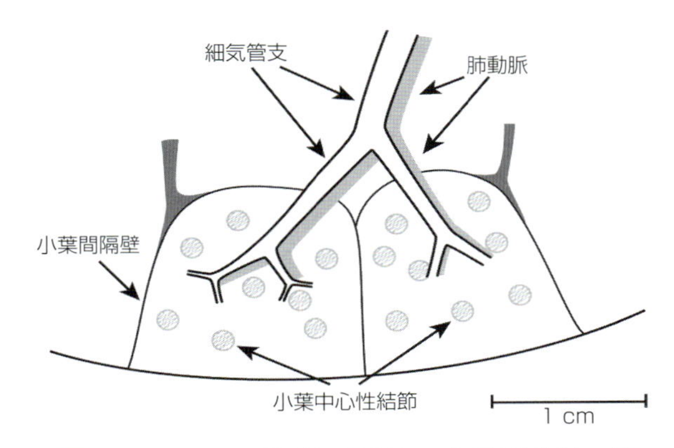

図 21-68　小葉中心性結節の図表示．これらは特徴的に，胸膜や葉間や中隔の表面から離れた境界不明瞭な“すりガラス状”結節となる．（From Raoof S, Amchentsev, A, Vlahos I, et al. Pictorial essay: multinodular disease: a high-resolution CT scan diagnostic algorithm. *Chest* 2006;129:807, Fig. 5.）

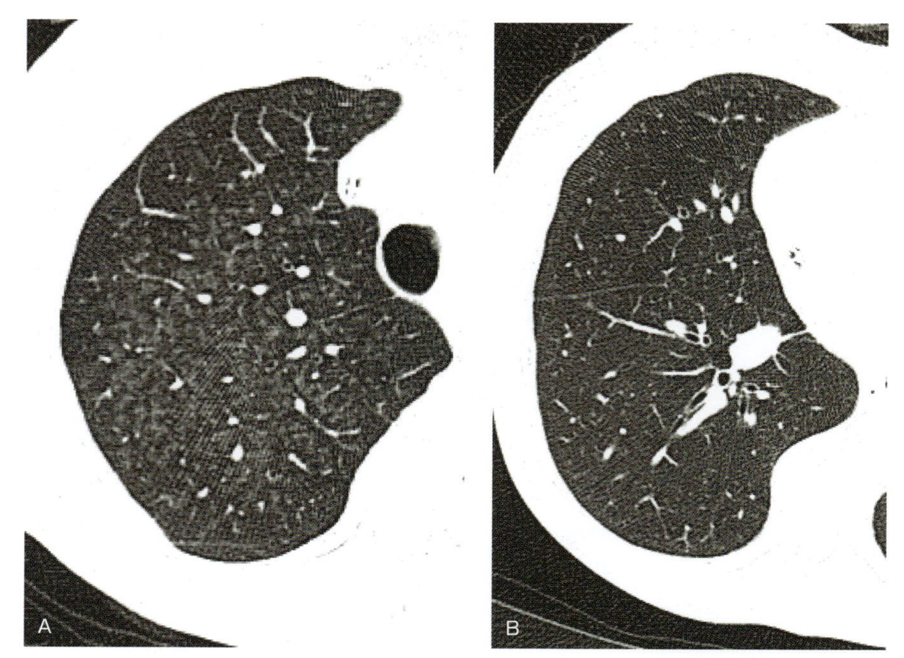

図 21-69　**呼吸細気管支炎．** A：上葉の 1 mm スライス像で，びまん性の境界不明瞭なすりガラス状の小葉中心性結節を認める．胸膜下結節や網状影の欠如に注意．B：右下葉の拡大像では，右下葉において結節を認めない．特に重喫煙歴がある場合，この分布は RB/RB-ILD を強く示唆する．

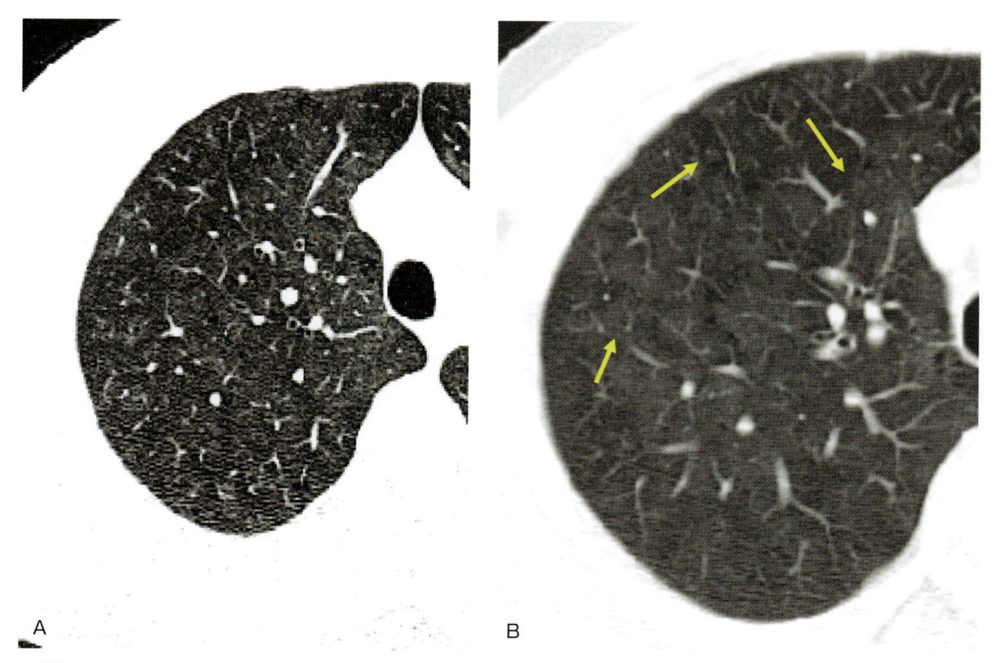

図 21-70　**呼吸細気管支炎を伴う間質性肺疾患．** A：上葉の 1 mm スライス像では，びまん性の境界不明瞭なすりガラス状の小葉中心性結節を認める．この重喫煙者において，融合した小葉中心性結節のためにびまん性に肺野濃度が上昇した部位が融合してみえる．この所見は，びまん性のコンソリデーションと混同してはならない．B：A と同じレベルの 5 mm スライス像．より厚いスライスでは，びまん性のすりガラス影が増強される点に注意．しかしながら，注意深くみると小葉中心性のすりガラス影の病巣を多数認める（B の矢印）．これらの像からは，薄いスライスと厚いスライスがある場合，実質の異常はまったく異なる所見を認める可能性があることを認識することが重要であるといえる．

特徴である(表 21-9；4 章参照)．Gruden ら[98]は，細気管支病変患者における境界不明瞭な小葉中心性結節の所見は，細気管支周囲の炎症や線維化が原因で起こるが，同様の CT 所見はリンパ管周囲あるいは血管周囲の病変によって起こる場合もあると報告した．当然ながら，この所見は，病理学的疾患の概念とも幅広く関係している[305, 318]．主に細気管支周囲病変を伴う疾患としては，呼吸細気管支炎，RB-ILD(図 21-69～図 21-71)，過敏性肺炎(図 21-72，図 21-73)，濾胞性細気管支炎(図 21-74，図 21-75)，リンパ球性間質性肺炎(4 章，9 章参照；図 21-76)，じん肺(例えば，石綿肺，珪肺症，タルクじん肺；13 章も参照)，ランゲルハンス細胞組織球症，まれに器質化肺炎が含まれる．

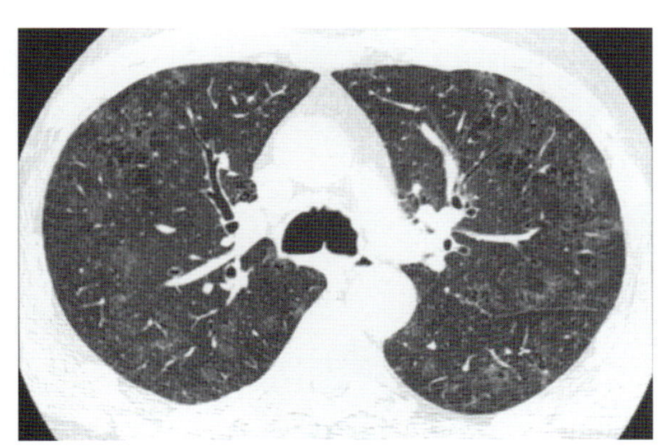

図 21-71　呼吸細気管支炎を伴う間質性肺疾患．呼吸細気管支炎を伴う間質性肺疾患(RB-ILD)．重喫煙者で慢性の呼吸困難と咳嗽のある患者の主気管支レベルの CT．すりガラス影の斑状影が，肺野末梢部に存在する．小葉中心性気腫と気管支壁肥厚も存在する．異常は，RB-ILD に関連したものである．(From Naidich DP, Webb WR, Grenier PA, et al. *Imaging of the airways: functional and radiologic correlations.* Philadelphia, PA: Lippincott Williams & Wilkins; 2005.)

このカテゴリーに分類される疾患は多いが，多くの場合，鑑別診断は，tree-in-bud と小葉中心性すりガラス影の CT 所見の特徴的な違いを認識することだけでなく，職業歴や環境曝露歴の聴取を含め詳細に臨床所見を対比することで，単純化することができる．以下のいくつかの病態は，非常に特徴があり，注意が必要である．

呼吸細気管支炎と呼吸細気管支炎を伴う間質性肺疾患(RB-ILD)　呼吸細気管支炎は喫煙関連の気道と肺の病変であり，呼吸細気管支と肺胞に色素沈着マクロファージが集積するのが特徴である[324-345]．呼吸細気管支炎は，典型的には無症状の喫煙者に偶然みつかることが多い．臨床症状を伴う場合には，RB-ILD と称される．

呼吸細気管支炎と RB-ILD の HRCT 所見は，9 章で詳述されている．報告された呼吸細気管支炎患者の大部分では，肺は正常あるいは境界不明瞭な陰影を呈す．また，びまん性すりガラス影を伴う領域があるときとないときがあるが，上・中葉優位の小葉中心性すりガラス影の所見がみられる(図 21-69～図 21-71)[346]．また，エアトラッピングの有無にかかわらず，気管支壁の肥厚や気腫を含む喫煙と関連した所見がしばしばみ

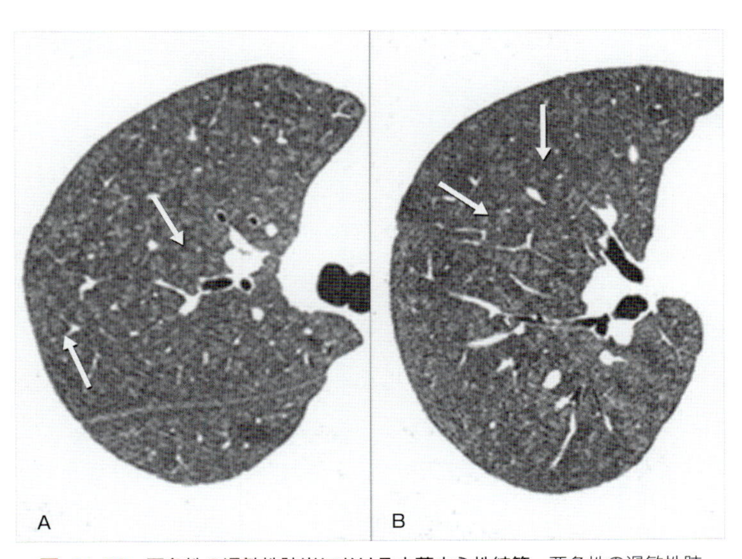

図 21-72　亜急性の過敏性肺炎における小葉中心性結節．亜急性の過敏性肺炎患者における右肺の HRCT では，特徴的な所見である無数の境界不明瞭な小葉中心性結節を肺野全体に認める(矢印)．

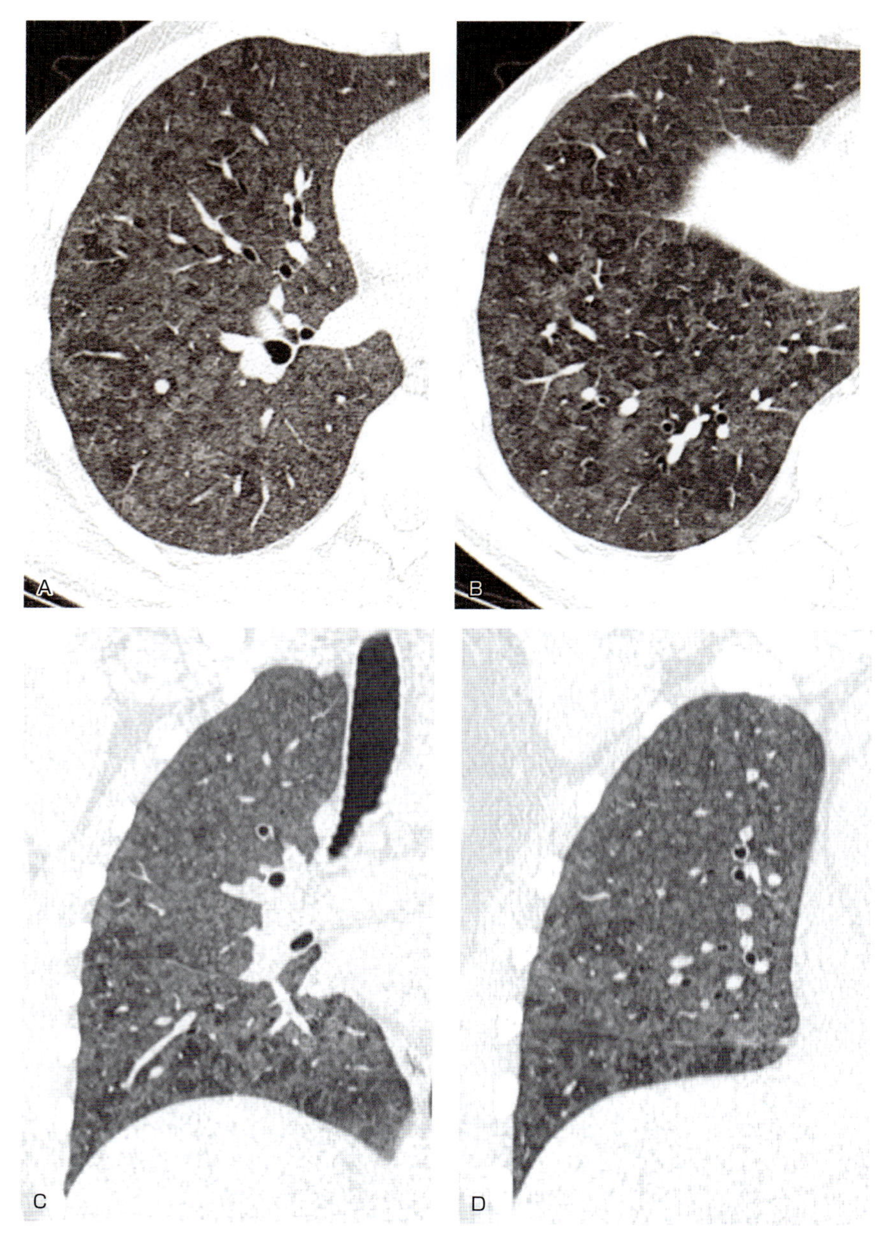

図 21-73　過敏性肺炎．A–D：亜急性の過敏性肺炎患者における右肺の中央部(A)と下部(B)における 1 mm スライス CT では，各々無数の境界不明瞭な一部融合した小葉中心性結節を認める．いくつかの二次小葉は侵されていないことに注意．A，B と同じ患者における右肺中央部(C)と後部(D)の冠状断像では，各々無数の境界不明瞭な小葉中心性結節を認める．疾患の範囲は冠状断でよりよくみられることに注意．

られる．

少数ではあるが，現在までの RB-ILD 患者の報告では，より所見が多様であると報告されている．Holt ら[347]の 5 症例の報告では，肺の所見は，正常にみえたものから，境界不明瞭な小葉中心性あるいはびまん性のすりガラス影を呈したものや，両側肺底部の無気肺や瘢痕影を呈したものがみられた．Moon らによる 8 症例の HRCT 評価の研究では，8 例中 5 例ですりガラス影と中等度の網状影の両方がみられたが，1 症例でびまん性すりガラス影のみがみられたと報告している．合計で 6 例が RB-ILD または剝離性間質性肺炎に合致すると判断された．興味深いことに，2 例でびま

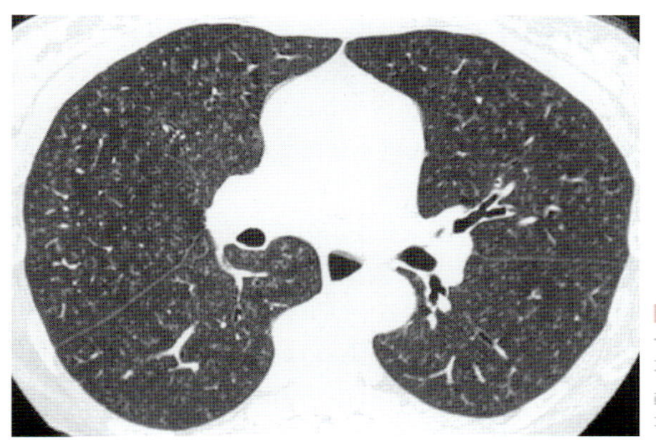

図 21-74 **濾胞性細気管支炎．** シェーグレン症候群患者の肺の中央レベルでの薄層 CT で，多発性の小型の小葉中心性結節を両側肺野に認める．(From Naidich DP, Webb WR, Grenier PA, et al. *Imaging of the airways: functional and radiologic correlations.* Philadelphia, PA: Lippincott Williams & Wilkins; 2005.)

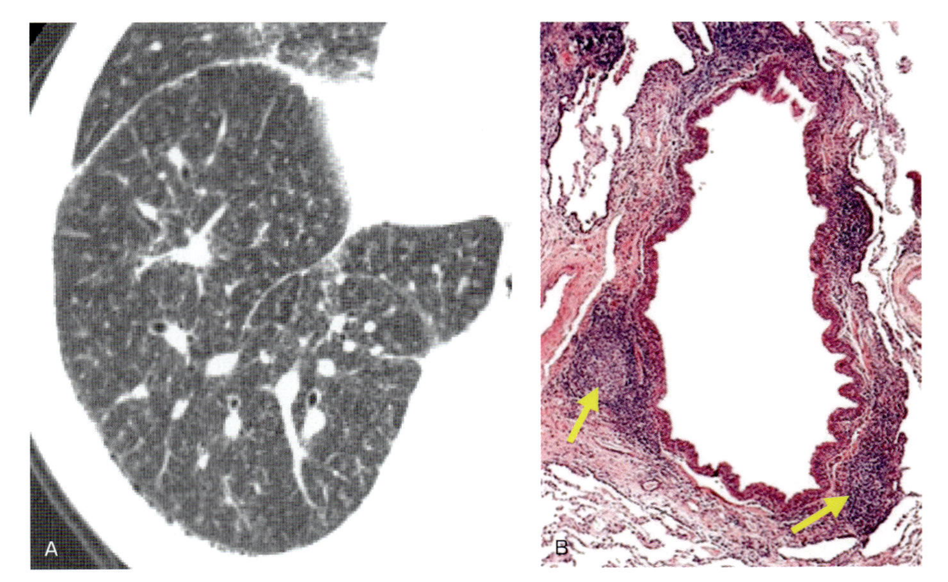

図 21-75 **濾胞性細気管支炎．** A：右下葉を拡大すると，主に小葉中心性のすりガラス影結節のパターンを認める．B：異なる患者における組織切片では，若年性関節リウマチ患者において，濾胞性細気管支炎を示す著明な胚中心を伴った急性および慢性の細気管支炎を認める(矢印)．(Courtesy of Martha Warnock, MD.)

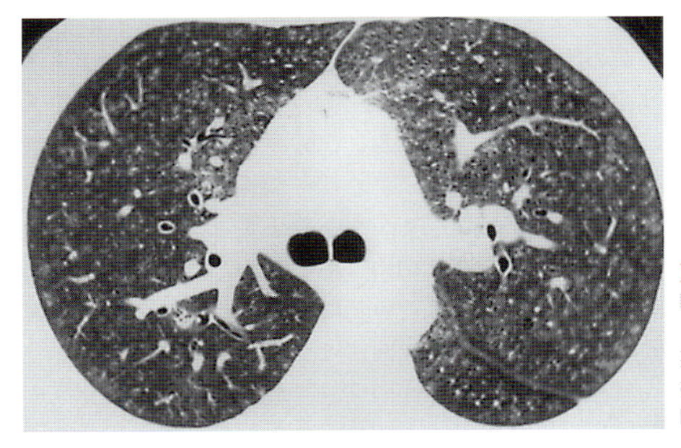

図 21-76 **AIDS 患者におけるリンパ球性間質性肺炎(44 歳女性)．** 輸血により AIDS に感染し，軽度の呼吸困難を伴う．CD4 陽性細胞数は 123 /mm^3 であった．1.5 mm スライスの断面では，無数の直径 2〜4 mm の小葉中心性結節がみられる．結節影は辺縁不明瞭で，かすんだすりガラス影を呈する．生検で，リンパ球性間質性肺炎に続発した形成不十分な結節であることが確認された．

ん性小葉中心性肺気腫の所見がみられた[343]．

過敏性肺炎　過敏性肺炎は，慢性・非特異的に間質へのリンパ球優位の浸潤がみられる肺臓炎であり，病初期には呼吸細気管支に沿って病変がみられ，介在する肺は比較的正常に保たれている場合が多い[348]．このパターンは，疾患が進んだ状態で変化がないこともある．さらに，3分の2近くの症例で，典型的には，細気管支間質周囲に十分に形成されていない非乾酪性肉芽腫がみられる．腔内線維栓が特徴的な器質化肺炎の病変が同定される場合もある．

同時に，これらの所見がびまん性の境界不明瞭な小葉中心性結節となり，特に亜急性期にみられる(図21-72，図21-73)[349-357]．この結節影は典型的には，均一に分布する．肺病変が非常に広範囲になると，びまん性のすりガラス影を呈する．しかし，詳細にみてみると，この所見と関連する無数の小葉中心性すりガラス影をしばしば認める．過敏性肺炎の所見に関しては，14章に詳細に記載されている．

過敏性肺炎患者の一般的な所見として，他に局所性のエアトラッピングを認めるが，これは特に亜急性・慢性の過敏性肺炎患者において，二次小葉に限局した所見であることが多い[356,357]．エアトラッピングは細胞性もしくは閉塞性細気管支炎に関連するかもしれないことが示唆された[122,352]．また，吸入した原因物質の不均等な分布によって，個々の肺小葉が保たれる場合もある．この斑状のすりガラス影と小葉のモザイク灌流の組合せは，過敏性肺炎の特徴的所見としてヘッドチーズサインとよばれる．

濾胞性細気管支炎　濾胞性細気管支炎は，気管支関連リンパ組織の良性で非特異的なリンパ節の過形成によって特徴づけられる細胞性細気管支炎の1つである[304,331,358]．組織学的には，濾胞性細気管支炎は，反応性胚中心を伴った過形成性リンパ濾胞の所見がみられ，典型的には，細気管支領域に沿って分布がみられるが，まれに気管支領域でもみられる．肺への浸潤の結果として起こる，肺間質への病変の広がりは，通常濾胞性細気管支炎ではみられない[359]．特発性のものが報告されてきたが，多くの症例は，特に過剰な多クローン性リンパ球刺激または異常な全身免疫状態に起因する基礎疾患を伴う．

鑑別診断は，膠原病，中でも関節リウマチ[281,332,334]とシェーグレン症候群，免疫不全症，過敏性反応である[360,361]．濾胞性細気管支炎の軽症例はまた，気管支拡張症や閉塞性肺疾患や喘息との関連も報告されている[362]．小児では，典型的には生後6～8週目で起こり，呼吸不全と発熱を起こし，通常，気管支拡張薬やステロイドに対する反応がみられない[359]．患者は，典型的には進行性の呼吸困難，体重減少，繰り返す発熱を呈し，閉塞性，拘束性，混合性のいずれもの肺機能障害を伴う[363]．胸部X線所見はあまり特徴的ではなく，多くは両側性びまん性小結節または網状粒状影を呈する．

成人で濾胞性細気管支炎のCT所見についての報告がある[281,331,358,364]．主要な特徴として，3～12 mm径の両側性小葉中心性あるいは気管支周囲のすりガラス状結節(両方を伴う場合もある)がみられ，組織学的には，気管支と気管支周囲にリンパ球浸潤が認められた(図21-74，図21-75)．すりガラス影が同定される場合もあるが，孤発性に発症することはない．大部分の症例で，特徴的な所見を呈するが，確定診断には組織学的確認を必要とする．興味深いことに，関節リウマチに濾胞性細気管支炎を合併した症例の研究では，全例で分岐状あるいは，境界不明瞭な小葉中心性結節がみられたが，エリスロマイシン投与により，病変が安定あるいは治癒したと報告されている．これは，tree-in-budパターンは基礎疾患として感染症があるという認識を強める結果となったと考えられる[334]．

同様のCT所見は，特にHIV陽性やAIDS患者におけるリンパ球性間質性肺炎(LIP)症例で認められている(図21-76)[361,365]．LIPは濾胞性細気管支炎を含む，気管支関連リンパ組織の過形成を伴う疾患であり，成熟したリンパ球の間質への浸潤が特徴である．より広範囲に間質へ浸潤するかどうかの違いはあるが，組織学的に濾胞性細気管支炎とLIPを鑑別することは困難である．これは，LIPでは，境界不明瞭な小葉中心性結節がCTで同定されても，経気管支生検では濾胞性細気管支炎の所見がみられるためである．

肺野濃度の低下を伴う細気管支病変

このカテゴリーでは，狭窄性細気管支炎または閉塞性細気管支炎について述べる[305]．狭窄性細気管支炎は，組織学的に，終末および呼吸細気管支の粘膜下組織と気管支周囲組織に求心性の線維化が起こり，気管支の狭窄や閉塞が起こる病態と定義される(図21-54C)．この病態プロセスは典型的には不均一で，周囲実質は正常であるため，開胸肺生検でさえ診断が困難な場合がある．臨床的には，無症状の場合もあるが，大部分の症例で進行性の気流閉塞がみられ，ステロイドに反応不良な重篤な呼吸困難を引き起こす．

狭窄性細気管支炎は，多彩な障害による反応の結果，引き起こされる非特異的反応である場合が多い．終末および呼吸細気管支の，粘膜下組織と気管支周囲組織を巻き込む求心性線維化が特徴であり，細気管支内腔の狭窄や閉塞を起こす．狭窄性細気管支炎は病因によって以下のように分類される．

a. 細菌，マイコプラズマ，ウイルス(特に，RS ウイルス，アデノウイルス，インフルエンザウイルス，パラインフルエンザ，サイトメガロウイルス)，HIV ウイルス感染または AIDS 患者におけるニューモシスチス肺炎感染後の続発性発症
b. 二酸化窒素(サイロ病)，二酸化硫黄，アンモニア，塩素，ホスゲン，オゾンなど毒性ガス吸入によるもの
c. 特発性
d. 膠原病関連，特に関節リウマチと多発筋炎に関連したもの
e. ペニシラミンや金製剤などの薬剤に関連したもの
f. 肺や骨髄移植の合併症としての狭窄性細気管支炎

狭窄性細気管支炎はアマメシバの摂取とも関連が報告されている[320, 366]．狭窄性細気管支炎は，特にカルチノイド腫瘍患者において，神経内分泌過形成との関連が報告されている[312, 367]．気管支肺異形成症で生存した小児でもみられる場合がある[368]．

HRCT 所見　特発性，続発性狭窄性細気管支炎両方の患者の特徴的な異常所見とともに，狭窄性細気管支炎の HRCT 所見は多くの研究で報告されている(表 21-11)[20, 24]．どの病因に起因しても，HRCT 所見は類似している．

表 21-11　狭窄性細気管支炎(閉塞性細気管支炎)の HRCT 所見

モザイク灌流(通常斑状に分布)[a, b]
気管支拡張[a]
呼気でのエアトラッピング(通常斑状に分布)[a]
吸気 CT で正常で，呼気 CT でのエアトラッピング[a, b]
コンソリデーションまたは肺陰影の増加した領域
網状結節影(まれ)
tree-in-bud(まれ)

[a] 最も一般的な所見.
[b] 鑑別診断で最も有用な所見.

狭窄性細気管支炎で最も典型的な HRCT 所見としては，限局性で境界明瞭な，細径化した血管(すなわち，モザイク灌流)と関連のある肺野濃度の低下した領域がみられることである(図 21-48，図 21-49，図 21-77～図 21-84)．これらの変化は，エアトラッピングの結果として生じる血流減少を呈し，典型的には実質のコンソリデーションがない部分にみられ，モザイク灌流とよばれる．気管支拡張症(中枢側，末梢側両方)においても同様な所見がみられる場合がある(図 21-48，図 21-49，図 21-77～図 21-84)[57, 369]．

まれに 2～4 mm の小葉中心性の分岐状影や境界不明瞭な小葉中心性陰影が優位にみられる場合があるが，識別可能な末梢気道病変は狭窄性細気管支炎患者では通常目立たない場合が多い[98, 370]．

狭窄性細気管支炎患者の呼気 HRCT でエアトラッピングがよくみられる．実際，呼気 CT におけるエアトラッピングの存在は，狭窄性細気管支炎患者の唯一の HRCT での異常所見である場合がある(図 21-48，図 21-77，図 21-79，図 21-80，図 21-83，図 21-84)[122]．Arakawa と Webb は[122]，ルーチンの呼気 HRCT で発

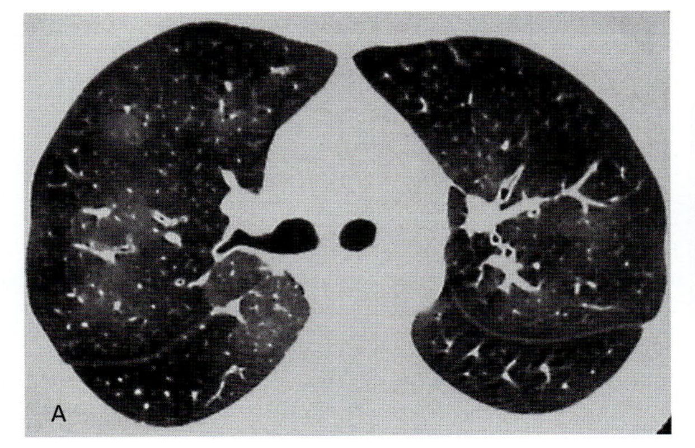

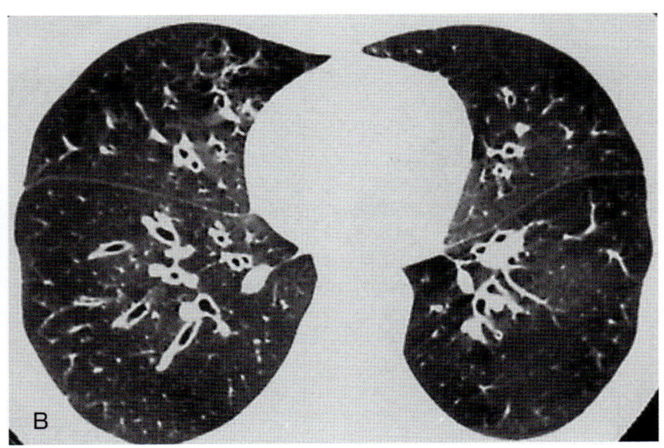

図 21-77　狭窄性細気管支炎．進行性の呼吸困難を呈する若年女性における右上葉(A)と右下葉(B)の HRCT 像．肺機能検査から，重篤な閉塞性肺疾患があることが判明した．胸部 X 線(図示せず)では，正常所見であると診断された．深呼吸での HRCT 断面では，低吸収域に比較的濃度の高い陰影が散在する地図状分布を認めた．拡張した壁肥厚を伴う気管支は，下葉，中葉，舌区で容易に同定される．一連の臨床所見・CT 所見は，特発性狭窄性細気管支炎(特発性閉塞性細気管支炎)患者に特徴的である．

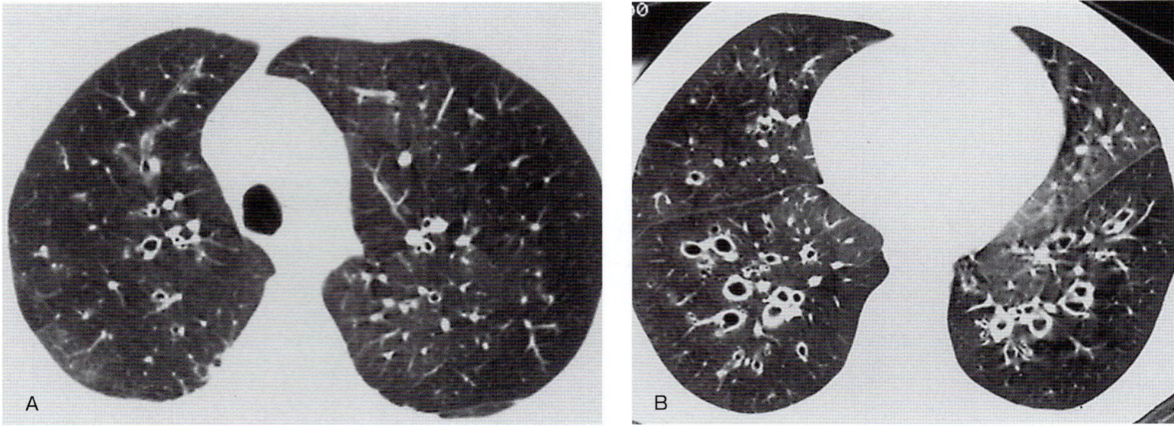

図 21-78 ペニシラミンで治療された，関節リウマチ患者における狭窄性細気管支炎．2つの切断面での HRCT(A，B)では，エアトラッピングによる気管支拡張と斑状の肺陰影を呈す．(B：from Webb WR. High-resolution computed tomography of obstructive lung disease. *Radiol Clin North Am* 1994;32:745-757, with permission.)

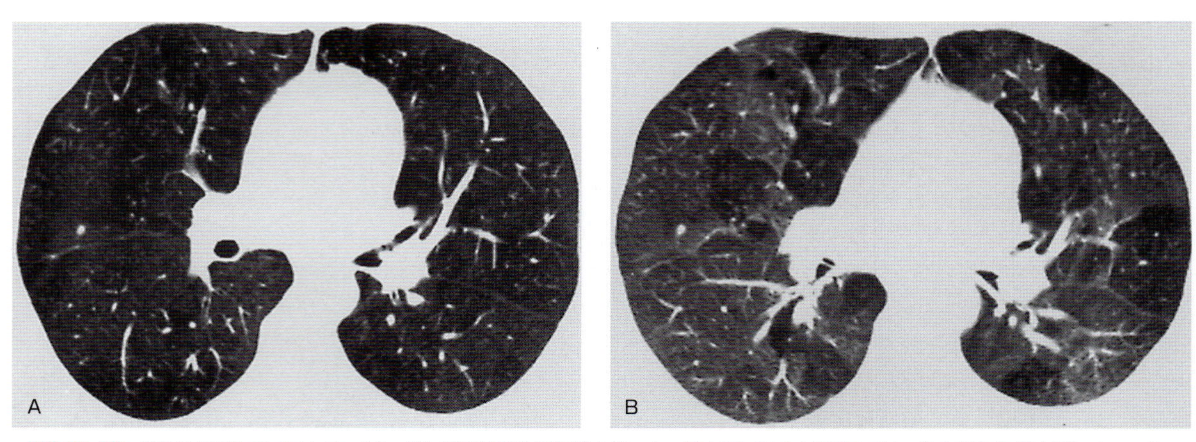

図 21-79 呼気 HRCT でエアトラッピングを伴う狭窄性細気管支炎．A：最大吸気時の HRCT では，狭窄性細気管支炎によってわずかに肺が不均一になる．気管支拡張はみられず，胸部 X 線も正常である．B：呼気後の HRCT では，エアトラッピングにより著明な肺の不均一濃度がみられる．

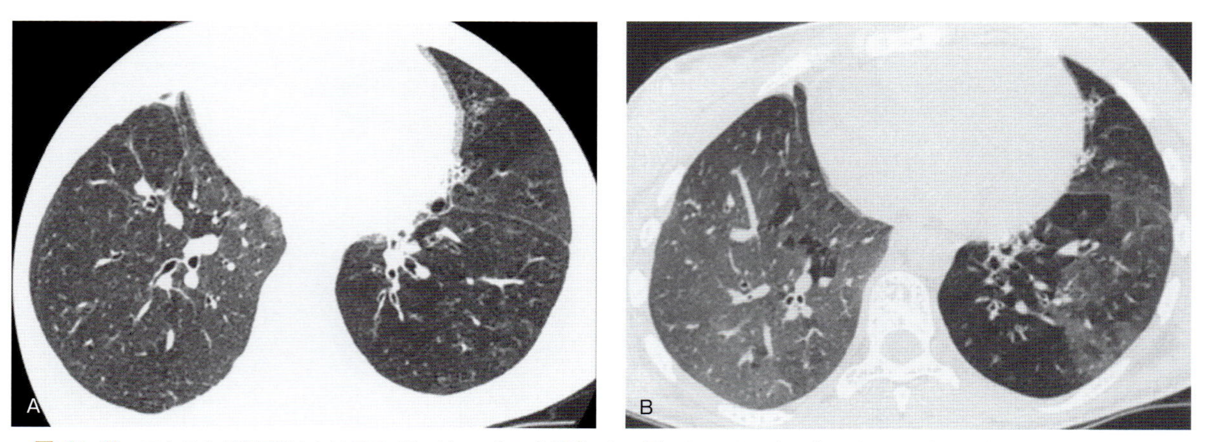

図 21-80 マクラウド症候群またはスワイヤ-ジェームス症候群．A：吸気 CT では，左下葉と舌区で，血流減少により肺野濃度が低下した広範囲な領域がみられる．B：同じ解剖学的レベルの呼気 CT では，左下葉と舌区にエアトラッピングと気管支拡張の所見がみられる．右下葉でもエアトラッピングがみられる部分がある．(From Naidich DP, Webb WR, Grenier PA, et al. *Imaging of the airways: functional and radiologic correlations.* Philadelphia, PA: Lippincott Williams & Wilkins; 2005.)

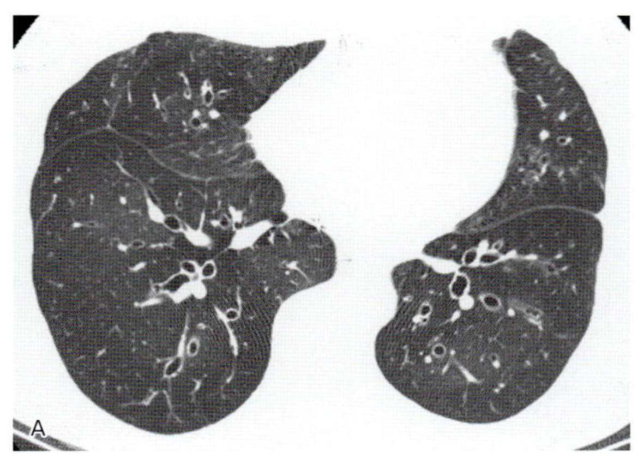

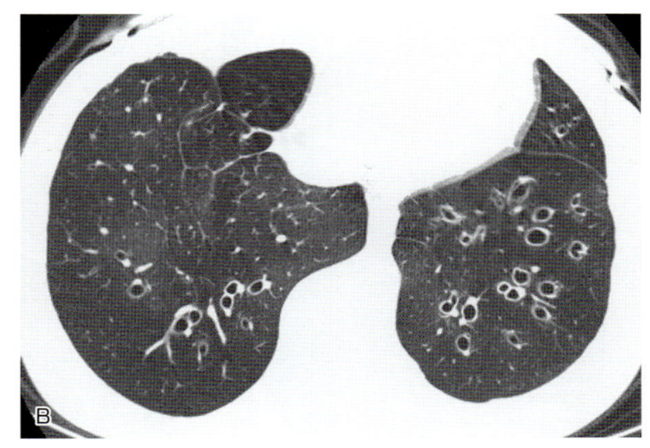

図 21-81　A，B：肺移植の後の狭窄性細気管支炎．肺底部に，広範囲な気管支拡張とモザイクパターンを認める．

見されたエアトラッピングをもつ 45 例を検討し，9 例が吸気 HRCT で正常所見を呈し，このうち 5 例で狭窄性細気管支炎を合併していたと報告している．

感染後閉塞性細気管支炎とスワイヤージェームス症候群　Chang ら[366]は，小児の感染後の狭窄性細気管支炎 19 例における，臨床症状，画像所見，肺機能検査の長期的な評価を行った．追跡期間は平均 6.8 年で，臨床的な問題点が持続する症例が多く，大部分は喘息と気管支拡張症に関連していた．一定の気流閉塞が，最もよくみられる肺機能検査上での異常所見であった．胸部 X 線は，5 つの異常パターン，(a) 片側性の過膨張と透過性亢進，(b) 病変肺葉の完全な虚脱，(c) 片側の正常あるいは縮小肺における肺野透過性亢進，(d) 両側性の肺野透過性亢進と虚脱肺の混合パターン，(e) 肺野透過性亢進と気管支周囲肥厚，を示した．

狭窄性細気管支炎は，スワイヤージェームス症候群やマクラウド症候群[371, 372]の主要な徴候である．スワイヤージェームス症候群患者では，狭窄性細気管支炎は下気道感染，通常は幼少期・小児早期のウイルス感染の結果生じる．終末および呼吸細気管支の障害は肺胞の発達不全につながる．この症候群の胸部 X 線写真の特徴は，吸気時の肺の容量減少と，呼気時のエアトラッピングを伴った片側性の肺野透過性亢進である (図 21-80)[373]．スワイヤージェームス症候群において，狭窄性細気管支炎を胸部 X 線写真で診断するのは多くは困難である．狭窄性細気管支炎患者における HRCT 異常は典型的には両側性であり，狭窄性細気管支炎を胸部 X 線写真で認識するのは困難であるため，主に片側性に異常のある患者だけが胸部 X 線写真で認識された．

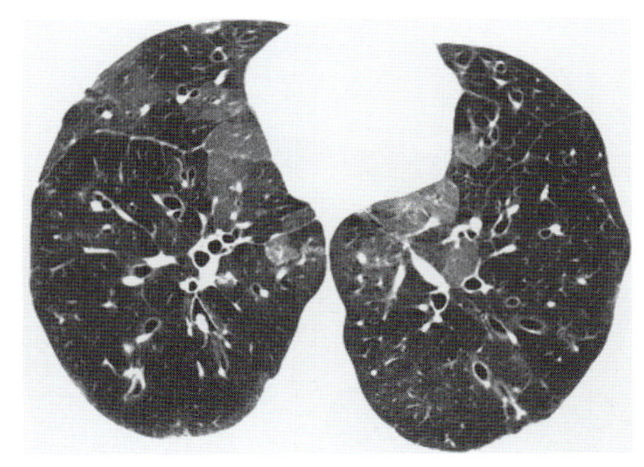

図 21-82　骨髄移植患者における狭窄性細気管支炎．モザイクパターンの斑状影領域と関連した，広範囲な気管支拡張所見．

特発性狭窄性細気管支炎　特発性狭窄性細気管支炎は，中年女性に多く，ステロイド治療に反応せず，悪化する場合が多い．より良性の経過も報告されており，ある程度の患者では病勢は安定している場合もある．これは以前評価されていたよりも，臨床所見の程度は幅広いためと考えられる[374]．Sweatman ら[375]は，特発性閉塞性細気管支炎を呈した 15 例の患者での CT 所見を報告した．胸部 X 線では，5 症例が正常で，残り 10 例では軽度の過膨張と血管影がみられた．CT 所見では，15 例中 13 例(87%)で，斑状，辺縁不整な高吸収および低吸収の混在した領域からなる，広範囲な異常所見を認めた(図 21-77)．これらの病変は，呼気で増強した．

関節リウマチを伴う狭窄性細気管支炎　関節リウマチの肺病変では，濾胞性細気管支炎や狭窄性細気管支

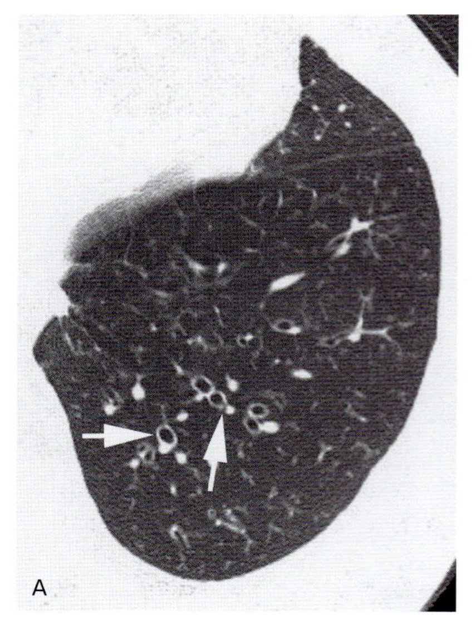

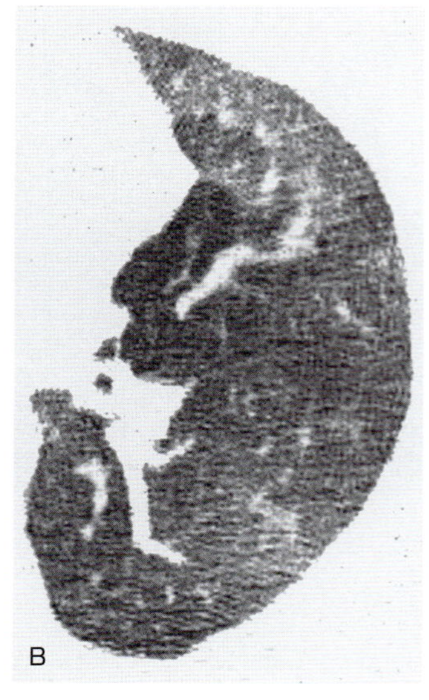

図 21-83　骨髄移植患者における狭窄性細気管支炎．A：左下葉の画像では，印環サインを伴った軽度の気管支拡張がみられる(矢印)．B：ダイナミック低呼気量による断面では，斑状のエアトラッピングがみられる．

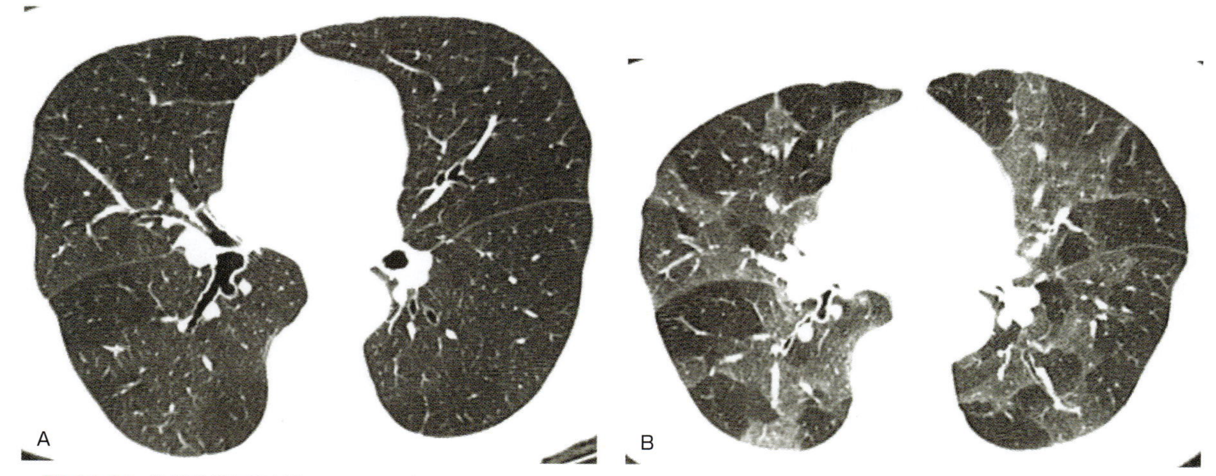

図 21-84　狭窄性細気管支炎．A，B：最初に深吸気(A)，それから深呼気(B)で得られる肺の中央部の 1 mm スライス CT．吸気画像はあきらかに正常な肺を示す．B：A と同じレベルの深呼気の 1 mm スライス CT は，あきらかな幾何学的形状を伴った，正常もしくは濃度が上昇した肺に隣接して著しく肺野濃度が低下した病巣が散在する肺のモザイク状の減衰という古典的パターンを示す．肺結節や網状影を欠く場合には基礎に浸潤性肺疾患がないか注意しなければならない．この症例では，狭窄性細気管支炎は膠原血管病の続発症であることが判明した．

炎のような細気管支病変がみられる[334]．Akira ら[326]は，狭窄性細気管支炎は関節リウマチ患者のまれな合併所見であり，肺病変合併関節リウマチ患者 29 例のうち 1 例でみられたと報告している．関節リウマチと狭窄性細気管支炎を合併した 2 症例の HRCT と呼気 CT 所見が Aquino ら[283]により報告されている．両者とも，ペニシラミンと金製剤で治療されていた．胸部 X 線写真では，過膨張程度の所見しかみられなかったが，HRCT では，気管支拡張と局所の肺野濃度の不均等(モザイク灌流)所見が両者でみられた(図 21-48，図 21-49，図 21-78)．両者とも，呼気 CT ではエアトラッピングがみられた．Remy-Jardin ら[281]は 77 例の関節リウマチ患者において，肺機能検査で狭窄性細気管支炎をもつと考えられた 16 例中 4 例に HRCT で気管支拡張を認めたと報告している．

心肺または肺移植に関連した狭窄性細気管支炎　狭窄性細気管支炎は肺移植における主な長期合併症であり，移植レシピエントの 25〜50％で起こるとされており，合併の有無が生存期間を決定する[376-379]．移植後3ヵ月で発症することはほとんどないが，通常術後1年前後に発症する場合が多い[380]．適切な免疫抑制剤治療により肺機能が維持できるため，狭窄性細気管支炎を迅速に診断することは重要である[381]．狭窄性細気管支炎を発症した患者では，発症による直接の死亡率が25～40%である．

肺内皮細胞傷害と気管上皮細胞傷害は，免疫学的な関与が考えられているが，他の病因としては脈管不全や感染などが報告されている．移植後の狭窄性細気管支炎の主な危険因子は，ほとんどは術後早期に起こる急性細胞性拒絶反応の頻度と重症度である[382]．組織学的には，狭窄性細気管支炎は慢性拒絶反応を反映し，粘膜下の肥厚した好酸球性瘢痕組織と関連した，主に末梢気道における粘膜下や上皮内へのリンパ球と組織球の不均一な浸潤が特徴である．腔内線維性プラークを合併することもあり，部分的あるいは完全な細気管支閉塞を起こすこともある[383]．

臨床症状としては，慢性拒絶反応の早期の特徴としては乾性咳嗽があるが，その後，無菌性だが膿性の痰を伴う湿性咳嗽に進行する場合がある．さらに進行すると重篤な呼吸困難を起こす．肺機能検査は，進行した閉塞性障害の所見を示す．国際心肺移植機構の提唱した定義では，閉塞性細気管支炎という用語は，生検診断を受けた場合と定義されている[384]．しかし，経気管支生検では，肺内病変の分布が不均一であるため，閉塞性細気管支炎の組織学的診断は困難な場合があり，閉塞性細気管支炎症候群という用語は，診断基準を満たす臨床所見をもつ疾患群と提唱されている[382]．閉塞性細気管支炎症候群は，続発性気道病変による移植臓器の機能低下が進行性に起こる患者で使用されるが，感染，急性拒絶反応，縫合不全などの要素は含まれない[384]．国際心肺移植機構の診断基準を用いれば，閉塞性細気管支炎症候群の診断は，少なくとも1ヵ月以上前の肺機能検査と比較して，1秒量が20%以上低下した場合と定義される[384]．両側肺移植を受けた患者で，$FEF_{25-75\%}$が予測値の70%以下に低下した場合，閉塞性細気管支炎合併の可能性が高いと判断できる[378, 379, 383, 385, 386]．しかし，肺気腫のため片側だけ移植を受けた患者では，$FEF_{25-75\%}$は，移植臓器機能と関係なく異常値を示すため，この診断基準を適用するのは困難である．

狭窄性(閉塞性)細気管支炎合併移植患者の胸部X線所見は，非特異的なものが多い．多くの場合，慢性拒絶反応は，正常所見から軽度～広範囲の気管支拡張を伴った嚢胞性線維症のような所見を呈す．Skeensら[60]は，心肺移植後の狭窄性(閉塞性)細気管支炎患者11例の胸部X線所見を報告している．全例で，胸部X線において網状結節影や結節影や気腔影からなる肺実質異常がみられた．中枢性気管支拡張の胸部X線所見は，11例中9例でみられた．CTが施行された2例では，気管支拡張所見が確認された．

肺移植後の狭窄性(閉塞性)細気管支炎患者では，HRCTにおいて中枢と末梢側の両方で気管支拡張がみられた(図21–81)．またエアトラッピングとモザイク灌流によると考えられる限局性の透過性亢進や，限局性の肺実質のコンソリデーションがみられた[55–60, 387, 388]．気管支拡張は，この疾患群でよく報告されるが，移植を受けた狭窄性(閉塞性)細気管支炎患者の比較的後期にみられる所見と考えられ，病気を早期発見するには，この所見では限界がある．

移植後閉塞性細気管支炎症候群のHRCT所見のレビューを，6例の閉塞性細気管支炎症候群を発症した乳児および幼児(平均年齢幅2ヵ月～5.5歳)と15例の閉塞性細気管支炎症候群をもたない対照患者(年齢幅2ヵ月～7歳)でLauらが報告している[389]．HRCTは，移植後の中央値が24ヵ月(幅，6～36ヵ月)の時点で，完全睡眠状態で施行された．閉塞性細気管支炎症候群と臨床診断された6例のHRCT所見では，モザイク灌流が5例(83%)，気管支拡張が3例(50%)，気管支壁肥厚が1例(17%)にみられた．肺機能検査が正常の15例の対照患者のうち，6例(40%)でモザイク灌流の可能性のある所見がみられたが，気管支拡張や気管支壁肥厚の所見はまったくみられなかった．粘液栓形成は，どちらの群でもみられなかった．閉塞性細気管支炎症候群では気管支拡張の所見のみが有意であった($p=0.02$)．

Worthyら[390]は，正常対照群では22%に気管支の拡張を認めたのに対し，肺移植後に狭窄性(閉塞性)細気管支炎と診断された患者の80%で気管支拡張を認めたが，一方で気管支壁肥厚を認めたのは27%であったと報告している．Lentzら[57]は，HRCTで拡張の所見がみられる下葉の気管支の割合と，肺機能検査での気流閉塞所見との間に相関があることを発見した．下葉気管支の拡張は，移植患者における閉塞性細気管支炎診断のよい指標であり，拡張の割合が増加すれば，肺機能を低下させると報告した[57]．

狭窄性(閉塞性)細気管支炎によるモザイク灌流と換気異常は，閉塞性細気管支炎患者によくみられるが，特に発症早期において狭窄性(閉塞性)細気管支炎の存在を予測するには，この所見の有用性には限界があることがいままでにわかっている．呼気HRCTでのエアトラッピングの存在は，狭窄性(閉塞性)細気管支炎の診断に最も有用であるかもしれないが[390,391]，発症早期での精度には限界がある．Leungら[391]は，エアトラッピングは生検で狭窄性(閉塞性)細気管支炎と診断された患者11例のうち10例でみられたのに対し，生検で狭窄性(閉塞性)細気管支炎と診断されなかった患者や肺機能検査で異常を認めなかった患者では，10例中2例しかみられなかったと報告している．このように，エアトラッピングは狭窄性(閉塞性)細気管支炎の診断において，感度が91%，特異度が80%，診断精度は86%であったと報告している．しかし，この報告で狭窄性(閉塞性)細気管支炎の疾患概念が確立され，この報告において肺移植からCT撮影までは平均4.8年で，狭窄性(閉塞性)細気管支炎と診断されるまでは平均1.3年であった．いままで，狭窄性(閉塞性)細気管支炎患者においてエアトラッピングを評価するすべてのCTに関する報告は，限られた数の呼気CTだけであることを強調する必要がある.現在のところ，容量測定CTによる定量的測定のデータは，閉塞性細気管支炎症例では研究されていない．

肺移植後の過程で，閉塞性細気管支炎症候群合併の評価にHRCTを繰り返す意義に関しての評価も行われている[392,393]．13例の肺移植レシピエントが，平均追跡期間23ヵ月のうちに,合計126回のHRCTを受け，13例中8例が閉塞性細気管支炎症候群を発症したという研究がある．著者らは，HRCT所見がみられるのと同時に閉塞性細気管支炎症候群が発症していることを証明した．異常所見を組み合わせることで，HRCTの閉塞性細気管支炎における診断感度は93%で，特異度は92%であった[392]．最近では，de Jongら[393]が，肺移植施行時とその後の経過で閉塞性細気管支炎の評価がされた38例の報告を行っているが，1秒量とCTスコアが有意な相関があり($p=0.0001$)，CTスコアとエアトラッピングCTスコアが移植後の臨床経過の予後予測になると報告している．重要なことは，ベースラインの複合スコアあるいはエアトラッピングスコアが悪いほど，その後のスコアと1秒量の悪化も起きやすいことがわかり，CTスコアが1秒量よりも閉塞性細気管支炎を早期に検出する可能性が示唆された[393]．

骨髄移植と関連した閉塞性細気管支炎　狭窄性(閉塞性)細気管支炎は，骨髄移植後の肺合併症の1つであり，患者の30〜60%でみられ，同種移植よりも自己移植でより頻度が低い[63,394-398]．細菌性，ウイルス性，真菌性の感染症の合併，肺水腫，薬剤・放射線毒性，びまん性肺胞傷害，悪性リンパ腫や白血病などの悪性腫瘍などの広範囲にわたる合併症も報告されている[398]．骨髄移植後2週間以内に発症したびまん性肺出血も報告されている[399]．狭窄性(閉塞性)細気管支炎は，通常同種移植後の患者でみられ，これはおそらく慢性GVHDによると考えられる[54,63,307,400,401]．組織学的には，狭窄性細気管支炎は，好中球やリンパ球による気管支周囲の炎症が主な特徴である．重要な点として，器質化肺炎の組織学的な所見はこの病態における気流閉塞の原因としては極めてまれである[63]．典型的には，このような場合，皮膚・肝臓・胃腸へのGVHDがみられることもある．慢性副鼻腔炎の所見もしばしばみられる．実際には，細気管支炎は自己骨髄移植後の患者でもみられるが，細気管支炎の病因は不明のままである[63]．

臨床症状としては，移植の1〜10ヵ月後に咳嗽・喘鳴・呼吸困難が出現する場合がある[63]．あるいは，無症状の患者でも気道閉塞が生理学的検査でみられる場合もある．いずれの場合でも，細気管支炎を診断するには，肺機能検査を定期的に行うことが重要である．この疾患の特徴は，1秒率の70%以下への低下で，しばしば残気量(RV)の増加を伴う．大部分の施設で，肺や心肺移植を受けた患者では，組織学的確認がない場合でも，肺機能検査で診断が可能であると考えられている．BALは，感染の合併が疑われ，手技に耐え得ると判断される患者にのみ適応があると考えられる．ステロイド，気管支拡張薬，アザチオプリンなどの積極的な治療を行っても,進行性の呼吸不全により，50%近くの患者が死亡する．

感染がない場合，胸部X線所見は典型的には正常あるいは軽度の過膨脹を示すのみで，狭窄性細気管支炎に関連した他の疾患でみられる変化と類似している．

HRCTでは,気管支拡張,モザイク灌流,エアトラッピングを伴った，典型的な狭窄性(閉塞性)細気管支炎の所見がみられる(図21-82，図21-83)．早期では，境界不明瞭な細気管支周囲陰影，小葉中心性陰影がみられる[402]．Ooiらは[403]，骨髄移植後に，中等度から重症の気流閉塞と閉塞性細気管支炎症候群を発症していると診断された9例のHRCT所見を報告した(閉塞性細気管支炎症候群はベースラインよりも80%以下に1秒量が低下し，肺機能の悪化が持続している場合に診断された)．2例ではHRCT所見は正常であった．残りの7例では，合計11回施行したHRCTのうち7

回に異常がみられ，非特異的な細気管支拡張(1 例)，コンソリデーション(2 例)，肺野濃度低下(4 例)，血管影増強(4 例)がみられた.

前述のとおり，狭窄性細気管支炎は，骨髄移植後に起こり得る様々な潜在的肺異常症の1つである[89, 397, 398]．当然だが，同定されたCTでの所見は，主に患者の臨床状態を反映する．Graham ら[54]は，同種骨髄移植後に胸腔内合併症を起こした，18 患者・21 例の研究を行い，胸部X 線ではわからず，CT で診断的価値がある所見が発見された症例は，50%以上にのぼると報告した．この中には，閉塞性細気管支炎および / または好酸球性肺疾患の患者 4 例でみられた気管支拡張や，ニューモシスチス肺炎や侵襲性アスペルギルス症の各々 1 例でみられた空洞性病変や出血性梗塞を含め，早期肺炎患者 5 例でみられた末梢分布のすりガラス影が含まれていた[54]．

実際，移植のタイプに関係なく，骨髄移植レシピエント肺疾患の確定診断のために生検を施行することは，重篤な血小板減少のために禁忌であることが多い．63 例の骨髄移植レシピエントにおける，死亡前後の肺合併症の診断精度に関する興味深い報告がある．27 例(28%)の合併症しか死亡前には正確に診断されておらず，感染性の合併症は非感染性の合併症よりも診断されやすい(48% *vs.* 20%，$p=0.06$)と報告されている[398]．重要な点としては，死亡時には，ほぼ全例で，様々な合併症の治療が施行されていたが，死後病理解剖ではまったく病変が同定されなかった．41 例で肺感染症が疑われ治療され，他の 12 例ではびまん性肺傷害の治療が行われていた[398]．同じ研究では，閉塞性細気管支炎はわずか 2 例に認めたのみであった.

文 献

1. Grenier P, Cordeau MP, Beigelman C. High-resolution computed tomography of the airways. *J Thorac Imaging* 1993;8:213–239.
2. Hansell DM. Bronchiectasis. *Radiol Clin North Am* 1998;36(1):107–128.
3. Hartman TE, et al. CT of bronchial and bronchiolar diseases. *Radiographics* 1994;14:991–1003.
4. Kang EY, Miller RR, Müller NL. Bronchiectasis: comparison of preoperative thin-section CT and pathologic findings in resected specimens. *Radiology* 1995;195:649–654.
5. Luciderme O, Grenier P, Coche E, et al. Bronchiectasis: comparative assessment with thin-section CT and helical CT. *Radiology* 1996;200:673–679.
6. McGuinness G, Naidich DP, Leitman BS, et al. Bronchiectasis: CT evaluation [Pictorial Essay]. *AJR Am J Roentgenol* 1993;160:253–259.
7. Remy-Jardin M, et al. Tracheobronchial tree: assessment with volume rendering—technical aspects. *Radiology* 1998;208:393–398.
8. Worthy SA, Flower CDR. Computed tomography of the airways. *Eur Radiol* 1996;6(5):717–729.
9. Brown RH, Zerhouni E. New techniques and developments in physiologic imaging of airways. *Radiol Clin North Am* 1998;36(1):211–230.
10. Goldin JG, et al. Airway hyperreactivity: assessment with helical thin-section CT. *Radiology* 1998;208(2):321–329.
11. Lucidarme O, et al. Expiratory CT scans for chronic airway disease: correlation with pulmonary function test results. *AJR Am J Roentgenol* 1998;170(2):301–307.
12. Stern EJ, Webb WR, Gamsu G. Dynamic quantitative computed tomography. A predictor of pulmonary function in obstructive lung diseases. *Invest Radiol* 1994;29(5):564–569.
13. Webb WR, et al. Dynamic pulmonary CT: findings in healthy adult men. *Radiology* 1993;186:117–124.
14. Grenier PA, et al. New frontiers in CT imaging of airway disease. *Eur Radiol* 2002;12:1022–1044.
15. Boiselle PM, Ernst A. State-of-the-art imaging of the central airways. *Respiration* 2003;70(4):383–394.
16. Mitsunobu F, Tanizaki Y. The use of computed tomography to assess asthma severity. *Curr Opin Allergy Clin Immunol* 2005;5(1):85–90.
17. Orlandi I, et al. Chronic obstructive pulmonary disease: thin-section CT measurement of airway wall thickness and lung attenuation. *Radiology* 2005;234(2):604–610.
18. Judge EP, et al. Pulmonary abnormalities on high-resolution CT demonstrate more rapid decline than FEV_1 in adults with cystic fibrosis. *Chest* 2006;130(5):1424–1432.
19. Robinson TE. Imaging of the chest in cystic fibrosis. *Clin Chest Med* 2007;28(2):405–421.
20. Lynch DA. Imaging of small airways disease and chronic obstructive pulmonary disease. *Clin Chest Med* 2008;29(1):165–79, vii.
21. Essadki O, Grenier P. Bronchiolitis: computed tomographic findings [Article in French]. *J Radiol* 1999;80(1):17–24.
22. Hwang JH, et al. Bronchiolitis in adults: pathology and imaging. *J Comput Assist Tomogr* 1997;21(6):913–919.
23. Lynch DA. Imaging of small airways diseases. *Clin Chest Med* 1993;14:623–634.
24. Müller NL, Miller RR. Diseases of the bronchioles: CT and histopathologic findings. *Radiology* 1995;196(1):3–12.
25. Worthy SA, Müller NL. Small airway diseases. *Radiol Clin North Am* 1998;36(1):163–173.
26. Abbott GF, et al. Imaging of small airways disease. *J Thorac Imaging* 2009;24(4):285–298.
27. Raoof S, et al. Pictorial essay: multinodular disease: a high-resolution CT scan diagnostic algorithm. *Chest* 2006;129(3):805–815.
28. Barker AF, Bardana EJ Jr. Bronchiectasis: update on an orphan disease. *Am Rev Respir Dis* 1988;137:969–978.
29. Davis AL, Salzman SH. Bronchiectasis. In: Cherniack NS, ed. *Chronic obstructive pulmonary disease*. Philadelphia, PA: WB Saunders; 1991:316–338.
30. Stanford W, Galvin JR. The diagnosis of bronchiectasis. *Clin Chest Med* 1988;9:691–699.
31. Reid LM. Reduction in bronchial subdivision in bronchiectasis. *Thorax* 1950;5:233–236.
32. Reiff DB, et al. CT findings in bronchiectasis: limited value in distinguishing between idiopathic and specific types. *AJR Am J Roentgenol* 1995;165(2):261–267.
33. Kwak HJ, Moon YJ, Choi YW, et al. High prevalence of bronchiectasis in adults: analysis of CT findings in a health screening program. *Tohoku J Exp Med* 2010;222:237–242.
34. Seitz AE, et al. Trends in bronchiectasis among Medicare beneficiaries in the United States, 2000 to 2007. *Chest* 2012;142:432–439.
35. Weycker D, et al. Prevalence and economic burden of bronchiectasis. *Clin Pulm Med* 2005;12:205–209.
36. Moulton BC, Barker AF. Pathogenesis of bronchiectasis. *Clin Chest Med* 2012;33:211–217.
37. Im JG, Itoh H, Han MC. CT of pulmonary tuberculosis. *Semin Ultrasound CT MR* 1995;16(5):420–434.
38. Im JG, et al. Pulmonary tuberculosis: CT findings—early active disease and sequential change with antituberculous therapy. *Radiology* 1993;186:653–660.
39. Chung MJ, et al. Drug-sensitive tuberculosis, multidrug-resistant tuberculosis, and nontuberculous mycobacterial pulmonary disease in nonAIDS adults: comparisons of thin-section CT findings. *Eur Radiol* 2006;16(9):1934–1941.
40. Ellis SM, Hansell DM. Imaging of non-tuberculous (atypical) mycobacterial pulmonary infection. *Clin Radiol* 2002;57(8):661–669.

41. Han DH, et al. Radiographic and CT findings of nontuberculous mycobacterial pulmonary infection caused by *Mycobacterium abscessus*. *AJR Am J Roentgenol* 2003;181(2):513–517.
42. Hollings NP, et al. Comparative appearances of non-tuberculous mycobacteria species: a CT study. *Eur Radiol* 2002;12(9):2211–2217.
43. Jeong YJ, et al. Nontuberculous mycobacterial pulmonary infection in immunocompetent patients: comparison of thin-section CT and histopathologic findings. *Radiology* 2004;231(3):880–886.
44. Martinez S, McAdams HP, Batchu CS. The many faces of pulmonary nontuberculous mycobacterial infection. *AJR Am J Roentgenol* 2007;189(1):177–186.
45. Kunst H, et al. Nontuberculous mycobacterial disease and *Aspergillus*-related lung disease in bronchiectasis. *Eur Respir J* 2006; 28(2):352–357.
46. Morillas HN, Zariwala M, Knowles MR. Genetic causes of bronchiectasis: primary ciliary dyskinesia. *Respiration* 2007; 74(3):252–263.
47. Notarangelo LD, et al. Genetic causes of bronchiectasis: primary immune deficiencies and the lung. *Respiration* 2007;74(3):264–275.
48. Kullnig P, et al. Computerized tomography in the diagnosis of allergic bronchopulmonary aspergillosis [Article in German]. *Radiologe* 1989;29:228–231.
49. Neeld DA, et al. Computerized tomography in the evaluation of allergic bronchopulmonary aspergillosis. *Am Rev Respir Dis* 1990;142:1200–1205.
50. Wark P. Pathogenesis of allergic bronchopulmonary aspergillosis and an evidence-based review of azoles in treatment. *Respir Med* 2004;98(10):915–923.
51. Agarwal R, et al. Clinical significance of hyperattenuating mucoid impaction in allergic bronchopulmonary aspergillosis: an analysis of 155 patients. *Chest* 2007;132(4):1183–1190.
52. Lynch DA, et al. Uncomplicated asthma in adults: comparison of CT appearance of the lungs in asthmatic and healthy subjects. *Radiology* 1993;188:829–833.
53. Oguzulgen IK, et al. The impact of bronchiectasis in clinical presentation of asthma. *South Med J* 2007;100(5):468–471.
54. Graham NJ, et al. Intrathoracic complications following allogeneic bone marrow transplantation: CT findings. *Radiology* 1991;181: 153–156.
55. Herman SJ, Rappaport DC, Weisbrod GL, et al. Single-lung transplantation: imaging features. *Radiology* 1989;170:89–93.
56. Hruban RH, Ren H, Kuhlman JE, et al. Inflation-fixed lungs: pathologic-radiologic (CT) correlation of lung transplantation. *J Comput Assist Tomogr* 1990;14:329–335.
57. Lentz D, et al. Diagnosis of bronchiolitis obliterans in heart-lung transplantation patients: importance of bronchial dilatation on CT. *AJR Am J Roentgenol* 1992;159:463–467.
58. Morrish WF, et al. Bronchiolitis obliterans after lung transplantation: findings at chest radiography and high-resolution CT. *Radiology* 1991;179:487–490.
59. O'Donovan PB. Imaging of complications of lung transplantation. *Radiographics* 1993;13:787–796.
60. Skeens JL, Fuhrman CR, Yousem SA. Bronchiolitis obliterans in heart-lung transplantation patients: radiologic findings in 11 patients. *AJR Am J Roentgenol* 1989;153:253–256.
61. Berstad AE, et al. Performance of long-term CT monitoring in diagnosing bronchiolitis obliterans after lung transplantation. *Eur J Radiol* 2006;58(1):124–131.
62. Chen F, et al. Recurrence of bilateral diffuse bronchiectasis after bilateral lung transplantation. *Respirology* 2006;11(5):666–668.
63. Crawford SW, Clark JG. Bronchiolitis associated with bone marrow transplantation. *Clin Chest Med* 1993;14:741–749.
64. Betancourt SL, et al. Thoracic manifestations of inflammatory bowel disease. *AJR Am J Roentgenol* 2011;197(3):W452–W456.
65. Rosen MJ. Chronic cough due to bronchiectasis: ACCP evidence-based clinical practice guidelines. *Chest* 2006;129(1)(suppl): 122S–131S.
66. Nicotra MB, et al. Clinical, pathophysiologic, and microbiologic characterization of bronchiectasis in an aging cohort. *Chest* 1995;108:955–961.
67. Millar AB, et al. The role of computed tomography (CT) in the investigation of unexplained haemoptysis. *Respir Med* 1992;86(1): 39–44.
68. Naidich DP, et al. Hemoptysis: CT-bronchoscopic correlations in 58 cases. *Radiology* 1990;177:357–362.
69. Tsoumakidou M, et al. A prospective analysis of 184 hemoptysis cases: diagnostic impact of chest X-ray, computed tomography, bronchoscopy. *Respiration* 2006;73(6):808–814.
70. Nakano Y, et al. Quantitative assessment of airway remodeling using high-resolution CT. *Chest* 2002;122(6):271S–275S.
71. Metersky ML. The initial evaluation of adults with bronchiectasis. *Clin Chest Med* 2012;33:219–231.
72. Gudbjerg CE. Roentgenologic diagnosis of bronchiectasis: an analysis of 112 cases. *Acta Radiol (Stockholm)* 1955;43:209–226.
73. Currie DC, et al. Interpretation of bronchograms and chest radiographs in patients with chronic sputum production. *Thorax* 1987; 42:278–284.
74. Grenier PA, et al. Multidetector-row CT of the airways. *Semin Roentgenol* 2003;38(2):146–157.
75. Ooi GC, et al. High-resolution CT quantification of bronchiectasis: clinical and functional correlation. *Radiology* 2002;225(3):663–672.
76. Nishino M, et al. Excessive collapsibility of bronchi in bronchiectasis: evaluation on volumetric expiratory high-resolution CT. *J Comput Assist Tomogr* 2006;30(3):474–478.
77. Sibtain NA, et al. Interlobular septal thickening in idiopathic bronchiectasis: a thin-section CT study of 94 patients. *Radiology* 2005;237(3):1091–1096.
78. Diederich S, Jurriaans E, Flower CDR. Interobserver variation in the diagnosis of bronchiectasis on high-resolution computed tomography. *Eur Radiol* 1996;6(6):801–806.
79. Kim JS, et al. Bronchoarterial ratio on thin section CT: comparison between high altitude and sea level. *J Comput Assist Tomogr* 1997;21(2):306–311.
80. Kim SJ, Im JG, Kim IO. Normal bronchial and pulmonary arterial diameters measured by thin section CT. *J Comput Assist Tomogr* 1995;19:365–369.
81. Smith IE, et al. Chronic sputum production: correlations between clinical features and findings on high resolution computed tomographic scanning of the chest. *Thorax* 1996;51(9):914–918.
82. Naidich DP. Computed tomography of bronchiectasis. *J Comput Assist Tomogr* 1982;6:437–444.
83. Cooke JC, Currie DC, Morgan MP. Role of computed tomography in diagnosis of bronchiectasis. *Thorax* 1987;42:272–277.
84. Joharjy IA, Bashi SA, Adbullah AK. Value of medium-thickness CT in the diagnosis of bronchiectasis. *AJR Am J Roentgenol* 1987;149:1133–1137.
85. Silverman PM, Godwin JD. CT/bronchographic correlations in bronchiectasis. *J Comput Assist Tomogr* 1987;11:52–56.
86. Young K, Aspestrand F, Kolbenstvedt A. High resolution CT and bronchography in the assessment of bronchiectasis. *Acta Radiol* 1991;32:439–441.
87. Ward S, et al. Accuracy of CT in the diagnosis of allergic bronchopulmonary aspergillosis in asthmatic patients. *AJR Am J Roentgenol* 1999;173(4):937–942.
88. Kim JS, et al. Cylindrical bronchiectasis: diagnostic findings on thin-section CT. *AJR Am J Roentgenol* 1997;168:751–754.
89. Park CS, et al. Airway obstruction in asthmatic and healthy individuals: inspiratory and expiratory thin-section CT findings. *Radiology* 1997;203(2):361–367.
90. Lynch DA. Imaging of asthma and allergic bronchopulmonary mycosis. *Radiol Clin North Am* 1998;36(1):129–142.
91. Matsuoka S, et al. Bronchoarterial ratio and bronchial wall thickness on high-resolution CT in asymptomatic subjects: correlation with age and smoking. *AJR Am J Roentgenol* 2003;180(2):513–518.
92. Desai SR, et al. The reproducibility of bronchial circumference measurements using computed tomography. *Br J Radiol* 1994;67: 257–262.
93. Seneterre E, et al. Measurement of the internal size of bronchi using high resolution computed tomography (HRCT). *Eur Respir J* 1994;7:596–600.
94. de Jong PA, et al. Pulmonary disease assessment in cystic fibrosis: comparison of CT scoring systems and value of bronchial and arterial dimension measurements. *Radiology* 2004;231(2):434–439.
95. Murata K, Itoh H, Todo G, et al. Centrilobular lesions of the

lung: demonstration by high-resolution CT and pathologic correlation. *Radiology* 1986;161:641–645.
96. Webb WR, et al. Normal and diseased isolated lungs: high-resolution CT. *Radiology* 1988;166:81–87.
96a. Martinez S, et al. Mucoid impactions: finger-in-glove sign and other CT and radiographic features. *Radiographics* 2008;28:1369–1382.
97. Aquino SL, et al. Tree-in-bud pattern: frequency and significance on thin section CT. *J Comput Assist Tomogr* 1996;20(4):594–599.
98. Gruden JF, Webb WR, Warnock M. Centilobular opacities in the lung on high-resolution CT: diagnostic considerations and pathologic correlation [Pictorial Essay]. *AJR Am J Roentgenol* 1994; 162:569–574.
99. Akira M, et al. Diffuse panbronchiolitis: evaluation with high-resolution CT. *Radiology* 1988;168:433–438.
100. Nishimura K, et al. Diffuse panbronchiolitis: correlation of high-resolution CT and pathologic findings. *Radiology* 1992; 184:779–785.
101. Webb WR. Thin-section CT of the secondary pulmonary lobule: anatomy and the image—the 2004 Fleischner lecture. *Radiology* 2006;239:322–338.
102. Finck S, Milne ENC. A case report of segmental bronchial atresia: radiologic evaluation including computed tomography and magnetic resonance imaging. *J Thorac Imaging* 1988;3:53–58.
103. Naidich DP, et al. Congenital anomalies of the lungs in adults: MR diagnosis. *AJR Am J Roentgenol* 1988;151:13–19.
104. Pugatch RD, Gale ME. Obscure pulmonary masses: bronchial impaction revealed by CT. *AJR Am J Roentgenol* 1983;141:909–914.
105. Rappaport DC, Herman SJ, Weisbrod GL. Congenital bronchopulmonary diseases in adults: CT findings. *AJR Am J Roentgenol* 1994;162:1295–1299.
106. Ward S, Morcos SK. Congenital bronchial atresia—presentation of three cases and a pictorial review. *Clin Radiol* 1999;54(3):144–148.
106a. Matsushima H, Takayanagi N, Satoh M, et al. Congenital bronchial atresia: radiologic findings in nine patients. *J Comput Assist Tomogr* 2002;26:860–864.
107. Seo JB, Song KS, Lee JS, et al. Bronchiolithiasis: review of the causes with radiologic-pathologic correlation. *Radiographics* 2002;22(spec no):S199–S213.
108. Kim V, et al. The chronic bronchitic phenotype of COPD: an analysis of the COPDGene study. *Chest* 2011;140(3):626–633.
109. Mets OM, et al. Normal range of emphysema and air trapping on CT in young men. *AJR Am J Roentgenol* 2012;199(2):336–340.
110. Hansell DM, et al. Bronchiectasis: functional significance of area of decreased attenuation at expiratory CT. *Radiology* 1994;193: 369–374.
111. Roberts HR, et al. Airflow obstruction in bronchiectasis: correlation between computed tomography features and pulmonary function tests. *Thorax* 2000;55:198–204.
112. Goris ML, et al. An automated approach to quantitative air trapping measurements in mild cystic fibrosis. *Chest* 2003;123(5): 1655–1663.
113. Furuse M, Saito K, Kunieda E. Bronchial arteries: CT demonstration with arteriographic correlation. *Radiology* 1987;162:393–398.
114. Murayama S, et al. Helical CT imaging of bronchial arteries with curved reformation technique in comparison with selective bronchial arteriography: preliminary report. *J Comput Assist Tomogr* 1996;20(5):749–755.
115. Alzeer AH. HRCT score in bronchiectasis: correlation with pulmonary function tests and pulmonary artery pressure. *Ann Thorac Med* 2008;3:82–86.
116. Alzeer AH, et al. Right and left ventricular function and pulmonary artery pressure in patients with bronchiectasis. *Chest* 2008;133: 468–473.
117. Devaraj A, et al. Pulmonary hypertension in patients with bronchiectasis: prognostic significance of CT signs. *AJR Am J Roentgenol* 2011;196:1300–1304.
118. Grenier P, et al. Bronchiectasis: assessment by thin-section CT. *Radiology* 1986;161:95–99.
119. Giron J, Skaff F, Maubon A. The value of thin-section CT scans in the diagnosis and staging of bronchiectasis: comparison with bronchography in a series of fifty-four patients. *Ann Radiol* 1988; 31:25–33.
120. van der Bruggen-Bogaarts BA, et al. Assessment of bronchiectasis: comparison of HRCT and spiral volumetric CT. *J Comput Assist Tomogr* 1996;20:15–19.
121. Chooi WK, et al. Multislice helical CT: the value of multiplanar image reconstruction in assessment of the bronchi and small airways disease. *Br J Radiol* 2003;76(908):536–540.
122. Arakawa H, Webb WR. Air trapping on expiratory high-resolution CT scans in the absence of inspiratory scan abnormalities: correlation with pulmonary function tests and differential diagnosis. *AJR Am J Roentgenol* 1998;170(5):1349–1353.
123. Arakawa H, et al. Expiratory high-resolution CT: diagnostic value in diffuse lung diseases. *AJR Am J Roentgenol* 2000;175(6): 1537–1543.
124. Song JW, et al. Hypertrophied bronchial artery at thin-section CT in patients with bronchiectasis: correlation with CT angiographic findings. *Radiology* 1998;208(1):187–191.
125. Herold CJ, et al. Assessment of pulmonary airway reactivity with high-resolution CT. *Radiology* 1991;181:369–374.
126. Naidich DP. Volumetric scans change perceptions in thoracic CT. *Diagn Imaging (San Francisco)* 1993;15:70–74.
127. Stern EJ, et al. Normal trachea during forced expiration: dynamic CT measurements. *Radiology* 1993;187:27–31.
128. Stern EJ, Webb WR. Dynamic imaging of lung morphology with ultrafast high-resolution computed tomography. *J Thorac Imaging* 1993;8:273–282.
129. Gotway MB, et al. Low-dose, dynamic, expiratory thin-section CT of the lungs using a spiral CT scanner. *J Thorac Imaging* 2000;15(3):168–172.
130. Fotheringham T, et al. A comparison of methods for enhancing the detection of areas of decreased attenuation on CT caused by airways disease. *J Comput Assist Tomogr* 1999;23: 385–389.
131. Remy-Jardin M, et al. Sliding thin slab, minimum intensity projection technique in the diagnosis of emphysema: histopathologic-CT correlation. *Radiology* 1996;200:665–671.
132. Wittram C, Rappaport DC. Expiratory helical CT scan minimum intensity projection imaging in cystic fibrosis. *Clin Radiol* 1998;53(8):615–616.
133. Raman SP, et al. CT dose reduction applications: available tools on the latest generation of CT scanners. *J Am Coll Radiol* 2013;10: 37–41.
134. Yi CA, et al. Multidetector CT of bronchiectasis: effect of radiation dose on image quality. *AJR Am J Roentgenol* 2003;181(2):501–505.
135. Hackx M, Bankier AA, Gevenois PA. Chronic obstructive pulmonary disease: CT quantification of airways disease. *Radiology* 2012;265(1):34–48.
136. Washko GR, et al. Airway wall attenuation: a biomarker of airway disease in subjects with COPD. *J Appl Physiol* 2009;107:185–191.
137. Yamashiro T, et al. Quantitative assessment of bronchial wall attenuation with thin-section CT: an indicator of airflow limitation in chronic obstructive pulmonary disease. *AJR Am J Roentgenol* 2010;195:363–369.
138. Berger P, et al. Airway wall thickness in cigarette smokers: quantitative thin-section CT assessment. *Radiology* 2005;235(3): 1055–1064.
139. Brillet PY, et al. Quantification of bronchial dimensions at MDCT using dedicated software. *Eur Radiol* 2007;17(6):1483–1489.
140. McGuinness G, Naidich DP. Bronchiectasis: CT/clinical correlations. *Semin Ultrasound CT MR* 1995;16(5):395–419.
141. Bankier AA, et al. Bronchial wall thickness: appropriate window settings for thin-section CT and radiologic-anatomic correlation. *Radiology* 1996;199(3):831–836.
142. Mansour Y, et al. Resolution of severe bronchiectasis after removal of long-standing retained foreign body. *Pediatr Pulmonol* 1998;25(2):130–132.
143. Westcott JL, Cole SR. Traction bronchiectasis in end-stage pulmonary fibrosis. *Radiology* 1986;161:665–669.
144. Oikonomou A, et al. Loss of FEV_1 in cystic fibrosis: correlation with HRCT features. *Eur Radiol* 2002;12(9):2229–2235.
145. de Jong PA, et al. Progressive damage on high resolution computed tomography despite stable lung function in cystic fibrosis.

Eur Respir J 2004;23(1):93–97.
146. Robinson TE. High-resolution CT scanning: potential outcome measure. *Curr Opin Pulm Med* 2004;10(6):537–541.
147. Brody AS, et al. Computed tomography correlates with pulmonary exacerbations in children with cystic fibrosis. *Am J Respir Crit Care Med* 2005;172(9):1128–1132.
148. Terheggen-Lagro SW, et al. Radiological and functional changes over 3 years in young children with cystic fibrosis. *Eur Respir J* 2007;30(2):279–285.
149. Sheehan RE, et al. A comparison of serial computed tomography and functional change in bronchiectasis. *Eur Respir J* 2002;20(3): 581–587.
150. Matsuoka S, et al. Serial change in airway lumen and wall thickness at thin-section CT in asymptomatic subjects. *Radiology* 2005; 234(2):595–603.
151. Pasteur MC, Helliwell SM, Houghton SJ, et al. An investigation into causative factors in patients with bronchiectasis. *Am J Respir Crit Care Med* 2000;162:1277–1284.
152. Shoemark A, Ozerovitch L, Wilson R. Aetiology in adult patients with bronchiectasis. *Respir Med* 2007;101(6):1163–1170.
153. Cartier Y, et al. Bronchiectasis: accuracy of high-resolution CT in the differentiation of specific diseases. *AJR Am J Roentgenol* 1999;173(1):47–52.
154. Lee PH, et al. Accuracy of CT in predicting the cause of bronchiectasis. *Clin Radiol* 1995;50(12):839–841.
155. McShane PJ, Naureckas ET, Strek ME. Bronchiectasis in a diverse US population: effects of ethnicity on etiology and sputum culture. *Chest* 2012;142(1):159–167.
156. Vendrell M, et al. Antibody production deficiency with normal IgG levels in bronchiectasis of unknown etiology. *Chest* 2005; 127:197–204.
157. Tanawuttiwat T, Harindhanavudhi T. Bronchiectasis: pulmonary manifestations in chronic graft versus host disease after bone marrow transplantation. *Am J Med Sci* 2009;337:292.
158. Davis PB. Cystic fibrosis since 1938. *Am J Respir Crit Care Med* 2006;173(5):475–482.
159. Davis PB, Drumm M, Konstan MW. Cystic fibrosis. *Am J Respir Crit Care Med* 1996;154(5):1229–1256.
160. Stern RC. The diagnosis of cystic fibrosis. *N Engl J Med* 1997; 336(7):487–491.
161. Wood BP. Cystic fibrosis: 1997. *Radiology* 1997;204(1):1–10.
162. http://www.cff.org/aboutcf/faqs/#What_is-the-life-expectancy-forpeople=who=have-CF28in-the-United-States29?. Accessed March 10, 2014.
163. Amorosa JK, et al. Radiologic diagnosis of cystic fibrosis in adults and children. *Acad Radiol* 1995;2(3):222–225.
164. Conway SP, et al. The chest radiograph in cystic fibrosis: a new scoring system compared with the Chrispin-Norman and Brasfield scores. *Thorax* 1994;49(9):860–862.
165. Friedman PJ. Chest radiographic findings in the adult with cystic fibrosis. *Semin Roentgenol* 1987;22:114–124.
166. Schwartz EE, Holsclaw DS. Pulmonary involvement in adults with cystic fibrosis. *Am J Roentgenol Radium Ther Nucl Med* 1974; 122(4):708–718.
167. Kaza V, et al. Correlation of chest radiograph pattern with genotype, age, and gender in adult cystic fibrosis: a single-center study. *Chest* 2007;132:569–574.
168. Greene KE, et al. Radiographic changes in acute exacerbations of cystic fibrosis in adults: a pilot study. *AJR Am J Roentgenol* 1994;163(3):557–562.
169. Dorlochter L, et al. High resolution CT in cystic fibrosis—the contribution of expiratory scans. *Eur J Radiol* 2003;47(3):193–198.
170. Edwards EA, et al. HRCT lung abnormalities are not a surrogate for exercise limitation in bronchiectasis. *Eur Respir J* 2004; 24(4):538–544.
171. Davis SD, et al. Computed tomography reflects lower airway inflammation and tracks changes in early cystic fibrosis. *Am J Respir Crit Care Med* 2007;175(9):943–950.
172. Hansell DM, Strickland B. High-resolution computed tomography in pulmonary cystic fibrosis. *Br J Radiol* 1989;62:1–5.
173. Bhalla M, et al. Cystic fibrosis: scoring system with thin-section CT. *Radiology* 1991;179:783–788.
174. Helbich TH, et al. Cystic fibrosis: CT assessment of lung involvement in children and adults. *Radiology* 1999;213:537–544.
175. Helbich TH, et al. Evolution of CT findings in patients with cystic fibrosis. *AJR Am J Roentgenol* 1999;173(1):81–88.
176. Maffessanti M, et al. Cystic fibrosis in children: HRCT findings and distribution of disease. *J Thorac Imaging* 1996;11:27–38.
177. Taccone A, et al. Computerized tomography in pulmonary cystic fibrosis [Article in Italian]. *Radiol Med (Torino)* 1991;82:79–83.
178. Santis G, Hodson ME, Strickland B. High resolution computed tomography in adult cystic fibrosis patients with mild lung disease. *Clin Radiol* 1991;44:20–22.
179. Lynch DA, et al. Pediatric pulmonary disease: assessment with high-resolution ultrafast CT. *Radiology* 1990;176:243–248.
180. Amin R, Charron M, Grinblat L, et al. Cystic fibrosis: detecting changes in airway inflammation with FDG PET/CT. *Radiology* 2012;264(3):868–875.
181. Brody AS, et al. Computed tomography in the evaluation of cystic fibrosis lung disease. *Am J Respir Crit Care Med* 2005; 172(10):1246–1252.
182. de Jong PA, et al. Progression of lung disease on computed tomography and pulmonary function tests in children and adults with cystic fibrosis. *Thorax* 2006;61(1):80–85.
183. Robinson TE. Computed tomography scanning techniques for the evaluation of cystic fibrosis lung disease. *Proc Am Thorac Soc* 2007;4(4):310–315.
184. Robinson TE, et al. Composite spirometric-computed tomography outcome measure in early cystic fibrosis lung disease. *Am J Respir Crit Care Med* 2003;168(5):588–593.
185. Aziz ZA, et al. Computed tomography and cystic fibrosis: promises and problems. *Thorax* 2007;62:181–186.
186. Daines C, Morgan W. The importance of imaging in cystic fibrosis. *Am J Respir Crit Care Med* 2011;184(7):751–752.
187. Shah RM, et al. High-resolution CT in the acute exacerbation of cystic fibrosis: evaluation of acute findings, reversibility of those findings, and clinical correlation. *AJR Am J Roentgenol* 1997; 169(2):375–380.
188. Brody AS, et al. Reproducibility of a scoring system for computed tomography scanning in cystic fibrosis. *J Thorac Imaging* 2006;21:14–21.
189. Loeve M, et al. Chest computed tomography scores are predictive of survival in patients with cystic fibrosis awaiting lung transplantation. *Am J Respir Crit Care Med* 2012;185(10):1096–1103.
190. Sanders DB, et al. Chest computed tomography scores of severity are associated with future lung disease progression in children with cystic fibrosis. *Am J Respir Crit Care Med* 2011;184(7):816–821.
191. Oikonomou A, et al. High resolution computed tomography of the chest in cystic fibrosis (CF): is simplification of scoring systems feasible? *Eur Radiol* 2008;18:538–547.
192. Tiddens HA, de Jong PA. Update on the application of chest computed tomography scanning to cystic fibrosis. *Curr Opin Pulm Med* 2006;12(6):433–439.
193. Kiraly AP, et al. Computer-aided diagnosis of the airways: beyond nodule detection. *J Thorac Imaging* 2008;23(2):105–113.
194. Odry BL, et al. Automated CT scoring of airway diseases: preliminary results. *Acad Radiol* 2010;17:1136–1145.
195. Bousquet J, et al. Asthma. From bronchoconstriction to airways inflammation and remodeling. *Am J Respir Crit Care Med* 2000;161(5):1720–1745.
196. Grainge CL, et al. Effect of bronchoconstriction on airway remodeling in asthma. *N Engl J Med* 2011;364:2006–2015.
197. Bumbacea D, et al. Parameters associated with persistent airflow obstruction in chronic severe asthma. *Eur Respir J* 2004;24(1): 122–128.
198. Gono H, et al. Evaluation of airway wall thickness and air trapping by HRCT in asymptomatic asthma. *Eur Respir J* 2003;22(6): 965–971.
199. Harmanci E, et al. High-resolution computed tomography findings are correlated with disease severity in asthma. *Respiration* 2002;69(5):420–426.
200. Silva CI, Colby TV, Müller NL. Asthma and associated conditions: high-resolution CT and pathologic findings. *AJR Am J Roentgenol* 2004;183(3):817–824.

201. Blair DN, Coppage L, Shaw C. Medical imaging in asthma. *J Thorac Imaging* 1986;1(2):23–35.
202. Hodson ME, Simon G, Batten JC. Radiology of uncomplicated asthma. *Thorax* 1974;29(3):296–303.
203. Paganin F, et al. Chest radiography and high resolution computed tomography of the lungs in asthma. *Am Rev Respir Dis* 1992; 146(4):1084–1087.
204. Zieverink SE, et al. Emergency room radiography of asthma: an efficacy study. *Radiology* 1982;145(1):27–29.
205. Sung A, et al. The role of chest radiography and computed tomography in the diagnosis and management of asthma. *Curr Opin Pulm Med* 2007;13:31–36.
206. Gershel JC, et al. The usefulness of chest radiographs in first asthma attacks. *N Engl J Med* 1983;309(6):336–339.
207. Sherman S, Skoney JA, Ravikrishnan KP. Routine chest radiographs in exacerbations of chronic obstructive pulmonary disease. Diagnostic value. *Arch Intern Med* 1989;149(11):2493–2496.
208. Gupta S, et al. Qualitative analysis of high-resolution CT scans in severe asthma. *Chest* 2009;136(6):1521–1528.
209. Kosciuch J, Krenke R, Gorska K, et al. Airway dimensions in asthma and COPD in high resolution computed tomography: can we see the difference? *Respir Care* 2013;58:1335–1342.
210. Kurashima K, et al. Airway dimensions and pulmonary function in chronic obstructive pulmonary disease and bronchial asthma. *Respirology* 2012;17(1):79–86.
211. Montaudon M, Berger P, Cangini-Sacher A, et al. Bronchial measurement with three-dimensional quantitative thin-section CT in patients with cystic fibrosis. *Radiology* 2007;242:573–581.
212. Montaudon M, et al. Bronchial measurements in patients with asthma: comparison of quantitative thin-section CT findings with those in healthy subjects and correlation with pathologic findings. *Radiology* 2009;253:844–853.
213. Grenier P, et al. Abnormalities of the airways and lung parenchyma in asthmatics: CT observations in 50 patients and inter and intraobserver variability. *Eur Radiol* 1996;6(2):199–206.
214. O'Regan A. The role of CT scan in reversible airflow obstruction. *South Med J* 2007;100(5):459–460.
215. Takemura M, et al. Bronchial dilatation in asthma: relation to clinical and sputum indices. *Chest* 2004;125(4):1352–1358.
216. Barker AF. Bronchiectasis. *N Engl J Med* 2002;346(18):1383–1393.
217. Lee YM, et al. High-resolution CT findings in patients with near-fatal asthma: comparison of patients with mild-to-severe asthma and normal control subjects and changes in airway abnormalities following steroid treatment. *Chest* 2004;126(6):1840–1848.
218. Beigelman-Aubry C, et al. Mild intermittent asthma: CT assessment of bronchial cross-sectional area and lung attenuation at controlled lung volume. *Radiology* 2002;223:181–187.
219. Niimi A, et al. Airway wall thickness in asthma assessed by computed tomography. Relation to clinical indices. *Am J Respir Crit Care Med* 2000;162(4, pt 1):1518–1523.
220. Aysola RS, Hoffman EA, Gierada D, et al. Airway remodeling measured by multidetector CT is increased in severe asthma and correlates with pathology. *Chest* 2008;134:1183–1191.
221. Nakano Y, et al. The prediction of small airway dimensions using computed tomography. *Am J Respir Crit Care Med* 2005;171(2): 142–146.
222. Park JW, et al. High-resolution computed tomography in patients with bronchial asthma: correlation with clinical features, pulmonary functions and bronchial hyperresponsiveness. *J Investig Allergol Clin Immunol* 1997;7(3):186–192.
223. Newman KB, et al. Quantitative computed tomography detects air trapping due to asthma. *Chest* 1994;106:105–109.
224. Webb WR. High-resolution computed tomography of obstructive lung disease. *Radiol Clin North Am* 1994;32:745–757.
225. Lederlin M, et al. Mean bronchial wall attenuation value in chronic obstructive pulmonary disease: comparison with standard bronchial parameters and correlation with function. *AJR Am J Roentgenol* 2012;198(4):800–808.
226. Lederlin M, et al. CT attenuation of the bronchial wall in patients with asthma: comparison with geometric parameters and correlation with function and histologic characteristics. *AJR Am J Roentgenol* 2012;199:1226–1233.
227. Kinsella M, et al. Hyperinflation in asthma and emphysema: assessment by pulmonary function testing and computed tomography. *Chest* 1988;94:286–289.
228. Kondoh Y, et al. Emphysematous change in chronic asthma in relation to cigarette smoking. Assessment by computed tomography. *Chest* 1990;97(4):845–849.
229. Niimi A, et al. Effect of short-term treatment with inhaled corticosteroid on airway wall thickening in asthma. *Am J Med* 2004;116(11):725–731.
230. Little SA, et al. High resolution computed tomographic assessment of airway wall thickness in chronic asthma: reproducibility and relationship with lung function and severity. *Thorax* 2002;57(3):247–253.
231. Awadh N, et al. Airway wall thickness in patients with near fatal asthma and control groups: assessment with high resolution computed tomographic scanning. *Thorax* 1998;53(4):248–253.
232. Coxson HO. Quantitative computed tomography assessment of airway wall dimensions: current status and potential applications for phenotyping chronic obstructive pulmonary disease. *Proc Am Thorac Soc* 2008;5:940–945.
233. Nakano Y, et al. Computed tomographic measurements of airway dimensions and emphysema in smokers. Correlation with lung function. *Am J Respir Crit Care Med* 2000;162(3, pt 1):1102–1108.
234. Doeing DC, et al. Safety and feasibility of bronchial thermoplasty in asthma patients with very severe fixed airflow obstruction: a case series. *J Asthma* 2013;50:215–218.
235. Wahidi MM, Kraft M. Bronchial thermoplasty for severe asthma. *Am J Respir Crit Care Med* 2012;185:709–714.
236. Geller DE, et al. Allergic bronchopulmonary aspergillosis in cystic fibrosis: reported prevalence, regional distribution, and patient characteristics. *Chest* 1999;116(3):639–646.
237. Zhaoming W, Lockey RF. A review of allergic bronchopulmonary aspergillosis. *J Investig Allergol Clin Immunol* 1996;6:144–151.
238. Angus RM, et al. Computed tomographic scanning of the lung in patients with allergic bronchopulmonary aspergillosis and in asthmatic patients with a positive skin test to *Aspergillus fumigatus*. *Thorax* 1994;49:586–589.
239. Currie DC, et al. Comparison of narrow section computed tomography and plain chest radiography in chronic allergic bronchopulmonary aspergillosis. *Clin Radiol* 1987;38(6):593–596.
240. Panchal N, et al. Allergic bronchopulmonary aspergillosis: the spectrum of computed tomography appearances. *Respir Med* 1997;91(4):213–219.
241. Panchal N, et al. Central bronchiectasis in allergic bronchopulmonary aspergillosis: comparative evaluation of computed tomography of the thorax with bronchography. *Eur Respir J* 1994;7(7):1290–1293.
242. Sandhu M, Mukhopadhyay S, Sharma SK. Allergic bronchopulmonary aspergillosis: a comparative evaluation of computed tomography with plain chest radiography. *Australas Radiol* 1994;38:288–293.
243. Shah A, et al. CT in childhood allergic bronchopulmonary aspergillosis. *Pediatr Radiol* 1992;22:227–228.
244. Roberts CM, Citron KM, Strickland B. Intrathoracic aspergilloma: role of CT in diagnosis and treatment. *Radiology* 1987;165:123.
245. Logan PM, Müller NL. CT manifestations of pulmonary aspergillosis. *Crit Rev Diagn Imaging* 1996;37(1):1–37.
246. Logan PM, Müller NL. High-resolution computed tomography and pathologic findings in pulmonary aspergillosis: a pictorial essay. *Can Assoc Radiol J* 1996;47(6):444–452.
247. Kumar R. Mild, moderate, and severe forms of allergic bronchopulmonary aspergillosis: a clinical and serologic evaluation. *Chest* 2003;124(3):890–892.
248. Goyal R, et al. High attenuation mucous plugs in allergic bronchopulmonary aspergillosis: CT appearance [Case Report]. *J Comput Assist Tomogr* 1992;16:649–650.
249. Logan PM, Müller NL. High-attenuation mucous plugging in allergic bronchopulmonary aspergillosis. *Can Assoc Radiol J* 1996;47(5):374–377.
250. Zinreich SJ, et al. Fungal sinusitis: diagnosis with CT and MR imaging. *Radiology* 1988;169(2):439–444.
251. Agarwal R, et al. An alternate method of classifying allergic bronchopulmonary aspergillosis based on high-attenuation mucus.

PLoS One 2010;5:e15346.
252. Logan PM, et al. Invasive aspergillosis of the airways: radiographic, CT, and pathologic findings. *Radiology* 1994;193:383–388.
253. Cortese G, et al. Role of chest radiography in the diagnosis of allergic bronchopulmonary aspergillosis in adult patients with cystic fibrosis. *Radiol Med* 2007;112(5):626–636.
254. Mitchell TA, et al. Distribution and severity of bronchiectasis in allergic bronchopulmonary aspergillosis (ABPA). *J Asthma* 2000;37(1):65–72.
255. de Iongh RU, Rutland J. Ciliary defects in healthy subjects, bronchiectasis, and primary ciliary dyskinesia. *Am J Respir Crit Care Med* 1995;151(5):1559–1567.
256. Rayner CF, et al. Ciliary disorientation alone as a cause of primary ciliary dyskinesia syndrome. *Am J Respir Crit Care Med* 1996;153(3):1123–1129.
257. Gould CM, Freeman AF, Olivier KN. Genetic causes of bronchiectasis. *Clin Chest Med* 2012;33:249–263.
258. Noone PG, et al. Primary ciliary dyskinesia: diagnostic and phenotypic features. *Am J Respir Crit Care Med* 2004;169:459–467.
259. Kapur N, Karadag B. Differences and similarities in non-cystic fibrosis bronchiectasis between developing and affluent countries. *Paediatr Respir Rev* 2011;12:91–96.
260. Homma S, et al. Bronchiolitis in Kartagener's syndrome. *Eur Respir J* 1999;14(6):1332–1339.
261. Choplin RH, Wehunt WD, Theros EG. Diffuse lesions of the trachea. *Semin Roentgenol* 1983;18:38–50.
262. Dunne MG, Reiner B. CT features of tracheobronchomegaly. *J Comput Assist Tomogr* 1988;12:388–391.
263. Roditi GH, Weir J. The association of tracheomegaly and bronchiectasis. *Clin Radiol* 1994;49(9):608–611.
264. Woodring JH, et al. Acquired tracheomegaly in adults as a complication of diffuse pulmonary fibrosis. *AJR Am J Roentgenol* 1989;152:743–747.
265. Kwong JS, Müller NL, Miller RR. Diseases of the trachea and main-stem bronchi: correlation of CT with pathologic findings. *Radiographics* 1992;12:645–657.
266. Shin MS, Jackson RM, Ho KJ. Tracheobronchomegaly (Mounier-Kuhn syndrome): CT diagnosis [Case Report]. *AJR Am J Roentgenol* 1988;150:777–779.
267. Webb EM, Elicker BM, Webb WR. Using CT to diagnose nonneoplastic tracheal abnormalities: appearance of the tracheal wall. *AJR Am J Roentgenol* 2000;174(5):1315–1321.
268. Kaneko K, et al. Computed tomography findings in Williams-Campbell syndrome. *J Thorac Imaging* 1991;6(2):11–13.
269. Di Scioscio V, et al. The role of spiral multidetector dynamic CT in the study of Williams-Campbell syndrome. *Acta Radiol* 2006;47(8):798–800.
270. Watanabe Y, et al. Congenital bronchiectasis due to cartilage deficiency: CT demonstration. *J Comput Assist Tomogr* 1987;11:701–703.
271. Kohnlein T, Welte T. Alpha-1 antitrypsin deficiency: pathogenesis, clinical presentation, diagnosis, and treatment. *Am J Med* 2008;121(1):3–9.
272. Parr DG, et al. Prevalence and impact of bronchiectasis in alpha 1-antitrypsin deficiency. *Am J Respir Crit Care Med* 2007;176:1215–1221.
273. Hogarth DK, Rachelefsky G. Screening and familial testing of patients for alpha 1-antitrypsin deficiency. *Chest* 2008;133(4):981–988.
274. King MA, et al. Alpha 1-antitrypsin deficiency: evaluation of bronchiectasis with CT. *Radiology* 1996;199(1):137–141.
275. Neville E, et al. Respiratory tract disease and obstructive azoospermia. *Thorax* 1983;38(12):929–933.
276. Wiggins J, Strickland B, Chung KF. Detection of bronchiectasis by high-resolution computed tomography in the yellow nail syndrome. *Clin Radiol* 1991;43(6):377–379.
277. Cohen M, Sahn SA. Bronchiectasis in systemic diseases. *Chest* 1999;116(4):1063–1074.
278. Hassan WU, Keaney NP, Holland CD, et al. High resolution computed tomography of the lung in lifelong non-smoking patients with rheumatoid arthritis. *Ann Rheum Dis* 1995;54:308–310.
279. McDonagh J, et al. High resolution computed tomography of the lungs in patients with rheumatoid arthritis and interstitial lung disease. *Br J Rheumatol* 1994;33:118–122.
280. Perez T, Remy-Jardin M, Cortet B. Airways involvement in rheumatoid arthritis: clinical, functional, and HRCT findings. *Am J Respir Crit Care Med* 1998;157(5):1658–1665.
281. Remy-Jardin M, et al. Lung changes in rheumatoid arthritis: CT findings. *Radiology* 1994;193:375–382.
282. Geddes DM, Webley H, Emerson PA. Airway obstruction in rheumatoid arthritis. *Ann Rheum Dis* 1979;39:222–225.
283. Aquino SL, Webb WR, Golden J. Bronchiolitis obliterans associated with rheumatoid arthritis: findings on HRCT and dynamic expiratory CT. *J Comput Assist Tomogr* 1994;18:555–558.
284. Swinson DR, Symmons D, Suresh U, et al. Decreased survival in patients with co-existent rheumatoid arthritis and bronchiectasis. *Br J Rheumatol* 1997;36:689–691.
285. Fenlon HM, et al. High-resolution chest CT in systemic lupus erythematosus. *Am J Roentgenol* 1996;166(2):301–307.
286. Bankier AA, et al. Discrete lung involvement in systemic lupus erythematosus: CT assessment. *Radiology* 1995;196:835–840.
287. Franquet T, et al. Primary Sjögren's syndrome and associated lung disease: CT findings in 50 patients. *AJR Am J Roentgenol* 1997;169:655–658.
288. Kobayashi H, et al. Tracheo-broncho-bronchiolar lesions in Sjögren's syndrome. *Respirology* 2008;13(1):159–161.
289. Holmes AH, Trotman-Dickenson B, Edwards A, et al. Bronchiectasis in HIV disease. *Q J Med* 1992;85:875–882.
290. King MA, et al. Bronchial dilatation in patients with HIV infection: CT assessment and correlation with pulmonary function tests and findings at bronchoalveolar lavage. *AJR Am J Roentgenol* 1997;168(6):1535–1540.
291. McGuinness G, et al. AIDS-related airway disease. *AJR Am J Roentgenol* 1997;168(1):67–77.
292. McGuinness G, et al. AIDS-associated bronchiectasis: CT features. *J Comput Assist Tomogr* 1993;17:260–266.
293. Moskovic E, Miller R, Pearson M. High resolution computed tomography of *Pneumocystis carinii* pneumonia in AIDS. *Clin Radiol* 1990;42:239–243.
294. Verghese A, et al. Bacterial bronchitis and bronchiectasis in human immunodeficiency virus infection. *Arch Intern Med* 1994;154:2086–2091.
295. Boiselle PM, Aviram G, Fishman JE. Update on lung disease in AIDS. *Semin Roentgenol* 2002;37(1):54–71.
296. Marchiori E, et al. Pulmonary disease in patients with AIDS: high-resolution CT and pathologic findings. *AJR Am J Roentgenol* 2005;184(3):757–764.
297. Dufour V, et al. Changes in the pattern of respiratory diseases necessitating hospitalization of HIV-infected patients since the advent of highly active antiretroviral therapy. *Lung* 2004;182(6):331–341.
298. Gelman M, et al. Focal air trapping in patients with HIV infection: CT evaluation and correlation with pulmonary function test results. *AJR Am J Roentgenol* 1999;172(4):1033–1038.
299. Park JES, et al. The HRCT appearances of granulomatous pulmonary disease in common variable immune deficiency. *Eur J Radiol* 2005;54(3):359–364.
300. Tanaka N, et al. Lung disease in patients with common variable immunodeficiency: chest radiographic and computed tomographic findings. *J Comput Assist Tomogr* 2006:30:828–838.
301. Martinez Garcia MA, et al. Respiratory disorders in common variable immunodeficiency. *Respir Med* 2001;95(3):191–195.
302. Colby TV. Bronchiolitis: pathologic considerations. *Am J Clin Pathol* 1998;109:101–109.
303. Kang EY, et al. Bronchiolitis: classification, computed tomographic and histopathologic features, and radiologic approach. *J Comput Assist Tomogr* 2009;33:32–41.
304. Sharma S. Syndromes of bronchiolitis. Clinical Review. *Hosp Physician* 2008:9–17.
305. Devakonda A, et al. Bronchiolar disorders: a clinical-radiological diagnostic algorithm. *Chest* 2010;137:938–951.
306. Pipavath SJ, et al. Radiologic and pathologic features of bronchiolitis. *AJR Am J Roentgenol* 2005;185(2):354–363.
307. Myers JL, Colby TV. Pathologic manifestations of bronchiolitis, constrictive bronchiolitis, cryptogenic organizing pneumonia, and diffuse panbronchiolitis. *Clin Chest Med* 1993;14:611–623.

308. Poletti V, Zompatori M, Cancellieri A. Clinical spectrum of adult chronic bronchiolitis. *Sarcoidosis Vasc Diffuse Lung Dis* 1999;16(2):183–196.
309. Ryu JH. Classification and approach to bronchiolar diseases. *Curr Opin Pulm Med* 2006;12(2):145–151.
310. MacGregor JH, et al. Imaging of the axillary subsegment of the right upper lobe. *Chest* 1986;90:763–765.
311. Matsuse T, et al. Importance of diffuse aspiration bronchiolitis caused by chronic occult aspiration in the elderly. *Chest* 1996; 110:1289–1293.
312. Miller RR, Müller NL. Neuroendocrine cell hyperplasia and obliterative bronchiolitis in patients with peripheral carcinoid tumors. *Am J Surg Pathol* 1995;19:653–658.
313. Jeffery PK. Comparative morphology of the airways in asthma and chronic obstructive pulmonary disease. *Am J Respir Crit Care Med* 1994;150(5)(suppl):S6–S13.
314. Jeffery PK. The development of large and small airways. *Am J Respir Crit Care Med* 1998;157(5)(suppl):S174–S180.
315. Hogg JC, Macklem PT, Thurlbeck WM. Site and nature of airway obstruction in chronic obstructive lung disease. *N Engl J Med* 1968;268:1355–1360.
316. Macklem PT. The physiology of small airways. *Am J Respir Crit Care Med* 1998;157(5)(suppl):S181–S183.
317. Akaogi E, et al. Endoscopic criteria of early squamous cell carcinoma of the bronchus. *Cancer* 1994;74(12):3113–3117.
318. Okada F, et al. Clinical/pathologic correlations in 553 patients with primary centrilobular findings on high-resolution CT scan of the thorax. *Chest* 2007;132:1939–1948.
319. Desai SR, Hansell DM. Small airways disease: expiratory computed tomography comes of age. *Clin Radiol* 1997;52(5):332–337.
320. Yang CF, et al. Correlation of high-resolution CT and pulmonary function in bronchiolitis obliterans: a study based on 24 patients associated with consumption of *Sauropus androgynus*. *AJR Am J Roentgenol* 1997;168(4):1045–1050.
321. Rossi SE, et al. Tree-in-bud pattern at thin-section CT of the lungs: radiologic-pathologic overview. *Radiographics* 2005;25(3):789–801.
322. Miller WT Jr, Panosian JS. Causes and imaging patterns of tree-in-bud opacities. *Chest* 2013;144;1883–1892.
323. Kanne JP, et al. Viral pneumonia after hematopoietic stem cell transplantation: high-resolution CT findings. *J Thorac Imaging* 2007;22:292–299.
324. Hartman TE, Swensen SJ, Williams DE. *Mycobacterium avium-intracellulare* complex: evaluation with CT. *Radiology* 1993;187: 23–26.
325. Swenson SJ, Hartman TE, Williams DE. Computed tomographic diagnosis of *Mycobacterium avium-intracellulare* complex in patients with bronchiectasis. *Chest* 1994;105:49–52.
326. Akira M, Sakatani M, Hara H. Thin-section CT findings in rheumatoid arthritis-associated lung disease: CT patterns and their courses. *J Comput Assist Tomogr* 1999;23:941–948.
327. Mori S, et al. Comparison of pulmonary abnormalities on high-resolution computed tomography in patients with early versus long-standing rheumatoid arthritis. *J Rheumatol* 2008;35:1513–1521.
328. White ES, Tazelaar HD, Lynch JP 3rd. Bronchiolar complications of connective tissue diseases. *Semin Respir Crit Care Med* 2003;24:543–566.
329. Zrour SH, et al. Correlation between high-resolution computed tomography of the chest and clinical function in patients with rheumatoid arthritis. Prospective study in 785 patients. *Joint Bone Spine* 2005;72:41–47.
330. Shi JH, et al. Pulmonary manifestations of Sjögren's syndrome. *Respiration* 2009;78:377–386.
331. Howling SJ, et al. Follicular bronchiolitis: thin-section CT and histologic findings. *Radiology* 1999;212(3):637–642.
332. Kinoshita M, et al. Follicular bronchiolitis associated with rheumatoid arthritis. *Intern Med* 1992;31:674–677.
333. Ayed AK. Resection of the right middle lobe and lingula in children for middle lobe/lingula syndrome. *Chest* 2004;125(1):38–42.
334. Hayakawa H, et al. Bronchiolar disease in rheumatoid arthritis. *Am J Respir Crit Care Med* 1996;154:1531–1536.
335. Akira M, et al. Diffuse panbronchiolitis: follow-up CT examination. *Radiology* 1993;189:559–562.
336. Murata K, et al. Stratified impairment of pulmonary ventilation in "diffuse panbronchiolitis": PET and CT studies. *J Comput Assist Tomogr* 1989;13:48–53.
337. Sugiyama Y, et al. Diffuse panbronchiolitis and rheumatoid arthritis: a possible correlation with HLA-B54. *Intern Med* 1994;33(10): 612–614.
338. Kudoh S, Keicho N. Diffuse panbronchiolitis. *Clin Chest Med* 2012;33:297–305.
339. Poletti V, et al. Idiopathic bronchiolitis mimicking diffuse panbronchiolitis. *Sarcoidosis Vasc Diffuse Lung Dis* 2003;20(1):62–68.
340. Iwata M, Colby TV, Kitaichi M. Diffuse panbronchiolitis: diagnosis and distinction from various pulmonary diseases with centrilobular interstitial foam cell accumulations. *Hum Pathol* 1994;25(4):357–363.
341. Ichikawa Y, et al. Reversible airway lesions in diffuse panbronchiolitis. Detection by high-resolution computed tomography. *Chest* 1995;107:120–125.
342. Heyneman LE, et al. Respiratory bronchiolitis, respiratory bronchiolitis-associated interstitial lung disease, and desquamative interstitial pneumonia: different entities or part of the spectrum of the same disease process? *AJR Am J Roentgenol* 1999;173(6): 1617–1622.
343. Moon J, et al. Clinical significance of respiratory bronchiolitis on open lung biopsy and its relationship to smoking related interstitial lung disease. *Thorax* 1999;54(11):1009–1014.
344. Myers JL, et al. Respiratory bronchiolitis causing interstitial lung disease: a clinicopathologic study of six cases. *Am Rev Respir Dis* 1987;135:880–884.
345. Yousem SA, Colby TV, Gaensler EA. Respiratory bronchiolitis-associated interstitial lung disease and its relationship to desquamative interstitial pneumonia. *Mayo Clin Proc* 1989;64:1373–1380.
346. Remy-Jardin M, et al. Importance of ground-glass attenuation in chronic diffuse infiltrative lung disease: pathologic-CT correlation. *Radiology* 1993;189:693–698.
347. Holt RM, et al. High resolution CT is respiratory bronchiolitis-associated interstitial lung disease. *J Comput Assist Tomogr* 1993;17:46–50.
348. Katzenstein A-LA. *Katzenstein and Askin's surgical pathology of non-neoplastic lung disease: major problems in pathology*. Philadelphia, PA: WB Saunders Co; 1997.
349. Adler BD, et al. Chronic hypersensitivity pneumonitis: high-resolution CT and radiographic features in 16 patients. *Radiology* 1992;185:91–95.
350. Akira M, et al. Summer-type hypersensitivity pneumonitis: comparison of high-resolution CT and plain radiographic findings. *AJR Am J Roentgenol* 1992;158:1223–1228.
351. Buschman DL, et al. Chronic hypersensitivity pneumonitis: use of CT in diagnosis. *AJR Am J Roentgenol* 1992;159:957–960.
352. Hansell DM, et al. Hypersensitivity pneumonitis: correlation of individual CT patterns with functional abnormalities. *Radiology* 1996;199:123–128.
353. Lynch DA, et al. Hypersensitivity pneumonitis: sensitivity of high-resolution CT in a population-based study. *AJR Am J Roentgenol* 1992;159:469–472.
354. Remy-Jardin M, et al. Subacute and chronic bird breeder hypersensitivity pneumonitis: sequential evaluation with CT and correlation with lung function tests and bronchoalveolar lavage. *Radiology* 1993;189:111–118.
355. Silver SF, et al. Hypersensitivity pneumonitis: evaluation with CT. *Radiology* 1989;173:441–445.
356. Lacasse Y, et al. Clinical diagnosis of hypersensitivity pneumonitis. *Am J Respir Crit Care Med* 2003;168:952–958.
357. Silva CI, et al. Hypersensitivity pneumonitis: spectrum of high-resolution CT and pathologic findings. *AJR Am J Roentgenol* 2007;188:334–344.
358. Romero S, et al. Follicular bronchiolitis: clinical and pathologic findings in six patients. *Lung* 2003;181(6):309–319.
359. Bramson RT, et al. Radiographic appearance of follicular bronchitis in children. *AJR Am J Roentgenol* 1996;166:1447–1450.
360. Yousem SA, Colby TV, Carrington CB. Follicular bronchitis/bronchiolitis. *Hum Pathol* 1985;16:700–706.
361. Exley CM, Suvarna SK, Matthews S. Follicular bronchiolitis as a

presentation of HIV. *Clin Radiol* 2006;61(8):710–713.
362. Guinee DG Jr. Update on non-neoplastic pulmonary lymphoproliferative disorders and related entities. *Arch Pathol Lab Med* 2010;134:691–701.
363. Ryu JH, Myers J, Swenson SJ. Bronchiolar disorders. *Am J Respir Crit Care Med* 2003;168(11):1277–1292.
364. Remy-Jardin M, et al. Pulmonary involvement in progressive systemic sclerosis: sequential evaluation with CT, pulmonary function tests, and bronchoalveolar lavage. *Radiology* 1993;188:499–506.
365. McGuinness G, Scholes JV, Jagirdar JS, et al. Unusual lymphoproliferative disorders in nine adults with HIV or AIDS: CT and pathologic findings. *Radiology* 1995;197:59–65.
366. Chang H, et al. Histopathological study of Sauropus androgynus-associated constrictive bronchiolitis obliterans: a new cause of constrictive bronchiolitis obliterans. *Am J Surg Pathol* 1997;21:35–42.
367. Brown MJ, English J, Müller NL. Bronchiolitis obliterans due to neuroendocrine hyperplasia: high-resolution CT—pathologic correlation [Case Report]. *AJR Am J Roentgenol* 1997;168:1561–1562.
368. Aquino SL, Vining DJ. Virtual bronchoscopy. *Clin Chest Med* 1999;20(4):725–730.
369. Garg K, et al. Proliferative and constrictive bronchiolitis: classification and radiologic features. *AJR Am J Roentgenol* 1994;162:803–808.
370. Padley SPG, et al. Bronchiolitis obliterans: high-resolution CT findings and correlation with pulmonary function tests. *Clin Radiol* 1993;47:236–240.
371. MacLeod WM, Abnormal transradiancy of one lung. *Thorax* 1954;9:147–153.
372. Swyer PR, James GCW. A case of unilateral pulmonary emphysema. *Thorax* 1953;8:133–136.
373. Marti-Bonmati L, et al. CT findings in Swyer-James syndrome. *Radiology* 1989;172:477–480.
374. Kraft M, et al. Cryptogenic constrictive bronchiolitis. A clinicopathologic study. *Am Rev Respir Dis* 1993;148:1093–1101.
375. Sweatman MC, et al. Computed tomography in adult obliterative bronchiolitis. *Clin Radiol* 1990;41:116–119.
376. Kramer MR, et al. The diagnosis of obliterative bronchiolitis after heart-lung and lung transplantation: low yield of transbronchial lung biopsy. *J Heart Lung Transplant* 1993;12(4):675–681.
377. Nathan SD, et al. Bronchiolitis obliterans in single-lung transplant recipients. *Chest* 1995;107(4):967–972.
378. Reichenspurner H, et al. Obliterative bronchiolitis after lung and heart-lung transplantation. *Ann Thorac Surg* 1995;60(6):1845–1853.
379. Reichenspurner H, et al. Stanford experience with obliterative bronchiolitis after lung and heart-lung transplantation. *Ann Thorac Surg* 1996;62(5):1467–1472; discussion 1472–1473.
380. Yousem SA, et al.; Lung Rejection Study Group. Revision of the 1990 working formulation for the classification of pulmonary allograft rejection. *J Heart Lung Transplant* 1996;15(1, pt 1):1–15.
381. Chamberlain D, et al. Evaluation of transbronchial lung biopsy specimens in the diagnosis of bronchiolitis obliterans after lung transplantation. *J Heart Lung Transplant* 1994;13(6):963–971.
382. Dauber JH. Posttransplant bronchiolitis obliterans syndrome. Where have we been and where are we going? [Editorial]. *Chest* 1996;109:857–859.
383. Paradis I, Yousem S, Griffith B. Airway obstruction and bronchiolitis obliterans after lung transplantation. *Clin Chest Med* 1993;14:751–763.
384. Cooper JD, Billingham M, Egan T, et al. A working formulation for the standardization of nomenclature and for clinical staging of chronic dysfunction in lung allografts. *J Heart Lung Transplant* 1993;12:713–716.
385. Kasahara K, et al. Correlation between the bronchial subepithelial layer and whole airway wall thickness in patients with asthma. *Thorax* 2002;57(3):242–246.
386. Schlueter FJ, et al. Bronchial dehiscence after lung transplantation: correlation of CT findings with clinical outcome. *Radiology* 1996;199(3):849–854.
387. Loubeyre P, Revel D, Delignette A, et al. Bronchiectasis detected with thin-section CT as a predictor of chronic lung allograft rejection. *Radiology* 1995;194:213–216.
388. Shepard JAO. Imaging of lung transplantation. *Clin Chest Med* 1999;20(4):827–844.
389. Lau DM, et al. Bronchiolitis obliterans syndrome: thin-section CT diagnosis of obstructive changes in infants and young children after lung transplantation. *Radiology* 1998;208(3):783–788.
390. Worthy SA, et al. Bronchiolitis obliterans after lung transplantation: high resolution CT findings in 15 patients. *AJR Am J Roentgenol* 1997;169:673–677.
391. Leung AN, et al. Bronchiolitis obliterans after lung transplantation: detection using expiratory HRCT. *Chest* 1998;113(2):365–370.
392. Ikonen T, et al. Lung and heart-lung transplantation: value of high-resolution computed tomography in routine evaluation of lung transplantation recipients during development of bronchiolitis obliterans syndrome. *J Heart Lung Transplant* 1996;15:587–595.
393. de Jong PA, et al. Bronchiolitis obliterans following lung transplantation: early detection using computed tomographic scanning. *Thorax* 2006;61(9):799–804.
394. Palmas A, et al. Late-onset noninfectious pulmonary complications after allogeneic bone marrow transplantation. *Br J Haematol* 1998;100(4):680–687.
395. Soubani AO, Miller KB, Hassoun PM. Pulmonary complications of bone marrow transplantation. *Chest* 1996;109:1066–1077.
396. Worthy SA, Flint JD, Müller NL. Pulmonary complications after bone marrow transplantation: high-resolution CT and pathologic findings. *Radiographics* 1997;17(6):1359–1371.
397. Kotloff RM, Ahya VN, Crawford SW. Pulmonary complications of solid organ and hematopoietic stem cell transplantation. *Am J Respir Crit Care Med* 2004;170(1):22–48.
398. Sharma S, et al. Pulmonary complications in adult blood and marrow transplant recipients: autopsy findings. *Chest* 2005;128(3):1385–1392.
399. Witte R, et al. Diffuse pulmonary alveolar hemorrhage after bone marrow transplantation: radiographic findings in 39 patients. *AJR Am J Roentgenol* 1991;157:461–464.
400. Ostrow D, et al. Bronchiolitis obliterans complicating bone marrow transplantation. *Chest* 1985;87:828–830.
401. Wright JL, et al. Diseases of the small airways. *Am Rev Respir Dis* 1992;146:240–262.
402. Gruden JF, Webb WR. Identification and evaluation of centrilobular opacities on high-resolution CT. *Semin Ultrasound CT MR* 1995;16(5):435–449.
403. Ooi GC, Peh WC, Ip M. High-resolution computed tomography of bronchiolitis obliterans syndrome after bone marrow transplantation. *Respiration* 1998;65(3):187–191.

22 肺高血圧症と肺血管疾患

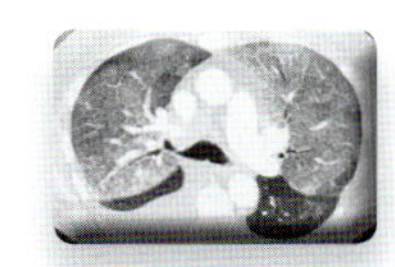

重要な項目

肺血管疾患の HRCT 所見　643
肺高血圧症　649
肝肺症候群　663
肺血管炎　665
　大血管炎　665
　中血管炎　668
　抗好中球細胞質抗体と関連した小血管炎　668
びまん性肺胞出血　672
　グッドパスチャー症候群　674
　特発性肺ヘモジデローシス　674
　免疫複合体による小血管炎　675

本章で使われる略語

ACS (acute chest syndrome) 急性胸部症候群
ANCA (antineutrophilic cytoplasmic antibody) 抗好中球細胞質抗体
BMPR2 (bone morphogenetic protein receptor type 2) 骨形成蛋白質受容体２型
CPTE (chronic pulmonary thromboembolism) 慢性肺血栓塞栓症
CTEPH (chronic thromboembolic pulmonary hypertension) 慢性血栓塞栓性肺高血圧症
DAH (diffuse alveolar hemorrhage) びまん性肺胞出血
EGPA (eosinophilic granulomatosis with polyangiitis) 好酸球性多発血管炎性肉芽腫症(Churg-Strauss syndrome：CSS，チャーグ-ストラウス症候群)
FES (fat embolism syndrome) 脂肪塞栓症候群
GPA (granulomatosis with polyangiitis) 多発血管炎性肉芽腫症
HPAH (heritable pulmonary arterial hypertension) 遺伝性肺動脈性肺高血圧症
HPS (hepatopulmonary syndrome) 肝肺症候群
ILD (interstitial lung disease) 間質性肺疾患
IPAH (idiopathic pulmonary arterial hypertension) 特発性肺動脈性肺高血圧症
IPH (idiopathic pulmonary hemosiderosis) 特発性肺ヘモジデローシス
MPA (microscopic polyangiitis) 顕微鏡的多発血管炎
PAH (pulmonary arterial hypertension) 肺動脈性肺高血圧(症)
PAN (polyarteritis nodosa) 結節性多発動脈炎
PAP (pulmonary artery pressure) 肺動脈圧
PCH (pulmonary capillary hemangiomatosis) 肺毛細血管腫症
PH (pulmonary hypertension) 肺高血圧(症)
PVD (pulmonary vascular disease) 肺血管疾患
PVOD (pulmonary veno-occlusive disease) 肺静脈閉塞性疾患

肺高血圧症(PH)と肺血管疾患(PVD)はしばしば非特異的な呼吸機能不全や肺機能検査の異常を伴うことがある．肺高血圧症は心臓や肺の異常や主に小動静脈を蝕む血管疾患によって起こり得る．ほとんどの場合，肺血管疾患と肺高血圧症は，高分解能 CT(HRCT)以外の検査と画像診断法を用いて評価されるが，肺疾患が肺高血圧症の原因となっていないか判定したり，特殊な小血管疾患を評価するために HRCT が実施されることがある．血管疾患が疑われる場合には造影剤を注射して多列検出器 HRCT を用いて評価するのが理想的である．さらに，肺高血圧症とわかっている患者においても，血管疾患の原因がわからない場合に，HRCT は実行されることがある．本章では一般的に HRCT を使用して評価される血管疾患についてのみ扱うこととする．

肺血管疾患の HRCT 所見

肺高血圧症と肺血管疾患は，HRCT における以下のような所見と関連している[1-3]．主肺動脈や小肺動脈の大きさの変化，様々な原因で肺血管が閉塞した患者に一般的に認められるモザイク灌流，すりガラス影，コンソリデーション・小葉間隔壁肥厚といった所見を伴う肺水腫や出血，小葉中心性結節影，心臓の異常などが挙げられる．

肺動脈異常

肺血管疾患を診断する際に第一に重要なのは，肺動脈の径が大きくなっているか小さくなっているかを把握することである．ほとんどの症例では主肺動脈，左右肺動脈，肺内肺動脈の枝は，通常，縦隔の脂肪や肺の含気で輪郭が描出されるので，造影剤を使用していない HRCT で識別することができる．

動脈径の増大

HRCT における主肺動脈の拡張は，肺高血圧症を示唆し肺血管疾患の存在を認識するのに重要な所見となり得る（図 22-1）．HRCT を 2 cm 間隔で撮影していたとしても，最低 1 枚は主肺動脈を輪切りにしているので縦隔条件で径の太さを測定することができる．

健常者では主肺動脈径の上限は 30 mm である．この測定は肺動脈の長軸に直角で，上行大動脈に隣接して，肺動脈が分岐する高さに近いところで測定するのが最もよい．Guthaner らによる健常者における CT の研究[4]では主肺動脈径の平均は 28 ± 3 mm であった．Kuriyama らの研究は[5]健常者群と肺高血圧症患者群の両者で肺動脈径を測定し，健常者群では主肺動脈径は分岐部に近い高さにおいて平均 24.2 ± 2.2 mm であった[5]．これらのデータに基づいて著者らは主肺動脈径の正常上限値を 28.6 mm（中間値 + 2 S.D.）とすべきと結論づけ，この値は健常者と肺高血圧症を正確に鑑別することができた．Kuriyama ら[5]は主肺動脈径が肺動脈圧（PAP）とよく相関することも指摘した．

肺移植や心肺移植を待機している慢性肺疾患や肺血管疾患の患者群を対象とした研究で[6]，正常肺動脈圧の患者群と高値の患者群との間では肺動脈径の値が健常者群と比較した場合より類似していることが示された．この研究では 18 mmHg 以下の正常肺動脈圧の患者群の主肺動脈径は 28 ± 7 mm で，18 mmHg より高値の肺高血圧症をもつ患者群では 33 ± 11 mm であった．

主肺動脈径は大動脈径と比較することもでき，HRCT ではすばやく簡単に行うことができる．健常者群では肺動脈径は通常隣接する大動脈径よりも小さい．Ng ら[7]の研究では様々な肺疾患，心血管疾患をもつ 50 名の患者で HRCT を用いて主肺動脈径の大動脈径に対する比率が測定され，右心カテーテルで肺動脈圧も測定した．血管径の測定は右肺動脈が縦隔を横切る高さで測定され，肺動脈径と，肺動脈径 / 大動脈

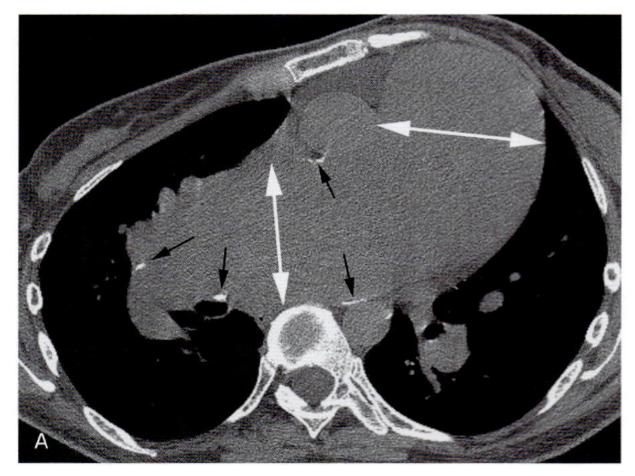

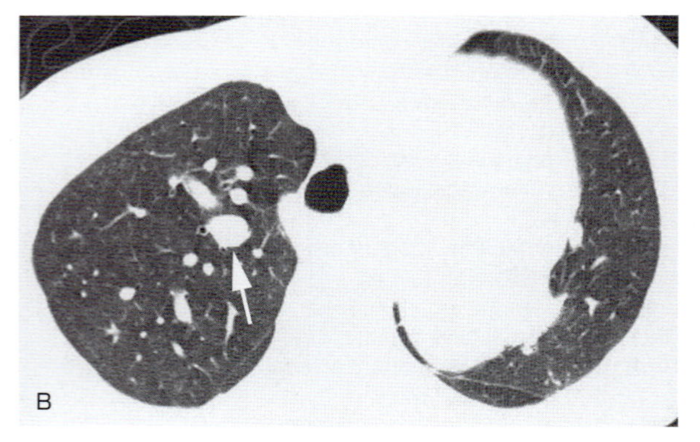

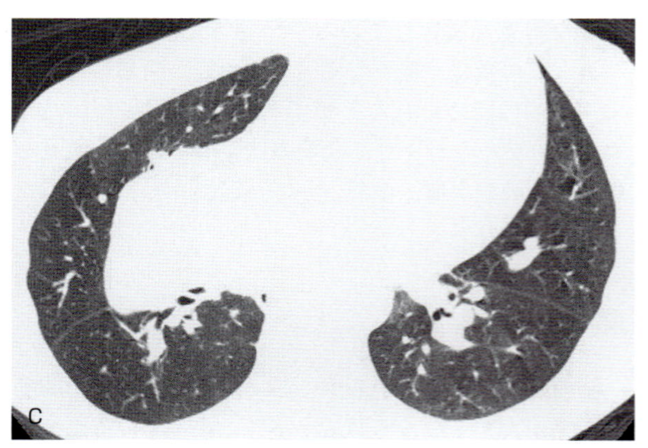

図 22-1　先天性心疾患を伴うアイゼンメンゲル症候群患者における肺高血圧症． A–C：HRCT は肺疾患を除外するために施行された．A：主肺動脈と右肺動脈の著明な拡張が観察される（白矢印）．主肺動脈は大動脈より有意に大きい．動脈壁の石灰化（黒矢印）は，アテローム性動脈硬化症を反映する．B：中心肺動脈の分枝の拡張も観察される（矢印）．C：中心動脈が著明に拡張しているにもかかわらず，末梢肺血管は正常にみえたり径が減少してみえる．

径の比は有意に肺動脈圧と相関していた($r=0.74$, $p<0.0005$)[7]．50 歳以下の若年患者については肺動脈圧は肺動脈径($r=0.59$, $p<0.005$)よりも肺動脈径 / 大動脈径の比($r=0.77$, $p<0.00005$)により強く相関していたが 50 歳以上の患者についてはその逆であった．より重要なことは肺動脈径 / 大動脈径の比が 1 以上の場合，肺高血圧症が疑われることである(図 22-1A)．この研究[7]では特異度と陽性的中率はそれぞれ 92%と 96%であった．感度と陰性的中率はこれらより低く，それぞれ 70%と 52%であった．つまり肺動脈径 / 大動脈径が 1 未満であることは必ずしも肺動脈圧が正常であることを意味しない．

Devaraj らは[8]，77 例の患者で肺高血圧症の存在を予測する際に，CT と心エコー測定の精度を評価した．上行大動脈の直径に対する主肺動脈の直径の比率と，上行大動脈の直径に対する肺動脈の断面積の比率は同様に平均肺動脈圧(mPAP)と相関した($r^2=0.45$, $p<0.001$)．胸椎の直径に対する主肺動脈の直径の比率，区域動脈の直径，気管支に対する区域動脈の比率は，平均肺動脈圧に相関があったが，上行大動脈の直径に対する主肺動脈の直径の比率に比べると，それほど強い相関は示さなかった．

主肺動脈の拡張は肺高血圧症があるときに認められることがある．左右肺動脈は通常は左肺動脈が右肺動脈よりやや大きいものの，ほぼ同じサイズである．Kuriyama らによる研究[5]では，健常者の右肺動脈近位での径は 18.7 ± 2.8 mm で左肺動脈の径は 21.0 ± 3.5 mm であった．Ackman Haimovici らによる移植患者での研究[6]では，正常肺動脈圧の患者での左肺動脈径は 21 ± 5 mm であった．

肺動脈瘤は外傷後や真菌性，あるいは何らかの血管炎症候群に関係するといわれているが，まれである．肺動脈瘤はベーチェット病でも認められることがある．ベーチェット病の亜型と考えられる Hughes-Stovin 症候群でも認められるが，まれに巨細胞性動脈炎でも認める[9-11]．

肺内では，特に荷重負荷のかかる領域の肺野の中では通常は血管系が隣接する気管支よりやや大きいもの の，小型の肺動脈径と隣接する気管支径はほぼ同じでなければならない．肺高血圧症の患者や血液量や血流が増加している患者[12]では，これらの小型の血管径が隣接する気管支径よりも有意に拡張していることがある(図 22-1B)[13]．

末梢肺動脈の局所的拡張は，血管内が凝血塊で閉塞することにより急性あるいは慢性の肺塞栓症患者でも認めることがあり，腫瘍塞栓症やその他の原因による非血栓性肺塞栓症でも同様の現象を認めることがある[11, 14, 15]．腫瘍塞栓症の患者では末梢肺における動脈は不規則に拡張し，数珠状や怒張してみえることがあり[11]，これは一見 tree-in-bud に似ていることもある[16, 17]．末梢肺における小血管の拡張は肝肺症候群でも認められることがあり[13]，妊婦[11, 18]や複数の小さな肺動静脈瘻をもつ患者[11]や一部の心奇形患者でも認めることがある．

動脈径の縮小

肺高血圧症の患者や大型や小型の動脈を侵す疾患で肺血流が局所的に減少した患者では，一般的に肺内動脈の一部で血管径が小さくなる(図 22-2)．この異常は通常，不均一な低吸収域(モザイク灌流)と関連すると考えられている(図 22-2C, D)[2, 19-21]．肺高血圧症や肺血管疾患の原因として肺野条件で肺動脈径が突然縮小する所見は，慢性肺血栓塞栓症(CPTE)を示唆する．肺野条件での左右肺で肺動脈径が非対称にみえるのも慢性肺血栓塞栓症患者でみられる．

中心肺動脈が壁肥厚を伴って狭小化し，局所的に狭窄し，狭窄後に血管拡張を伴う所見は高安血管炎や巨細胞性動脈炎でみられる[9, 11]．

肺動脈閉塞

主肺動脈や小肺動脈が血栓や非血栓性塞栓によって閉塞することはいくつかの病態で起きる．最も一般的なのは急性あるいは慢性肺血栓塞栓症[22-24]だが，肺動脈肉腫[25]や腫瘍塞栓[14, 15]でも起きる．現在の多列検出器 CT では，肺動脈も肺実質も詳細に評価することのできる造影 HRCT[11]を撮ることが可能である．

モザイク灌流とモザイクパターン

モザイク灌流とは不均一な血流によって起こる不均一な低吸収域を意味する[2, 11, 19-21]．それは慢性肺血栓塞栓症や血管炎などの血管疾患や気道疾患(7 章参照)に起因することもある．モザイク灌流は一般的に比較的透過性の高い肺野内における肺血管径の縮小と関連している(図 22-2，図 22-3)．血管径の縮小と低吸収域がともに認められれば容易にモザイク灌流と診断を下すことができる．

慢性肺血栓塞栓症患者 75 名において肺実質の異常を調べた研究では，58 名(77.3%)において，高吸収域では動脈径が正常もしくは拡張して典型的なモザイク

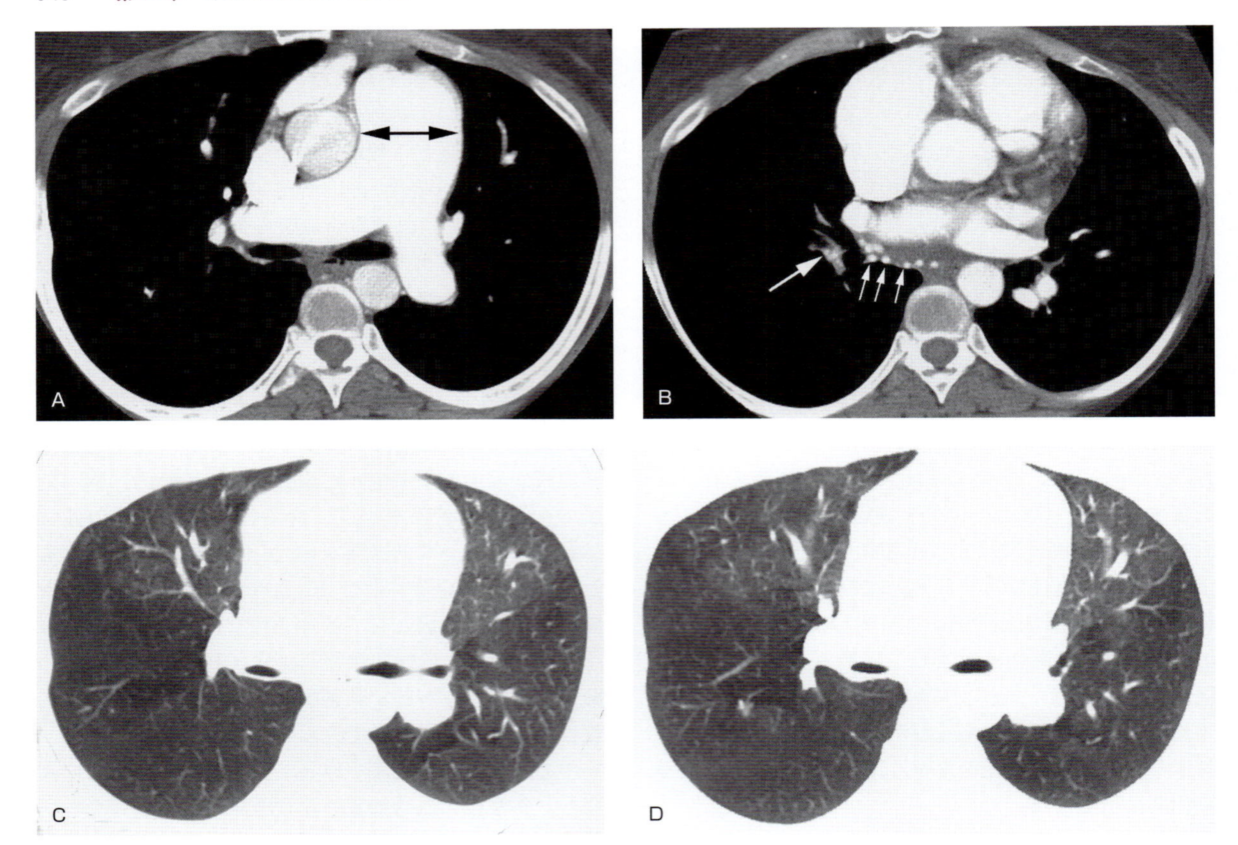

図 22-2　A-D：慢性肺塞栓症．A：造影の多列検出器 HRCT では主肺動脈（矢印）と右肺動脈の著しい拡張が認められる．B：右小葉間肺動脈（大きな矢印）は左側と比較して径が小さくなっており，気管支動脈の拡張が認められる（小さな矢印）．C，D：肺野条件．背側肺で，特に右側で血管サイズが小さくなっており，低吸収域もみられる（モザイク灌流）．患者は塞栓除去術で治療された．

灌流の所見が認められた[26]．この研究では，相対的な高吸収域では平均 −727 HU，低吸収域では平均 −868 HU であった．慢性肺血栓塞栓症やその他の原因による肺高血圧症患者とその他の様々な肺疾患患者を対象とした別の研究では，慢性肺血栓塞栓症患者の全例において HRCT でモザイク灌流が観察された[27]．また，慢性肺血栓塞栓症患者では肺の領域によって血管径にかなりのばらつきが認められる．結論として慢性肺血栓塞栓症の診断に HRCT は感度が 94〜100％，特異度が 96〜98％であった[27]．急性肺塞栓症患者でも慢性肺血栓塞栓症患者ほどではないが，モザイク灌流を認めることはある[28-30]．高安動脈炎や巨細胞性動脈炎などの肺動脈狭窄に至る大型血管の血管炎患者でもこの所見を認めることがある[9]．

肺血管疾患患者でははっきりとした血管径の縮小のない灌流異常を呈することがあったり，モザイク灌流に似た斑状のすりガラス影を呈することがある．不均一な肺濃度がモザイク灌流を示しているか不明であれば，モザイクパターンという言葉が使われる[19, 21, 31]．

肺高血圧症の患者では，心臓や肺の疾患による肺高血圧症よりも血管疾患による肺高血圧症の患者のほうが有意にモザイクパターンが認められ，慢性肺血栓塞栓症はこの所見が最も一般的に認められる疾患である．肺高血圧症の様々な原因をもつ患者の CT でどれくらいモザイクパターンが認められるかは Sherrick らによって研究された[19]．この研究では 23 名の患者が血管疾患による肺高血圧症，17 名の患者が心疾患による肺高血圧症，21 名の患者が肺疾患による肺高血圧症であった．血管疾患による肺高血圧症の 23 名の患者のうち 17 名（74％）にモザイクパターンの所見が認められ，12 名が慢性肺血栓塞栓症で，2 名が特発性もしくは原発性肺高血圧症，2 名が肺静脈閉塞性疾患（PVOD），1 名は血管閉塞を伴う線維性縦隔炎であった．心疾患による肺高血圧症患者 17 名のうち，モザイクパターンを示したのは 2 名（12％）で[19]，肺疾患による肺高血圧症患者 21 名のうちモザイクパターンを

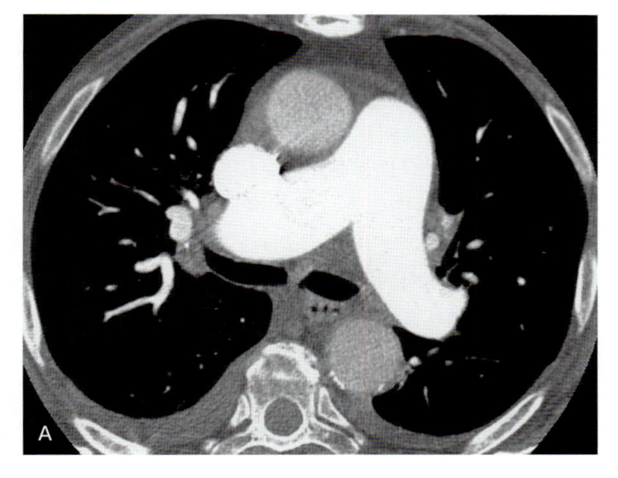

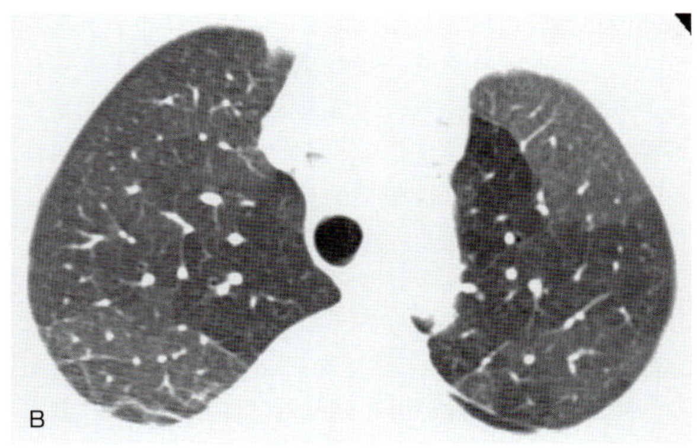

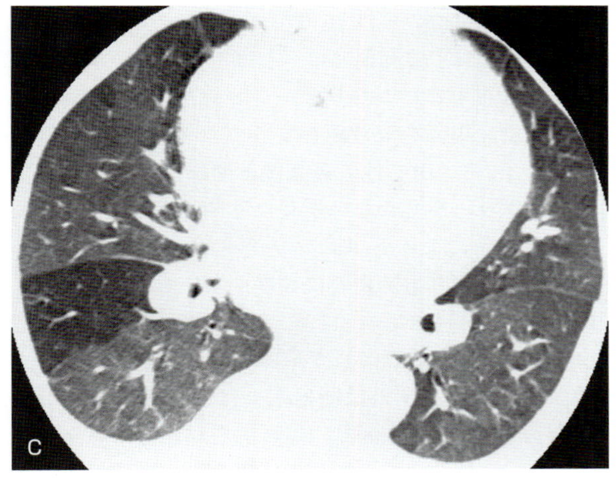

図 22-3　A-C：慢性肺塞栓症患者における肺高血圧症とモザイク灌流．A：1.25 mm 幅の検出器を用いて得られた造影の多列検出器 HRCT では主肺動脈が拡張しているようにみえる．B，C：肺野条件．低吸収域は，モザイク灌流を反映する．低吸収域内の血管の大きさは小さくなっている．

示したのは 1 名(5%)だけであった．

肺高血圧症患者の肺の灌流障害は必ずしも HRCT でわかるモザイク灌流を示すとは限らない．全身性硬化症患者で肺実質は正常であるが肺高血圧症を伴う患者 5 名の研究では，肺高血圧症のない患者と比較して，HRCT では背側から腹側にかけての肺濃度勾配が小さく[2, 32]，肺高血圧症患者では肺血管のコンプライアンスが低下している可能性が示唆された．

HRCT によるモザイクパターンの原因鑑別

HRCT では，すりガラス影と気道疾患によって起きるモザイク灌流と血管疾患によって起きるモザイク灌流を鑑別可能であることが多い．2 つの研究[20, 33]では HRCT 所見に基づいて 80%以上の症例で正確な鑑別が可能であった．しかし，症例によっては所見が非特異的であったり紛らわしかったりすることがある．

気道疾患によるモザイク灌流の患者では透過性の良好な肺野での気道異常の存在で正確な診断が可能になることがある．気道疾患に関連するモザイク灌流を伴う患者の約 70%に気道の拡張や壁肥厚(気管支拡張症など)が観察される[34-38]が，慢性肺血栓塞栓症の患者の一部でも区域気管支や亜区域気管支の拡張が報告されていることには注意が必要である[39]．Remy-Jardin らによる研究[39]では，慢性肺血栓塞栓症の 33 名の患者のうち 21 名(64%)において円筒状の気管支拡張を認め，気管支壁肥厚は 4 名(12%)に認めた．

小葉領域が透過性を示す(小葉性モザイクパターン)のは血管疾患よりも気道疾患の患者によくみられる．HRCT で小葉性の低吸収域を認めた患者 48 名を連続登録した Im らの研究[40]では，46 名(95%)が呼吸器疾患に関連する症状をもち，血管疾患は 2 名だけであった．

モザイク灌流の原因としての肺血管閉塞(慢性肺血栓塞栓症など)の患者では，肺高血圧症の結果として中心肺動脈の拡張があってもよく，通常は低吸収域は肺の小葉よりも大きい(葉の区域や葉の大きさ)．

すりガラス影はコンソリデーション，網状影，蜂巣肺，結節影といった浸潤を伴う所見があれば，不均一な肺の透過性の原因として正確に診断される．すりガラス影はモザイク灌流の認められる患者に時々みられるような明瞭に縁どられた地図状陰影がなく，非常に不整で辺縁がはっきりしない肺野高吸収域として現れることもある．これはかなり主観的だが，一貫したウインドウ設定を使用し，正常の肺実質に見慣れてくることにより，肺濃度が高すぎるようにみえるだけですりガラス影と判定されることもしばしばある．

呼気HRCTはモザイクパターンの診断に有用であり，吸気CTで結論が出ないときにはしばしば，気道閉塞によるモザイク灌流と鑑別することができる．すりガラス影の患者では，呼気HRCTによって肺野高吸収域も低吸収域もそれぞれに比例して肺濃度が上昇する．気道疾患によるモザイク灌流を呈する患者では呼気で肺濃度の違いが強調される．つまり(例えば，エアトラッピングが存在する場合などに)，低吸収域の濃度はそのままだが相対的に高吸収域の濃度は上昇する(7章参照)[34, 41–43]．

Arakawaらによる研究[20]ではHRCTでモザイクパターンが主な異常所見である患者を対象に，呼気CTを追加すると，HRCTで疾患の種類を正しく診断できる確率は，すりガラス影の患者では81%から89%に，気道系の疾患を診断できる確率は84%から100%に上昇した[20]．吸気CTですりガラス影にみえ，呼気CTでエアトラッピングがみられる患者では正確に閉塞性疾患があることを診断できるだろう．

血管疾患によるモザイク灌流を認める患者ではエアトラッピングは通常認めず，呼気HRCTでしばしばすりガラス影の患者に認められるようなエアトラッピングを認めることがある．しかし，様々な原因で不均一な肺野濃度を認めた患者を対象とした研究[33]では，どの患者のCTか伏せた状態で読影したとき，血管疾患の一部の患者では不均一な肺野濃度の原因として呼気CTでのエアトラッピングの存在が考えられていた．さらに急性肺塞栓症の患者でも，低酸素血症による気管支収縮によると思われるエアトラッピングが報告されてきた[29]．Arakawaら[29]によって研究された肺塞栓症の15名の患者ではモザイク灌流は7名(46.7%)，エアトラッピングは9名(60%)の患者で同定された．モザイク灌流が認められた32領域のうち，23領域(71.9%)では呼気CTでエアトラッピングが認められた．

肺水腫と出血の所見

肺水腫は肺高血圧症の原因となるいくつかの疾患や肺の血管炎など，様々な肺血管疾患と関連することがある[2, 44–46]．小葉中心性，斑状あるいはびまん性のすりガラス影やコンソリデーション，小葉間隔壁の肥厚，気管支血管周囲の間質肥厚あるいはこれらの混在した所見として現れることがある．

肺出血はびまん性の肺の異常陰影となることがあり，肺血管炎症候群で一般的にみられる．小葉中心性あるいはびまん性のすりガラス影やコンソリデーションや時には小葉間隔壁の肥厚を伴ったりする[46]．肺水腫や肺出血については18章で述べる．

血管疾患による肺梗塞は，しばしば辺縁が鋭角で末梢性に分布するコンソリデーションを限局的に認め，栄養血管，周囲を取り囲むすりガラス影(いわゆるハローサイン)，中心性の透亮像と関係があり，エアブロンコグラムを認めない所見とも関連がある[47, 48]．最近の研究[49]によるとコンソリデーションの原因として他の疾患よりも肺梗塞に頻度が多いCT所見としては，栄養血管(32% *vs.* 11%，$p=0.029$)，中心透亮像(46% *vs.* 2%，$p<0.001$)が挙げられている．対照的にエアブロンコグラムは肺梗塞ではあまりみられない(8% *vs.* 40%，$p=0.003$)．局所的な結節影や腫瘤状影は，空洞を伴う場合も伴わない場合も，多発血管炎性肉芽腫症(GPA，ウェゲナー肉芽腫症)や好酸球性多発血管炎性肉芽腫症(チャーグ-ストラウス症候群)といった血管炎症候群に認められることがある[50, 51]．

小葉中心性の陰影と結節影

肺高血圧症の患者では辺縁不整な小葉中心性の陰影を認めることがあり，その中でも叢状病変[52]，小型血管の増殖を伴う肺毛細血管腫[53, 54]，肺水腫を伴う肺静脈閉塞性疾患，小葉性のモザイク灌流，肺出血，出血を繰り返したことと関連すると思われるコレステロール性肉芽腫をもつ患者に認められることがある[2, 55]．

血管炎[56]やタルクなど[57–59]による反応を含め，血管や血管周囲の炎症に至る過程で辺縁不整な小葉中心性の陰影がHRCTでみえることがある．Connollyら[56]は5名の多発血管炎性肉芽腫症(GPA，ウェゲナー肉芽腫症)，1名の全身性エリテマトーデス，1名の全身性硬化症と多発筋炎の合併症例，1名の好酸球性多発血管炎性肉芽腫症(チャーグ-ストラウス症候群)を含む8名の血管炎の小児患者で，かすんだようにみえたり，ふわふわしたようにみえる小葉中心性の血管周囲陰影を報告した．これら8名の小児患者では小葉中心性の陰影が活動性疾患の発症や以前から存在していた疾患の増悪と関連していた．5名の患者のうち4名ではこの陰影は治療により消失した．

肺高血圧症と関連した心血管異常

肺血管の拡張だけでなく，CTでみえる多くの心血管異常と肺高血圧症との関連が指摘されている．これらの多くは主には急性肺塞栓症患者の評価に使われ，右心室機能低下や右室不全と関連づけられてきた．これらの所見は本書の範疇を大きく超えており，いくつかの有用な所見だけを短く述べておきたい．

右心室や右心房の拡張は肺高血圧症の患者では一般的で，Berginら[27]によって研究された肺高血圧症患者のすべてに認められた．心室中隔の平坦化を伴う右心房や右心室の拡張所見や中隔の左への偏位は肺高血圧症の診断に役立つが，造影剤注射を必要とする．肺高血圧症の付加的所見には下大静脈の拡張[23,27]や，下大静脈への造影剤の逆流[60]や，短軸での右心室(RV)と左心室(LV)の測定，右心室／左心室短軸比，上大静脈や奇静脈の径が含まれる[61,62]．心膜の肥厚や心嚢水も存在することがある．心電図に同期した多列検出器CTは，肺高血圧症を伴う心臓の異常を同定するのに役立つことがある[63]．

肺 高 血 圧 症

肺高血圧症は，背景因子に関係なく，平均肺動脈圧25 mmHg以上の肺循環圧の異常な上昇と定義される．肺高血圧症のための臨床分類体系は，2008年に，カリフォルニアのダナポイントで開かれた第4回世界肺高血圧症シンポジウムで更新された[63,64]．

肺高血圧症には様々な原因があり，その治療は病因によってかなり異なる[65,66]．疾患によっては肺高血圧症の治療で抗凝固剤や血管拡張剤を用いる薬物治療や塞栓除去術，肺移植が必要になることもある[66]．

肺高血圧症患者の評価には通常，HRCT以外の方法で行われるが[63–66]，HRCTは，(a) 肺気腫や肺線維症などの肺疾患と関連する肺高血圧症患者，(b) 原因のわからない肺高血圧症患者，(c) 血管炎や小血管を侵す疾患をもつと考えられる患者，(d) 肺移植のための評価を受ける患者，において実施され，慢性肺血栓塞栓症によって肺高血圧症となっている患者でもしばしば診断のためにCTが撮られる．

原発性肺高血圧症という言葉は原因のはっきりしない肺高血圧症，より具体的には叢状病変を伴う特発性の肺高血圧症のことを言及するために使われ[66]，特定の疾患を伴う肺高血圧症のことは二次性肺高血圧症といわれてきた．二次性肺高血圧症で一般的に合併するのは肺気腫や慢性閉塞性肺疾患(COPD)，特発性肺線維症などの肺疾患や慢性左右シャント，また左心不全や僧帽弁病変などの心疾患であるが，薬剤性，異物塞栓，肥満，睡眠時無呼吸，ヒト免疫不全ウイルス(HIV)感染症，心膜疾患などでも肺高血圧症をきたすことがある[2,11,19,66]．

2003年ベニスで開催された第3回世界肺高血圧症シンポジウムによって肺高血圧症の臨床分類が改訂された[67]．この分類では“原発性肺高血圧症”や“二次性肺高血圧症”という言葉は，病因や組織学的所見，合併する疾患に基づいてより正確に表現するために廃止された[67]．その後，2008年にカリフォルニアのダナポイントで開かれた第4回世界肺高血圧症シンポジウムで，国際的な専門家グループのコンセンサスとして，ベニス分類の理念と体系を維持することとなった．しかしながら，従来の分類に関するアンケート調査では，大部分(63%)の専門家がまだはっきりしない部分をあきらかにするだけでなく，過去5年以上にわたって発表された情報を正確に反映させるため，ベニス分類の修正が必要と答えた[68,69]．

ダナポイントの分類(表22–1)では“肺動脈性肺高血圧症(PAH)”とよばれる大きなカテゴリーは，(a) 特発性PAH(IPAH)，(b) 遺伝性PAH(HPAH)，(c) 薬剤もしくは有毒物質に関連するPAH，(d) 結合組織疾患，HIV，門脈圧亢進症，先天性心疾患，住血吸虫症，慢性溶血性貧血に関連するPAH，(e) 静脈や毛細血管異常，特に，類似する症状を呈し，内膜線維化，中膜肥厚，叢状病変などの小肺動脈の組織学的な異常も似ている肺静脈閉塞性疾患(PVOD)や肺毛細血管腫症(PCH)に関連するPAH，に分類された．また，この分類では左心性心疾患に伴う肺高血圧症，肺疾患や低酸素血症に伴う肺高血圧症，慢性血栓塞栓性肺高血圧症，詳細不明な多因子のメカニズムに伴う肺高血圧症をそれぞれ独立したカテゴリーとした(表22–1)．

表 22-1 肺高血圧症の臨床分類(ダナポイント，2008)

1. 肺動脈性肺高血圧症
 1.1. 特発性
 1.2. 遺伝性
  1.2.1. BMPR2
  1.2.2. ALK1，endoglin(遺伝性出血性毛細管拡張の有無にかかわらず)，
  1.2.3. 原因不明
 1.3. 薬剤もしくは有毒物質による誘発性
 1.4. 関連疾患
  1.4.1. 結合組織疾患
  1.4.2. HIV 感染
  1.4.3. 門脈圧亢進症
  1.4.4. 先天性心疾患
  1.4.5. 住血吸虫症
  1.4.6. 慢性溶血性貧血
 1.5 新生児遷延性肺高血圧症

1′. 肺静脈閉塞性疾患および / または肺毛細血管腫症

2. 左心性心疾患に伴う肺高血圧症
 2.1. 収縮機能不全
 2.2. 拡張機能不全
 2.3. 心臓弁膜症

3. 肺疾患および / または低酸素血症に伴う肺高血圧症
 3.1. 慢性閉塞性肺疾患
 3.2. 間質性肺疾患
 3.3. 拘束性と閉塞性の混合障害を伴うその他の肺疾患
 3.4. 睡眠呼吸障害
 3.5. 肺胞低換気障害
 3.6. 高地における慢性曝露
 3.7. 発育障害

4. 慢性血栓塞栓性肺高血圧症

5. 詳細不明な多因子のメカニズムに伴う肺高血圧症
 5.1. 血液疾患：骨髄増殖性疾患，脾摘出
 5.2. 全身性疾患：サルコイドーシス，肺ランゲルハンス細胞組織球症，リンパ脈管筋腫症，神経線維腫症，血管炎
 5.3. 代謝異常：糖原病，ゴーシェ病，甲状腺機能障害
 5.4. その他：腫瘍塞栓，線維化縦隔炎，透析中の慢性腎不全.

以前のベニス分類に対する主な修正は太字で示す．ALK1 は，activin receptor-like kinase type 1.
From Simonneau G, Robbins IM, Beghetti M, et al. Updated clinical classification of pulmonary hypertension. *J Am Coll Cardiol* 2009;54:S43-S54.

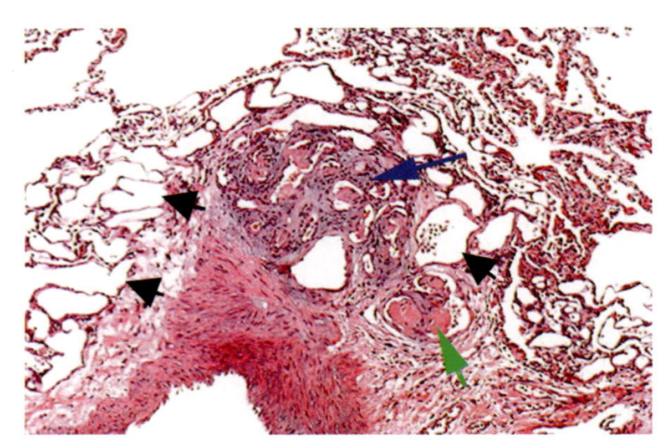

図 22-4 肺動脈性肺高血圧症の叢状病変．写真の中心には，血管芽細胞組織または肉芽組織(青矢印で示す叢状病変)の集まった腫瘤があり，左下の大きな筋性動脈から始まっている．内皮細胞は顕著である．多数の空の血管腔がみえる(黒矢印)．血管内腔にフィブリン血栓が含まれるものもある(緑矢印)．(Courtesy of Martha Warnock, MD.)

肺動脈性肺高血圧症

この言葉を使って表現される疾患は，少なくとも部分的には叢状病変という小型筋性動脈，内皮細胞，平滑筋細胞，筋線維芽細胞の異常な増殖で構成される経時的な異常によって特徴づけられる(図 22-4)[66]．この異常は以前肺高血圧動脈症とよばれていた[70, 71]．前述したように，肺高血圧症は特発性であったり，遺伝性であったり，様々な病態を合併していたり，重篤な静脈性あるいは毛細血管性の異常(肺静脈閉塞性疾患症や肺毛細血管腫症)を伴うことがある．肺静脈閉塞性疾患症や肺毛細血管腫症では HRCT において肺高血圧症以外の所見を伴うので所見が異なるが，多くの肺高血圧症では原因は様々でも HRCT でほぼ同様の所見を呈する．

特発性肺動脈性肺高血圧症

特発性肺動脈性肺高血圧症(IPAH)は 30～40 歳までの年齢層の患者に最も多く，男性よりも女性に多い．症状には進行する労作時呼吸困難がある．進行性で，肺性心を伴い，2～3 年以内に死亡するのが典型的である[72]．病理学的な所見として主に(直径 1 mm 以下の)筋性肺動脈が侵される[67]．

中心肺動脈の拡張は特発性 PAH(表 22-2)[11] の患者に一般的に認められ，特発性 PAH 患者 15 名を HRCT で調べた研究[73] では，93％で主肺動脈が大動脈よりも大きかった．モザイクパターンも認められることがあるが，慢性肺血栓塞栓症患者にも認められる所見であり[2, 19]，この疾患に特徴的な所見ではない．ある研究では特発性 PAH 患者 5 名の HRCT では中心肺動脈の拡張や正常な肺実質(3 例)やモザイクパターン(2 例；図 22-5，図 22-6)を示していた．小葉間隔壁の肥厚は

表 22-2 特発性肺動脈性肺高血圧症の HRCT 所見

中心肺動脈の対称性拡張[a]
モザイク灌流
すりガラス影
辺縁不整な小葉中心性すりガラス影または結節
小葉間隔壁肥厚

[a] 最も頻度が高い所見.

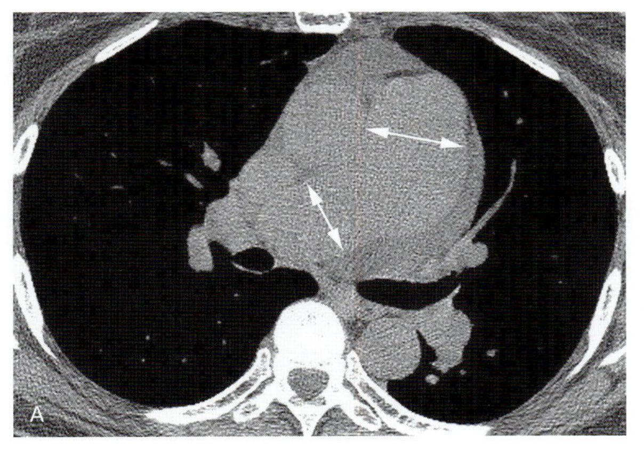

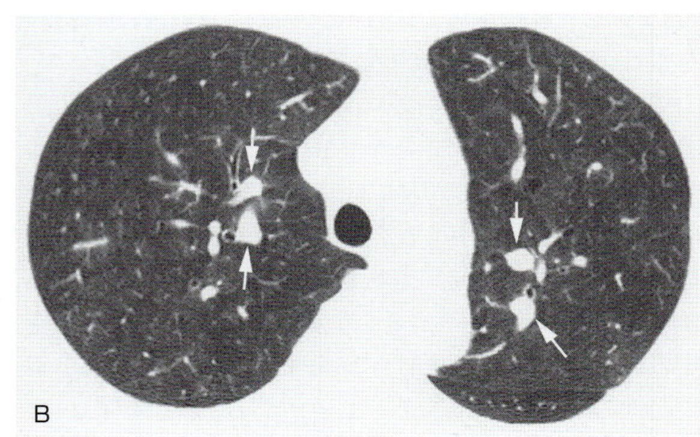

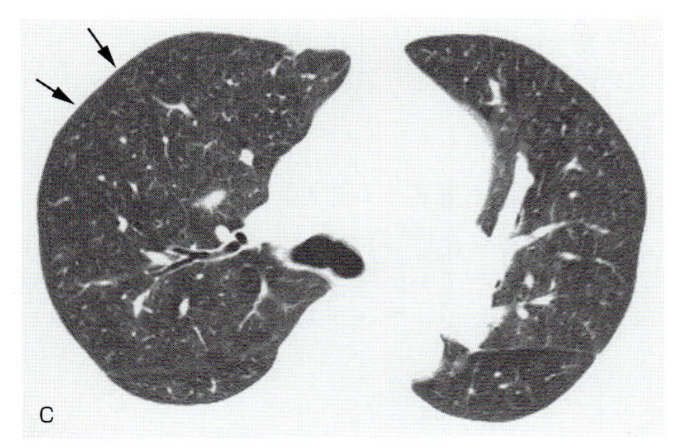

図 22-5　A-C：叢状病変を伴う特発性肺高血圧症．A：主肺動脈と右肺動脈の腫張が縦隔条件でみえる(矢印)．少量の心嚢液が存在する．B：肺野条件で，中心肺動脈の分枝は径が増大して，隣接する気管支よりずっと大きくみえる(矢印)．C：肺動脈は末梢肺では相対的に小さくみえる(矢印)．肺実質はやや不均一な濃度を示す．おそらくモザイク灌流による．

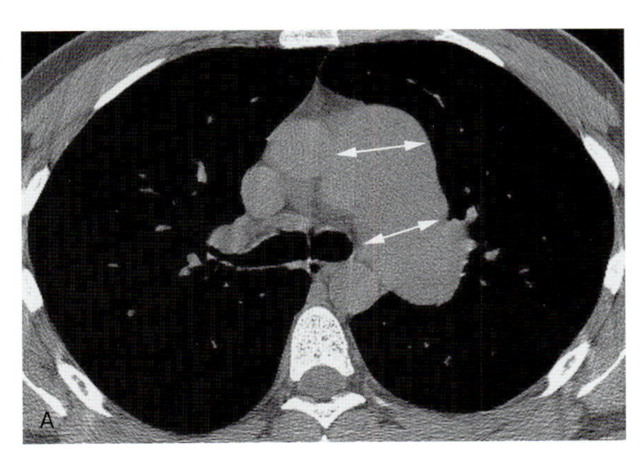

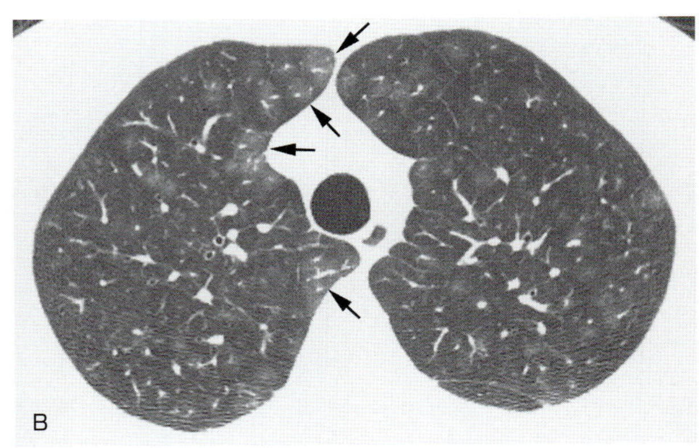

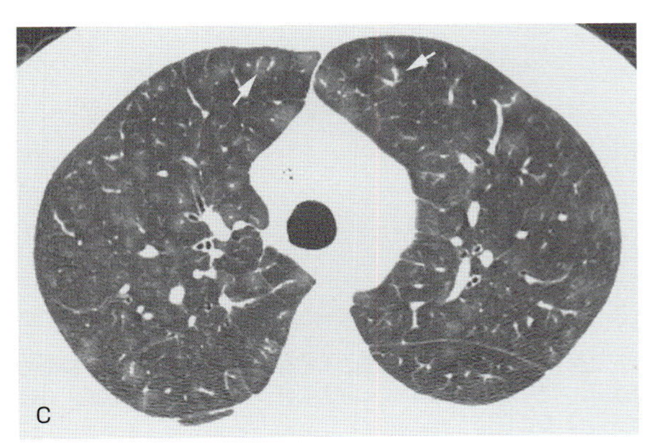

図 22-6　A-C：叢状病変を伴う特発性肺高血圧症．A：主肺動脈および左肺動脈の拡張が縦隔条件でみえる(矢印)．B，C：上葉，肺野条件．小葉性もしくは小葉中心性の不均一な肺濃度の分布を示す．高吸収域の相対的に大きな血管(矢印)は，不均一な陰影の原因としてモザイク灌流を示唆している．同様の所見は下葉でも認められた．肺移植のために切除した肺の病理組織では叢状病変が認められた．

患者の約 10％に認められ[73] 特発性 PAH 患者 15 名全員に心肥大が認められ[67]，心嚢液は 60％の患者に，胸水は 13％の患者にそれぞれ認められた[73]．

辺縁不整な小葉中心性の陰影は時々特発性 PAH 患者に認められる[11]．特発性 PAH 患者 15 名を調べた研究[67] ではすりガラス影は 33％の患者に認められ，そのほとんどが小葉中心性の陰影を認めた．この所見は斑状のモザイク灌流や叢状病変を示していたり[52]，出血の結果であったりする（図 22-6）．また，肺高血圧症の患者ではコレステロール肉芽腫が辺縁不整な小葉中心性の小結節影にみえることがある．ある研究では，コレステロール肉芽腫が重症肺高血圧症患者 20 名のうち 5 名（25％）でみつかり，5 名のうち 2 名は特発性 PAH だった[55]．これら 5 名のうち 3 名では HRCT で肉芽腫は小葉中心性の小結節としてみえた．コレステロール肉芽腫は肺出血を繰り返しマクロファージが赤血球細胞を貪食した結果できることがある[2]．

遺伝性肺動脈性肺高血圧症

遺伝性肺動脈性肺高血圧症（HPAH）と関連する主な遺伝子異常は 70％以上で認められ，TGF-b スーパーファミリーの *BMPR2* 遺伝子の変異である．他の突然変異が，関連することはまれである．*BMPR2* 変異は特発性 PAH の孤発性と思われる症例の 10〜40％にもみられる[68, 74, 75]．特発性 PAH と遺伝性 PAH は同様の臨床的，機能的特徴をもち，生存についても同様である[75]．

薬剤もしくは有毒物質による誘発性肺動脈性肺高血圧症

PAH には体重減少のために摂取されるフェンフルラミンとデキスフェンフルラミンなどの様々な薬剤や有毒物質の使用とあきらかな関連がある（図 22-7）[52, 67, 68]．臨床的，機能的，血行動態的特徴は，特発性 PAH と似ている．

その他の疾患と関連する肺動脈性肺高血圧症

肺疾患なしに起きる PAH は，全身性硬化症や混合性結合組織病やリウマチ疾患や全身性エリテマトーデスのような膠原病患者に認められることがある[76, 77]．

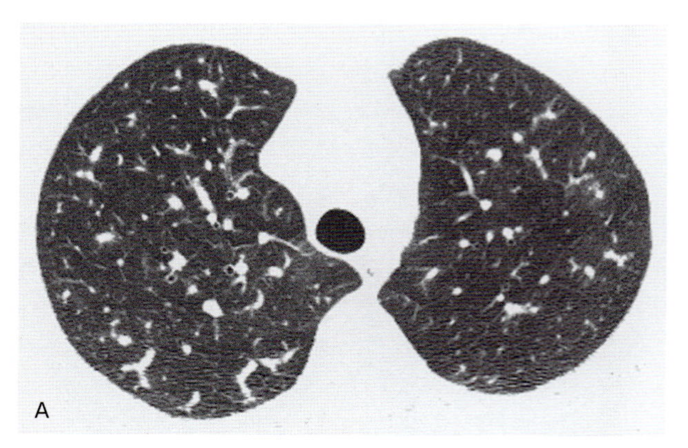

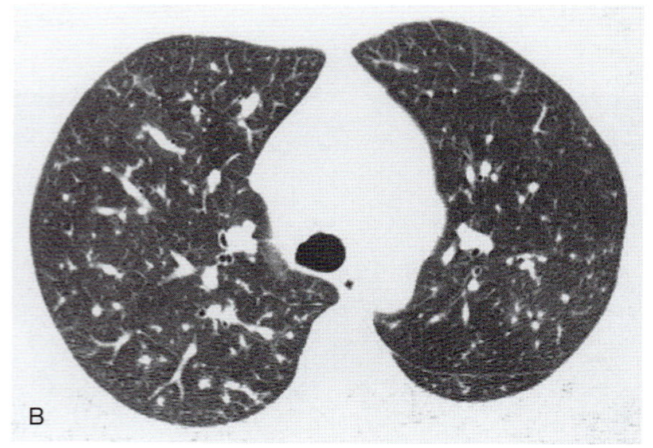

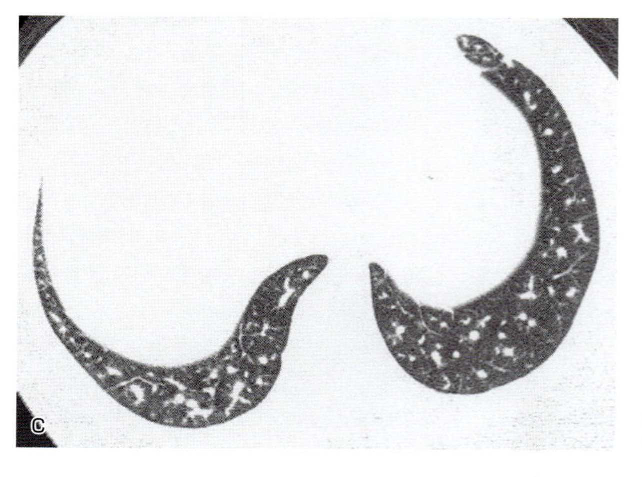

図 22-7 食欲低下薬の使用による肺高血圧症．A–C：小型の肺動脈の大きさにかなりのばらつきを伴った主肺動脈の拡張．一般的に右肺動脈は左肺動脈より大きくみえる．

全身性硬化症患者との関連は最もはっきり記述されてきた．一般的に，組織学をはじめ，CT や HRCT の所見は特発性 PAH の所見と似ている．しかしながら，全身性硬化症と PAH の合併患者では，予後は特発性 PAH に比べて特に不良である[68]．

PAH は HIV 感染[78-80]，門脈圧亢進症を合併した肝疾患（門脈肺高血圧症）[81, 82]，先天性心疾患，住血吸虫症，慢性溶血性貧血[68] とも関連する．

肺静脈閉塞性疾患および / または肺毛細血管腫症

肺静脈閉塞性疾患と肺毛細血管腫症は，珍しいが肺高血圧症の原因として認識されてきている[68]．両者は，肺の異常，病理学的特徴，臨床症状においてきわめて類似している．

肺静脈閉塞性疾患

肺静脈閉塞性疾患（PVOD）は血管内膜の肥厚と線維化によって静脈が徐々に閉塞して肺高血圧症に至るまれな疾患である[83-86]．小葉間もしくは毛細血管後の小静脈に発症し（図 22-8），びまん性もしくは斑状に肺が影響を受ける[85]．静脈閉塞により小葉間隔壁の浮腫を生じたり，小葉間隔壁のリンパ管が拡張したり，静脈梗塞を生じたりする．肺胞毛細血管の斑状の拡張や増殖は間質の線維化や出血を伴い，筋性肺動脈の二次的な過形成に至る[85]．

肺静脈閉塞性疾患は特発性であることが多いが，ウイルス感染や毒素の吸入や膠原病患者の免疫複合体の沈着，ランゲルハンス細胞組織球症，遺伝疾患，AIDS，避妊薬や細胞毒性のある化学療法剤など多くの関連が指摘されている．さらに放射線による傷害も原因となる可能性を指摘されている．すべての年齢層で起こり得るが，小児や若年成人で最もよくみられる．症状は非特異的で肺高血圧症と一致する．肺静脈閉塞性疾患と肺毛細血管腫症の特徴は肺動脈圧の上昇があるが，肺動脈楔入圧は正常もしくは低下する[85]．この疾患の予後は一般的には 2〜3 年である[85]．

HRCT 所見が多くの患者で記載されており[2, 11, 53, 73, 83, 85, 87, 88]，一般的な所見としては次のような所見がある．（a）平滑な小葉間隔壁の肥厚（図 22-9），（b）びまん性もしくは複数の限局したすりガラス影，これらは地図状や斑状であったり，肺門周囲であったり，末梢優位であったり，小葉中心性であったりと様々な分布をしている（図 22-10），（c）心嚢液もしくは胸水，（d）拡張した中心肺動脈，（e）正常径の肺静脈．これらの所見の組合せは肺静脈閉塞性疾患を強く疑うものである（表 22-3）[87]．ある研究[87] では 8 名のうち 7 名で小葉間隔壁の肥厚が認められ，8 名すべての患者にすりガラス影が認められた．病理学的に肺静脈閉塞性疾患と診断された 15 名の患者の研究では 93％で小葉間隔壁の肥厚を認め，87％ですりガラス影を認めた．小葉中心性のすりガラス影は 15 名の患者のうち 67％で認められ，33％は汎小葉性の陰影を認めた[73]．肺静脈閉塞性疾患の患者における HRCT 所見を特発性 PAH 患者の所見と比較すると，すりガラス影（$p = 0.003$），小葉中心性のすりガラス影（$p = 0.003$），小葉間隔壁の肥厚（$p < 0.0001$），縦隔リンパ節腫大（$p < 0.0001$）が肺静脈閉塞性疾患患者で有意に高頻度でみられた（表 22-4）[73]．CT 所見と組織学的な所見との相

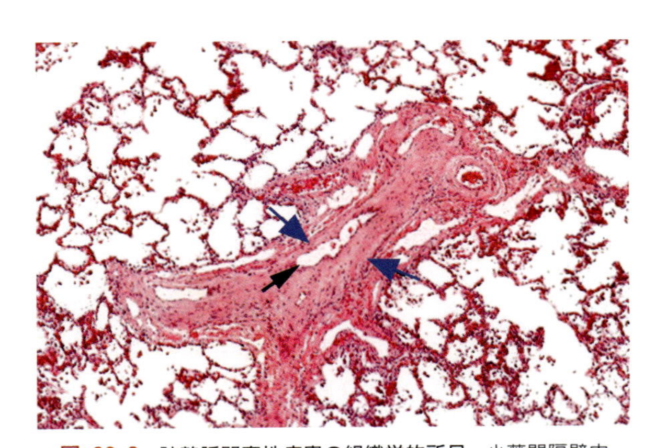

図 22-8　肺静脈閉塞性疾患の組織学的所見．小葉間隔壁内静脈や細静脈は，細胞性の内膜肥厚あるいはヒアリン結合組織（大きな矢印）によって狭窄したり閉塞している．小さな残存管腔（小さな矢印）は，血栓の再疎通を示唆している．関連する肺動脈は，いくらかの中膜および内膜の肥厚を呈している．（Courtesy of Martha Warnock, MD.）

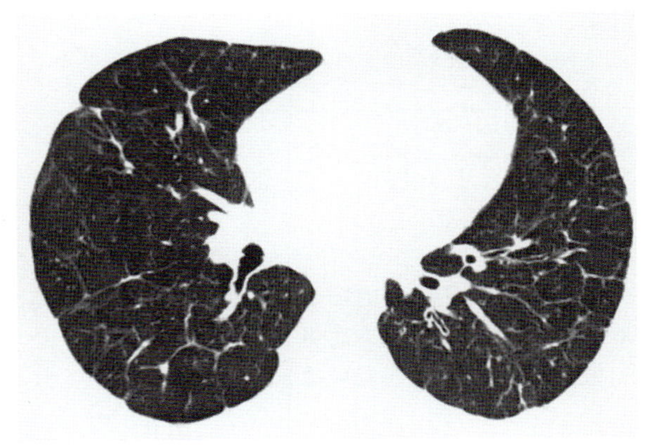

図 22-9　肺静脈閉塞性疾患（21 歳男性）．肺底部近くの HRCT は，小葉間隔壁の肥厚が目立つ所見である．

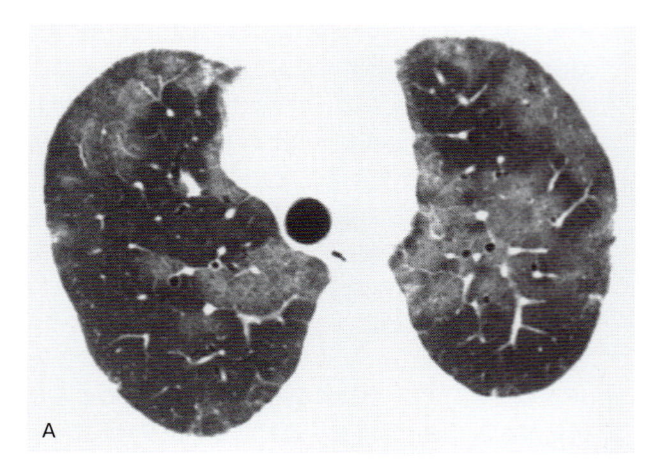

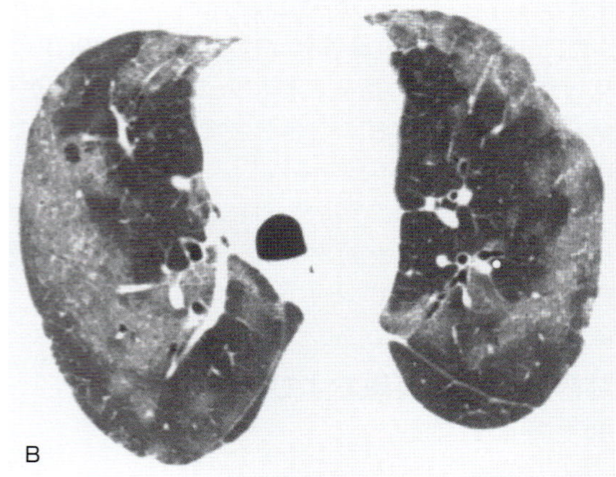

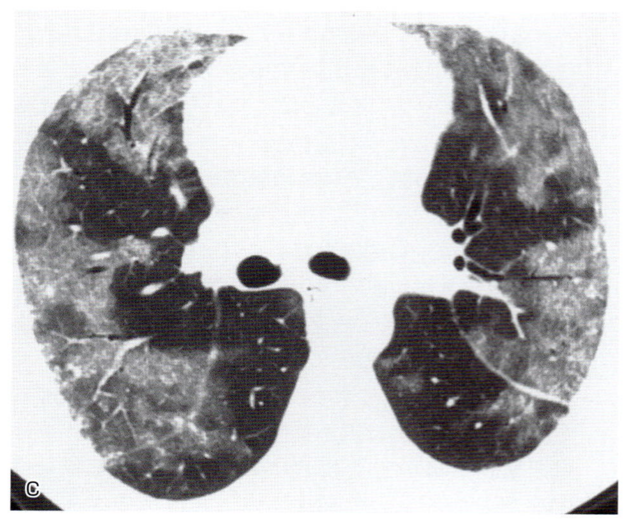

図 22-10　肺静脈閉塞性疾患．A-C：3つのレベルでのHRCTは，末梢性分布優位のすりガラス影の斑状領域を示している．すりガラス影の領域の中に小葉内の間質性肥厚がいくらかみえているが，小葉間隔壁の肥厚ははっきりとはみえない．

表 22-3　肺静脈閉塞性疾患の HRCT 所見

中心肺動脈の対称性拡張[a]
小葉間隔壁の肥厚[a,b]
すりガラス影[a,b]
正常な大きさの肺静脈[a,b]
上記４つの所見の組合せ[a,b]
辺縁不整な小葉中心性のすりガラス影または結節[a]
縦隔リンパ節腫大[a,b]

[a] 最も頻度が高い所見.
[b] 鑑別診断で最も有用な所見.

関[87]では肥厚した小葉間隔壁が小葉間隔壁の線維化や静脈の硬化の存在と対応していた．すりガラス影は肺胞壁肥厚や肺水腫とも関連することがある．

ある研究[87]で中心肺動脈は8例中7例で拡張していると考えられ，別の研究では主肺動脈は15例全例で大動脈よりも大きかった[73]．モザイク灌流も認められることがあるが，この疾患に目立つ特徴ではない[87]．

表 22-4　肺静脈閉塞性疾患（PVOD）と特発性肺動脈性肺高血圧症（IPAH）患者における HRCT 所見の頻度の比較

HRCT の発見	PVOD	IPAH	*p* 値
すりガラス影	87%	33%	0.003
小葉中心性すりガラス影	67%	27%	0.03
小葉間隔壁肥厚	93%	13%	<0.0001
胸　水	27%	13%	NS
心嚢液	60%	60%	NS
縦隔リンパ節腫大	80%	0%	<0.0001
心肥大	73%	100%	NS
拡張した肺動脈	100%	93%	NS

NS（有意でない）.
From Resten A, Maitre S, Humbert M, et al. Pulmonary hypertension: CT of the chest in pulmonary venoocclusive disease. *AJR Am J Roentgenol* 2004;183:65-70.

心嚢水や胸水[73,87]，縦隔リンパ節の腫大も認められることがある[73]．心肥大は一般的で，右心室は拡大し，左心房と左心室は正常の大きさである[85].

肺毛細血管腫症

肺毛細血管腫症(PCH)は肺高血圧症の非常にまれな原因で，ほとんどは若年成人に発症し，呼吸困難と喀血を伴う[89]．進行は通常緩徐だが，平均生存期間はわずか3年間である．肺静脈閉塞性疾患と同様，肺毛細血管腫症は特発性であることが多いが，全身性エリテマトーデスや全身性硬化症や高安動脈炎，カルタゲナー症候群や肥大型心筋症や遺伝因子を含め多くの合併疾患が報告されている[54, 85, 89]．肺毛細血管腫症は肺静脈閉塞性疾患と多くの臨床的，病理学的共通点があるため，肺毛細血管腫症は肺静脈閉塞性疾患に伴って二次的に起こると考えられてきた[86].

病理学的には肺毛細血管腫症は肺胞内の壁の薄い毛細血管径の血管が間質で斑状に増殖する．血管のシートが肺静脈壁を囲み，圧迫し，浸潤するようにみえ，内膜の線維化や静脈閉塞，間質性浮腫や出血を伴う[86, 90]．胸部X線写真ではPAHの所見以外は正常であったり，小結節影を呈することがある.

HRCT所見はこの疾患をもつ少数例の患者で報告されている[85, 91]．辺縁不整で小葉中心性のすりガラス状の結節影がびまん性に分布するのが最も典型的な所見であり，すりガラス影が斑状もしくは小葉性に認められることもある(図22-11，図22-12，表22-5)．肺毛細血管腫症の2名の患者でのHRCTでは，縦隔と気管分岐部のリンパ節の腫大，肺動脈の拡大，胸水が認められている[53]．この2名の患者[53]も別に報告されているもう1名の患者[54]でも，HRCTでは，小葉間隔壁の平滑な肥厚，辺縁不整な小葉中心性の小結節影，局所的な小葉性もしくは小葉中心性のすりガラス影が観察された．肺静脈閉塞性疾患の患者と比較すると，小葉間隔壁の肥厚の分布はまばらで数も少ない[85]．これらの症例の病理学的所見との関係では小葉中心性の陰影が毛細血管径の小血管と肺胞内のヘモジデリン貪食マクロファージの増殖と相関していた.

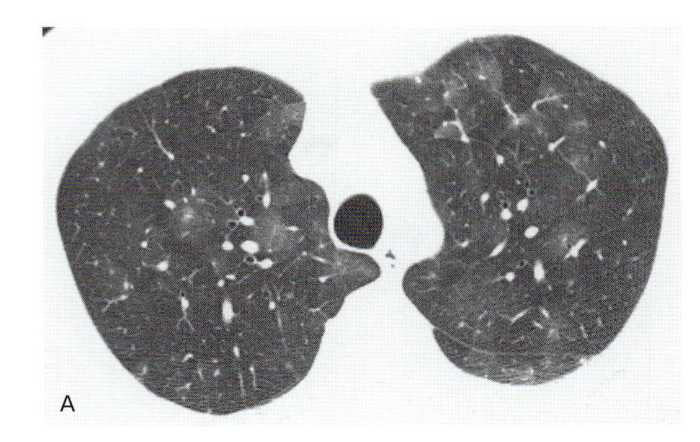

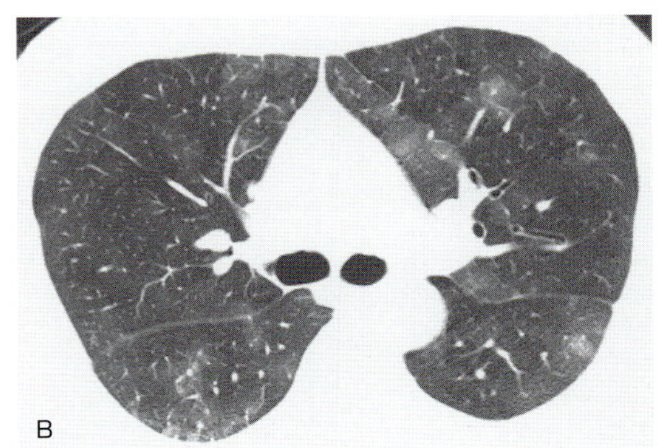

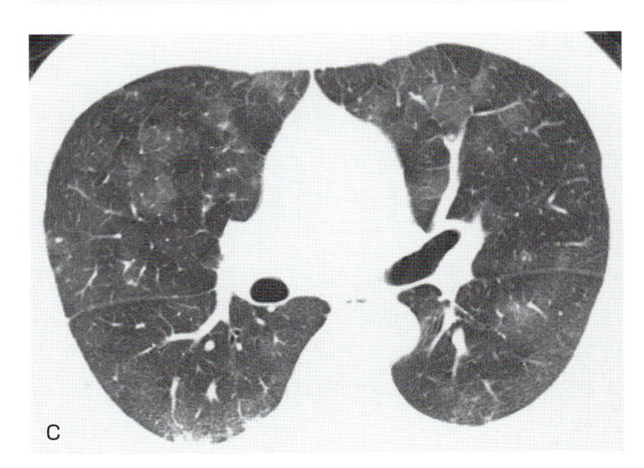

図 22-11　肺毛細血管腫症．A–C：3つのレベルで撮影されたHRCTでは，斑状に広がったすりガラス影領域を示している．この疾患では一般的な所見であるが，この所見は非特異的である．診断は開胸肺生検でなされた.

肺動脈性肺高血圧症の治療決定におけるHRCTの役割

PAH患者の治療に一般的に行われる治療は肺静脈閉塞性疾患や肺毛細血管腫症患者ではしばしば有害で致命的になることもある[73, 85, 88, 92]．静注プロスタサイクリンやカルシウムチャネル拮抗剤のような血管拡張剤はPAHの治療に使われ，運動耐用量や血行動態や長期生存を改善することが示されてきた．しかし，これらの薬剤は後毛細血管性の肺高血圧症患者では重篤な肺水腫や死亡を引き起こすことがある．肺静脈閉塞性疾患や肺毛細血管腫症の患者では肺静脈抵抗が固定し，増大するため，血管拡張剤治療に伴って起きてくる肺の小型筋性動脈や細動脈の拡張によって，毛細血管内から外への静水圧が高まり，肺水腫を引き起こす可能性が高い．肺移植は生存期間を延ばし，肺静脈閉塞性疾患や肺毛細血管腫症患者の生活の質を改善する

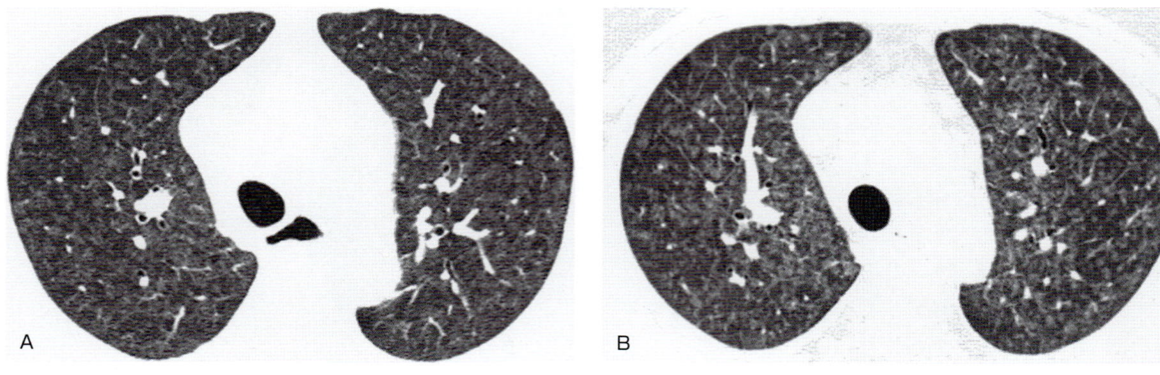

図 22-12　肺高血圧症でエポプロステノールによる治療後，症状が増悪した患者の HRCT．A：HRCT ではびまん性の小葉中心性のすりガラス結節を示し，肺毛細血管腫症を示唆している．B：治療の 4 ヵ月後，小結節病変の増悪といくつかの小葉間隔壁の肥厚もみえる．

表 22-5　肺毛細血管腫症の HRCT 所見

中心肺動脈の拡張[a]
辺縁不整な小葉中心性すりガラス影または結節[a, b]
小葉性すりガラス影[a]
目立たない小葉間隔壁肥厚

a　最も頻度が高い所見．
b　鑑別診断で最も有用な所見．

最も効果的な手段である[85, 88]．

小葉間隔壁の肥厚や小葉中心性のすりガラス影など，肺静脈閉塞性疾患や肺毛細血管腫症の診断を示唆する HRCT の所見の存在があれば，血管拡張薬治療を始める前により詳細な評価が可能になるため，HRCT は PAH 患者における血管拡張薬治療を始める前に施行することが推奨されてきた[73, 92]．Resten らの研究[92]ではエポプロステノール（プロスタサイクリン）で治療されている重症肺高血圧症患者連続 73 名を後ろ向きに 2 つのグループに分けた．グループ 1 はエポプロステノール治療に反応せず平均 1.9 ヵ月で死亡した患者 12 名で，このうち 6 名は剖検で後から肺静脈閉塞性疾患あるいは肺毛細血管腫症と判明した．グループ 2 はエポプロステノールで臨床的に改善した患者 61 名で，このグループには特発性 PAH，遺伝性 PAH，薬剤や膠原病や HIV 感染と関連した PAH の患者が含まれていた．治療前の HRCT 所見のうち，すりガラス影（$p=0.004$），小葉中心性のすりガラス影（$p=0.003$），小葉間隔壁の肥厚（$p=0.04$），心嚢水（$p=0.04$），胸水（$p=0.01$），縦隔リンパ節腫大（$p=0.009$）はすべて有意にグループ 1 に認められ，エポプロステノール治療で臨床的に増悪する危険性と強い相関が認められた（表 22-6，図 22-12）[92]．

表 22-6　エポプロステノール治療が無効もしくは有効であった肺動脈性肺高血圧症患者における HRCT 所見の頻度

HRCT の発見	治療無効群（グループ 1）	治療有効群（グループ 2）	p 値
すりガラス影	83%	38%	0.004
小葉中心性すりガラス影	67%	21%	0.003
小葉間隔壁の肥厚	58%	26%	0.04
胸　水	83%	43%	0.01
心嚢液	75%	43%	0.04
縦隔リンパ節腫大	67%	16%	0.009
心肥大	92%	95%	NS
拡張した肺動脈	100%	98%	NS

NS（有意でない）．
From Resten A, Maitre S, Humbert M, et al. Pulmonary arterial hypertension: thin-section CT predictors of epoprostenol therapy failure. *Radiology* 2002;222:782–788.

肺疾患および / または低酸素血症に伴う肺高血圧症

肺疾患による肺高血圧症患者では HRCT で肺の異常を指摘することは容易である（図 22-13）．肺高血圧症となる一般的な肺疾患には，肺気腫，特発性肺線維症やその他の線維性肺疾患と関連した肺線維症，慢性閉塞性肺疾患（COPD）が含まれる[68,93]．肺高血圧症であることがわかっている患者の肺の HRCT で，肺の異常が認識できない場合には肺疾患以外の肺高血圧症の原因を疑うべきである．肺疾患の結果としての肺動脈圧の上昇は，通常中等度である[68]．

HRCT はすでに診断されている肺高血圧症患者において肺病変の評価に有用だが，肺線維症や間質性肺疾

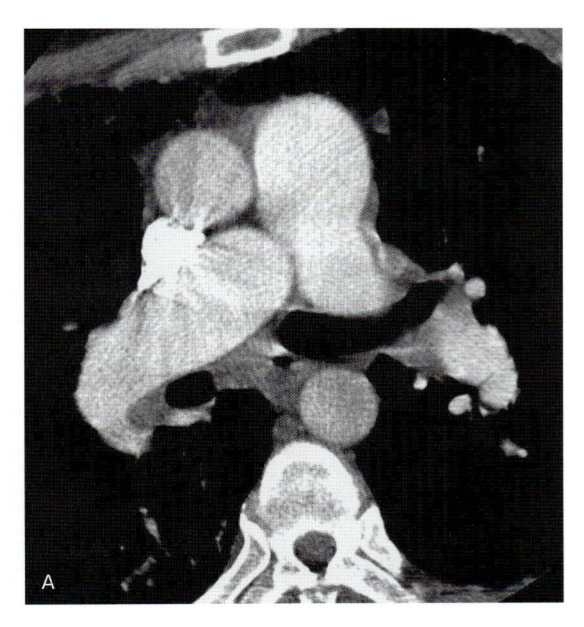

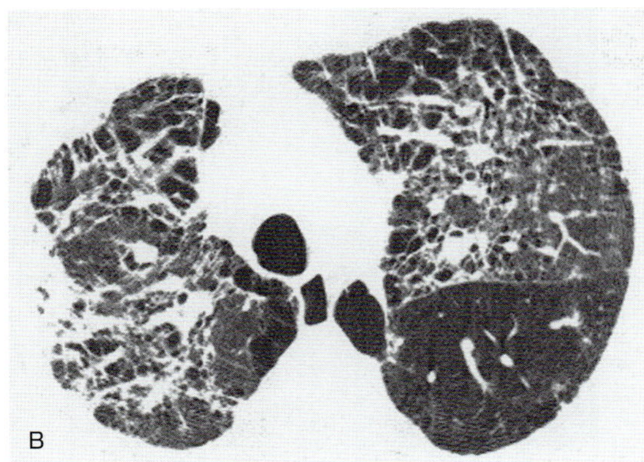

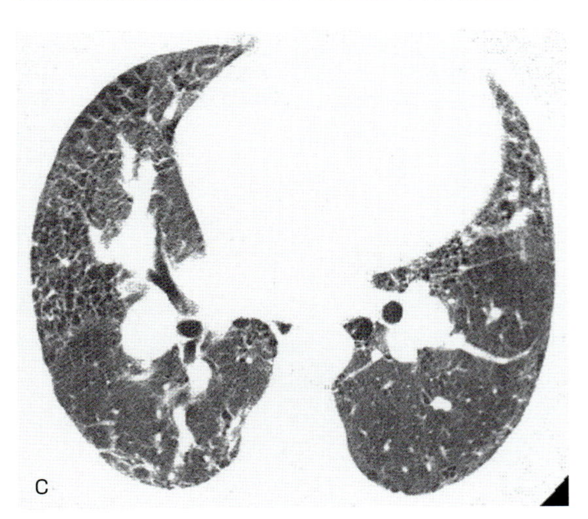

図 22-13　A–C：末期のサルコイドーシスに合併した肺高血圧症．A：造影 CT では大動脈径よりも主肺動脈径が拡張してみえる．右肺動脈も同様である．B：肺野条件では肺の線維化を伴う広範囲な肺疾患がみられる．C：より低いレベルでは肺門部の肺動脈拡張が肺疾患の所見と合併している．

患(ILD)患者における肺高血圧症の予測における有用性は限定的である[94–97]．進行した特発性肺線維症患者 65 名に対して右心カテーテルと HRCT を用いた研究では，線維化の程度，すなわちすりガラス影，蜂巣肺，主肺動脈径を評価することができたが，肺動脈径と大動脈径の比は肺高血圧症患者と肺高血圧症でない患者の間に違いがなかった[95]．さらに平均肺動脈圧は HRCT で測定された項目のいずれとも有意な相関は認められなかった[95]．Alhamad らによる研究[96]では，間質性肺疾患患者 100 例と非間質性肺疾患患者 34 例で，主肺動脈径，上行大動脈径に対する肺動脈径の比率，右肺動脈の径，左肺動脈の径を，CT で測定した．間質性肺疾患患者で 25 mm 以上の肺動脈径は 86.4%（37 例中 34 例）の感度とわずか 41.2%（63 例中 26 例）の特異度でしか肺高血圧症を予想することはできなかった．

別の研究でも肺線維症患者での肺動脈径を肺動脈圧と比較した．著者らは肺線維症患者では肺高血圧症なしに肺動脈の拡張が起こり，肺動脈の拡張が肺高血圧症の徴候としては信頼できないことを示した[97]．本研究において肺線維症のない患者では主肺動脈径が平均肺動脈圧($r=0.67$, $p<0.0001$)と肺血管抵抗係数($r=0.78$, $p<0.0001$)の両方に強い相関があり，肺線維症患者では有意な相関は認めなかった(平均肺動脈圧で $r=0.23$, $p=0.22$, 肺血管抵抗係数で $r=0.23$, $p=0.28$)．一方で，肺線維症患者においては，肺動脈径と上行大動脈径の比率を測定することで，平均肺動脈圧で $r=0.54$($p<0.005$)，肺血管抵抗係数で $r=0.48$($p=0.04$)と有意に相関を強めることができた[8]．

肺高血圧症では睡眠時無呼吸やその他の睡眠関連低酸素血症候群，肺胞低換気のその他の原因，高度の高い地域への慢性曝露に合併するような慢性低酸素血症とも関連する可能性がある[67]．これらの疾患の場合，心肥大や主肺動脈とその分枝の拡張以外に CT にて異常所見が認められることはほとんどない．

慢性血栓塞栓性肺高血圧症

慢性肺血栓塞栓症

慢性血栓塞栓性肺高血圧症(CTEPH)の診断[98]は，症状や肺機能検査結果が通常は非特異的なため難しいことが多い[99, 100]．また，慢性肺血栓塞栓症(CPTE)は肺高血圧症の比較的珍しい原因である[27]．造影の多列検出器 HRCT は CPTE を疑われている患者の評価に最も適しており，血栓塞栓性の血管閉塞の診断と肺の異常の描写を可能にする．右心室と右心房の拡張所見は一般的であり，肺動脈閉塞や肺動脈枝の中の不規則な形をした陰影欠損や結節性の肺動脈壁の肥厚や動脈腔内の狭小化，向中心性に壁肥厚した再疎通した動脈，動脈内の網状構造物，気管支動脈の拡張の所見もある[101]．

原因不明の呼吸困難やその他の非特異的な症状のため患者によっては専門的に HRCT（造影剤なし）を，最初の検査で撮ることもある（図 22-2，図 22-3）[102]．CPTE 患者における HRCT 所見は大小動脈の様々な閉塞を反映しており，(a) 主肺動脈は対称的もしくは非対称的に拡張し，しばしば上行大動脈径を超えることもある，(b) 肺動脈の区域枝の径の縮小は伴走する気管支よりも小さくみえる，(c) 区域肺動脈枝の突然の途絶，(d) 多彩な肺動脈径，(e) モザイク灌流がある（図 22-2，図 22-3，表 22-7）[101]．主肺動脈壁の石灰化や血栓もみえることがある（図 22-14）．

CPTE 患者ではモザイク灌流を代表する不均一な肺濃度が一般にみられ，また，低吸収域での血管径の低下が一般に認められる（図 22-2，図 22-3）．気道の異常やエアトラッピングがなくてもこれら所見が両方認められることは，CPTE を強く示唆する．CPTE 患者 75 名の肺実質の異常についての研究では，58 名（77.3％）がモザイク灌流を伴っており，相対的な高吸収域において肺動脈は正常もしくは拡張していた[26]．CPTE による肺高血圧症患者，その他の原因による肺高血圧症，その他様々な肺疾患患者を対象とした研究では，HRCT で CPTE 患者すべてにモザイク灌流が認められていた[27]．CPTE 患者ではその他の肺疾患患者に比べて，血管の区域枝の大きさが肺の区域によってかなり多様であり，このことは CPTE の診断を下すために最も有用な所見だった[27]．結論としてこれらの所見に基づいて CPTE を診断するのに HRCT の感度は 94〜100％，特異度は 96〜98％であった[27]．

末梢の楔形の胸膜に接した陰影は肺塞栓患者では梗塞の存在を示唆する[26]が，慢性疾患患者では非特異的で一般的ではない[27]．対照的に以前の肺梗塞の痕跡は，CPTE 患者の CT で，肺実質の帯状影もしくは不規則な線状影として一般的にみえる[23,27]．これらは，ある研究では CPTE 患者の大多数で認められたが，その他の原因による肺高血圧症患者でも 22〜26％にみられる[27]．

表 22-7　慢性肺血栓塞栓症の HRCT 所見

主肺動脈の対称性もしくは非対称性の拡張
区域動脈の突然の途絶
動脈の大きさのばらつき[a,b]
モザイク灌流[a,b]
造影 CT での血管内の陰影欠損[a,b]
末梢の楔形陰影

a　最も頻度が高い所見．
b　鑑別診断で最も有用な所見．

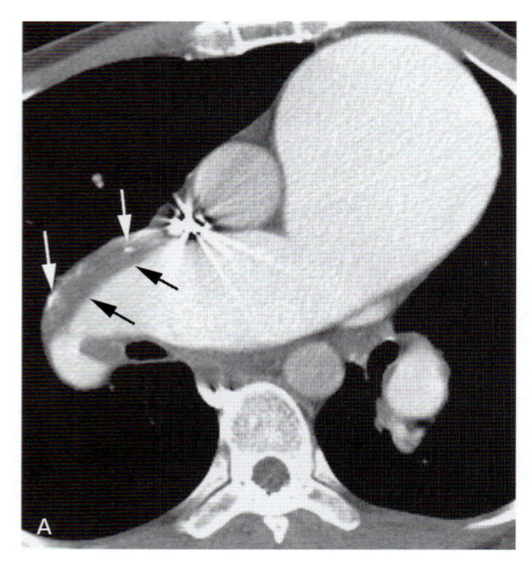

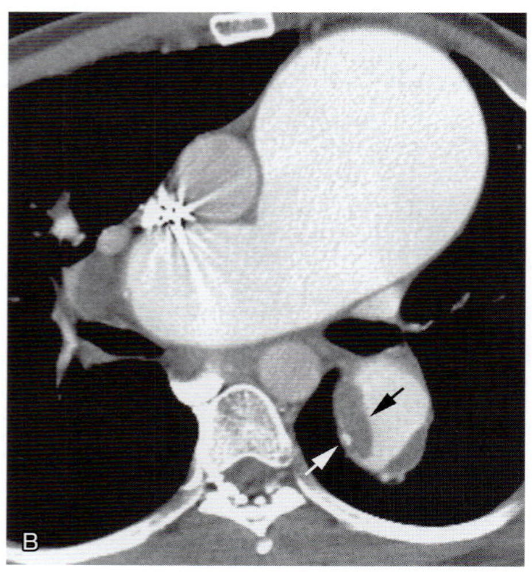

図 22-14　慢性肺塞栓症． A，B：造影 HRCT 上では，主肺動脈の著しい拡張が存在し，その径は大動脈径を超えている．血栓（黒矢印）が肺動脈壁に対して層を形成している．血管壁あるいは血栓の石灰化（白矢印）もみえる．

核医学検査も CPTE の診断する際に高い感度と特異度があり[27]，CPTE の 94％で陽性だったという報告もあるが，この報告における特異度は 75％にすぎず，HRCT より劣っていた．

鎌状赤血球貧血

鎌状赤血球貧血に伴う肺の異常には，肺炎，急性胸部症候群，肺性心を伴う肺高血圧症，肺線維症などがある[103]．肺高血圧症は10〜30％に発症し，約3％において死因となる[67,104]．遠位動脈で発生する血栓や時々叢状病変の発症を伴うことがある[67]．

急性胸部症候群には発熱，咳嗽，胸痛，低酸素血症，全身性疲労感，胸部X線写真での肺の陰影といった特徴がある．肺炎もこの症候群の原因としてあげられており，肺微小循環の閉塞や梗塞を伴う赤血球の鎌状化とは関連がありそうである．胸部X線写真や換気血流シンチグラフィーでは肺梗塞と肺炎の区別は簡単ではない．

急性胸部症候群の患者のHRCT所見[105]には肺水腫あるいは肺梗塞，すりガラス影，血管濃度低下と関連する斑状のコンソリデーションが含まれる(図22-15)．Bhallaらは急性胸部症候群患者を対象にした研究で[105]，小型血管の異常を見分け，症状の原因として肺炎と血管の閉塞を区別することにHRCTがどれくらい役立つか分析した．中等度から重症の胸部症候群患者10名のうち9名で，HRCTは微小血管閉塞と低灌流(すなわち小型血管がほとんどもしくはまったく描出されない)所見を示していると考えられた．これらの低灌流の領域はすりガラス影を伴っており，出血性浮腫と関係していたと考えられた．すべての患者において，低酸素血症の程度と胸部X線写真におけるコンソリデーションの広がりとは関連しなかった．

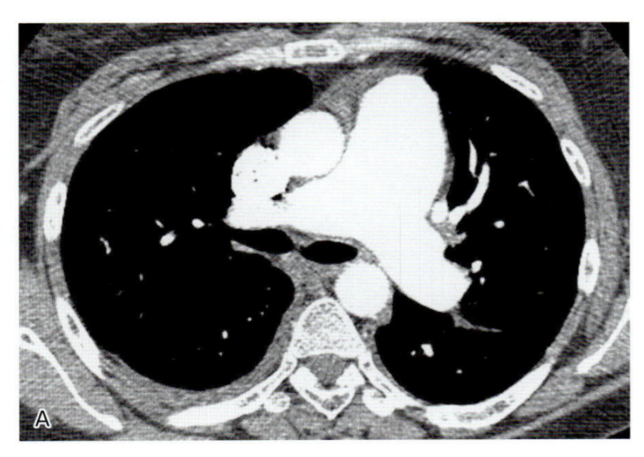

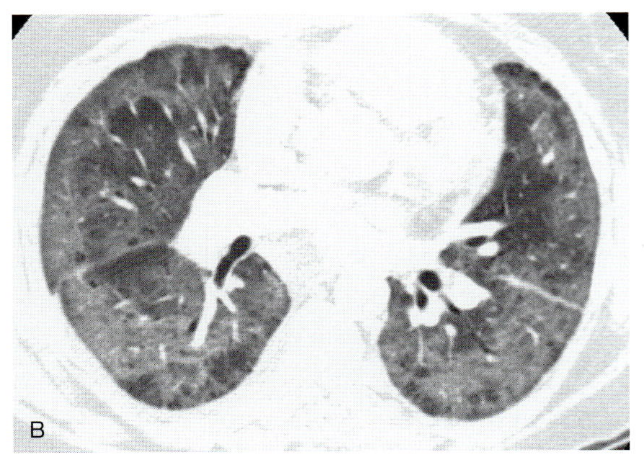

図 22-15　肺高血圧症と急性胸部症候群を伴う鎌状赤血球貧血症．A：造影HRCTでは主肺動脈が拡張しており，大動脈より大きくみえている．B：傍肺門部と末梢肺のすりガラス影は，肺水腫を示している．末梢肺血管は相対的に小さくみえる．

鎌状赤血球貧血患者において肺炎や急性胸部症候群を繰り返す経過は鎌状赤血球肺疾患とよばれており[106]，鎌状赤血球貧血患者における有病率は4％である．死後の病理解剖では肺の線維化と肺の細動脈の閉塞が認められた[106]．線維化はおそらく小領域の梗塞と関連すると考えられた[11,107]．肺血管床がある程度閉塞すると肺高血圧や肺性心が発症すると考えられる(図22-15)[11,107]．

急性胸部症候群に一度以上罹患したことのある29名の患者のHRCT所見がAquinoら[108]によって報告され，肺線維症や梗塞が最も合致した所見だった．29名のうち12名(41％)では有意に小葉間隔壁や肺実質索状影や牽引性気管支拡張や構造的な歪みを含めた複数の局所的間質性肺疾患を伴っていた．血管閉塞の結果と考えられる血管径の縮小を伴うモザイク灌流は2名の患者で認められ，いずれも肺高血圧症を伴っていた．異常の程度と急性胸部症候群に罹患した回数との間には相関性が認められた($p=0.02$)[108]．

Sylvesterらによる慢性鎌状赤血球貧血患者33名を対象にした研究[109]では，肺葉の容積減少(67％)，中枢血管の怒張(70％)，末梢血管の怒張(52％)，網状影(82％)，不規則な線状影(42％)，すりガラス状影(58％)を高頻度に認めた．肺葉の容積減少，不規則な網状影，中枢血管の怒張はそれぞれ肺機能検査における拘束性換気障害と相関していた[109]．これらの所見は慢性疾患に伴う線維化と関連すると考えられている．もう1つの研究では[110]，鎌状赤血球貧血患者ではHRCTで軽度の肺底部の局所的線維化がみられ，その多くは肺高血圧症を合併していた．HRCTでの肺線維化の程度は収縮期肺動脈圧が上昇するにつれて重症化する傾向にあり，また，肺機能検査の結果とも相関があった[110]．

非血栓塞栓性肺塞栓症

肺血栓塞栓症に加えて，様々な物質の塞栓で同様の症状や画像所見を呈することがある[11,14,101]．これらの塞栓には肺腫瘍塞栓や脂肪塞栓，異物塞栓，寄生虫の塞栓が含まれる．

肺動脈腫瘍塞栓　肺動脈腫瘍塞栓症の診断を確定することは臨床的に難しい[14, 101, 111]．症状には肺高血圧症のため進行する呼吸困難，肺性心，肺血栓塞栓症に類似するより急性の症状が含まれる．患者に腫瘍の既往があることがわかっていることも多いが，腫瘍塞栓はしばしば病気の初発症状となることがある．造影剤を使ったHRCTで血管内の大きな腫瘍塞栓が造影されることがある．末梢動脈は閉塞したり，血管内の腫瘍沈着が大きくなることで局所的に拡張したりする(図 22-16)[11]．動脈は数珠状にみえたり，tree-in-budの所見と類似することもある[16, 17]．これは腫瘍や血栓性の微小循環異常によって小型の小葉中心性動脈が詰まることによって起こると考えられ，そこでは小型肺動脈内膜の線維性肥厚が微小腫瘍塞栓によって起こり始める[101]．

肺血管内転移の 4 名が Shepard らによって報告された[15]．全患者 4 名とも浸潤性の腫瘍(心房粘液腫，腎細胞癌，骨肉腫，軟骨肉腫)の患者であった．3 例は組織病理学的に肺動脈腫瘍塞栓を認め，CT ではすべての患者が複数の肺葉で末梢肺動脈の主には亜区域で血管拡張や数珠状所見を示していた．2 例では異常肺動脈の遠位側に末梢性の小楔形陰影を認めることから肺梗塞となっていることが示唆された．多発する胸膜下の陰影のうち，あるものは楔形にみえるというCT 所見について，子宮頸癌で組織学的に血管内塞栓と遠位側での肺梗塞の所見が確認された女性 1 名の症

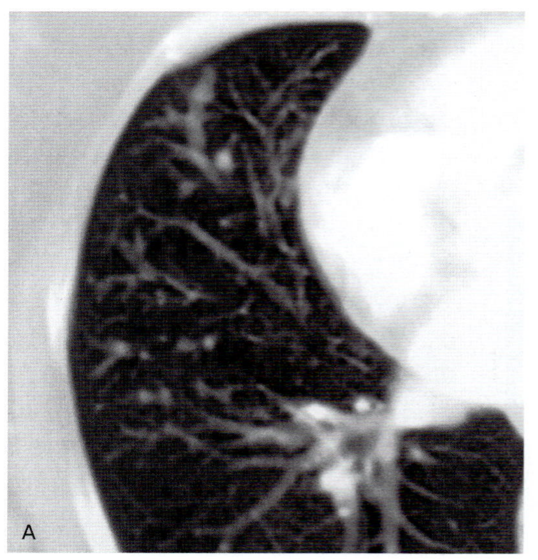

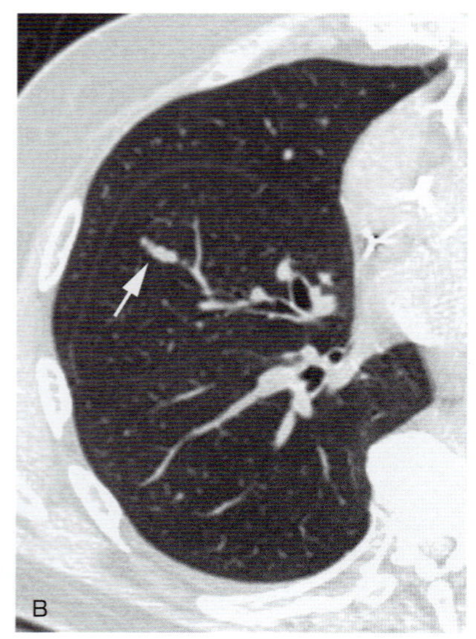

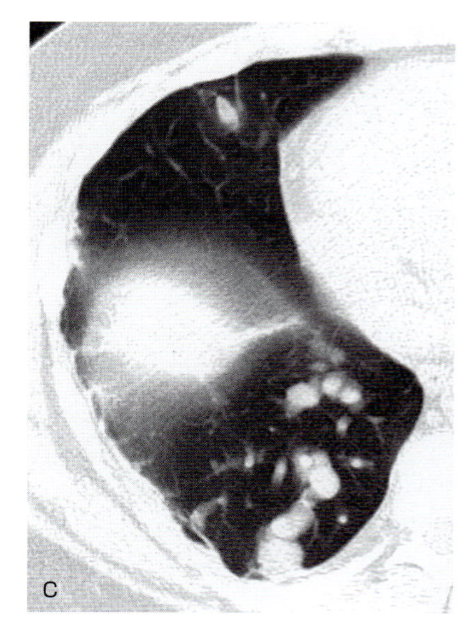

図 22-16　**血管内腫瘍塞栓**．A：肺舌区レベルの CT の拡大像では，末梢肺動脈の数珠状所見を示している．この所見は乳癌からの血管内腫瘍塞栓による．(Courtesy of Drs. Lynn Broderick and Robert Tarver, Indiana University Medical Center, Indianapolis.) B：大腿肉腫の若年患者における血管内腫瘍塞栓．数珠状血管が HRCT ではっきりみられる(矢印)．C：転移性骨原性肉腫患者における血管内腫瘍塞栓．

例報告をKimらが行っている[112]．

脂肪塞栓　脂肪塞栓は骨外傷の90％以上で起こり，その他の状況ではほとんど起きない．ほとんどの症例では無症状である[14,101]．"脂肪塞栓症候群(FES)"という言葉は肺や脳や皮膚の異常で特徴づけられる臨床病態を表現するために使われ，大きな骨折患者の1〜4％の患者にしか起こらない．肺は最も影響を受ける臓器で，呼吸困難，低酸素血症，時には喀血を伴う急性呼吸窮迫症候群に至るような急性呼吸不全を発症する．これは外傷の12時間〜3日間後に発症するのが特徴で，1〜2週間以内に寛解する[14]．脂肪塞栓症候群の臨床診断はGurdとWilsonによって定義された少なくとも1つの大基準と4つの小基準が存在した場合につけられる[113]．大基準には呼吸困難，様々な症状を呈する脳の障害，点状出血が含まれる．小基準には頻脈，発熱，網膜変化，尿中の脂肪，黄疸，ヘマトクリット値や血小板数の突然の低下，赤沈の亢進，喀痰中の脂肪小滴が含まれる．

脂肪塞栓症候群では肺傷害を起こすいくつかの要因がある．脂肪滴は骨折部位で全身循環に入る際に，肺の微小血管を直接物理的に閉塞する．肺に輸送された中性脂肪は水和されて遊離脂肪酸となり，局所的に毛細血管床の透過性を亢進させ，肺胞細胞を傷害する．そして脂肪滴によって刺激された血小板と白血球の細胞塊は血管活性物質を放出させ，浮腫や出血や血管破壊を引き起こすことがある[14,101,114,115]．

CTやHRCT所見は様々な研究で記載されてきた[114–119]．所見には，(a) 斑状もしくは地図状のすりガラス影，(b) すりガラス影の中にみえる平滑な小葉間隔壁の肥厚(すなわちクレイジー・ペイビング)，(c) 斑状のコンソリデーション，(d) 小葉中心性もしくは胸膜下の結節影，といった所見が含まれる．異常は下葉と同程度もしくはそれ以上の頻度で上葉にも現れ，重力効果を受ける肺野領域も受けない肺野領域にも両方に現れる[114,115,119]．胸水は一般的に認められる[115,119]．造影CTはあまり価値がないことがわかっている[105]．ある研究ではCTの異常所見の程度がPaO_2と負に相関していた($r = 0.8$, $p < 0.05$)[119]．

2つの別の研究で11名の患者すべてにすりガラス影もしくはコンソリデーションが認められ，すりガラス影のほうがコンソリデーションよりも頻度が多かった[115,119]．軽症の脂肪塞栓症候群患者9名の研究では7名がすりガラス影を呈し，コンソリデーションを呈する患者は1人もいなかった[114]．別の研究[114]では，3名の患者でのすりガラス影は末梢の胸膜直下で重力効果とは関係のない分布をしており，4名の患者ではすりガラス影のある肺野領域とない肺野領域との間に明瞭な輪郭を伴った斑状の地図状陰影を呈していた．すりガラス影を伴う7名の患者のうち5名では関連する小葉間隔壁の肥厚が観察された[114]．

辺縁不整あるいは辺縁明瞭な小葉中心性で胸膜直下の径2〜3 mmから1 cmの結節はいくつかの研究で共通した所見とされてきた[115,117–119]．これらの陰影は血管周囲の浮腫，出血，あるいは虚血や細胞毒性のある塞栓からくる炎症反応を反映していると考えられる[115,117,118]．この所見は原因となり得る外傷歴のある患者では脂肪塞栓症候群を示唆する所見となるといわれている[115]．ある研究では5名中4名で，辺縁がはっきりしない小葉中心性もしくは胸膜直下の結節影がみられた[115]．3名では結節影は末梢にあり，2名の患者では上葉優位であった．これらの結節影は末梢の動脈の分枝と関連があると考えられる[119]．結節性の陰影は軽症の脂肪塞栓症候群患者9名のうち2名でしかみられなかった[114]．

異物塞栓　薬物濫用者ではタルク，セルロース，クロスポビドン，澱粉，水銀といった異物の注射が行われる[101,120]．これは小型血管の閉塞，血栓形成，肺高血圧症，肺塞栓，あるいは小葉中心性結節や分岐する陰影としてみえる血管周囲の線維化や肉芽腫の発症をもたらす[11,14,120]．

タルクの静脈注射によって二次的に発症するタルク肺はほとんどがタルク(珪酸マグネシウム)などの経口内服薬をつぶして注射する薬物中毒者にみられる[121,122]．注射されたタルク粒子は少量の線維組織に囲まれた多核巨細胞で構成される小型血管の肉芽腫をもたらす[123,124]．静脈注射によるタルク肺患者のHRCT所見には，(a) 1 mm径程度の小さな結節のびまん性もしくは小葉中心性の分布，(b) 血管周囲の肉芽腫または線維化による分岐する小葉中心性の陰影(図22–17，図22–18)，(c) びまん性すりガラス影，(d) 肺門部の融合する，進行性塊状線維症(図13–37，図13–38)，(e) 肺底部に有意な汎小葉性肺気腫[57,59,101,123,125]などがある．融合した腫瘤はタルクを含むため高吸収にみえることがある．肺気腫は通常はメチルフェニデート(塩酸メチルフェニデート(リタリン))をつぶして注射する患者にみられる[123,125]．セルロースやクロスポビドン(錠剤に含まれる不溶性のセルロース誘導体)や澱粉の注射はタルク肺にみられるような小葉中

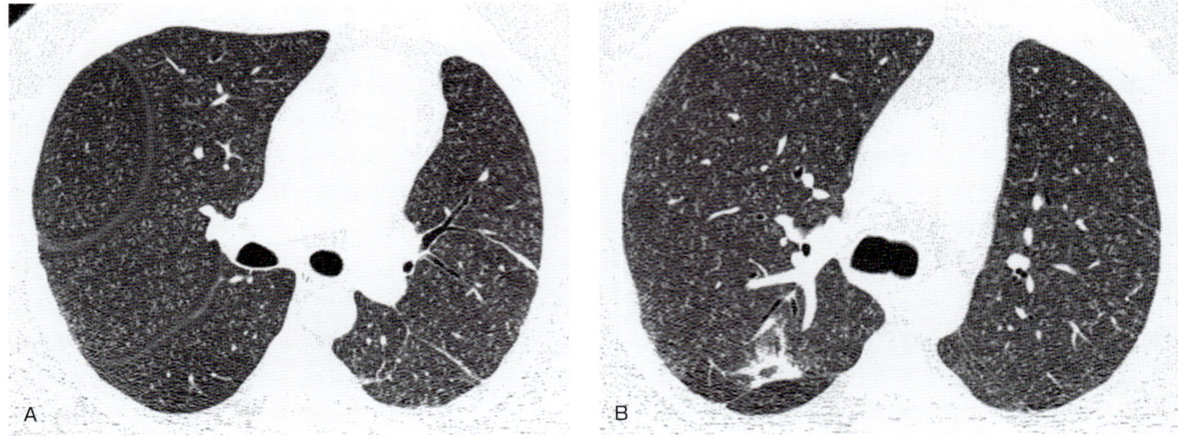

図 22-17　**長年粉末状のステロイドを注射したボディビルダーにおける血管周囲線維症と肉芽腫症．** 肺生検ではセルロースとクロスポビドン（錠剤の結合剤として一般的に用いられる）の２つの結晶物質を含む血管周囲の間質性および血管性肉芽腫が認められた．A：HRCT では分岐状の小葉中心性の陰影を認める．B：より高いレベルでは右肺背側の局所的な線維症領域が認められ，これはタルク肺患者に認められる所見と類似している．

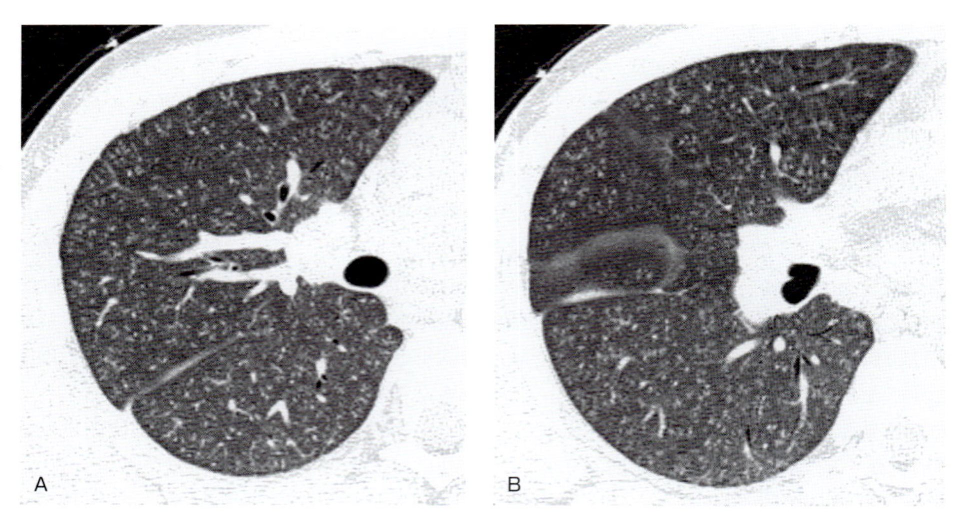

図 22-18　**静脈内に破砕した錠剤を注射した若年男性の血管周囲線維症と肉芽腫症．** 肺生検では，タルク，セルロース，クロスポビドンを含む血管周囲肉芽腫を示していた．A，B：２つのレベルでのHRCTは，境界明瞭な小葉中心性の小結節影と分岐状の小葉中心性の陰影を示している．

心性結節や分岐する陰影をもたらす．

肺動脈分枝へのセメント塞栓は経皮的椎体形成術患者に起きることがある．この合併症は症例の 4.6％と比較的多くの症例に起きると報告されてきており，傍椎骨静脈へのセメントの漏れが観察されたときに最もよく起きる[101, 126-128]．セメント塞栓は呼吸困難を伴い，治療には抗凝固剤が用いられる．

その他の放射線不透過性の物質や，腫瘍の治療に用いられる放射性核種のような物質やカテーテルの断片やリンパ管造影に用いられるヨード化油の塞栓は通常，高吸収なので鑑別できる[14, 101]．

寄生虫塞栓　エキノコッカスでは，肝臓の嚢腫が破れて肝静脈や下大静脈に流れ込んだり，縦隔の嚢腫が破れて心臓や肺動脈に流れ込んだりすることはまれであるが，それによって起きる包虫嚢腫の肺塞栓は血管を閉塞し，急性もしくは慢性の肺高血圧症をもたらす[14, 101]．区域肺動脈分枝は局所的に拡張することがある．

肝臓や脾臓にマンソン住血吸虫が寄生し，門脈圧亢進症，食道静脈瘤を合併した患者では肺高血圧症は 70％と高率に認められ，20％では肺高血圧症は中等症もしくは重症であった[129]．

肝肺症候群

肝硬変患者では様々な胸部 CT 所見がみられる[130]．肝肺症候群の３つの特徴は，肝機能低下，肺内血管の拡張，動脈血酸素化異常(低酸素血症)である[131-133]．臨床的には典型的な肝肺症候群は肝硬変患者での進行する呼吸困難と低酸素血症である．横臥時に呼吸困難の改善がみられたり，仰臥位から起坐位に体位変換すると酸素化が低下する症状を伴うこともある[131, 132]．肺動脈圧は正常もしくは減少している．

血管拡張の病態は知られていないが，門脈圧亢進症と関連のある一酸化窒素が末梢肺血管の自己調節に影響を及ぼし，血管拡張をもたらしているかもしれないと提唱した研究者もいる[133]．肝肺症候群の低酸素血症は拡張した血管を通して右左シャントが起きていることによるという説もあるが，通常は正しくない．現在のところ，肝肺症候群患者の低酸素血症は多数の複合的要因があり，主には血管拡張のため酸素の拡散が制限されること(拡散灌流障害)によって起きると考えられている[131]．拡散灌流障害の患者では 100％酸素の使用によってみかけのシャントの大きさが縮まって酸素化が有意に改善するが，動静脈瘻の患者ではこれは起きない．

主に動脈画像所見に基づいて，Krowka ら[132, 133]は肝肺症候群の病変を２つの型に分類した．１型(微小)パターンは最も一般的なもので(85％)，末梢血管がクモ状にみえ，通常は 100％酸素投与で酸素化が改善する．２型病変(15％)は小型ではっきりと見分けのつく動静脈瘻で，100％酸素でも酸素化はあまり改善しない．

肝肺症候群の画像的特徴についてはいくつか報告がある[11, 13, 134]．肝肺症候群患者の画像所見には胸部Ｘ線写真における両側肺底部の結節状もしくは網状の陰影や肺動脈造影における末梢細動脈の拡張が含まれる[134]．中心肺動脈の軽度拡張もみられることがある[134]．

表 22-8　肝肺症候群の HRCT 所見

末梢肺血管の拡張[a, b]
動静脈瘻[b]
下葉優位[a, b]

a　最も頻度が高い所見．
b　鑑別診断で最も有用な所見．

肝肺症候群における CT や HRCT の所見には，末梢肺での血管拡張があり，終末動脈の分枝が異常に多く観察される(表 22-8，図 22-19，図 22-20)．異常はほとんど常に両側下葉有意である．HRCT では末梢の血管枝の径は数 mm で胸膜表面に達していることもあり[134]，正常ではみられない所見である．症例によっては末梢血管枝が十分大きいため，造影剤を注入後に

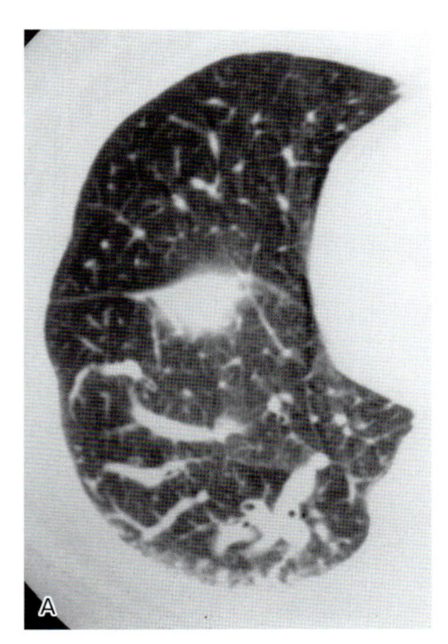

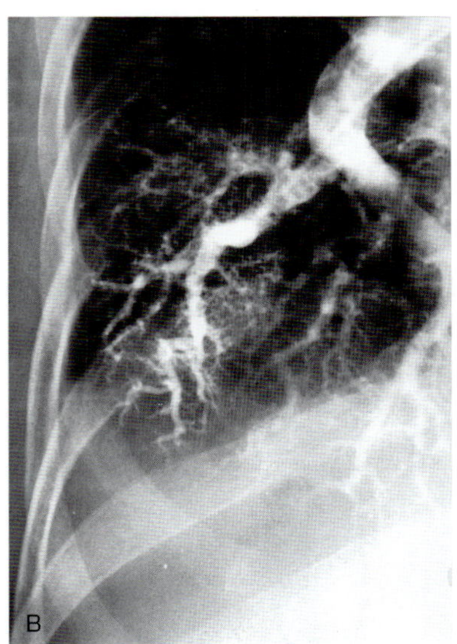

図 22-19　肝肺症候群(68 歳女性)．A：HRCT は，右肺底部肺動脈の拡張を示す．区域動脈の伴走する気管支に対する大きさの比は増大している．B：肺血管造影では拡張して蛇行した末梢肺動脈を示している．(Reproduced from Lee KN, Lee HJ, Shin WW, et al. Hypoxemia and liver cirrhosis [hepatopulmonary syndrome] in eight patients: comparison of the central and peripheral pulmonary vasculature. *Radiology* 1999；211：549, with permission.)

陰影を呈することもある．HRCTは胸部X線写真の異常の原因としての肺の線維化や肺気腫を除外するのに有用である．また，肝硬変や脾腫や静脈瘤や腹水の所見など肝障害に関連する疾患を認識することも肝肺症候群のCT診断には重要である[134]．

HRCTでは，肝臓病で低酸素血症の患者において拡張した末梢肺血管あるいは肺の動脈径/気管径の比の増大を示すことによって肝肺症候群を診断することができる[130, 135]．肝肺症候群患者10名と酸素化が正常な肝硬変患者12名と健常者12名のCTとHRCTを用いた研究[135]では，主幹肺動脈径，右・左主肺動脈径の中間値はこれら3つの群では有意差がなかった．右下葉の肺底部区域肺動脈径の中間値と肺底部の区域肺動脈径/気管径の比は正常酸素血の肝硬変患者（$p=0.01$と$p=0.03$）や健常者（$p=0.002$と$p<0.001$）より肝肺症候群患者のほうが有意に高値であった．

血管拡張の程度は低酸素血症の程度と相関する傾向がある[134]．肝肺症候群患者8名のHRCT所見を健常者8名，酸素化が正常な肝硬変患者4名と比較した研究[13]では，HRCTで，肝肺症候群患者において右下葉で隣接する気管径に対する区域肺動脈径の比が有意に増大していた（$p=0.002$）．右下葉の末梢肺動脈径は肝肺症候群患者では7.3±1.6 mmなのに対して酸素化が正常な肝硬変患者では4±0.4 mmであった．隣接す

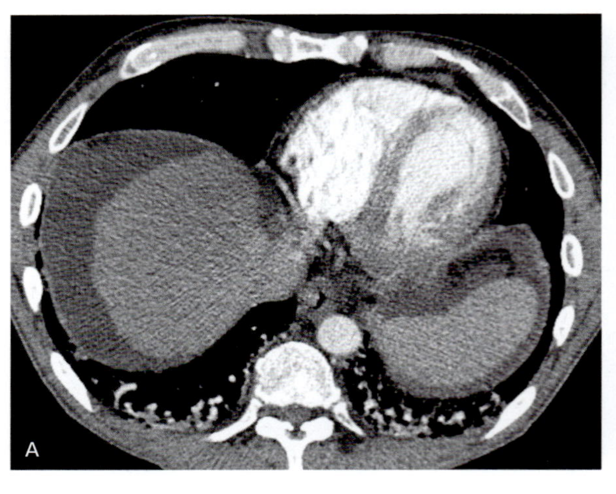

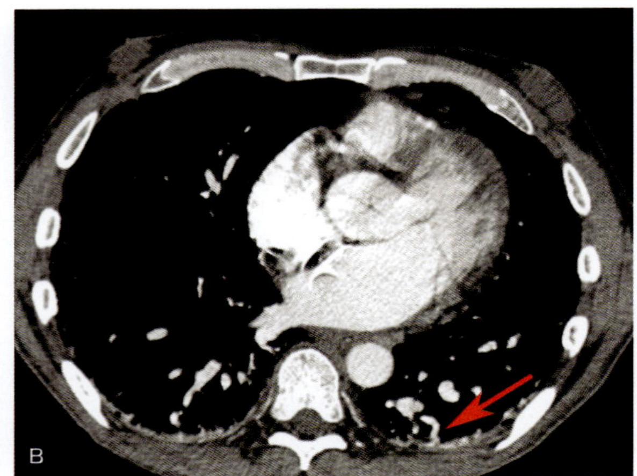

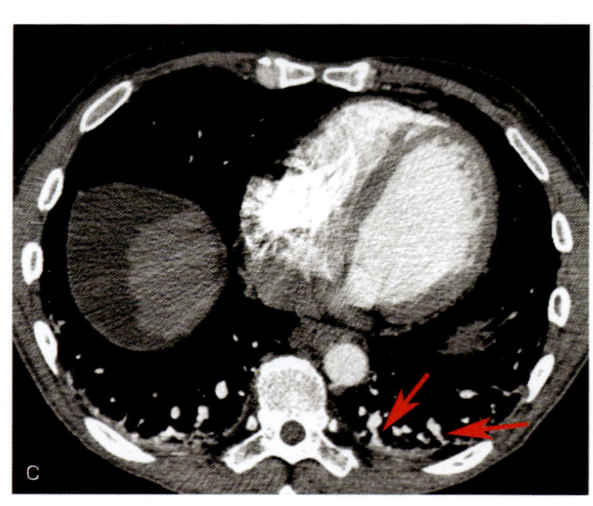

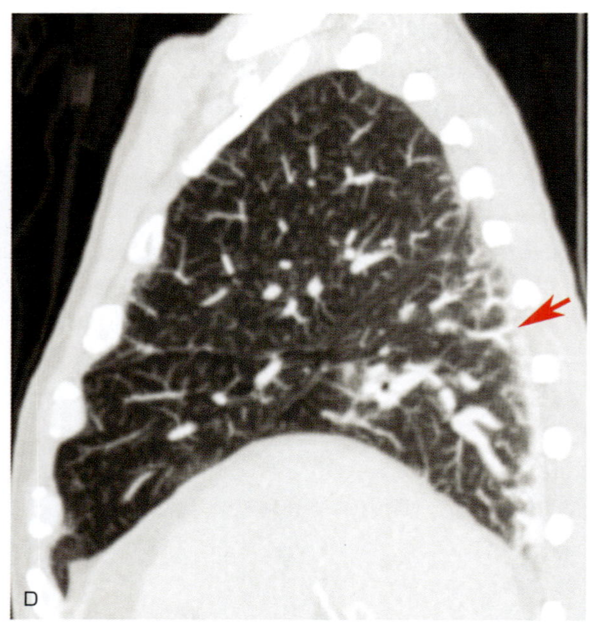

図 22-20　肝硬変と座位誘発性低酸素血症を合併した患者の肝肺症候群．A–C：造影ボリューメトリックHRCTでは末梢背側肺底部の拡張した肺動脈を示している．拡張した動脈の一部（矢印BとC）が胸膜面に到達している．D：矢状断再構成像では末梢肺での動脈の拡張を示している（矢印）．

る気管径に対する動脈径の比は肝肺症候群患者では2.0±0.2 mmなのに対して酸素化が正常な肝硬変患者では1.2±0.2 mmであった($p<0.05$)[13]．

肺　血　管　炎

“全身性血管炎”という言葉は様々な臨床病理学的疾患を示唆し，それぞれの疾患は細胞の炎症や血管壁の破壊によって病理学的に特徴づけられ，肺は他の臓器とともに影響を受けることがある[51, 136–138]．全身性血管炎症候群は多くの方法で分類されてきたが，提唱されたどの体系も理想的ではなく，普遍的に受け入れられていない[9, 50, 136, 137]．

米国リウマチ学会は血管炎の分類について1990年に基準を発表し，それらはノースカロライナのチャペルヒルで開かれた国際コンセンサス会議で確認された[137]．チャペルヒルの分類体系[137]は，全身性血管炎症候群を最も侵されやすい血管の大きさに基づいて3つのグループに分類している(表22–9)．この分類では，(a) 大血管炎，(b) 中血管炎，(c) 小血管炎に分けている．抗好中球細胞質抗体(ANCA)関連小血管炎，特に多発血管炎性肉芽腫症(GPA，ウェゲナー肉芽腫症)や好酸球性多発血管炎性肉芽腫症(EGPA，チャーグ-ストラウス肉芽腫症)や顕微鏡的多発血管炎(MPA)は，全身性血管炎症候群の中では，最も高頻度に肺の異常を合併する[51, 139]．

チャペルヒルの分類体系は肺血管炎を記述するために広く採用されてきたが，ベーチェット病とpauci-immune型血管炎を含めるように修正した報告もある[136, 140]．また，肺毛細血管炎とびまん性肺胞出血(DAH)をきたす原発性免疫複合体性血管炎や二次性血管炎を含めた報告もある[138, 141]．表22–9にこの包括的な分類を示す．

肺血管炎の鑑別のために画像所見をパターン別に分類することが提案されてきた．それは少なくとも部分的にはこれらの症候群の臨床症状が重複するためである[9, 50]．しかし，血管炎症候群のCT所見は非特異的で診断的有用性は限られている[2]．肺血管炎の診断は，通常，臨床所見，検査所見，画像所見，および病理所見[138]を組み合わせることが必要で，それでも十分でないこともある．

肺血管炎の一般的な徴候には，(a) 肺出血を伴う好中球増多性毛細血管炎，(b) 肺梗塞や肺虚血を伴う血管閉塞や血栓症，(c) 血管病変と関連した肺の炎症，(d) 血栓症，血管狭窄，動脈瘤形成を伴う大血管病変がある[2, 9, 50, 51, 136]．2つの診断方式に使われる有用なCT所見には，(a) 局在する結節影，斑状影，(b) 肺出血によるびまん性コンソリデーションやすりガラス影，(c) 大型の肺動脈狭窄や動脈瘤[9, 50]，(d) 慢性肺高血圧症[9]があげられる．これらの診断方式はチャペルヒルの分類では通常考慮されない血管炎の症状も含む．

表22–9　肺血管炎の分類

原発性特発性血管炎
- 大血管炎
  - 巨細胞性動脈炎
  - 高安動脈炎
  - ベーチェット病
- 中血管炎
  - 結節性多発動脈炎
  - 川崎病
- (抗好中球細胞質抗体関連)小血管炎
  - 多発血管炎性肉芽腫症(GPA，ウェゲナー肉芽腫症)
  - 好酸球性多発血管炎性肉芽腫症(EGPA，チャーグ-ストラウス症候群)
  - 顕微鏡的多発血管炎
  - 特発性pauci-immune型肺毛細血管炎

びまん性肺胞出血を伴う肺毛細血管炎
- 原発性免疫複合体性血管炎
  - グッドパスチャー症候群
  - ヘノッホ-シェーンライン紫斑病
  - IgA腎症
  - ベーチェット病
- 二次性血管炎
  - 膠原病
  - 全身性エリテマトーデス
  - 関節リウマチ
  - 混合性結合組織病
  - 多発性筋炎/皮膚筋炎
  - 全身性硬化症
  - 抗リン脂質抗体症候群
- 本態性クリオグロブリン血症
- 炎症性腸疾患
- 肺移植
- 低補体血症性蕁麻疹様血管炎
- 薬剤誘発性(例えば，プロピルチオウラシル，ジフェニルヒダントイン)
- 骨髄移植
- 腫瘍随伴性
- 感染症

Modified from Brown KK. Pulmonary vasculitis. *Proc Am Thorac Soc* 2006;3:48–57.

大　血　管　炎

大血管炎は，大動脈とそこからでる一番大きな血管分枝を侵す．虚血の徴候と症状があるときにこれらの血管炎は疑われる[140]．

巨細胞（側頭動脈）血管炎

側頭動脈炎は比較的よくみられる[140]．罹患する患者は一般的に50歳以上である．典型的には頭頸部の動脈や大動脈が侵され，一般的な症状は頭痛や側頭動脈部分の圧痛である．胸部大動脈瘤を発症することもある．大型や中型の肺動脈は滅多にこの疾患では侵さないが[9]，侵された場合，CTでは大型の肺動脈枝が侵されて動脈壁が肥厚し，狭窄し，血栓形成しているのがわかる[9]．一般的に，巨細胞性動脈炎と高安動脈炎の所見は類似している．

高安動脈炎

高安動脈炎は大型や中型の動脈を侵し，最も頻度が高いのは大動脈とその分枝である．女性が90％を占め，通常は40歳以下である．病初期では病理学的には血管の炎症や境界が不明瞭な壊死性または非壊死性の肉芽腫を呈する．進行した病変では，中膜と外膜の著しい内膜増殖と線維化や弾性組織の破壊を伴って起こる．これらの異常は，狭窄，閉塞，時に，血管拡張と動脈瘤形成をもたらす．通常，胸部大動脈が侵される．肺動脈は50〜80％の症例で侵され，しばしば肺動脈は大動脈に病変がなくても侵される[9]．肺高血圧症は高安動脈炎が長期間経過すると起こることがあるが，重症になることは滅多にない．

進行した症例ではCTにて主肺動脈もしくは区域もしくはより小型の肺動脈の狭窄や閉塞がしばしばみられるようになり，梗塞も起こり得る（図22-21）．肺動脈の狭窄後拡張は肺動脈瘤をもたらすことがある．肺動脈壁は活動性の炎症で異常に肥厚しているようにみえることがあり，造影剤でよく染まる[9, 11, 50, 140]．動脈の閉塞は末梢肺実質の濃度の斑状低下（すなわち，モザイク灌流）と関連があると思われる[50]．

ベーチェット病

ベーチェット病は免疫複合体の沈着によるまれな全身性血管炎ですべての大きさの動脈も静脈も侵す[140-142]．大型の肺動脈分枝を侵すことが多いので，大型血管炎症候群に分類されることもある．

ベーチェット病は，繰り返す口腔内アフタ性潰瘍，陰部潰瘍，ブドウ膜炎，結節性紅斑などの皮膚病変を合併する[10, 136, 140]．一般的には，関節（関節炎），心臓，腎臓，消化管，肺なども侵される．

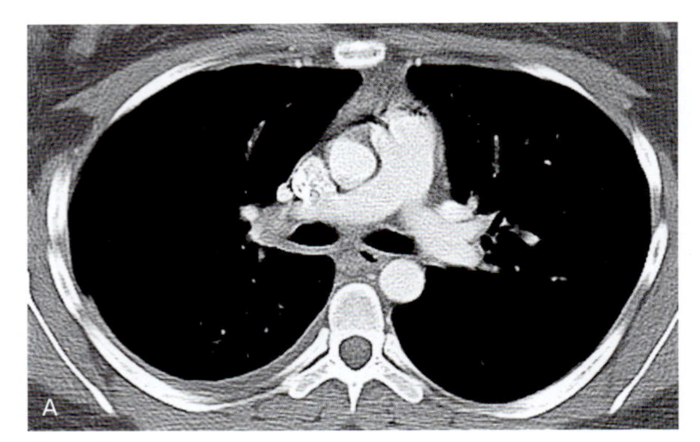

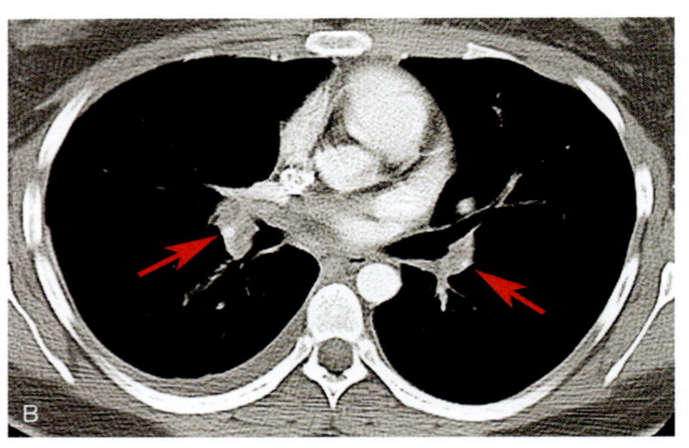

図22-21　肺動脈狭窄を伴う高安動脈炎（18歳女性）．A：造影CTでは主肺動脈は正常にみえる．B：葉間動脈の狭小化が存在し，造影された内腔径は2〜3 mmまで減少している（矢印）．

ベーチェット病は若年成人（20〜35歳）にみられるのが一般的で，特に中東（トルコが顕著である）や極東（日本）でよくみられる．家族性発症はHLA-5を含め遺伝的な要因があることを示唆する．ベーチェット病の血管炎は血管内の血栓形成，血管閉塞，動脈瘤，時には血管破裂をもたらす．症例の2〜7％で肺や胸腔内血管に病変を認める[143]．

肺動脈瘤はベーチェット病でしばしばみられ（図22-22，表22-10）[10, 50, 144-146]，血管栄養血管の中膜の炎症と血管壁弾性線維の破壊に関連し，頻度が高い[140]．肺動脈瘤は1個以上の片側もしくは両側の，円形で，気管分岐部もしくは傍気管分岐部の陰影で，大きさは径1〜7 cmまで報告がある[145]．CTではこれらは造影剤で染まり，部分的に血栓を含んだり，血栓形成のために染まらないこともある（図22-22A, C）．患者13名の46の動脈瘤を対象にした研究では，11個の動脈瘤（24％）は右あるいは左主肺動脈を侵し，25個（54％）は肺葉動脈，10個（22％）は区域動脈，15個（33％）は血栓を含んでいた[145]．動脈瘤の境界が不明瞭なのは周囲の出血の影響によると思われる（図22-22D, E）．喀血は動脈瘤からの漏出や破裂によって起きると思われ，大量の

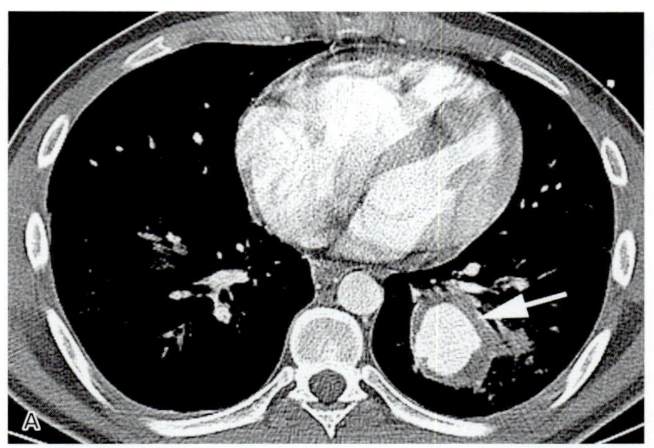

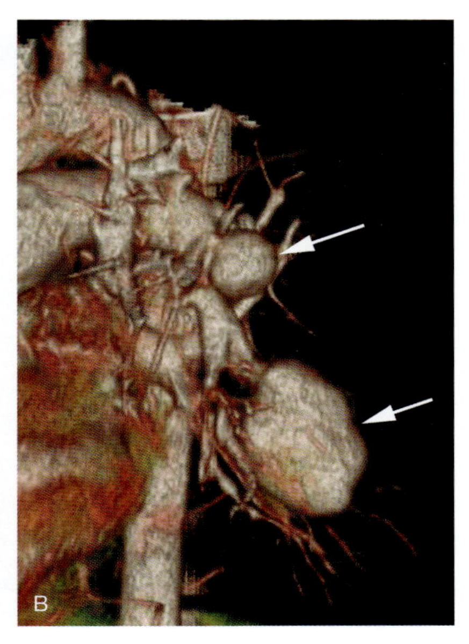

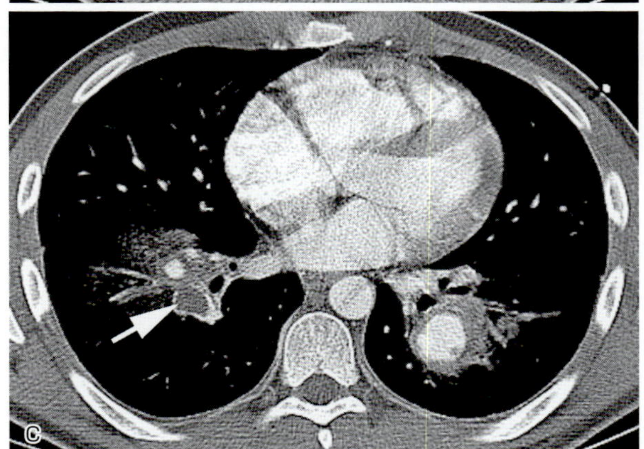

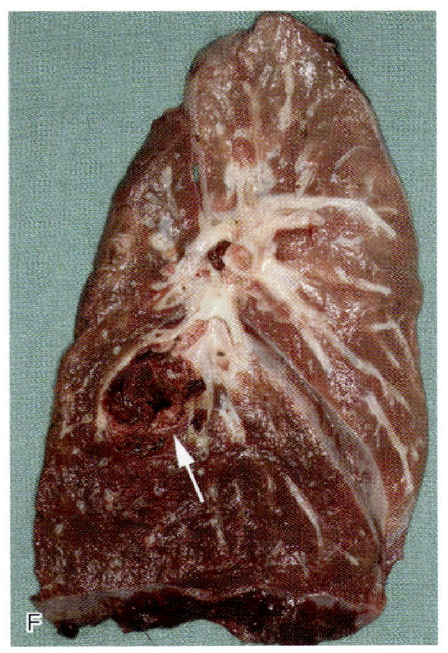

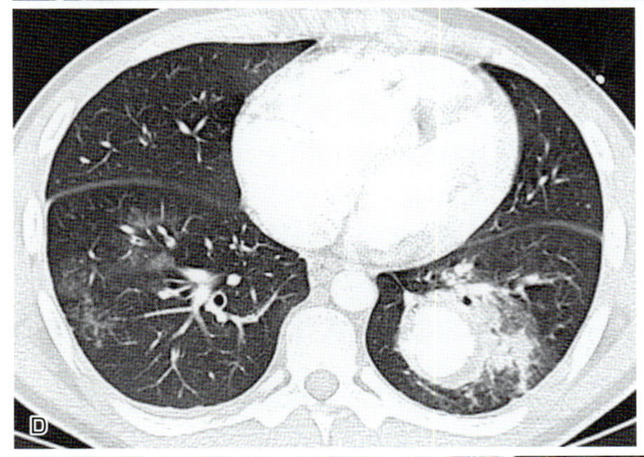

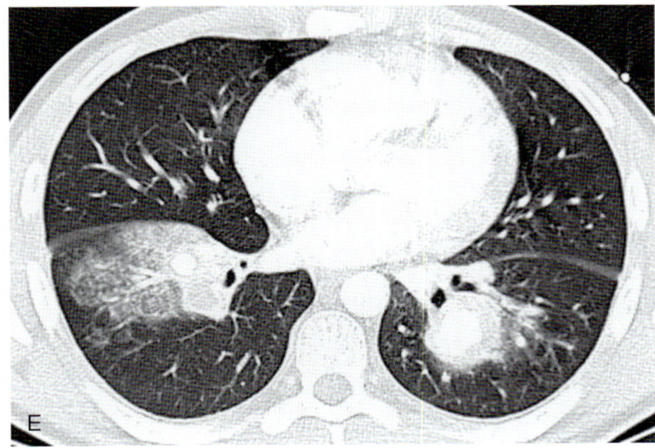

図 22–22　肺動脈瘤，肺出血，喀血をきたしたベーチェット病(25 歳男性)． A：大きな左肺動脈瘤(矢印)には部分的に血栓が付着し，HRCT では高吸収な陰影となっている．B：サーフェスレンダリング画像では，2 つの左側肺動脈瘤(矢印)を示している．C：異なるレベルで，動脈瘤は血栓で詰まっている(矢印)．D：A のレベルで撮影した肺野条件像は，周囲の出血のため，動脈瘤の境界が不明瞭になっている．斑状および小葉中心性の出血は右下葉でもみられる．E：C のレベルでの肺野条件像は，右下葉の出血を示している．右下葉の血管は前方の肺の血管より小さくみえる．これは C で示した血栓症と関連すると思われる．この患者はその後，動脈瘤破裂のため死亡した．死後の左肺のスライス(F)は，左肺動脈瘤(矢印)と隣接部位の出血を示している．

表 22-10 ベーチェット病のHRCT所見

肺動脈瘤[a,b]
すりガラス影またはコンソリデーション，斑状あるいは小葉中心性の分布[a,b]
モザイク灌流[a]
上大静脈血栓症[b]

[a] 最も頻度が高い所見.
[b] 鑑別診断で最も有用な所見.

こともあり，生命を脅かすこともある．このように肺動脈瘤は予後不良な因子であるが，プレドニゾンやシクロホスファミドを用いた治療で縮小したり，寛解したりすることがある.典型的には血栓形成が先行する.

肺動脈血栓と肺動脈閉塞は梗塞や局所的な出血や無気肺と関係がある[146]．びまん性，斑状，あるいは小葉中心性のコンソリデーションやすりガラス影は複数の領域での肺出血と関係があり(図22-22E)，ある研究[145]では13名の患者のうち7名(54％)に存在していた．肺動脈瘤より末梢の低吸収域(すなわち，モザイク灌流)は患者13名のうち8名(62％)にみられた[145]．末梢肺動脈枝の狭小化や途絶，不規則な外観も報告されている[147]．コンソリデーションや辺縁不整の結節影を伴う器質化肺炎や好酸球性肺炎もベーチェット病で報告されている[148]．免疫抑制患者における肺炎もよくみられる．胸水は一般的にみられ，通常は肺梗塞や感染によって起きる[146]．

肺傷害に伴う肺血管炎や肺血栓症は最終的に肺の線維化，肺気腫，あるいは気道疾患といった非特異的な所見となり，肺機能検査で拘束性もしくは閉塞性の換気障害を呈する[10,143,146]．ベーチェット病の女性患者29名におけるHRCTの研究では11名は線維化やすりガラス影や小葉間隔壁の肥厚を含む所見を示していたが，HRCTで所見のある患者とない患者の間には肺機能検査の値に有意差は認められなかった[149]．吸気と呼気のHRCTを用いたベーチェット病患者34名を対象にした研究[143]では，呼気CTで9名(26.5％)の患者が，非特異的ではあったものの，異常所見を呈していた．異常所見には胸膜肥厚や胸膜の不整(6名)，大葉間裂の肥厚(2名)，肺実質索状影や不整形網状影(4名)，肺気腫(2名)，気管支拡張(1名)，肺実質の結節影(2名)が含まれた．呼気CTにおけるエアトラッピングがベーチェット病患者の24名(70.6％)で認めたのに対し，ベーチェット病ではない20名の対照被験者では9名(45％)に認められ，この差は統計学的に有意であった($p<0.01$)．著者らはベーチェット病における呼気のエアトラッピングは細気管支への血流低下により，攣縮や炎症や線維性の拘縮が起きることと関連するのではないかと考察している．エアトラッピングが存在するにもかかわらず，患者群も対照群も肺機能検査の結果は正常で，2つの群間でも有意な差は認められなかった[143]．

上大静脈や腕頭静脈の血栓症が上大静脈症候群や縦隔浮腫や胸部X線写真での縦隔拡大をもたらすことがある．胸水もみられることがあり，肺梗塞に合併する胸水や肺動脈瘤の破裂による血胸や大静脈閉塞による乳び胸を呈していることがある．

Hughes-Stovin症候群とは，1959年に記載された大血管炎で[150]，肺動脈瘤，肺動脈性血栓，上大静脈血栓，血栓性静脈炎を発症する症候群だが，皮膚や口腔内潰瘍は存在しないことが特徴である．この症候群はおそらくベーチェット病あるいはベーチェット病の亜型または不完全型を示していると思われる[141,146]．

中血管炎

結節性多発動脈炎

結節性多発動脈炎(PAN)は典型的には小型から中型の全身性の血管を侵し，壊死性血管炎をもたらす．糸球体腎炎のように細動脈や細静脈や毛細血管を侵すことはない[137]．これらの異常は顕微鏡的多発血管炎の存在を示唆し，顕微鏡的多発血管炎はそれ以外の点では結節性多発動脈炎と類似している．結節性多発動脈炎では肺動脈を侵すことはまれであり，肺出血をきたした症例はほとんどない[9]．肺出血をきたした症例は顕微鏡的多発血管炎かもしれない．

抗好中球細胞質抗体と関連した小血管炎

小血管炎は主に，細動脈や，細静脈，毛細血管などの動脈より細い血管を侵す[151,152]．

多発血管炎性肉芽腫症(ウェゲナー肉芽腫症)

多発血管炎性肉芽腫症(GPA)またはウェゲナー肉芽腫症は，上気道と下気道を侵し，糸球体腎炎，小型から中型の血管と様々な臓器や組織を侵す壊死性血管炎を伴う珍しい原因不明の多系統の疾患である[137]．診断における重要な所見には，(a) 鼻腔あるいは口腔内の炎症，(b) 胸部X線での異常所見，(c) 尿沈査での異常所見，(d) 生検でわかる肉芽腫性炎症所見もしくは喀血がある[153]．患者によっては病気は気道に限定されることもある．

GPAは一般的には30〜60歳代に好発し，血尿，蛋白尿が存在し，腎不全となることもある．腎疾患は最終的に80〜90%の患者で認められるが，発症時に腎障害をきたしているのはわずか40%のみである[138]．

GPAを伴う肺疾患は好中球性の毛細血管炎や肉芽腫性炎症，小中血管を侵す壊死性血管炎，肺実質の地図状壊死が特徴である．血清中の抗好中球細胞質抗体(C-ANCA)の存在は特徴的で，活動性の多発血管炎性肉芽腫症であれば90〜95%の患者にみられる．その特異度は約90%である[2, 138]．C-ANCAは非活動性の多発血管炎性肉芽腫症患者では63%でのみ陽性となる[136]．C-ANCAは，主に好中球と単球のアズール顆粒に位置するプロテイナーゼ3を認識する抗体と関係している[141]．

胸部X線所見では多発する肺結節やしばしば空洞を伴う腫瘤を認めるが，孤立性の結節や腫瘤のこともあり，局所的あるいはびまん性のコンソリデーションのこともある(表22-11)[141, 154-156]．患者の45%では最初の胸部X線検査で異常がみつかり，病気の経過中に85%で異常所見を認める．

GPAのCT所見は多くの研究で報告されてきた[9, 50, 56, 156-161]．典型的には多発結節影を認め，これらは通常数個で数mm〜10cmの径の結節で，ランダムな分布をしている(図22-23)[155-157]．また，腫瘤は気管支周囲もしくは気管支血管周囲に現れることもある(図22-24)[162]．患者10名を対象にした研究[157]ではCT画像で患者7名では多発する結節影がみられ，患者1名では1個の腫瘤がみられた．結節は2mm〜7cmまであり，ほとんどが辺縁不整であった．

Leeら[159]はGPA患者30名におけるHRCT所見を報告した．初診時の異常所見は30名中29名(97%)にみられた．最も一般的な画像所見は結節影や腫瘤影で30名中27名(90%)にみられた．腫瘤影は27名中23名(85%)で多発性に認められ，18名(67%)で両側性，24名(89%)で胸膜直下に，11名(41%)で気管支血管周囲に認められた．結節の空洞形成は一般的で(図22-25)，ある研究では2cm以上の結節ではすべてに認められた[157]．壁の薄い空洞もみられるが，空洞壁はしばしば分厚く，不整で毛羽立ってみえ，治療により壁の分厚い空洞は壁が薄くなる傾向がある(図22-25)．Leeらによる研究[159]では，空洞形成は216個中

表22-11　多発血管炎性肉芽腫症(GPA，ウェゲナー肉芽腫症)のHRCT所見

所見
ランダムに分布する多発性の結節または腫瘤[a, b]
気管支血管周囲の結節または腫瘤
結節あるいは腫瘤の，分厚いもしくは薄い壁を伴う空洞化[a, b]
びまん性あるいは斑状の，コンソリデーションまたはすりガラス影[a]
気管支壁の肥厚[a]
小葉中心性の結節

[a] 最も頻度が高い所見．
[b] 鑑別診断で最も有用な所見．

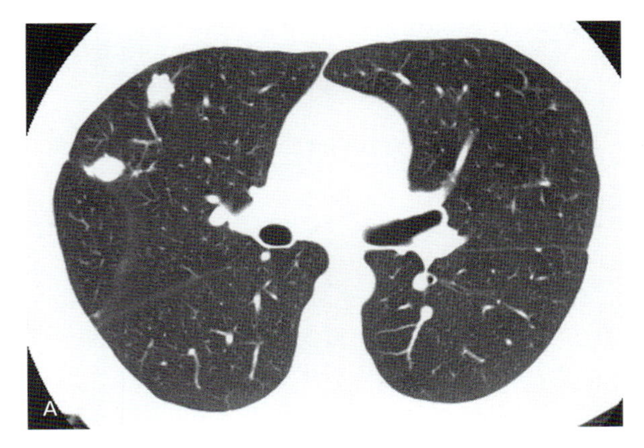

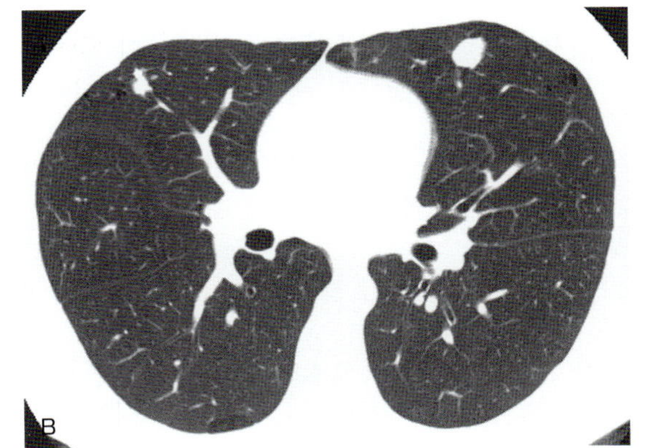

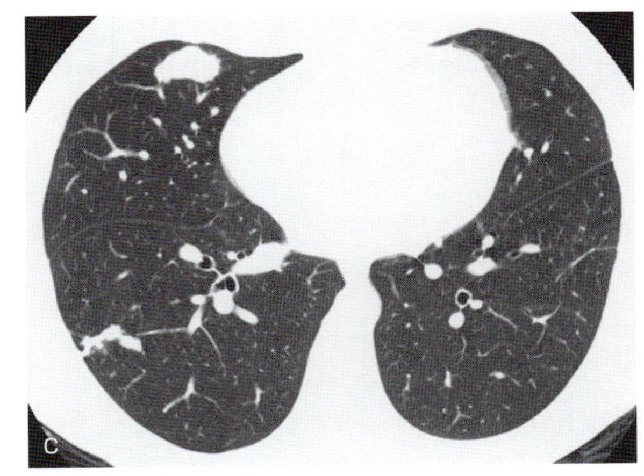

図22-23　若年女性の多発血管炎性肉芽腫症(GPA，ウェゲナー肉芽腫症)．A-C：HRCTは，多発する境界明瞭な結節を示している．

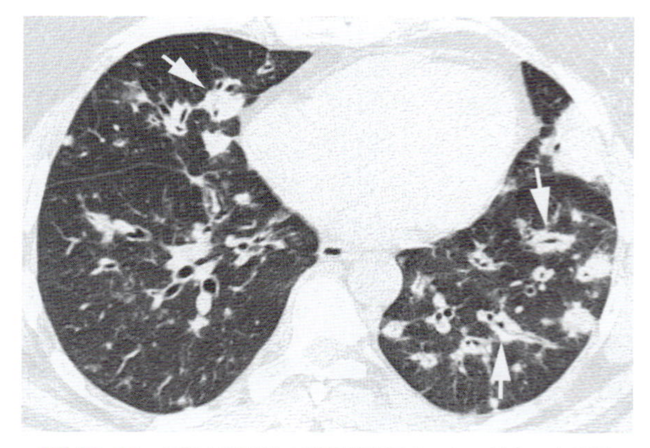

図 22-24 多発血管炎性肉芽腫症(GPA，ウェゲナー肉芽腫症)(49歳男性)．HRCTでは，多数の結節領域のコンソリデーションを示している．これらの多くは気管支周囲に位置するようにみえ，エアブロンコグラムを含む(矢印)．

33個(15%)にみられ，患者27名中13名(48%)に存在していた．これらの所見は中型の筋性動脈を侵す壊死性血管炎によると考えられている[2)]．

コンソリデーションやすりガラス影もGPAに一般的によくみられ，通常は肺出血と関連する(図22-26)．これは小型血管の血管炎あるいは毛細血管炎の結果と思われる[2)]．Leeらは患者30名のうち7名(23%)で斑状のコンソリデーションとすりガラス影が認められたと報告した[159)]．コンソリデーションは孤立性の所見として存在したり，結節影と関連して存在したりすることがある．コンソリデーションの分布は多様であり，小葉性であったり，斑状であったり，びまん性であったりする．

CT所見には胸膜肥厚や胸水貯留(図22-25B)，気管分岐部や縦隔リンパ節の腫大も含まれる[159)]．Leeら[159)]も患者22名(73%)における区域もしくは亜区域気管支壁の肥厚を報告した．大きな気道は30%で異常であった．いまでは気管支の異常はこの疾患の特徴として認識されており，気管の炎症は病理学的にも一般的に認める[159)]．

辺縁不整の小葉中心性結節や小葉中心性の分岐状影も報告されてきた．これらはおそらく小血管の血管炎の存在を反映していると思われる[56, 159)]．

肺の異常所見は治療によって完全に消えることもあるが瘢痕を残すこともある．GPA患者を10名対象とした研究[158, 159)]では治療後の肺病変の可逆性を6〜54ヵ月(中間値は20ヵ月)の期間，CT所見を追跡評価した．すべての症例で経過観察後のCT所見は改善を示した．瘢痕を残さずにすりガラス影は消失し，結節のうち69%とコンソリデーションのうちの40%も

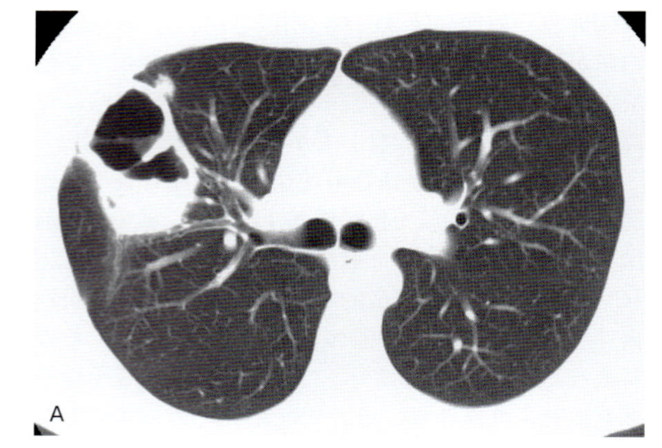

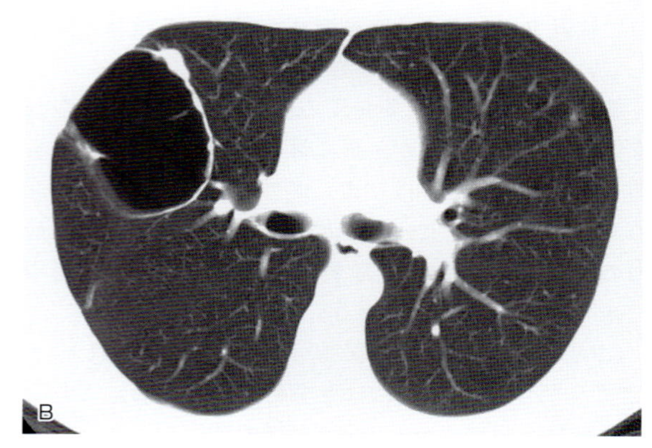

図 22-25 空洞性腫瘤を伴う多発血管炎性肉芽腫症(GPA，ウェゲナー肉芽腫症)．これは図22-23で示したのと同じ患者で，疾患活動性がある間に撮られた．A：空洞を伴う巨大な腫瘤と分厚く不整な壁が存在している．空洞内には液体が認められ，おそらく血液を示している．B：治療によって空洞壁は薄くなったが，大きさは増大した．

消失した．腫瘤もすべての症例で消失し，瘢痕がいくらか残った．瘢痕は結節やコンソリデーションの消失ほど一般的ではない．結節もコンソリデーションの領域も残ることがある．

HRCTはGPA患者において胸部X線写真より多くの情報をもたらすことがある．10名の研究[157)]では7名においてCT画像から付加的な情報を手に入れることができた．CTでは胸部X線でわからない結節や空洞影を呈したり，治療中の患者で結節がないことが確認できることもある．

HRCTは肺の病勢を臨床的に評価するのに補助的に役立つことがある．肺の病勢の経過をみるためのHRCTの有用性について，GPA患者73名で評価が行われた[163)]．この研究では診察時の肺の病勢を臨床症状，気管支鏡所見，気管支肺胞洗浄液(BAL)所見，画像所見に従って点数化した．肺の結節と腫瘤と肺実質の陰影面積は活動性と有意に相関していた．これらの

毛細血管炎を伴わないびまん性肺胞出血患者では，肺胞出血と肺胞や間質のヘモジデリン貪食マクロファージが主な組織所見である．

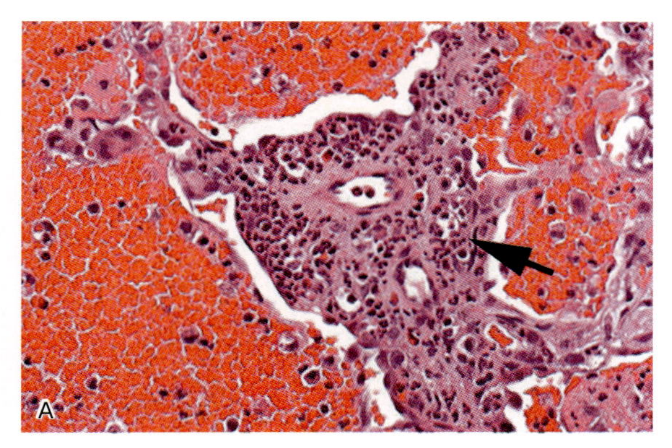

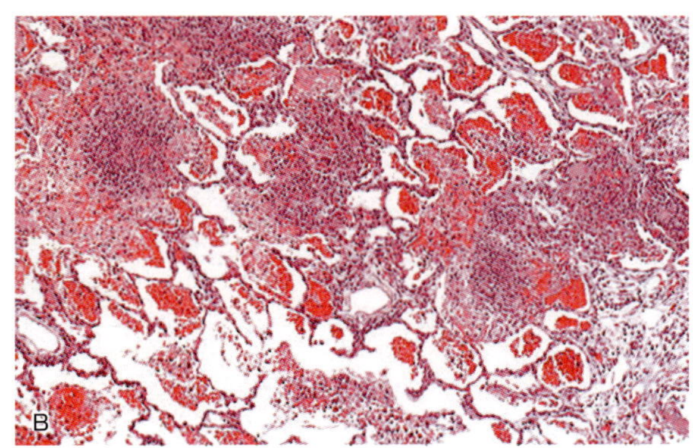

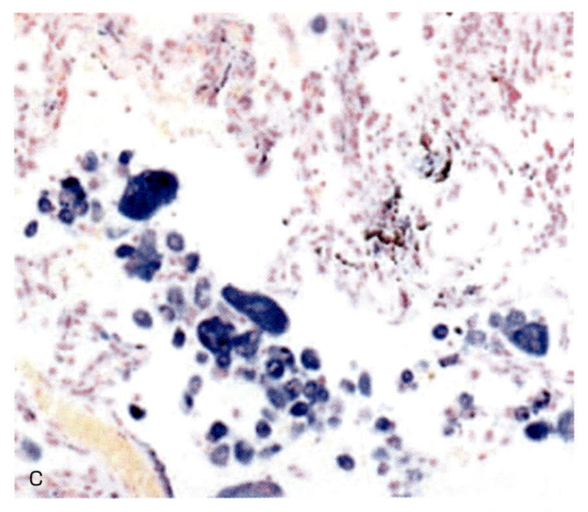

図 22-29　毛細血管炎を伴うびまん性肺出血(組織所見)．A：強拡大では，小血管周囲の肺胞壁と間質(矢印)で好中球性炎症による毛細血管炎がみられる．肺胞腔内に多数の赤血球がみられる．B：弱拡大では，好中球性毛細血管炎，肺胞滲出液，びまん性肺胞出血を認める．C：関節リウマチによる肺(胞)出血患者における組織の鉄染色を示す．ヘモジデリン貪食マクロファージが，肺胞内にみられる．(Courtesy of Martha Warnock, MD.)

ＨＲＣＴ所見

胸部Ｘ線写真の所見ではしばしば診断には至らず，貧血に至るほどの出血量のある患者ですら喀血を認めなかったりする[177]．びまん性肺胞出血患者では，その原因にかかわらず，HRCT で類似した異常所見を呈することが多い[140, 141]．HRCT 所見は，急性出血が認められる場合，すりガラス影またはコンソリデーションを含み，一部の患者では境界不明瞭な小葉中心性結節が優位所見のことがある(表 22-13，図 22-26，図 22-28，図 22-30)．異常所見は，びまん性もしくは下葉優位なことがある．びまん性肺胞出血は，できるかぎり気管支拡張症，慢性気管支炎，肺結核などの活動性感染，慢性感染症，悪性腫瘍，動静脈奇形，肺塞栓症の結果として起きる局所の肺出血と鑑別しなくてはならない[46, 170]．

急性出血症状の発現から数日以内に，ヘモジデリンとヘモジデリン貪食マクロファージが間質にたまり始めるにつれて，すりガラス影の周囲に小葉間隔壁肥厚がみられる可能性がある(クレイジー・ペイビング；図 22-31)[46, 173]．その後の経過では，間質の異常だけ

表 22-12　肺毛細血管炎に関係しないびまん性肺胞出血
特発性肺ヘモジデローシス
全身性エリテマトーデス(一部の症例)
グッドパスチャー症候群(一部の症例)
びまん性肺胞傷害
高い肺静脈圧
抗凝固
血液凝固異常症
血小板減少症
吸入傷害，毒物曝露
気圧外傷
薬剤関連疾患(例えば，化学療法)
違法薬物使用(特にコカイン吸入)
肺静脈閉塞性疾患
肺毛細血管腫症
リンパ脈管筋腫症

表 22-13　びまん性肺胞出血の HRCT 所見
斑状またはびまん性のすりガラス影もしくはコンソリデーション[a]
境界不明瞭な小葉中心性結節
急性発症して数日後の小葉間隔壁の肥厚[a]
すりガラス影と小葉間隔壁の肥厚の重なり(クレイジー・ペイビング)[a, b]

[a] 最も頻度が高い所見．
[b] 鑑別診断で最も有用な所見．

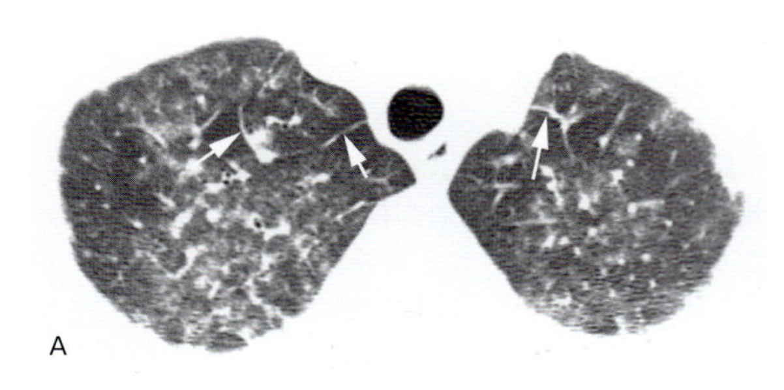

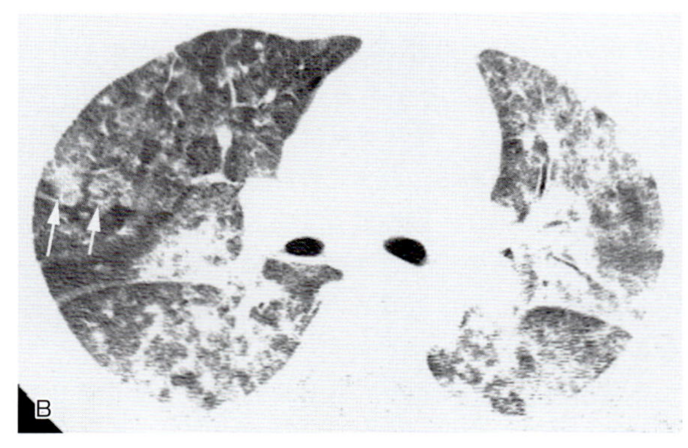

図 22-30　血栓性血小板減少性紫斑病による肺出血．小葉間隔壁の肥厚がみられる（矢印，A）．斑状のすりガラス影とコンソリデーションは，肺出血に典型的である．それらのいくつかの陰影は，小葉あるいは小葉中心性にみられる（矢印，B）．

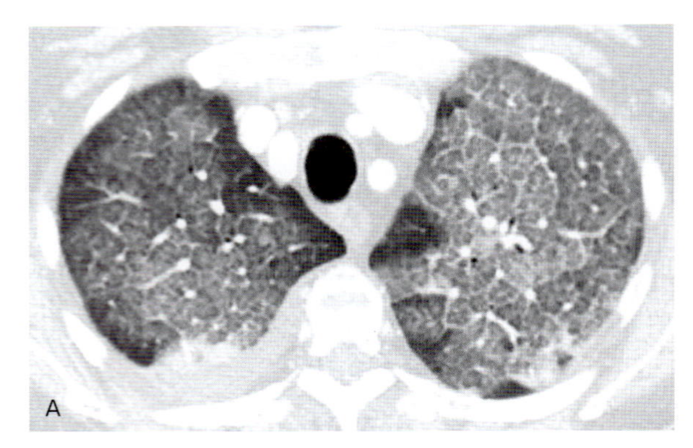

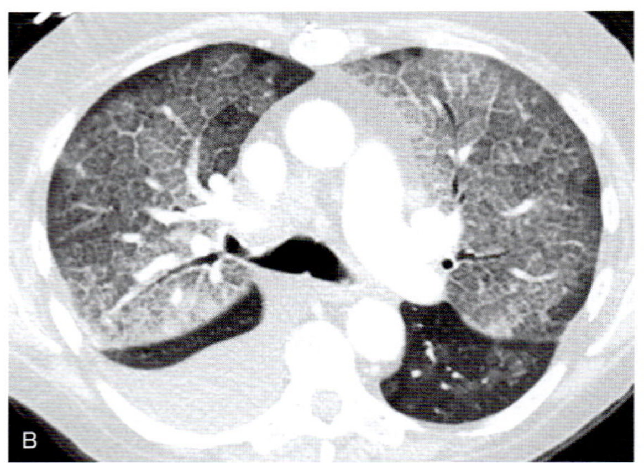

図 22-31　肺出血に伴うクレイジー・ペイビング．A, B：びまん性肺胞出血と喀血はすりガラス影と小葉間隔壁肥厚を伴う．いわゆる，クレイジー・ペイビング・パターンである．

が観察されることがあり，線維化が起きることもある．

グッドパスチャー症候群

抗糸球体基底膜抗体疾患（グッドパスチャー症候群）は，20～30歳の若年成人に多く，男性は女性の4倍の頻度である[169]．喀血は通常軽度であるが，貧血は約90％でみられる．他に咳嗽，呼吸困難や倦怠感をよく認める．血尿，蛋白尿，腎不全などの腎障害はよく合併するが，全例ではない．血清の抗糸球体基底膜抗体は，ほぼ全例（95％）で検出される[178]．これらの抗体はⅣ型コラーゲンのα3鎖に対するもので，肺胞基底膜と交差反応を起こす（図22-32A）．多くの場合，肺毛細血管炎がみられる．腎生検では，糸球体でIgGが線状に沈着した糸球体腎炎を認める．

胸部X線写真は正常なこともあるが，びまん性のコンソリデーション，またはすりガラス影を，両側左右対称性に，肺門周囲優位に呈することが多い（図22-32B）．急性の出血後は，気腔内の陰影は消失し，間質影や小葉間隔壁の肥厚（カーリーのB線）が残る傾向がある．胸部X線写真で軽微な異常しかなくても，HRCTでは通常コンソリデーションやすりガラス影を認め，これらの陰影が改善すると，小葉間隔壁の肥厚がみられることがある[46, 141, 170]．

特発性肺ヘモジデローシス

特発性肺ヘモジデローシス（IPH）は，糸球体腎炎や血清学的異常を伴わない原因不明の疾患であり，びまん性肺出血を繰り返す[46, 173, 179]．病理所見は，主に肺胞出血や肺胞および間質でのヘモジデリン貪食マクロファージの存在に限られ，毛細血管炎はない．出血を繰り返す長期症例では，ヘモジデローシスや間質の線維化をきたすこともある．

特発性肺ヘモジデローシスは，一般的には小児（10歳未満）または若年成人に多い[180]．成人では，男性は女性の2倍の頻度である．特発性肺ヘモジデローシスは時にセリアック病や，牛乳アレルギー，甲状腺疾患または免疫グロブリンA異常症と関連したり，近年では乳児に毒性の真菌（*Stachybotrys*）への曝露で生じたと報告されている[181-184]．症状は，咳嗽，喀血，呼

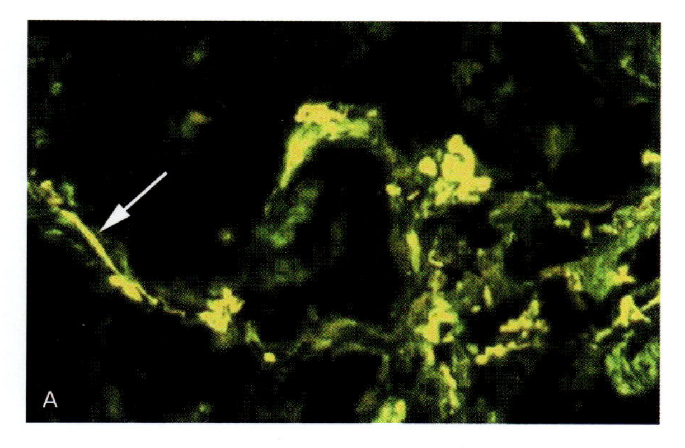

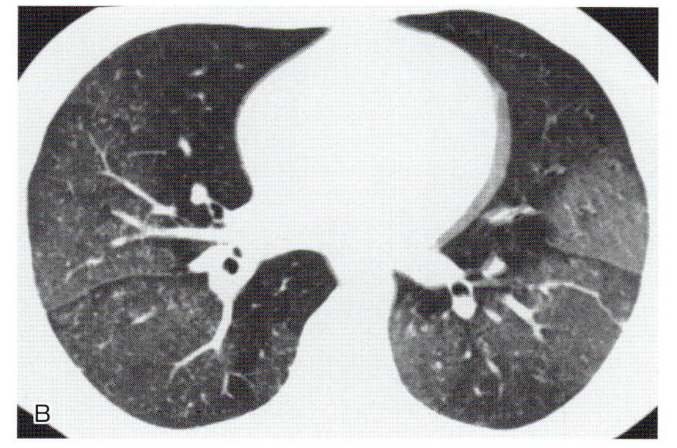

図 22-32　グッドパスチャー症候群．A：グッドパスチャー症候群におけるびまん性肺胞出血は，免疫蛍光抱で線状（矢印）にみられる．(Courtesy of Martha Warnock, MD.) B：グッドパスチャー症候群で急性肺出血を呈した患者のHRCTでは，左右対称性に両側性肺門周囲すりガラス影がみられる．

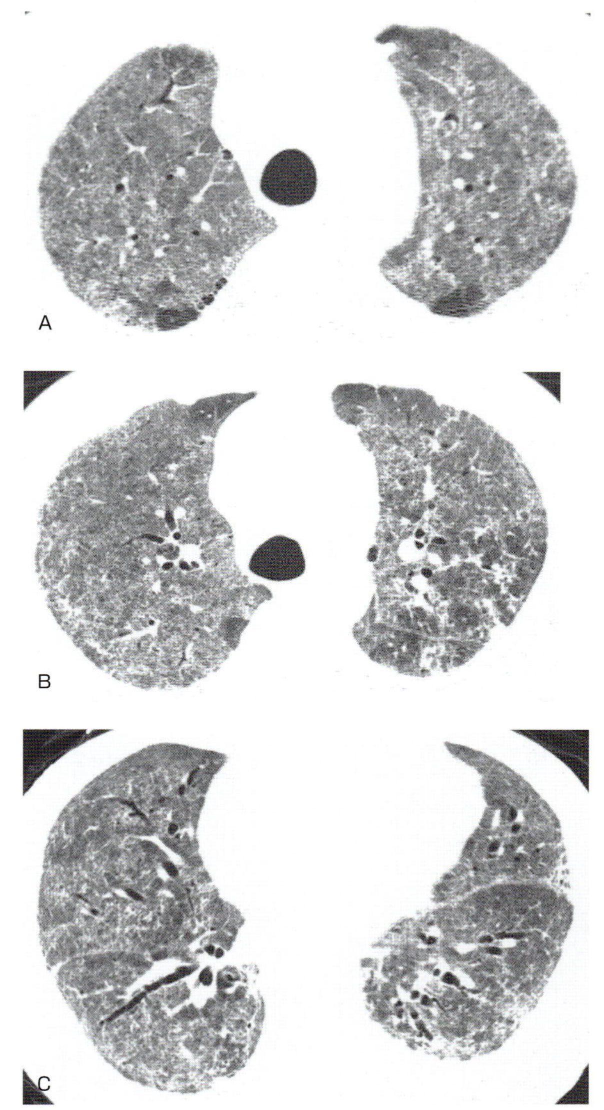

図 22-33　特発性肺ヘモジデローシスによる肺出血．A-C：微細な網状影を伴うびまん性すりガラス影は，肺出血に典型的である．

吸困難と貧血である．診断は，通常除外診断によってなされる．患者の約 4 分の 1 は，呼吸不全または肺性心により死亡する．

胸部 X 線写真および CT 所見は，グッドパスチャー症候群のそれと類似している．Cheah ら[170]は，特発性肺ヘモジデローシスを呈した 4 例の患者の HRCT 所見を報告した．疾患の急性期の優位所見は，びまん性結節とびまん性すりガラス影（図 22-33）であり，結節や，境界不明瞭な小葉中心性結節，すりガラス影は，以前にも特発性肺ヘモジデローシス患者で報告されている[173, 185-187]．

免疫複合体による小血管炎

免疫複合体に関連した疾患としては，膠原病，ヘノッホーシェーンライン紫斑病，本態性クリオグロブリン血症，抗リン脂質抗体症候群，IgA 腎症，ベーチェット症候群などがある[77, 188]．免疫複合体が小さな肺血管壁へ沈着すると，びまん性肺胞出血を伴う毛細血管炎を呈し得る[137]．びまん性肺胞出血の所見は，これらの各疾患で同様である．ベーチェット病は，他の所見を呈することがあるが，18 章で述べる．

膠 原 病

びまん性肺出血は多くの膠原病で起こり得る[2, 9, 50, 57, 59, 77, 140, 141, 189-192]．びまん性肺胞出血は膠原病患者においては全身性エリテマトーデスに伴う頻度が最も高い．患者の数%に起こり，疾患の初発症状としてはまれである．病気が進行性であったり，多臓器病変を合併することが多く，死亡率が高い[46, 193, 194]．

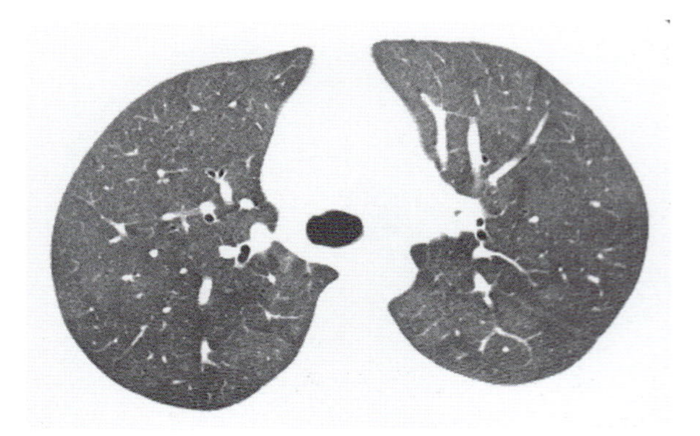

図 22-34　全身性エリテマトーデスによる肺出血． 地図状にびまん性すりガラス影がみられる．

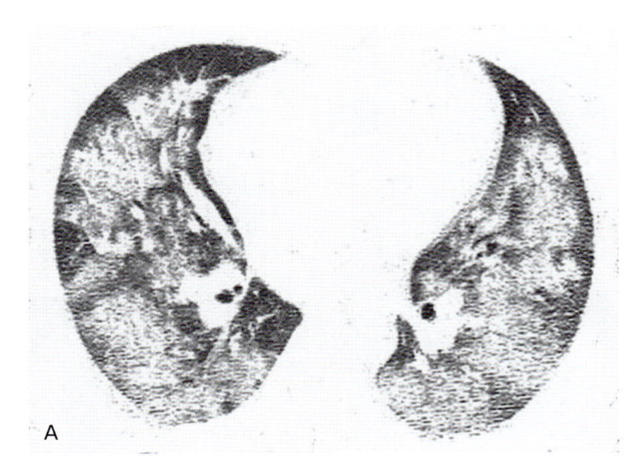

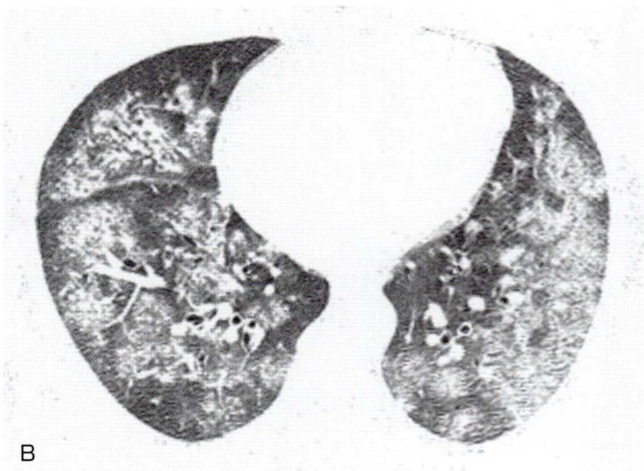

図 22-35　全身性エリテマトーデスによる肺出血． A，B：HRCT では，斑状のすりガラス影とコンソリデーションが肺の末梢を残し肺門周囲に分布している．

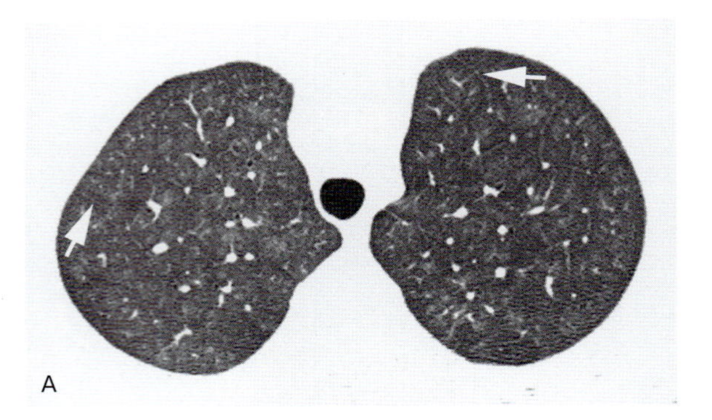

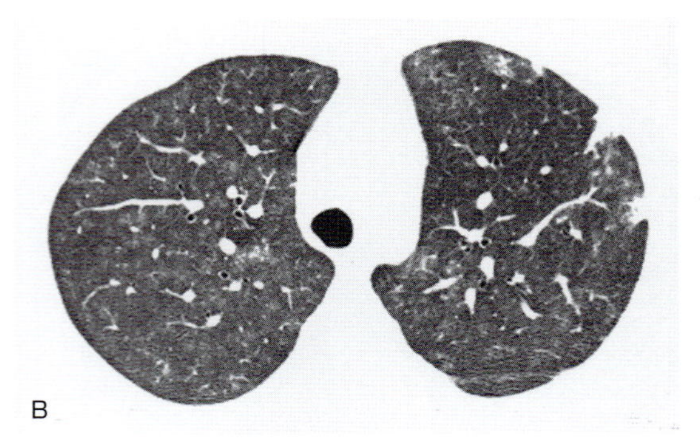

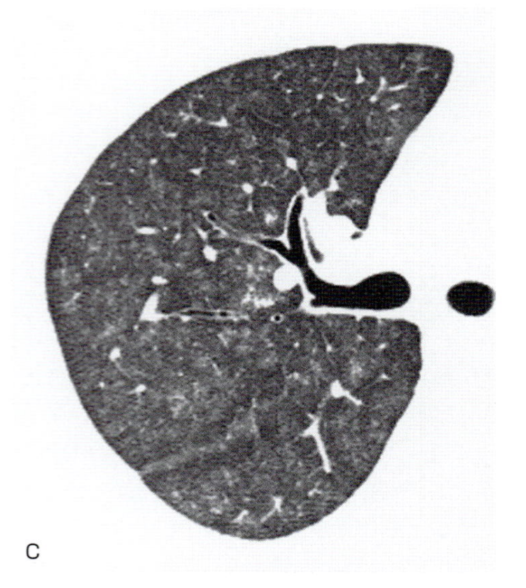

図 22-36　全身性エリテマトーデスによる肺出血． A：HRCT では，出血を反映して，境界不明瞭な小葉中心性のすりガラス影を認める．小葉間隔壁の肥厚が数ヵ所認められる（矢印）．B，C：より下方の肺では，小葉中心性のすりガラス影がみられる．小葉単位のコンソリデーション（B）も認められる．

胸部X線写真やHRCT所見は，膠原病以外が原因として起きるびまん性肺出血の所見と類似しており，コンソリデーションとすりガラス影が最も多く（図22-34，図22-35）[195]，クレイジー・ペイビングを認めることもある[196]．HRCTは境界不明瞭な小葉中心や血管周囲の陰影を認めることがあり，血管周囲の炎症や出血を反映している（図22-36）．

ヘノッホ-シェーンライン紫斑病

ヘノッホ-シェーンライン紫斑病は，毛細血管，小静脈または細動脈などの小血管に，IgA が優位に沈着する病変が特徴である[137,141]．紫斑，腹痛，胃腸出血，関節痛，および糸球体腎炎などの症状を呈するが，すべての症状が出るわけではなく，糸球体腎炎はわずか 20％で認めるのみである．発症年齢はすべてにわたるが，通常幼児に認められ，しばしば気道感染症に続発する．再発はよくみられるが，予後は良好である．少数の症例で慢性腎不全に進行する．

肺病変は，患者の 6％で認められ[188]，びまん性あるいは斑状のコンソリデーションは，毛細血管炎と肺出血から生じる場合がある．喀血はしばしばみられ，胸水も時にみられる．

本態性クリオグロブリン血症

この疾患は，紫斑，関節痛，糸球体腎炎，肝脾腫，およびリンパ節腫大を呈し，小血管が侵されることが特徴である[137,141,197]．寒冷で沈殿する血清グロブリンが存在する．多くの症例は，C 型肝炎感染に関連し，他の感染症，リンパ腫，リンパ増殖性疾患または膠原病に合併することもある．肺疾患はまれで，特徴がない．びまん性肺胞出血や網状影の所見を認めることもある．

文　献

1. Primack SL, Müller NL, Mayo JR, et al. Pulmonary parenchymal abnormalities of vascular origin: high-resolution CT findings. *Radiographics* 1994;14:739–746.
2. Hansell DM. Small-vessel diseases of the lung: CT-pathologic correlates. *Radiology* 2002;225:639–653.
3. Grosse C, Grosse A. CT findings in diseases associated with pulmonary hypertension: a current review. *Radiographics* 2010;30:1753–1777.
4. Guthaner DF, Wexler L, Harell G. CT demonstration of cardiac structures. *AJR Am J Roentgenol* 1979;133:75–81.
5. Kuriyama K, Gamsu G, Stern RG, et al. CT-determined pulmonary artery diameters in predicting pulmonary hypertension. *Invest Radiol* 1984;19:16.
6. Ackman Haimovici JB, Trotman-Dickenson B, Halpern EF, et al. Relationship between pulmonary artery diameter at computed tomography and pulmonary artery pressures at right-sided heart catheterization. *Acad Radiol* 1997;4:327–334.
7. Ng CS, Wells AU, Padley SP. A CT sign of chronic pulmonary arterial hypertension: the ratio of main pulmonary artery to aortic diameter. *J Thorac Imaging* 1999;14:270–278.
8. Devaraj A, Wells AU, Meister MG, et al. Detection of pulmonary hypertension with multidetector CT and echocardiography alone and in combination. *Radiology* 2010;254:609–616.
9. Marten K, Schnyder P, Schirg E, et al. Pattern-based differential diagnosis in pulmonary vasculitis using volumetric CT. *AJR Am J Roentgenol* 2005;184:720–733.
10. Hiller N, Lieberman S, Chajek-Shaul T, et al. Thoracic manifestations of Behçet disease at CT. *Radiographics* 2004;24:801–808.
11. Engelke C, Schaefer-Prokop C, Schirg E, et al. High-resolution CT and CT angiography of peripheral pulmonary vascular disorders. *Radiographics* 2002;22:739–764.
12. Herold CJ, Wetzel RC, Robotham JL, et al. Acute effects of increased intravascular volume and hypoxia on the pulmonary circulation: assessment with high-resolution CT. *Radiology* 1992;183:655–662.
13. Lee KN, Lee HJ, Shin WW, et al. Hypoxemia and liver cirrhosis (hepatopulmonary syndrome) in eight patients: comparison of the central and peripheral pulmonary vasculature. *Radiology* 1999;211:549–553.
14. Rossi SE, Goodman PC, Franquet T. Nonthrombotic pulmonary emboli. *AJR Am J Roentgenol* 2000;174:1499–1508.
15. Shepard JA, Moore EH, Templeton PA, et al. Pulmonary intravascular tumor emboli: dilated and beaded peripheral pulmonary arteries at CT [see comments]. *Radiology* 1993;187:797–801.
16. Franquet T, Gimenez A, Prats R, et al. Thrombotic microangiopathy of pulmonary tumors: a vascular cause of tree-in-bud pattern on CT. *AJR Am J Roentgenol* 2002;179:897–899.
17. Tack D, Nollevaux MC, Gevenois PA. Tree-in-bud pattern in neoplastic pulmonary emboli. *AJR Am J Roentgenol* 2001;176:1421–1422.
18. Wilmshurst P, Jackson P. Arterial hypoxemia during pregnancy caused by pulmonary arteriovenous microfistulas. *Chest* 1996;110:1368–1369.
19. Sherrick AD, Swensen SJ, Hartman TE. Mosaic pattern of lung attenuation on CT scans: frequency among patients with pulmonary artery hypertension of different causes. *AJR Am J Roentgenol* 1997;169:79–82.
20. Arakawa H, Webb WR, McCowin M, et al. Inhomogeneous lung attenuation at thin-section CT: diagnostic value of expiratory scans. *Radiology* 1998;206:89–94.
21. Austin JH, Müller NL, Friedman PJ, et al. Glossary of terms for CT of the lungs: recommendations of the nomenclature committee of the Fleischner Society. *Radiology* 1996;200:327–331.
22. Greaves SM, Hart EM, Brown K, et al. Pulmonary thromboembolism: spectrum of findings on CT. *AJR Am J Roentgenol* 1995;165:1359–1363.
23. King MA, Bergin CJ, Yeung DWC, et al. Chronic pulmonary thromboembolism: detection of regional hypoperfusion with CT. *Radiology* 1994;191:359–363.
24. Roberts HC, Kauczor HU, Schweden F, et al. Spiral CT of pulmonary hypertension and chronic thromboembolism. *J Thorac Imaging* 1997;12:118–127.
25. Cook DJ, Tanser PH, Dobranowski J, et al. Primary pulmonary artery sarcoma mimicking pulmonary thromboembolism. *Can J Cardiol* 1988;4:393–396.
26. Schwickert HC, Schweden F, Schild HH, et al. Pulmonary arteries and lung parenchyma in chronic pulmonary embolism: preoperative and postoperative CT findings. *Radiology* 1994;191:351–357.
27. Bergin CJ, Rios G, King MA, et al. Accuracy of high-resolution CT in identifying chronic pulmonary thromboembolic disease. *AJR Am J Roentgenol* 1996;166:1371–1377.
28. Coche EE, Müller NL, Kim KI, et al. Acute pulmonary embolism: ancillary findings at spiral CT. *Radiology* 1998;207:753–758.
29. Arakawa H, Kurihara Y, Sasaka K, et al. Air trapping on CT of patients with pulmonary embolism. *AJR Am J Roentgenol* 2002;178:1201–1207.
30. Matsuoka S, Kurihara Y, Yagihashi K, et al. Quantification of thin-section CT lung attenuation in acute pulmonary embolism: correlations with arterial blood gas levels and CT angiography. *AJR Am J Roentgenol* 2006;186:1272–1279.
31. Stern EJ, Swensen SJ, Hartman TE, et al. CT mosaic pattern of lung attenuation: distinguishing different causes. *AJR Am J Roentgenol* 1995;165:813–816.
32. Cailes JB, du Bois RM, Hansell DM. Density gradient of the lung parenchyma at computed tomographic scanning in patients with pulmonary hypertension and systemic sclerosis. *Acad Radiol* 1996;3:724–730.
33. Worthy SA, Müller NL, Hartman TE, et al. Mosaic attenuation pattern on thin-section CT scans of the lung: differentiation among infiltrative lung, airway, and vascular diseases as a cause. *Radiology* 1997;205:465–470.
34. Stern EJ, Webb WR. Dynamic imaging of lung morphology with ultrafast high-resolution computed tomography. *J Thorac Imaging* 1993;8:273–282.
35. Stern EJ, Webb WR, Gamsu G. Dynamic quantitative computed tomography: a predictor of pulmonary function in obstructive lung diseases. *Invest Radiol* 1994;29:564–569.

36. Chen D, Webb WR, Storto ML, et al. Assessment of air trapping using postexpiratory high-resolution computed tomography. *J Thorac Imaging* 1998;13:135–143.
37. Arakawa H, Webb WR. Expiratory high-resolution CT scan. *Radiol Clin North Am* 1998;36:189–209.
38. Lucidarme O, Coche E, Cluzel P, et al. Expiratory CT scans for chronic airway disease: correlation with pulmonary function test results. *AJR Am J Roentgenol* 1998;170:301–307.
39. Remy-Jardin M, Remy J, Louvegny S, et al. Airway changes in chronic pulmonary embolism: CT findings in 33 patients. *Radiology* 1997;203:355–360.
40. Im JG, Kim SH, Chung MJ, et al. Lobular low attenuation of the lung parenchyma on CT: evaluation of forty-eight patients. *J Comput Assist Tomogr* 1996;20:756–762.
41. Stern EJ, Webb WR, Golden JA, et al. Cystic lung disease associated with eosinophilic granuloma and tuberous sclerosis: air trapping at dynamic ultrafast high-resolution CT. *Radiology* 1992;182:325–329.
42. Webb WR, Stern EJ, Kanth N, et al. Dynamic pulmonary CT: findings in normal adult men. *Radiology* 1993;186:117–124.
43. Webb WR. High-resolution computed tomography of obstructive lung disease. *Radiol Clin North Am* 1994;32:745–757.
44. Ketai LH, Godwin JD. A new view of pulmonary edema and acute respiratory distress syndrome. *J Thorac Imaging* 1998;13:147–171.
45. Storto ML, Kee ST, Golden JA, et al. Hydrostatic pulmonary edema: high-resolution CT findings. *AJR Am J Roentgenol* 1995;165:817–820.
46. Primack SL, Miller RR, Müller NL. Diffuse pulmonary hemorrhage: clinical, pathologic, and imaging features. *AJR Am J Roentgenol* 1995;164:295–300.
47. Ren H, Kuhlman JE, Hruban RH, et al. CT of inflation-fixed lungs: wedge-shaped density and vascular sign in the diagnosis of infarction. *J Comput Assist Tomogr* 1990;14:82–86.
48. Balakrishnan J, Meziane MA, Siegelman SS, et al. Pulmonary infarction: CT appearance with pathologic correlation. *J Comput Assist Tomogr* 1989;13:941–945.
49. Revel MP, Triki R, Chatellier G, et al. Is it possible to recognize pulmonary infarction on multisection CT images? *Radiology* 2007;244:875–882.
50. Seo JB, Im JG, Chung JW, et al. Pulmonary vasculitis: the spectrum of radiological findings. *Br J Radiol* 2000;73:1224–1231.
51. Frankel SK, Cosgrove GP, Fischer A, et al. Update in the diagnosis and management of pulmonary vasculitis. *Chest* 2006;129:452–465.
52. Horton MR, Tuder RM. Primary pulmonary arterial hypertension presenting as diffuse micronodules on CT. *Crit Rev Comput Tomogr* 2004;45:335–341.
53. Dufour B, Maitre S, Humbert M, et al. High-resolution CT of the chest in four patients with pulmonary capillary hemangiomatosis or pulmonary venoocclusive disease. *AJR Am J Roentgenol* 1998;171:1321–1324.
54. Eltorky MA, Headley AS, Winer-Muram H, et al. Pulmonary capillary hemangiomatosis: a clinicopathologic review. *Ann Thorac Surg* 1994;57:772–776.
55. Nolan RL, McAdams HP, Sporn TA, et al. Pulmonary cholesterol granulomas in patients with pulmonary artery hypertension: chest radiographic and CT findings. *AJR Am J Roentgenol* 1999;172:1317–1319.
56. Connolly B, Manson D, Eberhard A, et al. CT appearance of pulmonary vasculitis in children. *AJR Am J Roentgenol* 1996;167:901–904.
57. Gruden JF, Webb WR, Warnock M. Centrilobular opacities in the lung on high-resolution CT: diagnostic considerations and pathologic correlation. *AJR Am J Roentgenol* 1994;162:569–574.
58. Akira M, Higashihara T, Yokoyama K, et al. Radiographic type p pneumoconiosis: high-resolution CT. *Radiology* 1989;171:117–123.
59. Padley SPG, Adler BD, Staples CA, et al. Pulmonary talcosis: CT findings in three cases. *Radiology* 1993;186:125–127.
60. Yeh BM, Kurzman P, Foster E, et al. Clinical relevance of retrograde inferior vena cava or hepatic vein opacification during contrast-enhanced CT. *AJR Am J Roentgenol* 2004;183:1227–1232.
61. Ghaye B, Ghuysen A, Bruyere PJ, et al. Can CT pulmonary angiography allow assessment of severity and prognosis in patients presenting with pulmonary embolism? What the radiologist needs to know. *Radiographics* 2006;26:23–39; discussion 39–40.
62. Ghaye B, Ghuysen A, Willems V, et al. Severe pulmonary embolism: pulmonary artery clot load scores and cardiovascular parameters as predictors of mortality. *Radiology* 2006;239:884–891.
63. Tsai I-C, Tsai W-L, Wang K-Y, et al. Comprehensive MDCT evaluation of patients with pulmonary hypertension: diagnosing underlying causes with the updated Dana Point 2008 classification. *AJR Am J Roentgenol* 2011;197:W471–W481.
64. Pena E, Dennie C, Veinot J, et al. Pulmonary hypertension: how the radiologist can help. *Radiographics* 2012;32:9–32.
65. Levine DJ. Diagnosis and management of pulmonary arterial hypertension: implications for respiratory care. *Respir Care* 2006;51:368–381.
66. Peacock AJ. Primary pulmonary hypertension. *Thorax* 1999;54:1107–1118.
67. Simonneau G, Galie N, Rubin LJ, et al. Clinical classification of pulmonary hypertension. *J Am Coll Cardiol* 2004;43:5S–12S.
68. Simonneau G, Robbins IM, Beghetti M, et al. Updated clinical classification of pulmonary hypertension. *J Am Coll Cardiol* 2009;54:S43–S54.
69. Badesch DB, Champion HC, Sanchez MA, et al. Diagnosis and assessment of pulmonary arterial hypertension. *J Am Coll Cardiol* 2009;54:S55–S66.
70. Chazova I, Loyd JE, Zhdanov VS, et al. Pulmonary artery adventitial changes and venous involvement in primary pulmonary hypertension. *Am J Pathol* 1995;146:389–397.
71. Wagenvoort CA. Plexogenic arteriopathy. *Thorax* 1994;49:S39–S45.
72. Hughes JD, Rubin LJ. Primary pulmonary hypertension. An analysis of 28 cases and a review of the literature. *Medicine (Baltimore)* 1986;65:56–72.
73. Resten A, Maitre S, Humbert M, et al. Pulmonary hypertension: CT of the chest in pulmonary venoocclusive disease. *AJR Am J Roentgenol* 2004;183:65–70.
74. Austin ED, Loyd JE. Genetics and mediators in pulmonary arterial hypertension. *Clin Chest Med* 2007;28:43–57.
75. Sztrymf B, Yaici A, Girerd B, et al. Genes and pulmonary arterial hypertension. *Respiration* 2007;74:123–132.
76. Raiesdana A, Loscalzo J. Pulmonary arterial hypertension. *Ann Med* 2006;38:95–110.
77. Capobianco J, Grimberg A, Thompson BM, et al. Thoracic manifestations of collagen vascular diseases. *Radiographics* 2012;32:33–50.
78. Limsukon A, Saeed AI, Ramasamy V, et al. HIV-related pulmonary hypertension. *Mt Sinai J Med (New York)* 2006;73:1037–1044.
79. Petitpretz P, Brenot F, Azarian R, et al. Pulmonary hypertension in patients with human immunodeficiency virus infection. Comparison with primary pulmonary hypertension. *Circulation* 1994;89:2722–2727.
80. Bugnone AN, Viamonte M Jr, Garcia H. Imaging findings in human immunodeficiency virus-related pulmonary hypertension: report of five cases and review of the literature. *Radiology* 2002;223:820–827.
81. Golbin JM, Krowka MJ. Portopulmonary hypertension. *Clin Chest Med* 2007;28:203–218.
82. Ashfaq M, Chinnakotla S, Rogers L, et al. The impact of treatment of portopulmonary hypertension on survival following liver transplantation. *Am J Transplant* 2007;7:1258–1264.
83. Cassart M, Genevois PA, Kramer M, et al. Pulmonary venoocclusive disease: CT findings before and after single-lung transplantation. *AJR Am J Roentgenol* 1993;160:759–760.
84. Wagenvoort CA, Wagenvoort N, Takahashi T. Pulmonary venoocclusive disease: involvement of pulmonary arteries and review of the literature. *Hum Pathol* 1985;16:1033–1041.
85. Frazier AA, Franks TJ, Mohammed TL, et al. From the archives of the AFIP: pulmonary veno-occlusive disease and pulmonary capillary hemangiomatosis. *Radiographics* 2007;27:867–882.
86. Lantuejoul S, Sheppard MN, Corrin B, et al. Pulmonary venoocclusive disease and pulmonary capillary hemangiomatosis: a

clinicopathologic study of 35 cases. *Am J Surg Pathol* 2006;30:850–857.
87. Swensen SJ, Tashjian JH, Myers JL, et al. Pulmonary venoocclusive disease: CT findings in eight patients. *AJR Am J Roentgenol* 1996;167:937–940.
88. Ozsoyoglu AA, Swartz J, Farver CF, et al. High-resolution computed tomographic imaging and pathologic features of pulmonary veno-occlusive disease: a review of three patients. *Curr Probl Diagn Radiol* 2006;35:219–223.
89. Masur Y, Remberger K, Hoefer M. Pulmonary capillary hemangiomatosis as a rare cause of pulmonary hypertension [published erratum appears in Pathol Res Pract 1996;192(6):646]. *Pathol Res Pract* 1996;192:290–295; discussion 296–299.
90. Faber CN, Yousem SA, Dauber JH, et al. Pulmonary capillary hemangiomatosis. A report of three cases and a review of the literature. *Am Rev Respir Dis* 1989;140:808–813.
91. Lawler LP, Askin FB. Pulmonary capillary hemangiomatosis: multidetector row CT findings and clinico-pathologic correlation. *J Thorac Imaging* 2005;20:61–63.
92. Resten A, Maitre S, Humbert M, et al. Pulmonary arterial hypertension: thin-section CT predictors of epoprostenol therapy failure. *Radiology* 2002;222:782–788.
93. Handa T, Nagai S, Miki S, et al. Incidence of pulmonary hypertension and its clinical relevance in patients with interstitial pneumonias: comparison between idiopathic and collagen vascular disease associated interstitial pneumonias. *Intern Med* 2007;46:831–837.
94. Wells A. CT detection of pulmonary hypertension in interstitial lung disease: the glass is half full. *Radiology* 2011;260:628–631.
95. Zisman DA, Karlamangla AS, Ross DJ, et al. High-resolution chest computed tomography findings do not predict the presence of pulmonary hypertension in advanced idiopathic pulmonary fibrosis. *Chest* 2007;132(3):773–779.
96. Alhamad EH, Al-Boukai AA, Al-Kassimi FA, et al. Prediction of pulmonary hypertension in patients with or without interstitial lung disease: reliability of CT findings. *Radiology* 2011;260:875–883.
97. Devaraj A, Wells AU, Meister MG, et al. The effect of diffuse pulmonary fibrosis on the reliability of CT signs of pulmonary hypertension. *Radiology* 2008;249:1042–1049.
98. Fedullo PF, Auger WR, Channick RN, et al. Chronic thromboembolic pulmonary hypertension. *Clin Chest Med* 1995;16:353–374.
99. Chapman PJ, Bateman ED, Benatar SR. Primary pulmonary hypertension and thromboembolic pulmonary hypertension—similarities and differences [see comments]. *Respir Med* 1990;84:485–488.
100. Arents DN Jr. Chronic thromboembolic pulmonary hypertension. *N Engl J Med* 2002;346:866.
101. Han D, Lee KS, Franquet T, et al. Thrombotic and nonthrombotic pulmonary arterial embolism: spectrum of imaging findings. *Radiographics* 2003;23:1521–1539.
102. King MA, Ysrael M, Bergin CJ. Chronic thromboembolic pulmonary hypertension: CT findings. *AJR Am J Roentgenol* 1998;170:955–960.
103. Leong CS, Stark P. Thoracic manifestations of sickle cell disease. *J Thorac Imaging* 1998;13:128–134.
104. McLaughlin VV, Channick R. Sickle cell disease-associated pulmonary hypertension: a coat of many colors. *Am J Respir Crit Care Med* 2007;175:1218–1219.
105. Bhalla M, Abboud MR, McLoud TC, et al. Acute chest syndrome in sickle cell disease: CT evidence of microvascular occlusion. *Radiology* 1993;187:45–49.
106. Powars D, Weidman JA, Odom-Maryon T, et al. Sickle cell chronic lung disease: prior morbidity and the risk of pulmonary failure. *Medicine (Baltimore)* 1988;67:66–76.
107. Hansell DM. Small airways diseases: detection and insights with computed tomography. *Eur Respir J* 2001;17:1294–1313.
108. Aquino SL, Gamsu G, Fahy JV, et al. Chronic pulmonary disorders in sickle cell disease: findings at thin-section CT. *Radiology* 1994;193:807–811.
109. Sylvester KP, Desai SR, Wells AU, et al. Computed tomography and pulmonary function abnormalities in sickle cell disease. *Eur Respir J* 2006;28:832–838.
110. Anthi A, Machado RF, Jison ML, et al. Hemodynamic and functional assessment of patients with sickle cell disease and pulmonary hypertension. *Am J Respir Crit Care Med* 2007;175:1272–1279.
111. von Herbay A, Illes A, Waldherr R, et al. Pulmonary tumor thrombotic microangiopathy with pulmonary hypertension. *Cancer* 1990;66:587–592.
112. Kim AE, Haramati LB, Janus D, et al. Pulmonary tumor embolism presenting as infarcts on computed tomography. *J Thorac Imaging* 1999;14:135–137.
113. Gurd AR, Wilson RI. The fat embolism syndrome. *J Bone Joint Surg* 1974;56B:408–416.
114. Malagari K, Economopoulos N, Stoupis C, et al. High-resolution CT findings in mild pulmonary fat embolism. *Chest* 2003;123:1196–1201.
115. Gallardo X, Castaner E, Mata JM, et al. Nodular pattern at lung computed tomography in fat embolism syndrome: a helpful finding. *J Comput Assist Tomogr* 2006;30:254–257.
116. Han D, Goo JM, Im JG, et al. Thin-section CT findings of arcwelders' pneumoconiosis. *Korean J Radiol* 2000;1:79–83.
117. Van den Brande FG, Hellemans S, De Schepper A, et al. Posttraumatic severe fat embolism syndrome with uncommon CT findings. *Anaesth Intensive Care* 2006;34:102–106.
118. Heyneman LE, Muller NL. Pulmonary nodules in early fat embolism syndrome: a case report. *J Thorac Imaging* 2000;15:71–74.
119. Arakawa H, Kurihara Y, Nakajima Y. Pulmonary fat embolism syndrome: CT findings in six patients. *J Comput Assist Tomogr* 2000;24:24–29.
120. Bendeck SE, Leung AN, Berry GJ, et al. Cellulose granulomatosis presenting as centrilobular nodules: CT and histologic findings. *AJR Am J Roentgenol* 2001;177:1151–1153.
121. Pare JA, Fraser RG, Hogg JC, et al. Pulmonary 'mainline' granulomatosis: talcosis of intravenous methadone abuse. *Medicine (Baltimore)* 1979;58:229–239.
122. Pare JP, Cote G, Fraser RS. Long-term follow-up of drug abusers with intravenous talcosis. *Am Rev Respir Dis* 1989;139:233–241.
123. Ward S, Heyneman LE, Reittner P, et al. Talcosis associated with IV abuse of oral medications: CT findings. *AJR Am J Roentgenol* 2000;174:789–793.
124. Schmidt RA, Glenny RW, Godwin JD, et al. Panlobular emphysema in young intravenous ritalin abusers. *Am Rev Respir Dis* 1991;143:649–656.
125. Stern EJ, Frank MS, Schmutz JF, et al. Panlobular pulmonary emphysema caused by IV injection of methylphenidate (ritalin): findings on chest radiographs and CT scans. *AJR Am J Roentgenol* 1994;162:555–560.
126. Padovani B, Kasriel O, Brunner P, et al. Pulmonary embolism caused by acrylic cement: a rare complication of percutaneous vertebroplasty. *AJNR Am J Neuroradiol* 1999;20:375–377.
127. Gangi A, Guth S, Imbert JP, et al. Percutaneous vertebroplasty: indications, technique, and results. *Radiographics* 2003;23:e10.
128. Choe DH, Marom EM, Ahrar K, et al. Pulmonary embolism of polymethyl methacrylate during percutaneous vertebroplasty and kyphoplasty. *AJR Am J Roentgenol* 2004;183:1097–1102.
129. de Cleva R, Herman P, Pugliese V, et al. Prevalence of pulmonary hypertension in patients with hepatosplenic mansonic schistosomiasis—prospective study. *Hepatogastroenterology* 2003;50:2028–2030.
130. Malagari K, Nikita A, Alexopoulou E, et al. Cirrhosis-related intrathoracic disease. Imaging features in 1038 patients. *Hepatogastroenterology* 2005;52:558–562.
131. Lange PA, Stoller JK. The hepatopulmonary syndrome. *Ann Intern Med* 1995;122:521–529.
132. Krowka MJ, Cortese DA. Hepatopulmonary syndrome. Current concepts in diagnostic and therapeutic considerations. *Chest* 1994;105:1528–1537.
133. Castro M, Krowka MJ. Hepatopulmonary syndrome. A pulmonary vascular complication of liver disease. *Clin Chest Med* 1996;17:35–48.
134. McAdams HP, Erasmus J, Crockett R, et al. The hepatopulmonary syndrome: radiologic findings in 10 patients. *AJR Am J Roentgenol* 1996;166:1379–1385.
135. Koksal D, Kacar S, Koksal AS, et al. Evaluation of intrapulmonary vascular dilatations with high-resolution computed thorax tomography in patients with hepatopulmonary syndrome. *J Clin*

Gastroenterol 2006;40:77–83.
136. Hatipoglu U, Rubinstein I. Pulmonary vasculitis: a clinical overview. *Isr Med Assoc J* 2002;4:1143–1148.
137. Jennette JC, Falk RJ, Andrassy K, et al. Nomenclature of systemic vasculitides. Proposal of an international consensus conference. *Arthritis Rheum* 1994;37:187–192.
138. Brown KK. Pulmonary vasculitis. *Proc Am Thorac Soc* 2006;3:48–57.
139. Manganelli P, Fietta P, Carotti M, et al. Respiratory system involvement in systemic vasculitides. *Clin Exp Rheumatol* 2006;24:S48–S59.
140. Castaner E, Alguersuari A, Gallardo X, et al. When to suspect pulmonary vasculitis: radiologic and clinical clues. *Radiographics* 2010;30:33–53.
141. Chung MP, Yi CA, Lee HY, et al. Imaging of pulmonary vasculitis. *Radiology* 2010;255:322–341.
142. Ceylan N, Bayraktaroglu S, Erturk SM, et al. Pulmonary and vascular manifestations of Behçet disease: imaging findings. *AJR Am J Roentgenol* 2010;194:W158–W164.
143. Ozer C, Duce MN, Ulubas B, et al. Inspiratory and expiratory HRCT findings in Behçet's disease and correlation with pulmonary function tests. *Eur J Radiol* 2005;56:43–47.
144. Erkan F, Kiyan E, Tunaci A. Pulmonary complications of Behçet's disease. *Clin Chest Med* 2002;23:493–503.
145. Tunaci M, Ozkorkmaz B, Tunaci A, et al. CT findings of pulmonary artery aneurysms during treatment for Behçet's disease. *AJR Am J Roentgenol* 1999;172:729–733.
146. Tunaci A, Berkmen YM, Gokmen E. Thoracic involvement in Behçet's disease: pathologic, clinical, and imaging features. *AJR Am J Roentgenol* 1995;164:51–56.
147. Erkan F, Cavdar T. Pulmonary vasculitis in Behçet's disease. *Am Rev Respir Dis* 1992;146:232–239.
148. Gul A, Yilmazbayhan D, Buyukbabani N, et al. Organizing pneumonia associated with pulmonary artery aneurysms in Behçet's disease. *Rheumatology (Oxford)* 1999;38:1285–1289.
149. Uysal H, Balevi S, Okudan N, et al. The relationship between HRCT and pulmonary function in Behçet's disease. *Lung* 2004;182:9–14.
150. Hughes JP, Stovin PG. Segmental pulmonary artery aneurysms with peripheral venous thrombosis. *Br J Dis Chest* 1959;53:19–27.
151. Gibelin A, Maldini C, Mahr A. Epidemiology and etiology of Wegener granulomatosis, microscopic polyangiitis, Churg-Strauss syndrome and Goodpasture syndrome: vasculitides with frequent lung involvement. *Semin Respir Crit Care Med* 2011;32:264–273.
152. Nachman PH, Henderson AG. Pathogenesis of lung vasculitis. *Semin Respir Crit Care Med* 2011;32:245–253.
153. Leavitt RY, Fauci AS, Bloch DA, et al. The American College of Rheumatology 1990 criteria for the classification of Wegener's granulomatosis. *Arthritis Rheum* 1990;33:1101–1107.
154. Cordier JF, Valeyre D, Guillevin L, et al. Pulmonary Wegener's granulomatosis. A clinical and imaging study of 77 cases. *Chest* 1990;97:906–912.
155. Aberle DR, Gamsu G, Lynch D. Thoracic manifestations of Wegener granulomatosis: diagnosis and course. *Radiology* 1990;174:703–709.
156. Hoffman GS, Kerr GS, Leavitt RY, et al. Wegener granulomatosis: an analysis of 158 patients. *Ann Intern Med* 1992;116:488–498.
157. Weir IH, Müller NL, Chiles C, et al. Wegener's granulomatosis: findings from computed tomography of the chest in 10 patients. *Can Assoc Radiol J* 1992;43:31–34.
158. Attali P, Begum R, Ban Romdhane H, et al. Pulmonary Wegener's granulomatosis: changes at follow-up CT. *Eur Radiol* 1998;8:1009–1113.
159. Lee KS, Kim TS, Fujimoto K, et al. Thoracic manifestation of Wegener's granulomatosis: CT findings in 30 patients. *Eur Radiol* 2003;13:43–51.
160. Ananthakrishnan L, Sharma N, Kanne JP. Wegener's granulomatosis in the chest: high-resolution CT findings. *AJR Am J Roentgenol* 2009;192:676–682.
161. Martinez F, Chung JH, Digumarthy SR, et al. Common and uncommon manifestations of Wegener granulomatosis at chest CT: radiologic-pathologic correlation. *Radiographics* 2012;32:51–69.
162. Foo SS, Weisbrod GL, Herman SJ, et al. Wegener granulomatosis presenting on CT with atypical bronchovasocentric distribution. *J Comput Assist Tomogr* 1990;14:1004–1006.
163. Reuter M, Schnabel A, Wesner F, et al. Pulmonary Wegener's granulomatosis: correlation between high-resolution CT findings and clinical scoring of disease activity. *Chest* 1998;114:500–506.
164. Choi YH, Im JG, Han BK, et al. Thoracic manifestation of Churg-Strauss syndrome: radiologic and clinical findings. *Chest* 2000;117:117–124.
165. Worthy SA, Müller NL, Hansell DM, et al. Churg-Strauss syndrome: the spectrum of pulmonary CT findings in 17 patients. *AJR Am J Roentgenol* 1998;170:297–300.
166. Buschman DL, Waldron JA Jr, King TE Jr. Churg-Strauss pulmonary vasculitis. High-resolution computed tomography scanning and pathologic findings. *Am Rev Respir Dis* 1990;142:458–461.
167. Jeong YJ, Kim K-I, Seo IJ, et al. Eosinophilic lung diseases: a clinical, radiologic, and pathologic overview. *Radiographics* 2007;27:617–637.
168. Jennings CA, King TE Jr, Tuder R, et al. Diffuse alveolar hemorrhage with underlying isolated, pauciimmune pulmonary capillaritis. *Am J Respir Crit Care Med* 1997;155:1101–1109.
169. Boyce NW, Holdsworth SR. Pulmonary manifestations of the clinical syndrome of acute glomerulonephritis and lung hemorrhage. *Am J Kidney Dis* 1986;8:31–36.
170. Cheah FK, Sheppard MN, Hansell DM. Computed tomography of diffuse pulmonary haemorrhage with pathological correlation [see comments]. *Clin Radiol* 1993;48:89–93.
171. Collard HR, Schwarz MI. Diffuse alveolar hemorrhage. *Clin Chest Med* 2004;25:583–592, vii.
172. Travis WD, Colby TV, Lombard C, et al. A clinicopathologic study of 34 cases of diffuse pulmonary hemorrhage with lung biopsy confirmation. *Am J Surg Pathol* 1990;14:1112–1125.
173. Seely JM, Effmann EL, Müller NL. High-resolution CT of pediatric lung disease: imaging findings. *AJR Am J Roentgenol* 1997;168:1269–1275.
174. Fishbein GA, Fishbein MC. Lung vasculitis and alveolar hemorrhage: pathology. *Semin Respir Crit Care Med* 2011;32:254–263.
175. Nguyen ET, Silva CIS, Souza CA, et al. Pulmonary complications of illicit drug use: differential diagnosis based on CT findings. *J Thorac Imaging* 2007;22:199–206. doi:10.1097/01.rti.0000213567.86408.19
176. Restrepo CS, Carrillo JA, Martínez S, et al. Pulmonary complications from cocaine and cocaine-based substances: imaging manifestations. *Radiographics* 2007;27:941–956.
177. Witte R, Gurney J, Robbins R, et al. Diffuse pulmonary alveolar hemorrhage after bone narrow transplantation: radiographic findings in 39 patients. *AJR Am J Roentgenol* 1991;157:461–464.
178. Serisier DJ, Wong RC, Armstrong JG. Alveolar haemorrhage in anti-glomerular basement membrane disease without detectable antibodies by conventional assays. *Thorax* 2006;61:636–639.
179. Ioachimescu OC, Sieber S, Kotch A. Idiopathic pulmonary haemosiderosis revisited. *Eur Respir J* 2004;24:162–170.
180. Zhang X, Wang L, Lu A, et al. Clinical study of 28 cases of paediatric idiopathic pulmonary haemosiderosis. *J Trop Pediatr* 2010;56:386–390.
181. Susarla SC, Fan LL. Diffuse alveolar hemorrhage syndromes in children. *Curr Opin Pediatr* 2007;19:314–320.
182. Agarwal R, Aggarwal AN, Gupta D. Lane-Hamilton syndrome: simultaneous occurrence of coeliac disease and idiopathic pulmonary haemosiderosis. *Intern Med J* 2007;37:65–67.
183. Nuesslein TG, Teig N, Rieger CH. Pulmonary haemosiderosis in infants and children. *Paediatr Respir Rev* 2006;7:45–48.
184. Dearborn DG, Yike I, Sorenson WG, et al. Overview of investigations into pulmonary hemorrhage among infants in Cleveland, Ohio. *Environ Health Perspect* 1999;107(suppl 3):495–499.
185. Akyar S, Ozbek SS. Computed tomography findings in idiopathic pulmonary hemosiderosis. *Respiration* 1993;60:63–64.
186. Copley SJ, Coren M, Nicholson AG, et al. Diagnostic accuracy of

thin-section CT and chest radiography of pediatric interstitial lung disease. *AJR Am J Roentgenol* 2000;174:549–554.

187. Kocakoc E, Kiris A, Sen Y, et al. Pediatric idiopathic pulmonary hemosiderosis diagnosed by sputum analysis: plain radiography and computed tomography findings. *Med Princ Pract* 2003;12: 129–132.
188. Green RJ, Ruoss SJ, Kraft SA, et al. Pulmonary capillaritis and alveolar hemorrhage. Update on diagnosis and management. *Chest* 1996;110:1305–1316.
189. Prakash UB. Respiratory complications in mixed connective tissue disease. *Clin Chest Med* 1998;19:733–746, ix.
190. Mayberry JP, Primack SL, Muller NL. Thoracic manifestations of systemic autoimmune diseases: radiographic and high-resolution CT findings. *Radiographics* 2000;20:1623–1635.
191. Naniwa T, Banno S, Sugiura Y, et al. Pulmonary-renal syndrome in systemic sclerosis: a report of three cases and review of the literature. *Mod Rheumatol* 2007;17:37–44.
192. Makino Y, Ogawa M, Ueda S, et al. CT appearance of diffuse alveolar hemorrhage in a patient with systemic lupus erythematosus. *Acta Radiol* 1993;34:634–635.
193. Beresford MW, Cleary AG, Sills JA, et al. Cardio-pulmonary involvement in juvenile systemic lupus erythematosus. *Lupus* 2005;14:152–158.
194. Badsha H, Teh CL, Kong KO, et al. Pulmonary hemorrhage in systemic lupus erythematosus. *Semin Arthritis Rheum* 2004;33: 414–421.
195. Nguyen VA, Gotwald T, Prior C, et al. Acute pulmonary edema, capillaritis and alveolar hemorrhage: pulmonary manifestations coexistent in antiphospholipid syndrome and systemic lupus erythematosus? *Lupus* 2005;14:557–560.
196. Hisada T, Ishizuka T, Tomizawa Y, et al. "Crazy-paving" appearance in systemic lupus erythematosus. *Intern Med* 2006;45:29–30.
197. Jara LJ, Vera-Lastra O, Calleja MC. Pulmonary-renal vasculitic disorders: differential diagnosis and management. *Curr Rheumatol Rep* 2003;5:107–115.

SECTION IV

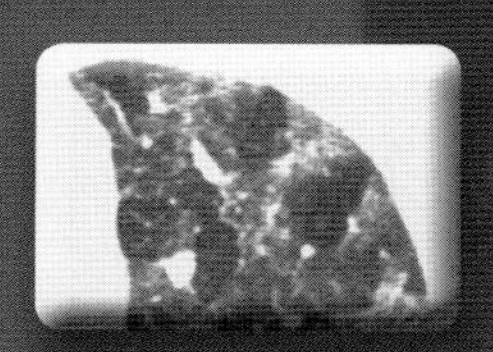

HRCT レビュー

このセクションでは，高分解能 CT(HRCT)用語ならびに一般的な肺疾患の所見と特徴のまとめ，レビューおよびイラストを示してある．両章ともアルファベット順に記載されており，同じトピックについてのクイックリファレンスになるようにしている．

23 イラストつき HRCT 用語集

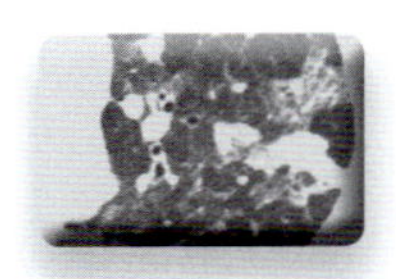

この用語集では，本書で使用される HRCT 用語のクイックリファレンスとして，よく用いられる HRCT 用語ならびにその定義と特徴を一覧し，それらの典型的所見の模式図を多数示した．定義された用語と主に用いられる定義は，Fleischner Society の命名委員会のすべての勧告に基づいている．その勧告は 1984 年に最初に発行されたのち修正され[1]，最近さらに修正された[1-3]．しかし，我々の個人的な好みを反映してもいる[4]．HRCT での使用にふさわしい Fleischner 定義の用語だけがこの用語集で概説される．そして，特に HRCT 診断に適切であったり，本書で使用されている用語であるが最も新しい Fleischner Society 用語集[3]の胸部画像用語に含まれないいくつかの用語も概説している．

一般論としては，HRCT 用語は解剖学的には特異的である．所見そのものが非特異的であり解剖学的異常との特定の関連がない場合，非特異的な記述用語が異常所見を理解し認識するのに特に役立つ場合，記述用語が広く受け入れられている場合を除いて，完全な記述用語は避けるようにしている．

細　葉　acinus

終末細気管支より遠位で，一次呼吸細気管支からなる肺構造の単位．細葉はすべての気道がガス交換に関与する最大の肺の単位である．細葉は成人では直径 6〜10 mm, 平均で直径 7〜8 mm ある（図 23-1）[5-9]．個々の細葉は健常被験者の HRCT ではみえない．しかし，細葉動脈は時々みることができる．二次小葉は 3〜24 の細葉からなる[10]．細葉陰影は時々辺縁不明瞭な結節としてみることができ[3]，細葉結節 acinar nodule と称される．

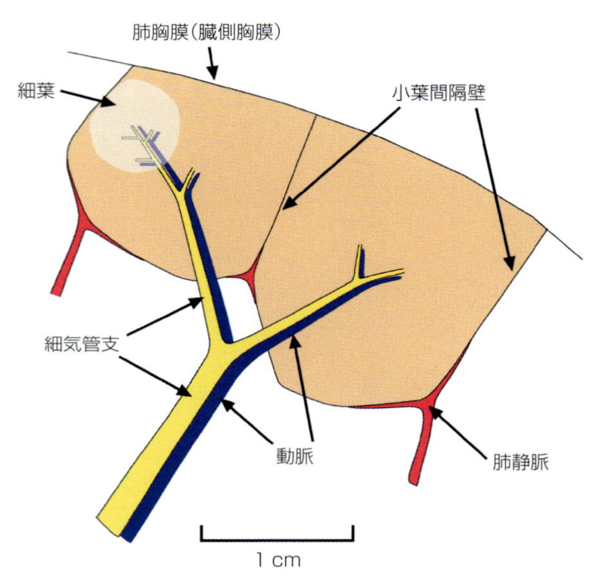

図 23-1　Miller によって記載された二次小葉に関する肺細葉の解剖．

同義語：pulmonary acinus（肺細葉）

細葉：細葉結節　acinus：acinar nodule

細葉結節は円形もしくは卵円形の境界不明瞭な肺陰影で直径約 5〜8 mm であり，解剖学的な細葉がコンソリデーションで不透明になることを反映すると推定される．この用語はそのような陰影が多数ある場合にのみ使用される[3]．細葉結節は現在の Fleischner Society 用語集における気腔結節 airspace nodule より好ましい．しかし，2 つの用語は同じ意味であると考えてよい．気腔結節 airspace nodule を参照．

エアブロンコグラム　air bronchogram

濃いコンソリデーションでもすりガラス影でもよいが，高吸収の肺によって取り囲まれ縁どられた，空気で満ちた気管支の胸部X線写真またはCT上の所見（図23-2）[3]．エアブロンコグラムの存在は，近位気道が開存しているが肺胞気が別のものに置換された肺の異常な状態であることを意味する．

エアクレセント・サイン（三日月徴候） air crescent sign

胸部X線写真またはCT上の所見で，空気が肺の空洞の内縁を三日月状に形どり（図23-3），円形空洞内の腫瘤や陰影の上方を覆うことをいう[3]．それは，既存の嚢胞（菌腫）の重複感染，敗血症性梗塞（例えば，血管侵襲性アスペルギルス症），新生物，空洞内の凝血塊，包虫症などの疾患でみられる可能性がある．

気　腔　airspace

空気を含む肺構造（呼吸細気管支を含むが，例えば終末細気管支のような単なる誘導気管支を除く）を示す用語である[3]．

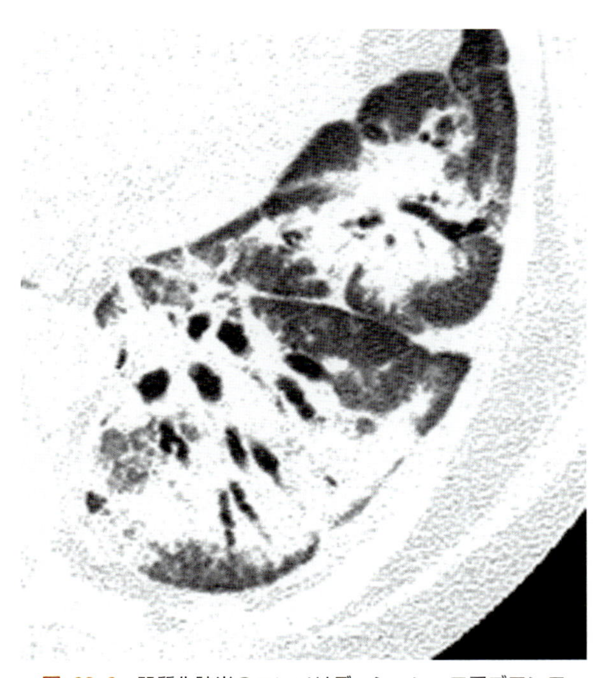

図 23-2　**器質化肺炎のコンソリデーション**．エアブロンコグラムが下葉でみえる．

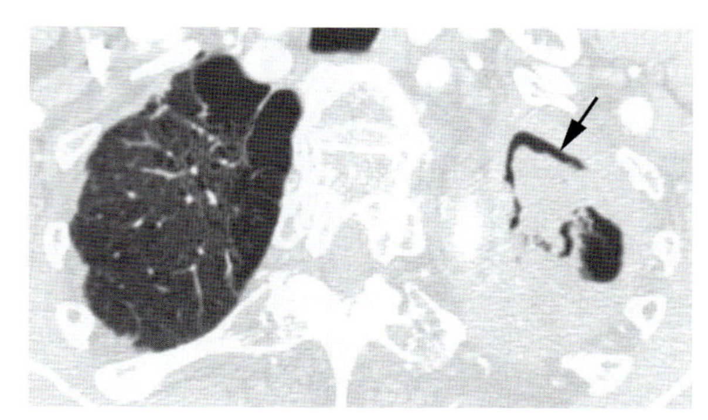

図 23-3　左上葉のエアクレセント・サイン（三日月徴候）（矢印）．これは菌腫の存在を反映する．

コンソリデーション　airspace consolidation

コンソリデーション consolidation を参照．

気腔結節　airspace nodule

小さい結節状のX線不透過像で，通常直径2～3 mmから1 cmまでの大きさである．気腔疾患を有する患者で認められる．通常，細気管支周囲の炎症またはコンソリデーションを表す[11-14]．しかし，そういっ

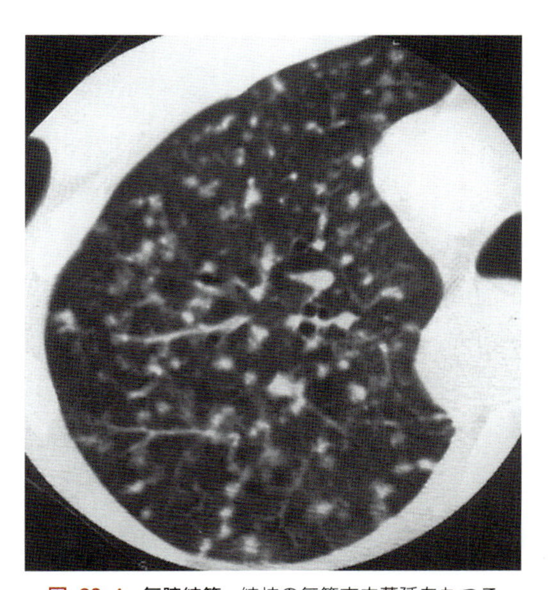

図 23-4　**気腔結節**．結核の気管支内蔓延をもつこの患者において，小さい，不明瞭な，小葉中心性結節は，細気管支周囲の炎症とコンソリデーションの存在を反映する．小葉中心性結節に典型的で，いくつかは小動脈の近くにあり，多くは胸膜面から5～10 mm離れた中心にある．

た陰影は細葉である場合がある．気腔結節は典型的には境界不明瞭で，しばしば小葉中心にみえる（図 23-4）．HRCT 所見では，主に気腔由来の小結節と主に間質由来の小結節とを見分けることは難しい．したがって，HRCT の読影では通常は結節のサイズ，形態と分布を記載することがより適切である．小葉中心性 centrilobular と結節 nodule を参照．

この用語は主に“細葉結節 acinar nodule”と同義であり，不透明になった肺の細葉を表す．

エアトラッピング　air trapping

肺内もしくは肺の一部の異常な気体貯留（ガスなど）であり，特に呼気中か呼気後に起こる．肺の伸縮時に気道閉塞または気道異常の結果として発生する．呼気 CT で肺実質に透過性が残っている場合，もしくは呼気後に肺実質の肺野濃度が正常に比べてわずかしか増加しない場合，もしくは肺実質が横断面でわずかな変化しかないときに診断される（図 23-5）[1, 15-22]．エアトラッピングは吸気 CT で確定的に診断するのは困難である．気道疾患を有する患者の吸気 CT でみられる肺不均一性は通常はモザイク灌流 mosaic perfusion またはモザイクパターン mosaic attenuation pattern と称する．

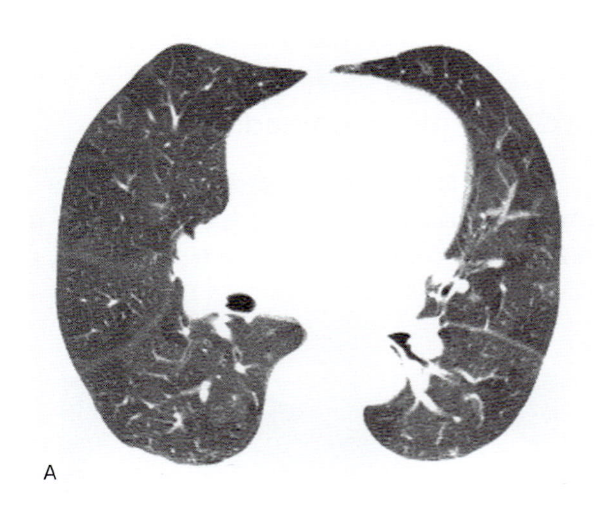

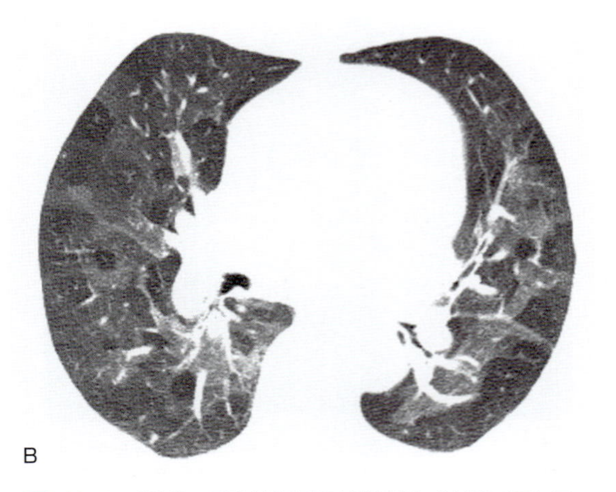

図 23-5　感染後の閉塞性細気管支炎患者におけるエアトラッピング．A：吸気 CT では，肺はモザイク灌流のため肺野濃度が不均一にみえる．B：呼気 CT では，多中心性にエアトラッピングが発生するので，肺野濃度の著明な不均一性が示される．

構造改変　architectural distortion

肺構造（気管支，血管，葉間と小葉間隔壁を含む）の異常な偏移による肺疾患の徴候で，肺解剖のひずみとして観察される[1, 3, 4]．この所見は，肺線維症または肺容積減少でしばしばみられる．

無気肺　atelectasis

（局所的でも肺全体でもよいが）肺容積や膨張性の減少している状態であり，しばしば肺透過性の低下や高吸収といった所見として認められる．無気肺は閉塞性病変の遠位でのガス吸収，肺の圧排，サーファクタント欠乏症または線維症のため発症する．

同義語：虚脱 collapse，容積減少 volume loss

アトール（環礁）サイン　atoll sign

逆ハローサイン reversed halo sign を参照．

数珠状隔壁サイン　beaded septum sign

数珠（じゅず）の列のようにみえる小葉間隔壁の結節状肥厚（図 23-6）．この所見は新生物[23]やサルコイドーシスのリンパ管への進展のある患者で最もよくみられるが，これらの疾患においてさえ，概してまれな HRCT 所見である．

ブレブ　bleb

肺胸膜において気体を含むスペース[2]．放射線学的にはこの用語は，通常肺尖部で胸膜に隣接した局所的な薄壁の透過性亢進部を記載するのに使用される．しかしながら，実際的にはブレブ bleb とブラ bulla の差異はほとんどない[3]．HRCT 上では，ブレブとブラは

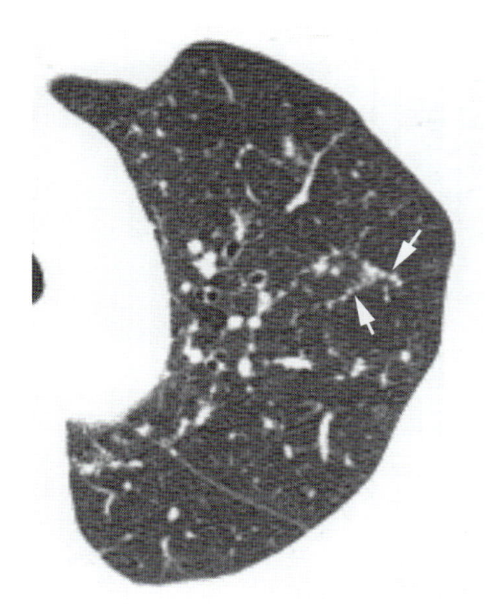

図 23-6 **数珠状隔壁サイン**. サルコイドーシス患者において，上葉の小葉間隔壁は，外観上は結節状であるか，数珠状をなしている(矢印).

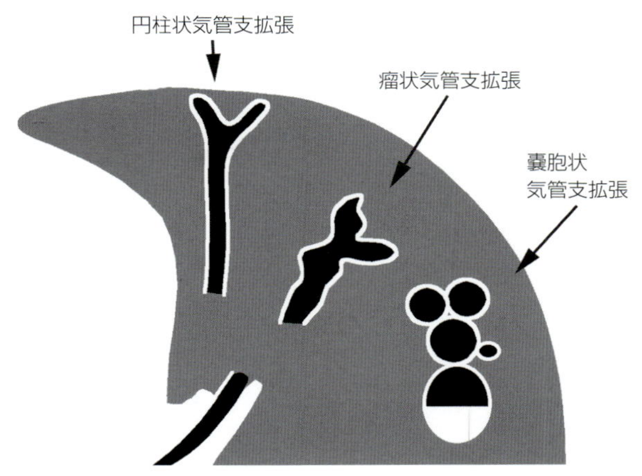

図 23-7 **気管支拡張**. 形態学と HRCT 所見に基づく気管支拡張の分類.

区別できない．用語としては“ブラ bulla”の使用が通常好ましい[2,3].

気管支拡張(症)　bronchiectasis

限局性もしくはびまん性の不可逆的な気管支の拡張で，通常慢性感染症，腫瘍による気道閉塞，狭窄，嵌頓物質，遺伝性の気管支異常，または線維症(牽引気管支拡張 traction bronchiectasis を参照)から生じる．この用語の定義は異常が不可逆的であることであるが，経時的に検査をしないと確定は困難であるし，経時的な検査は診断のために必須ではない．異常気管支の所見により，気管支拡張は 3 つのタイプ(円柱状，瘤状，嚢胞状)に分類することができる(図 23-7)．気管支の拡張が主な特徴であるが，気管支壁肥厚化，気管支内の液体貯留や末梢気道の異常も HRCT でみられる．

細気管支栓　bronchiolar impaction

細気管支拡張(症)bronchiolectasis と tree-in-bud パターン tree-in-bud pattern を参照．

細気管支　bronchiole

壁に軟骨を含んでいない気道は“細気管支”と称される．最大の細気管支は直径約 3 mm であり，厚さ約 0.3 mm の壁がある．二次小葉は直径約 1 mm の動脈と細気管支からなり，小葉内終末細気管支と動脈は直径約 0.7 mm である．そして，細葉細気管支と動脈は直径 0.3〜0.5 mm である(図 23-1)．細気管支は，HRCT では通常みえない．

細気管支拡張(症)　bronchiolectasis

細気管支拡張は，気道疾患または肺線維症の結果として起こり得る(牽引性細気管支拡張 traction bronchiectasis を参照)(図 23-8)．拡張細気管支は空気または液体で満たされる．拡張し液体に満ちた細気管支はしばしば“細気管支栓 bronchiolar impaction”または“tree-in-bud”という用語[24-28]で表現されたり，小葉中心性結節影としてみえることがある．

細気管支炎　bronchiolitis

細気管支の炎症であり感染性でも非感染性でもよい．細気管支炎は小葉中心性(すなわち細気管支周囲か細気管支中心性)結節，tree-in-bud，またはモザイク灌流やエアトラッピングを伴う閉塞と関係してくる．病理学的には，細気管支炎はしばしば，“細胞性 cellular”や“狭窄性 constrictive”などと記載される．

気管支中心性　bronchocentric

気管支に関連して，もしくは気管支の周囲で発症す

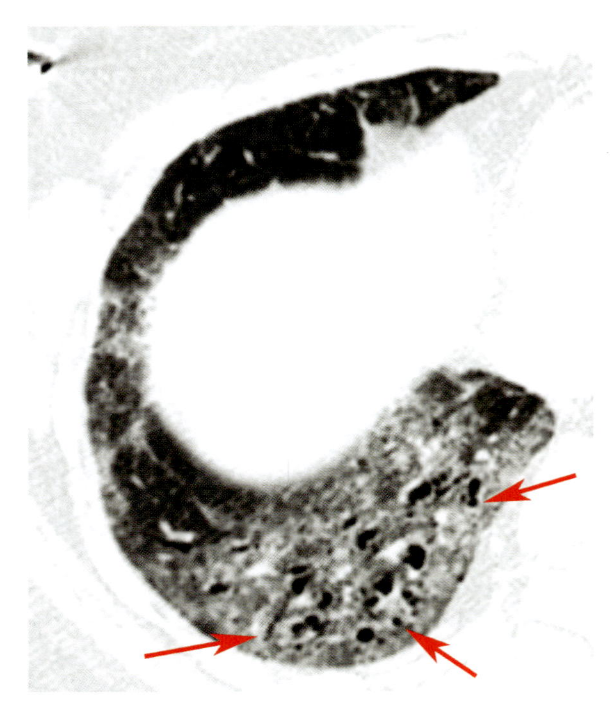

図 23-8　**細気管支拡張．** 強皮症と fibrotic NSIP 患者において，末梢肺にすりガラス影と空気で満ちた細気管支の拡張があり（矢印），いわゆる牽引性細気管支拡張である．

る異常はこの用語で記載されることがある．

気管支血管束　bronchovascular bundle

気管支血管周囲間質 peribronchovascular interstitium を参照．

ブ　ラ　bulla

明確に区切られた気腫性病変で，直径 1 cm 以上あり，厚さ 1 mm 未満の壁を有する（図 23-9）[2]．HRCT でブラの診断をするには，他のエリアの気腫性病変も指摘されるべきである．胸膜下ブラは一般には傍隔壁型肺気腫の結果発症する[29-31]．

嚢胞性肺気腫　bullous emphysema

ブラが顕著な肺気腫（図 23-9）[32]．

空　洞　cavity

空洞は空気を満たしたスペースであり，肺コンソリデーション，腫瘤または結節の中にある透過性亢進部

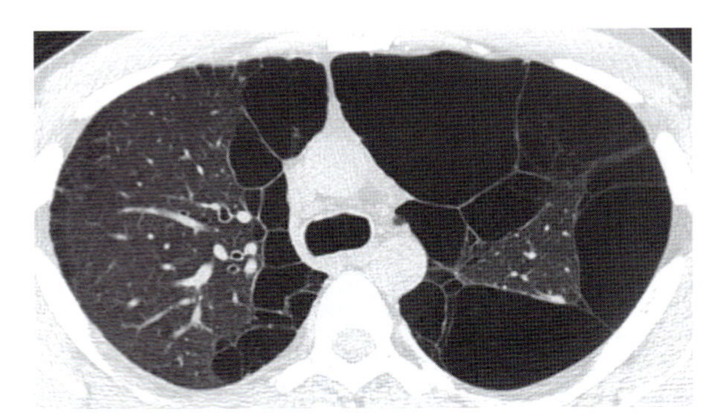

図 23-9　**ブラ．** 小葉中心性肺気腫に関連した，大きな薄い壁の胸膜下ブラが両側性にみえる．この患者のようにブラが顕著な場合，"嚢胞性肺気腫"という用語を用いることができる．

としてみられる．空洞は病変部位の壊死部分が気管支樹を経て排出されて生成されるのが普通である．液面形成がみられることもある[3]．空洞化（すなわち，壊死と排出）が起こったとわからないかぎり，薄い壁の空気を満たしたスペースを"空洞"とよんではいけない．

空洞 cavity は，膿瘍 abscess または嚢胞 cyst の同義語でない．

小葉中心性　centrilobular

小葉の中心を含む構造（例えば，小葉中心性細気管支），HRCT 所見（例えば，小葉中心性結節），または疾病経過を記述するための形容詞．必ずしも正確に小葉の中心にはない細気管支または小動脈のような小葉中心の構造物に関連する異常所見を記載するのにも用いられる（図 23-4，図 23-10）．HRCT では小葉中心の異常は，小葉内の中心に位置する陰影や透過性亢進部位，もしくは小葉中心の動脈を囲んでいる陰影や透過性亢進部位の集まりとしてみられる[11, 24, 25]．炎症，コ

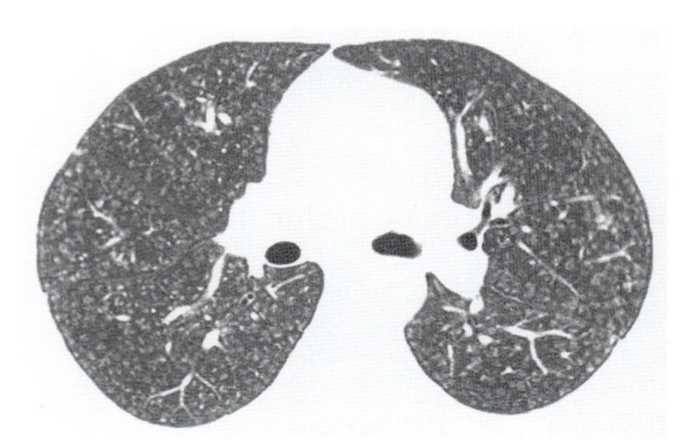

図 23-10　**過敏性肺炎患者における不明瞭な小葉中心性結節．** 結節は，胸膜面と葉間から数 mm 離れている．

ンソリデーション，気道疾患，間質の線維化，または肺気腫を反映する．

同義語：lobular core（小葉中心）

小葉中心性肺気腫 centrilobular emphysema

細葉の中心にある呼吸細気管支優位の肺気腫であり，主に二次小葉の中心部を含む[29-31]．上葉優位であり喫煙者に多い．HRCT では通常は，壁のない透過性亢進部位が多発してみえるが，薄い壁がみられることもある（図 23-11）．時には，透過性亢進部位は小葉中心の動脈を取り囲むようにみられる．

同義語：細葉中心性肺気腫 centriacinar emphysema，近位細葉型肺気腫 proximal acinar emphysema

小葉中心間質肥厚 centrilobular interstitial thickening

小葉中心の細気管支と血管を取り囲む，小葉中心気管支血管周囲間質の肥厚．小葉中心構造物が顕著になったものと認識される．

小葉中心間質 centrilobular interstitium

末梢における，気管支血管周囲間質の小葉中心の拡張．Weibel によって記載された軸位線維網の一部[6]．

同義語：小葉中心気管支血管周囲間質 centrilobular peribronchovascular interstitium，軸位間質 axial interstitium[2]

小葉中心構造物 centrilobular structure

肺小葉の中心の構造物で，とりわけ，小葉中心の細気管支と動脈をさす．小葉中心の動脈とその直後の分枝の直径はそれぞれ約 1 mm と 0.5〜0.7 mm であり[1,33]，通常は HRCT でみえる．小葉中心の細気管支の壁厚は約 0.15 mm であり，HRCT では通常みえない．

集塊性腫瘤 conglomerate mass

しばしば気管支と血管を取り囲む大きな陰影で，通常，肺の中心もしくは肺門部にある（図 23-12）．線維組織の塊であったり融合した結節であることが多い．珪肺症，炭鉱夫肺，サルコイドーシスなどで最もよくみられる（図 23-12）．

じん肺患者における相当語句：複雑性じん肺 complicated pneumoconiosis，進行性塊状線維症 progressive massive fibrosis

コンソリデーション consolidation

胸部 X 線写真または HRCT で認められる肺の不透過性の増加で，背景の血管が不明瞭になる（図 23-2，図 23-12，図 23-13）．この所見は通常，肺胞気の置換か，気腔が液体，細胞，組織などにより満たされてい

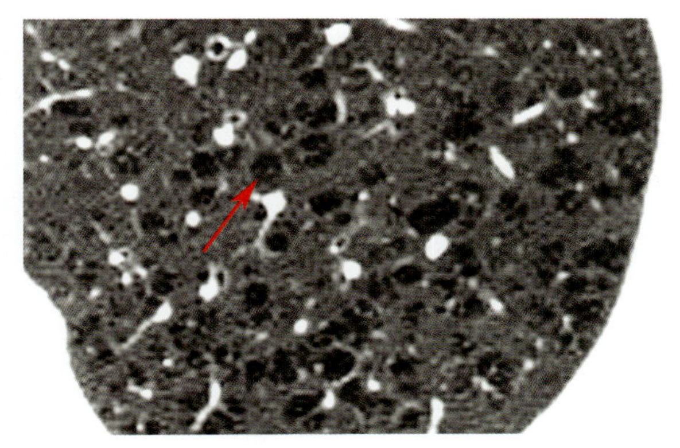

図 23-11 小葉中心性肺気腫． 小葉中心性肺気腫患者における左上葉の拡大画像．壁のない無数の円形低吸収域がみえる（矢印）．この所見は，小葉中心性肺気腫の典型である．肺気腫の低吸収域は，小葉の中心にあり小葉中心の動脈を囲んでいる．

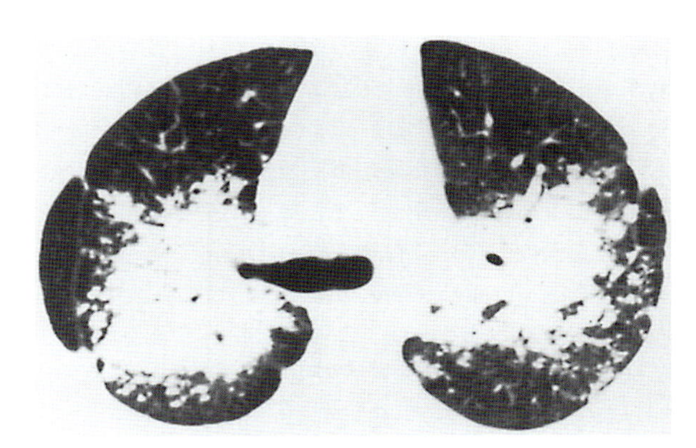

図 23-12 集塊性腫瘤． サルコイドーシスを有する患者で肺門周囲の血管を隠している両側上葉の腫瘤．腫瘤内にエアブロンコグラムがみえる．これらの集塊性腫瘤は，多発融合性肉芽腫を反映する．この所見は，コンソリデーションとよばれることもある．

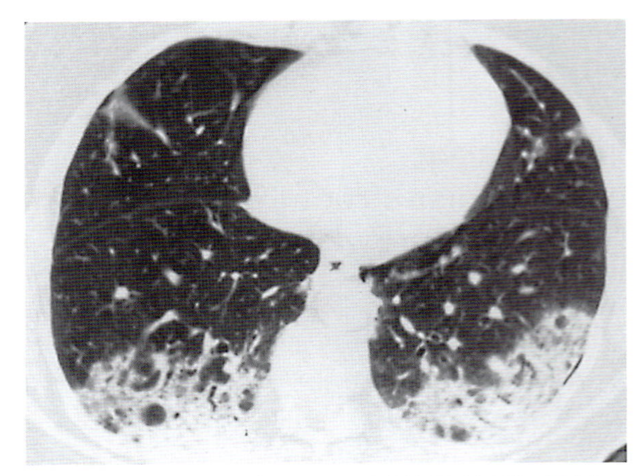

図 23-13　コンソリデーション．閉塞性細気管支炎・器質化肺炎(BOOP)(訳注：現在は特発性器質化肺炎 cryptogenic organizing pneumonia とよばれる)の患者で，両側コンソリデーションを示す．肺血管は，最も高吸収の領域ではみえない．

ることを意味する．一方，広範囲な間質性疾患でみられることもある．HRCT では，すりガラス影とは区別されなければならない．すりガラス影では肺野濃度が増加しても背景の血管は覆い隠されない[3]．

同義語：コンソリデーション airspace consolidation，気腔陰影 airspace opacification，気腔濃度 airspace attenuation

クレイジー・ペイビング・パターン crazy-paving pattern

すりガラス影と網状パターンが重なりあった状態で，しばしば小葉間隔壁肥厚を伴う[34-36]．このパターンは肺胞蛋白症(PAP)の患者で最初に認識された(図 23-14)[37]．しかし種々の他の疾患でもみられる可能性もある．クレイジー・ペイビングの所見のある患者において，すりガラス影は気腔や間質の異常を反映する[35, 36]．網状影は，小葉間隔壁肥厚，小葉内間質の肥厚，線維化による不整な病変，または，小葉や細葉の末梢で気腔を満たしていく作用が勝っていることを意味する[35](訳注："crazy paving"とは直訳すれば"異常な敷石"ということになるが，この語に相当する意味として従来から日本では"メロンの皮様 / 状"という語が用いられており，一方で"クレイジー・ペイビング"という語も日本で普及している．本書では"クレイジー・ペイビング"で統一した)．

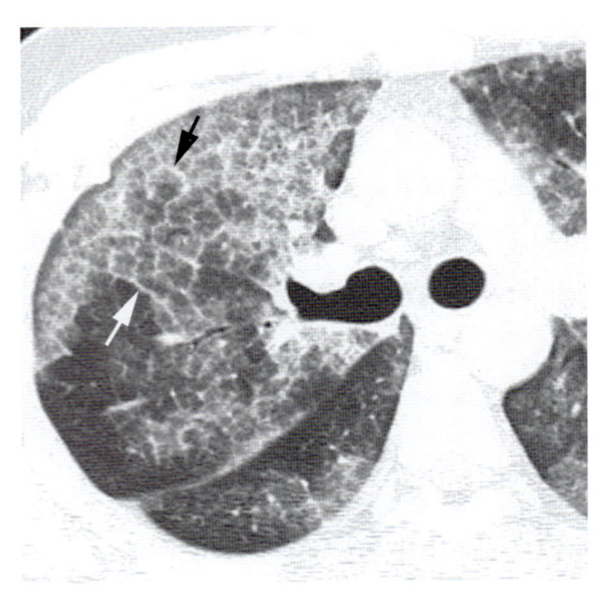

図 23-14　肺胞蛋白症のクレイジー・ペイビング．肺の病変部は，斑状すりガラス影と小葉間隔壁肥厚の併発を示す(矢印)．

嚢　胞　cyst

通常厚さ 2 または 3 mm 未満の薄壁があり，境界明瞭で限局した，空気もしくは液体を含んだ病変で，直径 1 cm 以上あり，上皮もしくは線維の壁を有するものを記載するための非特異的な用語(図 23-15)[2-4]．HRCT で，"嚢胞 cyst"という用語は，通常，気体を含む病変または気体で満ちた嚢胞を示すのに用いられる．一般に気体に満ちた嚢胞はランゲルハンス細胞組織球症，リンパ脈管筋腫症，サルコイドーシス，リンパ球性間質性肺炎[38-42]を呈する患者の中でみられるが，他の疾患でも同様にみられる．蜂巣肺(蜂窩蜂)も

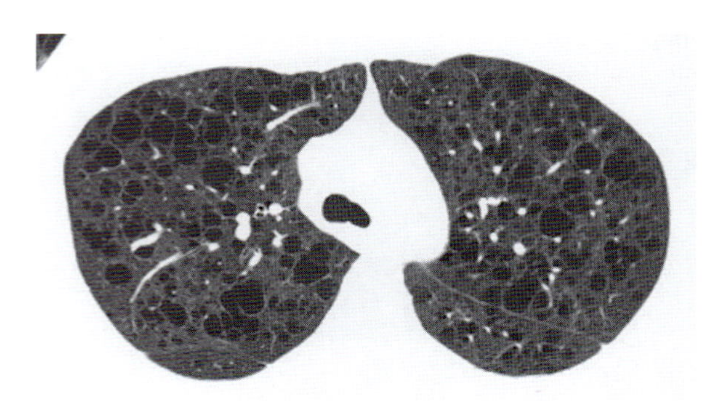

図 23-15　リンパ脈管筋腫症を呈する患者における多発性肺嚢胞症．気体で満ちた無数の低吸収嚢胞は，薄膜によって縁どられている．

嚢胞の原因になる．“嚢胞 cyst”という用語は嚢胞状気管支拡張症を有する患者でみられる拡張した気管支を記述するのにも用いられる(図 23-7)．しかし，気管支拡張という語を用いるほうが望ましい．この用語は肺気腫に伴う局所的な透過性亢進部位を示すのには用いられない．その場合は代わりに，“ブラ bulla”という語を用いるのが望ましい．

嚢胞状気腔　cystic airspace

肺気腫やリンパ脈管筋腫症のように薄壁，もしくは蜂巣肺のように厚い壁，といった様々な壁で囲まれた，拡大した気腔．ブラ bulla，嚢胞 cyst，蜂巣肺 honeycombing，気瘤 pneumatocele を参照．

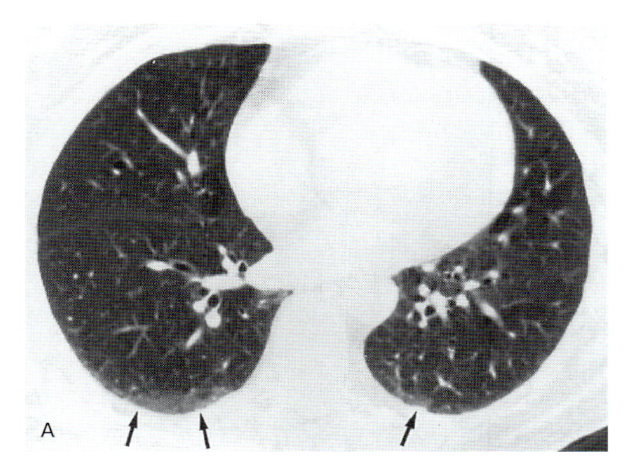

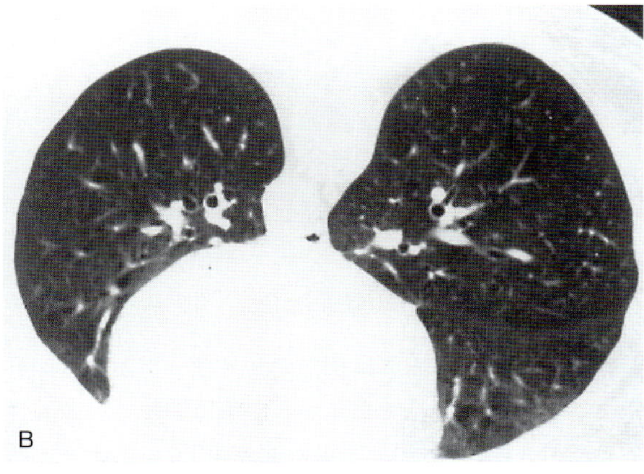

図 23-16　重力効果(荷重部高吸収域)．A：不明瞭な陰影(矢印)が背側肺でみえ，右のほうが左よりはっきりみえる．B：患者を腹臥位として同じレベルをみると，背側肺は正常にみえる．

重力効果(荷重部高吸収域) dependent opacity

2〜3 mm から 1 cm 以上の厚さを有する胸膜下の境界不明瞭な陰影で，荷重領域でのみみられ，非荷重領域では消失する(図 23-16)[2, 43]．重力効果(荷重部高吸収域)は，正常な荷重部無気肺を意味する．仰臥位では背側にみえ，腹臥位では消失する．この正常所見は胸膜下線状影 subpleural line として現れる可能性もある．しかし，胸膜下線状影という用語は肺の非荷重領域に持続して現れる辺縁明瞭な薄い陰影を表すのに最もよく用いられる．

同義語：重力効果(荷重部濃度上昇)dependent increased attenuation

遠位細葉型肺気腫 distal acinar emphysema

傍隔壁型肺気腫 paraseptal emphysema を参照．

ダイナミック呼気 HRCT dynamic expiratory HRCT

エアトラッピングや気道の虚脱を診断するために呼気中に撮影する HRCT[15, 16, 20, 44]．

肺気腫　emphysema

終末細気管支より遠位の気腔の持続した異常な拡大で，気腔の壁の破壊を伴う[29]．肺気腫の以前の定義では，“あきらかな線維症を伴わない”とされていたが[30]，最近の見解では若干の関連する線維症の併存がまれでないとされている[29]．HRCT では低吸収域としてみられ，通常は壁はみえず，そして，形態学的に肺小葉との関係で，小葉中心性，汎小葉性(図 23-28)または傍隔壁型に分類される(図 23-17)[32, 45]．ブラ bulla，嚢胞性肺気腫 bullous emphysema(図 23-9)，小葉中心性肺気腫 centrilobular emphysema(図 23-11)，不整形気腔拡大 irregular airspace enlargement，汎小葉性肺気腫 panlobular emphysema，傍隔壁型肺気腫 paraseptal emphysema も参照．

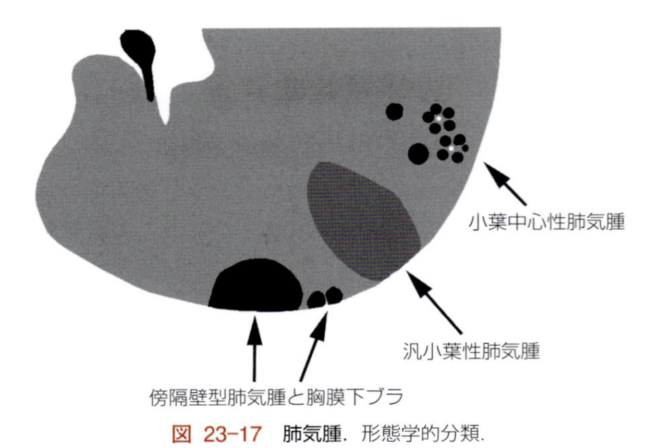

図 23-17　**肺気腫**．形態学的分類．

末期肺　end-stage lung

一般的に用いられない用語．線維症，肺胞破壊，細気管支拡張，正常肺構造の崩壊といった特徴をもつ肺疾患の進行した最終段階．一般的には，末期肺は，蜂巣肺，広範囲な嚢胞性変化，または集塊性線維症といった形態的所見がある患者で存在する[46-48]．蜂巣肺（蜂窩肺）honeycombing, honeycomb lung も参照．

呼気 HRCT　expiratory HRCT

閉塞性肺疾患を有する患者でエアトラッピングを診断するために，呼気中か呼気後で撮影する HRCT（図 23-5）[15,17,20,22]．撮影は，呼気の後に行うか，スパイロメトリーを行って制御するか[49-51]，努力性呼気の間にダイナミックに行う[15,20,44]．ダイナミック呼気 HRCT dynamic expiratory high-resolution computed tomography を参照．

すりガラス状濃度
ground-glass attenuation

すりガラス影 ground-glass opacity を参照．

すりガラス影
ground-glass opacity（GGO）

HRCT で，かすみがかかったような高吸収域であり，背景にある血管を覆い隠すことはなく，したがって，コンソリデーションと区別される（図 23-18）．この所見は非特異性で，間質の最小限の肥厚化，部分的な気腔の貯留物，間質と気腔の両者の異常の併発，肺胞の

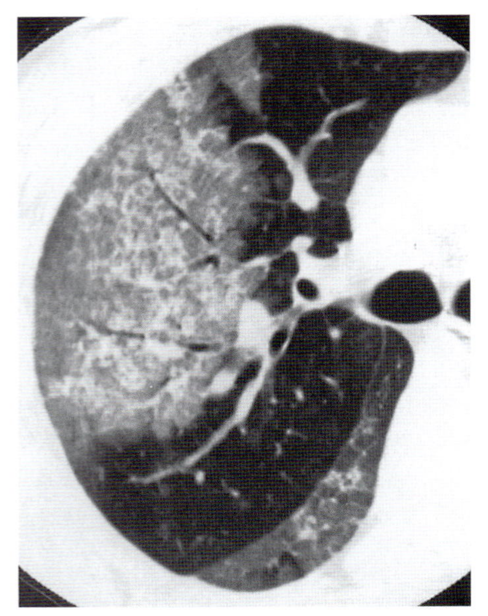

図 23-18　**すりガラス影**．肺出血を呈する患者において，高吸収域が，すりガラス影を示している．高吸収域の中で血管がみえることに注意すべきである．エアブロンコグラムもみられる．

部分的な虚脱（すなわち，重力効果（荷重部高吸収域）），肺毛細管血量の増加を反映する[1,14,52-54]．様々な疾患において，そして，様々な程度で，この所見は活動性もしくは急性の過程を意味する．しかし，肺線維症もこのような所見を呈し得る[52-54]．通常は，線維化または網状化の所見が同じ肺領域でみえない場合にだけ，すりガラス影は診断される．すなわち，すりガラス影は独立している．

5 mm スライス厚以上の CT でみられるすりガラス影は，容積平均の影響があるため，あまり特異的所見とはいえないので，この用語は HRCT でのみ使用されることが望ましい[53]．すりガラス影はびまん性であったり，斑状であったり，結節状であったりする．可能であれば，モザイク灌流 mosaic perfusion と区別されるべきである．というのは，似たような所見を呈するからである．

ハローサイン　halo sign

結節あるいは腫瘤を輪状にすりガラス影が取り囲むこと．非特異的所見であるが，記載に値する．侵襲性アスペルギルス症（出血を反映する），他の感染症，新生物（腺癌，細気管支肺胞上皮癌，カポジ肉腫，転移），多発血管炎性肉芽腫症（ウェゲナー肉芽腫症），などを有する患者においてみられる[55-58]．

ヘッドチーズサイン　headcheese sign

斑状のすりガラス影(もしくはコンソリデーション)と低吸収域とがモザイク状に併存する非常に重要なパターンで，モザイク灌流やエアトラッピングなどの結果として生じる(図 23-19)[9]．言語間でのバリエーションを考慮した類似の名前の通り，不均等な地図状の濃度はヘッドチーズによく似たパターンを示す．これは，肺浸潤と気道閉塞の両方が混合した肺疾患の存在による．典型的には過敏性肺炎でみられるが，2, 3 の他の疾患でみられる可能性もある．

HRCT　high-resolution computed tomography

肺実質を視覚化する際に空間分解能を最適化させる CT 技術．薄層画像(例えばスライス厚 1〜2 mm)と高い空間周波数(くっきりした)での画像再構成アルゴリズムの使用が必須である[59]．しかし，他の CT 技術を加えることでも，空間分解能を高めることは可能である．この語は，“薄層 CT”，すなわち単に薄いスライス厚の CT，とは区別される．現在の CT 技術で，多くの異なるプロトコルは，HRCT 画像をつくるために考案されている．しばしば，腹臥位像と呼気の像は，肺 HRCT にあっていると考えられる．

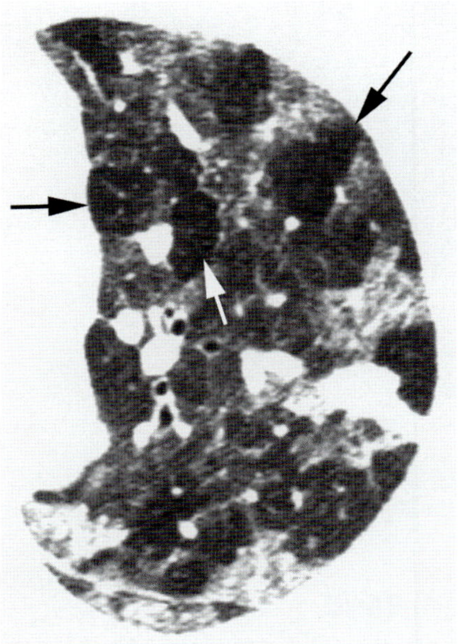

図 23-19　ヘッドチーズサイン．マイコプラズマ肺炎患者において，ヘッドチーズサインは斑状コンソリデーション，斑状すりガラス影とモザイク灌流になった小葉領域を伴う(矢印)．

蜂巣肺(蜂窩肺)　honeycombing

肺破壊の存在によって特徴づけられる線維化と，細気管支上皮に沿った厚く境界明瞭な線維の壁を伴う通常直径 3〜10 mm にわたる嚢胞状の気腔．蜂巣肺の嚢胞状気腔は，通常はまとまって存在し，壁を共有して，主に胸膜下にあり，胸膜面で数層にわたって起こることもある(図 23-20)．初期もしくは最も小さな蜂巣肺は，わずかな孤立した胸膜下嚢胞としてみられる．これまでに蜂巣肺を診断する特異的 HRCT 基準が提案されてきた．

同義語：honeycomb lung(蜂巣肺)[47, 60, 61]

インターフェースサイン　interface sign

血管または気管支のような肺実質構造の端の部分，または肺の胸膜面の部分に不整形の界面(インターフェース)があること(図 23-24 参照)[62, 63]．通常は間質の肥厚を表す非特異的な所見である．よりはっきりいうと，HRCT ではこの異常は常にもしくはたいていの場合みられる．よって，疾患の診断はこの所見に基づいてはならない．

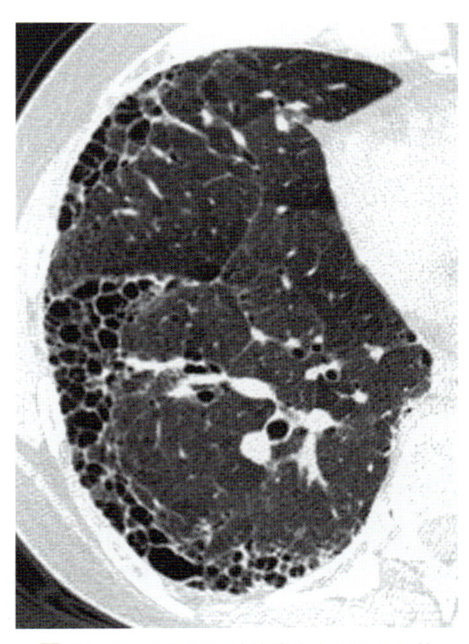

図 23-20　特発性肺線維症患者における蜂巣肺．空気を含む嚢胞は，胸膜面の複数の層でみられる．

小葉間隔壁肥厚
interlobular septal thickening

線維症，浮腫または細胞や他の物質の浸潤から生じる小葉間隔壁の異常に肥厚した像(図 23-21)．肥厚化は，疾患ごとに平滑であったり，結節状であったり，不整形であったりする．数珠状隔壁サイン beaded septum sign も参照．

同義語：隔壁肥厚 septal thickening，隔壁線 septal line

小葉間隔壁　interlobular septum

二次小葉の一部で縁どられ，肺静脈とリンパ管を含む結合組織隔壁．Weibel によって記載されたように，末梢間質の内側への拡張を意味する[6]．そして，小葉間隔壁は肺胸膜の下で肺の表面にわたって広がる．隔壁は厚さ約 0.1 mm で，健常被験者でもみられることもある(図 23-1，図 23-22)．

間質性結節　interstitial nodule

主に間質にある小結節で，通常直径 2, 3 mm～1 cm である．HRCT で，間質性結節はしばしば境界明瞭であり，非常に小さくてもみえる(図 23-23)．間質性結節の診断においては HRCT 所見があてにならないので，通常はこの用語を HRCT の読影で用いることは回避するべきである．

間　質　interstitium

線維でできた肺の支持構造物[5,6]．

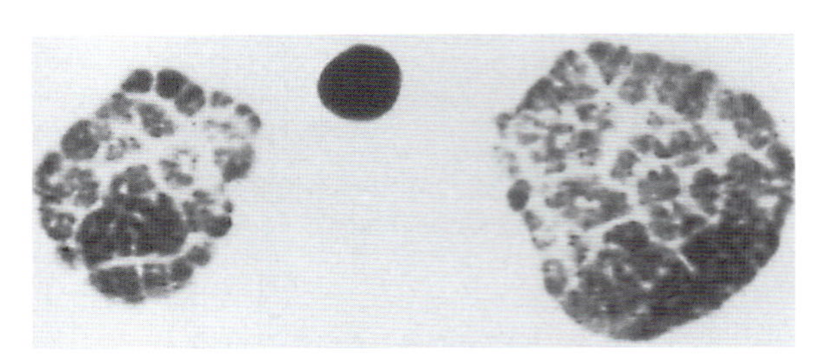

図 23-21　**小葉間隔壁肥厚**．癌がリンパ行性に広がった患者の上葉で隔壁の著明な肥厚がみられる．

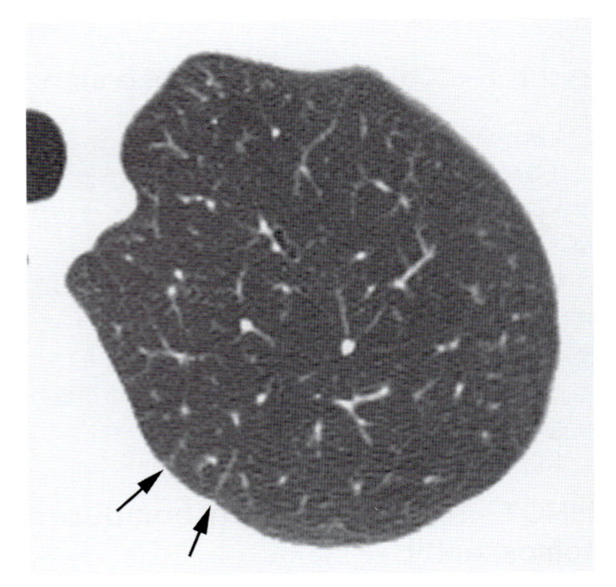

図 23-22　**正常な小葉間隔壁**．若干の隔壁は健常被験者でもみえる．これらは，縦隔胸膜面に沿った部分で最もよくみられる(矢印)．

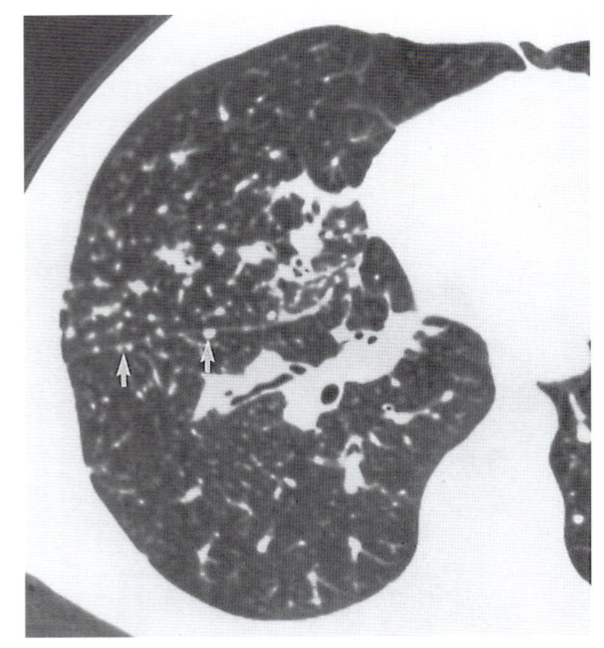

図 23-23　**間質性結節**．サルコイドーシスを有する患者における，小さい境界明瞭な結節(矢印)は，主に間質由来である．この患者で，結節はリンパ管周囲性分布を示す．そして，胸膜下(矢印)や隔壁および，気管支血管周囲に優位である．

小葉内間質肥厚
intralobular interstitial thickening

小葉内間質が肥厚することをさし，肺実質に微細な網状もしくは網目のような所見が出現する(図 23-

24)[33]．数多くの肺疾患で線維化の初期の徴候である．もしくは肺水腫や出血といった肺の浸潤と関連がある可能性がある．HRCT にて小葉内線状影 intralobular line が特徴である[3]．

小葉内間質　intralobular interstitium

小葉内隔壁を除く間質のネットワークで，肺小葉の構造を支えている．通常はみえないが，異常に肥厚したときに HRCT ではみえる．この用語はもともとは肺胞壁の内側の非常に薄い結合組織線維（Weibel によって記載された隔壁線維[5,6]や実質性間質[2]）のきめ細かいネットワークをさす．

小葉内線状影　intralobular line

小葉内間質肥厚 intralobular interstitial thickening を参照[1,3,33]．

不整形気腔拡大 irregular airspace enlargement

肺線維症の領域に隣接して起こる肺気腫もしくは肺破壊（図 23–17，図 23–25）[30,31]．

同義語：傍瘢痕性 paracicatricial もしくは不整形肺気腫 irregular emphysema

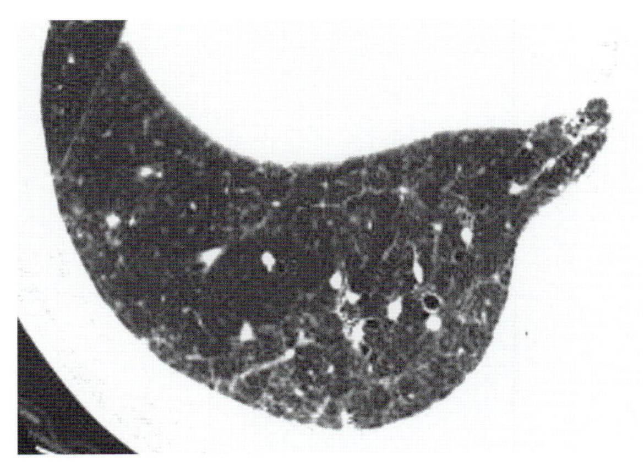

図 23–24　小葉内間質肥厚と小葉内線状影． この特発性肺線維症患者において，背側下葉でみえる微細な網状パターンは，小葉内間質肥厚を反映する．背側胸膜面で不規則な界面（インターフェース）の存在に留意．これは，インターフェースサインの例である．

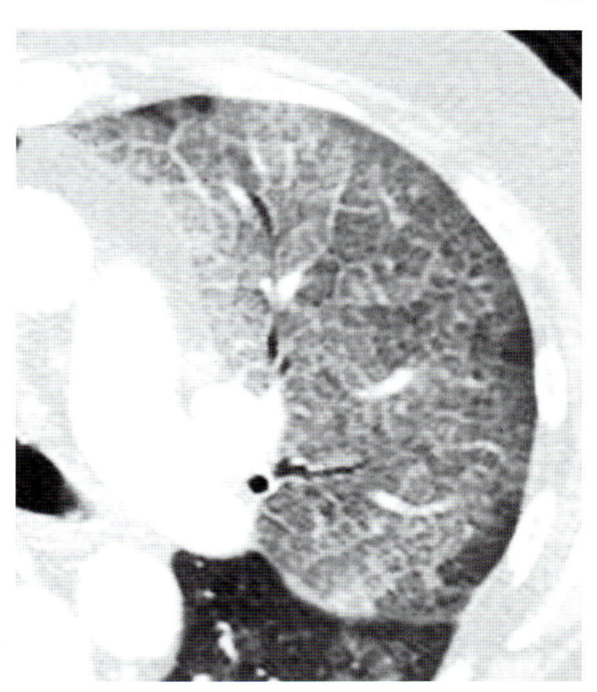

図 23–25　小葉内間質肥厚と小葉内線状影を伴う肺出血． 左上葉の拡大画像．線の微細なネットワークは，小葉内間質肥厚が血液とヘモジデリンの間質浸潤の結果であることを表す．すりガラス影と小葉間隔壁肥厚もみえる．

不整形線状影 irregular linear opacity

不整な厚み（1～3 mm）の異常な線状影であり，小葉間隔壁肥厚や気管支血管周囲間質肥厚のような特異的な異常を表すわけではない[1]．小葉内にあるか，いくつかの隣接する肺小葉にまで広がる．

線状影　linear opacity

軟部組織の濃度をもった細い線でどんな長さでもよい[1]．

小葉中心　lobular core

小葉を構成する肺動脈と細気管支の枝を含む二次小葉の中心部位のことであり[64]，気管支血管周囲や軸位結合組織も支持する[6]．“小葉中心性 centrilobular”という用語のほうが好んで使われる．

小葉中心構造　lobular core structure

小葉中心構造物 centrilobular structure を参照.

小　葉　lobule

二次小葉 secondary pulmonary lobule を参照.

低線量 HRCT low-dose high-resolution computed tomography

管電流(mA)を減少させ放射線量を減量する HRCT 技術. この技術は解像度と診断精度の若干の低下が避けられないので, 患者のスクリーニングまたは追跡調査に最もふさわしい. 低線量 HRCT のための適切な条件は, 120 kV(p)と 40〜80 mA である[65-67].

肺嚢胞　lung cyst

嚢胞 cyst を参照.

腫　瘤　mass

局所的な, 占拠性病変で, 固体または部分的に固体で, 直径 3 cm を超えるもの[3].

微小結節　micronodule

直径 3 mm 未満の, 境界鮮明で, 小さい, 単発の, 円形陰影[3, 68]. 以前の定義は, 直径 5 mm または 7 mm を超えない結節を記載するためにこの用語を使用している[1, 69-72].

中肺ウインドウ　mid-lung window

右肺中部の比較的無血管な領域で, 小葉間裂と近隣した肺の位置に相当する[73].

モザイクパターン mosaic attenuation pattern

モザイク状の肺野濃度で, HRCT で濃度局所差のある領域としてみえる. この用語はモザイク灌流 mosaic perfusion やモザイク乏血 mosaic oligemia より漠然としていて, 不均一な肺野濃度の原因があきらかでないときに使用される[3]. モザイク濃度は, 気道または脈管の閉塞に関連した斑状すりガラス影または斑状肺血流を反映すると考えられる.

モザイク灌流 mosaic perfusion/oligemia

肺血流の局所ごとの違いで, 結果として吸気 HRCT において濃度の違いとしてみえること. この所見は, 血管閉塞または異常な換気を反映する. 気道疾患がある患者で最もよくみられる[4]. 肺の低吸収域では, 高吸収域と比べて血管がより細くみえる特徴がある(図 23-5, 図 23-19, 図 23-26). “モザイク灌流 mosaic perfusion”という用語は, より総称的な用語であり, 血流増加の意味も含むことができるため, ほとんどの場合[4]“モザイク乏血 mosaic oligemia[74]”という用語より望ましい. 呼気 HRCT は, 気道疾患から生じているモザイク灌流を診断する際に有用である.

結節パターン　nodular pattern

無数の肺結節の存在によって特徴づけられるパターンもしくは所見[3]. 結節パターンは, そのパターンま

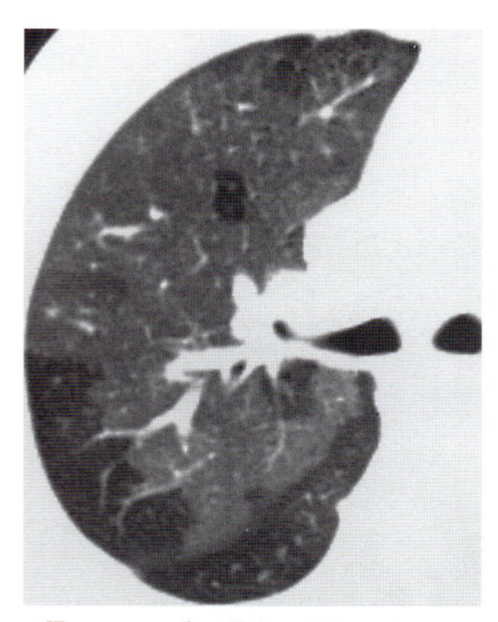

図 23-26　モザイク灌流. 閉塞性細気管支炎を呈する小児において, 局所的な低吸収域は, 気道閉塞と減少した血流を反映する. 低吸収域の血管はより小さくみえる特徴がある.

たは分布(例えば，ランダム，リンパ管周囲性，小葉中心性)によって分類される(図 23-4，図 23-23，図 23-27)．

結　節　nodule

局所的な，様々なサイズの円形の陰影で，辺縁明瞭もしくは不明瞭な直径 3 cm まで大きさのものをさす[3]．“微小結節 micronodule”は，直径 3 mm 未満の結節を記載するのに用いられる[1, 69-72]．結節は，辺縁明瞭か不明瞭かによっても分類される．微小結節 micronodule，間質性結節 interstitial nodule，気腔結節 airspace nodule，細葉結節 acinar nodule も参照．

不透過性(陰影)　opacification

陰影 opacity も参照．肺実質影と同様に肺野濃度の増加のこと[52, 75]．肺血管を不明瞭にさせることもあるし，そうでないこともある．可能なら，血管が不明瞭になるときは“コンソリデーション consolidation”，血管が不明瞭にならないときは“すりガラス影 ground-glass opacity”，といったより特異的な用語の使用が望ましい[1]．この用語は，モザイク灌流を反映した肺野濃度の増加の場合は通常用いない．

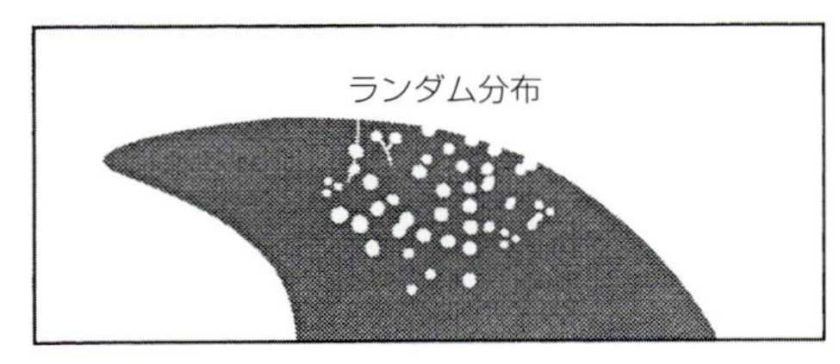

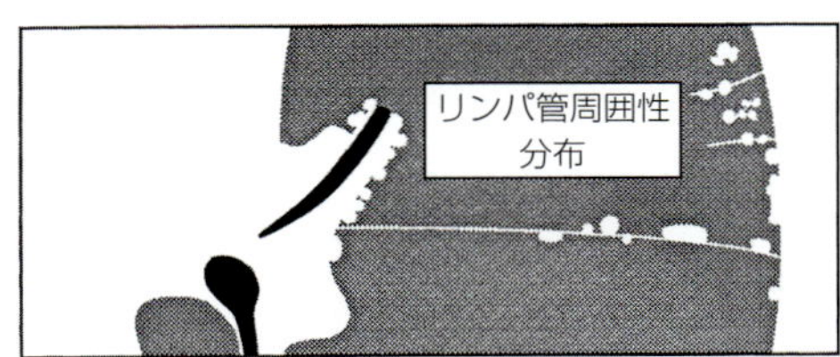

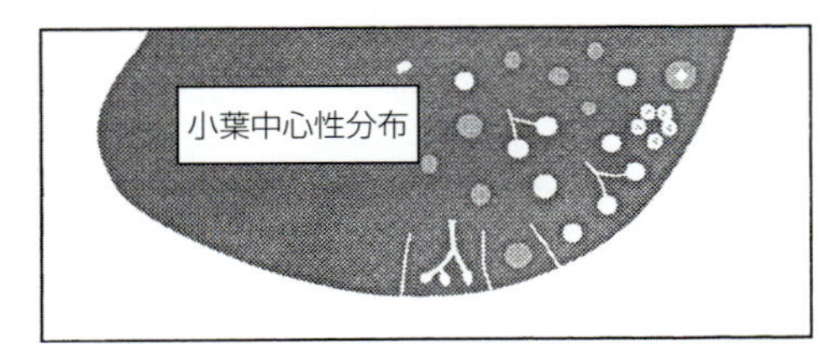

図 23-27　**結節．**ランダム分布した結節は，小血管，小葉間隔壁と胸膜面に接して，しかし，びまん性かつ均一にみられる．リンパ管周囲性結節は，肺門周囲の気管支血管周囲の領域，小葉中心領域，および小葉間隔壁と胸膜面に接した部位で優位である．小葉中心性結節は広範囲に分布し，ランダム結節の所見と似ているが，胸膜面や小葉間隔壁から離れて分布する．

陰影(不透過性)　opacity

肺野濃度の局所的な増加，すなわちより不透過であることを示す用語である．この用語は，どんな種類の異常，すなわち結節，腫瘤，コンソリデーションもしくはすりガラス影でも使用できる[3](訳注：opacity は直訳すれば“不透過性”ということになるが，多くの場合“陰影”と訳したほうが文意がうまく伝わるので本文中では主に“陰影”という訳を使用している)．

汎細葉性肺気腫 panacinar emphysema

汎小葉性肺気腫 panlobular emphysema を参照．

汎小葉性肺気腫 panlobular emphysema

均一にもしくは不均一に細葉のすべての構成要素，すなわち小葉全体を巻き込んだ肺気腫である[30]．しばしば下葉で優勢であり，古典的には α1-プロテアーゼ阻害物質(α1-アンチトリプシン)欠乏症を伴う．HRCT では，通常は均一な実質濃度低下と血管影の減少を示し，通常は局所的な透過性亢進部位やブラとは関係ない(図 23-17，図 23-28)．重症もしくは融合性小葉中心性肺気腫は，汎小葉性肺気腫と見分けがつかない．

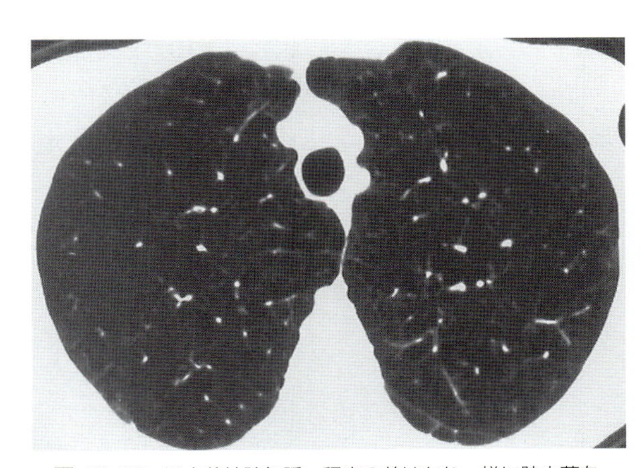

図 23-28　**汎小葉性肺気腫．**程度の差はあれ一様に肺小葉を含む肺気腫は，“汎小葉性”と称される．この患者のように，通常 HRCT では広大な透過性亢進領域と脈管模様の減少を示す．

傍隔壁型肺気腫 paraseptal emphysema

主に肺胞道と肺胞嚢を含む気腫[30]．典型的には胸膜下に位置し，正常な小葉間隔壁と，一般に，胸膜下ブラを伴う（図 23-17，図 23-29）．それは孤立した異常としてみられ，自然気胸と関係している可能性がある．通常は小葉中心性肺気腫を伴う（図 23-29）．

同義語：遠位細葉型肺気腫 distal acinar emphysema

肺実質索状影 parenchymal band

厚さ 1〜3 mm までの，そして，長さ 5 cm までの線状影で，肺線維症や他の原因による間質肥厚を呈する患者の中で認められる[1, 3, 43, 76]．しばしば末梢にあり，通常は胸膜面と接する．肺実質索状影は，隣り合う小葉間隔壁の肥厚，気管支血管周囲の線維化，粗い瘢痕，あるいは肺または胸膜の線維化に伴う無気肺を反映する（図 23-30）[77, 78]．アスベスト曝露とサルコイドーシスを有する患者で最もよくみられる．

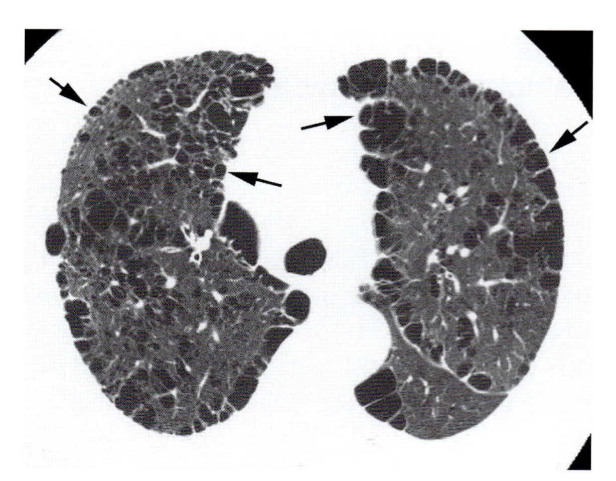

図 23-29　傍隔壁型肺気腫．この小葉中心性肺気腫患者において，胸膜下透過性亢進部位（矢印）は，傍隔壁型肺気腫を表す．肺気腫のこれらの領域は，小葉間隔壁によって区切られる．1 cm より大きいとき，傍隔壁型肺気腫の領域は"ブラ"とよばれる．

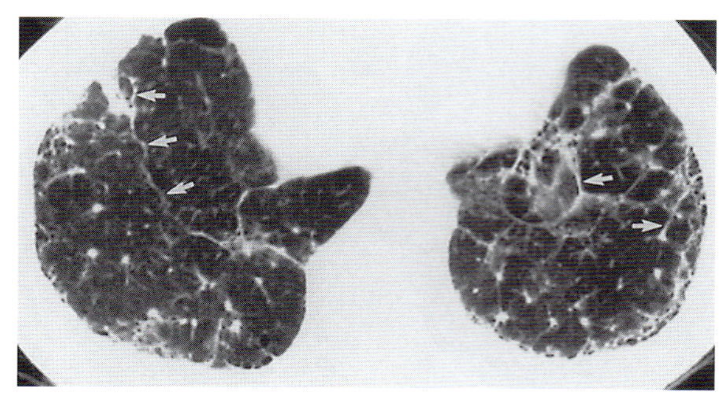

図 23-30　肺実質索状影．石綿肺を有する 66 歳の患者において，小葉間隔壁肥厚は多数の肺実質索状影（小さな矢印）と関係している．

肺実質影 parenchymal opacification

不透過性（陰影）opacification を参照．

気管支血管周囲間質肥厚 peribronchovascular interstitial thickening

肺門周囲の気管支と血管を取り囲む気管支血管周囲間質の肥厚化[14, 79–81]．これは，気管支壁の肥厚，肺動脈のサイズの増加や結節状変化によって認識できる（図 23-31）[80]．この用語は，通常は，比較的大きな気道に関連する間質の肥厚を記載するのに用いられる．小葉中心では，気管支血管周囲間質肥厚は HRCT における小葉中心間質肥厚 centrilobular interstitial thickening と称されることがあり，小葉中心の動脈または細気管支の増加によって認識される．癌またはサルコイドーシスのリンパ管に沿った広がりのように，気管支血管周囲間質肥厚は不整であったり，平滑であったり（図 23-31），結節状であったりして（図 23-32），線維化または間質の浸潤を表す．

同義語：気管支周囲浸潤 peribronchial cuffing，気

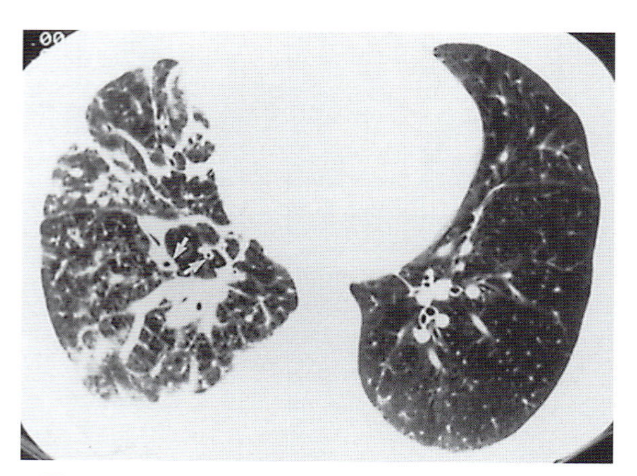

図 23-31　気管支血管周囲間質肥厚．片側性癌性リンパ管症患者において，平滑な気管支血管周囲間質肥厚が，右中下葉でみえる．気管支壁（矢印）は左肺より厚くみえ，そして，右下肺の血管は左肺の血管より大きくみえる．胸膜下間質肥厚が右肺にある．そして，右大葉間裂が肥厚してみえる．

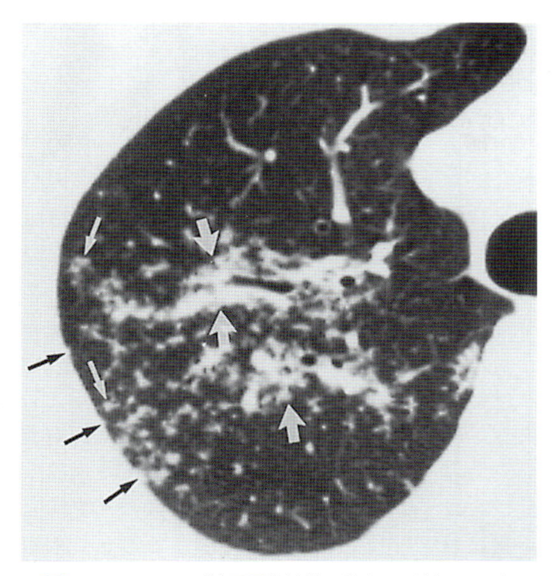

図 23-32 **リンパ管周囲性結節.** サルコイドーシスを有するこの患者において，結節は気管支血管周囲領域(大きな白矢印)，胸膜下領域(黒矢印)と小葉中心領域(小さな白矢印)で優位である.

管支血管束の肥厚 thickening of the bronchovascular bundle

気管支血管周囲間質 peribronchovascular interstitium

気管支と肺門血管を取り囲んで，肺門から末梢肺のレベルまで広がる強い結合組織鞘. Weibel によって記載された軸位線維網の一部[6].

同義語：軸位間質 axial interstitium，気管支血管間質 bronchovascular interstitium[2]，気管支血管束 bronchovascular bundle

小葉辺縁性 perilobular

主として小葉間隔壁と小葉の辺縁部に関連して起こっている肺疾患(図 23-21)[9, 82-84]. Johkoh らは，疾患の小葉辺縁性の分布は小葉間隔壁の肥厚に加えて末梢肺胞と胸膜下間質の異常を反映すると強調している[35, 83].

リンパ管周囲性分布 perilymphatic distribution

肺でリンパ管の位置に対応している異常(例えば結節)の分布[69, 85, 86]. 肺門部気管支血管周囲間質，小葉中心間質と小葉間隔壁に関連しており，かつ，胸膜下で優位である結節は，リンパ管周囲性分布を表す(図 23-6，図 23-27). サルコイドーシス，珪肺症や炭鉱夫肺を有する患者と腫瘍のリンパ管への広がりで最もよく認められる[69, 85, 86].

末梢性 peripheral

胸膜面の 1〜2 cm 以内の構造をさす. 胸膜下 subpleural を参照.

気　瘤 pneumatocele

肺内の，薄壁の，気体の入った嚢胞様の空間で，通常は急性肺炎に関連して発症し，一時的である[2]. 気瘤は HRCT では肺嚢胞やブラと類似していて，HRCT 所見で区別することはできない. しかしながら，急性肺炎を伴う場合のそのような異常は，気瘤であることを示唆する.

仮性プラーク pseudoplaque

厚さ数 mm の小さい胸膜下結節の集まりで，アスベスト関連の壁側胸膜プラークと似た局所的な胸膜下陰影を形成する[69]. サルコイドーシスと珪肺症で最も頻度が高い(図 23-32).

肺小葉 pulmonary lobule

二次小葉 secondary pulmonary lobule を参照.

ランダム分布 random distribution

二次小葉と肺の構造に関連した結節のランダムな分布[69, 85, 86]. ランダム分布は転移性腫瘍，粟粒結核と粟粒性真菌感染でしばしばみられる. しかし，組織球増殖症と珪肺症の結節もこの分布を示すことがある. 結節は一見びまん性にみえるが，小葉間隔壁，胸膜面と小血管に接してみられる(図 23-27).

呼吸細気管支 respiratory bronchiole

気管支壁から直接起始した肺胞を伴う最も大きな細気管支. すなわち，ガス交換に関与する最大の細気管支である. 細葉は 1 つ以上の呼吸細気管支からなる.

網状パターン　reticular pattern

網状影 reticulation を参照.

網状影　reticulation

メッシュまたはネットを想起させる無数の，交錯している線状影．この用語は通常は間質性肺疾患と関連して使用する．網状化はより特異的には，小葉間隔壁肥厚 interlobular septal thickening，小葉内間質肥厚 intralobular interstitial thickening または小葉内線状影 intralobular line，蜂巣肺 honeycombing，もしくは肺実質索状影 parenchymal band や不整形線状影 irregular linear opacity に由来するものを表すものといえる．

逆ハローサイン　reversed halo sign

完全もしくは不完全な環状または三日月状のコンソリデーションで，内部にすりガラス影の部分を含む[87,88]．珊瑚環礁と似ているため，最初は"アトール(環礁)サイン atoll sign"といわれた(図 23-33)[89]．このサインは，器質化肺炎を最も示唆する．

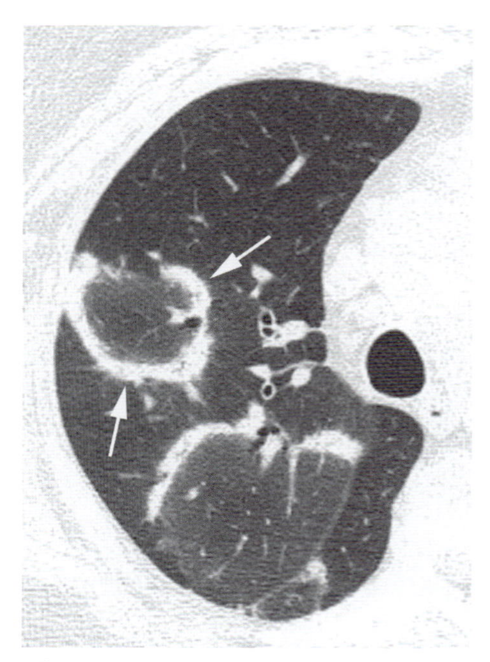

図 23-33　器質化肺炎の逆ハローサインまたはアトール(環礁)サイン．コンソリデーションの辺縁が，部分的にすりガラス影の領域を取り囲む(矢印)．

二次小葉
secondary pulmonary lobule

結合組織隔壁によって区切られる，肺構造で最も小さい単位として，Miller[5,9,90]によって定義された(図 23-1)．二次小葉は様々な肺領域で，静脈とリンパ管を含む小葉間隔壁によって可変的に区切られ，小葉中心では肺動脈と細気管支の分岐からなる．この定義を使うと，二次小葉は通常1ダース以下の細葉からなり，形状は不整な多面体のようにみえ，直径約 1～2.5 cm である[5-8,10,90]．他の判定基準を用いて肺小葉を定義している著者もいる[9,91,92]．しかし，Miller の定義は広く受け入れられており，小葉間隔壁，小葉の動脈と隔壁静脈は HRCT 技術を使用してみることができるので，HRCT の解釈には最もふさわしい．

同義語：小葉 lobule，二次小葉 secondary lobule，肺小葉 pulmonary lobule

隔壁線　septal line

小葉間隔壁肥厚 interlobular septal thickening を参照.

隔壁肥厚　septal thickening

小葉間隔壁肥厚 interlobular septal thickening を参照.

隔　壁　septum

小葉間隔壁 interlobular septum を参照.

印環サイン　signet ring sign

リング状影(拡張した，厚い壁の気管支を表す)であり，より小さい軟部陰影(隣接する肺動脈)が付随し，印環のようにみえる(図 23-34)．気管支拡張に診断的である[93,94]．気管支血管周囲間質肥厚 peribronchovascular interstitial thickening や気管支周囲浸潤 peribronchial cuffing は気管支が拡張しないので区別される．

末梢気道　small airway

直径 3 mm 以下の気道で，大部分は細気管支であ

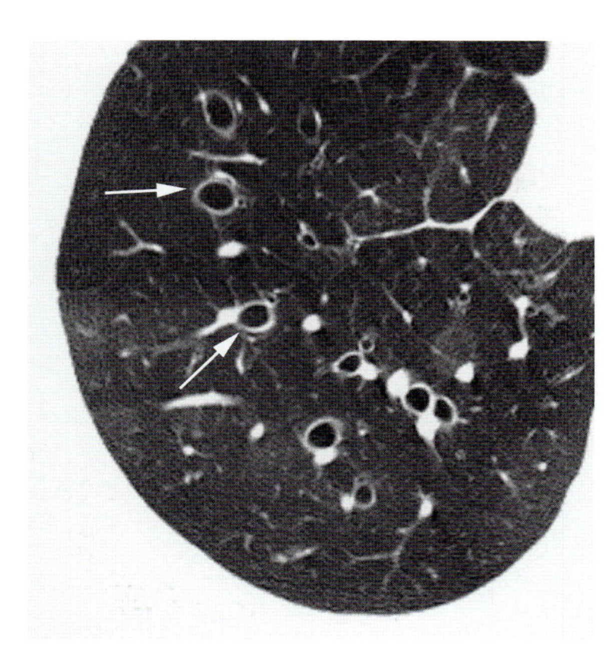

図 23-34　**印環サイン**. 円柱状気管支拡張を呈する患者における，右下葉の印環サイン(矢印)の例. 気管支が隣接した動脈より大きくみえる場合に，印環サインとする.

る[95, 96]. “末梢気道 small airway”は，“細気管支 bronchiole”より一般的な用語である.

末梢気道疾患　small airway disease

末梢気道を侵す疾患. この用語は最初は，機能異常を記載するのに用いられたが，HRCT では直径 3 mm 以下の気道を侵す様々な疾患を記載するのに使われる可能性がある[95, 96]. 太い気道の異常はしばしば共存する.

胸膜下　subpleural

臓側胸膜面に近接する構造をさす.

胸膜下間質肥厚 subpleural interstitial thickening

胸膜下間質の異常な肥厚化. HRCT では葉間裂の肥厚として葉間で最も容易にみえる(図 23-35). 一般に，小葉間隔壁肥厚と関連する. “胸膜下間質肥厚 subpleural interstitial thickening”は，“葉間肥厚 fissural thickening”よりよく使われる用語である.

胸膜下間質　subpleural interstitium

臓側胸膜の直下にあり，線維の嚢で肺を包む間質性の線維網. 肺の表面上と葉間裂に広がっている. 小葉間隔壁と同様に，胸膜下間質は Weibel によって記載された末梢線維系の一部に相当する[6].

胸膜下(曲線)線状影 subpleural(curvilinear)line

薄い，厚さ 2〜3 mm 以下の曲線陰影で，通常は胸膜面から 1 cm 未満の位置で，胸膜に平行である(図 23-36)[97]. 胸膜下線状影は，重力効果(正常所見)，荷

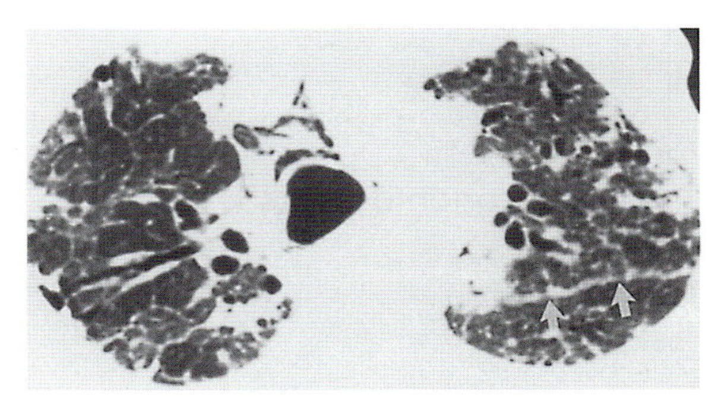

図 23-35　**胸膜下間質肥厚**. 肺線維症を呈するこの患者における左の大葉間裂(矢印)のあきらかな肥厚は，胸膜下間質肥厚を表す. 偶発的な気縦隔症もみられる.

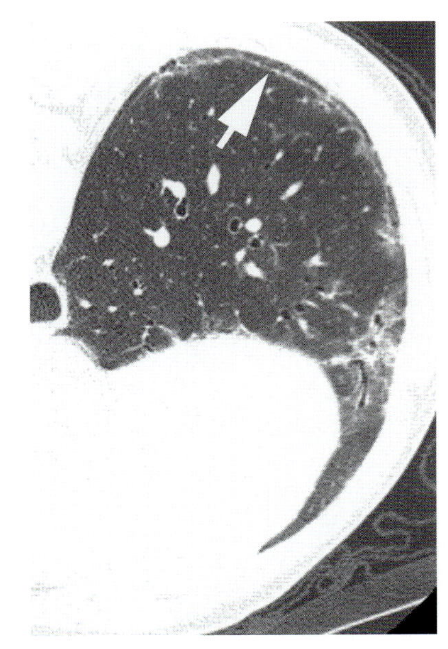

図 23-36　**胸膜下線状影**. 強皮症と肺線維症を呈する患者で，腹臥位で胸膜下線状影(矢印)が背側肺でみえる.

重部無気肺，一過性無気肺，または線維症を記載するのに使用される非特異的な用語である．非荷重部領域で持続する胸膜下線状影はしばしば線維症または蜂巣肺を反映し，線維症の他の所見も通常みられる．

標的再構成　targeted reconstruction

患者を撮影するのに用いられるより小さい撮像視野を用いて CT 画像の再構成をすることで，画像ピクセル・サイズを縮小させて，空間分解能を増加させるために行う[59, 82]．

終末細気管支　terminal bronchiole

ガス交換に関与しない最後の誘導気道である．直径約 0.7 mm で，呼吸細気管支につながる．

牽引性気管支拡張
traction bronchiectasis

肺線維症を呈する患者に起こる気管支の拡張と不整のことであり，気管支壁の線維組織によって牽引されるために起こる（図 23-37）[33, 98]．通常は，輪郭が不規則である気管支拡張として HRCT ではみえる．“牽引性細気管支拡張 traction bronchiolectasis”は，小葉内細気管支について適用し，拡張気道が肺末梢でみえる場合に通常診断される．

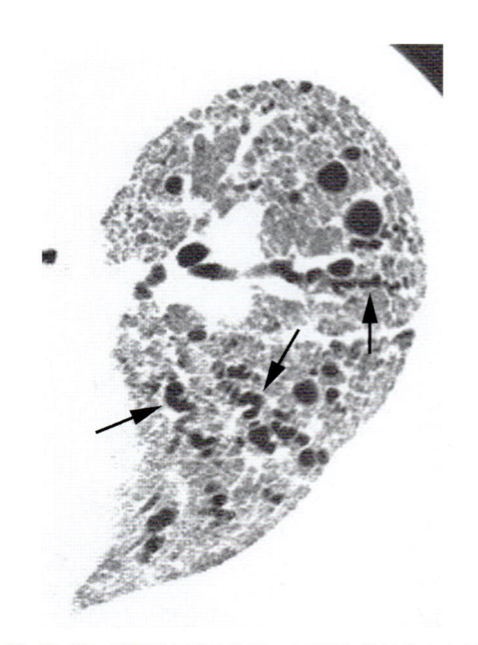

図 23-37　牽引性気管支拡張．広範囲な肺線維症患者において，不規則に拡張した気管支（矢印）は，牽引性気管支拡張を反映する．軽度の胸膜下蜂巣肺も存在する．

牽引性細気管支拡張
traction bronchiolectasis

牽引性気管支拡張 traction bronchiectasis，細気管支拡張 bronchiolectasis を参照．

tree-in-bud パターン
tree-in-bud pattern

小葉中心の細気管支の拡張で，粘液，膿または液体による塞栓を伴い，結果として枝のような，または芽ぶいている木に似た異常所見が HRCT でみられる（図 23-38）[24–28]．通常肺末梢でみえ，この所見は気道疾患であることを表し，特に感染の気管内伸展（例えば結核），囊胞性線維症，びまん性汎細気管支炎，および慢性気道感染症でしばしばみられる[24–28]．（訳注：“tree-in-bud pattern”という語は従来から様々な和訳が試みられているが，日本では原語のままで比較的普及しているので本書では英文表記とした）．

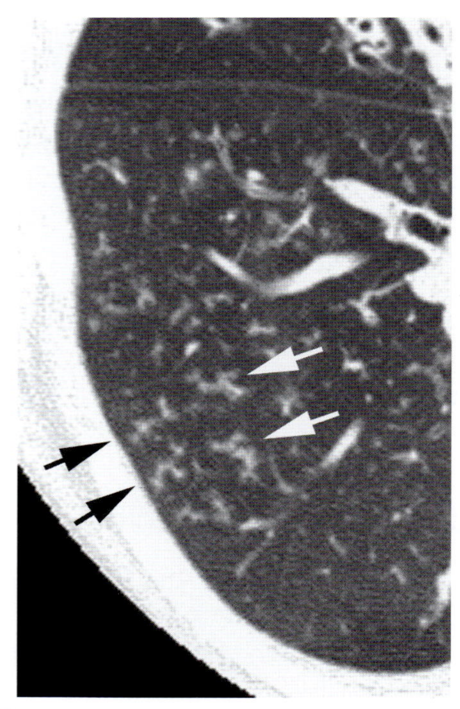

図 23-38　tree-in-bud．気管支拡張と末梢気道感染を呈する患者における，tree-in-bud（矢印）の例．この所見は，拡張し，分岐状で，粘液で満たされた細気管支の存在を反映する．また，中枢の気管支壁肥厚もみられる．

文　献

1. Austin JH, Müller NL, Friedman PJ, et al. Glossary of terms for CT of the lungs: recommendations of the Nomenclature Committee of the Fleischner Society. *Radiology* 1996;200:327–331.
2. Tuddenham WJ. Glossary of terms for thoracic radiology: recommendations of the Nomenclature Committee of the Fleischner Society. *AJR Am J Roentgenol* 1984;143:509–517.
3. Hansell DM, Bankier AA, MacMahon H, et al. Fleischner Society: glossary of terms for thoracic imaging. *Radiology* 2008;246:697–722.
4. Webb WR, Müller NL, Naidich DP. Standardized terms for high-resolution computed tomography of the lung: a proposed glossary. *J Thorac Imaging* 1993;8:167–175.
5. Weibel ER, Taylor CR. Design and structure of the human lung. In: Fishman AP, ed. *Pulmonary diseases and disorders*. 2nd ed. New York, NY: McGraw-Hill; 1988:11–60.
6. Weibel ER. Looking into the lung: what can it tell us? *AJR Am J Roentgenol* 1979;133:1021–1031.
7. Raskin SP. The pulmonary acinus: historical notes. *Radiology* 1982;144:31–34.
8. Osborne DR, Effmann EL, Hedlund LW. Postnatal growth and size of the pulmonary acinus and secondary lobule in man. *AJR Am J Roentgenol* 1983;140:449–454.
9. Webb WR. Thin-section CT of the secondary pulmonary lobule: anatomy and the image—the 2004 Fleischner lecture. *Radiology* 2006;239:322–338.
10. Itoh H, Murata K, Konishi J, et al. Diffuse lung disease: pathologic basis for the high-resolution computed tomography findings. *J Thorac Imaging* 1993;8:176–188.
11. Murata K, Itoh H, Todo G, et al. Centrilobular lesions of the lung: demonstration by high-resolution CT and pathologic correlation. *Radiology* 1986;161:641–645.
12. Murata K, Herman PG, Khan A, et al. Intralobular distribution of oleic acid-induced pulmonary edema in the pig: evaluation by high-resolution CT. *Invest Radiol* 1989;24:647–653.
13. Naidich DP, Zerhouni EA, Hutchins GM, et al. Computed tomography of the pulmonary parenchyma: part 1. Distal air-space disease. *J Thorac Imaging* 1985;1:39–53.
14. Webb WR. High-resolution CT of the lung parenchyma. *Radiol Clin North Am* 1989;27:1085–1097.
15. Stern EJ, Webb WR. Dynamic imaging of lung morphology with ultrafast high-resolution computed tomography. *J Thorac Imaging* 1993;8:273–282.
16. Stern EJ, Webb WR, Gamsu G. Dynamic quantitative computed tomography: a predictor of pulmonary function in obstructive lung diseases. *Invest Radiol* 1994;29:564–569.
17. Webb WR. Radiology of obstructive pulmonary disease. *AJR Am J Roentgenol* 1997;169:637–647.
18. Webb WR, Stern EJ, Kanth N, et al. Dynamic pulmonary CT: findings in normal adult men. *Radiology* 1993;186:117–124.
19. Webb WR. High-resolution computed tomography of obstructive lung disease. *Radiol Clin North Am* 1994;32:745–757.
20. Arakawa H, Webb WR. Expiratory high-resolution CT scan. *Radiol Clin North Am* 1998;36:189–209.
21. Chen D, Webb WR, Storto ML, et al. Assessment of air trapping using postexpiratory high-resolution computed tomography. *J Thorac Imaging* 1998;13:135–143.
22. Lucidarme O, Coche E, Cluzel P, et al. Expiratory CT scans for chronic airway disease: correlation with pulmonary function test results. *AJR Am J Roentgenol* 1998;170:301–307.
23. Ren H, Hruban RH, Kuhlman JE, et al. Computed tomography of inflation-fixed lungs: the beaded septum sign of pulmonary metastases. *J Comput Assist Tomogr* 1989;13:411–416.
24. Gruden JF, Webb WR. Identification and evaluation of centrilobular opacities on high-resolution CT. *Semin Ultrasound CT MR* 1995;16:435–449.
25. Gruden JF, Webb WR, Warnock M. Centrilobular opacities in the lung on high-resolution CT: diagnostic considerations and pathologic correlation. *AJR Am J Roentgenol* 1994;162:569–574.
26. Akira M, Kitatani F, Lee Y-S, et al. Diffuse panbronchiolitis: evaluation with high-resolution CT. *Radiology* 1988;168:433–438.
27. Im JG, Itoh H, Shim YS, et al. Pulmonary tuberculosis: CT findings—early active disease and sequential change with antituberculous therapy. *Radiology* 1993;186:653–660.
28. Aquino SL, Gamsu G, Webb WR, et al. Tree-in-bud pattern: frequency and significance on thin section CT. *J Comput Assist Tomogr* 1996;20:594–599.
29. Snider GL. Pathogenesis and terminology of emphysema. *Am J Respir Crit Care Med* 1994;149:1382–1383.
30. Snider GL, Kleinerman J, Thurlbeck WM, et al. The definition of emphysema: report of a National Heart, Lung, and Blood Institute, Division of Lung Diseases workshop. *Am Rev Respir Dis* 1985;132:182–185.
31. Thurlbeck WM. *Chronic airflow obstruction in lung disease*. Philadelphia, PA: WB Saunders; 1976.
32. Stern EJ, Webb WR, Weinacker A, et al. Idiopathic giant bullous emphysema (vanishing lung syndrome): imaging findings in nine patients. *AJR Am J Roentgenol* 1994;162:279–282.
33. Webb WR, Stein MG, Finkbeiner WE, et al. Normal and diseased isolated lungs: high-resolution CT. *Radiology* 1988;166:81–87.
34. Franquet T, Giménez A, Bordes R, et al. The crazy-paving pattern in exogenous lipoid pneumonia: CT-pathologic correlation. *AJR Am J Roentgenol* 1998;170:315–317.
35. Johkoh T, Itoh H, Müller NL, et al. Crazy-paving appearance at thin-section CT: spectrum of disease and pathologic findings. *Radiology* 1999;211:155–160.
36. Murayama S, Murakami J, Yabuuchi H, et al. "Crazy paving appearance" on high resolution CT in various diseases. *J Comput Assist Tomogr* 1999;23:749–752.
37. Murch CR, Carr DH. Computed tomography appearances of pulmonary alveolar proteinosis. *Clin Radiol* 1989;40:240–243.
38. Brauner MW, Grenier P, Mouelhi MM, et al. Pulmonary histiocytosis X: evaluation with high resolution CT. *Radiology* 1989;172:255–258.
39. Moore AD, Godwin JD, Müller NL, et al. Pulmonary histiocytosis X: comparison of radiographic and CT findings. *Radiology* 1989;172:249–254.
40. Aberle DR, Hansell DM, Brown K, et al. Lymphangiomyomatosis: CT, chest radiographic, and functional correlations. *Radiology* 1990;176:381–387.
41. Lenoir S, Grenier P, Brauner MW, et al. Pulmonary lymphangiomyomatosis and tuberous sclerosis: comparison of radiographic and thin-section CT findings. *Radiology* 1990;175:329–334.
42. Müller NL, Chiles C, Kullnig P. Pulmonary lymphangiomyomatosis: correlation of CT with radiographic and functional findings. *Radiology* 1990;175:335–339.
43. Aberle DR, Gamsu G, Ray CS, et al. Asbestos-related pleural and parenchymal fibrosis: detection with high-resolution CT. *Radiology* 1988;166:729–734.
44. Gotway MB, Lee ES, Reddy GP, et al. Low-dose, dynamic, expiratory thin-section CT of the lungs using a spiral CT scanner. *J Thorac Imaging* 2000;15:168–172.
45. Naidich DP. High-resolution computed tomography of cystic lung disease. *Semin Roentgenol* 1991;26:151–174.
46. Hogg JC. Benjamin Felson lecture. Chronic interstitial lung disease of unknown cause: a new classification based on pathogenesis. *AJR Am J Roentgenol* 1991;156:225–233.
47. Genereux GP. The end-stage lung: pathogenesis, pathology, and radiology. *Radiology* 1975;116:279–289.
48. Snider GL. Interstitial pulmonary fibrosis. *Chest* 1986;89 (suppl):115–121.
49. Kalender WA, Fichte H, Bautz W, et al. Semiautomatic evaluation procedures for quantitative CT of the lung. *J Comput Assist Tomogr* 1991;15:248–255.
50. Kalender WA, Rienmuller R, Seissler W, et al. Measurement of pulmonary parenchymal attenuation: use of spirometric gating with quantitative CT. *Radiology* 1990;175:265–268.
51. Robinson TE, Leung AN, Moss RB, et al. Standardized high-resolution CT of the lung using a spirometer-triggered electron beam CT scanner. *AJR Am J Roentgenol* 1999;172:1636–1638.
52. Leung AN, Miller RR, Müller NL. Parenchymal opacification in chronic infiltrative lung diseases: CT-pathologic correlation. *Radiology* 1993;188:209–214.
53. Remy-Jardin M, Remy J, Giraud F, et al. Computed tomography assessment of ground-glass opacity: semiology and significance.

J Thorac Imaging 1993;8:249–264.
54. Remy-Jardin M, Giraud F, Remy J, et al. Importance of ground-glass attenuation in chronic diffuse infiltrative lung disease: pathologic-CT correlation. *Radiology* 1993;189:693–698.
55. Gaeta M, Volta S, Stroscio S, et al. CT "halo sign" in pulmonary tuberculoma. *J Comput Assist Tomogr* 1992;16:827–828.
56. Hruban RH, Meziane MA, Zerhouni EA, et al. Radiologic-pathologic correlation of the CT halo sign in invasive pulmonary aspergillosis. *J Comput Assist Tomogr* 1987;11:534–536.
57. Primack SL, Hartman TE, Lee KS, et al. Pulmonary nodules and the CT halo sign. *Radiology* 1994;190:513–515.
58. Kuriyama K, Seto M, Kasugai T, et al. Ground-glass opacity on thin-section CT: value in differentiating subtypes of adenocarcinoma of the lung. *AJR Am J Roentgenol* 1999;173:465–469.
59. Mayo JR, Webb WR, Gould R, et al. High-resolution CT of the lungs: an optimal approach. *Radiology* 1987;163:507–510.
60. Genereux GP. The Fleischner lecture: computed tomography of diffuse pulmonary disease. *J Thorac Imaging* 1989;4:50–87.
61. Primack SL, Hartman TE, Hansell DM, et al. End-stage lung disease: CT findings in 61 patients. *Radiology* 1993;189:681–686.
62. Zerhouni EA, Naidich DP, Stitik FP, et al. Computed tomography of the pulmonary parenchyma: part 2. Interstitial disease. *J Thorac Imaging* 1985;1:54–64.
63. Zerhouni E. Computed tomography of the pulmonary parenchyma: an overview. *Chest* 1989;95:901–907.
64. Heitzman ER, Markarian B, Berger I, et al. The secondary pulmonary lobule: a practical concept for interpretation of radiographs. I. Roentgen anatomy of the normal secondary pulmonary lobule. *Radiology* 1969;93:507–512.
65. Zwirewich CV, Mayo JR, Müller NL. Low-dose high-resolution CT of lung parenchyma. *Radiology* 1991;180:413–417.
66. Lee KS, Primack SL, Staples CA, et al. Chronic infiltrative lung disease: comparison of diagnostic accuracies of radiography and low-and conventional-dose thin-section CT. *Radiology* 1994;191:669–673.
67. Majurin ML, Valavaara R, Varpula M, et al. Low-dose and conventional-dose high resolution CT of pulmonary changes in breast cancer patients treated by tangential field radiotherapy. *Eur J Radiol* 1995;20:114–119.
68. Grenier P, Valeyre D, Cluzel P, et al. Chronic diffuse interstitial lung disease: diagnostic value of chest radiography and high-resolution CT. *Radiology* 1991;179:123–132.
69. Remy-Jardin M, Beuscart R, Sault MC, et al. Subpleural micronodules in diffuse infiltrative lung diseases: evaluation with thin-section CT scans. *Radiology* 1990;177:133–139.
70. Remy-Jardin M, Degreef JM, Beuscart R, et al. Coal worker's pneumoconiosis: CT assessment in exposed workers and correlation with radiographic findings. *Radiology* 1990;177:363–371.
71. Remy-Jardin M, Remy J, Deffontaines C, et al. Assessment of diffuse infiltrative lung disease: comparison of conventional CT and high-resolution CT. *Radiology* 1991;181:157–162.
72. Remy-Jardin M, Remy J, Wallaert B, et al. Subacute and chronic bird breeder hypersensitivity pneumonitis: sequential evaluation with CT and correlation with lung function tests and bronchoalveolar lavage. *Radiology* 1993;198:111–118.
73. Goodman LR, Golkow RS, Steiner RM, et al. The right mid-lung window. *Radiology* 1982;143:135–138.
74. Martin KW, Sagel SS, Siegel BA. Mosaic oligemia simulating pulmonary infiltrates on CT. *AJR Am J Roentgenol* 1986;147:670–673.
75. Müller NL, Staples CA, Miller RR, et al. Disease activity in idiopathic pulmonary fibrosis: CT and pathologic correlation. *Radiology* 1987;165:731–734.
76. Aberle DR, Gamsu G, Ray CS. High-resolution CT of benign asbestos-related diseases: clinical and radiographic correlation. *AJR Am J Roentgenol* 1988;151:883–891.
77. Akira M, Yamamoto S, Yokoyama K, et al. Asbestosis: high-resolution CT-pathologic correlation. *Radiology* 1990;176:389–394.
78. Lynch DA, Gamsu G, Ray CS, et al. Asbestos-related focal lung masses: manifestations on conventional and high-resolution CT scans. *Radiology* 1988;169:603–607.
79. Stein MG, Mayo J, Müller N, et al. Pulmonary lymphangitic spread of carcinoma: appearance on CT scans. *Radiology* 1987;162:371–375.
80. Munk PL, Müller NL, Miller RR, et al. Pulmonary lymphangitic carcinomatosis: CT and pathologic findings. *Radiology* 1988;166:705–709.
81. Bergin CJ, Müller NL. CT in the diagnosis of interstitial lung disease. *AJR Am J Roentgenol* 1985;145:505–510.
82. Murata K, Khan A, Herman PG. Pulmonary parenchymal disease: evaluation with high-resolution CT. *Radiology* 1989;170:629–635.
83. Johkoh T, Müller NL, Ichikado K, et al. Perilobular pulmonary opacities: high-resolution CT findings and pathologic correlation. *J Thorac Imaging* 1999;14:172–177.
84. Ujita M, Renzoni EA, Veeraraghavan S, et al. Organizing pneumonia: perilobular pattern at thin-section CT. *Radiology* 2004;232:757–761.
85. Colby TV, Swensen SJ. Anatomic distribution and histopathologic patterns in diffuse lung disease: correlation with HRCT. *J Thorac Imaging* 1996;11:1–26.
86. Gruden JF, Webb WR, Naidich DP, et al. Multinodular disease: anatomic localization at thin-section CT—multireader evaluation of a simple algorithm. *Radiology* 1999;210:711–720.
87. Bravo Soberon A, Torres Sanchez MI, Garcia Rio F, et al. High-resolution computed tomography patterns of organizing pneumonia [Article in Spanish]. *Arch Bronconeumol* 2006;42:413–416.
88. Kim SJ, Lee KS, Ryu YH, et al. Reversed halo sign on high-resolution CT of cryptogenic organizing pneumonia: diagnostic implications. *AJR Am J Roentgenol* 2003;180:1251–1254.
89. Zompatori M, Poletti V, Battista G, et al. Bronchiolitis obliterans with organizing pneumonia (BOOP), presenting as a ring-shaped opacity at HRCT (the atoll sign). A case report. *Radiol Med (Torino)* 1999;97:308–310.
90. Miller WS. *The lung*. Springfield, IL: Charles C Thomas; 1947:203.
91. Reid L. The secondary pulmonary lobule in the adult human lung, with special reference to its appearance in bronchograms. *Thorax* 1958;13:110–115.
92. Reid L, Simon G. The peripheral pattern in the normal bronchogram and its relation to peripheral pulmonary anatomy. *Thorax* 1958;13:103–109.
93. Naidich DP, McCauley DI, Khouri NF, et al. Computed tomography of bronchiectasis. *J Comput Assist Tomogr* 1982;6:437–444.
94. Grenier P, Maurice F, Musset D, et al. Bronchiectasis: assessment by thin-section CT. *Radiology* 1986;161:95–99.
95. Müller NL, Miller RR. Diseases of the bronchioles: CT and histopathologic findings. *Radiology* 1995;196:3–12.
96. Worthy SA, Müller NL. Small airway diseases. *Radiol Clin North Am* 1998;36:163–173.
97. Yoshimura H, Hatakeyama M, Otsuji H, et al. Pulmonary asbestosis: CT study of subpleural curvilinear shadow. Work in progress. *Radiology* 1986;158:653–658.
98. Westcott JL, Cole SR. Traction bronchiectasis in end-stage pulmonary fibrosis. *Radiology* 1986;161:665–669.

24 一般疾患の所見と特徴

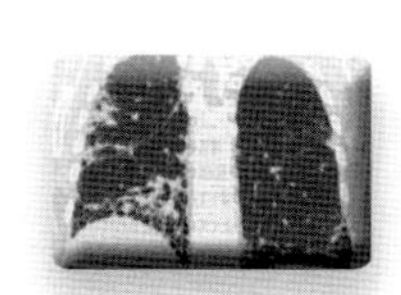

以下のページでは，アルファベット順で，高分解能 CT(HRCT)の読影で遭遇する代表的な肺疾患の代表的な所見の例を示す．さらに，典型的な特徴のある若干のまれな疾患も図示してある．このクイックリファレンスが，本書のどこをみればいいか検索するイラストつき索引となり，そして，診断の補助となることを望む．

急性間質性肺炎　acute interstitial pneumonia

(pp. 243〜246, 500〜505 を参照.)

急性間質性肺炎(AIP)は，特発性間質性肺炎のうちの1つで，びまん性肺胞傷害と称される組織パターンと関連のある原因不明の劇症疾患である．典型的には急性呼吸窮迫症候群の症状と所見を呈する．

HRCT所見

広範囲な両側性のすりガラス影とコンソリデーション
構造改変
主に肺底部および荷重部の異常

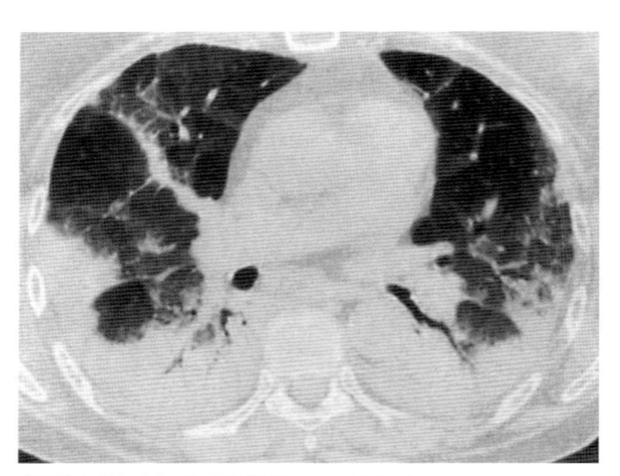

背側肺底部を含んでいる両側性コンソリデーション．

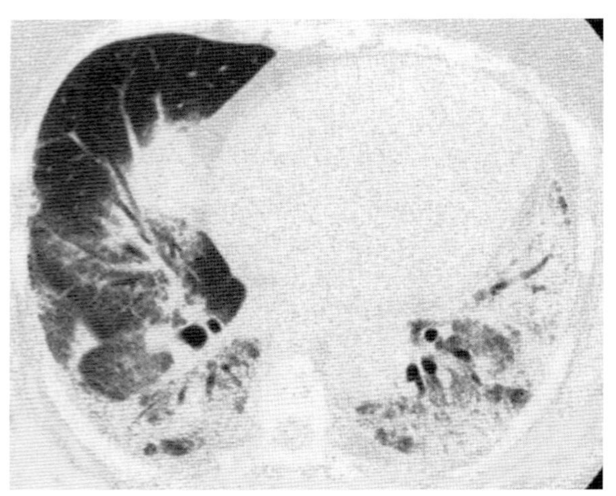

両側性下葉コンソリデーションとすりガラス影．

アレルギー性気管支肺アスペルギルス症　allergic bronchopulmonary aspergillosis

(pp. 602〜606を参照.)

アレルギー性気管支肺アスペルギルス症は*Aspergillus fumigatus*の気管支内発育に対する過敏性反応によって特徴づけられる症候群で，好酸球増加，喘息症状と，粘液栓や時に無気肺やエアトラッピングを伴った中枢もしくは近位の気管支拡張によって特徴づけられる．高吸収の粘液栓があればこの診断を示唆する．

HRCT所見

中枢性気管支拡張
粘液栓形成
高吸収の粘液栓
tree-in-bud
無気肺
モザイク灌流
呼気CTにおけるエアトラッピング

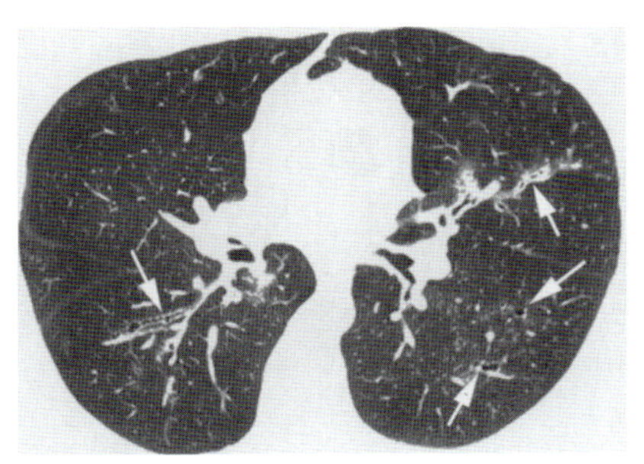

軽度の中枢性気管支拡張を伴う初期の病変(矢印).

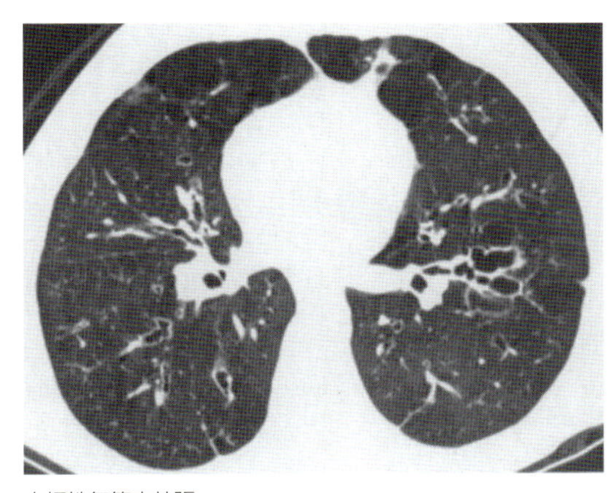

中枢性気管支拡張.

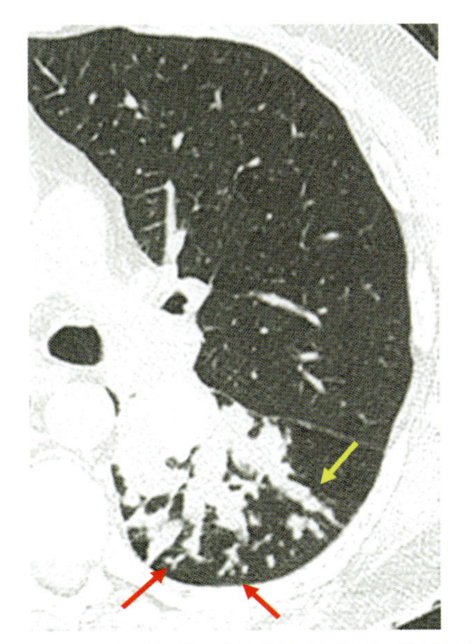

気管支拡張症と粘液栓(矢印)を伴うアレルギー性気管支肺アスペルギルス症.

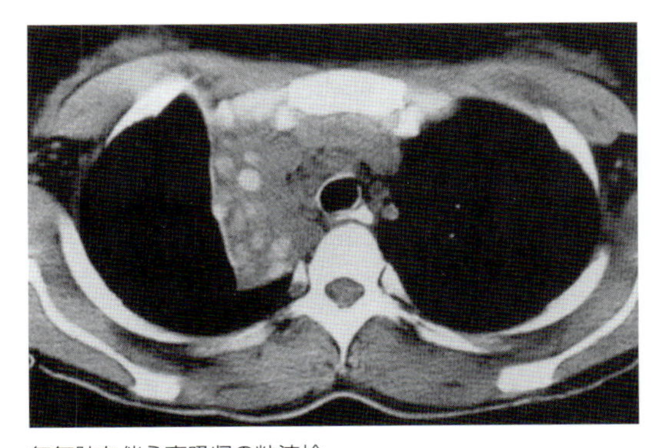

無気肺を伴う高吸収の粘液栓.

肺胞蛋白症 alveolar proteinosis (pulmonary alveolar proteinosis)

（pp. 424～429 を参照.）

サーファクタント蛋白濃度上昇に伴い大きな泡沫状マクロファージが肺胞内に蓄積するまれな疾患である．先天性，二次性もしくは他疾患関連，または後天性があり，特発性もしくは自己免疫性肺胞蛋白症と称されることもある．後天性が最も多い．気管支肺胞洗浄で治療される．クレイジー・ペイビングは典型的である．

HRCT 所見

斑状すりガラス影
病変部位の平滑な隔壁肥厚
クレイジー・ペイビング
コンソリデーション
斑状もしくは地図状分布

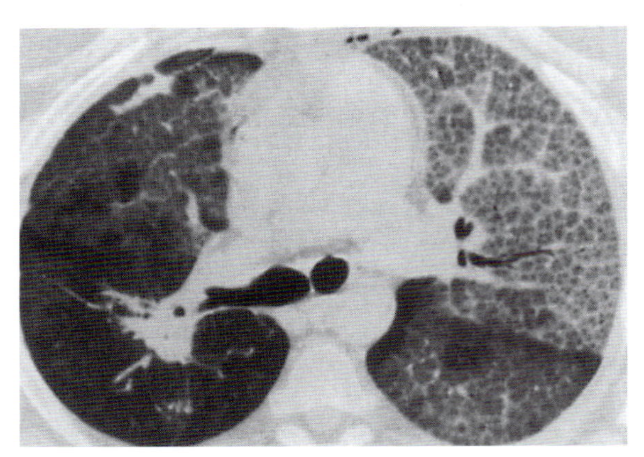

隔壁肥厚を伴う地図状すりガラス影（クレイジー・ペイビング）.

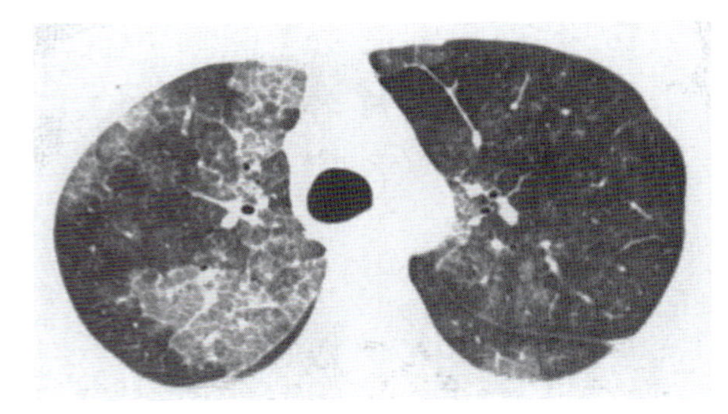

斑状分布のクレイジー・ペイビング.

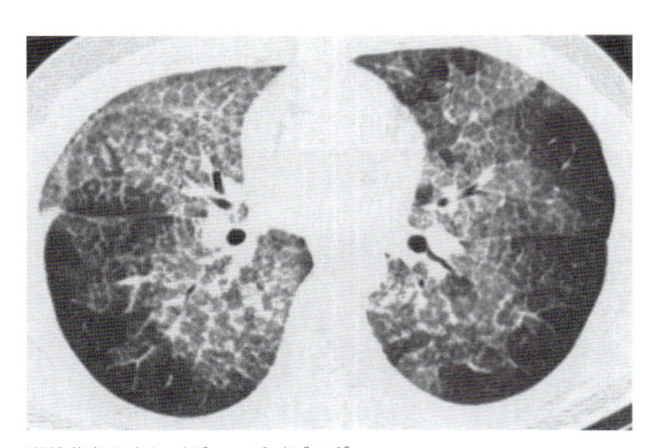

斑状分布のクレイジー・ペイビング.

石綿肺（アスベスト肺）と石綿（アスベスト）関連の疾患 asbestosis and asbestos-related disease

（pp. 351～367 を参照.）

石綿肺はアスベスト曝露と肺実質のアスベスト小体と関連した肺線維症である．典型的には通常型間質性肺炎（UIP）パターンを合併する．胸膜プラークは90％で合併する．胸膜疾患は肺実質索状影または円形無気肺を伴う場合がある．

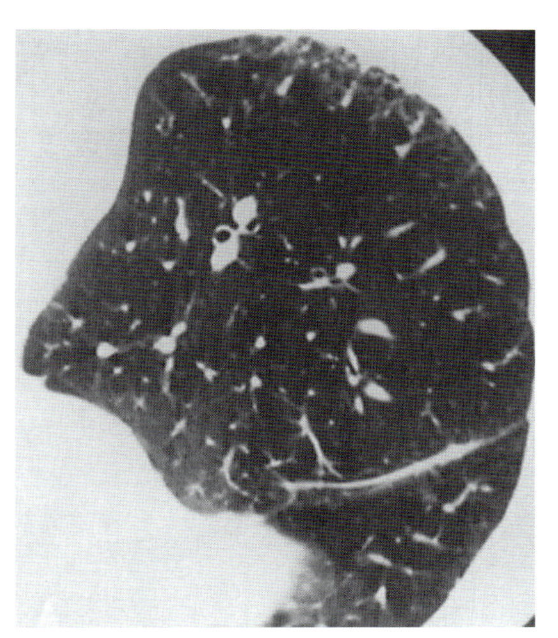

初期の石綿肺における小さい胸膜下結節.

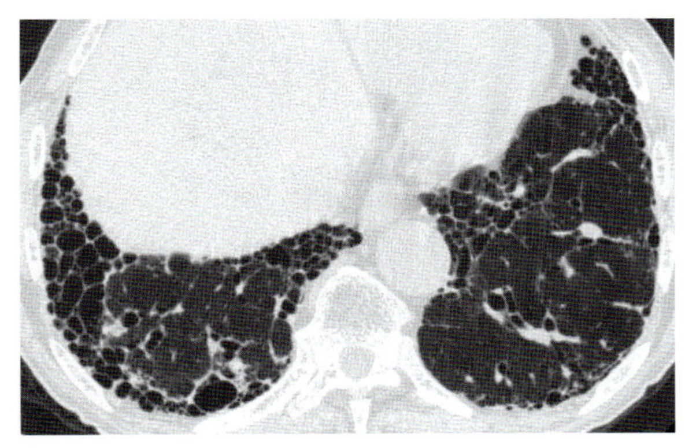

石綿肺における蜂巣肺．石灰化された胸膜プラークもみえる.

HRCT 所見

胸膜肥厚とプラーク
初期病変における胸膜下の点状影
線維化の所見
進行した病変における蜂巣肺（蜂窩肺）
胸膜下線状影
胸膜肥厚に関連した肺実質索状影
最も初期の病変は背側および肺底部から起こる

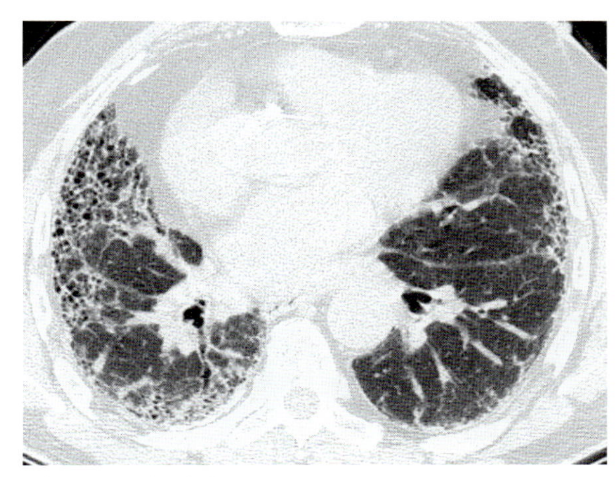

石綿肺の蜂巣肺と胸膜肥厚.

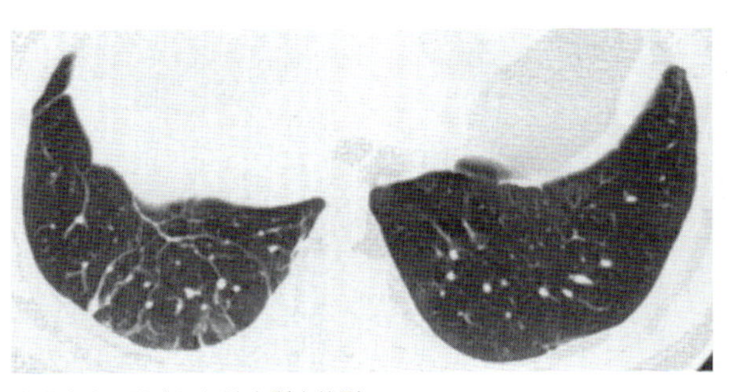

胸膜疾患と関連した肺実質索状影.

慢性好酸球性肺炎 chronic eosinophilic pneumonia

(pp. 399～402 を参照.)

慢性好酸球性肺炎は，主に好酸球からなる混合炎症性浸潤によって肺胞が広範囲に満たされることを特徴とする特発性疾患である．患者の約50%には，喘息の既往歴がある．症状は通常，診断の少なくとも1ヵ月前に出現し，乾性咳嗽，息切れ，そしてしばしば，発熱，体重減少と倦怠感を含む．ステロイドに速やかに反応する．

ＨＲＣＴ所見

斑状で片側性もしくは両側性のコンソリデーション
斑状すりガラス影
末梢性かつ気管支周囲性の分布
上肺野優位
胸膜下線状影
時に逆ハローサイン(アトール(環礁)サイン)
器質化肺炎と類似の所見

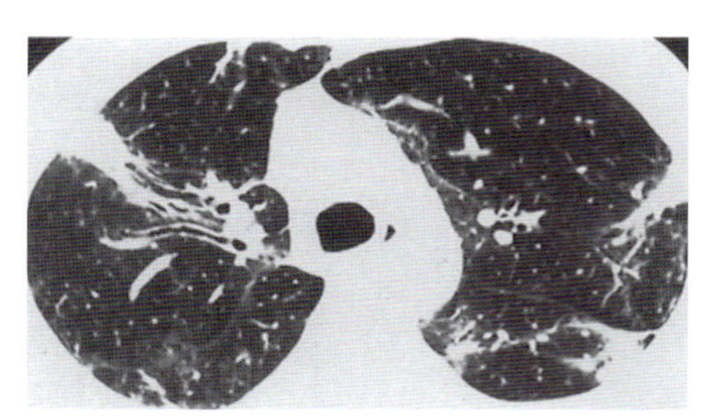

胸膜下斑状影ならびに線状影．

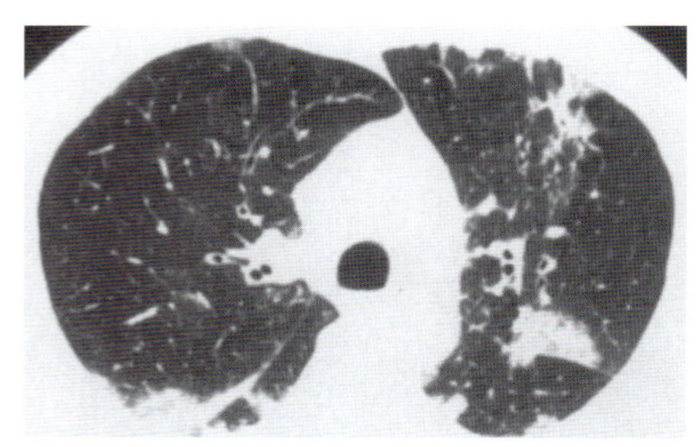

斑状胸膜下コンソリデーション．

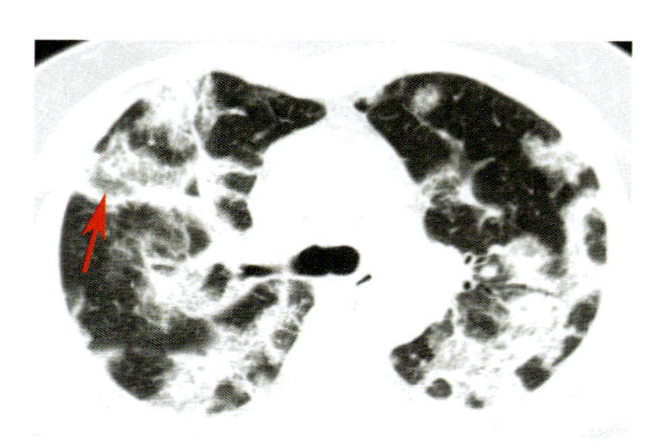

斑状すりガラス影とコンソリデーション．逆ハローサイン(アトール(環礁)サイン)(矢印)の例．

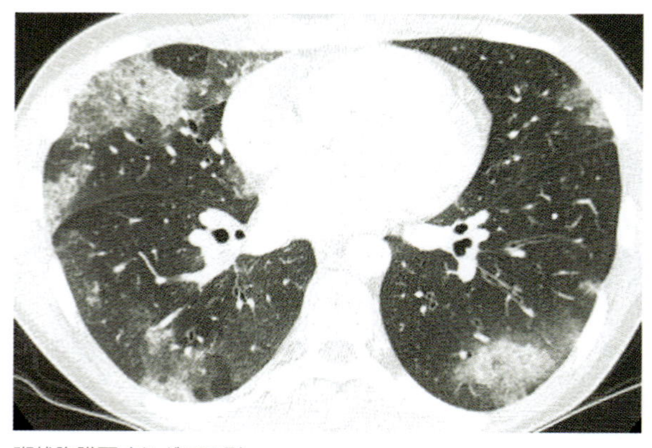

斑状胸膜下すりガラス影．

狭窄性細気管支炎 constrictive bronchiolitis(閉塞性細気管支炎 bronchiolitis obliterans)

(pp. 614〜615, 628〜635 を参照.)

狭窄性細気管支炎は，求心性細気管支線維化の存在によって定義され，管内肉芽組織ポリープまたは周囲の実質性炎症がない場合，細気管支の著しい狭窄または閉塞を起こす．臨床的に，狭窄性細気管支炎は通常ステロイド治療に反応しない著しい気流閉塞を伴う．それには，種々の原因がある．

ＨＲＣＴ所見

気管支拡張
モザイク灌流，通常は斑状である
呼気時のエアトラッピング，通常は斑状である
吸気 CT では正常だが呼気 CT ではエアトラッピング

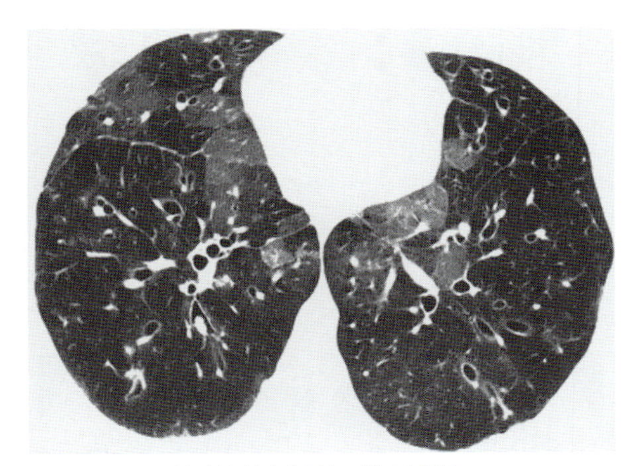
進行した病変：中枢性気管支拡張とモザイク灌流.

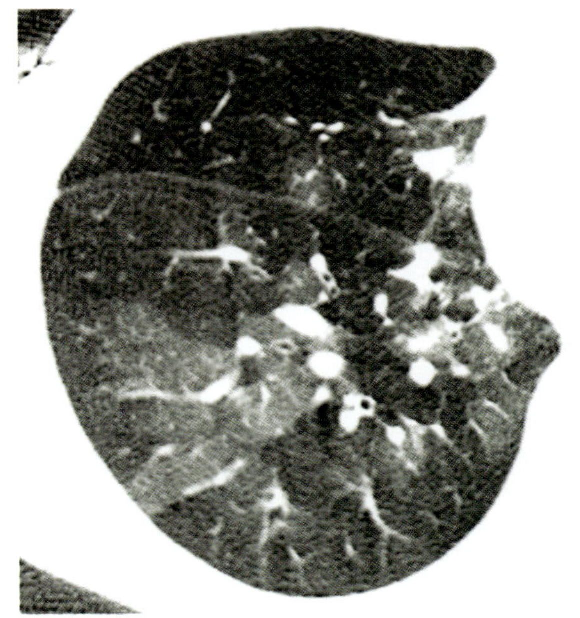
呼気 CT のエアトラッピング.

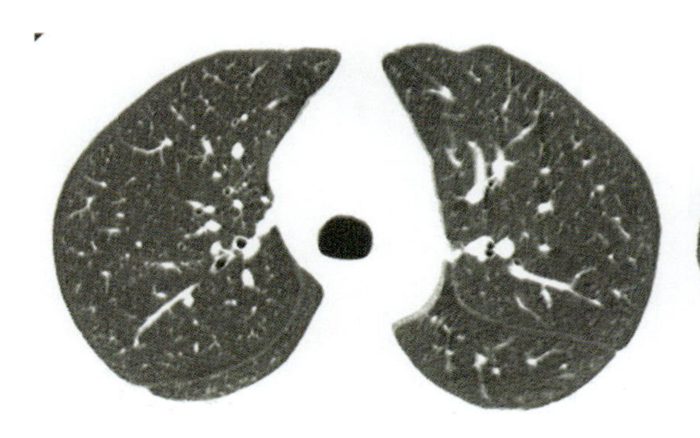
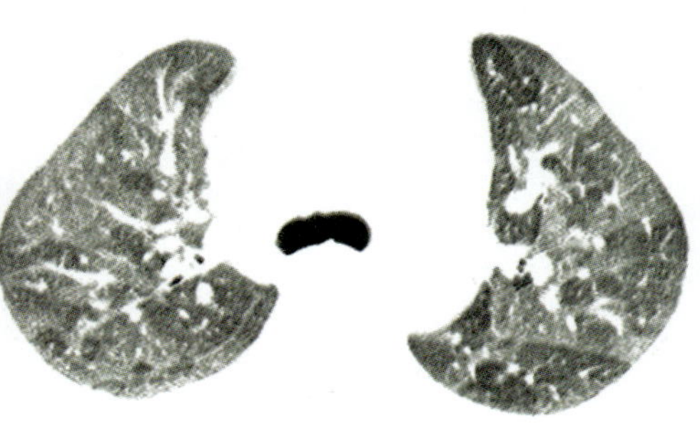
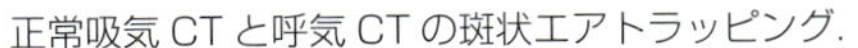
正常吸気 CT と呼気 CT の斑状エアトラッピング.

嚢胞性線維症　cystic fibrosis

(pp. 593～599を参照.)

嚢胞性線維症(CF)は嚢胞性線維症膜貫通調節因子蛋白の構造が常染色体劣性に遺伝子欠損して生じる. 上皮膜の塩化物イオン輸送の異常から, 気管支拡張と粘液栓を伴う粘液クリアランスの減少ならびに慢性気道感染を起こし, 進行性の呼吸不全になる.

HRCT所見

全例で中枢気管支と上葉を含む気管支拡張
気管支壁肥厚があり, はじめは右上葉から生じる
粘液栓形成
tree-in-bud
肺気量増大
無気肺の領域
モザイク灌流
呼気時のエアトラッピング

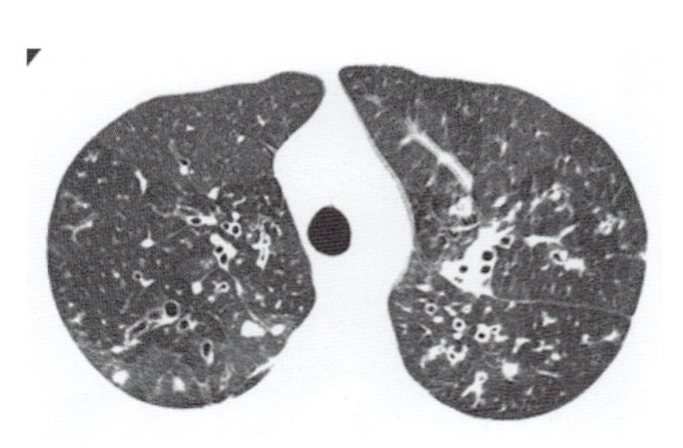

初期：軽度の上葉気管支拡張.

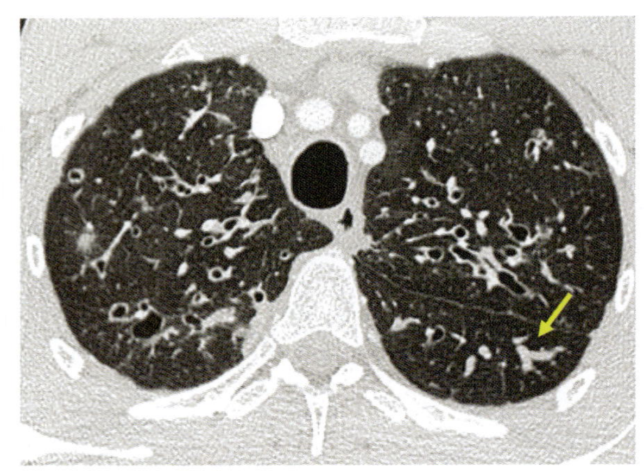

進行期：粘液栓(矢印)伴う上葉気管支拡張.

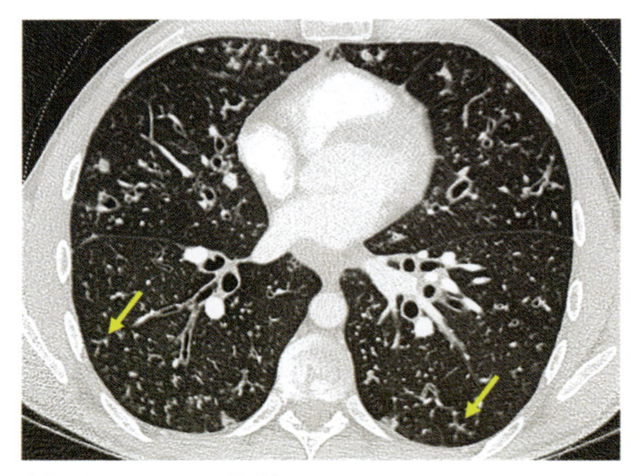

広範囲な tree-in-bud(矢印).

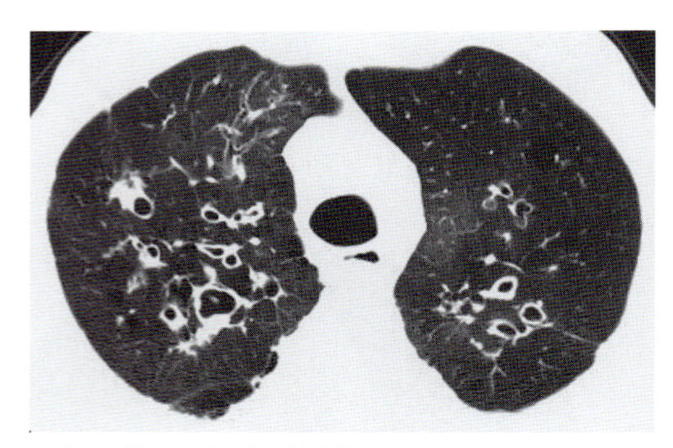

モザイク灌流を伴う上葉気管支拡張.

剝離性間質性肺炎　desquamative interstitial pneumonia

(pp. 249〜252 を参照.)

剝離性間質性肺炎(DIP)は，無数のマクロファージの遠位気腔への充満，肺胞壁の軽度の炎症，ごく軽度の線維化といった組織学的特徴をもつまれな状態である．肺に均一に起こるが，しばしば下葉優位である．特発性間質性肺炎にリストされるにもかかわらず，DIP患者の大多数は喫煙者である．DIPは細気管支優位である呼吸細気管支炎を伴う間質性肺疾患(RB-ILD)と似ており，その場合しばしば上葉優位になる．

HRCT所見

両側，斑状すりガラス影
多くの場合，胸膜下および肺底部優位
わずかに線維化の所見(網状影)
病変部位の小さい囊胞
一部の患者における呼気時のエアトラッピング

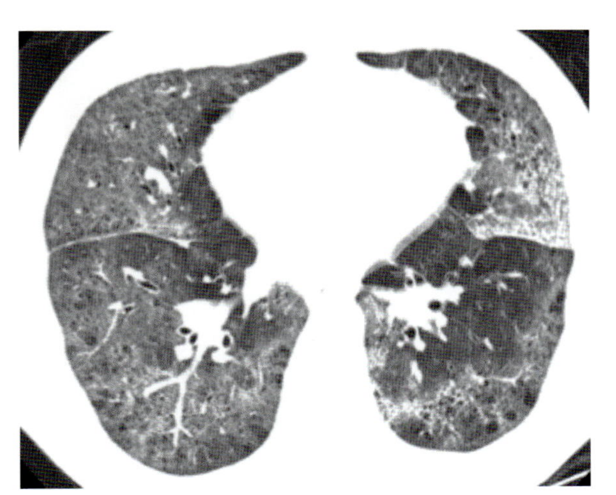

小さい囊胞腔を含む胸膜下すりガラス影.

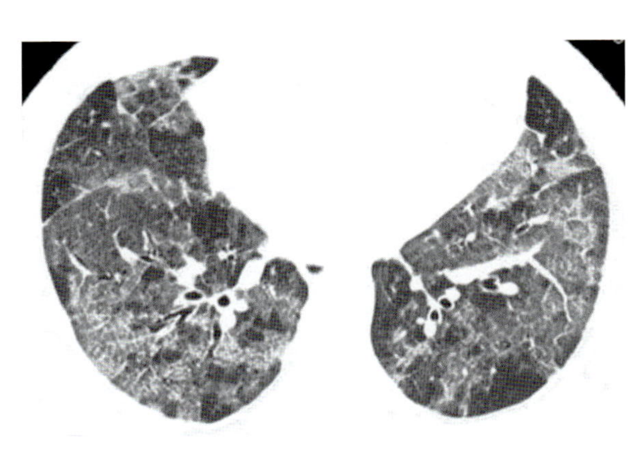

斑状すりガラス影.

肺気腫（小葉中心性）
emphysema (centrilobular)

（pp. 535〜538 を参照.）

小葉中心性肺気腫は，小葉中心にある肺胞壁の破壊と呼吸細気管支の拡大が特徴である．下部肺より上部肺に多い．喫煙は，最も頻度が高い原因である．小葉中心性肺気腫は，ブラと傍隔壁型肺気腫を伴う場合がある．

HRCT所見

多発する，小さい，スポット状の，小葉中心性の低吸収域
上葉優位
ほとんどの場合，低吸収域の壁はみえない
低吸収域は，小葉中心の動脈を囲むようにみえる
傍隔壁型肺気腫やブラと合併する場合がある

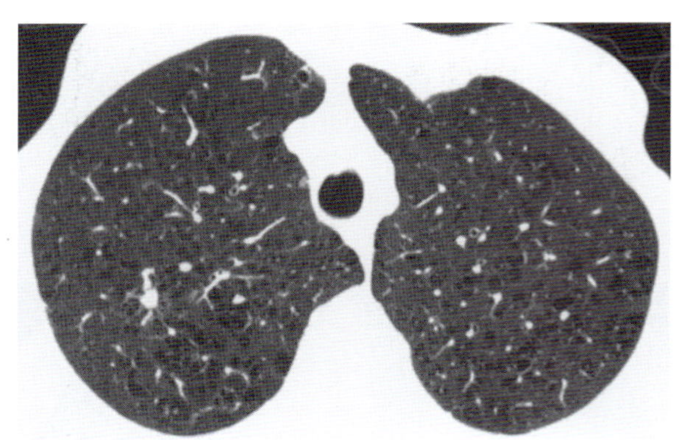

壁を伴わない小さい低吸収域．

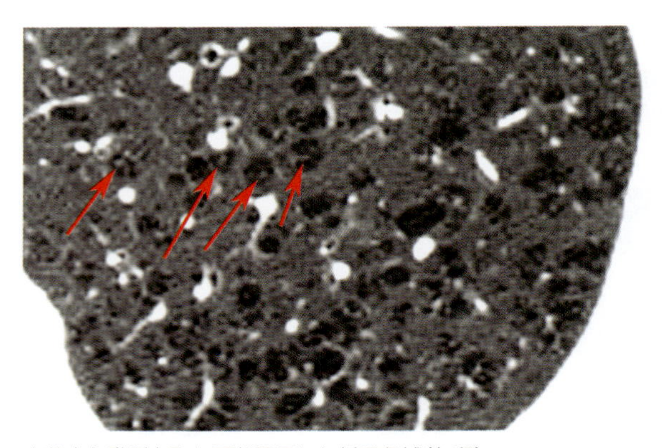

小葉中心動脈を取り囲む限局した低吸収域（矢印）．

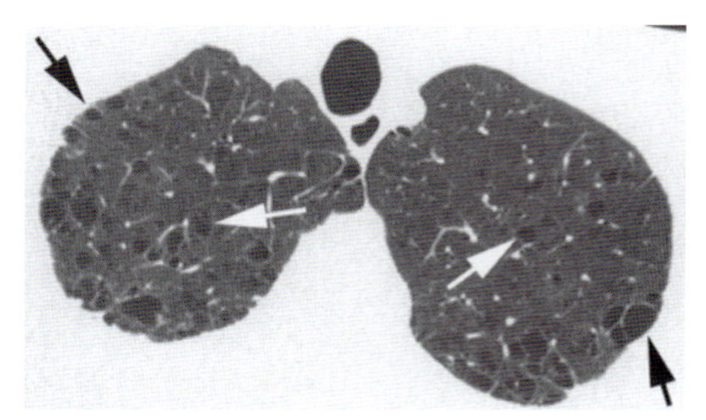

小葉中心性（白矢印）および傍隔壁型肺気腫（黒矢印）．

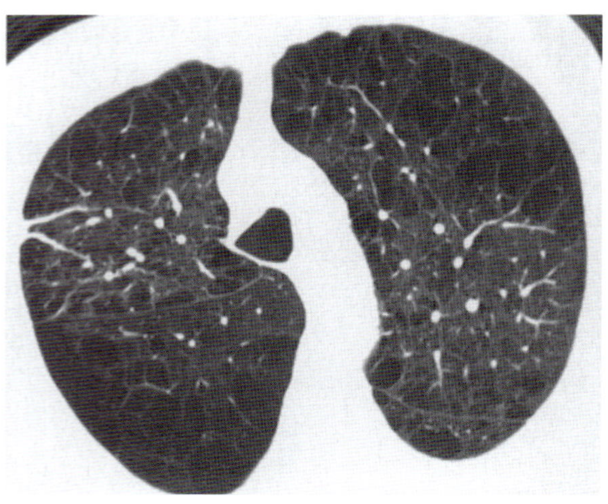

広範囲な小葉中心性肺気腫．

肺気腫(汎小葉性)
emphysema (panlobular)

(pp. 538～541 を参照.)

汎小葉性肺気腫は二次小葉全体を通じて肺胞中隔が均一に消失したものと定義される．α1-アンチトリプシン欠損は汎小葉性肺気腫の最も多い原因である．しかし，粉砕したメチルフェニデート(リタリン)錠剤の静注，スワイヤー-ジェームズ症候群，高齢，まれに喫煙，でも発症する．

HRCT所見

小さい肺血管を含んでいる低吸収肺
びまん性または下葉優位
小葉中心性肺気腫ではあまりみられない限局的な低吸収域とブラ
時に気管支拡張または肥厚した気管支壁

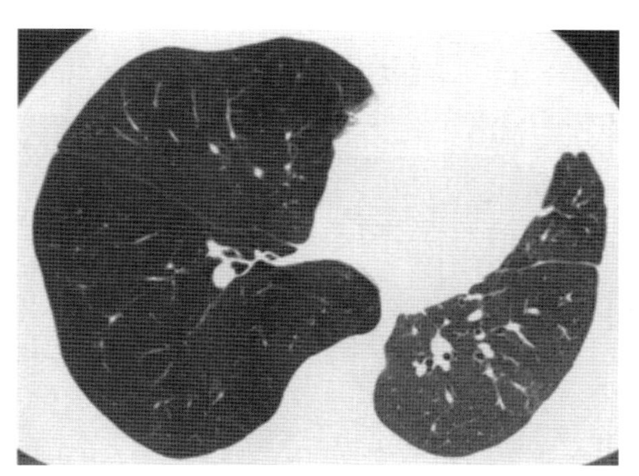

低吸収肺，下葉を含む(左肺移植後).

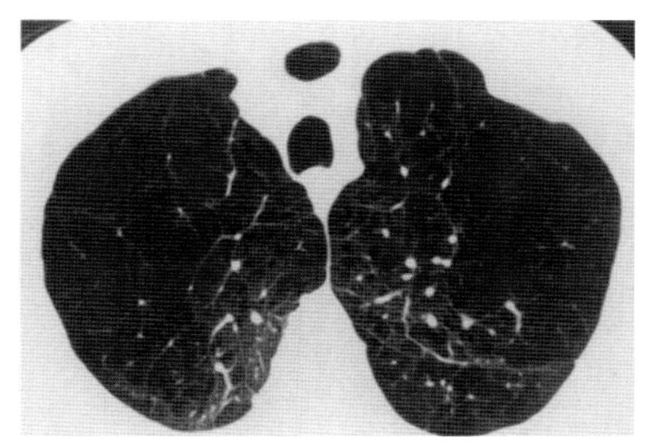

低吸収肺，小さい肺血管.

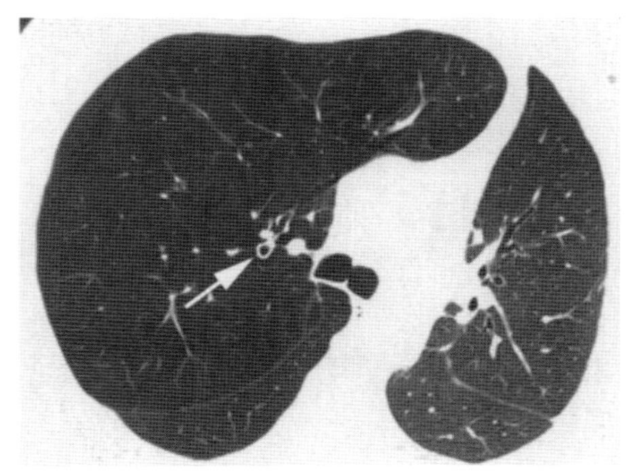

気管支壁肥厚(矢印)(左肺移植後).

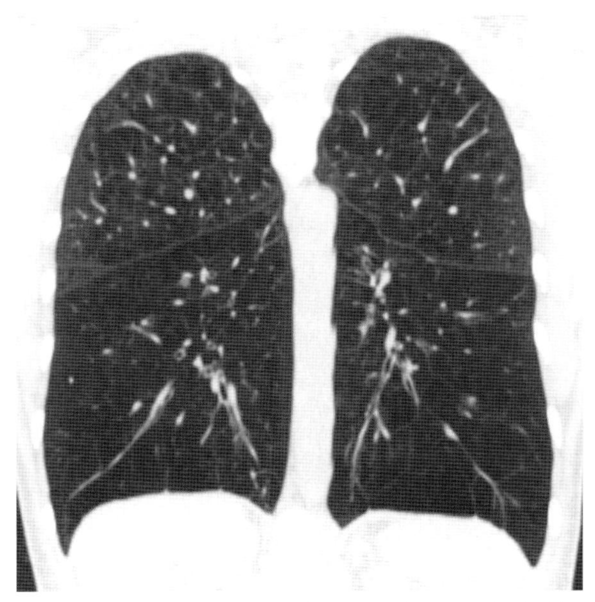

α1-アンチトリプシン欠損症における汎小葉性肺気腫．低吸収域は肺底部優位である．下葉気管支壁は肥厚している.

肺気腫(傍隔壁型)
emphysema (paraseptal)

(pp. 541～542 を参照.)

傍隔壁型肺気腫は胸膜下低吸収域としてみられ，しばしば非常に薄い壁がある．傍隔壁型肺気腫は孤立した異常としてみられるが，しばしば小葉中心性肺気腫を伴う．ブラがしばしば合併し，気胸が起こる場合がある．

HRCT 所見

一層からなる多発胸膜下低吸収域で，1つ1つは通常 1 cm 未満である
上葉優位
薄い壁が通常はみえる
小葉中心性肺気腫またはブラが合併する場合がある
気胸の合併がある

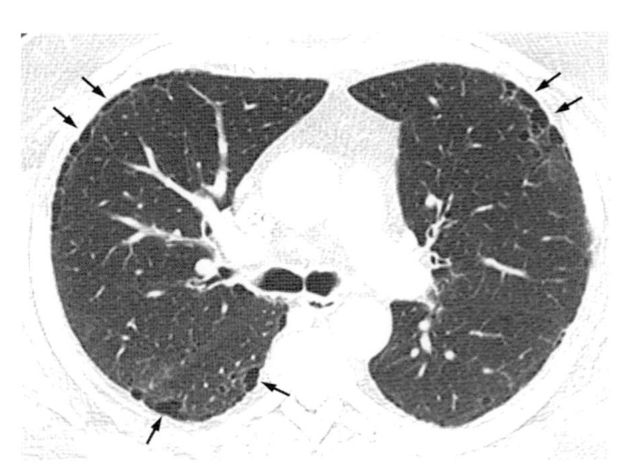

傍隔壁型肺気腫(矢印).

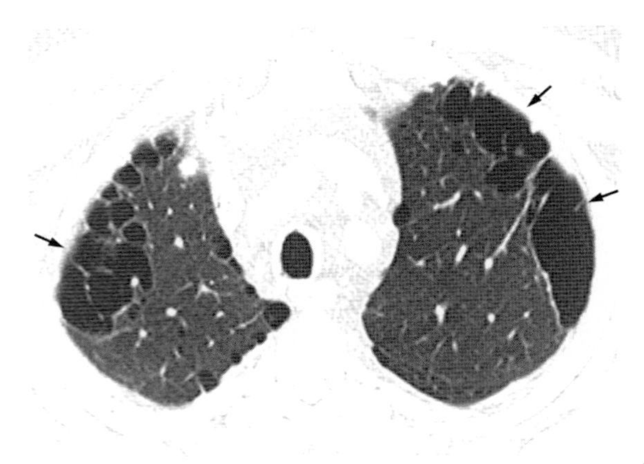

胸膜下ブラ(矢印).

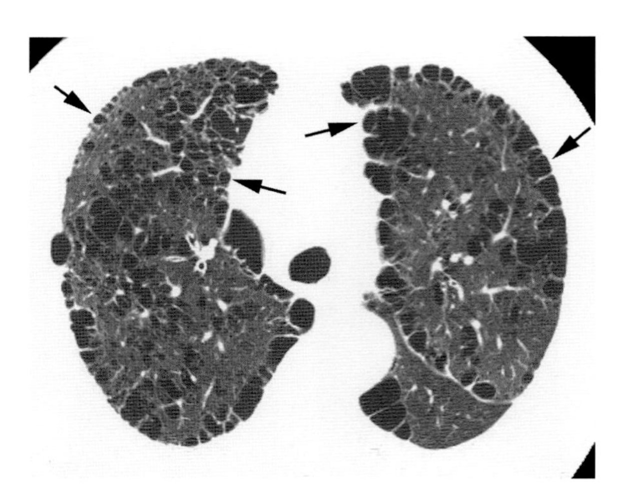

小葉中心性肺気腫を合併した傍隔壁型肺気腫(矢印).

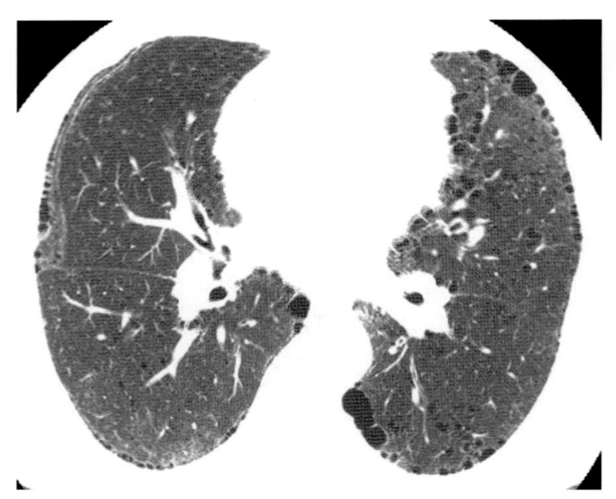

軽度の小葉中心性肺気腫を伴う傍隔壁型肺気腫.

肺気腫(嚢胞性)
emphysema (bullous)

(pp. 543～545 を参照.)

囊胞性肺気腫は主に大きなブラがあるのが特徴で，このブラは肺気腫の中の境界明瞭な部分で，直径1 cm 以上あり，厚さ1 mm 未満の壁を有するもの，と定義される．囊胞性肺気腫は典型的には小葉中心性肺気腫または傍隔壁型肺気腫に合併する．

HRCT所見

薄壁の空気で満ちた1 cm 以上の囊胞(すなわちブラ)
囊胞は壁を共有する
小葉中心性か傍隔壁型肺気腫の合併
上葉優位
しばしば非対称性

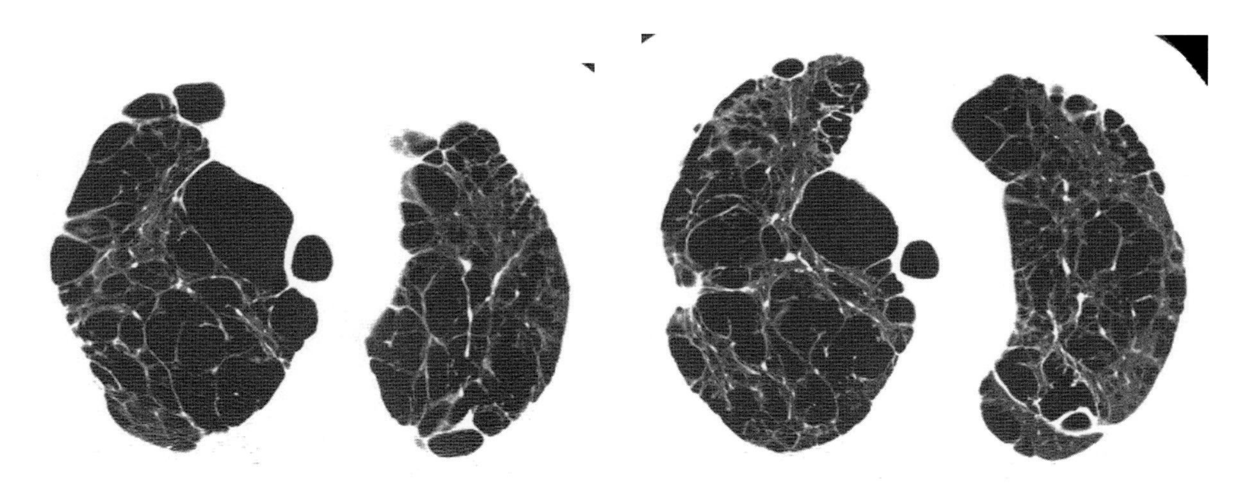

傍隔壁型ならびに小葉中心性肺気腫の患者の上葉を占拠する大きな薄壁ブラ.

肺出血 hemorrhage

(pp. 672〜677を参照.)

肺出血は広汎性(すなわち，びまん性肺胞出血)もしくは限局性であり，種々の疾患と症候群に合併する．HRCT所見は，通常非特異的である．

HRCT所見

すりガラス影
両側性，もしくは斑状，もしくはびまん性
小葉中心性すりガラス影
時に小葉間隔壁肥厚
時にクレイジー・ペイビング

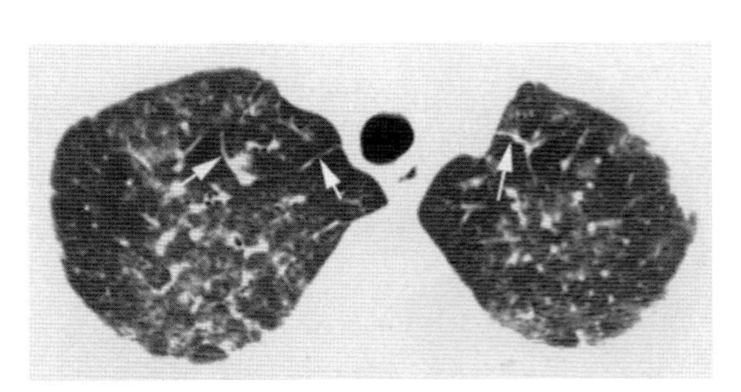

隔壁肥厚を伴う斑状すりガラス影(矢印).

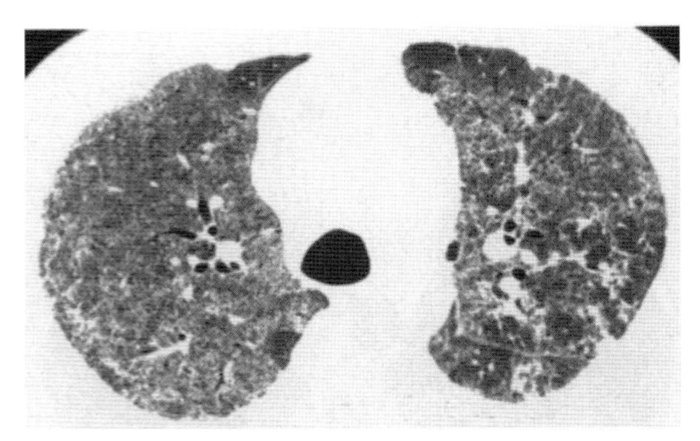

びまん性すりガラス影.

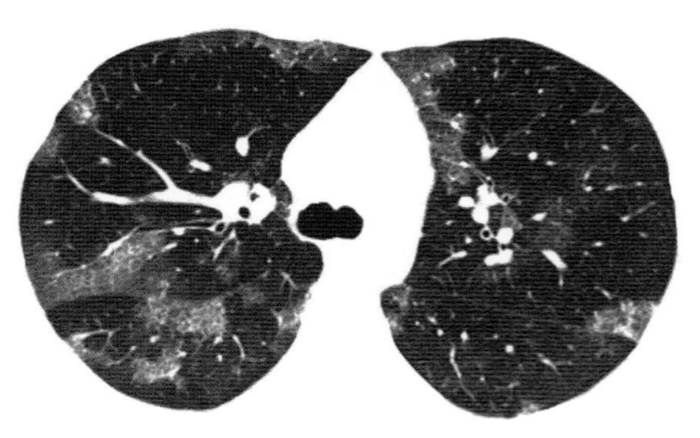

多発血管炎性肉芽腫症(ウェゲナー肉芽腫症)の出血による斑状すりガラス影とクレイジー・ペイビング.

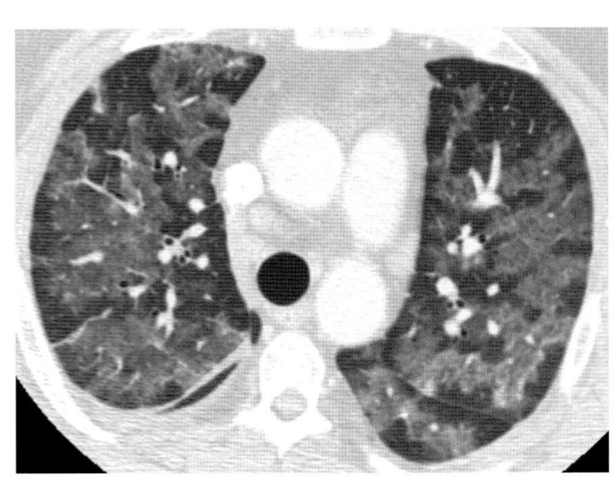

全身性エリテマトーデスにおける斑状すりガラス影.

過敏性肺炎(慢性)　hypersensitivity pneumonitis (chronic)

(pp. 394〜396 を参照.)

過敏性肺炎と慢性の抗原曝露のある患者では，しばしば線維化がみられる．線維化の所見は，亜急性過敏性肺炎の所見に重なってみられる場合がある．

ＨＲＣＴ所見

網状影
牽引性気管支拡張
時に蜂巣肺(蜂窩肺)
斑状分布
肺のすべての横断面(すなわち，気管支周囲および胸膜下)の病変
斑状の低吸収域(モザイク灌流またはエアトラッピング)がある場合がある
亜急性病変の所見(例えば，すりガラス影)が，重複することがある
びまん性で，中〜上肺優位

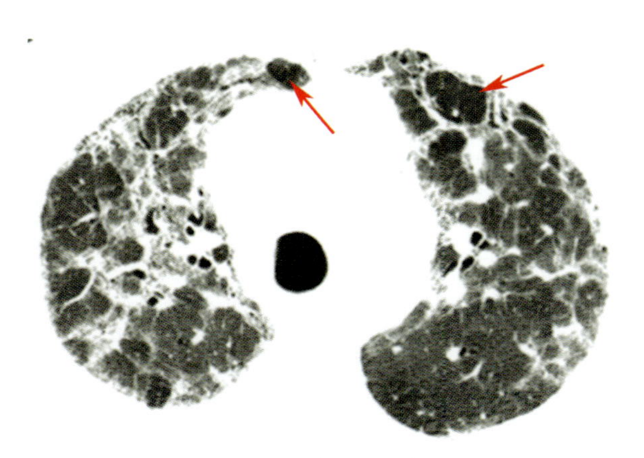

牽引気管支拡張と小葉単位のモザイク灌流(矢印)を伴う斑状上葉線維化.

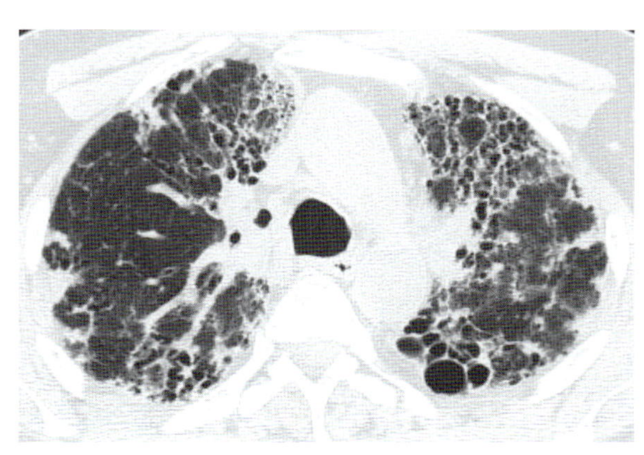

牽引気管支拡張を伴う斑状上葉線維化.

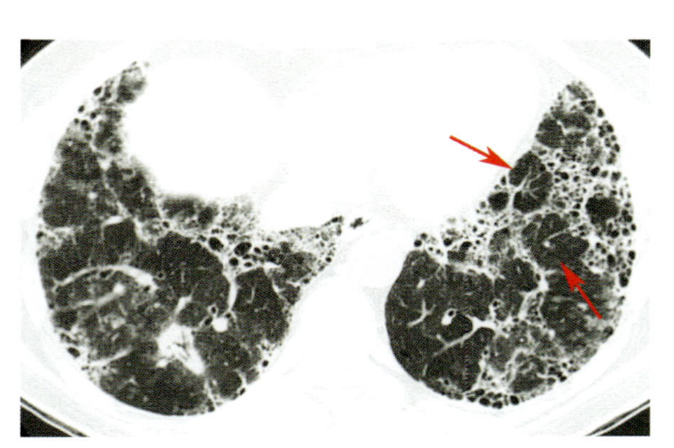

蜂巣肺と小葉低吸収域(矢印)を伴う斑状線維化.

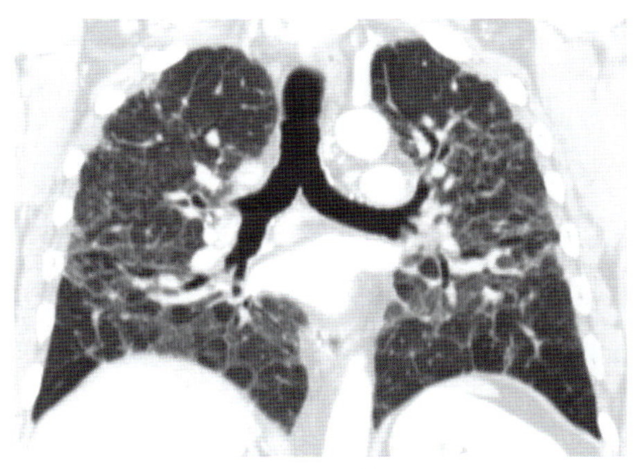

中肺優位の線維化．小葉単位の低吸収域.

過敏性肺炎(亜急性)　hypersensitivity pneumonitis (subacute)

(pp. 388〜394 を参照.)

過敏性肺炎は，種々の有機抗原の曝露で生じ，通常咳と進行性の呼吸困難のある亜急性期に診断される．亜急性期の組織学的所見は，肺胞炎，境界不明瞭な細気管支周囲肉芽腫と，細気管支閉塞に関連したエアトラッピングを含む．治療は原因抗原の除去またはステロイド療法である．

ＨＲＣＴ所見

斑状もしくはびまん性すりガラス影
小さい小葉中心性すりガラス結節影
低吸収の小葉(モザイク灌流)
ヘッドチーズサイン(すりガラス影と斑状モザイク灌流のコンビネーション)
呼気時に小葉のエアトラッピング
びまん性で，中〜上肺優位
線維化の所見が重複することがある

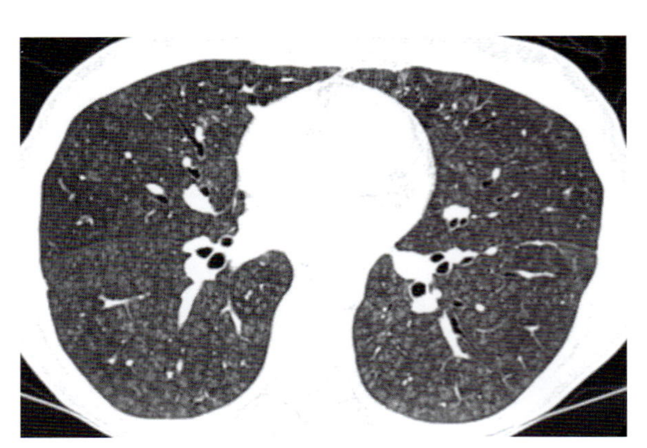

小葉中心性すりガラス結節．

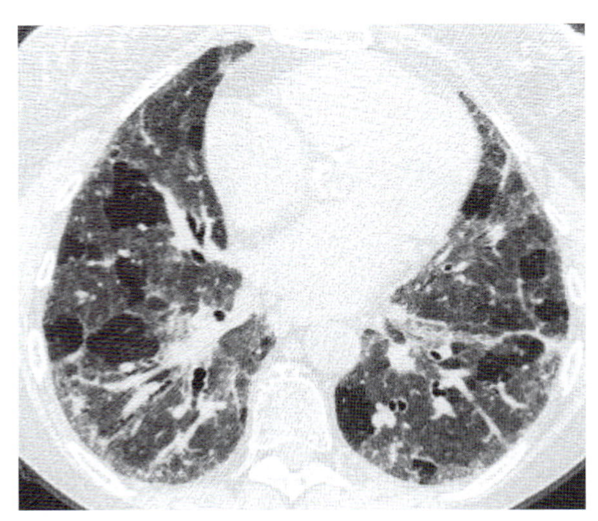

多数の小葉単位のモザイク灌流を伴うびまん性すりガラス影．

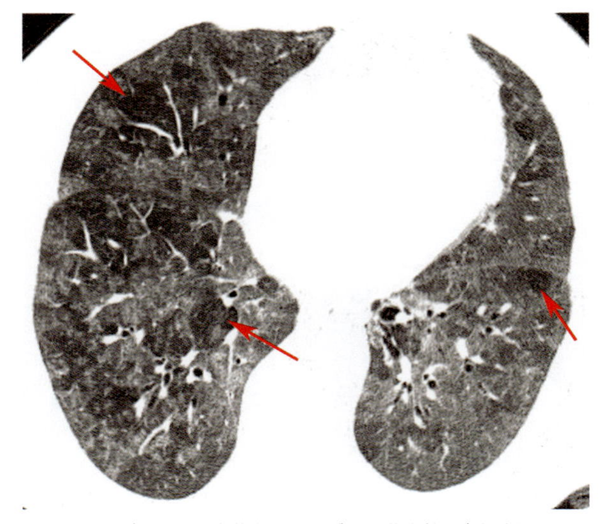

ヘッドチーズサイン．小葉単位のモザイク灌流(矢印)を伴う斑状すりガラス影．

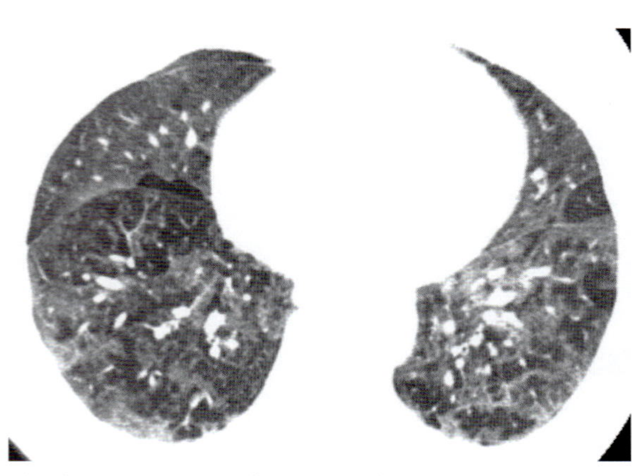

呼気時のエアトラッピングを伴うすりガラス影．

特発性肺線維症　idiopathic pulmonary fibrosis

(pp. 213～224 を参照.)

特発性肺線維症(IPF)は，通常型間質性肺炎(UIP)の組織像と関連した特発性疾患である．現在の基準に従うと，患者が基礎疾患を有しない場合には，HRCTで網状影，末梢および肺底部優位の分布，蜂巣肺があり，広範囲なすりガラス影，結節，もしくはモザイク灌流かエアトラッピングのような非典型的特徴がなければ，診断可能である．

HRCT所見

典型的 UIP の所見
不規則な網状影
牽引性気管支拡張
ほとんどの場合，蜂巣肺
末梢，胸膜下，下肺野，背側に優位である
単独の異常としてのすりガラス影は一般的ではない

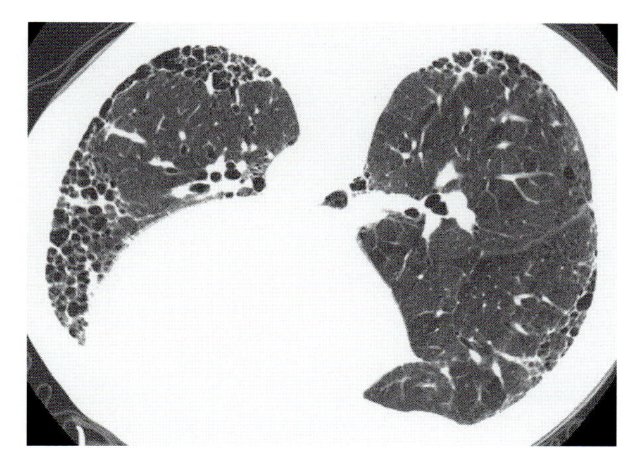

斑状胸膜下蜂巣肺.

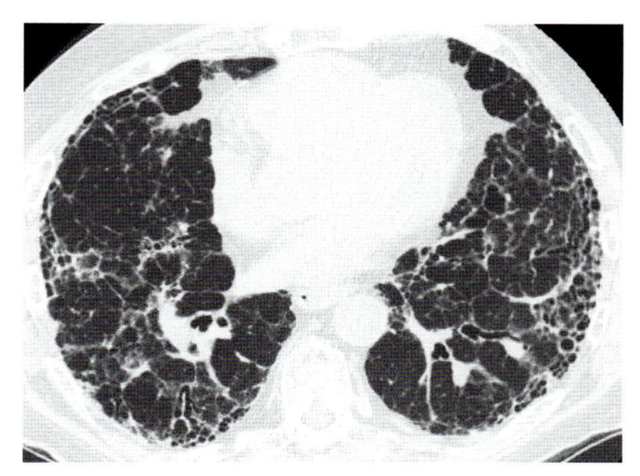

斑状胸膜下および肺底部蜂巣肺と牽引性気管支拡張.

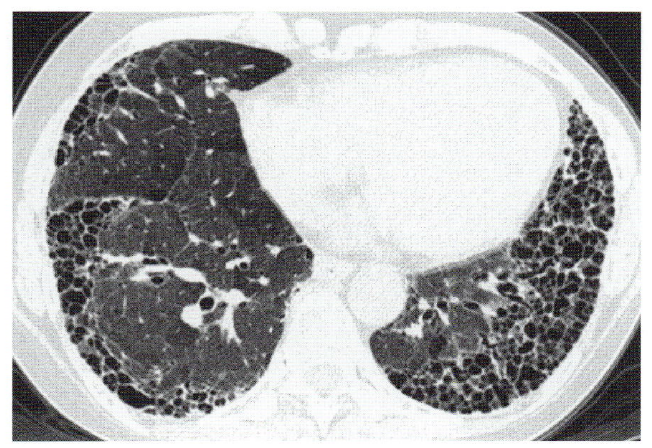

広範囲な胸膜下蜂巣肺.

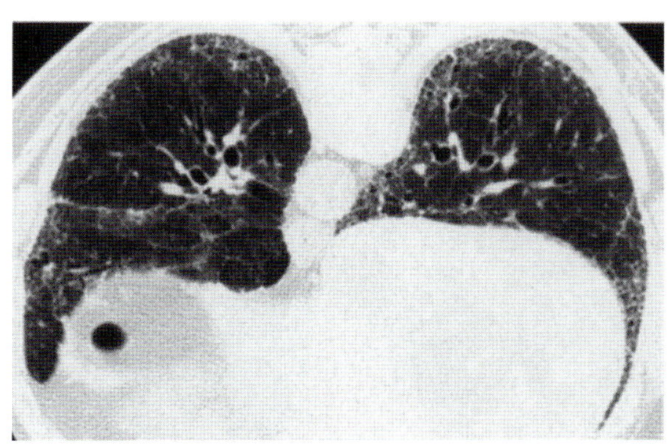

早期例の胸膜下小葉内間質肥厚.

浸潤性粘液性腺癌　invasive mucinous adenocarcinoma

(pp. 294～300を参照.)

浸潤性粘液性腺癌(以前はびまん性細気管支肺胞上皮癌と称された)は，びまん性もしくは多発肺病変が特徴で，局所拡大および/または気管支内伸展を伴う．予後不良である．多中心性に異常が出現するので，他のびまん性肺疾患，例えば肺炎と間違えられることがある．

HRCT所見

斑状もしくは融合性すりガラス影もしくはコンソリデーション
クレイジー・ペイビング
小葉中心性結節，すりガラス影もしくは充実性
片側性，両側性，もしくは非対称性
緩徐に進行する
まれにtree-in-budも報告される

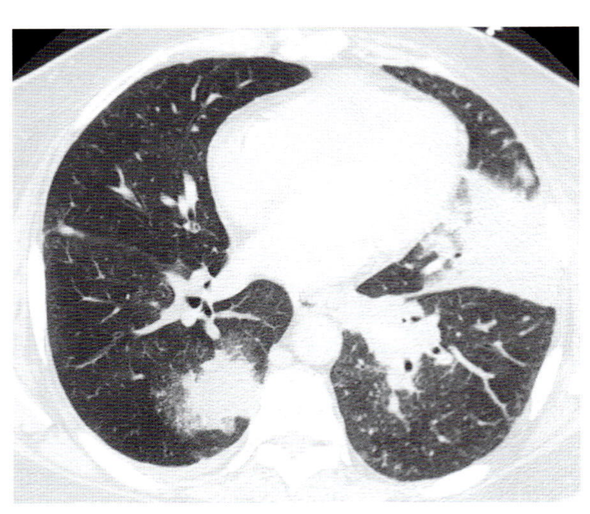

両側性コンソリデーション.

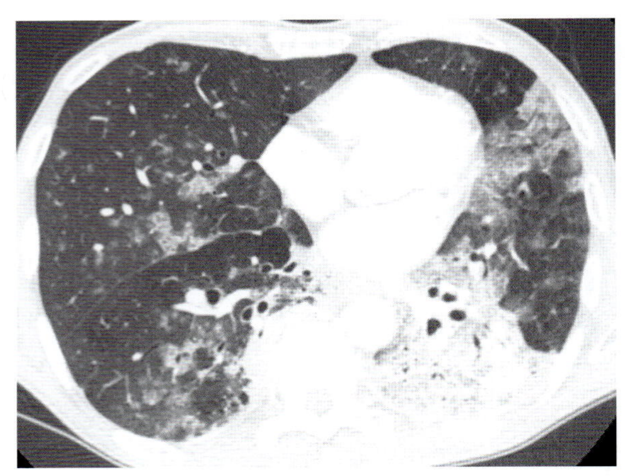

斑状，融合性，結節性のすりガラス影とコンソリデーション.

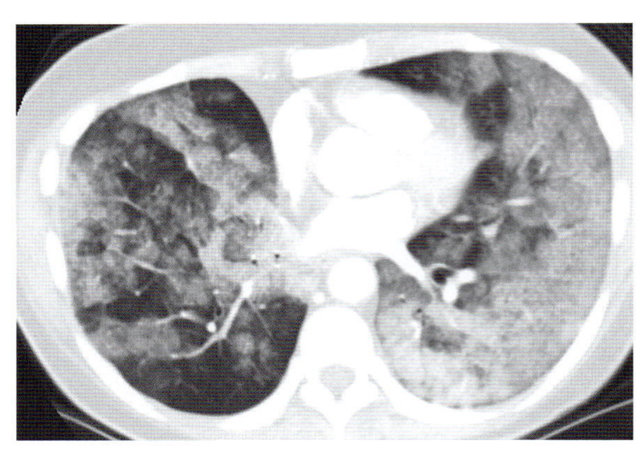

びまん性の斑状すりガラス影.

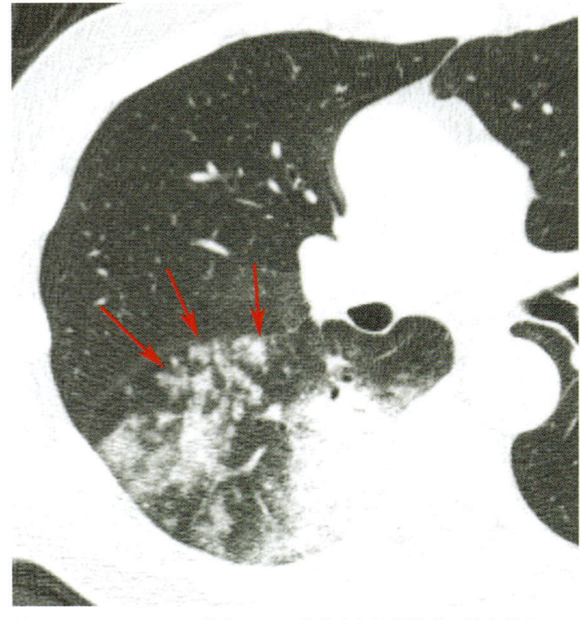

時にtree-in-budと紛らわしい小葉中心性結節(矢印)を伴うコンソリデーションとすりガラス影.

カポジ肉腫 Kaposi sarcoma

(pp. 300〜303 を参照.)
カポジ肉腫は通常 AIDS 患者にみられるまれな腫瘍であるが, HAART 療法の出現以来減少している. ヘルペスウイルス-8 感染症と関連がある. 患者の 20〜50%に肺病変を伴う.

HRCT 所見

不整で不明瞭
気管支血管周囲の結節
気管支血管周囲間質の肥厚
小葉間隔壁の肥厚
胸水

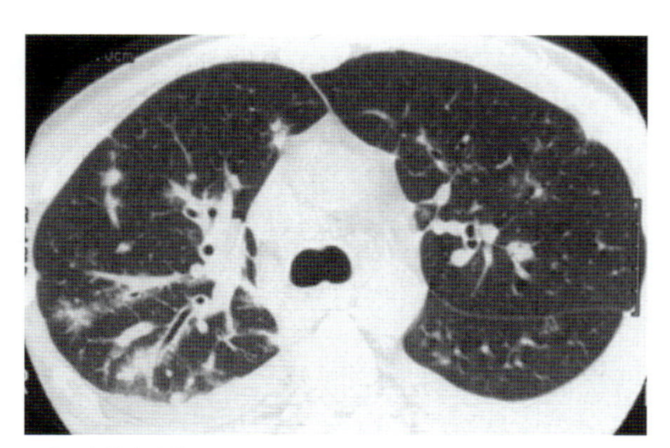

不整な気管支血管周囲の浸潤.

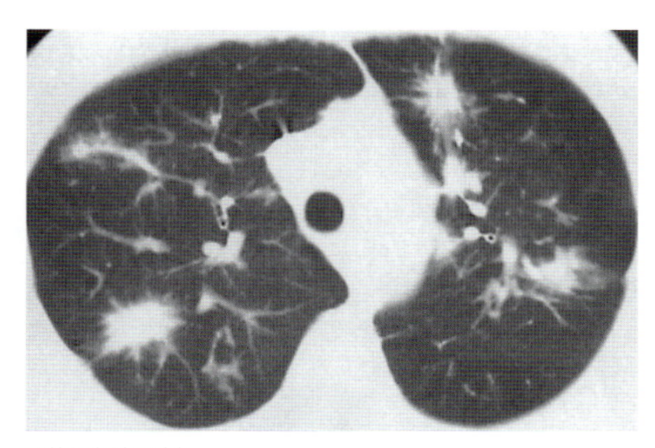

不整な炎形の腫瘤.

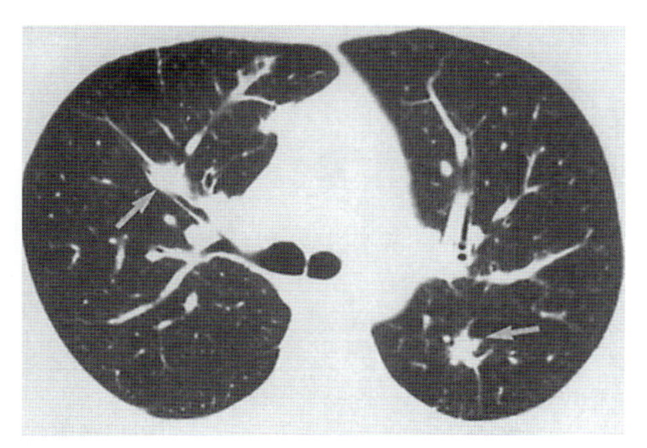

不整な気管支血管周囲の結節(矢印).

ランゲルハンス細胞組織球症 Langerhans cell histiocytosis 肺ランゲルハンス細胞組織球症 pulmonary Langerhans cell histiocytosis

(pp. 170～172, 507～516を参照.)

ランゲルハンス細胞組織球症(LCH)はしばしば病因不明に小児期に認められる疾患群で，組織球やランゲルハンス細胞の増殖と臓器浸潤がある．全身性患者おいて肺病変を起こし得る．肺LCHは概して若年成人に発症するまれな障害である．肺LCHは典型的には孤立した単臓器病変を呈し，しばしば喫煙と関連する．その最も初期の段階には，肺LCHは細胞の間質浸潤が組織学的特徴で，肉芽腫結節を形成するまで進行する．LCHの他の原因とは異なり，肺LCH結節は概して単クローンでない．

HRCT所見

早期例では，通常5 mm未満で，時に空洞性の結節
進行例では，厚いまたは薄い壁をもつ奇異な形状の肺嚢胞
上葉優位で肋骨横隔膜角は侵されない
結節から空洞になり，厚い壁の嚢胞になり，薄い壁の嚢胞へと進行する

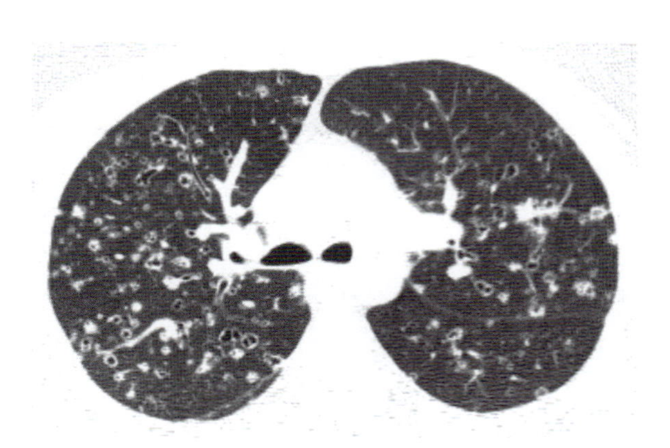

多発する小葉中心性結節，空洞性結節と小さい嚢胞.

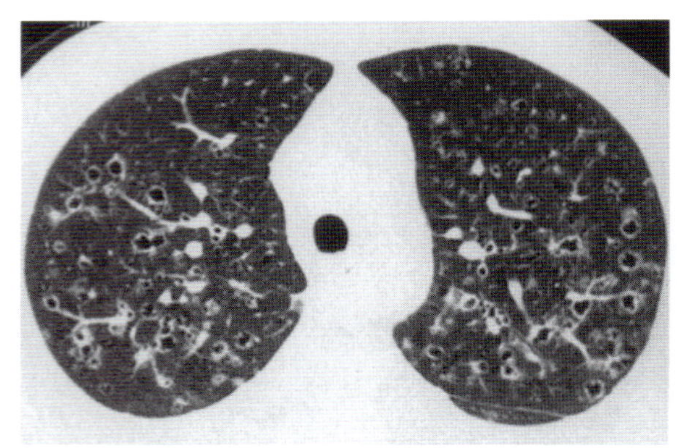

小葉中心性結節，時に空洞性.

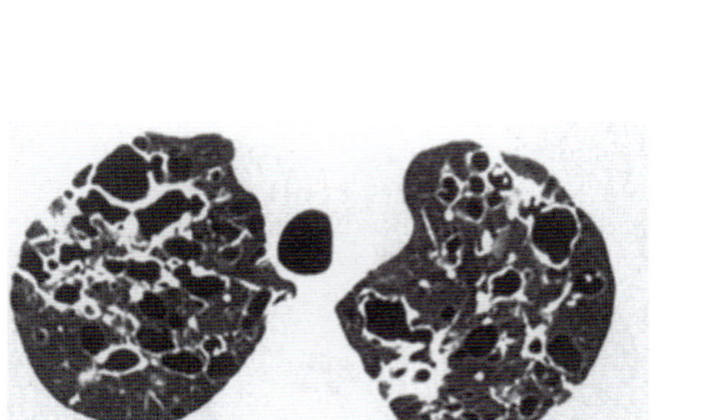

不整な，厚いもしくは薄い壁の嚢胞.

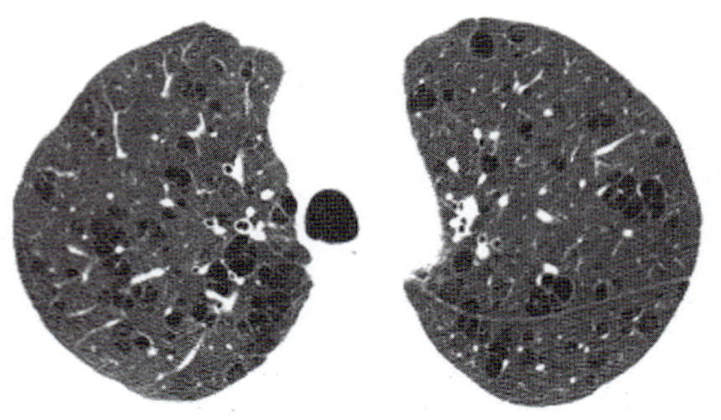

小葉中心性肺気腫と類似の薄壁嚢胞.

リポイド肺炎　lipoid pneumonia

(pp. 429〜432 を参照.)

リポイド性肺炎または，より正確には，外因性リポイド肺炎は，脂質物質の繰り返す吸引から生じ，コンソリデーションと線維化を起こす.

HRCT所見

斑状で片側性もしくは両側性のコンソリデーションまたは不整な腫瘤影
コンソリデーションまたは腫瘤内部の低吸収(すなわち，脂質)の領域
すりガラス影
クレイジー・ペイビング
下肺または背側優位

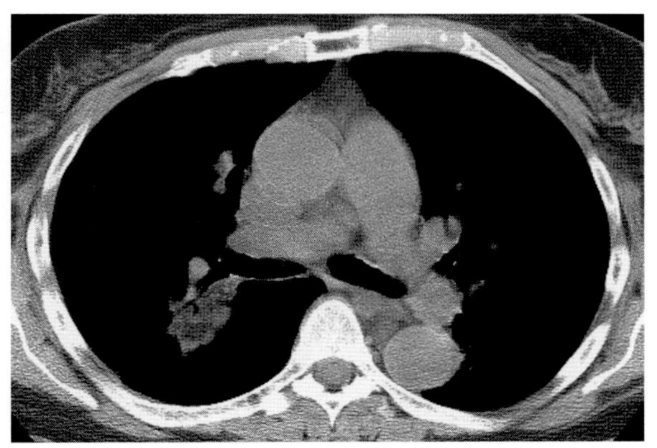

低吸収域を伴う限局性コンソリデーション.

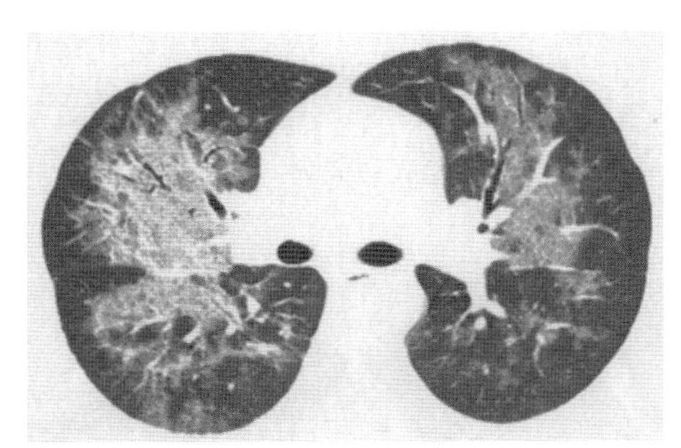

クレイジー・ペイビング所見を伴う斑状すりガラス影.

リンパ脈管筋腫症 lymphangiomyomatosis (lymphangioleiomyomatosis)

(pp. 516～525を参照.)

リンパ脈管筋腫症(LAM；別名 リンパ脈管平滑筋腫症)は，肺，気道，胸腹部の軸リンパ管に沿って未成熟な平滑筋細胞(LAM細胞)が浸潤するのが特徴であるまれな全身性疾患である．LAMは結節性硬化症に関連して(TSC-LAM)，または，孤発性に発症する(孤発性リンパ脈管筋腫症(S-LAM))．各々所見は似ている．

HRCT所見

薄壁の肺嚢胞，通常円形である
びまん性分布
時に軽度の隔壁肥厚またはすりガラス影
リンパ節腫張
TSC患者における小結節
胸水
腎血管筋脂肪腫

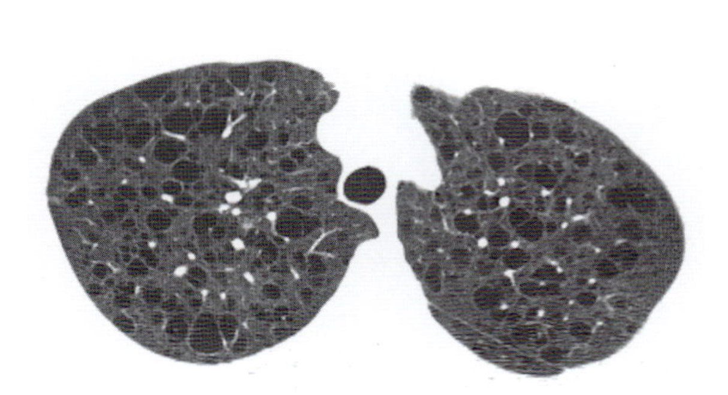

薄壁円形嚢胞

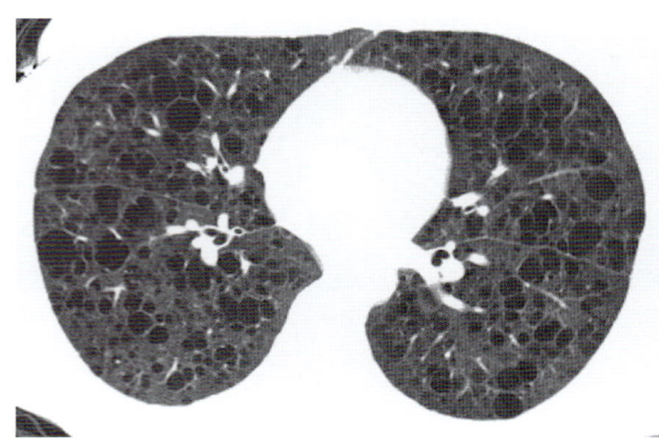

肺底部の無数の薄壁嚢胞.

リンパ球性間質性肺炎　lymphoid interstitial pneumonia

(pp. 305〜306 を参照.)

リンパ球性間質性肺炎(LIP)は良性リンパ増殖性疾患である．そして，主にリンパ球と形質細胞からなる単核細胞の広汎な間質浸潤が組織学的特徴である．LIP は他疾患，具体的には最も多いのはシェーグレン症候群，それから他の膠原病，先天性もしくは後天性免疫不全症候群(例えば AIDS)，原発性胆汁性肝硬変，多中心性キャッスルマン病，などに合併して発症することが多い．その主要な臨床症状は咳と呼吸困難である．所見は患者ごとに様々である．

ＨＲＣＴ所見

すりガラス影
境界不明瞭な小葉中心性結節(濾胞性細気管支炎)
胸膜下結節
小葉間隔壁肥厚または結節
気管支血管周囲間質の肥厚
薄壁の肺嚢胞，通常は数十ヵ所までである
時に嚢胞壁に接して血管がみられる
リンパ節腫脹

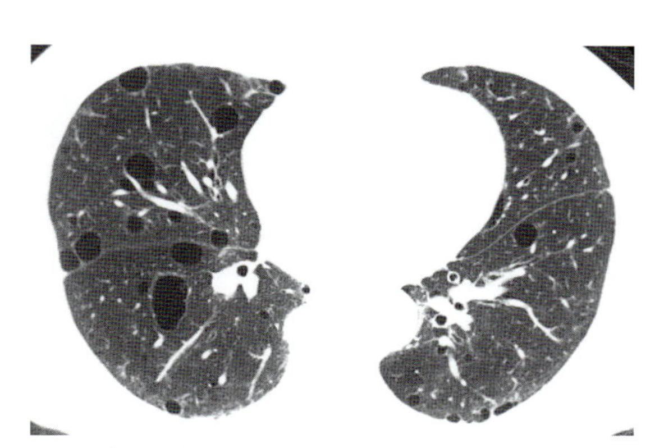

シェーグレン症候群における薄壁嚢胞.

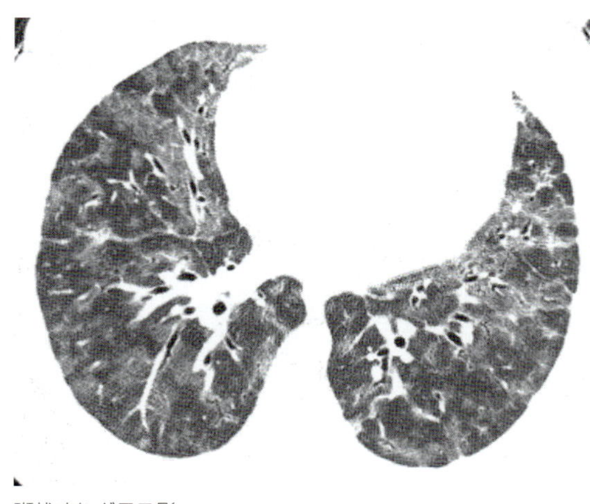

斑状すりガラス影.

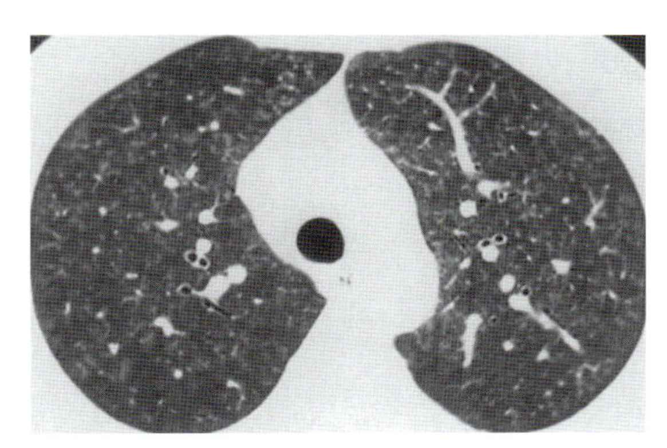

境界不明瞭な小葉中心性結節.

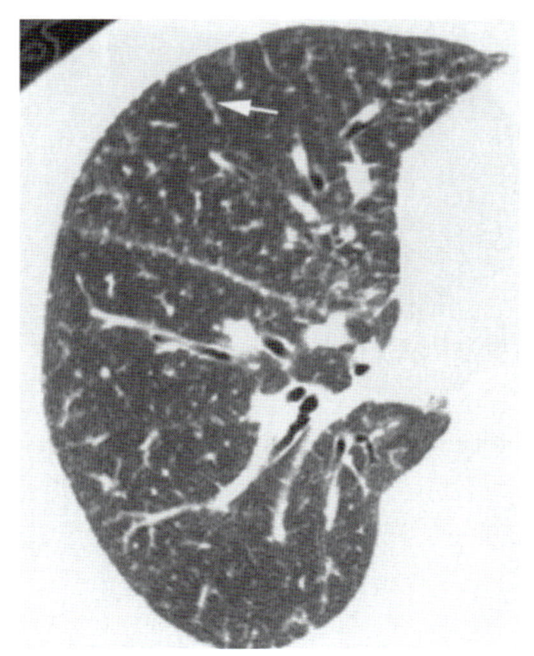

胸膜下および小葉間隔壁結節(矢印).

リンパ腫　lymphoma

(pp. 303〜315を参照.)

ホジキン病でも非ホジキン病でも，リンパ腫は播種により通常肺病変を起こす．肺原発のリンパ腫はまれである．原発性肺リンパ腫の原因は緩慢性B細胞リンパ腫が最も多く，症例の80％以上を占め，そして，ほとんどは低悪性度MALTリンパ腫である．

HRCT所見

多発または孤発結節
多発もしくは限局性コンソリデーション
エアブロンコグラム
気管支周囲分布
間質浸潤
胸水

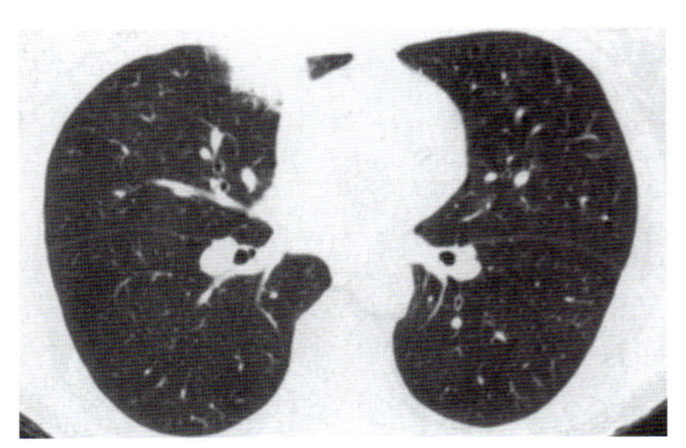

限局性コンソリデーション.

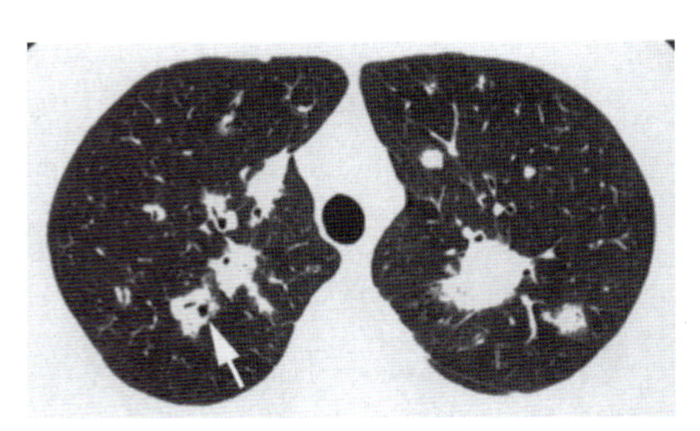

エアブロンコグラムを伴う多発気管支周囲結節(矢印).

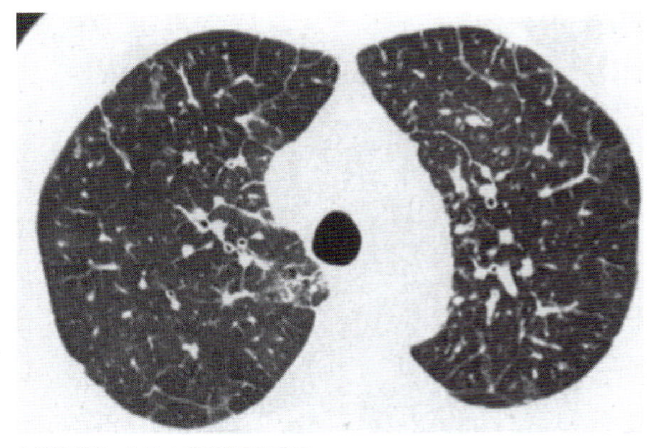

間質浸潤による小葉間隔壁肥厚.

転移性癌(血行性) metastatic carcinoma* (hematogenous)

(pp. 292〜294 を参照.)

大部分の血行性肺転移性患者は，リンパ管に沿ったびまん性間質浸潤よりも孤立した多発腫瘍結節を呈する．血行性転移は典型的にはランダムパターンで辺縁明瞭な多発肺結節である．

HRCT 所見

一様な(ランダムな)分布による境界明瞭な結節
胸膜面の領域でみえる結節
癌のリンパ行性転移の特徴が存在する場合もある

*訳注：原書では"metastatic carcinoma"と記載されているが，厳密には"carcinoma"とは上皮由来の腫瘍のみをさす語なので，用語としては"metastatic tumor"のほうが広義でよいと思われる．ここでは原書に忠実に記載した．

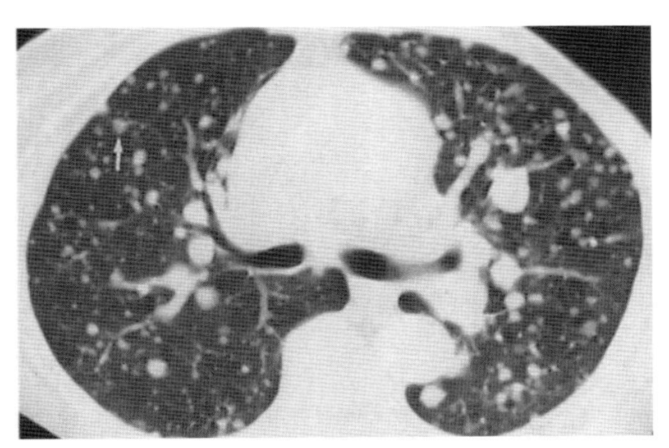

境界明瞭な結節で，しばしば胸膜表面を含む(矢印).

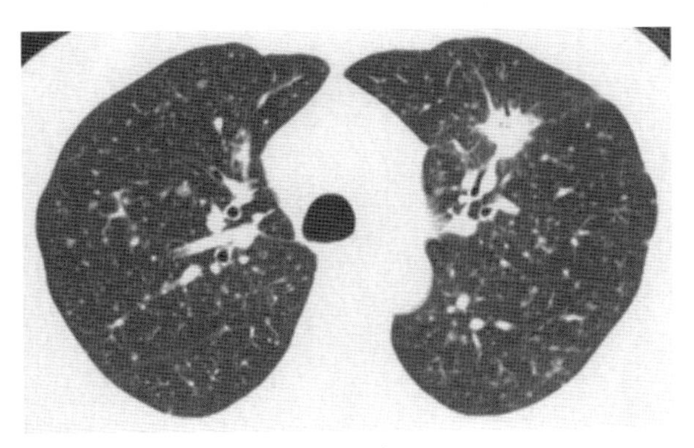

小さく，境界明瞭で，びまん性の結節.

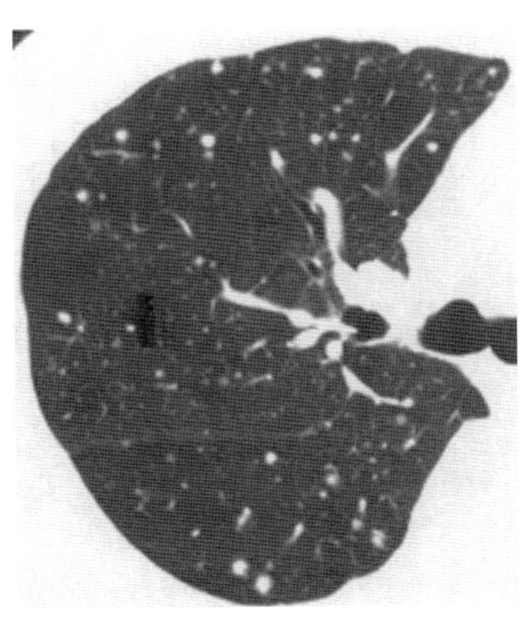

境界明瞭な結節で，びまん性.

転移性癌(リンパ行性) metastatic carcinoma (lymphangitic)

(pp. 286〜292を参照.)

癌性リンパ管症は肺のリンパ系の中で発育する腫瘍をさす．乳腺，肺，胃，膵臓，前立腺，頸部または甲状腺の癌をもつ患者で最も一般にみられ，原発部位不明の転移性腺癌をもつ患者でみられる．通常は腫瘍が血行性に進展し，続いて間質やリンパ管に浸潤した結果起こる．しかし縦隔や肺門リンパ節からの腫瘍のリンパ管への直接進展でも発症し得る．息切れが典型的である．

HRCT所見

平坦なもしくは結節状の気管支血管周囲間質肥厚
平坦なもしくは結節状の小葉間隔壁肥厚
葉間裂の平坦なもしくは結節状肥厚
胸膜下結節
正常な肺構造，構造改変はない
びまん性もしくは，斑状もしくは，片側性の分布
リンパ節腫脹
胸水

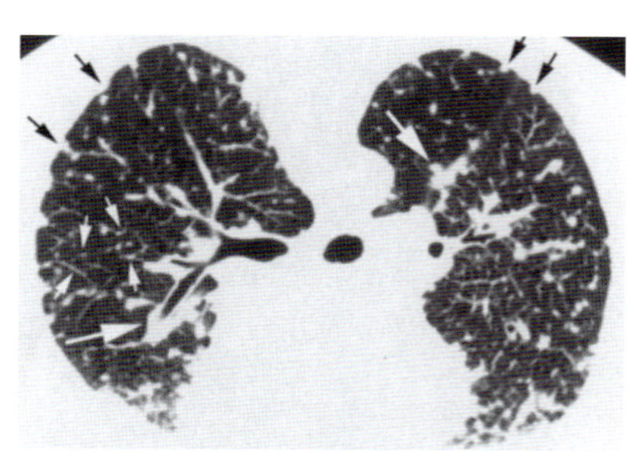

胸膜下結節(黒い矢印)，隔壁の結節状の肥厚(小さな白矢印)，および気管支血管周囲の肥厚(大きな白矢印).

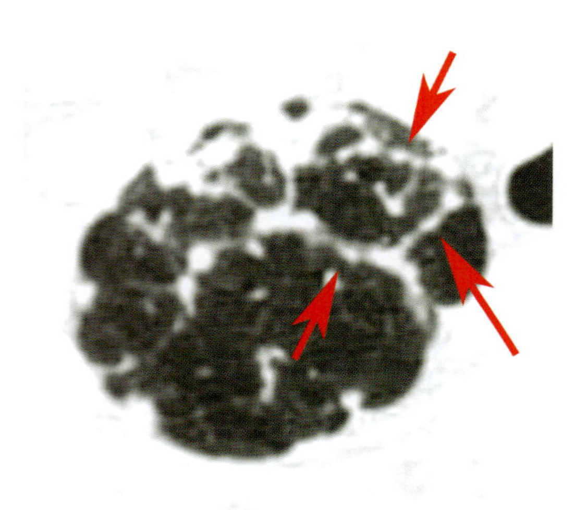

小葉間隔壁の結節状肥厚(矢印).

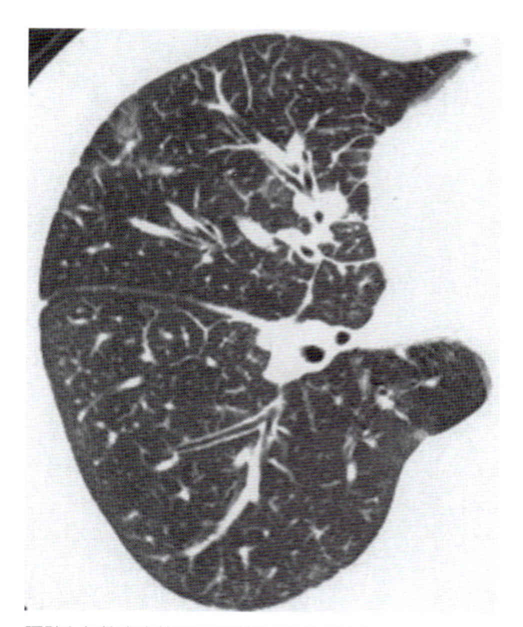

隔壁と気管支血管周囲間質の平坦な肥厚.

マイコバクテリウム・アビウム-イントラセルラーレ・コンプレックス感染症（MAC 症） *Mycobacterium avium-intracellulare* complex infection

（pp. 452～458 を参照.）

マイコバクテリウム・アビウムイントラセルラーレ・コンプレックス（MAC）は，他の非結核性抗酸菌（NTM）と同様に結核に似た肺感染を起こし得る．そのような患者はしばしば免疫抑制状態である．MAC と他の NTM（*M. abscessus* と *M. kansasii* を含む）は慢性気道感染症という異なったパターンになる場合もある．典型的には免疫正常な閉経後女性に起こる．典型的病理所見は気管支拡張ならびに広範囲な肉芽腫形成，細気管支炎，小葉中心性結節，コンソリデーションと，時に空洞化，である．慢性咳嗽と喀血はよくある症状である．

HRCT 所見

中葉舌区優位な気管支拡張
大小の結節
小葉中心性結節
tree-in-bud
斑状で片側性もしくは両側性コンソリデーション

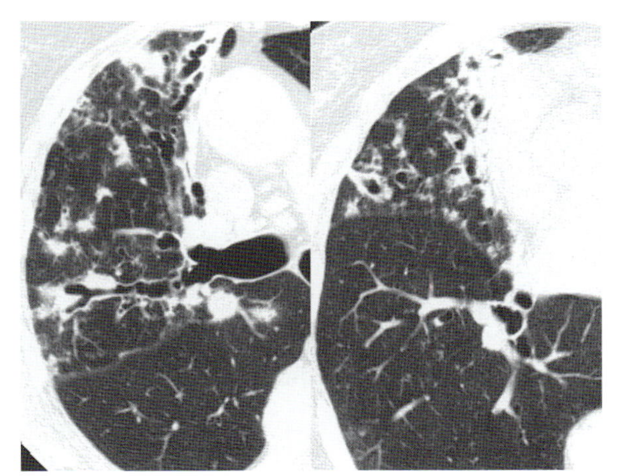

気管支拡張と小葉中心性結節.

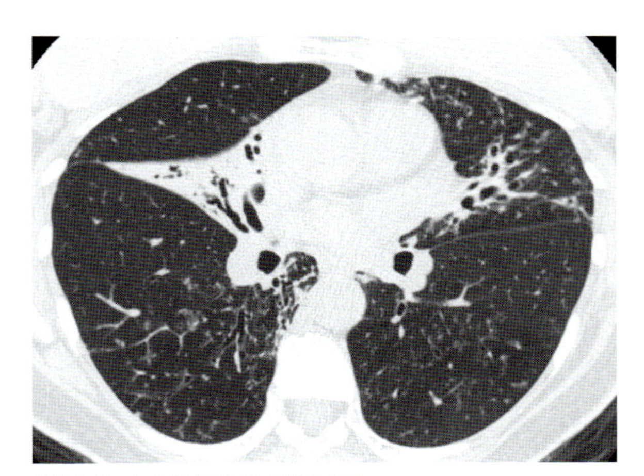

結節を伴った中葉と舌区の気管支拡張.

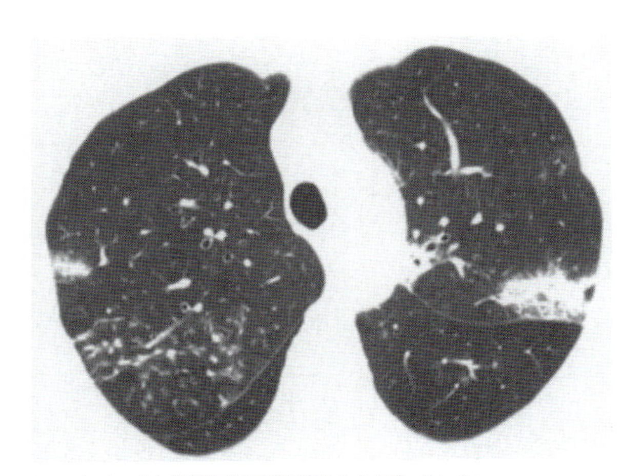

tree-in-bud と結節を伴う斑状コンソリデーション.

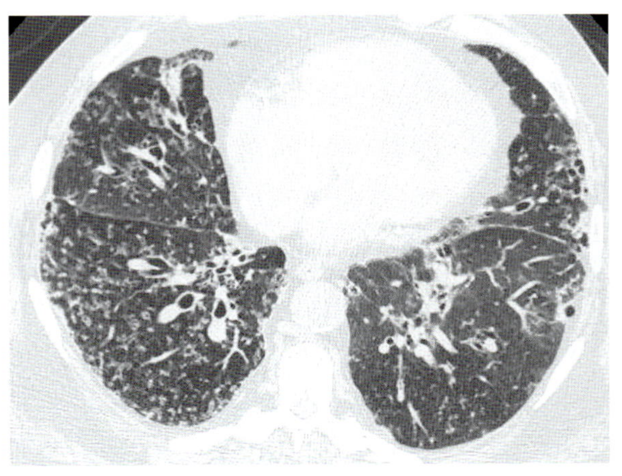

広範囲な小葉中心性結節と tree-in-bud を伴う気管支拡張.

非特異性間質性肺炎　nonspecific interstitial pneumonia

(pp. 224〜233 を参照.)

非特異性間質性肺炎(NSIP)は，種々の程度の間質の炎症と線維化によって特徴づけられる慢性間質性肺疾患である．特発性である場合もあるが，膠原病，過敏性肺炎，薬剤性肺疾患として発症することが一般的である．通常型間質性肺炎よりまれで，予後はより良好である．細胞性と線維性がある．

ＨＲＣＴ所見

すりガラス影(cellular NSIP)
コンソリデーション
網状影
牽引性気管支拡張(多くは fibrotic NSIP)
fibrotic NSIP による蜂巣肺(ただしまれであるか最小限の範囲にとどまる)
下肺野優位
求心性胸膜下優位
50%で胸膜直下の肺は温存される

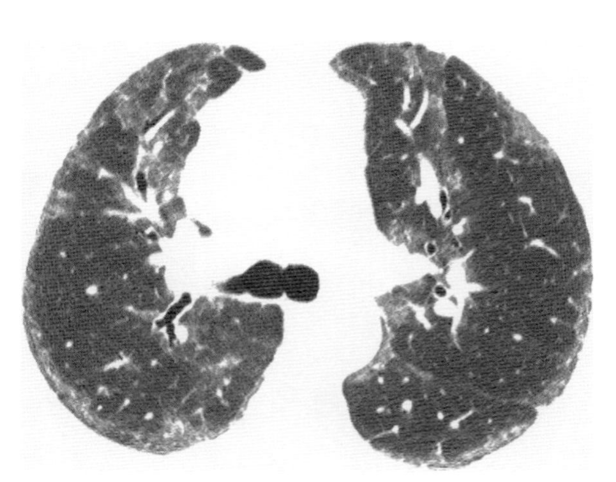

胸膜下を温存した斑状および末梢性すりガラス影.

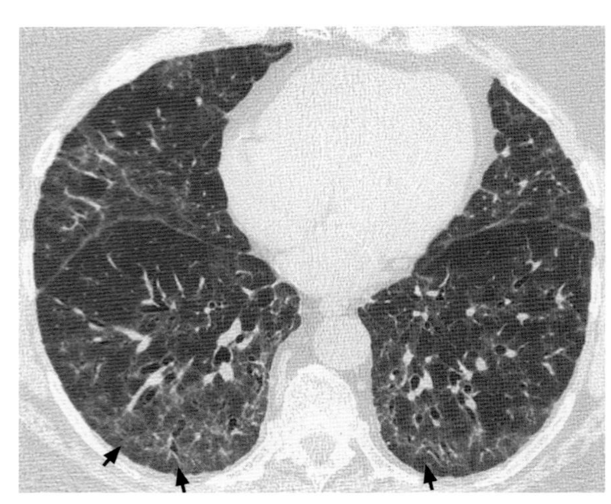

胸膜下を含まない斑状胸膜下すりガラス影(矢印)

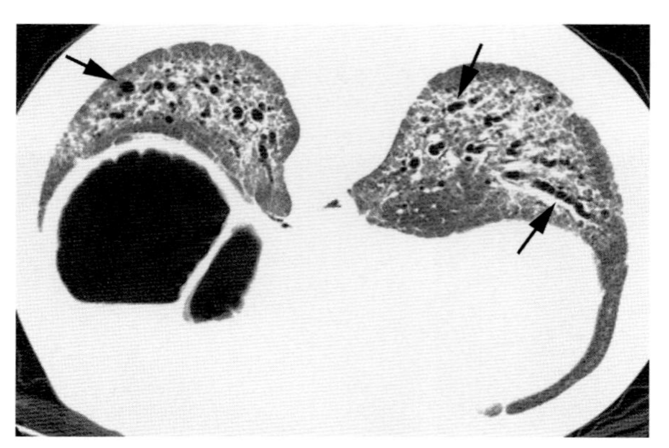

fibrotic NSIP における牽引性気管支拡張を伴う網状影(矢印)．胸膜下は温存される.

器質化肺炎　organizing pneumonia
特発性器質化肺炎　cryptogenic organizing pneumonia

(pp. 237〜243 を参照.)

器質化肺炎(OP)は，気腔と遠位気道が結合組織と肉芽組織でゆるく埋まっているのが組織学的パターンの特徴である．間質の炎症と線維化は，通常最小限であるか，ない．多くの場合原因があり，進行する呼吸困難，咳と熱を呈し，通常よくステロイドに反応する．特発性の場合は，特発性器質化肺炎(COP)と称され，いろいろな点で慢性好酸球性肺炎と類似している．

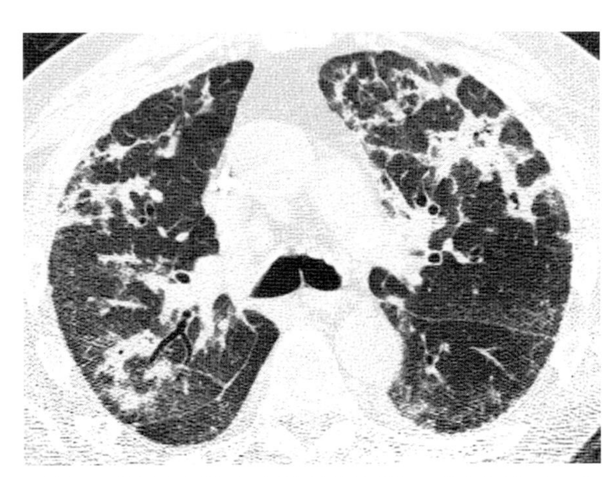

斑状かつ不規則な末梢性および気管支周囲性のコンソリデーションを伴った器質化肺炎．

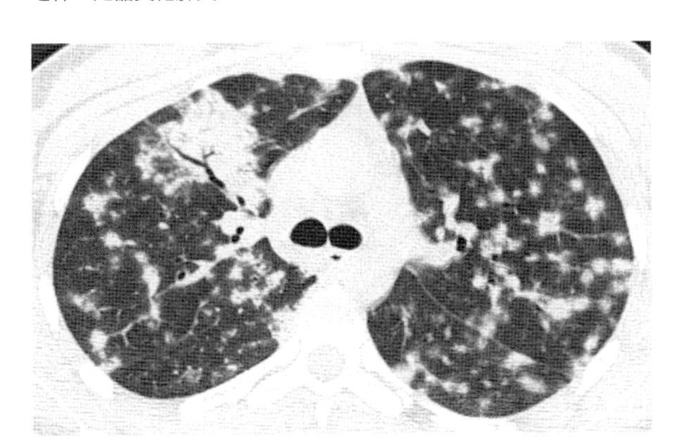

境界不明瞭な小葉中心性結節とエアブロンコグラムを伴う限局性コンソリデーション．

ＨＲＣＴ所見

両側性斑状コンソリデーションもしくはエアブロンコグラムを伴う結節
両側性斑状すりガラス影
胸膜下および / または気管支血管周囲分布
典型的には肺底部優位
小葉中心性結節
大きな結節
限局性のコンソリデーションもしくは不整形の結節
逆ハローサイン(アトール(環礁)サイン)
小葉辺縁パターン

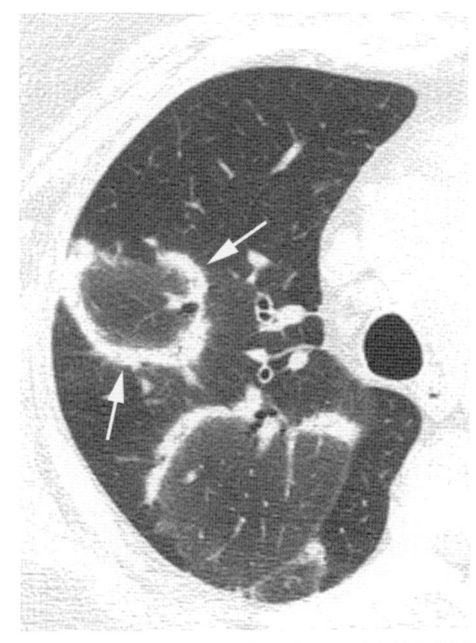

逆ハローサイン(アトール(環礁)サイン)を伴う陰影(矢印)．

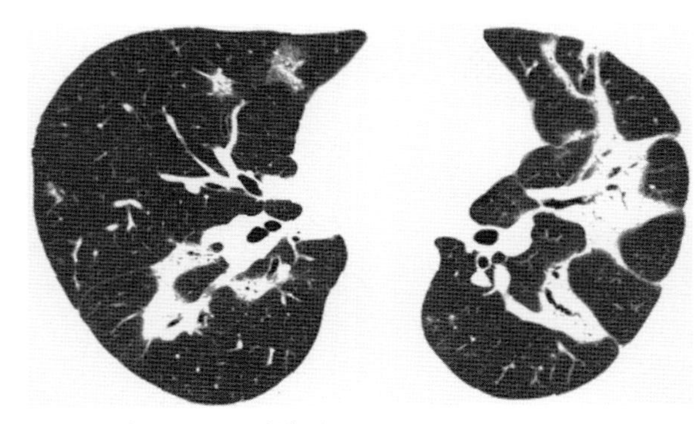

斑状気管支周囲コンソリデーション．

汎細気管支炎　panbronchiolitis（びまん性汎細気管支炎　diffuse panbronchiolitis）

（pp. 621〜623を参照.）

びまん性汎細気管支炎（DPB）は日本と韓国に最も多くみられる気道疾患である．患者は，呼吸困難，気道閉塞とおびただしい膿性痰を亜急性に発症する．患者のほぼ80%において慢性副鼻腔炎を合併する．未治療では疾患は進行性で，典型的には緑膿菌の混合感染の繰り返すエピソードが特徴である．エリスロマイシンを用いた治療が有効である．

HRCT所見

tree-in-bud
細気管支拡張
気管支拡張
びまん性分布または肺底部優位
肺気量増加
モザイク灌流
呼気時のエアトラッピング

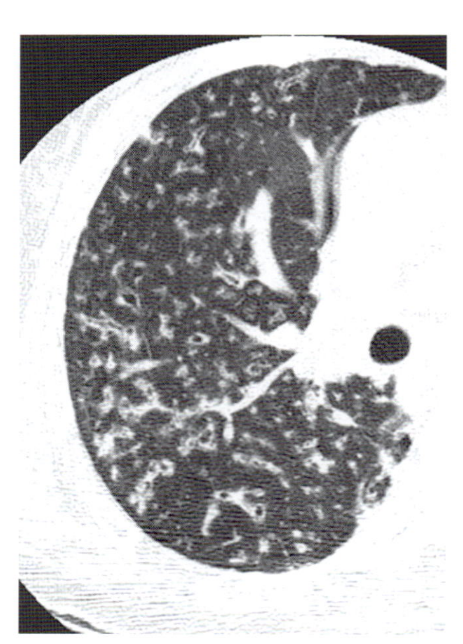

気管支壁肥厚と tree-in-bud.

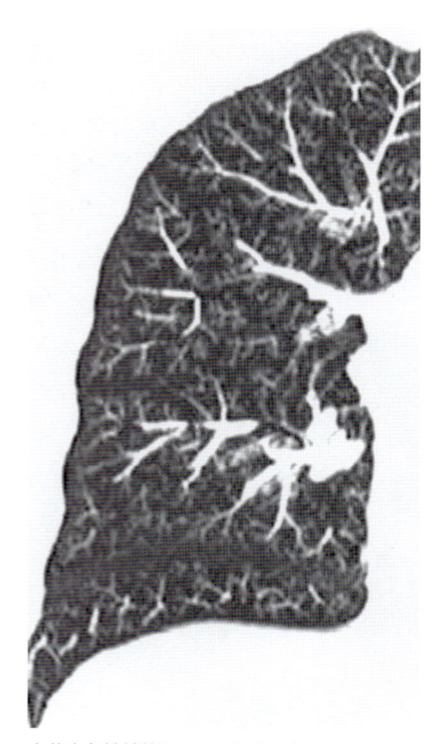

小葉中心性結節と tree-in-bud.

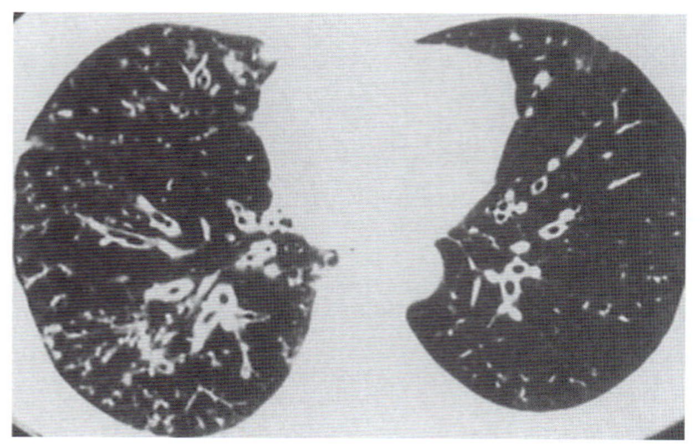

気管支拡張，小葉中心性結節と tree-in-bud.

ニューモシスチス肺炎　*Pneumocystis jirovecii* pneumonia

(pp. 464〜470 を参照.)

以前は，そして，しばしばいまでも，PCP またはニューモシスチスカリニ肺炎とよばれ，この感染症は免疫抑制患者において常に認められる．AIDS に関連するものが最も頻度が高い．

HRCT 所見

両側性斑状すりガラス影
多くの場合，中枢性(肺門周囲)に分布する
小葉間隔壁肥厚(回復期)
クレイジー・ペイビング
厚いまたは薄い壁を有し，不整形で，隔壁を有する嚢胞
気胸
小葉中心性結節

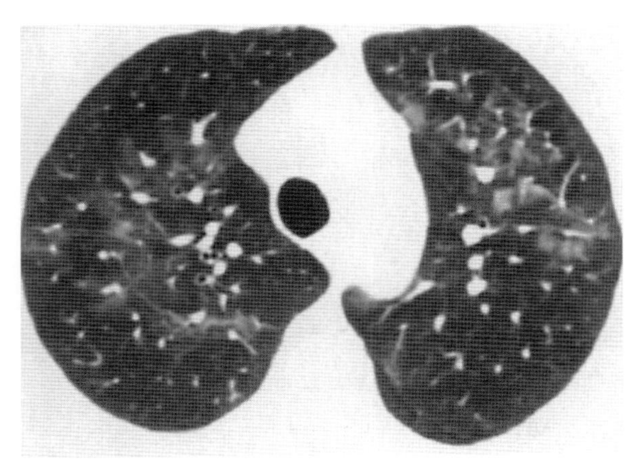

斑状すりガラス影.

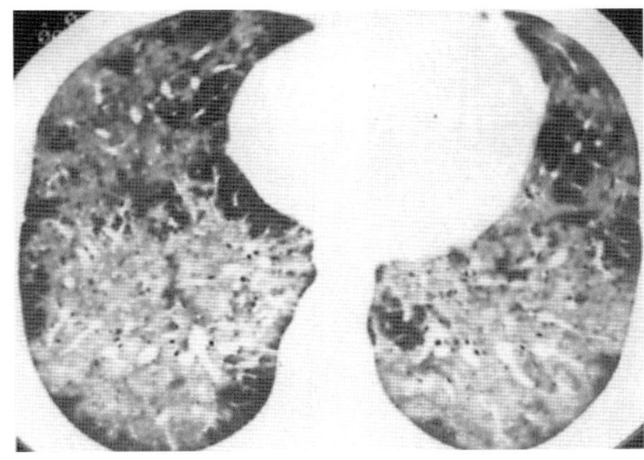

広範囲なすりガラス影とコンソリデーション.

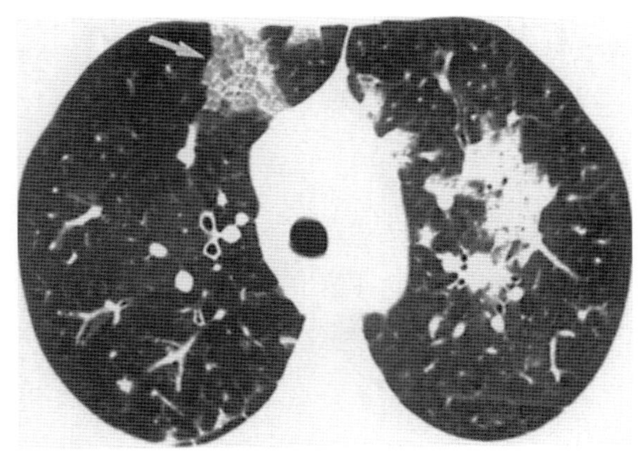

クレイジー・ペイビング(矢印)とコンソリデーション.

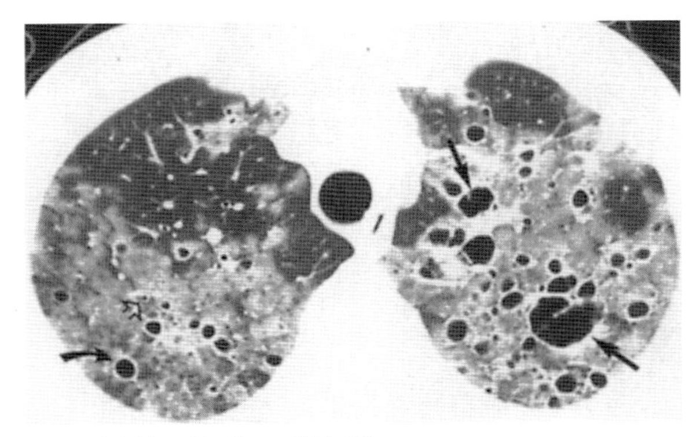

肺嚢胞症を伴うすりガラス影(矢印).

肺動脈性肺高血圧症　pulmonary arterial hypertension

(pp. 650〜656を参照.)

この用語を用いて記載される疾患は少なくとも部分的には多因性動脈疾患，すなわち小さい筋性動脈，内皮細胞，平滑筋細胞，筋線維芽細胞の無秩序な増殖といった組織学的異常からなる特徴を有する．肺動脈性肺高血圧症には特発性，家族性，種々の疾患の合併症，著明な静脈もしくは毛細血管の異常を伴う場合，がある．肺動脈性肺高血圧症の原因の如何にかかわらず，類似のHRCT所見を呈する．

HRCT所見

主肺動脈の拡張
中枢動脈の拡張
バリエーションに富んだ動脈のサイズ
モザイク灌流(まれ)
小葉中心性すりガラス影もしくは時に隔壁の肥厚

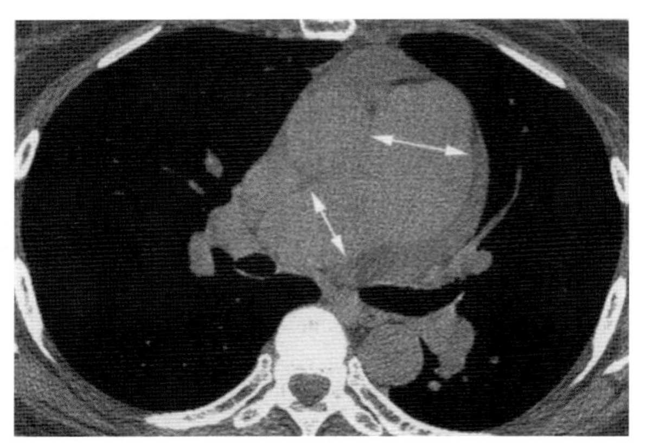

主肺動脈の拡張(矢印).

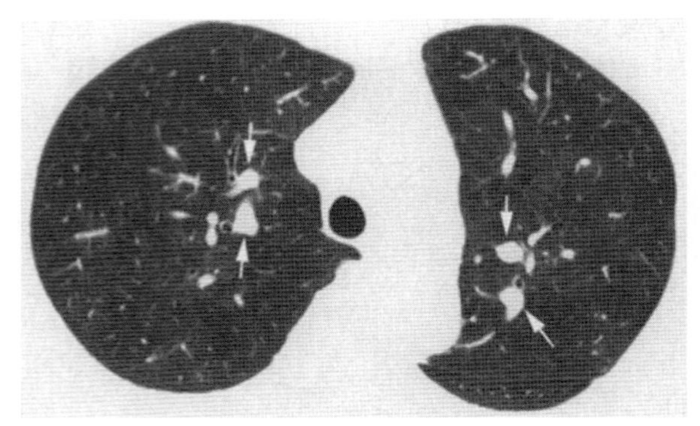

中枢肺動脈の拡張(矢印).

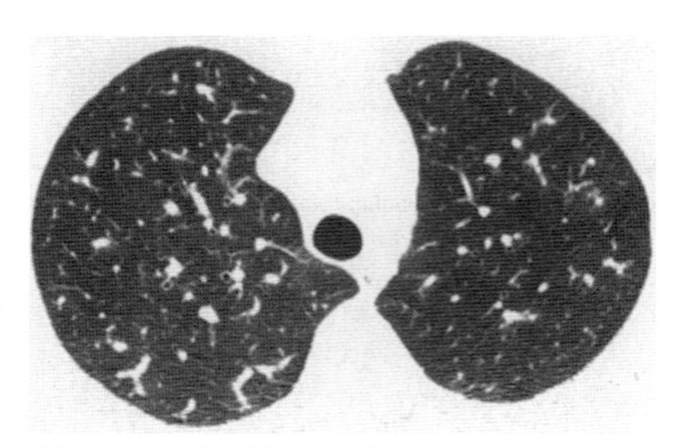

バリエーションに富んだ小さい肺動脈枝のサイズ.

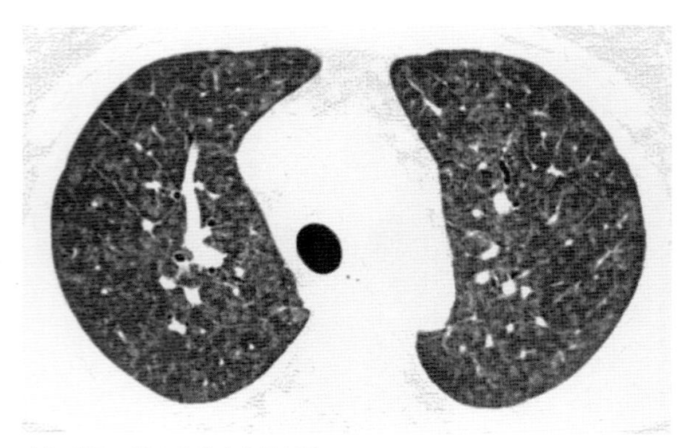

すりガラス影の小葉中心性結節.

肺水腫　pulmonary edema

(pp. 496～500 を参照.)

静水圧肺水腫と毛細血管透過性亢進による肺水腫は類似の所見を呈する．しかし，小葉間隔壁肥厚は静水圧肺水腫でより一般的である．

ＨＲＣＴ所見

静水圧性肺水腫(肺うっ血)

平坦な小葉間隔壁肥厚
斑状すりガラス影
平坦な胸膜下もしくは葉間の肥厚
小葉中心性結節
荷重部か，肺門周囲か，下肺野優位である

透過性亢進性肺水腫または急性呼吸窮迫症候群

びまん性もしくは斑状のすりガラス影またはコンソリデーション
小葉中心性陰影
末梢性分布

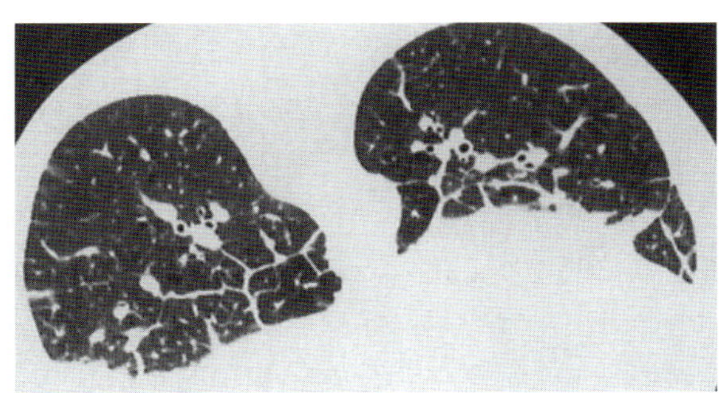

平坦な小葉間隔壁肥厚.

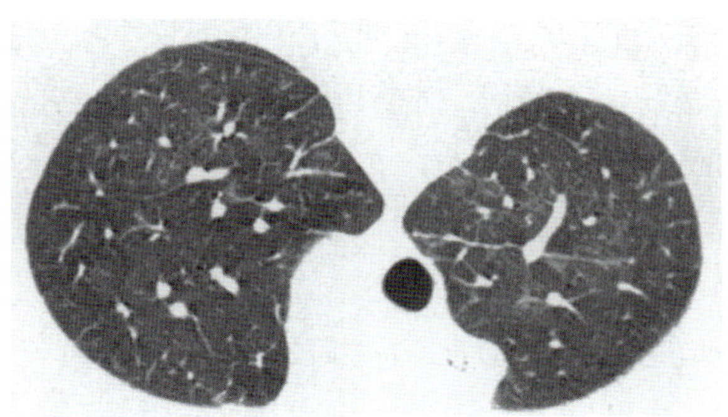

小葉間隔壁肥厚とすりガラス影.

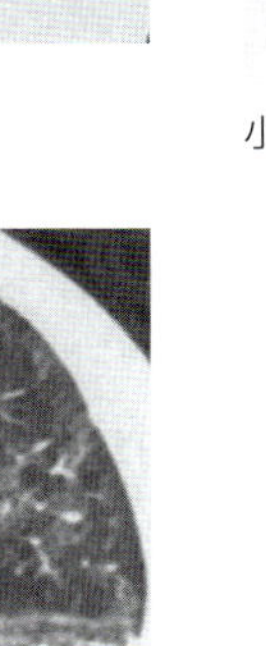

すりガラス影，隔壁肥厚と胸水.

呼吸細気管支炎を伴う間質性肺疾患 respiratory bronchiolitis-interstitial lung disease

(pp. 246〜249を参照.)

呼吸細気管支炎を伴う間質性肺疾患(RB-ILD)は組織学的に剥離性間質性肺炎(DIP)と類似しており，DIPの場合のように，主に喫煙者で認められる．しかしながら，DIPほどは広範囲な異常にならない．マクロファージ浸潤は小さい細気管支に集中する．上葉優位.

HRCT所見

小葉中心性すりガラス結節
斑状すりガラス影
上葉優位
時に呼気時にエアトラッピング
通常線維化の所見はない

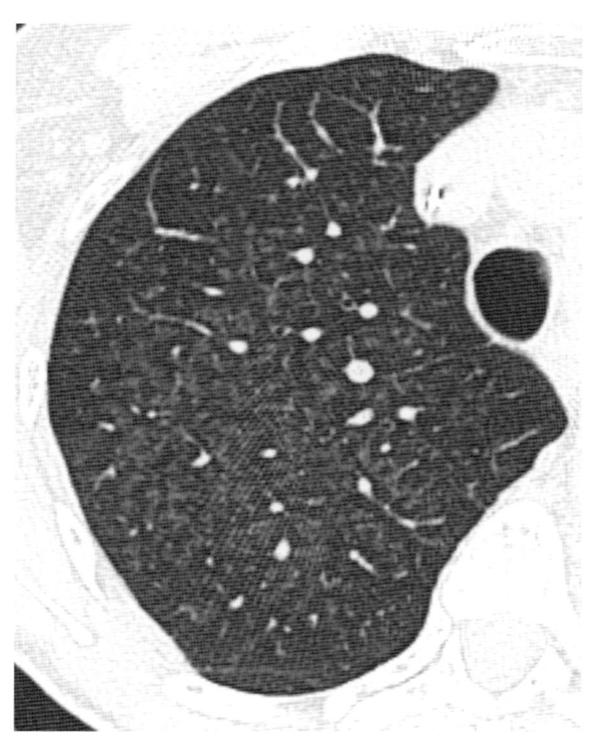

上葉の小葉中心性すりガラス結節.

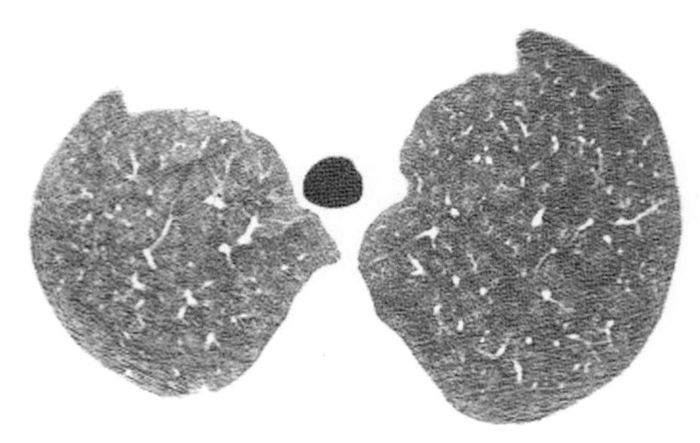

上葉の小葉中心性および小葉性すりガラス影.

関節リウマチ
rheumatoid arthritis

(pp. 261〜266 を参照.)

他の膠原病(強皮症 scleroderma を参照)と同様に, 関節リウマチは間質性肺炎を有することがあり, 最も典型的には非特異性間質性肺炎(NSIP)または通常型間質性肺炎(UIP)になり, リウマチ結節, 気管支拡張症, 狭窄性細気管支炎といった特有の所見を伴う場合もある. 濾胞性細気管支炎は, リンパ球性間質性肺炎(LIP)の徴候としてみられる.

HRCT所見

NSIP または UIP の所見
蜂巣肺(特発性肺線維症ほど一般的ではない)
すりガラス影
末梢, 胸膜下, 下肺野, 背側に優位
NSIP パターンで胸膜下を温存するもの
気管支拡張症
狭窄性細気管支炎
胸膜肥厚または胸水
小さい小葉中心性結節(濾胞性細気管支炎)

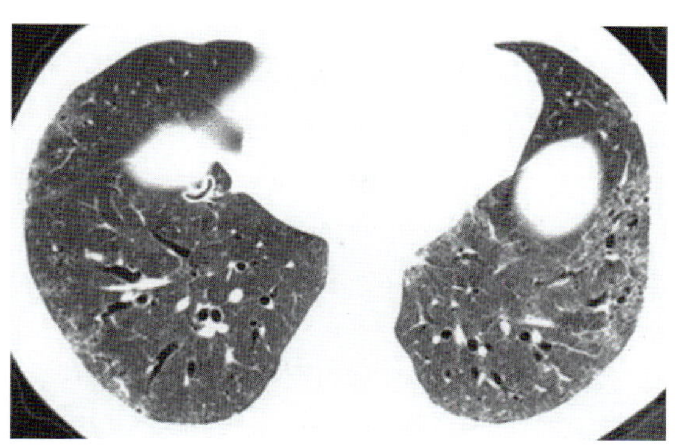

末梢性網状影と胸膜下を含まない牽引性気管支拡張(NSIP パターン).

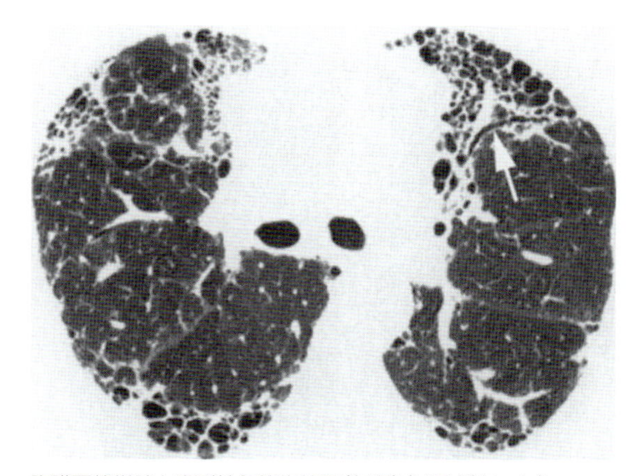

胸膜下蜂巣肺と牽引性気管支拡張(矢印)(UIP パターン)

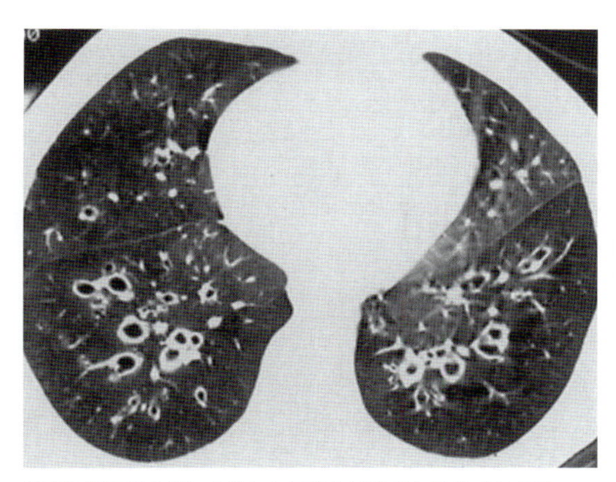

狭窄性細気管支炎に合併した気管支拡張症とモザイク灌流.

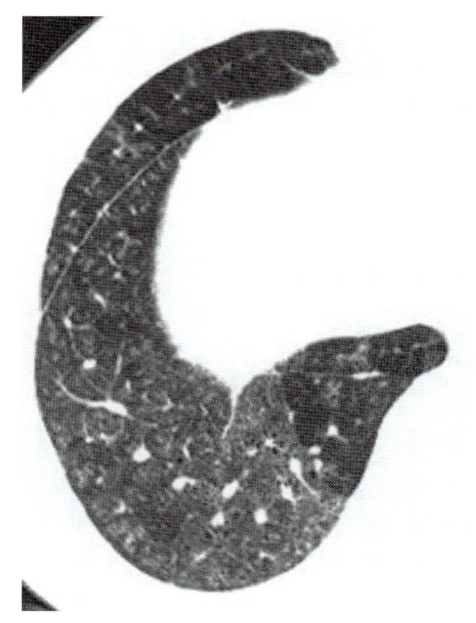

濾胞性細気管支炎(生検にて診断)におけるすりガラス影の胸膜下小葉中心性結節.

サルコイドーシス　sarcoidosis

(pp. 320〜347 を参照.)

サルコイドーシスは，病初期に結節とリンパ節腫脹がリンパ管周囲に分布するのが特徴の，よくみられる特発性肉芽腫症である．臨床症状は広範囲な異常を伴う患者においてもしばしば軽度である．一部の患者は広範囲な線維化を呈する．

HRCT所見

平坦であるか結節状の気管支血管周囲間質肥厚
小さく辺縁明瞭な胸膜直下結節(葉間裂に沿っている)
小葉中心性結節
大結節(1 cm より大きい)またはコンソリデーション
すりガラス影
斑状上葉分布
リンパ節腫脹(通常対称性)

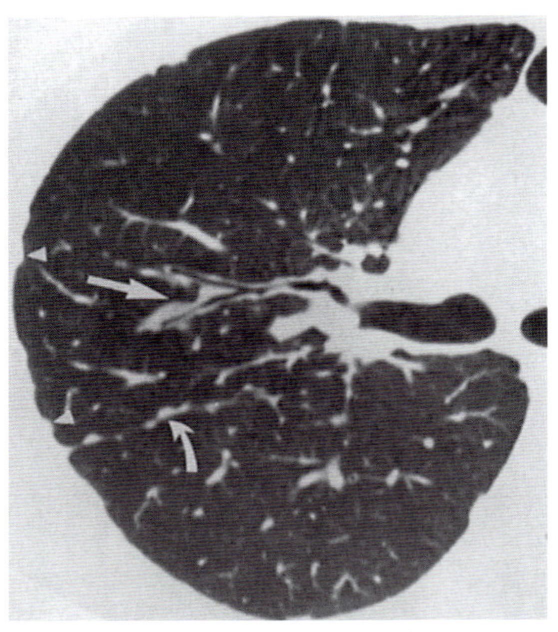

葉間裂(曲がった矢印)，胸膜面(矢頭)，および気管支血管周囲間質(大きな矢印)に隣接した境界明瞭な結節.

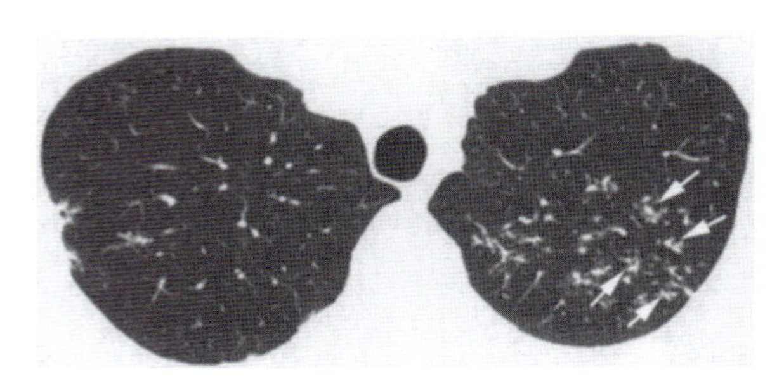

気管支血管周囲の小結節(矢印).

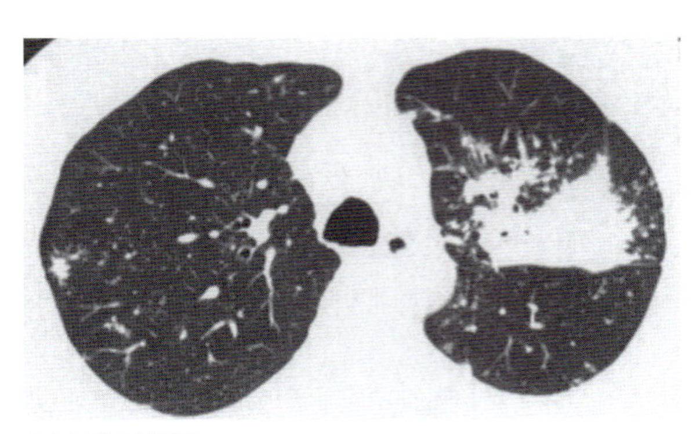

大きな融合性腫瘤.

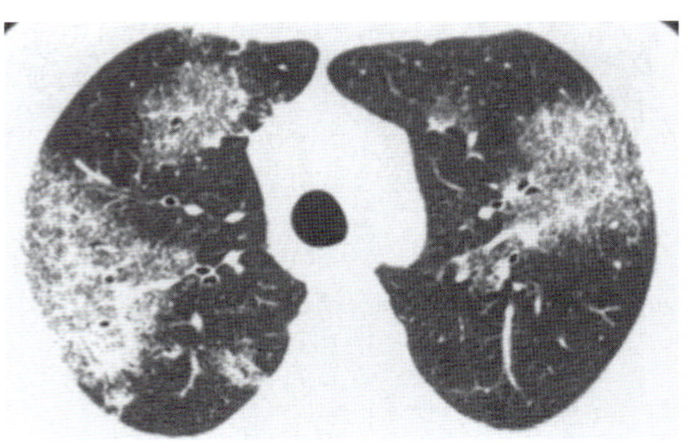

すりガラス影を伴う融合性小結節.

サルコイドーシス（末期）
sarcoidosis (end stage)

ＨＲＣＴ所見

結節は，引き続きよくみられる
線維化の所見
牽引性気管支拡張
気管支拡張を伴う集塊性腫瘤
時に蜂巣肺または嚢胞
上葉気管支の後方変位
上葉斑状分布

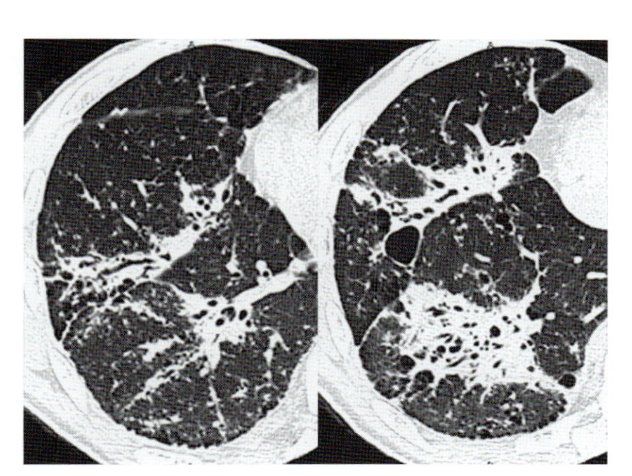

線維化と牽引性気管支拡張を伴う末期サルコイドーシス．

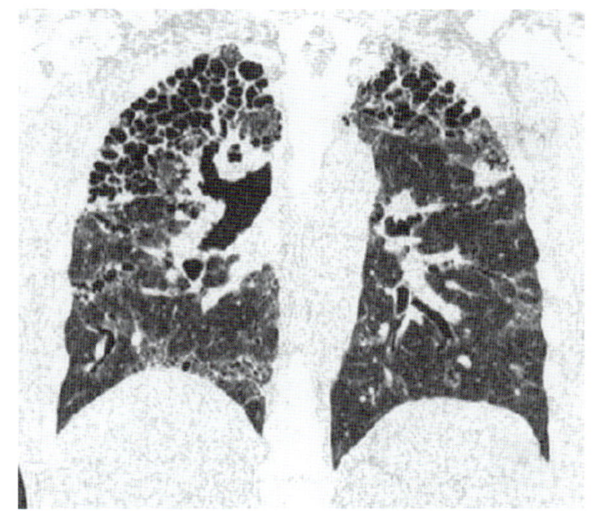

上葉嚢状気管支拡張，嚢胞性疾患，または蜂巣肺．

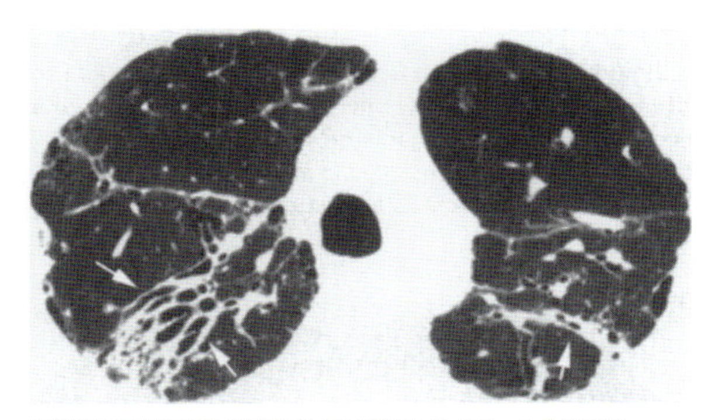

局所的牽引性気管支拡張を伴う末期サルコイドーシス（矢印）．

珪肺症　silicosis
炭鉱夫肺　coal worker's pneumoconiosis

(pp. 367〜376 を参照.)

これらのじん肺は，臨床診療で比較的まれである．二酸化珪素のほうが石炭の粉塵より線維化を起こしやすいので，珪肺症の患者は通常炭鉱夫肺より症状が強い．しかし両者の画像所見は似ている．

HRCT所見

直径2〜5 mm，小葉中心性で，胸膜下の小結節
結節は，珪肺症では石灰化してもよい
びまん性分布，上葉と背側優位である
集塊性腫瘤，不整形である
珪肺症における不整形もしくは瘢痕性肺気腫
リンパ節腫脹
珪肺症におけるリンパ節石灰化(卵殻様)

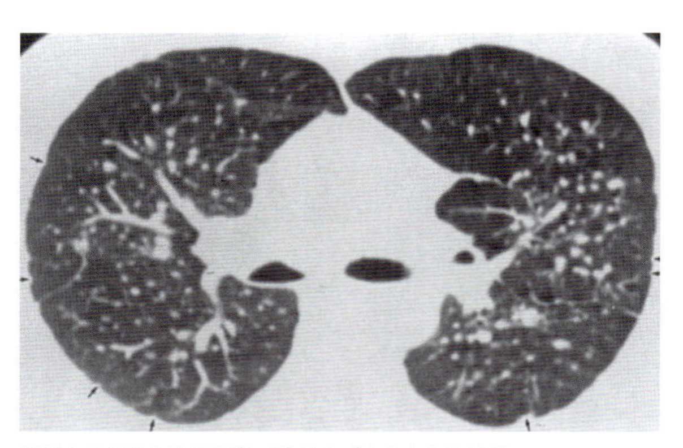

背側上葉優位な胸膜下(矢印)および小葉中心性結節.

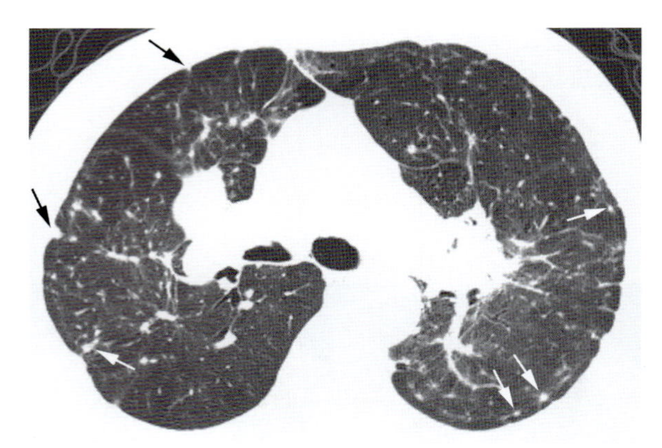

胸膜下結節(黒矢印)，小葉中心性結節(白矢印)と肺門部リンパ節腫脹.

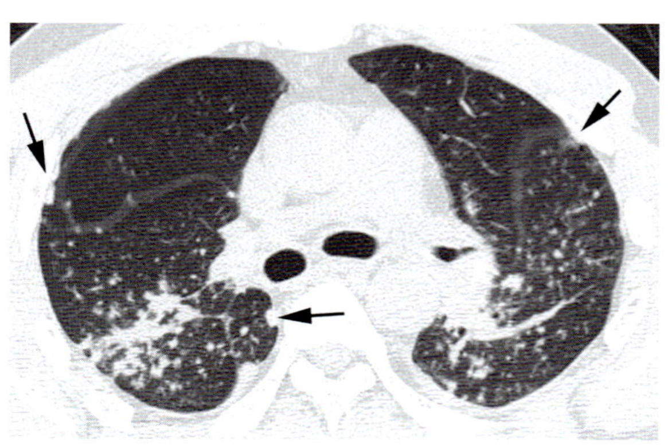

胸膜下結節(黒矢印)と気管支血管周囲性結節.

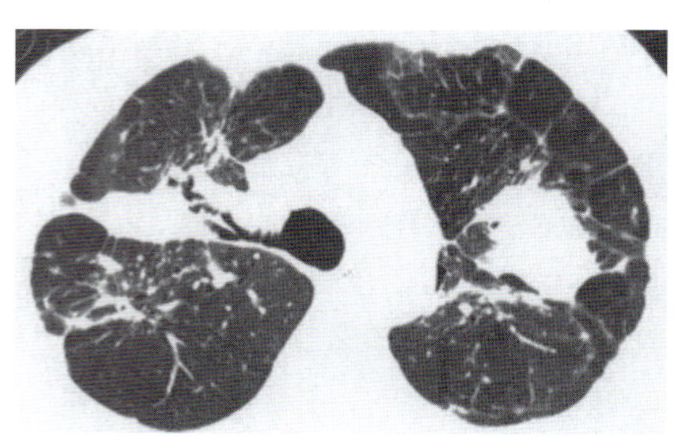

線維化と牽引性気管支拡張の集塊性腫瘤.

全身性エリテマトーデス　systemic lupus erythematosus

(pp. 271～273 を参照.)

全身性エリテマトーデス(SLE)は，関節リウマチや強皮症ほど非特異性間質性肺炎(NSIP)または通常型間質性肺炎(UIP)を合併しない．肺出血はよくある合併症である．

HRCT所見

肺出血または肺水腫の所見
すりガラス影
胸膜肥厚(胸水)または心膜肥厚(心嚢水)
時に NSIP もしくは UIP の所見
蜂巣肺は他の膠原病ほど多くはない
末梢，胸膜下，下葉，背側に優位
気管支拡張

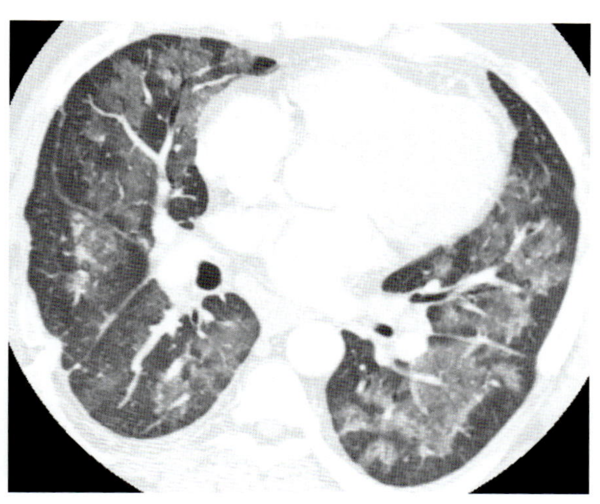

肺出血における斑状すりガラス影.

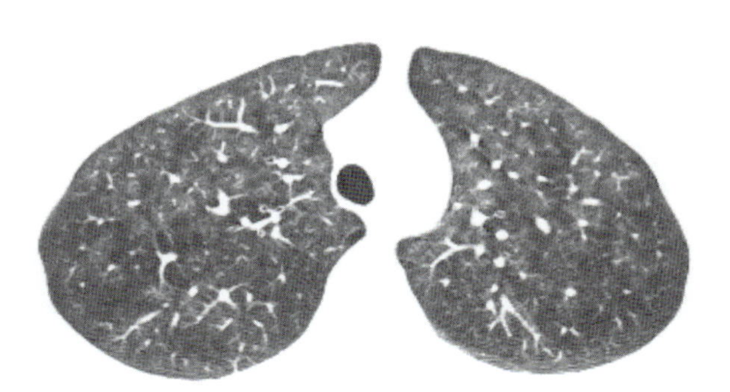

ループス肺臓炎における小葉中心性すりガラス影.

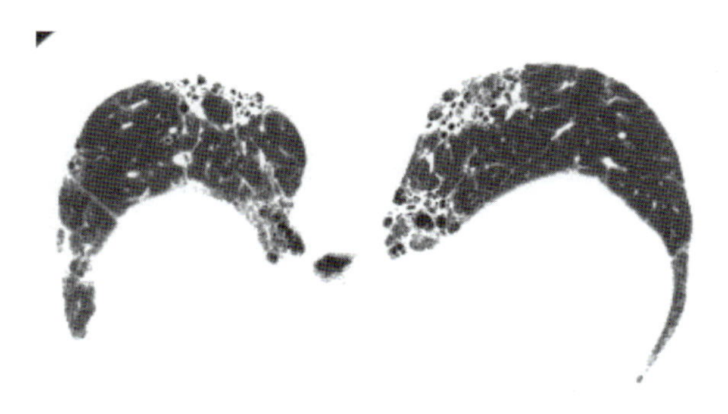

線維化(NSIP または UIP パターン)を伴う網状影と牽引気管支拡張.

全身性硬化症 systemic sclerosis（強皮症　scleroderma）

（pp. 266～271 を参照.）

他の膠原病と同様に，強皮症は間質性肺炎を起こすことがあり，典型的には非特異性間質性肺炎（NSIP）または通常型間質性肺炎（UIP）になり，食道拡張のような特有の所見を伴う場合がある.

HRCT所見

通常は NSIP または UIP の所見である
すりガラス影またはコンソリデーション（器質化肺炎）
線維化の所見
末梢，胸膜下，下肺野，背側に優位
NSIP パターンで胸膜下を温存するもの
胸膜肥厚または胸水
小さい小葉中心性結節（濾胞性細気管支炎）
胸膜下線状影（通常 NSIP で）
食道拡張

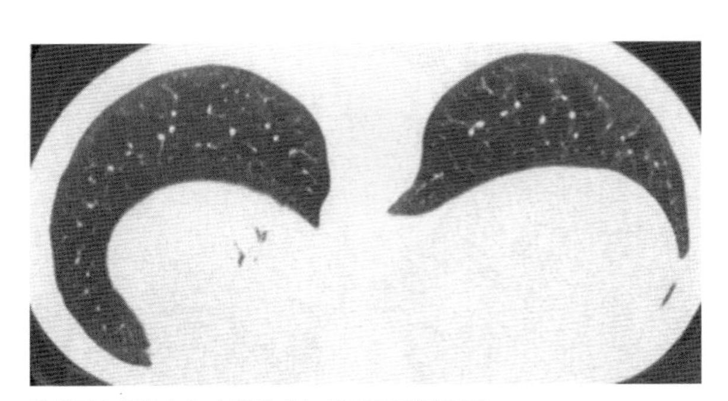

胸膜下を温存した末梢性すりガラス影（NSIP）.

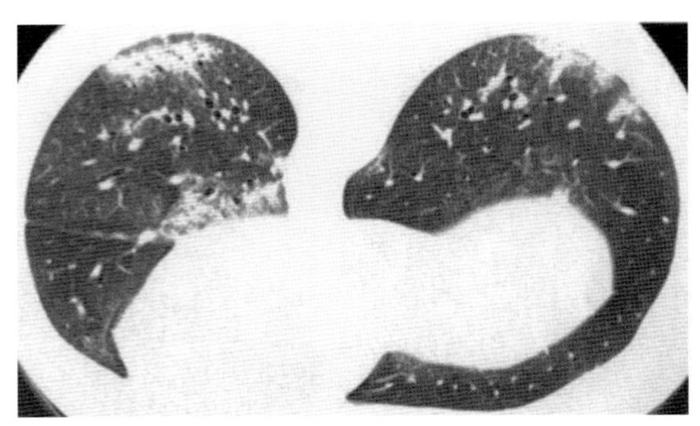

胸膜下コンソリデーションとすりガラス影.

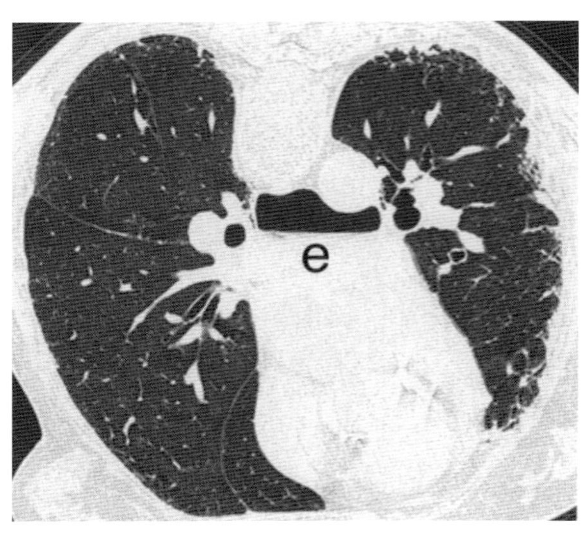

胸膜下小葉内間質肥厚と食道拡張（e）.

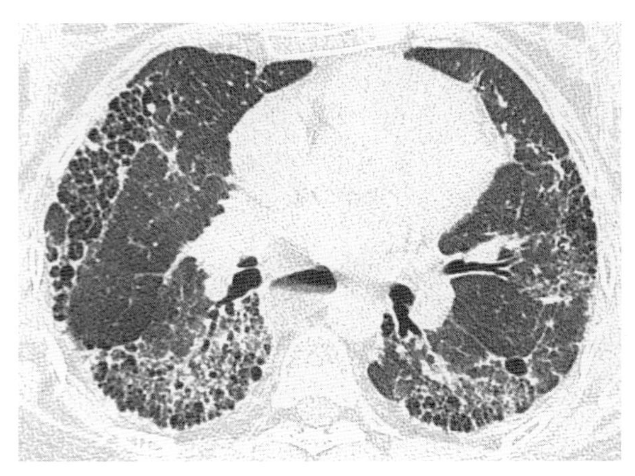

胸膜下蜂巣肺.

結 核 tuberculosis

(pp. 442〜450 を参照.)

結核は，肺炎，空洞性コンソリデーションまたは腫瘤，感染の気管支内伸展による小葉中心性結節や tree-in-bud，粟粒(ランダム)結節，といった所見をバラエティーに呈し得る.

HRCT 所見

斑状で片側性もしくは両側性のコンソリデーション
空洞化，薄いもしくは厚い壁
散在する小葉中心性結節，tree-in-bud
小さい，辺縁明瞭な結節，ランダム分布
胸水
低吸収肺門縦隔リンパ節

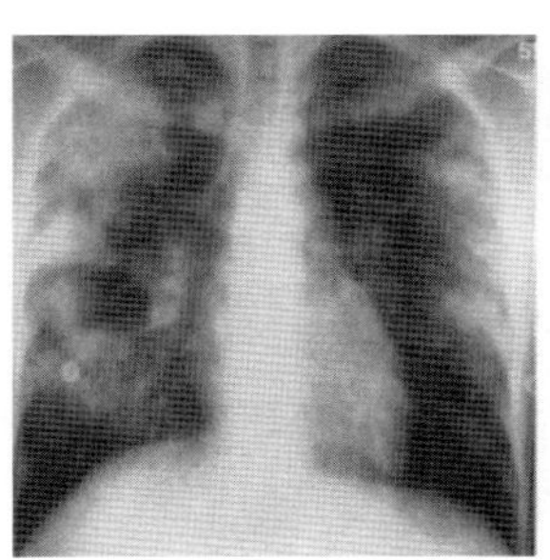
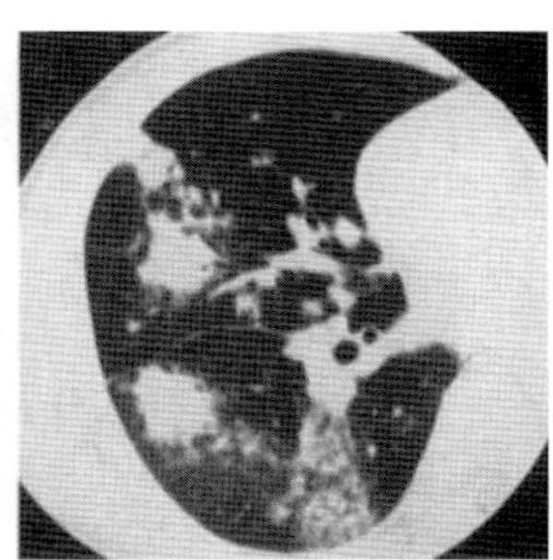

斑状両側性コンソリデーション(一次結核).

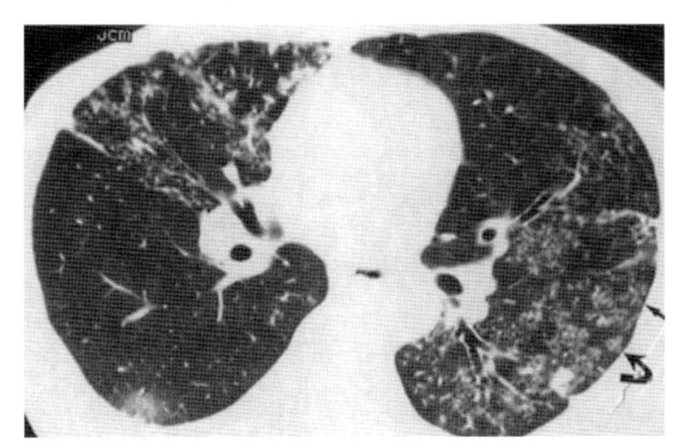

小葉中心性結節と tree-in-bud を伴う空洞性病変(矢印).

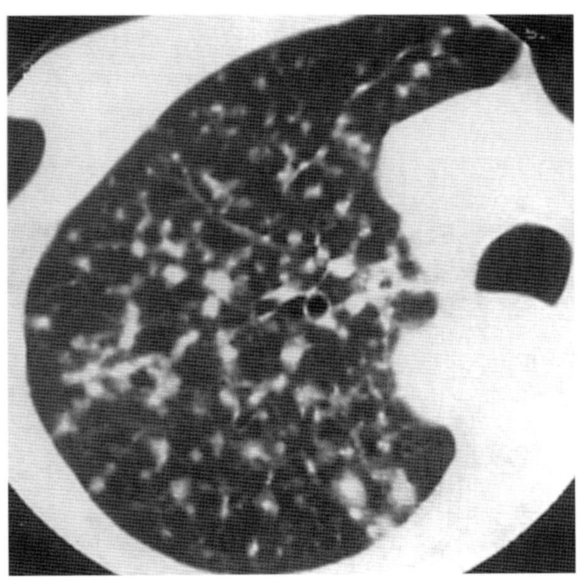

小葉中心性結節を伴う感染の気管支内蔓延.

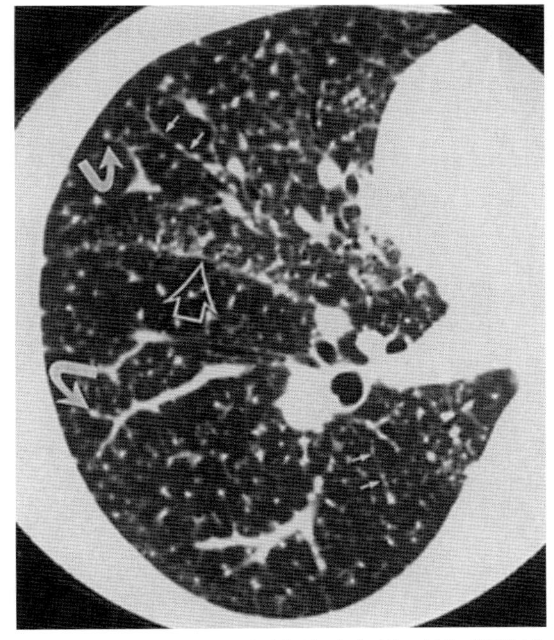

胸膜面(中空の矢印)，小血管(曲がった矢印)，および隔壁(小さな矢印)を巻き込んだびまん性小結節を伴う粟粒結核.

通常型間質性肺炎
usual interstitial pneumonia

(pp. 213～224 を参照.)

通常型間質性肺炎(UIP)は，不均一な肺病変と蜂巣肺(蜂窩肺)によって特徴づけられる組織パターンである．最も頻度の高い間質性肺炎である．特発性UIPは特発性肺線維症(IPF)である．UIPの鑑別診断には，膠原病，アスベスト肺，薬剤性間質性肺炎，末期過敏性肺炎が含まれる．特発性肺線維症 idiopathic pulmonary fibrosis も参照.

HRCT所見

IPFの所見でもある
不整形網状影
牽引性気管支拡張
70%の蜂巣肺
末梢，胸膜下，下肺野，背側に優位
線維化を示している領域以外でのすりガラス影はまれ

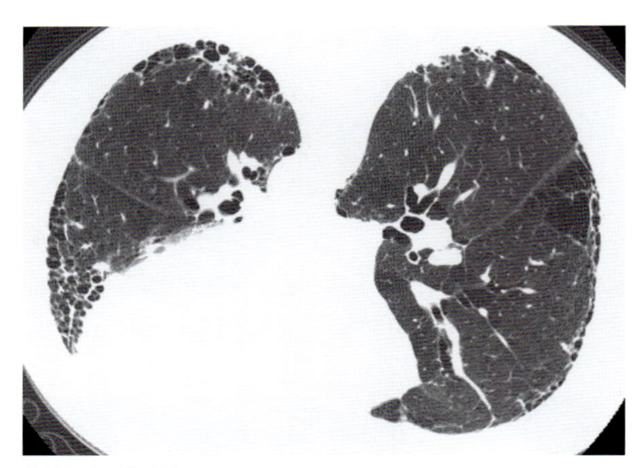

斑状胸膜下蜂巣肺.

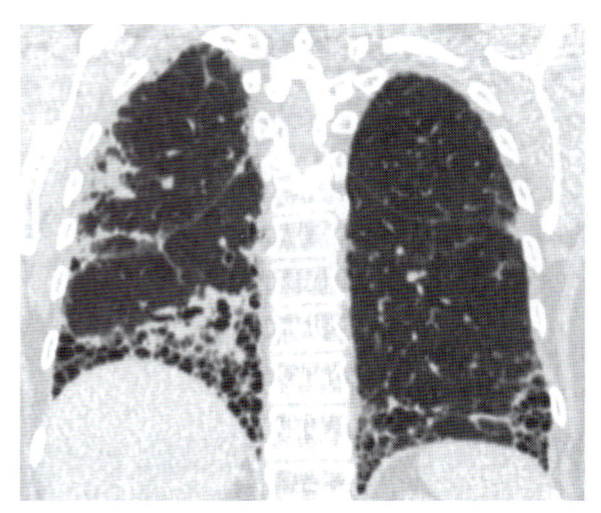

胸膜下かつ下葉の蜂巣肺

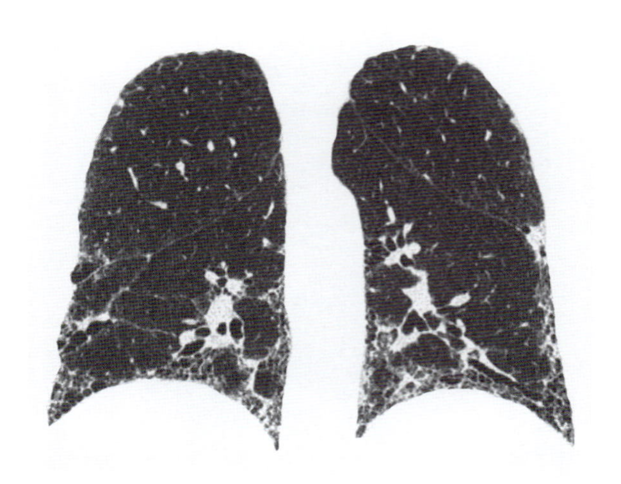

末梢，胸膜下，下肺野，背側に優位な異常.

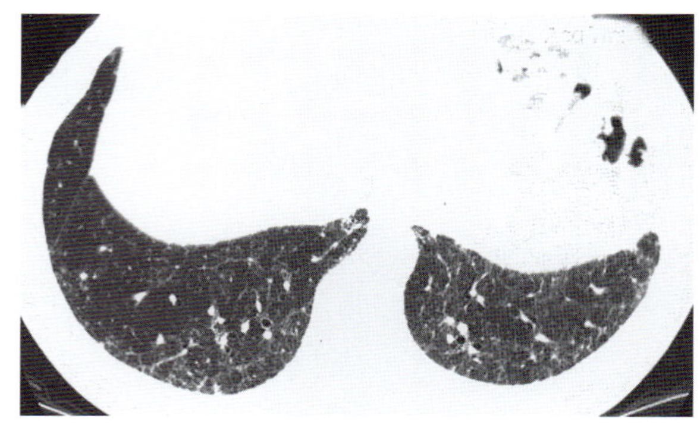

初期病変の胸膜下小葉内間質肥厚.

ウイルス性(サイトメガロウイルス)肺炎　viral (cytomegalovirus) pneumonia

(pp. 470～472 を参照.)

サイトメガロウイルス肺炎は，免疫不全患者における死因の一つとして重要である．ウイルス感染でみられる HRCT 所見の例として示す．

HRCT 所見

両側性斑状すりガラス影もしくはコンソリデーション，または両者
網状影(回復期)
クレイジー・ペイビング
小葉中心性すりガラス結節

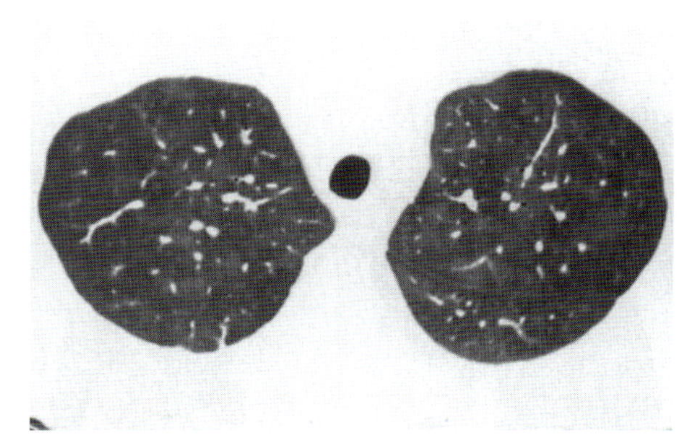

斑状すりガラス影.

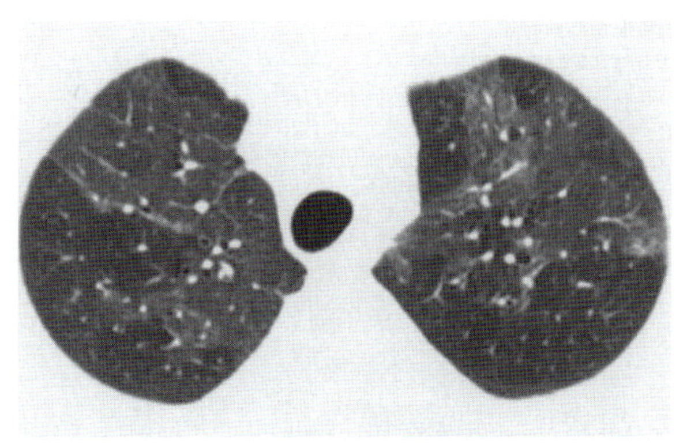

斑状すりガラス影.

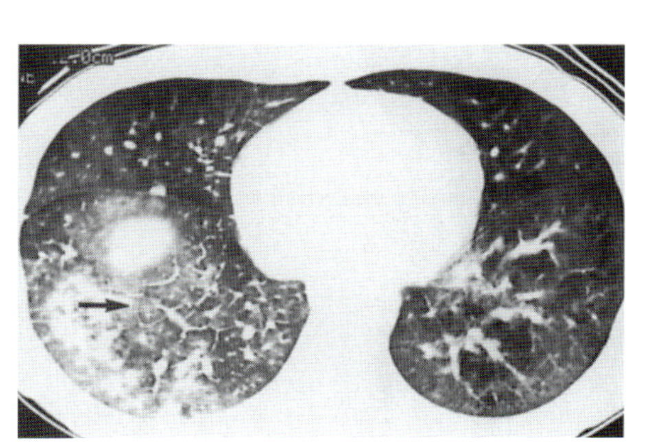

クレイジー・ペイビング．隔壁肥厚を伴う斑状すりガラス影(矢印).

主な略語表

2D	two-dimensional（二次元）
3D	three-dimensional（三次元）
5-ASA	mesalamine（メサラミン）
AA	amyloid A（アミロイドA）
ABPA	allergic bronchopulmonary aspergillosis（アレルギー性気管支肺アスペルギルス症）
ACS	acute chest syndrome（急性胸部症候群）
AFB	acid-fast bacilli（抗酸菌）
AIDS	acquired immunodeficiency syndrome（後天性免疫不全症候群）
AILD	angioimmunoblastic lymphadenopathy（血管免疫芽球性リンパ節症）
AIP	acute interstitial pneumonia（急性間質性肺炎）
Al	aluminium（アルミニウム）
AL	amyloid light chain（軽鎖(L型)アミロイド）
ALAT	Latin American Thoracic Association（中南米胸部学会）
ANCA	antineutrophilic cytoplasmic antibody（抗好中球細胞質抗体）
ARDS	acute respiratory distress syndrome（急性呼吸窮迫症候群）
ARL	AIDS-related lymphoma（AIDS関連リンパ腫）
ART	antiretroviral treatment（抗レトロウイルス療法）
ASIR	adaptive statistical iterative reconstruction（統計的逐次近似画像再構成法）
ATLL	adult T-cell leukemia/lymphoma（成人T細胞白血病 / リンパ腫）
ATS	American Thoracic Society（米国胸部学会）
B/A比	bronchoarterial ratio（気管支動脈比）
BAC	bronchioloalveolar carcinoma（細気管支肺胞上皮癌）
BAL	bronchoalveolar lavage（気管支肺胞洗浄）
BALT	bronchus-associated lymphoid tissue（気管支関連リンパ組織）
BCNU	carmustine（カルムスチン）
BHD	Birt-Hogg-Dubé syndrome（Birt-Hogg-Dubé症候群）
BI	bulla index（ブラ・インデックス）
BMPR2	bone morphogenetic protein receptor type 2（骨形成蛋白質受容体2型）
BMT	bone marrow transplantation（骨髄移植）
BO	bronchiolitis obliterans（閉塞性細気管支炎）
BOOP	bronchiolitis obliterans organizing pneumonia（閉塞性細気管支炎・器質化肺炎）
CAP	community-acquired pneumonia（市中肺炎）
CB	constrictive bronchiolitis（狭窄性細気管支炎）
CEP	chronic eosinophilic pneumonia（慢性好酸球性肺炎）
CF	cystic fibrosis（嚢胞性線維症）
cGy	centigray（センチグレイ）
CLE	centrilobular emphysema（小葉中心性肺気腫）
CMV	cytomegalovirus（サイトメガロウイルス）
cNSIP, cellular NSIP	cellular nonspecific interstitial pneumonia（細胞浸潤性非特異性間質性肺炎）
COP	cryptogenic organizing pneumonia（特発性器質化肺炎）
COPD	chronic obstructive pulmonary disease（慢性閉塞性肺疾患）
CPTE	chronic pulmonary thromboembolism（慢性肺血栓塞栓症）
CTDI	CT dose index（CT線量指標）
CTEPH	chronic thromboembolic pulmonary hypertension（慢性血栓塞栓性肺高血圧症）
CVD	collagen-vascular disease（膠原病）
CVID	common variable immunodeficiency syndrome（分類不能型低ガンマグロブリン血症）
CWP	coal worker’ s pneumoconiosis（炭鉱夫肺）
DAD	diffuse alveolar damage（びまん性肺胞傷害）
DAD-OP	diffuse alveolar damage with organizing pneumonia（器質化肺炎を伴うびまん性肺胞傷害）
DAH	diffuse alveolar hemorrhage（びまん性肺胞出血）
DCS	dyskinetic cilia syndrome（線毛機能不全症候群）
DIP	desquamative interstitial pneumonia（剝離性間質性肺炎）
DL_{CO}	carbon monoxide diffusing capacity（(一酸化炭素)拡散能）
DLP	dose length product（線量長さ積）
DPB	diffuse panbronchiolitis（びまん性汎細気管支炎）
DPT	diffuse pleural thickening（びまん性胸膜肥厚）
EBUS	endobronchial ultrasound（気管支内超音波）
EBV	endobronchial value（気管支内充填術）
EBV	Epstein-Barr virus（エプスタイン-バーウイルス，EBウイルス）
ECG	electrocardiographic（心電図）
EGPA	eosinophilic granulomatosis with polyangiitis（好酸球性多発血管炎性肉芽腫症）[Churg-Strauss syndrome：CSS，チャーグ-ストラウス症候群]
ERS	European Respiratory Society（欧州呼吸器学会）
FB	follicular bronchiolitis（濾胞性細気管支炎）
FBP	filtered back projection（フィルタ補正逆投影法）

^{18}FDG-PET	18-fluoro-deoxy-glucose positron emission tomography（^{18}FDG-PET）
FEF	forced expiratory flow（努力呼気流量）
FES	fat embolism syndrome（脂肪塞栓症候群）
FEV_1，$FEV_{1.0}$	forced expiratory volume in 1 second（1 秒量）
FLCN	folliculin（フォリクリン）
fNSIP, fibrotic NSIP	fibrotic nonspecific interstitial pneumonia（線維化性非特異性間質性肺炎）
FOV	field of view（撮像視野）
FVC	forced vital capacity（努力肺活量）
FWL	flock worker's lung（フロック製造作業者の肺疾患）
^{67}GA	gallium-67-citrate（ガリウム-67-クエン酸塩）
GGO	ground-glass opacity（すりガラス影）
GM-CSF	granulocyte-macrophage colony-stimulating factor（顆粒球マクロファージコロニー刺激因子）
GOLD	global initiative for chronic obstructive lung disease（慢性閉塞性肺疾患に対するグローバルイニシアティブ）
GPA	granulomatosis with polyangiitis（多発血管炎性肉芽腫症）
GVHD	graft-versus-host disease（移植片対宿主病）
Gy	gray（グレイ）
HAART	highly active antiretroviral therapy（HAART 療法）
HES	hypereosinophilic syndrome（好酸球増多症候群）
HIV	human immunodeficiency virus（ヒト免疫不全ウイルス）
HL	Hodgkin lymphoma（ホジキンリンパ腫）
HLA	human leukocyte antigen（ヒト白血球抗原）
HP	hypersensitivity pneumonitis（過敏性肺炎）
HPAH	heritable pulmonary arterial hypertension（遺伝性肺動脈性肺高血圧症）
HPS	hepatopulmonary syndrome（肝肺症候群）
HRCT	high-resolution CT（高分解能 CT）
HSCT	hematopoietic stem cell transplantation（造血幹細胞移植）
HTLV-1	human T-lymphotropic virus, type 1（成人 T 細胞白血病ウイルス 1 型）
HU	Hounsfield unit（ハウンスフィールド単位）
IA	internal area（内面積）
ICU	intensive care unit（集中治療室）
IFN	interferon（インターフェロン）
IgA	immunoglobulin A（免疫グロブリン A）
IgG	immunoglobulin G（免疫グロブリン G）
IIP	idiopathic interstitial pneumonia（特発性間質性肺炎）
IL	interleukin（インターロイキン）
ILD	interstitial lung disease（間質性肺疾患）
ILO	International Labor Organization（国際労働機関）
IMA	invasive mucinous adenocarcinoma（浸潤性粘液性腺癌）
IP	interstitial pneumonia（間質性肺炎）
IPA	invasive pulmonary aspergillosis（侵襲性肺アスペルギルス症）
IPAH	idiopathic pulmonary arterial hypertension（特発性肺動脈性肺高血圧症）
IPF	idiopathic pulmonary fibrosis（特発性肺線維症）
IPH	idiopathic pulmonary hemosiderosis（特発性肺ヘモジデローシス）
IRIS	immune reconstitution inflammatory syndrome（免疫再構築症候群）
JRS	Japanese Respiratory Society（日本呼吸器学会）
KS	Kaposi sarcoma（カポジ肉腫）
kV	kilovolt（キロボルト）
kV(p)	kilovolt peak（キロボルト・ピーク）
LA	lumen area（内腔断面積）
LAM	lymphangiomyomatosis（リンパ脈管筋腫症）（lymphangioleiomyomatosis（リンパ脈管平滑筋腫症））
LC	Langerhans cell（ランゲルハンス細胞）
LCDD	light chain deposition disease（軽鎖沈着病）
LCH	Langerhans cell histiocytosis（ランゲルハンス細胞組織球症）
LIP	lymphoid interstitial pneumonia（リンパ球性間質性肺炎）
LVRS	lung volume reduction surgery（肺容量減量手術）
mA	milliampere（ミリアンペア）
MAC	Mycobacterium avium complex（マイコバクテリウム・アビウム・コンプレックス）
MAC	Mycobacterium avium-intracellulare complex（マイコバクテリウム・アビウム-イントラセルラーレ・コンプレックス）
MALT	mucosa-associated lymphoid tissue（粘膜関連リンパ組織）
mAs	milliampere seconds（ミリアンペア秒）
MBIR	model-based iterative reconstruction（モデルベース逐次近似画像再構成法）
MCTD	mixed connective tissue disease（混合性結合組織病）
MDCT	multidetector computed tomography（多列検出器 CT）
MD-HRCT	multidetector HRCT（多列検出器高分解能 CT）
MDR-TB	multidrug-resistant tuberculosis（多剤耐性結核）
mGy	milligray（ミリグレイ）
MinIP	minimum-intensity projection（最小値投影法）
MIP	maximum-intensity projection（最大値投影法）
MLD	mean lung density（平均肺密度）
MPA	microscopic polyangiitis（顕微鏡的多発血管炎）
mPAP	mean pulmonary arterial pressure（平均肺動脈圧）
MPR	multiplanar reconstruction（多断面再構成）
mSv	millisievert（ミリシーベルト）
mTOR	mammalian target of rapamycin（哺乳類におけるラパマイシン標的因子）
NETT	National Emphysema Lung Treatment Trial（NETT）
NFA	near-fatal asthma（致死的喘息）
NHL	non-Hodgkin lymphoma（非ホジキンリンパ腫）
NSIP	nonspecific interstitial pneumonia（非特異性間質性肺炎）
NTM	nontuberculous mycobacteria（非結核性抗酸菌）

索　引

［索引使用上の注意］

1. 本文中に外国語（アルファベット）のままで示した語および外国語で始まる五の索引は日本語索引とは別にしてある．
2. ページ数に付されている記号は，f は図，t は表，q はクイックリファレンスとして，24 章“一般疾患の所見と特徴”を示す．

あ

亜急性過敏性肺炎　*388–394, 388f, 389f, 390f, 391f, 392f, 393f, 720q*
　── の HRCT 所見　*720q*
　── の組織学的特徴　*387f*
　鳥飼育者における ──　*389f*
　農作業従事者における ──　*391f*
アスベスト（石綿）　*351*
　── 曝露の胸膜肥厚　*364f*
アスベスト（石綿）関連疾患　*351, 362, 709q*
　── の HRCT 所見　*709q*
アスベスト肺 ⇨ 石綿肺
アスペルギルス腫　*603*
アスペルギルス症
　気道侵襲性 ──　*482, 483f*
　血管侵襲性 ──　*478*
　侵襲性 ──　*478*
　半侵襲 ──　*477*
　慢性壊死性 ──　*477, 478f*
アスペルギルス属関連肺疾患　*476*
アスペルギルス細気管支炎 / 気管支肺炎　*482*
アスペルギローマ　*450, 476, 477f*
　空洞性結核に発生した ──　*450f*
アーチファクト　*41*
　ストリーク状 ──　*41*
　二重化 ──　*42*
　風車状 ──　*41*
　モーション ──　*41*
　リング状 ──　*41*
アトールサイン　*157, 686*
　慢性好酸球性肺炎における ──　*160f*
アミオダロン　*414*
　── によるびまん性肺胞傷害　*411f*
アミオダロン肺　*414, 415f*
アミオダロン肺傷害　*163, 414, 416f*
アミロイド　*432*
アミロイドーシス　*432, 434f*
　── における HRCT の有用性　*436*
　── の HRCT 所見　*433*
　── の胸部 X 線所見　*432*
　── の大結節と腫瘤　*138*
　── を伴ったシェーグレン症候群　*436f*
　気管気管支 ──　*433*
　結節性 ──　*433f*
　結節性肺実質性 ──　*433*
　限局性 ──　*433, 435f*
α1-アンチトリプシン欠損症　*540, 608*
　── による汎小葉性肺気腫　*539f*
アルミニウム肺　*378*
アレルギー性気管支肺アスペルギルス症　*602–606, 603f, 606f, 707q*
　── における HRCT の有用性　*605*
　── における結節影　*122*
　── の HRCT 所見　*602t, 707q*
　中枢性気管支拡張を伴う ──　*603f, 605f*
　粘液栓を伴う ──　*605f*

い

移植後肺水腫　*499*
移植後リンパ増殖性疾患　*311, 312f*
　── の HRCT 所見　*313t*
1 型嚢胞性肺疾患　*543*
一次結核　*443*
遺伝性肺動脈性肺高血圧症　*652*
異物塞栓　*661*
陰影（不透過性）　*697*
印環サイン　*77f, 98, 168f, 575, 700*
　気管支拡張症における ──　*98f*
インジウム曝露　*381*
インターフェースサイン　*94, 693*
インフリキシマブ　*417*
インフルエンザウイルス肺炎　*474f*

う

ウィリアムス-キャンベル症候群　*608*
ウイルス性肺炎　*470–472, 747q*
　── の HRCT 所見　*747q*
ウインドウ設定　*35*
ウインドウ幅　*37*
ウインドウレベル　*37*
ウェゲナー肉芽腫症　*668*
　── の HRCT 所見　*669t*
　── の大結節と腫瘤　*137*

え

エアクレセント・サイン　*476, 685*
　侵襲性肺アスペルギルス症における ──　*480f*
エアトラッピング　*67, 195, 198f, 199f, 582, 686*
　── スコア　*199*
　── の診断　*195*
　── の診断における肺吸収値の異常　*197*
　── の診断における肺面積の変化　*201*
　── の定量的評価　*206*
　健常者における ──　*201*
　サルコイドーシスによる ──　*330, 333f*
エアブロンコグラム　*685*
エイリアシング　*41*
壊死性サルコイドーシス　*336*
エタネルセプト　*417*
エポプロステノール　*656*

エルドハイム-チェスター病 79f
遠位細葉型肺気腫 691, 698
円形無気肺 362, 363f
── の大結節と腫瘤 138
炎症性腸疾患による気管支拡張 610
円柱状気管支拡張(症) 168f, 183, 571, 572f, 574f

お

黄色爪症候群 609
黄色ブドウ球菌 462

か

外因性リポイド肺炎 429, 432
潰瘍性大腸炎と関連した気管支拡張症 610, 611f
化学性肺臓炎 381
化学療法後に発症した器質化肺炎 411f
可逆性気管支拡張(症) 588f, 589
隔 壁 700
隔壁線 76, 78, 694, 700
隔壁肥厚 76, 78, 694, 700
可視末梢気道 579
荷重部高吸収域 9, 691
一過性 ── 9f
仮性プラーク 324, 369, 699
化繊肺 381
画像ノイズ 6f
画像表示 35
画像補完 35f
家族性先天性気管支拡張症 608
滑石肺 ⇨ タルク肺
活動性結核 443, 447, 448
── の HRCT 所見 444t
過敏性肺炎 386, 626f, 627
── 型非結核性抗酸菌症 453
── における HRCT の有用性 396
── における結節影 122
── の HRCT 所見 388, 389t
亜急性 ── 388–394, 388f, 389f, 390f, 391f, 392f, 393f, 720q
急性 ── 388f
シタラビンによる ── 411f
慢性 ── 394–396, 395f, 397f, 398f, 719q
薬剤による ── 410
カプラン症候群 372
カポジ肉腫 300–303, 301f, 302f, 723q
── における HRCT の有用性 302
── の HRCT 所見 301, 302t, 723q
鎌状赤血球貧血 658, 659f
カルタゲナー症候群 606, 607f, 619f
環境性肺疾患 351
肝硬変 663
カンジダ症 484
間 質 694
間質性結節 108, 694
サルコイドーシスにおける ── 109f
粟粒結核における ── 109f
間質性肺炎
関節リウマチにおける ── 261
ゲフィチニブによる ── 417f
環礁サイン 157, 686
癌性リンパ管症 286, 287f, 288f, 289f
── における HRCT の有用性 291
── における結節影 113
── における小葉間隔壁肥厚 78f
── の HRCT 所見 287
── の鑑別診断 291
── の病理所見 288f
関節痛 320
関節リウマチ 261–266, 739q
── における HRCT の有用性 265
── における間質性肺炎 261
── における気管支拡張症 265f, 609, 610f
── における狭窄性細気管支炎 610f, 630f, 631
── における通常型間質性肺炎 262f, 263f
── における非特異性間質性肺炎 263f
── における閉塞性細気管支炎 265f
── の HRCT 所見 261, 263t, 739q
── の蜂巣肺 86f
感染症 442
── の大結節と腫瘤 138
感染性細気管支炎 618f, 619
── における結節影 121
tree-in-bud における ── 619f
tree-in-bud を伴う ── 620f
感染性ブラ 544f, 545
管電圧 4
管電流 4
── の画像ノイズに対する影響 6f
ガントリ回転時間 7
ガントリ傾斜 34
肝肺症候群 663, 664f
── の HRCT 所見 663t

き

気管気管支アミロイドーシス 433
気管支 50
── の正常所見 51f
気管支拡張 574, 606, 687
── の分類 687f
── をきたす病態 571
── を伴う関節リウマチ 610f
炎症性腸疾患による ── 610
円柱状 ── 168f, 183
クローン病による ── 612f
牽引性 ── 77f, 94, 185, 702
全身性疾患による ── 609
嚢胞状 ── 168f, 184, 571
嚢胞性線維症における ── 593f
瘤状 ── 168f, 183, 571, 572f
気管支拡張症 183, 183f, 184f, 185f, 571, 582f, 585f
── における印環サイン 98f
── における結節影 121
── に関連する疾患 591
── の CT 診断：撮影技術 584
── の CT 診断：視覚的解釈 574
── の HRCT 所見 168f, 577t
── の胸部 X 線所見 574
── の診断における HRCT の有用性 590
── の診断におけるピットフォール 587, 589f, 590f
── の分類 183, 185f
HRCT による ── スコアリングシステム 588t
HRCT を用いた ── の診断におけるピットフォール 588t
円柱状 ── 571, 572f, 574f
潰瘍性大腸炎と関連した ── 610, 611f
関節リウマチにおける ── 265f, 609, 610f
気管支血管周囲間質肥厚と ── の鑑別 97f
中枢性 ── 602, 603f
粘液栓を伴う ── 579f
嚢胞状 ── 573f, 575f
慢性閉塞性肺疾患における ── 557
モザイク灌流を伴った ── 583f
瘤状 ── 573f
気管支関連リンパ組織 303
気管支胸腔瘻 450
気管支径 50
── 漸減の欠如 578
気管支血管間質 699
気管支血管周囲間質 49, 699
気管支血管周囲間質肥厚 77f, 96, 698
── と気管支拡張症の鑑別 97f
── の鑑別診断 96t
気管支血管束 688, 699
── の肥厚 698
気管支周囲浸潤 698
気管支周囲肥厚像 53
気管支中心性 687
気管支中心性肉芽腫症 406
── の HRCT 所見 406
気管支動脈比 50, 51f, 575, 577f
気管支動脈肥大 582
気管支肺炎 462
── における結節影 121
── における小葉中心性結節 122f

――のHRCT所見　462
インフルエンザ桿菌による――　462f
細菌性――　463f
気管支壁厚　52
気管支壁厚/気管支径比　52f
気管支壁肥厚　579
気　腔　685
気腔陰影　690
気腔結節　109, 685
特発性器質化肺炎における――　110f
気腔濃度　690
器質化肺炎　237–243, 733q
――における結節影　124
――のHRCT所見　733q
――の大結節と腫瘤　136
化学療法後に発症した――　411f
放射線治療後の――　420f
メサラミンによる――　412f
薬剤による――　411
寄生虫塞栓　662
喫煙者における結節影　126
気　道
――形態の変化　69
――径と壁厚の関係　52t
――断面積　586
――内面積　586
――病変の自動化スコアリング　599
――壁断面積　586
――壁の厚さ　586
定量的HRCTを用いた――の評価　586
自動化された――分岐図　587f
気道侵襲性アスペルギルス症　482, 483f
気道病変優位型慢性閉塞性肺疾患　546, 548f
偽プラーク　110
逆ハローサイン　157, 700
――を呈する結核　447f
慢性好酸球性肺炎における――　160f
ギャラクシーサイン　112, 325
吸気HRCT　67f
吸気レベル　9
急性過敏性肺炎　388f
急性間質性肺炎　243–246, 244f, 245f, 500–505, 706q
――のHRCT所見　243, 246t, 706q
急性気管気管支炎　483
急性胸部症候群　659
急性珪肺症　367, 367f
肺胞蛋白症を合併した――　425f
急性好酸球性肺炎　402
――のHRCT所見　402
急性呼吸窮迫症候群　500, 504f, 737q
――滲出期　500, 501f
――線維化期　500
――増殖期　500
――における線維化の発現と進行　503
――のHRCT所見　501, 502t, 503
――の予後　503
薬剤による――　410
急性肺塞栓症　646
供給血管サイン　486
狭窄性細気管支炎　614–615, 628–635, 629f, 711q
――のHRCT所見　629t, 711q
関節リウマチにおける――　610f, 630f, 631
骨髄移植における――　631f
特発性――　631
肺移植に関連した――　632
強直性脊椎炎　280
――における肺尖部線維化　281f
――のHRCT所見　280, 281t
強皮症　266–271, 267f, 268f, 269f, 744q
――におけるHRCTの有用性　269
――のHRCT所見　266, 267t, 744q
胸膜下　701
――のブラ　168f
胸膜下間質　49, 62, 701
胸膜下間質肥厚　77f, 100, 701
胸膜下線状影　77f, 100, 101f, 701
胸膜下嚢胞　84
胸膜実質性線維弾性症　256
胸膜肥厚　363
――のHRCTでの所見　363
――のHRCTの有用性　366
――の鑑別診断　366
石綿肺における――　358f
胸膜プラーク　359f, 364, 365f
巨細胞血管炎　666
巨大気管気管支　607
巨大嚢胞性肺気腫　543
気　瘤　181, 699
ニューモシスチス肺炎における――　181f
近位細葉肺気腫　689

く

空間分解能　4, 40
空　洞　688
空洞型非結核性抗酸菌症　453
空洞性結節　181, 182f
――を伴う肺ランゲルハンス細胞組織球症　513f
グッドパスチャー症候群　674, 675f
クリプトコッカス症　485
クレイジー・ペイビング　149
――の鑑別診断　152t
――を伴う心原性肺水腫　498
――を伴う肺胞蛋白症　149f
肺出血に伴う――　674f
クレイジー・ペイビング・パターン　149, 690
クローン病　610
――による気管支拡張　612f
――によるびまん性気道壁肥厚　612f

け

軽鎖沈着症　437f
珪酸塩鉱物　351
珪肺症　367–374, 742q
――における結節影　112
――におけるCTとHRCTの有用性　373
――のHRCT所見　369, 370t, 373, 742q
――の鑑別診断　374
――のCT所見　369
――の大結節と腫瘤　135
――の卵殻状石灰化　373f
急性――　367, 367f
古典的な――　368
単純性――　368, 368f, 369f, 370f
複雑性――　368, 370f, 371f
結　核　442–450, 745q
――におけるHRCTの有用性　448
――における結節影　120
――にみられる斑状コンソリデーション　444f
――による空洞　446f
――のHRCT所見　444, 745q
――の気管支内伸展　445f
――の再感染　443
――のCT所見　444
――の初感染　443
HIV陽性患者における――　450, 451
活動性――　443, 447, 448
逆ハローサインを呈する――　447f
空洞性――に発生したアスペルギローマ　450f
多剤耐性――　443, 447
超多剤耐性――　443
非活動性――　447, 448
結核性リンパ節症　447f
結核類似型非結核性抗酸菌症　453
血管炎　665
――における結節影　128
血管径の減少　191
血管疾患
――における結節影　128
――によるモザイク灌流　192, 648
血管周囲疾患における結節影　128
血管侵襲性アスペルギルス症　478
――におけるHRCTの有用性　480
――のHRCT所見　479
血管内腫瘍塞栓　660f

血管免疫芽球性リンパ節症 306, 307f
血管免疫性増殖病変 313
血行性転移 292
—— における HRCT の有用性 293
—— の HRCT 所見 292, 294t
前立腺癌からの —— 294f
結節(影) 108, 697f
—— の境界に基づいた鑑別診断 109t
—— のサイズ 108
—— の性状 108
—— の濃度 108
—— の濃度に基づいた鑑別診断 109t
—— のパターン 110, 696
—— のパターンによる診断アルゴリズム 131
—— の分布 110
—— 分布の決定における HRCT の精度 133
間質性 —— 108, 694
気腔 —— 109, 685
空洞性 —— 181, 182f
細葉 —— 109, 684
小葉中心性 —— 117, 623f
多発 —— 108
融合した —— 324
リンパ管周囲の —— 323
結節・気管支拡張型非結核性抗酸菌症 453
結節性肺実質性アミロイドーシス 433
結節性硬化症 516
—— に伴うリンパ脈管筋腫症 516, 519f, 520f, 521f
結節性紅斑 320
結節性多発動脈炎 668
結節性ランゲルハンス細胞組織球症 509f, 513f
血栓性血小板減少性紫斑病による肺出血 674f
ゲフィチニブ 415
—— による間質性肺炎 417f
牽引性気管支拡張 77f, 94, 185, 702
特発性肺線維症における —— 91f, 186f, 217f
牽引性細気管支拡張 94, 702
限局性アミロイドーシス 433, 435f
限局性線維性腫瘤 362, 363f
限局性リンパ組織過形成 303, 304f
原発性全身性アミロイドーシス 432
原発性線毛機能不全症候群 606
原発性低ガンマグロブリン血症 613
原発性嚢胞性肺疾患 543
原発性肺リンパ腫 307
顕微鏡的多発血管炎 671
肺出血を伴う —— 672f

こ

抗 TNF 薬 417
高悪性度 T 細胞リンパ腫 309f
抗癌剤 414
高吸収陰影 161t
膠原病 260, 675
—— における異常パターンの相対頻度 261t
—— による気管支拡張 609
肺を障害する —— 260
抗好中球細胞質抗体 669
—— と関連した小血管炎 668
好酸球性多発血管炎性肉芽腫症 403, 404f, 405f, 671, 672f
—— の HRCT 所見 404t
—— の大結節と腫瘤 137
好酸球性肺疾患 399
寄生虫感染による —— 405
真菌症による —— 405
特定の病因による —— 405
薬剤による —— 405, 412
好酸球増多症候群 402, 403f
—— の HRCT 所見 402
構造改変 686
高地肺水腫 499
高分解能 CT 2
誤嚥における結節影 126
コカインによるびまん性肺胞傷害 411f
呼気 HRCT 26, 65, 195, 692
—— における不均一な肺濃度の診断アルゴリズム 204f
—— によるエアトラッピング 67
健常被験者における —— 65, 66f, 67f
スパイロメトリー同期 —— 29
ダイナミック —— 27, 691
呼気後 HRCT 26
呼吸細気管支 616, 699
呼吸細気管支炎 246, 625
—— における結節影 125
—— の HRCT 所見 247
—— の組織所見 246f
呼吸細気管支炎を伴う間質性肺疾患 246–249, 248f, 624f, 625, 738q
—— の HRCT 所見 247, 248t, 738q
黒鉛肺 376
骨髄移植と関連した閉塞性細気管支炎 634
孤発性リンパ脈管筋腫症 516
コバルト 379
混合性結合組織病 275, 276f, 277f
—— の HRCT 所見 276, 277t
混合性肺水腫 499
コンソリデーション 155, 156, 157, 685, 689, 690
—— の鑑別診断 155, 158t
—— の診断アルゴリズム 160f
結核にみられる斑状 —— 444f
慢性好酸球性肺炎における —— 400f

さ

細気管支 616, 687
細気管支炎 614, 687
—— の組織学的分類 615
感染性 —— 618f, 619
狭窄性 —— 614–615, 628–635, 629f, 711q
細胞性 —— 614
特発性 —— 621
非感染性 —— 620
びまん性汎 —— 621–623, 622f, 623f, 734q
閉塞性 —— 614–615, 628–635, 711q
濾胞性 —— 304, 304f, 305f, 627f, 628
細気管支拡張(症) 687
細気管支疾患
—— における結節影 120
—— の HRCT 分類 616t
—— の病因分類 615t
—— の病理学的分類 614t
tree-in-bud と関連した —— 618
細気管支周囲疾患における結節影 120
細気管支栓 687
細気管支肺胞上皮癌 295
細気管支病変
境界不明瞭な小葉中心性結節影を伴う —— 623
肺野濃度の低下を伴う —— 628
細菌性気管支肺炎 463f
再構成アルゴリズム 4
—— の分解能に対する影響 5f
最小値投影法 20
最大値投影法 20
サイトメガロウイルス肺炎 470–472, 471f, 747q
—— の HRCT 所見 471t, 747q
細胞浸潤性非特異性間質性肺炎 88, 225, 252, 270
細胞性細気管支炎 614
再膨張性肺水腫 499
細 葉 684
細葉結節 109, 684
細葉中心性肺気腫 689
撮影プロトコル 38t
—— ：喀血 39t
—— ：肺気腫，気道疾患，閉塞性肺障害 38t
—— ：肺血管疾患 39t
—— ：肺線維症，拘束性疾患，不明な肺疾患 39t

撮像視野　*7*
サーファクタント蛋白　*424*
サルコイドーシス　*320–347, 322f, 324f, 325f, 337f, 740q*
　──（末期）　*741q*
　──でのびまん性肺病変　*328f*
　──における HRCT の有用性　*341*
　──におけるエアトラッピング　*330, 333f*
　──における間質性肺炎　*109f*
　──における小葉間隔壁肥厚　*81f*
　──におけるモザイク灌流　*329*
　──による気管支の狭窄　*336*
　──による胸膜病変　*339*
　──による嚢胞性，空洞性疾患　*335*
　──の CT ガイド下経気管支肺生検　*345f*
　──の HRCT 所見　*322, 325t, 334t, 740q, 741q*
　──の鑑別診断　*347*
　──の気道病変　*327, 331f*
　──の胸部 X 線所見　*321*
　──の結節影　*110, 112f, 323f*
　──の集塊性腫瘤　*329f*
　──のすりガラス影　*326, 330f, 331f*
　──の線維化　*332, 336f*
　──の肺外節外性徴候　*339*
　──の病理所見　*321*
　──のリンパ節異常　*334, 339f*
サルコイド反応　*345, 346f*
酸化アルミニウム粉塵の吸入　*378*

し

シェーグレン症候群　*278*
　──における MALT リンパ腫　*280f*
　──における肺嚢胞　*173f, 175*
　──における非特異性間質性肺炎　*278f*
　──におけるリンパ球性間質性肺炎　*279f, 526f*
　──の HRCT 所見　*278, 279t*
　アミロイドーシスを伴った──　*436f*
軸位間質　*689, 699*
シクロホスファミド　*413*
自然気胸　*534*
シタラビンによる過敏性肺炎　*411f*
実効管電圧の画像ノイズに対する影響　*6f*
脂肪塞栓　*661*
脂肪塞栓症候群　*661*
集塊性腫瘤　*689*
　サルコイドーシスの──　*329f*
縦隔リンパ節腫大　*220*
終末細気管支　*616, 702*
重力効果　*691*
数珠状隔壁サイン　*686*
主肺動脈　*644*
　──径　*644*
　──の拡張　*645*
腫瘍の気管支内進展による結節影　*127*
腫　瘤　*108, 134, 696*
　──の鑑別診断　*135t*
小結節　*108*
　鑑別診断と──の特徴　*111t*
　ランダム分布の──　*114*
　リンパ路性分布を示す──　*111f*
上皮内腺癌　*295f*
小　葉　*696, 700*
小葉(肺)実質　*61*
小葉間隔壁　*57, 58f, 694*
小葉間隔壁肥厚　*76, 77f, 583, 694*
　──の鑑別診断　*83t*
　──の診断アルゴリズム　*83f*
　癌性リンパ管症における──　*78f*
　結節状の──　*80f, 81*
　サルコイドーシスにおける──　*81f*
　静水圧性肺水腫による──　*497f*
　石綿肺における──　*357f*
　特発性肺線維症における──　*91f*
　肺水腫における──　*78f, 497f*
　不整な──　*81f, 83*
　平滑な──　*77f, 79*
小葉中心　*695*
　──領域　*60*
小葉中心間質　*49, 689*
小葉中心間質肥厚　*689*
小葉中心気管支血管周囲間質　*689*
小葉中心構造　*60, 696*
小葉中心構造物　*689*
小葉中心性　*56, 688, 695*
　──分布の結節影　*117*
　肺高血圧症における──の陰影　*648*
小葉中心性結節　*117, 623f*
　──の HRCT 所見　*119f*
　──の鑑別診断　*120, 132, 134t*
　気管支肺炎における──　*122f*
　境界不明瞭な──を伴う細気管支病変　*623*
　すりガラス影の──　*132*
　軟部組織濃度の──　*132*
小葉中心性肺気腫　*168f, 176, 177f, 179f, 535–538, 537f, 689, 714f*
　──と肺嚢胞の鑑別　*181*
　──の HRCT 所見　*535t, 714q*
　喫煙者における──　*536f*
小葉内間質　*49, 61, 695*
小葉内間質肥厚　*77f, 91, 694*
　──の鑑別診断　*93t*
小葉内線状影　*91, 695*
　──の鑑別診断のアルゴリズム　*94f*
小葉辺縁性　*84, 699*
職業性肺疾患　*351*
シリカ蛋白症　⇨　急性珪肺症
真菌感染症　*483*
神経原性肺水腫　*499*
進行性塊状線維化巣　*545*
進行性塊状線維症　*368, 371f, 372f, 689*
心サルコイドーシス　*339, 343f*
侵襲性アスペルギルス症　*478*
侵襲性肺アスペルギルス症　*479f*
　──におけるエアクレセント・サイン　*480f*
　──におけるハローサイン　*479f*
浸潤性粘液性腺癌　*294–300, 296f, 297f, 298f, 299f, 722q*
　──と肺炎の CT での鑑別　*300t*
　──における HRCT の有用性　*299*
　──の HRCT 所見　*296, 300t, 722q*
　──の大結節と腫瘤　*136*
心電同期 HRCT　*33*
じん肺　*351*
　──における結節影　*127*
　混合性粉塵による──　*376*
　重金属による──　*164*
　不活性な粉塵による──　*380*
　腎不全における肺内部肺水腫　*497f, 499f*

す

水痘–帯状疱疹ウイルス肺炎　*476*
スキャン時間　*4*
スキャンデータ収集技術　*10*
錫肺症　*380f*
ストリーク状アーチファクト　*41*
スパイロメトリー同期呼気 HRCT　*29*
スライス厚　*3*
　──の分解能に対する影響　*4f*
すりガラス影　*143, 692*
　──とモザイク灌流の鑑別　*193*
　──の鑑別診断　*146, 147t, 154t*
　──の重要性　*145*
　──の診断アルゴリズム　*153f*
　──の診断におけるピットフォール　*154*
　──を伴う組織学的異常　*150t*
　慢性症状の患者における──亜急性　*153*
　急性症状の患者における──　*153*
　サルコイドーシスによる──　*325, 330f, 331f*
　特発性肺線維症における──　*219f*
すりガラス状濃度　*692*
スワイヤー–ジェームス症候群　*630f, 631*

せ

成人T細胞白血病/リンパ腫　314
静水圧性肺水腫　496, 496f, 497f, 498f, 737q
　――における小葉間隔壁肥厚　497f
　心筋症における――　496f
石炭斑　375f
石　綿　351
　――曝露の胸膜肥厚　364f
石綿関連疾患　351–367, 709q
　――のHRCT所見　709q
石綿肺　351–367, 709q
　――と特発性肺線維症のHRCT所見の比較　362t
　――と特発性肺線維症の鑑別診断　361
　――におけるHRCT異常所見の機能的な有意性　360
　――におけるHRCTの有用性　360
　――における胸膜下の点状影　354f
　――における胸膜肥厚　358f
　――における結節影　126
　――における小葉間隔壁肥厚　357f
　――における肺実質索状影　99f, 357f, 358f
　――のHRCT所見　353t, 709q
　――の線維化　355f
　――の臨床診断基準　352t
　胸部X線写真での――の診断　352
　蜂巣肺を伴う――　356f
石灰化　161
セツキシマブ　414
線維化性非特異性間質性肺炎　88, 225, 242, 270, 533
線状影　76, 695
　――の分布　102
　HRCTで認められる――　77f
全身性エリテマトーデス　271–273, 743q
　――におけるHRCTの有用性　273
　――における非特異性間質性肺炎　272f
　――による肺出血　676f
　――のHRCT所見　272t, 743q
全身性血管炎　665
全身性硬化症　266–271, 270f, 744q
　――におけるHRCTの有用性　269
　――における非特異性間質性肺炎　266f
　――のHRCT所見　266, 267t, 744q
全身性疾患
　――による気管支拡張　609
喘　息　599, 600f
　――におけるHRCTの有用性　601
　――における結節影　122
　――のHRCT所見　599
　――の胸部X線所見　599
線　量　21
　画像撮影法による――の比較　22t

そ

造影剤　34
臓側胸膜　62
側頭動脈炎　666
粟粒結核　108, 115, 446f, 448
　――における間質性結節　109f
粟粒性感染症における結節影　115

た

大血管炎　665
大結節　108, 134
　――の鑑別診断　135t
ダイナミック呼気HRCT　27, 691
　正常の――　66f
高安動脈炎　666
　肺動脈狭窄を伴う――　666f
多結節性肺疾患の鑑別診断のアルゴリズム　133f
多剤耐性結核　443, 447
多発血管炎性肉芽腫症　668, 669f, 670f
　――のHRCT所見　669t
　――の大結節と腫瘤　137
多発結節　108
多発性筋炎　273
　――における非特異性間質性肺炎　274f
　――のHRCT所見　274t
タルク肺　163, 376, 378f, 661
　――のHRCT所見　377t
　――の大結節と腫瘤　135
炭化タングステン　379
炭鉱夫肺　374–376, 375f, 742q
　――におけるHRCTの有用性　376
　――における結節影　112
　――のHRCT所見　370t, 375, 742q
　――のCT所見　375
　――の大結節と腫瘤　135
単純性珪肺症　368, 368f, 369f, 370f
単純性肺好酸球増多症　399
単純ヘルペス肺炎　476

ち

チャーグ–ストラウス症候群　403, 404f, 405f, 671
　――のHRCT所見　404t
　――の大結節と腫瘤　138
中血管炎　668
中枢性気管支拡張を伴うアレルギー性気管支肺アスペルギルス症　603f, 605f
中肺ウインドウ　696
超硬合金肺　379f
超多剤耐性結核　443
チロシンキナーゼ抑制薬　414

つ

通常型間質性肺炎　213–224, 214f, 746q
　――のHRCT所見　215, 746q
　――の診断における蜂巣肺　88
　関節リウマチにおける――　262f, 263f

て

低悪性度B細胞リンパ腫　308t
低悪性度MALTリンパ腫　307
低線量HRCT　24, 696
定量的CT法　32
鉄沈着症　380
転移性癌　292
　――（血行性）　292–294, 729q
　――（リンパ行性）　286–292, 730q
　――のHRCT所見　729q, 730q
　――の大結節と腫瘤　136
転移性新生物における結節影　116
転移性石灰化　161
　――における結節影　128

と

透過性亢進性肺水腫　737q
　びまん性肺胞傷害のない――　498
特発性間質性肺炎　212, 236
　――の臨床的および病理的特徴　213t
特発性器質化肺炎　237–243, 238f, 239f, 240f, 241f, 733q
　――におけるHRCTの有用性　243
　――における気腔結節　110f
　――のHRCT所見　237, 240t, 733q
　――の組織所見　237f
特発性巨大気腫性ブラ　176
特発性好酸球性肺疾患　399
特発性細気管支炎　621
特発性肺線維症　213–224, 721q
　――診断の精度　223
　――におけるHRCTの有用性　221
　――におけるUIPパターン　89f
　――における牽引性気管支拡張　91f, 186f, 217f
　――における小葉間隔壁肥厚　91f
　――におけるすりガラス影　219f
　――における肺骨形成　220f
　――における蜂巣肺　85f, 88, 169f, 217f
　――における網状影　215f
　――のHRCT所見　215t, 721q
　――の急性増悪　222f
　――の進行　221f

石綿肺と ―― の HRCT 所見の比較　*362t*
石綿肺と ―― の鑑別診断　*361*
特発性肺動脈性肺高血圧症　*650–656, 736q*
―― の HRCT 所見　*650t, 654t*
特発性肺ヘモジデローシス　*674*
―― による肺出血　*675f*
トラスツズマブ　*414*
鳥関連過敏性肺炎　*386*

な

内臓逆位　*606*

に

肉芽腫性感染症における結節影　*120*
二次結核　*443*
二次小葉　*49, 53, 684f, 700*
―― 構造の HRCT でのみえ方　*55f*
―― 構造の大きさ　*55f*
―― の解剖　*54f*
―― の構成要素　*56*
Miller の定義による ――　*53*
Reid の定義による ――　*55*
二次性肺リンパ腫　*308*
二重化アーチファクト　*42*
ニトロフラントインによる非特異性間質性肺炎　*413f*
乳　癌　*287f*
ニューモシスチス肺炎　*464–470, 735q*
―― における HRCT の有用性　*469*
―― における気瘤　*181f*
―― の HRCT 所見　*464, 465t, 735q*
―― の亜急性期　*467f*
―― の急性期　*465f*
―― の組織所見　*464f*
―― の嚢胞性病変　*468f*

ね

粘液栓　*580, 603*
―― を伴うアレルギー性気管支肺アスペルギルス症　*603f, 605f*
―― を伴う気管支拡張症　*579f*
粘膜関連リンパ組織　*303*

の

ノイズ　*6f*
患者の体格と ―― との関係　*7*
膿　胸　*450*
農夫肺　*386*
嚢　胞　*168f, 690*
―― の HRCT 所見　*168f*
嚢胞状気管支拡張(症)　*168f, 184, 571, 573f, 575f*
嚢胞状気腔　*691*
―― の診断アルゴリズム　*185, 187f*
嚢胞性線維症　*594–599, 595f, 712q*
―― における気管支拡張　*593f*
―― における結節影　*121*
―― におけるモザイク灌流　*191f*
―― の HRCT 所見　*594, 712q*
―― の胸部 X 線所見　*594*
―― の定量的評価　*597*
初期の ――　*594f*
成人 ――　*595f, 596t*
嚢胞性肺気腫　*176, 543–545, 688, 717q*
―― の HRCT 所見　*717q*
巨大 ――　*544f*
嚢胞性肺疾患　*169, 507*
―― の鑑別診断　*170t*
1 型 ――　*543*
原発性 ――　*543*
嚢胞性病変　*168, 468f*
ノンヘリカルスキャン　*4, 11*

は

肺アスペルギス症の HRCT 所見　*477t*
肺移植　*561*
―― に関連した狭窄性細気管支炎　*632*
肺うっ血　*737q*
バイオマス燃料への曝露　*382*
肺　癌　*289f, 290f*
肺間質　*49*
―― の構成要素　*49*
肺気腫　*175, 533, 691*
―― と肺癌　*560f*
―― と蜂巣肺　*558f*
―― の HRCT 所見　*168f, 535*
―― の MinP 像と MIP 像　*550f*
―― の胸部 X 線所見　*534*
―― の術前評価　*560*
―― の定量的 CT　*181, 549t, 551f, 553f*
―― の範囲と重症度の推定　*549*
―― の病因　*533*
―― の分類　*534, 692f*
遠位細葉型 ――　*691, 698*
巨大嚢胞性 ――　*543*
近位細葉型 ――　*689*
小葉中心性 ――　*168f, 176, 177f, 179f, 535–538, 689, 714q*
嚢胞性 ――　*176, 543–545, 688, 717q*
瘢痕性 ――　*545*
汎細葉性 ――　*697*
汎小葉性 ――　*168f, 176, 538–541, 697, 715q*
不規則性 ――　*545*
傍隔壁型 ――　*168f, 176, 179f, 537f, 541–542, 542f, 698, 716q*
肺気腫病変優位型慢性閉塞性肺疾患　*546*
肺吸収値　*64*
―― 上昇の HRCT 所見　*143f*
―― の低下　*190*
正常な ――　*64*
呼気による ―― の変化　*65*
肺血管炎　*665*
―― の分類　*665t*
肺血管疾患の HRCT 所見　*643*
敗血症性塞栓症　*486, 487f*
―― の HRCT 所見　*486t*
肺高血圧症　*583, 649, 652f*
―― と関連した心血管異常　*649*
―― における結節影　*128, 649*
―― における小葉中心性の陰影　*648*
―― のダナポイント分類　*649*
―― のベニス分類　*649*
―― の臨床分類　*650t*
叢状病変を伴う特発性 ――　*651f*
肺疾患，低酸素血症に伴う ――　*656*
慢性血栓塞栓性 ――　*657*
慢性閉塞性肺疾患における ――　*557*
肺好酸球性肉芽腫　*508*
肺梗塞　*488, 648*
肺骨化症　*164*
肺細葉　*53, 61, 684*
肺実質影　*143, 698*
肺実質索状影　*77f, 99, 698*
―― の鑑別診断　*100t*
正常肺にみられる ――　*99f*
石綿肺における ――　*99f, 357f, 358f*
肺出血　*648, 672–677, 718q*
―― における結節影　*128*
―― に伴うクレイジー・ペイビング　*674f*
―― の HRCT 所見　*718q*
血栓性血小板減少性紫斑病による ――　*674f*
全身性エリテマトーデスによる ――　*676f*
特発性肺ヘモジデローシスによる ――　*675f*
肺静脈閉塞性疾患　*653*
―― の HRCT 所見　*654t*
―― の組織学的所見　*653f*
肺小葉　*699, 700*
―― の解剖　*53f*
肺髄質　*62*
肺水腫　*496–500, 648, 737q*
―― における結節影　*128*
―― における小葉間隔壁肥厚　*78f, 497f*
―― の HRCT 所見　*498t, 737q*
移植後 ――　*499*

クレイジー・ペイビングを伴う
心原性 ── 498f
高地 ── 499
混合性 ── 499
再膨張性 ── 499
心筋症における静水圧性 ── 496f
神経原性 ── 499
腎不全における肺門部 ── 497f, 499f
静水圧性 ── 496, 496f, 497f, 498f, 737q
透過性亢進性 ── 737q
びまん性肺胞傷害のない透過性亢進性 ── 498
分娩後 ── 499, 500f
肺線維症 84
肺腺癌 295f
── の分類 294
肺断面積の変化 69
肺中心 62
肺動脈 50
肺動脈圧 644
肺動脈異常 643
肺動脈径
── / 大動脈径比 644
── の縮小 645
── の増大 644
肺動脈腫瘍塞栓 660
肺動脈性肺高血圧症 650–656, 736q
── の HRCT 所見 738q
── の叢状病変 650f
── の治療決定における HRCT の役割 655
遺伝性 ── 652
特発性 ── 650
薬剤や有毒物質による誘発性 ── 652
肺動脈閉塞 645
肺動脈瘤 645
肺濃度 190
不均一な ── 193f
肺嚢胞 168, 507, 696
── の定義 168
── を伴うランゲルハンス細胞組織球症 171f
Birt–Hogg–Dubé 症候群における ── 174f, 175
偶発的な ── 175
シェーグレン症候群における ── 173f, 175
小葉中心性肺気腫と ── の鑑別 181
ランゲルハンス細胞組織球症における ── 170
リンパ球性間質性肺炎における ── 173f, 175
リンパ脈管筋腫症における ── 172f, 174
肺嚢胞切除術 560
肺皮質 61
肺ヒスチオサイトーシス X 508
肺胞サーファクタント 424
肺胞蛋白症 424–429, 426f, 429f, 708q
── における HRCT の有用性 428
── の HRCT 所見 425, 425t, 708q
── の胸部 X 線所見 425
── を合併した急性珪肺症 425f
気管支肺胞洗浄の前後の ── 428f
クレイジー・ペイビングを伴う ── 149f
自己免疫性 ── 424
先天性 ── 424
特発性 ── 424
二次性 ── 424
肺胞微石症 162, 438, 439f
── における HRCT の有用性 439
── の HRCT 所見 439
── の胸部 X 線所見 439
肺末梢 61
肺毛細血管炎 672
肺毛細血管腫症 655
── の HRCT 所見 656t
肺門リンパ節腫大 291, 372
肺容量減量手術 561
── の基準 562t
肺ランゲルハンス細胞組織球症 507–516, 510f, 724q
── における HRCT の有用性 514
── の HRCT 所見 510, 511t, 724q
── の鑑別診断 515
── の胸部 X 線所見 510
── の病理学 508
── の臨床所見 509
空洞性結節を伴う ── 513f
剥離性間質性肺炎 249–252, 250f, 251f, 713q
── の HRCT 所見 250, 251t, 713q
── の組織所見 249f
白血病 303, 313, 314f
バニシングラング症候群 543
パラコクシジオイデス症 486
ハローサイン 156, 692
侵襲性肺アスペルギルス症における ── 479f
瘢痕性肺気腫 545
汎細気管支炎 621–623, 734q
── における結節影 121
── の HRCT 所見 734q
汎細葉性肺気腫 697
汎小葉性肺気腫 168f, 176, 538–541, 697, 715q
── の HRCT 所見 538t, 715q
α1–アンチトリプシン欠損症による ── 539f
半侵襲アスペルギルス症 477

ひ

非活動性結核 447, 448
非感染性細気管支炎 620
非乾酪性肉芽腫 321
ピクセルインデックス 206, 549
ピクセルサイズ 4, 7, 35f, 40
非結核性抗酸菌症 452, 453, 592f
── における結節影 120
── の HRCT 所見 454t
HIV 患者における ── 458
過敏性肺炎型 ── 453
空洞型 ── 453
結核類似型 ── 453
結節・気管支拡張型 ── 453
非血栓塞栓性肺塞栓症 659
微小結節 108, 696
ヒト・メタニューモウイルス 475
非特異性間質性肺炎 224–233, 225f, 226f, 732q
── における HRCT の有用性 232
── の HRCT 所見 225, 227t, 732q
── の UIP パターンへの進行 230f
── の急性増悪 230, 231f
── の線維化の進行 229f
関節リウマチにおける ── 263f
細胞浸潤性 ── 225
シェーグレン症候群における ── 278f
線維化性 ── 225
全身性エリテマトーデスにおける ── 272f
全身性硬化症における ── 266f
多発性筋炎における ── 274f
ブレオマイシンによる ── 413f
薬剤による ── 412
皮膚筋炎 273
── の HRCT 所見 274t
非ホジキンリンパ腫 308, 310f, 311, 312f
── の CT 所見 310t
びまん性気道壁肥厚
クローン病による ── 612f
びまん性細気管支肺胞上皮癌 296
びまん性肺アミロイドーシスの HRCT 所見 433t
びまん性肺胞出血 672
── の HRCT 所見 673t
肺毛細血管炎に関係しない ── 673t
びまん性肺胞傷害 243, 500
── の HRCT 所見 502t
── の組織像 501f
アミオダロンによる ── 411f
コカインによる ── 411f
薬剤による ── 410
びまん性薄壁肺嚢胞症の原因 508t
びまん性汎細気管支炎 621–623,

622f, 623f, 734q
――のHRCT所見　622t, 734q
標的再構成　7, 702
――の分解能に対する影響　8f
日和見感染　464

ふ

風車状アーチファクト　41
不規則性肺気腫　545
不均一な肺濃度へのアルゴリズム　193f
腹臥位スキャン法　9
複雑性珪肺症　368, 370f, 371f
複雑性じん肺　689
副鼻腔炎　606
不整形気腔拡大　176, 545, 695
不整形線状影　695
不整形肺気腫　695
不透過性(陰影)　697
ブ　ラ　176, 534, 543, 688
感染性――　544f, 545
ブレオマイシン　413
――による非特異性間質性肺炎　413f
ブレブ　176, 686
分割再構成　33
分娩後肺水腫　499
分類不能型低ガンマグロブリン血症　613

へ

閉塞性細気管支炎　614–615, 628–635, 711q
――における結節影　124
――のHRCT所見　631, 711q
関節リウマチにおける――　265f
感染後――　631
骨髄移植と関連した――　634
閉塞性細気管支炎・器質化肺炎　237
薬剤による――　411
ベーチェット病　666, 667f
――のHRCT所見　668t
壁側胸膜　62
ヘッドチーズサイン　194, 195f, 204, 693
――の鑑別診断　197t
ヘノッホーシェーンライン紫斑病　676
ヘリカルスキャン　4
ベリリウム症　379, 380f
ベリリウム肺　379

ほ

傍隔壁型肺気腫　168f, 176, 179f, 537f, 541–542, 542f, 698, 716q
――と蜂巣肺のHRCT所見の比較　86t
――と蜂巣肺の鑑別　178
――のHRCT所見　86t, 541t, 716q
ブラを伴う――　542f
蜂窩肺 ⇨ 蜂巣肺
放射線治療後の器質化肺炎　420f
放射線による線維化　418
放射線による肺損傷　417
――のHRCT所見　418t
放射線肺臓炎　418, 419f
――におけるCTとHRCTの有用性　421
――のCTとHRCT所見　418
傍脊椎線　63f
正常な――　63f
蜂巣肺(蜂窩肺)　77f, 84, 168f, 169, 693
――診断の多様性　90
――のHRCT上の特徴　84t
――の鑑別診断　87f, 88t
――の臨床的意義　86
――を伴う石綿肺　356f
関節リウマチの――　86f
特発性肺線維症における――　85f, 88, 169f, 217f
肺気腫と――　558f
傍隔壁型肺気腫と――のHRCT所見の比較　86t
傍隔壁型肺気腫と――の鑑別　178
傍瘢痕性肺気腫　695
ホジキンリンパ腫　308, 311
――のCT所見　310t
ボリューメトリックHRCT　12
――による再構成技術　18
ボリューメトリック呼気CT　31
本態性クリオグロブリン血症　677

ま

マイコバクテリウム・アビウム-イントラセルラーレ・コンプレックス感染症　452–458, 731q
――のHRCT所見　731q
マイコプラズマ肺炎　459, 461f
――のHRCT所見　460t
マクラウド症候群　630f, 631
末期肺　692
末梢気道　700
――解剖　617f
――疾患　701
可視――　579
末梢性　699
末梢肺動脈の拡張　645
マトリクス・サイズ　4
慢性壊死性アスペルギルス症　477, 478f
慢性過敏性肺炎　394–396, 395f, 397f, 398f, 719q
――急性増悪　396
――のHRCT所見　719q
――の組織学的特徴　387f
鳥飼育者における――　394f
慢性血栓塞栓性肺高血圧症　657
慢性好酸球性肺炎　399–402, 710q
――におけるアトールサイン　160f
――における逆ハローサイン　160f
――におけるコンソリデーション　400f
――のHRCT所見　400, 401t, 710q
慢性肺血栓塞栓症　645, 657
――のHRCT所見　658t
慢性肺塞栓症　646f, 658f
慢性閉塞性肺疾患　545
――における気管支拡張症　557
――の悪化速度　559
――のCT画像評価　548, 549
――のCT評価：臨床的有用性　558
――のCT表現型の視覚的同定　556
――の増悪頻度　559
――の早期発見　558
――の肺癌発症リスクと死亡リスク　559
――の表現型　545
――の病変の範囲と重症度の推定　552, 556
――の末梢気道病変　547
――への内視鏡アプローチ　563
CTにおける――　547t
気道病変優位型――　546, 548f
肺気腫病変優位型――　546

み

三日月徴候　685
ミネラルオイル吸引　431
――によるリポイド肺炎　430f, 431f

む

無気肺　686
ムコール菌症　484
ムニエークーン症候群　576f, 607

め

メサラミンによる器質化肺炎　412f
メタニューモウイルス肺炎　475
メトトレキサート　413
免疫性再構築症候群　452f
免疫複合体による小血管炎　675
免疫不全症(候群)による気管支拡張　611, 613f

も

毛細血管炎　*673f*
網状影　*76, 700*
　──の分布　*102*
　HRCTで認められる──　*77f*
　高齢者における正常な──　*102*
　特発性肺線維症における──　*215f*
　非特異的な──　*94*
網状パターン　*700*
モザイク灌流　*145, 168f, 190, 645, 696*
　──を呈するランゲルハンス細胞組織球症　*514f*
　──を伴った気管支拡張症　*583f*
　気道疾患による──　*191, 647*
　血管疾患による──　*192, 648*
　サルコイドーシスにおける──　*329*
　すりガラス影と──の鑑別　*193*
　嚢胞性線維症における──　*191f*
モザイクパターン　*191, 193, 582, 645, 696*
　──の評価における呼気CTの利用　*203*
　HRCTによる──の原因鑑別　*647*
モザイク乏血　*190, 696*
モーションアーチファクト　*33, 41*
モノクローナル抗体　*414*

や

薬剤性肺傷害　*409*
　──のHRCT所見　*410t*
ヤング症候群　*609*

ゆ

融合性肺気腫　*537f, 538f*
誘発性肺動脈性肺高血圧症(薬剤・有毒物質による)　*652*
遊離珪酸　*367*

よ

葉間肥厚　*701*
溶接工肺　*380*

ら

ランゲルハンス細胞組織球症　*170–172, 507–516, 511f, 724q*
　──における結節影　*123*
　──における肺嚢胞　*170*
　──のHRCT所見　*724q*
　──の大結節と腫瘤　*136*
　結節性──　*509f, 513f*
　肺嚢胞を伴う──　*171f*
　モザイク灌流を呈する──　*514f*
ランダム分布　*699*
　──の小結節　*114*

り

リツキシマブ　*414*
リポイド肺炎　*429–432, 725q*
　──のHRCT所見　*429t, 725q*
　外因性──　*429, 432*
　ミネラルオイル吸引による──　*430f, 431f*
瘤状気管支拡張(症)　*168f, 183, 571, 572f, 573f*
リング状アーチファクト　*41*
リンパ管周囲性　*287*
　──分布　*699*
リンパ球性間質性肺炎　*252, 254f, 255f, 305–306, 306f, 525, 527f, 617f, 727q*
　──における肺嚢胞　*173f, 175*
　──のHRCT所見　*252, 253t, 306t, 727q*
　──の病理所見　*252f*
　──を伴うシェーグレン症候群　*279f, 526f*
　AIDSにおける──　*253f*
リンパ行性転移のHRCT所見　*289t*
リンパ腫　*303–315, 728q*
　──のHRCT所見　*728q*
　──の大結節と腫瘤　*136*
リンパ腫様肉芽腫症　*313*
リンパ水腫　*609*
リンパ節腫大　*220, 291f, 320, 372*
リンパ増殖性疾患　*303*
　──の大結節と腫瘤　*136*
リンパ脈管筋腫症　*516–525, 516f, 519f, 520f, 523f, 726q*
　──におけるHRCTの有用性　*524*
　──における肺嚢胞　*172f, 174*
　──のHRCT所見　*518, 521t, 726q*
　──の鑑別診断　*525*
　──の胸部X線所見　*518*
　──の病理学　*516*
　──の臨床所見　*517*
　欧州呼吸器学会による──の診断基準　*524t*
　結節性硬化症に伴う──　*516, 519f, 520f, 521f*
　孤発性──　*516*
リンパ路性分布の小結節　*110, 111f*

る

ループス肺臓炎　*271*

れ

レフレル症候群　*399*

ろ

肋間ストライプ　*63f*
濾胞性細気管支炎　*304, 304f, 305f, 627f, 628*
　──における結節影　*127*

A

α1-アンチトリプシン欠損症　540, 608
　──による汎小葉性肺気腫　539f
ABPA　122, 602, 707q
Absidia 属　484
acinar nodule　684
acinus　684
acute interstitial pneumonia　706q
adenocarcinoma in situ　295f
AIDS 関連気道疾患　613, 613f
AIDS 関連リンパ腫　311
AILD　306
AIP　243, 706q
AL 蛋白　432
air bronchogram　685
air crescent sign　685
air trapping　686
airspace　685
airspace attenuation　690
airspace consolidation　685, 690
airspace nodule　685
airspace opacification　690
allergic bronchopulmonary aspergillosis　707q
alveolar proteinosis　708q
ANCA　671
architectural distortion　686
ARDS　500
asbestosis　709q
asbestos-related disease　709q
Aspergillus fumigatus　602
Aspergillus 属　476
atelectasis　686
ATLL　314
atoll sign　686
ATS/ERS 分類　212, 237
ATS/ERS/JRS/ALAT　214
axial interstitium　689, 699

B

B/A 比　50, 51f, 575, 577f
　健常被験者における──　51f
BAC　295
BALT　303
BALT リンパ腫　308
　──の HRCT 所見　308t
BCG　459
　──の血行性播種　460f
　──の播種性感染症　459
beaded septum sign　686
Birt-Hogg-Dubé 症候群　528, 529f
　──の HRCT 所見　528t
　──の臨床所見　528
　──における肺嚢胞　174f, 175
bleb　686
BOOP　237
bronchiectasis　687
bronchiolar impaction　687
bronchiole　687
bronchiolectasis　687
bronchiolitis　687
bronchiolitis obliterans　711q
bronchocentric　687
bronchovascular bundle　688, 699
bronchovascular interstitium　699
bulla　688
bullous emphysema　688, 717q

C

C-ANCA　669, 671
Candida 属　484
cavity　688
centriacinar emphysema　689
centrilobular　688, 695
centrilobular emphysema　689, 714q
centrilobular interstitial thickening　689
centrilobular interstitium　689
centrilobular peribronchovascular interstitium　689
centrilobular structure　689
CEP　399, 710q
CFTR 蛋白質　594
chronic eosinophilic pneumonia　710q
chronic hypersensitivity pneumonitis　719q
Churg-Strauss syndrome　403
CMV 肺炎　470
coal worker's pneumoconiosis　742q
complicated pneumoconiosis　689
conglomerate mass　689
consolidation　689
constrictive bronchiolitis　711q
COP　237, 733q
COPD　545
COPDGene　548
CPTE　657
crazy paving pattern　690
Cryptococcus gattii　485
Cryptococcus neoformans　485
cryptogenic organizing pneumonia　733q
CSS　403
CT アンギオグラムサイン　299
$CTDI_{VOL}$　22
CTEPH　657
CVID　613
cyst　690
cystic airspace　691
cystic fibrosis　712q
cytomegalovirus pneumonia　747q

D

DAD　243, 500
DAH　672
DCS　606
definite UIP　263
density mask 法　32, 206, 549
dependent increased attenuation　691
dependent opacity　691
desquamative interstitial pneumonia　713q
diffuse panbronchiolitis　734q
DIP　249, 713q
distal acinar emphysema　691, 698
DLP　22
dose length product　22
DPB　621, 734q
dual-energy CT　34
dynamic expiratory HRCT　691

E

EGPA　403, 671
emphysema　691
　bullous ──　688, 717q
　centrilobular ──　689, 714q
　panlobular ──　697, 715q
　paraseptal ──　698, 716q
end-stage lung　692
expiratory HRCT　692

F

fissural thickening　701
FOV　4, 7
functional-HRCT　601

G

GGO　143, 692
GM-CSF 血清抗体　425
GPA　668
ground-glass attenuation　692
ground-glass opacity　692

H

halo sign　692
Hand-Schüller-Christian 病　508
headcheese sign　693
hemorrhage　718q
HES　402
high-resolution computed tomography　693
HIV
　──における非結核性抗酸菌症　458
　──による気管支拡張　613

—— における結核　450, 451
honeycomb lung　693
honeycombing　693
hot tub lung　453, 457f
HP　122, 386
HRCT　693
—— 技術のまとめ　3t
—— のアーチファクト　41
—— の基本的技術　2
—— の空間分解能　40
—— のプロトコル　38
HTLV-1　314
hypersensitivity pneumonitis　386
chronic ——　719q
subacute ——　720q

I

idiopathic pulmonary fibrosis　721q
IIP　212
IMA　296, 722q
interface sign　693
interlobular septal thickening　694
interlobular septum　694
interstitial nodule　694
interstitium　694
intralobular interstitial thickening　694
intralobular interstitium　695
intralobular line　695
invasive mucinous adenocarcinoma　722q
IPAH　650
IPF　213, 721q
IPH　674
irregular airspace enlargement　695
irregular linear opacity　695

K

Kaposi sarcoma　723q

L

LAM　516, 726q
S- ——　516
TSC- ——　516
Langerhans cell histiocytosis　724q
LCDD　437
LCH　507, 724q
lepidic な増殖を示す腺癌　295f
Letterer-Siwe 病　508
Lichtheimia 属　484
likely NSIP　263
linear opacity　695
LIP　252, 305, 525, 727q
lipoid pneumonia　725q
Löfgren 症候群　320
lobular core　689, 695
—— structure　696
lobule　696, 700
low-dose high-resolution computed tomography　696
lung cyst　696
LVRS　561
lymphangioleiomyomatosis　726q
lymphangiomyomatosis　726q
lymphoid interstitial pneumonia　727q
lymphoma　728q

M

MAC 症　452-458, 454f, 592f, 731q
AIDS に合併した ——　459f
慢性咳嗽を呈する ——　455f
MALT　303
MALT 型節外性辺縁帯 B 細胞リンパ腫　307
MALT リンパ腫　307, 308f
—— の HRCT 所見　308t
シェーグレン症候群における ——　280f
mass　696
MCTD　275
MDCT　12
MD-HRCT　14
MDR-TB　443
metastatic carcinoma
hematogenous ——　729q
lymphangitic ——　730q
micronodule　696
mid-lung window　696
Miller の定義による二次小葉　53
MinIP　20
MIP　20
mosaic attenuation pattern　696
mosaic oligemia　696
mosaic perfusion　696
Mucor 属　484
Mycobacterium abscessus　453
Mycobacterium avium complex　453
Mycobacterium avium-intracellulare complex infection　731q
Mycobacterium fortuitum　453
Mycobacterium kansasii　453
Mycobacterium xenopi　453
Mycoplasma pneumoniae　459

N

nodular pattern　696
nodule　697
nonspecific interstitial pneumonia　732q
NSIP　224, 732q
cellular ——　88, 225, 252, 270
fibrotic ——　88, 225, 242, 270, 533
NTM 症　453

O

OP　124, 237, 733q
opacification　697
opacity　697
organizing pneumonia　733q

P

PAH　650, 736q
特発性 ——　650
PAM　438
panacinar emphysema　697
panbronchiolitis　734q
P-ANCA　403, 671
panlobular emphysema　697, 715q
PAP　424, 708q
paracicatricial or irregular emphysema　695
Paracoccidioides brasiliensis　486
paraseptal emphysema　698, 716q
parenchymal band　698
parenchymal opacification　698
pauci-immune 型弧発性肺血管炎　671
PCD　606
PCH　655
PCP　464, 735q
peribronchial cuffing　698
peribronchovascular interstitial thickening　698
peribronchovascular interstitium　699
perilobular　699
perilymphatic distribution　699
peripheral　699
PLCH　508, 724q
PM-DM　273
PMF　368, 545, 689
pneumatocele　699
Pneumocystis jirovecii　464
Pneumocystis jirovecii pneumonia　735q
PPFE　256
—— の HRCT 所見　256t
特発性 ——　256f, 257
progressive massive fibrosis　545, 689
proximal acinar emphysema　689
pseudoplaque　699
PTLD　311
pulmonary acinus　684
pulmonary alveolar proteinosis　708q
pulmonary arterial hypertension　736q
pulmonary edema　737q
pulmonary Langerhans cell histiocytosis　724q
pulmonary lobule　699, 700
PVOD　653

R

RA　*261, 739q*
random distribution　*699*
RB　*246*
RB-ILD　*246, 625, 738q*
Reid の定義による二次小葉　*55*
respiratory bronchiole　*699*
respiratory bronchiolitis-interstitial lung disease　*738q*
reticular pattern　*700*
reticulation　*700*
reversed halo sign　*700*
rheumatoid arthritis　*739q*
Rhizopus 属　*484*
RS ウイルス　*475*

S

Saccharopolyspora rectivirgula　*386*
sarcoidosis　*740q*
　── (end stage)　*741q*
scleroderma　*744q*
secondary lobule　*700*
secondary pulmonary lobule　*700*
septal line　*694, 700*
septal thickening　*694, 700*
septum　*700*
signet ring sign　*700*
silicosis　*742q*
SLE　*271, 743q*
small airway　*700*
small airway disease　*701*
S-LAM　*516*
subacute hypersensitivity pneumonitis　*720q*
subpleural　*701*
subpleural interstitial thickening　*701*
subpleural interstitium　*701*
subpleural (curvilinear) line　*701*
systemic lupus erythematosus　*743q*
systemic sclerosis　*744q*

T

targeted reconstruction　*7, 702*
T/D 比　*52f*
　健常被験者における ──　*52f*
terminal bronchiole　*702*
thickning of the bronchovascular bundle　*699*
traction bronchiectasis　*702*
traction bronchiolectasis　*702*
tree-in-bud　*120, 122f, 128, 580, 702*
　── と関連した細気管支疾患　*618*
　── の鑑別診断　*129t*
　── を伴う感染性細気管支炎　*620f*
TSC-LAM　*516*
tuberculosis　*745q*

U

UIP　*213, 746q*
　── パターンに合致しない非典型所見　*90t*
　── パターンの HRCT 所見　*89t*
　特発性肺線維症における ── パターン　*89f*
usual interstitial pneumonia　*746q*

V

viral pneumonia　*747q*

X

XDR-TB　*443*

肺 HRCT　原書 5 版

平成 28 年 4 月 25 日　発　行

監修者　西　村　直　樹

監訳者　松　迫　正　樹
仁　多　寅　彦

発行者　池　田　和　博

発行所　丸善出版株式会社
〒101-0051 東京都千代田区神田神保町二丁目17 番
編集：電話(03)3512-3261／FAX(03)3512-3272
営業：電話(03)3512-3256／FAX(03)3512-3270
http://pub.maruzen.co.jp/

組版印刷・中央印刷株式会社／製本・株式会社 星共社

ISBN978-4-621-30030-5 C3047　Printed in Japan